Julia Gaitzsch

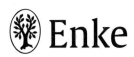

Michael Rolle/Anton Mayr

# Medizinische Mikrobiologie, Infektions- und Seuchenlehre

Herausgegeben von
Anton Mayr

Unter Mitarbeit von
Mathias Büttner
Brigitte Gedek
Oskar-Rüger Kaaden †
Monika Krüger
Tassilo Seidler
Hans-Joachim Selbitz

8., überarbeitete Auflage

218 Abbildungen
127 Tabellen

Enke Verlag · Stuttgart

Bibliografische Information
der Deutschen Nationalbibliothek

Die Deutsche Nationalbibliothek verzeichnet diese Publikation in der Deutschen Nationalbibliografie; detaillierte bibliografische Daten sind im Internet über http://dnb.d-nb.de abrufbar.

Anschrift des Herausgebers:

**Prof. Dr. med. vet. Dr. h. c. mult. Anton Mayr**
Weilheimer Str. 1
82319 Starnberg

1. Auflage 1949
2. Auflage 1958
3. Auflage 1966
4. Auflage 1978
5. Auflage 1984
6. Auflage 1993
7. Auflage 2002

**Wichtiger Hinweis:** Wie jede Wissenschaft ist die Veterinärmedizin ständigen Entwicklungen unterworfen. Forschung und klinische Erfahrung erweitern unsere Kenntnisse, insbesondere was Behandlung und medikamentöse Therapie anbelangen. Soweit in diesem Werk eine Dosierung oder eine Applikation erwähnt wird, darf der Leser zwar darauf vertrauen, dass Autoren, Herausgeber und Verlag große Sorgfalt darauf verwandt haben, dass diese Angabe dem **Wissensstand bei Fertigstellung des Werkes entspricht.**

Für Angaben über Dosierungsanweisungen und Applikationsformen kann vom Verlag jedoch keine Gewähr übernommen werden. **Jeder Benutzer ist angehalten,** durch sorgfältige Prüfung der Beipackzettel der verwendeten Präparate – gegebenenfalls nach Konsultation eines Spezialisten – festzustellen, ob die dort gegebene Empfehlung für Dosierungen oder die Beachtung von Kontraindikationen gegenüber der Angabe in diesem Buch abweicht. Eine solche Prüfung ist besonders wichtig bei selten verwendeten Präparaten oder solchen, die neu auf den Markt gebracht worden sind. Vor der Anwendung bei Tieren, die der Lebensmittelgewinnung dienen, ist auf die in den einzelnen deutschsprachigen Ländern unterschiedlichen Zulassungen und Anwendungsbeschränkungen zu achten. **Jede Dosierung oder Applikation erfolgt auf eigene Gefahr des Benutzers.** Autoren und Verlag appellieren an jeden Benutzer, ihm etwa auffallende Ungenauigkeiten dem Verlag mitzuteilen.

8. Auflage © 2007 Enke Verlag in
MVS Medizinverlage Stuttgart GmbH & Co. KG
Oswald-Hesse-Str. 50, D-70469 Stuttgart

Unsere Homepage: www.enke.de

Printed in Germany

Umschlaggestaltung: Thieme Verlagsgruppe
Verwendete Fotos von: H. Rüdiger, IDT GmbH
Satz: medionet AG, Berlin
Gesetzt in Adobe InDesign CS
Druck: Appl · aprinta Druck GmbH, Wemding

ISBN 3-8304-1060-3
ISBN 978-3-8304-1060-7       1 2 3 4 5 6

Geschützte Warennamen (Warenzeichen ®) werden **nicht immer** besonders kenntlich gemacht. Aus dem Fehlen eines solchen Hinweises kann also nicht geschlossen werden, dass es sich um einen freien Warennamen handelt.

Das Werk, einschließlich aller seiner Teile, ist urheberrechtlich geschützt. Jede Verwendung außerhalb der engen Grenzen des Urheberrechtsgesetzes ist ohne Zustimmung des Verlages unzulässig und strafbar. Das gilt insbesondere für Vervielfältigungen, Übersetzungen, Mikroverfilmungen oder die Einspeicherung und Verarbeitung in elektronischen Systemen.

# Vorwort zur 8. Auflage

Seit Erscheinen der 7. Auflage sind viele neue Forschungsergebnisse erarbeitet worden, die sowohl für die Studierenden als auch für Praktiker und die in der staatlichen Tierseuchenbekämpfung tätigen Kollegen wichtig sind. Dies veranlasste uns dazu, die Inhalte für die 8. Auflage stärker als ursprünglich vorgesehen zu überarbeiten. So sind z.B. die Kapitel „Allgemeine Mykologie" und „Pilzkrankheiten der Haustiere" von Frau Prof. Dr. B. Gedek vollkommen neu verfasst worden, die gesetzlichen Bestimmungen im Kapitel 8 wurden den aktuellen Bestimmungen der Seuchengesetzgebung angepasst. Auch Frau Prof. Dr. M. Krüger, Herr Prof. Dr. M. Büttner, Herr Prof. Dr. H.-J. Selbitz und Herr Dr. T. Seidler haben ihre Kapitel mit großem Engagement den neuen Anforderungen angepasst.

Leider hat das Autorenteam durch den plötzlichen unerwarteten Tod von Herrn Prof. Dr. O.-R. Kaaden einen wichtigen und geschätzten Mitarbeiter verloren. Die Überarbeitung seines Kapitels „Viruskrankheiten der Haustiere" vermochte er aber noch rechtzeitig fertig zu stellen, so dass es noch unter seinem Namen erscheinen kann.

Schließlich hat auch der Verlag selbst einige Änderungswünsche vorgebracht. So enthält diese Auflage erstmals auch farbige Abbildungen und die Anzahl der klinischen Darstellungen wurde erhöht. Ein neues vierfarbiges Layout erleichtert dem Leser die Orientierung.

Allen wissenschaftlichen und technischen Mitarbeitern, ebenso den Doktoranden, danken wir für ihre wertvolle Hilfe. Dem Verlag, insbesondere Frau Dr. Ulrike Arnold und Frau Heike Listmann, danken wir für wertvolle Anregungen sowie für die gelungene Ausgestaltung dieser 8. Auflage.

Herbst 2006                          Das Autorenteam

# Autorenverzeichnis

**Prof. Dr. med. vet. Mathias Büttner**
Bayerisches Landesamt für Gesundheit
und Lebensmittelsicherheit
Veterinärstraße 2
85764 Oberschleißheim

**Univ.-Prof. Dr. rer. nat. Brigitte Gedek**
Bergstraße 8
85737 Ismaning

**Prof. Dr. med. vet. Oskar-Rüger Kaaden** (†)

**Prof. Dr. med. vet. Monika Krüger**
Institut für Bakteriologie und Mykologie
Veterinärmedizinische Fakultät
Universität Leipzig
An den Tierkliniken 29
04103 Leipzig

**Prof. Dr. med. vet. Dr. h. c. mult. Anton Mayr**
Weilheimer Str. 1
82319 Starnberg

**Dr. med. vet. Tassilo Seidler**
Wielandstr. 22
04600 Altenburg

**Prof. Dr. med. vet. Hans-Joachim Selbitz**
IDT Impfstoffwerk Dessau-Tornau GmbH
Bereich Forschung und Entwicklung
Postfach 40 02 14
06855 Roßlau

# Inhalt

| | | |
|---|---|---|
| **1** | **Grundlagen der Allgemeinen Medizinischen Mikrobiologie, Infektions- und Seuchenlehre** | **1** |
| | A. Mayr | |
| 1.1 | Einführung | 1 |
| 1.2 | Epidemiologie | 5 |
| 1.2.1 | Einführung | 5 |
| 1.2.2 | Begriffsbestimmungen | 6 |
| 1.2.3 | Epidemiologische Studien | 7 |
| 1.2.4 | Erregerverbreitung | 9 |
| 1.3 | Von der Infizierung bis zur Seuche | 12 |
| 1.3.1 | Besiedelung, Infizierung | 12 |
| 1.3.2 | Infektionen | 13 |
| 1.3.3 | Infektionskrankheiten | 15 |
| 1.3.4 | Seuche | 25 |
| 1.4 | Wesen, Entwicklung, Aufbau und Funktion der körpereigenen Abwehr | 26 |
| 1.4.1 | Einführung | 26 |
| 1.4.2 | Entwicklung der Abwehrsysteme | 27 |
| 1.4.3 | Aufbau der Abwehrsysteme | 29 |
| 1.4.4 | Funktion der Abwehrsysteme | 34 |
| 1.5 | Nutzung des Immunsystems für die Prophylaxe und Therapie | 38 |
| 1.5.1 | Schutzimpfung | 38 |
| 1.5.2 | Paraspezifische Schutzimpfung (Paramunisierung) | 46 |
| 1.6 | Hygienemaßnahmen | 52 |
| 1.6.1 | Einführung | 52 |
| 1.6.2 | Reinigung | 53 |
| 1.6.3 | Desinfektion | 53 |
| 1.6.4 | Sterilisation | 56 |
| 1.6.5 | Entwesung | 57 |
| | | |
| **2** | **Allgemeine Virologie** | **60** |
| | M. Büttner | |
| 2.1 | Einleitung | 60 |
| 2.2 | Aufbau, Eigenschaften und Klassifizierung der Viren | 61 |
| 2.2.1 | Morphologie | 61 |
| 2.2.2 | Chemische Eigenschaften und Funktionen der Viruskomponenten | 68 |
| 2.2.3 | Systematik und Nomenklatur von Viren der Vertebraten | 71 |
| 2.2.4 | Subvirale infektiöse Agenzien | 76 |
| 2.2.5 | Viren bei Fischen, Amphibien und Reptilien | 77 |
| 2.3 | Widerstandsfähigkeit, Inaktivierung, Desinfektion | 78 |
| 2.3.1 | Tenazität von Viren | 78 |
| 2.3.2 | Inaktivierung von Viren | 79 |
| 2.3.3 | Desinfektion | 79 |
| 2.4 | Virusvermehrung | 81 |
| 2.4.1 | Vermehrungsphasen | 81 |
| 2.4.2 | Adsorption, Penetration | 82 |
| 2.4.3 | Uncoating | 83 |
| 2.4.4 | Replikation der RNA-Viren | 84 |
| 2.4.5 | Replikation der DNA-Viren | 86 |
| 2.4.6 | Spätstadium | 87 |
| 2.4.7 | Vermehrungszyklus | 88 |
| 2.5 | Virusgenetik | 88 |
| 2.5.1 | Mutationen | 89 |
| 2.5.2 | Genetische Interaktionen zwischen Viren | 91 |
| 2.5.3 | Sonstige Interaktionen zwischen Viren | 91 |
| 2.5.4 | Interaktionen zwischen Wirtsgenom und Zellgenom | 93 |
| 2.6 | Folgen der Virusinfektion für die Zelle und den Organismus | 93 |
| 2.6.1 | Zellpathologische Reaktionen | 93 |
| 2.6.2 | Interferenz, Interferone | 95 |
| 2.6.3 | Virus und Tumor | 97 |
| 2.6.4 | Viren und Wirtsorganismus | 101 |
| 2.7 | Impfstoffe gegen Viruskrankheiten | 106 |
| 2.7.1 | Allgemeines | 106 |
| 2.7.2 | Lebendimpfstoffe | 106 |
| 2.7.3 | Impfstoffe aus inaktivierten Viren | 108 |
| 2.7.4 | Impfstoffe aus immunisierenden Virusproteinen | 109 |
| 2.7.5 | DNA-Vaccinen | 110 |
| 2.8 | Antivirale Therapie | 111 |
| 2.9 | Labordiagnose von Virusinfektionen | 113 |
| 2.9.1 | Allgemeines | 113 |
| 2.9.2 | Züchtung von Viren | 115 |
| 2.9.3 | Messung der Infektiosität | 117 |
| 2.9.4 | Antikörper in der Virusdiagnose | 118 |
| 2.9.5 | Direkter Virusnachweis | 120 |
| 2.9.6 | Nutzung von Antikörpern in der Virusdiagnostik | 121 |
| 2.9.7 | Molekularbiologische Nachweismethoden – Nachweis von Virusnucleinsäure | 128 |
| 2.9.8 | Nutzung zellulärer Immunreaktionen in der Virusdiagnostik | 133 |
| 2.9.9 | Repräsentative Differenzanalyse (RDA, representational differential analysis) | 134 |

## 3 Viruskrankheiten der Tiere ...... 136
A. Mayr, O.-R. Kaaden †

- 3.1 **Klassifikation und Nomenklatur veterinärmedizinisch wichtiger Viren** ... 136
  - 3.1.1 Allgemeines ... 136
  - 3.1.2 DNA-Viren ... 137
  - 3.1.3 RNA-Viren ... 140
  - 3.1.4 Nicht klassifizierte Erreger ... 148
- 3.2 **Infektionen und Krankheiten durch Pockenviren** ... 148
  - 3.2.1 Allgemeines ... 148
  - 3.2.2 Erkrankungen durch Orthopoxviren bei Säugern ... 149
  - 3.2.3 Erkrankungen durch Avipoxviren ... 153
  - 3.2.4. Erkrankungen durch Capripoxviren ... 156
  - 3.2.5 Erkrankungen durch Leporipoxviren ... 157
  - 3.2.6 Schweinepocken ... 159
  - 3.2.7 Erkrankungen durch Parapoxviren (PPV) ... 160
  - 3.2.8 Mollusci- und Yabaviren ... 163
- 3.3 **Afrikanische Schweinepest (ASP, African swine fever ASF, pestis africana suum)** ... 163
- 3.4 **Infektionen und Krankheiten durch Herpesviren** ... 166
  - 3.4.1 Allgemeines ... 166
  - 3.4.2 Equine Herpesvirusinfektionen ... 167
  - 3.4.3 Bovine Herpesvirusinfektionen ... 171
  - 3.4.4 Herpesvirusinfektionen bei Schaf und Ziege ... 179
  - 3.4.5 Herpesvirusinfektionen beim Schwein ... 179
  - 3.4.6 Herpesvirusinfektionen bei Hund und Katze ... 182
  - 3.4.7 Herpesvirusinfektionen der Vögel ... 185
  - 3.4.8 Herpesviren bei weiteren Säugern ... 189
  - 3.4.9 Herpesvirusinfektionen beim Menschen ... 189
  - 3.4.10 Herpesvirusinfektionen bei poikilothermen Vertebraten ... 191
- 3.5 **Infektionen und Krankheiten durch Adenoviren** ... 192
  - 3.5.1 Allgemeines ... 192
  - 3.5.2 Adenovirusinfektionen bei Säugern ... 192
  - 3.5.3 Adenovirusinfektionen bei Vögeln ... 196
- 3.6 **Infektionen und Krankheiten durch Papovaviren** ... 197
  - 3.6.1 Papillomatosen ... 197
  - 3.6.2 Infektionen durch Polyomaviren ... 201
- 3.7 **Infektionen und Krankheiten durch Circoviren** ... 202
  - 3.7.1 Allgemeines ... 202
  - 3.7.2 Porcines Circovirus (PCV) ... 202
  - 3.7.3 Aviäres Circovirus (Kükenanämie; chicken anaemia agent) ... 202
- 3.8 **Infektionen und Krankeiten durch Parvoviren** ... 203
  - 3.8.1 Allgemeines ... 203
  - 3.8.2 Densovirosen der Insekten ... 203
  - 3.8.3 Panleukopenie der Katzen (infektiöse Enteritis der Katzen, Agranulomatose, Aleukocytose, Katzenpest, Katzenstaupe) ... 204
  - 3.8.4 Parvovirose der Hunde (canine Parvovirusenteritis, hämorrhagische Gastroenteritis, Katzenseuche der Hunde) . 205
  - 3.8.5 Nerzenteritis (Fort-Williams-disease, mink enteritis) ... 208
  - 3.8.6 Aleutkrankheit der Nerze (aleutian disease of mink, virale Plasmacytose) ... 208
  - 3.8.7 Parvovirusinfektion der Schweine ... 210
  - 3.8.8 Parvovirusinfektion der Rinder ... 212
  - 3.8.9 Virushepatitis der Gänse ... 212
  - 3.8.10 Parvovirusinfektionen bei anderen Spezies . 213
- 3.9 **Infektionen und Krankheiten durch Hepadnaviren** ... 214
  - 3.9.1 Allgemeines ... 214
  - 3.9.2 Hepatitis B des Menschen (lt. Ifsg/Mensch) . 214
  - 3.9.3 Entenhepatitis (duck virus hepatitis) ... 215
- 3.10 **Infektionen und Krankheiten durch Reoviren** ... 215
  - 3.10.1 Allgemeines ... 215
  - 3.10.2 Orthoreovirusinfektionen bei Säugern ... 217
  - 3.10.3 Orthoreovirusinfektionen bei Geflügel ... 218
  - 3.10.4 Orbivirusinfektionen ... 219
  - 3.10.5 Coltivirusinfektionen (Colorado-Zeckenfieber, Colorado tick fever, CTF) ... 224
  - 3.10.6 Rotavirusinfektionen beim Tier ... 224
- 3.11 **Infektion und Krankheiten durch Birnaviren** ... 226
  - 3.11.1 Allgemeines ... 226
  - 3.11.2 Infektiöse Bursitis des Huhnes (ansteckende Bursa-Krankheit, Gumboro-Krankheit, avian nephrosis, infectious bursal disease) ... 226
  - 3.11.3 Infektiöse Pankreasnekrose der Salmoniden 228
- 3.12 **Infektionen und Krankheiten durch Togaviren** ... 229
  - 3.12.1 Allgemeines ... 229
  - 3.12.2 Amerikanische Pferdeencephalomyelitiden (Östliche, Westliche, Venezuelanische Pferdeencephalitis, Eastern, Western and Venezuelan equine encephalomyelitis, American arboviral encephalomyelitides of equidae, seuchenhafte Gehirn-Rückenmarks-Entzündung) ... 229
  - 3.12.3 Erkrankungen des Menschen ... 231
- 3.13 **Infektionen und Krankheiten durch Flaviviren** ... 232
  - 3.13.1 Allgemeines ... 232
  - 3.13.2 Gelbfieber (lt. Ifsg/Mensch) (yellow fever) . 232
  - 3.13.3 Zeckenencephalitis des Menschen (tick borne encephalitis [TBE]-Komplex) ... 233
  - 3.13.4 Louping ill (Spring- oder Drehkrankheit der Schafe) ... 233
  - 3.13.5 Andere Flavivirus-Infektionen ... 235
  - 3.13.6 Border disease(hairy shaker disease) ... 236
  - 3.13.7 Europäische Schweinepest (classical swine fever, hog cholera, klassische Schweinepest) . 236
  - 3.13.8 Hepatitis C des Menschen ... 241
  - 3.13.9 Bovine Virusdiarrhö mucosal disease ... 241

| | | |
|---|---|---|
| **3.14** | **Infektion und Krankheiten durch Coronaviren** | **245** |
| 3.14.1 | Allgemeines | 245 |
| 3.14.2 | Übertragbare Gastroenteritis (transmissible Gastroenteritis, TGE, Oldenburger Schweineseuche, infektiöse Magendarmentzündung, Virusenteritis) | 246 |
| 3.14.3 | Epidemische Virusdiarrhö | 249 |
| 3.14.4 | Kümmern und Erbrechen der Ferkel (vomiting and wasting disease, Ontario disease, hemagglutinating encephalomyelitis virus infection, HEV) | 250 |
| 3.14.5 | Coronavirusdiarrhö beim Kalb (neonatal coronaviral diarrhea) | 251 |
| 3.14.6 | Infektiöse Peritonitis der Katze (feline infektiöse Peritonitis, FIP, feline infectious peritonitis, feline infectious peritonitis/ granulomatosis disease complex) | 252 |
| 3.14.7 | Coronavirusdiarrhö beim Hund | 254 |
| 3.14.8 | Mäusehepatitis | 254 |
| 3.14.9 | Coronavirusinfektionen bei Ratten | 254 |
| 3.14.10 | Infektiöse Bronchitis des Huhnes (avian infectious bronchitis, chick bronchitis) | 254 |
| 3.14.11 | Übertragbare Enteritis der Puten (bluecomb disease, transmissible enteritis of turkeys) | 257 |
| 3.14.12 | Humane Coronaviren | 257 |
| 3.14.13 | Genus Torovirus | 257 |
| **3.15** | **Infektionen und Krankheiten durch Arteriviren** | **258** |
| 3.15.1 | Equine virale Arteritis (Pferdestaupe, Rotlaufseuche, equine viral arteritis, „pinkeye", epizootic cellulitis) | 258 |
| 3.15.2 | Seuchenhafter Spätabort der Schweine (SSS, mystery swine disease, MSD, porcine reproductive and respiratory syndrome, PRRS, swine infertility and respiratory syndrome, SIRS) | 260 |
| 3.15.3 | Laktatdehydrogenase-(LDH-) Virusinfektion | 261 |
| **3.16** | **Infektionen und Krankheiten durch Paramyxoviren** | **261** |
| 3.16.1 | Allgemeines | 261 |
| 3.16.2 | Erkrankungen durch Vertreter der Subfamilie Paramyxovirinae | 262 |
| 3.16.3 | Infektionen durch Morbilliviren | 267 |
| 3.16.4 | Infektionen mit Pneumoviren | 274 |
| **3.17** | **Infektionen und Krankheiten durch Rhabdoviren** | **275** |
| 3.17.1 | Allgemeines | 275 |
| 3.17.2 | Rhabdoviruserkrankungen der Säuger | 276 |
| 3.17.3 | Rhabdoviruserkrankungen bei Fischen | 282 |
| **3.18** | **Infektionen und Krankheiten durch Filoviren** | **287** |
| 3.18.1 | Allgemeines | 287 |
| 3.18.2 | Marburg-Krankheit (Marburg disease) | 287 |
| 3.18.3 | Ebola-Krankheit (lt. Ifsg/Mensch) | 288 |
| **3.19** | **Infektionen und Krankheiten durch Bornaviren** | **288** |
| **3.20** | **Infektionen und Erkrankungen durch Orthomyxoviren** | **290** |
| 3.20.1 | Allgemeines | 290 |
| 3.20.2 | Pferdeinfluenza (seuchenhafter Husten, Hoppegartener Husten, Pferdegrippe, epidemischer Kehlkopfröhrenkatarrh, infektiöse Tracheobronchitis, equine influenza, epizootic cough in horses) | 291 |
| 3.20.3 | Schweineinfluenza (hog flu, swine influenza) | 292 |
| 3.20.4 | Influenzavirusinfektionen bei anderen Säugetieren | 294 |
| 3.20.5 | Influenza des Menschen | 294 |
| 3.20.6 | Aviäre Influenza (Klassische Geflügelpest) | 294 |
| **3.21** | **Infektionen und Krankheiten durch Bunyaviren** | **296** |
| 3.21.1 | Allgemeines | 296 |
| 3.21.2 | Akabane-Krankheit | 297 |
| 3.2.1.3 | Rifttalfieber (Rift Valley fever) | 297 |
| 3.21.4 | Nairobi sheep disease | 298 |
| 3.21.5 | Bunyaviruserkrankungen beim Menschen (lt. Ifsg/Mensch) | 298 |
| **3.22** | **Infektionen und Krankheiten durch Arenaviren** | **299** |
| 3.22.1 | Allgemeines | 299 |
| 3.22.2 | Lymphocytäre Choriomeningitis(LCM) | 300 |
| 3.22.3 | Lassa-Fieber | 301 |
| 3.22.4 | Infektionen mit Viren des Tacaribe-Komplexes | 302 |
| **3.23** | **Infektionen und Krankheiten durch Retroviren** | **302** |
| 3.23.1 | Allgemeines | 302 |
| 3.23.2 | Enzootische Rinderleukose (EBL, bovine Lymphadenose, Lymphosarkomatose, malignant lymphoma, enzootic bovine leukemia, bovine lymphomatosis) | 304 |
| 3.23.3 | Katzenleukose(feline Leukämie, feline Leukämie/Sarkomkomplex, feline leukemia) | 306 |
| 3.23.4 | Muriner Leukämie-/Sarkomkomplex (ML/MS) | 309 |
| 3.23.5 | Mammatumorvirus der Maus(Maus-Mammatumorvirus, MMTV, Bittner-Virus) | 309 |
| 3.23.6 | Lungenadenomatose der Schafe (Adenocarcinomatose, Jaagsiekte, Hetzseuche, sheep pulmonary adenomatosis, SPA, ovine pulmonary carcinoma) | 310 |
| 3.23.7 | Aviäre Typ C-Viren (aviärer Leukose-/ Sarkomkomplex, ALV/ASV) | 310 |
| 3.23.8 | Aviäre Retikuloendotheliosen (RE, chicken syncytial virus, duck infectious anemia, spleen necrosis of ducks, turkey reticuloendotheliosis virus) | 312 |
| 3.23.9 | Maedi-Visna | 313 |
| 3.23.10 | Arthritis-Encephalitis der Ziegen (caprine arthritis-encephalitis, CAE) | 314 |
| 3.23.11 | Infektiöse Anämie der Pferde (ansteckende Blutarmut, equine infektiöse Anämie, EIA, equine infectious anemia) | 316 |
| 3.23.12 | Erworbenes Immundefizienzsyndrom der Katze(feline acquired immunodeficiency syndrome, FAIDS) | 317 |

| | | |
|---|---|---|
| 3.23.13 | Bovines Immundefizienzvirus (BIV) | 318 |
| 3.23.14 | Syncytialviren | 318 |
| **3.24** | **Infektionen und Krankheiten durch Caliciviren** | **318** |
| 3.24.1 | Allgemeines | 318 |
| 3.24.2 | Vesikulärexanthem des Schweins (vesicular exanthema, Bläschenexanthem, Bläschenkrankheit) | 319 |
| 3.24.3 | Feline Calicivirusinfektionen (infektiöse Katzenrhinitis, Katzenschnupfen) | 320 |
| 3.24.4 | Hämorraghische Krankheit der Kaninchen (rabbit haemorraghic disease, RHD) | 321 |
| 3.24.5 | Canine Calicivrusinfektionen | 323 |
| 3.24.6 | Californisches Seelöwenvirus (San Miguel sea lion virus, SMSV) | 323 |
| 3.24.7 | Humanes Calicivirus (lt. Ifsg/Mensch) Hepatitis E | 323 |
| **3.25** | **Infektionen und Krankheiten durch Picornaviren** | **324** |
| 3.25.1 | Allgemeines | 324 |
| 3.25.2 | Maul- und Klauenseuche MKS (Aphthenseuche, foot-and mouthdisease, FMD) | 325 |
| 3.25.3 | Rhinovirusinfektionen | 331 |
| 3.25.4 | Enteroviren des Schweins | 332 |
| 3.25.5 | Enteroviren anderer Spezies | 335 |
| 3.25.6 | Enteroviren des Geflügels | 336 |
| 3.25.7 | Cardiovirus-Infektion (Encephalomyokarditis, EMC-Viren) | 338 |
| 3.25.8 | Hepatovirus-Infektionen (lt. Ifsg/Mensch) | 338 |
| **3.26** | **Infektionen und Krankheiten durch Astroviren** | **338** |
| **3.27** | **Infektionen und Krankheiten durch unkonventionelle Erreger** | **339** |
| 3.27.1 | Bovine spongiforme Encephalopathie (BSE, bovine spongiform encephalopathy, transmissible spongiforme Enzephalopathie) | 339 |
| 3.27.2 | Scrapie (Rida, Traberkrankheit, tremblante du mouton) | 341 |

| | | |
|---|---|---|
| **4** | **Allgemeine Bakteriologie** | **344** |
| | M. Krüger, T. Seidler | |
| **4.1** | **Einleitung** | **344** |
| **4.2** | **Aufbau und Anpassungsmechanismen der Bakterien** | **344** |
| 4.2.1 | Bacteria | 344 |
| 4.2.2 | Archaea | 359 |
| **4.3** | **Bakterienevolution** | **359** |
| **4.4** | **Bakterientaxonomie** | **361** |
| **4.5** | **Wachstum von Bakterien** | **365** |
| 4.5.1 | Begriffe | 365 |
| 4.5.2 | Wachstumsphasen | 365 |
| 4.5.3 | Bakterienstoffwechsel | 365 |
| **4.6** | **Bakterientoxine** | **372** |
| 4.6.1 | Exotoxine | 372 |
| 4.6.2. | Endotoxine | 375 |
| **4.7** | **Bakterielle Stoffwechselprodukte** | **376** |
| **4.8** | **Bakteriengenetik** | **377** |
| 4.8.1 | Mutationen | 377 |
| 4.8.2 | Genrearrangements | 377 |
| 4.8.3 | Horizontaler Gentransfer | 377 |
| **4.9** | **Bakterielle Resistenzen** | **378** |
| 4.9.1 | Resistenzentwicklung | 378 |
| 4.9.2 | Mechanismen der Antibiotikaresistenz | 379 |
| 4.9.3 | Resistenzbestimmung | 379 |
| **4.10** | **Mikrobielle Diagnostik** | **380** |
| 4.10.1 | Direkter Erregernachweis | 380 |
| 4.10.2 | Kulturverfahren zur Anzüchtung von Bakterien | 382 |
| 4.10.3 | Methoden zur Erregercharakterisierung | 383 |
| 4.10.4 | Indirekter Erregernachweis | 385 |
| **4.11** | **Tierversuche in der Mikrobiologie** | **387** |
| 4.11.1 | Gesetzliche Voraussetzungen | 387 |
| 4.11.2 | Anwendungsgebiete bei Tierversuchen in der Mikrobiologie | 387 |
| **4.12** | **Mikroökologie** | **388** |
| 4.12.1 | Definition | 388 |
| 4.12.2 | Mikrobielle Lebensgemeinschaften (Biozönosen) | 388 |
| 4.12.3 | Bevorzugte Lebensformen der Mikroorganismen | 388 |
| 4.12.4 | Gastrointestinale Mikroökologie | 388 |
| 4.12.5 | Weitere mikroökologische Habitate auf Schleimhäuten | 391 |

| | | |
|---|---|---|
| **5** | **Bakterielle Krankheiten der Tiere** | **393** |
| | H.-J. Selbitz | |
| **5.1** | **Taxonomie** | **393** |
| **5.2** | **Schraubenbakterien – Spirochäten** | **393** |
| 5.2.1 | Treponema | 394 |
| 5.2.2 | Brachyspira | 395 |
| 5.2.3 | Borrelia | 397 |
| 5.2.4 | Leptospira | 399 |
| **5.3** | **Campylobacter, Arcobacter und Helicobacter** | **403** |
| 5.3.1 | Allgemeines | 403 |
| 5.3.2 | Campylobacter | 404 |
| 5.3.3 | Arcobacter | 408 |
| 5.3.4 | Helicobacter | 408 |
| 5.3.5 | Spirillum | 409 |
| **5.4** | **Gramnegative aerobe/mikroaerophile Stäbchen und Kokken** | **410** |
| 5.4.1 | Pseudomonas und Burkholderia | 410 |
| 5.4.2 | Brucella | 412 |
| 5.4.3 | Bordetella | 418 |
| 5.4.4 | Moraxella und Neisseria | 419 |
| 5.4.5 | EF-4-Bakterien | 420 |
| 5.4.6 | Francisella | 420 |
| 5.4.7 | Legionella | 421 |
| 5.4.8 | Bartonella | 422 |
| 5.4.9 | Riemerella und Ornithobacterium | 422 |
| 5.4.10 | Flavobacterium | 424 |
| 5.4.11 | Taylorella | 424 |

| 5.5 | **Gramnegative fakultativ anaerobe Stäbchenbakterien** . . . . . . . . . . . . . . 426 |
|---|---|
| 5.5.1 | Taxonomie . . . . . . . . . . . 426 |
| 5.5.2 | Escherichia . . . . . . . . . . . 426 |
| 5.5.3 | Salmonella . . . . . . . . . . . 437 |
| 5.5.4 | Yersinia . . . . . . . . . . . . . 452 |
| 5.5.5 | Klebsiella . . . . . . . . . . . . 455 |
| 5.5.6 | Sonstige Enterobakterien . . . . . . . 456 |
| 5.5.7 | Vibrio und Aeromonas . . . . . . 457 |
| 5.5.8 | Haemophilus . . . . . . . . . . 459 |
| 5.5.9 | Actinobacillus . . . . . . . . . . 462 |
| 5.5.10 | Pasteurella und Mannheimia . . . . . . . 466 |
| 5.5.11 | Streptobacillus moniliformis . . 472 |
| 5.5.12 | Weitere Vertreter der Pasteurellaceae . . . . 472 |

**5.6 Gramnegative obligat anaerobe Stäbchenbakterien** . . . . . . . . . . . . . . 473
- 5.6.1 Gemeinsame Merkmale und Taxonomie . . 473
- 5.6.2 Bakteriologische Diagnose . . . . . 473
- 5.6.3 Veterinärmedizinisch wichtige Gattungen . 473
- 5.6.4 Epidemiologie und Krankheitsbilder . . . . 475
- 5.6.5 Moderhinke der Schafe . . . . . . 475
- 5.6.6 Dermatitis digitalis des Rinds . . . 476
- 5.6.7 Nekrobacillosen, Kälber- und Lämmerdiphtheroid . . . . . . . . 477

**5.7 Lawsonia** . . . . . . . . . . . . . . . . . . 478
- 5.7.1 Gattungsmerkmale . . . . . . . . 478
- 5.7.2 Porcine proliferative Enteritis/Enteropathie (PPE) – porciner intestinaler Adenomatosekomplex (PIA) . . . . . . . . . 478

**Infektionen und Krankheiten durch grampositive Bakterien** . . . . . . . . . . . . . . . . 479

**5.8 Taxonomie** . . . . . . . . . . . . . . . . . . 479

**5.9 Grampositive Kokken** . . . . . . . . . 479
- 5.9.1 Taxonomie und Differenzierung . . . 479
- 5.9.2 Staphylococcus . . . . . . . . . . 479
- 5.9.3 Streptococcus . . . . . . . . . . 485
- 5.9.4 Enterococcus . . . . . . . . . . . 490
- 5.9.5 Peptostreptococcus . . . . . . . . 490
- 5.9.6 Aerococcus . . . . . . . . . . . . 491
- 5.9.7 Melisococcus . . . . . . . . . . . 491

**5.10 Sporenbildende Stäbchenbakterien – Bacillus, Paenibacillus und Clostridium** . . 491
- 5.10.1 Allgemeines . . . . . . . . . . . . 491
- 5.10.2 Bacillus . . . . . . . . . . . . . . 491
- 5.10.3 Paenibacillus . . . . . . . . . . . 496
- 5.10.4 Clostridium . . . . . . . . . . . . 497

**5.11 Regelmäßige, sporenlose grampositive Stäbchen** . . . . . . . . . . . . . . . . . . . 509
- 5.11.1 Allgemeines . . . . . . . . . . . . 509
- 5.11.2 Listeria . . . . . . . . . . . . . . 509
- 5.11.3 Erysipelothrix . . . . . . . . . . . 512
- 5.11.4 Renibacterium . . . . . . . . . . 515
- 5.11.5 Lactobacillus . . . . . . . . . . . 516

**5.12 Gruppe der Actinomyceten** . . . . . . 516
- 5.12.1 Taxonomie . . . . . . . . . . . . 516
- 5.12.2 Unregelmäßige, nicht sporenbildende Stäbchenbakterien . . . . . . . . 517
- 5.12.3 Nocardioforme Actinomyceten . . . . . . 523
- 5.12.4 Dermatophilus . . . . . . . . . . 525
- 5.12.5 Mykobakterium . . . . . . . . . 526

**5.13 Megabakterien** . . . . . . . . . . . . . 535

**Infektionen und Krankheiten durch zellwandlose Bakterien der Klasse Mollicutes** . . . . . . . . . 536

**5.14 Geschichte und gemeinsame Merkmale** . 536

**5.15 Taxonomie** . . . . . . . . . . . . . . . . . . 536

**5.16 Mycoplasma** . . . . . . . . . . . . . . . . 536
- 5.16.1 Anzüchtung und Differenzierung . . . . . . 536
- 5.16.2 Antibiotikaempfindlichkeit . . . . 537
- 5.16.3 Mykoplasmeninfektionen der Schweine . . 537
- 5.16.4 Mykoplasmeninfektionen der Rinder . . . . 540
- 5.16.5 Mykoplasmeninfektionen der Schafe und Ziegen . . . . . . . . . . . . 543
- 5.16.6 Mykoplasmeninfektionen bei Hunden und Katzen . . . . . . . . . . . . 544
- 5.16.7 Mykoplasmeninfektionen bei weiteren Säugetieren . . . . . . . . . . . . 544
- 5.16.8 Mykoplasmeninfektionen beim Geflügel . . 545
- 5.16.9 Mykoplasmeninfektionen beim Menschen . 546

**Infektionen und Krankheiten durch Chlamydien und Rickettsien** . . . . . . . . . . . . . . . . . 546

**5.17 Allgemeines** . . . . . . . . . . . . . . . 546

**5.18 Chlamydiales** . . . . . . . . . . . . . . 546
- 5.18.1 Allgemeine Merkmale . . . . . . . 546
- 5.18.2 Vermehrungszyklus und Kultivierungsbedingungen . . . . . 546
- 5.18.3 Antigene und Virulenzfaktoren . . 547
- 5.18.4 Taxonomie . . . . . . . . . . . . 547
- 5.18.5 Bakteriologische und serologische Diagnose 547
- 5.18.6 Aviäre Chlamydiosen – Psittakose und Ornithose am . . . . . . . . . . . 548
- 5.18.7 Chlamydiosen der Säugetiere . . . 549
- 5.18.8 Chlamydieninfektionen bei Amphibien und Reptilien . . . . . . . . . . . 550
- 5.18.9 Chlamydieninfektionen des Menschen . . . 550

**5.19 Rickettsiales** . . . . . . . . . . . . . . . 551
- 5.19.1 Allgemeine Merkmale und Taxonomie . . . 551
- 5.19.2 Rickettsia . . . . . . . . . . . . . 551
- 5.19.3 Coxiella . . . . . . . . . . . . . . 552
- 5.19.4 Ehrlichia . . . . . . . . . . . . . 554
- 5.19.5 Piscirickettsia . . . . . . . . . . . 555
- 5.19.6 Neorickettsia . . . . . . . . . . . 556
- 5.19.7 Eperythrozoon . . . . . . . . . . 556
- 5.19.8 Anaplasma . . . . . . . . . . . . 556
- 5.19.9 Haemobartonella . . . . . . . . . 557
- 5.19.10 Aegyptianella . . . . . . . . . . . 557

# 6 Allgemeine Mykologie . . . . . . . . 559
B. Gedek

**6.1 Systematische Zuordnung der Pilze** . . . . 559

**6.2 Grundstrukturen** . . . . . . . . . . . . 561

**6.3 Geschlechtliche und ungeschlechtliche Vermehrung** . . . . . . . . . . . . . . . . 561

**6.4 Wachstum und Wachstumsbedingungen** . 567

| | | |
|---|---|---|
| **6.5** | **Stoffwechsel und Stoffwechselprodukte** | 571 |
| **6.6** | **Antimycetische Mittel und Detoxikation** | 574 |
| **6.7** | **Vorkommen und Verbreitung** | 576 |
| 6.7.1 | Boden | 576 |
| 6.7.2 | Wasser | 576 |
| 6.7.3 | Luft | 576 |
| 6.7.4 | Pflanze | 576 |
| 6.7.5 | Mensch und Tier | 577 |
| 6.7.6 | Lebensmittel | 578 |
| 6.7.7 | Zerealien und Futtermittel | 578 |
| 6.7.8 | Grünfutter | 579 |
| 6.7.9 | Gärfutter | 579 |
| **6.8** | **Labordiagnose von Erregern und Toxinen** | 579 |
| 6.8.1 | Mikroskopische Verfahren | 579 |
| 6.8.2 | Kulturverfahren | 580 |
| 6.8.3 | Serologische und toxikologische Verfahren | 581 |
| 6.8.4 | Pathogenitätsfaktoren | 581 |

## 7 Pilzkrankheiten der Haustiere .... 584
B. Gedek

| | | |
|---|---|---|
| **7.1** | **Einführung** | 584 |
| **7.2** | **Infektionen durch Hautpilze oder Dermatophyten** | 585 |
| 7.2.1 | Trichophytie | 585 |
| 7.2.2 | Mikrosporie | 587 |
| **7.3** | **Andersartige Dermatosen mit Beteiligung opportunistischer Pilze** | 588 |
| 7.3.1 | Erreger und Definition der Krankheiten | 588 |
| **7.4** | **Infektionen durch hefeartige Pilze oder Sprosspilze** | 588 |
| 7.4.1 | Candidose | 588 |
| 7.4.2 | Cryptococcose | 588 |
| 7.4.3 | Geotrichose | 591 |
| **7.5** | **Infektionen durch dimorphe Hyphomyceten** | 591 |
| 7.5.1 | Sporotrichose | 591 |
| 7.5.2 | Histoplasmose, klassische | 591 |
| 7.5.3 | Blastomykose | 593 |
| 7.5.4 | Coccidioidomykose | 593 |
| 7.5.5 | Adiaspiromykose | 594 |
| **7.6** | **Infektionen durch drusenbildende Hyphomyceten** | 594 |
| 7.6.1 | Maduramykose (echtes Mycetom) | 594 |
| **7.7** | **Infektionen und Intoxikationen durch Schimmelpilze** | 595 |
| 7.7.1 | Aspergillose | 595 |
| 7.7.2 | Mucormykose | 596 |
| 7.7.3 | Rhino-Entomophthoromykose | 598 |
| 7.7.4 | Andere systemische Erkrankungen | 598 |
| 7.7.5 | Aflatoxikose | 598 |
| 7.7.6 | Ochratoxikose und mykotoxische Nephropathie | 599 |
| **7.8** | **Infektionen und Intoxikationen durch Schwärzepilze** | 599 |
| 7.8.1 | Cladosporiose | 599 |
| 7.8.2 | Stachybotryotoxikose | 599 |
| 7.8.3 | Andere Pilzarten | 600 |
| **7.9** | **Intoxikationen durch pflanzenbefallende Pilze** | 600 |
| 7.9.1 | Ergotismus oder Mutterkornvergiftung | 600 |
| 7.9.2 | Zearalenontoxikose | 601 |
| 7.9.3 | Trichothecentoxikose | 602 |
| 7.9.4 | Fuminosintoxikose | 603 |
| 7.9.5 | Fescue-Foot-Syndrom oder Schwingelgrasvergiftung | 604 |
| 7.9.6 | Diplodiose | 604 |
| 7.9.7 | Lupinose | 605 |
| 7.9.8 | Slaframintoxikose | 605 |
| 7.9.9 | Pithomykotoxikose | 605 |
| 7.9.10 | Andere Krankheiten mit neurologischen Symptomen | 606 |

## 8 Gesetzliche Grundlagen der Tierseuchenbekämpfung ....... 607
A. Mayr

| | | |
|---|---|---|
| **8.1** | **Einführung** | 607 |
| **8.2** | **Gesetzgebung der Europäischen Union** | 608 |
| **8.3** | **Wichtige gesetzliche Vorschriften der staatlichen Tierseuchenbekämpfung in Deutschland** | 609 |
| 8.3.1 | Gesetze | 609 |
| 8.3.2 | Übersicht über die wichtigsten Verordnungen (VO) zur Tierseuchenbekämpfung in Deutschland (Stand 2001) | 611 |
| **8.4** | **Anzeigepflicht** | 611 |
| 8.4.1 | Allgemeines | 612 |
| 8.4.2 | Anzeigepflichtige Tierseuchen in Deutschland | 612 |
| **8.5** | **Meldepflicht (VO über meldepflichtige Tierkrankheiten vom 11.04.2001)** | 612 |
| 8.5.1 | Allgemeines | 612 |
| 8.5.2 | Meldepflichtige Tierkrankheiten in Deutschland | 612 |
| **8.6** | **Exotische Tierseuchen in der Europäischen Gemeinschaft** | 613 |
| **8.7** | **Wichtige gesetzliche Bestimmungen für Arbeiten mit Krankheitserregern** | 613 |
| **8.8** | **Neue für den Tierarzt wichtige arzneimittelrechtliche Vorschriften** | 614 |
| 8.8.1 | Änderung der Kaskadenregelung in § 21 Abs. 2a und § 56a Abs. 2 AMG | 614 |
| 8.8.2 | Verbot des Postversands | 615 |
| 8.8.3 | Verbringen von Arzneimitteln für Tiere, die der Gewinnung von Lebensmitteln dienen, aus anderen Mitgliedstaaten der Europäischen Union oder aus einem anderen Vertragsstaat des Abkommens über den Europäischen Wirtschaftsraum (EWR) | 615 |
| 8.8.4 | Aktuelle Verordnungen zum Zeitpunkt der Drucklegung (9/2006) | 615 |

## Sachregister .................... 616

# 1 Grundlagen der Allgemeinen Medizinischen Mikrobiologie, Infektions- und Seuchenlehre

A. Mayr

## 1.1 Einführung

Die **Medizinische Mikrobiologie** sowie die **Infektions- und Seuchenlehre** gehören zusammen, da sie eng miteinander verbunden sind. Sie haben aber jeweils ganz unterschiedliche Schwerpunkte. Gemeinsam ist beiden Fachrichtungen, dass der Mittelpunkt beider Gebiete und damit das Verbindende und Einheitliche, übertragbare, mikroskopisch bzw. submikroskopisch (subzelluläre) kleine Agenzien mit einer identischen Selbstreduplikation bilden. Es sind die **Infektionserreger**.

Die **Medizinische Mikrobiologie** beschäftigt sich schwerpunktmäßig mit dem Wesen und den Eigenschaften der Erreger und ihrer Biologie, ihrem Verhalten in der Umwelt, der direkten wie indirekten Übertragungsweise, ihrem Wirtsspektrum, ihrer Variabilität, Mutabilität und Rekombinationsfähigkeit sowie ihren immunologischen als auch pathogenen Eigenschaften. Die wichtigsten Fachrichtungen sind die systematische Mikrobiologie, die Molekularbiologie und Genetik, die Epidemiologie, Hygiene und Ökologie sowie die Immunologie und teilweise die Pathogenese. Die meisten dieser Bereiche sind **naturwissenschaftlich orientiert**.

Die **Infektions- und Seuchenlehre** muss sich demgegenüber bevorzugt mit der Infizierung, Infektion, der Infektionskrankheit und Seuche sowie der Diagnose und Bekämpfung befassen. Sie ist damit mehr **klinisch orientiert**. Sie beschäftigt sich also mit denjenigen Vorgängen, welche im Wirtsorganismus ausgelöst und als Infektion bezeichnet werden. Es handelt sich dabei keineswegs immer um Schädigungsprozesse, wie allgemein unterstellt wird. Die Auseinandersetzung Erreger/Wirt kann sich für beide Partner durchaus auch positiv auswirken, z. B. im Rahmen einer subklinischen Infektion mit nachfolgender Immunitätsbildung gegen die Krankheit oder bei klinisch inapparenten, sog. persistierenden Infektionen mit Vorteilen für den Erreger wie für den Wirt. Die weit verbreitete Meinung, dass Infektionserreger dem Wirt immer schaden, ist jedenfalls nicht richtig. Infektionserreger können durchaus auch nützlich sein.

Das Fachgebiet der Infektions- und Seuchenlehre wird seit einigen Jahren generell auch als **Infektiologie** bezeichnet. Wegen der engen klinischen Orientierung wird Infektiologie heute definiert als die klinische Lehre von den Infektionen, d. h. den positiven wie schädlichen Veränderungen im Wirt, die durch Viren, Bakterien, Pilze oder ein- und mehrzellige Parasiten verursacht werden. Sicher gibt es hier viele Überschneidungen, z. B. mit der Medizinischen Mikrobiologie oder Parasitologie bzw. mit der Epidemiologie oder Hygiene. Es besteht aber seit vielen Jahren ein Konsens, dass die durch metazoische Parasiten verursachten Veränderungen im Wirtsorganismus nicht im Rahmen der Infektiologie, sondern gesondert in der Parasitologie erforscht und behandelt werden. Unterschiedliche Auffassungen und Bewertungen betreffen die Protozoeninfektionen. Ihre Zuordnung zur Infektiologie ließe sich jedenfalls zumindest fachlich begründen.

Im Rahmen der **Medizinischen Mikrobiologie** werden die Infektionserreger in Anlehnung an die Allgemeine Pathologie als belebte Krankheitsursachen oder belebte Noxen unabhängig von ihrer systematischen Stellung zusammengefasst und den exogenen Krankheitsursachen zugeordnet werden.

Grobschematisch gliedert man die Infektionserreger in:
1. **subzelluläre Agenzien:**
   a) Prionen,
   b) Viroide,
   c) Viren,
2. **höhere (eukaryote)** und **niedere (prokaryote) Protisten:**
   a) Bakterien,
   b) Pilze,
   c) Protozoen,
3. **metazoische Parasiten:**
   a) Helminthen,
   b) Acanthocephalen,
   c) Pentastomiden,
   d) Arthropoden.

Die Begriffe „belebt" und „exogen" müssen bei einem Teil obiger Erregergruppen relativiert bzw. eingeschränkt werden. Zunächst hat die Virusforschung unter dem Eindruck der Aufklärung der Struktur primitiver Viren die Frage aufgeworfen, ob das Leben wirklich an die Zelle als einfachste Organisationsform gebunden ist, oder ob wir nicht noch einfachere „Lebensformen" kennen, wie wir sie im Virus vor uns haben. Sehr vieles zwingt uns heute, von der Zelle als einfachster Form lebender Materie abzugehen und auch subzelluläre Strukturen als „lebend" anzuerkennen. Zum anderen stellt das Virus insgesamt ein komplexes, chemodynamisches und phasenweise biologisch aktives System dar, das neben Vermehrung, Mutabilität und Selbstregulation noch die Eigenschaften der Infektiosität und der potenziellen Pathogenität, also typische Merkmale eines Infektionserregers aufweist, ohne selbst die Organisationsform einer Zelle zu besitzen. Bei den Viroiden stößt man jedoch an Grenzen, die den Begriff „lebend" schon sehr infrage stellen, obwohl für sie die Kriterien der Vermehrung, Übertragbarkeit und Infektiosität zutreffen.

Andererseits treten Schwierigkeiten bei einer generellen Zuordnung von Infektionserregern zur Gruppe „exogene Krankheitsfaktoren", z. B. bei den Bakterien und endogenen Viren, auf. Kurz nach der Geburt werden Haut und Schleimhäute des Neugeborenen mit den unterschiedlichsten Keimen „besiedelt". Die meisten sind fakultativ pathogen, apathogen oder Saprophyten. Sie bilden die individuelle Haut-, Schleimhaut- und Darmflora eines jeden Organismus, sind über eine bestimmte Zeit oder zeitlebens schicksalhaft mit ihm verbunden und nützen ihm in der Regel über Keimkonkurrenz, Antibiose, Interferenz, Abbau von organischen Stoffen (z. B. Nahrung und Futter), Synthese von Vitaminen und Wuchsstoffen, Regulation des Dickdarminhaltes usw. Derartige, mit dem Organismus assoziierte Mikroorganismen können durch verschiedenste exogene und endogene Einflüsse (z. B. Immunsuppression, Helferviren usw.) „aktiviert" und zu potenziellen Pathogenen werden. Häufig ist dies der Fall, wenn sie in Körperabschnitte gelangen, in die sie nicht gehören, z. B. *Escherichia coli* in den Urogenitaltrakt. In diesem Falle kann man darüber streiten, ob diese wirtseigenen Keime auch noch zu den „exogenen Krankheitsfaktoren" zu rechnen sind. Noch wesentlich problematischer ist eine derartige Zuordnung im Falle einer endogenen Virusentstehung, z. B. bei bestimmten Retroviren.

Die **Erreger** von Infektionen und Krankheiten kommen unter natürlichen Bedingungen in der Regel nicht als Einzelagenzien (physikalische Erregereinheit) vor (Ausnahmen vielleicht endogene Viren, Viroide), sondern bilden Populationen, die sich mit anderen zu kleinsten Lebensgemeinschaften (Synusie, Kleinbiotop, Mikrobiotop) zusammenschließen, die tief in der **Biozönose** (belebte Umwelt eines Individuums) verwurzelt sind. Die Biozönose stellt die der **Synusie** übergeordnete Lebensgemeinschaft dar und wird durch den jeweiligen Lebensraum (**Biotop**), in dem Mensch, Tier und Pflanzen leben, geprägt. Biozönose und Biotop bilden zusammen funktionelle Einheiten, die man überall antrifft und die wir als **Ökosysteme** bezeichnen. Sie sind gekennzeichnet durch von Energie betriebene Stoffkreisläufe als Ergebnis des Zusammenspiels von Biozönose und Biotop. Die Ökosysteme bilden die **Biosphäre** (**Abb. 1.1**).

Alle Lebewesen in einem Ökosystem, von den kleinsten bis zu den am höchsten organisierten Vertretern, den Vögeln und Säugern, haben in ihrer Evolution komplizierte Wechselbeziehungen symbiotischer, synergetischer, aber auch parasitärer Art aufgebaut. Der Mensch, aber auch unsere Haus- und Nutztiere gehören derartigen Ökosystemen an und müssen sich deshalb von Geburt bis zum Tode in dem für die jeweilige Haltungsform typischen Lebensraum mit ihrer belebten Umwelt, insbesondere mit den darin vorkommenden Kleinstlebewesen, auseinander setzen. Die Auseinandersetzung kann nützlich, schädlich oder ohne Folgen ablaufen. Das Interesse der Medizin gilt einmal den Organismen, die Mensch und Tier helfen, z. B. bei der Nahrungsverwertung oder durch Antibiose, durch

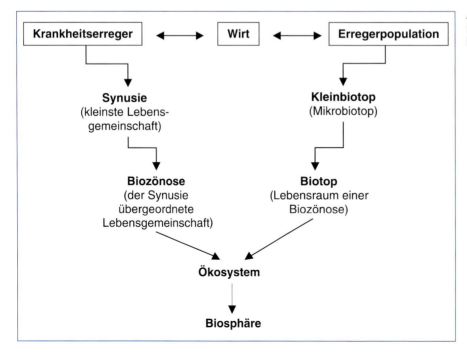

**Abb. 1.1** Verankerung der Krankheitserreger in der belebten Umwelt.

Keimkonkurrenz, durch Interferenz usw., und zum anderen den Schädlingen, die zu Infektionen und Krankheiten führen.

Als Erreger von Infektionen und Krankheiten bei Mensch und Tier kann man grobschematisch gliedern in:
- Mikroorganismen ohne gesicherte Zellstruktur,
- Mikroorganismen mit gesicherter Zellstruktur,
- metazoische Parasiten.

Die vielfältigen Wechselbeziehungen, die zwischen Mensch und Tier einerseits und Vertretern dieser 3 Organismengruppen andererseits möglich sind, lassen sich grob in positive und negative Wechselbeziehungen einteilen. In beiden Fällen ist immer der Mensch oder das Tier der **Wirt**, während der Mikroorganismus oder Vielzeller den **Gast** spielt. Bei den positiven Gast-Wirt-Wechselbeziehungen unterscheiden wir 4 verschiedene Interaktionsformen:
- den **Kommensalismus**, wenn der Gast (Kommensale) vom Überschuss des Wirts lebt;
- den **Mutualismus**, ein Zusammenleben, welches sowohl dem Gast (Mutualist) als auch dem Wirt zum gegenseitigen Vorteil gereicht, ohne dass eine Lebensnotwendigkeit für einen der beiden Partner besteht;
- die **Symbiose**, ein Zusammenleben, bei dem beide Partner (Symbionten) aufeinander angewiesen sind und in einem Abhängigkeitsverhältnis stehen, welches ein Leben ohne den anderen nicht mehr gestattet;
- die **Phoresie**, hier gewährt der Wirt seinem Gast (Phorent) nur Transportgelegenheit.

Das Grundprinzip der negativen Wechselbeziehungen ist ein „gegeneinander" gerichtetes Verhalten, das man pauschal als **Antagonismus** ansprechen kann. Die antagonistischen Beziehungen reichen von der Rivalität um Nährstoffe bis zur physischen Vernichtung eines Partners der Lebensgemeinschaft und führen stets zum **Parasitismus**. Beim Parasitismus zieht der Gast aus der Verbindung mit dem Wirt für sein Überleben bedeutende Vorteile. In der Regel vermehrt er sich auf Kosten des Wirtes und kann ihn dabei insofern schädigen, als es durch seine Vermehrung im Wirt bzw. durch die dabei entstehenden Nebenprodukte (z. B. Toxine) zu einer gestörten Leistungsfähigkeit von Zellen, Geweben oder Organen kommen kann. In allen diesen Fällen wird der Parasit zu einem **pathogenen Agens**, bei identischer Selbstvermehrung in dem Wirt und natürlicher Übertragung zu einem **Infektionserreger**.

**Infektionserreger** können **obligat pathogen** oder **fakultativ pathogen** sein. Die einen führen nach dem Befall eines Wirtsorganismus stets zu Infektionen und Krankheiten, die anderen nur dann, wenn bestimmte prädisponierende Faktoren gegeben sind. Mikroorganismen, die ihren Nährstoffbedarf aus totem, organischem Material decken und nicht parasitär existieren müssen, sich aber in einem höher organisierten Wirt aufhalten, nennt man **Saprophyten**. Saprophyten können sich im Darmkanal, im Urogenitaltrakt, auf der Haut, an den äußeren Schleimhäuten usw. eines Wirts ansiedeln. Obwohl sie als Krankheitserreger wenig Bedeutung haben, müssen sie trotzdem in den Bereich der Infektions- und Seuchenmedizin einbezogen werden, weil Mensch und Tier in ständiger oder vorübergehender Gemeinschaft mit ihnen leben. Sie können auf Mensch und Tier ohne Einfluss sein, können aber auch gelegentlich nützen oder schaden. Eine scharfe Trennung zwischen pathogenen Mikroorganismen und Saprophyten ist deshalb nicht möglich.

Wenn saprophytäre Mikroorganismen in einem höher entwickelten Wirt leben, ohne ihn zu schädigen, spricht man häufig von einer **Endosymbiose**. Unter diesem Begriff versteht man ein gesetzmäßiges Zusammenleben zweier verschieden gearteter Partner, wobei der eine im Körper des anderen, zumeist des wesentlich höher organisierten, Aufnahme findet und die wechselseitige Anpassung einen solchen Grad von Innigkeit erreicht hat, dass die Vermutung berechtigt ist, es könne sich dabei um eine dem Wirtsorganismus nützliche Einrichtung handeln. Bei Menschen und höheren Tieren leben zahlreiche saprophytäre Organismen im Verdauungstrakt. Daneben befinden sich jedoch im Magen und Darmkanal auch zahlreiche mit der Nahrung aufgenommene, sich dort aber nicht vermehrende Organismen. Diese werden, wenn sie nicht verdaut werden, wieder vom Körper ausgeschieden, weshalb man sie als **Passanten** bezeichnet. Nur wenn das biologische Gleichgewicht im Verdauungstrakt gestört ist, können sich dort auch andere darmfremde Keime als Parasiten (z. B. *Proteus, Aerogenes, Pseudomonas* spp. u. a.) vermehren und Gesundheitsstörungen hervorrufen. Der Ort des Zusammenlebens ist bei Mensch und Tier der Dickdarm, bei Wiederkäuern zusätzlich der Pansen, sowie bei einigen Tieren auch der einhöhlige Magen. Im Dünndarm sind bei gesunden Menschen und Tieren nur die mit der Nahrung aufgenommen, noch nicht verdauten Keime anzutreffen. Die Aufgabe der Saprophyten im Magen und Darmkanal besteht darin, die durch die Verdauungssäfte nicht verarbeiteten Stoffe abzubauen, die nötigen wasserlöslichen Vitamine und Wuchsstoffe zu synthetisieren und die Reaktion des Dickdarminhalts zu regulieren, damit unerwünschte Fäulnisprozesse und die Ansiedlung von Krankheitserregern verhindert werden.

Beim Zustandekommen von Infektionen und daraus resultierenden Krankheiten wirken 5 biologische Systeme zusammen und beeinflussen sich gegenseitig fördernd wie hemmend:
- der Infektionserreger,
- der Wirt bzw. Makroorganismus,
- der Wirtskreis,
- die Übertragungsweise,
- die Umwelt.

Jedes dieser 5 Biosysteme verfügt über eine Vielzahl unterschiedlicher Faktoren und Faktorenkombinationen, die je nach ihrer Effektivität die einzelnen Wechselbeziehungen zugunsten oder zu ungunsten eines Partners steuern. In **Abb. 1.2** sind diese Ursache-Wirkungs-Relationen grob schematisch dargestellt.

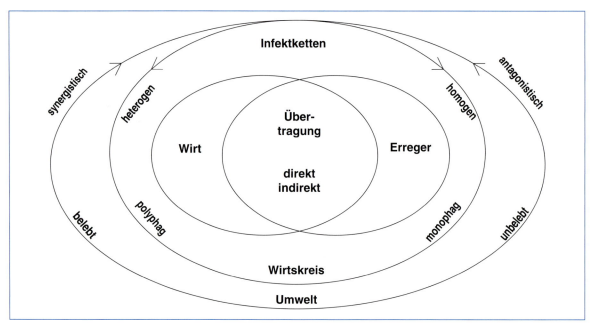

**Abb. 1.2** Ursache-Wirkungs-Relation bei der Entstehung von Infektionserkrankungen.

Infektionen und Infektionskrankheiten entstehen also nicht durch einen einzigen Faktor, nämlich dadurch, dass ein pathogener Keim einen Wirtsorganismus befällt oder ein wirtseigener Saprophyt pathogene Eigenschaften erhält. Sie sind fast immer das Ergebnis eines Zusammenspiels mehrerer Vorgänge. Erst die Summierung vieler Grundursachen führt zu einer Ereigniskette, an deren Ende die Krankheit oder Seuche steht.

Die großen, umweltverändernden, spektakulären Infektionskrankheiten und Seuchen bei Mensch und Tier sind, zumindest in den Industrieländern, in den letzten Jahrzehnten stark zurückgegangen; jedenfalls haben sie ihre Schrecken verloren. Durch die Entwicklung wirksamer und unschädlicher **Impfstoffe** konnte ein großer Teil unter Kontrolle gebracht werden. Daneben haben **Antibiotika** und **Chemotherapeutika** der Medizin nachhaltig genutzt und die tödlichen Gefahren, speziell durch bakterielle Infektionskrankheiten, reduziert. Letztlich haben aber auch die verbesserte **Individualhygiene** in Verbindung mit einer modernen **Umwelthygiene** und ein leistungsstarker öffentlicher **Sanitäts- und Veterinärdienst** zu den großen Erfolgen der Infektiologie beigetragen. **Internationale Zusammenarbeit** bei der Bekämpfung der Seuchen sorgte darüber hinaus für weltweite Erfolge.

Wir leben derzeit in einem Seuchentief; obwohl es erst einige Jahre besteht, mehren sich aber die Anzeichen dafür, dass sich neue Seuchenentwicklungen anbahnen. Dies ist eine so ungewöhnlich kurze Zeit für eine biologische Gegenbewegung, dass sie gleichzeitig als Beweis dafür gelten könnte, wie stark unsere Umwelt in kürzester Zeit (erdgeschichtlich gesehen) biozönotisch verändert wurde.

In die Lücken, die durch das teilweise Verschwinden bzw. die Ausrottung der großen klassischen Seuchen entstanden sind, schieben sich langsam, aber unaufhörlich neue Typen von Seuchen, denen man zunächst den Seuchencharakter nicht ansieht.

Dabei handelt es sich um folgende neue, uns so mehr beunruhigende Vorgänge:

- Antibiotikamehrfachresistenz von Bakterien und Pilzen,
- Zunahme der Zoonosen,
- rapides Ansteigen der sog. „Faktorenseuchen" beim Zusammendrängen von Populationen auf engste Räume,
- sonstige aus einem „crowding" entstehende Seuchengefahren,
- erhöhte Seuchengefahren durch mangelndes Training der Abwehrmechanismen,
- Resistenzerscheinungen gegenüber Insektiziden und Pestiziden bei Moskitos, Zecken und anderen lebenden Vektoren, die Seuchen übertragen,
- Zunahme infektiös bedingter Tumoren und chronischer Infektionskrankheiten,
- Auftreten von Provokationsepidemien, z. B. durch Ansammlung erregerhaltiger Abfälle, durch weltweiten Handel mit erregerhaltigen Lebens- und Futtermitteln,
- weltweite Verbreitung von Erregern über den Reise- und Handelsverkehr mit Flugzeugen usw.
- Veränderung der Seuchenlage infolge Immunprophylaxe, besonders mittels Lebendvaccinen,
- Umschichtungen in der Population der jeweiligen Seuchenerreger auf der Basis „Umwelt-Verhalten-Selektion",
- Auftreten neuer Seuchen durch Landschaftsveränderungen, z. B. künstliche Stauseen, Rodung von Gebirgswäldern, Einstellen des Weidebetriebs usw., also durch Vorgänge, die neue Biozönosen schaffen,

- Experimentieren auf molekularer Ebene über künstliche Rekombinationen, Mutationen usw.

Die **Infektiologie** erlebt dadurch eine Renaissance. Weltweit verursachen heute die Infektionskrankheiten wieder die häufigsten Todesursachen. Im Jahr 1998 war jeder 3. Todesfall beim Menschen durch eine Infektionskrankheit bedingt. Auch bei uns, in den sog. Industrieländern, gibt es keinen Grund, sich in Sicherheit zu wiegen. Infektionserreger kennen keine Grenzen.

Letztlich muss sich die Infektions- und Seuchenmedizin heute mehr als früher wie kaum eine andere medizinische Disziplin ständig vergleichend mit den Begriffen **Gesundheit und Krankheit** auseinander setzen. Bei der Schutzimpfung ist die Zuordnung zu der einen oder anderen Kategorie besonders wichtig, weil der Impfling „gesund" sein muss, um als „impffähig" zu gelten. Was die klinisch inapparenten, speziell die persistierenden Infektionen betrifft, ist die Grenzziehung besonders schwierig. Ähnlich verhält es sich bei der Konversion einer Infektion in eine Krankheit und in vielen anderen Bereichen der Infektiologie. Es ist deshalb von großer Bedeutung, dass zumindest bei der Definition der einzelnen Begriffe ein Konsens besteht.

Die Begriffe **Gesundheit und Krankheit** haben sich seit der Antike bis in unsere Neuzeit wechselweise geändert. Mit zu dem Wandel haben die Vorstellungen darüber beigetragen, was **Leben** ist, wann es beginnt und wann es endet. Zusätzlich sind noch die Begriffe **Schmerz, Unbehagen, Leid und Angst** eingebracht worden, die alle etwas mit der Befindlichkeit zu tun haben und damit Zustände verkörpern, die zum Verständnis von Gesundheit und Krankheit beitragen.

Historisch sind im Wandel der Zeit Gesundheit und Krankheit fast durchweg anthropozentrisch interpretiert worden, weit seltener in der kreatürlichen Schicksalsgemeinschaft von Mensch, Tier, Umwelt und Infektionserreger. Ein Exkurs in die vergangenen drei Jahrtausende, über die **dynamische Krankheitslehre**, die **Humoralpathologie** und die **Solidarpathologie** führt zu dem Schluss, dass die Begriffe Krankheit und Gesundheit nur allgemein, sozusagen in der Idee, erfasst wurden. In den letzten Jahrzehnten des 19. Jahrhunderts und bis weit in die Gegenwart kam es dann zu einem grundlegenden Wandel des Krankheitsbegriffs durch die **Zellularpathologie** von R. Virchow (1821–1902). Letztlich haben Bakteriologie, Virologie, Molekularbiologie und Gentechnologie neue Maßstäbe bezüglich Gesundheit und Krankheit gesetzt und zu der heutigen, **naturwissenschaftlich fundierten Ganzheitsmedizin** geführt.

Die WHO definiert Gesundheit als „einen Zustand vollkommenen körperlichen, seelischen und sozialen Wohlbefindens, nicht bloß die Abwesenheit von Krankheit und Gebrechen". Wohlbefinden und Lebensqualität charakterisieren damit Gesundheit.

Ganz anders verhält es sich mit dem Begriff der **Krankheit**. Gesundheit und Gesundsein sind Formen des jeweiligen wechselweisen individuellen Befindens, bei der Krankheit trifft dies nur für das **Krankfühlen** zu. Krankheit wird dagegen als eine nachweisbare Abweichung von der Norm anatomischer, physiologischer, immunologischer und psychischer Gegebenheiten eines Organismus und damit einer pathologischen Zustandsform im Sinne einer Störung der Homöodynamik definiert.

> Die **Medizinische Mikrobiologie** ist naturwissenschaftlich orientiert. Ihre Grundlagen sind: Eigenschaften der Erreger, Wirtsspektrum, Mutabilität, immunologische und pathogene Eigenschaften.
> Die **Infektions- und Seuchenmedizin** sind klinisch orientiert. Sie befassen sich mit der Infizierung, Infektion, Krankheit und Seuche, Epidemiologie, Umwelt, Diagnose, Bekämpfung.

## 1.2 Epidemiologie

### 1.2.1 Einführung

Die Epidemiologie ist die Lehre von der Entstehung, Ausbreitung und Häufung von Infektionen, Infektionskrankheiten und Seuchen unter den Menschen und Tieren. Viele Infektionen wandern zwischen Mensch und Tier hin und her (**Zoonosen**). Den Begriff Epidemiologie hatte man früher für die Infektionsvorgänge reserviert, die ausschließlich den Menschen betreffen. Demgegenüber stand der Begriff **Epizootologie** für das Studium des Infektionsgeschehens beim Tier. Nachdem die Vergleichende Infektiologie nachgewiesen hat, dass es in Wirklichkeit keine Grenzen zwischen den Infektionserregern von Mensch und Tier gibt und auch im grundsätzlichen Ablauf infektiöser Prozesse keine Unterschiede bestehen, einigte man sich international auf den gemeinsamen Begriff **Epidemiologie** für alle bei Mensch wie Tier zu untersuchenden Infektionsvorgänge. Neu hinzugekommen sind die modernen gentechnologischen Untersuchungsverfahren. Mit ihnen ist es möglich geworden, die Herkunft eines infektions- oder epidemieerzeugenden Erregers und seine Veränderlichkeit über Mutation, Rekombination, Wirtswechsel und andere Gegebenheiten mittels Genomanalysen genau zu bestimmen. Diese Forschungsrichtung bezeichnet man als **molekulare Epidemiologie**. Mikrobiologie, Ökologie und Klinik vereinigen sich somit wieder zu einem Ganzen.

Ein besonderes Anliegen der Epidemiologie ist die Untersuchung der Häufigkeit des Auftretens von Krankheiten oder pathologischen Merkmalen sowie ihrer räumlichen und zeitlichen Verteilung in menschlichen, tierischen oder pflanzlichen Populationen. Daneben befasst sich die Epidemiologie auch mit den Ursachen von Krankheiten sowie den Faktoren, welche den Gesundheitszustand der Population determinieren und beeinflussen. Die Untersuchungseinheiten der Epidemiologie sind – im Gegensatz zur klinischen Medizin – in der Regel nicht einzelne erkrankte Individuen, sondern Gruppen oder Kategorien von Individuen, in der Tiermedizin z. B. Nachkommenschaften, Stalleinheiten, Bestände, Herden. Nicht nur die kranken, sondern auch die gesunden Mitglieder einer Population charakterisieren deren Status und werden somit in die epidemiologische Untersuchungen einbezogen.

Wie andere medizinische Disziplinen, verfolgt auch die Epidemiologie das Ziel, Daten und Informationen bereitzustellen, welche rationale Entscheidungen zur Prävention und/oder Bekämpfung von Krankheiten ermöglichen oder erleichtern. Der spezifische Beitrag der Epidemiologie besteht darin, Methoden zu entwickeln, welche es erlauben, Risikofaktoren zu identifizieren, die das Auftreten und die Schwere einer Krankheit in einer Population beeinflussen, sowie den Gesundheitsstatus einer Population zu quantifizieren. Hierbei spielen biometrische Methoden eine tragende Rolle.

In der Veterinärmedizin wird der Gesundheitsstatus einer Nutztierpopulation in der Regel an deren Produktivität gemessen. Daher finden auch ökonomische Bewertungen Eingang in die Epidemiologie tierischer Krankheiten. Da Hygienezustand sowie Haltungs-, Fütterungs- und Umweltbedingungen wichtige Einflussfaktoren sein können, gehören die Erfassung und Bewertung ökologischer Sachverhalte und Verfahren der Informationsverarbeitung ebenfalls zum Methodenrepertoir der modernen Epidemiologie infektiöser Erkrankungen beim Tier.

### 1.2.2 Begriffsbestimmungen

Zunächst dienen Mess- bzw. Maßzahlen in der Epidemiologie dazu, die Häufigkeit von Krankheiten an verschiedenen Orten und zu verschiedenen Zeiten vergleichen zu können. Die wichtigsten sind: Inzidenz, Attack-Rate, Prävalenz, Frequenz, Morbidität, Mortalität, Letalität, Kontagiositätsindex und Manifestationsindex.

Die **Inzidenz** (auch als Vorkommenshäufigkeit bezeichnet) gibt die Anzahl der Neuerkrankungen in der Gesamtpopulation während eines bestimmten Untersuchungszeitraums an. Meist ist der Bezugszeitraum ein Jahr. Wählt man jedoch Perioden, welche die durchschnittliche Krankheitsdauer nicht überschreiten, ist sie auch eine gute Messzahl zur Bestimmung der Entstehungs- bzw. Ausbreitungsgeschwindigkeit der jeweiligen Seuche.

Die Inzidenz eignet sich jedoch auch als Maß für Prozesse, deren Dauer und Ausgang unsicher oder nicht zu bestimmen sind, wie z. B. bei Krankheiten wild lebender Tiere. Bezugsgröße ist meist die Gesamtpopulation, in welcher sich das jeweilige Seuchengeschehen abspielt (beim Menschen wird das Ergebnis in der Regel auf jeweils 100.000 Einwohner bezogen, aber auch jede andere Größenangabe ist möglich). Es können auch beliebig andere Bezugsgrößen (wie z. B. Länder, Bezirke, Kreise, Gemeinden, Gehöfte, Tierhalter etc.) verwendet werden. Rechnerisch ist die Inzidenz das Verhältnis von Anzahl der Neuinfektionen der betreffenden Krankheit in dem entsprechenden Bezugszeitraum zur jeweiligen Bezugsgröße. Wird zum Beispiel die Inzidenz einer Krankheit in der Bevölkerung untersucht, so gilt nachfolgende Formel.

**Berechnungsformel:**

$$\text{Inzidenz} = \frac{\text{Anzahl der Neuerkrankungen im Bezugszeitraum}}{\text{Gesamtzahl der Population (Einwohnerzahl) im Bezugszeitraum}}$$

Die **Inzidenzrate** ist eine Prozentzahl und wird errechnet, indem man den Wert der Inzidenz mit 100 multipliziert. Dies gilt auch für alle Raten weiterer Messzahlen.

Unter der **Attack-Rate** ist eine Inzidenzrate zu verstehen, die sich auf eine besondere Risikopopulation und einen in der Regel kurzen Zeitraum bezieht. Damit werden häufig Epidemien mit schneller Ausbreitung und erfassbarem Umfang der Risikopopulation dargestellt z. B. sog. Explosionsepidemien.

**Prävalenz** bedeutet die Anzahl **aller** bestehenden Fälle einer bestimmten Krankheit zu einer bestimmten Zeit (= Punkt-Prävalenz), bezogen auf die Population (z. B. alle Fälle von Malaria auf 100.000 Einwohner am 1. 1. 1999) oder auf eine Flächeneinheit (z. B. Rindertuberkulose in der Bundesrepublik Deutschland am 1. 1. 1970). Dabei ist es völlig gleichgültig, ob es sich um neue, alte oder nahezu genesene Fälle handelt. Diese Messzahl eignet sich besonders auch zur Beobachtung von chronischen Krankheiten.

**Berechnungsformel:**

$$\text{Prävalenz} = \frac{\text{Anzahl aller Erkrankungen am Bezugszeitraum}}{\text{Gesamtzahl der Population (Einwohnerzahl) im Bezugszeitpunkt}}$$

Gegenüber der Punkt-Prävalenz ist die sog. **Perioden-Prävalenz** eine wenig gebräuchliche Messzahl. Darunter versteht man die Gesamtzahl aus neuen und alten Fällen, die irgendwann innerhalb einer bestimmten Zeitperiode aufgetreten waren. Es handelt sich somit um eine Kombination der Punkt-Prävalenz am Beginn dieser Zeitperiode und der Inzidenz neuer Fälle im Verlauf der Zeitperiode. Diese Messzahl ist nur von beschränktem Wert für die Charakterisierung einer Krankheit und findet allenfalls bei der Beschreibung von mild verlaufenden Krankheiten Anwendung.

Der Begriff **Frequenz** wird benutzt, wenn die Größe der Population nicht bekannt ist (z. B. Wildtiere). Die Zahl der beobachteten Fälle wird dann auf eine Flächeneinheit (z. B. Land, Landkreis, Gemeinde, km²) bezogen, z. B. Fälle von Fuchsstollwut/100 km² und Jahr.

**Morbidität** beschreibt das Verhältnis von denjenigen Tieren oder Personen, die an der jeweiligen Krankheit leiden zur jeweiligen Risikopopulation, also denjenigen Tieren oder Menschen, welche diesem Krankheitserreger in einem bestimmten Zeitraum ausgesetzt oder durch ihn infiziert worden sind. Diese Messzahl macht also Aussagen zur **Pathogenität** bzw. **Virulenz** des Krankheitserregers.

**Berechnungsformel:**

$$\text{Morbidität} = \frac{\text{Anzahl der Individuen, die klinisch manifest erkrankten}}{\text{Anzahl der dem Risiko ausgesetzten Individuen im Bezugszeitraum}}$$

Die **Mortalität** beschreibt, wie viel Individuen (Tiere/Personen) einer Risikopopulation in einem bestimmten Zeitraum an der jeweiligen Krankheit gestorben sind (Bezug zur Ätiologie).

**Berechnungsformel:**

$$\text{Mortalität} = \frac{\text{Anzahl der Individuen, die an der Krankheit starben}}{\text{Anzahl der dem Risiko ausgesetzten Individuen im Bezugszeitraum}}$$

Demgegenüber ist die **Letalität** nicht an eine Risikopopulation, sondern an die Anzahl der Krankheitsfälle gebunden. Sie ist Ausdruck des Verhältnisses aus der Anzahl der Individuen (Tiere/Personen), die an der Krankheit gestorben sind und der Anzahl der klinisch manifest Erkrankten.

**Berechnungsformel:**

$$\text{Letalität} = \frac{\text{Anzahl der Individuen, die an der Krankheit starben}}{\text{Anzahl der Individuen mit klinisch manifester Erkrankung (Fälle) im Bezugszeitraum}}$$

Bei der Ermittlung der Morbiditäts- und Mortalitätsraten kommt es entscheidend auf die Bestimmung der Risikopopulation an.

Morbidität, Mortalität und Letalität stehen untereinander in folgender Beziehung:

**Berechnungsformel:**

$$\text{Letalität} = \frac{\text{Mortalität}}{\text{Morbidität}}$$

Eine weitere epidemiologische Messzahl ist der **Kontagiositätsindex**. Dieses Maß ist eine empirische Zahl, die aussagt, wie häufig nach Kontakt mit infizierten Tieren oder Personen eine Infektion bei den Kontaktindividuen „haftet", d. h. sich Letztere mit den Erregern erkennbar auseinander setzen. Der Kontagiositätsindex sagt jedoch nichts darüber aus, ob auf die Infektion auch eine Krankheit folgt.

**Kontagiosität** kennzeichnet also die Fähigkeit eines Erregers, von einem infizierten Organismus **ohne Zwischenglied** direkt per Kontakt auf Nichtinfizierte überzugehen und eine Infektion auszulösen. Kontagiosität setzt Infektiosität voraus. Nicht alle Infektionskrankheiten sind aber kontagiös. Vorbedingung für eine Kontagiosität ist, dass der Erreger nicht nur in vermehrungsfähiger Form ausgeschieden wird, sondern dass die Menge des ausgeschiedenen Erregers quantitativ die für eine Neuinfektion notwendige **Mindestinfektionsdosis** ($MID_{50}$) erreicht. Weitere Kriterien sind Art der Eintrittspforte (Respirations-, Digestions-, Urogenitaltrakt, Haut, Verletzungen usw.), Dauer des Kontakts, Ausscheidungsmedium, Zellaffinität etc. (vgl. Abschnitt 1.3.2).

Eine Aussage über die Häufigkeit von Erkrankungen nach einer Infektion erlaubt der **Manifestationsindex**. Der Manifestationsindex ist eine empirische Zahl, die aussagt, wie häufig es nach einer Infektion oder Ansteckung zu der entsprechenden Krankheit kommt. Nicht jede Infektion führt zur Krankheit. Bei Masern und MKS (Maul- und Klauenseuche) liegt der Manifestationsindex über 95, d. h. von 100 infizierten Tieren erkranken über 95. Dagegen ist der Manifestationsindex der Poliomyelitis von Mensch und Tieren (z. B. Teschen-Krankheit) sehr niedrig, er beträgt nur ca. 0,1, d. h. von 1.000 Infizierten erkrankt allenfalls 1 Individuum.

Unter dem Begriff der **epidemiologische Einheit** versteht man Teilpopulationen, die in enger und stabiler Gemeinschaft leben, und von denen angenommen wird, dass sie nach Infektionen wahrscheinlich gemeinsam erkranken werden und dass sie auch insgesamt selbst ein Infektionsrisiko sind (z. B. Tiergehöfte, Herden auf einer Weide, Fische in einem Teich, Wildtiergehege etc.). Menschliche Populationen sind meist instabiler und deshalb weniger geeignet, epidemiologische Einheiten zu bilden.

Unter einer **Risikopopulation** oder **-gruppe** ist derjenige Teil einer Population zu verstehen, der einem gemeinsamen Risikofaktor, z. B. Krankheitserreger, Immunsuppression, Alter, ausgesetzt ist (z. B. Teilnehmer an einem Gemeinschaftsessen, nach welchem eine Lebensmittelvergiftung ausbrach). Im Gegensatz zur epidemiologischen Einheit bleiben sie nicht stabil, und meist ist eine solche Risikogruppe zunächst nicht bekannt. Ihre Erkennung gibt oft schon die Antwort auf die Frage nach der Ursache einer Massenerkrankung.

### 1.2.3 Epidemiologische Studien

Die gebräuchlichsten Untersuchungsmethoden in der Epidemiologie sind Querschnitts-, Kohorten-, Fall-, Kontroll-, Interventions- und Korrelationsstudien.

Mithilfe von **Querschnittsstudien** (Übersichtsuntersuchungen, Survey) wird die Verbreitung einer bestimmten Krankheit zu einem festen Zeitpunkt oder in einem bestimmten, nicht zu langen Zeitraum erfasst, wobei allerdings Ursache-Wirkung-Hypothesen nicht geprüft werden können. Fast immer sind nur Stichproben möglich, die dann auf die Gesamtpopulation hochgerechnet werden.

Bei **Kohortenstudien** (Longitudinalstudien) wird ausgehend von einer spezifischen Exposition einer Studienpopulation das Auftreten mehrerer verschiedener Krankheiten (Fallhäufigkeiten) untersucht und dabei mit einer nicht exponierten Population verglichen. Bei Langzeitstudien, wobei es zu einem Schwund an Individuen, z. B. durch Tod, Unfall, Krankheit kommt, sowie bei Merkmalen bzw. Krankheiten mit niedriger Inzidenz und Mortalität, sind sehr große Kohorten und damit ein großer finanzieller und organisatorischer Aufwand notwendig. Auf der anderen Seite bieten diese Studien einen sehr hohen Grad an Information über mögliche Ursachen der untersuchten Krankheiten, weil der Blick von der (möglichen) Ursache zur Wirkung hin (= natürlicher Ablauf) gerichtet ist.

Bei **Fallkontrollstudien** wird dagegen für nur eine Krankheit eine Vielzahl von Expositionsfaktoren untersucht. Diese Untersuchungen sind v. a. für selten vorkommende Krankheiten vorteilhaft. Außerdem wird versucht, von einer Gruppe von Erkrankten und einer nicht von dieser Krankheit betroffenen Kontrollgruppe den Expositionsstatus zu bestimmen und aus dem Vergleich Schlüsse zu ziehen.

Mithilfe dieser Methode kann man in relativ kurzer Zeit vorher nicht bekannte pathogene Faktoren mit einer bestimmten Krankheit in Verbindung bringen, sie ist jedoch recht fehleranfällig. Gegenüber einer Kohortenstudie, bei der die Anzahl der aufgenommenen Tiere/Personen leicht einige Zehntausend betragen kann, kommen Fallkontrollstudien mit einigen hundert Fällen und einer gleichen oder 2–3fachen Anzahl an nicht erkrankten Individuen aus.

Mithilfe von **Interventionsstudien** ist es möglich, nachzuweisen, dass ein Expositionsfaktor tatsächlich mit einer Krankheit verknüpft ist. Hierbei werden der oder die Expositionsfaktoren kontrolliert variiert und die folgende Veränderung von Inzidenz und Mortalität registriert.

**Korrelationsstudien** dienen der Aufdeckung möglicher Zusammenhänge zwischen dem Auftreten einer Erkrankung und einem (einfache Korrelationsanalyse) oder mehreren (multiple Korrelationsanalyse) auslösenden Faktoren. Die errechneten Korrelationskoeffizienten bringen Stärke (0 bis 1) und Richtung (-1 bis +1) von Zusammenhängen zum Ausdruck (= Qualität des Zusammenhangs). Über die genaue wertmäßige (= quantitative) Höhe dieser Beziehungen geben die dabei zu berechnenden **Regressionskoeffizienten** Aufschluss. Die Ergebnisse einer Korrelationsanalyse dieser Art lassen auf jeden Fall offen, ob der Faktor, der mit Prävalenz, Inzidenz, Mortalität, Letalität etc. statistisch in Verbindung gesetzt wurde, auch wirklich eine ursächliche Wirkung zur jeweiligen Krankheit besitzt, oder ob es sich um eine sog. Scheinkorrelation handelt.

Als **Blindversuch** bezeichnet man eine Versuchsanordnung, bei der das im Versuch stehende Individuum nicht darüber aufgeklärt ist, welchen Behandlungsbedingungen (Verum oder Placebo) es ausgesetzt wird. In der Tiermedizin handelt es sich deshalb per se stets um Blindversuche.

Bei einem **Doppelblindversuch** weiß zusätzlich zum Versuchsindividuum auch der Versuchleiter oder -auswerter nicht, welchen Behandlungsbedingungen die jeweilige Gruppe unterliegt. Derartige Versuchsbedingungen sollten immer dann gewählt werden, wenn durch subjektive Einflüsse eine bewusste oder unbewusste Verfälschung der Ergebnisse möglich ist.

**Kontrollbehandlungen** werden entweder mit Placebo (= Nullbehandlung) oder mit einer Standardbehandlung durchgeführt. Die ermittelten Kontrollwerte dienen als Vergleichsbasis für die Ergebnisse der Versuchsbehandlung. Kontrollbehandlungen sollten möglichst parallel zum Versuch und an einer quantitativ und qualitativ gleichwertigen Gruppe (Alter, Geschlecht, Allgemeinzustand, Haltungsbedingungen) durchgeführt werden, um eine große Verallgemeinerungsfähigkeit der Versuchsresultate zu erzielen.

Unter **Placebo** (sog. Scheinmedikament) versteht man eine Präparation, die die gleichen Grundbestandteile wie das Versuchspräparat (Verum), nicht aber die wirksame Komponente enthält. Versuche, bei denen in der Kontrollgruppe ein Placebo verwendet wird, bezeichnet man auch als placebokontrolliert.

**Multizentrische Studien** (Feasibility-Studie) sind Studien, die nach einem einheitlichen Muster in verschiedenen Einrichtungen (Klinik, Institut, Praxis) durchgeführt werden. Sie sind immer dann sinnvoll, wenn z. B. seltene Erkrankungen untersucht werden, in kurzer Zeit größere Fallzahlen benötigt werden, oder wenn eine bestimmte Methode standardisiert werden soll.

Bei **parallelisierten Studien** werden anhand vorher festgelegter Kriterien (z. B. Alter, Erkrankungsdauer, Risikofaktoren usw.) gezielt ähnliche Untersuchungsgruppen gebildet.

Bei **randomisierten** Studien werden Patienten bzw. Versuchstiere nach dem Gesetz der zufälligen Zuteilung verschiedenen Gruppen zugeordnet, wobei darauf geachtet wird, dass die gebildeten Gruppen hinsichtlich verschiedener wichtiger Parameter (Herkunft, Alter, Geschlecht, Gewicht usw.) möglichst gleichwertig sind. „Zufällig" heißt dabei, dass jedes Element in der Grundgesamtheit dieselbe Wahrscheinlichkeit hat, in die Stichprobe aufgenommen zu werden, und jede mögliche Aufteilung der Versuchseinheit ist gleich wahrscheinlich.

Durch die Verwendung leicht erkennbarer homologer Gruppen (Männchen, Weibchen, Rassen, Würfe, paarige Organe u. a.) kann die Variabilität und damit der zufällige Versuchsfehler reduziert werden (**eingeschränkte Randomisation**).

Bei **prospektiven Studien** werden Parameter meist über mehrere Jahre hinweg kontrolliert, etwa die körperliche Entwicklung aller Frühgeburten in einer umschriebenen Region, die tägliche durchschnittliche Gewichtszunahme bis zum Schlachttermin u. a.

Bei **retrospektiven Studien** werden schon vorhandene Daten oder Unterlagen rückwirkend analysiert und ausgewertet (historischer Vergleich).

Prospektive und retrospektive Studien müssen bevorzugt dann herangezogen werden, wenn die erwünschten Resultate nicht durch gezielte Versuche möglich sind oder wenn derartige Versuche zu lange Zeit beanspruchen würden. So werden z. B. bestimmte Fragestellungen wie körperliche Entwicklung, Gesundheitszustand, Morbidität, Mortalität, Gewichtszunahme, Fruchtbarkeit u. ä. vergleichend über eine Reihe von Jahren bzw. Zuchtperioden zusammengestellt und ausgewertet.

Das **Signifikanzniveau** ist die Irrtumswahrscheinlichkeit mit der ein Ergebnis noch als zufällig gelten kann. Das Signifikanzniveau wird üblicherweise auf maximal 5 % (p = 0,05) und mit statistischen Prüfverfahren berechnet. Das Resultat der statistischen Signifikanzprüfung hängt stark vom Stichprobenumfang ab. Die Ermittlung des optimalen Stichprobenumfangs ist eine der wichtigsten Aufgaben der biometrischen Versuchsplanung. Optimal heißt dabei, dass die vorgegebene Genauigkeit mit dem kleinstmöglichen, notwendigen Versuchsumfang erreicht wird. Das heißt, je genauer und risikoärmer man etwas wissen will, um so größer muss der Aufwand sein. Dieser Aufwand muss für jede Versuchsanordnung speziell berechnet werden. Dabei muss zusätzlich beachtet werden, dass mit der Anzahl der untersuchten Variablen auch die Wahrscheinlichkeit ansteigt, dass zwar signifikante, aber möglicherweise nicht mehr interpretierbare Effekte gefunden werden.

Als **empirisch** werden Daten oder Resultate bezeichnet, die ohne einen definierten Versuchsansatz, lediglich aufgrund subjektiver Erfahrungen oder Bewertungen gesammelt und ausgewertet werden. Empirische Daten werden in der Biometrie nur begrenzt anerkannt. Sie haben aber den großen Wert, dass neue Erkenntnisse ohne einen gesonderten Versuchsaufwand, nur durch die individuelle Fähigkeit des Beobachters, zufällige Befunde kritisch zu verwerten, gewonnen werden können. Empirische Beobachtungen gaben häufig den Anstoß für die Entwicklung neuer Forschungsgebiete, Behandlungsmethoden oder Untersuchungsverfahren.

## 1.2.4 Erregerverbreitung

**Die Erregerverbreitung** nimmt in der Regel ihren Anfang entweder durch die **Ausscheidung** des Erregers aus klinisch inapparent infizierten oder erkrankten Organismen (**Tab. 1.1**). Sie ist aber auch möglich, ohne dass Erreger von einem Infizierten nach außen gelangen. In diesen Fällen sind die Quellen der Weiterverbreitung und Übertragung

- das **Blut** im Stadium der Bakteriämie, der Sepsis oder der Virämie, an dem Insekten saugen und dabei den Erreger aufnehmen,
- die **Geschlechtsorgane** (Geschlechtsakt, diaplacentare und germinative Übertragung),
- erregerhaltige **Blut-** und **Organpräparate,**
- erregerhaltige **Schlachtprodukte** oder **Schlacht-** und **Küchenabfälle,**
- erregerhaltige **Fischprodukte,**
- **sonstige erregerhaltige Lebensmittel** (z. B. Milch, Käse u. a.).

Die **Erregerübertragung** auf einen neuen Wirt kann **direkt** oder **indirekt, horizontal** und **vertikal** erfolgen. Dabei gibt es Keime, die stets nur auf Wirte der gleichen Spezies übergehen (**monophage Erreger**) und andere, die ein sehr breites Wirtsspektrum besitzen (**polyphage Erreger**).

Der **direkte Kontakt** (**Tab. 1.2**) zwischen Infizierten und Empfänglichen schafft zahlreiche Möglichkeiten einer Erregerverschleppung. Neben der Schmier- und Tröpfcheninfektion, den Biss-, Kratz- und sonstigen Wundinfektionen verdienen besondere Aufmerksamkeit die Übertragungen, die über den Geschlechts- und Saugakt laufen. Ein eigenes Kapitel stellen schließlich die diaplacentaren, intrauterinen und transovariellen Übertragungen dar (**vertikale Übertragung**).

Einen immer größeren Raum nimmt in der Epidemiologie die **indirekte Übertragung** ein. Der Mittler, der den Erreger von einem Infizierten zu einem Empfänglichen weiterträgt, wird als Vektor bezeichnet. Dabei unterscheidet man **unbelebte Vektoren** (**Tab. 1.3**) und **belebte Vektoren** (**Tab. 1.4** und **1.5**).

Alle übertragbaren Krankheiten, gleichgültig, ob es sich um kontagiöse oder nichtkontagiöse Infektionskrankheiten handelt, bilden im Verlaufe ihrer Übertragung sog. **Infektketten** aus, auf denen der Erreger von Individuum zu Individuum direkt oder indirekt, über lebende oder unbelebte Vektoren wandert. Die Infektketten bauen sich auf aus einem Anfangsglied, aus Zwischengliedern (meist mehrere) und aus einem Endglied. Infektketten, bei denen der Erreger von einem Warmblüterorganismus auf einen anderen Warmblüter übertragen wird, bezeichnet

**Tab. 1.1** Überblick über die verschiedenen Möglichkeiten der Erregerausscheidung durch infizierte Organismen.

| Direkte Ausscheidung | 1. Nasen- und Rachensekret, in das Erreger durch die Schleimhäute des oberen Atmungs- und Verdauungstrakts, über die Speicheldrüsen und die Tonsillen gelangen können<br>2. Stuhl<br>3. Harn<br>4. Augensekret<br>5. Milch<br>6. Scheidensekret<br>7. Nachgeburt und Lochialsekret<br>8. Spermien (Ejakulat)<br>9. Haut- und Schleimhautveränderungen |
|---|---|
| Indirekte Ausscheidung | 1. Blut im Stadium der Bakteriämie, Sepsis und Virämie<br>2. Kadaver<br>3. Schlachtprodukte und Abfall |

**Tab. 1.2** Überblick über die verschiedenen Arten der direkten Erregerübertragung.

| | |
|---|---|
| Schmier-, Schmutz- und Kontakt-infektionen | über die Mund- und Nasenhöhle, die Augen und die Haut (Berühren, Belecken, Beschnuppern, schmutzige Hände usw.) |
| Tröpfcheninfektion | Nasen- und Speichelsekret |
| Verletzungen der Haut und Schleimhaut | Kratzwunden, Bisse, Pfropfung bei Pflanzen |
| Geschlechtsakt | Schleimhäute der Genitalien |
| Diaplacentar und intrauterin | 1. transdezidual-hämatogen<br>2. über die intervillösen Räume<br>3. über die Zottengefäße<br>4. über das infizierte Fruchtwasser und über die choriale Fruchtplatte<br>5. über die infizierten Eihäute auf transmembranösem Weg |
| Germinativ, transovariell | Eier bei Vögeln, Mücken und Zecken (biologische Erregerübertragung) |
| Saugakt | 1. Milch<br>2. mechanisch |

**Tab. 1.3** Möglichkeiten der indirekten Übertragung durch unbelebte Vektoren.

| | |
|---|---|
| Nahrungsmittel und Futter | Eier und Eiprodukte, Milch und Milchprodukte, Fleisch und Fleischprodukte, Fisch und Fischprodukte, Getreide, Gras, Heu usw., Küchenabfälle, Schlachtabfälle |
| Wasser | Abwasser, Oberflächenwasser |
| Luft | Staub, Blütenstaub |
| Boden | Schlamm, Schmutz, Erde usw. |
| Gebrauchsgegenstände | Bekleidung, Geschirr, Küchengeräte, Stallgeräte usw. |
| Fäkalien | Kot, Mist, Jauche usw. |

**Tab. 1.4** Möglichkeiten der indirekten Übertragung durch belebte Vektoren: biologische (zyklische) Übertragung (überwiegend Hauptübertragung, teilweise Nebenübertragung).

| Überträger-Gruppen | Überträger-Arten | Status des Parasitierens | Charakteristika der biologischen Erregerübertragung |
|---|---|---|---|
| Ektoparasiten | Stechmücken<br>Glossinen<br>Flöhe<br>Lederzecken<br>Bettwanzen | temporär | • Überträger wird zum Zwischenwirt<br>• Vermehrung im Vektor, oft Voraussetzung für neue Infektiosität<br>• extrinsische Inkubationszeit<br>• Vektor bleibt ständig infektiös<br>• Erreger kann transovariell auf die Nachkommen übergehen<br>• Erreger geht bei Häutung des Überträgers nicht verloren<br>• Vektor kann den Erreger beliebig oft übertragen |
| | Ohrenzecken<br>Schildzecken<br>Herbstmilben<br>Saugmilben<br>Sandfloh<br>Läuse | stationär | |
| Endoparasiten | Magenfliegen<br>Dasselfliegen<br>Grabmilben<br>Haarbalgmilben<br>Lungenwürmer<br>Darmwürmer<br>Finnen | | |

**Tab. 1.5** Möglichkeiten der indirekten Übertragung durch belebte Vektoren: mechanische Übertragung (überwiegend Gelegenheits- oder Zufallsübertragung).

| Art der Übertragung | Mechanismen | Überträger |
|---|---|---|
| Äußere Übertragung | Taktile Übertragung | 1. Mensch- und Tierverkehr<br>2. Vögel und Wildtiere<br>3. Körperungeziefer: Läuse, Flöhe, Wanzen<br>4. Hausungeziefer: Fliegen, Mücken<br>5. Gemeindeungeziefer: Ratten, Mäuse<br>6. Freilandungeziefer: Zecken, Milben, Egel<br>7. Plankton<br>8. Heuschrecken, Frösche, Fische usw. |
| Innere Übertragung | Phagäre, exkretorische Übertragung (Kot, Stuhl usw.) | Fliegen, Mücken, Läuse, Flöhe, Milben, Zecken |
| | Alimentäre Übertragung (Saug- und Beißakt) | |
| | Übertragung durch Endoparasiten | Lungenwürmer, Darmwürmer, Finnen, Fliegenlarven |

**Tab. 1.6** Schematischer Überblick über die verschiedenen Infektketten.

| Gruppe | Art | Infektketten | | | | | | Beispiele |
|---|---|---|---|---|---|---|---|---|
| Homogen (nur Warmblüter) | homonom | Mensch<br>Schwein<br>Pferd | →<br>→<br>→ | Mensch<br>Schwein<br>Pferd | →<br>→<br>→ | Mensch<br>Schwein<br>Pferd | | Poliomyelitis, Variola<br>Schweinepest<br>Infektiöse Anämie |
| | heteronom | Geflügel<br>Rind<br>Fuchs | →<br>→<br>→ | Mensch<br>Schwein<br>Hund | →<br>→<br>→ | Geflügel<br>Rind<br>Mensch | | Newcastle disease<br>Maul- und Klauenseuche<br>Tollwut |
| Heterogen (Zwischenwirte sind keine Warmblüter) | homonom | Mensch<br>Pferd | →<br>→ | Moskito<br>Moskito | →<br>→ | Mensch<br>Pferd | | Urbanes Gelbfieber<br>Pferdepest |
| | heteronom | Affe<br>verschiedene<br>Tierspezies | →<br>→ | Moskito<br>Zecke | →<br>→ | Mensch<br>Mensch | | Buschgelbfieber<br>Zeckenencephalitis |

man als **homogene Infektketten** und untergliedert sie in **homonome** (gleiche Spezies) und **heteronome** (unterschiedliche Spezies) (**Tab. 1.6**).

Schalten sich Arthropoden oder andere Nicht-Warmblüterorganismen biologisch in die Übertragung ein, haben wir es mit einer **heterogenen Infektkette** zu tun, gleichgültig, ob es sich dabei um mono- oder polyphage Erreger handelt. Bei monophagen Erregern ergibt sich dann eine heterogene, homonome Infektkette. Entsprechend bezeichnet man bei den polyphagen Erregern, die durch Arthropoden biologisch übertragen werden, die Infektkette als heterogen, heteronom.

Die ständigen Quellen einer Infektkette sind die **Erregerreservoire**. Man versteht darunter Warmblüterorganismen als Wirt oder Kaltblüterorganismen als Zwischenwirte, in denen sich der Erreger vermehrt oder ausgeschieden bzw. von denen er übertragen wird, ohne dass die Wirte bzw. Zwischenwirte selbst dabei schwer erkranken müssen.

> **Epidemiologie**: Lehre von der Entstehung, Ausbreitung und Häufung von Infektionen, Infektionskrankheiten und Seuchen bei Mensch und Tier.
> **Grundlagen sind**: Erregerausscheidung, Erregerübertragung (direkt, indirekt), Vektoren (belebt, nicht belebt).
> **Begriffsbestimmungen** und **Methoden** in der Epidemiologie werden erläutert.

## 1.3 Von der Infizierung bis zur Seuche

### 1.3.1 Besiedelung, Infizierung

Die Auseinandersetzung zwischen Saprophyten, nichtpathogenen, fakultativ pathogenen und pathogenen Erregern mit einem Wirt im Zusammenspiel mit der Umwelt kann zu folgenden Verlaufsformen führen:
- zur **Besiedelung**,
- zur **Infizierung**,
- zur **Infektion**,
- zur **Infektionskrankheit** und
- zur **Seuche**.

Einen Überblick über die Ereigniskette von der Infizierung bis zur Krankheit vermittelt **Abb. 1.3**.

Unter **Besiedelung** versteht man die Ansiedlung von Saprophyten und nichtpathogenen Mikroorganismen an Haut und Schleimhaut eines Wirts und ihre Vermehrung. Diese Eigenschaft von nichtpathogenen Mikroorganismen, sich in einem Wirt ansiedeln und vermehren zu können, wird auch als **Kommunikabilität** und die daran beteiligten Mikroorganismen als **kommunikabel** bezeichnet.

Im Gegensatz zur Besiedelung beschreibt die **Infizierung** einen rein mechanischen Vorgang, bei dem Infektionserreger, also pathogene Mikroorganismen, mit einem Wirt in Kontakt kommen. Siedelt sich der Infektionserreger nach dem Kontakt nicht im Wirt an, kommt es also zu keiner Haftung des Erregers im Makroorganismus, ist das **Infizierungsgeschehen** beendet.

Für die Ansiedelung bzw. Haftung eines Erregers und seine Vermehrung im Wirt ist eine sog. **Mindestinfektionsdosis** ($MID_{50}$) notwendig. Sie variiert von Erreger zu Erreger und von Wirt zu Wirt. Daneben ist sie aber auch vom Ort der Infizierung (Eintrittspforte) abhängig (z. B. Haut, Schleimhaut, Lunge, Darm, Urogenitaltrakt usw.). Die jeweilige Mindestinfektionsdosis wird als **Infektiöse Dosis$_{50}$** ($ID_{50}$) ausgedrückt.

Als infektiöse Dosis$_{50}$ wird die Menge physikalischer Erregereinheiten bezeichnet, die mit statistischer Wahrscheinlichkeit bei 50% der Infizierten eine Infektion bzw. eine Krankheit hervorruft; dementsprechend sind es bei der $ID_5$ 5% und bei der $ID_{95}$ 95%. Die $ID_{50}$ ist damit eine kollektive Maßzahl. Für den einzelnen Wirt gibt es entsprechend eines Alles-oder-Nichts-Gesetzes nur eine individualspezifische infektiöse Dosis, unterhalb derer eine Infektion bzw. Krankheit ausbleibt.

Die $ID_{50}$ kann exakt nur unter experimentellen Bedingungen durch die Titrierung einer Erregersuspension und ihrer Verimpfung auf entsprechende Nährböden, Zellkulturen, bebrütete Eier oder Versuchstiere ermittelt werden. Hierfür müssen pro Verdünnungsstufe statistisch ausreichend große Kollektive infiziert werden, um signifikante Ergebnisse zu erzielen.

Die $ID_{50}$ gibt allerdings keine ausreichenden Informationen über die Beziehungen zwischen Dosis und Wirkung. Aussagefähiger ist die Neigung der „probit-line". Je steiler diese ist, um so rascher wächst die Erkrankungswahrscheinlichkeit mit Erhöhung der Dosis und umge-

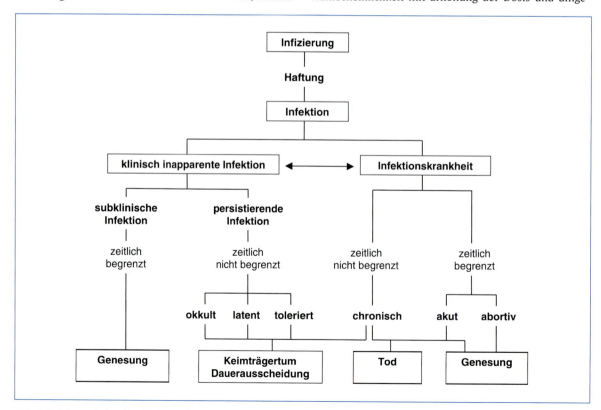

**Abb. 1.3** Schematischer Überblick über die Ereigniskette von der Infizierung bis zur Krankheit.

kehrt. Ist die Neigung der „probit-line" kleiner als 1, steigt die Erkrankungswahrscheinlichkeit nur langsam an. Bei einer Neigung von > 5 verändert sich die Wirkung mit der Dosis so abrupt, dass Dosen, die gerade kleiner als die $ID_{50}$ sind, noch harmlos sein können, während eine nur gering darüber liegende Dosis fast eine 100%ige Wirkung hervorruft. Hochtoxische chemische Substanzen haben Probit-Neigungen zwischen 5 und 10. Die Neigung bei Krankheitserregern liegt dagegen in der Nähe von 1.

So wird z. B. für den Menschen die $ID_{50}$ von *Coxiella burnetii* (Erreger des Q-Fiebers) mit 100 Keimen und von *Francisella tularensis* (Erreger der Tularämie) mit 250 Keimen angegeben. Daraus könnte abgeleitet werden, dass der Erreger des Q-Fiebers 2,5-mal virulenter als der der Tularämie ist. Berücksichtigt man jedoch die unterschiedlichen Probit-Neigungen (unter der Voraussetzung, die am Meerschweinchen ermittelte Probit-Neigung gelte auch für den Menschen), so beträgt die $ID_{95}$ beim Q-Fieber 800 Keime, bei der Tularämie jedoch 17.000 Keime. Das bedeutet, dass der Erreger des Q-Fiebers in diesem Bereich 21-mal virulenter ist. Dieses Verhältnis kehrt sich jedoch im $ID_{50}$-Bereich um. Hier liegen die Zahlen für das Q-Fieber bei 12 und für die Tularämie bei 4 Keimen. Das heißt, rein theoretisch sind in diesem Bereich die Tularämieerreger 8-mal virulenter.

> **!** **Besiedelung**: Ansiedlung von Saprophyten und nichtpathogenen Mikroorganismen an Haut und Schleimhäute eines Wirts mit Vermehrung. Aufbau einer wirtseigenen, individuellen Keimflora.
> **Infizierung**: mechanischer Vorgang des Kontakts mit pathogenen Mikroorganismen: Infizierungsgeschehen, Mindestinfektionsdosis.

## 1.3.2 Infektionen

Unter einer **Infektion** (lat. inficere = hineinbringen) oder **Ansteckung** versteht man das Eindringen (aktiv oder passiv), das Haften und die identische Vermehrung von fakultativ oder obligat pathogenen Erregern in einen Makroorganismus (Wirt). Als **infektiös** sind lebende oder nichtbelebte **Vektoren** (Träger) anzusehen, die mit derart vermehrungsfähigen Erregern behaftet sind.

Entsprechend wird als **Infektiosität** die Eigenschaft von fakultativ oder obligat pathogenen Erregern bezeichnet, in einen Makroorganismus einzudringen, sich im Zellverband anzusiedeln (haften), sich identisch zu vermehren und weiter ausbreiten zu können. **Kontagiosität** kennzeichnet dagegen die Fähigkeit von Erregern, von einem infizierten Organismus ohne Zwischenglied, direkt per Kontakt, auf nicht infizierte Wirte überzugehen und dort eine Infektion auszulösen (vgl. vorher). Kontagiosität setzt demnach Infektiosität voraus. Das heißt, alle kontagiösen Krankheiten sind Infektionskrankheiten, aber nicht alle Infektionskrankheiten sind kontagiös. Die Kontagiosität hängt unter anderem von der Zellaffinität, von der Erregermenge, der Virulenz und der Tenazität der infektionsfähigen Erreger ab, die ausgeschieden und aufgenommen werden.

Die Begriffe **Erreger, fakultativ** bzw. **obligat pathogene Erreger, Infektionserreger** oder **Seuchenerreger** werden generell für **übertragbare, identisch sich vermehrende, krankmachende Agenzien** (Genusbezeichnung) verwendet, die in den befallenen Wirten oder einer Population Infektionen, Infektionskrankheiten oder Seuchen verursachen können. Sie sind charakterisiert durch ihre **identische Reduplikation** (Vermehrung), d. h. es vervielfältigt sich immer das gleiche Agens, unabhängig davon, in welchen Systemen (Nährböden, Zellkulturen, Mensch, Tier) die Vermehrung stattfindet. Das **Charakteristikum eines Infektionserregers** ist deshalb neben der **Übertragbarkeit** und den **obligat** oder **fakultativ krankmachenden Eigenschaften** besonders die **identische, logarithmische Vermehrung** in unterschiedlichen Wirtssystemen, d. h. der Infektionserreger muss auch nach der Übertragung und Vermehrung substantiell immer gleich sein. Nach den bis jetzt geltenden molekularbiologischen Gesetzmäßigkeiten setzt dies das Vorhandensein einer Nucleinsäure, in der die gesamte Information für die Struktur des Infektionserregers enthalten ist (genetisches Alphabet), voraus.

Infektionen, an denen nur eine Erregerspezies beteiligt ist, nennt man **Monoinfektionen**. Wird ein infizierter Organismus, bei dem noch Erreger der Erstinfektion vorhanden sind, erneut mit dem gleichen Erreger infiziert, spricht man von einer **Superinfektion**. Eine **Reinfektion** liegt dagegen dann vor, wenn ein Wirt nach Überstehen einer Infektion und zu einem Zeitpunkt, zu dem keine vermehrungsfähigen Keime der Erstinfektion mehr vorhanden sind, mit dem gleichen Erreger neu infiziert wird. Der Begriff der Reinfektion wird zeitlich nicht begrenzt.

Infektionen, an denen gleichzeitig mehr als eine Erregerart beteiligt sind, nennt man **Mischinfektionen**. Wir ein bereits infizierter Organismus zusätzlich mit einer weiteren Erregerart infiziert, spricht man von einer **Sekundärinfektion**. Aus einer Monoinfektion ist in diesem Fall eine Mischinfektion entstanden.

Nicht jede Infektion führt aber zur Krankheit. Viele Infektionen, gleich welcher Art, verlaufen ohne jegliche Krankheitssymptome bzw. ohne erkennbare Schädigung der Wirts-Systeme. Der Erreger vermehrt sich aber und wird auch ausgeschieden. Eine Functio laesa des betroffenen Wirts-Systems fehlt. Infektionen, die ohne Krankheitssymptome bzw. ohne erkennbare Schädigung des befallenen Wirts-Systems ablaufen, bezeichnet man als **klinisch inapparente Infektionen**. Dieser Zustand kann zeitlich begrenzt oder zeitlich nicht begrenzt sein. Die klinisch inapparente Infektion lässt sich pathogenetisch in 2 große Gruppen unterteilen (**Abb. 1.4**):
- **die subklinische Infektion** und
- **die persistierende Infektion.**

Unter „**subklinischer Infektion**" versteht man ein Infektionsgeschehen, bei welchem der Übergang von der Infektion zur Krankheit durch eine starke Wirtsabwehr verhindert wird. Die subklinische Infektion steht ganz im Zeichen einer gegenseitigen Auseinandersetzung zwi-

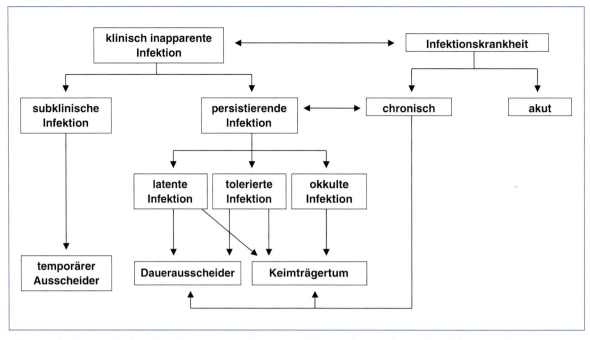

**Abb. 1.4** Gliederung und Folgen klinisch inapparenter Infektionen und ihre Beziehung zu chronischen Infektionskrankheiten.

schen Erreger und Wirt. In der Regel obsiegt der Wirt. Als Folge kommt es nach einer bestimmten Zeit zu einer Eliminierung des Erregers und zu einer Umstimmung des Organismus. Je nach Art des eingesetzten Abwehrmechanismus kann diese Umstimmung in eine **sterile Immunität** oder in eine kurzfristige Steigerung der unspezifischen Abwehr (**Paramunität**) ohne Immunitätsbildung einmünden.

Eine subklinische Infektion kann jederzeit vor der Eliminierung des Erregers in eine akute Infektionskrankheit übergehen, wenn der Organismus in seiner Abwehr durch die verschiedensten Noxen (z. B. Distress) geschädigt wird. Besonders enge Beziehungen bestehen zu abortiven Erkrankungen, wobei sich nicht immer die Grenzen zwischen beiden genau festlegen lassen.

Die „**persistierenden Infektionen**" kann man grob aufgliedern in:
- latente Infektionen,
- tolerierte Infektionen,
- okkulte (maskierte) Infektionen.

Die **latente Infektion** ist durch einen Gleichgewichtszustand zwischen Vermehrung des Erregers und Abwehr des Wirts charakterisiert. Beide Partner tolerieren sich so lange, bis einer dem anderen gegenüber im Vorteil ist, d. h. eine latente Infektion lässt sich jederzeit aktivieren, z. B. durch Immunsuppression, Bestrahlung, Cytostatika, Distress usw.

Der latenten Infektion steht die **tolerierte Infektion** diametral gegenüber. Der Wirt toleriert den Infektionserreger, der sich deshalb ungehemmt vermehren kann. Es besteht über lange Zeit weder eine humorale noch eine zelluläre Immunabwehr. Eine Aktivierung bzw. Chronifi-

zierung ist in der Regel nicht möglich, evtl. aber im Alter. Die Infektion wird überwiegend intrauterin am Anfang der Schwangerschaft bzw. Trächtigkeit oder perinatal erworben und beruht häufig auf der Ausbildung einer **immunologischen Toleranz**.

Bei der **okkulten oder maskierten Infektion** kommt es zu einer Assoziierung des Erregers oder seines Genoms mit der Zelle in der Weise, dass die Infektiosität des Erregers für ganz oder über eine bestimmte Zeitspanne verschwindet. Das Erregergenom bleibt dabei erhalten und wird bei der Zellteilung auf die Tochterzellen übertragen. In der Regel integrieren das Erregergenom oder Teile des Erregergenoms in das Wirtsgenom (z. B. bei Viren).

Zwischen latenten, tolerierten und okkulten Infektionen gibt es fließende Übergänge. Sehr enge Beziehungen bestehen auch zu den chronischen Erkrankungen.

Allen 3 Arten von persistierenden Infektionen ist gemeinsam, dass sie zum **Keimträgertum** führen; bei der latenten und tolerierten Infektion ist damit gleichzeitig ein **Dauerausscheidertum** verbunden.

> **Infektion**: Eindringen (aktiv, passiv), Haften und identische Vermehrung von pathogenen Mikroorganismen bei Mensch und Tier.
> **Infektiosität – Kontagiosität**: Charakteristikum eines Infektionserregers: Übertragbarkeit, obligat oder fakultativ pathogene Eigenschaften, identische, logarithmische Vermehrung in dem infizierten Wirts-System.
> **Subklinische Infektion – persistierende Infektion**: Keimträger, Dauerausscheider.

## 1.3.3 Infektionskrankheiten
### 1.3.3.1 Einführung

Von einer **Infektionskrankheit** spricht man dann, wenn es als Folge einer Infektion zu einer abartigen Reaktionsweise im Sinne einer gestörten Leistungsfähigkeit kommt, die sich in klinisch fassbaren Krankheitserscheinungen äußert. Voraussetzung ist eine absolute bzw. relative Empfänglichkeit des Wirts. Infektionskrankheiten sind Krankheitsprozesse, bei denen die pathologischen Erscheinungen ursächlich direkt oder indirekt auf die Einwirkungen von Infektionserregern oder metazoischen Parasiten, deren Leibessubstanz oder deren Toxine zurückzuführen sind. Früher unterschied man zwischen Infektions- und **Invasionskrankheiten** (Krankheiten durch metazoische Parasiten). In der neueren Literatur wird diese Trennung nicht mehr verwendet.

Unter **Pathogenität** (pathos = Leiden) versteht man die Eigenschaft eines Infektionserregers oder metazoischen Parasiten, nach dem Eindringen, dem Haften und der identischen Vermehrung in einem Wirt zu einer lokalen oder allgemeinen Störung des Leistungsvermögens (functio laesa) zu führen und eine Infektionskrankheit erzeugen zu können. Da das Entstehen einer Infektionskrankheit vom Erreger und Wirt abhängt, betrifft der Pathogenitätsbegriff nicht allein den Erreger, sondern das Erreger-Wirts-System.

Die Pathogenität ist auf die **Art** (Spezies) eines Erregers bezogen, nicht auf eine Variante, einen Stamm oder eine Kolonie. Sie ist eine Grundeigenschaft, eine Potenz, die wirken kann, aber nicht muss. Eine pathogene Art, bezogen auf ein bestimmtes Erreger-Wirts-System, kann niemals apathogen werden, da diese Grundfähigkeit einer ganzen Art nicht verloren geht.

Mit dem Begriff **Virulenz** bezeichnet man den Grad der krankmachenden Eigenschaften eines bestimmten Stamms aus einer pathogenen Erregerart in einem bestimmten Wirt und unter definierten Infektionsbedingungen. Der Virulenzgrad kann innerhalb der Stämme einer Art erheblich schwanken. Man unterscheidet stark, schwach und nicht virulente (avirulente) Stämme. Werden Wirt und Umweltbedingungen geändert, kann sich die Virulenz des Stamms gleichfalls verändern, sie kann aber auch unverändert bleiben. So können die Abwehrkräfte des Wirts, die anatomischen und physiologischen Gegebenheiten der Wirtsflora, die Umwelttemperatur, die Luftfeuchtigkeit usw. synergistisch oder antagonistisch wirken. Jede an und für sich pathogene Erregerart kommt in der Natur in zahlreichen Stämmen unterschiedlicher Virulenz vor.

Die Gründe, warum Infektionen zu Krankheiten führen sind komplex. Die wichtigsten erregerbedingten Ursachen sind:
1. direkte Schädigung von Organen (Tropismus) oder des Gesamtorganismus durch die Vermehrung des Erregers,
2. Bildung von Toxinen, Pyrogenen oder Fermenten bei der Vermehrung des Erregers,
3. Veränderungen von Stoffwechselfunktionen und Enzymreaktionen durch die Auseinandersetzung zwischen Makroorganismus und Erreger,
4. immunpathogene Vorgänge,
5. indirekte Schadwirkungen,
6. Mischinfektionen und sonstige faktorenbedingte Interaktionen.

Jede der 6 Gruppen besteht aus einer Reihe von Einzelfaktoren und Faktorenkombinationen, die für sich oder kombiniert wirksam werden.

In der Gruppe 1 dominieren alle die Erreger, die sich intrazellulär vermehren und dadurch die Zellen schädigen und zerstören (z. B. cytozide Viren, bestimmte Bakterien), in der Gruppe 2 v. a. toxinbildende Bakterien und Pilze. Die Gruppe 3 umfasst eine Vielzahl von Viren, Bakterien und Pilzen, die den Wirt durch Interaktionen mit den wichtigsten Körpersystemen (z. B. Nerven-, Hormon-, Stoffwechsel- und Gefäßsystem) schädigen. In der Gruppe 4 sind es Allergien, Immunkomplexkrankheiten oder Autoimmunkrankheiten. Die indirekten Schädigungen der Gruppe 5 betreffen bevorzugt postinfektiöse Prozesse mit Spätschäden (z. B. postinfektiöse Encephalitis, Myokardschäden u. a.), deren Ursache-Wirkungs-Relationen noch nicht völlig abgeklärt sind. Mischinfektionen und sonstige faktorenbedingte Interaktionen der Gruppe 6 gewinnen eine immer größere Bedeutung. Die Erregerinteraktionen entstehen gleichermaßen zwischen Viren, Bakterien und Pilzen.

**Wirtsbezogene Gründe** für die Konversion von Infektionen in Krankheiten sind:
- Dysfunktionen im Abwehrsystem (z. B. Immunsuppression),
- stressbedingte Gesundheitsschäden,
- psychische Faktoren,
- chronische Leiden bzw. Sucht (z. B. Alkoholismus, Drogen u. a.),
- genetische Schäden.

Für die Pathogenese zahlreicher Infektionskrankheiten besitzen die **Toxine** und **Pyrogene** eine besondere Bedeutung.

Unter **Toxinen** verstehen wir meist antigen wirkende, verschieden wasserlösliche, spezifische Giftstoffe, die im Tier- und Pflanzenreich gefunden oder von Bakterien, Pilzen, Protozoen oder Viren erzeugt werden. Ihre chemische Natur ist vielfach unbekannt. Sie besitzen entweder Eiweißcharakter oder sind sonstwie kolloidaler Natur.

Noch immer teilt man die bakteriellen Toxine ein in:
1. **Ekto-** oder **Exotoxine** und
2. **Endotoxine.**

Unter **Ektotoxinen** versteht man Toxine mit Proteincharakter, die nicht an die Bakterienzelle gebunden sind und von den sich vermehrenden Mikroorganismen in das sie umgebende Milieu abgegeben werden. Sie sind sehr starke Antigene. Unter **Endotoxinen** versteht man Giftstoffe, die mit der physikalischen Einheit der Mikroorganismen unlöslich verbunden sind und erst nach Zerfall dieser Einheit frei werden. Überwiegend sind die Endotoxine fixe Bestandteile der Zellwand, bevorzugt gramnegativer Bakterien. Sie besitzen eine schwache Antigenität und lassen sich nur wenig mit Antiendotoxinen neutralisieren. Als Wirksubstanz fungieren im Wesentlichen Lipopolysaccharide, die je nach Endotoxinart an Proteine oder andere Träger gebunden sein können.

In der Regel verhalten sich die Ektotoxine mehr thermolabil, die Endotoxine dagegen thermostabil. Die Ektotoxine lassen sich, im Gegensatz zu den Endotoxinen, gut in Toxoide umwandeln.

Die Wirkungsweise der Toxine ist sehr verschieden, ebenso die durch sie verursachten Schäden. Ektotoxine wirken z. B. direkt auf den Organismus, indem sie sich in noch nicht genau bekannter Weise mit Zellrezeptoren verbinden, was zur Schädigung des betroffenen Gewebes führt. Diese Bindung ist irreversibel, sie kann auch durch spezifische Antitoxine nicht beeinflusst werden.

Häufig kann man bei Ektotoxinen eine **spezifische Affinität** zu bestimmten Zellen und Geweben beobachten, durch die die charakteristischen schweren Krankheitsbilder verursacht werden. Ektotoxine wirken z. B. neurotoxisch, wie z. B. bei Tetanus und Botulismus, oder sie haben hämatotoxische, nekrotisierende, hepatotoxische oder allgemein giftige, d. h. letal wirkende Eigenschaften.

Die Endotoxine lösen bei parenteraler Einverleibung eine Kombination von spezifischen und unspezifischen Reaktionen aus, z. B. Fieber, Verschiebung des weißen Blutbilds, Blutdruckabfall, Aktivierung der Fibrinolyse, vorübergehende Abnahme der unspezifischen Abwehr, Permeabilitätsstörungen der Gefäßwände, Beeinflussung der Herztätigkeit usw. Die Reaktionen sind dabei stark dosisabhängig und können sogar entgegengesetzt ausfallen, je nachdem wie viel Toxin wirksam wird.

Ein weiterer Unterschied zwischen bakteriellen Endo- und Ektotoxinen liegt darin, dass erstere in bestimmten Konzentrationen sehr häufig das unspezifische, d. h. paraspezifische Immunsystem des infizierten Organismus erhöhen.

Unter **Enterotoxinen** versteht man alle mikrobiellen Toxine, die über den Darmkanal aufgenommen werden, z. B. Endotoxine von Darmbakterien oder die Ektotoxine von *Staphylococcus aureus*. Enterotoxine können also sowohl Endo- als auch Ektotoxine sein.

Die pathogene Wirkung bestimmter Toxine (speziell Ektotoxine) kann durch Lagerung und Behandlung mit verschiedenen Chemikalien (Jod, Ascorbinsäure, Formalin usw.) sowie auch physikalisch aufgehoben werden, ohne dass dabei gleichzeitig die antigene Wirkung des Toxins verloren geht. Derartige, ihrer **toxophoren Gruppe** beraubten Toxine bezeichnet man als **Toxoide** oder als **Anatoxine**. Sie bilden die Grundlage für die Herstellung von sog. **Toxoidimpfstoffen**, die heute aus der modernen Immunprophylaxe, z. B. gegen Tetanus und Diphtherie, nicht mehr wegzudenken sind.

Unter **bakteriellen Pyrogenen** versteht man thermostabile, nicht dialysierbare, biologische Produkte von Bakterien, die nach ihrer Verabreichung klinisch als Hauptsymptom Fieber erzeugen.

Neben den bakteriellen Toxinen und Pyrogenen schalten sich auch bestimmte **bakterielle Fermente** nachhaltig in die pathogenetische Ereigniskette bakterieller Erkrankungen ein.

Auch bei den Pilzen gibt es Spezies, die Toxine bilden und zu entsprechenden Erkrankungen führen. Die **Mykotoxikosen** stellen Vergiftungen dar, die im Gegensatz zu den Dermatomykosen und Systemmykosen nicht durch die Entwicklung von Pilzen im Gewebe, sondern lediglich durch die Aufnahme von **Pilztoxinen** mit dem Futter hervorgerufen werden. Die Entstehung einer Mykotoxikose setzt voraus, dass sich die Pilze, bevor sie in den empfänglichen Organismus gelangen, bereits im Futter angereichert haben. Es handelt sich deshalb bei den Verursachern von Mykotoxikosen vielfach um primäre Pflanzenparasiten, deren Stoffwechselprodukte sekundär eine Toxinwirkung im tierischen Organismus entfalten. Ein wichtiger Pilz, der sich v. a. außerhalb von Mensch und Tier vermehrt und durch sein Toxin in Nahrungs- und Futtermitteln gefährlich wirkt, ist *Aspergillus flavus*. Er ist der Hauptproduzent der gefürchteten **Aflatoxine**.

Bei den Aflatoxinen handelt es sich um eine Gruppe von 4 chemisch nahe verwandten Difurocumarinen, welche von *Aspergillus flavus* und einigen anderen *Aspergillus*-Arten, auf Kulturpflanzen oder bei der Lagerung von Produkten pflanzlicher oder tierischer Herkunft gebildet werden. Die Molmasse der Aflatoxine ist relativ klein und vermutlich dafür verantwortlich, dass in vivo gegen diese Verbindungen keine Antikörper gebildet werden.

> **Infektionskrankheit**: krankhafte Folge einer Infektion mit klinisch fassbaren Krankheitserscheinungen.
> **Pathogenität**: speziesspezifische Eigenschaft von Erregern, eine lokale oder allgemeine Infektionskrankheit zu erzeugen, wobei eine Abhängigkeit von dem Aktivitätszustand des Abwehrsystems des befallenen Individuums besteht.
> **Virulenz**: Grad bzw. Potenz der pathogenen Eigenschaften eines bestimmten Stammes einer pathogenen Spezies.

### 1.3.3.2 Henle-Koch-Postulate

Die moderne Infektions- und Seuchenmedizin nahm ihren Anfang vor über 150 Jahren. Der Göttinger Anatom **Jakob Henle** hat in seiner Lehre vom lebenden Ansteckungsstoff (lat. contagium animatum) 1840 die Erfüllung folgender Bedingungen als Beweis für die ätiologische Rolle eines „lebenden Krankheitserregers" gefordert:
1. regelmäßiges Vorkommen des lebenden Erregers im infizierten Körper,
2. Isolierung aus diesem Körper, sodass man den Erreger für sich allein (in Reinkultur) außerhalb des Körpers untersuchen kann,

3. Wiedererzeugung des gleichen Krankheitsbilds mit dem isolierten Lebewesen (mittels Reinkultur).

Nach der bald darauf erfolgten tatsächlichen Entdeckung der ersten Krankheitserreger hat **Robert Koch** 1890 die Henle-Forderungen noch weiter präzisiert und folgende Postulate für die Anerkennung eines Mikroorganismus als Erreger einer Infektionskrankheit aufgestellt:

1. Der Erreger muss in jedem Falle bei der betreffenden Krankheit anzutreffen sein, und zwar unter Verhältnissen, die den pathologischen Gegebenheiten und dem klinischen Verlauf der Krankheit entsprechen.
2. Der Erreger darf bei keiner anderen Krankheit als zufälliger und nichtpathogener Keim vorkommen.
3. Der Erreger muss auch nach Reinzüchtung außerhalb des natürlichen Wirts imstande sein, die Krankheit in einem empfänglichen Organismus wieder zu erzeugen.

Die Henle-Koch-Postulate haben lange Zeit die Infektionsmedizin beherrscht. Es gingen von ihnen Impulse aus, die sehr viel zum Verständnis des Infektionsgeschehens beitrugen. Inzwischen hat sich aber der Begriff einer Infektionskrankheit schrittweise gewandelt, und zwar im gleichen Verhältnis, wie sich die Untersuchungs- und Nachweismethoden für Infektionserreger verbesserten. Die von Henle und Koch gestellten Forderungen kamen endgültig ins Wanken, als man begann, die Virusinfektionen, die virusbedingten Tumoren, die infektiösen Faktorenkrankheiten, die durch eine Infektion ausgelösten Immunkrankheiten und die genetischen Wechselbeziehungen zwischen Erregern untereinander sowie zwischen Erreger und Wirt zu analysieren. Entsprechend muss man heute unterscheiden zwischen sog. **monokausalen Infektionskrankheiten**, für die die Henle-Koch-Postulate uneingeschränkt weiter zutreffen, und **multikausalen Infektionskrankheiten**, deren Genese den Henle-Koch-Postulaten nicht entspricht (**Tab. 1.7**).

> **!** **Henle-Koch-Postulate**: Kriterien für die Anerkennung eines Mikroorganismus als Erreger einer Infektionskrankheit.
> **Kriterien** gelten nur für die monkausalen Infektionskrankheiten.
> Für **multikausale Infektionskrankheiten** sind komplexe Ursache-Wirkungs-Relationen verantwortlich, die nicht den Henle-Koch-Postulaten entsprechen.

### 1.3.3.3 Monokausale Infektionskrankheiten

Die **monokausalen Infektionskrankheiten** stehen im Mittelpunkt der Infektionsmedizin. Sie sind für die großen klassischen, umweltverändernden, sog. alten Seuchen verantwortlich. Ein Großteil von ihnen konnte zwar teilweise „unter Kontrolle" gebracht werden, einige wurden sogar getilgt (z. B. Menschenpocken, Variola), ihre Gefährlichkeit haben sie aber nicht verloren, sie bedrohen weiter Mensch und Tier.

Neue monokausale Infektionskrankheiten sind hinzugekommen, deren Ätiologie erst durch moderne Nachweismethoden (ELISA, RIA, Blotting-Verfahren, DNA- und RNA-Sonden, Elektronenmikroskopie, PCR usw.) aufgeklärt werden konnte. Hierher gehören auch die durch Retroviren verursachten Krankheiten (z. B. Tumoren, Lentivirusinfektionen usw.). Die Zahl der monokausalen Zoonosen ist ebenfalls im Ansteigen (z. B. Salmonellose, hämorrhagisches Fieber usw.).

Neben den monokausalen Infektionskrankheiten gewinnen in der Infektionsmedizin in zunehmendem Maße die multikausalen Infektionskrankheiten, denen man früher kaum Beachtung schenkte, an Bedeutung. Ein Verständnis für sie entwickelte sich erst in den letzten Jahren.

### 1.3.3.4 Multikausale Infektionskrankheiten

Unter **multikausalen Infektionskrankheiten** versteht man Infektionskrankheiten, die durch das synergistische Zusammenwirken verschiedener, für sich allein nicht krankmachender Vorgänge entstehen, und für die die Henle-Koch-Postulate bezüglich Ursache-Wirkungs-Relation nicht zutreffen. Bei den multikausalen Infektionskrankheiten kann keine Ursache als die alleinige angesehen werden. Es gibt hierbei viele wichtige Komponenten, von denen eine jede zu dem jeweiligen Geschehen in dem Sinne beiträgt, dass es sich in dieser Form nicht er-

**Tab. 1.7** Gliederung der Infektionskrankheiten nach Ursache-Wirkungs-Relationen.

| Kriterien | Gruppen |
|---|---|
| **1. Monokausale Infektionskrankheiten** | |
| • obligat pathogene Erreger<br>• Henle-Koch-Postulate<br>• erregerspezifische Krankheitsbilder | • Krankheiten durch Infektionen mit einem hohen Manifestationsindex<br>• Krankheiten durch Infektionen mit einem mittleren Manifestationsindex<br>• Krankheiten durch Infektionen mit einem niedrigen Manifestationsindex |
| **2. Multikausale Infektionskrankheiten** | |
| • fakultativ pathogene Erreger<br>• synergistisches Zusammenwirken für sich allein nicht krankmachender Faktoren<br>• nichterregerspezifische Krankheitsbilder | • infektiöse Faktorenkrankheiten<br>• nur durch Mischinfektionen bedingte Krankheiten<br>• endemischer Hospitalismus |
| **3. Immunpathogene Krankheiten, hervorgerufen durch Infektionen** | |
| • immunpathogene Wirkungen, verursacht durch Infektionen | • Allergien, hervorgerufen durch Infektionen<br>• Immunkomplexkrankheiten |

eignet hätte, wäre die entsprechende Komponente nicht vorhanden gewesen. Neben den unterschiedlichen Erregern ist es gleichzeitig eine Vielzahl endogener und exogener Faktoren des Wirts und der Umwelt, die durch synergistische und antagonistische Wechselbeziehungen mitbestimmen, ob der verhängnisvolle Schritt von der Gesundheit zur Krankheit stattfindet.

Entsprechend gelten für sie folgende Postulate:

- Multikausale Infektionskrankheiten sind die Folge von wechselseitigen Beziehungen zwischen Erreger, Wirt und Umwelt, bei denen die Komponente der Kausalität bezüglich Ursache-Wirkung individuell vielfältigst variiert.
- Multikausale Infektionskrankheiten unterliegen Gesetzmäßigkeiten in einem Vielfaktorensystem, in dem kein Faktor als der alleinige zur Krankheit führt. Ein jeder trägt zu dem Krankheitsgeschehen (Wirkung) in dem Sinne bei, dass es sich nicht ereignet hätte, wäre er nicht vorhanden gewesen.
- Bei den multikausalen Infektionskrankheiten sind die Erreger, ihre Antigene bzw. Struktureinheiten und Toxine ursächlich stets mitbeteiligt, während von den nichtmikrobiellen, endogenen wie exogenen Faktoren jeweils sehr verschiedene im biologischen Fließgleichgewicht zur Konversion Infektion/Krankheit beitragen. In keinem Fall führen die beteiligten Erreger bzw. ihre Komponenten oder Toxine allein zu entsprechenden Krankheiten. Sie können auch bei gesunden Individuen nachgewiesen werden.
- Für die Entstehung und das Ausmaß einer multikausalen Infektionkrankheit sind diejenigen krankheitsfördernden bzw. -hemmenden Faktoren und Faktorenkombinationen entscheidend, deren Intensitäten der minimalen bzw. maximalen Wirkung am nächsten sind.
- Die in ihrer Intensität am meisten vom Optimum für die Gesundheit abweichenden Faktoren im Erreger-, Wirts- und Umweltsystem bestimmen die Entwicklung einer Infektionskrankheit nicht im Sinne eines starren Minimumfaktors. Ihre Wirksamkeit wird mehr oder weniger stark durch andere, günstiger gestellte Biokomponenten beeinflusst.
- Die infektionsfördernden bzw. -hemmenden Faktoren müssen nicht mit den krankheitsfördernden bzw. -hemmenden Vorgängen korrelieren. Es sind alle Arten von Kombinationen möglich.

! Die wichtigsten multikausalen Infektionskrankheiten sind:
die **infektiösen Faktorenkrankheiten,** einschließlich der „**crowding disease**", die v. a. beim Zusammentreffen von „Massen" eine wichtige Rolle spielt, die nur durch **Mischinfektionen** bedingten Krankheiten und der endemische **Hospitalismus.**

Innerhalb der multikausalen Infektionskrankheiten besitzen die infektiösen Faktorenkrankheiten, einschließlich der „crowding disease", die größte Bedeutung.

Unter „**infektiösen Faktorenkrankheiten**" versteht man eine gestörte Leistungsfunktion, die dadurch zustande kommt, dass normalerweise harmlose Infektionen über nicht mikrobielle Faktoren gehäuft zu klinisch fassbaren Krankheiten führen. Man definiert damit Krankheitskomplexe, die multikausal bedingt und polyfaktoriell ausgelöst werden. Für die Ätiologie dieser Krankheiten sind ubiquitäre, opportunistische, in der Regel harmlose Problemkeime, für das gehäufte Übergehen der Infektionen in eine Krankheit dagegen nichtmikrobielle Faktoren verantwortlich.

Gemeinsam ist allen nichtmikrobiellen Faktoren, dass sie die körpereigene Abwehr erniedrigen, also zu einer Immunsuppression führen. Man hat dabei zu unterscheiden zwischen sog. inneren und äußeren Stressoren. Innere Stressoren sind z. B. hormonelle Dysfunktion, Fehlernährung, erhöhte Leistungsanforderungen, physische und psychische Belastungen (z. B. Immobilisationen durch Einschränkung des Freiraums). Die wichtigsten äußeren Stressoren sind Standortwechsel, Transport, „crowding", Klimawechsel, Erkältung und medikamentelle Immunsuppression, z. B. durch Antibiotika, Corticosteroide, Anabolika usw.

Eine Sonderform infektiöser Faktorenkrankheiten ist die „**crowding disease**". Beim Zusammenbringen vieler Menschen und Tiere auf engste Räume kommt es durch gegenseitigen Erregeraustausch und durch den Stress der „Masse" regelmäßig zu den gleichen Krankheiten: Durchfall, Schnupfen, Husten, Lungenentzündung mit ohne Todesfolge. Da jeweils andere Erreger am Zustandekommen derartiger Krankheiten beteiligt sind, konnte man sie schlecht katalogisieren. Durch die Bezeichnung „crowding disease" hat A. Mayr hierfür einen Begriff geschaffen, der die multikausale und polyfaktorielle Genese dieser Krankheiten charakterisiert. Dieser Begriff hat sich allgemein durchgesetzt und zur Entwicklung entsprechender kombinierter Bekämpfungsverfahren geführt (**Abb. 1.5** und **1.15**).

Unter „**crowding**" versteht man das Zusammenbringen von zahlreichen Menschen oder Tieren aus unterschiedlichen Biotopen auf engste Räume. Als „**crowding disease**" definiert man dementsprechend alle infektiösen Faktorenkrankheiten, die in einem direkten zeitlichen Zusammenhang mit dem „crowding" stehen, d. h. kurz danach in einem Zeitraum bis zu 3 Wochen auftreten und deren Grundlage Infektionen mit ubiquitär verbreiteten, harmlosen bzw. schwach virulenten oder fakultativ pathogenen, sog. opportunistischen Keimen (Problemkeimen) bilden, die durch nichtmikrobielle Faktoren oder Mischinfektionen in Krankheiten konvertieren. Nicht zur „crowding disease" gehören die monokausalen Infektionen, die beim „crowding" durch spezifische Infektionserreger entstehen, die einzelne Menschen oder Tiere mitbringen, die im Raum (Stall) bereits vorhanden sind (**endemischer Hospitalismus**) oder die von außen durch belebte oder leblose Vektoren (z. B. Haus- und Gemeindeungeziefer, Lebens- und Futtermittel) eingeschleppt werden. Sie bilden zusammen mit der „crowding disease" den sog. „**crowding-disease-Komplex**".

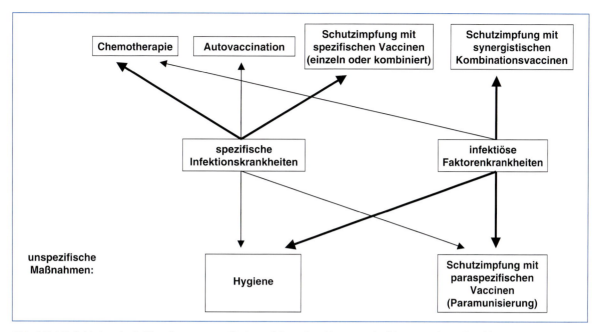

**Abb. 1.5** Möglichkeiten der Bekämpfung von spezifischen Infektionskrankheiten und infektiösen Faktorenkrankheiten.

Eng mit den infektiösen Faktorenkrankheiten verbunden sind die durch reine **Mischinfektionen** bedingten Krankheiten. Häufig werden sie den infektiösen Faktorenkrankheiten zugeordnet. Pathogenetisch ist ihre Abgrenzung aber nötig und speziell für die Bekämpfung sinnvoll (**Abb. 1.5**).

Als **Mischinfektionen** werden alle die Infektionen bezeichnet, bei denen mehr als eine Erregerart beteiligt ist. Bestimmten, weit verbreiteten, aber schwach virulenten Viren kommt dabei eine entscheidende Funktion zu. Sie initiieren oftmals die sog. Basisinfektionen, die es dann sekundären Keimen, z. B. anderen Virusarten, Bakterien, Pilzen und Protozoen, ermöglichen, sich anzusiedeln. So ermöglichen z. B. Rota- und Coronaviren enterotoxischen *Escherichia coli*-Keimen die Ansiedlung im Dünndarm. Das HIV-Virus führt z. B. zu einer Immunsuppression, durch die andere latente Infektionen aktiviert werden.

Die 3. Gruppe multikausaler Infektionskrankheiten umfasst den „**endemischen Hospitalismus**". Unter endemischen Hospitalismus versteht man räumlich, aber zeitlich nicht begrenzte Infektionskrankheiten, bei denen ein kausaler Zusammenhang mit dem Aufenthalt in einer Klinik, in einem Stall oder einen bestimmten Raum vorliegt.

Sowohl bei den monokausalen wie bei den multikausalen Infektionskrankheiten muss man unterscheiden zwischen:
- lokal bzw. örtlich verlaufende Infektionskrankheiten (**Lokalinfektionskrankheiten**) und
- Krankheiten, die den Gesamtorganismus betreffen (**Allgemeininfektionskrankheiten**) (**Abb. 1.6**).

### 1.3.3.5 Lokalinfektionskrankheiten

Bei den **Lokalinfektionskrankheiten** unterscheidet man:
- Verlaufsformen, die sich ohne Toxinwirkung manifestieren und
- Verlaufsformen, bei denen die Toxinwirkung der sich vermehrenden Erreger den Gesamtorganismus schädigt.

Den lokalen Infektionskrankheiten ist gemeinsam, dass der Infektionsprozess und die dadurch ausgelösten Krankheitserscheinungen, mit Ausnahme der Intoxikationen, örtlich, in der Regel in der Haut oder den Schleimhäuten, lokalisiert sind und nicht die Tendenz haben, den Gesamtorganismus mit einzubeziehen. Die Lokalinfektion läuft nicht in verschiedenen Stadien ab. Sie beginnt und endet als **Organmanifestation.** Zu den lokalen Infektionskrankheiten gehören u. a. zahlreiche Organkrankheiten, z. B. Gallen- und Harnblasenentzündungen, die Wundinfektionen oder die infektiösen Augen- und Ohrenerkrankungen, aber auch seuchenartig auftretende Krankheiten, denen typische klinische Bilder zugeordnet sind und die wegen ihrer leichten Übertragbarkeit gefährliche Ausmaße annehmen können. Dies trifft z. B. für viele Geschlechtskrankheiten bei Mensch und Tier (Gonorrhö, Vibriosis, Trichomoniasis), für Erkrankungen des oberen Respirations- und Digestionstrakts (Angina) und für einige des Darmkanals zu. Auch die Tetanusinfektion gehört in diese Kategorie. Sie bildet aber zusammen mit den anderen Anaerobierinfektionen, deren krankmachende Wirkung hauptsächlich auf eine Toxinproduktion zurückgeht, eine besondere Gruppe der Lokalinfektionen. Der Gesamtorganismus ist bei dieser Gruppe zwar nicht bezüglich Infektion, wohl aber bezüglich der Toxinwirkung miteinbezogen.

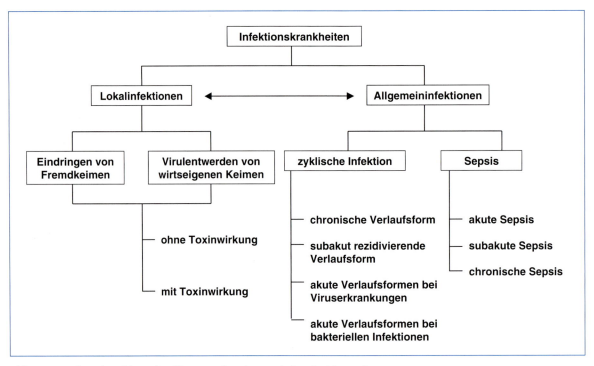

**Abb. 1.6** Einteilung der Infektionskrankheiten nach pathogenetischen Gesichtspunkten.

Für alle echten Lokalinfektionskrankheiten ist typisch, dass die Ansiedlung des Erregers in der Regel nicht über Blut-, Lymphe- oder Nervenbahnen vermittelt wird. Der Erreger siedelt sich entweder direkt an oder der Infektionsprozess wird durch schon vorhandene Keime der besiedelten äußeren oder inneren Schleimhäute gestaltet. Erfolgt eine Verschleppung des Erregers über das Blut, so ist sie rein zufällig, kommt aus einem Lokalherd und führt zu einem sekundären Lokalherd. Eine allgemeine Infektion im Sinne einer Generalisierung erfolgt dagegen nicht. Weiter ist typisch, dass der Gesamtorganismus auch bezüglich spezifischer Abwehr nicht am Infektionsgeschehen beteiligt ist (Ausnahme: Intoxikationen, s. unten). Im Verlauf und nach Überstehen der lokalen Infektion kommt es deshalb auch zu keiner komplexen Immunitätsbildung. Gelegentlich treten zwar örtliche gewebliche Immunitätsreaktionen auf, eine humorale Immunität mit spezifischer Antikörperbildung entwickelt sich aber nicht. Auch die zellulären örtlichen Immunitätsvorgänge verschwinden relativ rasch. Die Folge ist, dass die lokalen Infektionskrankheiten keine längere Immunität, wohl aber eine kurzdauernde Paramunität hinterlassen. Der Gesamtorganismus ändert seine Abwehrlage durch sie nicht und kann deshalb beliebig oft hintereinander an der gleichen Infektion erkranken. Aus diesem Grund können auch Superinfektionen an gleicher oder anderer Körperstelle auftreten.

Eine Ausnahme stellen alle die Lokalinfektionen dar, bei denen es zu einer **Intoxikation** kommt. In der Regel handelt es sich dabei um stark wirkende **Ektotoxine.** Gegen diese bakteriellen Toxine bildet der Organismus eine gute humorale, antitoxische Immunität aus. Sie kann das Toxin, d. h. die Giftwirkung, neutralisieren, sie verhindert jedoch nicht die Vermehrung des Erregers bzw. eine Neuinfektion. Neben Ektotoxinen kann es bei einer Infektion, bevorzugt mit gramnegativen Bakterien, auch zur Bildung von hochwirksamen **Endotoxinen** kommen. Sie führen zu einer Endotoxinämie mit Gefäßschäden. Die gefährlichste Komplikation ist dabei der Endotoxinschock.

Es gibt zahlreiche Infektionskeime, die überall dort, wo sie sich ansiedeln, örtliche Krankheitsprozesse auslösen, also Erreger, die an keinen speziellen Ort gebunden sind. Hierher gehören z. B. alle Eitererreger. Demgegenüber kennen wir Erreger, die nur an bestimmten Orten oder in bestimmten Gewebe bzw. Organ zu örtlich begrenzten Infektionsprozessen führen. Hierher gehören z. B. die Mastitiserreger oder die Erreger der Gonorrhö.

Einen grob schematischen Überblick über die Pathogenese der Lokalinfektionskrankheiten vermittelt **Abb. 1.7**. In der **Tab. 1.8** sind die wesentlichen Unterschiede zwischen Lokal- und Allgemeininfektionskrankheiten einander gegenübergestellt.

### 1.3.3.6 Allgemeininfektionskrankheiten

Die Allgemeininfektionskrankheiten zeigen in ihren Verlaufsformen in der Regel eine ganz bestimmte **biologische Gesetzmäßigkeit**, die sich in allen empfänglichen Wirten auf die gleiche Weise wiederholt. Verlaufsformen, die für die einzelnen Allgemeininfektionskrankheiten typisch sind, bezeichnet man als **normiert.**

Jede Lokalinfektionskrankheit kann unter bestimmten Umständen in eine Allgemeininfektion übergehen.

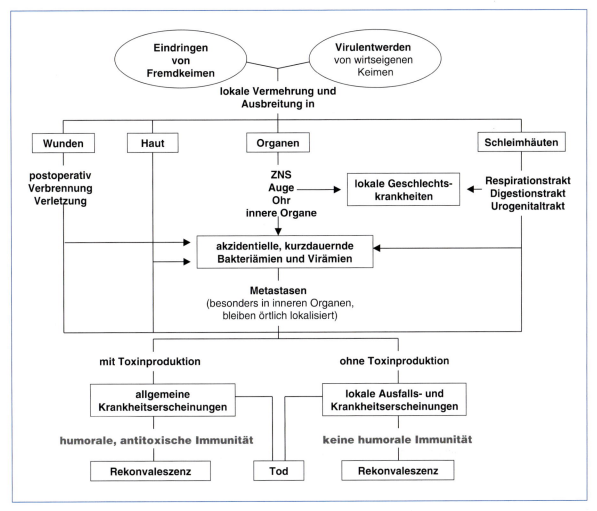

**Abb. 1.7** Schema der Pathogenese von Lokalinfektionskrankheiten.

**Tab. 1.8** Unterschiede zwischen Lokal- und Allgemeininfektionskrankheiten.

| Lokalinfektionskrankheit | Allgemeininfektionskrankheit |
|---|---|
| Keine normierte Inkubationszeit | normierte Inkubationszeit |
| Stark abhängig von äußeren Einwirkungen | innere Gesetzmäßigkeit |
| Eintrittspforte ist gleich Manifestationsorgan | Eintrittspforte und Manifestationsorgan sind verschieden |
| Kein phasenweiser Ablauf | gesetzmäßiger, phasenweiser Ablauf der pathogenetischen Ereigniskette |
| Erregerausbreitung lokal (keine Generalisierung) | Erregerausbreitung über Blut, Lymphstrom oder ZNS (Generalisierung) |
| Gesamtorganismus am Infektionsgeschehen nicht beteiligt | Gesamtorganismus beteiligt |
| Keine Änderung der Reaktionslage des Gesamtorganismus (Ausnahme: Intoxikationen) | stufenweise Änderung der Reaktionslage des Gesamtorganismus (Normergie-Hyperergie-Hypergie-Anergie) |
| Hauptsächlich lokale Haut- und Schleimhauterkrankungen | unterschiedliche innere Organsysteme betroffen |
| In der Regel keine Immunität nach Überstehen, gelegentlich kurzdauernde Haut- bzw. Schleimhautimmunität (bei Ektotoxinbildung gute humorale Immunität) | häufig komplexe Immunität nach Überstehen |

> Die Allgemeininfektionskrankheiten gliedern sich grob in:
> **zyklische Verlaufsformen**,
> **Sepsis**,
> **virusbedingte Tumorkrankheiten**,
> Krankheiten, bedingt durch **immunpathogene Folgen** einer Infektion,
> **Sonderformen**, insbesondere infektiöse Faktorenkrankheiten und Mischinfektionen (vgl. vorher).

### ■ Inkubation

Unter **Inkubationszeit** versteht man die Zeitspanne, die zwischen einer Infektion, d. h. der Haftung von Erregern, und dem Ausbruch einer Erkrankung, d. h. dem Auftreten der ersten klinischen Symptome, verstreicht. Man unterscheidet „echte" (normierte) und „unechte" (falsche) Inkubationszeiten.

**Echte Inkubationszeiten** sind in der Regel unabhängig von der Menge der aufgenommenen Erreger sobald die sog. **Mindestinfektionsdosis** (vgl. vorher) erreicht ist. Ab der Mindestinfektionsdosis spielt die Menge nur insofern noch eine Rolle, als im Rahmen der für die jeweilige Infektionskrankheit genormten Zeitspanne eine kürzere oder längere Inkubationszeit auftritt. Eine echte Inkubationszeit tritt hauptsächlich bei zyklisch verlaufenden Allgemeininfektionskrankheiten auf und dies sowohl bei bakteriellen als auch bei viralen, protozoischen und Pilzkrankheiten. Bei diesen Krankheiten ist der stadien- bzw. phasenweise Ablauf wesentlich durch unspezifische, später spezifische Gegenreaktionen des Körpers auf die Vermehrung und Ausbreitung des Erregers geprägt. Das heißt Krankheiten mit einer echten Inkubationszeit unterliegen pathogenetischen Gesetzmäßigkeiten, die dazu führen, dass sich die verschiedenen Stadien der Erregervermehrung und -ausbreitung (Haftung mit Vermehrung an der Eintrittspforte, Virämie und Bakteriämie, primär affine Organe, Generalisierung, Organmanifestation) bei allen Infektionen stets in der gleichen Weise vollziehen. Natürlich ist es dabei aber auch möglich, dass bei teilimmunen oder sehr abwehrstarken Individuen die Organmanifestation nur sehr kurz und mild (abortiver Verlauf) ausgebildet wird. Ganz allgemein sind echte Inkubationszeiten typisch für die alten, klassischen Seuchen, für die auch die Henle-Koch-Postulate zutreffen (monokausale Infektionskrankheiten) (**Tab. 1.9**).

Mit dem Panoramawechsel, der in den letzten 50 Jahren in der Infektionsmedizin stattgefunden hat, gewinnen die multikausale Infektionskrankheiten mehr an Bedeutung. Da sie alle durch ein synergistisches Zusammenwirken unterschiedlicher Faktoren entstehen, von denen der oder die Erreger nur einer ist, können sie nicht genormt verlaufen. Hinzu kommen Erreger, die ubiquitär sind und als opportunistisch gelten, d. h. Gesunde nicht krank machen können. Daneben gibt es die sog. „slow viruses" und pathogenetisch mit ihnen verwandte Erreger, die zu langsamen, sich über Jahre hinziehenden, progredienten, chronischen Krankheiten führen. In allen diesen Fällen sind die spezifischen Gegenreaktionen des Körpers sehr unterschiedlich. Entsprechend haben diese Infektionskrankheiten keine genormte Inkubationszeit. Da jedoch immer eine gewisse Zeit von der Erregeransiedlung bis zum Ausbruch der Krankheit vergeht (sie schwankt individuell z. T. sehr stark), bezeichnet man diese Zeitspanne als „**falsche Inkubationszeit**" oder „**nicht normierte Inkubationszeit**". In diese Gruppe gehören dementsprechend auch alle Lokalinfektionskrankheiten und die Sepsis.

**Tab. 1.9** Beispiele für die unterschiedliche Dauer von Inkubationszeiten bei zyklischen Infektionskrankheiten (normierte Inkubationszeiten).

| Gruppe | Zeitspanne | Krankheiten |
| --- | --- | --- |
| Kurze Inkubationszeiten | 1 – 2 Tage | Influenza, Wild- und Rinderseuche |
| | 2 – 3 Tage | Gelbfieber, Rauschbrand |
| | 2 – 5 Tage | Maul- und Klauenseuche (Rind), Pararauschbrand, Milzbrand |
| | 3 – 6 Tage | Pseudowut, Druse |
| Mittlere Inkubationszeiten | 6 – 15 Tage | Variola, Leptospirose |
| | 7 – 14 Tage | Poliomyelitis |
| | 11 – 22 Tage | Varizellen |
| | 12 – 30 Tage | Q-Fieber |
| | 15 – 30 Tage | Infektiöse Anämie des Pferdes |
| | 16 – 21 Tage | Röteln |
| Lange Inkubationszeiten | 14 Tage – 8 Monate | Tollwut |
| | 15 Tage – 3 Monate | Bösartiges Katarrhalfieber des Rinds, Brucellose |
| | 1 Monat – 8 Monate | Borna des Pferds |
| | einige Monate – 6 Jahre | Maedi/Visna (Schaf) |
| | 4 Monate – 2 Jahre | Scrapie |
| | 1 – 30 Jahre | Lepra, Tuberkulose |
| | bis zu 30 Jahre | Creuzfeldt-Jakob-Krankheit |

## Zyklische Verlaufsformen

Die zyklische Verlaufsform von Infektionskrankheiten ist dadurch charakterisiert, dass von der Infizierung bis zur Erkrankung eine **gesetzmäßig genormte, phasenweise Ereigniskette** abläuft. Der Infektionsprozess muss dabei immer die gleichen Stadien durchlaufen, damit es zur Organmanifestation und somit zum Ausbruch der Krankheit kommen kann. Die **Organmanifestation** steht am Ende der pathogenetischen Ereigniskette (**Abb. 1.8**).

> Als Hauptphasen der zyklischen Infektionskrankheiten gelten:
> **Ansiedlung und Vermehrung** des Erregers an der Eintrittspforte oder am Haftort (1. Stadium),
> **Generalisierung** des Erregers über den ganzen Körper (2. Stadium), **Organmanifestation** des Erregers (3. Stadium),
> **Spätstadien** (4. Stadium): anhaltende Vermehrung und Ausbreitung des Erregers oder Begrenzung der Erregervermehrung.

Für die zyklischen Virusinfektionskrankheiten ist zudem typisch, dass sich zwischen 1. und 2. Stadium eine Zwischenphase einschaltet, in der sich die Erreger in den **primär affinen Organen** vermehren.

Eine Besonderheit kennzeichnet bestimmte neurale, zyklisch verlaufende Infektionskrankheiten. Hier erfolgt die Generalisierung des Erregers mit Organmanifestation im Zentralnervensystem nicht über den Blutweg, sondern über die **Nervenbahnen**.

Auch klinisch laufen die zyklischen Infektionskrankheiten phasenweise ab. Vom 1. bis 2. Stadium dauert die **Inkubationszeit**. Mit Beginn des 2. Stadiums endet die Inkubation, es kommt zum Auftreten der **ersten klinischen Erscheinungen**, das sind **Fieber** und uncharakteristische **Allgemeinsymptome** (Störung des Allgemeinbefindens, Appetitlosigkeit usw.). Das 3. Stadium ist charakterisiert durch die für die jeweilige Infektionskrankheit **typischen klinischen Erscheinungen** (Leit- bzw. Hauptsymptome). Gegen Ende des 3. und Beginn des 4. Stadiums klingen die Hauptsymptome der Krankheit ab, und es beginnt die **Rekonvaleszenz**. Bei schweren Verlaufsformen dauert die Vermehrung und Verbreitung des Erregers an und die Krankheit endet tödlich oder wird chronisch (4. Stadium). Nicht jede zyklische Infektion läuft bis zum letzten Stadium ab. Sie kann in jeder Phase abstoppen. Dies führt dann in der Regel zu **subklinischen, abortiven** oder **persistierenden Verlaufsformen.**

## Sepsis

Die **Sepsis** stellt ein Bindeglied zwischen Allgemeininfektionskrankheit und Lokalinfektionskrankheit dar. Ihrer Natur nach gehört die Sepsis zur Allgemeinerkrankung, entstehungsmäßig ist sie aber mit einer Lokalerkrankung schicksalhaft gekoppelt. Aus der Lokalinfektion wird dann eine **septische Allgemeinerkrankung**, wenn sich Erreger im Blut ansammeln und dadurch schwere, allgemeine Krankheitserscheinungen entstehen. Pathogenetisch ist die Sepsis oftmals an das Vorhandensein eines Lokalherds gebunden, der mit der Blut- und Lymphbahn in Verbindung steht. Das Stadium eines hohen Erregergehalts im

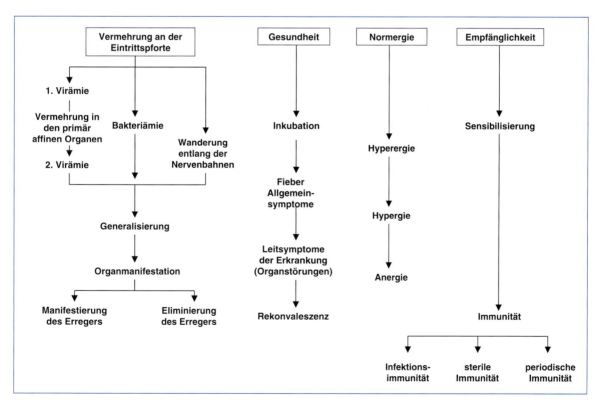

**Abb. 1.8** Phasenweiser Ablauf zyklischer Infektionskrankheiten.

Blut (Bakteriämie, Virämie) darf nicht mit dem einer Generalisierung bei den zyklischen Infektionskrankheiten verwechselt werden.

Die für die Entstehung der Sepsis so wichtige Lokalinfektion ist meist klinisch, immer aber pathologisch-anatomisch fassbar und läuft dem Blutstadium zeitlich voraus.

Die **Schottmüller-Sepsisdefinition** lautet: „Sepsis liegt dann vor, wenn sich innerhalb des Körpers ein Herd gebildet hat (Lokalinfektion), von dem aus konstant oder periodisch Bakterien in den Kreislauf gelangen (Allgemeininfektion) derart, dass durch diese Invasion subjektive und objektive Krankheitserscheinungen ausgelöst werden."

Bei der Sepsis unterscheidet man:
- den Sepsisherd,
- die Verbindung von diesem zur Blutbahn,
- die Allgemeininfektion und schließlich
- deren Folgen.

Klinisch äußert sich die **akute Sepsis** zuerst durch Fieber, Störung des Allgemeinbefindens und Schüttelfrost. Die Zunge ist trocken und bräunlich belegt (septische Zunge). Die Blutsenkung ist erhöht, die Milz vergrößert. Häufig ist der Sepsisherd eine Wunde. Im klassischen Sinne ist die Sepsis nur den bakteriellen, gelegentlich auch den pilzbedingten, nicht aber den viralen Infektionskrankheiten zuzuordnen. Eine Sepsis kann natürlich auch ohne einen definierten Sepsisherd im Rahmen bakterieller Allgemeinkrankheiten, z. B. über eine Bakteriämie, entstehen (**Abb. 1.9**).

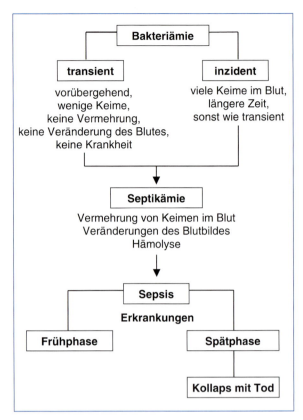

**Abb. 1.9** Pathogenese einer Sepsis.

### 1.3.3.7 Chronische Infektionskrankheiten

Jede Infektionskrankheit, gleichgültig ob sie als Lokal- oder Allgemeininfektion abläuft, kann sich über das akute Stadium (perakut, akut, subakut) zu einem **chronischen Prozess** entwickeln. Verantwortlich sind hierfür sehr unterschiedliche Mechanismen, wobei neben der **Virulenz** des Erregers, seinen **antigenen Wandlungen** und seiner **Persistenz** im Organismus v. a. die erregerunspezifischen und spezifischen **körpereigenen Abwehrvorgänge** maßgeblich für den chronischen Verlauf der Krankheit verantwortlich sind. Daneben kann aber auch eine **falsche Therapie**, sei es mit ungeeigneten Medikamenten oder auch durch eine zu kurze, zu lange oder nicht geeignete Applikation, die Krankheit ins Chronische konvertieren.

In Abhängigkeit von der Art des Infektionserregers gibt es Krankheiten, die sehr leicht (z. B. Tuberkulose) oder die kaum (z. B. Maul- und Klauenseuche) eine Neigung für chronische Verlaufsformen besitzen. Diesen Krankheiten stehen solche gegenüber, deren Verlauf „a priori" einen chronischen Charakter besitzt, wie z. B. virusbedingte Tumoren. Hierher gehören auch die **durch „slow viruses" verursachten Infektionskrankheiten,** die durch **immunpathogene Vorgänge** sich allmählich entwickelnden Krankheitsprozesse und die **Autoimmunkrankheiten.** Die Erreger derartiger Prozesse gehören den unterschiedlichsten Gruppen (Viren, Bakterien, Pilze, Protozoen) an, führen aber zu pathogenetischen Prozessen, die sich in vieler Hinsicht gleichen, insbesondere was das Auftreten proliferativer Prozesse betrifft.

Nicht mit chronischen Krankheiten verwechselt werden dürfen die akuten Infektionskrankheiten, die eine lange Inkubationszeit besitzen, danach aber akut verlaufen (z. B. Tollwut). Das Wort **chronisch** (griech.) bedeutet: „langsam verlaufend, sich mit der Zeit allmählich entwickelnd".

Bei den chronischen Infektionskrankheiten handelt es sich um ein Ursache-Wirkungs-Geschehen, bei dem weder Wirt noch Erreger in der Lage sind, die Auseinandersetzung zu ihren Gunsten zu entscheiden und zu beenden. Art der Auseinandersetzung und Folgen sind dabei unterschiedlich. Das Charakteristikum der chronischen Krankheit ist das Persistieren von **progressiven Gesundheitsschäden** über einen längeren Zeitraum, die entweder durch eine direkte oder indirekte Folge der Erregervermehrung und durch ganz unterschiedliche klinische Reaktionen von Seiten des Wirts ausgelöst werden. Weiter ist typisch, dass chronischen Infektionen häufig immunpathogene Vorgänge zugrunde liegen.

## 1.3.4 Seuche

Das Wort „**Seuche**" besitzt einen sehr hintergründigen Sinn und lässt sich auch schlecht übersetzen. Die englische Sprache kennt z. B. kein Wort, das begrifflich unserem Wort „Seuche" entspräche. Weder die englischen Wörter „**sickness**" oder „**disease**" noch der Ausdruck „**epidemic disease**" treffen die Bedeutung des Worts Seuche. Am ehesten kommt der englische Begriff „plague", der auch für die Pest verwendet wird, unserem Verständnis für Seuche gleich. Im volkstümlichen deutschen Sprachgebrauch hat das Wort Seuche neben seiner medizinischen Bedeutung den Beigeschmack des Abwertenden, Unerwünschten, gleichzeitig des Unberechenbaren oder des zuweilen Unheimlichen, das sich unkontrolliert ausbreitet. Der oft gebrauchte Ausdruck, dass dieses oder jenes Laster, Torheit oder eine Meinung „breiten sich wie eine Seuche aus" oder „verseuchen das ganze Land" ist hierfür geradezu typisch.

Der dem Wort „Seuche" zugrunde liegende Wortstamm ist im Hochdeutschen das Wort „süchtig" bzw. im Gemeingermanischen „siech". Beide gehen auf das Gotische „sinks" gleich „krank" zurück. Diesen Wortstamm findet man auch im Englischen als „sick" gleich „krank" wieder. Nach dem Urteil der Germanisten kam das Wort Seuche durch Luthers Bibelübersetzung in die neuhochdeutsche Sprache. Hier wurde im Englischen für das Wort „Seuche" zuerst „sickness" und später „disease" gebraucht.

In den für die Sprachentwicklung so entscheidenden Bibelübersetzungen scheiden sich also bereits die Wege: „Seuche" im Deutschen, „sickness" schon im Wechsel mit „disease" im Englischen. Obwohl „sickness" bereits unserem Wort Seuche zweifellos nahe steht, wird es bereits im 16. Jahrhundert, sogar in der Bibel, im Wechsel mit „disease" gebraucht, während der Laie „illness" bzw. „plague" sagt. In der modernen englischen Literatur wird das Wort Seuche im medizinischen Sprachgebrauch wohl am besten mit dem Begriff „epidemic disease" wiedergegeben. So trägt der Weltseuchenatlas den englischen Titel „World Atlas of Epidemic Diseases":

Erst in den letzten 100 Jahren hat der Begriff **Seuche** durch die Entdeckung und Charakterisierung der Infektionserreger seine endgültige Präzisierung gefunden. Seuche bedeutete in früheren Zeiten nur das massenhafte Auftreten einer Krankheit mit der Tendenz einer zunehmenden Verbreitung. Wegen den früheren Schwierigkeiten zwischen Infektionskrankheiten, Vergiftungen, Intoxikationen, Allergien, Tumorkrankheiten, Mangelerscheinungen oder auch „ansteckenden" Psychosen unterscheiden zu können, ordneten die alten Ärzte alle Massenerkrankungen unter dem Begriff Seuche ein. Heute wird dagegen der Begriff Seuche überwiegend der Infektionsmedizin zugeordnet, d. h. die **Ursache** einer Seuche ist **ein sich identisch vermehrender Erreger** und die daraus resultierende Krankheit besitzt **die Tendenz zur Massenausbreitung**, zumindest aber zur **stationären Manifestation.** Dies bedeutet gleichzeitig, dass nicht alle Infektionskrankheiten Seuchen sind.

Demnach versteht man unter einer **Seuche** in der Infektionsmedizin **die Anhäufung von gefährlichen, jedoch nicht immer kontagiösen Infektionskrankheiten** in größeren oder kleineren Gebieten über eine bestimmte Zeit mit der **Tendenz zur Massenausbreitung.** Seuchen sind weiterhin dadurch gekennzeichnet, dass für sie das **Kausalitätsprinzip** voll zutrifft. Sie stellen die wichtigste Gruppe der **monokausalen Infektionskrankheiten** dar.

Eine Seuche tritt mehr oder minder plötzlich auf und besitzt das Gepräge einer gefährlichen, übertragbaren Krankheit. Der Erreger einer Infektionskrankheit wird in der Regel erst dann zum Seuchenerreger, wenn er neben seiner Fähigkeit der Infektiosität noch besondere Eigenschaften hinsichtlich seiner krankmachenden Wirkung, seiner Übertragbarkeit, seiner Widerstandsfähigkeit oder seines biologischen Verhaltens besitzt. Förderlich sein können:

- **erhöhte Virulenz**, wodurch die Schwere des Krankheitsbilds bedingt wird;
- **hohe Kontagiosität**, was zu einer raschen Ausbreitung der Infektion führen kann;
- **hohe Widerstandsfähigkeit** (Tenazität) gegen äußere Einflüsse, wodurch sich die Überlebenschance in der Außenwelt erhöht und die Verbreitung der Erreger sowie die Entstehung von zum Teil explosionsartigen Seuchenausbrüchen begünstigt werden;
- an die Stelle erhöhter Kontagiosität kann auch die biologische Übertragung durch **lebende Vektoren** treten, in denen eine Vermehrung von Seuchenerregern stattfindet (Arthropodenseuchen).

Während Infektiosität und Virulenz eines Erregers die „Gefährlichkeit" einer Infektionskrankheit bedingen und für das Zustandekommen einer Seuche unentbehrliche Voraussetzungen sind, führen Kontagiosität, Tenazität und biologische Übertragung zur Anhäufung von Krankheitsfällen und bestimmen damit den **Seuchencharakter.** Zur Entstehung einer Seuche genügt es durchaus, wenn dabei nur eine der letzten Eigenschaften vorhanden ist.

Die Seuchen lassen sich nach ihrer Entstehung und Ausbreitung in drei große Gruppen einteilen:
**Endemien,**
**Epidemien,**
**Pandemien.**

Als **endemisch** bezeichnet man eine Seuche, die ohne zeitliche Begrenzung in einem bestimmten Gebiet, in einem Land oder Klimabereich bodenständig vorkommt und nicht die Neigung hat, sich über weitere Strecken auszudehnen. Die Krankheitshäufigkeit ist dabei in der Regel niedrig. Die Endemie kann über einen größeren Zeitraum gesehen langsam abnehmen, zunehmen oder auf etwa gleicher Höhe bleiben; dementsprechend errechnen sich fallende, steigende oder gleichbleibende Trends mit einem negativen, positiven oder nahe bei Null liegenden Richtungskoeffizienten R.

Unter einer **Epidemie** versteht man das gehäufte, aber zeitlich und räumlich begrenzte Auftreten einer Infektionskrankheit in einer Population. Es kann sich dabei auch um die Ausbreitung von endemischen Krankheiten in örtlicher und zeitlicher Begrenzung handeln, wobei die Krankheitsdichte zunimmt. Im weiteren Sinne handelt es sich bei Epidemien stets um eine starke Häufung von gleichen Erkrankungen in einem größeren Gebiet. Innerhalb der Epidemien unterscheidet man:

- Explosionsepidemien,
- Kontaktepidemien,
- Provokationsepidemien,
- komplexe Epidemien,
- Arthropodenepidemien.

Unter einer **Pandemie** versteht man die Ausbreitung einer Epidemie ohne örtliche Begrenzung, also einen Seuchenzug, der in einem begrenzten Zeitabschnitt ganze Erdteile, zumindestens aber Länder erfasst. Der große Umfang einer Pandemie bedingt ein Mindestmaß an Zeit für den Ablauf, die wie z. B. bei Influenzapandemien etwa ein Jahr beträgt. Eine Pandemie kann auch Jahrzehnte dauern. Beispiele sind die Diphtheriepandemie des 19. Jahrhunderts in Europa oder die Pestpandemie des 20. Jahrhunderts in Afrika. Trotz ihres zeitlichen und räumlichen Umfanges stellt die Pandemie eine große biologische Einheit dar. Die Verlaufskurve ist durch einen langsamen Anstieg, bei dem mehrere Vorgipfel in regelmäßigem Abstand folgen, durch ein länger dauerndes Seuchenplateau und durch einen schnellen Abfall mit kurzen Remissionen charakterisiert.

## 1.4 Wesen, Entwicklung, Aufbau und Funktion der körpereigenen Abwehr

### 1.4.1 Einführung

Die Abwehr von Mensch und Tier gegenüber Infektionserregern und Fremdstoffen jeglicher Art, einschließlich der körpereigenen transformierten Zellen sowie der fakultativ pathogenen Keime bzw. Saprophyten der individuellen Haut- und Schleimhautflora eines Organismus, besteht aus einem Bündel eng miteinander vernetzter Einzel- und Gemeinschaftsleistungen **zellulärer** und **humoraler** Art. Sie haben sich im Verlaufe der Evolution allmählich entwickelt. Ohne die parallele Entwicklung körpereigener Abwehrmechanismen wäre die Phylogenese der hoch entwickelten Säuger und Menschen nicht möglich gewesen. Gesicherte Fortpflanzung, der primäre biologische Sinn des Lebens, ist nur zu erwarten, wenn die Elterngeneration bis zu ihrer Fortpflanzungsfähigkeit in relativer Gesundheit überlebt und, je nach Speziescharakteristika, auch noch bis zur Selbstständigkeit bzw. Fortpflanzungsfähigkeit der eigenen Nachkommen. Dies wird um so bedeutender, je geringer die Nachkommenszahl und je länger die Generationsintervalle sind. „Survival of the fittest" bedeutet nicht nur das Überleben des Stärkeren und Flexibleren in der Konkurrenz mit anderen. In der Abwehr pathogener, aber auch saprophytärer Mikroorganismen und von Neoplasmen ist es auch das Überleben des Wirts mit dem effektivsten Abwehrpotenzial. Eine erfolgreiche Auseinandersetzung sowohl mit den exogenen wie mit den endogenen Schadwirkungen bildet somit die Grundlage für die physiologische Regulation der Lebensvorgänge. Dass dies möglich ist, verdanken wir der Evolution unseres Abwehrsystems.

Das Abwehrsystem hat während der Evolution viele Stadien durchlaufen. Es sind während der Entwicklung vom Einzeller bis zum hoch entwickelten Säuger stets neue, immer kompliziertere Mechanismen zuerst vollkommen unspezifischer (z. B. Fremdmaterial fressende Organellen), später paraspezifischer und letztlich antigenspezifischer Art hinzugekommen. Das Faszinierende dabei ist, dass keine der im Verlaufe der Phylogenese bei der Auseinandersetzung mit Schadwirkungen entstandenen, ganz unterschiedlichen Abwehrleistungen verloren gegangen ist. Sie wirken bis heute noch wie ein Akkord im gesamten Abwehrpotenzial eines Individuums zusammen.

Entsprechend ihrer Phylogenese verfügen die hochentwickelten Organismen über 4 Abwehrsysteme, die stufenweise nacheinander, aber auch gleichzeitig wirksam sein können und teilweise eng miteinander kooperieren.

> **!** Dies sind:
> die Resistenz,
> die anatomischen und chemisch-physikalischen Barrieren,
> die individuelle wirtseigene Keimflora der Haut, der Schleimhäute und der nach außen offenen Körperhöhlen und
> das komplexe, aus antigenunspezifischen, d. h. paraspezifischen, und antigenspezifischen Aktivitäten bestehende Immunsystem mit seinen zellulären und humoralen Anteilen (**Abb. 1.10**).

Das Funktionieren der körpereigenen Abwehr in diesen 4 Systemen stellt die Voraussetzung für das Überleben eines Individuums als Teil seiner Art in der belebten wie unbelebten Umwelt mit all ihren Herausforderungen dar. Die Abwehr ist damit nicht nur in sich sehr hoch organisiert und in ein Netzwerk voneinander abhängiger, steuernder, stimulierender wie repressiver Mechanismen eingebunden, sondern reagiert auch mit den anderen dynamischen, essenziellen Körpersystemen, wie dem **Hormon-, Gefäß-, Stoffwechsel-** und dem **Nervensystem.** Es ergibt sich dadurch ein schicksalhafter Regelkreis, der einem biologischen Fließgleichgewicht unterliegt. Ein Verständnis hierfür ist erst in den letzten Jahren allmählich durch vergleichende Forschungen im Rahmen interdisziplinärer Zusammenarbeit und einer Vielzahl empirischer Erfahrungen gewachsen.

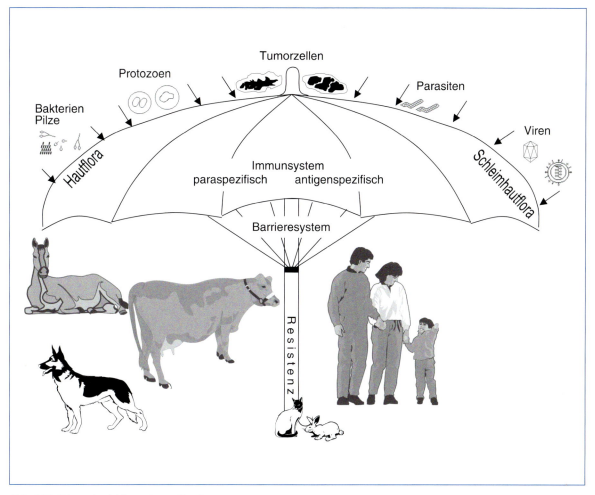

**Abb. 1.10** Schutz durch körpereigene Abwehr.

## 1.4.2 Entwicklung der Abwehrsysteme

Über den Beginn des Lebens, d. h. vermehrungsfähiger Materie, auf unserem Planeten gibt es keine genaue Daten, aber man schätzt, dass erste Einzeller vor ca. 2,5 bis 3,5 Mrd. Jahren (gegenwärtig diskutiert man sogar bis zu 10 Mrd. Jahre) aufgetreten sind. Sie schützten sich, zusätzlich zu ihren morphologischen und physikalisch-chemischen Barrieren durch die Entwicklung von genetisch determinierten **Resistenzen** und die Bildung von **Lektinen**, die bereits antikörperähnlich reagieren, leider aber toxisch sind. Pflanzliche Lektine, wie z. B. Phythämagglutinin oder Concanavalin A (Con A), werden heute wegen ihrer mitosestimulierenden Eigenschaften z. B. im Lymphocytentransformationstest, teilweise sogar therapeutisch, eingesetzt. Die Wirkung von Phytotherapeutika beruht ebenfalls zum Teil auf dem Lektingehalt der verwendeten Pflanzen. Die Resistenzbildung von Bakterien und Pilzen gegen Antibiotika und sogar gegen Fungizide, Pestizide sowie Desinfektionsmittel, was meist nicht genügend beachtet wird, von Arthropoden gegen Insektizide oder von Nutztieren und Nutzpflanzen gegen bestimmte Infektionen, beschäftigt auch heute noch die Infektiologie und wird im Rahmen der Gentechnologie genutzt (Resistenzgene).

Die weiteren Stadien der Phylogenese des Abwehrsystems sind geprägt durch **fremdmaterialfressende Organellen** bei den Protisten, **Phagocytose** bei den niederen Invertebraten, **Makrophagen** bei den höheren Wirbellosen, die Bildung des **Thymus** bei den niederen Vertebraten sowie von **Immunglobulin M.** Es folgten die **Immunglobuline G** bei den Amphibien, weitere lymphoretikuläre Organe bei den Reptilien, **IgA** bei den Vögeln und letztlich die **IgE** bei den Säugetieren.

Zur Phagocytose befähigte Zellen treten erst bei den Mehrzellern (niedere Invertebraten) auf. Seit etwa 800 Mio. Jahren verfügen die höheren Wirbellosen über Makrophagen. Die Entwicklung der natürlichen bzw. spontanen, zellvermittelten, MHC-unabhängigen **Cytotoxizität** läuft zeitlich in etwa parallel. Nach dem derzeitigen Wissensstand sind daran beteiligt: Monocyten, Makrophagen, neutrophile Granulocyten, die natürlichen Killerzellen und die sog. NK-ähnlichen Effektorzellen. Die MHC-unabhängigen „**natural killer cells**" repräsentieren zusammen mit der Phagocytose die zelluläre Grundlage des antigenunspezifischen Teils des Immunsystems und werden deshalb als **„primitive immune system"** (natural, innate immune system) im Sinne von Metchnikov bezeichnet.

Die humorale Basis der antigenunspezifischen Abwehrsysteme bilden die primitiven **Cytokine**. Sie treten bereits bei den niederen Invertebraten auf und koordinieren bei diesen im Sinne eines Cytokinverbundsystems die Abwehr. Die meisten Wirbellosen haben diese löslichen **Regulationsmoleküle** relativ unverändert seit mehr als 600 Mio. Jahren erhalten und sind im „primitive immune system" auch bei den Wirbeltieren nachweisbar. Als „major cytokines" konnten das **Interleukin 1** und der **Tumornekrosefaktor** (TNF) charakterisiert werden.

Mit der Bildung des **Thymus**, dem zentralen Organ des T-Lmphocyten-abhängigen Abwehrsystems, vor ca. 300 Mio. Jahren und dem ersten Auftreten von IgM-Antikörpern bei den niederen Vertebraten beginnt die Entwicklung des spezifischen Teils des Immunsystems (**„specific immune system"**). In diesem Erdzeitalter (vor 500–50 Mio. Jahren) ist es wahrscheinlich, entgegen den Darwin-Regeln, zu „evolutionären Sprüngen" gekommen, z. B. vor ca. 65 Mio. Jahren, als die Dinosaurier ausstarben. Derartige Sprünge treten offensichtlich bis heute immer wieder im Rahmen säkularer Rhythmen auf. Sie werden z. B. für das plötzliche Erscheinen neuer Seuchenerreger über Rekombinationen verantwortlich gemacht. Nach 3 Mrd. Jahren relativ langsamer Phylogenese explodierten jedenfalls die Lebensformen und entsprechend dazu die Abwehrmechanismen in Richtung immer stärkerer Spezialisierung (Subpopulationen der **T-Lymphcyten, IgG, IgA, IgE**). So bildeten sich in dieser Zeit schneller und umfassender als es die bisherige Forschung annahm, aus den primitiven Organismen die komplexen Vorfahren der heutigen Tier- und Pflanzenwelt. Man weiß nicht, wodurch diese biologische Explosion ausgelöst wurde, die zu der ungeheuren Vielfalt der heutigen Lebewesen (von den Meeres- bis zu den Landbewohnern) führte. Einen grob schematischen Überblick über die phylogenetische Entwicklung der verschiedenen Aktivitäten der körpereigenen Abwehr vermittelt die **Tab. 1.10**.

Ähnlich wie die zunehmende Ausbildung der immunologischen Kompetenz mit steigender systemischer Differenzierung der Organismen erfolgte, ist auch eine Reifung der körpereigenen Abwehr im Verlauf der **Ontogenese** bei den Säugern zu beobachten. Sowohl der Foetus als auch das Neugeborene sind in ihrer Fähigkeit zur Infekt- bzw. Antigenabwehr zunächst auf den unspezifischen Abwehrapparat beschränkt. Wenn auch die Geburt keinen so gravierenden Einschnitt bedeutet, wie früher angenommen wurde, so erfolgt doch erst durch den intensiver werdenden Kontakt mit der erregerhaltigen Umwelt nach der Geburt eine allmähliche Aktivierung der spezifischen Abwehr. In der Ontogenese vollzieht sich damit beim Embryo bis zur Geburt die gleiche stufenweise Entwicklung der Abwehrsysteme wie bei der Phylogenese, d. h. zuerst werden die antigenunspezifischen, dann die paraspezifischen und erst gegen Ende die spezifischen Potenziale mit dem für die spezifische Abwehr differenzierten T-Subpopulationen und den IgG, IgA und IgE ausgebildet. Entsprechend kann der Embryo zu Beginn seiner Entwicklung (Stadium, in dem er noch nicht zwischen Eigen- und Fremdeiweiß unterscheidet) bei einem Antigenkontakt nicht ausreichend spezifisch immunologisch reagieren. Als Folge kann es in dieser Zeit zur Ausbildung einer „immunologischen Toleranz" mit den bekannten infektiologischen Gegebenheiten (Erregerpersistenz, Dauerausscheider, virämische Neugeborene) kommen.

Der **Thymus** stellt als primäres lymphatisches Organ den entscheidenden Entwicklungsort für die zelluläre spezifische Immunkompetenz dar. Das ursprünglich epitheliale Organ wird bereits in der frühen Embryonalperiode mit lymphatischen Vorläuferzellen, aber auch mit anderen Knochenmarkzellelementen (Makrophagen) besiedelt: Es entsteht eine zellreiche Rinde und ein relativ

**Tab. 1.10** Phylogenetische Entwicklung der Abwehrsysteme.

| Zeitspanne (vor ... Jahren) | Art der Lebewesen | Art der jeweils neuen, zusätzlichen Abwehrmechanismen |
| --- | --- | --- |
| 3,5 Mrd. | • Entwicklung lebender Strukturen<br>• Prokarioten, Bakterien | • Toxine<br>• Antibiotika<br>• Resistenzen |
| 2,1 Mrd. | • echte Einzeller<br>• Protisten (Protozoen, Hefen)<br>• Algen | • Lektine<br>• Fremdmaterial fressende Organellen |
| 1,5 Mrd. | • Mehrzeller<br>• niedere Wirbellose | • Phagocytose |
| 800 Mio. | • höhere Wirbellose | • Mikrophagen<br>• Makrophagen<br>• MHC-unabhängige NK-Zellen<br>• Cytokine (IL-1, TNF) |
| 600–300 Mio. | • niedere Wirbeltiere | • Thymus<br>• T-Lymphocyten<br>• IgM<br>• weitere Cytokine |
| 100 Mio. | • höhere Wirbeltiere<br>• Vögel<br>• Säuger | • Bursa-Fabricii-Äquivalente<br>• B-Lymphocyten<br>• IgG, IgA, IgE<br>• Milzlymphknoten |
| 50 Mio.<br>5 Mio. | • Urraubtiere<br>• Hunde, Katzen<br>• Mensch | • informationsgesteuertes, komplettes Immunsystem |

zellarmes Mark. Die zunächst unreifen, d. h. immuninkompetenten T-Lymphocyten (Thymocyten) durchlaufen in der Rinde zahlreiche Teilungsschritte. Während dieser hohen Zellteilungsaktivität wandern die Thymocyten in Richtung Mark-Rinden-Grenze und unterliegen dabei tiefgreifenden Reifungs- und Differenzierungsprozessen.

Im Gegensatz zu den Rindenthymocyten besitzen die im Thymusmark befindlichen Thymocyten kaum eine Mitoseaktivität. Sie unterscheiden sich aber auch durch andere Charakteristika von den Rindenzellen: Marktthymocyten sind wesentlich resistenter gegen Bestrahlung oder Steroidbehandlung, weisen ein den reifen, peripheren T-Lymphocyten ähnliches Repertoire an Membranrezeptoren bzw. Oberflächenmarkern auf und sind bereits in der Lage, eine kompetente Immunreaktion zu vermitteln.

Zeitlich nach dem Thymus entstehen als zweite primäre lymphatische Organe die **Bursa Fabricii** bei den Vögeln bzw. die **Bursa-Äquivalente** bei den Säugern. Sie sind für die Antikörperbildung (B-Lymphocytenreihe) verantwortlich. Als sekundäre lymphatische Organe schalten sich in die Abwehr ein: **Milz, Lymphknoten** und andere **lymphoretikuläre Organsysteme.**

> ! Die körpereigenen Abwehrsysteme haben im Verlauf der Evolution neben den unspezifischen Mechanismen (längste Periode der Phylogenese) zusätzlich antigenspezifische Aktivitäten entwickelt.

## 1.4.3 Aufbau der Abwehrsysteme

Vögel und Säuger besitzen die am höchsten organisierten und gleichzeitig differenziertesten Abwehrpotenziale. Die sie tragenden 4 Abwehrsysteme (**Abb. 1.10**) basieren auf 2 vollkommen voneinander verschiedenen und gegenseitig unabhängigen Ebenen, einerseits auf der **Resistenz** und dem **Barrierensystem** und andererseits auf der **wirtseigenen Keimflora** und dem **komplexen Immunsystem.** Erstere sind genetisch fixiert und permanent vorhanden, relativ unflexibel, nicht modulierbar, nicht produktiv, statisch, aber nicht zeitlich angelegt und nur passiv wirksam mit dem zielgerichteten Zwang zum Schutz des Organismus bzw. bestimmter Organe. Letztere werden dagegen aktiv tätig für die Abwehr zum Schutz oder auch nur zur Regulation miteinander kooperierender bzw. voneinander abhängiger Körpersysteme (z. B. Cytokine). Sie sind zeitlich nicht ständig in Funktion, beeinflussen sich häufig gegenseitig, werden in der Regel erst im Verlaufe des Lebens erworben und sind durch endogene und exogene Einflüsse supprimierend wie stimulierend modulierbar, medikamentell beeinflussbar und letztlich individuell steuerbar. Im Gegensatz zur Resistenz und dem Barrierensystem können sie dem Organismus auch schaden.

### 1.4.3.1 Resistenz

Unter **Resistenz** versteht man die genetisch fixierte, spezifische Unempfänglichkeit von Menschen, Tieren, Pflanzen und Mikroben gegen ganz bestimmte, lebensbedrohende Noxen aus der Umwelt in einem gegebenen Biotop. Derartige Noxen sind Infektionserreger, Toxine, chemische und physikalische Schadstoffe. Im Verlaufe der Evolution haben viele Arten verschiedene Resistenzen entwickelt, die es ihnen ermöglichen, in einer schadstoffhaltigen Umwelt zu überleben. Sie vererben die Resistenz auf ihre Nachkommen. Die Resistenz kann sich auf eine Spezies oder auf Rassen, aber auch auf ein bestimmtes Individuum beziehen.

Eine besondere, nicht genetisch bedingte Form ist die sog. „**Altersresistenz**". Sie ist unspezifisch, wird mit zunehmenden Alterungsvorgängen von Zellen und Geweben gegen verschiedene Keime und Noxen erworben. Sie beruht auf Veränderungen an Zellmembranen, z. B. durch Verlust von Rezeptoren, oder Stoffwechselvorgängen (z. B. verminderte Proteinsynthese), auf hormonellen Veränderungen und letztlich auf der Aktivität bestimmter unspezifischer Abwehrfaktoren. Generell handelt es sich dabei um eine veränderte Wirtsreaktion gegen die Haftung, Vermehrung und Ausbreitung von Infektionserregern.

### 1.4.3.2 Barrierensystem

Das **Barrierensystem** ist mehrstufig differenziert und besteht aus den anatomischen, physiologischen und physikalisch-chemischen Gegebenheiten des Körpers eines Individuums. Die hochentwickelten Vögel und Säuger verfügen über das effektivste Barrierensystem. Es umfasst die Kreislauf-, Atmungs-, Verdauungs-, Harn- und Geschlechtsorgane sowie die blutbildenden Organe. Jedes Organ und System besitzt natürliche, von der Entwicklung vorgegebene, die Funktion und Substanz erhaltende Mechanismen, die im Körperverbund zusammenwirken. Als natürliche Abwehrbarriere fungieren Haut und Schleimhaut mit ihren Epithel- und Mukosazellen und den zugehörigen Schleimschichten. Daneben seien noch erwähnt Flimmerepithelien, Sehnenscheiden, Faszien, Blut-Liquor-Schranke, Grenzmembranen und weitere anatomische wie physiologische Barrieren, wie z. B. die Peristaltik, pH-Konzentration, Magensaft, Redoxpotenziale, Temperatur, Enzymaktivitäten usw. Das Barrierensystem wirkt sofort über Reflexmechanismen.

Den Übergang vom Barrierensystem zu der **wirtseigenen Keimflora** bilden die Haut und Schleimhäute, die mit einer Vielzahl von Mikroorganismen, hauptsächlich Kommensalen bzw. Saprophyten, daneben aber auch fakultativ pathogenen Mikroorganismen, besiedelt sind. Das mehrstufig und differenziert arbeitende Barrierensystem sorgt dafür, dass diese Keime von den primär sterilen Regionen des Körperinneren ferngehalten werden und an ihren physiologischen Standorten verbleiben. Zwischen Wirt und körpereigener Keimflora bildet sich ein Ökosystem aus, von dem je nach Zusammensetzung des Keimbesatzes der Wirt profitieren, aber auch Schaden nehmen kann. Schaden entsteht immer dann, wenn fakultativ pathogene Keime oder Saprophyten ihren angestammten Standort im Ökosystem verlassen und sich dort ansiedeln, wo sie nicht hingehören, z. B. Ansiedlung von *Escherichia coli* oder *Proteus* in der Harnblase.

### 1.4.3.3 Körpereigene Keimflora

Die wirtseigene Keimflora wird während und nach der Geburt beim ersten Kontakt mit der Körperflora der Mutter und der keimhaltigen Umwelt erworben. Sie setzt sich aus einer Vielzahl von saprophytären Keimspezies zusammen, die nach mikrobiologischen Gesetzmäßigkeiten (Rezeptoren, Keimkonkurrenz usw.) Haut und Schleimhaut kolonisieren. Die sehr gut untersuchte **Darmflora** unterteilt sich z. B. in mindestens 95 % sog. Hauptflora (größtenteils obligat anaerob, grampositiv), weniger als 1 % Begleitflora (fakultativ anaerob) und nur etwa 0,01 % Restflora auf. Die Relation Hauptflora : Begleitflora beträgt im Schnitt 97 % zu 3 %. Bei der Hauptflora handelt es sich ausschließlich oder vorwiegend um milchsäurebildende Bifidobakterien/Laktobazillen und um flüchtige Fettsäure-(Linolsäure-)bildende Bacteroidaceae und Eubakterien mit verwandten Arten. Gegenüber der Milchsäure- und flüchtigen Fettsäurebildung sind die meisten obligat oder fakultativ pathogenen Keime sehr empfindlich. Dies ist mit ein Grund, warum nach Ansiedlung der milch- und linolsäurebildenden Hauptflora im Darm die Kolonisierung pathogener bzw. fakultativ pathogener Keime erschwert oder verhindert wird. Das Zusammenleben zwischen dem Wirt und seiner Keimflora, bei der der Anteil der wegen ihrer antagonistischen Eigenschaften erwünschten Keimarten über 95 % ausmacht, bezeichnet man als **Eubiose** im Gegensatz zur **Dysbiose**, bei der die Mikroökologie gestört ist. Als „colonization resistance" oder „competitive exclusion" wird die Fähigkeit einer Schleimhautoberfläche bezeichnet, die Kolonisierung von nicht zur physiologischen Keimflora gehörenden Mikroorganismen zu verhindern.

Bezüglich Eubiose besteht eine weitgehende Übereinstimmung der Verhältnisse bei Mensch und monogastrischen Tierarten. Die Intestinalflora setzt sich aus ca. 400 bis 500 verschiedenen Mikrobenspezies und insgesamt etwa $10^{14}$ Keimen zusammen. Dabei überwiegen die grampositiven, größtenteils obligat bzw. fakultativ anaeroben Saprophyten. Die Besiedelung beginnt kurz vor dem Übergang vom Dünndarm (terminales Ileum) zum Dickdarm.

Im **Respirationstrakt** kommt es in Abhängigkeit von der Umwelt zur Ansiedlung einer Mischflora, wobei die grampositiven Keime bei der Hauptflora überwiegen. In der Restflora sind die häufigsten Keime Staphylokokken, Streptokokken, Pasteurellen, Bordetellen, Neisserien, *Pseudomonas* und bestimmte ubiquitäre Problemkeime. Das Bronchialgebiet und die Alveolen sind meist keimfrei, ebenso die Nebenhöhlen. Eine Besiedelung dieser Abschnitte kommt einer Infektion gleich.

Im **Genitaltrakt** dominieren ebenfalls die grampositiven Keime: Laktobazillen, Mikrokokken, Staphylokokken, apathogene Corynebakterien, Sporenbildner und Mykoplasmen. Sporadisch kommen vor: Streptokokken, Pasteurellen, Klebsiellen, *Proteus, Escherichia coli, Pseudomonas* und *Candida*-Arten. Höchste Keimzahlen finden sich im Bereich der Vagina ($10^8 – 10^9$ anaerobe und $10^7 – 10^8$ aerobe Keime im Vaginalsekret). Weit gehend keimfrei sind die inneren Genitalorgane.

Die **Haut** wird besiedelt von Propionibakterien, apathogenen Corynebakterien, Mikrokokken, Staphylokokken, Clostridien, Enterobakterien und Hefen (**Residentflora**). Aus dem ständigen Kontakt zur wechselnden Umgebung resultiert die **Transientflora.** Diese „Anflugkeime" haben bei gesunden Individuen keine Bedeutung. Niedrige pH-Werte, antibakteriell wirksame Hautbestandteile bzw. Produkte der normalen Hautflora bewirken eine rasche Eliminierung.

Einen groben Überblick über die wichtigsten Keime einer normalen Flora beim gesunden Mensch vermittelt **Tab. 1.11**. Es sind hier auch eine Reihe sog. ubiquitärer, schwachvirulenter „Problemviren" aufgenommen, die im Rahmen der Restflora zu beachten sind, da sie häufig klinisch inapparent persistieren und nur bei Änderung der Flora oder des Immunstatus zu Krankheiten führen.

### 1.4.3.4 Komplexes Immunsystem

Neben der Resistenz, dem Barrierensystem und der wirtseigenen Keimflora besitzt das **Immunsystem** für die Abwehr von Infektionserregern, Fremdstoffen jeglicher Art und transformierten körpereigenen Zellen die größte Bedeutung. Das Immunsystem ist komplex aus **zellulären** und **humoralen Komponenten** aufgebaut und besteht aus einem Bündel eng miteinander vernetzter Einzel- und Gemeinschaftsleistungen. Das gesamte im Immunsystem zusammengefasste Abwehrpotenzial wird gesteuert durch Mediatoren (informative, von Zellen freigesetzte, molekulare Botenstoffe), welche die Abwehrreaktionen des Körpers aufeinander abstimmen, sich gegenseitig regulieren und kontrollieren im Sinne einer Homöodynamik sowie mit Cytokinen des Nerven- und Gefäßsystems, wie auch mit den verschiedensten Hormonen interagieren.

Das **komplexe Immunsystem** ist ein außerordentlich kompliziertes, subtil reagierendes Arrangement biologischer Mechanismen. Es besteht aus einem informationsgesteuerten Netzwerk, dessen Funktionieren auf einer Verständigung zwischen seinen zellulären (Empfänger-, Effektor-, Zielzellen) und seinen löslichen Elementen (Cytokine, Mediatoren) auf der molekularen Ebene beruht. Daneben hängt es aber von der Kommunikation mit anderen essenziellen Körpersystemen und der Umwelt ab. Das komplexe Immunsystem bildet sozusagen einen fein aufeinander abgestimmten und voneinander abhängigen „Sozialverbund". Es ist entsprechend dual aus einem paraspezifischen (**primitive, innate, nonspecific, natural immune system**) und einem antigenspezifischen (**specific, aquired immune system**) Teil zusammengesetzt.

**Tab. 1.11** Die wichtigsten Keime einer normalen Flora bei gesunden Menschen.

| Organ | Hauptflora | Begleitflora | Restflora |
|---|---|---|---|
| **Darmtrakt** (ca. $10^{14}$ Keime) | > 95 % Bifidobakterien Laktobakterien Bacteroidaceae Eubakterien | < 1 % *Escherichia coli* Enterokokken Enteroviren | < 0,01 % Clostridien, *Proteus* Staphylokokken *Campylobacter, Pseudomonas* Hefen Kryptosporidien (Rota-, Parvo-, Coronaviren) |
| **Respirationstrakt** (ca. $10^7$–$10^9$ Keime) | > 90 % Mikrokokken Streptokokken Laktobakterien Corynebakterien *Actinomyces* | ca. 2–3 % Bacteroidaceae Neisserien, *Haemophilus* Pneumokokken Chlamydien Mykoplasmen Adenoviren | < 0,02 % Staphylokokken Streptokokken Pasteurellen *Pseudomonas* Bordetellen Parainfluenzaviren (Reoviren) |
| **Genitaltrakt** (ca. $10^7$–$10^9$ Keime) | > 90 % Laktobakterien Mikrokokken Staphylokokken Corynebakterien (Clostridien bzw. Sporenbildner) Mykoplasmen | ca. 2–0,5 % Hefen *Proteus* *E. coli* Pasteurellen Rickettsien | > 0,03 % Trichomonaden Streptokokken *Campylobacter* Klebsiellen *Pseudomonas* Parvo-, Parainfluenza-, Enteroviren (Herpesviren) |
| **Haut** (ca. $10^6$/cm$^2$) | > 90 % Propionibakterien Corynebakterien Mikrokokken | ca. 2 % Staphylokokken Enterobakterien Hefen | < 1 % Clostridien Bacteroidaceae Pilze Papillomaviren (Herpes-, Molluscum contagiosum-Virus) |

Beide Teile sind eng miteinander verbunden und gehen nahtlos ineinander über, sodass ihre gegenseitige Abgrenzung lediglich systematisch didaktische und keine funktionellen Gründe hat. Für die spezifische Abwehr sind antigenspezifizierte T- und B-Lymphocyten mit der entsprechenden Antikörperbildung wesensbestimmend. Bei der unspezifischen Abwehr dominieren auf der zellulären Ebene die Makrophagen, NK-Zellen und dendritischen Zellen, auf der humoralen Ebene die Cytokine. Die unspezifische Abwehr kann **sofort** und nicht erst, wie die spezifische Immunabwehr, nach Tagen tätig werden (**Abb. 1.11**).

Über die Zuordnung einzelner Abwehrmechanismen im komplexen Immunsystem, speziell bezüglich antigenspezifischer bzw. antigenunspezifischer, paraspezifischer Aktivitäten, ist man sich bis heute noch nicht ganz einig. Diesbezüglich fand die erste große Kontroverse in der Immunologie bereits zu Beginn unseres Jahrhunderts zwischen Eli Metchnikov, dem Entdecker der Phagocytose und damit dem Vertreter der **zellulären**, unspezifischen Abwehr, und Robert Koch statt, der die **humoralen**, spezifischen Mechanismen als wichtigste Abwehrfaktoren bewertete. In der Folgezeit siegte die humorale Theorie. Emil von Behring entdeckte die Antitoxine, Paul Ehrlich erforschte die Natur der Antikörper und entwickelte die Seitenkettentheorie. Diese Meilensteine der Immunologie lenkten die Aufmerksamkeit der Medizin ganz auf die Antigenerkennung und -abwehr, speziell durch Antikörper. Metchnikovs Auffassung von der primitiven, antigenunspezifischen körpereigenen Abwehr wurde dagegen sträflich vernachlässigt und erlebte erst in letzter Zeit eine echte Renaissance. Auf die Bedeutung zellulärer Elemente bei der spezifischen Abwehr wurde man erst Jahrzehnte später durch Burnetts Klon-Selektions Theorie (1959) und Gowans Entdeckung der Lymphocytenfunktion (1965) aufmerksam.

Noch heute verbinden aber viele mit dem Begriff „Immunologie" nur die Antikörper-, allenfalls noch die an-

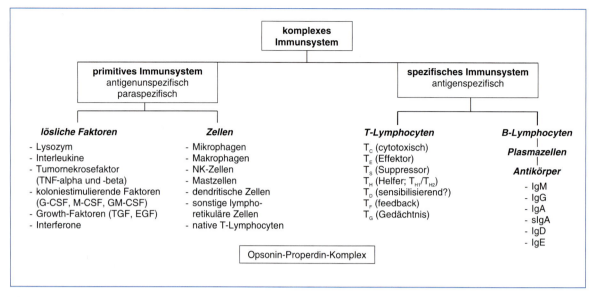

**Abb. 1.11** Unterschiede zwischen dem paraspezifischen und dem antigenspezifischen Teil des Immunsystems.

tigenspezifische Immunzellbildung. Entsprechend ihrer Phylogenese stellen aber diese beiden Abwehrmechanismen, die auch nicht sofort, sondern erst nach Tagen wirksam werden, lediglich einen kleinen, phylogenetisch „jungen" Teil des Immunsystems dar. Der wesentlich größere Teil ist phylogenetisch älter, reagiert sofort, dafür aber unspezifisch bzw. **paraspezifisch** und besteht ebenfalls aus zellulären und humoralen Mechanismen. Sie können Infektions- und Krankheitsprozesse per se sofort unter Kontrolle bringen, leiten aber zeitlich und funktionell über in die spezifische Bildung von Antikörpern und Immunzellen. Sie nehmen Antigene oder ihre Determinanten auf, bereiten sie zu (antigen processing) und vermitteln diese Informationen an die B- und T-Lymphocyten, den zellulären Komponenten des spezifischen Teils des Immunsystems (**Abb. 1.12**).

Ein Verständnis für das Wort „**paraspezifisch**" erhält man durch einen Rückblick auf die Anfänge der Schutzimpfungen. Seit Einführung der Schutzimpfung gegen die Variola mit einem vom Tier (Rind, Pferd) gewonnenen „Lebendimpfstoff" durch **E. Jenner** im Jahr 1798 wird empirisch darüber berichtet, dass durch die Schutzimpfung andere Infektionen und Krankheiten, an denen die Impflinge zum Zeitpunkt der Impfung zufällig litten, überraschend schnell abheilten bzw. ohne Komplikationen verliefen. Speziell betrifft dies Herpeskrankheiten unterschiedlicher Genese, Papillome, chronische Ekzeme und Erkrankungen des Hals-, Nasen-, Ohrenbereichs. Andererseits beobachtete man bei den Impflingen eine kurzzeitige, generell erhöhte Widerstandsfähigkeit gegen akute Infektionen der Umgebung. Ähnliche Phänomene sind auch nach Schutzimpfungen gegen Tierpocken bekannt.

In alten Publikationen aus den Anfängen der Impfära finden sich z. B. folgende Zitate über positive Nebenreaktionen von Impfungen:

... „ich machte bei meinen Impfungen die Erfahrung, dass Augen- und Ohrenkrankheiten nicht sowohl gemindert als auch aufgehoben wurden, dass chronische Leiden verschwanden: Fraisen wichen (!), Hautausschläge jeder Art verminderten sich."
(Aus den Aufzeichnungen des 1. Bayerischen Impfarztes Dr. Franz Seraph Giel, begonnen im Jahr 1801).

Im berühmten Handbuch von **E. Paschen** aus dem Jahre 1930 stehen des Weiteren folgende Passagen (Handbuch der pathogenen Mikroorganismen, Gustav Fischer Verlag Jena und Urban & Schwarzenberg, Berlin und Wien):

... „von einer günstigen, zum Teil prophylaktischen Beeinflussung der Syphilis durch die Kuhpockenimpfung ist schon Mitte des vergangenen Jahrhunderts wiederholt berichtet worden, so von Luckomsky, J. (1858), Jeltschinsky, W. (1860), Dr. Diday (Lyon 1850), Fouquet (1850) usf."

und weiter:

„Dubousquet-Laborderie und Barthelemy konnten auch zahlenmäßig bei Schulkindern und Insassen von Asylen nachweisen, dass vaccinierte Personen für verschiedene Infektionskrankheiten wie Masern, Scharlach, Keuchhusten weniger empfänglich sind als nichtvaccinierte."

Auch R. Koch und viele seiner Zeitgenossen wiesen bei verschiedenen Schutzimpfungen mit bakteriellen Impfstoffen einen Inhibierungseffekt gegen andere Infektionserreger nach. Gegen Ende des vorigen Jahrhunderts, als in relativ kurzer Zeit ein Impfstoff nach dem anderen der Praxis zugeführt wurde, versuchte man deshalb, bestimmte Schutzimpfungen sogar therapeutisch zu nutzen. Mit Einführung der Chemotherapie und der Antibiotika trat dieser Empirismus in den Hintergrund.

Durch die enormen Fortschritte der Immunologie und die Aufklärung der vielfältigen, eng miteinander korrespondierenden zellulären und humoralen Faktoren des komplexen Immunsystems weiß man heute, dass bestimmte Schutzimpfungen neben den gezielten Immu-

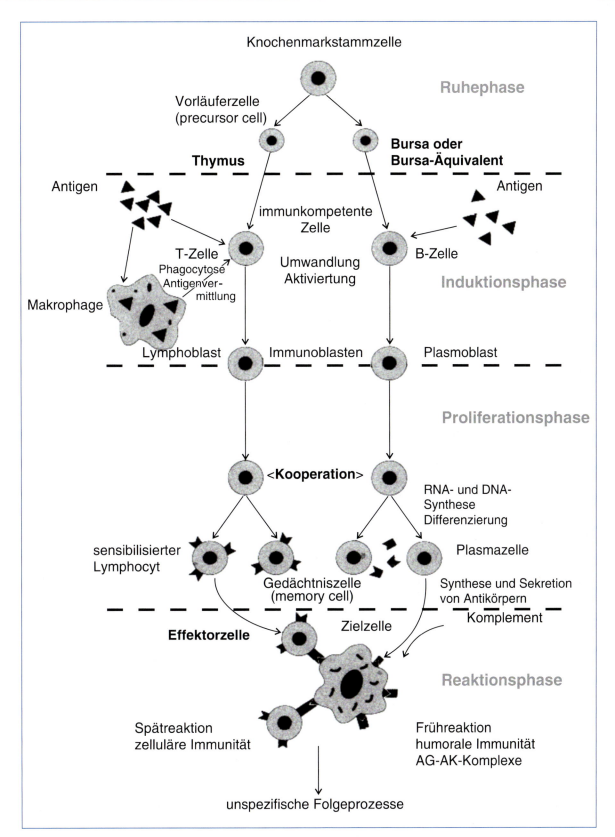

Abb. 1.12 Grundlagen der spezifischen Immunität.

nisierungsvorgängen, die den Impfling über eine längere Zeit gegen die betreffende Infektionskrankheit spezifisch schützen sollen, auch Abwehrreaktionen auslösen, die weder erreger- noch antigenspezifisch sind. Da sie sich vor bzw. parallel zu den Immunisierungsvorgängen entwickeln, haben Mayr, Raettig, Stickl und Alexander 1979 die Bezeichnung „**paraspezifisch**" anstelle von „unspezifisch" für diese Vorgänge gewählt.

„Para" (griechisch) ist ein vorsilbiges Bestimmungswort mit den Bedeutungen „neben", „bei" und „entgegen". Paraspezifisch heißt also lediglich, dass durch eine Impfung neben den spezifischen Immunisierungsvorgängen noch andere Abwehrmechanismen aktiviert werden, die keine erregerspezifischen Wirkungen haben, sofort einsetzen und deshalb **vor** der spezifischen Immunität gebildet werden. So weiß man schon seit längerer Zeit, dass sich der gesunde Organismus bei einer Konfrontation mit Fremdstoffen oder Infektionen sofort erregerunspezifisch wehren kann. Er realisiert zwar die Gefahrengruppe, z. B. ob es sich um eine virale bzw. bakterielle Infektion oder eine Intoxikation usw. handelt, kann aber nicht sofort die Spezifität des Pathogens innerhalb der Gruppe erkennen. Entsprechend ist seine erste Abwehrreaktion nicht spezifisch. Sie ist aber auch nicht unspezifisch, da sie eine Kaskade zellulärer wie humoraler Mechanismen im komplexen Abwehrsystem „in Gang" bringt.

Die **zellulären Elemente** des **paraspezifischen Teils des Immunsystems** sind die Mikro- und Makrophagen, (Gewebsmakrophagen, Alveolarmakrophagen der Lunge usw.) mit ihren Vorläuferzellen (z. B. Monocyten), die für die Phagocytose zuständig sind, die „natural killer cells" (NK-Zellen) als zelluläres Substrat der natürlichen bzw. spontanen zellvermittelten Cytotoxizität, die Mastzellen, die Langerhans-Zellen der Haut, die Kupffer-Sternzellen der Leber, die dendritischen Zellen (Milz, Lymphknoten), die Mikroglia (ZNS), die Osteoklasten (Knochengewebe) und ganz generell alle sonstigen Retikulumzellen in Knochenmark, Milz, Thymus, Lymphknoten usw.

Die **löslichen Elemente** sind Lysozyme und Mediatoren bzw. Cytokine. Im Mittelpunkt des medizinischen Interesses stehen derzeit die Interleukine 1–28, die Interferone ($\alpha$, $\beta$, $\gamma$), die Tumornekrosefaktoren (TNF-$\alpha$ und -$\beta$), die koloniestimulierenden Aktivitäten (G-CSF, M-CSF, GM-CSF) und die „epidermal und transforming growth factors" (EGF und TGF). Die Mediatoren regulieren die paraspezifische Abwehr und interagieren gleichzeitig mit dem antigenspezifischen Teil des Immunsystems. Als direkte Vermittler dienen die Opsonin-, Properdin- und Komplementsysteme.

Die **spezifischen immunologischen Mechanismen** sind phylogenetisch jüngeren Datums (vgl. vorher). Im Gegensatz zu der paraspezifischen Abwehr benötigen sie die Auseinandersetzung mit einem Antigen und werden deshalb zeitlich erst nach der paraspezifischen Schranke, frühestens nach 5–7 Tagen (zelluläre Immunreaktionen) bzw. 14–21 Tagen (humorale Immunreaktionen) wirksam. Für die erreger- und antigenspezifische Abwehr stehen dem Warmblüter 2 morphologisch und funktionell unterschiedliche Systeme zur Verfügung: Die **Immunzelle** als Substrat der zellulären Immunität und der **Antikörper** als Funktionsträger der humoralen Immunität. Beide Systeme haben ihren Ursprung in der lymphopoetischen Zellreihe. Durch die Differenzierung lymphoider Stammzellen entstehen 2 Subpopulationen von Lymphocyten, die T- und die B-Lymphocyten. Die T-Lymphocyten sind die Träger der zellulären Immunität (**Abb. 1.12**). Die B-Lymphocyten sind für die Ausbildung der humoralen Immunität verantwortlich. Durch den Kontakt mit freiem Antigen oder über die Vermittlung von spezifisch durch T-Lymphocyten oder Makrophagen „vorbereitetem" Antigen entstehen aus ihnen die Plasmazellen, deren Produkt die verschiedenen Antikörper sind (**Abb. 1.13** und **1.14**). Diese streng antigenspezifischen Mechanismen stellen die wirksamste Form der körpereigenen Abwehr dar, welche die Natur im Verlauf der Phylogenese der Tierarten gegen endogene und exogene Antigenbelastungen entwickelt hat. Sie ist mit dem Organismus auf eine praktisch unlösbare Weise verbunden, erfährt aber während der Ontogenese eine Reifung und ist beim Erwachsenen am stärksten ausgeprägt.

Durch ihre Spezifität und Sensibilität erfasst die Immunabwehr geringste Mengen antigener Substanzen und ermöglicht dadurch den hoch differenzierten Organismen, sich nicht nur gegen exogene und endogene antigene Noxen, welche die paraspezifische Barriere überwunden haben, zu wehren, sondern ihnen gegenüber auch einen länger dauernden, spezifischen Schutz aufzubauen. Träger dieses Langzeitschutzes ist das sog. „**immunologische Gedächtnis**", das durch die Bildung von Gedächtniszellen (memory cells; Booster-Effekt) etabliert wird.

> ! Die körpereigene Abwehr besteht aus:
> - Resistenz,
> - Barrierensystem,
> - wirtseigener Keimflora,
> - komplexem Immunsystem:
>   – antigenspezifisch
>   – antigenunspezifisch.

## 1.4.4 Funktion der Abwehrsysteme

Bewertet man vergleichend die Funktionen der 4 Abwehrsysteme entsprechend ihrem Aufbau und ihrer Zusammensetzung, so kommt man entweder zu einem zielgerichteten „Muss" oder einem „Kann". Das „Muss" trifft als „Alles oder Nichts-Reaktion" für die Resistenz und das Barrierensystem, das „Kann" als sehr modulierbare Reaktion für die körpereigene Keimflora und das Immunsystem zu.

Die **Resistenzentwicklung** ist ein kontinuierlicher Prozess, der auch heute in einer stark veränderten Umwelt mit neuen, noch nie da gewesenen Schadstoffen ständig weiterläuft. Das heißt, auch heute entwickeln einzelne Individuen aus einer Population neue Resistenzgene und übertragen diese auf ihre Nachkommen, wodurch der Fortbestand von Mensch, Tieren und Pflanzen ermöglicht wird (**Tab. 1.12**).

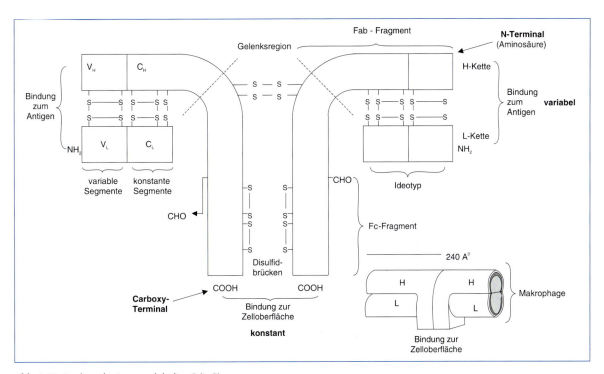

**Abb. 1.13** Struktur des Immunglobulins G (IgG).

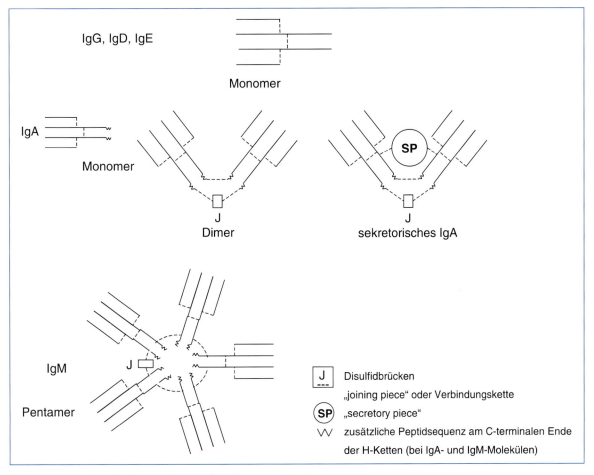

**Abb. 1.14** Vergleichende schematische Darstellung der Immunglobuline.

Während der Evolution kommt es laufend zu gezielten Veränderungen von Genen eines Lebewesens, zur Übertragung von Genen eines Organismus auf einen anderen der gleichen Art sowie zur Vereinigung von genetischem Material verwandter Individuen. So haben Bakterien Resistenzgene gegen Antibiotika, Würmer gegen Anthelmintika, Schadinsekten gegen Insektizide und Pflanzen gegen Herbizide entwickelt. Jedoch auch höher organisierte Lebewesen bis hin zum Menschen wehren sich gegen Umweltnoxen durch die Entwicklung entsprechender Resistenzgene, was zum Überleben von Tier- und Menschenpopulationen unter extremen Bedingungen geführt hat.

Die Funktion des **Barrierensystems** ist anatomisch, physiologisch und chemisch-physikalisch vorgegeben. Einen groben Überblick vermittelt die **Tab. 1.13**.

Die **positiven Auswirkungen** und die Schutzfunktionen der **wirtseigenen Keimflora** in einer keimhaltigen Umwelt mit einer Vielzahl von pathogenen Keimen für den Makroorganismus sind inzwischen vielfach bewiesen. Es sind daran bestimmte Stoffwechselreaktionen der Saprophyten, Keimkonkurrenz und Interferenz, Stimulierung der lokalen wie systemischen paraspezifischen wie antigenspezifischen Aktivitäten des Immunsystems und das sog. „Homing-Phänomen" beteiligt. Die Möglichkeiten von **Schadwirkungen**, d. h. die negativen Aspekte, sind demgegenüber gering, aber ständig vorhanden. Durch die Geburt in eine infektionsbelastete Umwelt wird die Ansiedelung einer normalen Keimflora gestört. Saprophyten aus der Haupt- und Begleitflora oder fakultativ pathogene Keime der Restflora wandern über Schmutz- und Schmierinfektionen oder sonstige begünstigende Umstände in die keimfreien Bezirke des Körpers. Toxinbildung, Mischinfektionen, Synergismus, Rekombinationen und Allergisierung können zu weiteren Schadwirkungen beitragen. In den **Tab 1.14** und **1.15** sind Nutzen und mögliche Schäden einer mikrobiellen Kolonisierung von Haut- und Schleimhäuten zusammengestellt.

Kenntnisse der Phänomene der Keimkurrenz ermöglichen es, bioregulativ in diese Vorgänge einzugreifen.

**Tab. 1.12** Funktionelle Grundlagen der Resistenz.

**Genetisch fixierte, spezifische Unempfänglichkeit**

- Beziehung zum MHC-Komplex
- Fehlen von Rezeptoren
- Erwerb von Resistenzgenen

**Tab. 1.13** Funktionelle Grundlagen des Barrierensystems.

**Anatomisch**
Haut, Schleimhaut, Schleimschichten, Ziliarapparat
Faszien, Knochengerüst, Bewegungsapparat
Sehnenscheiden, Grenzmembranen,
Blut-Liquor-Schranke usw.

**Physiologisch**
Kreislauf-, Atmungs-, Verdauungsorgane
Harn- und Geschlechtsorgane
Nervensystem
endokrine Organe
blutbildende Organe

**Chemisch-physikalisch**
pH-Werte, Temperatur,
Peristaltik, Magensaft,
Enzyme, Redoxpotenziale usw.

**Tab. 1.14** Nutzen der körpereigenen Keimflora.

| Systeme | Funktionelle Grundlagen |
|---|---|
| Stoffwechsel | • Abbau und Resorption von unverdaulichen Nahrungsstoffen<br>• Energiegewinn<br>• Synthese wasserlöslicher Vitamine und Wuchsstoffe<br>• Entgiftungsfunktion<br>• Regulation des Dickdarminhalts |
| Keimkonkurrenz | • Besetzung wichtiger Rezeptoren von Haut- und Schleimhautzellen<br>• Antibiose<br>• Interferenz<br>• Bildung antagonistisch wirksamer Stoffwechselprodukte |
| Immunsystem | • Aktivierung der paraspezifischen Teile des Immunsystems (Phagocytose, NK-Zellen, dendritische Zellen, Mediatoren, Interferon, Komplementsystem usw.)<br>• mitogene und antigene Stimulierung von T- und B-Lymphocyten<br>• Förderung sekretorischer Antikörper |
| „homing" | • Förderung der Wanderung von T-Lymphocyten und B-Lymphoblasten aus der Lamina propria über Lymph- und Blutbahn, Verwandlung in sIgA-produzierende Plasmazellen, Ansiedlung in entfernten Schleimhautregionen (Darm, Milchdrüse, Respirationstrakt) |

**Tab. 1.15** Mögliche Schäden durch die mikrobielle Kolonisierung von Haut und Schleimhaut.

- Primäre Ansiedlung von körperfremden und z.T. obligat bzw. fakultativ
- pathogenen Keimen
- Umwandlung einer Eubiose in eine Dysbiose durch exogene und endogene
- Einflüsse
- Wanderung von Saprophyten aus der Haupt- und Begleitflora in keimfreie Bezirke
- Verschleppung von fakulttativ pathogenen Keimen der Restflora ins Körperinnere
- synergistische Vorgänge und Rekombinationen mit Keimen der „Normalflora"
- Toxinbildung
- Allergisierung

Dazu eignen sich lebensfähige Mikroorganismen (Laktobakterien, Bacilluskeime und Kulturhefen), die antagonistisch gegenüber Krankheitserregern wirken, aber über kein pathogenes Potenzial verfügen. Sie bilden mit der Nahrung verabreicht im Bereich des extrinsischen Teils des Barrierensystems des Darms einen zusätzlichen Schutzfilm, wodurch Erregern lokaler und systemischer Infektionen der Zugang zum resorptiven Epithel versperrt wird. Dabei scheiden sie Stoffe ab, die einerseits die Krankheitserreger direkt bekämpfen (Bakteriocine, Killertoxine, Antibiotika) und andererseits funktionelle intestinale Störungen beheben. Damit werden die Verdaulichkeit der Nahrung erhöht, die Membranfunktionen im Bereich des intrinsischen Teils des Barrierensystems gestärkt und durch immunmodulatorische Effekte die Abwehr (z. B. Anregung der Bildung von sIgA) gesteigert. Eine Bindung darmpathogener Bakterien wie EHEC und Salmonellen an Hefezellwände über Zuckerbausteine, die spezifisch mit Oberflächenproteinen der Durchfallerreger reagieren, verhilft sogar dazu, aktiv Krankheitserreger aus dem Darm zu eliminieren.

Da diese Wirkungen dem Leben des Makroorganismus und seiner im Darm ansässigen Mikroflora zugute kommen, werden die „pro bios" agierenden Mikroorganismen unter dem Begriff „**Probiotika**" zusammengefasst.

Die Funktion des **Immunsystems** ist am stärksten modulierbar und wie keines der anderen Abwehrsysteme von exogenen wie endogenen Einflüssen abhängig. Die Lehrmeinung, dass die Funktion des Immunsystems autonom sei, also unabhängig vom Nervensystem und damit konsequenterweise von allen Informationen und Erfahrungen aus der Außen- und Innenwelt, ist heute nicht mehr haltbar. Tatsache ist, dass das Immunsystem selbst eine funktionelle Komponente in einem Netzwerk interagierender, komplexer physiologischer Mechanismen darstellt, also keineswegs autonom agiert, sondern mit dem Hormon-, Gefäß-, Stoffwechsel- und Nervensystem eng verbunden ist. Letztlich führen alle diese Erkenntnisse zu der Auffassung, dass das Immunsystem als Sinnesorgan fungiert. Es ist in der Lage, geringste endogene wie exogene Stimuli als Antigene zu erkennen, die durch andere Sinnesorgane schon längst nicht mehr registriert werden können.

Die **Nutzung des spezifischen Teils des Immunsystems** durch Infektionserreger, Antigene oder durch Impfstoffe bezeichnet man als **aktive Immunisierung** und die Applikation von Immunseren oder spezifischen Gammaglobulinen bzw. die Aufnahme maternaler Antikörper unter natürlichen Bedingungen als **passive Immunisierung**. Als deren Folge entsteht eine **aktive** oder **passive Immunität** (**Abb. 1.15**).

Die **Nutzung des paraspezifischen Teils** des Immunsystems, die **Paramunisierung**, führt zur Entwicklung einer **Paramunität**. Hierfür werden sog. **Paramunitätsinducer** verwendet, die herstellungs- und wesensmäßig Impfstoffen gleichen, aber nicht wie die konventionellen Impfstoffe spezifisch immunisieren, sondern unspezifisch wirken, also **nichtimmunisierende Vaccinen**, eine neue Generation von Impfstoffen, darstellen. Sie bewirken keine Immunisierung, sondern induzieren eine **Paramunisierung**. Eine Paramunisierung soll ein optimales Funktionieren der paraspezifischen zellulären und humoralen

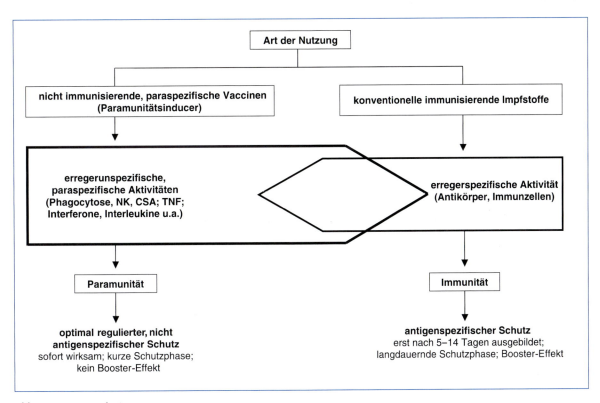

**Abb. 1.15** Nutzung des Immunsystems.

Abwehrmechanismen bewirken (Restaurierung). Sie kann je nach Ausgangslage des Patienten funktionell **stimulierend** (z. B. Erhöhung der Phagocyten), **regulierend** (z. B. Bildung von bestimmten Interleukinen, Interferon usw.) oder **reparierend** (z. B. Supprimierung der Bildung von IgE, Feedback-Mechanismen) sein, d. h. sie wirkt insgesamt **regulierend.** In der Regel kommt es dabei zu einer Erhöhung der unspezifischen Abwehr und über Mediatoren zu einer Verbesserung der Interaktionen in dem Netzwerk des unspezifischen und spezifischen Immunsystems.

Schutzimpfung und Paramunisierung stehen sich damit nicht diametral gegenüber, sondern ergänzen sich sowohl zeitlich wie funktionell. Das paraspezifische System kann ganz oder teilweise geschädigt, supprimiert oder dysreguliert sein. Die **aktive endogene Paramunisierung** durch geeignete und v. a. unschädliche **Inducer** (nichtimmunisierende, regulatorisch wirkende Vaccinen) ersetzt, ergänzt oder stimuliert nun nicht nur gezielt einzelne Aktivitäten, sondern restauriert das gesamte System im Sinne einer **multipotenten Wirkung.** Das heißt, es reguliert, regeneriert, repariert oder stimuliert **dort, wo es notwendig ist.** So werden einmal die Phagocytose, das andere Mal bestimmte Cytokine oder mehrere Faktoren gleichzeitig oder stufenweise (Kaskadensystem) aktiviert und dies im positiven wie negativen Sinne. Durch diesen „**physiologischen endogenen Eingriff**" werden gleichzeitig auch die entsprechenden Kontrollfunktionen ausgelöst. Es handelt sich somit um einen **Synchronisierungsvorgang.** Dies betrifft auch die Interaktionen mit anderen Organsystemen im Rahmen der körpereigenen Selbstheilungskräfte, die fast durchwegs über die phylogenetisch alten, paraspezifischen Teile des Immunsystems ablaufen.

> ! **Resistenzentwicklung:** genetisch geprägt,
> **Barrierensystem:** funktionell vorgegeben,
> **Wirtseigene Keimflora:** schützt die Schleimhäute,
> **Immunsystem:** wird genutzt zur:
> 1. **spezifischen Immunisierung** (Schutzimpfung) (konventionelle Impfstoffe),
> 2. **antigenunspezifischen Paramunisierung** (nicht immunisierende, regulatorisch wirkende Vaccinen, Inducer).

## 1.5 Nutzung des Immunsystems für die Prophylaxe und Therapie

### 1.5.1 Schutzimpfung

#### 1.5.1.1 Einführung

Die **Schutzimpfung** ist ein wesentlicher Bestandteil der gesundheitlichen **Vorsorge** (**Prophylaxe**) bzw. ein Teil der **Präventionsmedizin** und muss es auch in Zukunft bleiben. Durch die explosionsartige Entwicklung der Immunologie eröffneten sich in den letzten Jahren für die Schutzimpfung laufend neue, in jüngster Zeit auch gentechnologische Möglichkeiten. Dabei wurde allerdings die Kluft zwischen wissenschaftlichen Fortschritten und praktischer Nutzanwendung immer größer. Andererseits nahm das gegenseitige Aufeinanderangewiesensein im gleichen Maße zu. Diese Diskrepanz kann nur durch einen vernünftigen Informationsaustausch abgebaut werden.

Die **aktive** und **passive Schutzimpfung** gegen Infektionskrankheiten gehören zu den ältesten und zugleich erfolgreichsten prophylaktischen Maßnahmen. V. a. die hierfür entwickelten Impfstoffe sind die wirksamsten Arzneimittel überhaupt. Mit Impfantigenen in der Größenordnung von weniger als 1/1.000 mg Protein werden im Impfling Immunreaktionen stimuliert, die über Jahre einen spezifischen Schutz gegenüber einer bestimmten Infektionskrankheit gewähren können.

Kaum eine Medikation wirkt sich über das Einzelindividuum wie über die Population auf die belebte Umwelt von Mensch und Tier so nachhaltig aus wie eine Schutzimpfung. Sie bildet in dynamischer Wechselwirkung ein überaus komplexes Beziehungsgefüge zwischen Mikro- und Makroorganismen einer Biozönose. Art und Stärke der mikrobiellen Umschichtungen, die sich über die Schutzimpfungen auf der Basis einer „Umwelt-Verhaltens-Selektion" entwickeln, hängen dabei ab von dem Charakter der betreffenden Seuche, gegen die geimpft wird, der Seuchensituation (z. B. bodenständig), den Infektketten (z. B. polyphage Erreger), von der verwendeten Vaccineart (z. B. Lebendimpfstoff), von Ausmaß und Dauer der Impfkampagne, der Populationsdichte und dem Aktionsradius der Impflinge. Entsprechend stellt die Schutzimpfung einen Komplex vorausgehender, gleichzeitig wirksamer und einander beeinflussender biologischer Vorgänge dar. Die Grundelemente in diesem Vielfaktorensystem sind:

- Art und Qualität des Impfstoffs bzw. des Immunglobulins,
- die Applikationsart,
- die individuelle Situation des Impflings bzw. der Population,
- die Umwelt (z. B. epidemiologische Situation, wie ökologische und sozioökonomische Gegebenheiten),
- die jeweiligen sanitär- und veterinärbehördlichen Maßnahmen.

Jedes dieses Systeme ist in sich wieder vielgestaltig und besitzt Faktoren, die den Erfolg einer Schutzimpfung begünstigen oder hemmen können. Entsprechende Faktorenkombinationen mit positivem, negativem oder neutralem Gefälle sind möglich. Die für den Erfolg einer Schutzimpfung optimalen Bedingungen müssen für jede Infektionskrankheit unter Berücksichtigung der jeweiligen Seuchenlage einzeln analysiert werden, und nur ein genaues Studium der jeweils miteinander in Reaktion stehenden 5 Systeme gibt Hinweise dafür, in welchem System etwas verbessert werden kann und muss. Das Wissen um diese Zusammenhänge ist das wichtigste Ergebnis der Forschungen der letzten Jahre.

Die **aktive Schutzimpfung** (**Vaccination**) nutzt die phylogenetisch jüngsten Mechanismen des Abwehrpotenzials. Diese wirken streng antigenspezifisch (**spezifischer Teil des Immunsystems**). Werden sie über die Schutzimpfung aktiviert, kommt es zur Antikörper- und/oder Immunzellbildung und damit zu einer **spezifischen Immunität**, die über Monate bis Jahre andauert. Die Vaccination basiert also auf der endogenen Stimulierung der spezifischen Immunitätsmechanismen und stellt damit eine **biologisch fundierte Prophylaxe- und Therapiemaßnahme** dar. Sie ist auf die individuelle Funktionsfähigkeit bzw. „Ansprechbarkeit" der jedem Individuum eigenen, antigenspezifischen Aktivitäten angewiesen. Ohne deren Reaktivität hat die Vaccination keine Wirksamkeit. Anders ausgedrückt: Der Erfolg einer Vaccinierung hängt neben der Qualität des Impfstoffes sehr wesentlich davon ab, wie stark die spezifische Abwehrleistung des Immunsystems beim Impfling stimuliert, erhöht oder reguliert worden ist. Die für die Vaccinierung benützten Impfstoffe unterscheiden sich damit grundsätzlich von den Chemotherapeutika, Cytostatika, Hormonen und anderen „per se" wirksamen Medikamenten, da sie in vitro unwirksam sind und nur über die Mobilisierung des körpereigenen, individuell gegebenen Immunsystems einen Schutz auszulösen vermögen. Der durch die Vaccination induzierte spezifische Schutz wird durch den Impfling also aufgebaut und ist damit **erworben**.

Bei der Schutzimpfung gegen anzeige- bzw. meldepflichtige Seuchen müssen die gesetzlichen Vorschriften beachtet werden. Der Staat kann Schutzimpfungen **anordnen, empfehlen** und **verbieten**.

> **!** **Schutzimpfung** = Vaccination:
> aktiv und passiv,
> antigenspezifisch,
> wirksam nur durch Aktivierung des spezifischen Teiles des Immunsystems des Impflings.

### 1.5.1.2 Entwicklung der Schutzimpfung

Sieht man von den ersten primitiven bzw. empirischen Anfängen einer Verhütung von Infektionskrankheiten ab, so beginnt die Entwicklung, die zu den heutigen Impfstoffen gegen die verschiedenen Infektionskrankheiten geführt hat, in den Jahren 1796–1798, als Edward Jenner die Grundlagen für den Pockenimpfstoff des Menschen schuf. Er impfte mit einem von einer Kuh stammenden Pockenvirus ein Kind und testete die Schutzwirkung durch eine nachfolgende Variolation (Inokulation von Menschenpockenvirus, „challenge" mit originärem Variolavirus). Das geimpfte Kind erkrankte nach dem „Variola-challenge" nicht an Pocken. Damit war die protektive heterologe Schutzwirkung von Kuhpockenvirus gegen Variola wissenschaftlich bewiesen.

Nach seiner Herkunft gab man diesem heterologen Impfstoff den Namen „**Vaccine**" (franz. „vaccin", von lat. „vacca", Kuh) und bezeichnete das in ihm wirksame Pockenvirus vom Rind als **Vaccinevirus.** Heute verwendet man die Bezeichnung „Vaccine" ganz allgemein für die aktive Schutzimpfung und die dazugehörigen Impfstoffe, gleichgültig ob sie, wie beim Pockenimpfstoff, vermehrungsfähige oder in den modernen Impfstoffen inaktivierte, aufgespaltene oder abgetötete Erreger bzw. entgiftete Toxine (Toxoide), gentechnologisch oder synthetisch hergestellte Antigene oder über sog. Vektorvaccinen exprimierte Antigene bzw. DNA/RNA-Komponenten enthalten bzw. benutzen. Nach Edward Jenner vergingen nochmals fast 100 Jahre, ehe Louis Pasteur (1822–1895) die Mikroorganismen als Krankheitserreger entdeckte. Mit seinen Arbeiten schuf Pasteur dann die wissenschaftlichen Grundlagen für die Entwicklung der aktiven Schutzimpfung.

Die passive Schutzimpfung geht auf Emil von Behring (1854–1917) zurück. Als er am 12. Dezember 1901 die erste Nobelpreisvorlesung in Stockholm hielt, gab er seinen Ausführungen den Titel „Die Serumtherapie in der Heilkunde und Heilkunst". In seiner groß angelegten Übersicht machte er sehr deutlich, dass er seine neue Behandlungsweise durchaus im Gegensatz zu der herrschenden, von dem damaligen „Papst der Medizin" Rudolf Virchow (1821–1902) inaugurierten Zellularpathologie sah. Er stellte auch den Impfungen, wie sie etwa Louis Pasteur gegen Milzbrand und Tollwut und sein ehemaliger Lehrer und späterer Kontrahent Robert Koch (1843–1895) gegen Tuberkulose (Tuberkulintherapie) entwickelt hatten, seine Serumtherapie mit Antikörpern gegenüber (Diphtherie, Tetanus).

Die Großtaten von E. Jenner und E. von Behring führten zu der Erkenntnis, dass viele Infektionserreger **antigene** und **immunisierende** Eigenschaften besitzen, gegen die ein Organismus spezifische Abwehrmechanismen in Form von **Immunzellen** und **Antikörpern** entwickelt. Jenner bewies durch seine ersten Impfversuche, dass Infektionserreger ihre antigene und immunisierende Funktion nicht nur bei einer natürlichen Infektion ausüben, sondern auch künstlich einem Organismus zugeführt, ihn in Richtung spezifischer Abwehr umstimmen, also immun machen (**aktive Schutzimpfung**). E. von Behring wies nach, dass die in einem infizierten Organismus gebildeten humoralen „**Immunstoffe**" (Antikörper) auf andere Individuen übertragen, diese ebenfalls über eine bestimmte Zeit gegen die gleiche Infektion schützen (**passive Schutzimpfung**). Damit waren die Grundlagen für eine gezielte Bekämpfung von Infektionskrankheiten mittels aktiver und passiver Schutzimpfung geschaffen. Diese Entwicklung eröffnete aber auch ein Gebiet, das sich heute im Mittelpunkt der gesamten medizinischen Forschung befindet – die **Immunologie.**

> **Eduard Jenner** (1749–1823): aktive Schutzimpfung = Vaccination (1796–1798).
> **Emil von Behring** (1854–1917): passive Schutzimpfung, Immunserum, Antikörper.

### 1.5.1.3 Begriffsbestimmungen

Als **aktive wie passive Schutzimpfung** bezeichnet man den Vorgang einer künstlichen (iatrogenen) Immunisierung, d. h. die beabsichtigte Erzeugung eines spezifischen Schutzes (Immunität) gegen ganz bestimmte Krankheitserreger oder ihre Toxine. **Immunisierungen** oder Impfungen im engeren Sinne sind also Maßnahmen zur Erzeugung einer iatrogenen Immunität. Sinn und Zweck einer Schutzimpfung ist es, dem Impfling über eine mehr oder weniger lange Zeit einen spezifischen Schutz gegenüber dem zur Krankheit führenden Verlauf einer ganz bestimmten Infektion zu verleihen. Als fundamentale Eigenschaft gilt dabei die Erreger-, Toxin- oder Antigenspezifität des Schutzes, der sich gegen die Vermehrung und Ausbreitung des betreffenden Erregers bzw. gegen die Wirkung der von ihm produzierten Toxine richtet. Einen Überblick über die Nutzung der aktiven und passiven Schutzimpfung vermittelt die **Abb. 1.16**.

Für die **aktive Schutzimpfung** verwendet man Impfstoffe (Vaccinen), für die **passive Schutzimpfung** Immunseren oder gereinigte Antikörperpräparationen, d. h. spezifische Gammaglobuline.

**Impfstoffe** sind Arzneimittel, die Antigene (vermehrungsfähige, avirulente bzw. schwach virulente Erreger, inaktivierte Erreger, immunisierende Antigene oder Toxoide) enthalten und dazu bestimmt sind, bei Mensch oder Tier zur Erzeugung spezifischer Abwehr- und Schutzstoffe angewendet zu werden.

**Immunseren, Gammaglobuline** oder sonstige spezifische Immunpräparate sind Arzneimittel, die aus Blut, Organen, Organteilen oder Sekreten von Lebewesen bzw. aus Zellkulturen gewonnen werden, spezifische Antikörper enthalten und dazu bestimmt sind, bei Mensch oder Tier wegen dieser Antikörper angewendet zu werden.

Bei der **passiven Schutzimpfung**, die im klassischen Sinn auch **Serumprophylaxe** oder **Serumtherapie** bezeichnet wird, erhält der Impfling seinen Schutz über erreger- oder antigenspezifische Antikörper (monoklonal, polyklonal), die im Serum, Kolostrum oder Sekreten enthalten sind oder durch entsprechende Gammaglobulinpräparationen vermittelt werden.

Die **aktive Immunisierung** mittels Impfstoffen veranlasst dagegen den Impfling, selbst die spezifische Immunität in Form von Antikörpern, Immunzellen und Memoryzellen gegen die im Impfstoff enthaltenen vermehrungsfähigen Impfkeime, Antigene bzw. Toxoide zu bilden. Stets handelt es sich dabei um einen Schutz, den der Impfling selbst aktiv auf die Impfung hin entwickelt bzw. erwirbt.

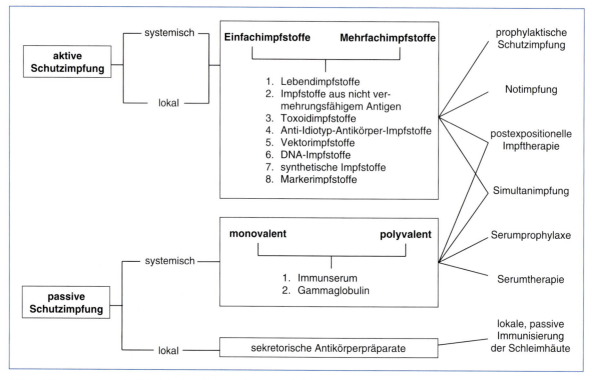

**Abb. 1.16** Aktive und passive Schutzimpfung in Therapie und Prophylaxe.

Zwischen verschiedenen Erregerspezies und Toxinen gibt es Verwandtschaftbeziehungen die gemeinsame immunisierende Antigene zur Grundlage haben (**Kreuzimmunität**). Aufgrund dieser Gegebenheiten ist es möglich, bei verwandten Erregern oder Toxinen kreuzweise gegen die durch sie erzeugten Krankheiten zu immunisieren. Es handelt sich in diesem Fall um eine **heterologe oder heterotypische Immunisierung.** Die älteste Vaccinierung mit heterologer Wirkung ist die 1798 von E. Jenner inaugurierte Impfung mit dem Kuhpocken- bzw. Vacciniavirus gegen die durch das Variolavirus bzw. Alastrimvirus hervorgerufenen Menschenpocken.

Vollkommen andere Mechanismen sind es, welche die Grundlage der **paraspezifischen Wirkung von Schutzimpfungen** darstellen. Es handelt sich dabei um Vorgänge, die nicht in den Bereich der spezifischen Immunität, sondern in den Bereich der nicht erreger- und nicht antigenspezifischen Infektabwehr gehören. Die positiven Auswirkungen führen in der Regel vor bzw. parallel zur Ausbildung der Immunität zu einem kurzzeitigen Schutz gegen eine Vielzahl von unterschiedlichen Infektionserregern, die bei der aktiven Immunisierung mit den im Impfstoff enthaltenen Keimen bzw. ihren immunisierenden Antigenen oder Toxoiden weder identisch noch immunologisch verwandt sind. Die paraspezifische Wirkung erzeugt eine **Paramunität**, die unspezifisch ist. Ihre Nutzung führt zur **Paramunisierung.**

Wird die aktive Schutzimpfung mit der passiven, d. h. der exogenen Applikation von Immunseren oder spezifischen Gammaglobulinen, kombiniert, so handelt es sich um eine **Simultanimpfung.**

Die Entwicklung auf dem Impfstoffsektor ist weiter charakterisiert durch **Misch- und Mehrfachimpfstoffe, polyvalente Vaccinen, Kombinationsimpfstoffe, hospital-** bzw. **stallspezifische Vaccinen** und **Autovaccinen.**

Unter dem Begriff **Misch- und Mehrfachimpfstoffe** werden alle die Impfstoffe zusammengefasst, die mehr als einen Erreger (Lebendimpfstoffe) oder Antigene enthalten. Die Mehrfachimpfstoffe teilen sich wiederum in **polyvalente Impfstoffe** und **Kombinationsvaccinen.** Unter einer Kombinationsvaccine versteht man einen Impfstoff, der mehrere Antigene unterschiedlicher Mikroorganismenspezies enthält. Demgegenüber ist ein polyvalenter Impfstoff aus unterschiedlichen Serotypen einer einzigen Spezies zusammengesetzt. Bei den Kombinationsvaccinen müssen nach der Art der in ihr enthaltenen Komponenten wiederum unterschieden werden (**Abb. 1.17**):

- **additive Kombinationsvaccinen** (Kombination von zwei oder mehr spezifischen Einfachimpfstoffen, zur Vereinfachung des Impfkalenders, Kostengründe etc.);
- **synergistische Kombinationsvaccinen** (mehrere Erreger oder Antigene, die nur durch ihr synergistisches Zusammenwirken einen belastbaren Impfschutz induzieren; Bekämpfung von Mischinfektionen, infektiösen Faktorenkrankheiten, z. B. Pferdehusten, Rindergrippe, Zwingerhusten der Hunde).

Unter **hospitalspezifischen** (Mensch) bzw. **stallspezifischen/zwingerspezifischen Vaccinen** (Tier) versteht man Impfstoffe, die nur für ein bestimmtes Krankenhaus bzw. einen Tierbestand mit einem aus diesem Bereich jeweils neu isolierten Krankheitserreger, dessen Antigenen oder Toxinen hergestellt werden und nur in diesem Krankenhaus bzw. Tierbestand zur Bekämpfung eines endemischen Hospitalismus angewendet werden dürfen.

Als **Autovaccinen** bezeichnet man Impfstoffe, die nur für ein bestimmtes Einzelindividuum hergestellt werden, wobei man hierfür einen aus dem betreffenden Individuum isolierten Krankheitserreger, dessen Toxine oder Antigene benutzt. Unter den Begriff der Autovaccinen fallen auch Impfstoffe, die aus tumorösem Gewebe oder transformierten Zellen eines Individuums zum Gebrauch für eben dieses Individuum hergestellt werden.

> **Aktive Schutzimpfung:** Impfstoffe, Vaccinen,
> **Passive Schutzimpfung:** Antikörper, Immunglobuline,
> **Begriffsbestimmungen:** Simultanimpfung, Mehrfachimpfstoffe, stallspezifische Impfstoffe, Autovaccinen.

### 1.5.1.4 Aktive Schutzimpfung

■ Impfstoffarten

Grundsätzlich unterscheidet man derzeit folgende Gruppen von Impfstoffen:
1. Lebendimpfstoffe,
2. Impfstoffe aus nicht vermehrungsfähigem Antigen (sog. inaktivierte Impfstoffe),
3. Toxoidimpfstoffe,
4. Anti-Idiotyp-Antikörper-Impfstoffe,
5. Vektorimpfstoffe,

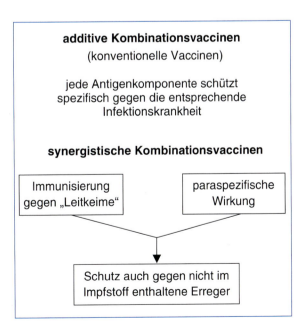

**Abb. 1.17** Konventionelle und neuere Kombinationsvaccinen.

6. DNA-Vaccinen,
7. synthetische Impfstoffe,
8. Markerimpfstoffe.

Unter **Lebendimpfstoffen** versteht man Impfstoffe, die als immunisierendes Agens vermehrungsfähige avirulente oder schwach virulente, homologe oder heterologe Impfkeime enthalten, die nach entsprechender Applikation bei gesunden Impflingen keine Allgemeinkrankheit mit Befall der für sie typischen Manifestationsorgane mehr hervorrufen. In der Regel vermehrt sich der Impfkeim im Impfling und löst, da er seine spezifische immunisierende Aktivität erhalten hat, Immunisierungsprozesse aus, die den Impfling über eine bestimmte Zeit vor einer natürlichen Erkrankung durch Aufnahme virulenter Feldstämme schützen. Die Vermehrung des Impfstamms im Impfling bildet die Voraussetzung für eine wirksame Immunisierung. Wegen seiner Avirulenz bzw. verminderten Virulenz ist hierfür eine Mindestinfektionsmenge pro Impfstoffdosis notwendig. Als Impfstämme werden in der Natur vorkommende avirulente oder schwach virulente Keime, biologisch attenuierte oder gentechnologisch veränderte Erreger (Deletionsmutanten) verwendet.

**Impfstoffe aus nicht vermehrungsfähigen Antigenen** (inaktivierte Keime, Antigenkomponentenimpfstoffe) werden aus Ganzkeimen, Subunits, gentechnologisch oder synthetisch hergestellt.

Die älteste und bis heute noch am meisten verwendete Art dieser Gruppe stellen **Impfstoffe aus inaktivierten Erregern** (Totvaccinen, inaktivierte Vaccinen) dar. Es handelt sich dabei um Vaccinen, in denen die für die Immunisierung verantwortlichen Mikroorganismen als Ganzes in inaktivierter Form vorliegen und die zusätzlich Adjuvanzien bzw. Adsorbenzien oder beide Zusatzstoffe zusammen zur Steigerung der immunisierenden Aktivitäten der inaktivierten Keime enthalten. Unter **Inaktivierung von Mikroorganismen** (Viren, Bakterien, Pilze, Protozoen) versteht man einen Vorgang, bei dem einem Mikroorganismus auf natürliche oder künstliche Weise die Vermehrungsfähigkeit durch chemische und/oder physikalische Einwirkungen genommen wird, ohne dass dadurch seine anderen biologischen Aktivitäten, insbesondere seine immunisierenden Aktivitäten, beeinflusst werden. Impfstoffe aus inaktivierten Erregern werden im allgemeinen Sprachgebrauch als „Totvaccinen" („killed vaccines") bezeichnet. Dieser Ausdruck ist sehr unglücklich, das Gleiche gilt für die Bezeichnung „inaktivierte Vaccinen". Ein Impfstoff aus inaktivierten Erregern ist weder „tot" noch „inaktiviert", denn er induziert im Impfling die Ausbildung einer Immunität, ist also biologisch „aktiv".

Nach Identifizierung der für die Immunisierung verantwortlichen antigenen Strukturen hat man Impfstoffe entwickelt, die nur noch diese Komponenten (sog. Antigenkomponentenimpfstoffe) enthalten. So entstanden in zeitlicher Reihenfolge die **Spaltvaccinen**, die **Subunitvaccinen**, die **gentechnologischen Vaccinen** und die **synthetischen Vaccinen** (Polypeptidvaccinen). Die Erfahrungen mit allen diesen Vaccinengenerationen führten stets zu dem gleichen Fazit: Je reiner und spezifischer das Impfantigen ist, um so weniger ist es „in praxi" immunologisch wirksam. Entsprechend haben diese neuen Impfstofftypen noch keinen Eingang in die Praxis gefunden, an ihrer Verbesserung wird aber gearbeitet.

**Toxoidimpfstoffe** sind Impfstoffe, die als immunisierendes Prinzip entgiftete Toxine, sog. Toxoide enthalten. Als Toxoide oder Anatoxine bezeichnet man entgiftete, aber noch gut immunisierende Toxine von Mikroorganismen. In der Regel handelt es sich dabei um Ektotoxine von Bakterien (Exotoxine).

**Anti-Idiotyp-Antikörper-Impfstoffe** enthalten anstelle erregerspezifischer Antigene Anti-Idiotyp-Antikörper, d. h. Immunglobuline, die gegen die variable Region (Bindungsstelle mit dem Antigen) spezifischer Immunglobuline gerichtet sind. Die Wirksamkeit solcher Impfstoffe zur Erzielung einer aktiven Immunität ist inzwischen bei Virus- und Protozoeninfektionen sowie bei bestimmten Tumoren experimentell nachgewiesen.

Unter **Vektorimpfstoffen** (rekombinierte Vaccinen, Hybridvaccinen) versteht man Impfstoffe, die über einen mikrobiellen Träger (Vektor) als Produzenten für immunisierende Bestandteile anderer Erreger in den Impfling verbracht werden. Bei dieser Impfstoffkonstruktion handelt es sich um eine Rekombination, die durch Einbau eines Fremdgens in das Genom eines Vektors erfolgt. Die inserierte Nucleinsäure (Fremdgen) wird im Impfling durch den Vektor zur Expression mit Bildung von immunisierenden Fremdproteinen gebracht. Als Vektoren werden in der Regel avirulente bzw. schwach virulente, meist attenuierte (deletierte), homologe oder heterologe Mikroorganismen verwendet. Man bevorzugt hierfür in der Regel vermehrungsfähige, komplex aufgebaute Viren, wie z. B. Pockenviren, die ein Genom mit über 180.000 Basenpaaren besitzen, in das sich ohne Verlust der Individualität und der Vermehrungsfähigkeit des Vektors fremde Gene inserieren lassen.

**DNA-Vaccinen** basieren nicht auf der Applikation von Antigenen, sondern auf der Impfung mit der DNA eines antigencodierenden Expressionsplasmids. Es handelt sich also um einen **antigenfreien Impfstoff.**

Die Bezeichnung **Markerimpfstoffe** ist ein Sammelbegriff, der sich im allgemeinen Sprachgebrauch eingebürgert hat. Alle Arten von Impfstoffen, sowohl Lebend- als auch Antigenimpfstoffe können Markerimpfstoffe sein. Man versteht unter Markerimpfstoffen alle Impfstoffe, die sich von dem Infektionskeim, gegen den immunisiert werden soll, dadurch unterscheiden, dass in ihm ein oder mehrere Epitope fehlen oder zusätzlich vorhanden sind. Markerimpfstoffe erlauben auf diese Weise eine Unterscheidung zwischen einer **Impfimmunität** und einer **natürlich erworbenen Immunität.** Im wesentlichen unterscheidet man auf der Basis von Antikörperprofilen.

Markervaccinen werden bevorzugt bei der staatlichen Tierseuchenbekämpfung und bei der Einfuhr vom Tier stammender Lebensmittel eingesetzt, um nachzuweisen, ob die betreffenden Tiere aus einem natürlich infizierten Bestand (Einfuhrsperre!) oder aus einem geimpften Bestand stammen. Ein Teil der Markerimpfstoffe betrifft sog. attenuierte oder deletierte Impfstämme. Hierher gehören auch teilweise die sog. **Vektorimpfstoffe** und die **DNA-Vaccinen**.

> **Wichtige Impfstoffarten:**
> Lebendimpfstoffe,
> Impfstoffe aus nichtvermehrungsfähigen Antigenen,
> Toxoidimpfstoffe,
> Vektorimpfstoffe,
> synthetische Impfstoffe.

■ Applikationsmethoden

Die für eine Schutzimpfung unabdingbaren Forderungen nach „Unschädlichkeit und Wirksamkeit" werden nicht nur durch die Qualität des Impfstoffs und den Gesundheitszustand des Impflings, sondern auch durch die Art der Applikation des Impfstoffs bestimmt. Neben Unschädlichkeit und Wirksamkeit wird die Art der Applikation noch wesentlich determiniert durch den Gesundheitszustand und das Verhalten des Impflings. Alle bisher bekannten Applikationsarten werden aufgrund prinzipieller Unterschiede in der Methodik in 2 große Gruppen unterteilt, nämlich in die Gruppe der **lokalen** und in die Gruppe der **parenteralen Immunisierungsmethoden.**

Unter dem Begriff „**lokale Schutzimpfung**" versteht man die Einverleibung eines Impfstoffs (Antigen) in einen Organismus über die intakte Haut oder Schleimhaut mittels Resorption, Persorption oder Pinocytose. Dazu wird der Impfstoff oberflächlich mit der Haut oder Schleimhaut in Kontakt gebracht. Jede zum Zwecke der Immunisierung gesetzte Läsion erlaubt nicht mehr die Einordnung in die Gruppe der lokalen Immunisierungsmethoden. Zu den klassischen lokalen Immunisierungsmethoden, die auch heute noch aktuelle Bedeutung besitzen, gehören die orale (Schluckimpfung) und die nasale Immunisierung. Weniger bekannt und verbreitet sind die rektale, kutane, tracheale, pharyngeale, intramammäre, uterine, vaginale oder konjunktivale Impfung.

Alle Impfmethoden, bei denen der Impfstoff einem Organismus durch künstliche Umgehung von Haut und Schleimhaut, z. B. mittels Injektion (per injectionem), über Skarifikation (per incisionem) oder Luftdruck (Hochdruck) einverleibt wird, gelten als „**parenterale Schutzimpfung**". Die gebräuchlichsten parenteralen Immunisierungsmethoden sind die intramuskuläre, intrakutane, perkutane und subkutane Applikation. Die intraperitoneale, intravenöse, intracerebrale und intrapulmonale Applikationen besitzen v. a. in der Experimentalmedizin Bedeutung.

Bei der **passiven Schutzimpfung** bzw. Serumtherapie (Gammaglobulin) wird in der Regel parenteral appliziert. Lokale, v. a. orale Applikationen sind aber möglich (Schutz der Antikörper bei der Magenpassage durch Kapseln).

Obwohl die Wahl der praktizierten Applikationsmethoden von einem breiten Faktorenspektrum mitbestimmt wird, stehen definierte, allgemein gebräuchliche Routinemethoden im Vordergrund. Sie werden ganz allgemein als „**konventionell**" bezeichnet. Unter „**unkonventionellen Impfmethoden**" versteht man Applikationsverfahren, die nicht allgemein üblich sind und die nicht regelmäßig verwendet werden (exklusiver Gebrauch) oder für die spezielle Indikationen gegeben sind. Ein unkonventionelles Impfverfahren ist z. B. die Schutzimpfung in die Wunde oder über Implantate, die das Antigen in zeitlich gestaffelten Intervallen abgeben.

> Für die parenteralen und lokalen Schutzimpfungen gelten folgende **Gesetzmäßigkeiten**:
> Parenterale Schutzimpfungen wirken sich immunologisch nur systemisch aus.
> Lokale Schutzimpfungen induzieren eine lokale und gleichzeitig auch eine partiell systemische Immunität.

Neben **Art der Applikationsmethoden** ist auch die **Anzahl** der Applikationen von Impfstoffen für den Immunisierungserfolg wichtig. Dabei muss man unterscheiden zwischen einer **Grund- oder Erstimmunisierung**, einer **Auffrischungsimpfung** (Boosterimpfung) und laufenden **Wiederholungsimpfungen**. Für die Erstimmunisierung benötigt man 1–2 Applikationen, im Abstand von 4–6 Wochen. Bei oralen Schutzimpfungen sind in der Regel mehrere Applikationen erforderlich, um einen gesicherten Impferfolg zu erzielen. Die Zeitspannen für die Booster- und Wiederholungsimpfungen sind von Impfstoff zu Impfstoff verschieden.

> **Immunisierungsmethoden**:
> lokal: oral, nasal, rektal, vaginal usw.,
> parenteral: intramuskulär, subkutan, perkutan, intravenös,
> Erstimmunisierung (Grundimmunisierung),
> Auffrischungsimpfung,
> Wiederholungsimpfung.

■ Immunologische Folgen

Die aktive Schutzimpfung führt zur Bildung **spezifischer Serumantikörper (humorale Impfimmunität)**, zur **Immunzellbildung (zelluläre Impfimmunität)** und bei lokaler Applikation zur Bildung **sekretorischer IgA** sowie **IgM** und spezifischer zellulärer, **lokaler Abwehrmechanismen (lokale Impfimmunität)**. Über die immunologischen Folgen einer Schutzimpfung wissen wir aber leider noch immer nicht genug. Sowohl die in sich vernetzten Schutzwirkungen, wie auch die sog. „Entgleisungen", z. B. die postvaccinalen immunologischen Komplikationen, gehören hierher. Sicher unterliegen jedoch die immunologischen Vorgänge dem **Massenwirkungsgesetz**, d. h. kybernetischen Gegebenheiten mit einem sich gegenseitig regulierenden Netzwerk von Aktivitäten.

Die **zelluläre Immunität** entwickelt sich zeitlich zuerst. Über die sog. „**delayed hypersensitivity**" (z. B. Intrakutantest) lässt sie sich in der Regel frühestens 5 bis 7 Tage post vaccinationem nachweisen. Die Antikörper erscheinen im Serum der Impflinge einige Tage später. Bis zu ihrer vollen Ausprägung vergehen je nach Impfstoffart 3–5

Wochen. Für die **humorale Impfimmunität** besitzen die IgM- und IgG- sowie die sekretorischen IgA-Antikörper die größte Bedeutung. Die IgM, aufgrund ihrer Sedimentationskonstante auch 19S-Antikörper genannt, können als eine erste, noch nicht endgültige Stufe der humoralen Immunität aufgefasst werden. IgG-Antikörper (7S-Antikörper) bilden dann die definitive, belastbare, über längere Zeit anhaltende Phase der humoralen Immunität. Sie sind das wirksamste Instrument der spezifischen Abwehr gegenüber infektiösen oder toxischen Antigenen. Die Produktion beider Formen geht nahtlos ineinander über. Mit zunehmender Bildung von IgG-Antikörpern verschwinden die IgM. Der über eine längere Zeit bestehende humorale Impfschutz wird deshalb durch die IgG-Antikörper gewährleistet, d. h. Impfstoffe, die bevorzugt zur Bildung von IgG-Antikörpern führen, hinterlassen eine gute, über längere Zeit belastbare Impfimmunität. Besonders gute Stimulatoren einer IgG-Produktion sind bakterielle Ektotoxine bzw. ihre Toxoidformen. Auch Viren sind gute IgG-Stimulanzien.

**Träger der zellulären Impfimmunität** sind die T-Lymphocyten. Ihr Reifungsprozess wird teilweise durch im Thymus gebildete Polypeptidhormone (z. B. Thymosin) gesteuert. Bereits im Frühstadium der Schwangerschaft werden rezeptortragende T-Zellen in die Peripherie, anfangs v. a. in die Leber und das Knochenmark, abgegeben. Obwohl die Zahl der reifen T-Zellen laufend ansteigt, wird die vollständige Reife, im Gegensatz zum B-Zellsystem, erst einige Woche post partum erreicht.

Die **T-Zellen** schalten sich sehr vielseitig in die Entwicklung der verschiedenen immunologischen Reaktionsformen ein. Aus diesem Grund hat man sie, ehe man die dominierende Rolle der Makrophagen erkannte, als höchste Instanz in der Hierarchie des Immunsystems angesehen. Teilweise ist diese Auffassung auch heute noch gültig, wenn man z. B. nur die Kontrollfunktion der T-Suppressorzellen oder die Funktion der T-Helferzellen bewertet.

Die wichtigste Funktion der zellvermittelten Immunität ist die **Cytotoxizität**, d. h. die Lysis bzw. Eliminierung von „fremden", kranken oder infizierten (antigen-tragenden) Zellen. Für diese umfangreichen Aufgaben stehen eine Reihe unterschiedlicher T-Zellsubpopulationen zur Verfügung.

Der in bezug auf ein Impfantigen erfahrene Organismus reagiert nach einer zweiten oder wiederholten Schutzimpfung mit dem gleichen Antigen anders als der in Bezug auf das Antigen naive Organismus. Dieses Phänomen bezeichnet man als **immunologische Gedächtnisreaktion**, immunologische Zweitreaktion, **Booster-Effekt** oder **anamnestische Reaktion.**

Der Booster-Effekt ist im Vergleich zur Primärreaktion durch eine Verkürzung der Reaktionsphase, das schnellere Erreichen der Spitzentiter (Antikörper) im Serum, die längere Verweildauer der Antikörper und die bevorzugte Bildung von IgG-Immunglobulinen charakterisiert. Gleichzeitig nimmt die Zahl der Immunzellen schneller zu als nach dem ersten Antigenkontakt. Im Allgemeinen werden alle immunologischen Prozesse quantitativ wie qualitativ verstärkt, außerdem verlängert sich die Dauer der Immunität.

Die funktionelle Grundlage des **Booster-Effekts** beruht unter anderem auf der Bildung von sog. **Memory-Zellen**, die während der Entwicklung des zellulären und humoralen Immunsystems entstehen. Sowohl T- als auch B-Lymphocyten können nach Antigenkontakt in Memory-Zellen transformiert werden, die nach erneutem Kontakt mit dem gleichen Antigen in kürzester Zeit in eine aktive antikörperbildende Plasmazelle oder Immunzelle umgewandelt werden, wodurch einerseits die Verkürzung, andererseits die stärkere Immunantwort gegenüber dem Erstkontakt mit einem Antigen zustande kommt.

> Zelluläre Immunität = T-Zell-abhängig, Cytotoxizität
> humorale Immunität = Antikörper, IgM – IgG
> Booster-Effekt = Gedächtniszellen (memory cells)

### Impfkomplikationen

Der ungewollte Gesundheitsschaden durch einen ärztlichen Eingriff belastet von jeher die Medizin. In der Impfpraxis ist diese Gefahr besonders unangenehm, weil hier der auftretende Schaden in der Regel an einem vor der Impfung gesundem Individuum verursacht wird (Ausnahme: Notimpfung, Impfschutzbehandlung).

Zunächst muss man unterscheiden zwischen harmlosen **Nebenwirkungen** bzw. **Nebenreaktionen** und echten **Impfkomplikationen.**

**Nebenwirkungen** können nach jeder Impfung auftreten, sind relativ häufig, klingen aber nach Stunden oder spätestens nach 1–2 Tagen wieder ab, ohne Residuen zu hinterlassen. Die häufigsten Nebenwirkungen sind: Anschwellung der regionalen Lymphknoten, Rötungen, Schwellungen, Infiltrationen und Schmerzen an der Impfstelle, Fieber, allgemeines Krankheitsgefühl.

Die **Impfkomplikationen** treten unerwartet auf, sind sehr selten und können bleibende Schäden hinterlassen.

Durch Impfkomplikationen sind praktisch alle aktiven und passiven Schutzimpfungen belastet. Genese, Art und Prozentsatz der Zwischenfälle sind verschieden. Prozentual liegen die Impfkomplikationen allgemein sehr niedrig (< 0,001 %). Sie lassen sich in 3 große Gruppen einteilen:
- Impferkrankungen,
- Impfdurchbrüche,
- Impfschäden.

Die größte Bedeutung besitzen die **postvaccinalen Allergien**, die **Störungen der Schwangerschaft**, die **homologen und heterologen Provokationen**, **postvaccinale Encephalitiden** und die **Verschleppung von Krankheitserregern** durch den Impfakt.

Unter **Impferkrankungen** versteht man jene Fälle von postvaccinalen Komplikationen, die dadurch entstehen, dass der Impfstoff nicht genügend attenuierte oder zu virulente Impfstämme (Lebendvaccine), mangelhaft inaktivierte Erreger (Vaccinen aus inaktivierten Erregern) oder nicht genügend entgiftete Toxine (Toxoidimpfstoffe) enthält.

**Impfdurchbrüche** kommen dadurch zustande, dass sich im Anschluss an die Impfung keine belastbare und dauerhafte Immunität entwickelt und der Impfling nach einer natürlichen Infektion zu einer Zeit erkrankt, in der er durch die Impfung geschützt sein sollte.

Unter **Impfschäden** fallen alle postvaccinalen Gesundheitsschäden, die in einem ursächlichen oder zeitlich wahrscheinlichen Zusammenhang mit der Impfung stehen und weder zu den Impferkrankungen noch zu den Impfdurchbrüchen gerechnet werden können. Ihre Ätiologie ist vielfältig und ihr Nachweis oft sehr schwierig. Häufig ist bei ihnen nur eine Wahrscheinlichkeitsaussage bezüglich Folgeerscheinungen einer Impfung möglich. Grundsätzlich hat man zu unterscheiden zwischen **Schäden, die zulasten des Impfstoffs gehen** und **Schäden, die technisch bedingt sind.**

Beide Möglichkeiten von Impfschäden können nach den verschiedensten Kriterien weiter unterteilt werden. Da die Ursachen nicht immer genau festzulegen sind, mehrere Ursachen und Ursachenkombinationen vorliegen können und der exakte Kausalitätsnachweis auch nicht immer möglich ist, hat es sich bewährt, die weitere Untergliederung nach den Folgen der Impfschäden vorzunehmen. Hiernach kann man bei den **Impfschäden, die zu Lasten des Impfstoffs** gehen, folgende Gruppen unterscheiden:
- **Lokalreaktionen,**
- **Fieber,**
- **Allergien** (Soforttyp, Spättyp),
- **anaphylaktoide Reaktionen,**
- **Störungen der Schwangerschaft,**
- **Schäden am Zentralnervensystem,**
- **sonstige Schäden.**

Als wichtigste **Schäden, die technisch bedingt sind**, gelten:
- **Stress** durch die Mechanik des Impfakts,
- **homologe und heterologe Provokation** (Aktivierung latenter oder persistierender Infektionen),
- **mechanische Verschleppung** von Krankheitserregern durch den Impfakt.

> **Impfkomplikationen:**
> Nebenwirkungen,
> Echte Komplikationen:
> – Impferkrankungen,
> – Impfdurchbrüche,
> – Impfschäden.

### 1.5.1.5 Passive Immunisierung

#### Grundlagen

Unter passiver Schutzimpfung (**Immunsubstitution, Serumprophylaxe, Serumtherapie**) versteht man die medikamentöse Übertragung von spezifisch immunkompetenten Aktivitäten von einem immunen Spender auf einen nicht immunen Empfänger. Von praktischer Bedeutung ist bis jetzt ausschließlich die Übertragung von homologen und heterologen Antikörpern. Die Antikörper stammen dabei entweder von einem speziesgleichen (homolog) oder speziesverschiedenen (heterolog) Spender. Daneben können sie auch in entsprechenden Zellkulturen produziert werden (monoklonale Antikörper). Die bei der passiven Schutzimpfung wirksam werdenden Antikörper bezeichnet man heute international als „**Immunglobuline**". Die frühere Bezeichnung „Gammaglobuline" beruht auf der Wanderungsgeschwindigkeit der Globulinfraktion bei der elektrophoretischen Trennung.

Nach einer passiven Schutzimpfung wird der Impfling selbst bezüglich Immunitätsbildung nicht tätig. Der Schutz tritt aber sofort nach der Verabreichung der Antikörper ein. Die passiv zugeführten Antikörper baut der Organismus, da er sie als fremd erkennt, schnell wieder ab.

Die **Schutzwirkung** beruht auf der Antigen-Antikörper-Reaktion in einem infizierten Organismus. Dabei können sich ganz unterschiedliche Vorgänge abspielen. Im einfachsten Falle liegen die beiden Partner frei z. B. im Blut vor und reagieren beim Zusammentreffen direkt miteinander, wobei andere lösliche Serumbestandteile, z. B. Komplement, mitwirken können oder nicht. Es entstehen dadurch Antigen-Antikörper-Komplexe der verschiedensten Zusammensetzung, deren weiteres Schicksal im Körper ebenfalls unterschiedlich ist. Das Gegenstück bilden Antigen-Antikörper-Reaktionen, an denen primär Zellen beteiligt sind. Auf der einen Seite kann der Antikörper an Membranrezeptoren bestimmter Zellen (z. B. Mastzellen, Leukocyten) gebunden werden. Andererseits besitzt eine Vielzahl von Viren die Fähigkeit, an der Oberfläche der infizierten Zelle die Bildung eines neuen Antigens zu stimulieren. In diesem Falle ist das Antigen zellgebunden. Zwischen diesen beiden Gruppen von Antigen-Antikörper-Reaktionen gibt es fließende Übergänge.

Die **Antigen-Antikörper-Bindungen** sind nicht irreversibel. Es besteht vielmehr ein Wechselspiel zwischen Assoziation und Dissoziation. Unter physiologischen Bedingungen überwiegt die Assoziation, unter nichtphysiologischen die Dissoziation. Eine vollständige Bindung aller Antikörper in einem System findet nie statt. Für die Bindungsintensität zwischen Antigen und Antikörper sind neben vornehmlich physikalischen Milieufaktoren spezifische **Affinität** und **Avidität** sowie die sog. **Wertigkeit (Valenz)** von Bedeutung.

#### Applikation von Immunglobulinen

In der Natur erfolgt die „passive Immunisierung" über den **Placentarkreislauf** (Mensch, Affe, Nager) oder per os über das **Kolostrum** (Pferd, Rind, Schwein) bzw. über beide Wege (Fleischfresser). Es läge nun nahe, Antikörper auch bei der künstlichen Zufuhr oral zu verabreichen. Diese Methode hat sich bei der aktiven Immunisierung gegen eine Vielzahl von Infektionskrankheiten bewährt; die Medikation ist einfach und unschädlich. Antikörper werden aber im Digestionstrakt proteolytisch abgebaut und gelangen nicht zur Resorption – eine Ausnahme sind ganz junge Individuen innerhalb der ersten Lebenstage. Eine passive Immunisierung erfolgt deshalb in der Regel auf **parenteralem Wege.** Lange Zeit wurden Antikörperpräparate prinzipiell intramuskulär appliziert; heute geht der Trend mehr in Richtung intravenöser Verabreichung.

■ Schadwirkungen von Serumpräparaten

Der vermehrte Einsatz von Serumpräparaten konfrontiert die Medizin leider immer wieder mit Komplikationen, die v. a. bei besonders empfindlichen und disponierten Impflingen auftreten können. Die Zwischenfälle sind dann besonders gravierend, wenn sie gesunde Individuen bei der prophylaktischen, passiven Immunisierung betreffen (z. B. Tetanusprophylaxe).

Bei der Verabreichung von Serum muss aber bei jedem Einzelfall geprüft werden, ob eine Impfung zweckmäßig ist, und ob im Zweifelsfall die Gefährdung durch den fehlenden Immunschutz oder durch eine mögliche Impfkomplikation größer ist (Nutzen-Risiko-Relation).

> **Passive Immunisierung:**
> homologe oder heterologe Antikörper,
> Schutz kurzzeitig und nicht vollständig,
> Applikation,
> Schadwirkung,
> nur bei speziellen Indikationen sinnvoll.

## 1.5.2 Paraspezifische Schutzimpfung
(Paramunisierung)

### 1.5.2.1 Einführung

Schutzimpfung und Paramunisierung haben viele Gemeinsamkeiten. Die Intension beider Maßnahmen betrifft die Nutzung bzw. Aktivierung funktionell vorhandener und reagierender, körpereigener Abwehrmechanismen und damit die Befähigung des Patienten, sich selbst zu schützen. Die in den Impfstoffen bzw. nichtimmunisierenden, sog. Paramunitätsinducern enthaltenen Wirkstoffe sind „per se" unwirksam und können nur über die Abwehrfunktionen des Impflings ihre Wirkung entfalten, d. h. der Erfolg ist von den körpereigenen Heil- und Ordnungskräften abhängig.

Die Schutzimpfung beruht auf der Aktivierung des spezifischen und die Paramunisierung auf der des unspezifischen, d. h. paraspezifischen Teiles des Immunsystems. Weitere gemeinsame Kriterien für beide Medikationen sind: Mindestmenge an Wirkstoff, schnelle Metabolisierung des Wirkstoffs und keine Kumulierung, definierbare Stoffgruppe, Dosis-Wirkungs-Beziehung, stufenweiser Reaktionsablauf, zelluläre und humorale Mechanismen beteiligt, „in vitro" unwirksam und gleiche Herstellungsverfahren. Die Wirkstoffe von Schutzimpfungen sind Antigene, von Paramunisierungen dagegen regulatorische Proteine (Paramunitätsinducer).

Impfstoffe wie Paramunitätsinducer werden von phagocytären Zellen (Empfängerzellen) aufgenommen und abgebaut. Die Akzeptorzellen vermitteln z. B. im Rahmen der Schutzimpfung die antigenen Determinanten über T-Helferzellen an B-Lymphocyten, die zu Plasmazellen transformieren und Antikörper produzieren. Der mittelbare oder direkte Kontakt mit dem Antigen führt daneben über cytotoxische bzw. cytolytische T-Zellen oder Effektorzellen zu Immunzellen als Grundlage der „delayed hypersensitivity". Bei der Paramunisierung kommt es zu einem vergleichbaren stufenweisen Geschehen. Die Akzeptorzellen (z. B. Phagocyten) nehmen den Paramunitätsinducer auf, werden dadurch aktiviert und entlassen Mediatoren, die Effektorzellen mobilisieren und damit Regulationsmechanismen der paraspezifischen Abwehr einschalten.

Gemeinsamkeiten bestehen auch bezüglich der Applikationsarten. Impfstoffe wie Paramunitätsinducer können lokal wie parenteral appliziert werden. Die lokale Verabreichung stimuliert speziell die paraspezifischen und spezifischen Abwehrmechanismen in den Schleimhäuten und in der Haut. Daneben kommt es aber auch über das „homing" zu einer gewissen systemischen Wirkung. Umgekehrt ist dies nicht der Fall. Parenterale Immunisierungen wie Paramunisierungen beeinflussen die lokalen Abwehrmechanismen in Haut und Schleimhaut kaum (**Tab. 1.16**).

Insgesamt lassen sich die Paramunisierung deshalb auch als **unspezifische,** besser formuliert als **paraspezifische Schutzimpfung** und die benutzten Paramunitätsinducer als **paraspezifische Vaccinen** definieren.

Die Unterschiede betreffen, sieht man von der Zuordnung zum spezifischen bzw. paraspezifischen Teil des Immunsystems ab, im Wesentlichen folgende Parameter: Beginn und Dauer der körpereigenen, regulativen Prozesse, Spezifität der Schutzmechanismen, wirksame zelluläre und humorale Mechanismen, Booster-Effekt, Speziesspezifität, Abhängigkeit vom Alter, Rückwirkung auf die belebte Umwelt von Mensch und Tier, Indikation und Gegenindikation, postvaccinale Komplikationen und schließlich Tierseuchen- und Bundesseuchengesetz (**Tab. 1.17**).

Die durch Paramunisierung stimulierten körpereigenen Schutzvorgänge setzen schon nach 6–8 Stunden ein, halten aber nur wenige Tage an. Der durch eine spezifische Schutzimpfung gebildete erreger- und antigenspezifische Schutz benötigt dagegen mindestens 5–7 Tage bis (längstens) 4–5 Wochen, persistiert dafür aber über Monate

---

**Tab. 1.16** Gemeinsamkeiten von Schutzimpfung und Paramunisierung.

- Biologische Aktivierung körpereigener Abwehr- und Schutzstoffe bzw. -mechanismen
- Mindestmenge an Wirkstoff
- Keine Kumulierung
- Definierbare Stoffgruppe
- Dosis-Wirkungs-Beziehung
- Stufenweiser Reaktionsablauf
- Stimulierung zellulärer und humoraler Abwehrmechanismen
- Gleiche Applikationsarten
- „In vitro" unwirksam
- Keine Toxizität, keine Teratogenität

## 1.5 Nutzung des Immunsystems für die Prophylaxe und Therapie

**Tab. 1.17** Unterschiede zwischen Schutzimpfung und Paramunisierung.

- Zielorgane des Immunsystems
- Beginn und Dauer des Schutzes
- Spezifität des Schutzes
- Art der zellulären und humoralen Mechanismen
- Booster-Effekt
- Abhängigkeit vom Alter
- Kompatibilität mit anderen Medikationen
- Homologe und heterologe Provokation
- Indikation und Gegenindikation
- Postvaccinale Komplikationen
- Umweltbezogenheit
- Tierseuchen-, Bundesseuchen- und Jagdgesetz

oder Jahre. Durch Wiederholungsimpfungen wird er verstärkt und verlängert. Ein derartiger „Booster-Effekt" besteht bei der Paramunisierung nicht. Entsprechend der Phylogenese, die sich in der Ontogenese widerspiegelt, verfügt das Neugeborene über ein voll intaktes paraspezifisches Abwehrsystem. Es kann deshalb sofort aktiviert werden. Das antigenspezifische Immunsystem ist bei Neugeborenen dagegen zwar auch vorhanden, aber noch nicht vollständig aktiv. Hinzu kommt die Interferenz mit der passiven maternalen Immunität. Beide Kriterien beschränken eine aktive Immunisierung von Neugeborenen, nicht aber die Paramunisierung.

Provokationen oder postvaccinale Komplikationen treten im Gegensatz zu den aktiven Schutzimpfungen bei der Paramunisierung nicht auf. Wegen der „Unspezifität" der Paramunisierung entfällt auch die Notwendigkeit einer Diagnose. Bei der aktiven Schutzimpfung müssen die speziellen Vorschriften des Tierseuchen-, Bundesseuchen- und Jagdgesetzes beachtet werden. Die Paramunisierung ist hierdurch nicht belastet. Negative Rückwirkungen auf die Umwelt der behandelten Tiere bestehen ebenfalls nicht.

Ein Ausfall der Funktion von B- und T-Lymphocyten, sei er genetisch bedingt oder erworben, verhindert die Antikörper- und Immunzellbildung, nicht aber die Reaktivität der unspezifischen Abwehr. Die Paramunisierung kann in derartigen Fällen sehr nützlich sein.

Die paraspezifische Immunabwehr ist ein physiologischer Vorgang und lässt sich als **„primäre Kontrolle"** der Auseinandersetzung des Organismus mit einer schadstoffhaltigen Umwelt zum Wohle eines Individuums definieren. Sie ist nicht nur für niedrige Organismen, sondern in gleicher Weise für die hoch entwickelten Tiere und Menschen unersetzlich. **Primär genetische wie kongenitale Defekte** in diesem phylogenetisch ältesten, antigenunspezifischen Abwehrsystem führen zu lebensbedrohenden Situationen.

Wie die antigenspezifische Abwehr ist auch die antigenunspezifische, paraspezifische Abwehr **zellulär und humoral verankert.** Die Aktivierung beider Mechanismen wird wie bei der Schutzimpfung auch bei der Paramunisierung genutzt (vgl. vorher).

### 1.5.2.2 Begriffsbestimmungen

Der durch die ständige, aktive und erfolgreiche, sofortige Auseinandersetzung mit den unterschiedlichsten exogenen und endogenen Noxen in kürzester Zeit erworbene, erhöhte antigen- und erregerunspezifische Schutz wird als **Paramunität** definiert.

Unter Paramunität versteht man demnach den erworbenen Zustand eines gut regulierten und optimal funktionierenden, unspezifischen, d. h. paraspezifischen Abwehrsystems, verbunden mit einem schnell entstandenen, zeitlich limitierten, erhöhten Schutz gegenüber einer Vielzahl unterschiedlicher Erreger, Antigene und anderer Noxen. Dabei ist die Phagocyteserate, die Funktion der spontanen zellvermittelten Cytotoxizität (NK-Zellen) und die Aktivität sonstiger lymphoretikulärer Zellen erhöht bzw. optimal wirksam. Gleichzeitig kommt es zur Freisetzung bestimmter Cytokine, die mit den zellulären Elementen wie auch untereinander sowohl stimulierend als auch supprimierend (Repressormechanismen) interagieren. Dieses eng vermaschte und stufenweise reagierende Biosystem der Paramunität mit seinen Empfänger-, Effektor- und Zielzellen sowie den signalübertragenden Cytokinen ist zusätzlich besonders intensiv mit dem Hormon- und Nervensystem verbunden. Es stellt damit einen wichtigen Bestandteil des Kommunikations-, Interaktions- und Regulationsnetzwerks dar.

Die Nutzung der Paramunität erfolgt durch die **Paramunisierung.** Unter einer Paramunisierung versteht man die medikamentöse Aktivierung der zellulären Elemente des paraspezifischen Teiles des Immunsystems (**zelluläre Paramunität**) und der damit verbundenen Bildung von löslichen, molekularen Botenstoffen, sog. Cytokinen (**humorale Paramunität**) mit dem Ziel, Dysfunktionen zu beheben, den nichterreger- und nichtantigenspezifischen Schutz eines Individuums schnell zu erhöhen, eine durch Stressfolgen oder anderweitig (z. B. psychisch, medikamentös) entstandene Immunsuppression oder Immunschwäche zu beseitigen, Defizite zu reparieren und regulatorisch zwischen Immun-, Hormon- und Nervensystem zu wirken. Dies bedeutet, dass je nach Art der Paramunisierung und der Reaktionslage bzw. der Gesundheit des Patienten bestimmte unspezifische körpereigene Abwehrvorgänge gesteigert, ergänzt, aber auch gesenkt werden können.

Für die Paramunisierung verwendet man **Paramunitätsinducer** (paraspezifische Vaccinen), an die ganz bestimmte Unschädlichkeits- und Wirksamkeitskriterien gestellt werden müssen, und die sich dadurch von den sog. Immunstimulanzien und Immunmodulatoren klar unterscheiden (**Tab. 1.18**). Im Gegensatz zu Paramunitätsinducern können Immunstimulanzien zu Überreaktionen führen, während der Einsatz von Immunmodulatoren zwar eine Verstärkung oder Minderung der immunologischen Reaktionen, in der Regel aber keine Regulation hervorruft.

**Paramunitätsinducer** sind pyrogenfreie, nicht toxische Arzneimittel, die dazu bestimmt sind, bei Mensch und Tier zur Erzeugung und Regulierung körpereigener

**Tab. 1.18** Kriterien für Paramunitätsinducer.

- Definierbarer Wirkstoff
- Standardisierbar
- Dosis-Wirkung
- Keine Toxizität und Teratogenität
- Keine Rückstände
- Wirksam nur über Mobilisierung körpereigener Biosysteme
- Regulatorisch, d. h. niedrige Aktivitäten werden erhöht, überhöhte Werte gesenkt (Homöodynamik)
- „In vitro" ohne zelluläre Komponente unwirksam
- Kombinierbar mit anderen Medikamenten und mit Impfstoffen
- Prophylaktisch und therapeutisch, systemisch wie lokal wirksam

Abwehr- und Schutzmechanismen im Sinne einer Paramunisierung angewendet zu werden. Sie enthalten als Wirkstoff regulatorische Proteine. Entsprechend lassen sich Paramunitätsinducer auch als **paraspezifische** bzw. **regulatorische Vaccinen** bezeichnen.

!  **Paramunität:**
kurzzeitig erhöhter Schutz gegen unterschiedliche Infektionserreger, Noxen u. a.
optimale Regulation des Immunsystems.
**Paramunitätsinducer:**
nicht immunisierende, regulatorisch wirkende Vaccinen, ohne Booster-Effekt.

### 1.5.2.3 Nutzung der Paramunisierung

Die Immunologie bzw. die Medizin haben bis jetzt in der Praxis lediglich das **antigenspezifische Immunsystem** genutzt. Die unterschiedlichsten Impfstoffe zur Prophylaxe gefährlicher Infektionskrankheiten und Seuchen (**aktive Schutzimpfung**) wurden entwickelt. Sie haben sich bestens bewährt. Die Nutzung des humoralen Anteils des spezifischen Immunsystems, d. h. der Antikörper (**passive Schutzimpfung**), die zu Beginn der immunologischen Forschung eine große Rolle spielte (Behring), beschränkt sich heute jedoch nur noch auf bestimmte Indikationen, wie z. B. Tetanus, Tollwut, Zeckenencephalitis. Dagegen hat sich die aktive Schutzimpfung klar durchgesetzt. Dabei wurden die **Herstellungsmethoden der Impfstoffe** jeweils dem neuesten Stand der biologischen Technik angepasst. Impfstoffen der 1. Generation stehen jetzt schon der 4. Generation, z. B. gentechnische Impfstoffe, DNA-Impfstoffe, Vektorimpfstoffe, gegenüber. Interessant ist dabei, dass für die Praxis derzeit fast durchweg Impfstoffe der 1. Generation (Lebendimpfstoffe, Vaccinen aus inaktivierten Erregern) verwendet werden. Mit ein Grund hierfür liegt in der Tatsache, dass je reiner und isolierter die jeweiligen Antigene verwendet werden, desto geringer ist ihre Wirksamkeit. Im Verbundsystem mit dem komplexen Epitoparrangement scheint die immunisierende Wirkung besser zu sein.

Für die **Nutzung des paraspezifischen Teils des Immunsystems** im Rahmen der Paramunisierung sind diese Erfahrungen sehr wertvoll. Möglicherweise vollzieht sich dabei eine ähnliche Entwicklung wie bei der spezifischen aktiven und passiven Schutzimpfung, denn gegenwärtig werden, v. a. in der Humanmedizin, bevorzugt unterschiedliche Mediatoren passiv verabreicht. Demgegenüber steht die aktive Nutzung der paraspezifischen Aktivitäten des Immunsystems für die Prophylaxe und Therapie gegenwärtig sicher noch in den Anfängen. Mehr und mehr beginnt man aber zu begreifen, wie intensiv paraspezifische und antigenspezifische Abwehrmechanismen miteinander verbunden sind und welchen bedeutenden Anteil die paraspezifische Abwehr im Rahmen der sofort einsetzenden paramunologischen Leistungen eines Organismus besitzt, d. h. welches bedeutende Potenzial der körpereigenen Abwehr hier noch medikamentell ungenutzt ist.

Bei der **medikamentösen (aktiven) Paramunisierung (unspezifische, nichtimmunisierende Schutzimpfung)** werden körpereigene regulative Prozesse der unspezifischen Abwehr angeregt und aktiviert. So kommt ein gestörtes Immunsystem auf natürliche Weise über die Selbstheilungskräfte des Körpers (soweit sie noch aktivierbar sind) wieder ins Gleichgewicht. Ein Paramunitätsinducer „per se" ist weder ein Abwehrstoff, noch mit einer Chemikalie oder mit einem Antibiotikum, Vitamin oder Hormon zu vergleichen, sondern eine **paraspezifische** bzw. **regulatorische Vaccine** mit allen Eigenschaften einer Vaccine (Herstellung, Wirkung). Er bringt lediglich über ein stufenweises Geschehen das paraspezifische Immunsystem so in Gang, dass es selbst wieder genügend zelluläre wie humorale, systemische wie lokale Abwehrmechanismen mobilisiert und regulierend wie reparierend aktiv werden kann. Daher liegt es auf der Hand, dass die Methode der aktiven (endogenen) Stimulierung des paraspezifischen Immunsystems wirksamer, schonender und ungefährlicher ist, als die passive (exogene) Zufuhr einzelner Komponenten des paraspezifischen Immunsystems (z. B. Interferon, bestimmte Interleukine).

Die **Paramunisierung** lässt sich sowohl **prophylaktisch** als auch **therapeutisch**, lokal wie parenteral durchführen. Die **parenterale Applikation** erzeugt eine systemische Reaktivität, schließt also den Gesamtorganismus ein; die **lokale Applikation** betrifft hauptsächlich die in der Haut und den Schleimhäuten verankerten unspezifischen Abwehrmechanismen, kann aber auch geringgradig systemisch übergreifen.

Bezüglich **Dosierung** ist zunächst nicht das Körpergewicht ausschlaggebend, sondern ähnlich wie bei der Schutzimpfung die für die Aktivierung der „Zielsysteme" notwendige „Mindestwirkdosis". Es besteht also durchaus eine Dosis-Wirkungs-Relation insofern, als eine bestimmte Mindestmenge an Wirkstoff zum „Ingangsetzen" der paraspezifischen Immunabwehr notwendig ist. Vergleiche mit einer Chemotherapie, bei der definierbare Gewebespiegel über eine bestimmte Zeit essenziell sind, lassen sich nicht ziehen, dagegen sind Vergleiche mit der aktiven Schutzimpfung angebracht, da auch hier geringste Antigenmengen ausreichen, um die Kettenreaktion einer Immunitätsbildung zu initiieren. Je nach Art des Wirkstoffs werden die Dosis-Wirkungs-Relationen mittels standardisierter Infektionsmodelle im kleinen Versuchstier, im bebrüteten Hühnerei oder in Zellkulturen ermittelt.

Generell stellt die Paramunisierung eine **neue Prophylaxe- und Therapiemöglichkeit** bei folgenden Indikationen dar:
- Viruskrankheiten,
- infektiöse Faktorenkrankheiten und Mischinfektionen, chronische Manifestationen infektiöser Prozesse, hartnäckig rezidivierende Infektionen und chemotherapieresistente, bakterielle wie virale Infektionen,
- Abwehrschwächen bzw. Dysregulationen im Abwehrsystem eines Organismus,
- neonatale Infektionsbedrohung,
- adjuvante Therapie bei bestimmten Tumorkrankheiten bzw. Verhütung der Metastasierung,
- Dysregulation im Gefäßsystem (Kapillaren, Rollen der Leukocyten, Adhäsion),
- gestörte Homöodynamik zwischen Hormon-, Kreislauf-, Stoffwechsel- und Nervensystem.

**Paramunitätsinducer** als nichtimmunisierende, regulatorisch wirkende Vaccinen, ob systemisch oder lokal appliziert, müssen zunächst auch bei Überdosierung oder mehrmaliger Applikation **unschädlich** (keine Nebenwirkungen) und **wirksam** (keine spezifische Immunisierung) sein. Derartige Inducer sind bisher nur für die Tiermedizin und zwar aus attenuierten und inaktivierten Pockenviren entwickelt worden und werden seit Jahren mit Erfolg eingesetzt. Inducer aus anderen Virusspezies bzw. aus primitiven Bakterien (z. B. Chlamydien, Mykoplasmen) sowie Pilzen sind in der Entwicklung. Pockenviren stellen eine Übergangsform zu primitiven Bakterien dar, die evtl. wie die Pockenviren Eigenschaften klassischer Viren (Interferon- und Cytokinaktivierung) mit Eigenschaften einfacher Bakterien (Phagocytosesteigerung) vereinigen. Bei der Nutzung klassischer Bakterien für die Entwicklung von Inducern gibt es stets Probleme, v. a. mit den Endotoxinen, wobei die Ektotoxine natürlich auch nicht vernachlässigt werden dürfen.

> **Die nichterregerspezifische, nichtimmunisierende, paraspezifische Schutzimpfung** kann prophylaktisch wie therapeutisch genutzt werden (parenteral, lokal):
> Dosierung unabhängig vom Körpergewicht,
> Mindestproteinmenge erforderlich,
> neue Prophylaxe- und Therapiemöglichkeiten.

### 1.5.2.4 Paramunitätsinducer aus Pockenviren (Pockeninducer, nichtimmunisierende, bioregulative Vaccinen)

Paramunitätsinducer aus Pockenviren sind **neuartige Arzneimitel**, die nichtimmunisierende, intakt vernetzte Hüllantigene attenuierter und inaktivierter Tierpockenstämme enthalten und dazu bestimmt sind, bei Mensch und Tier zur **Paramunisierung** angewendet zu werden. Sie werden wie die klassischen, konventionellen Impfstoffe hergestellt und gleichen auch **funktionell** Vaccinen, nur mit dem Unterschied, dass sie nicht mit den spezifischen Teilen des Immunsystems reagieren, sondern mit den unspezifischen, d. h. paraspezifischen Immunitätsmechanismen. Daneben interagieren sie mit dem Gefäßsystem (Rollen der Leukocyten, Adhäsion), dem Nervensystem und dem Hormonsystem (Corticosteroide). Aus allen diesen Gründen bezeichnet man sie auch als **bioregulative, nichtimmunisierende Vaccinen.** Pockeninducer werden sofort metabolisiert und hinterlassen keine Rückstände. Minimale, im ELISA nachweisbare Antikörpertiter, die nach mehrmaligem und länger dauerndem Gebrauch gelegentlich gebildet werden, neutralisieren die Wirksamkeit des Präparats nicht. Als **Wirkstoffe** enthalten Paramunitätsinducer aus Pockenviren **regulatorische Proteine** der Hülle („envelope") von Pockenviren, die sich von den immunisierenden Epitopen der Hüllproteine chemisch-physikalisch wie funktionell unterscheiden.

Für die Veterinärmedizin wurden auf der Basis dieser Kenntnisse Paramunitätsinducer aus gereinigten, attenuierten und inaktivierten Avipockenviren und Parapockenviren entwickelt. Diese Paramunitätsinducer sind als „**Duphapind**" (**PIND-AVI**) und „**Baypamun**" (**PIND-ORF**), inzwischen umbenannt in „**Zylexis**", für praktisch alle Nutz- und Heimtierarten in den europäischen Ländern als Arzneimittel zugelassen. Der Paramunitätsinducer PIND-AVI wird aus dem attenuierten Hühnerpockenstamm HP-1, der Paramunitätsinducer PIND-ORF aus dem attenuierten Parapockenstamm D 1701 hergestellt. Die Inaktivierung der attenuierten Viren erfolgt mit Methoden, die die Hüllproteine der Viruspartikel nicht beschädigen, z. B. durch γ-Bestrahlung oder auf chemischem Wege, wie etwa durch Behandlung mit β-Propiolacton oder Ethylenderivaten. Entsprechende Präparate sind für die Humanmedizin in der Entwicklung. Die für die Tiermedizin entwickelten, lyophilisierten Inducer können auch beim Menschen ohne Nebenwirkungen mit der gleichen Wirksamkeit eingesetzt werden.

Pockeninducer lassen sich aus einem einzelnen Stamm einer Pockenvirusspezies oder aus einer Kombination von zwei oder mehr Stämmen unterschiedlicher Pockenvirusspezies herstellen (z. B. multipotenter Paramunitätsinducer **Conpind**, EP No. 0 669 133; DE Nr. 44 05 841; Inducer der 2. Generation). Die Entwicklung von Conpind beruht auf der Beobachtung, dass die Kombination von Pockenkomponenten verschiedener Spezies nicht zur Verminderung oder gar zum Verlust der jeweiligen paramunisierenden Aktivitäten (gegenseitige Blockierung) führt, sondern vielmehr eine Potenzierung und v. a. Verbreiterung dieser Aktivitäten hervorruft. Dieser unerwartete Effekt verbessert die paramunisierende Potenz von Kombinationspräparaten gegenüber den Pockeninducern der 1. Generation, die nur aus einem Pockenstamm hergestellt werden. Auch diese Kombinationspräparate können ohne Nebenwirkungen wiederholt und über längere Zeiträume (z. B. regelmäßige Applikationen über Monate und Jahre) angewendet werden.

Attenuierte Pockenvirusstämme besitzen eine höhere paramunisierende Aktivität als Feldstämme. Dies erklärt sich aus der veränderten morphologischen Struktur der Hülle dieser Viren. Zwischen den Epitopen der Strukturproteine, die für die Paramunisierung und jenen, die für die Immunisierung verantwortlich sind, besteht eine Konkurrenzsituation. Je stärker die Aktivität der für die antigenspezifische Immunisierung verantwortlichen Epitope durch fortlaufende Attenuierung (Abschwächung durch Serienpassagen) abnimmt (Deletionen), um so mehr steigen die paraspezifischen Aktivitäten an. Dies lässt sich durch zwei Beobachtungen belegen:

- Durch die Attenuierung über mehrere 100 Passagen in Zellkulturen nehmen die immunisierenden Eigenschaften von Pockenviren ab (Deletionen), während die paraspezifischen Aktivitäten nicht nur erhalten bleiben, sondern sogar ansteigen. Bei bestimmten attenuierten Pockenstämmen können die paramunisierenden Aktivitäten erst nach einer ausreichenden Attenuierung aktiv werden, wenn z. B. das Gen für den Rezeptor Interferon deletiert wurde.
- Durch die Inaktivierung der zur Herstellung von Paramunitätsinducern geeigneten Pockenviren, vorzugsweise durch Bestrahlung oder durch Behandlung mit β-Propiolacton, verlieren die Pockenviren ihre immunisierenden Eigenschaften, während die paramunisierenden Aktivitäten erhalten bleiben, sich verstärken und ihr Wirkungsspektrum erweitern.

Derartige Kombinationspräparate aus Pockenviren eignen sich sowohl für die Anwendung in der Humanmedizin als auch in der Tiermedizin. Der Ausdruck „Pockenviruskomponenten" umfasst dabei eine Vielzahl viraler Hüllstrukturen, die von Pockenviren mit paramunisierenden Eigenschaften stammen. Gemeinsam ist ihnen allen, dass es sich um Oberflächenproteine aus der Hülle der Pockenviren handelt. Entsprechende Versuche beweisen, dass die isolierten Hüllproteine einzeln keine oder nur eine geringe paramunisierende Potenz besitzen. Präparate mit dem kompletten Proteinarrangement entfalten dagegen die volle Wirksamkeit. Auch hier bestehen also Parallelen zur Impfung, von der man schon länger weiß, dass reine Antigenimpfstoffe nicht ausreichend effizient sind (Abschnitt 1.5.1.4).

Einen kurzen Überblick über die praktischen Möglichkeiten der Anwendung von Pockeninducern in der Tiermedizin vermitteln die **Tab. 1.19** und **1.20**. Aus der Humanmedizin liegen inzwischen auch empirische Erfahrungen bei der Paramunisierung mit Pockeninducern vor, sie sind in den **Tab. 1.21** (Prophylaxe) und **1.22** (Therapie) aufgelistet.

Die aus attenuierten Pockenvirusstämmen hergestellten paramunisierenden Vaccinen (Paramunitätsinducer) stellen den Beginn der **Nutzung des paraspezifischen Teils des Immunsystems** für die Prophylaxe und Therapie dar. Die Erfolge mit den sog. „Pockeninducern" fordern geradezu auf, dieses Gebiet weiter zu erforschen, zumal sie auch mit anderen essenziellen Organsystemen, wie Hormon-, Gefäß- und Nervensystem reagieren.

Die Wirksamkeit von Pockeninducern geht sowohl begrifflich wie funktionell weit über das hinaus, was man gegenwärtig mit den Begriffen „Immuntherapie", „Immunstimulation" oder „Immunmodulation" versteht, da bei diesen Methoden die regulierende Wirksamkeit in der Regel fehlt. Pockeninducer haben in erster Linie einen regulierenden Effekt, nicht nur auf das gestörte Immunsystem, sondern zugleich auch auf Vorgänge im Gefäß- und Hormonsystem (empirische Befunde deuten sogar auf einen regulierenden Einfluss auf die Psyche hin). Die Bezeichnung **nichtimmunisierende, bioregulative Vaccinen** (vgl. vorher) charakterisiert sie funktionell deshalb am besten. Je nach der Art der Dysfunktion werden Über-

**Tab. 1.19** Klinische Erfahrungen mit Pockeninducern bei Nutztieren.

| Tierart | Krankheit/Krankheitskomplex |
|---|---|
| Pferd | Infektionskrankheiten des Respirationstrakts (Pferdehusten etc.), Anstieg des Cortisolspiegels im Serum durch Transportstress |
| Rind | infektiöse bovine Rhinotracheitis (IBR), enzootische Bronchpneumonie, Mastitis, „crowding"-assoziierte respiratorische Erkrankungen |
| Schwein | neonatale Sterblichkeit, enzootische Pneumonie (Ferkelgrippe), Metritis-Mastitis-Agalaktie-Komplex (MMA) der Sauen, Fruchtbarkeitsstörungen der Sau |
| Vögel | Flugleistung von Brieftauben, Kokzidiose |
| Kaninchen | transportbedingte Infektionskrankheiten |

**Tab. 1.20** Klinische Erfahrungen mit Pockeninducern bei Heimtieren.

| Tierart | Krankheit/Krankheitskomplex |
|---|---|
| Hund | Welpensterben, Herpesinfektionen, Zwingerhusten, Mammatumoren |
| Katze | respiratorische Erkrankungen, Rhinotracheitis, chronische Stomatitis, Katzenleukämie (FeLV), infektiöse Peritonitis (FIP) |

**Tab. 1.21** Klinische Erfahrungen mit Pockeninducern beim Menschen – prophylaktische Anwendungen (lyophilisierter Pockeninducer 1 OP [1 ml] intramuskulär).

| Indikationen | bewährte Applikationsmethoden |
|---|---|
| Zeiten mit starkem Infektionsdruck, Stress, Reisen, Prüfungen u. ä., Belastungen vor bzw. gleichzeitig mit Schutzimpfungen | 2 Injektionen im Abstand von 1–2 Tagen |
| Chemotherapie, Bestrahlung (Minderung bzw. Verhinderung von Nebenreaktionen), Operationen (Verbesserung der Wundheilung) | 1 Injektion täglich oder jeden 2. Tag bis zum Abschluss der Behandlung bzw. bis zur Genesung |
| Aufrechterhaltung einer optimalen Abwehr bzw. Homöodynamik, Vorsorge gegen Krebs und Hepatitiden, Verbesserung des Wohlbefindens | pro Monat 1–2 Injektionen im Abstand von 24–48 h |

**Tab. 1.22** Klinische Erfahrungen mit Pockeninducern beim Menschen – therapeutische Anwendung (lyophilisierter Pockeninducer 1 OP [1 ml] intramuskulär).

| Indikationen | Bewährte Applikationsschemata |
|---|---|
| Herpeskrankheiten (Zoster, infektiöse Mononucleose, Herpes simplex etc.) | Täglich 1–2 Injektionen über 3–5 Tage bzw. bis zum Abklingen der Symptome, anschließend jeden 2. bzw. 3. Tag 1 Injektion bis zur völligen Genesung |
| Infektionen von Neugeborenen (z. B. nach vorzeitigem Blasensprung) | Mutter: 1–2 Injektionen/Tag (nach Bedarf) Kind: mindestens 2 Injektionen, 1. sofort nach der Geburt, 2. nach ca. 24 h |
| Chronische Hepatitiden | Pro Monat eine „Kur": 3 Injektionen im Abstand von 1–2 Tagen |
| Grippale Infekte virale sowie bakterielle Mischinfektionen (in Kombination mit Antibiotika- bzw. Chemotherapie) | 1–2 Applikationen pro Tag bis zum Abklingen der Symptome, anschließend 1 Injektion jeden 2. Tag bis zur völligen Genesung |
| Immunschwächen und Dysregulation der Abwehrsysteme (z. B. während bzw. nach Chemotherapie) | 1. Intensivbehandlung über 5–10 Tage: 1 Injektion pro Tag 2. anschließend 2–3 Injektionen pro Woche, nach Befinden auf 1 Injektion pro Woche reduzieren (Behandlung über längeren Zeitraum möglich) |
| Substituierende bzw. adjuvante Therapie bei Tumorerkrankungen | |
| Endotoxinschäden | Täglich 1 Injektion über 7 Tage bzw. bis zur Genesung |

reaktionen vermindert und supprimierte Reaktionen erhöht, d. h. die Pockeninducer regulieren im Sinne einer Homöodynamik.

> **Paramunisierende Vaccinen aus Pockenviren (Pockeninducer)** sind vielseitig verwendbar und unschädlich:
> sie wirken regulierend zwischen Immun-, Hormon-, Gefäß- und Nervensystem,
> sie verhindern Überreaktionen (z. B. Allergien),
> sie fördern die Homöodynamik.

### 1.5.2.5 Grenzen der paraspezifischen Abwehr

Die Grenzen der paraspezifischen Abwehr und damit auch einer Paramunisierung liegen in genetischen Defekten, wie z. B. dem **Chediak-Steinbrinck-Higashi-Syndrom** des Menschen (Granulocytendefekte, Dysfunktion der NK-Zellen). Bei einem totalen primären wie auch einem erworbenen Ausfall (z. B. Immunparalyse) bzw. bei einem transienten sekundären Schaden der paraspezifischen Abwehr hat der Organismus, im Gegensatz zu einer fehlenden Antikörper- oder Immunzellbildung, keine Chance. Transgene Tiere, wie z. B. Nacktmäuse, die keine T- und B-Lymphocyten besitzen bzw. bei denen die T-Lymphocyten fehlen, können gut in einer keimhaltigen Umwelt leben, wenn ihre unspezifische Abwehr funktioniert, fehlt sie, dann ist ihre Überlebenschance gleich null. Entsprechend ist auch der Erfolg einer Paramunisierung auf die noch vorhandene „Ansprechbarkeit" der paraspezifischen Abwehrmechanismen angewiesen.

Zur Substitution definierter Immundefekte bietet sich die **exogene Medikation mit Cytokinen** oder der **adoptive Zelltransfer** an. Man erhofft sich davon neue Wege für medizinische Indikationen bzw. Behandlungsprinzipien. So profitieren z. B. vom exogenen Einsatz rekombinierter Interleukin-2-Präparate v. a. Patienten mit Melanomen und Nierencarcinomen, bei denen die primäre Erkrankung mit dieser Behandlungsmethode zumindest für einen bestimmten Zeitraum unter Kontrolle gehalten werden kann. Inzwischen mehren sich aber auch hier Berichte über gravierende Nebenwirkungen, ähnlich wie bei der Verabreichung von exogenem Interferon. Generell ist die klinische Anwendung einzelner Cytokine von mehr oder weniger toxischen Effekten begleitet und birgt die Gefahr einer Entgleisung von vorhandenen, endogenen Regelmechanismen. Am wenigsten gefährlich ist nach dem derzeitigen Wissensstand die exogene Zufuhr der Cytokine G-CSF und GM-CSF (koloniestimulierende Faktoren) sowie von Interleukin 2 und 3 einzeln oder in Kombination. Mit großer Vorsicht sollte dagegen der

Einsatz von Interleukin 1,6 und 8, von TNF und Interferon vorgenommen werden.

Im Laufe der Evolution hat sich bei Mensch und Tier eine Immuntoleranz gegenüber denjenigen Bakterien eingestellt, die im Bereich der Haut und der Schleimhäute eine Schutzfunktion gegenüber Krankheitserregern übernehmen können. Hierzu werden diese über spezielle Moleküle an die Oberflächen ihrer Wirte gebunden. Dabei sondern sie Stoffe ab, denen gegenüber sich Bakterien mit einem krankmachenden Potenzial empfindlich erweisen (z. B. Bakteriocine).

Gegenüber welchen Bakterien Neugeborene eine Immuntoleranz entwickeln, entscheidet sich in den ersten Lebenstagen. Deshalb ist es im Sinne einer Symbioselenkung von Bedeutung, möglichst frühzeitig die paramunisierenden Effekte nicht immunisierender, bioregulativer Vaccinen zur individuellen Prägung eines Tiers zu nutzen. Als Immunmodulatoren bieten sich für spätere Phasen auch lebende Mikroorganismen, die heute unter dem Begriff „Probiotika" geführt werden, an.

## 1.6 Hygienemaßnahmen

### 1.6.1 Einführung

Hygiene ist keine Erfindung der Neuzeit. Schon das Wort selbst leitet sich aus dem altgriechischen Begriff für Gesundheit „hygieia" ab (Tochter des griechischen Gotts der Heilkunst, Asklepios). Unter Hygiene versteht man von alters her alle Maßnahmen, die dazu dienen, die Gesundheit eines Individuums bzw. einer Population zu erhalten und vor Krankheiten zu bewahren. Diese Zielsetzung umfasst eine Vielzahl sehr unterschiedlicher Methoden, von denen eine jede oft schon für sich allein eigene große Forschungs- und Arbeitsgebiete darstellen. So gehört zur Tierhygiene neben der klassischen Seuchenhygiene, welche sich mit dem Studium der Erregerverbreitung in der Umwelt (Epidemiologie) und deren Unterbindung befasst, die ganze Palette der Maßnahmen, die der Hygiene der Luft, des Bodens, des Wassers, der Haltung und der Fütterung dienen. Hinzu kommen die Hygiene bei der Herstellung, Lagerung und Verwendung von Futter- und Lebensmitteln, die Hygiene der restlosen Erfassung, Lagerung und unschädlichen Beseitigung bzw. Verwertung von Abfallprodukten bei der Tierhaltung (Mist, Jauche, Gülle) und die Transporthygiene. Schließlich muss auch die Beeinflussung der Tiere durch natürliche oder künstliche Radioaktivität hinzugerechnet werden.

Meilensteine in der Geschichte der Hygiene sind:
Hippokrates (460–377 v. Chr.) glaubte bereits an ein krankmachendes, fauliges Sekret in der Luft, das Miasma.

Talmud (abgeschlossen ca. 500 n. Chr.) und Koran (ca. 610–632 n. Chr.), die heiligen Bücher der Juden bzw. Mohammedaner, enthalten bereits eine ganze Reihe von Vorschriften zur Verbesserung der Hygiene.

Einen Schritt zur Entdeckung der wahren Zusammenhänge machte der niederländische Kaufmann und Naturforscher Antony van Leeuwenhoek (1632–1723), der mit seinem selbstkonstruierten Mikroskop die ersten Kleinlebewesen sah und beschrieb.

Der Arzt und Geburtshelfer Ignaz Philip Semmelweis (1818–1865) konnte 1847 durch Handwaschungen mit Chlorkalk die Müttersterblichkeit in einer Wiener Geburtsklinik drastisch reduzieren.

Der Erste, der Theorie und Praxis aufeinander abstimmte und dadurch optimal nutzte, war der englische Chirurg Joseph Lister (1827–1912). Er baute auf den mikrobiologischen Erkenntnissen des Chemikers Louis Pasteur (1822–1895) und den Arbeiten des Pariser Spitalapothekers Francois Jules Lemaire (1814–1886) über die Karbolsäure (5 %ige wässrige Phenollösung) auf, führte 1867 den keimarretierenden Verband ein und benutzte den Karbolspray zur Desinfektion während der Operation.

1876 erfolgte durch den Bakteriologen Robert Koch (1843–1910) der genaue Nachweis des Erregers des Milzbrands. 1878 veröffentlichte er das entscheidende Werk über die Ätiologie der Wundinfektionen.

1888 führte der Berliner Kliniker Paul Fürbringer (1849–1920) die chirurgische Händedesinfektion mit Alkohol und Sublimat ein. Der nächste entscheidende Schritt in der Hygiene gelang dem Chirurgen Gustav-Adolf Neuber (1850–1932) in Kiel. Er verließ den Weg der Antisepsis und führte die Asepsis ein.

Am Anfang der Entwicklung der wissenschaftlichen Hygiene stehen die Namen Pettenkofer, Rubner und Flügge. Sie legten gemeinsam mit Mikrobiologen wie Robert Koch den Grundstein zu einem medizinischen Fachgebiet, das unter dem Namen Hygiene damals sowohl die genuine Hygiene – seinerzeit auch als allgemeine Hygiene bezeichnet – als auch die medizinische Mikrobiologie, einschließlich der Serologie – lange Zeit als spezielle Hygiene bezeichnet – umfasste. Ihr Verdienst liegt dabei v. a. in der Einführung wissenschaftlicher Denkweisen und Auffassungen und darin, die Parameter der Umwelt naturwissenschaftlich definiert zu haben.

Die Tierhygiene kann man ganz allgemein in die Bereiche **Individualhygiene, Populationshygiene** und **Umwelthygiene** untergliedern.

Während bei einzeln gehaltenen Haus-, Liebhaber-, Sport- und Zootieren die Individualhygiene und eine gewisse Umwelthygiene im Vordergrund stehen, dominiert mit der zunehmenden Größe eines Bestands, besonders im Bereich der Nutztierhaltung, die Populationshygiene und eine großflächige Umwelthygiene bis hin zu sanitäts- und veterinärbehördlichen und umweltverändernden (z. B. Trockenlegung von Sümpfen zur Bekämpfung der Malaria) Maßnahmen. In allen 3 Bereichen bestehen dabei enge Verbindungen zur Desinfektion, Sterilisation und Entwesung. Das heißt, eine gründliche Reinigung wird z. B. fast immer durch Desinfektions- oder Sterilisationsmaßnahmen abgeschlossen. Hygienische Maßnahmen, welche die Umwelt betreffen, schließen mit der gleichen Selbstverständlichkeit die Bekämpfung von Stall- (z. B. Läuse), Gehöft- (z. B. Flöhe, Wanzen) und Gemeindeungeziefer (z. B. Mäuse, Ratten) ein.

Enge Wechselbeziehungen bestehen aber auch zwischen der üblichen Hygiene (z. B. Reinigung) und der

Haltung der Tiere. So ist die Quarantäne von zugekauften Tieren gleichzeitig eine hygienische und auch betriebstechnische Maßnahme. Besonders ausgeprägt ist die hygienische Wirksamkeit bestimmter betriebstechnischer Maßnahmen in der Massentierhaltung. Der Wert des sog. „Rein-Raus-Prinzips", d. h. die geschlossene Belegung bzw. Räumung eines Stalls, ist z. B. für die Hygiene des Bestands mindestens genau so wichtig wie die regelmäßige Reinigung, die Abwasser- und Dungbeseitigung u. a.

Hieraus ergeben sich für die Tierhygiene folgende Teilgebiete:
- **Individualhygiene beim Einzeltier** (speziell bei Heimtieren, Liebhabertieren und Sporttieren),
- **Stallhygiene und Hygiene bei der Massentierhaltung:**
  - Reinigung, Desinfektion und Entwesung,
  - Hygiene des Stallpersonals,
  - Betriebs- und Produktionshygiene,
  - laufende Erfassung und Abklärung epidemiologischer Zusammenhänge bei Stallinfektionen (Überwachungshygiene),
- **Wasser- und Lufthygiene**,
- **Hygiene der flüssigen und festen Abfallstoffe** (Tierkörperbeseitigung, Kläranlagen, Dung-, Jauche- und Güllebeseitigung bzw. -verwertung),
- **Betriebs- und Produktionshygiene**,
- **Hygiene der Futtermittel** (Herstellung, Vertrieb, Lagerung, Konservierung, Schadstoffe, mikrobielle Futtermittelvergiftungen),
- **Seuchenhygiene** (großflächige, laufende Kontrolle des Seuchengeschehens in einem Lande, Kommen und Gehen von Seuchen, Neueinschleppungen),
- **Tropenhygiene** (Hygiene anderer Klimazonen),
- **Hygiene unter besonderen Bedingungen** (Notfälle, Katastrophen),
- **Wildtierhygiene**,
- **Hygiene in zoologischen Gärten**,
- **Transporthygiene**,
- **Hygiene auf Märkten, Ausstellungen und Zuchtveranstaltungen.**

## 1.6.2 Reinigung

Alle Reinigungsversuche sollten mit einer mechanischen Vorreinigung beginnen, bei der Einstreu und grobe Schmutzteile entfernt werden. Die anschließende Nassreinigung mit heißem Wasser, Reinigungsgeräten und -mitteln säubert den Raum und die Einrichtungs- und Gebrauchsgegenstände von allen Schmutzresten, die sich erst durch Wasser ablösen lassen. Damit verringert sich einmal der Keimgehalt, andererseits werden Schmutzpartikel, die als Nährboden für Keime dienen können, entfernt.

Die Sauberkeit ist mitentscheidend über die Effektivität einer nachfolgenden Desinfektion. Durch die Reinigung von organischen, aber auch anorganischen Verschmutzungen, welche die Krankheitserreger oder schädlichen Keime enthalten und schützend umgeben, können die Mikroorganismen über Abwasch- und Verdünnungseffekte bis zu tausendfach auf dem Träger vermindert werden. Die Sauberkeit gewährleistet, dass das anschließend angewandte Desinfektionsmittel in vollem Umfang wirksam wird. Fressnäpfe können z. B. im Geschirrspüler gereinigt werden. Die für die Maschinenwäsche üblichen Spülmittel wirken auch weitgehend desinfizierend.

## 1.6.3 Desinfektion

Unter **Desinfektion** versteht man ganz allgemein die gezielte Vernichtung bestimmter, in der Regel pathogener Mikroorganismen. Entsprechend bezieht sich in der Medizin die Desinfektion v. a. auf Krankheitserreger. Daneben kann eine Desinfektion aber auch gegen andere Mikroorganismen wie Einweißzersetzer, Fäulniserreger usw. (z. B. in der Lebensmitteltechnologie) gerichtet sein. Die Abgrenzung der Desinfektion von anderen antimikrobiellen Verfahren veranschaulicht **Abb. 1.18**. Immer hat eine Desinfektion das Ziel, neben der Vernichtung der unerwünschten Keime die natürlichen Umwelt- und Lebensbedingungen so wenig wie möglich zu beeinträchtigen. Eine Desinfektion kann deshalb auch in der unmittelbaren Umgebung von Lebewesen und in begrenztem Umfang auch am Lebewesen selbst (z. B. Bäder, Spülung von Körper oder Wundhöhlen) verwendet werden.

Die Bedeutung der Desinfektion und anderer übergreifender Maßnahmen für die Bekämpfung von Infektionskrankeiten illustriert **Abb. 1.19**.

■ Desinfektionsverfahren

Für die Desinfektion stehen physikalische und chemische Mittel zur Verfügung. Alle Mikroorganismen, die es zu inaktivieren gilt, enthalten als essenzielle Bausteine Nucleinsäure und Eiweiß. In der Regel ist ein Bakterium oder Virus nach der Denaturierung oder Zerstörung schon einer dieser zwei Komponenten durch ein geeignetes Mittel nicht mehr vermehrungsfähig. Voraussetzung ist aber immer, dass die Wirkung in ausreichendem und effektivem Umfang zu jedem Krankheitserreger durchdringen kann. Umweltneutralen und -schonenden Desinfektionsverfahren gebührt immer der Vorzug. Für die praktische Anwendung eignen sich allerdings nur Methoden, die folgende Anforderungen erfüllen: Krankheitserreger sollen möglichst schnell und sicher abgetötet werden, die Anwendung soll nicht toxisch, reizlos für Mensch und Tiere, chemische Mittel möglichst abbaubar sein, der Einfluss darf das zu desinfizierende Objekt nicht schädigen und das Verfahren sollte schließlich auch wirtschaftlich sein.

Von den **physikalischen Mitteln** steht die Wärme an erster Stelle. Mit ihr lassen sich alle Mikroorganismen zuverlässig inaktivieren. Bakterien und Pilze werden in der Mehrzahl der Arten schon ab 70 °C über 30 Minuten und fast vollständig bei Kochtemperatur erfasst.

Für die meisten Viren gilt dies bei Temperaturen über 60 °C, in Einzelfällen bis zu 90 °C. Solche Temperaturen und die erforderliche Einwirkungszeit werden durch Kochen, Dampfbehandlung, Hochdruckverfahren, Abflammen u. a. erreicht. Die Sonne bzw. UV-Strahlen in-

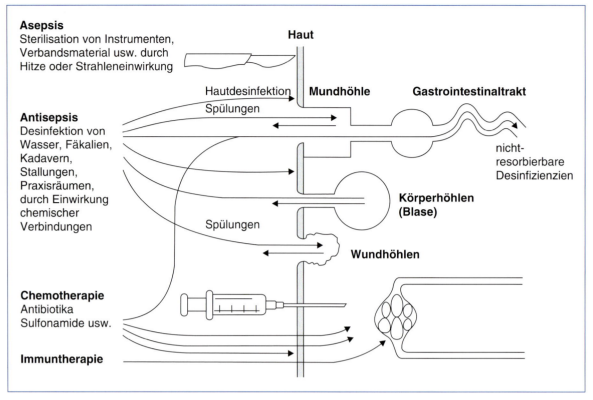

**Abb. 1.18** Desinfektion und andere antimikrobielle Verfahren.

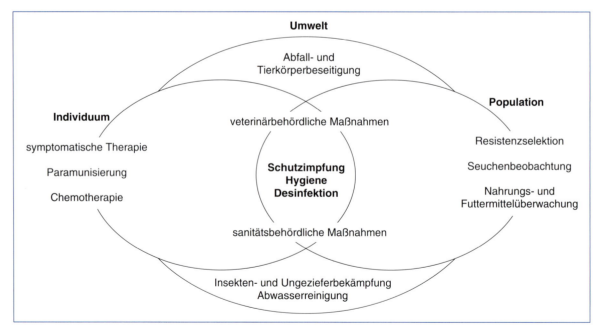

**Abb. 1.19** Individuelle und übergreifende Verfahren zur Bekämpfung von Infektionskrankheiten.

aktivieren ebenfalls fast alle Mikroorganismen, wenn die Keime der Sonnenbestrahlung ohne Schutz ausgesetzt sind. „Natürliche" Desinfektionsmöglichkeiten wie Feuer, Wärme, Sonne usw. können in der Praxis soweit wie möglich genutzt werden. Subvirale Agenzien verhalten sich diesbezüglich anders. Prionen werden z. B. erst bei über 138 °C und 2,5 atü inaktiviert.

Die physikalischen Methoden haben im Allgemeinen den Nachteil, dass sie nur begrenzt verwendet werden können. Sie sind entweder so aggressiv, dass sie gleichzeitig das zu desinfizierende Material zerstören würden (Abflammen, Kochen) oder sie benötigen extrem lange Einwirkungszeiten (Sonne, Wärme). Es dominieren deshalb die chemischen Desinfektionsmittel. Generell gilt für diese Wirkstoffe aber: Es gibt kein Universalmittel, welches das gesamte Spektrum der Erreger und alle gleich gut erfasst. Je nach Zielsetzung muss deshalb immer das am besten geeignete Mittel ausgewählt werden. Die Empfindlichkeit der verschiedenen Mikroorganismen gegenüber dem Hauptwirkstoff eines Handelsmittels ist dabei besonders zu beachten.

Generell kann man sagen: Hochempfindlich sind Mykoplasmen und die meisten behüllten Viren; allgemein wenig resistent sind die grampositiven wie gramnegativen Bakterienarten; weniger empfindlich verhalten sich Pilze, Pilzsporen sowie bestimmte unbehüllte Virusarten; relativ resistent sind verschiedene grampositive Bakterien (wie Staphylokokken) und gramnegative Bakterien (Pseudomonaden, Klebsiellen) sowie sehr kleine, unbehüllte Viren; sehr resistent schließlich sind Tuberkulosebakterien und v. a. Bakteriensporen (**Abb. 1.20**).

Bei allen Maßnahmen, insbesondere bei der Anwendung chemischer Mittel, können verschiedene Faktoren den Desinfektionserfolg mehr oder weniger negativ beeinflussen, auch wenn das Mittel ausreichend in Dosis und Zeit angewandt wird. Neben der Verschmutzung spielt bei vielen chemischen Wirkstoffen die Arbeitstemperatur eine nicht unwesentliche Rolle; schon unter 15 °C fällt die Wirksamkeit vieler Mittel zunehmend ab. Es muss länger desinfiziert oder mit höheren Konzentrationen behandelt werden. Glatte feste Flächen desinfiziert ein gut haftendes Mittel viel besser als rauhe und evtl. noch zusätzlich saugfähige Flächen.

Im einzelnen sind zu berücksichtigen:
- **Materialbeschaffenheit**: rauhe Oberflächen (z. B. Holz) sind schwieriger zu reinigen und zu desinfizieren,
- **Feuchtigkeit**: zu hohe Feuchtigkeit (z. B. nicht abgetrocknete Flächen und Gegenstände) verringert die Desinfektionsmittelkonzentration oder neutralisiert das Desinfektionsmittel,
- **Temperatur**: durch niedrige Temperaturen wird die Wirksamkeit der meisten Desinfektionsmittel herabgesetzt, eine Ausnahme bilden Natronlauge und Peressigsäure,
- **pH-Wert**,
- **Eiweißbelastung, Keimgehalt, Keimarten**,
- **Tierart**: zu beachten ist, dass z. B. Iodverbindungen und Phenolderivate toxisch für Katzen sind.

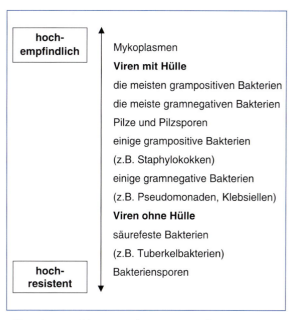

**Abb. 1.20** Desinfektionsmittelresistenz von Mikroorganismen.

Zu bedenken ist nicht zuletzt, dass die Desinfektion keinen Freibrief für die Vernachlässigung anderer prophylaktischer Hygienemaßnahmen ist.

Die geeigneten Desinfektionsmittel müssen aus den genannten Gründen sorgfältig ausgewählt werden. Listen geprüfter Mittel, wie sie von der Deutschen Veterinärmedizinischen Gesellschaft für die Flächendesinfektion in der Veterinärmedizin empfohlen, auch von der Deutschen Gesellschaft für Hygiene und Mikrobiologie für humanmedizinische Anwendungsbereiche bekannt gemacht werden, enthalten neben den Wirkstoffklassen der geprüften Mittel die bei sachgerechter Anwendung zuverlässig wirksamen Konzentrationen und Anwendungszeiten für die Mikrobenklasse und den Anwendungszweck. Sie geben deshalb wertvolle Hilfen. Schließlich muss noch darauf hingewiesen werden, dass **das Desinfektionsmittel in regelmäßigen Abständen** (z. B. nach einem Jahr) **gewechselt werden sollte,** um die Entwicklung resistenter Keime zu verhindern. Die Entwicklung einer Resistenz von Keimen gegen Desinfektionsmittel wird viel zu wenig beachtet.

> Bei jeder Desinfektion ist grundsätzlich Folgendes zu beachten:
> Erst Reinigung, dann Desinfektion,
> Das richtige Desinfektionsmittel auswählen,
> – Widerstandsfähigkeit der vorliegende Krankheitserreger,
> – gefährdete Personen bzw. Tierarten,
> – Verbreitung des Erregers,
> Wenn der Erreger auch für den Menschen gefährlich ist (Zoonosen), vor der Reinigung eine vorläufige Desinfektion einschalten,
> Resistenzbildung.

## 1.6.4 Sterilisation

Unter Sterilisation oder Asepsis versteht man die generelle Vernichtung aller Mikroorganismen in einem bestimmten Milieu mit dem Ziel der **Keimfreiheit**. Die wichtigsten Bereiche ihrer Anwendung sind die Chirurgie, die Pharmazie, die Lebensmittelindustrie und nicht zuletzt die mikrobiologische Technik. In **Abb. 1.21** sind die wichtigsten Unterschiede in den Methoden und Anwendungsbereichen von Desinfektion und Sterilisation grob schematisch dargestellt.

### ■ Sterilisationsverfahren

Ein optimales Sterilisationsverfahren muss folgenden Anforderungen genügen:
- das Verfahren soll sicher und reproduzierbar sein,
- es muss ein pyrogen- und mykotoxinfreies Sterilisiergut liefern,
- es darf die Gebrauchsfähigkeit nicht einschränken bzw. den Verschleiß nicht fördern,
- es sollte für möglichst viele Sterilgüter verwendbar sein,
- es muss das Sterilgut durchdringen, ohne mit ihm zu reagieren oder Rückstände zu hinterlassen,
- es muss eine sterilhaltende Verpackung ermöglichen und möglichst trockenes Sterilgut liefern,
- es sollte einfach und gefahrlos in der Handhabung, preiswert und kontrollierbar sein.

Die wichtigsten Sterilisationsverfahren sind:
- **Abbrennen, Abflammen** oder **Ausglühen** (Temperaturen über 250 °C),
- **trockene Hitze** (mindestens 160 °C über 2 h; Sterilisator),
- **feuchte Hitze und Druck** (10 min bei 134 °C und ca. 2,5 atü, 30 min bei 120 °C und ca. 1,5 atü, Kochen bei 100 °C). Die **Dampfdrucksterilisation** oder Autoklavierung arbeitet mit vorgespanntem Dampf, der in eine Überdruckkammer eingeleitet wird. **Tyndallisierung** und **Pasteurisierung** gehören zu den Verfahren, die nur eine relative Keimfreiheit erzielen,
- **ionisierende Strahlen** (β- und γ-Strahlen),
- **Filtration**,
- **chemische Sterilisation** (Kaltsterilisation). Die wichtigsten Präparate zur Flüssigsterilisation sind:
  - **Peressigsäure,** 0,2 %ig, 10–60 min,
  - **Glutaraldehyd,** 2 %ig, mindestens 3 h – besonders materialschonend.
  - **Perameisensäure,** in etwa die gleichen Eigenschaften wie Peressigsäure, muss aber jeweils vor Gebrauch frisch aus Ameisensäure und Wasserstoffperoxid hergestellt werden, da sie rasch zerfällt.

Für die Gassterilisation eignet sich **Ethylenoxid,** 10–15 % im Gemisch mit $CO_2$ am besten. Gute Ergebnisse werden allerdings nur bei Überdruck und einer relativen Feuchte von 45 % erreicht.

In bestimmten Situationen kann es auch bei der Haltung von Heimtieren sinnvoll sein, die Sterilisation der

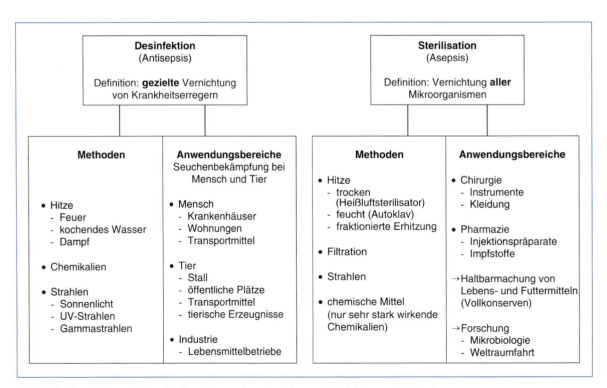

**Abb. 1.21** Die wichtigsten Unterschiede und Anwendungsbereiche von Desinfektion und Sterilisation.

Desinfektion vorzuziehen. Bei Erkrankungen oder sogar Todesfällen von Heimtieren ist es meist sicherer, hitzebeständige Gegenstände wie Fressnäpfe, Decken u. ä. in der Waschlauge zu kochen. Dabei muss allerdings beachtet werden, dass eine ausreichend lange Hitzeeinwirkung (mindestens 100 °C, 30 min) gewährleistet ist. Durch den Zusatz von Wasch- oder Reinigungsmitteln wird die Wirkung verstärkt.

Da Sporen extrem hitzebeständg sind, müssen sporenhaltige Gegenstände mindestens dreimal an aufeinanderfolgenden Tagen ausgekocht werden, um eine sichere Abtötung ausgekeimter Sporen zu erzielen. Sind derartig strikte Maßnahmen nicht möglich, sollten besser die keimhaltigen Gegenstände vernichtet werden.

> **! Vorschriften bzw. offizielle Empfehlungen zur Desinfektion und Sterilisation (Deutschland)**
> Bundes-Seuchengesetz (1979); seit 1. 1. 2001 Infektionsschutzgesetz,
> Tierseuchengesetz (1995),
> Liste der vom Bundesgesundheitsamt geprüften und anerkannten Desinfektionsmittel und -verfahren (wird regelmäßig ergänzt),
> Desinfektionsmittel-Liste der Deutschen Gesellschaft für Hygiene und Mikrobiologie,
> Desinfektionsmittel-Liste der Deutschen Veterinärmedizinischen Gesellschaft.

## 1.6.5 Entwesung

Unter Entwesung (auch: **Desinfestation**) versteht man ganz allgemein alle Maßnahmen, die der Vernichtung oder Entfernung von schädlichen Lebewesen dienen. Das heißt Entwesungen werden nicht nur zum Zwecke der Infektionsprophylaxe durchgeführt, sondern z. B. auch wenn die betreffenden Schädlinge eine Belästigung für Mensch und Tier darstellen (Lästlinge), weil sie Ekel erregen oder weil sie anderweitige wirtschaftliche Schäden verursachen (z. B. Pflanzenschädlinge).

Man spricht in diesem Zusammenhang meist von „tierischen Schädlingen", obwohl eine genaue Definition für diesen Begriff fehlt und auch sehr schwierig ist, da die Grenzen zu sog. „Plageerregern oder „Lästlingen" wie auch zu den echten Parasiten, die selbst Krankheiten hervorrufen, fließend sind und die Funktionen dieser Tierarten im Ökosystem sehr stark von den aktuellen Umweltverhältnissen abhängen können (z. B. die zufällige indirekte Übertragung von Salmonellen durch Schaben).

Zur Entwesung gehören die Bekämpfung von Mollusken (z. B. Schnecken), Schadnagern (Deratisation), von Schadarthropoden (Desinsektion) und die Bestandsregulierung von Sperlingen, Tauben und Krähen sowie im Rahmen der Tollwutbekämpfung die Bestandsregulierung der Füchse. Vertreter aller Gruppen können als belebte Vektoren bei der indirekten biologischen (Vermehrung des Erregers im Vektor, z. B. Malariaübertragung durch eine Anophelesmücke), wie der indirekten mechanischen Übertragung (Vektor überträgt zufällig, z. B. durch Haften von Erregern im Fell) eine Rolle spielen (**Abb. 1.22**).

Die **Entwesungsmethoden** sind eng verbunden mit allgemeinen hygienischen Maßnahmen sowie mit den Methoden der Sterilisation und Desinfektion und stimmen zum Teil mit diesen überein (z. B. Einsatz von Hitze zur Entwesung). Grob gesehen können unterschieden werden

- mechanisch-physikalische Methoden,
- chemische Methoden,
- biologische Methoden.

Zu den **mechanisch-physikalischen Methoden** zählt der Einsatz von Heißluft, Dampf, Elektrizität und Röntgenstrahlen sowie das rein mechanische Fangen oder Vernichten von Tieren durch Reinigung bzw. spezielle Geräte (Fallen, Abschuss). Sie werden v. a. prophylaktisch eingesetzt.

Bei der Vernichtung von Schädlingen dominieren seit langem die **chemischen Methoden.** Ihre zum Teil unkontrollierte Anwendung, aber auch die zunehmende Resistenz der Schädlinge gegen chemische Präparate (Insektizide, Pestizide), haben diese Methoden etwas in Misskredit gebracht und dazu geführt, dass zur Zeit intensive Forschungen laufen, die eine Einschränkung des Pestizidverbrauchs ermöglichen sollen. Trotzdem wird noch auf lange Sicht eine wirksame Entwesung ohne die Verwendung von chemischen Mitteln undenkbar sein.

Optimal sind Pestizide, die folgenden Anforderungen genügen:
- Unschädlichkeit für Mensch, Tier und Pflanzen,
- sichere und schnelle Abtötung der Schädlinge und ihrer Entwicklungsstadien,
- Unbedenklichkeit für Lebensmittel, Textilien und andere Materialien,
- Preiswürdigkeit und einfache Handhabung,
- keine Bildung von Rückständen bzw. rasche und vollständige Zersetzung.

Keines der heute zugelassenen Präparate kann diesen Anforderungen in allen Punkten voll entsprechen, obwohl in Abhängigkeit von der Vielzahl der zu bekämpfenden Schädlinge sehr unterschiedliche chemische Verbindungen Verwendung finden.

Die wichtigsten chemischen Entwesungsmittel sind:
1. **Kontaktgifte**
- chlorierte Kohlenwasserstoffe, universelle Wirkung als Nervengift durch Blockierung der motorischen Endplatten (dadurch gleichzeitig auch Atmungsgift):
- DDT (*Di*chlor*i*diphenyl*t*richlorethan) – wegen der weltweiten Anreicherung in Pflanzen, Vögeln und Säugetieren derzeit in vielen Ländern verboten, Hexachlorcyclohexan (Lindan) – gleiche Wirkung, aber wird abgebaut und kumuliert deshalb nicht,
- Carbamidsäureester, Carbamate – Cholinesterasehemmer (z. B. Carbaryl, Propoxur u. a.), statt;
- organische Phosphorsäureester und Thiophosphorsäureester – Cholinesterasehemmer (z. B. E 605, Malathion, Jodfenphos u. a.),

# 1 Grundlagen der Allgemeinen Medizinischen Mikrobiologie, Infektions- und Seuchenlehre

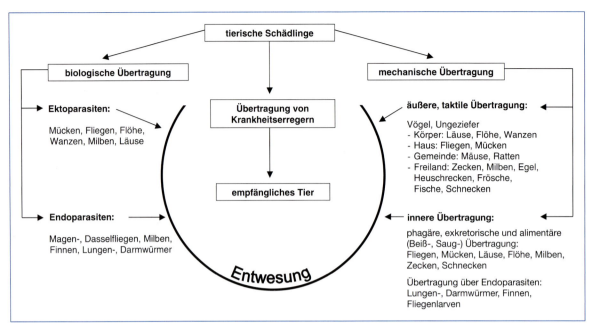

**Abb. 1.22** Verhütung einer Erregerübertragung durch tierische Schädlinge mit den Methoden der Entwesung.

**Tab. 1.23** Wichtige tierische Schädlinge im Haushalt.

| Tierart | Vorkommen | Bedeutung | Schadwirkung |
|---|---|---|---|
| **Körperungeziefer** | | | |
| Bettwanze | Ritzen, Böden, Matratzen | Hygieneschädling | Stiche, Geruchsbelästigung |
| Flöhe (Hunde-, Katzen-, Menschenfloh) | Staub, Ritzen, Lager | Hygieneschädling | Stiche, Allergie Zwischenwirt von *Dipylidium caninum*, Überträger verschiedener Keime |
| **Hausungeziefer** | | | |
| Ameisen (Pharao-, Rasen-, Wegameise) | Nester meist im Mauerwerk, unter Wegplatten o.ä. | Hygieneschädling Lästling | Fraß an zuckerhaltigen Lebensmitteln, Fleisch; Verbreitung verschiedener Bakterien; Zwischenwirt von *Dicrocoelium lanceatum* |
| Fliegen (Stuben-, Fleisch-, Stechfliegen) | überall, wo sich organisches Material zersetzt | Hygieneschädling Lästling | Belästigung, Beunruhigung, mechanische Übertragung verschiedener Krankheitserreger |
| Hausmilbe | feuchte Räume | Hygieneschädling | Allergie |
| Mücken (Stech-, Hausmücke, Wiesenschnake) | schattige, feuchte Plätze | Hygieneschädling Lästling | Stiche, Übertragung u. a. der Leptospirose, Fadenwürmer |
| Schaben (Heuschabe, Kakerlake) | dunkle, feuchte Verstecke | Hygieneschädling | Verbreitung von Fäulnis- u. Krankheitserregern, Zwischenwirt von Fadenwürmern |
| **Gemeindeschädlinge** | | | |
| Hausmaus | | Vorratsschädling | Reservoir für das Virus der LCM (lymphozytäre Choriomeningitis), Übertragung verschiedener Krankheitserreger |
| Haus-, Wanderratte | | Vorratsschädling | Überträger verschiedener Krankheitserreger |

- Pflanzengifte, z. B. Pyrethrum aus getrockneten Chrysanthemumblüten.

2. **Atemgifte:**
- Blausäurepräparate, hochtoxisch für Mensch und Tier, zur Begasung von Wirtschafts- und Wohnräumen, Schiffen etc. gegen Hausungeziefer (besondere Genehmigung erforderlich!),
- Methylbromid, Phosphorwasserstoff (Begasen von Fuchsbauten), Ethylenoxid, Schwefelkohlenstoff (Füchse).

3. **Fraßgifte**
- Antikoagulanzien, Herabsetzung der Gerinnungsfähigkeit des Blutes, hauptsächlich als Rodentizid verwendet (Dicumarol, Warfarin),
- Antu ([1-Naphthyl]-thioharnstoff), Zinkphosphid, Thalliumsulfat,
- Fluorpräparate, in begrenztem Umfang zur Bekämpfung von Ratten,
- Strychninnitrate (Sperling),
- Blausäurepräparate (Tauben),
- Phosphorlatwerge, 50% Parathion-methyl (Methylparathion; Krähen).

Der Vollständigkeit halber sei erwähnt, dass bei groß angelegten Entwesungsmaßnahmen **biologische Methoden** (z. B. durch Eingriffe in die natürliche Vermehrung der Schädlinge) immer stärker in den Vordergrund rücken. Mit ein Grund hierfür ist auch die **Resistenzentwicklung** bei der Anwendung von z. B. Insektiziden und Pestiziden.

In der **Tab. 1.23** sind die wichtigsten tierischen Schädlinge und ihre Bedeutung für den Menschen aufgeführt.

> **Vorschriften bzw. offizielle Empfehlungen zur Entwesung (Deutschland)**
> Laut Bundesseuchengesetz dürfen behördlich angeordnete Entwesungen nur mit Mitteln und Verfahren durchgeführt werden, die vom Bundesgesundheitsamt geprüft und empfohlen werden:
> Liste der vom Bundesgesundheitsamt geprüften und anerkannten Entwesungsmittel und -verfahren zur Bekämpfung tierischer Schädlinge (Gliedertiere/Arthropoden); ZZ. 14. Ausgabe vom 9. 4. 1986.

# 2 Allgemeine Virologie

M. Büttner

## 2.1 Einleitung

Viren sind bei allen Arten von Lebewesen als obligat zellgebundene Mikroorganismen und Krankheitserreger zu finden. Der Ursprung und die Entwicklung von Viren dürfte schon immer eng mit der Entwicklungsgeschichte von Einzellern, Pflanzen und Tieren verbunden gewesen sein. Die krankmachenden, „giftigen" Eigenschaften gaben diesen Erregern den Namen. Gift heißt lateinisch **Virus** (Neutrum), das Wort besitzt im Lateinischen keinen Plural. In der heutigen Fachsprache lautet die Bezeichnung das Virus und die Viren (engl. virus, viruses).

Aus Beschreibungen der Chinesen weiß man, dass die Menschenpocken bereits um 1500 v. Chr. auftraten und durch Viren hervorgerufene Seuchen schon sehr lange existieren. Seit dem klassischen Altertum sind das Auftreten und die Übertragbarkeit von Viruskrankheiten wie z. B. der Tollwut überliefert. Edward Jenner gilt durch die erste Impfung 1796 gegen die Menschenpocken als Pionier der Virusforschung. Nachgewiesen wurde die Existenz von Viren als Krankheitsursache aber erstmals 1892. Iwanowski filtrierte den Saft „mosaikkranker" Tabakpflanzen durch bakteriendichte Filter und stellte fest, dass das Filtrat noch infektiös war. Löffler und Frosch wiesen 1898 die gleiche Eigenschaft für den Erreger der Maul- und Klauenseuche (MKS) nach. Durch ähnliche Beobachtungen mit weiteren, infektiösen Agenzien wurde endgültig bewiesen, dass es Krankheitserreger gibt, die kleiner sind als Bakterien und kleiner als die kleinsten Einheiten mit gesicherter Zellstruktur.

Nach der Entwicklung des Elektronenmikroskops in den 30er-Jahren des 20. Jahrhunderts gelang es, die Viren sichtbar zu machen. Dabei stellte man überraschend die Verschiedenartigkeit der Viruspartikel in Form und Größe fest, die von etwa 15 nm (Durchmesser der größten Proteinmoleküle) bis mehr als 400 nm (Größe der kleinsten, „echten" Mikroorganismen) reicht. Heute ist bekannt, dass auch noch kleinere, infektiöse Einheiten (Viroid, Virino, Prion) existieren. In der Sichtbarmachung der Viren erfolgte erst 1959 der letzte wichtige Fortschritt, als Brenner und Horne die Negativkontrastierung für die Elektronenmikroskopie einsetzten und die Erforschung von Einzelheiten in der Struktur der Viren möglich wurde.

Viren vermehren sich ausschließlich intrazellulär. Alle Versuche, Viren außerhalb lebender Zellen zu züchten (ähnlich den Bakterien z. B. auf Nährböden), schlugen fehl. Die Kultivierung von Viren ist nur mithilfe lebender, für die einzelne Virusart geeigneter (permissiver) Zellen oder Organismen möglich. Von infizierten Zellen werden letztlich nach Anweisungen des Virusgenoms die Virusnachkommen synthetisiert. Aufgrund fehlender eigener Stoffwechselaktivitäten sind Viren außerhalb der Zelle und in abgestorbenen Zellen biologisch inaktiv und damit auch nicht vermehrungsfähig. Den Viren fehlen eigene Stoffwechselaktivitäten, das heißt aber nicht, dass ihre Fähigkeit zur Infektion lebender Zellen in der unbelebten Umwelt oder in der toten Zelle sofort verloren geht. Viele Viren sind in der Umwelt sehr stabil und können, speziell wenn sie von schützendem Protein umgeben sind, auch in totem Material (z. B. Fleisch) sehr lange infektiös bleiben. Von Infektiosität und Vermehrungsfähigkeit bis hin zu krankmachenden Prozessen spricht man bei den Viren erst dann wieder, wenn es ihnen gelungen ist, lebende Wirtszellen zu befallen. Alle Viren müssen deshalb als obligate Zellparasiten angesprochen werden.

Über die Entstehung der Viren, ihren Ursprung, bestehen nur hypothetische Vorstellungen. Ohne Zweifel sind Viren nicht Vorstufen des Lebens. Sie können nicht vor den Zellen entstanden sein und sich nicht etwa aus einem „Urvirus" zu ihrer heutigen Vielfalt entwickelt haben. Es ist im Gegenteil wahrscheinlich, dass sie Rückentwicklungen zellulärer Elemente verkörpern, welche zum extremen Parasitismus entarteten, mehr oder weniger alle entbehrlichen, nicht unbedingt zur zellulären Reproduktion notwendigen Strukturen abwarfen und dadurch die Fähigkeit zum unabhängigen Dasein verloren.

Viren besitzen mindestens 2 chemische Bestandteile, eine Nucleinsäure als Genom und Proteine. Im Gegensatz zu allen anderen Mikroorganismen hat ein Virus als genetische Information immer nur einen Typ von Nucleinsäure, entweder Ribonucleinsäure (ribonucleic acid, RNA) oder Desoxyribonucleinsäure (deoxyribonucleic acid, DNA). RNA-Viren sind somit die einzigen belebten Einheiten, bei denen die genetischen Informationen in Form von RNA niedergelegt sind. Die Nucleinsäure bildet mit den Virusproteinen eine biologische Einheit. Sie steuert je nach Nucleinsäuretyp die Art der Virusvermehrung, vermittelt die Infektiosität und codiert die Virusreproduktionsschritte. Bei den infektiösen Agenzien mit Zellstruktur dagegen tragen alle Strukturelemente zur Vermehrung bei. Die Nucleinsäure liegt im Inneren des Viruspartikels (Virion) und wird von einer aus Untereinheiten zusammengesetzten Proteinkapsel schützend umschlossen. Letztere dient der Stabilisierung der Nucleinsäure während der extrazellulären Phase des Virus. Viele Viren enthalten neben Nucleinsäure und Proteinkapsel noch Enzyme sowie vielfach auch weitere, peripher angeordnete und verschiedenartig strukturierte Hüllen. Viren besitzen also keine Elemente wie Ribosomen, Mitochondrien oder andere Organellen. Sie sind in ihrer Vermehrung vollständig, wenige große Viren zumindest weitgehend, von den Biosyntheseleistungen ihrer Wirtszellen abhängig. Dies weist darauf hin, dass sich die Zellen **vor** den Viren entwickelt haben. Einmal in eine Zelle eingedrungen werden Viren aber biologisch aktive Agenzien mit Vermehrung, Vererbung und Mutagenese. Aufgrund ihrer Potenz, in Zellen einzudringen und dann Zellen zu schädigen bzw. sogar zu zerstören, sind sie infektiöse und pathogene Einheiten mit den typischen Merkmalen von Krankheitserregern. Man hat sie auch treffend als eine „in Protein verpackte schlechte Nachricht" bezeichnet. Nach Oldstone (1989) passt diese Charakterisierung gut. Wenn ein Virus eine Zelle infiziert, können seine Gene – die schlechte Nachricht – die normalen Zellfunktionen durcheinanderbringen, müssen es aber nicht. Gestörte Zellen sterben dann vielfach ab (Apoptose) oder erleiden Defekte. An der Summe der Zellschäden kann der Organismus erkranken. Diese von Viren als „Gifte" angerichteten Schäden bei Pflanzen, Tieren und Menschen haben schließlich auf die Spur der winzigen Krankheitserreger geführt.

Die Vorläufer der ersten Viren waren wahrscheinlich Nucleinsäurefragmente, welche die Fähigkeit entwickelten, sich unabhängig von den Chromosomen selbstständig in einer Wirtszelle zu vermehren. Vorläufer der RNA-Viren hatten vielleicht Ähnlichkeit mit den Viroiden der Pflanzen. Diese kleinen RNA-Ringe, nur 300 bis 400 Nucleotide lang, werden ausschließlich von den Enzymen der Pflanzenzelle repliziert. Sie codieren nicht einmal Proteine. Da Viroide keine Proteinkapseln oder Hüllen besitzen, existieren sie nur als nackte RNA-Moleküle und gelangen nur dann von einer infizierten Pflanze in eine andere, wenn Donor- und Rezipientenzellen (durch Insekten oder andere Vektoren) verletzt werden. Erst später müssen sich diese nackten Nucleinsäuren eine Proteinkapsel zugelegt haben, denn es ist das Capsid (oder die Hülle), die den „echten" Viren das Eindringen in unverletzte Zellen ermöglicht. Die DNA-Viren wiederum könnten sich aus kleinen ringförmigen DNA-Fragmenten (Circoviren) entwickelt haben, die sich zufällig aus einem Zellchromosom formten. Oder sie spalteten sich als Teile zellulärer Nucleinsäuren ab und „entkamen" den zellulären Kontrollen. Nur auf dieser Basis lässt sich auch die Vielfalt unter den Viren, von der nackten proteinfreien Nucleinsäure eines Viroids über die sehr einfachen gebauten kleinen Viren bis zu den stark spezialisierten Bakterienviren und den komplexen, schon mit eigenen Vermehrungshilfen ausgestatteten Pockenviren, erklären.

> ! Viren sind nur in lebenden Zellen vermehrungsfähig. Vermehrungsfähigkeit und krankmachende Eigenschaften der Viren sind strikt an lebende Zellen gebunden. Viren besitzen mindestens 2 chemische Bestandteile, eine Nucleinsäure – DNA oder RNA – und Proteine.
> **Begriffsbestimmungen:**
> Virion (Plural Virionen) = komplette(s) Viruspartikel.
> Viroide = Pflanzenpathogene aus ringförmiger RNA, die nicht für Proteine codieren.
> Virusoide oder Satellitenviren = kleine RNA- oder DNA-Moleküle, die für 1 – 2 Proteine codieren, mit denen sie verbunden sind.

## 2.2 Aufbau, Eigenschaften und Klassifizierung der Viren

### 2.2.1 Morphologie

#### 2.2.1.1 Allgemeines, Begriffe

Das komplette Viruspartikel wird morphologisch als **Virion** angesprochen. Es handelt sich um infektiöse Einheiten mit Durchmessern von 15 nm bei den kleinsten kugeligen (Parvoviren, Circoviren) Viren bis zu Dimensionen von 400 nm bei den größten Viren. Bei den Formen dominieren die kugeligen, mehr oder weniger sphärischen Partikel. Daneben gibt es zahlreiche morphologische Varianten, die wie kurze oder längere Stäbchen, Fäden, Projektile, Quader, Ovale oder auch wie Kaulquappen aussehen (**Abb. 2.1**).

Einfach aufgebaute Viruspartikel bestehen nur aus dem Nucleinsäuremolekül und einem Proteinmantel, dem **Capsid,** das die Nucleinsäure schützend umschließt. Capsid mit Nucleinsäure werden als **Nucleocapsid** bezeichnet. Wird es von keinen weiteren Strukturelementen umgeben, nennt man ein Viruspartikel **unbehüllt** (hüllenlos), auch „nackt". Es stellt dann schon als Nucleocapsid die morphologische Einheit des Virion dar (unbehüllte, nackte Viren). Viele Viren andererseits werden noch von einer äußeren Hülle (Membran, envelope) umgeben. Dann bilden das Nucleocapsid zusammen mit der Hülle das komplette infektionstüchtige Virion, es liegen also **behüllte** Viren vor (**Abb. 2.2** und **2.3**).

Im Elektronenmikroskop kann man am Capsid der meisten Viren morphologische Gruppen von Proteinen erkennen, die als **Capsomeren** angesprochen werden. Ein Capsomer besteht meist aus mehreren chemischen Struktureinheiten, den **Monomeren,** die chemisch verknüpft sind und ihrerseits wieder aus Polypeptiden bestehen (**Abb. 2.4**). In wenigen Fällen repräsentiert ein Capsomer nur ein Monomer. Aus genetisch begründeter Wirtschaftlichkeit werden Viruscapside immer aus wenigen, abwechselnd in den Capsomeren wiederkeh-

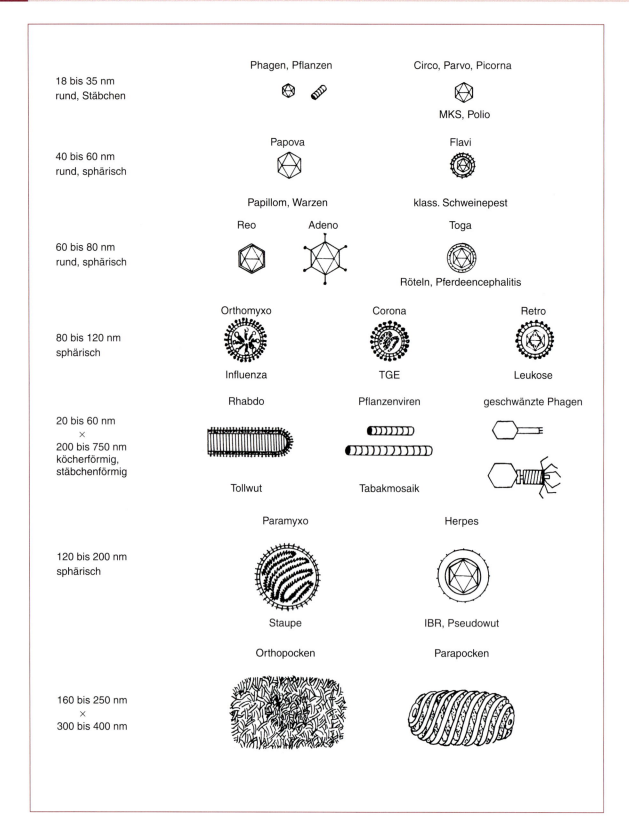

Abb. 2.1 Relative Größe und Form bei Viren.

## 2.2 Aufbau, Eigenschaften und Klassifizierung der Viren

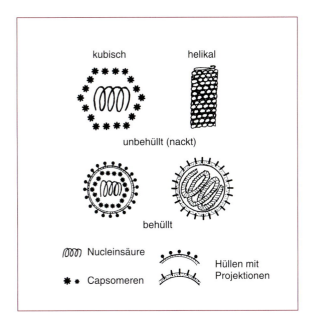

**Abb. 2.2** Wesentliche Bauelemente der Viren, grob schematisch.

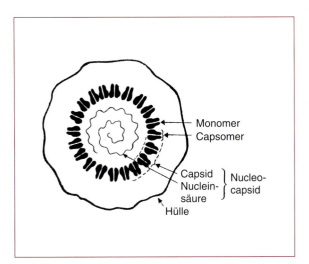

**Abb. 2.3** Schema eines kubisch aufgebauten behüllten Virions.

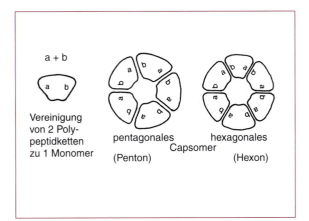

**Abb. 2.4** Anordnung der Polypeptide zu Monomeren und in Capsomeren.

renden Polypeptiden gebildet, deren Zahl sehr gering ist oder sogar eins sein kann. Damit ein stabiles, die Nucleinsäure vor Nucleasen schützendes Capsid zustande kommt, hat die Natur für eine rationelle, **symmetrische** Anordnung der Polypeptidmoleküle Sorge getragen, die an die in der Technik bewährte Wabenstruktur erinnert (**Abb. 2.4 – 2.7**).

Je nach räumlicher Anordnung der Monomeren bzw. Capsomeren im Capsid bzw. Nucleocapsid lassen sich 2 grundlegende Prinzipien oder Symmetrien im Capsidaufbau der Viren erkennen – das **kubische** und das **helikale.** Bei einem großen Teil der Viren wird das Nucleocapsid noch von einer mehr oder weniger dichten, aus Lipoproteinen der Zellmembran bestehenden Hülle (Peplos) umgeben, in die virusspezifische Proteine, die **Peplomeren**, meist in Form von Projektionen eingebaut sind. Nucleocapsid mit Hülle zusammen ergeben dann das komplette Virion (**Abb. 2.2**, **2.8** und **2.9**).

### 2.2.1.2 Aufbauprinzipien

Die intrazelluläre Synthese eines Virus wird von seinem Genom, der Virusnucleinsäure, gesteuert. Ihr Codierungspotenzial ist jedoch v. a. bei kleineren Viren mit nur ganz wenigen Genen sehr begrenzt. Es reicht nur zur Codierung eines Bruchteils der Proteine für ein Capsid, welches meist mehr als 50 % des Virusgewichts ausmacht. Die relativ einfache Capsidstruktur aus gleichen, immer wiederkehrenden Einheiten geringer Größe vermindert die Gefahr der Instabilität und von „Irrtümern" bei der Reproduktion eines Virus, fördert also auch gleichzeitig die genetische Stabilität und ist gleichsam anspruchslos und sparsam in den Anforderungen für seine Synthese durch die Wirtszelle.

■ Kubische Capsidsymmetrie

Proteinuntereinheiten lassen sich rationell und kompakt auf sehr einfache Weise in einem Objekt mit kubischer Symmetrie anordnen, z. B. nach Art eines **Ikosaeders** (20-Seiten-Kubus), wie es bei den meisten so gebauten Viren der Fall ist, aber auch als Tetraeder, Oktaeder oder Dodekaeder u. a. Ein Ikosaeder hat bei 12 Ecken 20 gleichartige Dreieckseiten oder Triangel. Multipliziert man die Anzahl der Proteinuntereinheiten pro Triangel mit der Zahl der Flächen, ergibt sich die Mindestanzahl von Untereinheiten, die sich auf solch einem Körper anordnen lassen (**Abb. 2.5** und **2.6**). Für den Ikosaeder sind es 60 Untereinheiten. Auf diese Weise können asymmetrische Strukturen wie die Proteine per se symmetrisch auf die Oberfläche eines Körpers platziert werden. Die Analysen an kubischen Viren haben gezeigt, dass im Sinne der größten geometrischen Wahrscheinlichkeit alle rundlichen sphärischen Viruspartikel eine ikosaedrale Capsidsymmetrie aufweisen dürften.

Der klassische Ikosaeder hat 12 fünfkantige Ecken, 20 Dreieckseiten und 30 Scheitellinien. Durch diese Elemente lassen sich Achsen mit 5-, 3- und 2facher Drehsymmetrie legen (**Abb. 2.5**). Die Dreieckseiten kann man geometrisch auch in gleichseitige Dreiecke unterteilen.

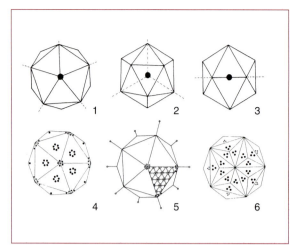

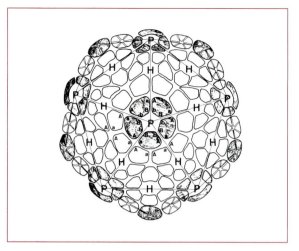

**Abb. 2.5** Kubische ikosaedrale Capsidsymmetrie.
Ikosaeder mit Aufsicht auf die Achsen mit fünffacher (1), dreifacher (2) und zweifacher (3) Drehsymmetrie. Monomeren ordnen sich zu Capsomeren, die elektronenoptisch differenzierbar sind (4, 5) als Pentameren an Ecken oder Hexameren an Kanten und Flächen. Bei der Triangelzahl 3 können sich Monomeren auch zu 60 einfachen Trimeren verbinden (6).

**Abb. 2.6** Anordnung von Monomeren zu Capsomeren und zum ikosaedralen Capsid.
1, z.T. auch mehr (hier 2) Polypeptidketten formen 1 Monomer. Aus 5 oder 6 Monomeren bilden sich Oligomeren, pentagonale oder hexagonale Capsomeren genannt, die im Virion sichtbar gemacht werden können. Die identischen Monomeren eines Capsids haben sowohl untereinander im Capsomer als auch zu Monomeren benachbarter Capsomeren Bindungen. Das abgebildete Capsid enthält 42 Capsomeren, davon 12 pentagonale (P) und 30 hexagonale (H).

Nur bestimmte Verteilungen und Anzahlen sind aber möglich. Die Zahl neuer Dreiecke pro Dreiecksseitenfläche ist die Triangelzahl T. Auf jeden Triangel sind nur 1 oder 3 Monomeren platzierbar. Die Gesamtzahl der Proteinuntereinheiten (Polypeptidmoleküle) beträgt dann 60 × T. Im ikosaedralen Capsid können sie sich auf den Seitenflächen zu 6er Gruppen (Hexameren), an den Ecken zu 5er-Gruppen (Pentameren) verbinden (**Abb. 2.4–2.6**). In etwas größeren Capsiden gruppieren sie sich so zu Pentameren und Hexameren, den Capsomeren, die dann im Elektronenmikroskop als kugelförmige oder auch zylinderförmige Einheiten mit 5 Kanten (Pentamer an den Ikosaederecken) oder 6 Kanten (Hexamer, an den Scheitellinien und Dreiecksflächen) in Erscheinung treten (**Abb. 2.10**, **2.4** und **2.6**). In sehr kleinen Capsiden, z. B. denen der Picornaviren, ist nur 1 Monomer (zugleich Capsomer), bestehend aus den immer gleichen 3 Proteinuntereinheiten, auf jeder der 60 Dreiecksflächen angeordnet. Bei allen Viren setzen sich die Capsomeren aus unterschiedlichen Arten von Polypeptiden zusammen. Die Gesamtzahl der Capsomeren eines Capsids „X" ist aus der Formel 10 x (T + 2) zu errechnen. Einfacher lässt sie sich aus dem elektronenoptischen Bild mit der Formel X = 10(n − 1) 2 + 2 bestimmen, wenn alle Capsomeren einer Scheitellinie samt denen an den begrenzenden Ecken erkannt werden können. Bei kubischer Symmetrie kann es 12 Pentameren an den Ikosaederecken geben, dazu eine bestimmte Zahl hexamerer Capsomeren, sodass 12, 32, 42, 72, 92, 162 oder 252 bis 812 Capsomeren insgesamt möglich sind und auch gefunden wurden. Aber auch Strukturen mit nur 1 Monomer bzw. Capsomer pro Dreieckseite, insgesamt 60, sind möglich. Einige Viren haben unter ihrem kubischen Capsid noch ein 2. inneres Capsid (vgl. unten). Bei den Reoviren z. B. hat dieses innere Capsid gleichfalls Ikosaederstruktur. Die eckständigen fünffachsymmetrischen Capsomeren der Adenoviren tragen noch antennenartige Fäden (Fibers) (**Abb. 2.10**). Herpesviren besitzen um das kubische Capsid noch eine äußere Hülle, die aus zellulären Anteilen, hauptsächlich der Kernmembran, besteht und die virusspezifische Proteine als Projektionen eingelagert hat (**Abb. 2.10**).

### ■ Helikale oder spiralförmige Symmetrie des Nucleocapsids

Eine der einfachsten Möglichkeiten für eine symmetrische Anordnung asymmetrischer Proteinkomponenten im Capsid ist die ringförmige, zu einer Art Scheibe. Aufeinander gereihte Scheiben ergeben eine Säule. Noch stabiler ist eine solche Reihung in Form einer engen Spirale oder wie bei einer Wendeltreppe, nämlich **helikal** (Helix = Schnecke) (**Abb. 2.7**). Dieses Aufbauprinzip des Nucleocapsids findet man bei vielen RNA-Viren. Die Struktureinheiten des Proteins liegen nach dem Bauplan einer Helix oder Schraube angeordnet im Capsid vor und die Nucleinsäure ist darin harmonisch wie eine Spiralfeder eingebettet. Das Nucleocapsid gewinnt so die Form eines hohlen Stäbchens. Jede Struktureinheit besteht aus nur einem Polypeptidmolekül (Monomer). Manchmal werden die helikal angeordneten Monomeren auch als Capsomeren angesprochen. Helikale Nucleocapside haben einen bestimmten Durchmesser, eine charakteristische Steighöhe ihrer spiralen Windungen und eine Rotationsachse mit mehrfacher Drehsymmetrie.

Das nackte Virion einiger stäbchenförmigen Pflanzen- und Bakterienviren besteht nur aus solch einem starren

## 2.2 Aufbau, Eigenschaften und Klassifizierung der Viren

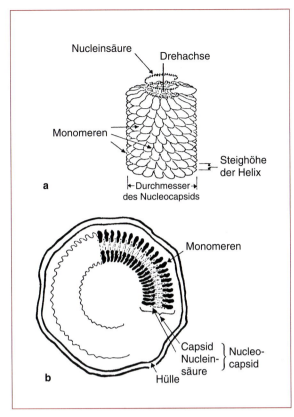

**Abb. 2.7a, b** Helikale Aufbausymmmetrie eines Virions. Im Capsid mit helikaler Symmetrie ordnen sich die Monomeren ringartig wie auf einer Schraube aufgefädelt (Helix) an und formen ein hohles Stäbchen, das eine Achse mit mehrfacher Drehsymmetrie aufweist. Diese Helix hat einen bestimmten Durchmesser und eine konstante Steighöhe (= Abstand von Monomer zum Monomer der darüberliegenden Schraubenwindung). Zwischen den nebeneinanderliegenden Monomeren wie auch zu den darüber und darunterliegenden angrenzenden Steigwindungen bestehen regelmäßige Bindungen ähnlich denen im ikosaedralen Capsid.
**a** Schema eines nackten helikalen Virions.
**b** Schema eines behüllten helikalen Virions.

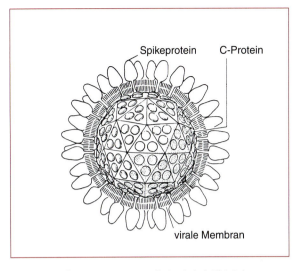

**Abb. 2.8** Aufbau eines Togavirus (kubisch, behüllt). Schema des Virus mit kubischem Capsid, 3 Monomeren (C-Protein) pro Triangel, Hülle (virale Membran) und Peplomeren (Spikeprotein); nach Simons et al.

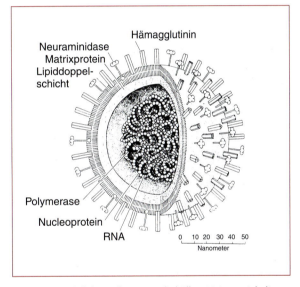

**Abb. 2.9** Modell des Aufbaus eines behüllten Virions mit helikalem Nucleocapsid (Influenzavirus). Im Kern liegt das helikale Nucleocapsid, bestehend aus 8 unterschiedlich langen Nucleoprotein-Einzelsträngen (RNA mit Monomeren) mit angelagerten Polymerasemolekülen. Die äußere Hülle ist aus dem Matrixprotein und einer Lipiddoppelschicht zusammengesetzt und trägt 2 Arten von Spikes aus Proteinen (Peplomeren), die mit H (Hämagglutinin) und N (Neuraminidase) angesprochen werden; nach Kaplan u. Webster.

oder wenig flexiblen Nucleocapsid. Bei Vertebratenviren liegt ein sehr flexibler, einfacher oder doppelter Nucleocapsidtubulus vor. Er kann dann in gegenläufiger Drehspannung – ähnlich einer Kordel – aufgerollt oder aber einfach nur in einem Knäuel ohne erkennbare Ordnung vereinigt sein. Das Nucleocapsidknäuel wird dann von einer Hülle umgeben und zusammengehalten (**Abb. 2.9** und **2.11**).

■ **Virushülle**
Bei vielen Virusarten mit kubischer oder helikaler Capsidsymmetrie wird das Nucleocapsid noch von einer äußeren geschichteten Membran umhüllt. Diese Hüllen (envelope) bestehen aus zwei Schichten und sind etwa 5 bis 10 nm dick. Die äußere breitere Schicht enthält Lipide, die darunter liegende dünne Lage das M-Protein (Membran- oder Matrixprotein) (**Abb. 2.8** und **2.9**). Beide Schichten entstammen Membranen der Wirtszelle und umhüllen das Nucleocapsid im letzten Schritt der zellulären Virussynthese. Dabei werden in die Hülle virusspezifisch codierte Glykoproteine (Peplomeren) eingebaut, die am reifen Virion als Projektionen oder Protrusionen verschiedener Größe und Form spikeartig oder keulenförmig aus der Hülle herausragen. Die Peplomeren besitzen spezifische, für die Zellinfektion des Virus (Bindung an

die Zellrezeptoren) oder für seine Elution notwendige enzymatische Aktivitäten. Bei den Orthomyxoviren sind es z. B. wechselnd angeordnete Hämagglutinine und Neuraminidasen (**Abb. 2.9**).

### ■ Kombinierter Aufbau

Bei diesem Bauschema sind im Capsid bzw. im Doppelcapsid kubische und helikale Symmetrien kombiniert. Die RNA-haltigen Retroviren sind z. B. so aufgebaut (**Abb. 2.12**). Diese bereits relativ großen Partikel besitzen ein kubisch strukturiertes äußeres Capsid, das noch ein „inneres" Nucleocapsid, auch Nucleoid oder **Core** genannt, umschließt. Es enthält in helikaler Symmetrie angeordnete Proteine mit der RNA. Das Nucleoid kann durch eine feine Nucleoidmembran begrenzt sein. Eine Hülle mit knopfförmigen Projektionen umschließt die Capside.

Kombiniert im Aufbau ist auch das Capsid vieler **Bakterienviren**, die als **Bakteriophagen** oder kurz Phagen bezeichnet werden. Die kombiniert gebauten Phagen haben z. T. eine kaulquappenähnliche Gestalt mit kubischem Kopf- und helikalem Schwanzteil (**Abb. 2.13**). Phagen werden im Unterschied zu allen anderen Viren bei der Zellinfektion nicht in toto in die Bakterienzelle aufgenommen, in der sie vermehrt werden, sondern sie schleusen nur die für ihre Vermehrung essenzielle Nucleinsäure ein. Bei den geschwänzten Phagen wandert dabei die DNA aus dem Phagenkopf durch den Schwanzteil hindurch in das Bakterium. Das Bauprinzip dieser Phagen wird auch

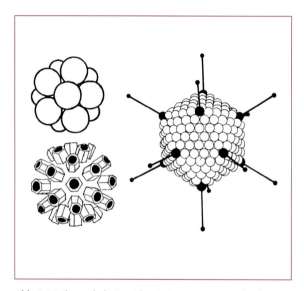

**Abb. 2.10** Ikosaedrale Capside mit Capsomeren verschiedener Anzahl, Größe und Form.

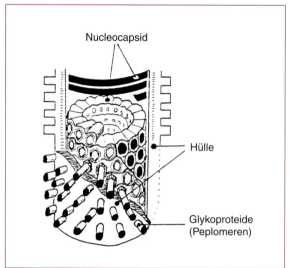

**Abb. 2.11** Aufbau eines Rhabdovirus im Modell (behüllt, helikale Capsidsymmetrie).

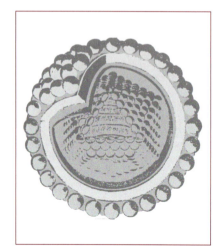

**Abb. 2.12** Aufbau eines Retrovirus im Modell: helikales inneres Capsid, kubisches äußeres Capsid, Hülle mit knopfförmigen Projektionen.

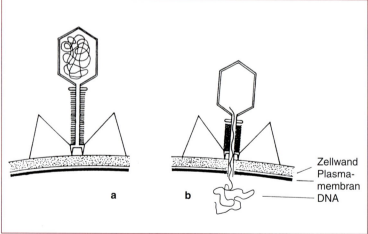

**Abb. 2.13a, b** Kombinierter (binaler) Aufbau: Schema eines T-förmigen Phagen mit kontraktilem Schwanz.
**a** Haftung des Phagen an der Bakterienzellwand.
**b** Injektion der DNA nach Schwanzkontraktion über das Kernrohr durch die Bakterienzellwand.

als **binal** bezeichnet. Der Phagenkopf enthält im Inneren die Nucleinsäure. Er hat meist Polyederform nach Art hexagonaler bipyramidaler Prismen, deren Einzelheiten z. T. noch nicht analysiert sind. Eine Reihe von Phagenköpfen sind auch Ikosaeder. Das Schwanzteil stellt eine Scheide aus helikal angeordneten Proteineinheiten, aber ohne eingelagerte Nucleinsäure dar, die ein Kernrohr umschließt. Bestimmte Phagen können dieses Schwanzteil bei der Zellinfektion längs durch Umschichtung der Proteineinheiten unter Beibehaltung der helikalen Anordnung kontrahieren, wobei ein Teil des Kernrohrs aus dem Schwanz hervortritt und durch die Bakterienzellwand dringt (**Abb. 2.13**). Die Schwanzteile anderer Phagen sind dagegen nicht kontrahierbar. Zwischen Phagenkopf und -schwanz befindet sich gelegentlich ein Halsteil und am Ende des Schwanzes noch ein Haftorgan, bestehend aus einer sechseckigen Basisplatte mit Haftfäden oder 6 kurzen Haftbolzen an den Ecken. Letztere besitzen enzymatische Aktivitäten und reagieren mit den Zellrezeptoren. Die geschwänzten Phagen variieren in der Größe und im Verhältnis zwischen Kopf und Schwanzteil.

### ■ Komplexer Aufbau (Sonderform)

Dieser besondere Aufbau liegt nur bei den Pockenviren vor. Das Virion lässt sich nicht mit den üblichen Termini beschreiben. Die quaderförmigen, z. T. auch ovoiden Partikel besitzen einen Innenkörper, der als Core oder Nucleoid bezeichnet wird und der ein sog. Triplet mit Axialzone erkennen lässt (**Abb. 2.14**). Die Axialzone und die das Triplet umgebende Matrix enthalten die Virus-DNA, die hier eng und komplex mit Protein verbunden in vielfach verschlungener Anordnung vorliegt. Die Corematrix wird von einer dickeren Proteinschicht (Mantel) umschlossen, auch Coremembran genannt, an der man eine stärkere äußere Lage (Oberflächenprotein) von einer dünneren inneren Lage unterscheiden kann. Letztere hat eine dichte radiäre, wahrscheinlich kubische Strukturierung, die bereits aus der Corematrix entspringt und aus welcher Projektionen in die äußere Lage hineinragen. Nucleoid mit Mantel lassen sich in etwa mit einem Nucleocapsid vergleichen. Außen sind ihm an den Flachseiten 2 aus Proteinen bestehende Lateralkörper angelagert. Umschlossen wird das Ganze dann von einer dichten Doppelmembran (= Hülle) aus Lipoproteinen. Auf der äußeren Membranschicht sitzen gewundene filamentöse Proteinstrukturen (Filamente) von 5 bis 7 nm Durchmesser in typischer Anordnung (**Abb. 2.14** und **2.15**), die offensichtlich aus 2 etwa 3 nm starken Einzelfäden gewunden sind. Die Pockenpartikel werden inklusive der Hülle komplett im Cytoplasma der Zelle synthetisiert. Alle Elemente sind virusspezifisch; zellulären Ursprungs sind wahrscheinlich nur die Lipide der Doppelmembran. Bei den Pockenviruspartikeln unterscheidet man intrazelluläre unreife, nackte Partikel (INV), intrazelluläre mature Virionen (IMV) und extrazelluläre, behüllte Viren (extracellular enveloped virions, EEV). Letztere werden vor dem Austritt aus der Zelle durch eine zusätzliche, durch Zisternen aus dem Transgolgi-Netzwerk gebildete Membran umhüllt. Sie repräsentieren maximal bis zu 10% der gesamten Nachkommenviren, die für die Virusverbreitung von Zelle zu Zelle über größere Distanzen und die Virusverbreitung in vivo große Bedeutung haben. Das Achsenverhältnis der Pockenpartikel beträgt etwa 1,3 („echte" Pockenviren) bzw. 1,6 (Parapockenviren).

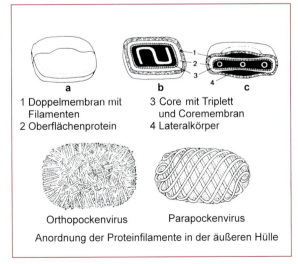

**Abb. 2.14a–c** Komplexer Aufbau (Sonderform) bei Pockenviren: Quaderförmige Partikel (**a**) im Querschnitt (**b**) und im Längsschnitt (**c**).

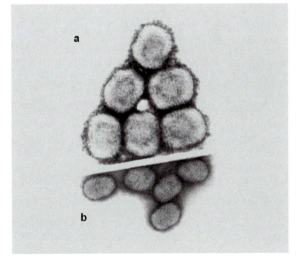

**Abb. 2.15a, b** Elektronenoptische Aufnahmen von Pockenviren (Negativfärbung), gleicher Maßstab:
**a** Originäre „echte" Pockenviren,
**b** Parapockenviren.

## 2.2.2 Chemische Eigenschaften und Funktionen der Viruskomponenten

Ein **Virion** ist chemisch charakterisiert durch:
1. seine Nucleinsäuren: Art, Struktur, Größe,
2. seine Strukturproteine: Anzahl, Anordnung im Capsid bzw. Nucleocapsid,
3. viruseigene Enzyme,
4. seine Hülle (bei behüllten Viren) mit ihren virusspezifischen Proteinen (Glykoproteinen).

Physikalische Eigenschaften, die sich aus der Struktur eines Virus und der Anordnung der Aufbaukompenenten im Virion ableiten, sind neben Größe und Gestalt vor allem die charakteristische Dichte eines Virus. Sie kann zwischen 1,13 und etwa 1,3 bei behüllten Viren und zwischen 1,3 und 1,45 g/cm$^3$ bei unbehüllten, kleinen und kompakten Viren liegen.

### ■ Nucleinsäure

Die Nucleinsäure ist ein essenzieller Bestandteil jedes Virus und verantwortlich für dessen Infektiosität und Virulenz. Viren enthalten nur jeweils eine Art von Nucleinsäure als Genom, Desoxyribo-Nucleinsäure (**DNA**) oder Ribonucleinsäure (**RNA**). Die RNA-Viren sind damit die einzigen bekannten „belebten" Agenzien mit einer RNA als Träger von genetischen Informationen. Die Nucleinsäure verschiedener Virusarten unterscheidet sich in ihrer Größe und Struktur (**Tab. 2.1**, **Abb. 2.16**). Virus-DNA hat stets eine „negative" Polarisierung (im Sinne ihrer Ablesbarkeit) und ist, wie zelluläre chromosomale DNA, als linearer Doppelstrang angeordnet, ausgenommen die Circo- und Parvoviren mit einsträngiger DNA. Bei 2 Virusfamilien liegt der DNA-Doppelstrang zirkulär vor. Alle DNA-Genome der Viren sind nicht segmentiert. Virale RNA ist überwiegend einsträngig und negativ polarisiert, nur bei Reo- und Birnaviren doppelsträngig. Bei einigen Virusfamilien liegt die RNA segmentiert vor (Reo-, Birna-,

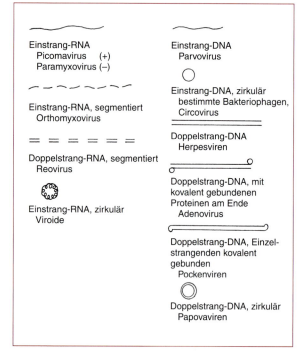

**Abb. 2.16** Schema verschiedener Typen von Virusgenomen, nicht maßstabgerecht.

**Tab. 2.1** Genome bei Vertebratenviren; $M_R$ = Molmasse, Werte in Klammern = Ausnahmen, nt = Nucleotide.

| Nucleinsäuretyp | Polarität | Struktur | Familie (-viridae) | MR der Nucleinsäure (x 106) |
|---|---|---|---|---|
| DNA | negativ | Einzelstrang, zirkulär Einzelstrang, linear | Circo- Parvo- | 1759 nt 1,5–2,5 |
| | | Doppelstrang, zirkulär | Papova- Hepadna-???*; | 3,4–5 1,6 |
| | | Doppelstrang, linear | Adeno-Herpes-Irido-Pox- | 20–25 80 (–150) 10–150 (250) (85) 160–240 |
| RNA | positiv | Einzelstrang, linear | Picorna-Calici-Flavi-Toga-Corona- | 2,5–2,8 2,6–2,8 4 3–4 5,5–8,1 |
| | | Einzelstrang, Dimer | Retro- | 6–7 |
| | negativ | Einzelstrang, linear | Paramyxo-Rhabdo-Filo- | 5–8 3,5–4,6 4,2 |
| | | 3 Einzelstränge, zirkulär Einzelstrang, linear, 8 Segmente 2 Einzelstränge, linear (ambisense) Doppelstrang, linear, 10–11 Segmente 2 Segmente | Bunya-Orthomyxo-Arena-Reo-Birna- | 4,5–7 4–5 3,2–4,8 12–15 4,8 |

* 30–60 % in Einzelstrang

Orthomyxo-, Bunya- u. Arenaviren). Die Viren von 7 Virusfamilien haben eine RNA mit positiver Polarisation; sie ist, wie bei der messenger-RNA (mRNA) der Zelle, direkt an den Ribosomen ablesbar.

Sehr oft werden Viren bei ihrer Synthese in der Zelle abnorm oder fehlerhaft mit Nucleinsäure ausgestattet. Bei Papovaviren hat man neben der Virus-DNA auch Wirtszell-DNA nachgewiesen, bei Arenaviren z. B. sind zelluläre Ribosomen integriert, bei Pestivirus findet man codierende Sequenzen für zelluläres Ubiquitin. Ein Viruspartikel kann sein Genom auch mehrfach enthalten, wie von Paramyxoviren bekannt. Eine größere Bedeutung kommt v. a. den sog. genetisch defekten Viruspartikeln (defective interfering particles, **DIPs**) zu, denen bestimmte, z. T. große Nucleinsäureabschnitte fehlen.

Die Molmasse ($M_R$) der Virus-Nucleinsäure variiert in weiten Grenzen zwischen etwa 1,5–2,5 Mio. Dalton (D) bei kleinen bis mittleren sowie allen RNA-Viren und von 80–250 Mio. D bei den sehr großen Viren. Kleine Viren enthalten im Verhältnis mehr Nucleinsäure als große. Beim Influenzavirus beträgt der Nucleinsäureanteil z. B. 1 %, bei bestimmten Phagen 50 %. Die Molmasse der Nucleinsäure und die Länge des Nucleinsäurefadens in einem Virus sind ein Index für seine genetische Vielfältigkeit. Sie schwankt von ein bis mehreren tausend Nucleotideinheiten bei kleinen Viren und erreicht bis zu 250.000 bei großen. Legt man etwa 1.000 Nucleotide für die Größe eines Durchschnittsgens zugrunde, ergibt sich die Zahl der möglichen Gene im Virus. Manche Viren enthalten weniger als 5, die größten beherbergen nicht mehr als einige hundert. Zellen dagegen sind mit Zehntausenden von Genen ausgestattet. Die Gene enthalten im wesentlichen je einen Code für die intrazelluläre Synthese eines einzelnen Proteins. Auch die Basenzusammensetzung z. B. der DNA von Säugerviren variiert breit, breiter als innerhalb der Säuger selbst. Der Gehalt an Guanin und Cytosin kann etwa 40–70 % betragen.

Im Virion liegt der Nucleinsäurefaden offenbar nicht wahllos als Knäuel vor. Das Nucleinsäuremolekül hat intramolekulare Bindungen wie auch Wechselbeziehungen zum umgebenden Capsidprotein.

Die Nucleinsäure lässt sich mit bestimmten chemischen Verfahren aus Viren extrahieren. Freie Nucleinsäuremoleküle sind durch Nucleasen leicht enzymatisch (durch RNAsen/DNAsen) angreifbar.

■ Virale Proteine

Abhängig vom Informationsgehalt seines Genoms kann ein Virus im Zuge seiner Vermehrung in der Zelle für verschieden viele unterschiedliche Polypeptide codieren. Die Proteine dienen überwiegend als Strukturproteine der Konstruktion des Viruscapsids, repräsentieren aber auch viruseigene Enzyme, die z. B. für den raschen Start und den reibungslosen Ablauf seiner Vermehrung nötig sind. Andere Proteine, meist Glykoproteine, werden in die Virushülle eingelagert und spielen eine wichtige Rolle bei der Immunmodulation und bei der Zellinfektion, was u. a. den Zelltropismus und das Wirtsspektrum festlegt (Haywood, 1994).

Die meisten Viren enthalten eine nur sehr begrenzte Anzahl verschiedenartiger Strukturproteine, die sich in symmetrischer Anordnung und Verknüpfung zu Polypeptidgruppen gleicher, regulärer Zusammensetzung in den Nucleocapsiden formieren. Sie lassen sich experimentell trennen und analysieren. Ihre Molmassen sind mehrheitlich vergleichsweise groß und liegen etwa zwischen 10 und 100 Kilodalton (kD). Nur bei einem Teil der Virusarten ist die Analyse ihrer Polypeptidstruktur bereits bekannt und bei nur wenigen sehr einfach aufgebauten Viren ist die Baustruktur weit gehend geklärt. Hier seien einige Beispiele solcher Analysen angeführt.

Beim sehr kleinen, einfach isometrisch konstruierten **Poliomyelitisvirus** z. B. wird von zellulären Enzymen das Protomer der Capsidproteine schrittweise in 4 Polypeptide (VP1 bis VP4) mit Molmassen von 35, 30, 25 und 8 kD gespalten und durch Anhängen eines Myristinsäurerestes modifiziert. Je 4 dieser Moleküle liegen wiederkehrend in den 60 Strukturproteinen des Virus vor und bilden das Polioviruscapsid. Virale Enzyme, wie z. B. die C3-Protease, sind an der Prozessierung des Capsidvorläuferproteins und der Spaltung der Proteinstrukturen im Laufe der Virusreifung beteiligt.

Das **Reovirus** besitzt ein Doppelcapsid, bestehend aus dem dicht die RNA umschließenden inneren Capsid (55 nm Duchmesser) und einem 2. äußeren Capsid. Insgesamt 7 Strukturproteine (VP1-7) sind in diesem kubisch-ikosaedralen Doppelcapsid vorhanden.

Äußeres Capsid: Das VP4 (88 kD) liegt als Homodimer vor, davon wird ein aminoterminales Protein VP8 abgespalten, das hämagglutinierende Aktivität besitzt. Das VP5 repräsentiert das carboxyterminale Spaltprodukt von VP4 und wird für die Penetration der Viruspartikel in die Wirtszelle verantwortlich gemacht. Das VP-7 (34 kD) und 2 Moleküle des d3 bilden jeweils die anderen Capsomeren des äußeren Capsids und vermittelt die Adsorption der Viren an die Zelloberfläche. Inneres Capsid: Das VP6 (44 kD) ist ein trimerer Komplex, der auch eine Bindung mit VP2-Bestandteilen des Viruscores eingeht. VP6 ist das gruppenspezifische Antigen der Rotaviren. Viruscore: Das VP2 ist die Hauptkomponente des Cores. Es bindet an die RNA, interagiert aber auch mit VP6-Proteinen an der Innenseite des inneren Capsids. VP1 (125 kD) und VP3 (99 kD) sind mit den RNA-Segmenten assoziiert. Beide Proteine sind an der Genomreplikation beteiligt; es wird vermutet, dass VP1 im Zusammenspiel mit VP3 als RNA-abhängige RNA-Polymerase wirkt.

Bei den **Papovaviren** mit ihrem ikosaedralen Capsid, das die doppelsträngige zirkuläre DNA umgibt, sind 72 Capsomeren am Capsid erkennbar. Im Capsid sind 3 verschiedene Strukturproteine, VP1 bis VP3, nachgewiesen, dazu die Histone H2a, H2b, H3 und H4 aus zellulärem Ursprung. Analysen haben ergeben, dass dieses Capsid aus 72 Pentameren mit ausschließlich VP1 (5 × VPI pro Capsomer) besteht, also aus insgesamt 360 VP1-Kopien. Dies unterstellt, dass die VP1-Untereinheiten im Capsid 6 chemisch unterschiedliche Umgebungsbindungen haben. VP2 und VP3 dürften darunter ein inneres Fachwerk oder Gerüst bilden, das den Halt und die Position des VP1 bestimmt.

Beim menschlichen **Adenovirus** (ikosaedrische Capside ohne Membranhülle) liegen 6 kleine Strukturproteine vor. Die Bezeichnung der Proteine nach den römischen Ziffern II bis XII ist orientiert an der Laufgeschwindigkeit, die bei der Proteinauftrennung im Polyacrylamidgel zu beobachten ist. Das Partikel besteht aus 252 Capsomeren, an deren Kontaktstellen sich die Proteine IX, X, XI und XII befinden, an den Innenseiten des Capsids sitzen die Polypeptide VI und VIII. Der Nucleoproteinkomplex im Partikelinneren besteht aus dem Virusgenom und den Proteinen V und VII. Nur das Fiberprotein IV ist glykosidiert, also ein Glykoprotein.

Beim helikal strukturierten behüllten Stomatitis vesicularis-Virus, einem **Rhabdovirus**, sind 3 Proteine des Nucleocapsids (N-, P- u. L-Protein) und 2 Membranproteine (M- u. G-Protein) bekannt. Die Hauptproteine sind das Protein G (65 kD; Glykoprotein in der Virushülle), das Protein N (50 kD; Nucleoprotein) und das Protein M (20 kD; Matrixprotein). Das bienenkorbartig gebaute Nucleocapsid des Virus besteht aus einem Komplex zwischen RNA und N-Protein, assoziiert mit zwei kleinen Proteinen L (large) und Nucleinsäure (non structural). Umgeben und stabilisiert wird dieses Nucleocapsid mit dem die Außenstruktur formenden, wabenartig angeordneten M-Protein. Das N-Protein des Tollwutvirus wirkt als Superantigen und ist zugleich das gruppenspezifische Antigen der Rhabdoviren. Aus der Matrix treten spikeartig durch die Lipidschicht der Hülle die glykosilierten G-Proteine heraus (**Abb. 2.13**). Das G-Protein vermittelt die Adsoption der Viruspartikel an zelluläre Rezeptoren, es ist an Membranfusionen beteiligt und es ist essenziell für die Hämagglutinationsfähigkeit des Virus.

Bestimmte Polypeptide des Capsids **unbehüllter Viren** müssen eine Funktion bei der Infektion der Zelle ausüben, also – ähnlich der Glykoproteine behüllter Viren – mit den Zellrezeptoren reagieren. Beim Maul- und Klauenseuchevirus und beim Poliomyelitisvirus wurde dem VP1 eine bevorzugte Rolle in diesem Prozess zugeschrieben, andere Capsidproteine dürften jedoch zumindest eine Nebenrolle spielen. Bei vielen Viren wurden mittlerweile die zum Andocken an die Zelle in Frage kommenden Proteine identifiziert, allerdings sind die wirklich rezeptor-bindenden Proteindomänen noch kaum definiert. Für die meisten unbehüllten Viren noch lückenhaft ist auch das Wissen über die Verteilung und Bedeutung der Antigenität und Immunogenität der Capsidproteine. Die Aminosäuresequenz RGD (Arg-Gly-Asp) ist die Hauptkomponente von VP1, die beim Zellanheftungsmechanismus der Picornaviren an die als „Integrine" bezeichnete Rezeptorfamilie beteiligt ist. Die Infektiosität des Maul- und Klauenseuchevirus und des Poliovirus wird z. B. nur durch Antikörper gegen das VP1-Protein neutralisiert.

Beim Adenovirus ist das Protein der Hexameren das hauptsächliche immunisierende Antigen. Auch das Pentonbasisantigen immunisiert, das Pentonfiberantigen sogar typspezifisch. Letzteres ist ein Glykoprotein und kann in seiner Funktion mit den Glykoproteinen behüllter Viren verglichen werden. Es reagiert als einziges mit den Rezeptoren der Wirtszellmembran wie auch bestimmter Erythrocyten, ist also zugleich das hämagglutinierende Antigen. Antikörper gegen dieses Adenofiberantigen verhindern die Adsorption des Virus an die Zelle wie auch die Hämagglutination.

### ■ Glykoproteine der Virushüllen

Behüllte Viren tragen außen an ihrer Hülle Projektionen verschiedener Form und Größe, die aus viruscodierten spezifischen Glykoproteinmolekülen bestehen (Peplomeren). Mithilfe proleolytischer Enzyme lassen sie sich abbauen. Diese Glykoproteine sind essenziell für die Infektiosität des Virus und damit seine Vermehrung. Auch die Antigenität des Virus wird durch sie determiniert (**Abb. 2.8**, **2.9** und **2.11**). Bei allen behüllten Viren außer Irido- und Pockenviren werden die synthetisierten Glykoproteine in Membranen der Wirtszelle angereichert und bei der Umhüllung der Viren in die Virushülle integriert. Die Glykosilierung der Polypeptide wird über wirtszelleigene Enzyme gesteuert. Die Glykoproteine bestehen aus einem hydrophoben (lipophilen) Peptidsegment, das sich mit der Lipidschicht der Hülle verbindet, eine Molmasse von 5.000–9.000 D besitzt, unempfindlich gegen Proteasen ist und die Hülle vor einer proteolytischen Andauung schützt. Die Glykoproteine tragen die Hauptrolle bei der Infektion. Bestimmte Arten reagieren mit den Rezeptoren der Zelle. Sie sind auch maßgebliche Antigene für die Induktion der Immunantwort des infizierten Wirts. Auch isolierte Glykoproteine wirken antigen, können immunisieren und reagieren mit den spezifischen Wirtsantikörpern. Nicht zuletzt stellen diese spezifischen Hüllantigene wichtige Marker für den Nachweis des Virus dar und sind von großer Bedeutung für diagnostische Verfahren und für die Impfstoffentwicklung.

Im Reovirus scheint das dl-Protein eine herausragende Bedeutung zu haben. Es ist das typenspezifische immunisierende Antigen, bestimmt die Wirtsspezifität, die enzymatische Haftreaktion mit den Zellrezeptoren und hat hämagglutinierende Aktivität. Es ist aber nicht glykosiliert. Neutralisierende und hämagglutinationshemmende Antikörper gegen dieses Antigen eliminieren die Infektiosität des Virus. Ferner bestimmt es wahrscheinlich auch den Tropismus. Das y1C-Capsidantigen dagegen ist wahrscheinlich für die Virulenz, den Enterotropismus und die generalisierenden Aktivitäten maßgeblich, während das d3-Protein ebenfalls bestimmte Virulenzfunktionen ausübt.

Die Zahl der Glykoproteinmoleküle der Hülle ist nicht konstant. Die „Spikes" der Rhabdoviren z. B. enthalten eine einzige Glykoproteinart, andere behüllte Viren 2 (bis 5) Arten, die der Herpesviren 8, davon 4 wichtige. Auch die Anordnung variiert beträchtlich. Bei einigen Glykoproteinen wurden auch enzymatische Aktivitäten nachgewiesen (Paramyxo- und Orthomyxoviren).

Die meisten behüllten Viren besitzen noch ein nichtglykosiliertes Protein (Matrixprotein) in der Innenschicht ihrer zweischichtigen Hülle.

### Viruseigene Enzyme

Bei allen DNA-Viren und einem Großteil der RNA-Viren ist die Nucleinsäure negativ polarisiert und kann, nach der Zellinfektion, nicht direkt abgelesen werden. Bei den DNA-Viren wird die virale Information durch in der Zelle vorhandene **zelleigene** DNA-RNA-Transkriptasen in positive mRNAs umkopiert, welche an den Ribosomen der Zelle die Synthese von DNA-Polymerase und viralen Polypeptiden induzieren. DNA-Viren brauchen deshalb keine eigenen Transkriptasen. Die großen DNA-Viren (Pocken-, Iridoviren) mit ihren schon relativ autonomen Reproduktionsmechanismen besitzen viruseigene DNA-RNA-Transkriptasen. Daneben verfügen sie wie auch einige andere Viren über ein oder mehrere Enzyme, die bei der virusspezifischen Reproduktion mithelfen und z. T. die zelleigenen Prozesse hemmen („shut off"-Phänomen).

Alle RNA-Viren mit negativer Polarisation tragen viruseigene RNA-RNA-Transkriptasen, können nach der Zellinfektion autonom ihre Information in mRNA transkribieren und ihre Vermehrung starten.

Bei 7 veterinärmedizinisch bedeutsamen Familien von RNA-Viren liegt die RNA jedoch bereits in positiver, direkt ablesbarer Polarisation vor, sie kann nach der Zellinfektion direkt als mRNA fungieren.

Alle Retroviridae, Hepadnaviridae und Caulimoviridae besitzen auch eine positive RNA. Mithilfe einer viruseigenen RNA-DNA-Transkriptase vermögen sie ihre RNA in DNA umzuschreiben, damit diese dann im Anfangsstadium der Zellinfektion zunächst in das Zellgenom integriert werden kann. Die Synthese virusspezifischer Polypeptide und Polymerasen kann bzw. muss dann, wie bei der Zelle selbst, durch zelleigene Enzyme über transkribierte mRNA erfolgen.

### Lipide

Nur behüllte Viren enthalten Lipide. Sie sind keine virusspezifischen Elemente, entstammen Membranen der Wirtszelle und werden bei der Reifung des Virions durch die Knospung (budding) in die äußeren Hüllen mitgenommen, die bei einem Teil der Virusarten das Nucleocapsid abschließend umgeben. In der Virushülle liegen die Lipide, soweit bekannt, als Phospholipide in einer Doppelschicht auf das Matrixprotein aufgeschichtet vor. Die Schichten sind stachelartig mit den virusspezifischen Glykoproteinen (Peplomeren) durchsetzt, deren äußeren Teile die Außenschicht der Hüllen bilden (**Abb. 2.17**). Für die Virushülle fungieren die Lipide als Füll- und Kittsubstanzen. Daneben hat man auch Spuren von Neutralfetten und Cholesterin nachgewiesen. Der Lipidanteil am Gesamtvirion kann von 5 % (Pockenviren) bis zu 50 % (Togaviren) betragen.

Die Lipide der Virushüllen wirken nicht antigen. Z. T. können sie jedoch pyrogene oder toxische Eigenschaften entfalten. Extrahiert man sie mit Lösemitteln, werden die Hüllen desintegriert und damit die Infektiosität des Virus zerstört. Deshalb stellen die Lipide bei den behüllten Viren vielfach die Angriffsstellen virusinaktivierender Einflüsse dar.

## 2.2.3 Systematik und Nomenklatur von Viren der Vertebraten

Für die Einteilung und Ordnung der Viren in ein System wie auch für die einheitliche Bezeichnung der Virusarten (**Nomenklatur**) wurden Regeln festgelegt, die allerdings nicht endgültig sind. Die meisten Virusarten, die bei Säugern, Wirbeltieren, Invertebraten, Insekten und Pflanzen bekannt und bestimmt wurden, werden vom **International Committee on Taxonomy of Viruses** (**ICTV**) erfasst und systematisiert. „Neue" Viren werden eingeordnet, sobald die dafür erforderlichen Daten ermittelt wurden. Momentan sind 184 Genera klassifiziert und davon 161 in 54 Virusfamilien eingeteilt. Eine vollständige Klassifizierung (**Taxonomie**) der Viren aber ist noch nicht absehbar.

Das „Reich" der Viren soll, alle Arten umfassend, zu gegebener Zeit in **Ordnungen** (-virales) untergliedert werden. Derzeit teilt man die Viren in **Familien** (-viridae), diese z. T. in **Subfamilien** (-virinae), die Familien oder Subfamilien in **Genera** (-virus) ein, in welche dann die einzelnen **Virusarten (Spezies)** eingeordnet werden. Die Virusfamilien Paramyxoviridae, Rhabdoviridae, Filoviridae und Bornaviridae bilden die Ordnung **Mononegavirales** (eine negative RNA) und die Familien Coronaviridae und Arteriviridae die Ordnung **Nidovirales.** Die Klassifizierung von Virusfamilien in Ordnungen wird dann angestrebt, wenn es für die infrage kommenden Familien sehr wahrscheinlich ist, dass eine gemeinsame Phylogenese vorliegt.

Bei den Pflanzenviren wird noch die Bezeichnung Gruppen und Untergruppen geführt. Einzelne Änderungen in der Systematisierung der Virusarten und auch -gruppen werden vorgenommen, wenn sich für die Einordnung wesentliche neue Aspekte ergeben.

### Kriterien für die Einteilung der Vertebratenviren

Grundlage für die Einteilung der Viren in Familien, Genera usw. sind:
1. Die Art ihrer Nucleinsäure (DNA, RNA), die Form in der die Nucleinsäure vorliegt, als Einzelstrang oder Doppelstrang sowie ihre Orientierung in Positiv- (Plus-) oder Negativstrang, kontinuierlich oder segmentiert.

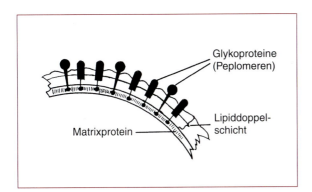

**Abb. 2.17** Aufbau einer Virushülle, schematisch.

Auch die Anordnung offener Leseraster (open reading frames, ORF) und einzelner Gene auf der Nucleinsäure wird für die Definition von Virusfamilien herangezogen.
2. Die Morphologie, d. h. die Symmetrieform der Capside.
3. Die Existenz (behüllt) oder das Fehlen (nackt) einer Membranhülle.

Art und Anordnung chemischer Komponenten, antigenetisch-serologische Beziehungen und biologische Eigenschaften der Virusarten sind als Nomenklaturkriterien mehr von historischer Bedeutung. Kriterien für die taxonomische Einordnung der Vertebratenviren sind in **Tab. 2.2** aufgezeigt.

Die Art der Nucleinsäure und ihre Struktur bilden das erste prinzipielle Einteilungskriterium. Innerhalb der DNA-Viren (**Tab. 2.3**) und der RNA-Viren (**Tab. 2.4**) sind dann weitere Merkmale für die Unterteilung in Familien, Subfamilien, Genera und Spezies maßgeblich.

**Tab. 2.2** Kriterien für die Taxonomie der Viren.

| Morphologische/chemische Eigenschaften | Einordnung |
|---|---|
| Genomorganisation | Familie |
| Replikationsstrategie | |
| Nucleinsäuretyp | Familie |
| Strukturmerkmale des Genoms | |
| Symmetrie des Viruscapsids | |
| Behülltes oder unbehülltes Virion | |
| Merkmale des Nucleocapsids | |
|   Zahl der Capsomeren (Untereinheiten) | |
|   Durchmesser des Nucleocapsidstrangs, besondere Strukturmerkmale | |
| Weitere chemische Merkmale | |
|   Art und Anzahl der Strukturproteine | |
|   Morphologie der lipidhaltigen Hülle pH-Stabilität u. a. | Genus |
| **Biologische Eigenschaften** | **Einordnung** |
| Ort der Capsidbildung und -umhüllung | Familie |
| Serologisch-immunologische Beziehungen | Genus |
| Krankheitsspezifität, Virulenz, Wirts- und Zellspektrum, zellpathologische Eigenschaften, Sequenzhomologie der Genome | Spezies Serotyp (Variante) |

■ **Nomenklatur**

Lange Zeit benannte man die bekannten Viren nach den Krankheiten, die durch sie ausgelöst wurden oder nach wichtigen biologischen Eigenarten. Seit der Existenz des ICTV strebt man parallel zur Systematisierung, ähnlich wie bei anderen biologischen Bereichen, eine international gebrauchsfähige lateinische (bzw. griechische) **binominelle** Nomenklatur der Virusarten an. Die Familiennamen sind meist virologisch-historisch abgeleitet, abgekürzte Bezeichnungen, die latinisiert oder graekisiert wurden. Sie tragen die Endung **-viridae.** Subfamilien, nur teilweise gebildet, enden auf **-virinae,** die Genusnamen auf **-virus** (**Tab. 2.3** und **2.4**). In jedes Genus ordnet man die zugehörigen Virusarten ein und strebt auch für sie ein lateinisches (griechisches) bzw. abgekürztes Signalment an. Ein Virus kann dann immer binominell, Genusname mit Speziesbezeichnung, angesprochen werden, z. B. das menschliche Poliomyelitisvirus vom Typ 1 mit *Enterovirus hominis 1* (h1) oder das Pferdeinfluenzavirus Typ 1 als *Influenzavirus A equi* 1. Überwiegend benutzt man jedoch im medizinisch-naturwissenschaftlichen Sprachgebrauch nach wie vor die alten gängigen Namen wie Schweinepestvirus *(Pestivirus suis)* oder Hühnerpockenvirus *(Avipoxvirus gallinae)*.

Bei einer Reihe von Viren einer Spezies – der Begriff wurde für Viren noch nicht exakt definiert – existieren innerhalb der Spezies immunologisch unterschiedliche, selbstständige Subspezies. Man definiert sie als **Serotypen** einer Virusart, auch kurz Typen genannt. Kleinere antigene bzw. immunologische Differenzen innerhalb eines Serotyps werden als **Subtypen** angesprochen. Beim Maul- und Klauenseuchevirus z. B. kennt man 7 selbstständige Serotypen, die wiederum wenige bis viele Subtypen aufweisen. In den binominellen Bezeichnungen soll auch dies zum Audruck kommen, z. B. *Aphthovirus bovis A* 10 (MKS-Virus, Typ A, Subtyp 10).

Inzwischen wird die Nucleotidsequenz von Genomabschnitten aus Virusisolaten, die meist nach Durchführung einer Polymerase-Kettenreaktion (polymerase chain reaction, PCR) erhalten wurde, immer mehr Grundlage der Eingruppierung neuer Isolate. Durch die Verfügbarkeit gesamter Sequenzen repräsentativer Virusgenome in Datenbanken (z. B. National Center for Biotechnology Information, NCBI; European Bioinformatics Institute, EBI; GenomeNet, Japan) lässt sich basierend auf Sequenzhomologien ein Virusisolat als **Genotyp** einer Virusspezies zuordnen. Die **Genotypisierung** wird wegen ihrer höheren Genauigkeit heute vielfach der Serotypisierung mit polyklonalen oder monoklonalen Antikörpern vorgezogen. Um eine einheitliche Bezeichnung für die Vielfalt an neu hinzukommenden Isolaten einer Virusspezies zu schaffen, hat man z. B. bei den Influenzaviren ein Schema entwickelt, das erst den Virustyp (Influenzavirus A, B oder C) angibt, dann den Wirt, aus dem das Isolat stammt und den geografischen Ort der Isolierung, die Nummerierung des Isolats, das Jahr der Isolierung und die Bezeichnung nach den Subtypen der Hämagglutinin- (HA-) und Neuraminidase-(NA-)Proteine. Als Beispiel bedeutet A/swine/Iowa/15/30/(H1N1) ein Influenzavirus A vom Schwein,

**Tab. 2.3** Übersicht zur Einteilung der DNA-Viren.

| Capsidsymmetrie | Hülle | Capsidbildung | Capsidumhüllung | Capsomeren | Größe (nm) | Genus (-virus) | Subfamilie (-virinae) | Familie (-viridae) |
|---|---|---|---|---|---|---|---|---|
| nicht definiert | nein | nicht definiert | keine | nicht definiert | 17–22 | Circo- | – | Circo- |
| kubisch | nein | Zellkern | | 32 | 18–22 | Parvo-Erythro-Dependo-Denso- | – | Parvo- |
| | | | | 72 | 40–55 | Papilloma-Polyoma- | – | Papova- |
| | | | | 252 | 70–90 | Mastadeno-Aviadeno- | – | Adeno- |
| | ja | Zellkern | Kernmembran | ca. 180 Untereinheiten | 40–48 | Orthohepadna-Avihepadna- | – | Hepadna- |
| | | | | | | Simplex-Varicello-Marek-diseaselike-ILT³-like- | Alphaherpes- | Herpes- |
| | | | | | | Cytomegalo-Muromegalo-Roseolo- | Betaherpes- | |
| | | | | | | Lymphocrypto-Rhadino- | Gammaherpes- | |
| | | Cytoplasma | Cytoplasma | 1500 | 125–300 | Irido-² Chloriirido-Rana-Lymphocysti-Goldfish-Gruppe | – | Irido- |
| | | | | – | 170–190 | Asfi- | – | Asfar- |
| komplex | ja | Cytoplasma | Cytoplasma | | 220–450 | Orthopox-Avipox-Capripox-Leporipox-Suipox-Molluscipox-Yabapox-Parapox- | Chordopox- | Pox- |
| | | | | | | A, B, C | Entomopox- | |

**Tab. 2.4** Übersicht zur Einteilung der RNA-Viren.

| Capsidsymmetrie | Hülle | Capsidbildung | Capsidumhüllung | Capsomeren | Größe (nm) | Genus (-virus) | Subfamilie (-virinae) | Familie (-viridae) |
|---|---|---|---|---|---|---|---|---|
| kubisch | nein | Cytoplasma | keine | 60[1b] | 22–30 | Entero-Hepato-Cardio-Rhino-Aphtho-Parecho- | – | Picorna- |
| | | | | | 28–30 | nicht definiert | – | Astro- |
| | | | | 32[1a] | 35–40 | Vesi-Lago- | – | Calici- |
| | | | | | | Norwalk-like-Sapporo-like- | – | SRSV[4] |
| | | | | 32[1a] | 60–80 | Orbi-Colti- | – | Reo- |
| | | | | 92[1a] | 60–80 | Orthoreo-Aquareo- | | |
| | | | | 32 | 60–80 | Rota- weitere bei Insekten und Pflanzen | | |
| | | | | 32[1a] | 55–77 | Avibirna-Aquabirna- | – | Birna- |
| | ja | Cytoplasma | Cytoplasma-membran | 60[1b] | 60–70 | Alpha-Rubella- | – | Toga- |
| | | | intraplasmatische Membran | 60[1b] | 40–60 | Flavi-Pesti-Hepaci- | – | Flavi- |
| kombiniert; Nucleo-protein helikal | ja | Cytoplasma | Cytoplasma-membran | ? | 80–100 | Alpharetro-[Typ-B-Onco-] Betaretro-[Typ-C-Retro-] Gammaretro-[Typ-B-Retro-] Deltaretro-[Avian-Typ-C-Retro-] Epsilonretro-[HTLV-BLV-Gruppe] Spuma- Lenti- | – | Retro- |

**Tab. 2.4** Fortsetzung

| Capsidsymmetrie | Hülle | Capsidbildung | Capsidumhüllung | Capsomeren | Größe (nm) | Genus (-virus) | Subfamilie (-virinae) | Familie (-viridae) |
|---|---|---|---|---|---|---|---|---|
| helikal | ja | Cytoplasma | Cytoplasma-membran | 6–9[2] | 80–120 | Influenza A/B, Influenza C, Thogoto-like- | – | Orthomyxo- |
| | | | | 12–15[2] | 150–300 | Pneumo-Metapneumo-Paramyxo-Morbilli-Respiro-Rubula- | Pneumo- | Paramyxo- |
| | | | | | | | Paramyxo- | |
| | | | | 18[2] | 130–360 | Vesiculo-Lyssa-Ephemero-Novirhabdo-weitere bei Pflanzen | – | Rhabdo- |
| | | | | 20–30[2] | 800–1000 × 80 | Marburg-like-Ebola-like- | – | Filo- |
| | | | | nicht definiert | 90 | Borna- | – | Borna- |
| helikal | ja | Cytoplasma | intraplasmatische Membranen | 9–13 (23) | 80–140 | Corona-Toro- | – | Corona- |
| | | | | nicht definiert | 50–72 | Arteri- | – | Arteri- |
| | | | | 9–15[2] | 50–300 | Arena- | – | Arena- |
| | | | | 2–2,5[2] | 80–120 | Bunya-Nairo-Phlebo-Hanta-Tospo-(Pflanzen) | – | Bunya- |

Ordnung Mononegavirales (Orthomyxo- bis Borna-)
Nidovirales (Corona-, Arteri-)

[1a] Zahl der Capsomeren
[1b] Zahl der Monomeren
[2] Helixdurchmesser (helikale)
[3] weitere Genera bei Fischen (Aquareo-), Insekten und Pflanzen
[4] small round structured viruses
[] frühere Bezeichnung

das als 15. Isolat des Jahres mit dem Subtyp H1N1 in Iowa 1930 charakterisiert wurde. Die gleiche Vorgehensweise wurde für die Benennung der Pestivirusisolate vorgeschlagen.

Ein **Virusstamm** sind isolierte Viren bekannter Art mit definierten biologischen Eigenschaften, die meist über lange Zeit im Labor vermehrt wurden. Von vielen Virusstämmen ist heute die komplette Nucleotidsequenz bekannt.

Einzelheiten über die Familien, Genera, Spezies und Typen der Vertebratenviren sind im Kapitel 3 (Viruskrankheiten der Tiere) den nach Familien geordneten Abschnitten vorangestellt.

Die Einteilung der Viren ist durch die laufend neu gewonnenen Erkenntnisse zu Genomeigenschaften sehr schnellen Änderungen unterworfen, weshalb hier zur Information über die jeweils aktuell gültige Nomenklatur Internetrecherchen empfohlen werden: www.ncbi.nlm.nih.gov.

## 2.2.4 Subvirale infektiöse Agenzien

### ■ Viroide

Dem System der Viren nur angegliedert sind die derzeit als Viroide bezeichneten infektiösen Einheiten. Man hat sie bisher ausschließlich bei **Infektionskrankheiten höherer Pflanzen** als ätiologische Agenzien nachgewiesen.

Gegenüber den herkömmlichen Viren fehlt ihnen das die Nucleinsäure umgebende schützende Proteincapsid. Das Viroid besteht nur aus dem „nackten", zirkulär angeordneten und kovalent geschlossenen RNA-Genom (etwa 200–400 Basen), mit einer komplexen zweidimensionalen Struktur. Die infektiösen RNA-Moleküle vermehren sich mit Hilfe zellulärer Polymerasen in einem sog. „rolling-circle"-Mechanismus. Dabei bilden sich Sekundärstrukturen aus, die RNase-Aktivität besitzen und wegen ihrer Form als „hammerhead" bezeichnet werden.

### ■ Virusoide

Satellitenviren oder Virusoide sind kleine DNA- oder RNA-Moleküle, die für 1 bis 2 Proteine codieren, mit denen sie komplexiert sind. Diese virusähnlichen Einheiten wurden bisher bei **Pflanzenkrankheiten** nachgewiesen. Sie stellen Satelliten-RNA bestimmter echter Pflanzenviren dar. Das kleine ringförmige RNA-Genom mit 350–400 Basen braucht für die Reproduktion ein großes konventionelles RNA-Genom als Helfer, das auch Capsidproteine für das Virusoid codiert.

Als codierend für das **Hepatitis-delta-Agens** wurde ein einzelsträngiges RNA-Genom gefunden. Es ist mit der Vermehrung des Hepatitis-B-Virus (Mensch) gekoppelt, hängt hinsichtlich seiner Reproduktion von dessen Hilfe ab und hat ein Genom von ca. 1.700 Nucleotiden, von denen etwa 70% in intramolekularer Basenpaarung vorliegen. Das fertige Partikel besitzt Capsid und Lipoproteinhülle, misst aber nur 35 nm. Bei Anwesenheit der Hepatitis-delta-Partikel (34–36 nm) im Serum von Hepatitis-B-Patienten findet man häufig die Symptome einer fulminanten Hepatitis B.

### ■ Prionen

Prionen sind in ihren Eigenschaften von denen der klassischen Viren gänzlich verschiedene, infektiöse Agenzien, die unter anderem als Erreger von Scrapie, der Traberkrankheit von Schaf und Ziege, der bovinen spongiformen Encephalopathie (BSE), sowie der Creutzfeldt-Jakob-Erkrankung, des Gerstmann-Sträussler-Scheinker-Syndroms und der Kuru des Menschen gelten. Es handelt sich um subakute, degenerative und tödliche ZNS-Erkrankungen mit z. T. extrem langen Inkubationszeiten (**Tab. 2.5**).

**Tab. 2.5** Subvirale infektiöse Agenzien; ssRNA = einzelsträngige RNA.

| Bezeichnung | Nucleinsäure | | Synthese von Protein | Merkmale |
|---|---|---|---|---|
| | Art | Struktur | | |
| Prion | Umformung eines zellulären Proteins | | spezielle Form eines zellulären Proteins | für Säuger pathogen; Vermehrung unabhängig? induktiv; resistent gegen Hitze, Proteinase, Formaldehyd, Nucleasen u.a. |
| Viroid | ssRNA | zirkulär, 250–400 Basen | keine Codierung von Protein; kein Capsid, nackte Nucleinsäure | für Pflanzen pathogen; unabhängige Vermehrung, kein Helfervirus |
| Virusoid | ssRNA | zirkulär oder linear 350–400 Basen | mit Helfervirus; Capsidprotein um Genom | Satellit von Pflanzenviren, Vermehrung von Helfervirus abhängig |
| Hepatitisdelta-Agens | ssRNA | zirkulär, negativ 1700 Basen | Capsidprotein und Lipoproteinhülle um Genom; ca. 35 nm mit Helfervirus | von Hepatitis-B-Virus abhängiges, humanpathogenes Partikel |

**Prionen** (proteinaceous infectious particles) sind infektiöse, sehr kleine und sehr resistente fehlgestaltete Formen eines zellulären, hochkonservierten Proteins (PrP$^C$). Ähnlich wie man Viren als entartete Abkömmlinge zellulärer Nucleinsäure bezeichnen kann, sind Prionen entartetes zelluläres Protein (Prion-Protein = PrP$^{SC}$) mit einer Molmasse von etwa 30.000 D (PrP 27-30), bestehend aus ca. 250 Aminosäuren. Eine Nucleinsäure konnte trotz intensiver Suche bisher nicht nachgewiesen werden. Über die Ätiologie übertragbarer spongiformer Encephalopathien (transmissible spongiforme encephalopathy, TSE), insbesondere über das mögliche infektiöse bzw. induktive Prinzip, besteht noch keine endgültige Klarheit. Veränderte Aminosäuren verursachen höchstwahrscheinlich Fehlfaltungen des hoch konservierten Prionproteins, das dadurch aus seiner überwiegend α-helikalen Konformation in eine β-Faltblattstruktur übergeht, die sich in unlöslicher Form in Nervenzellen ablagert. Durch Versuche mit Mäusen, denen das Gen für das zelluläre Prionprotein entfernt wurde, wurde gezeigt, dass sie nicht mehr empfänglich für Scrapie sind, umgekehrt aber zeigte sich erneute Anfälligkeit, wenn das Gen in die „defekten" Mäuse erneut eingeschleust wurde. Seit kurzem steht das bei Schafen seit langem bekannte Scrapieagens in Verdacht, auf Rinder übertragen worden zu sein und dort die in Großbritannien seuchenhaft aufgetretene bovine spongiforme Encephalopathie (BSE) hervorgerufen zu haben. Es besteht allerdings die Möglichkeit, dass eine BSE-ähnliche Prionenerkrankung neben Scrapie beim Schaf schon lange existent war. Die Voraussetzungen für das Überschreiten nicht näher definierter Speziesbarrieren durch TSE-Erreger sind bislang kaum bekannt.

## 2.2.5 Viren bei Fischen, Amphibien und Reptilien

Über das Vorkommen von Viren bei poikilothermen Vertebraten sind die vergleichsweise bescheidenen Erkenntnisse erst in den jüngsten zwei Jahrzehnten erweitert worden. So liegen über die Viren bei Fischen, aber auch bei Reptilien und Amphibien hinsichtlich Taxonomie, Pathogenität und Wirtsspektrum bereits eine ansehnliche Reihe von Informationen vor.

Noch kaum erforscht sind dagegen die Viren, die man bei Ringelwürmern, Plattwürmern, Schwämmen, Hohltieren und aquatischen Einzellern gefunden hat.

### 2.2.5.1 Viren bei Fischen

Die Intensivierung der Fischzucht und -haltung mit hoher Tierdichte, künstlicher Fütterung und Umwelt, unter Stressbedingungen und dadurch bedingter verminderter Resistenz, aber auch ein erhöhter Infektionsdruck zwang zu einer vermehrten Forschung über Viren, die bei Fischen vorkommen und z. T. seuchenhafte Erkrankungen hervorrufen können. Unter den etwa 50 bei Fischen isolierten Virusarten, wovon etwa 75 % Süß- und 25 % Salzwasserfische betreffen, sind auch einige, über deren Rolle im Infektionsgeschehen noch keine Klarheit besteht.

Die Viren der Fische, wie auch die der Amphibien und Reptilien, werden taxonomisch in das für Vertebraten geltende System eingeordnet. Verwandtschaftliche Beziehungen zwischen den bei Fischen, Amphibien und Reptilien erfassten Virusarten zu Säugerviren der gleichen Familie scheinen nicht zu bestehen. Nicht ausgeschlossen ist aber, dass bestimmte Virusarten mit ausgesprochen breitem Wirtsspektrum sich von Säugern an aquatische Tiere adaptiert haben können oder umgekehrt, wie evtl. Caliciviren oder Birnaviren.

In erster Linie haben Rhabdoviren als Seuchenerreger bei Fischen Bedeutung, aber auch Birna-, Herpes-, Paramyxo- (like) und Iridoviren. Die wichtigsten dieser Erreger sind die Rhabdoviren der Frühjahrsvirämie (spring viremia of carp, SVC) der Karpfen, auch bei Wallern u. a., der Rotseuche der Hechte (pike fry), auch bei Karpfen und Schleien sowie der hämorrhagischen Septikämie der Forellen (viral hemorrhagic septicemia, VHS, Egtved-Krankheit), auch bei Hecht und Äsche. Weiterhin spielt eine wichtige Rolle die infektiöse Pankreasnekrose (IPN) der Forellen und anderer Fischarten (Birnavirus mit mehreren Subtypen), die auch in Asien und Amerika vorkommt. Ferner ist in Amerika eine Herpesvirose der Gabelwelse (Channel-catfish-Virus, CCV) bedeutsam sowie die infektiöse hämatopoetische Nekrose der Lachse (IHN, Rhabdovirus), auch bei Forellen und in Japan. Eine neue, virusbedingte Erkrankung der Lachse erlangt zunehmende Bedeutung, es handelt sich um ein paramyxoähnliches Virus, das die infektiöse Anämie der Lachse (infectious salmon anemia, ISA) verursacht.

In jüngster Zeit sind für aktive Impfungen gegen Fischvirosen bereits einige Vaccinen entwickelt worden, z. B. wurde 1997 eine Lebendvaccine gegen VHS zugelassen. Neue, auf der Grundlage molekularbiologischer Verfahren entwickelte Impfstoffe gegen IPN, VHS, IHN, SVC und CCV befinden sich noch in Erprobung.

Das Wesentliche über die Virusinfektionen der Fische wird im Kapitel 3 Fische abgehandelt.

### 2.2.5.2 Viren bei Amphibien, Reptilien und aquatischen Kleintieren

Über die bei Amphibien und Reptilien vorkommenden Virusarten und über deren Rolle als Krankheitserreger hat man erst in den letzten Jahren mit der Verfeinerung der erforderlichen Techniken mehr erfahren.

Auffallend ist die Dominanz der DNA-Viren. Herpes- und Iridoviren dürften weit verbreitet, überwiegend bei Amphibien und Reptilien pathogen sein, aber auch latent vorkommen. Papova- und Adenoviren wurden gleichfalls nachgewiesen, konnten aber hinsichtlich ihre ätiologischen Rolle nicht sicher eingeordnet werden. Nur vereinzelt hat man RNA-Viren (Reo-, Paramyxoviren) isolieren bzw. elektronenmikroskopisch nachweisen können. Für Retroviren des Genus *Oncovirus* jedoch, welche Tumoren auslösen können, gelang der Nachweis mehrfach

(Typ-C-Partikel). Auch bei Krebsen und vielen Weichtieren wie Schnecken und Muscheln hat man, ebenfalls erst in jüngster Zeit, Viren verschiedener Arten isoliert. Zur Pathogenität dieser Viren für die Wirtstiere liegen allerdings noch keine gesicherten Erkenntnisse vor.

Bei Krebsen sind Picorna-, Reo-, Birna-, Bunya-, Rhabdo-, Parvo-, Herpes- und Iridoviren gefunden worden. Baculoviren zumindest scheinen pathogene Bedeutung zu haben und sehr wirtsspezifisch zu sein. In der Garnelenzucht dezimieren sie die Garnelenlarven.

Bei Muscheln wie auch bei Tintenfischen fand man nur wenige Virusarten. Immerhin wurden mit der Richtlinie 95/70/EG des Rates der Europäischen Gemeinschaft im Dezember 1995 Mindestmaßnahmen zur Bekämpfung bestimmter Muschelkrankheiten (Marteiliose, Bonamiase, Haplosporidiose, Perkiniose, Mikrokytiose, Iridovirose) festgelegt. Inwieweit die bisher isolierten Viren für Weichtiere Krankheitserreger darstellen ist nicht immer bekannt. Diese Avertebraten nehmen auch Viren der Säuger (z. B. Hepatitisviren des Menschen) und der Fische aus den Gewässern auf, ohne echte Wirte, sondern wahrscheinlich nur Vektoren zu sein. Dies spielt v. a. eine Rolle als Lebensmittelkontamination beim Verzehr roher Meerestiere. Das Virus der Infektiösen Pankreasnekrose der Forellen ist z. B. aus vielen Schnecken und Muscheln, auch bei Krabben, Garnelen und sogar aus Wasserflöhen isoliert worden. Iridoviren andererseits vermehren sich in aquatischen wie auch terrestrischen Asseln sowie in Fadenwürmern.

## 2.3 Widerstandsfähigkeit, Inaktivierung, Desinfektion

### 2.3.1 Tenazität von Viren

Mit Tenazität (lat. tenax – zäh, hartnäckig) bezeichnet man die allgemeine Widerstandsfähigkeit eines Virus gegenüber Umwelteinflüssen. Sie steht in enger Beziehung zur Virusstruktur und den chemischen Bausteinen. Wird nur einer der für das Eindringen eines Virus in Zellen und für seine Vermehrung notwendigen Bestandteile, Nucleinsäure, Capsidproteine, Lipide oder Proteine der Hülle, durch physikalische oder chemische Noxen entscheidend geschädigt oder verändert, verliert das Virus seine Infektiosität.

Eine große Bedeutung hat die Tenazität der Viren v. a. für die Epidemiologie der Virusinfektionen und -krankheiten. Für die Virusübertragung und -bekämpfung ist die Stabilität bzw. Labilität der Virusinfektiosität unter natürlichen Bedingungen ein wesentlicher Faktor. Sie ist ferner wichtig für die Handhabung der Viren im Laboratorium.

Primär maßgeblich für die Tenazität eines Virus sind seine Struktureigenheiten. Dementsprechend bestehen prinzipielle Unterschiede in der Stabilität zwischen den Virusarten der verschiedenen Virusfamilien mit unterschiedlichem Aufbau, jeweils gegenüber den diversen Einflüssen. Kleine, kompakte Viren ohne lipidhaltige Hülle sind z. B. generell bedeutend widerstandsfähiger als größere, behüllte und weniger dichte Virusarten.

Die Tenazität eines Virus hängt aber daneben wesentlich vom Status eines virushaltigen Materials ab. Freies Virus, d. h. nicht an oder in Zellen oder Geweben gebundenes Virus (zellfreies Virus) wie es beispielsweise in Speichel, Harn, Kot, Milch, Wasser, Boden, Futtermitteln, Laborsuspensionen usw. vorliegt, verhält sich deutlich labiler als in Zellen oder Geweben gebundenes (zellgebundenes), darin „eingebettetes" Virus, wie es z. B. in Hautefloreszenzen, Krusten, Fleisch oder Fleischprodukten, Kadavern u. a. vorliegen kann.

Die Tenazität von freiem Virus kann jedoch durch verschiedene Faktoren erhöht oder gemindert werden (**Tab. 2.6**). Virusschädigende **physikalische Einflüsse** sind v. a. Wärme, Strahlen und ungünstige pH-Werte im Milieu. Alle Viren sind gegenüber Wärme vergleichsweise labil. Je nach Virusart werden ab 55 bis 70 °C die für die Infektiosität maßgeblichen Proteine der meisten Viren, bei einigen wenigen Virusarten ab 80 °C, innerhalb von Minuten denaturiert, das Virus ist dann nicht mehr infektionstüchtig. Eine Wärmeeinwirkung von 80 °C direkt am Viruspartikel übersteht kein Virus im natürlichen Milieu länger als einige Minuten, ausgenommen die Parvo- und die Papovaviren. Kochen zerstört die Infektiosität aller Viren. Nur in extrem trockenem Gut, am besten im lyophilisierten Zustand, können Viren sogar eine trockene Hitze von 100 °C überstehen. Mit fallenden Temperaturen werden Viren zunehmend stabilisiert. Virusmaterial lagert man deshalb zumindest für kürzere Zeiten im Kühlschrank, am besten

**Tab. 2.6** Einflüsse auf die Tenazität der Viren.

| Stabilitätsfördernde Faktoren | Stabilitätsmindernde Faktoren | Antiviral wirksam |
|---|---|---|
| Niedrige Temperaturen (< 10 °C) | hohe Temperaturen | organische Lösemittel |
| Tiefkühlung | feuchtes Milieu | Detergenzien (z. T.) |
| Trocknung | pH sauer oder alkalisch | Enzyme |
| Optimaler pH (6–8) | proteinarme (-freie) Lösung | Säuren und Laugen |
| Hohe Viskosität | UV-Strahlen, Tageslicht | bestimmte Chemikalien |
| Proteinhaltige Lösung | ionisierende Strahlen | Inaktivierungsmittel |
| Zellgebundenheit | thermische Beugung | Desinfektionsmittel |
| Pökelung, Salzung | Fäulnis, Zersetzung | Chemotherapeutika |
| Diverse Stabilisatoren | | |

aber tiefgefroren bei mindestens –40 °C, besser bei –60 bis –70 °C. Bei einer Reihe behüllter Virusarten sind –20 °C destabilisierend und nicht geeignet.

Unbehüllte Viren verhalten sich vielfach (Ausnahmen!) weniger empfindlich als behüllte. Als Faustregel für die Überlebenshalbwertszeit der meisten Virusarten können für 60 °C Sekunden, für 37 °C Minuten bis Stunden, bei 20 °C Stunden, für 4 °C Monate und für –20 °C Monate bis Jahre kalkuliert werden. Trocknung und Antrocknung stabilisiert Viren ganz entscheidend. Am haltbarsten ist unter Vakuum gefriergetrocknetes Virus (z. B. Konservierung von Lebendimpfstoffen).

Auch das **Ionenmilieu** und der **pH-Wert** haben starken Einfluss auf die Tenazität eines Virus. Für alle Viren sind nur ein neutraler physiologischer pH-Wert und eine isotonische Umgebung optimal. Die Toleranzgrenzen differieren jedoch relativ breit je nach Virusfamilie, -genus und -art. PH-Werte zwischen 6 und 9 wirken allein nicht destabilisierend. In stark saurem Milieu ab pH 3 und besonders ab pH 2 sind behüllte Viren sehr, unbehüllte dagegen weniger empfindlich. Im alkalischen Bereich wird die Infektiosität der meisten Virusarten ab pH 11,5 bis 13 sehr rasch angegriffen. Auch Fäulnis überstehen Viren, insbesondere behüllte Arten, vielfach nur kurze Zeit. Ionisierende und UV-Strahlen inaktivieren alle Viren durch Schädigung der Nucleinsäure, aber auch ihrer Virusproteine. Im Unterschied zu ionisierenden Strahlen, die Flüssigkeiten und biologisches Material gut durchdringen können und deshalb tiefgreifend zuverlässig wirken, vermögen Licht- und UV-Strahlen nur ganz oberflächlich und nicht durch Proteine, Zellen oder Schmutz geschütztes Virus anzugreifen. **Gammastrahlen** (z. B. Dosisleistung von 25–30 kGy) haben unterschiedlich stark zerstörende Wirkung auf Viren, auch hier gilt, dass unbehüllte (z. B. Parvo-, Reoviren) Viren stabiler sind. Ultraschallwellen beeinflussen die Infektiosität von Viren nicht.

Viele **chemische Verbindungen** haben auf Viren mehr oder weniger starke viruzide Wirkung. Die Infektiosität behüllter Viren wird insbesondere durch Fettlösemittel (z. B. Seife) und die meisten Detergenzien aufgehoben, die Fähigkeit zur Zellinfektion wird z. T. schon durch Exposition gegenüber proteolytischen Enzymen wie Trypsin und Pepsin reduziert oder sogar eliminiert. Überwiegend ist die Labilität bzw. Stabilität der Viren gegenüber Chemikalien v. a. für die Inaktivierung von Viren im Rahmen der Impfstoffherstellung und für die Desinfektion von Bedeutung.

## 2.3.2 Inaktivierung von Viren

Allgemein versteht man darunter den Verlust der Fähigkeit eines Virus, Zellen zu infizieren und sich zu vermehren. Im Rahmen der Impfstoffentwicklung kann man mit Virusinaktivierung die Beseitigung der Infektiosität durch chemische oder/und physikalische Verfahren unter weitest gehender Schonung der immunisierenden und anderer biologischer Eigenschaften definieren.

Der Inaktivierungsvorgang selbst verläuft bei Viren nach bestimmten Gesetzmäßigkeiten, die durch den Inaktivierungsmechanismus per se in Abhängigkeit von der Reaktionskinetik eines Inaktivierungsmittels bestimmt werden. Der ideale Weg, ein Virus zu inaktivieren, wäre die alleinige Zerstörung der Virusnucleinsäure und damit der Vermehrungsfähigkeit des Virus, ohne Schädigung der antigenen und immunogenen Eigenschaften der Virusproteine. Aus verschiedenen Gründen lässt sich dies mit den bekannten Inaktivierungsmitteln aber nur mehr oder weniger befriedigend erreichen. Manche Inaktivierungsverfahren sind für den geforderten Maßstab einer Impfstoffproduktion technisch nicht realisierbar oder zu teuer.

UV-Strahlen der Wellenlänge 254 nm greifen unter geeigneten Bedingungen die Virusnucleinsäure bevorzugt an, die Proteine nur allmählich. Strahlen von 235 nm jedoch wirken gleichzeitig auch stark zerstörend auf Proteine. Bei der photodynamischen Inaktivierung der Viren wirken bestimmte Farbstoffe mit UV-Licht zusammen.

Röntgen- und andere ionisierende Strahlen rufen zwar besonders rasch an Virus-DNA oder -RNA Strukturveränderungen hervor, an den anderen Virionbestandteilen entstehen aber auch Schäden. Von den chemischen Inaktivierungsmitteln ist Formaldehyd am bekanntesten. Er reagiert hauptsächlich mit den Aminogruppen der Nucleinsäure, aber auch mit denen der Proteine. Problematisch ist in jedem Falle der Schutz der Viruspartikel durch umgebendes Fremdprotein (-lipid), das die Zugänglichkeit für inaktivierende Einflüsse erheblich herabsetzen kann. Dies spielt eine wichtige Rolle für die Inaktivierung potenziell kontaminierender Viren in Biomaterial für medizinische Zwecke, z. B. Blut- und Serumpräparate, Plasma, Transplantate usw.

Gut inaktivierend wirken chemische Inaktivierungsmittel im oben genannten Sinne, wie z. B. die Ethylenimine (AEI) oder β-Propiolacton, die eine Virusinaktivierung nach einem Verlauf 1. Ordnung bewirken und weitgehend nur die Nucleinsäure durch Methylierung zerstören, ohne die maßgeblichen Proteine entscheidend zu denaturieren. Impfstoffe aus hoch kontagiösen Viren, wie z. B. Maul- und Klauenseuchevirus, werden heute chemisch inaktiviert.

## 2.3.3 Desinfektion

Die Desinfektion von Viren im Rahmen der Bekämpfung von viralen Infektionskrankheiten und Seuchen ist insofern sehr wichtig, als die viralen Erreger hochkontagiöser Seuchen andere Keime in ihrer Bedeutung übertreffen. Sie ist jedoch auch im Rahmen der allgemeinen Hygiene und für die Beseitigung von viralen Kontaminationen im Labor zu beachten.

Viruskontaminierte Flächen, Räume, Gegenstände, Geräte, Wäsche, Festmist, Jauche, Gülle etc. lassen sich mit physikalischen und v. a. chemischen Mitteln desinfizieren. Infolge ihrer starken Wärmeempfindlichkeit kann man Viren schon durch feuchte Hitze (Heißwasser, Dampf), durch Auskochen, auch durch trockene Hitze (Heißluft) oder mittels durchgehender Erwärmung auf 70–80 °C bei ausreichender Zeit vernichten. An geeignetem Material ist kurzzeitiges Abflammen der Oberfläche absolut zuverlässig, dasselbe gilt für eine gründliche Dampfstrahldesinfektion, wenn über kurze Zeit Temperaturen von über 100 °C erreicht werden. Auch unter ausreichender Eigenwärme eines Dunghaufens geht die Infektiosität von Viren zu Grunde. Im Labor lassen sich viruskontaminierte glatte Flächen und einfache Gegenstände in geeigneten Kammern auch durch Bestrahlung mit UV-Licht dekontaminieren.

Schwieriger und differenzierter ist die Virusdesinfektion mit chemischen Mitteln. Grundsätzliche Unterschiede in der Empfindlichkeit der Viren gegenüber chemischen Wirkstoffen der Desinfektion bestehen zwischen behüllten und unbehüllten Virusarten. Während behüllte Viren aufgrund ihrer protein-/lipidhaltigen Hüllen von der Mehrzahl der in der Desinfektion gebräuchlichen Wirkstoffe gut angegriffen werden, gilt dies nur z. T. für die unbehüllten (nackten) Viren. Viele gängige Handelsdesinfektionsmittel wirken bei ihnen nicht zuverlässig oder gar nicht. Verlässlich und relativ rasch gegen fast alle Viren wirkt eine 2%ige Natronlauge. Man kann ihr zur Markierung dünne Kalkmilch zusetzen. Sie wird mit Ätznatron in Substanz mit Wasser angesetzt, auf den NaOH-Gehalt und die richtige Mischung muss geachtet werden. Zum Schutz der Umwelt und wegen der aggressiven Eigenschaften ist ihre Anwendung aber nur in begrenztem Umfang möglich. Kalkmilch wirkt ähnlich gut aufgrund ihres Alkaligehalts. Man muss sie aus frisch gelöschtem Kalk zubereiten. Dünne Kalkmilch wird aus einem Teil gelöschtem Kalk [Ca(OH)$_2$] und 20 Teilen Wasser, im Verhältnis 1: 3 hergestellt. Sie dient hauptsächlich der Stalldesinfektion. Dicke Kalkmilch wirkt durch ihren Alkaligehalt und durch Abspaltung von freiem Chlor sehr zuverlässig. Nur in sehr begrenztem Umfang wird noch Chlorkalk [CaCl$_2$] wegen der gefährlichen Chlorgase verwendet.

Eine gleich große Wirkungsbreite wie die Natronlauge besitzen Formaldehyd und Paraformaldehyd. Mit Formalin (ca. 35%ige Formaldehydlösung) in einer Konzentration von 2–5%, je nach Virusart, lassen sich selbst die widerstandsfähigsten Viren erfassen. Ihre Durchdringungsfähigkeit ist ihr Vorteil. Bei Aldehyden (dies gilt auch für Glutaraldehyd, Glyoxal und andere) muss jedoch eine lange Einwirkungszeit besonders bei unbehüllten Virusarten in Kauf genommen werden. Man benutzt sie deshalb hauptsächlich zur Desinfektion von geräumten (abgedichteten) Stallungen, Nebelkammern, Gängen und Schächten, aber auch im Labor, wo kontaminiertes Gut längere Zeit eingelegt werden kann. In Räumen verdampft man eine adäquate Menge Formaldehyd oder Paraformaldehyd und neutralisiert bzw. belüftet erst nach 24 Stunden wieder. Der Vorteil liegt darin, dass sich die Mittel an Wänden und Fugen niederschlagen und dann gut wirksame Konzentrationen erreicht werden. Die Aldehyde verflüchtigen sich nach der Belüftung wieder. Nachteilig ist aber, wie erwähnt, die für eine durchgreifende Wirksamkeit notwendige lange Einwirkungszeit, meist von mehreren Stunden.

Eine sehr breite antivirale Wirksamkeit zeigen auch Persäuren, insbesondere die Peressigsäure, und einige Halogenverbindungen. Die Peressigsäure wie auch andere viruzide Persäuren (mehr noch die Halogene, hier besonders die Mittel auf der Basis von freiem Chlor) haben gegenüber den Aldehyden eine deutlich schlechtere Durchdringungsfähigkeit. Die Wirksamkeit dieser Mittel ist auch bei Verschmutzung und Proteinbelastung (z. B. Blut!) sehr herabgesetzt. Die Verwendung der Chlorpräparate wie auch von viruziden Mitteln auf der Basis anderer Oxidanzien (Sauerstoffabspaltung) ist deshalb nur bei Kontaminationen mit Virus in reinem Milieu (gut gereinigte, glatte Flächen, wässrige Lösungen, Laborbetrieb) sinnvoll.

Zu empfehlen sind z. B. Chlorbleichlauge (Natriumhypochlorit), Iod in wässriger Lösung oder als Iodtinktur und Peressigsäure als stabilisiertes Präparat. Bei Verwendung von **Handelsdesinfektionsmitteln** zur Virusdesinfektion ist Vorsicht geboten. Universell viruzide Wirkstoffe gibt es wie erwähnt nur wenige. Behüllte Viren werden von Handelsmitteln auf der Basis von Aldehyden oder auch von oberflächenaktiven Wirkstoffen (quartäre Ammoniumverbindungen, Tenside) und von Halogenen (Iod) bei Anwendung in Konzentrationen von 1–2% in der Regel zuverlässig inaktiviert. Gegen die unbehüllten Viren jedoch versagen viele der Handelsmittel in den angepriesenen Konzentrationen. Nur von neutralen Gremien empfohlene, geprüfte Mittel sollten deshalb in den für Viren ausgewiesenen Anwendungskonzentrationen eingesetzt und die Einwirkungszeiten streng eingehalten werden.

Besonders problematisch ist die Dekontamination **subviraler Agenzien** (Erreger der transmissiblen spongiformen Encephalopathien, TSE), die die höchste Stabilität gegenüber Umwelteinflüssen aufweisen. Temperaturen von >120 °C unter lang dauernder Druckeinwirkung sind die Mindestvoraussetzungen zur Dekonatmination potenziell TSE-verseuchter Biomaterialien. Mit der angepassten Richtlinie 97/65/EG vom 26 Nov. 1997 des Europäischen Rates wird die Tatsache berücksichtigt, dass eine unzureichende Behandlung von Tierkörpern zum Zwecke der Futtermittelherstellung mit hoher Wahrscheinlichkeit Ursache der BSE-Epidemie im Vereinigten Königreich war.

> ! Unter **Tenazität** versteht man die Widerstandsfähigkeit von Viren gegenüber Umwelteinflüssen. Zur sicheren und schnellen Aufhebung der Infektiosität von Viren ist eine **Inaktivierung** erster Ordnung die Methode der Wahl (z. B. zur Herstellung von Impfstoffen aus nicht vermehrungsfähigen Viren). Unter Inaktivierung versteht man den Verlust der Fähigkeit zur Zellinfektion und zur Vermehrung von Viren, wobei möglichst die Protein-/Lipidkomponenten und die immunisierenden Eigenschaften unbeschädigt bleiben sollen.
> Eine sichere **Desinfektion** soll in Stufen erfolgen, d. h. zuerst muss eine gründliche Reinigung (möglichst unter Hitzeinwirkung) vorgenommen werden, gefolgt von einer Behandlung mit viruziden Stoffen – die Einwirkzeiten sind unbedingt zu beachten.

## 2.4 Virusvermehrung

Viren können sich nur in bestimmten, für die jeweilige Virusart permissiven (empfänglichen) Zellen produktiv vermehren. Die meisten Virusarten besitzen deshalb einen spezifischen Zelltropismus, d. h. sie vermehren sich bevorzugt in bestimmten Zellen eines Organismus (z. B. Lebertropismus bei Hepadnaviren). Werden nach einer Virusinfektion von der Zelle nach Anweisung des viralen Genoms mindestens um den Faktor 100–1000 mehr infektiöse Nachkommenviren in Relation zu den infektiösen Ausgangspartikeln (Einschritt-Vermehrungskurve) synthetisiert, spricht man von **produktiver** Virusvermehrung. Bei der Virusreplikation laufen die komplexen Vorgänge der Genexpression und Genomvermehrung ab, wobei häufig zellspezifische Proteine für die Expression der Virusgene unerlässlich sind. Fehlen diese zellulären Faktoren, kann ein Infektionszyklus nicht oder nur partiell ablaufen und die Bildung infektiöser Viruspartikel unterbleibt. Eine derartige Situation liegt bei nichtpermissiven Zellen vor, man spricht dann von **abortiver** Infektion. Es kann aber auch in nichtpermissiven Zellen zur Expression viraler Gene und auch zur Synthese viraler Proteine kommen, obwohl die Virusvermehrung nicht bis zu reifen Nachkommenviren und deren Ausschleusung abläuft.

### 2.4.1 Vermehrungsphasen

Die Vermehrung eines Virus wird durch sein Genom, die Nucleinsäure, gesteuert. Sie enthält alle Informationen für die Synthese von Nachkommenviren. Damit diese Informationen in der Zelle aktiv werden können, muss nach der Zellinfektion das Virus zuerst abgebaut und die Nucleinsäure freigesetzt werden. Neues Virus wird dann nicht als Ganzes, sondern zunächst in Form seiner Aufbaukomponenten (Nucleinsäure, Proteine) in biochemischen Prozessen synthetisiert, schrittweise zusammengebaut und schließlich aus der Zelle freigesetzt. Die Reproduktionsschritte und -prozesse differieren naturgemäß zwischen verschiedenen Viren je nach deren Art (Nucleinsäuretyp, Aufbau u. a.). Im Vermehrungsablauf aber lassen sich für alle animalen Viren gemeinsame Phasen unterscheiden (**Abb. 2.18** und **2.19**).

- Frühstadium:
- **Adsorption:** Anheftung des Virus an die Zelle.
- **Penetration:** Eindringen bzw. Aufnahme des Virus durch die Zelle.
- **Uncoating:** Freisetzung der Virus-Nucleinsäure im Zuge oder nach der Penetration.
- **Eklipse:** „Sonnenfnsternis", bringt zum Ausdruck, dass zu dieser Zeit der Replikation infektiöses Virus in der Zelle nicht mehr nachweisbar ist.
- **Transkription:** Umschreibung von mRNA (messenger- oder Boten-RNA) an der Virus-Nucleinsäure-Schablone.

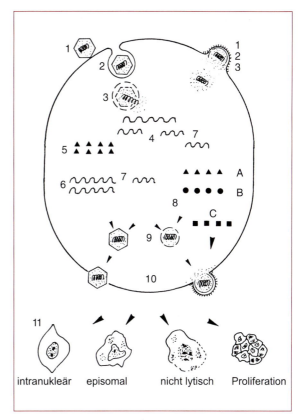

**Abb. 2.18** Stark vereinfachtes Schema der Virusvermehrung.
1 Adsorption
2 Penetration
3 Uncoating
4 Transkription von mRNA
5 Synthese von RNA-Polamerase
6 Synthese von Nucleinsäure
7 Transkription von mRNA
8 Synthese von Proteinasen (A), Capsidprotein (B) und Hüllprotein (C)
9 Zusammenbau des Nucleocapsids bzw. Virions
10 Elution des Virus, z.T. mit Umhüllung des Nucleocapsids durch „budding"
11 Verschiedene Formen der intrazellulären Persistenz von Viren oder Virusbestandteilen.

- **Translation:** Umsetzung der mRNA-Information in sog. **Frühproteine** (z. B. Nucleinsäurepolymerase, Hemmenzyme), Transkription von mRNA (erneut, auch an neuer Nucleinsäure), Translation in sog. **Spätproteine** (Virusstrukturproteine, Enzyme).
- Reifungsstadium (Maturation): **Assembly:** Zusammenbau der Nucleocapside, Umhüllung der Nucleocapside (bei behüllten Viren).

- Spätstadium:
- **Elution:** Freisetzung der reifen Nachkommenviren aus der Zelle z. B. durch Knospung (budding) oder durch Lyse der infizierten Zellen.
- **Persistenz des Virus** (z.T. allein des Virusgenoms) in der Zelle, evtl. Transformation der Zelle (Proliferation, Tumorwachstum).

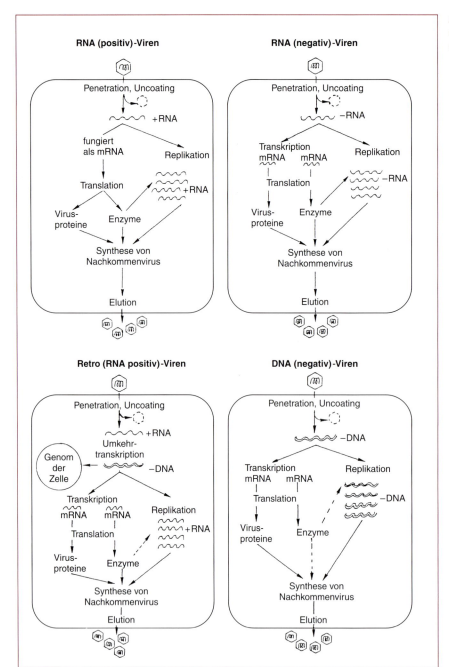

**Abb. 2.19** Wesentliche Phasen der Replikation bei verschiedenen RNA- und DNA-Viren.

## 2.4.2 Adsorption, Penetration

In der Phase der **Adsorption**, der Haftung des Virus an die Cytoplasmamembran der Wirtszelle, gelangen Viren durch zufällige Kollision an eine Zelle und müssen sich an bestimmte Rezeptormoleküle anheften, was auch durch elektrostatische Kräfte erfolgen kann. Dieses Initialstadium ist kurz, reversibel und hängt auch vom perizellulären Milieu ab. Eine Bindung viraler Membranproteine an zelluläre Oberflächenproteine kann sehr spezifisch erfolgen, z. B. die Bindung des Oberflächenproteins gp120 des humanen Immundefizienzvirus (HIV) an den CD4 Rezeptor der T-Helferzellen. Viel häufiger erfolgt aber eine Bindung an weit verbreitete und hoch konservierte zelluläre Oberflächenproteine wie Sialinsäuren, an Moleküle der Immunglobulinsuperfamilie oder die Integrine und Cytoadhäsine, wie z. B. ICAM-1 (intercellular adhesion molecule). Nur wenn eine spezifische Affinität zwischen Virus und Zellrezeptoren vorliegt, folgt die irreversible **Bindungsphase.** Bei behüllten Viren (z. B. Retro-, Influenza-, Herpesviren) wird die Wechselwirkung mit der Zelle durch Proteine vermittelt, die in die Virusmembran eingelagert sind. Bei den Influenzaviren ist z. B. die Bindung des Hämagglutinins an $N$-Acetylneuraminsäurereste komplexer Oligosaccharide auf der Zellmembranoberfläche notwendig. Zerstört man sie mit bakterieller Neuraminidase, kann das Virus nicht an der Zelle haften. Bei den nicht behüllten (nackten) Virusarten sind Moleküle in der Oberfläche der Capsidproteine für die mehr oder weniger spezifische Bindung der Virionen an die Wirtszellen verantwortlich.

Die Zellrezeptoren verschiedener Gruppen sind offensichtlich für mehrere Virusarten zuständig, hinzu kommt, dass nicht ein Rezeptor allein für eine Bindung zuständig sein muss. Nicht bei allen Viren sind für eine Bindung und Penetration passende Zellrezeptoren erforderlich.

Nach der Haftung an eine permissive Zelle dringt das Virus (oder Teile davon) in die Zelle ein (**Penetration**). Nicht bei allen Viren sind die Mechanismen der Penetration schon bekannt. Folgende Möglichkeiten wurden dokumentiert:

1. Virus, das nicht von einer Membran umgeben ist, wird in toto durch rezeptorvermittelte **Endocytose** (Viropexis) von der Zelle aufgenommen [Hauptweg der Penetration bei den meisten unbehüllten (nackten) animalen Viren, **Abb. 2.20b** und **2.21**]. Dabei stülpt sich die Cytoplasmamembran um das gebundene Viruspartikel und schnürt es in einem Vesikel in das Cytoplasma ab. Die so in das Zellinnere gelangten Viruspartikel müssen relativ schnell die Membranvesikel verlassen, da Proteasen und andere abbauende Enzyme in den Endosomen die Viruspartikel zerstören können. Viren besitzen deshalb Mechanismen, die es ermöglichen den weiteren Endocytoseprozess zu umgehen (z. B. Capsidproteine bei Adenoviren).
2. Die Virushülle fusioniert mit der Zellmembran (**Fusion**, nur bei behüllten Viren möglich), nur das Nucleocapsid gelangt ins Cytoplasma (Hauptweg der Penetration bei vielen behüllten Virusarten, **Abb. 2.20a**). Auch diese Viren verhindern ihre Zerstörung in Endosomen. Bei Influenzaviren wird z. B. durch Verschmelzung der Virusmembran mit der von der Cytoplasmamembran stammenden Vesikelhülle (fusionsaktive Sequenz des viralen Hämagglutinins) veranlasst, dass das Viruspartikel aus dem Vesikel entlassen wird (**Abb. 2.21**). Andere Membran-umhüllte Viren haben ähnliche Mechanismen entwickelt. Häufig ist das Verschmelzen der beiden Membranen pH-abhängig; es muss z. B. zuerst eine Ansäuerung im Vesikelinneren erfolgen.
3. Ein spezielles **Fusionsprotein** kann dafür sorgen, dass das Verschmelzen der viralen mit der zellulären Membran schon bei der Bindung des Partikels an die Zelle erfolgt, sodass das Capsid nach der Fusion der beiden Membranen sofort direkt in das Cytoplasma entlassen wird (Paramyxo-, Herpes-, Pockenviren).

Eukaryotenzellen können also mit einem aktiven Einstülpungsvorgang an der Zellmembran der Endocytose, auch **Viropexis** (Invagination, engulfment) genannt, komplette Viruspartikel aufnehmen. Dieser Penetrationsmechanismus dominiert. Der Endocytose muss die Adsorption und Bindung vorausgehen, sie ist adsorptiv im Gegensatz zur zufälligen Aufnahme (Pinocytose).

Als **Transfektion** bezeichnet man eine in der Molekularbiologie häufig angewandte Möglichkeit mithilfe fusionsvermittelnder Chemikalien (z. B. kationische Lipide) oder die Zellmembran durchlässig machender Methoden (Calciumphosphatpräzipitation), nackte virale Nucleinsäure direkt in die Zelle einzuschleusen.

## 2.4.3 Uncoating

Unmittelbar nach der Adsorption und Penetration lässt sich in der Zelle infektionstüchtiges Virus nicht mehr nachweisen. Diese Phase, die mit dem **Uncoating** eines Virus beginnt und bis zum Auftreten erster infektionstüchtiger Nachkommenviren in der Zelle dauert, wird als **Eklipse** bezeichnet. Der Zeitraum bis zum Erscheinen von infektiösem Virus außerhalb der Zelle wird als Latenzphase bezeichnet. Bei Viren, die erst beim Austritt über die Zellmembran umhüllt werden und reifen, deckt sich die Eklipse mit der Latenzphase. Alle direkten Vermehrungsvorgänge laufen in dieser Zeitspanne ab, die vom Frühstadium bis ins Reifungsstadium reicht.

Das **Uncoating** schließt die Penetration ab und bedeutet den Abbau aller die Virusnucleinsäure umhüllenden Elemente. Es endet mit der Freisetzung des Virusgenoms. Eine Reihe von Möglichkeiten sind dabei gegeben, angefangen von der Freisetzung der Virusnucleinsäure bereits an der Zellmembran bis zum sehr komplexen Uncoatingprozess bei den Pockenviren. Der genaue Ablauf ist auch hier noch nicht bei allen Virusarten bekannt. Wie die Virusnucleinsäure anschließend im Cytoplasma von den Capsidproteinen freikommt ist noch vielfach unklar. Zumindest bei allen unbehüllten Viren werden die Prote-

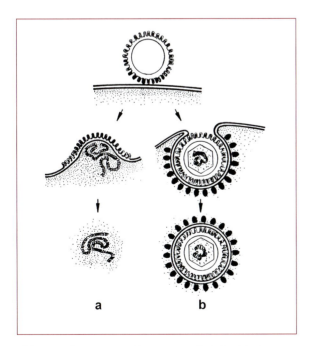

**Abb. 2.20a, b** Penetration der Viren mittels Fusion (**a**) oder mittels Endocytose (**b**).

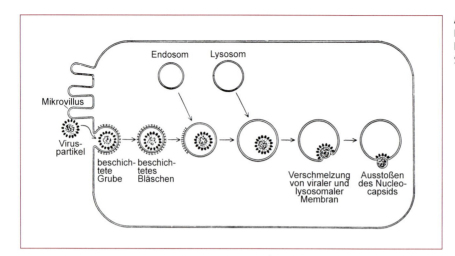

**Abb. 2.21** Penetration über Endocytose und Uncoating eines behüllten Virus in der Zelle; nach Simons et al.

incapside innerhalb der Lysosomen durch lysosomale Enzyme abgebaut, zuvor oder parallel dazu auch die zelleigene Vakuolenmembran. Bei einigen Viren verläuft dieser Vorgang komplizierter.

Das Genom der DNA-Viren (bei den Herpesviren auch noch das Tegument) wird durch die Kernporen in den Zellkern transportiert. Eine Ausnahme machen die Pockenviren, deren Replikation als einzige von den DNA-Viren im Cytoplasma abläuft. Von den Pockenviren ist ferner bekannt, dass nach dem Eintritt in das Zellplasma vom Viruscore die Synthese von mRNA ausgeht, worauf dann das Core einem 2. Uncoatingprozess unterliegt. Versuche zur Verhinderung des Uncoating der Pockenpartikel weisen auf die Beteiligung eines virus-induzierten oder -produzierten Proteins mit trypsinähnlicher Aktivität hin.

Das Genom der RNA-Viren bleibt im Cytoplasma, wo die weiteren Replikationsschritte ablaufen, allerdings gibt es auch hier Ausnahmen, nämlich die Influenza- und die Bornaviren, die sich als einzige RNA-Viren im Zellkern vermehren.

## 2.4.4 Replikation der RNA-Viren

Sie findet bei der Mehrzahl der RNA-Viren rein intracytoplasmatisch statt. Bei bestimmten Parainfluenza- und Retroviren jedoch ist der Zellkern beteiligt, in enucleierten Zellen wird die Virussynthese nicht gestartet. Die RNA der Influenza- und Bornaviren repliziert im Zellkern.

Die RNA-Viren haben als einzige Lebensformen RNA als Träger der genetischen Information. Ganz anders als bei den normalen zellulären Prozessen muss die Virus-RNA die Transkription der Informationen selbst lösen und für mRNA-Schablonen zur Synthese von Proteinen Sorge tragen. Sie codiert aber die Synthese von Polypeptiden, die für die Virusvermehrung und für Nachkommenviren notwendig sind auf gleichen Wegen wie die Zelle. Die viralen Genominformationen werden am proteinsynthetisierenden Apparat der Zelle übersetzt und umgesetzt. Dabei kennt man folgende unterschiedliche, hier nur grob dargestellte Initialschritte:

**(+)-Strang-RNA-Viren:** Bei Viren mit RNA-Strang in **Positiv-Orientierung** besitzt das Genom selbst die Polarität einer mRNA, es kann also unter Verwendung der zellulären Transkiptionsmaschinerie direkt in Vorläuferproteine übersetzt werden. Für die Genomreplikation entscheidend ist die Synthese einer virusspezifischen **RNA-abhängigen RNA-Polymerase,** da dieses Enzym in eukaryotischen Zellen nicht vorkommt. Unabhängig vom Zellkern wird dazu eine zum Genom komplementäre Matrix erstellt und an ihr Nachkommen-RNA formiert. Die Polymerase katalysiert unter Verwendung des (+)-Strang-RNA-Genoms die Synthese eines hierzu komplementären (-)-RNA-Stranges, der die Matrize für eine Vielzahl neuer RNA-Genome in Plus- (Positiv-) Orientierung darstellt. Für die Synthese der Virusproteine wird von Virus-RNA (als mRNA) ein größeres Polyprotein synthetisiert, das erst anschließend in die kleineren Virusstrukturproteine aufgespalten wird (Picornaviren, Flaviviren). Bei den Togaviren verläuft die Replikation ähnlich, das Polyprotein wird jedoch nur von etwa einem Drittel des Genoms translatiert. Beispielhaft sind die Vermehrungsschritte der Togaviren in der **Abb. 2.22** schematisch dargestellt.

Sobald das Nucleocapsid dem Lysosom entwichen und das Uncoating der positiven RNA beendet ist, wird eine virusspezifische RNA-Polymerase hergestellt, die von der Eltern-RNA einmal vollständige neue RNA und auch eine kleine Teil-RNA kopiert, die nur die Informationen für die viralen Strukturproteine trägt. Sie lässt an den Ribosomen 4 Strukturproteine erstellen. Diese werden in einer Kette synthetisiert. Ein Enzym spaltet das zuerst fertige Capsidprotein ab, das mit neuer RNA neue Nucleocapside bildet. Die 3 Hüllproteine werden anschließend am endoplasmatischen Retikulum und am Golgi-Apparat der Zelle produziert und modifiziert. Die Zelle baut dann die „Spikeproteine" in ihre Zellmembran ein. Treffen die in der Zellmembran wandernden Spikeproteine auf ein Nucleocapsid, wird dieses fixiert und über die Knospung (budding) (**Abb. 2.23**) das komplette Nachkommenvirus nach außen abgeschnürt (Reifung).

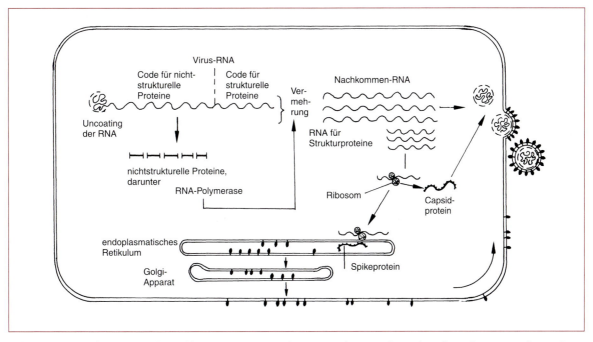

**Abb. 2.22** Vereinfachtes Schema der Replikation eines Togavirus (positive RNA) im Cytoplasma der Zelle; nach Simons et al.

Etwas kompliziertere Verhältnisse gibt es bei den Coronaviren, wo für jedes Protein getrennte Sequenzen des Virusgenoms direkt abgelesen und umgesetzt werden.

**(-)-Strang-RNA-Viren:** Die Viren mit RNA-Strang in **Negativorientierung** bringen in ihrem Virion eine eigene **RNA-Transkriptase** zur Virusvermehrung mit, die sofort positive mRNA transkribiert. Es muss also der Genomstrang in die komplementäre RNA umgeschrieben werden, da er nicht wie bei den Plusstrang-RNA-Viren direkt in Proteine übersetzt werden kann. Die **RNA-abhängige RNA-Polymerase** ist für die Bildung eines durchgehenden, zum Genom komplementären Strangs verantwortlich. Erst dieser kann dann als Matrize für die Produktion von RNA-Genomen in Negativstrangorientierung dienen.

Bei den Reoviren mit doppelter, 10fach segmentierter RNA wird einfach von jedem Segment mithilfe der viruseigenen Transkriptase eine entsprechende mRNA transkribiert und in virale Proteine umgesetzt. Die RNA-abhängige RNA-Polymerase der Reoviren schreibt die Minus-Stränge der Genomfragmente in translatierbare mRNA um. Dieses nur von den Reoviren ausgehende Prinzip der **konservativen Replikation** hat zur Folge, dass keiner der Elternstränge in den neu synthetisierten RNA-Doppelstrangmolekülen vorhanden ist.

Die Viren mit nicht segmentierter RNA transkribieren mehrere mRNA unterschiedlicher Länge für jedes zu synthetisierende Protein (Rhabdo-, Paramyxoviren). Dies gilt auch für das segmentierte Genom der Orthomyxo-(Influenza-)viren, die dabei aber Funktionen des Zellkerns benötigen. Manche Virusarten aus den Familien Bunya- und Arenaviridae können Teile ihres segmentierten Genoms

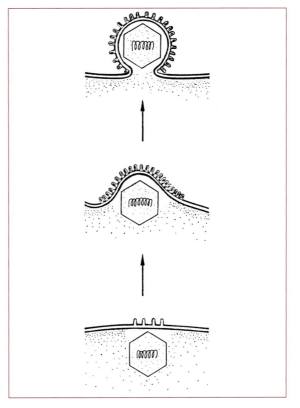

**Abb. 2.23** „Budding" oder Knospung: Umhüllung mit Elution eines Virus an der Zellwand.

sowohl in Plus- als auch in Negativstrangorientierung nutzen. Damit können diese Viren mit einzelsträngigem RNA-Genom in beide Richtungen für Proteine codieren. Diese sehr effiziente Art der Codierungsmöglichkeiten wird als **Ambisense-Orientierung** bezeichnet.

Die **Retroviren** besitzen zwar ein positives RNA-Genom in zweifacher Kopie, das Genom ist in dieser Form aber nicht infektiös. Deshalb unterscheidet sich der Replikationszyklus völlig von den vorher geschilderten RNA-Replikationsstrategien. Zuerst wird von einem RNA-Strang mithilfe der viruseigenen **reversen Transkriptase** eine DNA-Kopie (RNA-abhängige DNA-Polymeraseaktivität) erstellt, die intermediär mit der restlichen RNA-Genomkopie ein Hybrid bildet. Dann erst wird die 2. DNA-Kopie transkribiert und eine doppelsträngige DNA gebildet, die in das Zellgenom integriert wird. Dieses sog. **Provirus** verhält sich wie ein normales zelluläres Gen und wird bei Zellteilungen vermehrt und an die Tochterzellen weitergegeben. Erst in dieser DNA-Form wird das Retrovirus vermehrungsfähig, d. h. Transkription und Translation finden nur von der integrierten viralen DNA statt. Die Reproduktionsmechanismen verlaufen wie die der Zelle; dabei entstehen gespleißte und ungespleißte mRNA-Moleküle, die in die viralen Strukturproteine und Enzyme translatiert werden. Eine die gesamte Sequenz des Provirus umspannende mRNA dient als virales Genom, das in die Partikel verpackt wird.

## 2.4.5 Replikation der DNA-Viren

Die Replikation erfolgt sehr ähnlich wie bei den zellulären Syntheseprozessen. Die DNA-Viren haben und brauchen keine Transkriptase, sie greifen auf die adäquaten Enzyme der Wirtszelle zurück. Ausnahmen bilden die Pocken- und die Iridoviren, welche rein intraplasmatisch und schon relativ autonom mit eigenen Enzymhilfen ihre Vermehrung betreiben.

Die Transkription von mRNA an den codierenden Abschnitten der negativen DNA erfolgt ähnlich wie bei den Synthesen der Wirtszelle selbst. Nur bei den Parvoviren weichen die Verhältnisse etwas ab. Neue Virus-DNA wird im Zellkern synthetisiert, ausgenommen wie erwähnt bei Pocken- und Iridoviren, wo alle Synthesen unabhängig vom Zellkern durch das Virusgenom codiert werden.

### ■ Replikation doppelsträngiger DNA-Viren

Die im Zellkern unter Verwendung der zellulären Enzyme entstandenen RNA-Moleküle werden in die viralen Nichtstruktur- und Strukturproteine transkribiert. Hepadnaviren besitzen besondere Eigenschaften. Ihr Genom besteht nur teilweise aus doppelsträngiger DNA. Sie verfügen aber über eine eigene reverse Transkriptase (Ähnlichkeit zu den Retroviren), die eine das Genom umspannende mRNA in DNA umschreibt und damit die Genomreplikation einleitet.

Manche kleinere DNA-Viren (Polyomaviren) codieren nicht für eine eigene DNA-Polymerase, sondern für Polypeptide, die die zellulären DNA-Polymerasen so umfunktionieren, dass bevorzugt die viralen DNA-Sequenzen repliziert werden.

Die komplexen DNA-Viren, wie die Adeno- und Herpesviren, besitzen eine streng hierarchisch organisierte Form der Genexpression. Sie wird in eine frühe und späte Phase eingeteilt. Dabei werden in der Zelle früh regulatorisch und enzymatisch aktive Polypeptide gebildet, unter anderem auch die viralen DNA-Polymerasen. Die linearen Genome der Adenoviren werden im **semikonservativen Modus** vermehrt, d. h. dass jeweils ein Elternstrang als Matrize verwendet wird und der andere Strang Teil der neu gebildeten DNA-Moleküle bleibt. Die Replikationsursprünge befinden sich an den Enden der doppelsträngigen DNA. Die linearen Genome der Herpesviren werden in der Zelle zirkularisiert. zwei unterschiedliche Replikationszyklen sind bei den Herpesviren bekannt. Während der **Latenz** liegt die virale DNA als Episom (extrachromosomales genetisches Element) vor und wird von den zellulären DNA-Polymerasen vermehrt. Im **lytischen Infektionszyklus** (nur hier kommt es zu infektiösen Nachkommenviren) läuft die Replikation nach dem Rolling-circle-Prinzip (δ-Replikation) ab, das auch bei Bakteriophagen und Circoviren vorkommt. Dabei wird ein Strang des zirkulären DNA-Moleküls am Replikationsursprung (origin of replication, ORI) geschnitten und am entstandenen 3'-OH-Ende werden durch die virale DNA-Polymerase Nucleotide anpolymerisiert, wobei der intakte DNA-Strang als Matrize dient. Auf diese Weise löst sich kontinuierlich das 5'-Ende vom Matrizenstrang und wird sozusagen abgerollt. Der entstehende DNA-Einzelstrang (Leitstrang) umfasst viele Einheiten des Herpesvirusgenoms in konkatemerer Form. Er wird wegen der diskontinuierlichen DNA-Synthese im Bereich der Replikationsgabel durch sog. Okazaki-Fragmente (am Verzögerungsstrang) zum Doppelstrang ergänzt und durch Endonucleasen in einzelne Virusgenome geschnitten. Die Synthese der viralen Strukturproteine wird erst in der späten Phase im Anschluss an die DNA-Replikation gestartet.

### ■ Pockenviren

Die Pocken- wie auch die Iridoviren nehmen insofern eine Sonderstellung ein, als sie sich – ähnlich wie die Mitochondrien der Zelle – als quasi autonome Elemente im Cytoplasma der Zelle vermehren, obwohl sie DNA-Viren sind. Bei beiden Virusfamilien findet die Synthese der Nachkommenviren ausschließlich im Cytoplasma der infizierten Zelle, bei den Pockenviren in sog. Viroplasmazonen statt. Vom Kern der Zelle wird, zumindest bei bestimmten Pockenviren, wahrscheinlich aber der Transkriptionsapparat beansprucht. Auch bei den Pockenviren sind die Genexpression und die Genomvermehrung streng reguliert. Im Core (zu 70% aus 4 Proteinen) der Pockenviren sind neben dem großen DNA-Genom auch Enzyme eingeschlossen, die nach der Endocytose und noch während der Penetration den ersten Uncoatingschritt initiieren. Nach der Hülle werden gleich die Lateralkörper des Virions durch zelluläre proteolytische Enzyme abgespalten. Das Core ist dann freigelegt (1. Uncoating). Die

Lateralkörper tragen wahrscheinlich Inhibitoren von 2 im Core lokalisierten DNasen, die aktiviert werden und eine frühe Hemmung der zelleigenen Prozesse bewirken. Dem gleichen Zweck dient wohl auch eine ebenfalls im Core verankerte Nucleotidphosphohydrolase (NPHase). Die DNA ist aus dem Core (eingebettet in Protein) noch nicht freigesetzt, wenn das 4. im Core anwesende Enzym wirksam wird, eine DNA-abhängige RNA-Polymerase. Sie transkribiert frühe mRNA **noch innerhalb des Core,** die dann ihrerseits ein Uncoatingenzym translatiert, das erst jetzt das Pockenvirusgenom endgültig vom Protein befreien kann (2. Uncoating). Dann erst erfolgt an der freigelegten Eltern-DNA die Transkription „später" mRNA für die Bildung von DNA-Polymerase und für die Translation von virusspezifischen Proteinen. Das große Genom codiert auch für die Polypeptide, welche zelleigene Syntheseprozesse selektiv unterdrücken, die virale Reproduktion aber nicht beeinträchtigen („shut-off"-Phänomen). Synthese und Reifung der Pockenviren finden in cytoplasmatischen Virusbildungszonen (**Guarnieri-Einschlusskörper**), auch Viroplasmamatrix genannt, statt.

■ Replikation einzelsträngiger DNA-Viren

Nur die Virusfamilien der Parvoviridae und Circoviridae spielen als einzelsträngige DNA-Viren eine Rolle als tierpathogene Erreger. Die Parvoviren besitzen keine DNA-Polymerase, sie verwenden ähnlich wie die Polyomaviren zelluläre Enzyme zur Genomreplikation, die sie in ihrer Funktion modifizieren. Die autonomen Parvoviren (Genus *Parvovirus*) können sich nur in teilenden Zellen (S-Phase des Zellzyklus) gut vermehren. Das hohe Maß an Abhängigkeit des Replikationsmechanismus von zellulären Elementen (z. B. RNA-Polymerase II) erklärt den engen Zell- und Wirtstropismus der Parvoviren. Die Circoviren repräsentieren die kleinsten bisher bekannten DNA-Moleküle echter Viren. Die DNA-Replikation vollzieht sich höchst wahrscheinlich nach dem „Rolling-circle"-Mechanismus. Der Replikationsursprung (ORI) des porcinen Circovirus konnte festgelegt werden, ebenso wie mittlerweile ein für die Replikation essenzielles Genprodukt bekannt ist. Die DNA-Synthese der Circoviren der Tiere scheint, ähnlich den Parvoviren, zellzyklusabhängig zu sein.

## 2.4.6 Spätstadium

Bei der **Elution** gereifter Viren, dem Freiwerden bzw. Freisetzen aus der infizierten Zelle, können sehr unterschiedliche Mechanismen beteiligt sein. Im Falle der zellzerstörenden (Zelllyse) Virusarten geht die Zelle infolge der Virusvermehrung zugrunde und lysiert. Intrazellulär gereifte Partikel können dadurch frei werden. Dieser Modus der Elution trifft für die Mehrzahl der unbehüllten RNA- und DNA-Viren zu. Meist werden aber auch bereits vor dem Zusammenbruch der Zellfunktionen reife Viren kontinuierlich, einzeln oder in Gruppen, über die Cytoplasmamembran durch einen Vorgang freigesetzt, der mit einer Pinocytose in umgekehrter Richtung vergleichbar ist. Reifung und Elution sind bei den Viren in einer Phase vereint, die bei ihrer Passage durch die Cytoplasmamembran oder über intraplasmatische Membranen durch Knospung ihre Hülle erhalten. Findet der Prozess an der Zellaußengrenze statt, endet er in der Elution.

Beim „budding" (Knospung) an intraplasmatischen Membranen gelangen die reifen Virionen zunächst in Vakuolen, Golgi-Bläschen oder intraplasmatische Zonen, sammeln sich dort an und werden dann meist in der Mehrzahl mit Vakuolen oder abzusonderndem Material aus der Zelle abgestoßen. Intraplasmatische Vakuolen kommunizieren zudem meist mit dem extrazellulären Raum. Die Elution reifer, nach der Umhüllung an der Kernmembran intermediär im Cytoplasma verweilender Herpesviren, erfolgt auf gleiche Art.

Bei den Pockenviren kennt man 2 verschiedene Partikelarten: Intrazelluläre reife Partikel (intracellular mature virions, IMV) und extrazelluläre behüllte Virionen (extracellular enveloped virions, EEV). Nur dieses „extrazelluläre Virus" (EEV) wird beim Austritt über die Zellmembran von einer weiteren Membran, zusätzlich zu ihrer zweischichtigen Hülle, umgeben. Dabei verschmilzt diese Membran mit der äußeren Schicht der bereits vorhandenen Hülle. Neben zellspezifischen Elementen treten dadurch weitere virale Glykoproteine in die Hülle des Pockenvirus.

Die intensiven Wechselwirkungen mit der Zelle bei der Vermehrung der meisten Virusarten erklären die häufig anzutreffenden genetischen- und/oder Proteinelemente der Zelle in Viruspartikeln.

Häufig endet die Virusinfektion einer Zelle in einer **persistierenden Zellinfektion.** Im engeren Sinne liegt sie vor, wenn Nachkommenvirus – in der Regel in geringer Menge – gebildet, in der Zelle zurückgehalten oder auch intermittierend oder laufend ausgeschleust wird. Solche Virus-Zellverhältnisse sind in vivo und in vitro bekannt. Die infizierten Zellen leben trotz Virusvermehrung weiter, erfüllen ihre Funktionen noch ganz oder zumindest teilweise und können sich sogar vielfach noch teilen und normal vermehren. Dieser Fall ist v. a. von den Pestiviren aus der Familie Flaviviridae bekannt, wo neben den cytopathogenen (cp) auch nichtcytopathogene (ncp) Virusbiotypen existieren, die die Majorität der in der Natur verbreiteten Viruspopulation ausmachen (Abschnitt 2.6).

Zum Oberbegriff der persistierenden Zellinfektion gehören noch 2 weitere Viruszellbeziehungen spezieller Art. Als **latent** infiziert werden Zellen bezeichnet, die vermehrungsfähiges Virus nur beherbergen. Das Virus liegt dann in einer Art Ruhestadium in der Zelle. Die Viren können durch innere oder äußere Reize zur erneuten Replikation angeregt werden (Reaktivierung), was dann zu Rekurrenzen der Symptome der Primärinfektion führen kann (v. a. nach Herpesvirusinfektionen).

In **okkult** (versteckt oder maskiert) infizierten Zellen ist das Virusgenom meist für immer, z. T. auch nur vorübergehend, in das Genom der Zelle integriert (**Provirus**). Virus wird bei der okkulten Infektion von der Zelle nicht synthetisiert. Das Provirus kann sich synchron mit dem Zellgenom auch weiter vermehren.

Zellen mit Proviren sind empfänglich für **Transformationen,** für eine Entartung zu Tumorzellen (Abschnitt 2.6.3). Unter bestimmten Bedingungen kann ein Provirus wieder aktiv werden, die Virusreproduktion setzt wieder ein. Der okkulte Status tritt insbesondere bei Retroviren und Papovaviren sowie bei der Lysogenie der Bakteriophagen auf.

Unvollständige Vermehrungszyklen – wie auch bei persistierenden Infektionen – kommen bei Viren häufig vor und sind meist auf genetische Phänomene, z. B. die Bildung sog. „defective interfering particles" (DIP), Doppelinfektionen oder u. a. auch auf eine Interferoneinwirkung zurückzuführen. Im Rahmen von Virusinfektionen werden Zellen auch von genetisch defekten Virionen penetriert. Auch in diesem Fall sind abortive Vermehrungszyklen zu erwarten.

### 2.4.7 Vermehrungszyklus

Unter diesem Begriff fasst man die Vermehrung eines Virus in der Zelle in ihrem gesamten Ablauf, von der Adsorption bis zu Elution bzw. bis zum Zelltod zusammen.

Ein solcher Vermehrungszyklus kann – je nach Virus und sich vermehrender Zellart – schneller oder langsamer, unter Synthese vieler oder weniger Nachkommenviren pro Zelle verlaufen, nachvollziehbar anhand der sog. **Einschritt-Viruswachstumskurve**. Ungefähre Werte für einige in dieser Beziehung bekanntesten, sich gut und sich relativ rasch vermehrenden Virusarten sind in der **Tab. 2.7** aufgeführt. Bei anderen Virusarten, vielfach des gleichen Genus, sind aber auch – je nach Zellart – längere Vermehrungszyklen und weniger hohe Vermehrungsraten bekannt.

## 2.5 Virusgenetik

Veränderungen an Viren, deren vererbbare Eigenschaften im Virusgenom festgelegt sind, kommen unter natürlichen Verhältnissen relativ häufig vor. Bedingt durch ihren einfachen Aufbau sind die Genome der Viren äußeren Einflüssen stärker ausgesetzt als die zellulärer Strukturen. Ferner werden bei der Virusvermehrung die Nucleinsäuren freigelegt, neue Nucleinsäure tausendfach synthetisiert und die anderen Viruskomponenten ebenfalls getrennt und in Schritten hergestellt. Diese multiplen Vorgänge begünstigen kleine Veränderungen am Nachkommenvirus, ermöglichen Fehler sowie Verwechslungen und Interaktionen mit biologischen Elementen der Zelle. Es muss deshalb davon ausgegangen werden, dass die in der Natur vorkommenden Viruspopulationen **heterogen** sind. Die für eine Genomanalyse nötige Virusvermehrung im Labor in Zellkulturen kann zudem Genomveränderungen und/oder eine Selektion bestimmter Viruspopulationen zur Folge haben. Die Sequenzanalyse definierter Abschnitte viraler Nucleinsäuren wurde durch die Polymerasekettenreaktion (s. 2.9.7.2) wesentlich erleichtert, weil dazu keine größeren Mengen an Nucleinsäure mehr nötig sind. Durch DNA-Polymerasen mit hoher Korrekturlesefähigkeit (proof reading quality) können genaue Sequenzdaten erstellt werden.

Wechselwirkungen können auch dann auftreten, wenn eine Zelle von 2 oder mehr verschiedenen Viren infiziert wird, was zwar selten, unter bestimmten Bedingungen aber wiederholt eintritt (Mischinfektionen, Impfung mit vermehrungsfähigen Viren). Die Chancen für genetische „Abnormitäten" sind zwar bei Viren nicht größer als bei anderen lebenden Strukturen, aufgrund der hohen Vermehrungsrate aber können Veränderungen in den Eigenschaften einer Viruspopulation – besonders bei rascher und großer Virusausbreitung in einer Wirtspopulation – leichter Bedeutung erlangen. Der Begriff **Wildtypvirus** wird nicht mit Bezug auf die in der Natur vorkommenden Viruspopulationen gebraucht, sondern ist ein beliebig benutzter Terminus, der nur den Bezug (z. B. einer be-

**Tab. 2.7** Vermehrungszyklen einiger vermehrungsfreudiger Virusarten.

| Virus | Eklipse (h) | Vermehrungsoptimum | neue Partikel pro Zelle |
|---|---|---|---|
| Polyoma- | 20 | 35–40 | 700 |
| Adeno- | 13 | 30 | 1.000 |
| Retro- | 8–10 | 30 | 1.000 |
| Herpes- | 5 | 15 | 900 |
| Pocken- | 5 | 15 | 300 |
| Reo- | 5 | 20 | 10.000 |
| Paramyxo- | 3 | 15 | 5.000 |
| Picorna- | 2–3 | 10 | 100.000 |
| Toga- | 2–3 | 13 | 80.000 |
| Rhabdo- | 2 | 10 | 80.000 |
| Phagen- | 10 min | 20 min | 100.000 |

[1] Höchststand der zellulären Virussynthese (reife Viren) in Stunden.
[2] ungefähre Zahl der neugebildeten Virionen (bei RNA-Viren mit hohem Anteil nicht infektionstüchtiger) pro Zelle.

stimmten Mutante) zu einer Ausgangsviruspopulation (Wildtyplaborstamm) ausdrücken soll. Naturviruspopulationen werden als **Feldisolate** (field isolates) bezeichnet. **Virusstämme** werden häufig verschiedene, gut charakterisierte Laborviren der selben Virusart, wie z. B. Stamm Indiana oder Stamm New Jersey des Stomatitis-vesicularis-Virus (VSV) genannt. Viren werden synonym zu Serotypen auch einfach als **Typen** (type) bezeichnet, wenn sich die Neutralisation der Zellinfektion eindeutig unterscheiden lässt (z. B. Reovirus Typ 1, 2 u. a.).

### 2.5.1 Mutationen

Mutationen sind kleine Veränderungen (Verschiebungen, Austausche) in der Abfolge der Nucleotidbausteine in der Virusnucleinsäure. Ohne besondere mutagene Stimulierung treten bei Viren sogenannte **Spontanmutationen** auf, die unter geeignetem Selektionsdruck in einer phänotypischen Variation des Virus in Erscheinung treten. Die Mutationshäufigkeit liegt für DNA-Genome bei $10^{-8}$–$10^{-11}$ pro inkorporiertes Nucleotid. Bei RNA-Genomen sind sie weit häufiger ($10^{-3}$–$10^{-6}$), weil hier keine (zelleigenen) Kontroll- bzw. Korrekturmechanismen möglich sind, über die die Zelle bei DNA-Strängen verfügt.

Da sich bei jeder Virusinfektion ein Virus millionenfach vermehrt, entstehen auch stets **Mutanten**. Nur ein winziger Bruchteil der Mutanten aber erhält praktische Bedeutung. Nur dann, wenn die Umfeldbedingungen (z. B. Zellpopulation in vitro) es erlauben, kann sich eine Mutante besser oder schneller vermehren, wird **selektiert** und „überwuchert" andere Populationen im Virusgemisch.

Veränderungen an einem oder wenigen benachbarten Basenpaaren der Virusnucleinsäure werden als **Punktmutationen** bezeichnet. Wenn sie an geeigneter Stelle stattfinden, kann die Punktmutation zum Einbau einer falschen Aminosäure in das vom mutierten Gen codierte Protein führen. Wird ein Virus dadurch nicht mehr vermehrungsfähig, war die Mutante **letal**. Meist sind spontane Mutanten stumm oder neutral (keine erkennbaren Veränderungen am Virus). Führen sie jedoch zu Aminosäureänderungen im Sinne von geänderten antigenen oder pathogenen Eigenschaften z. B. unter dem Druck einer Immunantwort des Wirts, kann dies schwer wiegende Folgen haben. Eine Mutante kann sich in einer Population mit überwiegend originären Genotypen nur dann durchsetzen, wenn bei der Virusvermehrung eine Selektion erfolgt. Hat eine Mutante z. B. ein verändertes Oberflächenprotein, kann sie von der Abwehr des Wirtsorganismus evtl. nicht erkannt und erfasst werden, sich dann besser vermehren und ausbreiten. Es kann eine Änderung im Infektionsgeschehen die Folge sein. Virusmutanten, die im Infektionsgeschehen entstanden sind und sich durch diese Mutation dem zu dieser Zeit vorhandenen Abwehrpotenzial des Wirts zumindest teilweise entziehen können, nennt man **Escapemutanten**.

In vitro lässt sich die Mutationsrate bei Viren erhöhen. Durch eine Behandlung von Wildtypviren mit mutagenen Substanzen werden künstlich Mutationen provoziert. Solche artifiziellen Mutationen dienen der Selektion von Virusstämmen mit neuen Eigenschaften. Mutanten lassen sich vielfach an Veränderungen der biologischen (phänotypischen) Eigenschaften eines Virus über seine Kultivierung erkennen. Marker für Mutanten sind u. a. Größenvariationen der Plaques in Zellkulturen, Änderungen im Wirts- oder Zellspektrum oder im Temperaturoptimum zur Vermehrung (sog. temperatursensitive [ts] oder „kalte" [cs] Mutanten). Heute hat man die Möglichkeit, einerseits die genaue Lokalisation einer mutierten Gensequenz über Genomanalysen zu bestimmen, andererseits kann man gezielt Mutationen in ein Virusgenom an gewünschter Stelle durch molekularbiologische Manipulation einführen. Die hierfür angewandte Methode wird **gezielte Mutagenese** (site-directed mutagenesis) genannt. Sie bedient sich der Möglichkeit der In-vitro-Synthese von Oligonucleotiden, die die gewünschte Mutation enthalten und dann durch gezielte Einführung an bestimmter Stelle in das Virusgenom transferiert werden und dort die ursprüngliche Nucleotidsequenz ersetzen.

Mutationen sind u. a. die Ursache der Entstehung stärker oder schwächer virulenter Stämme einer Virusart, was Klinik und Pathogenese einer Viruserkrankung mitbestimmt. Sie können längerfristig auch verantwortlich sein für die Änderung des Wirtsspektrums eines Virus, für eine Spezifizierung auf einen Wirt (Adaptierung), sowie für die Änderung von immunogenen, antigenen oder chemisch-physikalischen Eigenschaften.

Beobachtungen über längere Zeiträume lassen vermuten, dass in erster Linie persistierende Infektionen im natürlichen Infektionsgeschehen die genetische Änderung einer Virusart über Punktmutationen begünstigen. Bestes Beispiel hierfür sind die Influenzaviren, deren allmähliche Variation als **genetischer Drift** bezeichnet wird. Ein bedeutendes Ereignis ist hier die Veränderung der Hämagglutinin-Spaltstelle. Wenn an diesem Lokus eine kritische Zahl (>2) basischer Aminosäuren vorkommt, sind Subtilisin-verwandte Endoproteasen (u. a. Furin) zur Spaltung fähig und das Virus kann in einer Vielzahl von Zellen replizieren, was zur systemischen Infektion führt. Im Gegensatz dazu besitzen die schwach virulenten Influenza-A-Subtypen eine Hämagglutinin-Spaltstelle, die nur von zwei basischen Aminosäuren an den Positionen -1 und -3 der Spaltstelle gekennzeichnet ist und die nur Zellen infizieren, die eine Protease sezernieren, die das $HA_0$-Vorläuferprotein extrazellulär spalten kann. Dies bedingt einen eingeschränkten, lokalen Zelltropismus. Bei den aviären Influenza-A-Viren geht man davon aus, dass die hoch pathogenen (HPAI) Subtypen aus schwach pathogenen (LPAI) hervorgehen. Umgekehrt führte beim Myxomatosevirus (Pockenerkrankung der Kaninchen mit hoher Letalität) seine künstliche Verbreitung in Australien zwecks Dezimierung der Kaninchenplage wahrscheinlich durch Mutieren und Selektion zum heutigen Dominieren wenig virulenter Myxomviren, gegen die australische Kaninchen weitgehend unempfänglich wurden.

Die künstliche Selektion von Virusmutanten durch fortlaufende Vermehrung in ausgewählten Zellsystemen (früher in Versuchstieren) mit dem Ziel, die Virulenz eines Virus weitgehend abzuschwächen und dabei die Pathogenität möglichst zu eliminieren, die Immunogenität aber zu erhalten, nennt man **Attenuierung**. Für die Erkennung derartiger attenuierter Stämme dienen biologische Charakteristika solcher Virusstämme (Laborvirus). Meist handelt es sich dabei um Genotypen mit stabilen, gravierenden Veränderungen, die zu phänotypisch nachweisbaren Eigenschaften führen, wie die Temperaturempfindlichkeit des Virus, die Vermehrungsrate, die Plaquegröße, das Zell und/oder Wirtsspektrum usw.

Mutanten, bei denen ein Teil der genetischen Information eines Virus fehlt, treten ebenfalls spontan auf oder lassen sich erzeugen. Die fehlende Gensequenz nennt man eine **Deletion**. Eine **Deletionsmutante** ist ein Virusstamm, der aufgrund von natürlichen (Spontanereignis) oder künstlichen (Attenuierung) Vorgängen begrenzte Genabschnitte und damit bestimmte Eigenschaften (z. B. für die Virulenz verantwortliche Strukturen) irreversibel verloren hat. Deletionsmutanten sind z. B. die meisten Virusstämme, die in Lebendimpfstoffen Verwendung finden. Vielfach haben Deletionsmutanten auch eingeschränkte Vermehrungsmöglichkeiten (reduziertes Zellspektrum) durch Fehlen oder Verlust der Expressionsfähigkeit bestimmter Gene. Spontandeletionen können im günstigen Fall zu einer „Markerkomponente" bei attenuierten Virusstämmen führen. Z. B. kann eine immunologisch bedeutsame Viruskomponente (Protein) bei einem Impfvirus fehlen, weil das codierende Gen spontan deletiert wurde, ohne die Replikationsfähigkeit des Virus zu beeinträchtigen.

Nicht mehr vom Zufall abhängig ist der gezielte molekularbiologische **Markertransfer**. Mit molekularbiologischen Methoden (Klonierung, Cotransfektion u. a.) kann bei DNA-Viren ein bestimmter vorhersehbarer Virusphänotyp erzeugt werden. Damit können Deletionsmutanten geschaffen werden, aber auch virusfremde Markergene anstelle viruseigener Gene zusätzlich in das Virusgenom eingebracht werden (s. Vektorvaccinen). Für das Einbringen aller Arten von Mutationen in ein Genom verwendet man die Bezeichnung **Insertion**. Man unterscheidet nach dem Effekt einer Insertion die **Insertionsinaktivierung**, bei der eine codierende Region durch Insertion unterbrochen und damit die ursprüngliche Genexpression unmöglich wird. Bei den gezielten Verfahren, mit denen Mutationen in DNA-Moleküle in vitro eingeführt werden (In-vitro-Mutagenese) spricht man von **Insertionsmutagenese**. Seit Beginn der 90er-Jahre ist es auch möglich, gezielt Mutationen in Negativstrang-RNA-Viren, z. B. Influenzavirus und Stomatitis-vesicularis-Virus, einzubringen.

Die für die molekulare Analytik bedeutsamen und für die angewandte Virologie wichtigen bzw. am häufigsten genutzten Mutationen sind:

- Nullmutationen (komplette Inaktivierung einer Genfunktion).
- Temperatursensitive (ts) Mutationen (Genfunktion ist bei definierter = nicht permissiver Temperatur so stark gestört, dass kaum noch infektiöses Virus entsteht).
- Plaquemorphologiemutanten (die Störung oder der Ausfall einer Genfunktion bedingt eine vom Wildtypvirus klar unterscheidbare Plaquemorphologie).
- Wirtsspektrummutationen (Genfunktionen, die eine Virusreplikation in bestimmten Zellen ermöglichen und bei Ausschaltung der Genfunktion das permissive Zellspektrum einschränken).
- Chemikalienresistenzmutationen (Genfunktionen von Viren, die eine Resistenz gegenüber chemotherapeutisch genutzten Medikamenten, z. B. Amantadin, vermitteln).
- Antikörper-Escape-/Resistenzmutanten (Gene, die für veränderte Oberflächenproteine codieren, sodass z. B. neutralisierende Antikörper nicht mehr in der Lage sind, Virusepitope zu erkennen).

**Rearrangement:** Unter natürlichem Rearrangement versteht man die Entstehung neu angeordneter Genome durch Translokation von Genomteilen (Genen), was u. U. auch eine Duplikation von Genomteilen zur Folge hat. Ein genomisches Rearrangement könnte von Vorteil für das Virus sein, sozusagen als Adaptationsreaktion auf veränderte Bedingungen (Ex-vivo-/In-vitro-Vermehrung, Zellwechsel). Genomisches Rearrangement kommt häufig bei Pockenviren und Pestiviren vor, oft gepaart mit Genduplikation und Translokation, bei Pockenviren überwiegend im Bereich der terminalen Genomfragmente. Auch durch molekularbiologische Manipulation ist ein Rearrangement in viralen Genomen möglich.

**Defekte Viren:** Bei der Vermehrung von RNA-Viren (z. B. Orthomyxo-, Rhabdo-, Flavi-, Pflanzenviren) kann es neben der Entstehung normaler Partikel auch zur Bildung von unvollständigen Virionen kommen. Diese können ein bis zu 80 % verkürztes Genom haben und sind allein nicht infektiös (s. 2.5.3). Sie werden **defective interfering particles** (DIP) genannt. Sie können sich nur mithilfe intakter, sog. **Helferviren** vermehren, interferieren bzw. hemmen aber andererseits die Vermehrung der nicht defekten Partikel und können, wie z. B. beim Schweinepestvirus, in Anwesenheit des Helfervirus für einen cytopathogenen Effekt verantwortlich sein. Man hat sie auch bedingt letale Mutanten genannt. DIP werden in größerer Zahl gebildet, wenn Viren laufend so vermehrt werden, dass die Zahl infektiöser Partikel, die auf eine Zelle treffen, sehr hoch ist (>1 multiplicity of infection, MOI). DIP haben 3 Eigenschaften:

1. es sind immer defekte Partikel,
2. sie interferieren mit der normalen Virusvermehrung und
3. sie reichern sich nach Serienpassagierung an.

## 2.5.2 Genetische Interaktionen zwischen Viren

Nicht nur experimentell, auch unter natürlichen Bedingungen können Zellen bisweilen durch 2 (Doppelinfektion) oder mehrere verschiedene Viren bzw. Virusmutanten infiziert werden. Im Rahmen ihrer Vermehrung sind dann Wechselwirkungen genetischer Art zwischen den unterschiedlichen Partnern in einer Zelle möglich, wenn sich die beteiligten Elternviren sehr nahe stehen. Es finden „Verwechslungen" statt, d. h. ein Austausch oder Ergänzungen (bei defekten Viren) von genetischen Informationen. Der Genotyp eines Virus kann sich dabei gravierend ändern.

Die epidemiologisch bedeutendste, rein physikalische Interaktion ist die **Rekombination**. Darunter versteht man ganz allgemein den Austausch genetischen Materials verschiedener Genome. Eine **homologe Rekombination** ist z. B. das bei Zellen höherer Lebewesen zu beobachtende **„crossing over"** von homologen DNA-Abschnitten der Elterngene während der Meiose. Bei **heterologen Rekombinationen** stammen die ausgetauschten DNA-Segmente von Genomen unterschiedlicher Spezies, die nicht nahe verwandt sein müssen. So eine Rekombination ist auch die eines Virus-DNA-Segments mit der DNA der Säugerzelle zu einer okkulten Infektion. Bei der rein viralen Rekombination sind das Resultat Nachkommengenome in nichtelterlicher Gensequenzkombination. Neben Kopien der originären Elternviren können solche mit geänderten Eigenschaften (Stabilität, Virulenz) gebildet werden.

Von einer **intramolekularen Rekombination** spricht man, wenn bei einsträngigen Virusgenomen (betrifft alle DNA- und RNA-Viren, die sich über DNA-Zwischenstufen vermehren) im Anschluss an gelegentliche Genombrüche eine Fehl- bzw. Reformierung kovalenter Bindung in der Nucleinsäure mit gleicher oder sehr ähnlicher Sequenz stattfindet, dabei aber Genomteile eines zweiten (doppelinfizierenden) Virus eingebaut werden. Solche Rekombinationen sind v. a. bei DNA-Viren, aber auch bei RNA-Viren mit einsträngiger RNA nachweisbar. Bei DNA-Viren dürften solche intramolekularen Rekombinationen etwa so häufig vorkommen wie das crossing over bei eukaryotischen Genomen.

Bei zellulären Doppelinfektionen durch Viren mit segmentierten Genomen (Influenza-, Reo-, Bunya- und Arenaviren) sind Rekombinationen mit Genomsegmenten noch häufiger. Solche Fälle werden als **Reassortment** (zufällige Fehlsortierung der Genomsegmente bei den Nachkommenviren) angesprochen. Rekombinationen zwischen genetisch nahe verwandten Viren können zum Entstehen neuer Virusstämme führen (Influenza-, Corona-, Parvo-, Togaviren).

Die Bedeutung der Rekombination für das natürliche virale Seuchengeschehen und für die „Virusevolution" kann am Beispiel des Influenza-A-Virus veranschaulicht werden. Das Virus trägt, in seiner äußeren Hülle verankert, 2 determinierende Proteine: Hämagglutinin (H) und Neuraminidase (N). Die H- und N-Antigene können im Laufe der Jahre bei der natürlichen Virusvermehrung **kleine** Veränderungen, ausgelöst durch spontane Punktmutationen im Genom, erfahren (Abschnitt 2.5.1). Diese leichten antigenen Abwandlungen treten gern innerhalb einer Gruppe verwandter Stämme auf und werden durch die Neigung des Virus zu persistierenden Infektionen gefördert. Man bezeichnet sie als **Antigendrift**. Solche Influenzavarianten entstehen sicherlich durch Kopierfehler, die wiederum den Einbau „falscher" anderer Aminosäuren in die Hüllantigene mit sich bringen. Tiefergreifende Veränderungen am Influenza-A-Virusgenom jedoch erfolgen durch Rekombination, infolge Reassortment, sie werden als **Antigenshift** bezeichnet. Mit welchen Mechanismen diese Viren ihre Genomsegmente neu anordnen ist noch nicht geklärt. Diese Varianten entstehen praktisch durch „Kreuzung" zwischen verschiedenen Virusstämmen mit unterschiedlichen H- und N-Antigenen im Rahmen von Mischinfektionen, meistens bei Schwein und Geflügel. Die Rekombinationschancen sind bei Influenzaviren relativ hoch, da ihre Genome aus 8 Segmenten bestehen und Verwechslungen beim Zusammenbau von Nachkommenviren leicht möglich sind. Durch Antigenshift können somit über Rekombinationen plötzlich „neue", immunologisch unterschiedliche Varianten des Influenzavirus auftauchen, gegen die eine Population keine Immunität entwickeln konnte.

Eine spezielle Art von Rekombination ist die **genetische Reaktivierung** von nicht infektiösem, defekten Virus. Auch hier ist eine Mischinfektion der Zelle mit 2 Viren Voraussetzung, wobei entweder eines oder beide Ausgangsviren nicht vermehrungsfähig sind. Durch die Mischinfektion werden aber infektiöse Nachkommenviren gebildet. Für die Reaktivierung eines nichtinfektiösen durch ein vermehrungsfähiges Partikel verwendet man den Begriff **Kreuzreaktivierung** (cross reactivation) oder **„marker rescue"**. Sie kann sowohl durch den Ersatz defekter, freiliegender Gensegmente (Reassortment inaktivierter Influenzaviren) als auch durch intramolekulare Rekombination (z. B. bei Pockenviren), aber in der Regel nur bei eng verwandten Viren vorkommen. Man spricht bei einer wechselseitigen Reaktivierung zweier inaktiver Viren von einer **Multiplizitätsreaktivierung** (multiplicity reactivation). Voraussetzung hierfür ist allerdings, dass die Genomdefekte an Stellen mit unterschiedlichem Informationsgehalt liegen. Diese Art der Reaktivierung konnte z. B. bei den Pockenviren, bei Reoviren und Influenzaviren nachgewiesen werden.

## 2.5.3 Sonstige Interaktionen zwischen Viren

Werden bei der Doppelinfektion einer Zelle mit unterschiedlichen Viren im Zuge ihrer Vermehrung nicht Genomanteile, sondern nur Genprodukte, in der Regel Strukturproteine, falsch sortiert (in der Regel bei der Morphogenese) oder von einem defekten Infektionspartner mitverwendet, können in der gerade produzierten Generation von Viren phänotypische Veränderungen in der Virusstruktur einzelner Viren auftreten. Da der Genotyp stets unverändert bleibt, werden die vorübergehend erworbenen neuen Eigenschaften nicht weitervererbt, d. h. es liegt immer ein transientes Ereignis vor. Je nach Art der Wechselwirkung können dabei unterschiedliche Folgeeffekte resultieren.

Als **phänotypische Mischung** wird ein Austausch bzw. eine Verwechslung von Genprodukten, also von Proteinen des Capsids oder der Hülle, von 2 nahestehenden Elternviren (hauptsächlich unbehüllten Viren) im Rahmen der Vermehrung in einer Zelle bezeichnet. Die Genome selbst bleiben unverändert. Die phänotypische Mischung ist bisher nur bei serologisch unterschiedlichen Stämmen der gleichen Virusart bekannt. Sie beruht darauf, dass bei einer Mischinfektion die Oberflächenproteine (-antigene) mit ähnlicher Funktion vertauscht werden und dann Viruspartikel entstehen, die ein anderes, aber nicht vererbbares Antigenmuster besitzen als die jeweiligen Ausgangspartner.

Vermehren sich nach der Doppelinfektion einer Zelle 2 unbehüllte kubische Virusarten gleichzeitig, kann es bei geeigneter struktureller Konstellation zu einer **Transcapsidation** (Genmaskierung) kommen. Man versteht darunter die Ausstattung eines Virusgenoms A mit dem Capsid des anderen Virus B, das sich gleichzeitig vermehrt. In der Regel ist dabei die Virusart, die das „falsche" Capsid übernimmt, anschließend nicht voll vermehrungsfähig. Das Phänomen wird auch **Pseudotypbildung** (pseudotype formation) genannt.

Als **Komplementierung** bezeichnet man ein nichtgenetisches Phänomen, wenn nach einer Doppelinfektion der Zelle ein Elternvirus defekt ist, bei der Vermehrung deshalb ein Protein nicht synthetisiert werden kann, ein 2. Virus dieses Protein aber bildet und es dem defekten Partner ersetzt. Die Komplementierung ist z. B. bei Viruspopulationen mit genetisch defekten Partikeln (Mutanten), wie sie bei Serienpassagen mit hoher Vermehrungsrate vielfach auftreten, von Bedeutung. Vielfach liegen dann Genome mit verkürzter Nucleinsäure vor. Das inkomplette Virus kann sich hierbei trotz Gendefekt und dadurch fehlender Proteine vermehren, weil es die entsprechenden Genprodukte aus der Vermehrung der intakten Partikel verwendet. Bei diesen Wechselbeziehungen sind die Gene selbst nicht betroffen, es treten keine Veränderungen im Genotyp auf. Eine derartige Situation ist z. B. bei Viren möglich, deren Genom in Segmenten vorliegt (Influenzaviren, Reoviren), konnte aber auch beim Virus der Stomatitis vesicularis u. a. nachgewiesen werden.

Ein Komplementierungstest kann gezielt eingesetzt werden, um Virusmutanten zu funktionellen Partnern zusammenzubringen (z. B. ts-Mutanten von Sindbis-Virus). Zwei Mutanten, die unfähig sind zu komplementieren, werden dabei als defekt im gleichen Gen und gleichen Genprodukt angesehen. Zwei Arten der Komplementierung wurden beobachtet. Die häufigste Form ist die nicht allelabhängige (intergene) Komplementierung, bei der in verschiedenen Funktionen defekte Mutanten sich bei der Vermehrung durch Bereitstellen der Funktion komplementieren, in der das andere Virus defekt ist. Die allelabhängige (intragene) Komplementierung wurde weit weniger häufig beobachtet. In diesem Fall haben beide Ausgangsviren Defekte in verschiedenen Domänen desselben Proteins, also eines multimeren Proteins. Wenn das multimere Protein nur aus den Untereinheiten des einen Elternvirus besteht, ist es nicht funktionell. Wenn es aber durch Untereinheiten beider Ausgangsviren komplementiert ist, dann ist das multimere Protein fähig eine funktionell aktive Konfiguration einzunehmen.

Neben den zufällig im Rahmen der Virusvermehrung entstehenden genomdefekten Viren gibt es auch Virusarten, die im Genom konstant defekt sind und die in vivo immer bei ihrer Vermehrung von der Verwendung von Genprodukten bestimmter **Helferviren** abhängig sind. Ein Beispiel solcher **Satellitenviren** sind bestimmte Parvoviren (Genus *Dependovirus*) wie auch adeno-assoziierte Viren (AAV) und das Hepatitis-delta-Satellitenvirus. Das Hepatitis-delta-Agens codiert mit seinem RNA-Genom für das Deltaantigen, benötigt aber die Coinfektion mit Hepatitis-B-Helfervirus für seine Replikation.

Vorgänge im Sinne einer Komplementierung sind auch für die **nichtgenetische Reaktivierung** inkompletter, partiell inaktiver Viren, deren Genom nicht defekt ist, verantwortlich. So können bei einer Doppelinfektion, wenn bei einem Partner ein Capsidanteil oder ein für die Vermehrung essenzielles Protein denaturiert bzw. inaktiviert ist, diese Defekte durch entsprechende Genprodukte (Proteine) des zweiten, kompletten „reaktivierenden" Virus ersetzt werden. Das funktionell inaktive Elternvirus wird dann reaktiviert.

Bei sehr nahe verwandten Pockenviren können die für den Virusabbau nötigen, selbst codierten Enzyme, z. B. ein Uncoatingenzym, gleichzeitig für den Abbau eines inaktiven zweiten Pockenvirus mit verwendet werden. Dadurch wird bei letzterem die (intakte) DNA freigesetzt und die Synthese von Nachkommenvirus initiiert. Neben Viren der primär intakten Art entstehen auch Viruspartikel, die dem zuvor Inaktiven gleichen.

Zu den nichtgenetischen Phänomenen bei Mischinfektionen einer Zelle mit Viren gehört noch die **Heterozygose**. Sie ist dadurch charakterisiert, dass in Nachkommenviruspartikeln bei deren Reifung 2 oder mehr verschiedene Genome eingebaut werden. Solche Viren sind naturgemäß genetisch nicht stabil, sie spalten beim nächsten Vermehrungsschritt wieder nach Genom auf.

Auch werden bei der Vermehrung bestimmter größerer behüllter Viren bisweilen **polyploide** (2 oder mehr Genome bzw. Nucleocapside innerhalb einer Hülle) oder auch **heteroploide** (zwei oder mehr Nucleocapside verschiedener Elternviren) Nachkommenviren gebildet. Sie stellen ebenfalls keine genetische Veränderung dar.

## 2.5.4 Interaktionen zwischen Wirtsgenom und Zellgenom

Genome bestimmter DNA- und RNA-Viren, auch Genomanteile können nach der Infektion einer permissiven Zelle in deren Genom eingebaut werden. Sie verweilen im Zellgenom als **Provirus,** ohne dass die viralen Informationen exprimiert werden (**okkulte,** maskierte Zellinfektion), oder die Zelle alteriert. Der Vorgang wird als **Integration** bezeichnet. Sie ist eine Art Rekombination von nicht homologen viralen Sequenzen mit den Erbanlagen der Zelle. Am besten untersucht ist die Integration viraler DNA-Sequenzen des SV40-Adenotumorvirus. Das bekannteste Beispiel für Integration ist aber der Einbau der retroviralen Provirus-DNA in die zelluläre DNA. Eine **Transformation** durch ein integriertes Virusgenom ist dann der Fall, wenn die infizierte Zelle dadurch zum tumorösen, unkontrollierten Wachstum umprogrammiert wird. Es muss allerdings erwähnt werden, dass Viren auch ohne Integration eine tumoröse Entartung der Wirtszelle verursachen können, z. B. Papillomviren.

Umgekehrt können auch zelluläre Genomsequenzen in ein Virusgenom eingebaut werden. Dafür wird der Begriff **Insertion** verwendet, als generelle Bezeichnung aller Arten von Mutationen, die durch Einfügung einer oder mehrerer Basenpaare hervorgerufen werden. Ein veterinärvirologisch relevantes Beispiel ist die Insertion zellulärer Ubiquitinsequenzen in das RNA-Genom der Pestiviren. Eine Insertion von ubiquitincodierenden Sequenzen an bestimmten Stellen im Nucleinsäure 2-3-Gen der BVD-Viren ist ein häufig vorkommender Mechanismus bei der Entstehung cytopathogener Biotypen.

## 2.6 Folgen der Virusinfektion für die Zelle und den Organismus

### 2.6.1 Zellpathologische Reaktionen

Wenn sich ein Virus in permissiven Zellen vermehrt, sind meistens morphologisch erfassbare Veränderungen der Zelle die Folge. Viren mit diesen Eigenschaften werden als **cytopathogen** angesprochen, die Zellveränderungen als **cytopathische Effekte** (cpE) bezeichnet. In infizierten Zellen übernimmt das Virusgenom weit gehend oder ganz die Steuerung der zellulären Synthese- und Regelungsprozesse. Es werden zellfremde virale Proteine gebildet, gleichzeitig normale zelleigene Funktionen unterdrückt und Informationen des Zellgenoms blockiert. Zellpathologische Veränderungen sind dann oft die Folge und können schließlich zum Absterben der Zelle (**Zelltod**) führen. Man muss die Zerstörung der Wirtszelle am Ende der Virusvermehrung vom programmierten Zelltod als energieabhängigen Prozess des Zellselbstmords, **Apoptose** genannt, unterscheiden. Unter Apoptose versteht man die Selbstzerstörung der Zelle als Antwort auf eine Vielzahl von Stimuli. Sie ist charakterisiert durch eine Reihe morphologischer Eigenschaften und biochemischer Prozesse, die zur Schrumpfung, teilweiser Ablösung adhärent wachsender Zellen, zum Aufquellen der Plasmamembran, zur Chromatinkondensierung und zu intranucleärer DNA-Fragmentierung führen. Letztlich zerbricht die Zelle in sog. apoptotische Fragmente, die phagocytiert werden, ohne eine Entzündungsreaktion zu induzieren. Die **zellautonome Apoptose** ist eine schnell funktionierende Verteidigungsstrategie des Organismus neben den apoptosesignalgebenden Immunreaktionen, um Virusinfektionen zu kontrollieren. Ein möglicher Mechanismus, durch den die infizierte Zelle zwischen virusprotein- und normaler wachstumsfaktorinduzierter Zellzyklusaktivierung unterscheiden kann, besteht darin, dass Proliferationssignale, die von Wachstumsfaktoren ausgehen sowohl zellzyklusaktivierende, als auch apoptosesupprimierende Komponenten beinhalten. Um Vorteile für eine effiziente Virusreplikation und Virusweiterverbreitung zu erlangen, besteht durch die Apoptose für die Viren eine zwiespältige Situation. Einerseits ist es günstig, die Apoptose zu blockieren, um frühzeitigen Wirtszelltod vor der optimalen Virusnachkommensynthese zu verhindern, andererseits unterstützt die Induktion der Apoptose den lytischen Infektionsverlauf und die optimale Virusweiterverbreitung zu den Nachbarzellen (cell to cell spread), ohne eine Entzündung mit Aktivierung des Immunsystems zu provozieren. Tatsächlich können Viren sowohl die Apoptose stimulieren als auch sie hemmen. Bei den Pockenviren, die sich relativ langsam vermehren, gibt es eine Reihe von Beispielen potenter Verhinderung der Apoptose. Bei anderen Viren (Adeno-, Papilloma-, Lenti- oder Parvovirus) wurden Apoptose stimulierende Proteine nachgewiesen.

Nicht immer aber führt eine Virusinfektion zum Zelltod. Der Einfluss der Infektion auf die Zelle kann auch nur gering oder partiell sein. Folgen sind dann an der Zelle nicht morphologisch erkennbar oder bestehen lediglich in einer **Dysfunktion**. Zum Überleben in der Natur müssen Viren eine kontinuierliche Infektionskette aufrechterhalten. Dazu existiert eine Reihe von Überlebensstrategien durch die Viren. Akute Infektionen mit Virusfreisetzung können rasch von der Immunantwort des Wirts beseitigt werden (clearance). Dies bedeutet für die Viren, dass entweder eine sehr schnelle Weiterübertragung (hohe Kontagiosität) erforderlich ist oder die Möglichkeit der Beständigkeit außerhalb des Wirtsorganismus (z. B. durch hohe Tenazität). Eine Reihe von Viren verändern Zellen nicht in morphologisch oder biochemisch erkennbarer Weise, obwohl eine ständige Virusvermehrung und -ausschleusung stattfindet bzw. zumindest virale Proteine synthetisiert werden. Dies gibt den Viren die Möglichkeit, längere Zeit unerkannt im Wirtsorganismus zu verweilen. Man spricht in einem solchen Fall von einer **persistierenden Zellinfektion.** Diese Virusinfektion beginnt als akute Infektion und geht aber dann in eine latente oder eine chronische Infektion über, wobei das Virus immer wieder zu bestimmten Zeiten auf neue Wirte übertragen werden kann. Zur Etablierung einer persistierenden Infektion ist meist eine Umgehung oder Täuschung des Abwehrsystems (immune evasion) durch die Viren nötig. Im Laufe der Evolution hat sich ein vielfältiges Repertoire entwickelt, das vielen Viren die Möglichkeit gibt, die Balance mit dem Immunsystem so zu beeinflussen, dass die totale Eliminierung des Virusparasiten aus dem Organismus unterbleibt. Es ist Sache der Immunologie, die Interaktionen zwischen Viren und Immunsystem im Detail zu besprechen, hier sollen nur die wichtigsten Evasionsstrategien aufgelistet werden:

- Eingeschränkte Expression viraler Gene zur Vermeidung der Erkennung infizierter Zellen;
- Infektion sog. immunpriviligierter Orte, das sind Kompartimente im Wirt, die für die Immunabwehr schwer oder gar nicht zugänglich sind, wie Zentralnervensystem, Niere, Epidermis der Haut, Auge, Hoden oder sekretorische und exkretorische Drüsen;
- Antigenvariationen, die durch Mutationen während der Persistenz entstehen und die Erkennung durch Immunreaktionen, wie die Antikörperbildung, wirkungslos machen;
- Unterdrückung der Expression von Zelloberflächenmolekülen (MHC-I/II), die zur T-Zellerkennung infizierter Zellen nötig sind;
- Ausschaltung oder Nachahmung von Cytokinen, Cytokinrezeptoren oder Cytokinfunktionen;
- Induktion einer Immuntoleranz (transplacentare Infektion).

Viren müssen also Zellen und Gewebe nicht soweit schädigen, dass dies durch eine konventionelle pathologische Analyse erkennbar ist. Trotzdem kann eine tief greifende funktionelle Störung der Zelle mit Virusvermehrung bestehen. Solche Infektionen sind oft Wegbereiter für sekundäre Schädigungen. Oft entstehen die Folgeschäden auch erst durch Abwehrmechanismen des Wirts, die u. U. zu einer **Immunpathogenese** führen können. Bestimmte Viren können die zellulären Prozesse aber auch stimulieren, vielfach über die Integrierung des Virusgenoms in das Zellgenom. Die Folgen sind eine **Proliferation** der Zellen bei gleichzeitiger Virusvermehrung oder aber eine **Transformation** der Zelle (Abschnitt 2.6.3). Die persistierende Infektion ohne gravierende Zellschädigung kann durch die lange Verweildauer des Virus im Wirt noch andere für den Wirt ungünstige Folgen haben. Durch die lange Viruspräsenz im Wirtsorganismus kommt es leichter zu Mutationen, ferner ist bei manchen Viren eine **transplacentare Infektion** des Fetus ohne erkennbare Abwehrreaktionen durch die Mutter möglich. Eine natürliche, Immuntoleranz des Fetus und u. U. eine lang dauernde Immuntoleranz nach der Geburt kann als Folge solcher transplacentarer Infektionen auftreten (z. B. durch ncp-Pestiviren). Aber auch schwere Schädigungen durch Infektion der Placenta und des fetalen Gewebes können zu Aborten und Missbildungen führen (Picorna-, Orbi-, Parvo-, Herpes-, Bunyaviren).

Viele cytopathogene (cp), aber auch nicht cytopathogene (ncp) Virusarten induzieren frühe zelluläre Veränderungen wie eine Schwellung der infizierten Zelle, Änderungen in der Permeabilität der Cytoplasmamembran und von lysosomalen Membranen, Eindringen proteolytischer Enzyme ins Cytoplasma, Veränderungen an der Zellmembran usw. Häufig ist eine Fusion von Zellen die Folge, Syncytienbildung oder auch **Polykariocytose** genannt. Bei bestimmten Paramyxo- und Herpesviren wird bei der Virusvermehrung an der Zellmembran ein Enzym aktiv, das die Fusion mit benachbarten nichtinfizierten Zellen herbeiführt. Es entstehen **Syncytien** oder Riesenzellen, die viele Kerne enthalten. In die Cytoplasmamembran der Zelle können ferner virusspezifische Proteine eingebaut werden. Eine besondere Art solcher Antigene sind die sog. Tumorantigene transformierter Zellen. Auch zelluläre Kernveränderungen sind vielfach virusbedingt, Kernpyknosis und Kernwandhyperchromasie (Lagerung des Chromatins an die Kernwand) sind solche Folgen. Die gleichzeitige Vermehrung des Virusgenoms bzw. die Synthese von Virus kann in verschiedener Weise auch die Mitose der Zellen stören und zu pathologischer Zellteilung führen. Dies ist bei der Entstehung syncytialer Riesenzellen der Fall. Wie bei anderen Ursachen auch, kommen ferner virusbedingte Abweichungen im Chromosomenmuster, insbesondere Chromosomenbrüche und -verlagerungen sowie Chromosomenverluste vor.

Viele der oben genannten Zellveränderungen treten auch ein, wenn die Virusvermehrung in der Zelle nicht produktiv verläuft, d. h. kein infektionstüchtiges Nachkommenvirus gebildet wird. Als Folge solcher „abortiven" Zellinfektionen kann die Zelle ebenso zugrunde gehen und lysieren. Eine Schädigung ohne echte Virusvermehrung wird auch als **cytotoxischer Effekt** interpretiert.

Keine Zellveränderungen sind in der Regel an okkult infizierten Zellen zu finden, bei denen das Virusgenom oder Teile davon in das Zellgenom integriert vorliegen. Auf bestimmte Einflüsse hin (Provokation) folgt der okkulten Infektion jedoch wieder eine produktive Phase (Transkription und Translation viraler Informationen) mit Virusvermehrung oder eine Transformation der befallenen Zelle zur Tumorzelle.

**Morphologische Veränderungen** an virusinfizierten Zellen sind an nicht gefärbten Zellen nur sehr begrenzt mikroskopisch erkennbar. An gefärbten Zellen im histologischen Präparat jedoch können anhand der cytopathischen Veränderungen Hinweise für eine Virusvermehrung, z. T. sogar Anhaltspunkte für die Art der Viren gewonnen werden.

Cytopathische Effekte treten entweder nur lokal oder diffus in Geweben auf. Abgesehen von Zellzerstörungen, die offensichtlich sind, bilden Syncytien und Riesenzellen oft erste Hinweise auf eine Virusinfektion. Veränderungen im Zellcytoplasma, die nach Färbung mikroskopisch erkennbar werden, sind eine stärkere Anfärbung befallener Zellen (infolge stärkeren Stoffwechsels), Zellabrundungen, **Einschlusskörperchen** azidophiler oder basophiler Art, Vakuolisierung und Kombinationen dieser Effekte. An gefärbten Kernen sind alle Arten von bekannten Degenerationsformen möglich, seitliche Kernlage oder Verdrängung der Cytoplasmamasse durch stark vergrößerte Kerne, Einschlusskörperchen unterschiedlicher Größe und Dichte usw.

**Einschlusskörperchen** (EK, inclusion bodies) sind als Bezirke im Cytoplasma oder Kern von Zellen, nur nach Fixierung und nachfolgender geeigneter Färbung infizierter Zellen darstellbar und mikroskopisch erkennbar. Sie sind zwischen 1 und 20 µm groß und können sich aus unterschiedlichem Material zusammensetzen. In der Regel erscheinen sie als eosinophile (HE-Färbung), homogene, manchmal granulierte, von der Umgebung gut abgegrenzte Zelleinschlüsse. Überwiegend sind die Einschlusskörperchen Gebilde aus Viruspartikeln, Zellmatrix mit virusspezifischen Proteinen, evtl. auch aus Zellmaterial, dessen Synthese vom Virus induziert wurde, das jedoch nicht virusspezifisch ist. Ähnliche Einschlüsse in Zellen können auch als Folge von Stoffwechselstörungen, durch chemisch-physikalische Noxen oder auch durch Bakterien entstehen. Als „echte" Einschlusskörperchen aber werden nur die mit der zellulären Virusvermehrung entstehenden bezeichnet.

Nach ihrer Lokalisation in der Zelle differenziert man zwischen **intraplasmatischen** und **intranucleären** oder Kerneinschlusskörperchen (**Abb. 2.24** und **2.25**). Einschlusskörperchen können runde, ovale oder multiforme bzw. polymorphe Gebilde sein, einzeln oder in Mehrzahl auftreten und zwischen der Größe eines Kernkörperchens und großen Cytoplasmazonen variieren. Durch spezifische Färbungen wird bewirkt, dass die Einschlusskörperchen in deutlichem farblichen Kontrast zur Kern- oder Cytoplasmamatrix hervortreten. In der Regel werden Einschlusskörperchen, intranucleäre und noch deutlicher intraplasmatische, peripher von einer ungefärbten hellen Hofzone (Halo) umgeben, was ihre Erkennung erleichtert. Der Hof ist eine Folge der Fixierung der Zelle mit Schrumpfung des angefärbten Einschlusses. Fast alle Einschlusskörperchen färben sich mit sauren Farbstoffen an, sind azidophil oder eosinophil (bei HE-Färbung). Innenstrukturen können aber auch basophil sein. Bestimmte Einschlusskörperchen lassen sich als lipophile Elemente besonders gut mit Fettfarbstoffen anfärben.

Virusspezifische Einschlusskörperchen kann man sowohl in infizierten Kulturzellen wie auch in infizierten Geweben des Organismus finden. Sie bilden ein diagnostisches Hilfsmittel. Intraplasmatische Einschlusskörperchen werden nur von bestimmten Familien der RNA-Viren (Cytoplasmasynthese) sowie von Pocken- und Iridoviren gebildet; Kerneinschlusskörperchen von allen DNA-Viren, die bereits genannten ausgeschlossen. Bestimmte RNA-Viren, wie Parainfluenza- und insbesondere Morbilliviren, bilden sowohl intraplasmatische als auch Kerneinschlusskörperchen.

### 2.6.2 Interferenz, Interferone

Wenn eine empfängliche Zelle bzw. ein Zellsystem mit 2 verschiedenartigen Viren gleichzeitig oder innerhalb einer kurzen Zeitspanne (24 h) infiziert wird, können sich diese Viren in der Vermehrung gegenseitig beeinflussen. Meist wird eines der beiden Viren in seiner Vermehrung gehemmt, in bestimmten Fällen aber auch unterstützt.

Unter den genannten Wechselwirkungen stellt die antagonistische, die **Interferenz,** die wichtigste dar.

Dies wurde schon 1935 von Hoskins und Kollegen an Versuchstieren bei Arbeiten über das Gelbfiebervirus entdeckt. Bei diesem Phänomen hemmt die Infektion einer Zelle durch ein erstes, das **interferierende** Virus, die Vermehrung eines zweiten, des Belastungs-(Challenge-)virus. Mit Interferenz sind nur Vorgänge zu bezeichnen, welche sich auf die Konkurrenz zwischen 2 Viren im Rahmen der zellulären Virusvermehrung beziehen, nicht jedoch auf ähnliche Erscheinungen, wie sie z. B. die antivirale Aktivität des Interferon (vgl. unten) darstellt.

Von einer **homologen** Interferenz spricht man, wenn sie zwischen Viren der gleichen Spezies auftritt, bei verschiedenartigen Viren ist sie **heterolog.** Eine **Adsorptionsinterferenz** liegt vor, wenn ein 2. Virus bereits bei der Zelladsorption gehemmt wird, weil die maßgeblichen Rezeptoren der Zelle schon durch ein anderes Virus oder -antigen blockiert wurden. Sie ließ sich bei einigen RNA-Viren nachweisen. Meist tritt die Hemmung aber als **Replikationsinterferenz** auf. Ihr Mechanismus wurde noch nicht geklärt. Wahrscheinlich reichen die für die Virusvermehrung wichtigen Synthesekapazitäten der Zelle nicht für mehr als ein Virus aus. So wird z. B. in einigen Fällen die Reifung der Partikel des Challenge-Virus verhindert, nicht aber die Synthese der meisten Aufbaukomponenten.

Die Vermehrung eines Virus in Zellkulturen ohne diagnostizierbaren cytopathischen Effekt lässt sich über die Zweitinfektion der Kultur mit einem geeigneten cytopathogenen Virus nachweisen (z. B. bei Pestiviren); letzteres wird gehemmt, ein cytopathischer Effekt bleibt aus. Eine nützliche Funktion haben homologe Interferenzen

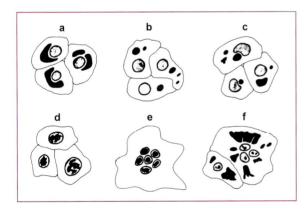

**Abb. 2.24 a–f** Einschlusskörperchen in virusinfizierten Zellen.
Plasmatische Einschlusskörperchen (EK):
**a** Reovirus, perinucleäre azidophile EK.
**b** Tollwutvirus, azidophile EK (Negri-Körperchen).
**c** Pockenvirus, azidophile EK.
Nucleäre EK:
**d** Adenovirus, basophile EK.
**e** Herpesvirus, azidophile EK: Zellfusion mit Syncytienbildung.
Plasmatische und nucleäre EK:
**f** Paramyxovirus, kleine azidophile EK im Kern und große EK im Cytoplasma, Zellfusion mit Syncytienbildung.

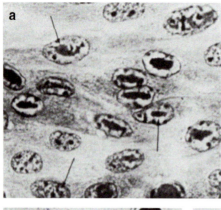
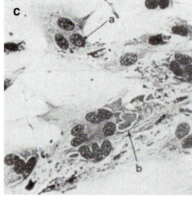

**Abb. 2.25a–c** Mikroskopische Aufnahmen von virusspezifischen Einschlusskörperchen (HE-Färbung):
a Kerneinschlüsse, *Herpesvirus bovis*, Kulturzellen,
b Plasmaeinschlüsse, Reovirus I, Kulturzellen, polymorphe (b1) oder runde (b2) Form,
c Kern- (a) und Plasmaeinschlüsse (b), Syncytienbildung, Rinderpestvirus, Kulturzellen.

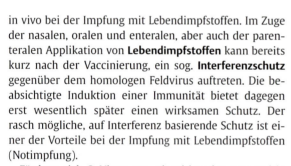

in vivo bei der Impfung mit Lebendimpfstoffen. Im Zuge der nasalen, oralen und enteralen, aber auch der parenteralen Applikation von **Lebendimpfstoffen** kann bereits kurz nach der Vaccinierung, ein sog. **Interferenzschutz** gegenüber dem homologen Feldvirus auftreten. Die beabsichtigte Induktion einer Immunität bietet dagegen erst wesentlich später einen wirksamen Schutz. Der rasch mögliche, auf Interferenz basierende Schutz ist einer der Vorteile bei der Impfung mit Lebendimpfstoffen (Notimpfung).

Fördern sich 2 Virusarten einseitig oder gegenseitig bei der zellulären Virusvermehrung, wird dies als Helfereffekt oder **Ammenphänomen** bezeichnet. Im älteren Schrifttum wurde die Beobachtung auch END-Phänomen (*exaltation of Newcastle disease virus*) genannt.

Von dem in der Virologie schon frühzeitig erkannten Phänomen der Interferenz haben Isaacs und Lindemann 1957 den Namen **Interferon** abgeleitet, den sie dem von ihnen nachgewiesenen virushemmenden und antiviralen Stoff gaben. Schon kurz vorher wurde von Mayr das **Ringzonenphänomen** auf Pockenvirus infizierten Chorioallantoismembranen beschrieben (**Abb. 2.26**). Bei bestimmten lokalen Virusinfektionen sind dabei Zonen virusinfizierter Zellen von ringförmigen Zonen nichtinfizierter (interferongeschützter) Zellen erkennbar (z. B. bei Stomatitis papulosa am Flotzmaul des Rinds). Inzwischen sind verschiedene Interferontypen bekannt, die alle einer Substanzgruppe angehören, die als Cytokine zusammengefasst werden. Wegen der gemeinsamen Eigenschaft aller Interferontypen eine an-

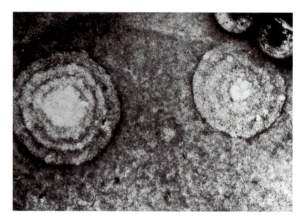

**Abb. 2.26** Ringzonenphänomen in Zellkulturen nach Infektion mit Pockenviren.

tivirale Wirkung in der Zelle zu induzieren, sollen sie hier erwähnt werden. Die Interferone $\alpha/\beta$ werden bevorzugt in virusinfizierten Zellen gebildet. Die Bildung von Interferon kann vornehmlich durch eine Infektion mit RNA-Viren, aber auch mit DNA-Viren, induziert werden. Die eigentlichen Interferoninduktoren sind dabei doppelsträngige RNA-Moleküle, die von Viren stammen (z. B. Reoviren) oder die im Verlauf der zellulären Vermehrungsprozesse auch bei DNA-Viren gebildet werden können. Die Interferonsynthese beginnt bereits wenige Stunden nach einer Virusinfektion. Eine Interferonbildung findet deshalb bei den Viren nicht statt, die im Zuge ihrer Vermehrung die zellulären Syntheseprozesse frühzeitig hemmen.

In Zellen gebildetes Interferon wirkt nicht direkt auf Viren. Es wird von den infizierten Zellen ausgeschieden und vermittelt anderen, nichtinfizierten Zellen, die es aufnehmen, eine Art antiviralen Schutz. Die antivirale Wirkung von Interferon basiert auf der induzierten Expression von spezifischen zellulären Genen, den „interferon stimulated genes" (ISG) mit homologen Sequenzmotiven in der 5'-Region, den sog. interferonstimulierten regulatorischen Elementen (ISRE, interferon stimulated regulatory elements). Alle Zelltypen mit funktionellen Rezeptoren für alpha-/beta-Interferon können das **Mx-Protein** synthetisieren, ein **Mx-Gen** codiertes Protein, das bei der Maus für die Resistenz gegen Influenza-A-Viren verantwortlich ist und ausschließlich im Zellkern akkumuliert. Mx-Genhomologe wurden bei einer Vielzahl von Säugern und auch bei Fischen gefunden. Die Synthese von 2 Enzymen, der 2'-5'-Oligoadenylat-Synthetase und einer Proteinkinase, wird durch Interferone induziert. Dies führt in der Folge über verschiedene Zwischenstufen zu einer selektiven Hemmung von viraler mRNA-Translation und viraler Proteinsynthese. Die Interferonwirkung ist nicht spezifisch gegen eine Virusart gerichtet. Die Freisetzung von Interferonen in einem Gewebe oder Organismus wirkt (je nach Induzent) hauptsächlich einer lokalen Virusausbreitung von Zelle zu Zelle entgegen, kann aber auch systemisch (Seruminterferone) eine Virusausbreitung einschränken. Die Interferone vom Typ $\alpha/\beta$ wirken überwiegend zellspezifisch, d. h. sie hemmen die Virusvermehrung optimal und schon in sehr geringer Menge in Zellen der Wirtsspezies, in der sie durch ein Virus induziert wurden. Auch gegen die Interferonwirkung haben einige Viren (Pocken-, Adenoviren) Escape-Strategien in Laufe der Evolution entwickelt.

## 2.6.3 Virus und Tumor

Derzeit steht fest, dass bestimmte Viren nach einer Zellinfektion zur Proliferation infizierter Zellen und folglich zur Bildung gutartiger Tumoren führen können, auslösende Faktoren oder Cofaktoren für eine Transformation zum bösartigen Zellwachstum (Krebs) sein können, oder Zellen direkt zum bösartigen Wachstum transformieren können. Zu unterscheiden ist dabei zwischen Viren, die im Rahmen der Zellinfektion **immer** eine Tumorentwicklung induzieren, und solchen, die sich überwiegend wie „normale" Infektionserreger verhalten, aber unter bestimmten Bedingungen allein oder zusammen mit anderen Faktoren Zellen transformieren. Die Anzahl der bösartigen Tumorarten, die durch Virusinfektionen verursacht oder mit verursacht werden, wird auf etwa 15 % aller Krebsarten geschätzt.

Schon früh wurde der Zusammenhang zwischen Virusinfektion und Tumorerkrankung festgestellt. Schon 1911 beschrieb Rous, dass die Auslöser von Sarkomen beim Geflügel Viren sind. Das tumorauslösende Virus wurde dann auch Rous-Sarkom-Virus genannt. Die malignen Eigenschaften der verschiedenen Viren sind gekennzeichnet durch die Fähigkeit, in vivo Tumoren zu erzeugen (zahlreiche Tiermodelle stehen zur Verfügung). Zur Klärung der Wirkungsweise sind jedoch In-vitro-Systeme höchst wertvoll. Tumorviren können in vitro bestimmte Kulturzellen immortalisieren und auch transformieren, wobei transformierte Zellen in der Regel auf Tiere übertragbar sind und auch in vivo Tumoren erzeugen.

### 2.6.3.1 Veränderungen bei der Transformation

■ Morphologie

Die Form der Zellen verändert sich beim Übergang in den transformierten Zustand. Die Zellen verlieren die charakteristische epitheloide oder fibroblastische Morphologie und nehmen überwiegend kugelige Gestalt an. Im Cytoskelett kommt es zum Zusammenbruch der intrazellulären Mikrofilamente, die aus langen Actinfäden bestehen. Mit ihnen sind Proteine wie Myosin und Tropomyosin verbunden. Das Ende der Mikrofilamente ist normalerweise in der Cytoplasmamembran, dort wo die Zelle an der Unterlage (In-vitro-Kulturgefäß) festgewachsen ist. Diese Areale werden als „focal contacts" bezeichnet. Beim Übergang in den transformierten Zustand geht die fadenförmige Anordnung der Mikrofilamente verloren und das Actin ist diffus über das Cytoplasma verteilt. Vermutlich ist ein erhöhter Phosphorylierungsgrad des Actins und Vinculins dafür verantwortlich. Gleichzeitig ist eine Umverteilung der Transportmembranproteine zu beobachten. Offensichtlich stehen diese an der Zellmembran mit den Actinfäden in Verbindung und verlieren durch deren Zusammenbruch ihre Anordnung. Eine wichtige Proteingruppe, die **Integrine**, verändert sich in Menge und Verteilung. Die extrazellulären Domänen der Integrine sind mit Fibronectin verknüpft, das auch mit Kollagen und Laminin assoziiert ist. Diese Proteine bilden die extrazelluläre Matrix. Sie vermittelt die Wechselwirkungen beim Zell-Zell-Kontakt und ist für das kontrollierte In-vitro-Wachstum in einschichtigen Zellverbänden (Monolayer) auf Unterlagen (Glas, Kunststoff) verantwortlich. Durch ihren niedrigen Gehalt an Integrinen haben transformierte Zellen deutlich geringere Mengen an Fibronectin auf ihren Oberflächen. Auch die Expressionsdichte anderer Membranproteine ändert sich, z. B. die Menge an Haupthistokompatibilitäts Antigenen (major histocompatibility, MHC) der Klasse I ist meist reduziert, wogegen z. B. Proteasen vermehrt auf der Zelloberfläche zu finden sind. Letztere können auch sezerniert werden, was das Potenzial zur Bildung von Metastasen verstärkt. Im Vergleich zu „normalen" Zellen ist bei transformierten Zellen die Stoffwechselaktivität um bis zu zehnmal höher.

■ Zellwachstum

Wenn nichttransformierte Zellen einen einschichtigen Zellrasen in vitro ausgebildet haben, stellen sie ihre Teilungsaktivität ein. Transformierte Zellen dagegen wachsen unbegrenzt weiter und erreichen mehrschichtige, dreidimensionale Verbände. Sie haben ihre **Kontaktinhibition** verloren. Darüber hinaus wachsen transformierte Zellen in vitro unabhängig von Kontakten zu Plastik- oder Glasoberflächen, die für die Proliferation von Epithel- oder Fibroblastenzellen normalerweise nötig sind. Transformierte Zellen wachsen auch in Weichagar zu dreidimensionalen Zellklonen heran, was sehr gut mit ihrer Fähigkeit zur Tumorerzeugung im Tier korreliert. Ein wichtiger Grund für dieses Wachstumsverhalten ist die höhere Menge an „transforming growth factor beta" (TGF-β), den diese Zellen bilden. Dieser Faktor stimuliert die Synthese von Fibronectin und Kollagen, womit sich, lokal eingeschränkt, die Zellen eine extrazelluläre Matrix schaffen, die ihr Anheften zu größeren, traubenartigen, Verbänden ermöglicht. Transformierte Zellen teilen sich weit gehend unabhängig von der Anwesenheit von Wachstumsfaktoren im Zellkulturmedium. Diese Wachstumsfaktoren (z. B. epidermal growth factor, EGF, platelet-derived growth factor, PDGF, verschiedene Fibroblastenwachstumsfaktoren, FGF) und andere essenzielle Komponenten müssen nicht transformierten Kulturzellen durch fetales Serum (in der Regel bovines fetales Serum, FBS) zur Verfügung gestellt werden. Diese Faktoren ermöglichen die Expression wachstumsfaktorabhängiger Gene durch Bindung an sog. **serum response elements** (SRE). Damit wird dann das Zellwachstum eingeleitet. Transformierte Zellen dagegen produzieren viele der essenziellen Faktoren selbst und steuern damit von außen unkontrolliert ihr eigenes Wachstum. Manche transformierte Zellen besitzen auch veränderte Wachstumsfaktorrezeptoren, sodass sie auch bei Abwesenheit des speziellen Faktors einen aktiven Zustand vermitteln und die entsprechenden Signale permanent in die Zelle weiterleiten.

### 2.6.3.2 Virusinfektion und Zellwachstum

Am besten untersucht sind die Mechanismen, die zur Entstehung menschlicher Tumoren führen, weshalb hier ein Beispiel genannt werden soll. Autokrine Stimulation ist wahrscheinlich an der Entstehung der T-Zell-Leukämie des Menschen durch das humane T-lymphotrope Virus (HTLV) aus der Retrovirusfamilie beteiligt. Das HTLV synthetisiert ein Tax-Protein, das indirekt transaktivierend wirkt, indem es mit sog. „cAMP responsive element binding proteins" (CREB) und dem „nuclear factor" (NFκB) interagiert. Die Aktivierung dieser Proteine hat ihre Bindung an Elemente (tax responsive element, TRE) im viralen LTR-Promotor zur Folge, deren Funktion die Transkriptionseinleitung der integrierten Virusgenome ist. Darüber hinaus werden alle zellulären Gene zur Transkription angeregt, deren Promotoren CREB- oder NFκB-abhängige DNA-Elemente enthalten. Dabei handelt es sich in erster Linie um Cytokingene mit wachstumsstimulierender Wirkung wie Granulocyten/Makrophagen kolonienstimulierender Faktor (GM-CSF) sowie Interleukin-2 und dessen Rezeptor (α-Kette). Die erhöhte und dauerhafte Expression dieser Cytokine und deren Rezeptoren mündet schließlich in einen autokrinen Prozess, der den ersten Schritt der unkontrollierten Proliferation der Zellen ausmacht und die Entstehung der HTLV-induzierten T-Zell-Leukämie einleitet. Das Epstein-Barr-Virus (EBV), das B-Lymphocyten latent infiziert, kann ebenfalls die Proliferation dieser Zellen autokrin stimulieren.

### 2.6.3.3 Inaktivierung von Tumorsuppressorproteinen

Eine Gruppe von Regulatorproteinen, die die Zellteilung kontrollieren werden Tumorsuppressoren (Antionkogene) genannt. Die Kontrolle der Zellteilung erfolgt beim Übergang von der $G_1$- bzw. bei ruhenden Zellen von der $G_0$- in die S-Phase. Viele Viren reproduzieren sich bevorzugt und optimal nur in teilenden Zellen (z. B. autonome Parvoviren). Andere Viren können in infizierten Zellen die S-Phase einleiten (onkogene Adenoviren, Papillomviren). Sie codieren für Proteine, die Faktoren hemmen, die für den kontrollierten Eintritt der Zelle in die S-Phase verantwortlich sind oder diesen hemmen bzw. unterbinden. Die entsprechenden antagonistischen, viralen Gene werden früh im Infektionszyklus exprimiert, womit die Zellteilungsregulatoren schnell inaktiviert werden. Virale Genprodukte beeinflussen v. a. die Aktivität von 2 Tumorsuppressor-Proteinklassen, einerseits das **Antionkogen p53** und andererseits die Familie der **Retinoblastomproteine** (Rb 105/107). In transformierten Zellen führen Veränderungen im p53-Gen zu falsch gefalteten Proteinversionen, die nicht mehr zur sequenzspezifischen DNA-Bindung und Transaktivierung fähig sind. Verschiedene Virusproteine (u. a. T-Antigen von SV40, X-Protein von Hepatitis-B-Virus, 55kD/E1B-Protein von Adenoviren) sind in der Lage an p53 zu binden und die Ausbildung funktionell aktiver Tetramere zu hemmen und so die zellzykluskontrollierende Wirkung zu ihren Gunsten aufzuheben. Die Retinoblastomproteine wurden erstmals bei Kindern mit Augentumoren beschrieben. Das Rb105 und ein ähnliches Protein Rb107 werden abhängig vom Zellzyklus phosphoryliert, was ihren aktiven, dephosphorylierten und proliferationshemmenden Zustand aufhebt. Sie bilden Komplexe mit transaktivierenden Faktoren (E2F-Faktoren) und stoppen so den Übergang in die S-Phase. Polypeptide von Viren, die sich ausschließlich in proliferierenden Zellen vermehren, beeinflussen die Funktionen der Rb-Proteine. Virale Proteine (z. B. E7-Proteine der Papillomviren) binden sich an Rb105/107 und heben damit die Komplexbildung mit E2F-Faktoren auf, die dann ihre transaktivierenden Eigenschaften wieder ausüben.

### 2.6.3.4 Tumorinduktion durch DNA-Viren

Viren aus allen großen DNA-Genom-Virusfamilien, deren Synthese überwiegend – Pocken- und Iridoviren ausgenommen – im Kern der Wirtszelle erfolgt, sind in der Lage, gutartige und auch bösartige Tumoren auszulösen (**Tab. 2.8**).

Bei **gutartigen** Tumoren vermehrt sich das Virus in den Zellen und führt dabei zu einer Proliferation und Wucherung bestimmter virusinfizierter Zellsysteme. Die

**Tab. 2.8** Tumorviren und assoziierte Tumorerkrankungen.

| Taxonomie | Beispiele | Tumorerkrankung |
|---|---|---|
| **RNA-Viren** | | |
| Retroviridae | | |
| Betaretrovirus | Mäusemammatumorvirus | Mammacarcinom |
| Gammaretrovirus | murines Leukämievirus<br>Gross-Leukämievirus<br>Moloney-Lekämievirus<br>Graffi-Leukämievirus<br>Friend-Leukämievirus<br>Moloney-Sarkomvirus<br>Kirsten-Sarkomvirus<br>Harvey-Sarkomvirus<br>felines Leukämievirus<br>Gardner-Amstein-felines-Sarkomvirus<br>McDonough-felines-Sarkomvirus<br>Simian-Sarkomvirus | Leukämie, Lymphom, Sarkom, verschiedene andere bösartige Tumoren |
| | aviäre Leukose- und Sarkomviren | Sarkome, B-Zell-Lymphome, myeloische und erythroide<br>Leukämie, verschiedene Carcinome und andere Tumoren |
| Deltaretrovirus | humanes T-lymphotropes Virus<br>bovines Leukämievirus | T-Zell-Leukämie<br>B-Zell-Lymphom |
| **DNA-Viren** | | |
| Adenoviridae<br>Hepadnaviridae<br>Herpesviridae | alle Typen<br>Hepatitis B<br>Epstein-Barr-Virus | verschiedene solide Tumoren<br>hepatozelluläres Carcinom<br>Burkitt-Lymphom<br>Nasopharyngealcarcinome |
| Papovaviridae | | |
| Polyomaviren<br>Papillomviren | SV40, Polyomavirus<br>humanes Papillomvirus<br>Shope Papillomvirus | verschiedene solide Tumoren<br>Papillom, Carcinom<br>Papillom, Carcinom |
| Poxviridae | Shope Fibromvirus | Myxome, Fibrome |

Zellen bilden in der Regel komplettes Nachkommenvirus, welches die Infektion und die Tumorbildung auf andere Individuen übertragen kann. Eine solche Pathogenese ist bei den Papillomviren (Warzenviren) und auch bei bestimmten Pockenformen (Myxom- und Fibromvirus der Kaninchen, manche Geflügelpocken, Molluscum contagiosum beim Menschen) der Fall. Papillomviren haben ein enges Wirtsspektrum und infizieren Hautzellen, die dann zu gutartigen Papillornen oder Warzen proliferieren. In keratinisierten Zellen der Warze ist im Zellkern viel infektiöses Virus enthalten. Beim Kaninchenfibrom löst das *Leporipoxvirus fibromatosis* einen Tumor aus.

Komplizierter sind die Wechselwirkungen bei der Induktion **bösartiger** Tumoren durch DNA-Viren. Es sind die frühen Genprodukte, die für die onkogene Transformation der Zelle verantwortlich sind. Es bestehen heute kaum noch Zweifel, dass menschenpathogene Papillomviren, die die gutartigen Warzen hervorrufen, auch Gebärmutterhalskrebs (Cervixcarcinom), Penis- und Vulvakrebs, seltener sogar Hautkrebs auslösen, bovine Papillomviren neben den gutartigen multiformen Rinderpapillomatosen auch bösartige Papillome hervorrufen können.

**Papillomviren** vermehren sich also normalerweise unter Bildung reifer Nachkommenviren in infizierten und verhornenden (keratinisierten) Epidermiszellen mit der Folge einer gutartigen Zellwucherung (Papillom, Warze). In den tieferen wuchernden und nicht verhornenden Zelllagen persistiert die Virus-DNA jedoch als stumme Erbsubstanz in Form ringförmiger episomaler DNA latent in den Zellkernen. Bei der Teilung der Zellen teilt sich die DNA nicht mit, wird also zunehmend „ausverdünnt". Kommt jedoch ein nichtviraler Cofaktor (Promotor) hinzu (Multihit-Effekt), dann kann in solchen latent infizierten Zellen das Virusgenom (Episom; Onkogen) aktiviert werden und die Zellen transformieren. Die Pionierarbeiten zur Onkogenese der Papillomviren wurden mit bovinem Papillomviren (BPV), speziell mit BPV-1 durchgeführt. Das E5-Gen des bovinen Papillomvirus (BPV) codiert für die wesentliche transformierende Kapazität. Z. Z. konzentrieren sich die Untersuchungen auf die humanen Papillomviren (E6- u. E7-Genprodukte), die im Verdacht stehen, bei der Entstehung des Cervicalcarcinoms der Frau beteiligt zu sein. Ferner wurden Ähnlichkeiten zu den durch Adeno- und SV40-Onkogenprodukte verursachten Tumorinduktionsmechanismen realisiert.

Die transformierende Potenz der **Adenoviren** konnte durch Transfektionsexperimente auf 2 Transkriptionseinheiten eingegrenzt werden. Die betreffenden Gene werden E1A und E1B genannt. Die entsprechenden Genprodukte sind in der Lage, mit dem Retinoblastomgenprodukt (Rb) und dem p53 Tumorsuppressor zu interagieren und so die transformierende Funktion auszuüben (vgl. oben).

Das Epstein-Barr(EB)-Virus, ein **Herpesvirus** und normalerweise Erreger des Pfeiffer-Drüsenfiebers bzw. der infektiösen Mononucleose des Menschen, kann sein Genom in die Erbsubstanz infizierter Zellen integrieren und ruft unter bestimmten Bedingungen bei afrikanischen Kindern das bösartige Burkitt-Lymphom hervor. Zudem steht das EB-Virus in Verdacht, bösartige Tumoren im Nasen- und Rachenraum (Nasopharyngealcarcinome) zu induzieren.

Das **Hepatitis-B-Virus** des Menschen, ein weiteres DNA-Virus und Erreger der Serumhepatitis, dürfte ebenfalls als Cofaktor bei der Entstehung von Leberkrebs eine Rolle spielen. Es tritt in den Tropen und in Südostasien, wo ein hoher Prozentsatz der Bevölkerung Träger des Hepatitis-B-Virus ist, am häufigsten auf. Die latente Infektion erhöht das Risiko zum Leberkrebs.

### 2.6.3.5 Tumorinduktion durch RNA-Viren

Unter den Viren mit einem RNA-Genom haben allein die **Retroviren** die Fähigkeit, Zellen zu transformieren und bösartige Tumoren auszulösen (s. **Tab. 2.8**). Nach einer Zellinfektion durch Retroviren wird ihre Virus-RNA durch eine viruseigene reverse Transkriptase in eine doppelsträngige DNA umgeschrieben, die in das zelluläre Erbgut aufgenommen wird (okkultes oder Provirus). Die meisten Retroviren verursachen eine Tumorbildung durch die Aktivität sog. Onkogene. Danach kann man zwei Gruppen von Retroviren unterscheiden:
1. Retroviren, die ein Onkogen in ihrem Genom tragen werden **transduzierende Retroviren** genannt.
2. Retroviren, die durch Integration in unmittelbarer Nachbarschaft eines zellulären Onkogens transformieren, werden als **cis-aktivierende Retroviren** bezeichnet.

Praktisch alle transduzierenden Retroviren haben einige ursprünglich viral codierende Informationen im Austausch gegen zelluläre verloren. Demnach sind sie defekt was die Produktion von Nachkommen betrifft und sind in der Reproduktion abhängig von nahe verwandten Helferviren. Sie sind hoch effizient in der Zelltransformation in vitro und verursachen in kurzer Zeit nach der Infektion eine Tumorbildung. Im Gegensatz dazu stehen die cis-aktivierenden Retroviren, die ohne Helfervirus problemlos replizieren können und deren tumorinduzierende Kapazität mehr Zeit beansprucht. In vitro sind die cis-aktivierenden Retroviren nicht in der Lage eine onkogene Transformation zu verursachen. Ihre viruscodierte Information spielt keine wesentliche Rolle beim Prozess der Onkogenese, wesentich ist hier die Provirusintegration nahe an einem zellulären Onkogen.

Die komplette Struktur des Rous-Sarkom-Virus und seines Genoms wurde 1975 von Duesberg entziffert, der den krebserzeugenden Abschnitt in der Virus-RNA src (von sarcoma) nannte. Diese src-Sequenz war das erste identifizierte virale Onkogen. In rascher Folge wurde dann bei einer Reihe weiterer tierischer Retroviren, die Krebs hervorrufen (menschliche Retroviren fand man erst wesentlich später), dem src-Gen ähnliche virale Onkogene oder v-oncs (bis jetzt über 20) identifziert.

Die detaillierten Mechanismen der virusinduzierten Onkogenese sind vielfältig und Gegenstand spezieller, weiterführender Literatur. Einige wichtige allgemein gültige Charakteristika sollen nachfolgend aufgezählt werden:
- Ein einziges infektiöses Viruspartikel kann zur Transformation der Zelle ausreichen.
- Das gesamte Virusgenom oder Teile davon persistieren in der transformierten Zelle, jedoch wird selten infektiöses Nachkommenvirus produziert.
- In allen Fällen virusinduzierter Zelltransformation wird zumindest ein Teil des viralen Genoms in der Zelle exprimiert.
- Die Transformation entsteht durch die Störung physiologischer zellulärer Wachstumsregulation.
- Eine Reversion des transformierten zellulären Phänotyps kann durch spezifische Interferenz mit der Funktion viraler Effektormoleküle hergestellt werden.

Die Übertragbarkeit von Krebs mit Viren, die ein v-Onkogen besitzen, ist inzwischen vielfach experimentell nachgewiesen. Trotzdem aber ist **Krebs keine Viruskrankheit.**

> **Apoptose:** Selbstzerstörung der Zelle entweder als zellautonomer Prozess oder nach Induktion von außen, z. B. durch Immunantwort. Viren (unterschiedlich nach Spezies) können nach der Zellinfektion den programmierten Zelltod sowohl hemmen als auch einleiten.
> **Immune Evasion:** Effiziente Umgehung, Hemmung oder Täuschung der Abwehrreaktionen des Wirts durch Viren, die sich damit die Etablierung einer persistenten Infektion erleichtern.
> **Cytopathischer Effekt (cpE):** Morphologische Veränderungen an virusinfizierten Zellen, z. B. histologisch erkennbar als cytoplasmatische oder intranucleäre (Kern-)Einschlusskörperchen.

**Interferenz:** Konkurrenz zwischen zwei Viren im Rahmen der Virusvermehrung in einer Zelle, wobei das zuerst infizierende Virus die Replikation des zweiten „Belastungsvirus" hemmt.
**Interferone:** Antiviral wirkende Proteine aus der Gruppe der Cytokine, die nach ihrer Einwirkung auf nicht infizierte Zellen durch selektive Hemmung der viralen Translation und Proteinsynthese einen Schutz vor einer Virusvermehrung vermitteln. Die Fähigkeit zur Interferonsynthese ist genetisch fixiert, z. B. durch die Existenz sog. **Mx-Genhomologe.**
**Zelltransformation:** Ein Prozess der zu vererbbaren Zellveränderungen (durch Störung der physiologischen Wachstumsregulation) mit gutartiger oder bösartiger (maligner) Entartung (Tumorwachstum) führt. In allen Fällen virusinduzierter Transformation wird zumindest ein Teil des viralen Genoms in der Zelle exprimiert.

## 2.6.4 Viren und Wirtsorganismus

Viren unterscheiden sich zwar aufgrund von Morphologie und Vermehrung grundsätzlich von allen anderen Mikroorganismen, als infektiöse Agenzien und Krankheitserreger aber verhalten sie sich gegenüber dem Organismus in vielerlei Hinsicht ähnlich. Die Wechselwirkungen zwischen Virus und Wirt und damit die Pathogenese der Viruskrankheiten gehen fast immer auf die zellschädigenden Wirkungen der Virusvermehrung, z. T. aber auch auf indirekte Folgereaktionen zurück. Schäden auf zellulärer Ebene summieren sich im infizierten Organsystem und wirken dann weiter auf den Gesamtorganismus.

In der Regel sind die Zusammenhänge, die nach einer Virusinfektion zum Ausbruch einer Krankheit führen, kompliziert. Neben den rein virusgebundenen Prozessen haben z. T. andere Faktoren große Bedeutung. Weit mehr als bei anderen Infektionskrankheiten hat hier der Wirtsorganismus Einfluss auf den Übergang einer Infektion in eine Krankheit und auf das Krankheitsgeschehen. Resistenzmechanismen, Alter, Ernährungszustand, Haltung, v. a. aber neurovegetative Funktionen können die Pathogenese einer Virusinfektion in positivem wie auch negativem Sinne beeinflussen, wobei immunsuppressiven Einflüssen und Zuständen wohl die größte Bedeutung zukommt. Natürlich bestimmt auch die immunologische Potenz (humorale und zelluläre Abwehrreaktionen) des Wirts das Schicksal eines Infizierten ganz entscheidend im positiven Sinn, z. T. aber auch im negativen Sinn (immunpathologische Folgen). Nach landläufiger Meinung folgt auf eine Virusinfektion in der Regel eine Erkrankung. Das ist aber nur dann der Fall, wenn die Auseinandersetzung Virus-Wirt letzteren erkennbar schädigt, die Infektion sichtbar, **klinisch apparent** wird und sich als **Viruskrankheit** manifestiert. Ein infektionstüchtiges und ausreichend virulentes Virus hat im Organismus gehaftet, die Abwehrschranken der Eintrittspforte überwunden und führte nach Ablauf der Inkubation mit erster Virusvermehrung zu klinischen Symptomen und perakuter, akuter, subakuter oder chronischer Erkrankung. Dabei unterscheidet man 1. **monokausale** Krankheitserreger, die von sich aus allein die Fähigkeit besitzen, die genannten Verlaufsformen einer Virusinfektion auszulösen und 2. Viren, die nur **multikausal** im Zusammenwirken mit ihresgleichen oder anderen Erregern oder verschiedenen, prädisponierenden Noxen oder Zuständen des Wirts (z. B. Immunsuppression) in der Lage sind Krankheiten auszulösen.

Behalten die Abwehrmechanismen des Körpers im Verlauf der Auseinandersetzung mit der Virusinfektion die Oberhand, folgt in der Regel eine mehr oder weniger lang dauernde Phase eines spezifischen Schutzzustands vor erneuter Erkrankung, eine **Immunität.** Viel häufiger als allgemein vermutet verlaufen Virusinfektionen **klinisch inapparent.** Es treten keine Krankheitssymptome auf, die **subklinische** Infektion endet (meist) in einer Immunität. Die Auseinandersetzung zwischen Virus und Wirt wurde, bevor wesentliche Schäden eintraten, zugunsten des Wirts beendet. Sehr häufig aber auch vermögen Viren im Organismus lange zu persistieren, ohne Krankheiten hervorzurufen. Nach klinisch apparenten wie auch nach einem subklinischen Infektionsverlauf ist die Anwesenheit von Viren im Organismus überwiegend zeitlich begrenzt, die Abwehr kann sie aus dem Körper eliminieren (virus clearance). Die oben genannten Folgen einer Virusinfektion sind jedoch nicht die Norm, sondern wiederum nur einige von weit mehr Möglichkeiten. Nur bei bestimmten Virusarten ist, einen voll empfänglichen Organismus vorausgesetzt, eine Erkrankung oder subklinische Infektion die Regel. Die Vorliebe bestimmter Viren, sich in bestimmten Zellen bevorzugt zu vermehren, wird als **Tropismus** bezeichnet. Der Tropismus einer Virusart wird meist erst als Manifestationsort bei zyklisch verlaufenden, systemischen Infektionen erkennbar, bei Lokalinfektionen ist er identisch mit den Geweben der Eintrittpforte. Ausnahmen können nach unnatürlicher Infektion unter Umgehung der physiologischen Körperbarrieren (z. B. durch Virusinjektion, Bluttransfusion, Organtransplantation) vorkommen. In diesen Fällen spricht man von **iatrogener Infektion.** Als einen natürlichen und sehr erfolgreichen Infektionsweg kann man die Virusinfektionen durch Insektenstiche (Arboviren) bezeichnen.

### 2.6.4.1 Lokale Virusinfektion

Bei ihr bleibt die Virusvermehrung und -ausbreitung lokal begrenzt und manifestiert sich in der Regel an der Eintrittspforte des Virus. Die wichtigsten natürlichen Eintrittspforten sind die Haut, das Respirations- und Digestionssystem. Häufig ist die zerstörte Integrität der Zellen an der Eintrittspforte (Verletzungen) Voraussetzung für einen erfolgreichen Viruseintritt und eine Virushaftung. Lokale Zellsysteme (z. B. Keratinocyten) können von Viren direkt infiziert werden. Die örtlichen Läsionen entstehen dabei in erster Linie infolge der Virusausbreitung von Zelle zu Zelle sowie auf interzellulärem Wege innerhalb eines Organsystems. Entzündungsreaktionen und deren

Folgeprozesse verschaffen dem Virus Zugang zu Zellen einsprossender Blutgefäße (Endothelien) und zu Zellen des lymphoretikulären Systems und ermöglichen u. U. eine Virusweiterverbreitung im Organismus. Die Epidermis ist frei von Blut- und Lymphgefäßen sowie größeren Nervenstängen, womit Viren, die eine Infektion von Epidermiszellen verursachen, auf den Ort des Viruseintritts beschränkt bleiben und nur sehr selten disseminieren (Papillomviren, bestimmte lokale Pockenvirusinfektionen). Oft schädigt das infizierende Virus die Zellen nur leicht bis mäßig, das Krankheitsbild prägen dann in erster Linie sekundäre Infektionen, denen das Haften auf virusgeschädigten Geweben erleichtert bzw. erst ermöglicht wird. Auch bei Lokalinfektionen können sich Viren durch verschiedenste „Escape"-Mechanismen ihren Verbleib und eine effiziente Vermehrung in den bevorzugten Zellen erleichtern.

Den **Respirationstrakt** erreichen Viren überwiegend mit der Atemluft. Infektionen mit den „respiratorischen" Virusarten bleiben oft auf die oberen und seltener auf die tieferen Abschnitte des Respirationssystems begrenzt. Die Krankheit entsteht durch die Schäden an den Schleimhautzellen, wobei die komplexe lokale Abwehrsituation (z. B. die Präsenz von Immunoglobulin A) eine entscheidende Rolle für die Etablierung der Infektion spielt. Daneben ist der Respirationstrakt für viele Virusarten auch erster Ort für Haftung und Virusvermehrung vor einer Ausbreitung des Virus über den Gesamtorganismus (Allgemeininfektion). Partikel, die kleiner als 5 μm im Durchmesser sind, können für lange Zeit im Staub verbleiben und mit der Luft übertragen werden, wogegen größere Partikel selten die Filterbarrieren im Nasen-/Rachenraum überwinden können. Die physikalisch-chemischen Eigenschaften von Viruspartikeln beeinflussen ihre Stabilität als Aerosole. So sind beispielsweise die behüllten Viren weniger anfällig gegenüber Austrocknung (geringe Luftfeuchtigkeit), was erklären mag, dass behüllte Viren (Influenza-, Parainfluenzavirus, respiratory syncytial virus) häufiger die Ursache von Infektionen des tieferen Respiratktes sind.

An den lokalen Infektionen des **Digestionstrakts,** denen in der Regel die orale Virusaufnahme vorausgeht, sind mehrheitlich säurestabile, unbehüllte, aber auch behüllte Viren beteiligt, die den Magen unbeschädigt passieren können (Entero-, Parvo-, Rota-, Coronaviren u. a.). Auch hier ist für viele Viren eine enterale Primärinfektion erstes Stadium einer Allgemeininfektion. Die lokalen Virusinfektionen des Verdauungstrakts können definiert werden als die Infektionen, die den Epithelzellen des Intestinallumens zugeordnet sind. Im Gegensatz dazu überwinden die Viren, die über den Magen-/Darmtrakt systemische Infektionen verursachen, die Mukosaschicht und befallen darunter liegende Gewebe, um sich dann im Gesamtorganismus zu verbreiten (z. B. Enteroviren, Hepatitis-A-Virus). Um eine gastrointestinale Infektion erfolgreich zu verursachen, muss ein Virus folgende Eigenschaften besitzen:

- Säurestabilität,
- Widerstandsfähigkeit gegenüber der Einwirkung von Gallesalzen,
- Widerstandsfähigkeit gegenüber einer Inaktivierung durch proteolytische Enzyme.

In der Regel erfüllen die Viren, die in den Wirt über den Gastrointestinaltrakt eindringen, diese Eigenschaften (Picorna-, Parvo-, Astro-, Reoviren, Norwalk Agens u. a.). Die Einwirkung proteolytischer Enzyme auf diese Viren begünstigt sogar den Infektionsverlauf. Die Capside nichtbehüllter Viren sind ziemlich resistent gegenüber der Einwirkung von Gallesalzen. Die Umstände, warum viele Viren eine ausschließlich lokal begrenze Infektion des Darmepithels verursachen, sind noch weit gehend unbekannt. Eine bevorzugte Infektion spezieller Darmepithelzellen, der M-Zellen, die an der Oberfläche der Peyer-Platten liegen, wurde für Reoviren beobachtet. Der Infektionsweg über die **M-Zellen** wird auch von Poliovirus benutzt, um die intestinale Epithelzellbarriere zu überwinden. Er wird generell als wichtigste Infektionsroute zur Überwindung der Intestinalschleimhautbarriere diskutiert.

Auch andere Schleimhautoberflächen kommen als Orte für eine lokale Virusinfektion infrage, sie spielen aber, wie der Urogenitaltrakt (Papillomviren), eher eine untergeordnete Rolle. Die Konjunktiva des Auges ist ein bevorzugter Ort für die Manifestation (Keratokonjunktivitis) von Adeno- und Herpesvirusinfektionen. Sie kann auch als Manifestationsort nach systemischen Infektionen, wie der akuten Maserninfektion, in Erscheinung treten.

### 2.6.4.2 Virusallgemeininfektion

Sie verläuft überwiegend **zyklisch.** Vom Primäraffekt und einer anschließenden Vermehrung in primär affinen Organen aus verbreitet sich das Virus über den Blut- und Lymphstrom über den Organismus (Virämie, viremia). Eine Virusverbreitung über den Blutweg bedeutet nicht automatisch, dass auch eine Virusvermehrung in Blutzellen (Leukocyten) stattfindet, vielfach sind Blutleukocyten (v. a. Granulocyten, Mikrophagen) nur Transportzellen für Viren. Nicht jeder Virämie folgt auch eine Allgemeinerkrankung. Eine schwache Virämie kann auch durch ein zufälliges Eindringen von Virus aus lokalen Infektionsherden in die Blutbahn entstehen oder Immunmechanismen (z. B. zirkulierende Antikörper) können die Virämie sofort unterbinden. Erreicht jedoch die Viruskonzentration im Blut (z. B. in den Leukocyten) eine kritische Größe, wird sie zur **Generalisation** mit Ausbreitung der Infektion über den gesamten Organismus mit anschließender **Manifestation** der Viren in typischen Organsystemen beitragen. Im Blut kann das Virus frei im Plasma, an Blutzellen gebunden oder in Leukocyten vorliegen (zellgebundenes Virus). Der Virusstatus in der Zirkulation hat Bedeutung für die Aussaat in extrazelluläre Räume und andere Zellsysteme. Während einer Generalisierung wird das Virus auch ständig durch das mononucleäre Phagocytensystem sowie durch polymorphonucleäre Zellen aufgenommen und im Blut und in der Lymphe transportiert. Eine anhaltende Virämie ausreichender Stärke besteht nur dann, wenn über einen gewissen Zeitraum ständig Virus aus Zellsystemen mit Virusvermehrung in die Blutbahn gelangt, oder wenn z. B. bei Vorliegen einer Immuntoleranz (Pestiviren) Knochenmarkszellen oder Leukocytenvorläuferzellen infiziert sind. Bestimmte Viren (z. B. HIV) können sich auch in weißen Blutzellen vermehren oder dort persistieren und damit eine permanente Virämie unterhalten. Die letzte Phase der Virusallgemeininfektion bildet die **Manifestation** in Zielorganen (Organtropismus), die von einer Virusart bevorzugt werden. Sie prägt das spezifische klinische Bild einer Viruskrankheit. Mit Eintritt der Manifestation ist die pathogenetische Ereigniskette im Organismus im Wesentlichen abgelaufen, der Ausgang der Wechselwirkung Virus-Wirt weit gehend entschieden. Haut, Schleimhäute und das Zentralnervensystem sind bevorzugte Manifestationsorgane, seltener werden Drüsen, Leber oder das Herz selektiv befallen. Im Gefolge der generalisierenden Virämie sind kongenitale Infektionen und Aborte bei trächtigen Tieren eine häufige Folge.

Zu den Allgemeinerkrankungen zählt auch die **neurale** Virusinfektion. Bei ihr breitet sich das Virus ausschließlich oder hauptsächlich über Nervengewebe aus. Tollwutviren treten schon in der Frühphase der Infektion (unmittelbar nach dem Biss) in die freien Nervenendigungen über. Das Virus wandert dann, ohne in die Blut- oder Lymphbahn zu gelangen, entlang der peripheren Nervenfasern im Axon zum Rückenmark und Gehirn. Im Endstadium der neuralen Erkrankung kann das Virus auch auf andere Organe (Speicheldrüsen bei Tollwut) übergreifen. Infektionen dieser Art laufen in der Regel sehr langsam ab, die Erkrankung tritt oft erst nach einer langen Inkubationszeit auf.

Virusinfektionen des **Gehirns** sind nur nach Überwinden der Blut-Hirn-Schranke möglich, diese ist allerdings erst im Erwachsenenalter voll ausgebildet. Viren können in das Zentralnervensystem durch neurogene Ausbreitung entlang der Nervenfasern gelangen, zusätzlich ist aber, ähnlich wie beim Eindringen in andere Organe, der Übertritt durch eine Infektion von Endothelzellen der Gefäße möglich. Auch ein Verbringen von Virus ins Gehirn durch infizierte, auswandernde Makrophagen ist denkbar. Infizierte Zellen des Zentralnervensystems können von der Immunabwehr erkannt werden und als Folge der immunologischen Reaktionen kann es zu massiven Entzündungen der Hirnhäute (Meningitiden) oder des Gehirns (Encephalitis) kommen. Auch autoimmune Prozesse kommen als Folge von Virusinfektionen im Gehirn vor (Immunpathogenese bei Borna). Wie die **Prionenerreger** aus der Peripherie ins Gehirn gelangen und welche Mechanismen letztlich die transmissiblen spongiformen Encephalopathien (TSE) auslösen ist bis heute unklar. Es bestehen aber viele Hinweise, dass auch bei der Pathogenese von Prionenerkrankungen die Prinzipien von Allgemeininfektionen eine Rolle spielen.

Allgemeininfektionen besonderer Art sind virusbedingte **Tumorkrankheiten.** Durch Viren transformierte Zellen breiten sich über Lymph- und Blutweg über den Organismus aus und führen zu bösartigen Gewebewucherungen.

### 2.6.4.3 Persistierende Virusinfektionen

Sie dürften nach den gegenwärtigen Erkenntnissen die klinisch apparenten, mit Krankheitssymptomen verbundenen Infektionen bei weitem an Bedeutung übertreffen. In den letzten Jahren hat man mehr und mehr Wechselwirkungen bei Mensch und Tieren aufgedeckt, bei denen Viren zeitlich nicht begrenzt im Organismus persistieren und sich auch vermehren können und dabei nie, nur unter bestimmten Bedingungen oder nur in der Endphase einer pathogenetischen Ereigniskette, zu Erkrankungen führen.

Unter dem Begriff der persistierenden Infektion werden Virus-Wirt-Verhältnisse zusammengefasst, bei denen das Virus oder/und sein Genom permanent, oft lebenslang, im Organismus persistieren bzw. persistieren können. Die pathogenetischen Wechselwirkungen sind äußerst kompliziert, oft komplex und die Zusammenhänge nur lückenhaft bekannt. Fast immer aber bestehen auch enge Interaktionen zwischen der Virusvermehrung und der Reaktivität des Immunsystems.

Neben der „subversiven" Potenz dieser Infektionen haben sie eine enorme epidemiologische Bedeutung. Persistent infizierte Tiere bleiben Virusträger und bilden wegen ihrer ständigen oder zumindest potenziellen wiederkehrenden Virusausscheidung die natürlichen **Virusreservoire**.

Persistierende Virusinfektionen können zunächst aus akuten oder chronischen Viruskrankheiten hervorgehen (**chronisch-persistierende** Infektion). Der Begriff chronisch weist darauf hin, dass der Organismus dabei nicht im gesunden Zustand ist, Phasen mit Krankheitssymptomen auftreten können und nach längerer Zeit auch wieder eine Krankheit eintreten kann. Meist werden solche Infektionen durch schwächer virulente Virusstämme verursacht, aber auch oft von Virusarten, die im Verlauf ihrer langen Persistenz und Vermehrung im Organismus antigene und immunologische Varianten bilden, sich kontinuierlich antigen modulieren und so dem Immunsystem entziehen. Oder das Immunsystem reagiert zu schwach und ist – im Unterschied zur klassischen, apparenten Infektion – nicht in der Lage, die Erreger aus dem Organismus zu eliminieren. Auch kann das Virus in Körper- bzw. Blutzellen zellgebunden persistieren oder in immunpriviligierten Kompartimenten verbleiben, wo es durch Antikörper und Immunzellen nicht erfasst wird. Chronisch-persistierende Infektionen sind bei der Europäischen Schweinepest, bei bestimmten Paramyxoviren u. a. bekannt. Virus ist im Organismus nachweisbar und immer sind zu bestimmten Zeitpunkten auch klinische Symptome erkennbar (oftmals nur kurze Fieberschübe).

Durch eine Virus-Wirt-Wechselbeziehung ohne Krankheitssymptome charakterisiert ist die **latente Infektion.** Hier herrscht zwischen einer begrenzten Virusvermehrung und der Immunabwehr eine Art Gleichgewicht im

Organismus, erstere steht quasi unter Kontrolle. Diese Balance, die den Ausbruch einer Erkrankung verhindert, ist aber labil und kann durch Provokationen (Stress, Immunsuppression) in eine Erkrankung übergehen. Auch die Wandlung zu Gunsten des Wirts ist unter bestimmten Umständen möglich und kann zur Viruseliminierung führen. Latente Infektionen können aus einer klinisch inapparenten oder auch manifesten Infektion hervorgehen. Der Erreger oder seine antigenen Strukturen sind nicht immer nachweisbar, aber meist kann virusspezifische Nucleinsäure detektiert werden, wenn auch in der Regel nur in schwer zugänglichen Organen (z. B. Nervenganglien) oder nur post mortem. Durch Nutzung hoch sensiter molekularbiologischer Diagnostikmethoden bestehen neuerdings größere Chancen latente Virusinfektionen nachzuweisen. Bestimmte Herpesviren sind die Paradebeispiele für latente Infektionen. Das humane Herpes-simplex-Virus (HSV) persistiert primär in Nervenganglien und kann daraus reaktiviert werden, die DNA konnte jedoch auch in Gehirnzellen nachgewiesen werden. Bei der HSV-DNA sind während der Latenz in den Ganglienzellen die Enden kovalent geschlossen und die DNA liegt extrachromosomal vor und ist wie eukaryotisches Chromatin assoziiert mit den Nucleosomen. Prinzipiell sind die Verhältnisse auch bei bovinem Herpesvirus-1 und beim porcinen Herpesvirus-1 (Aujeszky-Virus) ähnlich, wenn auch noch nicht detailliert geklärt. Auch bei diesen Viren liegt im Latenzzustand die DNA extrachromosomal vor.

Persistente Infektionen sind bei vielen obligat oder fakultativ pathogenen Virusarten bekannt, bei schwach virulenten Virusstämmen häufig, aber auch bei voll virulenten in bestimmten Wirten möglich. Beispiele sind die Persistenz von Circo-, Parvo- oder Adenoviren in Organen von Schweinen, von Mäusepocken in den Ovarien u. a.

Zu den persistenten Infektionen zählt auch die **okkulte (maskierte) Infektion**, obwohl sie pathogenetisch von der latenten Infektion grundsätzlich verschieden ist. Sie liegt per definitionem vor, wenn das Genom eines Virus in das Zellgenom integriert wurde (**Provirus**) und dieses Provirus nicht aktiv ist. Virus wird dabei nicht vermehrt und ist weder als virusspezifisches Protein noch als infektiöses Partikel nachweisbar. Die virale DNA lässt sich aber mit bestimmten Verfahren in der infizierten Zelle nachweisen. Das Virusgenom bzw. Teile davon bleiben im Zellgenom integriert und entziehen sich so der Wirtsabwehr. Die lange Persistenz wird dadurch gewährleistet. Zeitweise aber können bestimmte Abschnitte des Virusgenoms oder das gesamte Virus wieder aktiv werden (erneute, befristete Virusvermehrung).

Eine Trennung zwischen latenter und okkulter Infektion ist insofern möglich, als die Integration in das Zellgenom beim Provirus immer vorhanden ist, hingegen bei latenten Infektionen das Virusgenom in extrachromosomaler Form als Plasmid (Episom) vorliegen kann (Herpesviren).

Bestimmte Proviren (z. B. Oncornaviren) können auch unmittelbar oder irgendwann die Wirtszelle zur Tumorzelle transformieren und damit eine Tumorkrankheit auslösen (vgl. 2.6.3). Frühe, asymptomatische Phasen variieren auch bei verschiedenen Infektionen durch Lentiviren (Retroviridae), z. B. beim AIDS-Erreger HIV-1, obwohl bei letzterem eine aktive Virusreplikation stattfindet, findet man kaum frei zirkulierendes, infektiöses Virus im Blut. Im peripheren Blut ist nur eine von $10^4$–$10^5$ T-Helferzellen (CD4$^+$) mit HIV infiziert, hingegen vermehrt sich das Virus in den lymphoretikulären Geweben und wird z. B. von Makrophagen in das Gehirn transportiert. Lange Zeit tobt ein klinisch inapparenter Abwehrkampf und dabei werden vom noch intakten Immunsystem zerstörte Lymphocyten permanent aus dem Knochenmark regeneriert, eine Krankheit tritt schließlich als Folge eines Erschöpfungszustands nach der virusinduzierten Immundefizienz (AIDS) in Erscheinung.

Verschiedene Viren verursachen bei ihren Hauptwirten eine persistierende Infektion, wogegen sie nach Übertragung auf sog. Endwirte sehr schnell klinisch manifeste, meist tödlich endende Krankheiten verursachen. Typische Beispiele für derartige Folgen eines Wirtswechsels in der Infektkette sind die Übertragung von Tollwut auf den Menschen oder die Übertragung der Aujeszky'sche-Krankheit auf Fleischfresser.

Man kann unterscheiden zwischen **chronisch defektem** und **chronisch produktivem**, persistierenden **Infektionsverlauf**. Dabei kann bei beiden Formen die akute Phase der Virusvermehrung im Nervensystem ablaufen, aber auch wie bei den Lentivirusinfektionen extraneural. Beim chronisch defekten Infektionsablauf sind die Virusproteine in Zellen des Nervensystems nachweisbar, aber nicht infektiösen Viruspartikeln zugeordnet. Diese Art der Persistenz kommt häufiger nach Infektionen mit behüllten RNA-Viren vor. Der chronisch produktive Infektionsverlauf ist im Gegensatz zu der extrem zellassoziierten, chronisch defekten Virusinfektion charakterisiert durch die kontinuierliche Synthese infektiöser Viruspartikel, die aber in sehr geringen Mengen in den extrazellulären Raum im Zentralnervensystem freigesetzt werden. Dabei kommt es zu einem langsamen Abfall der Virusmengen, sodass es immer schwieriger wird, Virus nachzuweisen. Selbst die geringsten virusspezifischen Antigenmengen können aber ausreichen, um eine immunvermittelte Gewebezerstörung zu verursachen und langfristig zu unterhalten.

Am größten ist diejenige Gruppe der sich nur langsam entwickelnden und als Spätfolge eintretenden Krankheiten, bei denen echte „konventionelle" Viren nur indirekt die auslösende Ursache bilden. An der Entstehung ist immer das Immunsystem des Organismus ausschlaggebend beteiligt. Es handelt sich um **immunpathologische** Reaktionen, weil nicht allein die Virusvermehrung oder die Zellinfektion sondern erst die körpereigene Abwehr zur Entwicklung einer stark verzögert auftretenden Krankheit führt. Beispiele dafür sind die Borna-Krankheit sowie bestimmte Paramyxo- und Lentivireninfektionen. Eine klassische sog. Folgeerkrankung ist die selten auftretende subakute sklerotisierende Panencephalitis (SSPE) des Menschen als Folge einer akuten Maserninfektion. Sie kann sich 5–10 Jahre nach einer akuten Maserninfektion durch Anhäufung von Masernvirusnucleocapsiden im Gehirn entwickeln, ohne dass komplette infektiöse Viruspartikel vorhanden sind. Ähnlich stellt sich die Situation bei der **Staupeviruspersistenz** im ZNS des Hundes dar. Obwohl es bei der Einschlusskörperpolioencephalitis nach Staupevirusinfektionen zu starker Expression von Nucleoprotein spezifischer mRNA kommt, ist die Translation des Nucleoproteins vergleichsweise gering und eine Virusfreisetzung ist kaum zu beobachten, was u. a. auf Störungen bei der Partikelreifung hindeutet. Die Manifestation der Encephalitis ist offensichtlich abhängig vom infizierenden Virusstamm.

Zu den chronisch produktiven Infektionsarten gehört auch die Theiler-Krankheit der Mäuse. Ursächlich handelt es sich um ein Virus aus dem Genus *Cardiovirus* der Picornaviridae, das 1930 von Theiler als murines Poliovirus beschrieben wurde. Die Theiler-Krankheit ist ein gutes Modell für die Multiple Sklerose des Menschen, weil hier die Entwicklung der chronisch pathologischen Erscheinungen auf das ZNS beschränkt ist, der Zusammenbruch des Myelins von immunologisch bedingten Entzündungserscheinungen begleitet wird, eine Demyelinisierung klinische Folgen wie die spastische Paralyse auslöst und die Demyelinisierung genetische Hintergründe (Verbindung zu bestimmten MHC-Genen) hat.

Eine weitere Möglichkeit der immunpathologisch bedingten langsamen Spätschädigung, initiiert durch Viren, sind die **Immunkomplexkrankheiten**. Beispiele dafür sind die feline infektiöse Peritonitis (FIP), die Aleutenkrankheit (AK) der Nerze und die infektiöse Anämie (IA) der Pferde. Nicht die Virusvermehrung im Organismus (bei FIP ein Coronavirus, bei der AK ein Parvovirus, bei IA ein Lentivirus in Blutzellen), sondern die zunehmenden Antikörper und deren Bindung an die Viren führt allmählich zur tödlich endenden Krankheit.

Schließlich nimmt die Zahl der Virusarten zu, die nachweislich im Körper persistieren können, ohne eine Krankheit auszulösen, die jedoch vielfach durch Apoptoseauslösung oder lytische Vermehrung in Immunzellen oder durch Anregung einer cytotoxischen Schädigung von befallenen Immunzellen eine **Immunsuppression** im Organismus hervorrufen. Auch hier resultieren nur indirekt durch die geschädigten Abwehrsysteme schließlich tödlich verlaufende Krankheiten, hervorgerufen durch sonst nicht tödliche Infektionen viraler, bakterieller, mykotischer oder parasitärer Ätiologie (sog. nosokomiale Mikroorganismen). AIDS (aquired immundeficiency syndrome), ausgelöst durch das HIV-1-Virus, ist ein aktuelles Beispiel dafür.

Weit gehend geklärt sind die Wechselbeziehungen Virus-Wirt bei den **tolerierten Virusinfektionen**. Bei kongenitaler Übertragung bestimmter Viren (einige Pestiviren, LCM-Virus) nimmt ein immunologisch (noch) nicht kompetenter fetaler Organismus das Virus auf. Bevorzugt nichtcytopathogene Viren vermehren sich dann, ohne eine Krankheit zu erzeugen (Immuntoleranz). Virus ist nachweisbar, die Vermehrung naturgemäß immer begrenzt, die Persistenz lebenslang, ohne dass eine Immunreaktion erfolgt; die immuntoleranten Tiere sind Virusdauerausscheider. Zur Erzeugung einer lebenslangen Toleranz und damit Viruspersistenz ist allerdings ein relativ enger Zeitrahmen in der Entwicklung des Fetus zur transplacentaren Infektion vorgegeben (Pestivirusinfektionen). Häufiger sind transplacentare Infektionen von pathologischen Ereignissen begleitet, die zum Abort oder zu schweren Fetopathien führen, wobei vielfach noch nicht klar ist, ob es sich um rein virusbedingte Schäden oder um immunologische Folgereaktionen (Abstoßung) handelt.

### 2.6.4.4 Infektionen bzw. Erkrankungen durch „langsame Viren"

Besondere Infektionsmechanismen, oft verknüpft mit den Reaktionen der körpereigenen Abwehr, liegen bei der Pathogenese dieser Art von Infektionen vor, die in der Regel in tödlichen Erkrankungen enden. Eine ganze Reihe sehr langsam ablaufender, degenerativer, in ihrer klinisch apparenten Endphase meist chronisch erscheinender Krankheitsbilder stehen heute in Verdacht oder es ist bekannt, dass sie zu der Gruppe der „langsamen Viruserkrankungen" (slow virus diseases) gehören.

Den Begriff „slow virus infection" hat Sigurdsson 1954 geprägt. Er definierte damit Erkrankungen, die durch eine lange Inkubationszeit von Monaten bis vielen Jahren und progressive pathologische Prozesse, überwiegend an einzelnen Organen und meist am Zentralnervensystem, sowie klinisch durch chronische, zunehmende Funktionsstörungen charakterisiert sind. Die Hauptcharakteristiken dieser Gruppe von Spätreaktionen auf Infektionen durch Viren oder subvirale Agenzien sind:
- Inkubationszeit von Monaten bis Jahrzehnten,
- langsam fortschreitende pathologische Schäden,
- Beschränkung der Schäden auf nur ein Organ oder Gewebe (ZNS, Lunge),
- viele infizierte Individuen, aber nur sehr wenige Einzelerkrankungen (sehr niedriger Manifestationsindex).

Aus neuerer Sicht jedoch sind die ursprünglichen oben erwähnten Begriffe „langsame" Viren etc. nicht mehr vertretbar. Die auslösenden Ursachen für diese Gruppe von Späterkrankungen, bekannt oder nur vermutet, müssen aufgrund der Forschungen in den letzten Jahren erweitert werden und können aus derzeitiger Sicht ganz unterschiedlicher Art sein. Obwohl persistente Virusinfektionen auch unter die Rubrik „langsame Infektionen" eingruppiert werden können, ist die Bezeichnung persistierende Virusinfektionen der bessere Oberbegriff, der folgende Ursachen zusammenfasst:
- Klassische, sog. „konventionelle" Viren als direkte Ursache von Tumorerkrankungen;
- ZNS-Spätschäden, als Spätschäden infolge immunpathologischer Reaktionen oder als Verursacher von Immunsuppressionen mit folgenden Sekundärinfektionen.

Man kann mittlerweile von den virusbedingten persistierenden Infektionen mit langer Inkubationszeit die induktiven Prozesse völlig abgetrennen, die durch sog. **unkonventionelle Erreger** oder **Prionen** als direkte Ursache sich langsam entwickelnder Spätschäden (v. a. im ZNS) ausgelöst werden. Man macht sie für die sich ganz allmählich entwickelnden Schädigungen der Nervenzellen durch irreversible Amyloidablagerungen (Fibrillen) verantwortlich. Vielfach wird nur eine Dysfunktion der befallenen Zellen vermutet, was nur langsam und in Einzelfällen zur klinisch apparenten Krankheit führt. Beispiele hierfür sind die Scrapie der Schafe und Ziegen, die bovine spongiforme Encephalopathie (BSE), die chronische Auszehrung bei Hirschen (chronic wasting disease, CWD), die übertragbare Nerzencephalopathie (TME) und beim Menschen die Creutzfeldt-Jakob-Krankheit (CJD), die BSE-bezogene neue Variante von CJD, das Gerstmann-Sträussler-Scheincker-Syndrom und das Kuru-Syndrom. Auch bei der Entstehung dieser Krankheiten ist das Immunsystem offensichtlich beteiligt, nachdem festgestellt wurde, dass schwer immundefiziente Mäuse nicht empfänglich für eine Scrapie- oder BSE-Übertragung sind.

## 2.7 Impfstoffe gegen Viruskrankheiten

### 2.7.1 Allgemeines

Von einigen wenigen und beschränkten Möglichkeiten abgesehen gibt es für die Bekämpfung der Viruskrankheiten keine spezifischen Therapien (Abschnitt 2.8). Die Prophylaxe in Form einer spezifischen Immunisierung ist deshalb von überragender Bedeutung, speziell in der Veterinärmedizin, wo im Nutztierbereich der Schutz der Gesamtpopulation im Vordergrund steht. Der Immunisierung und der Impfstoffproduktion kommt dabei außerordentlich zugute, dass Antigene und Antigenkomponenten der meisten Viren stark immunogen wirksam sind. Virusimpfstoffe müssen, wie alle Vaccinen, die geforderten Bedingungen hinsichtlich Unschädlichkeit und Wirksamkeit erfüllen. In dieser Hinsicht haben sie sich seit Jahrzehnten bewährt. Mit ihrer Hilfe gelang es, wichtige und verlustreiche Virusseuchen zu tilgen (z. B. die Menschenpocken) oder unter Kontrolle zu halten.

Für die prophylaktische, aktive Immunisierung gegen Viruskrankheiten sind 2 verschiedene Arten (Typen) von klassischen Impfstoffen herstellbar:
- Impfstoffe aus vermehrungsfähigen, **attenuierten** Viren – „Lebendvaccinen",
- Impfstoffe aus **inaktivierten** Viren – „Totvaccinen".

Die Erfüllung der beiden wichtigsten Kriterien für Impfstoffe, nämlich ein Höchstmaß an Unschädlichkeit und Wirksamkeit, ist bis heute nicht immer ideal realisierbar. Je nach Art der Viren ist für die Bekämpfung der Krankheit oft nur eine bestimmte Art von Impfstoff für die Praxis geeignet und wirksam. Durch die Nutzung molekularbiologischer Techniken sind neue Impfstofftypen entwickelt worden, die z. T. wesentliche Vorteile gegenüber den konventionellen Vaccinen aufweisen.

Für die Nutzung gentechnologischer Methoden zur Herstellung von Impfstoffen gibt es vorrangig 2 Gründe:
- Die Natur des Erregers, gegen den geimpft werden soll, erlaubt keine Impfstoffproduktion mit den herkömmlichen und bewährten Methoden oder der nötige Maßstab der Impfstoffproduktion für die vorhandenen Bedürfnisse kann mit konventionellen Methoden nicht erreicht werden oder
- die gentechnologische Impfstoffherstellung lässt einen wesentlichen Fortschritt gegenüber den konventionellen Verfahren in der Impfstoffproduktion bezüglich Unschädlichkeit oder Wirksamkeit oder beider Kriterien erwarten.

Die Einteilung der Vaccinetypen kann auch weiterhin auf der Basis der Vermehrungsfähigkeit bzw. deren Aufhebung oder Unmöglichkeit erfolgen, wenn die DNA-Vaccinen als völlig neue Impfstoffkategorie eigenständig definiert werden.

Unter dem ständig wachsendem wirtschaftlichen Druck des Erreichens einer Erregerfreiheit hat sich in jüngster Zeit die Impfstrategie in vielen Mitgliedstaaten der EU weg von der regelmäßigen prophylaktischen Impfung hin zur reinen Interventionsimpfung gewandelt. Das bedeutet, dass Impfungen nur toleriert werden, wenn sie als Hilfe zur raschen Eindämmung lokal erfolgter Seuchenausbrüche dienen, auf keinen Fall aber zur Aufrechterhaltung eines ständigen Immunschutzes größerer Tierpopulationen. Diese Strategie stellt enorm hohe Anforderungen an Vaccinen, die in völlig naiven Populationen praktisch ausschliesslich als Erstimpfung ohne weitere Boosterapplikationen eingesetzt werden sollen. Ein sehr schneller Wirkungseintritt (in wenigen Tagen) mit komplettem Schutz vor Erkrankung und zudem Verhinderung von Erregerausscheidung wird gefordert, ebenso wie die strikte Unterscheidbarkeit von geimpften und infizierten Tieren (**DIVA**-Konzept: Differentiation of Infected from Vaccinated Animals). Dies ist nur mit Markervaccinen (s. u.) möglich.

### 2.7.2 Lebendimpfstoffe

Sie bestehen aus vermehrungsfähigen, für die Impflinge (und möglichst alle anderen Tierspezies der Umwelt) unschädlichen Viren. Derzeit können Lebendimpfstoffe wie folgt konzipiert sein:
- aus homologen, schwachvirulenten bis avirulenten Laborviren,
- aus homologen und attenuierten (künstlich in ihrer Virulenz abgeschwächten) Viren,
- aus heterologen, virulenten oder attenuierten Virusstämmen,
- aus gentechnologisch veränderten, avirulenten Wildvirusstämmen,
- aus vermehrungsfähigen, rekombinanten Viren und höheren (Mikro-)Organismen.

Für Lebendvaccinen aus **homologen, avirulenten** Viren hat man entsprechende, natürlich vorkommende Stämme selektiert und kultiviert. Die **lentogenen Stämme** des Newcastle disease-Virus (atypische Geflügelpest) sind das beste Beispiel. Sie werden heute für die Immunisierung von Geflügel über das Trinkwasser eingesetzt. Es handelt sich hier um eine aktive Immunisierung über eine natürliche subklinische Infektion mit nicht krankmachenden Viren der gleichen Art. Diese Vaccinen immunisieren sehr gut und sind billig in der Herstellung.

Die meisten derzeit eingesetzten Lebendimpfstoffe enthalten künstlich durch Passagen in Zellkulturen (früher auch in Tieren oder Bruteiern) in ihrer Virulenz weit gehend abgeschwächte, **attenuierte Virusstämme.** Das wohl bekannteste Beispiel bildet die Schluckimpfung gegen die Kinderlähmung (Poliomyelitisvirus, 3 Typen) mit den von SABIN attenuierten Stämmen. Weitere attenuierte Impfstämme sind die Tollwutstämme FLURY HEP (high egg passage) und LEP (low egg passage), wie auch eine Vielzahl anderer attenuierter Stämme einer Reihe von Virusarten. Die Problematik der attenuierten Viren besteht darin, dass trotz weitgehender Avirulenz die Möglichkeit einer Konversion zur Pathogenität nicht immer ausgeschlossen werden kann. Die immunogene Wirksamkeit wird bei Lebendavaccinen meist als hervorragend beurteilt. Die Herstellung derartiger Vaccinen ist auch in großem Maßstab unproblematisch und wenig kostenaufwändig.

Lebendvaccinen aus **heterologen Viren** enthalten dem zu bekämpfenden Virus nahe verwandte Virusarten, die gegen das erstere immunisieren. Die älteste bekannte Impfung mit einer Lebendvaccine aus heterologen Viren war die gegen die Menschenpocken (Variola) mit dem Vacciniavirus (wahrscheinlich Kuhpocken) durch Edward Jenner 1796. Ähnlich heterolog wird gegen die Myxomatose der Kaninchen mit dem nahe verwandten Fibromvirus (beides Leporipoxviren) geimpft und kann die Immunisierung junger Hunde gegen die Staupe mit dem verwandten (attenuierten) Masernvirus (beide Morbilliviren) vorgenommen werden. Nachteile heterologer Lebendvaccinen sind, dass die Impfviren in der Umwelt verbreitet werden und nicht optimale heterologe Stämme am Impfling Läsionen verursachen können. Bei den bisher bekannten Einsätzen von heterologen Impfvirusstämmen haben sich diese durch gute immunisierende Eigenschaften bewährt.

Eine relativ junge Generation von Lebendimpfstoffen, konzipiert vorerst nur für wenige Viruskrankheiten der Tiere, enthält **gentechnologisch veränderte Viren**. Bei diesen ausgewählten Virusstämmen wurde im Virusgenom die eine, u. U. für die Virulenz des Virus verantwortliche, Gensequenz (z. B. Thymidin-Kinase-Gen) gentechnisch eliminiert (**Deletionsmutante**). Deletionen oder nur kleinere Mutationen kommen in der Regel auch bei konventioneller Attenuierung in Zellkulturen und manchmal auch in der Natur vor. Wirkt sich eine Mutation auf die Proteinzusammensetzung eines Virus aus (z. B. Verlust von Epitopen) und hat dies obendrein Folgen für die immunisierenden Eigenschaften eines Virus (z. B. fehlende Antikörperproduktion gegen ein Virusprotein), dann besitzt diese Viruspopulation eine genetisch definierbare **Markerkomponente**. Die gezielte molekulargenetische Attenuierung wurde bisher nur für DNA-Viren mit bekannter Nucleotidsequenz genutzt. Eine solche Lebendvaccine wurde bereits zur Impfung gegen die Aujeszky'sche Krankheit (Pseudowut) bei Schweinen eingesetzt (gI-Impfstoffe), sie war der erste zugelassene molekulargenetisch manipulierte Impfstoff in den USA. Im Impfvirus ist auch ein 2. (Glykoprotein gE) Gen, das für ein immunrelevantes Protein codiert, gelöscht, sodass der Impfling gegen dieses Protein im Unterschied zum Wildvirus keine Antikörper bildet und dadurch eine Unterscheidung zwischen geimpftem und nicht geimpftem Tier serologisch möglich ist. Vaccinen dieser Art sind gut wirksam und preiswert produzierbar. Ihre Anwendung ist als erste Maßnahme zur Eradikation weit verbreiteter, endemisch vorkommender Virusinfektionen, wie z. B. den bovinen Herpesvirus-1-Infektionen (IBR/IPV), in Bekämpfungsprogrammen zusammen mit einer gut funktionierenden, differenzierenden Diagnostik essenziell.

Viele Erwartungen setzt man schließlich in eine weitere neue Art von Lebendimpfstoffen, die sog. **Rekombinantenvaccinen** oder **Vektorvaccinen** (carrier vaccines).

**Vektoren** sind im weiteren Sinn alle (Mikro-) Organismen, die zur Fremdgenexpression genutzt werden können, wobei das Expressionsprodukt Teil des Vektororganismus ist oder in löslicher Form abgegeben wird. Sofern ihre Unschädlichkeit garantiert ist, können Vektoren oder durch Vektorexpression hergestellte Proteine als Impfstoffe genutzt werden. Voraussetzung für die Herstellung von Vektorvaccinen ist die Existenz eines oder mehrerer Gene, die für die In-vitro- oder In-vivo-Vermehrung des Vektormikroorganismus nicht essenziell sind und durch das (die) Fremdgen(e) ersetzt werden können. Zur Prüfung der genetischen Manipulierbarkeit und letztlich des Austausches von Nucleotidsequenzen eines Vektormikroorganismus durch Fremdsequenzen ohne Verlust seiner Vermehrungsfähigkeit benutzt man häufig sog. „Reportergene". Die erfolgreiche Insertion und Expression eines Reportergens ist leicht, z. B. durch eine Farbreaktion als Folge der substratumsetzenden Aktivität eines Enzymreportergens, nachweisbar. Nach erfolgreicher Reportergenexpression kann an gleicher Stelle im Vektorgenom schließlich das Gen inseriert werden, gegen dessen Expressionsprodukt (Protein) immunisiert werden soll.

In ein ausreichend großes Vektorvirusgenom (DNA) – bevorzugt werden epidemiologisch unbedenkliche (attenuierte) Viren, aber auch andere Mikroorganismen – lassen sich gentechnisch DNA-Sequenzen anderer Viren einfügen, die bei der Vermehrung des Vektorvirus im Impfling das gewünschte immunisierende Fremdgen exprimieren und den Impfling dabei auf ungefährlichem Wege gegen ein Protein eines hoch pathogenen Erregers immunisieren. Die Immunsierung gegen Proteinkomponenten des Vektors (carriers) wird dabei als Nebeneffekt in Kauf genommen, sie kann allerdings bei wiederholten Impfungen Nachteile (Neutralisation des Vektors) mit sich bringen, weshalb eine möglichst geringe Immunogenität des Vektors ideal ist. Die Rekombinantenvaccinen haben die Vorteile von Lebendvaccinen und stimulieren alle immunreaktiven Systeme im Organismus, auch mit dem immunisierenden Antigen des „fremden" Erregers. Mit einer Vektorvaccine wird dem Impfling ein kompletter, vermehrungsfähiger, und gezielt gentechnisch veränderter Mikroorganismus verabreicht. Eine produktive Vermehrung des Vektormikroorganismus im Impfling ist aber zur Fremdgenexpression nicht unbedingt erforderlich. Eine **abortive Vektorvermehrung** kann ausreichen, um eines oder mehrere Fremdgene zur Expression zu bringen. Eine abortive Vektorvermehrung kann in sog. nicht permissiven Systemen (nicht empfänglichen Makroorganismen oder Zellen) erfolgen und ist bezüglich der Unschädlichkeit des Vektors günstiger. Durch gezielte Ausschaltung bestimmter Gene oder der Kontrollsysteme zur Aktivierung einzelner, essenzieller Gene kann eine abortive Vektorvermehrung gesteuert werden (sog. Selbstmordstrategie, suicide vector). So besteht weder die Gefahr einer unkontrollierten Vermehrung des Vektors im Impfling noch ist die Ausscheidung von vermehrungsfähigem Vektorvirus durch den Impfling zu erwarten. Wichtigste Voraussetzung zur Wirksamkeit von Vektorvaccinen ist ihre zumindest temporäre Haftung und Genexpression im Impfling und im Falle von Virusvektoren das Eindringen in die Zellen des Impflings. Die erfolgreiche Fremdgenexpression und die Stärke der Genexpression ist abhängig von geeigneten Promotoren, die das Anschalten des (der) Fremdgens(e) ermöglichen. Die funktionierende Transkription und Translation der gewünschten, eingeschleusten genetischen Information ist essenziell. Beim Einsatz von Vektorvaccinen müssen immer die Eigenschaften des Vektororganismus im Bezug auf den zu immunsierenden Wirt berücksichtigt werden. Bestimmte Vektoreigenschaften können für den Impferfolg bei einer Vielzahl von Tierspezies von Vorteil sein, wie z. B. bei Pockenvirusvektoren ihre Unabhängigkeit von spezifischen Rezeptoren zur Zellpenetration. Andererseits birgt, wie bei den konventionellen „Lebendimpfstoffen" bestens bekannt, die Vektorvermehrungsfähigkeit die Gefahr von Mutationen und Rekombinationen, und in bestimmten Fällen, z. B. bei Herpesvirusvektoren, die Gefahr der Latenz. Ein breites Wirtsspektrum des Vektororganismus kann aus Sicherheitsgründen, z. B. wegen der Gefahr der Verbreitung der Vektorvaccine bei nicht geimpften Wirten, unerwünscht sein. Diesbezüglich ist von Seiten des Impflings eine natürliche Unempfänglichkeit (nichtpermissives System) für den Vektororganismus sicherer. Immunmodulierende Eigenschaften eines Vektors können sich günstig auf die Immunantwort gegen exprimierte Fremdproteine auswirken. Zur positiven Beeinflussung der Immunantwort (Adjuvanseffekt) hat sich die zusätzliche Integration bestimmter cytokincodierender Gene (Interferone, Interleukine) in das Vektorgenom bewährt.

Eine sehr aussichtsreiche Anwendung der Vektortechnik ist die Herstellung transgener Pflanzen, die rekombinante Antigene exprimieren können, und somit über die Nahrung eine Immunisierung bewirken können. Erste erfolgreiche Versuche wurden mit dem VP1-Strukturprotein des Maul- und Klauenseuche-Virus und der oralen Impfung von Mäusen durchgeführt. Derartige Impfstoffe werden als Nahrungs- bzw. Genussmittel-Vaccinen (**edible vaccines**) bezeichnet.

Einige für die Veterinärmedizin bedeutende Virusvektoren sind in **Tab. 2.9** zusammengefasst. Eine Einteilung von Vektorvaccinen erfolgt am einfachsten nach der Art des Fremdgenträgers, d. h. Viren, Bakterien und Protozoen.

**Tab. 2.9** Beispiele von Virusvektoren und Vektorvaccinen zur Prophylaxe bedeutender Infektionskrankheiten der Tiere.

| Virusvektoren | Vektorvaccinen zur Prophylaxe von | Vorteile gegenüber konventionellen Vaccinen |
|---|---|---|
| **Pockenviren** | | |
| Vacciniavirus hoch attenuiert | Tollwut | bessere Immunantwort |
| Geflügelpockenvirus (Avipoxvirus und Canarypoxvirus) | Tollwut New-Castle-Disease, aviäre Influenza | Unschädlichkeit, hohe Sicherheit, gute Wirksamkeit beim Geflügel |
| Capripoxvirus | Rinderpest Schaf-/Ziegenpocken | einfache und billige Herstellung, gute Stabilität bei hoher Temperatur |
| Parapocken (in der Entwicklung) | evtl. breite Einsatzgebiete | Lokalinfektion, enges Wirtsspektrum, hohe Sicherheit |
| **Herpesviren** | | |
| Pseudorabiesvirus (Aujeszky-Virus) | klassische Schweinepest | Doppelimmunisierung im natürlichen Wirt |
| bovines Herpesvirus-1 (BHV-1, IBR-Virus) | bovine respiratorische Krankheiten | Doppel- oder Mehrfachimmunisierung |

### 2.7.3 Impfstoffe aus inaktivierten Viren

Basis dieser gern und fälschlich als „inaktivierte Vaccinen" oder „Totvaccinen" bezeichneten Impfstoffe (die Vaccine ist aktiv und immunisierend, nicht „tot") sind konzentrierte Suspensionen kultivierter und industriell vermehrter Wildtyp-, attenuierter- oder Vektorviren in morphologisch kompletter Form. Sie werden nach weitgehender Reinigung von Fremdproteinen durch optimierte Verfahren (in der Regel chemisch) inaktiviert und damit die Vermehrungsfähigkeit der Viruspartikel ausnahmslos gelöscht. Maßgeblich für eine wirksame und dabei unschädliche Vaccine sind eine ausreichend hohe Ausgangskonzentration der Viren und ein schonendes

Inaktivierungsverfahren, welches die immunisierenden Virusproteine möglichst nicht angreift, trotzdem aber alle vermehrungsfähigen Partikel zuverlässig erfasst. Vaccinen aus inaktiviertem Virus sind unter den handelsüblichen antiviralen Impfstoffen am meisten verbreitet. In der Vergangenheit waren die Inaktivierungmethoden (z. B. Formalin) nicht optimal und führten oftmals zu starken Schädigungen der immunogenen Wirkung von Virusprotein und hinterließen u. U. noch Reste vermehrungsfähiger Viruspartikel. Mittlerweile wird bevorzugt die chemische Inaktivierung (z. B. β-Propiolacton, Ethylenamine) mit einer Inaktivierungskurve 1. Ordnung eingesetzt. Nicht für alle Viruskrankheiten bzw. deren Bekämpfung ist diese Art von Impfstoffen wirksam und geeignet. Impfstoffe aus inaktiviertem Virus müssen in der Regel zusammen mit geeigneten Adjuvanzien appliziert werden, um die gewünschte Wirksamkeit zu erzielen. Sie bergen auch, trotz heute optimaler Reinigung, Restrisiken bezüglich allergener Eigenschaften oder lokaler Gewebereizung mit Granulombildung durch Adjuvanzien; ihre Herstellung ist relativ aufwändig und teuer.

## 2.7.4 Impfstoffe aus immunisierenden Virusproteinen

Die Erkenntnis, dass für die Induktion von Immunreaktionen und im Idealfall der Immunität gegen eine Virusinfektion nicht unbedingt das gesamte vermehrungsfähige oder inaktive Virus sondern nur bestimmte Abschnitte von Oberflächenproteinen oder Hüllproteinen notwendig sind, eröffnete viele neue Möglichkeiten für die Impfstoffgewinnung.

Nur aus immunisierenden Virusproteinen gefertigte Impfstoffe enthalten die maßgeblichen Antigene in sehr reiner und konzentrierter Form. Bislang lässt sich dies auf 3 verschiedenen Wegen realisieren:
1. mit sog. Spalt-(Subunit-)impfstoffen,
2. mit Impfstoffen aus gentechnisch hergestellten viralen Proteinen bzw. Polypeptiden,
3. mit Impfstoffen aus chemisch synthetisierten viralen Peptiden bzw. Polypeptiden.

Im weiteren Sinne trifft die Bezeichnung Subunitvaccine auf alle Impfstoffe dieser Kategorie zu, wie auch die Bezeichnung Antigenimpfstoff.

Die erste Generation von **Spaltimpfstoffen** wurde aus vollvirulenten Viren hergestellt, indem man diese mit desintegrierenden Chemikalien in die einzelnen Proteinkomponenten aufgetrennt hat und anschließend die gewünschten immunisierenden Proteine über Aufbereitungs- und Reinigungsschritte in konzentrierter Form zu Impfstoffen verarbeitet hat. Beispiele sind die gebräuchlichen polyvalenten Impfstoffe gegen die Influenza-A-Infektionen von Mensch und Tieren. Nur die immunisierenden Glykoproteine der Virushülle sind enthalten. Spaltvaccinen haben sich aufgrund ihrer ausgezeichneten Verträglichkeit bewährt. Sie immunisieren gut, sind aber in der Herstellung relativ teuer.

Mittlerweile wurden biotechnologische Methoden zur Weiterentwicklung von Spaltvaccinen eingesetzt. Hierbei werden in der Regel **pro-** oder **eukaryotische Expressionssysteme** angewandt, um die immunrelevanten Proteine in großer Menge herzustellen. Die Expressionssysteme zur Herstellung rekombinanter Proteine unterscheiden sich bezüglich Effizienz der Proteinausbeute und in der Qualität der Proteine. So ist es bei bakterieller Expression nicht möglich, glykosylierte Proteine zu erhalten. Auch ist es schwierig, Membranproteine vollständig in hoher Ausbeute in Bakterien zu exprimieren. Trotzdem gab und gibt es immer wieder Versuche, immunrelevante Proteine in Bakterien zu exprimieren, da die Ausbeute gewöhnlich hoch, die Herstellung billig und die Reinigung einfach ist. Beispiele für bakteriell hergestellte antivirale Impfstoffproteine, welche in der Veterinärmedizin eingesetzt werden, gibt es momentan nicht, allerdings wurden viele Impfstudien mit bakteriell erzeugtem Maul- und Klauenseuche-Virus (MKSV-) Hüllprotein durchgeführt, die auch teilweise erfolgreich waren, allerdings die Effizienz des klassischen, inaktivierten Vollvirusimpfstoffs nicht erreichten. Um die genannten Nachteile zu umgehen, wurden entsprechende immunrelevante Antigene mittels eukaryotischer Expressionssysteme in Zellkultur und Hefen hergestellt. Ein Beispiel für eine solche **rekombinante „Subunitvaccine"** ist der zugelassene Impfstoff gegen Hepatitis B, der durch Expression eines viralen Oberflächenproteins in Hefe hergestellt wird. Ein großer Fortschritt in der Expressionstechnologie zur rekombinanten Herstellung glykosylierter Proteine wurde mit dem Baculovirus-/Insektenzell-Expressionssystem erzielt. Vorteil hierbei ist die im Vergleich zu anderen Systemen leichtere Aufreinigung der Proteine und die erheblich größere Proteinmenge. Zudem sind die mittels Baculoviren exprimierten Proteine den natürlichen Virusproteinen ähnlicher als bei der Produktion in Hefe oder Prokaryoten. Ein Impfstoff gegen die klassische Schweinepest auf der Basis des rekombinant hergestellten Glykoprotein E2 aus dem Baculovirussystem wurde im Belastungsversuch bereits erfolgreich getestet. Alle so hergestellten Vaccinen lassen sich unter dem Begriff „Subunitvaccine" zusammenfassen, da hierbei jeweils nur ein Teil eines Krankheitserregers, der die Immunantwort des Wirts stimulieren kann, als Impfstoff eingesetzt wird.

Ein Sonderfall der mittels Expressionssystemen gentechnisch hergestellten Vaccinen ist der Einsatz sog. **leerer Viruspartikel** (empty capsids). Voraussetzung zur Herstellung ist die Eigenschaft der in diesem Fall viralen Capsidproteine zum Selbstzusammenbau. Ein Beispiel hierfür ist die Erzeugung leerer Virushüllen beim Bluetonguevirus, wobei hier eine Expression der für die Virushülle codierenden Proteine im Baculovirus-Expressionssystem erfolgt. Weitere Versuche finden bei Caliciviren und beim Maul- und Klauenseuche-Virus statt, wobei hier allerdings die zusätzliche Schwierigkeit besteht, die Prozessierung des Vorläuferproteins für die 4 die Virushülle bildenden Capsidproteine mittels der co-exprimierten viralen Protease zu bewerkstelligen. Auch hier konnte im Baculovirus-Expressionssystem gezeigt werden, dass leere Virushüllen erzeugt werden können. Eine neue Generation gentechnisch hergestellter, replikationsmanipulierter Viren sind die **Virus Replikon Partikel** (VRP).

Impfstoffe, die nur **chemisch synthetisierte Peptide** enthalten, haben für die Immunisierung noch keine praxisrelevante Bedeutung erlangt und sind noch nicht so gut wirksam, um eine Konkurrenz für die bewährten Vaccinearten zu sein. Nachdem zunächst bei einigen wenigen (kleinen) Virusarten, z. B. dem MKS-Virus, die für die immunisierenden Virusproteine codierenden Nucleinsäuresequenzen erforscht und die dazugehörigen Aminosäuresequenzen abgeleitet waren, gelingt es jetzt von zunehmend mehr Virusarten, für die aktive Immunisierung geeignete Peptide synthetisch herzustellen. Die Gentechnologie zeigte für die Produktion immunisierender Viruspeptide neue Wege auf (**Tab. 2.10**). Die nach computergestützter Vorhersage für die immunisierenden Peptide maßgeblichen Abschnitte von Virusgenomen kann man heute in Plasmide einbauen, die wiederum in kultivierten Bakterien oder Hefen die Produktion der gewünschten viralen Antigene erlauben. Erste experimentelle Vaccinen mit gereinigten und konzentrierten **Gentech-Peptiden** sind vielversprechend. Die Produktion dieser Art ist billiger als die Synthese. Die Unschädlichkeit solcher Vaccinen ist sicher gegeben, eine gute immunisierende Wirksamkeit im Feldeinsatz muss allerdings noch dokumentiert werden.

### 2.7.5 DNA-Vaccinen

Bezeichnet man die vorher beschriebenen rekombinanten Vaccinen als Vaccinen der 2. Generation, so basieren die **Vaccinen der 3. Generation** auf der Erkenntnis, dass nackte DNA nach Injektion in Zellen entsprechend codierte Proteine exprimieren kann, die in vivo das Immunsystem unspezifisch und spezifisch stimulieren können. Basierend auf diesen Beobachtungen wurden inzwischen eine Reihe von Expressionsvektoren, die virale, bakterielle und Parasitenantigene exprimieren können, auf ihre Wirksamkeit als DNA-Vaccine getestet. Dabei konnte in vielen Experimenten gezeigt werden, dass beim Einsatz von nackter DNA nicht nur die humorale Immunantwort

**Tab. 2.10** Gentechnisch hergestellte Impfstoffe – Vorteile gegenüber konventionellen Vaccinen (alle angegebenen Impfstofftypen ermöglichen eine Konzeption als Markervaccine).

| | | Beispiele | Vorteile |
|---|---|---|---|
| **Impfstoffe aus vermehrungsfähigen Erregern** | | | |
| 1. | Deletionsmutanten durch gezielte Genmanipulation hergestellte, unschädliche (avirulente) Mutanten von Mikroorganismen | Pseudorabiesvirus gE-Markervaccine | stark immunogen, Markerkomponente |
| 2. | Vektorvaccinen: Mithilfe der Rekombinantentechnologie hergestellte Impfstoffe die im Impfling Fremdgen(e) exprimieren | Geflügelpockenvirus-Tollwut-Rekombinante | Säuger nicht permissiv, hohe Sicherheit |
| **Impfstoffe aus nicht vermehrungsfähigen Erregern oder deren Komponenten** | | | |
| 1. | Inaktivierte Vektorvaccinen: Fremdprotein tragende Vektoren, deren Vermehrungsfähigkeit chemisch/physikalisch oder mit biologischen Methoden aufgehoben wurde | biologisch inaktivierte bakterielle Vektoren (ghosts) | hohe Sicherheit, Schleimhautschutz |
| 2. | Mit Gentechnologie hergestellte Proteine oder Proteinuntereinheiten von Erregern | Virusstrukturproteine: E2 klassisches Schweinepestvirus | hohe Sicherheit, Markereffekt |
| 3. | In speziellen Expressionssystemen selbst generierende, komplette Erregereinheiten (z.B. „leere" Viruspartikel, empty particles) | komplette Viruscapside: Bluetonguevirus | hohe Sicherheit, gute Wirksamkeit |
| **Peptidvaccinen** | | | |
| | Nach bekannten Nucleotidsequenzen chemisch synthetisierte Peptide, die stark immunogene Determinanten (Epitope) eines Erregers repräsentieren | Maul- und Klauenseuche-Virus (MKSV) | chemisch synthetisch, kein biologisches Material |
| **DNA-(Polynucleotid-)Vaccinen** | | | |
| | Durch Isolierung von genomischer DNA und/oder DNA-Klonierung (z.B. Plasmid-DNA) hergestelltes, nicht infektiöses genetisches Material von Mikroorganismen | bovines Herpesvirus 1 | Induktion von humoraler und zellulärer Immunantwort, nicht vermehrungsfähig |

des Wirtes stimuliert wird, sondern auch zelluläre Immunreaktionen induziert werden. Dies bedeutet, dass Vaccinierung mit nackter DNA offensichtlich das gesamte Immunsystem in ähnlicher Weise aktivieren kann wie eine Vaccinierung mit einer Lebendvaccine. Im veterinärmedizinischen Bereich ist die Vaccinierung gegen bovines Herpesvirus 1 (BHV-1) besonders gut untersucht und stellt damit auch ein Modell einer DNA-Vaccinierung dar. Da schon früh gezeigt wurde, dass im Fall der Herpesviren sowohl die Konformation als auch die Glykosylierung der viralen Oberflächenproteine zur Induktion neutralisierender Antikörper wichtig ist, wurde postuliert, dass eine Immunisierung von Rindern mit Expressionsplasmiden, die Strukturgene des BHV-1 enthalten, eine Immuneaktion gegen die exprimierten Proteine und durch Persistenz der DNA auch eine lang anhaltende Immunität erzeugt werden kann. Zusätzlich war zu erwarten, dass neben der humoralen Immunität auch eine zelluläre Immunantwort stimuliert werden kann, da die mit der DNA versehenen Zellen das virale Antigen zusammen mit dem Haupthistokompatibilitätskomplex Klasse I (MHC I) an der Zelloberfläche exprimieren würden, was vom Wirtsimmunsystem als virusinfizierte Zelle erkannt wird. Tatsächlich konnte dann bei Vaccinierung von Rindern mit Expressionsplasmiden, die verschiedene Glykohüllproteine von BHV 1 unter Kontrolle eines starken eukaryotischen Promotors exprimierten, nach intramuskulärer oder intradermaler Applikation eine spezifische humorale und zelluläre Immunantwort nachgewiesen werden, die auch zum Schutz der Rinder vor einer nachfolgenden BHV-1-Infektion führte. Die DNA-Vaccinen können also wie Lebendvaccinen sowohl eine humorale Immunantwort (Induktion von neutralisierenden Antikörpern) als auch eine zelluläre Immunantwort (Induktion cytolytischer T-Lymphocyten) hervorrufen, obwohl sie aufgrund fehlender eukaryotischer Replikationsstrukturen aus nicht vermehrungfähigem Material bestehen und somit keine Replikation im Tier stattfinden kann. Diese Eigenschaften prädestinieren die DNA-Vaccinierung in solchen Fällen, wo es nicht möglich ist, attenuierte Impfviren herzustellen, sei es durch Fehlen eines Zellkultursystems oder aufgrund hoher Mutationsraten, wodurch die Möglichkeit der Revertantenbildung die Sicherheit der Impfung beeinträchtigt. In letzter Zeit wurde auch beobachtet, dass bestimme repetitive Sequenzen bakterieller Plasmid-DNA (CpG-Motive) stark immunstimulierend wirken und somit bei Einsatz geeigneter DNA-Immunisierung ein gleichzeitiger Adjuvanseffekt erzielbar ist. Für die Anwendung von DNA-Vaccinen ist in der Veterinärmedizin eine gute Chance vorhersehbar, wenn einfache und sichere Applikationsmethoden praktikabel sind. Experimentell besonders gut bewährt haben sich „prime-boost"-Impfstrategien mit DNA-Erstimmunisierung, gefolgt von boost-Impfungen mit Vektorvaccinen oder rekombinanten Proteinen.

> **!** **DIVA-Konzept:** Darunter versteht man die leichte und eindeutige Unterscheidbarkeit infizierter von geimpften Tieren (engl.: Differentiation of Infected from Vaccinated Animals).
> **Markervaccinen:** Alle Impfstoffe, die gentechnisch erzeugte oder natürlich entstandene, stabile, molekularbiologisch nachweisbare Kennzeichen (Negativ- oder Positivmarkierung) besitzen, die eine sichere immunologische Unterscheidung geimpfter Individuen von natürlich infizierten Individuen ermöglichen.
> **Vektorvaccinen:** Impfstoffe, die durch Genexpression in Vektoren (Trägerorganismen, carrier) hergestellt werden.
> **Subunitvaccinen:** Impfstoffe, die durch spezielle Expression einzelner immunrelevanter Proteine in eukaryotischen oder prokaryotischen Systemen hergestellt werden. Einen speziellen Fall stellt die Expression selbstgenerierender Viruscapside (empty capsids) dar.
> **Peptidvaccinen:** Impfstoffe, die aus chemisch synthetisierten immunrelevanten antigenen Determinanten erregerspezifischer Proteine bestehen.
> **DNA-Vaccinen:** Impfstoffe basierend auf eukaryotischen Expressionsplasmiden, die aus codierenden Sequenzen für Erregerproteine bestehen und die es nach Eindringen in Zellen des Impflings erlauben, immunrelevante Proteine zu exprimieren.

## 2.8 Antivirale Therapie

Weil in der Veterinärmedizin für Nutztiere die Individualtherapie eine untergeordnete Rolle spielt und auch bei Heim- und Hobbytieren eine Therapie von Virusinfektionen nur in wenigen Fällen indiziert ist, wird die antivirale Therapie nur zusammenfassend besprochen. In einigen Fällen sind Tiermodelle eine wertvolle Notwendigkeit zur Erprobung antiviraler Substanzen und Therapieschemata für entsprechend bedeutsame Virusinfektionen des Menschen (z. B. Lentivirusinfektionen der Tiere und HIV des Menschen).

Auf der Suche nach Möglichkeiten für eine antivirale Therapie mit chemischen oder biologischen Mitteln wurden, verglichen mit der Immunprophylaxe, nur bescheidene Fortschritte erzielt. Wenn man bedenkt, wie erfolgreich die Therapie bakterieller Infektionen mithilfe von Antibiotika war und ist, erscheint es paradox, dass ausgerechnet die therapeutische Kontrolle der primitivsten Infektionserreger am schwierigsten ist. In infizierten Zellsystemen in die Vermehrung der Viren einzugreifen, ist wegen der engen Verflechtung der Virusvermehrung mit den für die Zelle lebensnotwendigen Syntheseprozessen eine problematische Aufgabe.

Antivirale Wirkstoffe sollten im Organismus des Patienten essenzielle Stoffwechselprozesse der Zellen möglichst nicht stören, sollten nicht toxisch wirken und auch nicht immunsuppressiv oder teratogen sein. Dabei ist der geradlinigste Weg die Prüfung und Selektion potenziell antiviral wirkender Substanzen in vitro an infizierten Zellkulturen, jedoch ist für alle antiviral wirksamen Mittel von der bestandenen In-vitro-Prüfung noch ein weiter Weg bis zum erfolgreichen Einsatz in vivo.

Der Anwendung von – in vitro und in vivo am Versuchstier erprobten – antiviral wirksamen Verbindungen, welche die Anforderungen an Unschädlichkeit und Verträglichkeit weitgehend erfüllen, sind enge Grenzen gesetzt. Sie sollten nur gezielt und erst nach genauer Diagnose je nach Virusart und deren Vermehrungscharakteristika eingesetzt werden. Eine Anwendung ist nur zu einem Zeitpunkt sinnvoll, zu dem eine Virusausbreitung im Organismus und damit ein Ausbruch der schweren Krankheit noch verhindert werden kann oder ein Krankheitsverlauf erheblich gemildert werden kann.

Die Anwendungsmöglichkeiten einer antiviralen Chemotherapie beschränken sich deshalb im Wesentlichen auf:
- rasch und sicher diagnostizierbare, monokausale Virusinfektionen,
- lokale Infektionen ohne zyklische Ausbreitung,
- Viruskrankheiten mit protrahiertem Verlauf und langsamer Virusausbreitung im Organismus.

Virushemmende Substanzen kann man nach dem Zeitpunkt und Angriffsort der Wirkung im Vermehrungszyklus der Viren in vitro (Zellkultursysteme) und/oder in vivo (Tierversuche) einteilen in:
- Hemmung des Initialstadiums (Adsorption, Uncoating etc.) der Zellinfektion,
- Störung der Virusgenomsynthese (damit verbunden Synthese „falscher" Proteine),
- Störung der Synthese virusspezifischer Proteine,
- Hemmung der Reifung von Viruspartikeln,
- Hemmung der Viruselution aus der Zelle.

Eine Hemmung des Initialstadiums ist als therapeutischer Ansatz von untergeordneter Bedeutung, da der Zeitpunkt einer Virusinfektion, ähnlich wie der einer Tumorentstehung, nicht vorhersehbar ist und eine metaphylaktische Behandlung beim Tier kaum möglich ist.

Von den antiviral wirksamen Substanzen, auch als **Virostatika** bezeichnet, sollen an dieser Stelle nur die erwähnt werden, die eine praktische Bedeutung für die Medizin erlangt haben. Nach ihrem Wirkungsmechanismus kann man sie unterteilen in
- Wirkstoffe, die in der Zelle durch virale oder zelluläre Enzyme aktiviert werden,
- Wirkstoffe, die durch die Zelle nicht modifiziert werden,
- Wirkstoffe, die in der Zelle einen antiviralen Status erzeugen.

Die bis heute bedeutendste Gruppe von Virostatika bilden die sog. **Nucleosidanaloga**. Sie werden durch virale oder zelluläre Enzyme aktiviert und mehr oder weniger selektiv als „falsche" Nucleoside in die Genome der in infizierten Zellen gebildeten Nachkommenviren eingebaut, die deshalb unbrauchbare Virusproteine induzieren.

An erster Stelle sei hier das **Aciclovir** {9-[(2-Hydroxyethoxy)methyl]-guanin} erwähnt, in Deutschland als Zovirax im Handel. Es wurde 1985 eingeführt und blockiert über die Hemmung der Thymidin-Kinase speziell die Replikation der Herpesviren. In Herpesvirus-infizierten Zellen wird Aciclovir durch virale Thymidin-Kinase 10- bis 30-mal schneller zu Aciclovir-Monophosphat phosphoryliert, als zelluläre Thymidin-Kinase. Zelluläre Enzyme phosphorylieren dann Aciclovir-Monophosphat zu Aciclovir-Triphosphat, der eigentlich wirksamen Form von Aciclovir. Aciclovir hat sich bei der Therapie von Herpesvirusinfektionen (Herpessimplex-Virus-1 und -2 und Varicella-zoster-Virus) bewährt. Es ist weniger wirksam gegen Cytomegalie-, Epstein-Barr – u. humanes Herpes-Virus-6. Ein dem Aciclovir sehr ähnliches Basenanalogon ist das 1989 eingeführte **Ganciclovir** {2-Amino-1,9-dihydro-9-[2-hydroxy-1-(hydroxymethyl)ethoxymethyl]-6$H$-purin-6-one}, dem eine noch bessere Wirkung gegen Cytomegalieviren beim Menschen (Roseola infantum) zugesprochen wird, allerdings ist es in vitro wie in vivo toxischer als Aciclovir. Therapieresistente Viren können durch Mutationen im TK-Gen (TK = Thymidin-Kinase) entstehen:
1. TK-negative Mutanten, deren Enzymaktivität vollkommen verschwindet und damit die Phosphorylierung von Aciclovir nicht stattfindet.
2. Parzielle TK-Mutanten, bei denen die Enzymaktivität herabgesetzt ist, aber nicht ganz abgeschaltet ist.
3. Im TK-Gen veränderte Mutanten, deren Enzymaktivität eine veränderte Substratspezifität hat.

Bereits 1968 war mit **Idoxuridin** oder **IDU** (2'-Desoxy-5-ioduridin) eine erste antiviral wirksame Verbindung aus dieser Gruppe von Antimetaboliten gefunden worden. IDU ist strukturell verwandt zu Thymidin, wird an dessen Stelle in die Virus-DNA eingebaut und bewirkt anschließend ein funktionell defektes Virusprotein. In den stoffwechselintensiven virusinfizierten Zellen wirkt es zwar bevorzugt antiviral, stört aber auch die DNA normaler Zellen (toxische Wirkung). IDU kann deshalb nicht systemisch, sondern nur lokal angewendet werden, wie es in Salben gegen Herpesbläschen der Fall ist. Anschließend erprobte ähnliche Substanzen waren Trifluridin [2'-Desoxy-5-(trifluormethyl)-uridin, Trifluorthymidin; F3T] und andere.

Einen Fortschritt brachte 1977 die Entdeckung der antiviralen Wirkung von Arabinosylverbindungen, die durch zelluläre Enzyme aktiviert werden. Das Nucleosidanalogon **Ara-A** (9-D-Arabinofuranosyl-9$H$-purin-6-amin = Adeninarabinosid, Freiname Vidarabin) blockiert in virusinfizierten Zellen bevorzugt die DNA-Polymerase und zeigte seine beste Wirksamkeit ebenfalls gegen Herpesviren.

Eine große Bedeutung erlangt hat auch das Analogon und Didesoxynucleosid **Azidothymidin** (3'-Azido3'-desoxythymidin, AZT). Es wird in Retrovirus infizierten Zellen durch zelluläre Enzyme in das 5'-Triphosphatderivat umgebaut und interagiert dann virusspezifisch mit der reversen Transkriptase. Es zeigt eine gute Wirkung gegen den Erreger von AIDS, das HIV-1-Virus ebenso wie gegen das feline Immundefizienzvirus (FIV).

In die gleiche Wirkungsgruppe ist auch das Guanosidanalogon **Ribavirin** (1-β-D-Ribofuranosyl-1H-1,2,4-triazol-3-carboxyamid) einzuordnen, das gegen das Lassafieber (Arenavirus) wirksam ist. In phosphorylisierter Form hemmt es die zelluläre Guanylyltransferase und damit das Anfügen der 5'-Capgruppe an (virale) mRNA. Es kommt zur Störung der Translation.

Zur Wirkungsgruppe der Substanzen, die nicht in der Zelle modifiziert werden, gehören z. B. Aryl-b-Diketone (Arildon, Rhodanin). Sie fungieren als Uncoatinghemmer und zeigen eine Wirkung gegen Polio-, Echo- und Herpesvirusinfektionen. Unklar ist noch der Wirkungsmechanismus von **Aminoadamantan** (1-Adamantanamin, Amantadin, Rimantadin), das die Funktion der Protonenpumpe des M2-Proteins bei Influenzavirus blockiert und in der Folge die Virusadsorption an die Zelle oder die frühe Transkription von mRNA hemmt. Es hat eine parzielle hemmende Wirkung auf Infektionen bewiesen, wenn es prophylaktisch oder unmittelbar zu Infektionsbeginn angewandt wurde. Die Therapiemöglichkeit einer Bornavirusinfektion mit Amantadin wird derzeit geprüft und wird nach ersten In-vitro-Ergebnissen kontrovers diskutiert.

Nicht als Virostatika sind die bisher bekannten Substanzen zu bezeichnen, die in Zellen einen antiviralen Status erzeugen und nicht verändert werden. Hier sind die **Interferone** einzuordnen, die in noch nicht infizierten Zellen einen antiviralen Status induzieren können. Als biologische Produkte haben die Interferone (α, β und γ) ein breites, gegen viele Virusarten wirksames Spektrum, allerdings treten auch bei der Interferontherapie z. T. erhebliche Nebenwirkungen auf.

Zusammenfassend ist festzustellen, dass eine antivirale Therapie derzeit nur bei wenigen Virusarten und bei gewissen Indikationen, in erster Linie wie oben gezeigt bei Herpesvirusinfektionen des Menschen, eine Bedeutung erreicht hat und auch für die Hemmung der Vermehrung von Retroviren, insbesondere des HIV 1, Hoffnungen bestehen.

## 2.9 Labordiagnose von Virusinfektionen

### 2.9.1 Allgemeines

Eine virologische Labordiagnose stellt immer eine spezifische Untersuchung auf ein bestimmtes Virus, allenfalls auf wenige andere, differenzialdiagnostisch infrage kommende Virusarten dar. Der Untersucher muss, ausgehend vom klinischen, epidemiologischen und evtl. pathologisch-anatomischen Verdacht, seine Untersuchung gezielt ansetzen und je nach Tierart und Vorbericht das Diagnoseverfahren auswählen. Dabei fällt in der Tiermedizin immer ins Gewicht, wie wichtig die virologische Labordiagnose für die Tierseuchenbekämpfung, den befallenen Bestand oder das Einzeltier ist. Bei Verdacht auf eine anzeigepflichtige Tierseuche ist die Bestätigung oder der negative Befund in der Regel Vorschrift, das Diagnoseverfahren und die Untersuchungsstelle festgelegt. Gezielt gilt es den Verdacht zu untermauern oder auszuräumen, wofür nicht selten allein dem Diagnostiker die Verantwortung zukommt.

Bei der Diagnose von Viruskrankheiten bieten sich 3 Möglichkeiten an:
1. Direkter Nachweis von Virus, Virusnucleinsäure oder Virusantigen aus bzw. in eingesandtem Untersuchungsmaterial bei gleichzeitiger Typisierung des Virus.
2. Isolierung eines Virus über seine Anzüchtung in geeigneten Kultursystemen, mit anschließender Typisierung der Virusart.
3. Indirekter Nachweis einer Virusinfektion anhand der Immunantwort des Patienten, in der Regel über den Nachweis von spezifischen Antikörpern.

Die möglichen Diagnoseschritte und Verfahren sind in **Abb. 2.27** dargestellt.

In der Human- und Veterinärmedizin hat sich der Begriff der „klinischen Virologie" für die Labordiagnose von Viruskrankheiten eingebürgert. Die Methoden sind dabei darauf ausgerichtet, Hinweise für die Virusätiologie einer vom Kliniker diagnostizierten Infektionskrankheit zu erhalten. In Einzelfällen genügen dafür die Isolierung eines Virus bzw. dessen serologischer Nachweis oder der Nachweis von Antikörpern (Anstieg des Serumtiters) gegen ein definiertes Virus. Oft jedoch müssen die Anamnese und epidemiologische Daten mit zu Rate gezogen werden.

Der Untersucher braucht zunächst einen **guten Vorbericht**, der eine Verdachtsdiagnose und alle erreichbaren epidemiologischen Daten enthalten soll. Dies ermöglicht den erforderlichen **gezielten Ansatz** der Untersuchung. Die Art des Untersuchungsmaterials muss sich nach dem Krankheitsverdacht richten, gebraucht wird die Probe, in der mit hoher Wahrscheinlichkeit, abhängig vom vermuteten Zeitpunkt der Infektion, das Virus konzentriert bzw. Antikörper optimal vorhanden sind. Sehr wichtig ist ferner der Entnahmezeitpunkt. Bei akuten Erkrankungen sollte dies möglichst früh erfolgen, da sich z. B. viele Viren nur zu Beginn der Erkrankung sicher nachweisen lassen. Bakterielle und mykologische Verunreinigungen sind bei der Entnahme von Proben zu vermeiden, das Material muss in sterile, bruch- und auslaufsichere Gefäße verbracht werden und es sollen keine Konservierungs- bzw. Fixierungsmittel zugesetzt werden. Die Proben sind zu kennzeichnen, zu kühlen, vor Licht zu schützen und sollten so rasch wie möglich unter Kühlung eingesandt werden. Für eine indirekte Diagnose über den Antikörpernachweis sind von einem Tier im allgemeinen 2 Serumproben notwendig, die zu Beginn der Erkrankung und frühestens 2 Wochen später gewonnen wurden. Diagnostisch verwertbar ist nur ein in der Regel vierfacher Anstieg des Antikörpertiters.

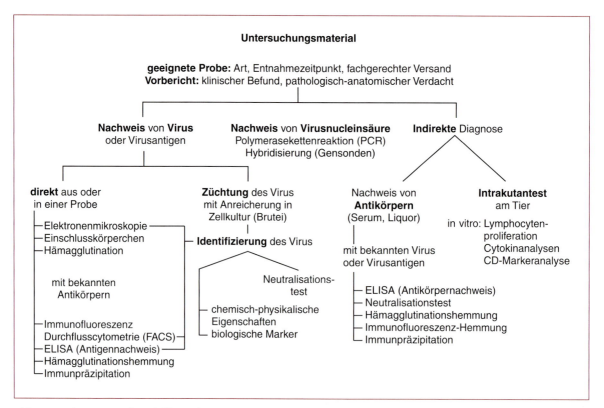

**Abb. 2.27** Arbeitsgang und Möglichkeiten beim Virusnachweis und bei der Diagnose von Virusinfektionen.

Überwiegend versucht man zunächst beim Auftreten von Krankheiten mit Virusverdacht das Virus oder Virusantigen aus oder in einer Untersuchungsprobe rasch und direkt nachzuweisen.

Geeignete Teste hierfür sind, zumindest bei den anzeigepflichtigen Tierseuchen, heute etabliert und standardisiert. Bestimmte Viren lassen sich rasch und direkt per Elektronenmikroskop finden, wenn in Partikelzahlen > $10^4$ vorhanden, z. B. Pocken-, Herpes-, Papillomviren aus Hautefloreszenzen, Rota-, Corona-, Parvoviren aus Kotproben bei frischen Durchfallerkrankungen. 10- bis 100fach empfindlicher ist der Virus- bzw. Antigennachweis im ELISA gegen bekannte, spezifische Antikörper. An infizierten Organproben sind viele Viren intrazellulär mittels Immunofluoreszenz unter Verwendung spezifischer Antikörperkonjugate rasch nachweisbar, z. B. tollwutinfizierte Zellen im Gehirnschnitt, schweinpestinfizierte Zellen in lymphatischem Gewebe. Bei Verdacht auf Vorliegen eines hämagglutinierenden Virus kann mit einer aufbereiteten Probe direkt die Hämagglutination angesetzt, bei positivem Ausfall anschließend die Typisierung mit einem bekannten Serum im Hämagglutinationshemmungstest vorgenommen werden.

Wenn Virus in nur geringer Menge vermutet wird, z. B. in Ausscheidungen oder im Blut und der direkte Virusnachweis durch oben genannte Teste nicht gelingt oder möglich erscheint, wird eine Vervielfältigung entweder zum Zwecke der **Virus-** oder der **Virusnucleinsäureanreicherung** notwendig. Die Vervielfältigung des kompletten Erregers ist nur in für das jeweilige Virus geeigneten, voll empfänglichen Systemen (permissiven) lebender Zellen möglich, vorausgesetzt die Viren sind noch infektiös. Heute zieht man hierfür fast nur noch Zellkulturen heran, in ausgewählten Fällen auch das Hühnerbrutei. Versuchstiere spielen in der Labordiagnose der Viren kaum mehr eine Rolle, allerdings sind sie zur Diagnose der Erreger spongiformer Encephalopatien (Prionerkrankungen) u. a. die wichtigsten Indikatoren zum Erregernachweis. Die Herstellung und Vorratshaltung der für die verschiedenen Virusarten unterschiedlicher Tierspezies notwendigen Kulturen lebender Zellen erfordern einen erheblichen technischen Aufwand. Die Isolierung und Vermehrung eines Virus in der Zellkultur ist meist an zellpathologischen Effekten mikroskopisch erkennbar, kann aber auch durch geeignete, indirekte Teste (siehe oben) nachgewiesen werden. Immer mehr ist man jedoch bemüht, die Präsenz von Virusbestandteilen ohne vorausgegangene Züchtung direkt im Patientenmaterial durch Einsatz möglichst empfindlicher Nachweistechniken zu diagnostizieren. Die molekularbiologischen Techniken, insbesondere die Amplifikationsmöglichkeiten von virusspezifischen Nucleinsäureabschnitten, haben hier einen revolutionierenden Fortschritt gebracht. Der finanzielle Aufwand liegt in der virologischen Diagnostik überwiegend hoch, nicht zuletzt weil erfahrenes und gut geschultes Personal nötig ist.

Die **indirekte Virusdiagnose** baut auf den Nachweis spezifischer Serumantikörper oder sekretorischer Antikörper auf, die das Tier im Laufe der Auseinandersetzung mit einer Virusinfektion bildet. Man zieht sie überwiegend bei epidemiologischen Untersuchungen, Bestandsdiagnosen und in Fällen heran, in denen ein Virusnachweis nicht möglich erscheint, wenig Aussagekraft hat (Mischinfektionen und Faktorenkrankheiten), nicht mehr erfolgversprechend erscheint (fortgeschrittene Krankheit) oder geeignete Verfahren am noch lebenden Patienten nicht verfügbar sind. Bei einer Reihe von Virusinfektionen lässt sich die Virusätiologie sogar nur serodiagnostisch über den Anstieg der spezifischen Antikörper im Patientenserum sicher ermitteln (fakultativ pathogene oder allgemein verbreitete, schwach virulente Viren u. a.). Die Feststellung eines Anstiegs der Antikörper liefert dann erst den Beweis, dass ein Virus beim Zustandekommen der Krankheit wahrscheinlich ursächlich beteiligt war.

## 2.9.2 Züchtung von Viren

### 2.9.2.1 Allgemeines

Am Anfang standen der Virusforschung als Systeme lebender Zellen für die Züchtung und Vermehrung von Viren nur ihre natürlichen Wirte und geeignete kleine Versuchstiere zur Verfügung. Nach 1920 fand man dann heraus, dass sich auch das bebrütete Hühnerei, der Hühnerembryo mit seinen Anhangsorganen, zur Züchtung bestimmter Viren eignet. Nur für wenige Virusarten aber stellt das Brutei noch heute ein optimales Vermehrungssystem dar. Die Systeme der Wahl für die Züchtung der Vertebratenviren sind heute die In-vitro-Kulturen lebender Zellen. Der entscheidende Schritt zu ihrer Herstellung wurde 1952 von Moscona und Moscona gefunden. Auch andere Forscher griffen rasch diese Methode auf, mittels Enzymen Zellen aus frischen Gewebeverbänden herauszulösen und sie in vitro zu kultivieren. Die Zellkulturtechnik wurde dann laufend verfeinert, man fand die optimalen Nährmedien und verfügte über Antibiotika, unter deren Schutz die Handhabung von Kulturen verschiedenartiger Zellen möglich wurde. Zellkulturen werden derzeit nach Wunsch frisch angelegt und Kulturzellen auch vorrätig gehalten. Man kann sie durch Lichtmikroskopie beobachten und alle Einflüsse kontrollieren.

### 2.9.2.2 Zellkulturen

Man spricht von einer **Gewebe- oder Organkultur**, wenn bei isolierten Gewebe- oder Organteilen die generelle Organisation, Differenzierung und Funktion über einen bestimmten Zeitraum erhalten wird (überlebendes Gewebe in Suspension optimaler Nährmedien, Maitland-Kultur, Organ- oder Plasmakultur). Der Begriff Explantat wird für ein Fragment von Geweben oder Organen, mit dem eine In-vitro-Zellkultur gestartet wird, benutzt.

Der Begriff **Zellkultur** wird für die heutige Züchtung und Vermehrung isolierter, voneinander unabhängiger Zellen verwendet. Die Zellen werden meist als **stationäre Kulturen** angelegt (Einschicht- oder Monolayerkultur),

wobei ausgesäte Zellen am Boden von Glas- oder Kunststoffgefäßen anhaften und sich zu einem **einschichtigen Zellrasen** (**Monolayer**) vermehren. Dafür geeignete Zellarten können auch, in Nährlösungen schwimmend, als **Suspensionskulturen** gehalten und vermehrt werden.

Die Herstellung sog. **Primärkulturen** aus frisch gewonnenen Geweben (Organen) von Tieren (meist fetales Gewebe) wird für die Isolierung bestimmter Virusarten bevorzugt, für die Zelllinien nicht optimal permissiv sind. In **Abb. 2.28** ist die Herstellung primärer Zellkulturen schematisch gezeigt. In bestimmten Fällen kultiviert man zunächst kleine Gewebestückchen (Explantate), von denen Zellen dann aussprossen und zu Einschichtzellkulturen subkultiviert werden können. Primär angelegte, dicht gewachsene Zellkulturen kann man durch eine Trypsinbehandlung ablösen, in neuem Kulturmedium aufnehmen und in größere oder mehrere kleinere Kulturgefäße aussäen (**Subkultur**), wo sie als Subkulturen zum Monolayer auswachsen. Wenig differenzierte, wachstumspotente (fetale) Zellarten können auf diese Weise bis etwa 30-mal subkultiviert werden.

Selektierte Zelltypen sowie transformierte Zellen lassen sich unter bestimmten Bedingungen z. T. sogar unbegrenzt fortkultivieren zur **permanenten Zelllinie**. Für die Viruslabors steht heute eine Vielzahl solcher Zelllinien (Zellstämme) zur Verfügung, abgeleitet von den verschiedensten Tierarten und Organen. Weltweit und national wurden sog. Zellbanken angelegt (z. B. American Type Culture Collection, ATCC), über die per Katalog Zelllinien bestellt werden können. Zelllinien wie auch Primärzellen

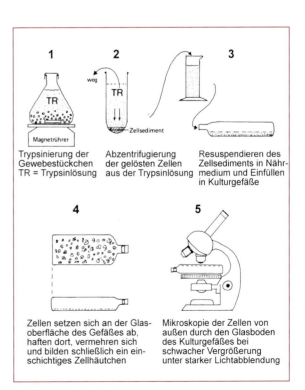

**Abb. 2.28** Grob schematische Darstellung (vereinfacht) des Herstellungsgangs für primäre Einschichtzellkulturen.

lassen sich tief gefroren in flüssigem Stickstoff konservieren und bei Bedarf wieder anzüchten.

**Diploide Zelllinien** entstehen durch Subkultivierung von Primärkulturen, wobei mindestens 85 % aller Zellen den Karyotyp des Ausgangsgewebes besitzen, während bei **heteroploiden Zelllinien** weniger als 85 % der Zellen den diploiden Karyotyp enthalten.

Zur Viruszüchtung wird eine Zellkultur überwiegend dann verwendet und mit Virus infiziert, wenn sie zur Einschicht ausgewachsen ist. Bei einer Infektion gleich mit der Zelleinsaat spricht man von **simultaner Infektion**, die häufig für die Virusvermehrung günstig ist, weil sich teilende Zellen leichter infizierbar sind (z. B. Parvoviren). Die Empfänglichkeit der Zellen einer Kultur (Permissivität) für das zu züchtende Virus vorausgesetzt, infizieren die Viruspartikel primär, je nach verimpfter Konzentration pro Zelle (**multiplicity of infection = MOI**), einige oder viele Zellen der Kultur und vermehren sich in einem ersten Vermehrungszyklus. Nachkommenvirus kann dann von diesen Zellen aus Nachbarzellen, über das Kulturmedium weiter entfernte, noch nicht infizierte Zellen erreichen. Die Ernte des vermehrten Kulturvirus erfolgt am Optimum der Virusvermehrung. Bei cytopathogenen Viren ist dies meist dann, wenn fast alle Kulturzellen spezifische Veränderungen oder Zelllysis aufweisen. Für den Virusnachweis werden im Laboratorium fast ausschließlich Monolayer-Zellkulturen benutzt. Zellzerstörende und zellalterierende Effekte, die ein Virus im Zuge seiner Vermehrung erzeugt, lassen sich im Lichtmikroskop bei schwacher Vergrößerung durch die Wand des Kulturgefäßes verfolgen.

Ein auf Kulturzellen verbrachtes Virus kann anhand seiner Vermehrung in den Zellen nachgewiesen werden, mit den Folgen:
- mikroskopisch erkennbarer cytopathischer Effekt (cpE),
- kein erkennbarer cytopathischer Effekt,
- Proliferation der Zellen.

Für Züchtung und Nachweis einer Virusart zieht man möglichst eine Zellart heran, für die das Virus **cytopathogen** ist und einen **cytopathischen Effekt** (**cpE**) auslöst. Er ist eine mikroskopisch erkennbare morphologische Veränderung an virusinfizierten Zellen. Vermehrt sich ein Virus in der Kulturzelle ohne cpE, dann lässt sich dies in der Regel trotzdem, über indirekte Nachweisverfahren erfassen (vgl. unten).

Ein virusspezifischer cpE beginnt meist zuerst an Einzelzellen der Kultur und kann sich dann über Zellgruppen bis zur Veränderung bzw. Zerstörung der gesamten Kultur ausbreiten. Man unterscheidet dabei unterschiedliche morphologische Bilder. Die **Cytolyse** (Lysis) ist eine vollständige Auf- bzw. Ablösung der Zelle, die, sobald mehrere benachbarte Zellen lysiert sind, als ein Loch in der Zellkultur erkennbar wird. Der Lysis gehen meistens andere degenerative cytopathische Veränderungen voraus wie die **Abkugelung** der Zellen zu lichtbrechenden, größeren und kleineren Rundformen, die **Granulierung** oder auch eine **Vakuolisierung**, bei denen in den Kulturzellen Granula oder Vakuolen erkennbar werden. Eine Reihe von Viren induziert auch die Bildung von **Syncytien** (Zellverschmelzungen) oder **Riesenzellen**, die durch Plasmazusammenfluss mehrerer infizierter Zellen infolge Fusionen der Zellmembranen entstehen. Diese Gebilde sind im Zellrasen erkennbar und durch eine Anhäufung von Zellkernen gekennzeichnet. Wie in Organgeweben entstehen auch in Kulturzellen bei vielen Virusarten **Einschlusskörperchen**, die sich nach spezifischer Färbung nachweisen lassen und bei der Virusdiagnose behilflich sind (Abschnitt 2.9.5.4). Bei Viren, die in Zellkulturen einen lytischen Effekt erzeugen, kann man eine Ausbreitung von Virus über das flüssige Nährmedium durch Überschichtung des Zellrasens mit einem hochviskösen Medium verhindern, sodass die Infektion nur von Zelle zu Zelle zentrifugal von der primär infizierten Zelle aus weiterläuft. Nach einer Zellinfektion mit geringen Virusmengen entwickeln sich dann einzeln im Zellrasen liegende, konzentrische größer werdende Zentren der Zellzerstörung, sog. **Plaques**. Diese Plaquetechnik wird bei quantitativen Untersuchungen und bei der Messung der Viruskonzentration herangezogen.

### 2.9.2.3 Embryoniertes Brutei

Das bebrütete embryonierte Hühnerei stellt ein relativ einheitliches, preisgünstiges und leicht handhabbares System von embryonalen Geweben dar, die sich für bestimmte Viren zur Vermehrung und auch zum Nachweis eignen und Jahrzehnte bewährt haben. Befruchtete und in speziellen Brutschränken inkubierte Hühnereier – auch Eier anderer Vögel sind verwendbar – werden in der Regel zwischen dem 10. und 12. Bebrütungstag nach verschiedenen Methoden mit Virus oder Untersuchungsmaterial beimpft. Der Embryo zeigt zu diesem Stadium bereits eine fortgeschrittene Entwicklung, Amnion und Allantoishöhle sind dann gut ausgebildet und die Chorioallantoismembran (CAM), die die äußere Begrenzung des embryonalen Systems bildet, schließt sich unter der Eischale nach ventral zu einem Sack zusammen. Zellschichten ektodermalen Ursprungs finden sich in diesem Stadium an der Außenseite der CAM und als Auskleidung der Amnionhöhle am Allantoamnion, Zellen entodermalen Ursprungs als Auskleidung der Allantoishöhle (Innenseite der CAM und Außenseite des Allantoamnion) sowie in der Dottersackmembran. Die Beimpfung bzw. Infektion des Bruteis erfolgt durch Einbringen des Virusmaterials an das optimal empfängliche Gewebe (**Abb. 2.29**). Übliche Methoden sind z. B. die Beimpfung der CAM seitlich am Ei nach Anlegen einer künstlichen Luftblase durch Auftropfen des Inokulums auf die ektodermale Seite der CAM oder die Beimpfung des Allantoissacks durch Einstechen mit einer Kanüle am Luftkammerrand des Eis und Injektion in die Allantoisflüssigkeit und die Beimpfung des Amnion, nach Anlegen einer künstlichen Luftblase, Schalenfensterung und Injektion mittels Kanüle in die Amnionhöhle dicht am Embryo.

Ein ins Ei eingebrachtes Virus vermehrt sich – die Permissivität vorausgesetzt – primär in den infizierten

Zelllagen und erzeugt dort meist diagnostizierbare entzündliche, proliferative bis nekrotische Gewebeveränderungen (Effloreszenzen). Manche Viren breiten sich vom primären Vermehrungsort über das Gefäßsystem und den Einbryo aus und vermehren sich dann sekundär (tertiär) im Embryo und Anhangsorganen. Nach der Virusvermehrungsphase (2.–6. Tag post infectionem) wird das virushaltige Gewebe (z. B. CAM, Embryoorgane) aus dem Ei entnommen oder bei bestimmten Viren die Allantois- oder Amnionflüssigkeit, in der sich aus den infizierten Zellen ausgeschleustes Virus angereichert hat, gewonnen. Die Vermehrung von Viren in den verschiedenen embryonalen Geweben kann verschiedene pathologische Veränderungen mit sich bringen, die zum Nachweis der Virusvermehrung und zur Differenzierung der Viren herangezogen werden: Absterben des Embryos, makroskopisch erkennbare Veränderungen im Gewebe (z. B. pockenartige Läsionen, v. a. in der CAM, **Abb. 2.30**), Entwicklungsstörungen des Embryos (Zwergwuchs), Missbildungen des Embryos u. a. Eine Reihe von Virusarten vermehrt sich im Hühnerbrutei aber auch ohne erkennbare Veränderungen bzw. Störungen der embryonalen Entwicklung.

### 2.9.3 Messung der Infektiosität

Die quantitative Bestimmung der Infektiosität, d. h. der Zahl der infektiösen Viruspartikel, die in einem bestimmten Probenvolumen vorliegen, hat grundlegende Bedeutung für alle experimentellen und diagnostischen Arbeiten im Labor. Im Experiment mit Viren wie auch bei diagnostischen Testen und bei der Impfstoffherstellung wird immer mit bekannten Mengen bzw. Konzentrationen von infektiösem Virus gearbeitet. Die ermittelte Infektiosität eines Virus bezieht sich naturgemäß immer auf das Zell- bzw. Wirtssystem, für das ein Virus infektiös ist und an dem die Auswertung vorgenommen wurde. Den Gehalt an infektiösem Virus in einer Suspension ermittelt man durch eine **Titrierung**. Hierzu werden geometrische (logarithmische) Verdünnungsstufen einer Probe angelegt, mit gleichem Volumen auf mehrere Reagenten eines für das Virus möglichst empfänglichen Nachweissystems verimpft und abschließend die Virusvermehrung in jedem Reagenten anhand verschiedener Kriterien (cytopathischer Effekt, Läsionen, Immunfluoreszenz) ausgewertet. Erkranken z. B. die mit 0,1 ml der Verdünnungsstufe 1:1.000 geimpften Mäuse, die mit höheren Verdünnungen

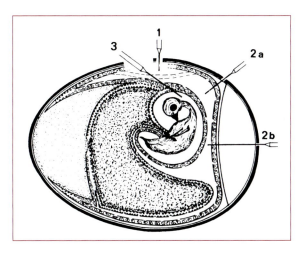

**Abb. 2.29** Die wichtigsten Beimpfungsmethoden des Bruteis am 10. bis 12. Tag.
1 Beimpfung der gesenkten Chorioallantoismembran (CAM).
2a Beimpfung der Allantoishöhle (seitlich).
2b Beimpfung der Allantoishöhle (durch Luftkammer).
3 Beimpfung der Amnionhöhle nach Senkung der CAM und Schalenfensterung.

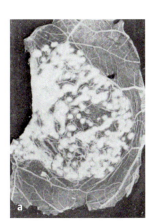
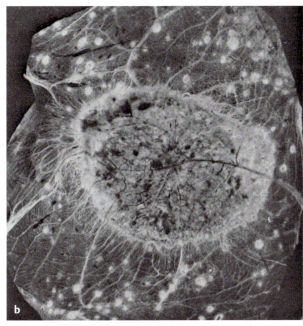

**Abb. 2.30a, b** Virusspezifische Veränderungen auf der CAM beimpfter Hühnerembryonen.
**a** Geflügelpockenherde, 5 Tage post infectionem, 1: 1.
**b** Konfluierende entzündliche Veränderung (Mitte) als Primärreaktion und verteilte Sekundärherde nach Generalisierung eines Kuhpockenvirus über den Hühnerembryo, 4 Tage post infectionem, Vergrößerung 2:1.

geimpften aber nicht mehr, so kann daraus geschlossen werden, dass mindestens 1.000 (für die Maus) infektiöse Viruseinheiten in 0,1 ml des Ausgangsmaterials enthalten sein mussten. Nach dieser Methode der **Endpunktbestimmung** werden die meisten **Virustitrierungen** in Zellkulturen (Bruteiern, Versuchstieren) ausgewertet. Bei Viren werden in der Regel Log10-Verdünnungsreihen angelegt (1 : 10, 1 : 100 usw.), dann z. B. 0,1 ml jeder Verdünnungsstufe auf 4 bis 5 Reagenten (Zellkulturmonolayer in Vertiefungen von Mikrotestlochplatten) verimpft und nach einiger Zeit die Reaktionen (cytopathischer Effekt) abgelesen. Ermittelt wird dann nach mathematischen Formeln die Verdünnungsstufe des Virusmaterials, die noch bei 50 % der Reagenten ein positives Ergebnis zeigte. Der 50 %-Wert wird herangezogen, weil er mathematisch genauer und reproduzierbarer ist als etwa ein 100 %-Wert. Errechnet wird am häufigsten die 50 % infektiöse Dosis (**ID50**), bezogen auf eine Zellkultur die kulturinfektiöse Dosis **KID50** (tissue culture infectious dosis, **TCID50**). Die gebräuchlichsten Verfahren der Titerberechnung sind die nach Spaerman und Kaerber oder nach Reed und Muench.

Die Anzahl der infektiösen Einheiten eines Materials kann auch sehr genau durch eine Titrierung in Nachweissystemen ermittelt werden, in denen bei Verimpfung geeigneter Verdünnungsstufen Reaktionen resultieren, die auf jeweils nur eine infektiöse Viruseinheit zurückzuführen sind. Dies ist z. B. beim **Plaquetest** in empfänglichen Zellkulturen, bei Einzelefloreszenzen auf der Chorioallantoismembran des Hühnerbruteis oder mit Pockenviren auf der enthaarten Rückenhaut des Kaninchens der Fall. Man kann dann die Plaques, Pocken oder infektiösen Zentren wie die Kolonien einer Bakterienkultur auszählen und über die zugrunde liegende verimpfte Verdünnungsstufe den Gehalt an **PBE** (plaquebildende Einheiten, plaque forming units, **pfu**) hochrechnen. Wird die Infektiosität eines Virus in verschiedenen Nachweissystemen per Titrierung ausgewertet, kann das Ergebnis schwanken, denn die Infektiosität eines Virus kann für verschiedene Wirtssysteme differieren, das Nachweissystem unterschiedlich empfänglich sein. Der anhand der Titrierung ermittelte Infektiositätstiter bezieht sich deshalb immer auf die zur Auswertung benutzte Methode. Als Idealfall (optimal empfängliches Nachweissystem für die Infektiosität) würde eine physikalische Viruseinheit (ein Viruspartikel) einer infektiösen Einheit gleichkommen. Das Verhältnis liegt aber, selbst bei optimalen Systemen, bei 3:1 bis 10:1, vielfach bis 1.000:1. Nur jedes dritte bis zehnte, sogar jedes tausendste Viruspartikel also ist infektionstüchtig. Anhand einer Zählung im Elektronenmikroskop lassen sich physikalische Viruspartikelzahlen ausrechnen, die per Titrierung der Infektiosität in der Zellkultur jedoch für das gleiche Material wesentlich geringere Mengen ergeben.

## 2.9.4 Antikörper in der Virusdiagnose

Für den Nachweis und die Identifizierung von Viren und Virusantigenen mithilfe serologischer Reaktionen sind definierte, gegen bestimmte Viren oder Virusproteine gerichtete Antikörper (Immunglobuline) nötig. Sie dienen ferner in serologischen Testen zum Nachweis antiviraler Antikörper in Seren von Mensch und Tieren als positive Kontrollen.

Die Antikörper im Serum eines Tieres, das gegen ein Virus immunisiert wurde bzw. immun ist **(Immunserum)**, sind **polyklonal,** d. h. sie reagieren mit mehreren Determinanten (Epitopen) eines Virus bzw. Proteins. Sie stammen von der Summe aller antikörperproduzierenden Zellen eines Organismus ab. Polyklonale virusspezifische Antikörper in einem Immunserum können auch mit Antigenen anderer, verwandter Viren Bindungen eingehen (Kreuzreaktionen).

**Monoklonale Antikörper** dagegen werden von Zellen produziert und gewonnen, die von einer einzigen, einen einheitlichen Antikörper produzierenden Immunzelle abstammen. Sie sind hoch spezifisch und reagieren nur mit einer einzigen Determinante eines viralen Antigens.

### 2.9.4.1 Immunseren
#### (polyklonale Antikörper)

Immunseren mit Antikörpern, welche gegen ein bestimmtes Virus gerichtet sind, gewinnt man über die Immunisierung eines Tiers oder Versuchstiers mit Suspensionen des gereinigten Virus oder Virusantigens. Angestrebt wird dabei, dass das Serum möglichst keine Antikörper gegen andere Viren und auch nicht gegen Proteine enthält, die aus dem Vermehrungssystem des immunisierenden Virus stammen (Fremdproteine). Nach Möglichkeit sollten Immunseren gegen ein Virus bzw. gegen einen Virusserotyp an SPF-Tieren hergestellt und ihre Immunisierung mit hochgereinigtem Virus vorgenommen werden. Immunseren gegen den Referenzstamm einer Virusart bzw. eines Virusgenus bezeichnet man als Referenzseren.

Bei der Immunserumherstellung ist das Schema für die Immunisierung der Tiere unterschiedlich. Zur Grundimmunisierung und Boosterung können, wenn vorhanden, handelsübliche Impfstoffe (attenuierte oder inaktivierte Viren), meist unter Zusatz von Adjuvanzien verwendet werden. Um hohe Antikörperspiegel im Serum der Spendertiere zu erreichen, werden in der Regel mehrere Boosterimpfungen in Abständen von 1 bis 3 Wochen durchgeführt, bevor das Immunserum des Tieres gewonnen wird. Referenzimmunseren werden vor der Verwendung in Labortesten auf ihren Gehalt an spezifischen Antikörpern geprüft und dann portioniert in eingefrorenem oder lyophilisierten Zustand vorrätig gehalten.

## 2.9.4.2 Monoklonale Antikörper (mAk) und rekombinante Antikörper

Die Möglichkeit der Herstellung monoklonaler Antikörper (mAk) durch Fusion von B-Lymphocyten mit immortalen Myelomazellen (Hybridomtechnik, 1975 entwickelt von Köhler und Milstein) hatte gravierenden Einfluss auf die moderne Mikrobiologie, insbesondere die Diagnostik. Durch die gelungene Massenproduktion mAk ist auch ein breites Feld therapeutischer Nutzung zugänglich. mAk sind heute unentbehrlich in der Forschung zur Identifizierung, Charakterisierung und Reinigung von Proteinen und Antigenen. Durch ihre Epitopspezifität sind sie für die Diagnose von Infektions- und Tumorerkrankungen und in einer Reihe anderer Nachweissysteme (z. B. Hormone) ohne störende Hintergrundreaktionen hervorragend geeignet.

Zur Gewinnung von mAk werden in der Regel Mäuse mit gereinigten Viren oder mit einzelnen Virusproteinen immunisiert. Die Milz der Maus, welche auch die antikörperproduzierenden B-Lymphocyten enthält, wird gewonnen, homogenisiert und die Milzzellen dann mit Mäusemyelomzellen (Zelllinie) fusioniert. Es resultieren Hybridzellen (In-vitro-Zellkultur), die von den kurzlebigen B-Lymphocyten die Eigenschaft der Antikörpersekretion und von den Mäusetumorzellen das unbegrenzte Kulturwachstum in sich vereinigen. Von einzelnen zunächst in der Kultur auswachsenden Hybridzellkolonien, die auf Antikörperbildung geprüft werden und positiv sind, werden in den Vertiefungen einer Viellochplatte wiederum Einzelzellen ausgesät und vermehrt. Über diese **Klonierung** erhält man von einer einzelnen antikörperbildenden Zelle abstammende Hybridkulturen. Ausgewählte Hybridomzellklone sezernieren schließlich gegen eine einzige virale Determinante gerichtete mAk (**Abb. 2.31**).

AK-sezernierende Hybridomzellen lassen sich im Labor- wie auch im größeren Maßstab in geeigneten Zellzüchtungssystemen beliebig vermehren, auch tiefgefroren konservieren und bei Bedarf weiter kultivieren. Die im Kulturmedium angereicherten mAk können ebenfalls konserviert, konzentriert und durch Isotypisierung genau klassifiziert werden.

**Rekombinante Antikörper**: Basierend auf den Kenntnissen über die Antikörpergene wurde eine neue Methode der gezielten, extrakorporalen Antikörpersynthese unter dem Namen **„Repertoire-Klonierung"** (repertoire cloning) nach Huse und Mitarbeitern seit 1989 bekannt. Diese Methode benötigt keine Zellfusion wie die Hybridomtechnik, sondern macht sich 2 Beobachtungen aus der Molekulargenetik zu Nutze:

- Antikörper-Fab-Fragmente werden von *Escherichia coli* exprimiert und sezerniert, wenn die Immunglobulingene mit einer Signalsequenz (sog. *pel*B) gekoppelt sind.
- Die Polymerasekettenreaktion (PCR) kann zur gezielten Amplifikation bestimmter Immunglobulingene aus dem gesamten cDNA-Pool der B-Lymphocyten genutzt werden, wenn geeignete Primer zur Verfügung stehen.

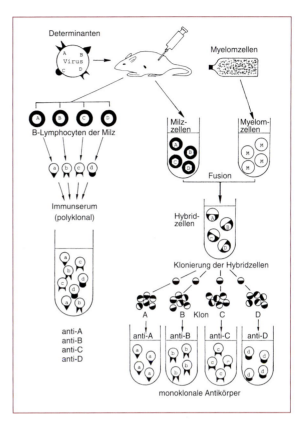

**Abb. 2.31** Die wesentlichen Schritte bei der Gewinnung monoklonaler Antikörper.

Der molekulargenetische Weg zur Antikörpersynthese erweitert den Zugriff auf V-Gene von Hybridomzellen (wie bisher üblich), instabilen Hybridomfusionen (z. B. Heterohybridome Mensch/Maus) aber auch von einzelnen B-Lymphocyten. Die Expression von Antikörpermolekülen durch Phagen hat sich als überlegene Technik erwiesen. Die Effizienz der Phagenantikörper-Expressionstechnologie wurde in den letzten Jahren laufend verbessert und mittlerweile sind Phagenexpressionssysteme auch kommerziell erhältlich.

Obwohl die Zahl der B-Lymphocyten, die Antikörper gegen ein bestimmtes Antigen produzieren, in einem nicht immunisierten Individuum extrem gering ist (natürliches Repertoire), ist es dennoch günstig Antikörper von naiven Individuen zu klonieren. Der Verzicht auf eine Immunisierung vor der Antikörpergewinnung hat 2 bedeutende Vorteile:

- Die Antikörper können direkt von der Spezies gewonnen werden, die auch für die Anwendung monoklonaler Antikörper vorgesehen ist.
- Es können Antikörper gegen Antigene gewonnen werden, die aus ethischen Gründen nicht zur Immunisierung (beim Menschen) eingesetzt werden können (z. B. stark toxische od. infektiöse Substanzen) und eine Immuntoleranz gegen hoch konservierte, körpereigene Proteine (z. B. das Prionprotein) kann umgangen werden.

Für die Tiermedizin ist zur Prophylaxe und evtl. Therapie bestimmter Infektionskrankheiten eine Anwendung mAk erfolgversprechend, z. B. zum passiven Schutz von Schleimhäuten bei Neugeborenen. Für die Tiermedizin interessant ist ferner die Möglichkeit der Antikörperproduktion in transgenen Mäusen, die Immunglobulingene (V, D, J) von Nutztieren stabil beherbergen. Die Immunisierung solcher Tiere kann die Gewinnung von Antikörpern der gewünschten Tierart und Spezifität ermöglichen.

### 2.9.5 Direkter Virusnachweis

#### 2.9.5.1 Allgemeines

Die älteste und lange Zeit gebräuchlichste Methode, Virus aus einer Untersuchungsprobe nachzuweisen, war seine Anzüchtung und Vermehrung in einem System empfänglicher Zellen, die **Virusisolierung** (Abschnitt 2.9.2). In solchen Systemen (Zellkulturen, Bruteier, evtl. auch Versuchstiere) lassen sich aus Sekreten, Exkreten oder Gewebeproben meist sogar einzelne Viren über die Züchtung nachweisen. Die Virusisolierung benötigt allerdings Zeit (Tage bis Wochen), das isolierte Virus muss anschließend in zusätzlichen Schritten identifiziert werden (elektronenoptisch, serologische Teste; vgl. unten), allerdings ist damit die Präsenz eines infektiösen Virus im Probenmaterial (Patienten) bewiesen.

In Verbindung mit der Vermehrung eines noch nicht genau bekannten Virus lassen sich bereits biochemische Eigenschaften ermitteln, die seine Bestimmung beschleunigen. Im **Chloroform (Ether-)Resistenztest** können behüllte von unbehüllten Virusarten unterschieden werden. Wird eine Probe oder ein über die Kultur isoliertes Virus mit den vorgenannten Lipidlösungsmitteln behandelt und lässt es sich anschließend – im Gegensatz zu einer nicht behandelten Kontrollprobe – nicht mehr züchten, hat es seine Infektiosität durch die Behandlung verloren, weil seine lipidhaltige, empfindliche äußere Hülle zerstört wurde. Unbehüllte Viren dagegen sind chloroform-(ether-)stabil. Dieser Test ist dann sehr hilfreich, wenn z. B. bei einer bestimmten Erkrankung nur 2 Virusarten, ein behülltes oder ein unbehülltes, als Verursacher differenzialdiagnostisch infrage kommen (z. B. Maul- und Klauenseuchevirus oder bovines Herpesvirus).

Direkt aus einem geeigneten Untersuchungsmaterial können Viren, z. T. ohne sie anzüchten zu müssen, auch mittels Elektronenmikroskopie, anhand biologischer Merkmale und insbesondere auch durch einen Virusantigennachweis in serologischen Testen nachgewiesen werden (vgl. unten).

#### 2.9.5.2 Elektronenmikroskopie

Eine sehr schnelle direkte Nachweismöglichkeit ist die Darstellung eines aus Proben gewonnenen und suspendierten Virus im Transmissionselektronenmikroskop. Diese Untersuchung ist allerdings nur dann sinnvoll, wenn eine Probe mit Virus in relativ reiner und konzentrierter Form vorliegt (mindestens je nach Virusgröße mit $10^4$–$10^6$ Viruspartikel pro ml), wie es z. B. bei Pocken- oder Herpeseffloreszenzen und in Kotproben von frischen viralen Diarrhoen fast immer der Fall ist. Aus der Probe wird das freie Virus direkt, z. B. aus einem Bläscheninhalt, auf ein Objektträgernetz aufgenommen, im Negativverfahren (negative staining) z. B. mit Phosphorwolframsäure kontrastiert und im Elektronenmikroskop gesucht. Die Untersuchung geht rasch und dauert allenfalls wenige Stunden. Identifizierte Viruspartikel sind charakteristisch für eine Virusfamilie, z. B. Herpesviridae, nur in wenigen Fällen auch für das Genus aber nie für die Virusart. Die Konzentration von Viruspartikeln auf einem Trägernetz lässt sich mithilfe von Kleinzentrifugen (Airfuge) verbessern, in denen in kleinen Röhrchen (0,2 ml) Virus bei höheren Drehzahlen direkt auf das Trägernetz sedimentiert wird. Der Schwierigkeit, einzeln dargestellte sehr kleine Viren als solche zu erkennen, wird mit der **Immunelektronenmikroskopie** begegnet. Der Probe wird das spezifische Immunglobulin zugesetzt, das die Partikel zu Gruppen verbindet, die dann leichter erkannt werden können.

Erst die Möglichkeit der Darstellung spezifischer Virusproteine mithilfe Goldpartikel-markierter Antikörper (in der Regel mAk) hat für die Diagnostik und Forschung eine enorme Aufwertung der Spezifität der Elektronenmikroskopie mit sich gebracht. In **Abb. 2.32** ist eine spezifische Darstellung des G-Proteins von Stomatitis vesicularis-Virus (Rhabdoviridae) mithilfe der **Immunogoldmarkierung** gezeigt.

Die Darstellung intrazellulärer Viruspartikel mithilfe der Ultrahistologie an Ultradünnschnitten von virusinfizierten Gewebeproben wird in der Routinediagnose kaum angewandt. Abgesehen vom hohen Präparations- und

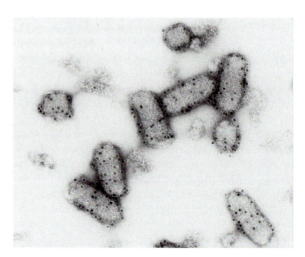

**Abb. 2.32** Elektronenmikroskopische Aufnahme eines Rhabdovirus (VSV), markiert mit einem monoklonalen Antikörper gerichtet gegen das G-Protein des Virus und mit einem Anti-Maus-Antikörper gekoppelt mit kolloidalem Gold, um diese Bindung sichtbar zu machen. Die Viruspartikel wurden negativ gefärbt mit Uranylacetat. Die elektronenmikroskopische Vergrößerung beträgt 50.000; Präparation und Aufnahme Dr. F. Weiland, BFAV Tübingen.

Zeitaufwand ist die Extraktion von Viren aus dem Gewebe und die Darstellung als freie Viren wesentlich aussichtsreicher. Für die elektronenmikroskopische Diagnose von Viren ist praktische Erfahrung unabdingbar. Viruspartikel müssen aufgrund ihrer Morphologie sicher erkannt und von Begleitproteinen, Zelltrümmern, bei Kotproben z. T. auch von Phagen, sicher differenziert werden.

Nur bei einem positiven Befund ist die Diagnose verwertbar; wurden keine Viruspartikel identifiziert, kann ihre Anzahl auf dem Träger bzw. ihre Konzentration in der Probe zu gering gewesen sein. Auch die Möglichkeit der zufälligen Darstellung „falscher", d. h. kontaminierender Viren, z. B. aus Zellkulturen, in denen ein Virus isoliert wurde, muss ausgeschlossen werden.

### 2.9.5.3 Hämagglutination

Eine diagnostisch verwertbare Eigenschaft mancher Viren ist ihre Fähigkeit, Erythrocyten bestimmter Art zu agglutinieren, die Hämagglutination. An einem in vitro isolierten Virus, selten direkt mit dem Untersuchungsmaterial, ist eine grobe Bestimmung mit diesem Test möglich. In der Reaktion werden Verdünnungsstufen einer Virusprobe angesetzt und dann Erythrocyten in Konzentrationen von 0,5–2 % zugegeben. Bis zu einer bestimmten Mindestkonzentration von Virus oder hämagglutinierendem Virusantigen werden die Erythrocyten agglutiniert (**Abb. 2.33**). Die Hämagglutination durch ein Virus wird daneben als Indikator im Hämagglutinationshemmungstest, einer serologischen Reaktion, genutzt (s. 2.9.6). In diesem Test kann ein isoliertes, als hämagglutinierend diagnostiziertes Virus anschließend mit einem spezifischen Immunserum (hämagglutinationshemmende Antikörper) genauer identifiziert werden.

An Zellen einer Kultur, die mit einem hämagglutinierenden Virus infiziert sind und das Virus vermehren, lässt sich dies in geeigneten Fällen durch den Zusatz von entsprechenden Erythrocyten darstellen. In der sog. **Hämadsorption** werden die Erythrocyten an befallene Zellen bzw. Zelltrümmer gebunden, was mikroskopisch zu erkennen ist. Auch dieses Phänomen kann diagnostisch genutzt werden.

### 2.9.5.4 Einschlusskörperchen

In virusinfizierten Gewebeproben wie Gehirn und Hautschnitten, aber auch in infizierten Kulturzellen, lassen sich nach entsprechender Zellfärbung histologisch vielfach virusspezifische Einschlusskörperchen direkt darstellen (Abschnitt 2.6.1). Sie bilden eine grobe diagnostische Hilfe. Alle DNA-Viren, ausgenommen die Pocken- und Iridoviren, bilden Kerneinschlüsse, eine Reihe von RNA-Viren intracytoplasmatische, z. T. daneben auch kleine im Zellkern. Bei einer Reihe von Virusinfektionen, etwa der Tollwut (Negri-Körperchen) oder der Borna-Krankheit (Jost-Degen-Körperchen), haben die Einschlusskörperchen durch Färbbarkeit und Lokalisation eine diagnostisch verlässliche Charakteristik. Heute ist die Einschlusskörperchendiagnose jedoch fast überall durch den spezifischen Nachweis von zellständigem Virusantigen an Gefrierschnitten von Geweben (direkt an dem potenziell virusinfizierten Organ) mit farbstoffmarkierten Antikörpern (Abschnitt 2.9.6.3) abgelöst.

## 2.9.6 Nutzung von Antikörpern in der Virusdiagnostik

### 2.9.6.1 Allgemeines

In serologischen Reaktionen wird die spezifische Bindung zwischen einem Antigen – hier von Virus oder viralem Protein – und den im Organismus dagegen gebildeten Antikörpern, wie dies bei der Immunabwehr in vivo stattfindet, in vitro nachvollzogen und diagnostisch genutzt. Wegen der hohen Spezifität dieser Antigen-Antikörper-Bindung stellen diese Reaktionen wichtige und sehr zu-

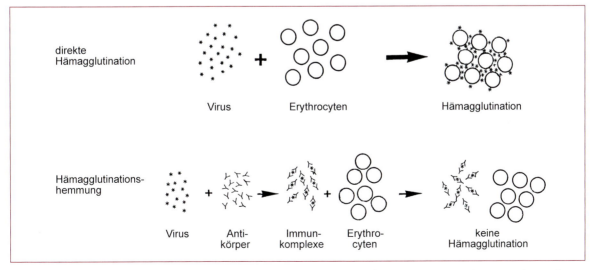

**Abb. 2.33** Schema der Hämagglutination durch Viren bzw. virale Hämagglutinine und Hemmung dieser Reaktion durch hämagglutinationshemmende Antikörper.

verlässige Teste in der Diagnose von Viruskrankheiten wie auch für die Identifikation von Infektionserregern und ihnen zugeordnete Antikörper dar.

An einer serologischen In-vitro-Reaktion sind stets 2 Partner maßgeblich beteiligt, das Antigen (Ag) und die Antikörper (Ak). Ein Reaktionspartner von beiden ist immer bekannt, der andere kann damit gesucht werden. Einerseits lässt sich also mit einem definierten Ak (Immunglobulin) ein Virusantigen suchen bzw. identifizieren, andererseits lassen sich z. B. in Serum mit einem definierten Virus(-antigen) dazu passende Antikörper nachweisen (Serologie).

Die Qualität und Bewertung serologischer Labortests ist heterogen, deshalb werden in der Diagnose die bewährten, zuverlässigen und empfindlichsten Reaktionen meist bevorzugt. In **Tab. 2.11** sind die Prinzipien der wichtigen, in der Virologie am häufigsten eingesetzten serologischen Nachweismethoden aufgeführt.

### 2.9.6.2 ELISA, RIA

Der ELISA (enzyme linked immunosorbent assay; enzymgebundener Immunadsorptionstest) dient in der Virologie derzeit als eine spezifische antikörpervermittelte Reaktion zum Nachweis und zur Identifizierung von Virus und Virusproteinen einerseits wie auch zum Nachweis und zur Quantifizierung von Antikörpern andererseits. Letzteres ist in der Massendiagnostik, die speziell zur Überwachung von Bekämpfungsprogrammen infektionsbedingter Tierseuchen nötig ist, wichtiger als Antigennachweisverfahren, weil diese nur im akuten Stadium der Infektionskrankheit oder bei persistierenden Infektionen ein positives Ergebnis liefern können. Der Nachweis abgelaufener Immunreaktionen, speziell der Antikörperpräsenz, ist noch lange Zeit nach einer Infektion (auch nach inapparentem Verlauf) oder einer Impfung als spezifische Information über den infrage kommenden Erreger zu werten. Der Zeitpunkt zur Beschaffung des Probenmaterials und die Proben selbst (überwiegend Serum oder Milch) sind unproblematisch, weil keine klinisch relevanten Kriterien oder sonstige, strikt in enger Relation zum Infektionszeitpunkt stehende Bedingungen an das Probenmaterial gestellt werden. Durch den zunehmenden Einsatz sog. „Markerimpfstoffe" (Abschnitt 2.7.2) sind zuverlässige ELISA zum Antikörpernachweis mit der Option zur sicheren Diskriminierung geimpfter Tiere von feldvirusinfiziertenTieren enorm wichtig geworden.

Der ELISA hat inzwischen andere, kompliziertere und weniger empfindliche Reaktionen auf vielen Gebieten verdrängt. Eine hohe Spezifität erreicht man durch den Einsatz gereinigter Antigene (beim Antikörpernachweis) und hoch affiner polyklonaler oder monoklonaler Antikörper (bzw. Kombinationen aus beiden). Die Bindung von Antigen (Ag) oder Antikörpern (Ak) an feste Träger (z. B. Polystyrolkunststoffplatten) führt zu Antigen-/Antikörperkomplexen (Ag/Ak) in einer Festphase, deren Ausbildung und Stabilität von der Affinität und Avidität der mAk bestimmt sind. Die Ag/Ak-Komplexe werden mithilfe einer 2. Antikörperreaktion, die weitere (eines

**Tab. 2.11** Die gebräuchlichsten serologischen Methoden in der Virologie.

| Methode | Reaktionsmechanismus | Indikatorsystem |
|---|---|---|
| Neutralisationsreaktion (SNT) | Blockierung der Infektiosität des Virus mit Ak (in vitro oder in vivo) | Effekte der Virusvermehrung in permissiven Systemen (Zellkulturen, Versuchstiere) |
| Immunofluoreszenz (IF)-Technik | **Ag-Nachweis:** Bindung bekannter fluoresceinmarkierter Ak an gesuchtes Ag in Zellen (Kulturzellen, Gewebe) | Fluoreszenz in Zellen bei Mikroskopie unter UV-Licht |
|  | **Ak-Nachweis:** Bindung gesuchter Ak an bekanntes Ag (in Zellen); dann Markierung mit fluoreszierenden Anti-Globulin-Ak |  |
| Immunperoxidase-Technik | **Ag-Nachweis** mit peroxidasegekoppelten Ak (sonst wie IF-Technik) | Färbung durch Enzymreaktion (Lichtmikroskopie) |
| Enzyme linked immunosorbent assay (ELISA) | **Ag-Nachweis:** 1. AK an Kunststoffträger (Mikrotestplatte) gebunden; 2. unbekanntes Ag; 3. enzymmarkierter Ak plus Substrat | Farbreaktion durch Enzym mit Substrat (chemisch); Ablesung mit Auge oder Photometer |
|  | **Ak-Nachweis:** 1. Ag an Träger gebunden; 2. unbekannter Ak; 3. enzymmarkierter Anti-Globulin-Ak plus Substrat |  |
| Hämagglutinationshemmungsreaktion (HAH) | Blockierung der viralen Hämagglutinine durch AK | Agglutination von Erythrocyten |
| Immunodiffusion, Präzipitation (Agargel) | Vernetzung zwischen Ag und Ak durch gegenläufige Diffusion | Banden- oder Hofbildung im Agargel |

Ag = Antigen (Virus); Ak = Antikörper (Immunglobulin)

oder mehrere) Epitope des Antigens oder der gesuchten Antikörper erkennt, nachgewiesen. Dazu müssen die Ag-spezifischen Nachweisantikörper entweder selbst mit einem Enzym (z. B. Meerrettichperoxidase) markiert sein, oder es wird über eine weitere Antikörperreaktion (sekundär), die gegen die Speziesspezifität (Anti-Spezies-Antikörper, z. B. Anti-Maus) der antigenerkennenden Antikörper gerichtet ist, die Enzymreaktion vermittelt. Der enzymvermittelte, spezifische Substratumsatz lässt über eine Farbreaktion den einfachen Nachweis (visuell oder photometrisch) positiver Reaktionen zu. Nach dem geschichteten Testaufbau und dem stufenweisen Ablauf verschiedener Antikörperreaktionen werden diese Tests auch „Sandwich-ELISA" genannt.

Eine spezielle ELISA-Form zum Antikörpernachweis ist der **Kompetitions-ELISA**. Diese Tests sind zum Antikörpernachweis gut geeignet, weil hier in einer Flüssigphasenreaktion in der Regel monoklonale Antikörper durch die Präsenz spezifischer Antikörper im Untersuchungsmaterial von ihrer Antigenbindungsstelle verdrängt werden (Kompetition). Bleibt die Kompetition aus, kommt es zur ungehinderten und hoch spezifischen Reaktion der mAk mit dem an einen Träger (Festphase) gebundenen Antigen, wofür keine hoch gereinigten Antigenpräparationen nötig sind. Die Speziesherkunft der Antikörper im Probenmaterial muss in diesen Testsystemen nicht durch den Einsatz von Anti-Spezies-Konjugaten berücksichtigt werden, was speziell für den Nachweis von Antikörpern (z. B. von Wildtieren) vorteilhaft ist, gegen die keine Reagenzien kommerziell verfügbar sind. Erstmals zum Nachweis von Antikörpern gegen das Bluetongue-Virus von Anderson entwickelt, sind Kompetitions-ELISA heute zum Antikörpernachweis gegen eine Vielzahl von Erregern im Einsatz. Besonders zur Massenserologie mit automatisierten Verfahren sind sie (z. B. für den Antikörpernachweis gegen Maul- und Klauenseuchevirus) bestens geeignet. Schematische Darstellungen zur Durchführung von ELISA zum Virus-(-antigen-)Nachweis (Antigenfänger-ELISA) bzw. zum Antikörpernachweis zeigen die **Abb. 2.34** und **2.35**.

Der **Radioimmuntest** (**RT**, **RIT**, **RIA**) ist dem ELISA im Prinzip sehr ähnlich. Er ermöglicht den Nachweis von radioaktiv markierten Antigenen (oder Antikörpern) in Pikogramm- oder Nanogrammkonzentrationen, ist also äußerst empfindlich. In der Virologie wird der RIT routinemäßig nur noch sehr selten genutzt, da ein Speziallabor und besondere Sicherheitsmaßnahmen (Radioaktivität) Voraussetzung sind, was den Aufwand erhöht und die Routinearbeit erschwert.

### 2.9.6.3 Immunfluoreszenz

Die Technik der Immunfluoreszenz (IF) ist in erster Linie darauf ausgerichtet, in infizierten Zellen Viren oder Virusproteine mit Antikörpern bekannter Spezifität nachzuweisen. Setzt man die Beseitigung störender Hintergrundreaktionen (an nicht infizierten Zellen) voraus, ist diese Methode wegen ihrer Spezifität diagnostisch außerordentlich wertvoll und vielseitig verwendbar. Damit lässt sich z. B. eine Tollwutinfektion eines erkrankten Tiers am Gehirnschnitt mit Sicherheit nachweisen. Wenn Zellen mit einem nicht cytopathogenen Virus (z. B. Pestiviren) infiziert sind, kann dies mittels IF sichtbar gemacht werden. Voraussetzung dafür ist eine bereits angelaufe-

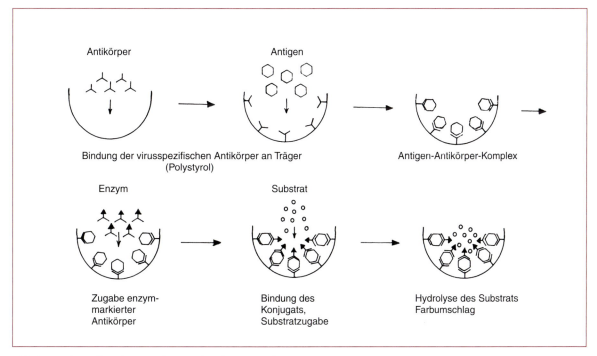

**Abb. 2.34** Schema über den Virus-(Antigen-)Nachweis mittels ELISA.

ne zelluläre Synthese von viralem Protein. Als Indikator wird wie beim ELISA ein bekanntes, gegen das zu suchende Virus gerichtetes Immunglobulin verwendet, das mit einem fluoreszierenden Farbstoff (z. B. Fluoresceinisothiocyanat) gekoppelt wurde (**Konjugat**). Überschichtet man damit acetonfixierte Zellen eines Gewebeschnitts oder einer Zellkultur, dann bindet der direkt fluoresceinmarkierte, virusspezifische Antikörper an das passende zellständige Virusantigen (**direkte IF**). Nicht gebundenes Konjugat wird anschließend abgespült und dann im Fluoreszenzmikroskop unter UV-Licht festgestellt, ob und wo Zellen oder Zellgruppen fluoreszieren, d. h. virusinfiziert sind (**Abb. 2.36** und **2.37**).

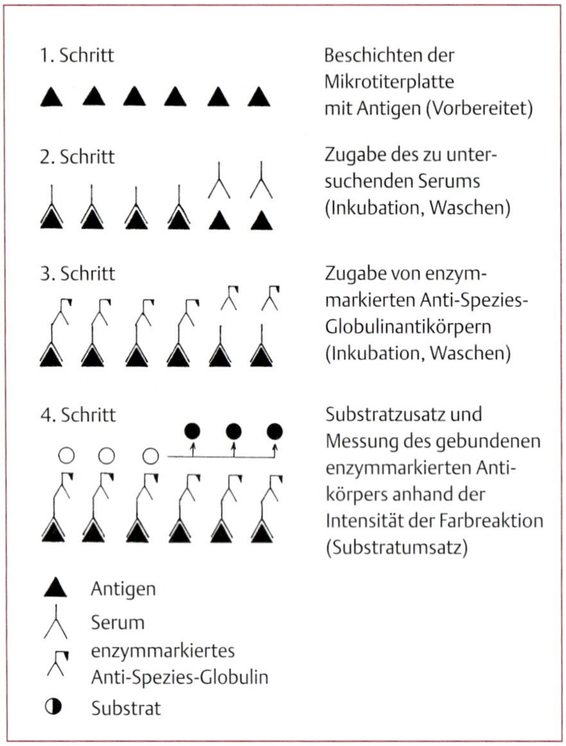

Einen erheblichen technischen Fortschritt zur Auswertung von immunfluoreszenzmarkierten, virusinfizierten Zellen hat die **Durchflusscytometrie** (FACS, fluorescence activated cell sorting) eingeleitet. Bei dieser Technik werden Einzelzellen in einem Flüssigkeitsstrahl fokussiert und an einem Laserstrahl vorbei geleitet. Durch die Lichtstreuung werden einerseits die morphologischen Parameter der Zelle (Größe, Granularität) erfasst, andererseits können zusätzliche, spezifische Lichtsignale, hervorgerufen durch die Fluoreszenzlichtemission z. B. als Nachweis von Virusantigen ausgewertet werden. Ideal ist der direkte Nachweis von virusinfizierten Zellen eines Patienten (ohne Virusisolierung über Zellkultur), z. B. persistent pestivirusinfizierter Tiere, weil im Gegensatz zur Fluoreszenzmikroskopie in der Durchflusscytometrie enorm viele Einzelzellen (>$10^4$) in sehr kurzer Zeit objektiv ausgewertet werden können. Es können bei Anwendung entsprechender Antikörper sowohl zellmembranständige virale Antigene, als auch nach Zellpermeabilisierung intracytoplasmatische und sogar intranucleäre virusspezifische Antigene nachgewiesen werden. Zur Klärung der speziellen Virus-Wirt-Interaktionen im Infektionsverlauf ist die gleichzeitige Erfassung der Charakteristik infizierter Zellen (CD-Marker, Abschnitt 2.9.8.2) durch Anwendung von Mehrfarbenfluoreszenztechniken auch klinisch bedeutsam.

Bei der **indirekten** IF-Technik (**Abb. 2.36**, unten) werden im 1. Schritt die zu untersuchenden Zellen mit nichtkonjugierten, virusspezifischen Antikörpern beschickt. Ob eine Bindung von Immunglobulinen stattfand, ist zunächst nicht sichtbar. Dies überprüft man anschließend in einem 2. Schritt durch eine Überschichtung mit einem Anti-Spezies-Globulin-Konjugat (z. B. Anti-Kanin-

**Abb. 2.35** Prinzip eines ELISA zum Antikörpernachweis (Antikörperfänger).

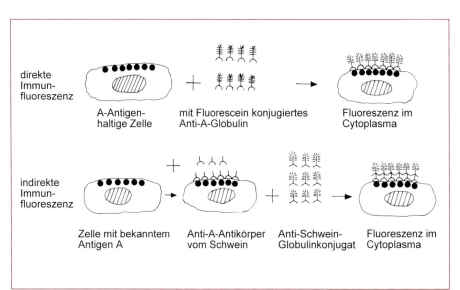

**Abb. 2.36** Schematische Darstellung des Nachweises von Virus und Virusantigen in infizierten Zellen mittels Immunfluoreszenz.

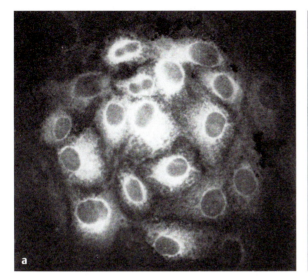
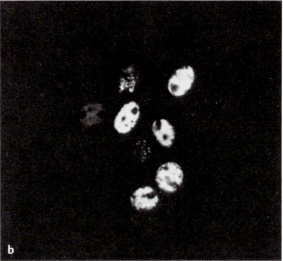
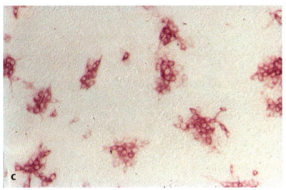

**Abb. 2.37a–c** Mikroskopische Aufnahmen von Immunfluoreszenz an virusinfizierten Kulturzellen nach Markierung mit fluoresceingekoppelten spezifischen Immunglobulinen (Konjugat).
**a** Mit Schweinepestvirus infizierte Zellen, Zellplaque mit Fluoreszenz nur im antigenhaltigen Cytoplasma.
**b** Spezifische Fluoreszenz im Zellkern von Bornavirus-infizierten Zellen.
**c** Mit klassischem Schweinepestvirus (nicht cytopathogen) infizierte Zellen, sichtbar gemacht durch Peroxidase-Test (PLA), Substratumsatz nur im Cytoplasma.

chen-Immunglobulinkonjugat). Wurden im 1. Schritt Immunglobuline an die infizierten Zellen gebunden, dann werden diese im letzten Schritt durch das Anti-Spezies-Konjugat markiert und lassen sich mikroskopisch erkennen (Sandwichtechnik).

Mit der IF-Technik können auch **Antikörper** nachgewiesen und identifiziert werden. Vorgefertigte, mit einem gewünschten Virus X infizierte und fixierte Zellen überschichtet man zuerst mit dem auf Antikörper (gegen X) zu untersuchenden Serum. Enthält dieses Anti-X-Antikörper, dann werden sie an die zellständigen Virusantigene gebunden. Mit einem danach eingesetzten Anti-Spezies-Konjugat wird dies markiert und sichtbar gemacht (indirekte IF). Wird Fluoreszenz festgestellt, verlief der Test positiv, das Serum enthielt die gesuchten Antikörper.

Weniger gebräuchlich zum Antikörpernachweis ist die **Immunfluoreszenzhemmung**. Hier werden wiederum vorgefertigte Zellpräparate mit dem zu untersuchenden Serum primär überschichtet. Ob eine Antikörperbindung stattfand, prüft man jedoch mit dem Anti-Virus-Konjugat nach (direkte IF). Wird dieses nicht an die antigenhaltigen Zellen gebunden, dann sind letztere bereits mit Antikörpern aus dem Untersuchungsserum blockiert worden. Die IF ist zwar negativ, der Test jedoch verlief dann positiv.

Ähnlich der IF-Technik wird die Markierung infizierter Zellen mithilfe der **Immunperoxidasetechnik** (Peroxidase Linked Assay, PLA) durchgeführt. Sie ist ebenfalls vornehmlich auf den Nachweis von Virusantigen(en) in der Zelle ausgerichtet. Verwendet wird hier ein bekannter mit (Meerrettich-) Peroxidase gekoppelter Antikörper (Immunglobulin). Fixierte Gewebeschnitte oder Kulturzellen werden mit diesem Konjugat beschickt und markiert. Die gekoppelte Peroxidase kann mit verschiedenen Reagenzien, bevorzugt mittels der Benzidinreaktion (blaue nach braune Farbreaktion), nachgewiesen werden. Die Präparate lassen sich hier in einem normalen Lichtmikroskop auswerten (**Abb. 2.37c**).

### 2.9.6.4 Western Blot – Immunoblot

Der Begriff „Western Blotting" wurde als Methode der Übertragung und Immobilisierung von Proteinen auf Trägermembranen in Anlehnung an die Bezeichnungen für den DNA-(Southern Blotting) und RNA-(Northern Blotting) Transfer geprägt. Die Natriumdodecylsulfat (Natriumlaurylsulfat, sodium dodecyl sulfate = SDS) Gelelektrophorese, abgekürzt SDS-PAGE (SDS-polyacrylamid gel electrophoresis) dient zur Charakterisierung komplexer Proteinmischungen und zur Abschätzung von Proteingrößen (relative Molmasse, $M_R$). Trotz der Beschreibung zahlreicher Varianten ist das diskontinuierliche SDS-PAGE-System nach Laemmli (1970) die beliebteste

Methode. Nach der gelelektrophoretischen Auftrennung können die Proteine (z. B. Erregerproteine) auf Nylonmembranen oder PVDF-(Polyvinylidenfluorid-)Membranen transferiert (blotting) und angefärbt werden. Es sind verschiedene Transfermethoden (Elektroblotting, Vakuumblotting, Tank-Blotting u. a.) praktikabel. Farbstoffe wie Coomassie Blau oder Ponceau ermöglichen eine Orientierung zur Kontrolle der Proteinauftrennung und der Transfereffizienz. Die genaue Lokalisierung und Größenzuordnung von Erregerproteinen erlauben spezifische Antikörper und am besten monoklonale Antikörper. Unterschiedliche Möglichkeiten zur Erhöhung der Sensitivität sind anwendbar, z. B. Streptavivin-/Biotin-Signalamplifikation, der Umsatz chemischer Energie in Lichtsignal (enhanced chemiluminescence, ECL) und anstelle enzymatischer Nachweisreaktionen können radioaktiv markierte Sekundärantikörper eingesetzt werden. Wenn gut bindende und möglichst viele verschiedene monoklonale Antikörper gegen einen Erreger verfügbar sind, ist die Feincharakterisierung der Proteinzusammensetzung des Erregers mithilfe des Western-Blot-Verfahrens (Immunoblot) möglich. Der Immunoblot wird wegen seiner hohen Spezifität in der mikrobiologischen Diagnostik (z. B. HIV-Diagnostik) häufig als bestätigende Methode z. B. flankierend zu ELISA-Ergebnissen eingesetzt. In der neuen, sehr schwierigen Diagnostik der unkonventionellen Erreger (Prionen) der transmissiblen Encephalopathien (TSE), wie Scrapie und bovine spongiforme Encephalopathie (BSE), ist der Western Blot mit Immundetektion pathogener Prionproteinmodifikationen momentan die einzige sichere Methode zur Bestätigung histologischer Befunde.

### 2.9.6.5 Neutralisationsreaktion

Die Kapazität von Antikörpern, die Infektiosität und Zellschädigung durch Mikroorganismen zu verhindern, wird als Neutralisation bezeichnet. In der virologischen Diagnostik ist der Neutralisationstest (NT) nach wie vor bedeutsam, weil für viele Virusinfektionen die Präsenz neutralisierender Antikörper in der Zirkulation mit Schutz gegen Erkrankung korreliert ist. Beispiele für die Korrelation spezifischer Serumantikörperspiegel mit dem Schutz vor Infektion und Erkrankung sind die Pestiviruserkrankungen beim Nutztier, wie die klassische Schweinepest, die bovine Virusdiarrhö/Mucosal-disease und die Border-disease der Schafe. Der Neutralisationstest basiert auf starker Antigen-Antikörper-Bindung (hohe Avidität der Antikörper) in Proteinbereichen, die für die Zellinfektion von Viren essenziell sind, es kann allerdings auch noch intrazellulär eine Virusneutralisation durch Antikörper ablaufen. Der Neutralisationstest kann mit allen Viren durchgeführt werden, für die permissive Zellkultursysteme vorhanden sind (**Abb. 2.38**). Monoklonale Antikörper sind sehr hilfreich zur Festlegung der Lokalisation und der Prüfung funktioneller Eigenschaften von Epitopen, die zur Haftung an Wirtszellen und zum Eindringen der Erreger nötig sind. Umgekehrt können mit mAk Rezeptoren der Wirtszellen identifiziert werden, die für die Infektion eine Rolle spielen. Dies eröffnet Perspektiven für neue Therapieansätze und für die Resistenzforschung.

Verwendet wird diese Reaktion in der Diagnostik mehrheitlich für die Identifizierung und Quantifizierung virusneutralisierender Antikörper in Serum und auch anderen Flüssigkeiten (Liquor, Milch u. a.). Wird der schädigende Effekt des Virus (cpE in Zellkulturen; Erkrankung oder Tod eines Tiers) durch das Serum bzw. darin enthaltene virusneutralisierende Antikörper verhindert, durch ein Kontrollgemisch mit antikörperfreiem Serum jedoch nicht, ist eine spezifische Neutralisierung nachgewiesen. Durch die Prüfung eines Serums in Verdünnungsstufen kann auch die Antikörpermenge in einem Serum (neutralisierender Antikörpertiter) ermittelt werden. In so einem „Serumneutralisationstest" (SNT) wird das bekannte Virus in standardisierter Dosis, in der Regel 100 infektiöse Einheiten (pro Volumeneinheit), eingesetzt.

Eine Version des Neutralisationstestes ist der **Plaquereduktionstest** (PRT). Die Reaktionen werden hier mittels der Plaquetechnik in empfänglichen Zellkulturen ausge-

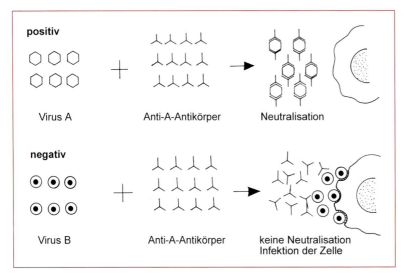

**Abb. 2.38** Schematische Darstellung der Virusneutralisation im Neutralisationstest (NT).

wertet. Eine konstante Menge an Virus, meist 30–100 plaquebildende Einheiten, ist dabei durch das auf Antikörper zu untersuchende Serum zu neutralisieren. Auch hier wird festgestellt, bis zu welcher Verdünnungsstufe das Serum die Plaqueentwicklung gegenüber einem Kontrollserum verhindert. Der PRT wird insbesondere bei Virusarten herangezogen, die sich erfahrungsgemäß auch bei ausreichender Antikörperkonzentration nicht restlos in ihrer Infektiosität neutralisieren lassen. Die Neutralisationsreaktion wird wegen ihrer hohen Spezifität auch zur Identifizierung eines isolierten Virus und sogar zur Differenzierung von Virusserotypen eingesetzt. Das nicht definierte Virus versucht man dann mit einem bekannten, typspezifischen Immunserum (oder mAk) zu neutralisieren und auf diesem Wege zu identifizieren. Auch zur Abklärung fraglicher ELISA-Ergebnisse wird häufig der Neutralisationstest herangezogen.

### 2.9.6.6 Hämagglutinationshemmungsreaktion

Viren mit hämagglutinierenden Eigenschaften (Abschnitt 2.9.5.3) oder Material, das virale hämagglutinierende Antigene enthält, agglutinieren Erythrocyten bestimmter Spezies. Setzt man dem hämagglutinierenden Antigen jedoch zuvor ein Serum zu, das virusspezifische, hämagglutinationshemmende Antikörper enthält, dann werden die Hämagglutinine gebunden. Anschließend zugesetzte Erythrocyten können nicht mehr agglutiniert werden, die Hämagglutination (HA) wurde gehemmt. Auf diesen Mechanismus ist die Hämagglutinationshemmungs-(HAH-)Reaktion aufgebaut (**Abb. 2.33**). Konnte z. B. ein Virus isoliert werden, das hämagglutiniert (etwa bei Influenzaverdacht), dann kann in der HAH-Reaktionen gegen verschiedene Influenzaimmunseren ermittelt werden, ob eines dieser Seren in der Lage ist, die Hämagglutination zu hemmen. Das isolierte Virus wird auf diese Weise identifiziert.

Weit häufiger wird die HAH-Reaktion dazu verwendet, im Rahmen diagnostischer oder epidemiologischer Untersuchungen mit einem bekannten definierten Hämagglutinationantigen, HAH-Antikörper in Seren von Menschen und Tieren nachzuweisen (Serodiagnose).

### 2.9.6.7 Komplementbindungsreaktion

Die Komplementbindungsreaktion (KBR) war früher in der gesamten Infektiologie gebräuchlich und wird auch zum Nachweis von Viren bzw. Virusantigen sowie von Antikörpern genutzt. Komplement ist bei dieser serologischen Reaktion der entscheidende Faktor. Es ist bei der KBR für die Bindung zwischen einem Antigen und dem dazu passenden Antikörper notwendig. Heute ist die KBR weitgehend durch ELISA ersetzt worden.

### 2.9.6.8 Immunpräzipitation, Immundiffusion

Die Präzipitationsreaktion stellt eine klassische serologische Reaktion dar. Sie wird als Immunodiffusion (ID) in halbfestem Medium durchgeführt. Ihre Empfindlichkeit aber liegt verhältnismäßig niedrig. Es gibt eine Reihe von Techniken für die Immunodiffusion, von denen nur 2 in der virologischen Diagnostik Bedeutung haben: die Doppeldiffusion im Agargel nach Ouchterlony und die radiale Diffusion nach Mancini. Für beide wurden verschiedene Makro- wie auch Mikromethoden entwickelt. Bei der **Doppeldiffusion** oder doppelten Immundiffusion (DID) diffundieren Antigen und Antikörper (Serum) in einem inerten halbflüssigem Medium von 2 getrennten Depots aus (Löcher im Agargel) gegeneinander in zweidimensionaler Form. Treffen Antigen und Antikörper zusammen und passen die Reaktionspartner zueinander, so entstehen im Äquivalenzbereich Immunpräzipitate. Die Größe dieser Komplexe verhindert ihre Diffusion im Gel, es kommt zur Ausbildung sichtbarer fester Präzipitationslinien (-banden). Sofern nicht ein extremer Antigen- oder Antikörperüberschuss vorhanden ist, spielen quantitative Faktoren bei der DID eine untergeordnete Rolle.

Die **radiale Immundiffusion** (RID) ist eine eindimensionale Diffusion. Die Antikörper (Serum) sind dabei in der Regel im Gelmedium gleichmäßig verteilt eingemischt, während das Antigen von einem Depot aus in das antikörperhaltige Gelmedium diffundiert. Bei positiver Antigen-Antikörper-Reaktion (Immunkomplexe) entsteht dann um das Antigendepot ein Präzipitationshof, der sich mit der Diffusion des Antigens ausbreitet und seine maximale Größe erreicht hat, sobald zwischen Antigen und Antikörper ein serologisches Äquivalent eingetreten ist. Der Präzipitationshof ist gut erkennbar.

### 2.9.6.9 Biosensoren

In den letzten Jahren wurden Biosensoren als sog. **Immunsensoren** entwickelt. Dabei handelt es sich um schnelle und empfindliche Testsysteme zur Messung der Bildung spezifischer Antigen-Antikörper-Komplexe. Am besten geeignet scheinen die Schwingquarze, die auf einer speziell behandelten Oberfläche (z. B. goldbedampft) mit antigenen Proteinen oder monoklonalen Antikörpern beschichtet sind. Als chemische Sensoren können sie in Flüssigkeiten, z. B. in Seren, als „Volumenschwinger" eingesetzt werden, deren Amplitude nach Anlegen einer Wechselspannung ein Maximum erreicht, wenn die elektrische Frequenz mit einer der mechanischen Eigenfrequenzen des Kristalls übereinstimmt. Wenn sich Antigen-Antikörper-Reaktionen auf der Oberfläche des Quarzkristalls ereignen, verändern sie seine Masse und damit seine Schwingfrequenz, was z. B. als positiver Antikörpernachweis messbar ist. Zum Nachweis von Antikörpern gegen das Afrikanische Schweinepestvirus wurde das Verfahren bereits erfolgreich experimentell erprobt. Neben dem Prinzip der geschilderten piezoelektrischen Immunsensoren sind Messtechniken nach dem Prinzip der potentiometrischen Elektroden in der Entwicklung (ähnlich pH-Messgeräten). In dieser Gruppe neuer Immunsensoren haben die **ionensensitiven Feldeffekttransistoren** (ISFET) die kürzeste Ansprechzeit (wenige Sekunden) und ermöglichen schnellste Messungen.

### 2.9.7 Molekularbiologische Nachweismethoden – Nachweis von Virusnucleinsäure

Molekularbiologische Virusnachweismethoden haben in letzter Zeit enorm an Bedeutung gewonnen, weil sie schnell und hoch sensitiv (PCR) sofort ein Ergebnis liefern, was bis hinab auf die Ebene der Virusspezies bzw. Virusisolate spezifische Identifizierung und Charakterisierung erlaubt. Außerdem weisen sie die vorhandene Erregervielfalt im Probenmaterial nach.

#### 2.9.7.1 Nucleinsäurehybridisierung, Restriktionsenzymanalyse

Unter Hybridisierung versteht man die Zusammenlagerung (Bindung) von einzelsträngiger DNA oder RNA. Grundlage dafür ist die Basenpaarbildung der zueinander komplementären Bausteine, also Adenin mit Thymidin (bzw. bei RNA Uracil) und Guanin mit Cytosin. Je mehr zueinander komplementäre Nucleinsäuresequenzabschnitte bei den beiden Reaktionspartnern auftreten, desto spezifischer ist deren Bindung. Bei der diagnostischen **Nucleinsäurehybridisierung** kann mit einem bekannten, gentechnisch gewonnenen viralen Nucleinsäurekurzabschnitt (**Gensonde**) in einer Untersuchungsprobe nach viraler DNA oder RNA gesucht und/oder diese identifiziert werden. Das Verfahren ist v. a. zum Nachweis der Nucleinsäure schwer zücht- und nachweisbarer Virusarten, bei sich nur sehr langsam vermehrenden Viren und bei latenten (okkulten) Viren sehr vorteilhaft. In der Flüssigphase oder nach der Immobilisierung der gesuchten, aus dem Untersuchungsmaterial zu gewinnenden und **extrahierten Virusnucleinsäure** wird mit einer bekannten, geeigneten und markierten DNA-Probe (Gensonde) inkubiert. Bestehen zwischen der DNA-Sonde und der extrahierten, z. B. an Membranfilter gebundenen viralen Nucleinsäure entsprechende Sequenzhomologien, so kommt es durch Hybridisierung zur Bindung der markierten Sonde an die filterfixierte einsträngige Nucleinsäure. Mittels audiographischer Verfahren (bei einer radioaktiv markierten Sonde) oder durch eine Enzymreaktion (bei nicht radioaktiv, mit Biotin oder Digoxigenin markierter Sonde) lassen sich solche Reaktionen sichtbar machen. Mit einer als **Slot-**(**dot blot**)**Hybridisierung** bezeichneten speziellen Technik zum Nucleinsäuretransfer aus größeren Mengen an Untersuchungsproben lässt sich Nucleinsäure auch in geringen Mengen (z. B. aus Warzengewebe) nachweisen.

Eine zweite Anwendungsmöglichkeit stellt die **In-situ-Hybridisierung** dar. Unter Erhalt der Zellmorphologie

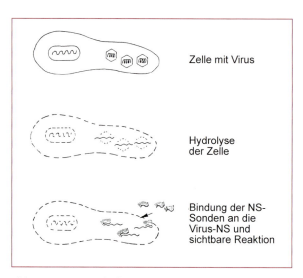

**Abb. 2.39** In-situ-Hybridisierung.

lässt sich virusspezifische Nucleinsäure in Zellabstrichen oder Dünnschnitten von Geweben nachweisen und dort im Zellkern oder Cytoplasma lokalisieren (**Abb. 2.39**).

Schließlich kann man die Hybridisierungstechnik mit der **Restriktionsenzymanalyse** (Southern-/Northernblot-Technik) kombinieren (**Southernblot-Hybridisierung**). In diesem Verfahren wird zuvor isolierte virale DNA durch Restriktionsenzyme an spezifischen Stellen „geschnitten" und elektrophoretisch aufgetrennt. Nach Übertragung dieser jeweils virusgenomspezifischen Bandenmuster auf Nitrocellulosefilter (DNA=Southern-Transfer; RNA=Northern-Transfer) lassen sich über die Hybridisierung unterschiedliche Virusisolate oder -stämme differenzieren und Aussagen über das Nucleinsäurefragmentmuster (DNA-Fingerprint, genetischer Fingerabdruck), sowie die Größe eines DNA- oder RNA-Abschnitts gewinnen. Dieses Verfahren besitzt eine hohe Empfindlichkeit und Spezifität.

#### 2.9.7.2 Polymerase chain reaction (PCR)

Ein großer Nachteil vieler oben beschriebenen Methoden zum Erregernachweis ist zum einen die Abhängigkeit von der Etablierung eines permissiven Zellkultursystems und der erfolgreichen Virusisolierung oder die mangelnde Sensitivität beim Nachweis der Erregerantigene. Letzteres bedingt, dass die nachzuweisenden Erreger in vitro in ausreichendem Maß vermehrt werden müssen. Durch die Etablierung der Polymerasekettenreaktion durch Mullis und Faloona Mitte der Achtzigerjahre war hier ein großer Fortschritt zu erreichen. Im Gegensatz zur kompletten Erregervermehrung handelt es sich bei der PCR um eine Amplifikation von genetischem Material. **Abb. 2.40** zeigt den Vergleich der klassischen Virusanzucht in Zellkultur mit einer PCR-Amplifikation. Hierbei wird mithilfe erregerspezifischer kurzer DNA-Fragmente, sog. „Primer" und einem thermostabilen Enzym (Thermus aquaticus, Taq-Polymerase) eine spezifische Amplifikation eines Fragments des Erregergenoms durchgeführt.

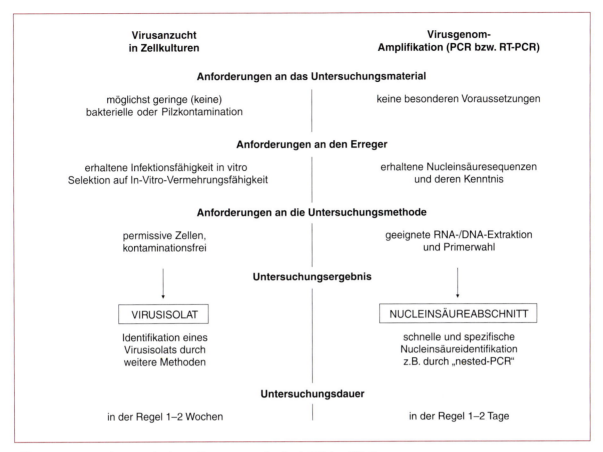

**Abb. 2.40** Virusanzucht im Vergleich zum Virusgenomnachweis mit PCR-Amplifikation.

Die DNA wird durch Erhitzen in Einzelstränge überführt, durch Zugabe der 4 Nucleotidtriphosphate und der spezifischen Oligonucleotide (Primer) in hohem molaren Überschuss können diese sich bei gleichzeitiger Abkühlung unter Bildung kurzer Doppelstrangregionen an die DNA-Stränge anlagern. Sie stellen nun der DNA-Polymerase ein 3'-H-Ende zur Verfügung, an welches das Enzym die komplementäre DNA-Sequenz ansynthetisiert. Die Erhitzungs- und Abkühlungsperioden und damit die Denaturierung bzw. Hybridisierung und Polymersiation können mithilfe sog. **Thermocycler** beliebig oft durchgeführt werden (in der Regel 30- bis 50-mal), sodass es zu einer **logarithmischen Amplifikation** neuer, virusspezifischer DNA-Doppelstränge kommt (**Abb. 2.41**). Besteht das Erregergenom wie bei vielen Viren aus RNA, muss zusätzlich eine reverse Transkription (**RT-PCR**) z. B. unter Verwendung eines PCR-Primers und des Enzyms reverse Transkriptase durchgeführt werden, um auch hier dann eine DNA-Matrize (cDNA) zur Verfügung zu haben. Eine Analyse erfolgt entweder mittels Gelelekrophorese oder neuerdings über einen **PCR-ELISA**. Eine Steigerung der Sensitivität kann entweder durch eine sog. „nested-PCR" oder durch eine spezifische Hybridisierung mit einer homologen radioaktiv oder nichtradioaktiv markierten DNA- oder RNA-Sonde erfolgen. Bei der „Nested-PCR" wird mit dem Produkt der ersten PCR eine 2. PCR durchgeführt, wobei 2 Oligonucleotide als Primer eingesetzt werden, die innerhalb der beiden ursprünglichen Primer liegen. Hierbei erfolgt durch nochmalige spezifische Amplifikation (Spezifitätsüberprüfung der 1. PCR) eine erhebliche Steigerung der Sensitivität. Die Analyse der Produkte erfolgt wie oben beschrieben. Eine Steigerung der Sensitivität der PCR-Analyse ist auch durch eine Hybridisierungsreaktion möglich. Hierbei wird nach Überführung des PCR-Produkts auf eine Membran mittels spezifischer, markierter Sonden ein empfindlicher Nachweis ermöglicht. Dieses kombinierte Vorgehen ist auch an infizierten Zellen anwendbar (**In-situ-PCR**), sodass man auch in Gefierschnitten geringste Mengen an Erregernucleinsäure detektieren kann.

**Echtzeit („real-time")-PCR:** Ein Problem der PCR war lange Zeit die exakte kinetisch, quantitative und vergleichende Amplifikationseffizienz sowie die retrospektive Bestimmung der Ausgangsmenge an Matrizen-DNA. Eine Lösung dieses Problems hat eine neue Generation von Thermocyclern zur Durchführung der sog. **„real-time" quantitativen PCR** gebracht. Durch Einbau von Reporterfarbstoffen und Kombination des Thermocyclers mit einem Fluorimeter kann die Akkumulation doppelsträngiger DNA im Verlauf der Zykluszahlen exakt gemessen werden. Aufwändige quantitative/kompetitive PCR-Pro-

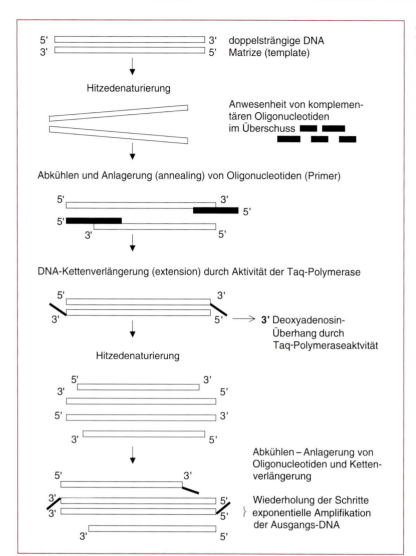

**Abb. 2.41** Schema der Polymerasekettenreaktion (polymerase chain reaction, PCR).

tokolle sind damit ersetzbar und speziell zur quantitativen Bestimmung kurzlebiger mRNA-Moleküle in der Immunologie (Cytokinnachweis) ist die „real-time"-PCR sehr vorteilhaft. Eine Reihe verschiedener Farbstoffmarkierungen erlauben es nach unterschiedlichen Prinzipien mit Fluoreszenzfarbstoffen markierte Sonden („probes") herzustellen, die nach Anregung Licht emittieren, wobei die Fluoreszenzintensität proportional zur Zunahme des PCR-Produkts (dsDNA) ansteigt. In **Abb. 2.42** sind die wichtigsten Sondenkonstruktionen zur Anwendung in der „real-time"-PCR schematisch dargestellt und erläutert.

Die Einführung der PCR in die Diagnostik erlaubt nun, sehr viel schneller und v. a. sehr viel empfindlicher, die Existenz eines Krankheitserregers nachzuweisen. V. a. in der Diagnostik viraler Infektionskrankheiten war die PCR ein Durchbruch, da sie zum Beispiel beim Vorliegen von HIV oder Hepatitis-C-Virus in der Frühphase der Infektion, wenn noch keine Antikörper gegen virale Antigene vorhanden sind, die Existenz der Viren nachweisen lässt. Auch im veterinärmedizinischen Bereich wird heute v. a. bei viralen Infektionen PCR-Diagnostik durchgeführt. Beispiele hierfür sind die Diagnostik bei Verdacht auf Maul- und Klauenseuche oder klassischer Schweinepest sowie der Nachweis von Viren im Sperma. Ein weiterer Vorteil der PCR-Diagnostik besteht darin, dass sehr schnell spezifische Ergebnisse vorliegen. Ferner ist es durch Bestimmung der Nucleinsäuresequenz der PCR-Produkte auch möglich, eine exakte Typisierung der verschiedenen Isolate basierend auf ihrer Sequenz durchzuführen, was wiederum im Falle der klassischen Schweinepest oder der Maul- und Klauenseuche für die Bekämpfung und Epidemiologie äußerst wichtig ist. Eine Kombination verschiedener Primer(-paare) erlaubt in speziellen, fein abgestimmten PCR-Protokollen die gleichzeitige Amplifikation von Nucleinsäureabschnitten verschiedener Erreger oder Erregerserotypen als sog. **Multiplex-PCR**. Ein Beispiel aus der Veterinärmedizin ist die Serotypisierung eines unbekannten Maul- und Klauenseuche-Virus-Serotyps (7 Serotypen) mit nur einem PCR-Ansatz. Daneben kann die PCR auch zur Detektion von viralen und bakteriellen Kontaminationen in verschieden biologischen

## 2.9 Laterdiagnose von Virusinfektionen

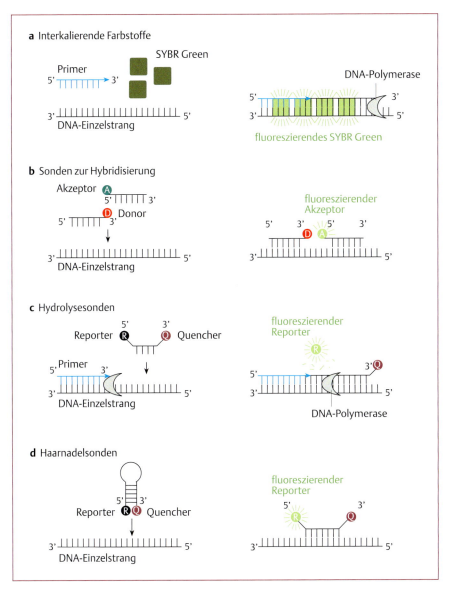

**Abb. 2.42a–g** Nachweischemie in der „real-time"-PCR.
**a**: Fluoreszenzemission durch dsDNA-bindende Farbstoffe, verschiedene Sondenkonstrukte (**b–e**) und markierte Primer (**f, g**).

**a** Mit akkumulierenden PCR-Produkten werden interkalierende Farbstoffe wie Ethidiumbromid oder SYBR Green vermehrt eingebaut und die Fluoreszenzintensität nimmt proportional zur entstehenden dsDNA zu.

**b** Sonden zur Hybridisierung können das Prinzip des Fluoreszenz-Resonanz-Energietransfers (FRET) nutzen. Dabei werden 2 Sonden konstruiert, die unmittelbar benachbart in 5'-Akzeptor-Endmarkierung orientiert zur 3'-Donor-Endmarkierung hybridisieren. Es handelt sich also um ein Zielsequenz-spezifisches Sondenpaar. Beim Einsatz von nur 3 Oligonucleotiden fungiert der stromaufwärts gerichtete Primer als Sonde, wogegen beim Einsatz von 4 Oligonucleotiden 2 Primer und 2 separate Sonden benutzt werden.

**c** Die Hydrolysesonden werden auch als TaqMan-Sonden bezeichnet. Dabei ist die sequenzspezifische Sonde zweifach markiert und zwar mit einem Reporterfarbstoff am 5'-Ende und einem Akzeptorfarbstoffmolekül (Quencher) am 3'-Ende. Sind beide Fluorophore (Reporter und Quencher) unmittelbar benachbart absorbiert der Quencher die Reporterfluoreszenz durch das FRET Phänomen. Bei erfolgreicher Hybridisierung der Sonde an die Zielsequenz wird die 5'-Exonukleaseaktivität der DNA-Polymerase während der Extensionsphase den Reporter vom Quencher abspalten und daraus resultiert die Fluoreszenzemission durch das nunmehr freie Reporterfluorophor. So genannte Bindungssonden mit kleinen Vertiefungen (minor groove binders, MGBs) können die Schmelztemperatur erhöhen und die Nutzung kürzerer Sonden ermöglichen was in der Regel die Hintergrundfluoreszenz herabsetzt.

**d** Als Haarnadelsonden (hairpin probes) werden Sonden bezeichnet, die an sequenzspezifische Regionen binden, welche durch eine Schleife (loop), d.h. gegenläufige Sequenzwiederholung, repräsentiert sind. Molecular beacons sind die einfachsten Haarnadelsonden wobei Reporter- und Quenchermolekül an jedem Ende der Sonde angeheftet sind, wodurch wiederum durch Kontakt über FRET die Fluoreszenzemission unterdrückt wird (Quencherfunktion). Sobald die Sonde hybridisiert, geht der enge Kontakt von Reporter zu Quencher verloren und die Reporterfluoreszenz kann ungestört (ohne Absorption) erfolgen.

▶

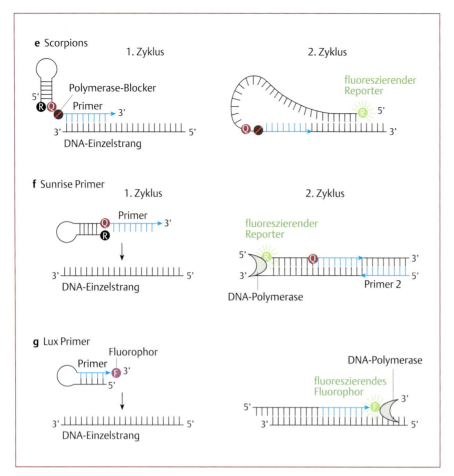

**Abb. 2.42e–g**

**e** Scorpions: Sog. Skorpionsonden vereinigen die Sondenfunktion mit dem stromaufwärts PCR-Primer. Sie bestehen aus einem Fluorophor gekoppelt an das 5'-Ende der Sonde, gefolgt von einer komplementären, sequenzspezifischen Schleifenstruktur (stem loop), dann einem Quencherfarbstoff und einem DNA-Polymeraseblocker (verhindert die DNA-Polymerase-Extension) welcher gefolgt wird vom 3'-PCR-Primer. Wenn an die Ziel-DNA gebunden werden kann (sequenzspezifische Hybridisierung) wird der Quencher vom Reporter entfernt und es resultiert erhöhte Fluoreszenzemission. Die PCR-Zyklen können bei hoher Temperatur gefahren werden, weil keine 5'-Nucleaseaktivität der DNA-Polymerase (nur bei geringer Temperatur aktiv) benötigt wird.

**f** Sunrise Primer wurden von der Fa. Oncor (USA) generiert. Sie sind den Skorpionsonden sehr ähnlich, indem sie sowohl den PCR-Primer als auch die Sondendetektion vereinen. Diese Sonden bestehen aus einer am 5'-Ende doppelmarkierten (Reporter- und Quencher-Fluorophore) Haarnadel, deren 3'-Ende als Primer fungiert. Ungebunden bleibt die Haarnadelstruktur intakt mit entsprechender Unterdrückung der Reporterfluoreszenz durch den Quencher (FRET-Prinzip). Bei spezifischer Hybridisierung und Einbau in ein neu gebildetes PCR-Produkt wird der Quencher weit genug vom Reporter entfernt gehalten, sodass proportional zum entstehenden PCR-Produkt die Fluoreszenzemission zunimmt.

**g** LUX Primer: Der Begriff steht für Light Upon Extension (Fa. Invitrogen, USA) und charakterisiert selbst unterdrückende (self quenched), mit einem einzelnen Fluorophor markierte Primer, die ähnlich dem Sunrise-Primer-System funktionieren. Anstatt einem Quenchermolekül wird hier die Sekundärstruktur des Primer-3'-Endes genutzt, um die Grundfluoreszenz auf minimale Werte zu unterdrücken. Durch die Entbehrlichkeit eines Quenchermoleküls sind diese Primer erheblich billiger. Nachdem dieses System nur 2 Oligonucleotide einsetzt, um die Spezifität zu garantieren, muss für den Ausschluss unspezifischer Amplifikationen und zum Beweis der Generierung des gewünschten PCR-Produkts die Spezifität über Agarose-Gelelektrophorese nachgewiesen werden.

Flüssigkeiten und Nährmedien verwendet werden. Aufgrund der extremen Empfindlichkeit der Methode muss allerdings stark darauf geachtet werden, dass vollkommen kontaminationsfrei gearbeitet wird, um keine falsch positiven Resultate zu erhalten.

Neue Entwicklungen zur Vereinfachung, Steigerung der Geschwindigkeit und Integration aller nötigen Schritte zur PCR-Durchführung inklusive der Ergebnisauswertung sind im Gange. Eine vielversprechende Technik ist die **Chip-PCR** (Amplifikation in Microchips, z. B. in 12 µl Volumen) kombiniert mit Glaskapillarelektrophorese mit der Möglichkeit des „real-time"-Monitoring.

### 2.9.7.3 NASBA (nucleic acid sequence based amplification)

Im Gegensatz zur PCR verläuft hier die Amplifikation von Nucleinsäure bei konstanter Temperatur von 41 °C. Die Methode wurde ursprünglich zum quantitativen Nachweis von RNA des humanem Immundefizienzvirus (HIV) entwickelt. Es werden auch hier Oligonucleotidprimer vewendet, die in der 5'-Region eine Erkennungssequenz für die RNA-Polymerase des Phagen T7 besitzen, wogegen die 3'-Region komplementär zu den Abschnitten der nachzuweisenden RNA sind. Bei der Umschreibung der RNA (reverse Transkriptase) in komplementäre DNA (cDNA) werden in diese T7-Promotorsequenzen eingebaut. Diese können nach Zugabe der T7-RNA-Polymerase transkribiert werden, womit von jedem DNA-Strang ca. 1.000 mRNA-Moleküle synthetisiert werden. Diese werden erneut in cDNA überführt und wieder transkribiert, damit wird mithilfe der T7-RNA-Polymerase in wenigen Zyklen eine ähnliche Amplifikation der Ausgangsnucleinsäure erzielt wie bei der PCR. Der Nachweis der erregerspezifischen cDNA-Stränge erfolgt mit den üblichen Methoden in Agarosegelen nach elektrophoretischer Auftrennung und DNA-Färbung (Ethidiumbromid, SYBR$^R$ Green) oder durch spezifische Hybridisierung in einem ELISA (Abschnitt 2.9.7.2).

### 2.9.8 Nutzung zellulärer Immunreaktionen in der Virusdiagnostik

Der Nachweis humoraler Immunreaktionen, d. h. der Antikörpernachweis steht in der Diagnostik deutlich im Vordergrund gegenüber der Analyse sog. zellulärer Reaktionen (T-Zellreaktivität). Die wesentlichen Gründe dafür sind, dass Antikörper hoch spezifisch reagieren, dass sie lange ohne Aktivitätsverlust in Körperflüssigkeiten (besonders im Serum) nachweisbar sind und dass sie leicht messbar sind. Demgegenüber sind zelluläre Immunreaktionen (T-Zellaktivität) meist kurzlebig, nur mit aufwändigen Testsystemen in vitro messbar, in ihrer Spezifität oft durch Hintergrundreaktionen beeinträchtigt, und ihre Messbarkeit ist limitiert durch hohe Anforderungen an die Probenbeschaffenheit. Eine Ausnahme macht der In-vivo-Nachweis der zellulären Überempfindlichkeitsreaktionen (delayed type hypersensitivity, DTH) in der Allergologie und der spezifischen T-Zellreaktionen vom verzögerten Typ (Tuberkulinreaktion) zum Infektions- oder Impfnachweis (Intrakutantest).

### 2.9.8.1 Intrakutantest

Wie bereits erwähnt werden zelluläre Immunreaktionen wie die antigenspezifischen T-Zell-vermittelten Reaktionen selten in der Routinediagnostik eingesetzt. Als etablierte Testsysteme zum Invitro-Nachweis antigenspezifischer T-Zellreaktionen gelten der Lymphocytenproliferationstest (CD4$^+$-Helfer-T-Lymphocyten) und die spezifische Cytotoxizität geprimter (CD8$^+$) T-Lymphocyten. Die bislang größte Bedeutung zum Nachweis spezifischer zellulärer Immunreaktionen hat beim Tier noch immer die Überempfindlichkeitsreaktion vom verzögerten Typ (delayed type hypersensitivity, DTH). Diese auch als „Tuberkulinreaktion" bezeichnete Hypersensibilität vom Typ IV tritt nur nach vorangegangenem Antigenkontakt (Infektion, Impfung) in Form einer lokalen Ansammlung (Chemotaxis) von CD4$^+$- und CD8$^+$-spezifischen T-Lymphocyten im Gewebe auf. Durch diese Reaktion ist eine T-Zellimmunität durch intradermale Injektion oder Skarifikation des fraglichen Antigens leicht in vivo prüfbar. In der Veterinärmedizin wurde die Tuberkulinreaktion erfolgreich zur Eradikation der Rindertuberkulose *(Mycobacterium bovis)* eingesetzt. Auch zum Nachweis zellulärer Reaktionen nach Virusinfektionen oder zur Prüfung von Impfreaktionen ist die DTH möglich, sofern durch den Erreger (z. B. Pockenviren, Herpesviren) eine starke T-Zellstimulation erfolgt.

### 2.9.8.2 Immunzellphänotyp-charakterisierung

Durch die massiven Auswirkungen mancher Virusinfektionen auf das Immunsystem (selektive Immunzelldepletion) hat man den diagnostischen Nutzen einer Analyse der Immunzellpopulationen im Verlaufe der Infektion bzw. der Viruskrankheit erkannt. Dies betrifft in erster Linie die Kontrolle des Infektionsverlaufs des humanen Immundefizienzvirus (HIV) und die davon ableitbaren Prognosen. Über Oberflächenmoleküle, die sog. **CD-Marker** (cluster of differentiation) sind die Populationen und Subpopulationen der Zellen des Immunsystems phänotypisch charakterisierbar. Man bedient sich dabei in erster Linie monoklonaler Antikörper zur Zellmembranmarkierung und definiert den CD-Phänotyp nach Immunfluoreszenzmarkierung (fluorochrommarkierte Anti-Spezies-Antikörper) in der Durchflusscytometrie (Abschnitt 2.9.6.3). Auch für die Veterinärmedizin sind mittlerweile eine Vielzahl CD-spezifischer monoklonaler Antikörper für alle Nutz- und Heimtiere erhältlich, die Antikörper werden regelmäßig in sog. „CD-Workshops" nach ihrer Spezifität und sonstigen Charakterstika neu klassifiziert. Die diagnostische Nutzung der CD-Phänotypisierung ist, wie oben erwähnt, momentan auf Extremsituationen beschränkt (z. B. T-Helferzelldepletion bei HIV oder die B-Lymphocytendepletion bei der Schweinepest). Künftig ist denkbar, dass neue Marker, z. B. Aktivierungsmarker von bestimmten Immunzellsubpopulationen, als Indikatoren für eine stattgefundene Virusinfektion genutzt werden können.

### 2.9.8.3 Nachweis von Cytokinreaktionen

In jüngster Zeit wird vermehrt die Cytokinauschüttung bei zellvermittelten Immunreaktionen zu diagnostischen Zwecken genutzt. Ein Beispiel dafür ist der Nachweis von Interferon gamma in der Paratuberkulosediagnostik beim Rind. Die Produktion und Sekretion von Interferon gamma nach erregerspezifischer in vitro Re-Stimulation entsprechend geprimter T-Lymphocyten eignen sich gut als Maß stattgefundener zellulärer Immunrekationen. Sie kann mithilfe des sog. **ELISPOT**-Tests oder durch intrazellulären Proteinnachweis in der Durchflusszytometrie gemessen werden. Durch Wahl geeigneter Substrate sind im ELISPOT auch Doppel- und Mehrfach-Cytokinnachweise in einer Zellpopulation (z. B. mononukleäre Leukocyten des peripheren Blutes, PBMC) möglich (**Abb. 2.43**). Für die Heim- und Nutztiere haben die beiden von Mensch und Maus bekannten T-Helferzell-Reaktionswege ($T_H1$ und $T_H2$) mit den dabei auftretenden, charakteristischen Cytokinsekretionsmustern noch keine allgemeine Gültigkeit und müssen in Verbindung mit den verschiedenen Erregern, Infektionsabläufen und Infektionskrankheiten noch festgelegt werden. Die kurzzeitige Präsenz cytokinspezifischer mRNA kann Aufschlüsse geben über Ablauf und Muster der Cytokinreaktion auf Kontakt mit Virus. Der sensitive Nachweis von Cytokin mRNA durch quantitative RT-PCR (z. B. kompetitive PCR oder „real-time"-PCR) ist zur Überprüfung und evtl. Festlegung charakteristischer Cytokinreaktionen kurz nach Viruserstinfektionen oder als Antwort auf Restimulation besonders bei Fehlen tierartspezifischer Cytokinreagenzien möglich.

Rekombinant hergestellte Cytokine sind überwiegend in der Humanmedizin im Einsatz (z. B. zur Tumorbekämpfung). In der Veterinärmedizin steht die therapeutische Nutzung rekombinant hergestellter Cytokine im Hintergrund, allerdings bestehen gute Chancen, dass Cytokine vermehrt in der Diagnostik und als Adjuvanzien eingesetzt werden.

## 2.9.9 Repräsentative Differenzanalyse
(RDA, representational differential analysis)

Zwei Technologien haben in jüngster Zeit die Möglichkeiten zur Charakterisierung des Gesamtzustands von Zellen, Geweben, Körperflüssigkeiten bis hin zu ganzen Organismen enorm bereichert. Sie wurden mit den Schlagwörtern **„Genomics"** und **„Proteomics"** versehen. Beide Technologien beinhalten die Strategie eines sog. **subtraktiven Ansatzes.** Das bedeutet, dass sowohl Unterschiede in vorhandenen Nucleinsäuresequenzen und der Genexpression (Genomics, z. B: mRNA-, cDNA-Analyse), als auch im Proteinmuster (Proteomics/Proteomanalyse) von Zellen (Geweben und komplexen Organismen) erfasst und nach Unterschieden zu Kontrollzellen (Geweben etc.) analysiert werden können. Dies ist wegen der erheblichen Mengen an Information in angemessener Zeit nur mithilfe der **Nanobiotechnologie** möglich, wozu verschiedene Verfahren der **Genchip-** und **Proteinchip-**Herstellung (**Microarrays**) entwickelt wurden. Damit können große Mengen an genetischer Information oder Proteinäquivalenten auf kleinstem Raum konzentriert und zur schnellen genauen Differenzierung, z. B. durch Hybridisierungsverfahren, verwendet werden. Die Auswertung und Beurteilung der enormen Informationsmengen er-

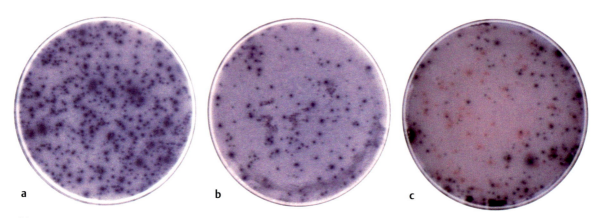

**Abb. 2.43a–c** ELISPOT: Sekretion von Interferon γ durch aktivierte mononucleäre Blutleukocyten.
**a, b** Individuelle Unterschiede in der Zahl Interferon-sezernierender Zellen werden auf Membranen sichtbar gemacht durch „Spots", die mithilfe Interferon γ-spezifischer Antikörper und enzymgekoppelten Detektionsantikörpern und Substrat nachgewiesen werden.
**c** Zwei- und Mehrfarbenspots sind bei entsprechender Verfügbarkeit von Antikörpern und geeigneter Substratwahl zum gleichzeitigen Nachweis der Sekretion verschiedener Cytokine möglich. Hier wurde die Sekretion von Interferon γ (rote Spots) und Interferon α (schwarze Spots) im Zweifarben-ELISPOT nachgewiesen.

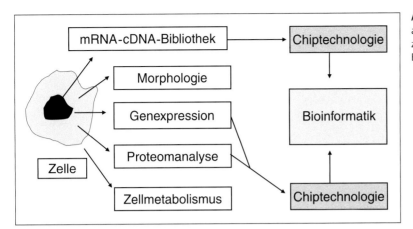

Abb. 2.44 Repräsentative Differenzanalyse (RDA) auf verschiedenen Ebenen zum Erhalt integrativer Information der Biologie komplexer Organismen.

fordert spezielle Computerprogramme und Spezialisten aus dem Bereich der Bioinformatik (**Abb. 2.44**). Durch die Anwendung der repräsentativen Unterschiedsanalyse (RDA) in einer Vielzahl medizinischer und mikrobiologischer Fragestellungen sind diagnostisch wertvolle Unterscheidungen zwischen gesund und krank, infiziert und nicht infiziert möglich. Die Anwendung weitergehender proteinchemischer Methoden (z. B. Aminosäuresequenzierung) erlaubt die Charakterisierung einzelner, z. B. aus einer Gelmatrix isolierter Proteine, wodurch eine Vielfalt neuer Informationen zu erwarten ist (z. B. die Feinanalyse der Vorgänge bei der Tumorentstehung).

**Weiterführende Literatur**

Ada, G.: Viral vaccines. In: *Nathanson* et al. (eds.): Viral Pathogenesis. Lippincott-Raven, Philadelphia (1997) 371–399

Babiuk, L. A., Lewis, P. J., van Drunen Little-van den Hurk, S., Tikoo, S., Liang, X.: Nucleic acid vaccines: veterinary applications. Curr Top Microbiol Immunol 226 (1998) 90–106

Bujarski, J. J.: Experimental systems of genetic recombination and defective RNA formation in RNA viruses. Seminars in Virology 7, 1996

Coen, D. M., R. F. Ramig: Viral genetics. In: Fields Virology, 3rd Ed. Lippincott-Raven Publishers, Philadelphia (1996) 113–151

Lipton, H. L., D. H. Gilden: Viral diseases of the nervous system: persistent infections. In: *Nathanson* et al. (eds.): Viral Pathogenesis. Lippicott-Raven Publishers, Philadelphia (1997) 855–869

Meurer, S., C. Wittwer, K. Nakagawara: Rapid Cycle Real-Time PCR. Springer, Heidelberg 2001

Mullis, K. B., F. A. Faloona: Specific synthesis of DNA in vitro via a polymerase catalysed chain reaction. Meth Enzym 155 (1987) 335–339

Prusiner, S. B., M. R. Scott, S. J. DeArmond, F. E. Cohen: Prion Protein Biology. Cell 93. (1998) 337–348

Rapley, R.: PCR Sequencing Protocols. Methods in Molecular Biology Vol. 65, Humana Press Totowa, New Jersey 1996

Trends Guide to Bioinformatics: Database searching, Sequence alignment, gene finding, Functional genomics, Protein classification, Phylogenies. TRENDS Supplement, Elsevier TRENDS Journals, Cambridge U. K. 1998

Wong, M. L., J. F. Medrano: Real-time PCR for mRNA quantification. BioTechniques 39 (2005) 1–11

**Internet-Adressen**
www.the-scientist.com
www.ncbi.nlm.nih.gov
www.embl-heidelberg.de
http://Pfam.wustl.edu/

# 3 Viruskrankheiten der Tiere

A. Mayr, O.-R. Kaaden †

## 3.1 Klassifikation und Nomenklatur veterinärmedizinisch wichtiger Viren

### 3.1.1 Allgemeines

Grundlagen für die Klassifikation von Viren sind entsprechend der Konvention des „International Committee on Taxonomy of Viruses" (Stand 1995/99) die folgenden Kriterien:

■ **Physiko-chemische und physikalische Eigenschaften:**
- Struktur und Funktion des viralen Genoms in Kilobasenpaaren (kpb) als DNA (einzel-ss oder doppelsträngig ds; linear oder zirkulär) oder RNA (einzel- oder doppelsträngig; positive, negative oder Ambisense-Polarität);
- Proteinstruktur
  - Strukturproteine (VP) in Kilodalton (kDa),
  - Nichtstruktur-, aber viruscodierte Proteine (NVP);
- molekulare Masse, Flotationsdichte, Sedimentationskoeffizient in Svedberg-Einheiten (S-Wert);
- pH-Stabilität;
- Stabilität gegenüber Detergenzien, Lösemitteln, Kationen und Bestrahlung;
- Vorhandensein oder Fehlen einer Virushüllmembran (behüllte oder unbehüllte Virionen);
- Morphologie des Virions bzw. Symmetrie des Virusinnenkörpers (helikal, ikosaedral, isometrisch oder stäbchenförmig).

■ **Biologische Eigenschaften:**
- natürliches Wirtsspektrum;
- Transmissionswege;
- geografische Verbreitung;
- weitere Kriterien biologischer Eigenschaften sind besondere Übertragungsmodi (Insekten als Virusüberträger: „arthropod-born"/Arbovirusinfektionen); Pathogenität und klinische Symptomatik, Gewebetropismus, Pathologie und Pathohistologie.

In jüngster Zeit werden zunehmend auch die antigenen und genetischen Verwandtschaften, die sich in der Nucleotid- und Aminosäuresequenzhomologien ausdrücken, sowie die Genomorganisation und Replikationsstrategien als Kriterien für die Virusklassifikation herangezogen. Aufgrund ständig neu gewonnener Daten ergibt sich, dass die Nomenklatur und Klassifikation viraler Krankheitserreger einer ständigen Veränderung unterliegt. Daher sind die zum Zeitpunkt der Drucklegung dieses Buches gültigen Bezeichnungen des ICTV unter Umständen schon geändert. Die Autoren sind sich dieser Tatsache bewusst und bitten daher die Leser um ihr Verständnis.

Generell sind behüllte Viren empfindlich gegenüber Lipidlösungsmitteln (Ether, Chloroform, Ethanol) und Detergenzien und weisen daher eine geringere Tenazität als unbehüllte Viren auf. Kühl- oder Frosttemperaturen wirken stabilisierend auf die Infektiosität von Viren, sodass die Tenazität unter solchen Bedingungen größer ist als bei normalen Umgebungstemperaturen (18–22 °C).

Eine ätiologische Therapie von virusbedingten Erkrankungen ist aufgrund zweier Faktoren problematischer als bei bakteriellen Infektionen. Zum einen sind Viren obligate Zellparasiten, und ihre Replikation ist daher abhängig von einem aktiven zellulären Metabolismus. Zum anderen ist die Krankheitsdauer viraler Erkrankungen im Allgemeinen kurz und ein Erregernachweis erfordert einen erheblichen zeitlichen Aufwand, sodass eine Chemotherapie zumeist den Höhepunkt der klinischen Symptome verfehlt. Bedingt erfolgreich ist aus diesen und anderen Gründen eine antivirale Therapie gegenwärtig daher nur bei einigen Herpes- (Ganciclovir, Brovavir) und RNA-Viruserkrankungen (Ribavirin, AZT, ddC, ddI) des Menschen. Die antivirale Chemotherapie findet daher in diesem Kapitel nur peripher eine Berücksichtigung.

Die in diesem Kapitel beschriebenen Angaben, insbesondere die über die physikalisch-chemischen Eigenschaften sowie die Organisation und Replikation des viralen Genoms bzw. der Proteine, beschränken sich auf die veterinärmedizinisch relevanten Daten. Details können in den genannten speziellen Publikationen (Literatur) nachgelesen werden.

## 3.1.2 DNA-Viren

### 3.1.2.1 Familie Poxviridae
(alt-engl. poc, Pocc: Pustel)

■ **Hauptcharakteristika**

Pockenviren (P.) sind die größten (220–450 nm) behüllten DNA-Viren, die eine pleomorphe, quaderförmige oder ovoide Form aufweisen. Das Genom ist eine ds DNA. Manche Vertreter des Genus Orthopoxvirus haben hämagglutinierende Eigenschaften. Pockenviren besitzen zumeist ein enges Wirtsspektrum, wobei sowohl Vertrebraten als auch Invertebraten infiziert werden können. Die Infektion erfolgt aerogen, durch Kontakt und teilweise mechanisch durch Insekten.

■ **Physikalisch-chemische Eigenschaften**

P. zeichnen sich im Allgemeinen durch eine hohe Tenazität, v. a. im getrockneten Zustand, aus. Zahlreiche Pockenviren sind etherresistent. Die Replikation erfolgt im Cytoplasma und es werden Einschlusskörperchen (Viroplasmas) gebildet, die bereits lichtmikroskopisch sichtbar sind. Die Sedimentationskonstante der P. liegt bei ca. 5.000 S.

■ **Morphologie**

Orthopockenviren sind 250–300 nm groß und weisen eine quaderförmige Morphologie auf. Sie sind etherresistent. Parapockenviren sind dagegen ovoid und 220–300 nm groß. Der Virusinnenkörper hat eine kreuzförmig-gedrehte Struktur.

■ **Strukturproteine**

P. besitzen eine komplexe Struktur und im Virion können mehr als 100 Strukturproteine nachgewiesen werden. Dazu gehören mehrere Enzyme, die der Transkription und Modifikation der Nucleinsäure sowie der viralen Proteine dienen.

■ **Vertreter**

Unterfamilie: Chordopoxvirinae
**Genus Orthopoxvirus:**
- Vacciniavirus
- Variolavirus
- Affenpockenvirus
- Büffelpockenvirus (Vacciniasubspezies)
- Kaninchenpockenvirus (Vacciniasubspezies)
- Kuhpockenvirus
- Kamelpockenvirus
- Mäusepocken-(Ektromelie-)virus
- Waschbärenpockenvirus
- Gerbilpocken-(Tatera-)virus
- Maulwurfpockenvirus

**Genus Parapoxvirus:**
- Orf-Virus (Ecthyma contagiosum)
- Stomatitis-papulosa-Virus
- Pseudokuhpockenvirus (Melkerknoten)
- Parapoxvirus des neuseeländischen Rothirsches

**Genus Avipoxvirus:**
- Pockenviren der Hühner, Kanarienvögel, Tauben, Psittaziden, Wachteln, Sperlinge, Puten, Finken und anderer Vögel

**Genus Capripoxvirus:**
- Schafpockenvirus
- Ziegenpockenvirus
- Lumpy-skin-disease-Virus

**Genus Leporipoxvirus:**
- Myxomatosevirus
- Kaninchen-(Shope-)fibromvirus
- Hasenfibromavirus
- Eichhörnchenfibromavirus

**Genus Suipoxvirus:**
- Schweinepockenvirus

Unterfamilie: Entomopoxvirinae
**Genus Entomopoxvirus A, B und C**
**(Pockenviren der Insekten)**

### 3.1.2.2 Familie Asfarviridae

■ **Hauptcharakteristika**

Die Asfarviren (A.) gehören zu einer neuen Virusfamilie, die bisher allein durch das Virus der Afrikanischen Schweinepest vertreten wird. Es handelt sich um behüllte Viren, deren Genom als ds DNA vorliegt. A. haben Ähnlichkeiten mit den Pockenviren und sie wurden früher der Familie Iridoviridae zugeordnet.

■ **Physikalisch-chemische Eigenschaften**

Das Virus der Afrikanischen Schweinepest (ASP) ist sensitiv gegenüber Ether und Chloroform. Es kann durch 30-minütiges Erhitzen auf 60 °C inaktiviert werden, ist jedoch bei Temperaturen von 4 °C bzw. 20 °C jahrelang überlebensfähig. Der S-Wert beträgt etwa 3.500.

■ **Morphologie**

Das Virus besteht aus einem Virusinnenkörper („Core") mit einem Durchmesser von 70–100 nm, umgeben von einem ikosaedralen Capsid, das von einer lipidhaltigen Hülle umschlossen wird. Der Durchmesser des kompletten Viruspartikels ist 170–190 nm.

■ **Strukturproteine**

Das Virion enthält mehr als 50 VP. Ein Teil davon sind Enzyme, die für die Virusreplikation benötigt werden. Darüber hinaus werden mehr als 100 NVP induziert.

■ **Vertreter**

**Genus Asfivirus:**
- Virus der Afrikanischen Schweinepest

### 3.1.2.3 Familie Herpesviridae

■ **Hauptcharakteristika**

Herpesviren (H.) sind 120–200 nm große, behüllte, oft pleomorphe, ds DNA-Viren. Die Virushüllenmembran umgibt einen Virusinnenkörper, der aus 162 Capsomeren besteht. Zwischen beiden morphologischen Komponenten befindet sich das virale Tegument, das aus mehreren Proteinen besteht, die in einer amorphen, teilweise asymmetrischen Schicht angeordnet sind. Bei der elektronenmikroskopischen Untersuchung stellen sich H. häufig als sog. „Spiegeleiformen" dar. Die Antigenität ist konserviert, sodass die Herpesvirusspezies meist nur mit einem Serotyp vorkommen. H. besitzen im Allgemeinen ein enges Wirtsspektrum. Die Infektion erfolgt aerogen, oral oder durch Kontakt über die Schleimhäute, auch venerisch. Einzelne H. besitzen onkogene Eigenschaften, wie z. B. das Virus der Marek-Krankheit oder des Lucké-Adenocarcinoms des Leopardfrosches *Rana pipiens*. Die H. werden entsprechend ihrem Zelltropismus und ihrer Genomorganisation in Unterfamilien eingeteilt.

H. induzieren nach Überstehen einer Erkrankung lebenslange latente oder persistierende Virusinfektionen.

### ■ Physikalisch-chemische Eigenschaften

H. sind aufgrund ihrer Virushüllenmembran relativ labil gegenüber Umwelteinflüssen, Detergenzien und Desinfektionsmitteln. Die Infektiosität der Viruspartikel ist zumeist zellassoziiert. Der S-Wert liegt bei 2.000–3.000.

### ■ Morphologie

H. besitzen eine doppelschichtige lipidhaltige Membran mit Oberflächenprojektionen. Die Virionen haben im Inneren ein Capsid, das sich als Ikosaeder darstellt.

### ■ Strukturproteine

Es können mehr als 40, davon mindestens 11 glykosilierte Strukturproteine (häufig Träger kritischer, neutralisationsrelevanter Epitope), nachgewiesen werden. Die Zahl der offenen Leseraster variiert zwischen 70 und 200, sodass von einer wesentlich größeren Zahl von VP und NVP ausgegangen werden muss. Neben den VP werden zahlreiche NVP in infizierten Zellen gebildet, die enzymatische Funktionen bei der Virusreplikation erfüllen. Die Replikation der H. erfolgt im Zellkern. Die genaue Gesamtzahl der Herpesvirus-codierten Proteine ist nicht bekannt.

H. tragen in ihrer Hüllmembran einen Fc-Rezeptur, der für die einzelnen Spezies unterschiedlich ist und der die Adsorption an die jeweiligen Zielzellen vermittelt.

### ■ Vertreter

Unterfamilien: Alphaherpesvirinae
**Genus Simplexvirus:**
- bovines Herpesvirus 2 (Herpesmammilitis; Allerton-Virus) BHV-2
- humanes Herpesvirus 1; HHV-1 und 2; HHV-2 (Herpes-simplex-Virus 1 und 2)
- Herpesvirus B (kercopithecines Herpesvirus 1); Herpes-simiae-Virus

**Genus Varicellovirus:**
- humanes Herpesvirus 3; HHV-3 (Varicella-zoster-Virus)
- porcines Herpesvirus 1 (infektiöses bovines Rhinotracheitisvirus) BHV-1
- equines Herpesvirus 1 (Stutenabortvirus), EHV-1
- equines Herpesvirus 3 (Koitalexanthem), EHV-3
- equines Herpesvirus 4 (Rhinopneumonitisvirus), EHV-4
- felines Herpesvirus 1, FHV-1
- canines Herpesvirus, CHV

**Genus „Marek's disease-like viruses":**
- gallines Herpesvirus 2 (Virus der Marek-Krankheit)

**Genus „infectious laryngotracheitis-like viruses":**
- gallines Herpesvirus 1

Unterfamilie Betaherpesvirinae
**Genus Cytomegalovirus:**
- humanes Herpesvirus 5 (humanes Cytomegalovirus), HHV-5

**Genus Muromegalovirus:**
- murines Herpesvirus 1 (murines Cytomegalovirus)

**Genus Roseolovirus:**
- humanes Herpesvirus 6, HHV-6
- caviides Herpesvirus 2 (Meerschweinchencytomegalovirus)
- cricetides Herpesvirus (Hamsterherpesvirus)
- equines Herpesvirus 2 (equines Cytomegalovirus)
- equines Herpesvirus 5
- equines Herpesvirus 7 (asines Herpesvirus 2)
- porcines Herpesvirus 2 (Schweinecytomegalovirus)

Unterfamilie Gammaherpesvirinae
**Genus Lymphocryptovirus:**
- humanes Herpesvirus 4 (Epstein-Barr-Virus)

**Genus Rhadinovirus:**
- atelines Herpesvirus 2

Daneben enthält die Familie Herpesviridae zahlreiche weitere Herpesviren von Säugern, Vögeln und Reptilien, deren (teilweise) Nucleotidsequenz bekannt, deren endgültige Klassifikation bislang aber noch nicht erfolgt ist.

## 3.1.2.4 Familie Adenoviridae
(adenos, griech.: Drüse)

### ■ Hauptcharakteristika

Adenoviren (A.) sind unbehüllte isometrische Viruspartikel. Sie kommen in zahlreichen Genera, Subgenera und Typen vor. Das Genom ist eine lineare ds DNA. Viele A. zeigen hämagglutinierende Eigenschaften. Einige A. transformieren Nager- bzw. andere Säugerzellen oder induzieren experimentell Tumoren in heterologen Spezies, insbesondere Nagern. Sie weisen zumeist ein enges Wirtsspektrum auf.

Ihre Übertragung erfolgt direkt via Se- und Exkrete. Es werden zwei Genera bei Säugern bzw. Geflügel beobachtet. Zumeist treten subklinische Infektionen auf und nur wenige A. sind obligat pathogen.

### ■ Physikalisch-chemische Eigenschaften

A. zeichnen sich durch ihre hohe Tenazität aus und sie sind resistent gegenüber Lipidlösungsmitteln. Sie bilden intranucleäre Einschlusskörperchen und häufig kristalline Strukturen.

### Morphologie
A. sind unbehüllt mit ikosaedraler Symmetrie. Auf ihrer Oberfläche tragen sie 240 Capsomeren (Hexons) sowie 12 weitere Pentamere (Pentons), die protruhierende, antennenförmige Oberflächenprojektionen (Fibern) tragen.

### Strukturproteine
Es werden mindestens 40 viruscodierte Proteine synthetisiert, wovon etwa 15 VP sind. Die Proteine der Fibern sind glykosiliert und sie sind verantwortlich für die Induktion neutralisierender Antikörper.

### Vertreter
**Genus Mastadenovirus:**
- Prototyp: humanes Adenovirus C
- canines Adenovirus 1 (CadV-1)
- canines Hepatitisvirus 2 CadV-2 (Hepatitis contagiosa canis)
- zahlreiche andere Serotypen bei Menschen, Rindern, Schweinen, Pferden, Schafen und Ziegen

**Genus Aviadenovirus:**
- Prototyp: Geflügeladenovirus A
- weitere Serotypen bei Gänsen, Puten, Fasanen und Enten

## 3.1.2.5 Familie Papillomaviridae

### Hauptcharakteristika
Bei den Papillomaviren (P.) handelt es sich um kleine, unbehüllte Viren. Das Genom ist eine zirkuläre ds DNA. Papillomaviren wurden früher zusammen mit der Familie Polyomaviridae als Genera der Familie Papovaviridae geführt (Papilloma, Polyoma, vacuolating agent: früherer Name SV40-Virus). Pathogen für Tiere oder Menschen sind nur Vertreter der Familie Papillomaviridae (Warzenviren). Die Übertragung erfolgt durch Kontakt (v. a. Blut), Luft oder bei den humanpathogenen Viren durch venerische Infektion (Cervikalcarcinom, Peniscarcinom). P. können (außer bovines Papillomvirus) nicht in Kulturzellen vermehrt werden.

P. verursachen zumeist inapparente Infektionen. Einige Spezies können in kleinen Versuchstieren Tumoren induzieren oder *in vitro* Zellen transformieren.

### Physikalisch-chemische Eigenschaften
P. weisen eine hohe Tenazität auf. Insbesondere sind sie resistent gegenüber Lipidlösungsmitteln, Säure- sowie Hitzebehandlung. Der S-Wert variiert zwischen 240 und 300.

### Morphologie
Die Partikel sind ikosaedral und haben einen Durchmesser von 40–50 nm. Auf der Virionoberfläche sind 72 Capsomeren zu erkennen.

### Strukturproteine
Es werden mindestens 5–10 VP gebildet. Einige Spezies besitzen hämagglutinierende Eigenschaften. Innerhalb der Genera sind gruppenspezifische Antigene nachweisbar.

### Vertreter
**Genus Papillomavirus (Warzenviren):**
- Prototyp: Kaninchen-(Shope-)papillomavirus
- andere Spezies bei Mensch (mindestens 70 humane Serotypen)
- Rind (6 Serotypen, verursacht das equine Sarkoid)
- Pferd, Kamel, Wildwiederkäuer, Hund, Schaf, Elefant und Geflügel

## 3.1.2.6 Familie Polyomaviridae

### Vertreter
**Genus Polyomavirus:**
- Polyomaviren bei Menschen, Rindern, Affen (SV-40-Virus, Nagern
- Wellensittichnestlingsvirus (budgerigar fledling disease virus) u. a.

## 3.1.2.7 Familie Circoviridae
(circo, lat.: zirkelförmig)

### Hauptcharakteristika
Circoviren (C.) sind kleine, unbehüllte Viruspartikel von ikosaedraler Struktur. Das virale Genom ist eine zirkuläre ss DNA mit kovalent geschlossenen Termini. Ihre Polarität ist ambisense oder positiv. Eine definierte Oberflächenstruktur ist nur bei dem Prototypvertreter, dem Kükenanämievirus (CAV) nachweisbar.

### Physikalisch-chemische Eigenschaften
Relevante Daten sind bisher nicht bekannt. C. besitzen eine hohe Tenazität, sie sind resistent gegen 30-minütiges Erhitzen bei 60 °C sowie bei pH-Werten zwischen 3 bis 9.

### Morphologie
Der Durchmesser der Virionen liegt zwischen 17–22 nm.

### Strukturproteine
Die kompletten Viruspartikel enthalten 1–3 VP.

### Vertreter
- Kükenanämievirus (CAV)
- porcines Circovirus (PCV) 1 und 2
- Virus der Schnabel- und Federkrankheit, beakand-feather-disease-virus (BFDV)

### 3.1.2.8 Familie Parvoviridae
(parvo, lat.: klein; denso, lat.: dicht, kompakt)

■ **Hauptcharakteristika**

Parvoviren (P.) sind kleine, unbehüllte DNA-Viren. Aufgrund ihrer geringen Codierungskapazität sind P. bei ihrer Replikation von einer aktiven, zellulären DNA-Replikation (S-Phase) sowie der Bereitstellung zellulärer Differenzierungsfaktoren abhängig. Die Vertreter des Genus *Dependovirus* benötigen zudem Helferviren, wie z. B. Adeno- oder Herpesviren, für ihre Replikation. Die tier- oder menschenpathogenen P. sind Vertreter des Genus *Parvovirus* (autonome Parvoviren).

P. treten sowohl bei Vertebraten als auch bei Insekten auf. Manche P. verfügen über hämagglutinierende Eigenschaften.

■ **Physikalisch-chemische Eigenschaften**

P. zeichnen sich durch eine außergewöhnlich hohe Resistenz gegenüber pH-Bedingungen (pH 3–9), Lipidlösungsmitteln sowie Hitzebehandlung aus. So überstehen P. z. B. eine Behandlung bei 80 °C für 10 min. Der S-Wert liegt zwischen 110 bis 220.

■ **Morphologie**

P. sind unbehüllte isometrische Partikel mit einem Durchmesser von 18–22 nm. Die Symmetrieform des Virions ist ikosaedral.

■ **Strukturproteine**

P. besitzen 2–3 VP sowie mindestens 2 NVP, die in Extrakten infizierter Zellen nachweisbar sind. Die Virionen werden von 60 Kopien von VP 2 oder VP 3 gebildet.

■ **Vertreter**

Subfamilie: Parvovirinae
**Genus Parvovirus:**
- Prototyp: minute virus of mice (MVM)
- feline Parvoviren mit folgenden Wirtsvarianten:
  felines Panleukopenievirus (FPV)
  Nerzenteritisvirus (MEV)
  canines Parvovirus, Typ 2 (CPV)
- Waschbärenparvovirus
- bovines Parvovirus
- porcines Parvovirus (PPV)
- Aleutian-disease-Virus der Nerze (ADV)
- Gänseparvovirus
- Parvoviren bei Kaninchen, Ratten und Geflügel

**Genus Erythrovirus:**
- B19-Virus des Menschen (Ringelröteln des Menschen)

**Genus Dependovirus:**
- adenoassoziierte Viren (AAV) bei Geflügel, Rindern, Hunden, Pferden und Schafen
  Subfamilie Densovirinae

**Genus Densovirus (Parvoviren der Insekten)**

### 3.1.2.9 Familie Hepadnaviridae
(hepar, griech. „Leber"; DNA)

■ **Hauptcharakteristika**

Hepadnaviren (H.) sind sphärische, seltener pleomorphe Viruspartikel mit deutlichen Oberflächenprojektionen. Das Genom ist eine zirkuläre (nicht kovalent geschlossene) DNA, die teilweise ds oder aber ss ist. H. sind die Erreger infektiöser Hepatitiden, Leberzirrhosen, hepatozellulärer Carcinome oder Immunkomplexerkrankungen bei Menschen und Tieren.

Prototypvertreter ist das Hepatitis-B-Virus (HBV) des Menschen.

■ **Physikalisch-chemische Eigenschaften**

H. werden im sauren pH-Bereich schnell inaktiviert. Sie haben jedoch eine hohe Tenazität bei 30 °C (Überlebenszeit mehrere Monate) und im neutralen Bereich. Der S-Wert liegt bei etwa 280.

■ **Vertreter**

**Genus Orthohepadnavirus**
**Genus Avihepadnavirus**

## 3.1.3 RNA-Viren

### 3.1.3.1 Familie Reoviridae
(Acronym: respiratory enteric orphan)

■ **Hauptcharakteristika**

Reoviren (R.) sind ikosaedrale, unbehüllte Viruspartikel. Ihr Genom ist eine lineare ds RNA, die bei einigen Genera segmentiert ist. R. können bei einer Vielzahl von Säugern, Fischen, Insekten und Pflanzen nachgewiesen werden. Neben der mechanischen oder Kontaktübertragung ist für viele R. die Transmission durch Gnitzen, Stechmücken und Zecken („arthropod born infection") typisch.

Viele R. existieren in zahlreichen Serotypen, die durch „genetic reassortment" entstehen.

■ **Physikalisch-chemische Eigenschaften**

R. sind relativ resistente Viren, die eine moderate Tenazität in der Außenwelt besitzen. So wird ihre Infektiosität erst bei pH-Werten < 3 signifikant reduziert. Der S-Wert beträgt etwa 650.

■ **Morphologie**

R. sind unbehüllt, sie lassen aber eine zweischichtige Proteinhülle erkennen. Ihr Durchmesser beträgt 60–80 nm. Auf der äußeren Virushülle sind 32 Capsomeren erkennbar.

■ **Strukturproteine**

R. codieren für 6–10 VP. Als Besonderheit soll hervorgehoben werden, dass einige dieser Proteine glykosiliert bzw. myristiliert sind. Ferner sind eine RNA-abhängige RNA-Polymerase sowie assoziierte Enzyme Bestandteil der Virionen. Die Enzyme sind während der Virusreplikation an der Synthese und Modifikation einer mRNA beteiligt. Eine genetische Rekombination als „genetic reassortment" (intra- oder intertypisch) ist ein häufiges Ereignis bei der Virusreplikation. R. besitzen typ- und gruppenspezifische Antigene.

■ Vertreter

**Genus Orthoreovirus:**
- Prototyp: Reovirus Typ 3
- Säugerreoviren der Serotypen 1, 2 und 3 (bei Menschen, Hunden, Rindern, Pferden und Affen)
- aviäre Reoviren mit zahlreichen Serotypen.

**Genus Orbivirus:**
(Überträger: Culicoides, Phlebotomus, Moskitos)
- Prototyp: Blauzungenvirus 1 (Blue tongue) mit mindestens 24 Serotypen
- afrikanisches Pferdesterbevirus mit 10 Serotypen
- epizootisch hämorrhagischen Krankheit mit 10 Serotypen
- Ibaraki-Virus
- equines Encephalosisvirus

**Genus Rotavirus:**
- Prototyp: Affenrotavirus SA 11
- Rotaviren der Gruppen A – F bei Menschen, Rindern, Schweinen, Hunden, Pferden, Katzen, Geflügel u. a.
- porcines Rotavirus, Gruppen C und E
- aviäres Rotavirus, Gruppen D und F

**Genus Coltivirus:**
(Überträger: Oxididae-Zecken)
- Prototyp: Colorado-tick-Fiebervirus

**Genus Aquareovirus:**
- Reoviren der Gruppe A und B bei Salmoniden, Karpen, Krabben u. a.

**Weitere Genera: Cypovirus** (R. der Insekten), **Phytoreovirus, Oryzavirus** und **Fijivirus** (alle 3 R. der Pflanzen).

### 3.1.3.2 Familie Birnaviridae

■ Hauptcharakteristika

Birnaviren (B.) sind unbehüllte ikosaedrale Viruspartikel, die 2 Segmente einer ds RNA enthalten. B. wurden bislang bei Vögeln, Fischen und Insekten festgestellt. Der Prototypvertreter der B. ist das Virus der infektiösen Bursitis.

■ Physikalisch-chemische Eigenschaften

Die Infektiosität der B. ist im Bereich von pH 3 – 9 stabil. Die Viren sind resistent gegen eine 1-stündige Erhitzung auf 60 °C. Ihr S-Wert liegt bei 450.

■ Morphologie

Die Virionen haben einen Durchmesser von etwa 60 nm. Das virale Capsid wird von 132 Untereinheiten gebildet, die dem Partikel die Form eines Ikosaedrons geben.

■ Strukturproteine

B. enthalten 5 VP, wovon eines eine RNA-abhängige RNA-Polymerase ist. Es sind typ- und gruppenspezifische Antigene nachweisbar.

■ Vertreter

**Genus Avibirnavirus:**
- Virus der infektiösen Bursitis (Gumboro disease)

**Genus Aquabirnavirus:**
- Virus der infektiösen Pankreasnekrose (IPN)

### 3.1.3.3 Familie Togaviridae
(toga, lat.: Mantel)

■ Hauptcharakteristika

Togaviren (T.) sind behüllte sphärische Partikel mit einer linearen, ssRNA positiver Polarität als Genom. Die virale RNA der T. enthält eine Cap-Sequenz am 5'- und ist polyadenyliert am 3'-Terminus. Viele T. werden durch Insekten übertragen. Für sie wurde deshalb früher der Ausdruck Arbo-A-Viren („arthropod born") geprägt. Die Vertreter des Genus *Alphavirus* replizieren sich zudem in Insekten und können von einigen Vektoren auch transovariell übertragen werden. Viele T. zeigen hämagglutinierende Eigenschaften. Die Vertreter des Genus *Rubivirus* können horizontal (aerogen) und vertikal (intrauterin) übertragen werden.

■ Physikalisch-chemische Eigenschaften

T. haben eine geringe Tenazität, und sie werden durch Desinfektions- und Lipidlösungsmittel sowie durch Wärme leicht inaktiviert.

■ Morphologie

Die sphärischen Partikeln haben einen Durchmesser von 60 – 70 nm und auf der Oberfläche der Virushüllmembran befinden sich Projektionen. Im Inneren der Virionen ist ein ikosaedrales Nucleocapsid mit einem Durchmesser von 30 – 40 nm darstellbar. Die Replikation erfolgt im Cytoplasma und die Reifung durch Knospung („budding") an zellulären Membranen.

■ Strukturproteine

In der Virushülle sind 2 – 3 Proteine nachweisbar, wovon mindestens eines glykosiliert ist. Ein kleineres „Core"-Protein (c-Protein) bildet den Virusinnenkörper. Alle Vertreter des Genus *Alphavirus* sind antigenetisch verwandt und sie bilden mindestens 7 antigene Gruppen („Cluster"). Neben den VP werden mehrere NVP in Extrakten infizierter Zellen synthetisiert, die teilweise enzymatische Funktionen haben und an der Virusreplikation beteiligt sind.

■ Vertreter

**Genus Alphavirus (früher Arbovirus A):**
- Prototyp: Sindbis-Virus (SINV)
- Semliki forest-virus (SFV)
- Eastern, Western and Venezuelan Equine Encephalitis virus (EEE, WEE, VEE)
- etwa 200 andere Viren als Erreger hämorrhagischer Fieber

**Genus Rubivirus:**
- Prototyp: Rubella-(Röteln-)Virus

## 3.1.3.4 Familie Flaviviridae
(flavus, lat.: gelb)

### ■ Hauptcharakteristika
Namensgebend für diese Familie behüllter Viruspartikel war der Prototypvertreter Gelbfiebervirus, der Erreger des Gelbfiebers der Menschen. Flaviviren (F.) zeigen bezüglich ihrer Morphologie und Genomorganisation große Ähnlichkeiten mit den Togaviren. Deshalb waren sie früher auch als Genus *Flavivirus* innerhalb der Familie Togaviridae angesiedelt. Das Genom der F. besteht aus einer linearen ss RNA positiver Polarität, die sich jedoch strukturell von der Toagavirus-RNA (Fehlen von Cap-Strukturen und polyA-Sequenzen) unterscheidet.

Die Vertreter des Genus *Flavivirus* innerhalb der Familie Flaviviridae werden durch Insekten übertragen, weshalb sie früher als Arbo-B-Viren bezeichnet wurden. Diese Transmission erfolgt transovariell. F. zeigen hämagglutinierende Eigenschaften.

### ■ Physikalisch-chemische Eigenschaften
F. haben im Allgemeinen eine geringe Tenazität und sind durch Desinfektions- und Lipidlösungsmittel leicht zu inaktivieren.

### ■ Morphologie
F. sind sphärische Partikel mit einer Virushülle und einem Durchmesser von ca. 40 nm. Die Replikation erfolgt im Cytoplasma in Assoziation mit den Membranen und cytoplasmatischen Vesikeln.

### ■ Strukturproteine
F. haben 2–3 membranassoziierte Proteine und ein sog. „Core"-(c-)Protein des Virusinnenkörpers. Die Vertreter innerhalb eines Genus sind antigenetisch verwandt.

### ■ Vertreter
**Genus Flavivirus (Arbo B):**
- Gelbfiebervirus (Moskito-übertragen)
- Untergruppe Zeckenencephalitisvirus, europäischer (Frühsommermeningoencephalitis, FSME) und fernöstlicher Typ (Zecken-übertragen)
- Omsk hämorrhagisches Fieber
- Louping-ill-Virus
- Rio-Bravo-Virus
- japanisches Encephalitisvirus (Moskito-übertragen)
- israelisches Putenmeningoencephalitisvirus
- Dengue-Virus (Moskito-übertragen)
- zahlreiche andere Erreger hämorrhagischer Fieber oder Encephalitiden

**Genus Pestivirus:**
- bovines Virusdiarrhoevirus (BVD/MD)
- europäisches (klassisches) Schweinepestvirus (ESP)
- Border-disease-Virus (BDV)

**Genus Hepacivirus:**
- Hepatitis-C-Virus des Menschen

## 3.1.3.5 Familie Coronaviridae
(corona, lat.: Krone)

### ■ Hauptcharakteristika
Coronaviren (C.) sind pleomorphe, selten sphärische Viruspartikel mit einer komplexen Struktur. Das Genom ist eine ss RNA positiver Polarität. Die Virion-RNA hat eine Cap-Struktur am 5'-Terminus und ist polyadenyliert am 3'-Terminus. Die Übertragung der C. erfolgt aerogen oder orofäkal, teilweise auch mechanisch. Das Wirtsspektrum beschränkt sich auf Vertebraten. bei diesen rufen sie vorwiegend respiratorische oder gastrointestinale Symptome hervor.

### ■ Physikalisch-chemische Eigenschaften
C. besitzen eine geringe Tenazität und werden durch Lipidlösungsmittel und Detergenzien in nichtinfektiöse Untereinheiten degradiert.

### ■ Morphologie
Die behüllten Virionen tragen auf ihrer Oberfläche kronenförmige Projektionen, sog. Peplomere. Ihr Durchmesser variiert zwischen 120 und 160 nm, wobei scheibchen-, nieren- oder stäbchenartige Strukturen beobachtet werden können. Im Inneren der Partikel wird bei der elektronenmikroskopischen Untersuchung ein helikales oder stäbchenförmiges Ribonucleoprotien erkennbar. Die Virusreifung erfolgt am endoplasmatischen Retikulum und an den Membranen des Golgi-Apparats.

### ■ Strukturproteine
C. haben 3–4 Strukturproteine, wovon mindestens 2 glykosiliert sind. Das sog. „Spike" (S)-Protein ist an der Bildung der Peplomeren beteiligt. Das Hämagglutininesterase-(HE-)protein hat eine Strukturhomologie mit dem Fusionsprotein vom Influenza-C-Virus.

### ■ Vertreter
**Genus Coronavirus:**
- aviäres infektiöses Bronchitisvirus (IB-Virus)
- porcines hämagglutinierendes Encephalomyelitisvirus (HEV, porcines Coronavirus 2)
- transmissibles Gastroenteritisvirus der Schweine (porcines Coronavirus 1, TGE) mit der Variante „porcines respiratorisches Coronavirus" (PRC)
- porcines epidemisches Diarrhoevirus (porcines Coronavirus 2)
- Virus der felinen infektiösen Peritonitis (FIP)
- weitere humane, murine, bovine, canine und feline (enterale) Coronaviren

**Genus Torovirus:**
- equines Torovirus
- Bern-Virus
- Breda-Virus

## 3.1.3.6 Familie Arteriviridae
(benannt nach der viralen equinen Arteriitis)

### ■ Hauptcharakteristika
Arteriviren (A.) sind behüllte Viren mit einem einzelnen Molekül positiv-strängiger, linearer RNA. Sie verursachen Erkrankungen bei Pferden, Schweinen, Affen und Mäusen. Das equine Arteritisvirus verursacht eine Nekrose der Muskelzellen in kleinen Arterien.

### ■ Physikalische-chemische Eigenschaften
Die Virion-RNA hat eine 5'-terminale Cap-Struktur und poly-A-Sequenzen am 3'-Terminus. Die Genomstruktur und Replikationsstrategien ähneln denen von Coronaviren.

### ■ Morphologie
Die Virionen haben einen Durchmesser von etwa 60 nm und besitzen im Inneren ein isometrisches Nucleocapsid. Peripher tragen die Virionen eine Lipiddoppelmembran mit ringförmigen Oberflächenstrukturen.

### ■ Strukturproteine
Die Virionen sind aus einem Nucleocapsidprotein, einem Membranprotein und zwei Oberflächenproteinen aufgebaut.

### ■ Vertreter
**Genus Arterivirus:**
- equines Arteritisvirus (EAV)
- Virus des porcinen respiratorischen und reproduktiven Syndroms PRRS (seuchenhafter Spätabort, SS)
- Lactatdehydrogenase-Virus
- Virus des hämorrhagischen Fiebers bei Affen

## 3.1.3.7 Familie Paramyxoviridae
(para, lat.: neben, an der Seite von, myxa: Schleim)

### ■ Hauptcharakteristika
Paramyxoviren (P.) sind pleomorphe, teilweise sphärische Viruspartikeln, die bei ihrer Degradation filamentöse Strukturen bilden. Das Genom ist eine ss lineare RNA, die zumeist eine negative, selten eine positive Polarität, hat. Die Übertragung erfolgt horizontal, vor allem aerogen. P. wirken cytolytisch auf Zellkulturen oder induzieren Syncytienbildung. Sie verfügen über hämadsorbierende Eigenschaften.

### ■ Physikalisch-chemische Eigenschaften
P. besitzen eine geringe Tenazität und werden durch Lipidlösungsmittel und Detergenzien sowie Oxidanzien schnell inaktiviert.

### ■ Morphologie
P. sind ausgeprägt pleomorph und haben einen Durchmesser von 150–200 nm. Auf der Oberfläche befinden sich spikeförmige Projektionen. Im Inneren ist ein elektronendichtes Nucleocapsid sichtbar, das eine helikale Symmetrie hat. Die Virusreplikation erfolgt im Cytoplasma, die Reifung durch Knospung an der zellulären Plasmamembran.

### ■ Strukturproteine
P. induzieren die Synthese von 10–12 VP, wobei einige eine enzymatische Aktivität besitzen. Von den VP der Virushülle sind 2–3 glykosiliert. Zwischen den Proteinen des Nucleocapsids besteht eine antigenetische Kreuzreaktion innerhalb des Genus.

### ■ Vertreter
Unterfamilie Paramyxovirinae
**Genus Respirovirus:**
- Sendai-Virus
- Parainfluenzavirus Typ 1 bei Mensch und Maus
- Parainfluenzavirus Typ 3 bei Mensch, Rind und Schaf

**Genus Morbillivirus:**
- Masernvirus des Menschen
- Rinderpestvirus
- Virus der Pest der kleinen Wiederkäuer (pestedes-petits-ruminants)
- Staupevirus
- phocines Staupevirus der Robben
- Vorläufig: equines Morbillivirus (Hendra-Virus) 1994 in Australien und porcines Morbillivirus (Nipah-Virus) 1998/99 in Malaysia und Thailand

**Genus Rubulavirus:**
- Mumpsvirus
- Newcastle-disease-Virus
- aviäre Paramyxovirusserotypen 2–9
- Parainfluenzavirus Typ 2 bei Mensch und Hund
- Parainfluenzavirus Typ 4 beim Mensch

Unterfamilie Pneumovirinae
**Genus Pneumovirus:**
- humanes respiratorisches Syncytialvirus
- bovines respiratorisches Syncytialvirus (BRSV)
- Rhinotracheitisvirus der Puten
- Pneumonievirus der Maus

**Genus Metapneumovirus:**
- aviäres Pneumovirus

### 3.1.3.8 Familie Rhabdoviridae
(rhabdos, griech.: Stab)

■ Hauptcharakteristika

Rhabdoviren (R.) sind stäbchenförmige Viruspartikeln, die eine Geschossform (ein Ende flach, ein Ende konusförmig) besitzen und sowohl Vertebraten und Invertebraten als auch Pflanzen infizieren können. Auf der Oberfläche der behüllten Partikel sind spikeförmige Projektionen erkennbar. Das innere Nucleocapsid hat eine helikale Symmetrie. Das Genom ist eine lineare ss RNA. Die Übertragung der R. erfolgt durch Kontakt, Biss, venerisch oder durch Insekten.

■ Physikalisch-chemische Eigenschaften

Die Infektiosität von R. ist im pH-Bereich 5–10 stabil. Sie werden aber schnell durch Erhitzen bei 56 °C, UV-Bestrahlung sowie Lipidlösungsmittel und Detergenzien inaktiviert.

■ Morphologie

Die behüllten Virionen haben eine Länge von 100–450 nm und einen Durchmesser von 50–100 nm. Nach Negativkontrastierung zeigen sie eine kreuzförmige Streifung des Virusinnenkörpers. Die Virusreplikation erfolgt im Cytoplasma. Sie reifen an intracytoplasmatischen Membranen oder an der zellulären Plasmamembran.

■ Strukturproteine

Es werden 5 Haupt-VP gebildet, wovon mindestens eines glykosiliert ist. Einige dieser Proteine verfügen über eine enzymatische Aktivität. Die Vertreter eines Genus sind antigenetisch miteinander verwandt.

■ Vertreter

**Genus Vesiculovirus:**
- vesikuläres Stomatitisvirus (VSV) mit zahlreichen Serotypen
- Rhabdovirus des europäischen und amerikanischen Aals
- Graskarpfenrhabdovirus
- Hechtrhabdovirus (pike fry rhabdovirus)
- Frühlingsvirämievirus der Karpfen

**Genus Lyssavirus:**
- Tollwutvirus (rabies virus) mit mindestens 6 Serotypen
- Virale hämorrhagische Septikämie (Egtved)

**Genus Ephemerovirus:**
- Ephemeralfiebervirus des Rinds

**Genus Novirhabdovirus:**
- Virus der infektiösen hämatopoetischen Nekrose der Salmoniden

**Weitere Genera: Cytorhabdovirus und Nucleorhabdovirus (Pflanzenrhabdoviren)**

### 3.1.3.9 Familie Filoviridae
(filo, lat.: fadenförmig)

■ Hauptcharakteristika

Filoviren (F.) sind pleomorphe behüllte Virionen, die sich als lange filamentöse, U- oder „6"-förmige Strukturen darstellen. Das Genom ist eine lineare ss RNA. F. sind exotische Viren, die in Afrika heimisch sind und v. a. bei Affen inapparente Infektionen verursachen. Unter experimentellen Bedingungen kann eine Vielzahl kleiner Versuchstiere infiziert werden. Mehrere F. sind gefährliche Zoonoseerreger und sie verursachen beim Menschen hämorrhagische Fieber mit sehr hoher Mortalität. Das erste zu dieser Familie gehörende Virus trat 1967 in Marburg und Jugoslawien bei Menschen nach Kontakt mit importierten, klinisch gesunden Affen (*Cercopithecus aethiops*) auf und rief tödliche hämorrhagische Septikämien hervor. Es werden Virusstämme unterschiedlicher Virulenz beobachtet.

■ Chemisch-physikalische Eigenschaften

F. sind trotz des Vorhandenseins einer Virushüllmembran realtiv widerstandsfähig und bei Raumtemperaturen über längere Zeit stabil. Sie sind sensitiv gegenüber Lipidlösungsmitteln und werden durch 30-minütiges Erhitzen bei 60 °C inaktiviert.

■ Morphologie

F. sind ausgeprägt pleomorph und ihre Gestalt variiert von U-förmig bis zu zirkulär und stäbchenförmig. Der Längsdurchmesser liegt zwischen 800 und 1000 nm. Im Inneren der Virionen ist ein Nucleocapsid mit einem axialen Kanal erkennbar.

■ Strukturproteine

Die RNA der F. codiert für 7 Proteine, wovon eines eine RNA-Polymeraseaktivität besitzt.

■ Vertreter

**Genus „Marburg-like viruses":**
- Marburg Virus

**Genus „Ebola-like viruses":**
- Ebola-Virus mit Biotypen Zaire, Sudan und Reston.

## 3.1.3.10 Familie Bornaviridae
(benannt nach der Stadt Borna)

■ Hauptcharakteristika

Im Gegensatz zu den anderen Mitgliedern der Ordnung Mononegavirales replizieren Bornaviren (B.) im Nucleus der infizierten Zelle. Die behüllten Viren enthalten ein Genom, das in Form einer linearen ss RNA mit negativer Polarität vorliegt.

Das Wirtsspektrum umfasst Pferde, Rinder, Schafe, Hunde, Katzen und sehr wahrscheinlich auch den Menschen. B. sind neurotrop und können die Borna-Krankheit auslösen, die durch starke Abweichungen vom normalen tierartspezifischen Bewegungs- und Verhaltensmuster gekennzeichnet ist. Der Erkrankung liegt histologisch eine nonpurulente Encephalomyelitis zugrunde.

■ Chemisch-physikalische Eigenschaften

Die Viruspartikel sind empfindlich gegenüber Hitze, sauren pH-Werten, Lipidlösungsmitteln und Desinfektionsmitteln mit begrenzt viruzider Wirkung. Näheres über dhe chemisch-physikalischen Eigenschaften ist nicht bekannt.

■ Morphologie

B. sind sphärische, behüllte Viruspartikel von etwa 90 nm Durchmesser. Zentral befindet sich ein elektronendichter Virusinnenkörper von 50–60 nm.

■ Strukturproteine

B. hat 5 offene Leseraster, die für mindestens 6 Proteine, ein Nucleoprotein, ein Phosphoprotein, ein mögliches Matrixprotein (gp 18), ein Glykoprotein, ein Protein mit Polymeraseaktivität und ein mit X bezeichnetes Protein codieren. Über die Funktion der einzelnen Proteine ist nur sehr wenig bekannt.

■ Vertreter

**Genus Bornavirus:**
- Virus der Borna-Krankheit

## 3.1.3.11 Familie Orthomyxoviridae
(orthos, griech.: korrekt, myxa: Schleim)

■ Hauptcharakteristika

Orthomyxoviren (O.), die Erreger der Influenza bei Menschen und Tieren, sind behüllte Viruspartikel mit einem ss linearen, aber segmentieren RNA-Genom. O. treten in den 3 Genera A, B und C auf und ihre RNA hat 6 (Thogoto-Virus) bis 8 (Influenza-A- und -B-Viren) Segmente. Sie werden in erster Linie aerogen, gelegentlich auch über das Wasser (bei Enten) übertragen, und sie verursachen regelmäßig Epidemien mit respiratorischen Erkrankungen. O. zeigen eine ausgeprägte Vielfalt unterschiedlicher Subtypen und sie verfügen über ein weites Wirtsspektrum, das Säuger, auch Meeressäuger und Geflügel, umfasst. O. zeigen das genetische Phänomen von „genetic reassortment", das heißt intra- oder intertypische Rekombination einzelner Gene unterschiedlicher Viren. Im Ergebnis kommt es zu einem kontinuierlichen „antigenic drift" infolge Mutation einzelner Aminosäuren oder spontanem „antigenic shift" durch Leserastermutationen. O. besitzen hämagglutinierende Eigenschaften.

■ Physikalisch-chemische Eigenschaften

O. haben eine geringe Tenazität und werden durch kurzzeitiges Erhitzen auf 56 °C oder durch saure pH-Werte (< 5) schnell inaktiviert. Desgleichen sind sie empfindlich gegenüber Lipidlösungsmitteln und Detergenzien. Der S-Wert beträgt 700–800.

■ Morphologie

Die Virionen sind pleomorphe behüllte Partikel mit variablem Durchmesser zwischen 80–120 nm. Im Elektronenmikroskop erscheinen auch filamentöse Formen. Im Inneren befindet sich das helikal-symmetrische Nucleocapsid.

Auf der Oberfläche sphärischer Virionen sind Oberflächenprojektionen („spikes") erkennbar, die aus den Strukturkomponenten Hämagglutinin (HA) und Neuraminidase (NA) bestehen.

■ Strukturproteine

In den reifen Virionen sind 7 VP nachweisbar. In der Virushüllmembran ist das HA gelagert, das die Bindung an die sialinsäurehaltigen Rezeptoren und die Fusion der viralen mit den zellulären Membranen der Wirtszellen vermittelt. Das zweite Hüllprotein ist die NA, die eine enzymatische Aktivität hat und die die Hämagglutination von Erythrocyten reversibel auflösen kann („receptor-destroying enzyme"). Ha und NA sind typspezifische Antigene. Die Virusreplikation erfolgt im Zellkern, die Reifung durch Knospung an der zellulären Plasmamembran.

Das Nucleoprotein (NP) ist ein genusspezifisches Antigen und erlaubt die serologische Differenzierung von Influenza-A- und -B-Viren. Die antigenen Determinanten für die Typspezifität sind v. a. auf dem HA nachweisbar.

■ Vertreter

**Genus Influenza-A-Virus:**
- Influenza-A-Viren der Pferde (*Influenza A equi* 1 und 2), Schweine, Nerze, Frettchen, Robben, Hühner, Enten, Puten sowie zahlreicher anderer Spezies, einschließlich Meeressäuger

**Genus Influenza-B-Virus:**
- Influenza-B-Viren vorwiegend beim Menschen

**Genus Influenza-C-Virus:**
- Spezies beim Menschen, selten Schweinen und Hunden
  
  besitzen keine NA

**Genus „Thogoto-like viruses":**

Dhori-Virus
- Thogoto-Virus

  keines dieser Viren ist antigenetisch mit den Influenzaviren verwandt, Überträger sind Zecken

## 3.1.3.12 Familie Bunyaviridae
(benannt nach dem Ort Bunyamwera in Uganda)

### ■ Hauptcharakteristika
Bunyaviren (B.) sind pleomorphe, behüllte Viruspartikel. Ihr Genom besteht aus 3 ss Molekülen (large [L], medium [M] und small [S]) einer negativ-polaren bzw. Ambisense-RNA. B. sind die Erreger schwerer septikämischer Erkrankungen oder hämorrhagischer Fieber. Sie werden durch Arthropoden (Arboinfektionen) oder Vertebratenvektoren übertragen. Bei einigen Spezies gibt es eine venerische Infektion. Zahlreiche B.-Spezies besitzen hämagglutinierende Aktivität.

### ■ Physikalisch-chemische Eigenschaften
B. sind sensitiv gegenüber Lipidlösungsmitteln und Detergenzien. Ihr S-Wert liegt zwischen 350 und 500.

### ■ Morphologie
Die behüllten Partikel sind sphärisch oder pleomorph und haben einen Durchmesser von 80–120 nm. Auf der Oberfläche befinden sich glykoproteinhaltige Projektionen. Die Replikation erfolgt im Cytoplasma.

### ■ Strukturproteine
Von den 4 VP sind zwei glykosiliert, eines ist das Nucleocapsidprotein (N) und ein weiteres ist vermutlich eine virionassoziierte Transkriptase.

### ■ Vertreter
**Genus Bunyavirus (Bunyamwera-Supergruppe):**
- Bunyamwera-Virus
- Californiaencephalitisvirus u. v. a. die meisten werden durch Athropoden oder Zecken übertragen

**Genus Phlebovirus (Uukuniemi-Gruppe):**
- Rift-valley-Fiebervirus Übertragung durch Culicoides

**Genus Nairovirus:**
- Dugbe-Virus
- Nairobi sheep disease virus
- Krim-hämorrhagisches Fieber
- Kongo-Fieber-Übertragung durch Zecken

**Genus Hantavirus:**
- hämorrhagisches Fieber mit renalem Syndrom
- Hantaan-Virus

**Genus Tospovirus bei Pflanzen**

## 3.1.3.13 Familie Arenaviridae
(arenosus, lat.: sandig)

### ■ Hauptcharakteristika
Arenaviren (A.) sind sphärische bis pleomorphe behüllte Viruspartikel. Das Genom besteht aus zwei Molekülen (L = large und S = small) einer ss RNA.
 A. verursachen persistierende Virämien bei kleinen Nagern und können als Zoonoseerreger bei Menschen hämorrhagische Erkrankungen verursachen.

### ■ Physikalisch-chemische Eigenschaften
A. sind relativ instabil in vitro und sie werden schnell bei pH-Werten < 5,5 und > 8,5 inaktiviert. Desgleichen sind sie sehr empfindlich gegenüber Hitzebehandlung (56 °C) und Lipidlösungsmitteln. Ihr S-Wert variiert von 320–500.

### ■ Morphologie
A. sind sphärische oder pleomorphe Viruspartikel mit einem Durchmesser von 50–300 nm. In der Virushüllmembran sind ribosomenähnliche Partikel von 20–25 nm eingelagert. Die Virusreplikation erfolgt im Cytoplasma mit Bildung von Einschlusskörperchen.

### ■ Strukturproteine
A. haben eine komplexe Proteinstruktur, wobei mindestens 2 Proteine gykosiliert sind. Die Bedeutung der einzelnen Strukturproteine ist noch nicht aufgeklärt.

### ■ Vertreter
**Genus Arenavirus:**
- Prototyp: Virus der lymphocytären Choriomeningitis (LCM)
- weitere Vertreter: Lassa, Tacaribe-Viren u. a.

## 3.1.3.14 Familie Retroviridae
(Acronym: Reverse-Transkriptase-Onkogen)

### ■ Hauptcharakteristika
Retroviren (R.) sind sphärische behüllte Viruspartikel mit einem Genom, das aus zwei Molekülen einer ss RNA positiver Polarität besteht. Die RNA ist jedoch nicht infektiös. Alle R. besitzen als Strukturkomponente eine reverse Transkriptase (RNA-abhängige DNA-Polymerase), mit deren Hilfe die genomische RNA in eine basenkomplementäre (c-)DNA umgeschrieben wird. Diese c-DNA oder Teile von ihr werden als sog. Provirus kovalent in die chromosomale Wirtszell-DNA integriert. Dies bedeutet, dass das Infektionsereignis nur einmal stattfindet, der jeweilige Wirt aber lebenslang (latent) infiziert ist. R. sind nicht cytopathogen, induzieren aber teilweise Syncytienbildung. Einige verfügen mit einem viralen Onkogen (v-onc) über ein onkogenes Potenzial.

### ■ Physikalisch-chemische Eigenschaften
R. werden schnell durch Lipidlösungsmittel oder Detergenzien inaktiviert, sie sind aber relativ resistent gegen UV-(Sonnen-)Bestrahlung. R. haben einen S-Wert von 600–800.

### ■ Morphologie
Die behüllten Virionen haben einen Durchmesser von 80–120 nm und tragen knopfförmige Projektionen auf ihrer Oberfläche. Im Inneren befindet sich ein sphärischer bis stäbchenförmiger Virusinnenkörper, das Ribonucleoprotein, das eine helikale Symmetrie aufweist. Im Ultradünnschnitt stellen sich 3 typische Strukturen dar:

die äußere Virushülle, eine innere Membran und ein zentraler Virusinnenkörper (Nucleoid). Das Nucleoid kann exzentrisch (B-Partikel) oder zentrisch (C-Partikel) gelegen sein. Die Replikation erfolgt im Zellkern.

### ■ Strukturproteine

Die wichtigsten Komponenten der R. sind: gruppenspezifische Antigene (gag), reverse Transkriptase (pol) sowie die Hüllproteine (env.). Die Hüllproteine bei den Vertretern des Genus *Lentivirus* sind antigenetisch nicht konserviert. Es besteht also ein ausgeprägter „antigenic drift". Darüber hinaus verfügen R. zusätzlich über mehrere regulatorische Proteine.

### ■ Vertreter

**Genus Alpharetrovirus:**
- aviäre Leukose- und Sarkomviren

**Genus Betaretrovirus:**
- Mausmamma Tumorvirus (Bittner-Agens, MMTV)

**Genus Gammaretrovirus:**
- Mausleukämie- und -sarkomviren
- Katzenleukämie- und -sarkomviren
- Retikuloendotheliosviren bei Säugern und Geflügel
- Typ-C-Viren bei zahlreichen anderen Spezies

**Genus Deltaretrovirus:**
- bovines Leukämievirus (BLV)
- humanes T-Zell-lymphotropes Virus Typ 1 und 2

**Genus Epsilonretrovirus:**
- Walleye dermal sarcoma virus

**Genus Spumavirus:**
- felines und bovines Syncytialvirus
- humanes und Affenspumavirus

**Genus Lentivirus:**
- humanes Immundefizienzvirus (HIV) Typ 1 und 2
- Affenimmundefizienzvirus
- Maedi-Visna-Virus
- caprines Arthritis-Encephalitisvirus
- equines infektiöses Anämievirus
- felines und bovines Immundefizienzvirus

### 3.1.3.15 Familie Caliciviridae
(calix, lat.: Kelch, Schüssel)

### ■ Hauptcharakteristika

Caliciviren (C.) sind kleine unbehüllte Viren. Ihr Genom besteht aus einer ss linearen RNA positiver Polarität. C. sind die Erreger von vesikulären Exanthemen bei verschiedenen Spezies. Die Übertragung erfolgt orofäkal, durch Kontakt oder aerogen.

### ■ Physikalisch-chemische Eigenschaften

C. sind resistent gegenüber Ether, Chloroform und Lipidlösungsmitteln. Ihr Inaktivierung erfolgt im sauren pH-Bereich (pH 3–5). Die Hitzeinaktivierung wird in Gegenwart von $Mg^{2+}$-Ionen beschleunigt. Der S-Wert beträgt 170–180.

### ■ Morphologie

C. haben einen Durchmesser von 35–40 nm und sie tragen auf ihrer Oberfläche kelchförmige Projektionen.

### ■ Strukturproteine

C. verfügen über ein Hauptstrukturprotein. Die Virusreplikation und -reifung findet im Cytoplasma statt. C. zeichnen sich durch eine große Vielfalt antigener Serotypen aus.

### ■ Vertreter

**Genus Vesivirus:**
- Virus des Vesikularexanthems der Schweine
- feline Caliciviren (Cofaktor des Katzenschnupfens)
- San-Miguel-Seelöwen-Virus (8 Serotypen)

**Genus Lagovirus:**
- Virus der hämorrhagischen Krankheit der Kaninchen

**Genus „Norwalk-like viruses":**
- Norwalk-Virus

**Genus „Sapporo-like viruses":**
- Sapporo-Virus

### 3.1.3.16 Familie Picornaviridae
(Acronym: pico, RNA)

### ■ Hauptcharakteristika

Picornaviren (P.) sind die kleinsten unbehüllten RNA-Viren. Ihr Genom besteht aus einer linearen ss RNA positiver Polarität. P. zeichnen sich durch einen ausgeprägten Wirts- und Zelltropismus aus. Ihre Übertragung erfolgt horizontal, v. a. mechanisch und oral, teilweise auch durch unbelebte Vektoren.

Genetische Rekombination, Komplentation und „phenotypic mixing" sind häufige Ereignisse.

### ■ Physikalisch-chemische Eigenschaften

P. besitzen im allgemeinen eine hohe Tenazität. Sie sind resistent gegenüber Lipidlösungsmitteln und Detergenzien. Vertreter der Genera Rhino- und Aphthovirus werden bei sauren pH-Werten (< 5,5) inaktiviert. V. a. im eingetrockneten Zustand (Blut, Kot) bleibt ihre Infektiosität jedoch mehrere Wochen erhalten. Die relative Masse beträgt 140–160 S.

### ■ Morphologie

Die Virionen sind von ikosaedraler Struktur mit einer T=1-Symmetrie. Im Elektronenmikroskop beträgt ihr Durchmesser 20–30 nm. Sie tragen keine besondere Oberflächenstrukturen.

### ■ Strukturproteine

P. synthetisieren 4 VP. Neben typspezifischen besitzen andere Proteine gruppenspezifische Eigenschaften.

### ■ Vertreter

**Genus Enterovirus:**
- Poliomyelitisvirus, Serotypen 1–3
- porcine Enteroviren, Serotypen 1–11

- bovine Enteroviren, Serotypen 1 und 2
- humane Coxsackieviren
- humane Echoviren
- humane Enteroviren
- Affenenteroviren 1–18

**Genus Hepatovirus:**
- Hepato-A-Virus des Menschen und des Affen

**Genus Cardiovirus:**
- murine Encephalomyokarditisvirus (Mengovirus Columbia, SK-Virus)
- Theiler-Encephalomyelitisvirus der Maus

**Genus Rhinovirus:**
- bovine Rhinoviren Typ 1–3
- humane Rhinoviren 1–100 und 1A

**Genus Aphthovirus:**
- Maul-und-Klauenseuchevirus (MKS-Virus) Serotypen O, A, C, SAT 1–3 sowie Asia 1

### 3.1.3.17 Familie Astroviridae
(astron, griech.: Stern)

■ **Hauptcharakteristika**

Astroviren (A.) sind kleine unbehüllte, sphärische Viruspartikel mit einem Durchmesser von 28–30 nm. Auf ihrer Oberfläche tragen sie 5- oder 6-zackige sternförmige Projektionen. Ihr Genom besteht aus einer linear ss RNA. Der 3'-Terminus ist polyadenyliert und RNA ist vermutlich positiv polar. Der Übertragungsweg ist vermeintlich orofäkal.

■ **Physikalisch-chemische Eigenschaften**

A. besitzen eine hohe Tenazität, sie sind resistent gegenüber kurzfristiger Erhitzung auf 50–60 °C sowie Chloroform- und Etherbehandlung. Ihre Infektiosität ist unempfindlich gegenüber sauren pH-Werten sowie ionischen oder nichtionischen Detergenzien. Die relative Masse der A. ist etwa 160 S.

■ **Morphologie**

Nach Negativkontrastierung stellen sich die A. als sphärische Partikel (s. oben) mit den sternförmigen Oberflächenstrukturen dar.

■ **Strukturproteine**

Die genaue Proteinstruktur ist noch nicht geklärt; es werden 2–3 VP postuliert. Einige A. treten als unterschiedliche Serotypen auf.

■ **Vertreter**

A. wurden bislang aus den Fäzes von Menschen, Rindern, Schafen, Schweinen und Enten isoliert. Eine ätiologische Zuordnung zu bestimmten Krankheitsbildern ist noch nicht erfolgt.

### 3.1.4 Nicht klassifizierte Erreger

■ **Scrapie und BSE**

Noch nicht klassifiziert; daher vorläufige Bezeichnung: „unkonventionelle Erreger". Teilweise aber auch als Prionen („proteinaceous infectious particle"), selten als unkonventionelle Viren, bezeichnet. Das infektiöse Prinzip der Prionen ist ein als PrP (proteinaseresistentes Protein), das in einer physiologischen Isoform in vielen (allen?) Körperzellen vorkommt und dessen biologische Funktion unbekannt ist. Durch eine posttranslationelle Hydrolyse wird dieses $PrP^{c(cellular)}$ modifiziert und nach einer partiellen Proteolyse und Konformationsänderung in das pathologische, krankheitsspezifische $PrP^{Sc}$ umgewandelt. Die relative Masse dieses Proteins beträgt 27–31 kDA. Die genauen Mechanismen dieser Alteration des Proteins sind nicht bekannt.

## 3.2 Infektionen und Krankheiten durch Pockenviren

### 3.2.1 Allgemeines

Die Pockenviren, in der Familie Poxviridae zusammengefasst, sind die größten bekannten Virusarten. Einen Überblick über die Systematik dieser Viren vermittelt die **Tab. 3.1**.

Unter den Viren nehmen die Pockenviren eine Sonderstellung ein, weil ihr komplexer Aufbau gegenüber allen anderen Viren grundsätzlich differiert, und weil sie mithilfe vieler viruseigener Enzyme in einer schon relativ autonomen Weise als DNA-Viren im Cytoplasma ohne Mitwirkung des Zellkerns intrazellulär zu kompletten infektionstüchtigen Viren reifen. Bisweilen hat man sogar diskutiert, ob sie als **„echte"** Viren den klassischen Viren (Virales) noch zuzuordnen sind.

**Tab. 3.1** Systematik der Familie Poxviridae (Stand 1999).

| Subfamilie | Genus | Referenzvirus |
|---|---|---|
| Chordopoxvirinae | Orthopoxvirus | vaccinia virus |
| | Parapoxvirus | Orf virus |
| | Avipoxvirus | fowlpox virus |
| | Capripoxvirus | sheeppox virus |
| | Leporipoxvirus | myxoma virus |
| | Suipoxvirus | swinepox virus |
| | Molluscipoxvirus | molluscum contagiosum virus |
| | Yatapoxvirus | Yaba monkey tumor virus |
| Entomopoxvirinae | Entomopoxvirus A | melontha melontha |
| | Entomopoxvirus B | entomopox virus amsacta moorei |
| | Entomopoxvirus C | entomopox virus chironomus luridus entomopox virus |

Die Pockenviren sind Krankheitserreger, die bei Säugern, Vögeln und Insekten vorkommen. Bisher wurden mehr als 40 Spezies benannt. Mit wenigen Ausnahmen hat man sie offiziell in 11 Genera von 2 Subfamilien eingeordnet.

Das Genom der Pockenviren ist eine große lineare, doppelsträngige DNA. Sie wird umgeben von zahlreichen Strukturproteinen, Enzymen und einer lipidhaltigen, mit virusspezifischen Oberflächenproteinen (Oberflächenfilamente) bestückten äußeren Hülle (Doppelmembran). In der Umwelt sind die Pockenviren sehr widerstandsfähig, wenn sie zellgebunden und durch Proteine geschützt vorliegen (Krusten etc.). Im angetrockneten Zustand können sie dann Monate infektiös bleiben und über weite Strecken verschleppt werden. Die Haltbarkeit von Virusproben beträgt bei 4 °C Wochen, eingefroren (−15 °C und niedriger) Jahre; sogar bei Raumtemperatur überdauern sie mehrere Tage ohne Infektiositätsabfall. Auch Lichteinflüsse und Wärme (30–60 °C) schädigen sie nur allmählich (Tage bis Stunden). Die lipidhaltige Hülle macht die Pockenviren aber labil gegenüber extremen pH-Werten (unter 6 und über 9), Fettlösemitteln, oberflächenaktiven Verbindungen, Detergenzien, Säuren und Laugen. Die Pockenviren werden von allen modernen Handelsdesinfektionsmitteln in vergleichsweise mäßigen Konzentrationen rasch und gut inaktiviert. Zur Desinfektion aller Pockenviren eignen sich oberflächenaktive Mittel (1 %ig, 15 min), Präparate mit Aldehyden (1 %ig bis 1 h), Oxidanzien und Halogenverbindungen (0,5–1 %ig, 15 min; Eiweißfehler!) und auch organische Säuren (Citronen-, Essig-, Peressigsäure, 1–0,1 %ig, 10 min).

Zur aktiven Immunisierung sind ausschließlich **Lebendvaccinen** auf der Basis homologer wie heterologer oder attenuierter Virusstämme geeignet. Die Immunität ist im Wesentlichen T-Zellgebunden. Inaktivierte Viren vermitteln keinen spezifischen Schutz. Alle Versuche, aus inaktivierten Pockenviren Impfstoffe zur spezifischen Immunisierung herzustellen, schlugen deshalb bisher fehl.

Bei den klassischen, zyklisch mit Hautmanifestation verlaufenden Pocken wird das klinische Bild durch ein Hautexanthem geprägt, das aus wenigen bis zu konfluierend aufschießenden Effloreszenzen bestehen kann. Wenige Tage nach der Infektion entwickelt sich aus einer geröteten Makula eine erhabene Papel, die über ein sehr kurzes Bläschenstadium in die charakteristische Pockenpustel übergeht. Diese ist von einer kräftigen Area umgeben, weist den typischen Pockennabel auf, trocknet nach wenigen Tagen ein und verschorft bzw. verkrustet. Die Entwicklung der Einzeleffloreszenzen läuft nicht gleichzeitig, sondern konform mit Virämieschüben ab; neben reifen Pusteln sprießen neue Papeln auf. Die Rekonvaleszenz endet mit dem Abfall der Krusten, durchschnittlich nach 3–4 Wochen. Das typische beschriebene Pockenexanthem kann spärlich bis massiv, der Ablauf verkürzt oder auch prolongiert ausgeprägt sein.

Viele Pockenerkrankungen weichen klinisch vom klassischen Bild ab. Sie manifestieren sich z. T. rein lokal in Haut und Schleimhaut, z. T. mit besonderer Lokalisation der Effloreszenzen (Parapocken, **Abb. 3.1**), haben einen

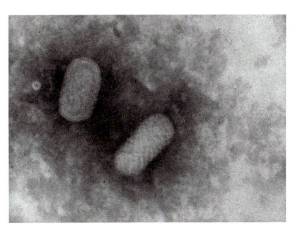

**Abb. 3.1** Elektronenmikroskopische Aufnahme von Parapocken (Orf-Virus).

ausgesprochenen septikämischen Verlauf ohne Hautläsionen, erscheinen als reine Schleimhaut- oder als Lungenform (Vögel) oder entwickeln tumorartige Hautwucherungen (Vogelpocken, Fibrome). Subklinische und latente Infektionen ohne Symptome sind gleichfalls nicht selten.

Bei allen Pockenviren der Tiere muss davon ausgegangen werden, dass Virusreservoire unter den Wildtieren existieren. Die klassischen Menschenpocken, Variola major und minor, ließen sich bis 1980 über intensive Schutzimpfungen zusammen mit weltweiten sanitärbehördlichen Maßnahmen nur deshalb tilgen, weil das Variolavirus nach bisheriger Erkenntnis kein natürliches Reservoir besitzt.

### 3.2.2 Erkrankungen durch Orthopoxviren bei Säugern

Meldepflicht

#### 3.2.2.1 Allgemeines

Dem Genus **Orthopoxvirus** (OPV) sind über 7 Pockenvirusspezies zugeordnet, die z. T. noch Varianten besitzen (**Tab. 3.2**). Als Krankheitserreger getilgt wurde das Menschenpocken- oder Variolavirus wie auch seine milde Variante, das Alastrim-(Kafferpocken-)virus. Das seit Edward Jenner bekannte, wahrscheinlich von Kuh- oder Pferdepocken abgeleitete virulente Vacciniavirus (**Abb. 3.2**), als Impfpockenvirus für Menschen berühmt, spielt als Krankheitserreger bei Tier und Mensch keine Rolle mehr, seitdem die Pockenschutzimpfung mit diesem Virus eingestellt und es dadurch nicht mehr verbreitet wurde.

**Kaninchenpocken** (rabbitpox) treten vereinzelt bei Hauskaninchen und nur in Laborzuchten epidemisch auf. Erreger sind Varianten des Vacciniavirus, besonders adaptierte, den „Neurovacciniaviren" ähnliche Stämme. Seit längerer Zeit nicht mehr beobachtet wurden **Pferdepocken** (horsepox), in früheren Jahren hauptsächlich mit der Verbreitung des Vacciniavirus durch geimpfte Personen (Kinder, Rekruten) gekoppelt und ausgelöst, z. B. 1975 in Ostafrika, wo noch geimpft wurde. Fälle von

**Tab. 3.2** Aktuelle Systematik der Orthopockenviren (Orthopoxvirus, OPV, Stand 1999).

| Spezies | Endwirte |
| --- | --- |
| Variolavirus (Orthopoxvirus variola) | Mensch |
| Vacciniavirus (Orthopoxvirus commune) | sämtliche Säuger, inklusive Pferd, Esel (Orthopoxvirus equi), Büffel (Orthopoxvirus bubali), Kaninchen (Orthopoxvirus cuniculi) |
| Kuhpockenvirus (Orthopoxvirus bovis) | Rind, Schaf, Ziege, Katze, Hund, Elefant (Orthopoxvirus elefanti), wildlebende Nager (Reservoire?) |
| Ektromelievirus (Orthopoxvirus muris) | Maus, Fuchs, Nerz |
| Kamelpockenvirus (Orthopoxvirus cameli) | Kamel (Dromedar, Trampeltiere) |
| Affenpockenvirus (Orthopoxvirus simiae) | Affen |
| Nicht klassifizierte Spezies: Waschbärenpockenvirus | Waschbär |
| California Volepockenvirus | Wühlmaus |
| Taterapockenvirus | Nager |

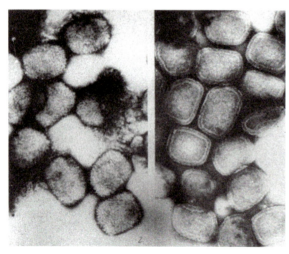

**Abb. 3.2** Elektronenmikroskopische Aufnahme von Orthopocken (Vacciniavirus).

Kontaktinfektionen mit dem Vacciniaimpfvirus sind auch bei Rindern, Wasserbüffeln (Büffelpocken?), Kamelen, Schweinen und Affen beschrieben.

„Originäre Kuhpocken" (cowpox), wie sie vor Jahren noch in Europa auftraten, sind ebenfalls seit mehr als 2 Jahrzehnten bei Rindern nicht mehr beobachtet und diagnostiziert worden (s. unten).

Alle OPV sind untereinander eng verwandt. Theoretisch kann mit jedem OPV gegen alle Krankheiten, hervorgerufen durch andere OPV-Spezies, geimpft werden. Gebräuchlich jedoch sind ausschließlich Impfungen mit schwach bis avirulenten (attenuierten) Vacciniaviren. Anhand biologischer Eigenschaften, bestimmter Oberflächenantigene wie auch durch Genomanalysen lassen sich die Einzelspezies aber mehr oder weniger klar differenzieren.

Die OPV können ausnahmslos im Hühnerembryo auf der Chorioallantoismembran (CAM) (spezifische Läsionen) wie auch in diversen Zellkulturenarten gezüchtet und mit cpE vermehrt werden. Die Diagnose „echtes" Pockenvirus ist durch den Virusnachweis aus Hautläsionen im Elektronenmikroskop nach Negativkontrastierung meist rasch und auf Anhieb, aber auch durch den Antigennachweis mittels IF und PCR oder im ELISA möglich.

### 3.2.2.2 Erkrankungen durch Kuhpocken (KP- und ähnliche Viren)

Meldepflicht

#### ■ Allgemeines

Erreger der sog. Kuhpocken ist das *OPV bovis*. Seinen Namen „Kuhpockenvirus" *(cowpox virus)* hat es seit über einem Jahrhundert, weil diese Pocken bei Rindern erstmals beschrieben wurden (originäre Kuhpocken). Gegenwärtig muss jedoch davon ausgegangen werden, dass dieses Virus ein relativ breites Wirtsspektrum unter den Säugern besitzt, wobei einige Tierarten besonders empfänglich und exponiert zu sein scheinen. Isoliert wurden solche Viren bis vor einiger Zeit bei Rindern, neuerdings aber am häufigsten bei Katzen, ferner bei im Zoo und Zirkus gehaltenen Tieren wie Elefanten, Großkatzen (Leopard, Puma, Jaguar, Löwe, Panther, Ozelot), Nashorn, Ameisenbär, Waschbär, Okapi; daneben bei gesunden und infizierten Wildnagern wie Zwiesel, Ratten, Wüstenmäusen, Wühlmäusen und Feldmäusen. Infektionen sind auch bei Känguruh und Delphin vorgekommen. Es wird angenommen, dass die Kuhpockenviren und kuhpockenähnlichen Viren (cowpox like) tief in der Biozönose verankert sind, wobei wildlebende kleine Nager das ständige Virusreservoir bilden.

Das *OPV bovis* muss zu den Zoonoseerregern gezählt werden, denn Kontaktinfektionen von Menschen durch infizierte Tiere sind vielfach beschrieben worden. Auch der Hund kann im engen Kontakt mit Infizierten (Katze und Mensch) erkranken.

Das Virus kommt in mehreren biologischen Varianten vor. In den Züchtungs- und Laboreigenschaften lassen sich auch virulentere Stämme von milderen **(avirulenten)** unterscheiden. In Genomanalysen an verschiedenen Isolaten konnten diese Differenzen dokumentiert werden.

#### ■ Epidemiologie

Erkrankungen bei Haus- und Zootieren, bedingt durch das Kuhpockenvirus, treten fast nur sporadisch auf. **Originäre Kuhpocken** der Rinder sind früher in Einzelfällen und kleineren Epizootien in Intervallen von mehreren Jahren bekannt gewesen. Später (bis 1950) wurden nurmehr 5 Einzelfälle beschrieben. Wahrscheinlich wurden die Erreger von kleinen Nagern in die Bestände eingeschleppt und dann öfter von Rind zu Rind übertragen. Auch Stallpersonal (Melker) hat sich dabei angesteckt. Stechende Insekten spielen gelegentlich bei der Erregerübertragung (mechanisch) eine Rolle. Die genannte Infektkette über Rinder erscheint derzeit, zumindest in zivilisierten Ländern mit den hygienischen Haltungsbedingungen, erloschen.

**Elefantenpocken** sind ebenfalls nur sporadisch in Abständen von Jahren bei Tieren in Zoo oder Zirkus nachgewiesen worden. Die Ansteckungsquellen wurden nie erfasst, dürften jedoch infizierte Ratten sein. Auch hier geht die Infektion bei den betroffenen Elefantengruppen nach dem Ausbruch über direkten Kontakt weiter, auch Tierpfleger können sich infizieren (Hände, Arme). Auf gleichem Wege sind nachweislich einige Ausbrüche bei Großkatzen in zoologischen Gärten entstanden, in einem Fall (Moskau) über die Verfütterung infizierter Ratten.

Lokale Infektionen, z. B. am Auge, sind sogar bei Menschen, die sich wahrscheinlich beim engen Umgang mit Getreide infizierten, das von virusausscheidenden Nagern kontaminiert worden war, nachgewiesen worden.

Seit etwa 15 Jahren hat man vermehrt (verbesserte Diagnostik) in Europa sporadisch, bisher aber nicht epidemisch, **Pocken bei Hauskatzen** diagnostiziert. Als Erreger wurde ebenfalls OPV bovis nachgewiesen. Es erkrankten nachweislich nur Tiere mit freiem Auslauf, was vermuten lässt, dass sich die Katzen an Beutetieren, kleinen Nagern, die vermutlich das Virusreservoir sind, infizieren. Verstärkt wird dieser Verdacht durch die Tatsache, dass die Katzenpocken saisonal von Juni bis Dezember mit Schwerpunkt im Herbst zu beobachten sind. Inzwischen konnten mehrere 100 Fälle von Kontaktinfektionen bei Menschen über pockenkranke Hauskatzen aufgedeckt werden. Am Beispiel eines im gleichen Haushalt an „Kuhpockenvirus" erkrankten Hundes erwies sich, dass auch diese Tierart empfänglich ist. Serologische Untersuchungen an Katzenseren lassen vermuten, dass zumindest in einigen Ländern und ländlichen Gegenden Europas bis zu 5 % aller Hauskatzen Antikörper gegen diese Viren besitzen und mit dem Erreger somit Kontakt hatten (**Abb. 3.3**).

■ Pathogenese und Pathologie

Die früher bei Rindern und heute hauptsächlich bei Hauskatzen auftretenden Orthopocken verlaufen überwiegend mild. An der Eintrittspforte des Virus, meist kleine Haut- und Schleimhautverletzungen, bei Katzen an Vorderpfoten oder Kopf, bei Rindern im Maulbereich, an Euter oder Skrotum, entsteht der Primäraffekt, dem sich eine unterschiedlich starke Virämie anschließen kann. Der weitere, in der Regel zyklische Verlauf hängt davon ab, wie intensiv sich das Virus in den primär affinen lymphatischen Organen vermehrt. Oft bleibt es klinisch bei den Primärläsionen. Über die Generalisierung des Virus folgt aber auch öfter ein meist spärlich bis diskret ausgeprägtes Exanthem der äußeren Haut mit wenigen Einzeleffloreszenzen (Kuhpocken, Katzenpocken). Die voll entwickelten Pockenpusteln sind je nach Hautbeschaffenheit nur 2–3 mm (Katze) oder bis über 1 cm groß mit breiter Area (Großtiere). Über die Generalisierung vermehrt sich das Virus auch in inneren Organen, besonders der Leber, und ist dort vielfach nachweisbar. Immunsuppressive Einflüsse, u. a. eine Behandlung mit Corticosteroiden, können eine starke Virusvermehrung mit Manifestationen des Virus in der Lunge und mit fatalem Ausgang provozieren (**Abb. 3.4**).

Bei besonders empfänglichen Tiergruppen (Großkatzen, Elefanten) scheinen schwere Verläufe der Krankheit zu dominieren. Kontaktinfizierte Menschen erleiden

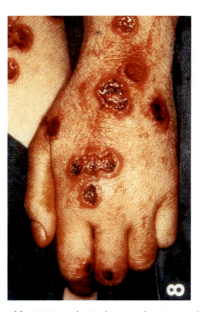

**Abb. 3.3** Typische Pockenpusteln mit zentraler Nekrose – Infektion eines Menschen mit einem cowpoxlike Virus (OPV initiale) durch eine Katze.

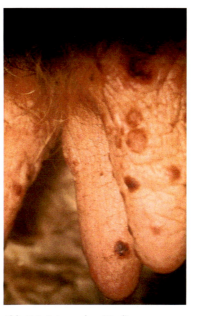

**Abb. 3.4** Euterpocken (Rind).

meist nur rein lokale Affektionen. Aber auch Allgemeinerkrankungen, die von den klassischen Menschenpocken klinisch kaum zu unterscheiden sind, traten vereinzelt auf. Bei Katzen scheinen auch subklinische Infektionen nicht selten vorzukommen.

■ Klinische Leitsymptome

Die Inkubationszeit beträgt bei den KP-ähnlichen Erkrankungen 3–6 Tage, selten länger. Primärpusteln sind nach 6–8 Tagen ausgereift, unter leichten Allgemeinsymptomen mit Fieber kann ein Exanthem am Körper im unmittelbaren Anschluss folgen. Mit der zunehmender Immunität beginnt nach 10–14 Tagen die Abheilung der Hautefloreszenzen und die Rekonvaleszenz. Bedrohlich wird die klinische Erkrankung, wenn eine Viruspneumonie hinzukommt.

Stark variierende Krankheitsbilder sind bei Katzenpocken vielfach beschrieben. Obwohl auch hier die Primäraffekte normalerweise rasch (oft unbemerkt) abheilen, können sich aus Einzelpocken am Körper lokale Prozesse entwickeln, die oft über mehrere Wochen persistieren. Den virusinduzierten Läsionen folgen gern Phlegmonen an den Extremitäten, seltener an Augen oder Kopf, auch Stomatitiden. Elefantenpocken, die trotz anfangs oft milder klinischer Bilder, nie harmlos sind, können mit Ausschuhen, und z. T. auch fatal enden.

■ Diagnose, Differenzialdiagnose, Immunität, Bekämpfung

Die Verdachtsdiagnose Pocken sollte, weil eine Zoonose, immer durch einen virologischen Laborbefund bestätigt werden (vgl. oben). Proben von Hautveränderungen jedes Stadiums, ohne Zusatz und trocken eingesandt, sind dafür geeignet. Ein erster Befund kann bereits innerhalb von Stunden erfolgen (elektronenmikroskopischer Virusnachweis). Differenzialdiagnostisch kommen in erster Linie Affektionen durch Staphylokokken und Streptokokken, bei Rindern auch Parapocken in Betracht.

Die durch *OPV bovis* hervorgerufenen echten Tierpocken heilen normalerweise in 3–4 Wochen unter Ausbildung einer guten Immunität ab. HAH- und N-Antikörper sind ab dem 6.–8. Tag p. i. (Beginn der Pustelbildung) nachweisbar. Die Immunität, hauptsächlich zellgebunden, hält nach natürlicher Infektion meist über Jahre an, Antikörper können zumindest monatelang nachgewiesen werden.

Direkten Kontakt mit erkrankten Tieren sollten nur gesunde Personen (keine Allergiker) unter entsprechender Sorgfalt pflegen. Die Hautefloreszenzen sind möglichst trocken und luftig zu halten (allenfalls dünne, luftdurchlässige Verbände). Kontraindiziert sind Salben, reizloser Puder kann angewandt werden.

Besonders bedrohte Personen, aber auch Katzen, Elefanten etc., können prophylaktisch durch eine Schutzimpfung mit attenuiertem Vacciniavirus, Stamm MVA (*m*odifiziertes *V*acciniavirus *A*nkara nach Mayr) gegen Infektionen geschützt werden. Eine stabile, etwa 2 Jahre protektive Immunität wird durch zweimalige Impfung s. c. oder i. m. im Abstand von 5 Wochen erzielt.

### 3.2.2.3 Büffelpocken

Meldepflicht

Büffelpocken sind eine milde, den Kuhpocken ähnliche Erkrankung bei Büffeln, ausgelöst durch das *OPV bubalis,* das dem Vacciniavirus *(OPV commune)* genetisch und verwandtschaftlich näher steht als dem Kuhpockenvirus. Büffelpocken kommen in vorderasiatischen und asiatischen Ländern vor und haben dort durchaus wirtschaftliche Bedeutung. Pockenefloreszenzen treten insbesondere im Maulbereich, an Euter und Skrotum auf. Die Infektion verläuft zyklisch mit Ausbildung einer guten Immunität. Schwere klinische Verläufe sind selten. Beim engen Kontakt mit kranken Tieren kann sich der Mensch lokal infizieren.

Prophylaktische Schutzimpfungen, wirksam mit dem attenuierten Vacciniastamm MVA, sind nicht üblich bzw. wurden bisher noch nicht durchgeführt.

### 3.2.2.4 Kamelpocken

Meldepflicht

Kamelpocken treten bei Kamelen der Alten Welt (Asien, Ostafrika) verbreitet auf, sind „echte" Pocken (im Unterschied zu Parapocken = Kamelecthyma) mit generalisierendem Hautexanthem und werden durch das *OPV cameli* hervorgerufen. Das typische, in der Regel gutartige klinische Bild der Kamelpocken kann jedoch insbesondere Jungtiere schwer belasten und dort mit beträchtlicher Mortalität verbunden sein. Die Pocken, die im Abstand von 2–3 Jahren immer wieder auftreten, haben für die Kamelhalter wirtschaftliche Bedeutung, weil sie meist mit schlechter Kondition, Gewichtsverlust, verringerter Milchleistung verbunden sind und evtl. auch mit Erblindung oder Abort einhergehen. Für den Menschen ist das Virus nicht pathogen. Die enge Verwandtschaft zwischen *OPV commune* und *cameli* ermöglicht jedoch Rekombinationen, die evtl. pathogenen Stämme für den Menschen erzeugen. Das *OPV cameli* stellt eine eigene Spezies der Orthopockenviren dar. Es unterscheidet sich biologisch und gentechnologisch.

Der überstandenen Krankheit folgt eine meist lebenslange Immunität. Im Rahmen der Labordiagnose sind Parapocken und andere Hautaffektionen sicher abgrenzbar.

Spezifische prophylaktische Schutzimpfungen mit Lebendvaccinen sind inzwischen entwickelt und werden auch genutzt (attenuierte Stämme des *OPV cameli*).

### 3.2.2.5 Mäusepocken
(Ektromelie)

Meldepflicht

Die bei Mäusen, Füchsen und Nerzen auftretende Krankheit, bekannt als infektiöse Ektromelie, verläuft in verseuchten Zuchten und Versuchstierhaltungen endemisch, bei Bestandserstinfektionen auch epidemisch. Unter Feldmäusen kommt der Erreger, das *OPV muris*, überwiegend latent vor (Virusreservoir). Klinisch apparent sind die Mäusepocken durch Efloreszenzen an Kopf (Schwellung), veränderte Haut- und Schleimhautbezirke, Geschwüre an Extremitäten und Schwanz und z. T.

durch darauf folgende Nekrosen geprägt. Bedingt durch die unterschiedliche Virulenz der Mäusepockenstämme und differierende Empfänglichkeit der Tierspezies kann das klinische Bild vom gutartigen bis chronischen und atypischen Verlauf (Hinfälligkeit, Anorexie, verändertes Haarkleid) differieren. Subklinische und latente Infektionen, vorwiegend bei erwachsenen Mäusen, wechseln im Zuchtbestand oft mit spontanen, bei Jungmäusen auftretenden Neuerkrankungen ab. Verseuchte Labormäusepopulationen sind nur durch strikte Merzung des gesamten Bestands mit entsprechenden hygienischen Maßnahmen oder über eine längere kontinuierliche Schutzimpfung der Mäuse (attenuierter Vaccinia-Stamm MVA) zu sanieren. Das Mäusepockenvirus haftet nicht beim Menschen.

Aus osteuropäischen Ländern wurden Pockeninfektionen in Silberfuchs- und Nerzfarmen beschrieben, die sich in Aborten, Totgeburten und Erkrankungen der neugeborenen Welpen, ohne ektromelieähnliche Symptome, manifestierten. Erwachsenen Tiere blieben in der Regel gesund. Erreger ist vermutlich eine Variante des Mäusepockenvirus *(OPV muris)*

Versuchstierbestände können durch eine prophylaktische Impfung (i. p. oder s. c.) mit dem attenuiertem Vacciniavirus, Stamm MVA, vor der Erkrankung geschützt werden. Auch die Immunisierung über das Trinkwasser mit attenuiertem homologem Virus ist möglich, jedoch nicht üblich.

**Anzeigepflicht**

### 3.2.2.6 Affenpocken

Affenpocken hat man immer wieder bei freilebenden, wie importierten, in Gefangenschaft gehaltenen Affen nachgewiesen. Sie sind durch einen ausgesprochen milden Verlauf mit spärlichem, oft abortivem Exanthem charakterisiert. Erreger ist das *OPV simiae*. Serologische Untersuchungen belegen, dass klinisch inapparente und latente Infektionen häufig vorkommen und ein weit höherer Prozentsatz der Affen Antikörper aufweist, als Erkrankungsfälle auftreten. Es wird daher angenommen, dass auch unter den Wildaffen Pocken sporadisch sowie subklinisch bzw. latent vorkommen.

Das *OPV simiae* ist pathogen für Menschen, aber als eigene Spezies mit dem Menschenpockenvirus (Variolavirus) nicht identisch. Durch seine biologischen Eigenschaften, die leichte Züchtbarkeit, das breite Wirtsspektrum und auch über Genomanalysen ließ sich dieses Virus eindeutig vom Variolavirus differenzieren.

**Meldepflicht**

### 3.2.3 Erkrankungen durch Avipoxviren

#### 3.2.3.1 Allgemeines

Pockenerkrankungen bei Vögeln kommen weltweit und bei allen näher untersuchten Vogelarten vor. Sie werden ausschließlich durch Virusarten hervorgerufen, die taxonomisch im Genus *Avipoxvirus* (APV) der Familie Poxviridae eingeordnet sind. Die Virusspezies dieses Genus besitzen einheitliche und typische biologische Merkmale, sind jedoch – im Unterschied zu den anderen Genera dieser Familie – nur z. T., dann mehr oder weniger immunologisch stark untereinander verwandt. Bei vielen, von kranken Vögeln isolierten Vogelpockenviren ist die Beziehung zu anderen Arten und ihre Stellung im Genus noch unklar und nicht bekannt. Als eigene Spezies werden bis jetzt maximal 10 APV-Arten anerkannt, wobei nicht endgültig gesichert ist, ob z. B. Putenpocken- und evtl. auch Taubenpockenviren nur Serotypen oder Varianten des Hühnerpocken- (fowlpox-)Virus darstellen. Dies gilt auch für andere Avipoxspezies. In der **Tab. 3.3** sind die bisher als selbstständige Avipoxviren beschriebenen Spezies zusammengefasst.

Die Pocken beim Geflügel sind schon seit langem bekannte und gut beschriebene Viruskrankheiten. Nachdem Bollinger bereits 1873 im histologischen Schnitt die typischen Einschlusskörperchen bei Hühnerpocken entdeckt hatte, wurde 1902 durch Marx und Sticker die Filtrierbarkeit und damit die Virusnatur bestätigt. Den ätiologischen Nachweis sicherten 1930 Woodruff und Goodpasture endgültig mit der Züchtung des Hühnerpockenvirus.

Das Wirtsspektrum der APV scheint unter den Aves unbegrenzt zu sein. Bei mehr als 70 Vogelspezies aus über 20 Familien wurden APV nachgewiesen. Unter den Hühnervögeln sind es die Kammhühner (Haus- und Waldhuhn, Rebhuhn und Wachtel, Fasan, Pfau, Perlhuhn, Truthahn), unter Gänse- und Entenvögeln, Gans, Ente,

**Tab. 3.3** Systematisierung der Avipockenviren (Stand 1999).

| Spezies | Deutsche Bezeichnung | Intern. Abkürzung |
|---|---|---|
| Canarypox virus | Kanarienpockenvirus | CNPV |
| Fowlpox virus | Hühnerpockenvirus | FWPV |
| Falconpox virus | Falkenpockenvirus | FPV |
| Juncopox virus | Finkenpockenvirus | JNPV |
| Mynhapox virus | Hirtenstarpockenvirus | MYPV |
| Pigeonpox virus | Taubenpockenvirus | PGPV |
| Quailpox virus | Wachtelpockenvirus | QUPV |
| Sparrowpox virus | Sperlingspockenvirus | SRPV |
| Starlingpox virus | Starenpockenvirus | SLPV |
| Turkeypox virus | Putenpockenvirus | TKPV |
| Psittacinepox virus | Psittacidenpockenvirus | PSPV |

Tauchente und Schwan, unter Tauben die Haus- und Wildtauben. Auch bei fast allen Arten von Singvögeln wurden Pocken beschrieben, insbesondere bei Webervögeln (Haus- und Feldspatz) und Finkenvögeln (Zeisig, Hänfling, Goldammer. Roter Kardinal, Junco u. a.), aber auch bei Brillenvögeln, Staren, Stelzen (Pieper), Fliegenschnäppern, Drosseln (Spottdrossel, Rotkehlchen), bei Meisen, Paradiesvögeln, Rabenvögeln (Elster), Lerchen und anderen. Verbreitet sind Vogelpocken auch bei Papageien (Edelpapagei. Sittich, Zwergpapagei), Spechtartigen (Buntspecht), Rakenvögeln, auch Raubvögeln (Falken, echte Adler wie Goldadler, Bussarde), Schreitvögeln (Storch, Reiher) und Kranichartigen. Sogar bei Möwen (Seeschwalbe), Ruderfüßlern (Tölpel, Pelikan, Kormoran), Sturmvögeln (Haubentaucher) und Pinguinen sind sie bekannt. Je nach Intensität der Diagnostik, sind Avipocken auf allen Kontinenten, von Europa über Amerika (Panama) bis Australien (Queensland) beschrieben worden.

Über die **Empfänglichkeit** von Haus- und Wildvögeln für die bisher definierten APV-Spezies und die **immunologischen Beziehungen** zwischen ihnen liegen nur zu einem Teil gesicherte Erkenntnisse vor. Enge und gegenseitige immunologische Kreuzbeziehungen (Immunitäten) bestehen zwischen Hühnerpocken- (HP-) und Putenpocken- (PP-)Viren, weniger enge zum Taubenpocken- (TP-) Virus. An HP-Infektionen können auch das Wassergeflügel und Wachteln erkranken, wahrscheinlich auch Falken und Rakenvögel. Von Falkenpocken isoliertes Virus soll aber nur an Falken haften. TP-Virus kann aber ebenfalls auf Falken, evtl. auch auf Rakenvögel übertragen werden. Über die immunologischen Beziehungen zwischen HP-, PP- und TP-Viren einerseits und dem Falkenpockenvirus andererseits liegen keine Daten vor.

Immunologisch selbstständig und nicht verwandt mit den HP-, PP-, TP-Spezies ist das **Kanarienpocken-**(KP-)Virus. Offensichtlich ist diese Virusart aber auch bei Webervögeln (Spatzen) und Finkenvögeln (Zeisig u. a.), z. T. bei Wildvogelarten, v. a. aber bei Sittichen verbreitet.

Gegenüber den vorgenannten APV immunologisch selbstständig und als eigene Spezies gelten derzeit auch das **Wachtelpockenvirus** sowie das **Agapornispoxvirus**, aufgrund einiger Hinweise vermutlich auch die Pockenviren von Specht, Junco und Sperling. Letzteres dürfte jedoch auch für andere Wildvögel (Weber-, Finkenvögel) pathogen sein.

Vereinzelte Untersuchungen über das Wirtsspektrum der Vogelpockenviren deuten auch darauf hin, dass Viren einzelner Spezies auf manchen heterologen Wirten zwar haften, umgekehrte Infektionen aber nicht stattfinden können, ebenso wie z. T. einseitige immunologische Beziehungen vermutet werden.

Wahrscheinlich ist auch, dass verschiedene Viren auf heterologen Vogelspezies nur dann haften, wenn sie durch Insektenbiss (mechanische Überträger) oder z. B. durch Verletzungen (z. B. Schnabelhieb) eines infizierten Vogels (Inokulation) übertragen werden. Lokale Pocken scheinen dann möglich, natürliche Infektionen über übliche Routen sind dagegen unwahrscheinlich. Dieser „außerordentliche" Infektionsweg dürfte auch deshalb zutreffen, weil man aus Hautefloreszenzen sogar von Säugern (z. B. Rhinozeros) APV-(HP-) Virus isoliert hat. Wahrscheinlich wurden hier Viren durch infizierte Vögel bei der Insekten-„Hautpflege" in die Säugerhaut inokuliert.

Für die **Züchtung** und den Nachweis der Erreger werden im Wesentlichen gleiche Methoden wie bei den Orthopockenviren angewandt. Am besten geeignet zur Virusisolierung ist die Chorioallantoismembran (CAM) 10–11 Tage vorbebrüteter Hühnerembryonen. Die in 4–6 Tagen nach der Beimpfung der CAM sich darauf entwickelnden Pockenherde können bereits Hinweise auf die APV-Spezies vermitteln. Die APV vermehren sich auch in Kulturen aus Hühnerembryonen oder Gewebe anderer Vogelembryonen. Ein cpE entwickelt sich aber, auch bei den bekannten HP-, TP-, KP-Stämmen, nur langsam (mehrere Tage), bei Wildisolaten erst nach Adaptierungspassagen oder es treten trotz Virusvermehrung in den Kulturzellen keine mikroskopisch erkennbaren Veränderungen auf.

### 3.2.3.2 Vogelpocken

Meldepflicht

■ Ätiologie

Die APV unterscheiden sich von den anderen „echten" Pockenviren der Subfamilie Chordopoxvirinae nicht nur dadurch, dass sie unter natürlichen Bedingungen ausschließlich bei Vögeln Krankheiten hervorrufen, sondern sie differieren auch deutlich in einigen anderen Eigenschaften. Mit Viriongrößen von bis zu 280 × 380 nm sind die APV überwiegend größer als andere Pockenviren. Die zwar ebenfalls quaderförmigen Partikel erscheinen zudem bei elektronenoptischer Darstellung nach Negativkontrastierung plumper als z. B. Orthopoxviren, weil sie an den Ecken deutlich mehr abgerundet sind. Ferner kann man vereinzelt Partikel antreffen (extrazelluläres Virus), die eine fast regelmäßige Anordnung der Oberflächenfilamente, offensichtlich nur in der äußeren Lage der Doppelmembran, erkennen lassen.

APV besitzen unter allen DNA-Viren das größte Genom mit $200–210 × 10^6$ D und einem gegenüber anderen Pockenviren unvergleichlich höheren Lipidgehalt, der etwa ein Drittel ihrer Masse ausmacht. Abweichend gegenüber den Orthopockenviren hemmen sie ferner bei ihrer intrazellulären Vermehrung nicht unmittelbar, sondern nur allmählich die zelluläre Proteinsynthese.

■ Epidemiologie

Beim Wirtschaftsgeflügel werden die Pocken meist über infizierte Tiere eingeschleppt, aber auch über kontaminiertes Futter oder anderes Material. Zumindest zu bestimmten Jahreszeiten ist aber auch an die Einschleppung über stechende Insekten (Moskitobiss) zu denken. Die weitere Verbreitung im Bestand erfolgt dann durch direkten Kontakt von Tier zu Tier oder indirekt über kontaminiertes Futter, Wasser, Staub etc. Ungeziefer, wie Milben oder Federlinge, dürften als mechanische Vektoren innerhalb der Bestandsausbreitung keine wesentliche Rolle spielen.

Demgegenüber werden unter Wild- und Ziervögeln stechende Insekten als hauptsächliche Überträger von APV angesehen. Nachweislich bleiben die Viren in Moskitos Tage bis Wochen infektionstüchtig, ohne sich im Speichel zu vermehren. Für diesen Infektionsweg sprechen nicht nur die überwiegend an unbefiederten Körperstellen entstehenden Primärläsionen (Schnabel, Augenlider, Ständer), sondern auch der Schwerpunkt bei Erkrankungen, Ausbrüchen und kleineren Epidemien in Vogelkolonien (z. B. Störche) im Spätsommer und Herbst. Ferner müssen die Möglichkeiten der direkten Übertragung von Vogel zu Vogel durch rivalisierendes Schnabelhacken bzw. Picken immer im Auge behalten werden.

**Eintrittspforten** bieten dem Virus überwiegend ein leicht verletztes Hautepithel, auch die respiratorischen Schleimhäute und Konjunktiven, in besonderen Fällen auch die Lunge. Ausgeschieden werden die APV mit den Hautefforeszenzen, aber auch über Nasen- und Augensekrete. Wenn auch die Phasen der Virusausscheidung begrenzt sind (Wochen), so können sich die Erreger, eingetrocknet in abgeheiltem, dann abgestoßenem Gewebe, in Schmutz und Staub sogar über mehrere Monate infektionstüchtig halten.

■ Pathogenese und Pathologie

Die Pocken bei Vögeln sind prinzipiell zyklisch verlaufende Infektionskrankheiten. Die Erreger sind auf kleine Verletzungen der Haut (z. B. Insektenbiss, Defekte durch die „Hackordnung") oder der Schleimhaut angewiesen, um die epitheliale Schranke durchdringen zu können. An der Eintrittspforte vermehrt sich das Virus primär (Primärpocke) und erreicht über eine erste Virämie die lymphatischen Organe und die Leber. Nach ausreichender Vermehrung kann sich eine zweite, generalisierende Virämie mit Manifestation des Virus, v. a. in der unbefiederten Haut, in den Schleimhäuten, aber auch in den inneren Organen (Lunge) anschließen. Je nach Virusart, Stamm und Virulenz einerseits und Empfänglichkeit der befallenen Vogelspezies andererseits kann die genannte Ereigniskette voll ausgeprägt, vielfach aber auch mehr oder weniger verkürzt sein, ja sogar nach dem Primäraffekt enden. Entsprechend sind pathologische Läsionen an der äußeren Haut und/oder an den Schleimhäuten, aber auch die an inneren Organen ausgeprägt.

**Pathologisch-anatomisch** können verschiedene Verlaufsformen auftreten bzw. dominieren:
- Die **Hautform** ist am häufigsten anzutreffen. Papulöse Effloreszenzen entwickeln sich hauptsächlich an unbefiederten Hautstellen, um die Augen, an Schnabel, Kamm und an den unteren Beinen. Sie trocknen schließlich ein, verfärben sich von gelb nach braun und fallen nach Wochen ab.
- Entwickeln sich ähnliche Läsionen an den Schleimhäuten von Schnabelhöhle, Zunge, Pharynx und Larynx, vielfach in Form ganzer fibrinös exudativer Beläge, spricht man von der **diphtheroiden Form** (Geflügelpockendiphtherie). Neben diesen beiden Formen treten auch Mischformen auf.
- Bei der **septikämischen Form** sind vielfach nur Allgemeinsymptome wie gesträubtes Gefieder, Somnolenz, Cyanose und Appetitlosigkeit zu beobachten und die Vögel verenden ohne äußere Pockenläsionen zu zeigen (Kanarienpocken). In der Regel manifestiert sich der Erreger auch in der Lunge.

Besonders bei den Psittaziden können neben Haut- oder Schleimhauteffloreszenzen eine diphtheroide Enteritis und auch Myokardnekrosen auftreten.

Aus milderen Hautformen der Vogelpocken bilden sich in der Rekonvaleszenz gern gutartige Hauttumoren **(tumoröse Form)**, bevorzugt am Kopf oder an den Ständern (insbesondere bei Wildvogelpocken).

■ Klinische Leitsymptome

Bei den meisten als Hautformen verlaufenden Vogelpocken erscheinen erste makroskopisch erkennbare Effloreszenzen an der Nasenöffnung, an Schnabel, Kamm und Kehllappen nach einer Inkubationszeit von etwa 8 Tagen in Form rötlicher Makulae, die sich in 1–2 Tagen zu Papeln und dann rasch weiter zu borkigen Pocken weiterentwickeln. Erst später kommen z. T. Augenausfluss und gestörtes Allgemeinbefinden hinzu. Die Rekonvaleszenz kann sich über Wochen bis Monate hinziehen.

Die Morbidität beträgt je nach Virusstamm bei Hühnerpocken und anderen in den Beständen bis zu 100 % bei meist geringer Letalität. Eine Ausnahme bilden die Kanarienpocken, die zumindest bei Heimvögeln unter septischem Verlauf meist tödlich enden.

■ Immunologie, Prophylaxe, Bekämpfung

Die Immunität nach natürlicher Infektion entwickelt sich nach der ersten Krankheitswoche, ist nach 4 Wochen voll ausgebildet. Es können N- und AgP-Ak nachgewiesen werden.

Für prophylaktische Schutzimpfungen, auch für Notimpfungen nach Ausbruch von Vogelpocken, stehen bewährte Lebendvaccinen zur Verfügung. Gegen Hühner- und Putenpocken werden attenuierte Hühnerpockenstämme und ausgewählte Taubenpockenstämme eingesetzt. Letzere immunisieren weniger gut, die Immunität ist kürzer anhaltend. In bedrohten Beständen sollten Tiere in der 6.–10. Lebenswoche geimpft werden, Legehennen in der 16. Woche, aber zumindest 4–6 Wochen vor Legebeginn. Die kutane Impfung erfolgt mittels Wing-web-Methode (Durchstechen der Flügelhaut mit einer vaccinebenetzten Impfnadel). Mit hoch attenuierten Hühnerpockenstämmen, die eine verminderte Virulenz besitzen, kann auch parenteral geimpft werden (z. B. Stamm HP 1, 447 Passagen in FHE, A. Mayr).

Die Impfung über das Trinkwasser, auch in Kombination mit Newcastle-disease-Virus, ist möglich. Nach der kutanen Impfung entwickelt sich eine „**Impfpocke**". Gegen die Taubenpocken wird mit homologem attenuiertem Virus kutan vacciniert.

Derzeit am meisten notwendig ist die Impfung gegen die Kanarienpocken bei Ziervögeln. Sie erfolgt intramuskulär (Brustmuskel) oder kutan (Flügelhaut, *wing web*) mit einer Vaccine aus einem gut attenuiertem **Kanarienpockenstamm** (Stamm KP1, 567 Passagen in FHE, A. Mayr).

## 3.2.4. Erkrankungen durch Capripoxviren

Meldepflicht

### 3.2.4.1 Allgemeines

Im Genus **Capripoxvirus** sind 3 nur bei Wiederkäuern vorkommende Virusarten eingeordnet:
- *Capripoxvirus ovis* – Schafpockenvirus, Erreger der originären Schafpocken;
- *Capripoxvirus caprae* – Ziegenpockenvirus, Erreger der originären Ziegenpocken;
- *Capripoxvirus bovis nodularis* – Lumpy skin disease-(LSD-)Virus des Rinds (Typ Neethling), Erreger der gleichnamigen Krankheit (Hautknotenkrankheit).

Schaf- und Ziegenpocken wie auch die „lumpy skin disease" sind **anzeigepflichtig**.

Die Capripoxviren sind untereinander sehr eng verwandt und weisen viele Gemeinsamkeiten auf. Ihr gegenwärtiger, rein biologisch definierter Status als eigene Spezies wird angezweifelt. Sie verhalten sich nicht wirtsspezifisch, zeigen aber eine mehr oder weniger ausgeprägte Wirtspräferenz für Schafe, Ziegen oder Rinder. Die meisten Virusstämme vermögen mehr als eine Tierspezies zu infizieren und auch Erkrankungen auszulösen. Wahrscheinlich sind mit der Verbreitung der Viren, v. a. in gemischten Beständen mit Schafen und Ziegen, auch Rekombinanten entstanden. Große Unterschiede unter den Capripoxviren bestehen auch hinsichtlich der Virulenz der Erreger und in der Anfälligkeit der jeweiligen Wirtstierrasse.

In früheren Zeiten haben die Hirten mit Material von milden Pocken ihre Tiere künstlich immunisiert (Variolation; milde Durchseuchung).

Genomanalysen und -vergleiche haben gezeigt, dass die Capripoxviren trotz unterschiedlicher DNA-Längen eine hohe Genomhomologie aufweisen. Zwischen Schafpocken- und LSD-Viren besteht anscheinend eine noch engere Verwandtschaft als zwischen diesen und den Ziegenpockenerregern.

Moderne Diagnoseverfahren mit monoklonalen Antikörpern (z. B. ELISA) oder gentechnologische Methoden (z. B. PCR) ermöglichen eine Differenzierung zwischen diesen 3 Virusarten.

Capripoxviren sind im Wesentlichen über weite Gebiete Afrikas (Nord- und Ostafrika) und Asiens (Vorderer Orient, Indien, China), die LSD im südlichen Afrika verbreitet und kommen endemisch oder in kleineren wiederkehrenden Epidemien vor. Die Krankheitsübertragung erfolgt per Kontakt, über Staub, Wolle u. a., Virus wird über die oberen Luft- und Verdauungswege aufgenommen. Zumindest während bestimmter Zeit ist die Ansteckung auch durch stechende Insekten mechanisch möglich.

Schaf- und Ziegenpockenviren wie auch LSD-Viren rufen bei den Wiederkäuern eine klassische zyklische Pockenkrankheit mit generalisierendem Exanthem am ganzen Körper hervor und sind im klinischen Verlauf den getilgten Menschenpocken sehr ähnlich. Durch eine hohe Morbidität bei mäßiger Mortalität der Pocken entstehen in den Herden große Verluste, besonders unter den Jungtieren.

Aufgrund der ausgeprägten Kreuzimmunitäten zwischen den Capripoxviren kann mit jedem der Viren gegen die anderen Pockenkrankheiten immunisiert werden. Prophylaktische Impfungen sind mit milden Feldstämmen üblich. Heute verwendet man jedoch vorzugsweise spezifische attenuierte Stämme bei subkutaner Applikation, die gegen die Capripocken gleich gut immunisieren. Geimpft werden kann bis zum 4. Trächtigkeitsmonat, fetale Infektionen sind nicht bekannt. Die Impfung schützt mindestens 12 Monate, überwiegend sogar wesentlich länger.

Die Erregerisolierung und -züchtung gelingt in homologen (embryonalen) Zellkulturen mit cpE; eine Diagnose kann ebenso und auch rasch über den Virusnachweis im Elektronenmikroskop oder durch serologischen Antigennachweis (ELISA) gesichert werden.

### 3.2.4.2 Schaf- und Ziegenpocken

Anzeigepflicht

Bei Schaf und Ziege verlaufen die Pocken überwiegend akut bis subakut mit einem ausgeprägten papulo-vesikulösen Exanthem. In der Pathogenese gleichen sie den anderen generalisierenden Pocken. Neben den im Vordergrund stehenden Hautveränderungen sind Entzündungen auch in den Schleimhäuten von Respirations- und Digestionstrakt häufig. Nach einer Inkubation von 6–8 Tagen beginnt die Krankheit mit Fieber, Nasen- und Augenausfluss. Kurz darauf brechen die Pocken am ganzen Körper auf. Auch Mastitiden werden beobachtet. Junge Tiere erkranken schwerer als erwachsene. Die Sterblichkeit bei Schaf- und Ziegenpocken schwankt je nach Virusstamm sehr weit, zwischen 2 und 50 % und kann bei Lämmern bis zu 80 % betragen (**Abb. 3.5**).

Neben typischen Verlaufsformen (Variola ovina discreta bis confluens) treten auch atypische Pocken auf (Variola ovina sine exanthemate, compressa, hämorrhagica und gangraenosa). Auch subklinische Infektionen (teilimmune Tiere) kommen vor. Sie sollen insbesondere in gemischten Herden, wo sich Schafe und Ziegen gegenseitig

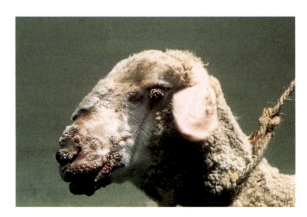

**Abb. 3.5** Generalisierte Schafpocken.

anstecken, bei der Infektion von Schafen durch Ziegenpockenstämme häufiger zu beobachten sein.

Neben den hohen Tierverlusten bei schweren Seuchenzügen (derzeit aber überwiegend endemische Seuchenlage) entstehen hohe wirtschaftliche Schäden durch den Ausfall an Wolle und durch Lämmersterben.

Die Immunität entwickelt sich ab Beginn des Exanthems. Nach 3–4 Wochen ist die Krankheit überwiegend überstanden und hinterlässt eine lang anhaltende Immunität.

In den Ländern mit epidemischen oder endemischen Schaf- und Ziegenpocken behindern Schwierigkeiten organisatorischer und sozioökologischer Art die wirksame Bekämpfung mittels gezielter verbreiteter Immunprophylaxe.

In Deutschland sind die Schafpocken, obwohl seit Jahrzehnten nicht mehr aufgetreten, noch **anzeigepflichtig**.

### 3.2.4.3 Lumpy skin disease (LSD)

Die Capripoxerkrankung beim Rind unterscheidet sich vom Verlauf der Schaf- und Ziegenpocken, bei prinzipiell gleicher Pathogenese, in einigen Kriterien. Die Inkubationszeit von durchschnittlich 7 Tagen kann auch wesentlich länger sein. Das Exanthem besteht nicht aus typischen Pocken, sondern es treten schmerzhafte, feste Schwellungen, Hautknoten (Hautknotenkrankheit) von 0,5–5 cm Durchmesser auf, die sich auch über Subkutis bis zur darunterliegenden Muskulatur erstrecken können und über 6 Wochen persistieren. Die Zahl der Hautknoten kann von wenigen bis zu mehreren Hundert schwanken. Diese umschriebenen Knoten, die auch in Skelettmuskulatur, Lunge, Rumen und Uterus auftreten können, sind gewöhnlich von einer rötlichen serösen Flüssigkeit infiltriert. An den Schleimhäuten nekrotisieren die Effloreszenzen gern und bilden Ulzera. Eine generalisierte Lymphadenitis ist die Regel.

Der Übertragungsmodus der Krankheit ist noch nicht geklärt. Stechmücken dürften mechanisch bei der Infektion eine Rolle spielen, da die LSD in den feuchten Sommermonaten und in Flussniederungen saisonal gehäuft auftritt. Auch sind die Bedingungen, die für die Konversion einer Infektion zur Erkrankung ausschlaggebend sind, nicht bekannt. Selbst bei experimentellen Infektionen mit hohen Virusdosen kann nur bei einem Teil der Empfänglichen eine Krankheit mit generalisierendem Exanthem ausgelöst werden.

## 3.2.5 Erkrankungen durch Leporipoxviren

### 3.2.5.1 Allgemeines

Das Genus **Leporipoxvirus** enthält 2 Spezies:
- *Leporipoxvirus myxomatosis*
  - Myxomatosevirus, Myxomatose der Kaninchen (rabbit myxoma);
- *Leporipoxvirus fibromatosis*
  - Kaninchenfibromvirus (SHOPE), Fibromatose bei Kaninchen (rabbit fibroma).
  
  Als inoffiziell gelten:
- Hasenfibromvirus, Fibrome bei Hasen (hare fibroma);
- Eichhörnchenfibromvirus, Fibrome bei Eichhörnchen (squirrel fibroma).

Die Leporipoxviren sind serologisch und immunologisch miteinander verwandt. Morphologisch unterscheiden sie sich nicht von anderen „echten Pockenviren", wie Ortho- oder Capripoxviren. Die Molmasse der Nucleinsäure beträgt nur $150 \times 10^6$ D.

Die verschiedenen Virusstämme des Genus haben jeweils ein sehr enges Wirtsspektrum und sind in der Natur verbreitet. Die Übertragung der Erreger erfolgt hauptsächlich durch beißende und stechende Insekten mechanisch, über kleinere Verletzungen der äußeren Haut oder der Schleimhäute und durch direkten Kontakt mit kranken, virusausscheidenden Tieren.

Veterinärmedizinische Bedeutung hat lediglich die Myxomatose, die in Europa und Amerika wie auch Australien ständig eine Bedrohung der Hauskaninchenzuchten darstellt. Eine Erkrankung des europäischen Hasen, der kaum empfänglich sein soll, gilt als extreme Ausnahme.

### 3.2.5.2 Myxomatose der Kaninchen

#### ■ Allgemeines

Der Erreger der Myxomatose ist das **Leporipoxvirus myxomatosis.** Es ruft bei europäischen Haus- und Wildkaninchen die für sie wohl gefährlichste und verlustreichste Virusallgemeinerkrankung hervor.

Das Virus stammt ursprünglich aus Südamerika und verursacht dort bei dem brasilianischen Wildkaninchen (*Sylvilagus*-Arten) neben inapparenten Infektionen nur leichte Erkrankungen mit lokalen Hautfibromen. Von dort hat sich das Virus nach Nordamerika (Kalifornien) ausgebreitet, bevor es in den 50er-Jahren nach Europa und schließlich auch nach Australien eingeschleppt wurde, wo es bei den europäischen Wild- und Hauskaninchen (*Oryctolagus*-Arten) schwere generalisierende, sich seuchenhaft ausbreitende Allgemeinerkrankungen ausgelöst hat.

#### ■ Epidemiologie

In Mitteleuropa tritt die fast immer tödlich verlaufende Myxomatose meist in kleinen Epizootien, aber auch, je nach geografisch-ökologischer Situation in Seuchenzügen mit Abstand von 3–8 Jahren, auf. Die Wildkaninchenbestände werden dabei um bis zu 90% dezimiert. Die Auswirkungen auf die Umwelt sind weitreichend: Füchse und Raubvögel müssen sich z. B. andere Beutetiere suchen, andererseits wirkt die Seuche in städtischen Parks als Regulativ. Zwischen den Epizootien bleibt die Krankheit bodenständig.

Nach Australien wurde die Myxomatose mit Absicht importiert, um die dortige Wildkaninchenplage zu bekämpfen. Nach ihrer Verbreitung und gewissen Erfolgen ist sie jetzt bodenständig, verläuft nicht mehr akut infolge Virulenzminderung der Virusstämme einerseits und Resistenzentwicklung bei den Kaninchen andererseits.

In Europa wird die Rhythmik im Seuchengeschehen durch die Populationsdichte, den Durchseuchungsgrad, durch Klima und Jahreszeit mitbestimmt. Kältephasen können das Geschehen zum Erliegen bringen, wenn die mechanische Übertragung durch Insekten, bei denen der Speichel bis zu 4 Wochen infektiös bleiben kann, sistiert. Auch eine mit der Kaninchendichte steigende bzw. dann wieder abnehmende Virulenz der Virusstämme und eine partielle Resistenzentwicklung bei den Kaninchen kann auftreten und überlagert die Seuchenrhythmik.

Eintrittspforten für das Virus sind neben der leicht verletzten Haut die Schleimhäute im Kopf- und Genitalbereich. Ausgeschieden wird der Erreger hauptsächlich über die Sekrete. Jedes blutsaugende Insekt (Stechmücken, Flöhe, Läuse, Milben, Zecken) kann das Virus aus Hautschwellungen und aus dem Blut (Virämiephase) aufnehmen. Feldhasen sollen nur ausnahmsweise infiziert sein. Dem Übergreifen der Myxomatose auf die Hauskaninchen, was in Zuchten zu schweren Verlusten führt, kann durch Hygienemaßnahmen und über Insektenbarrieren begegnet werden.

■ Pathogenese, klinische Leitsymptome, Immunologie

Charakteristische erste Symptome sind, nach einer Inkubationszeit von 5–10 Tagen, eine Blepharokonjunktivitis, Schwellungen der Schnauze, dann der gesamten Kopfunterhaut (Löwenkopf) und der Augenregion. Erkrankte Kaninchen sind teilnahmslos, fiebern und sterben oft bereits nach 2 Tagen (junge Tiere meist zwischen dem 10. und 14. Tag p. i.). Überleben Tiere länger, treten 2–3 Tage später subkutane gelatinöse und schmerzhafte Schwellungen am ganzen Körper auf, insbesondere an Ohrgrund, Ohrmuscheln, Genitalien, After, Harnröhrenöffnung und Gesäuge. Im Endstadium treten oft Pneumonien auf.

Bei endemischer Virusverbreitung sind auch chronisch-atypische Krankheitsbilder und klinisch inapparente Infektionen zu beobachten. Das Überstehen der Infektion hinterlässt eine solide Immunität von etwa 2 Jahren; Antikörper sind bis zu einem Jahr nachweisbar. Die Immunität wird transplacentar und trophogen auf die Nachkommen übertragen.

■ Diagnose

In der Regel kann die Diagnose schon klinisch aufgrund von Epidemiologie und typischem Krankheitsbild gestellt werden. Eine rasche Bestätigung des Verdachts ist durch den Virusnachweis im Elektronenmikroskop möglich. Aus Exsudat myxomveränderter Haut- und Schleimhaut ist das orthopockenähnliche Partikel meist gut darstellbar. Der Antigennachweis im ELISA bietet eine gleich gute Nachweisempfindlichkeit und -sicherheit. Ferner lässt sich das Virus im bebrüteten Hühnerembryo auf der CAM (winzige ektodermale Proliferationen nach 6–7 Tagen) sowie in Zellkulturen aus Hühnerembryofibroblasten oder Kaninchenzellen züchten (cpE nach 10 Tagen; Adaptierungspassagen) und nachweisen.

■ Bekämpfung

Hauskaninchen können in den insektenreichen Jahreszeiten durch insektendichte Aufstallung und andere hygienische Maßnahmen vor der Feldmyxomatose abgeschirmt werden. Zu empfehlen ist die prophylaktische Schutzimpfung mit Lebendvaccinen auf der Basis des immunologisch eng verwandten heterologen (schwach virulenten) Kaninchenfibromvirus (s. unten). An der Impfstelle entsteht ein gutartiges Fibrom, das nach etwa 2 Wochen wieder verschwindet. Diese Impfimmunität schützt etwa 6 Monate gegen die Erkrankung. Auch Vaccinen aus homologem attenuiertem Myxomatosekulturvirus (z. B. Stamm Léon-162) sind zur Schutzimpfung geeignet. Sie weisen noch eine geringe Restvirulenz auf (vorübergehende Reaktionen), induzieren aber eine stabile, mindestens 12 Monate belastbare Immunität. Bei bzw. nach einem Seuchenausbruch haben sich die strikte Sperre des Kaninchenbestands, die Keulung ohne Blutentzug, die unschädliche Beseitigung aller Tiere inklusive Fell sowie die üblichen gründlichen Entseuchungsmaßnahmen bewährt.

Die Myxomatose unter Wildkaninchen muss mithilfe veterinärbehördlicher und jagdbehördlicher Maßnahmen bekämpft werden.

### 3.2.5.3 Fibromatose der Kaninchen

Die Fibromatose der Kaninchen wie auch die äußerst selten zu beobachtende gleichartige Erkrankung des Hasen, gelegentlich bei Eichhörnchen (nur in den USA), hat in Europa kaum Bedeutung; es wurden bisher nur sehr wenige Einzelfälle beschrieben. Sie wird durch das *Leporipoxvirus fibromatosis,* bei Hasen und Eichhörnchen wahrscheinlich durch speziesadaptierte Varianten hervorgerufen und besteht in relativ großen fibromatösen Tumoren der Unterhaut, die sich in etwa 10 Tagen entwickeln und dann langsam wieder zurückbilden. Allgemeinsymptome werden selten beobachtet. Die Fibrome werden durch stechende Insekten, aber auch über Hautverletzungen übertragen. Auch bei Hauskaninchen sind Fälle der Kaninchenfibromatose bekannt.

Fibrome bei Feldhasen werden nur in bestimmten Regionen Europas gelegentlich diagnostiziert. Die Erreger sind eng verwandt mit dem Kaninchenfibromvirus. Eichhörnchenfibrome (gleichnamiges Virus) hat man bisher nur in den USA festgestellt, wobei auch generalisierte Formen vorkommen sollen. Feldhasen lassen sich nur durch das homologe Hasenfibromvirus (hare fibroma), nicht aber durch das Kaninchenfibromvirus (SHOPE) infizieren.

## 3.2.6 Schweinepocken

### Allgemeines, Ätiologie

Das Genus *Suipoxvirus* der Familie Poxviridae wird nur durch das *Suipoxvirus suis*, den Erreger der „originären" Schweinepocken, repräsentiert. Es steht, abgesehen vom gemeinsamen, nicht immunisierenden Antigen aller Chordopoxviren, in keiner serologischen oder immunologischen Beziehung zu anderen Pockenviren. Durch das Vacciniaimpfvirus verursachte Pocken bei Schweinen sind seit der Einstellung der Pockenschutzimpfung des Menschen nicht mehr beobachtet worden. Die Schweinepocken sind eine nur mäßig kontagiöse Allgemeinerkrankung von Schweinen aller Altersgruppen mit typischem Hautexanthem am ganzen Körper. Morphologisch unterscheidet sich der Erreger nicht von anderen echten Pockenviren, wie etwa den Orthopoxviren. Das Viruspartikel misst etwa 320 × 240 nm. Es enthält wie praktisch alle Pockenspezies ein Thymidinkinasegen (1,7 Kb). Das Genom des Schweinepockenvirus misst 175 Kb.

### Epidemiologie

Die Schweinepocken sind weltweit als relativ milde Infektionskrankheit verbreitet und befallen ausschließlich Schweine. Jedoch werden größere Unterschiede hinsichtlich Empfänglichkeit der Tiere und Schwere der klinischen Erscheinungen, je nach Alter und Zucht, weniger nach Rassen, beobachtet. Die Krankheit tritt in der Regel nicht seuchenartig auf, sondern nur sporadisch bis endemisch meist in Betrieben der Schweineproduktion (Ferkelerzeugung) mit schlechter Hygiene in Europa, Nord- und Südamerika, Asien und zunehmend auch in Afrika. Während in den letzten Jahren unter verbesserter Hygiene Ausbrüche in Europa und Nordamerika sehr selten vorkamen und Erkrankungen wirtschaftlich kaum mehr ins Gewicht fallen, sind Schweinepocken in Ländern der dritten Welt durchaus belastend. Sie führen zu bemerkenswerten ökonomischen Schäden, v. a. durch Ferkelverluste.

Klinisch apparent und inapparent (latent) infizierte Schweine bilden das einzige Reservoir für das Virus. Die Verschleppung der Krankheit erfolgt überwiegend durch den Handel mit (infizierten) Ferkeln, besonders bei Missachtung der nötigen hygienischen Maßnahmen. Dass Ausbrüche gehäuft vom Sommer bis zum Spätherbst auftreten, unterstreicht die Rolle der stechenden Insekten bei der Virusverbreitung. Innerhalb eines Bestandes aber wird das Virus durch den direkten Kontakt weitergegeben, besonders effektiv und rasch über kutane Schäden nach Ektoparasitenbiss (Schweinelaus). Nicht sicher ist, ob die Virusausscheidung bereits in der Inkubationszeit und über Augen-, Nasensekret und Speichel erfolgen kann. Die wichtigste Ansteckungsquelle aber ist in den Hautefflöreszenzen zu suchen.

Morbidität und Mortalität der Erkrankung sind vom hygienischen Zustand des Bestands und seinem Immunstatus abhängig. Bei Neuausbrüchen können bis zu 100% der Ferkel erkranken, erwachsene Tiere üblicherweise nur milde oder ohne klare Symptomatik. In Gegenden mit häufigerem Vorkommen der Schweinepocken, wo Muttersauen eine gute Immunität besitzen, erkranken Saugferkel meist nicht, die Läufer nur milde und andere Sauen nicht oder nur abortiv. Die Mortalität beträgt bei guter Haltung um 1%, kann aber bei verlausten Ferkeln auf bis zu 30% ansteigen. Erwachsene Schweine überstehen gewöhnlich ihre diskreten Pocken ohne erkennbare Beeinträchtigung des Befindens.

Seit einigen Jahren sind wiederholt virologisch abgesicherte Fälle von **kongenitalen Schweinepocken** bekannt geworden. Einzelne oder mehrere Ferkel von Würfen (bei gesunden Geschwistern) wurden mit exanthematischen Hautpocken geboren. Sie starben wenige Tage nach der Geburt oder kamen schon tot zur Welt. Diese Fälle lassen vermuten, dass bei latenten Infektionen von Sauen In-utero-Infektionen auftreten können.

### Pathogenese, klinische Leitsymptome

Die Infektion verläuft zyklisch. Nach Eintritt des Erregers über kleine Epitheldefekte, bei engem Kontakt wahrscheinlich über die Schleimhäute von oberem Respirations- und Digestionstrakt, breitet sich das Virus über das Blut- und Lymphsystem aus und manifestiert sich nach einer Inkubationszeit von 10–20 Tagen und bei allgemein nur leichtem Fieber, als sehr typisches, in Schüben aufsprießendes Pockenexanthem (Makula, Papel, Bläschen, Pustel mit Nabel) am ganzen Körper. Die Effloreszenzen können zahlreich bis sehr spärlich vorhanden sein. Außer aus Hautveränderungen hat man das Virus gelegentlich auch aus Trachea und Bronchien, Lymphknoten und sogar aus der Magenschleimhaut isolieren können, ein Zeichen der Generalisierung mit komplettem Zyklus und schwerer Erkrankung (**Abb. 3.6**).

Das Exanthem lokalisiert sich bevorzugt an Hautzonen mit niedrigem Keratingehalt (Kopf, Ohren, Bauch, Schenkelinnenflächen, Gesäuge), an anderen Hautstellen nur spärlich oder atypisch. Reife Pusteln verschorfen nach einer Woche und fallen 3–4 Wochen später als braune Krusten ab. Sekundärinfektionen, insbesondere durch Staphylokokken und Streptokokken, können das klinische Bild und die ansonsten sehr günstige Prognose außerordentlich verschlechtern.

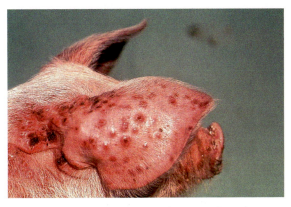

**Abb. 3.6** Generalisierte Schweinepocken – typische Pockenpusteln am Ohr.

Subklinische Infektionen kommen besonders häufig bei Muttersauen vor und können offenbar **kongenital** die Würfe befallen (s. oben).

### ■ Diagnose

Das Schweinepockenvirus lässt sich gut in porcinen Zellkulturen (Niere, Hoden) züchten und entwickelt, trotz guter zellulärer Reproduktion, je nach Virusstamm erst nach Adaptierung einen cpE. Virusantigen kann jedoch in den Kulturzellen über die IF nachgewiesen werden. Eine Adaptierung des Virus auf anderen Zellklturen gelingt nach 8–10 Blindpassagen (z. B. in Verozellen mit cpE).

Die Diagnose stützt sich bei typischem Verlauf auf das klinische Bild. Sie lässt sich durch den elektronenoptischen Nachweis der Viren oder durch den Antigennachweis im ELISA aus Hautmaterial bestätigen. Über die Anzüchtung des Virus in Zellkulturen, kombiniert mit dem fluoreszenzserologischen Antigennachweis in den Zellen, ist die Labordiagnose ebenfalls möglich.

Den klinischen Schweinepocken sind sonst nur ausgebreitete pustulöse Hautaffektionen anderer Art (z. B. durch Kokken) ähnlich.

### ■ Immunologie, Bekämpfung

Erkrankte und genesene Tiere entwickeln eine solide zelluläre und humorale Immunität, deren Dauer zumindest über mehere Monate gesichert ist, die aber auch länger anhalten kann. Ak sind erst ab der Rekonvaleszenz nach etwa 20 Tagen und dann etwa 3–4 Monate lang nachweisbar.

Eine prophylaktische Schutzimpfung ist nicht üblich, Impfstoffe sind nicht bekannt. Die Bekämpfung der Schweinepocken erfolgt rein veterinärhygienisch durch Vorsichtsmaßnahmen beim Ferkelzukauf, Separierung kranker Tiere (soweit möglich) und durch Desinfektionsmaßnahmen. Sehr wichtig ist die Vermeidung und die strikte Tilgung von Ektoparasiten.

## 3.2.7 Erkrankungen durch Parapoxviren
### (PPV)
### 3.2.7.1 Allgemeines

Unter Parapocken (para = neben, bei, gleich bzw. ähnlich) versteht man hauptsächlich zyklisch ablaufende, gelegentlich nur lokal manifestierte Infektionen, die durch Virusarten des Genus *Parapoxvirus* verursacht werden. Klinisch sind sie den echten Pockenausschlägen sehr ähnlich und z. T. mit multiplen, blumenkohlartigen Ulzerationen und ulzerativen Nekrosen an der Haut und den Schleimhäuten verbunden. Sie hinterlassen aber keinen länger anhaltenden Schutz gegen Reinfektionen.

In jüngster Zeit werden geänderte Haltungssysteme und Umweltbedingungen wie auch eine Virulenzsteigerung der Erreger durch rasche Tierpassagen als primäre Ursachen für eine weltweit zu beobachtende, auffallende Zunahme der Parapockeninfektionen mit häufig schwerer Symptomatik bei Rindern, Schafen und Ziegen verantwortlich gemacht. Ihre wirtschaftliche Bedeutung zeigt einen ansteigenden Trend.

Neben den in der **Tab. 3.4** aufgeführten, offiziell eingeordneten Virusarten wurden jedoch in den letzten Jahren auch PPV-Infektionen und -Virusstämme bei Kamelen (Ausdyk), Gemsen (Chamois-Ecthyma), Moschusochsen, Rentieren, Seehunden, Zwergschimpansen und Eichhörnchen beschrieben. Ihre gegenseitigen Beziehungen sind jedoch noch nicht abgeklärt. Wahrscheinlich ist, dass alle bisher bekanntgewordenen PPV-Stämme pathogen für Menschen sind und dort lokale, meist gutartige Infektionen setzen können. Unter ungünstigen Voraussetzungen aber sind auch schwere Verlaufsformen möglich.

PPV sind fest in die Biozönose eingebunden, sie haben seit Jahrhunderten ihr natürliches Wirtsspektrum bewahrt. Allerdings wurden die von PPV verursachten Krankheiten nie mit dem Ziel einer weitgehenden Tilgung bekämpft.

Die PPV unterscheiden sich zunächst morphologisch in Form und Oberflächenstruktur von den „echten" quaderförmigen Pockenpartikeln. Sie sind etwas kleiner mit etwa 270 x 170 nm, haben eine schlankere und ovoide Form mit regelmäßiger Anordnung ihrer Oberflächenfilamente. Die Molmasse ihres auffallend kleinen Genoms beträgt nur $85 \times 10^6$ D bei einem wesentlich höheren Gehalt an Cytosin und Guanin im Vergleich zu anderen Pockenviren. In den chemisch-physikalischen Eigenschaften, der Widerstandsfähigkeit u. a. verhalten sich die PPV nicht anders als andere Pockenviren.

Die bisher untersuchten PPV sind immunologisch eng miteinander verwandt. Eine Labordifferenzierung der systematisierten Spezies mit herkömmlichen serologischen Verfahren ist nicht möglich, der Status als separate Spezies umstritten. Erst gentechnologische Methoden haben eine Eingruppierung von Isolaten zu den definierten Arten möglich gemacht. Zwischen dem Genus *Parapoxvirus* und anderen Genera besteht keinerlei Verwandtschaft.

Die Züchtung von PPV gelingt im Allgemeinen nur in Kulturen aus embryonalen Geweben von Rind und Schaf, da sie ein vergleichsweise enges Zell- und Wirtsspektrum besitzen. Eine spätere Adaptierung auf andere Zellkulturen (z. B. Verozellen) ist möglich. Eine grobe Labordifferenzierung wird nur anhand einiger biologischer Eigenschaftendurchgeführt.

Alle PPV sind auch für den Menschen pathogen, die durch sie ausgelösten Infektionen deshalb Zoonosen.

**Tab. 3.4** Systematisierung des Virusgenus Parapoxvirus.

- ORF-Virus (Ecthyma contagiosum, *Parapoxvirus ovis*)
- Stomatitis papulosa Virus des Rinds (Parapoxvirus bovis 1)
- Melkerknoten-Virus (Pseudocowpoxvirus, *Parapoxvirus bovis* 2)
- Parapoxvirus of red deer

Melde-pflicht

### 3.2.7.2 Ecthyma contagiosum der kleinen Wiederkäuer
(Orf, ansteckende Pustulardermatitis, Lippengrind, Maul- und Fußgrind)

■ **Allgemeines**

Der Erreger des Ecthyma contagiosum (Orf), das *Parapoxvirus ovis*, ist eng verwandt mit den 2 anderen Parapockenviren des Rindes. Die durch das Orf-Virus ausgelöste Allgemeininfektion der Schafe, Ziegen und wohl auch der Gemsen hat in der Regel einen zyklischen Verlauf. Rein lokale Infektionen kommen vor ebenso wie klinisch inapparente, z. B. latente. Der Erreger, meist als Orf-Virus angesprochen, kann auch auf Menschen übergehen, wo er aber in der Regel nur lokale Läsionen hervorruft. Das Wort Ecthyma bedeutet Hautpurulenz mit Ulzeration. Klinisch ist die Pustulardermatitis charakterisiert durch Papeln und Pusteln in unterschiedlicher Zahl und Stärke an Haut und Schleimhäuten. Sie gehen oft nach reichlicher Exsudatbildung in blumenkohlartige Krusten über.

■ **Epidemiologie**

Die Krankheit ist weltweit verbreitet und für Schafe und Ziegen hoch kontagiös. Sie wird durch Kontakt, aerogen und über abgefallene, das Virus über lange Zeit konservierende Borken und Krusten auf andere Tiere übertragen. Indirekt erfolgt die Erregerverschleppung durch Felle, Wolle, auch Fleisch infizierter Tiere z. T. über große Distanzen. Schon bei der Geburt oder später kann das Lamm durch das Muttertier angesteckt werden. Bei aufgestallten Schafen, insbesondere bei der Lämmermast, wird die Ansteckung außerordentlich gefördert.

Die Morbidität kann hoch sein. Die Mortalität liegt nur um 1%, kann aber bei Lämmern (Lammbar) unter schweren klinischen Bildern bis auf 20–50% ansteigen.

Virusreservoire für den Orf-Erreger dürften klinisch inapparent (latent) infizierte, v. a. ältere Schafe, Ziegen und Wildwiederkäuer darstellen, die das Virus zumindest einige Wochen beherbergen können. In Nordeuropa wurden Moschusochsen und auch Rentiere angesteckt. Pferd und Schwein gelten unter natürlichen Bedingungen als resistent, ebenso die kleinen Fleischfresser, nicht aber Affen. An kranken Tieren infizieren sich häufig Personen, die in engem Kontakt mit ihnen stehen (Schäfer, Schafscherer, Schlächter usw.). Das Virus haftet über kleine Hautdefekte und ruft lokale proliferative Effloreszenzen hervor. Allgemeinerkrankungen sind aber seltene Ausnahmen.

■ **Pathogenese, Pathologie**

Der zyklische Verlauf der Infektion beginnt mit der Virusaufnahme über kleine Hautverletzungen oder über die Schleimhäute. Nach einer ersten lokalen Virusvermehrung mit anschließender Virusverbreitung über Blut- und Lymphbahn vermehrt sich das Virus in den lymphatischen Organen und der Leber. Nicht immer aber schließt sich nach einer weiteren Virämie die Generalisierung mit folgender Manifestation des Virus in der äußeren Haut und den Schleimhäuten mit der typischen Lokalisation des Exanthems an, die das klinische Bild der Ecthyma-Erkrankung prägt. Die pathogenetische Ereigniskette kann auch vorzeitig enden, es bleibt bei primären Läsionen oder einer subklinischen Infektion mit temporärer Virusausscheidung.

■ **Klinische Leitsymptome**

Nach einer Inkubationszeit von 3–8 Tagen können klinisch labiale, podale, genitale und maligne Verlaufsformen der Krankheit, einhergehend mit der entsprechend unterschiedlichen Symptomatologie, unterschieden werden.

Bei der **labialen** Form entstehen Bläschen und Pusteln bis Erbsengröße an den Lippen, die sich auf Maulwinkel, Nase, Augenlider und Ohren ausdehnen können. Sie färben sich unter Eintrocknung zu dunklen Krusten und können dann walnussgroßen Papillomen ähnlich sein. Nach Sekundärinfektionen treten gern Ulzerationen hinzu. Bei einem milden Verlauf heilen die labialen Effloreszenzen nach ca. 3 Wochen ab. Neben dem „Lippengrind" entwickeln sich bei Mutterschafen auch oft Pusteln am Euter, Mastitiden sind aber selten.

Die **podale** Form entsteht entweder allein oder zugleich mit dem labialen Exanthem. Effloreszenzen entstehen v. a. am Kronrand und anderen Stellen der Klauen. Der Verlauf ist sehr schmerzhaft, Lahmheiten und Standschwierigkeiten sind die Folge. Durch Sekundärinfektionen können sich Pododermatitiden entwickeln.

Die **genitale** Form tritt seltener auf. Das Exanthem manifestiert sich bei ihr besonders gern am Euter (Mastitis), aber auch an Innenschenkeln, Vulva bzw. am Präputium. Aborte sind möglich, selbst wenn keine Haut- oder Schleimhautläsionen zu finden sind.

Bei der **malignen,** der bösartigen Form, vermehrt sich der Erreger nicht nur an Haut und Schleimhäuten, sondern auch in den inneren Organen. In diesem Fall treten Symptome einer schweren Allgemeinerkrankung auf, höheres Fieber, Mattigkeit, Lymphknotenschwellungen, Ödeme (Kopf), Pneumonie u. a. Die Genesung kann sich über Wochen erstrecken. An dieser Form erkranken insbesondere Lämmer, seltener ältere Tiere. Blumenkohlartige Wucherungen an der Maulschleimhaut, Phlegmonen und Ulzera bis in Pharynx, Ösophagus und Magen behindern bei den Lämmern die Nahrungsaufnahme. Die Mortalität steigt an.

■ **Immunologie**

Genesene oder subklinisch durchseuchte Tiere werden gegen eine Reinfektion immun. Diese Immunität ist jedoch nicht sehr stabil und kann schon nach relativ kurzer Zeit durchbrochen werden. Je nach vorangegangener Schwere der Infektion muss zwischen systemischer und lokaler (Haut, Schleimhaut) Immunität unterschieden werden. Der Schutz beginnt in der 2. Erkrankungswoche, Ak sind eine Woche später, jedoch – abhängig vom Infektionsverlauf – nicht regelmäßig nachweisbar, besonders nicht bei Lämmern. Maternale Ak werden zwar auf die Lämmer übertragen, vermitteln jedoch einen nur unvollständigen Schutz.

### ■ Diagnose

Am schnellsten kann die Diagnose abgesichert werden, wenn sich die typischen Parapockenpartikeln aus frischen Läsionen elektronenmikroskopisch nachweisen lassen, was in der Regel gelingt. Aus gleichen Proben kann die Labordiagnose auch im ELISA (Antigenfänger) abgesichert werden.

Mehr Zeit erfordert die Anzüchtung des Orf-Virus in bovinen oder ovinen embryonalen Zellkulturen mit anschließender Typisierung durch die IF. Ein cpE entwickelt sich erst nach Tagen.

PPV-Ak lassen sich über den NT oder per ELISA (Ak-Fänger) frühestens ab der 3. Krankheitswoche nachweisen. Anhand von Serumpaaren ist so auch indirekt eine Diagnose möglich.

Das Orf-Virus kann nach intensiver Kultivierung über mehrere Passagen in oben genannten Zellkulturen auch an Zelllinien, sogar solche aus humanen oder Affenzellen adaptiert werden und ist mit cpE fortzüchtbar.

### ■ Bekämpfung

Schafe und Ziegen sollten nur mit Lebendvaccinen aus Zellkulturen, die gut attenuierte avirulente Orf-Stämme enthalten, schutzgeimpft werden. Diese Impfstoffe werden parenteral (subkutan) appliziert (2 Impfungen im Abstand von 3–5 Wochen) und induzieren neben einer zellulären Immunität bei den meisten Schafen auch virusneutralisierende Antikörper. Da vaccinierte Muttertiere ihren Lämmern keinen ausreichenden Schutz vermitteln, ist die Impfung auch bei Lämmern indiziert. Selbst in Notsituationen, nach Ausbruch der Krankheit im Bestand, kann jedes Schaf geimpft werden, die Lämmer erstmals im Alter von 1–2 Tagen, mit Revaccinierung nach 14 Tagen und nach 3 Monaten. Das Impfvirus wird nicht ausgeschieden.

In nicht infizierten Herden sollten alle über 3 Monate alten Tiere geimpft und jeweils 6–12 Monate später wiedergeimpft werden. Lämmer unter 3 Monaten müssen durch zweimalige Impfung im Abstand von 3–5 Wochen zunächst grundimmunisiert werden.

### 3.2.7.3 Stomatitis papulosa
#### (Parapocken des Rinds)

*Meldepflicht*

Die Stomatitis papulosa bovis ist eine durch das *PPV bovis 1* hervorgerufene, überwiegend gutartig verlaufende, häufig und weltweit vorkommende kontagiöse Erkrankung, v. a. der Kälber und Jungrinder, die durch makulopapulöse, selten pustulöse, oft aber ulzerierende Exantheme der Schleimhaut an Flotzmaul, Lippen, Gingiven und Gaumen charakterisiert ist. Selten finden sich auch Läsionen in anderen Maulbereichen und im Pansen. Die Krankheit wird besonders häufig und unter hoher Morbidität in Großbetrieben beobachtet, wenn „gesunde", aber infizierte Tiere angekauft und bei ihnen subklinische bzw. latente Infektionen durch den Stress des Milieuwechsels aktiviert werden. In der Regel zeigen nur Kälber und Jungrinder ein ausgeprägtes Krankheitsbild; das Fressvermögen ist jedoch nicht immer oder nur wenig gestört. Schwere Verlaufsformen sind selten. Bei Jungrindern kann die Stomatitis sogar übersehen werden.

Trotz des milden Verlaufs der Krankheit mit überwiegend streng begrenzter Manifestation handelt es sich um keine lokale, sondern eine generalisierende Infektion. Man vermutet, dass der Erreger oft schon mit der Geburt von latent infizierten Müttern auf die Jungen übertragen wird. Später kann das Virus von kranken oder infizierten Tieren direkt oder über das Futter aufgenommen werden. Wildwiederkäuer dürften ebenfalls Virusträger sein. Der Mensch kann sich durch engen Kontakt mit kranken Jungrindern anstecken und lokale (Hände, Arme) papulöse bis pustulöse Läsionen bekommen, die jedoch spontan und meist komplikationslos abheilen.

Das Stomatitis-papulosa-Virus lässt sich nur schwer auf erwachsene Rinder, z. B. auf das Euter von Kühen, übertragen. Schafe scheinen nicht für das Virus empfänglich zu sein. Zur Züchtung des Erregers sind nur primäre oder sekundäre Zellkulturen bovinen oder ovinen, am besten embryonalen Ursprungs geeignet. Bei einzelnen gut kulturadaptierten Stämmen ist die Vermehrung auch in bestimmten Zelllinien gelungen.

Die Labordiagnose erfolgt wie beim Orf-Virus. Sie ist meist nur zur Abgrenzung von Infektionen durch das Mucosal-disease-/BVD-Virus und das IBR-Virus erforderlich.

Präventive Maßnahmen sind bei der Stomatitis papulosa nicht üblich. Sie wird symptomatisch behandelt. Ein spezieller Impfstoff ist nicht verfügbar. Bei einer bedrohlichen Verbreitung im Bestand (Kälbermast) vermittelt die Impfung mit attenuiertem Orf-Virus einen Schutz. Die Impfung ist auch für Kälber geeignet.

### Euterpocken
#### (Pseudokuhpocken, Melkerknoten)

*Meldepflicht*

Die Krankheit tritt überwiegend bei Milchrindern auf und wird durch das *Parapoxvirus bovis 2* hervorgerufen. Sie stellt eine 2. Verlaufsform von Parapocken beim Rind dar und ist eine lokale Hautinfektion, bei der in der Regel nur das Euter laktierender Tiere, besonders die Zitzen, betroffen sind. Das Pockenexanthem besteht in meist zahlreichen Blasen und Pusteln, die sehr rasch verkrusten. Am Höhepunkt der Erkrankung ist das Euter einschließlich der Zitzen entzündlich und schmerzhaft geschwollen. In Ausnahmefällen kommt es auch bei trocken stehenden Kühen zu Euteraffektionen, ganz selten auch zu Läsionen im Maulbereich. Bei Kälbern, die am Euter erkrankter Kühe saugen, lassen sich häufig Stomatitis papulosaähnliche Läsionen im Maul feststellen.

Die Infektion wird mit größter Wahrscheinlichkeit mechanisch beim Melken (kleine Epitheldefekte am Euter) und auch durch stechende Stallfliegen übertragen. Auch der Mensch kann sich beim Melken infizieren; es entstehen einzelne schmerzhafte papulöse Veränderungen an Händen und Unterarmen, die sog. Melkerknoten. Ähnliche Läsionen treten bei Menschen aber auch nach Infektionen mit dem *PPV bovis 1* und, weit häufiger, mit dem

*PPV ovis* (Orf-Virus) auf. Durch infizierte Hände kann der Melker das Virus im Bestand weiterverschleppen.

Die Euterpocken sind nach wie vor bei etwa gleichbleibender Inzidenz in Europa verbreitet und stellen in vielen Milchherden eine schwer zu behandelnde, wiederkehrende Belastung dar.

Das Euterpocken- bzw. Melkerknotenvirus lässt sich mittels Elektronenmikroskop und im ELISA identifizieren, in den üblichen Zellsystemen aber kaum züchten. Die Isolierung und Vermehrung kann, wie beim Stomatitis papulosa-Virus, in Zellkulturen versucht werden. In der Regel gelingt dies jedoch nur nach intensiver Subkultivierung. Das differenzialdiagnostisch zu beachtende echte Kuhpockenvirus *(Orthopoxvirus bovis)* vermehrt sich demgegenüber in einem breiten Spektrum von Zellen sehr gut und ist auch anhand seiner unterschiedlichen Morphologie unschwer abgrenzbar.

Die Euterpocken sind nur durch gewissenhafte Hygiene, milde Desinfektion und eine symptomatische Therapie zu bekämpfen. Über eine Impfprophylaxe mit dem attenuierten Orf-Kulturvirus liegen noch keine Erfahrungen vor. Die lokale zelluläre Immunität, die nach der Genesung oder nach einer Impfung entsteht, persistiert nur relativ kurz. Nach wenigen Monaten kann sie bei Reinfektionen durchbrochen werden.

### 3.2.7.4 Parapocken bei anderen Tieren

Von den 4 im Genus eingeordneten PPV hat das Orf-Virus ein bekannt breites Zell- und Wirtsspektrum. Mit der Verbesserung und Ausweitung der Labordiagnostik in den letzten Jahren wurden folglich Parapockenviren auch bei anderen Tierarten als den erwähnten nachgewiesen.

So ist das Auftreten von Ecthyma contagiosum bei Gemsen schon früher beschrieben worden. Wahrscheinlich handelt es sich bei den Erregern um spezifisch adaptierte Stämme des *PPV ovis*. In jüngerer Zeit hat man ein ähnliches PPV beim Ecthyma der Kamele (camel ecthyma virus) mehrmals isoliert. Die Erkrankung ist differenzialdiagnostisch in erster Linie von den „echten" Kamelpocken *(Orthoporvirus cameli)* abzutrennen. Parapocken entwickeln sich bei Kamelen offenbar zu einer beachtenswerten Infektionskrankheit, die vielfach durch Sekundärinfektionen wie auch durch gleichzeitige Papillomatose kompliziert wird. Die isolierten PPV-Stämme wurden in ihrer Beziehung zu den anderen PPV noch nicht genauer charakterisiert, dürften aber ebenso eng verwandt sein. Gleiches gilt für die PPV, die bei Moschusochsen, Rentieren, Seelöwen sowie einigen anderen Zoo- und Wildtieren beschrieben worden sind und noch nicht näher charakterisiert wurden.

### 3.2.8 Mollusci- und Yabaviren

Das ein eigenes Genus *Molluscivirus* repräsentierende **Molluscum-contagiosum-Virus** ist ein menschenpathogenes Pockenvirus. Es ruft gutartige persistierende, warzenartige und vielfach massiv auftretende Epidermisproliferationen hervor. Die Erkrankung ist in der Regel gutartig. Besonders häufig finden sich die Läsionen im Bereich zarter Hautpartien wie an Gesicht, Hals, Augenlidern, Genitale, Skrotum und Achsel. Riesenformen können sich durch Konfluenz von Einzelefloreszenzen entwickeln. Bei Kindern kommen oft Hunderte von Herden verteilt über den ganzen Körper vor.

Im Genus *Yabavirus* wurden das Yaba-Affentumorvirus und das verwandte Tanapockenvirus vereint. Die bei importierten Rhesusaffen beschriebenen **Tanapocken** (Tanapoxvirus; Yabalike-Virus) sind gutartig und manifestieren sich rein lokal in der Haut, ohne zu generalisieren. Das Exanthem bildet sich nach 4–6 Wochen spontan zurück. Das Virus ist mit dem Yaba-Affentumorvirus serologisch verwandt und auf Primaten sowie auf Menschen übertragbar. Es erhielt seinen Namen, weil es von einer Person mit fieberhafter Allgemeinerkrankung am Tanafluss isoliert wurde. Dort wird es bei heimischen Affen latent vorkommend vermutet.

Die Yabapocken, verursacht durch das gleichnamige Yaba-Affentumorvirus, sind gutartige, subkutane, sich nach Monaten zurückbildende Geschwülste bei Rhesusaffen. Die Veränderungen bestehen aus sich schnell vermehrenden Histiocyten (Histiocytome). Auch der Mensch ist empfänglich. Nach der Immunitätsbildung heilt die Erkrankung langsam ab.

## 3.3 Afrikanische Schweinepest

(ASP, African swine fever ASF, pestis africana suum)

Anzeigepflicht

■ **Allgemeines**

Die Afrikanische Schweinepest (ASP) ist eine hochkontagiöse, bei Hausschweinen seuchenhaft auftretende und vielfach tödlich verlaufende Virusallgemeinerkrankung. Eingeschleppt in nicht verseuchte Gebiete verläuft die Krankheit perakut bis akut mit z. T. verheerenden wirtschaftlichen Auswirkungen. Einmal endemisch geworden, persistiert das Virus in der Hausschweinepopulation und ruft mehr subakute bis chronische Krankheitsprozesse hervor. Rekonvaleszente Schweine können zu Virusträgern werden. Das Virus der ASP ist das einzige bekannte ARBO-Virus mit DNA-Genom. In Afrika wird es überwiegend durch Lederzecken übertragen, in denen es sich vermehrt und auch vertikal und transovariell an die Nachkommen weitergegeben wird. Für die ASP besteht Anzeigepflicht.

Die ASP wurde erstmals 1909 bis 1912 in Kenia beschrieben. Praktisch alle aus Europa importierten Hausschweine erkrankten damals tödlich. 1957 gelangte sie erstmals von Afrika nach Europa, konnte sich auf die Iberische Halbinsel ausbreiten und wurde auch in andere europäische Länder sowie nach Mittel- und Südamerika eingeschleppt.

### ■ Ätiologie

Das ASP-Virus gehört der Familie Asfarviridae, Genus *Asfivirus*, an (siehe Klassifikation und Nomenklatur). In vielen Eigenschaften ist das Virus den Pockenviren ähnlich (z. B. Genomstruktur), hat aber bezüglich der Vermehrung auch Merkmale der Iridoviren. In seinen antigenen Eigenschaften und seiner Virulenz ist der Erreger außerordentlich variabel, was die Bekämpfung der Krankheit erschwert (vgl. Immunologie). Das Virus lässt sich nur in empfänglichen Schweinen oder in Zellkulturen isolieren und züchten. Geeignet sind porcine Zellen von Knochenmark oder periphere Blutleukocyten. Einzelne, weniger virulente Virusstämme erzeugen einen cpE. Meist sind infizierte Kulturzellen durch Hämadsorption (Schweineerythrocyten) zu identifizieren, am besten aber über die direkte Immunfluoreszenz. An ASP erkranken vorwiegend Hausschweine aller Rassen und Altersstufen. In Europa und Amerika sind aber auch Wildschweine empfänglich. Klinisch inapparent Infizierte und Virusträger sind das afrikanische Warzenschwein (*Potamochoerus aethiopicus*) und das Buschschwein (*Potamochoerus porcus*).

In der Umwelt ist das ASP-Virus sehr widerstandsfähig, weil es in der Regel von Schutzkolloiden (z. B. Serum oder Blut) umgeben ist. Zu seiner zuverlässigen Inaktivierung werden Temperaturen von 75 °C empfohlen. Infektiöses Virus kann sogar sauren pH-Werten von 4 und alkalischen Werten von über 13 widerstehen. In unbehandeltem Fleisch und Fleischprodukten, auch in gepökelten und geräucherten Waren, hält es sich Wochen bis Monate. Auch seine Desinfektion gestaltet sich schwierig. Fettlösemittel inaktivieren das Virus rasch. Unsicher bei der praktischen Desinfektion der meist stark mit blut- oder eiweißhaltigen Kontaminationen belasteten Viren sind Halogenverbindungen und Oxidanzien wie auch Laugen. Empfohlen werden für die Langzeitdesinfektion aldehydhaltige Mittel (Aldehydkonzentrationen von 7–10 %, kombiniert mit oberflächenaktiven Wirkstoffen; lange Einwirkungszeiten), oberflächenaktive Verbindungen und Mittel mit substituierten Phenolen (*o*-Phenylphenol).

### ■ Epidemiologie

Das ASP-Virus ist seit längerer Zeit in Afrika südlich des Äquators bei Warzen-und Buschschweinen heimisch. Diese Schweine und Lederzecken des Genus *Ornithodorus (O. moubata)* sind Vektoren für das Virus. Durch den Biss infizierter Zecken oder durch Verfütterung von Warzenschweinefleisch kann das Virus auf andere Schweine übertragen werden. Bedroht sind in erster Linie Schweinehaltungen mit Extensivhaltung (Kontakt mit Zecken). Ständig endemisch verseucht ist derzeit neben Mittel- und Südafrika die Iberische Halbinsel. Erfolgreich bekämpft wurden Ausbrüche in Brasilien, Kuba, Haiti, Dominikanische Republik, Malta, Sardinien, Italien, Frankreich, Niederlanden und Belgien.

Im Virusreservoir Afrika infizieren sich die *O.-moubata*-Zecken während der Blutmahlzeit an inifzierten jungen Warzenschweinen in der virämischen Phase. Alle Schweine ohne Virämie beherbergen das Virus nur im Fleisch. Die Zeckeninfektionsrate ist unter 3,5 %. Transsexuell und transovariell (Eier) wird das Virus innerhalb der Zeckenpopulation weitergegeben. Empfängliche Hausschweine können über Zeckenbisse oder Verfütterung von virushaltigen Fleischprodukten sowie Schlacht- und Küchenabfällen infiziert werden.

Unter den Hausschweinen erfolgt die Infektion meist direkt über die Sekrete und das Blut virämischer Schweine (bis 20 Tage lang Ausscheidung; bis zu 60 Tagen Virämie), z. T. aber auch mechanisch durch stechende Insekten. In endemisch verseuchten Gebieten wird die Bekämpfung durch die Variabilität des Erregers erschwert. Seine Virulenz nimmt ab, mildere Stämme führen zu chronischen Erkrankungen, subakut erkrankte Tiere überleben vielfach (Mortalität bis 3 %; Hausschweinereservoir). Wieder genesene Schweine können sogar erneut an antigenetisch veränderten Stämmen erkranken (**Abb. 3.7**).

Die Erregerausscheidung erfolgt hauptsächlich durch Sekrete des oberen Respirationstrakts ab der Fieberphase bis zum Tod, weniger durch Urin und Faezes. V. a. aber sind das Blut und bluthaltiger Kot virushaltig. Tiere, die nicht akut und tödlich erkranken, können über Monate aus Maul und Nase z. T. kontinuierlich oder intermittierend Viren ausscheiden.

### ■ Pathogenese und Pathologie

Beim Schwein befällt das Virus die Monocyten und Makrophagen, auch Megakaryocyten des Knochenmarks, z. T. Granulocyten und auch Gefäßendothelien. Außer den Makrophagen sind keine Zellen des Immunsystems befallen. Blutungen sind das häufigste pathologisch-anatomische Merkmal der ASP. Bei perakuten oder akuten Verläufen mit ausgesprochen starker Virämie sind sie im gesamten Organismus zu finden und dominieren das Sektionsbild. In infizierten Tieren findet infolge der Blutgerinnungsstörung keine Hämostase statt. Das Virus, aufgenommen durch die Haut (Insektenstich) oder oral, vermehrt sich primär in der Pharynxschleimhaut und den Tonsillen, breitet sich lymphogen zu den regionalen Lymphknoten aus und gelangt dann über die Lymphbahnen zur Blutbahn (Generalisierung), in das lymphoretikuläre System und in die Organe. Die Läsionen sind im Wesentlichen durch die Blutgerinnungsstörung und die Permeabilitätsstörung der Gefäßepithelien geprägt. Bei längerer Krankheit wird das Bild durch das Auftreten von Antikörpern und später von Immunkomplexen kompliziert.

### ■ Klinische Leitsymptome

Bei akuter und perakuter Erkrankung beträgt die Inkubationszeit 5–15 Tage. Nach hohem Fieber (40 bis über 42 °C) tritt nach 5–10 Tagen der Tod ein (Mortalität bis 100 %). Es erscheinen cyanotische Flecken an Ohren, Rüssel und Bauch; diskrete Petechien in der Haut findet

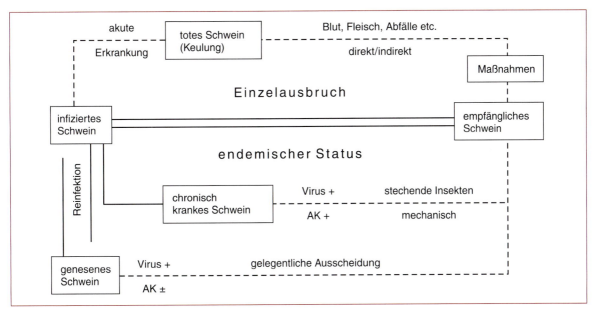

**Abb. 3.7** Infektkette bei der Afrikanischen Schweinepest.

man häufiger. Es tritt eine deutliche Leukopenie auf. Die Tiere zeigen Atemnot, z. T. Husten, Festliegen, Zittern und blutigen Durchfall. Bei protrahiertem Verlauf sind auch mukopurulente Sekrete aus Nase, Augen, Konjunktivitis, Erbrechen sowie Blutungen aus Nase und Rektum zu beobachten. Die Temperatur der Tiere kann fluktuieren oder auch durchgehend hoch bleiben, die variablen Symptome stärker oder schwächer ausgeprägt sein und je nach Alter und Gesundheitszustand schwanken. Sehr variabel ist das Krankheitsbild auch bei subakuten und chronischen Infektionen. Es wird dann der Europäischen Schweinepest sehr ähnlich.

■ Diagnose

Bei akuter Erkrankung ist das klinische Bild so deutlich ausgeprägt, dass ein Verdacht auf ASP möglich ist. Er wird durch das Sektionsbild bekräftigt. ASP-typische Befunde, wie ausgeprägte kutane und subkutane Blutungen und v. a. solche an den serösen Häuten, Splenomegalie und Karyorrhexie in Monocyten, fehlen bei der Europäischen Schweinepest (ESP).

Die Diagnose der ASP ist in europäischen Ländern bei Neuausbruchen labordiagnostisch durch den Erregernachweis abzusichern. Auf ASP-Virusantigen untersucht werden Lymphknoten, Milz, auch Lunge, Niere und Blut. Die Methode der Wahl ist der Antigennachweis durch direkte oder indirekte IF an Gefrierschnitten, evtl. am Blutausstrich. Die IF ist nur bei akuten Fällen sinnvoll, weil später Ak diese Reaktion blockieren können. Parallel werden die Isolierung und Anzüchtung des Virus durchgeführt und die Zunahme infizierter Zellen durch Hämadsorption (HAD) mit Schweineerythrocyten oder mittels IF (spezifisches Antikörperkonjugat) erfasst. Nur wenige ASP-Stämme erzeugen einen cpE. ESP-Virus lässt sich über die IF differenzialdiagnostisch abgrenzen, infizierte Zellen zeigen zudem keine HAD. In ASP-freien Ländern ist z. T. noch der Tierversuch zur Feststellung und Absicherung amtlich vorgeschrieben. Gesunde Schweine (Kontrolltiere) und parallel gegen ESP immunisierte Hausschweine werden mit Probenmaterial infiziert. Erkranken alle Tiere, liegt die ASP vor, erkranken nur die Kontrolltiere, ist die ESP nachgewiesen. In enzootisch verseuchten Gebieten wird die Diagnose an Infizierten und Virusträgern durch den Nachweis von ASP-Ak mittels Ak-ELISA durchgeführt.

■ Immunologie

Nach der natürlichen Infektion sind spezifische zirkulierende Antikörper ab dem 6. Tag p. i. nachweisbar und lassen sich mittels ELISA oder durch IF-Hemmung erfassen. Sie persistieren mindestens 10 Monate. Nach bisherigen Erkenntnissen besitzen diese Antikörper keine neutralisierende Aktivität. Trotz des offensichtlichen Fehlens von N-Ak können Schweine Infektionen mit weniger virulenten Virusstämmen überstehen, bleiben dann aber meist chronisch infiziert. Zumindest bei akuter ASP werden allerdings viele Zellen des Immunsystems, wie Monocyten, Makrophagen, Lymphocyten entweder direkt durch die Virusvermehrung oder über indirekte Mechanismen geschädigt oder zerstört. Die Funktion der B- und T-Lymphocyten wird beeinträchtigt, immunsuppressive Zustände sind die Folge. Impfungen mit inaktiviertem oder attenuiertem Virus induzieren zwar Ak, haben bisher aber nicht gegen die Krankheit zu immunisieren vermocht. Deshalb ist ihre Wirksamkeit als nicht ausreichend zu betrachten.

### ■ Bekämpfung

Eine Immunprophylaxe durch aktive Schutzimpfung gegen die ASP ist bisher nicht erfolgreich. Alle Bekämpfungsmaßnahmen richten sich deshalb auf eine Verhinderung der Einschleppung dieser Krankheit aus verseuchten Gebieten und der Weiterverbreitung in seuchenfreien Gebieten. ASP-freie Länder müssen strenge Kontrollen beim Import lebender Schweine, von Schweinefleisch und Fleischprodukten aus Ländern mit ASP-Vorkommen aufrechterhalten. Denn die häufigste Infektionsquelle bei Ausbrüchen in ASP-freien Gebieten waren zweifelsfrei eingeführte kontaminierte Fleischprodukte und nicht vernichtete, sondern verfütterte und nicht ausreichend erhitzte Küchenabfälle aus See- und Flughäfen. Bei Ausbrüchen in solchen Ländern werden infizierte Bestände streng gemaßregelt, alle infizierten Schweine und Kontakttiere gekeult, strenge Sperren verhängt, gekeulte Tiere unschädlich beseitigt und gründliche Desinfektionsmaßnahmen durchgeführt. Probleme entstanden durch das Auftauchen weniger virulenter ASP-Stämme in Südeuropa. Sie rufen keine klassischen Krankheitsbilder hervor und können sich weiterverbreiten, bevor die Identifizierung des ASP-Virus gelingt. Eine rasche Labordiagnose bildet deshalb die Grundlage einer erfolgreichen Bekämpfung. In Afrika, wo das Virus in Zecken und Warzenschweinen persistiert, versucht man in enzootisch verseuchten Zonen die Schweinebestände vor dem Kontakt mit Wildschweinen und Zecken abzuschirmen.

Versuche zur Entwicklung von Impfstoffen gegen die ASP schlugen bisher fehl. Weder inaktiviertes Virus noch attenuierte Stämme vermitteln einen Schutz vor der Erkrankung. Da nach milden Erkrankungen genesene Schweine gegen eine Reininfektion mit dem homologen Virus geschützt waren, hatte man zumindest in attenuierte Stämme Hoffnungen gesetzt. Versuchsimpfprogramme mit solchen Vaccinen aus attenuierten Viren waren jedoch ein totaler Fehlschlag.

> ! Die afrikanische Schweinepest ist eine bei Hausschweinen akut verlaufende hämorrhagische Septikämie, die durch ein Asfivirus, Familie Asfaviridae, hervorgerufen wird. Persistierende Virusinfektionen treten bei afrikanischen Warzen- und Buschschweinen auf, die damit das Virusreservoir bilden. Die Übertragung erfolgt durch Lederzecken der Gattung Ornithodoros.

## 3.4 Infektionen und Krankheiten durch Herpesviren

### 3.4.1 Allgemeines

Der Name der Familie wurde von „herpein" (griech. = kriechen) abgeleitet, nachdem man erkannt hatte, dass die durch das Herpes-simplex-Virus ausgelösten Herpesbläschen immer wiederkehren können.

Herpesviren sind bei fast allen Tierarten, von den Primaten bis zu den Kaltblütern und Fischen, als Erreger seuchenhafter Krankheiten, wie auch latenter oder persistierender Infektionen, nachgewiesen worden. Gemeinsames Merkmal aller Herpesviren ist die lebenslange Latenz oder Persistenz im Organismus. Die Vielzahl der Herpesvirusspezies macht diese Familie zu einer der zahlenmäßig größten im System der Virusklassifikation (Abschnitt 3.1). Umfangreich ist auch die Vielfalt der von den verschiedenen Herpesviren befallenen Organsysteme und der möglichen Krankheitserscheinungen. Neben der Haut und den Schleimhäuten des Respirations- und Genitaltrakts können Nieren und Zentralnervensystem, lymphatische Organe und Immunzellen betroffen sein. Die Folge sind Allgemeinerkrankungen, Aborte, Tumor- oder Autoimmunkrankheiten. Das zelluläre Immunsystem spielt bei Herpesinfektionen eine wesentliche Rolle.

Herpesviren sind 120 bis 180 nm große behüllte Partikeln mit einer ds linearen DNA (Abschnitt 3.1). Die Züchtung und der Nachweis der Herpesviren gelingen unterschiedlich gut. Während die Alphaherpesviren überwiegend in homologen Zellkulturen mit cpE gezüchtet werden können, gilt dies für die Beta- und Gammaherpesviren nur für ausgewählte Zellsysteme.

Zahlreiche Herpesviren konnten noch nicht soweit charakterisiert werden, dass sie sich in Subfamilien bzw. in die bisher definierten Genera einordnen ließen. Die Subfamilie Alphaherpesvirinae umfasst unter anderem das humane Herpesvirus (HHV), das früher als Herpes-simplex-Viren (HSV) bezeichnet wurde, das Varicella-zoster-Virus (VZV) und als animale Herpesviren die equinen Herpesviren (EHV-1 und EHV-4) als Erreger des Stutenaborts und der Rhinopneumonitis, das bovine Herpesvirus 1 (BHV-1) sowie das porcine Herpesvirus (PHV-1) als ätiologisches Agens der Aujeszky-Krankheit (**Tab. 3.5**). Zwischen einzelnen Virusarten bestehen enge antigen Beziehungen.

Das Wirtsspektrum der Alphaherpesviren ist variabel: breit bei PHV-1 oder sehr eng bei EHV-1 und EHV-4; auch die Organmanifestationen variieren. Affinitäten bestehen v. a. zum Respirations- bzw. Genitaltrakt, zum ZNS oder zur Haut. Herpesviren persistieren in den Ganglienzellen und Lymphocyten.

Der Subfamilie Betaherpesvirinae (**Tab. 3.6**) sind alle Cytomegalieviren (CMV) der Säuger zugeordnet. Ihr Wirtsspektrum ist in der Regel auf eine Tierspezies beschränkt, die Organmanifestationen sind jedoch variabel. Sehr häufig besteht eine Allgemeinerkrankung mit Affinität der Viren zu Nieren und Leber. Latente oder persistierende Virusinfektionen finden sich in den Speicheldrüsen, im Lymphgewebe und ZNS sowie in den Nieren.

Zu den Gammaherpesvirinae (**Tab. 3.7**) gehören als bekannteste Vertreter das humane Herpesvirus 4 (HHV-4), Epstein-Barr-Virus, EBV (Erreger der infektiösen Mononucleose oder Pfeiffer-Drüsenfieber) und das Virus der Marek-Krankheit (MDV) der Hühner. Züchten lassen sich diese Viren in Lymphocytenkulturen, auch in Einschichtzellkulturen bestimmter Gewebe der jeweiligen Wirtsspezies. Nicht immer ist die Virusvermehrung mit einem

**Tab. 3.5** Genera und Spezies der Subfamilie Alphaherpesvirinae.

| Genus | Spezies | Namen/Krankheit |
|---|---|---|
| Simplexvirus | human herpesvirus 1 | Herpes simplex (labialer Typ) |
| | human herpesvirus 2 | Herpes simplex (genitaler Typ) |
| | bovid herpesvirus 2 | bovine Mamillitis |
| | cercopithecine herpesvirus 1, 2 | Herpes-B-Virus SA 8-Virus, Affen |
| Varicellovirus | human herpesvirus 3 | Varizellen/Zoster |
| | equid herpesvirus 1 | Stutenabort |
| | equid herpesvirus 4 | Rhinopneumonitis |
| | bovid herpesvirus 1 | IBR-IPV-IBP |
| | bovid herpesvirus 5 | bovine Encephalitis |
| | caprid herpesvirus 1 | Ziegenherpes |
| | suid herpesvirus 1 | Psedowut, Aujeszky-Krankheit |
| noch nicht in Genera geordnet | equid herpesvirus 3 | Koitalexanthem |
| | ovid herpesvirus 1 | Schaf, Lungenadenomatose-assoziiert |
| | canid herpesvirus 1 | Hundeherpes (Welpensterben) |
| | felid herpesvirus 1 | Rhinotracheitis (Schnupfen), Katze |
| | cervid herpesvirus 1 | Herpes, Rothirsch |
| | cervid herpesvirus 2 | Herpes, Rentier |
| | equid herpesvirus 6 | Eselherpes (asinone hv 1) |
| | equid herpesvirus 8 | Eselherpes asinine hv 3 |
| | macropodid herpesvirus 1 | Herpes, Großfußkänguruh |
| | gallid herpesvirus 1 | Laryngotracheitis d. Hühner |
| | anatid herpesvirus 1 | Entenpest |
| | ateline herpesvirus 1 | Herpes der Klammeraffen |
| | saimiriine herpesvirus 1 | Herpes der Totenkopfäffchen |
| | cercopithecine hv2, 6, 7, 9 | Herpes der Meerkatzen |
| | ictalurid herpesvirus 1 | channel-catfish-Krankheit |

**Tab. 3.6** Subfamilie Betaherpesvirinae (Cytomegalieviren; CMV).

| Genus | Spezies | Namen/Krankheit |
|---|---|---|
| Cyto-megalo- | human herpesvirus 5 | humanes CMV |
| Muro-megalo- | murid herpesvirus 1,2 | Mäuse-CMV, Ratten-CMV |
| Roseolo-(inoffiziell) | human herpesvirus 6 | Exanthema subitum (Dreitagefieber) |
| | equid herpesvirus 7 (asinine hv 2) | equines TMV |
| | suid herpesvirus 2 | Einschlusskörperchenrhinitis, Schwein |
| noch nicht in Genera geordnet | elephantid herpesvirus 1 | CMV von Elefanten |
| | felid herpesvirus 2 | felines CMV |
| | sciurid herpesvirus 1 | CMV von Eichhörnchen |
| | caviid herpesvirus 2, 3 | CMV von Meerschweimchen |
| | cricetid herpesvirus 1 | CMV von Hamster |
| | aotine herpesvirus 1, 3 | CMV von Nachtaffen |
| | callitrichine herpesvirus 2 | CMV von Marmosetaffen |
| | cebine herpesvirus 1, 2 | CMV von Kapuzineraffen |
| | cercopithecine herpesvirus 3, 4, 5, 8 | CMV von Meerkatzen |

## 3.4.2 Equine Herpesvirusinfektionen

### 3.4.2.1 Allgemeines

Vier verschiedene equine Herpesviren (EHV, **Tab. 3.8**) sind als Ursachen von spezifischen Krankheiten bekannt: EHV-1, -4 und -3 aus der Subfamilie Alphaherpesvirinae sowie EHV-2 der Betaherpesvirinae. Als EHV-6 bzw. -8 (Alphaherpesvirinae) werden die den EHV-1 bzw. -3 in der Pathogenese ähnlichen Herpesviren beim Esel, asinines Herpesvirus 1 bzw. 3 geführt.

Besondere Bedeutung hat der Erreger des Virusaborts, EHV-1. Früher wurden serologisch 2 Subtypen unterschieden, wobei Subtyp 1 hauptsächlich in abortierten Feten, Subtyp 2 bei respiratorischen Erkrankungen (Rhinopneumonitis) nachgewiesen werden konnte. Mit neuen molekularbiologischen Methoden ließ sich jedoch belegen, dass es sich bei den sog. Subtypen um verschiedene, wenn auch immunologisch eng verwandte Serotypen handelt. Für den Erreger der Rhinopneumonitis wurde deshalb die Nomenklatur EHV-4 eingeführt. EHV-3 verursacht das Koitalexanthem, auch Bläschenausschlag genannt, eine Deckinfektion, die durch ein mildes genitales Exanthem bei Stuten und Hengsten charakterisiert ist. EHV-2, bekannt als equines Cytomegalievirus, hat man sowohl von gesunden Pferden als auch von solchen mit

cpE verbunden. Das Wirtsspektrum ist gewöhnlich eng begrenzt. Hinsichtlich der Organmanifestation besteht eine Affinität für B- und T-Lymphocyten. Hier, aber auch in anderen lymphatischen Geweben, persistiert das Virus gewöhnlich ohne oder mit einer minimalen Genexpression.

Weitere Herpesviren wurden von Reptilien (Schildkröten, Kobra, Boa, Leguan, Eidechsen), Amphibien (Fröschen, Lurchen), Fischen (Salmoniden, Steinbutt, Hecht, Waller, Karpfen) isoliert.

**Tab. 3.7** Genera und Spezies der Subfamilie Gammaherpesvirinae.

| Genus | Spezies | Namen/Krankheit |
|---|---|---|
| Lympho- | human herpesvirus 4 | Epstein-Barr-Virus |
| Crypto- | human herpesvirus 7 | humanes B-lymphotropes Virus |
|  | pongine herpesvirus 1, 2, 3 | B-lymphotrope Viren, Menschenaffen |
|  | cercopithecine herpesvirus 12, 14, 15 | B-lymphotrope Viren, Meerkatzen |
| Rhadino- | ateline herpesvirus 2 | B-lymphotrope Viren, Klammeraffen |
| N. N.?[1] | saimiriine herpesvirus 2 | B-lymphotrope Viren, Totenkopfäffchen |
| N. N. | bovid herpesvirus 4 | bovines Herpesvirus, Movar-Typ |
| N. N. | alcelaphine herpesvirus 1 | Katarrhalfieber, Wildbeest/Rind |
| N. N. | ovid herpesvirus 2 | Katarrhalfieber, Schaf |
| N. N. | murid herpesvirus 4 | Mäusehepatitis, St. 68 |
| N. N. | leporid herpesvirus 1, 2 | Kaninchenherpes |
| N. N. | aotine herpesvirus 2 | B-lymphotrope Viren, Nachtaffen |
| N. N. | cercopithecine herpesvirus 13 | Herpesvirus cyclopsis, Meerkatzen |
| Weitere nicht klassifizierte Herpesviren (Säuger): | | |
|  | murid herpesvirus 3 | Mäusethymus (B-lymphtropes)-Virus |
|  | murid herpesvirus 5, 6 (7) | Mäuseherpesviren |
|  | callitrichine herpesvirus 1 | Isolat, Marmosetaffe |
|  | cercopithecine hv 10, 18 | Rhesusaffe, leukocytenassoziiert |
|  | alcelaphine herpesvirus 2 | Hatebeest-Herpesvirus |
|  | tupaiaid herpesvirus 1 | Herpesvirus, Spitzhörnchenaffe |
|  | lorisi herpesvirus 1 | Herpesvirus, Halbaffe |
|  | caviid herpesvirus 1 | Meerschweinchenherpes |
|  | leporid herpesvirus 2 | Kaninchen, Herpes III |
|  | sciurid herpesvirus 2 | Eichhörnchen-Herpesvirus |
|  | marmodid herpesvirus 1 | Woodchuk-Herpesvirus |
|  | phocid herpesvirus 1 | Hafenrobbe-Herpesvirus |

[1] noch nicht klassifiziert

**Tab. 3.8** Equine Herpesviren (EHV).

| Virus typ | Früher | Manifestation | Krankheiten |
|---|---|---|---|
| EHV-1 | 1, Subtyp 1 | Uterus/Fetus; aber auch Respirationstrakt und ZNS | Virusabort der Stuten |
| EHV-4 | 1, Subtyp 2 | Respirationstrakt; aber auch Uterus/Fetus und ZNS | Rhinopneumonitis |
| EHV-3 | – | Schleimhaut des Genitaltrakts | Koitalexanthem (Bläschenausschlag) |
| EHV-2 | – | Nasen-, Augenschleimhäute (Niere) | equine Cytomegalie |
| SHV-1 | – | ZNS | Aujeszky-Krankheit |

verschiedener Symptomatik, wie Keratokonjunktivitis und respiratorischen Störungen, isolieren können.

Bei allen equinen Herpesviren sind aber auch klinisch inapparent verlaufende Infektionen bekannt. Wie für viele Alphaherpesviren typisch, können auch die EHV-1 und -4 gelegentlich das ZNS befallen und zentralnervöse Störungen auslösen. Möglicherweise liegt der Pathogenese ein immunologischer Mechnismus zugrunde.

Pferde können sich auch mit PHV-1 infizieren und unter ZNS-Störungen tödlich an Pseudowut erkranken.

## 3.4.2.2 Rhinopneumonitis/Virusabort der Stuten

■ Ätiologie

Sowohl die equine Rhinopneumonitis als auch der Virusabort der Stuten können durch EHV-1 oder -4 ausgelöst werden. Zwischen beiden Serotypen bestehen enge biologische wie auch immunologische Beziehungen. Durch molekularbiologische Untersuchungen am Virusgenom ließ sich ermitteln, dass die DNA beider Viren nur etwa 17 % Homologie aufweist. EHV-1 wurde zu 99 % aus abortierten Fohlen, EHV-4 zu mehr als 80 % aus Pferden mit Rhinopneumonitis isoliert. Deshalb gilt EHV-1 als Erreger des Virusaborts, EHV-4 als Ursache der Rhinopneumonitis.

■ Epidemiologie

EHV-1 und -4 sind hochkontagiöse Erreger. Ihr Infektionsspektrum umfasst unter natürlichen Bedingungen Pferde, Esel und Maultiere. EHV-1 und EHV-4 werden v. a. über das Nasensekret ausgeschieden. Die Übertragung erfolgt in der Regel durch direkten Kontakt, auch über Tröpfcheninfektionen nach Schnauben und Husten. Als Eintrittspforten gelten daher der Respirations-, aber auch der Geschlechtstrakt (Deckakt). Fruchtwasser, Nachgeburt sowie nach Aborten der Fetus enthalten große Mengen an Virus. Die Ställe werden bei Abortfällen auf diese Weise verseucht, die Erreger dann indirekt weiterverbreitet.

In nicht infizierte Bestände gelangen die Erreger über Virusträger, d. h. gesunde, aber virusausscheidende Tiere. Die hohe Kontagiosität bedingt, dass frisch infizierte Bestände innerhalb kurzer Zeit durchseuchen. Die respiratorische Erkrankung breitet sich bei den Fohlenjahrgängen meist während der Absatzzeit schnell aus. Die Morbidität kann bis zu 100 % betragen. Empfänglich sind Tiere aller Altersstufen. Abortfälle werden gehäuft in Herbst und Winter beobachtet. Hierbei besteht eine direkte Beziehung zur Abfohlzeit. Etwa 65 % der Aborte ereignen sich während des 8. Trächtigkeitsmonats, 35 % im 9.–10. Monat. Die epidemiologischen Verhältnisse bei der Infektion junger Pferde, die relativ lange Inkubationszeit vor dem Abort und das saisonale Abfohlen der Stuten begünstigen das Auftreten von Aborten in den letzten Stadien der Trächtigkeit. Noch weit gehend unklar aber ist die Epidemiologie der zentralnervösen Erkrankungen durch EHV-1 und -4.

Das Virusreservoir bilden hauptsächlich infizierte Pferde, die sich entweder unter Krankheitserscheinungen oder symptomlos mit den Viren auseinander gesetzt haben. Das Virus persistiert im Organismus, latente Infektionen können jederzeit aktiviert, die Virusausscheidung wieder eingeleitet werden. Experimentell infizierte Hengste scheiden das Virus später nicht mit dem Sperma aus. Der Erreger lässt sich jedoch häufig aus Hoden über die Zellkultivierung isolieren.

■ Pathogenese, Pathologie

Die Rhinopneumonitis ist eine zyklisch verlaufende Infektionskrankheit. Primär vermehrt sich das Virus in der Nasenschleimhaut unter milden Entzündungserscheinungen. Über das Lymphsystem gelangt es in das Blut und breitet sich dann über den gesamten Organismus aus. Bevorzugt bei der Infektion mit EHV-1 kommt es bei trächtigen Stuten zur Infektion der Uterusschleimhaut und der Frucht. Der Erreger vermehrt sich stark in fötalen Geweben, besonders in Leber, Milz und Lunge. Vermutlich als Folge einer virusbedingten Placentitis stirbt die Frucht ab und wird ausgestoßen.

Zentralnervöse Veränderungen werden auf Reinfektionen oder rekurrierende Infektionen als Folge von pathologischen Immunmechanismen zurückgeführt. Die Pathogenese ist jedoch noch weit gehend ungeklärt.

■ Klinische Leitsymptome

Bei jungen Pferden beträgt die Inkubationszeit bis zum Beginn respiratorischer Symptome 3–10 Tage. Die Erkrankung äußert sich als plötzlich einsetzender Katarrh mit monophasischem Fieber und dauert je nach Schwere der Symptome 1–5 Wochen. Folgen auf die Virusinfektion bakterielle Sekundärinfektionen, kompliziert sich die Erkrankung im Sinne einer mukopurulenten Rhinitis, Pharyngitis oder chronischem Husten. Bei einer Belastung der Tiere kann sich daraus eine Pneumonie und Pleuritis entwickeln. Im Allgemeinen aber erholen sich die Tiere relativ rasch, nur bei hartnäckigen Fällen verbleiben chronisch respiratorische Prozesse mit Follikulitis.

Bei älteren Pferden verläuft die Rhinopneumonitis überwiegend klinisch inapparent, obwohl es kurzzeitig zu einem Temperaturanstieg kommen kann. Komplikationen ähnlich wie bei jungen Pferden sind möglich.

Als Folge der zyklischen EHV-1-Ausbreitung im Organismus bis in den Genital- wie auch in den Respirationstrakt treten bei trächtigen Stuten meist zwischen dem 7. und 10. Trächtigkeitsmonat Aborte auf.

Die Inkubationszeit für den Virusabort beträgt etwa 3 Wochen – 4 Monate. Bei Infektionen am Ende der Trächtigkeit werden die Fohlen häufig lebensschwach oder tot geboren. Bereits infizierte Fohlen können aber auch weiterhin ohne erkennbare klinische Erscheinungen zur Welt kommen.

Sowohl diese Tiere als auch lebensschwach geborene erkranken jedoch in der Regel wenig später und sterben innerhalb von 3 Tagen.

Zentralnervöse Erscheinungen wurden überwiegend bei Stuten nach einem Abort beobachtet. Auch bei neueren Ausbrüchen treten Paresen zumeist im Zusammenhang mit EHV-1-Aborten, aber auch bei respiratorischen Infektionen (EHV-4) auf. Die Symptome variieren dann von einer milden Ataxie bis zur hochgradigen Paralyse.

■ Diagnose

Die Diagnose, insbesondere der Rhinopneumonitis, wird in der Regel durch Anzüchtung des Virus geführt. Für die Isolierung eignen sich Nasentupfer, Nasen- und Rachenspülproben und bei Aborten Organsuspensionen von Leber und Lunge abortierter Feten. Empfänglich für EHV-1 und -4 sind Kaninchennieren-, Schweine- und Pferdenierenzellkulturen. Das Virus vermehrt sich mit cpE. Für eine schnelle Diagnose von EHV-1-Aborten wird überwiegend der Antigennachweis in Abklatschpräparaten oder Gefrierschnitten von Leber, Milz und Lunge abortierter Föten über die IF herangezogen. Die Diagnose ist hierdurch in wenigen Stunden möglich. Auch in Zellkulturen isoliertes Virus kann, noch vor Eintritt des cpE, mit der IF an den infizierten Zellen identifiziert werden. Ein schneller Virusnachweis kann auch mittels PCR erfolgen, wobei differenzierend auch zwischen EHV-1 und EHV-4 unterschieden werden kann. Eine vergleichende Untersuchung über die Sensitivität und Spezifität der diagnostischen Methoden hat jedoch ergeben, dass die Virusanzüchtung oder PCR der IF gegenüber überlegen sind.

### ■ Immunologie

Nach einer natürlichen Infektion mit EHV-1 und -4 entwickelt der Organismus einen Schutz gegen Reinfektionen, der zellulär und auch humoral verankert ist, aber nur etwa 9 Monate währt. V. a. geht die für die Infektionsabwehr wichtige lokale Immunität der Schleimhäute des Respirations- und Genitaltrakts relativ rasch verloren, wodurch Reinfektionen begünstigt werden. Die Erreger können sich dann vermehren, obwohl Ak evtl. noch vorhanden sind. Die T-Zellreaktionen beginnen bereits nach wenigen Tagen und erreichen in der 2. Woche nach der Infektion ihren Höhepunkt. N-Ak erscheinen frühestens eine Woche p. i. und führen 2–3 Wochen später zu ihrem Maximum. Sie sind bis zu 5 Monaten nachweisbar, sinken dann aber rasch ab. Stuten mit signifikantem Serumtiter von N-Ak sind gegen Aborte geschützt. Leukozyten-assoziiertes Virus wird dann nicht mehr neutralisiert, kann aber nach einer Virämie den Uterus erreichen und Aborte induzieren.

Von immunen Stuten werden kolostrale Ak auf saugende Fohlen übertragen und können in deren Serum bis zu 80 Tagen persistieren.

### ■ Bekämpfung

Die Bekämpfung der Rhinopneumonitis und des Virusaborts der Stuten erfordert besonders in Gestüten neben allgemeinen seuchenhygienischen Maßnahmen, insbesondere nach Aborten, eine konsequente Immunprophylaxe.

Um einen ausreichenden Immunschutz aufrechtzuerhalten, müssen die Schutzimpfungen regelmäßig alle 6 Monate wiederholt werden und besonders bei Stuten darauf ausgerichtet sein, während ihrer Trächtigkeit einen signifikanten Spiegel an N-Ak zu gewährleisten. Eine Immunität kann bei Fohlen und älteren Pferden in der Regel nicht Infektionen mit Feldviren und ihre darauffolgende Persistenz im Organismus verhindern, schützt aber gegen ernstere respiratorische Erkrankungen und v. a. vor Aborten. Denn eine virämische Verbreitung von exogenem oder endogenem (reaktivierten persistierenden) EHV-1 oder -4 mit nachfolgender Manifestation kann nur so verhindert werden. Besonders während der Trächtigkeit von Stuten muss in Anbetracht von Streßgefahren und der Tatsache, dass ein optimaler Schutz der Schleimhäute nur 3–4 Monate gesichert ist, bis zur Geburt eine solide Immunität aufrechterhalten werden.

Da zwischen EHV-1 und EHV-4 eine ausreichende Kreuzimmunität besteht, wird dies mit den derzeit verfügbaren Vaccinen, die überwiegend EHV-1-Antigene, teilweise zusätzlich auch eine EHV-4-Komponente enthalten, erreicht.

Zur Verfügung stehen Lebendimpfstoffe aus attenuierten EHV-1 (oder -4-)Stämmen und Impfstoffe aus inaktivierten Viren, letztere meist als Kombinationsvaccinen formuliert.

Durch entsprechende Impfprogramme (**Tab. 3.9**) kann bei Fohlen wie auch älteren Pferden ein Schutz vor Atemwegserkrankungen, bei Stuten ein zuverlässiger Schutz gegen den Virusabort erwartet werden. Wichtige Voraussetzungen dafür sind:
- Grundimmunisierung und regelmäßige Wiederimpfung aller Pferde des Bestands; Einstellung nur ausreichend immunisierter Tiere.

**Tab. 3.9** Impfschema für Pferd gegen Stutenabort und Rhinopneumonitis.

| Grundimmunisierung | Fohlen | Ältere Pferde | Tragende Stuten |
| --- | --- | --- | --- |
| 1. Impfung | 3./4. Lebensmonat (Leb-M oder In-K) | beliebiger Termin (Leb-M oder In-K) | 3./4. Trächtigkeitsmonat (Leb-M) |
| 2. Impfung | 6./7. Lebensmonat (Leb-M oder In-K) | 3, 4 Monate nach Erstimpfung | 7./8. Trächtigkeitsmonat (Leb-M) |
| 3. Impfung | 13./14. Lebensmonat (nur wenn zuvor mit In-K geimpft) | | |

Wiederholungsimpfungen:
Im Abstand von maximal 9, besser 6 Monaten (Leb-M oder In-K); tragende Stuten: immer im 3./4. und 7./8. Trächtigkeitsmonat (Leb-M)
Leb-M = Lebendvaccine, monovalent
In-K = Kombinationsvaccine mit inaktivierter EHV-Komponente

Ziel: Verhinderung von Rhinopneumonitis und Virusausscheidung (-verbreitung);
- Grundimmunisierung vor der Trächtigkeit und zusätzliche Vaccinierung im 3./4. und 7./8. Monat der Trächtigkeit;
Ziel: sicherer Schutz vor Virusabort.

### 3.4.2.3 Koitalexanthem
(Bläschenausschlag)

Das Koitalexanthem ist eine gutartige, milde verlaufende Deckinfektion der Equiden. Der Erreger, das EHV-3, ruft im Scheidenvorhof und an der benachbarten Haut bei Stuten sowie an Penis und Präputium beim Hengst Bläschen, Pusteln und Erosionen hervor. Die Übertragung erfolgt hauptsächlich durch den Deckakt, aber auch durch enge Kontakte oder rektale und vaginale Untersuchungen. Auch der Respirationstrakt kann gelegentlich Eintrittspforte sein. Infizierte Tiere bleiben lebenslang Virusträger und selbst gesunde Stuten und Hengste können, wenn das latente, persistierende Virus zuvor aktiviert wurde, andere Tiere wieder anstecken. Bei Stuten wird die Trächtigkeit auch durch die Erkrankung nicht gestört.

Die Inkubationszeit variiert zwischen 2 und 10 Tagen. Dann entstehen auf einer entzündeten Schleimhaut und Haut der Vulva sowie des Präputiums und am Peniskörper stecknadelkopf- bis erbsengroße Papeln und Bläschen, die zu Pusteln reifen und ulzerieren können. Die Veränderungen werden von Leukocyten infiltriert und die oberen Epithelschichten abgestoßen. Die Heilung erfolgt spontan nach 2–3 Wochen, wenn keine Sekundärinfektionen hinzukommen. Nach der Genesung bleiben Narben in Form pigmentloser Flecken jahrelang erhalten. Das Koitalexanthem tritt in Deutschland nur sporadisch auf.

Das EHV-3 ist ein immunologisch eigenständiges equines Herpesvirus. Es lässt sich in Kulturen equiner Zellen züchten und so aus Schleimhauteffloreszenzen erkrankter Tiere isolieren. Anschließend ist eine serologische Typisierung und Differenzierung, in erster Linie vom EHV-1 und anderen Erregern, erforderlich. Sie kann mit der IF oder dem NT erfolgen.

Mit der Genesung entwickelt sich ein örtlicher, in der Regel nur wenige Monate anhaltender, Immunschutz. Reinfektionen sind deshalb möglich, die Symptomatik ist dann aber milder. Die Bekämpfung stützt sich auf Decksperre und Ausschluss infizierter Tiere von der Zucht.

### 3.4.2.4 Equine Cytomegalievirus-Infektion

Wie bei vielen anderen Tierarten kommt auch beim Pferd ein spezifisches Cytomegalievirus, das EHV-2, vor. Die Infektion mit EHV-2 in Pferden ist mit keiner spezifischen Krankheitssymptomatik verbunden. EHV-2 wurde zuerst aus equinen Zellkulturen mit spontanem cpE und aus Leukocyten gesunder Pferde isoliert, später auch von Tieren mit sehr unterschiedlichen Krankheitssymptomen, wie Keratokonjunktivitis und respiratorischen Erscheinungen. Die Übertragung erfolgt horizontal durch engen Kontakt. Das Virus vermehrt sich primär im respiratorischen Epithel, verbreitet sich aber über den gesamten Organismus.

Heute weiß man, dass EHV-2 in der Pferdepopulation weit verbreitet ist. Serologische Untersuchungen haben belegt, dass die Prävalenz zwischen 45 und 85 % liegt. Das Virus dürfte damit lebenslang persistieren. Die Erreger lassen sich von anderen equinen Herpesviren serologisch differenzieren. Ihre Züchtung ist in Zellkulturen von Pferde- und Kaninchennieren sowie anderen Kulturzellen möglich. In den meisten Fällen tritt aber erst nach etwa 2 Wochen ein cpE auf.

Erkrankungen durch das equine Cytomegalievirus werden symptomatisch behandelt. Keratokonjunktividen lassen sich durch Virostatika, die gegen humane Herpesviren wirksam angewandt werden, örtlich behandeln.

## 3.4.3 Bovine Herpesvirusinfektionen
### 3.4.3.1 Allgemeines

Bisher kennt man 5 (bzw. 6) verschiedene Herpesviren als Krankheitserreger beim Rind (**Tab. 3.10**), 4 (5) bovine Herpesviren (BHV) und das Herpesvirus 1 des Schweins (SHV-1).

Mit Abstand die größte Bedeutung kommt dem BHV-1 als Erreger der IBR-IPV-IBP zu. Es gehört zu den Alphaherpesviren wie auch das BHV-2, der Erreger der bovinen Mamillitis und das BHV-5 (Herpesencephalitis). Das bovine Cytomegalievirus (BHV-4, Betaherpesvirus) spielt als Krankheitserreger eine untergeordnete Rolle.

**Tab. 3.10** Bei Rindern vorkommende Herpesviren.

| Virusart | Krankheit | Manifestation |
|---|---|---|
| BHV-1 | infektiöse bovine Rhinotracheitis, infektiöse pustulöse Vulvovaginitis, infektiöse Balanoposthitis (IBR-IPV-IBP) | Schleimhäute des Respirations- und Genitaltrakts |
| BHV-5?[1] | infektiöse Herpesencephalitis | Zentralnervensystem |
| BHV-2 | bovine Mamillitis | Haut der Euterzitzen |
| BHV-3?* | bösartiges Katarrhalfieber | Gesamtorganismus |
| BHV-4?* | bovine Movar-Typ-Viren | Respirationstrakt |
| SHV-1 | Pseudowut, Aujeszky-Krankheit | Gesamtorganismus |

* In der Nomenklatur wird das bovine Katarrhalfiebervirus selten auch als BHV-4, das bovine Cytomegalievirus dagegen mit BHV-3 bezeichnet; das BHV-3 ist mit dem alcelaphine herpesvirus 1 (Wildbeest-Katarrhalfieber) speziesgleich.

[1] = evtl. Subtyp des BHV-1

In jüngster Zeit hat auch das Aujeszky-Virus des Schweins (suid herpesvirus 1) öfter in Rinderbeständen tödliche seuchenhafte Erkrankungen ausgelöst.

Epidemiologisch und pathogenetisch werden 3 Formen des BKF oder eines klinisch ähnlichen Krankheitsbildes unterschieden:

- Die in Afrika sowie bei in Gefangenschaft gehaltenen Wildwiederkäuern auftretende sog. afrikanische Form. Ihr Erreger ist das zu den Gammherpesviren gehörende alcelaphine Herpesvirus 1.
- Die außerhalb von Afrika bei Rindern und Wildwiederkäuern auftretende, sog. Schaf-assoziierte Form. Sie tritt nach Kontakt mit Schafen auf und wird vermutlich durch das ovine Herpesvirus 2 induziert. Dieses Virus ist mit dem alcelaphinen Herpesvirus 1 antigenetisch verwandt.
- Die in nordamerikanischen Mastbeständen („feed lots") beobachtete, BKF-ähnliche Form, deren Erreger unbekannt ist. Sie ruft nur vereinzelte Krankheitsfälle hervor und hat keine Beziehung zu Schafhaltung.

Nur die Formen 1. und 2. konnten experimentell auf Kaninchen übertragen werden und riefen BKF-ähnliche klinische Symptome hervor.

Unklar ist aber auch noch die Einordnung eines bei Ziegen auftretenden Herpesvirus (caprid herpesvirus 1), das sehr eng verwandt wenn nicht identisch ist mit dem BHV-1 (IBR-Virus) und das bisweilen auch als BHV-6 bezeichnet wurde (**Tab. 3.10**).

Anzeigepflicht

### 3.4.3.2 Infektiöse bovine Rhinotracheitis (IBR), infektiöse pustulöse Vulvovaginitis (IPV) und infektiöse Balanoposthitis (IBP)

#### ■ Ätiologie

Das bovine Herpesvirus 1 (BHV-1) ist der Erreger verschiedener Krankheitsbilder, verhält sich aber immunologisch einheitlich. Nur über Genomanalysen ist eine Differenzierung zwischen IBR- bzw. IPV-/IBP-Stämmen möglich. Zu einigen anderen Alphaherpesviren bestehen antigene Beziehungen.

Mit IBR-Stämmen lassen sich aber Symptome in Form eines vaginalen Bläschenausschlags erzeugen. Umgekehrt kann sich auch IPV-Virus im Respirationstrakt vermehren.

Die BHV-1-Infektion ist eine überwiegend akut verlaufende, hochkontagiöse Virusallgemeinerkrankung der Rinder und anderer Boviden. Sie kann sich als IBR (respiratorische Form) im oberen Respirationstrakt mit Rhinitis und Tracheitis manifestieren, was am häufigsten vorkommt, oder als IPV/IBP (genitale Form) in Form einer Vulvovaginitis beim Rind bzw. als Balanoposthitis beim Bullen. Respiratorischer bzw. genitaler Verlauf treten in der Regel getrennt auf, selten gleichzeitig. Große wirtschaftliche Bedeutung hat derzeit nur die IBR. In größeren Beständen mit Milchvieh, Kälberaufzucht und Mast steigert der Erreger durch rasch aufeinander folgende Tierpassagen seine Virulenz. Folgen der akuten respiratorischen Erkrankung sind Gewichtsverluste, Rückgang der Milchleistung, Fruchtbarkeitsstörungen und auch Todesfälle. IPV-/IBP-Ausbrüche sind infolge der Bekämpfung der Deckseuchen und durch die Einführung der artifiziellen Insemination sehr selten geworden. Alle BHV-1-Infektionen sind anzeigepflichtig.

Bei Ziegen mit respiratorischen Symptomen wurde ein Herpesvirus isoliert (caprines Herpesvirus 1), das mit dem BHV-1 sehr eng verwandt ist.

#### ■ Epidemiologie

Das BHV-1 ist weltweit verbreitet, auch bei Wildwiederkäuerarten. Je nach Land und Intensität der Bekämpfung schwankt der Durchseuchungsgrad sehr stark und beträgt bis zu einem Drittel aller Rinder. Empfänglich für das BHV-1 zeigen sich ferner Ziegen, wahrscheinlich auch Schafe. Ihre klinischen Reaktionen sind relativ milde. Diese können das Virus jedoch verbreiten.

Wie bei den Herpesviren generell, sind und bleiben einmal infizierte Rinder, ob erkrankt oder nur klinisch inapparent infiziert, lebenslang Träger des Virus (Persistenz in Ganglien und lymphatischen Geweben); sie können den Erreger phasenweise ausscheiden. In nicht infizierte Bestände eingeschleppt wird das Virus in der Regel durch gesunde Virusträger (positive Reagenten als Virusreservoir), die nach Provokationen (Stress, Transport, Stallwechsel, auch Parasitenbefall und normale Geburt) oder nach Titerabfall das Virus wieder ausscheiden. Auch schutzgeimpfte Tiere nehmen das Feldvirus in der Regel auf und werden, ohne zu erkranken, Virusträger. Ein ständiges Reservoir bilden u. a. Wildwiederkäuer in Afrika und in Zoos.

Ausgeschieden wird das Virus bei der IBR hauptsächlich mit den Sekreten der respiratorischen Schleimhäute und dem Konjunktivalsekret, die hohe Viruskonzentrationen enthalten (Tröpfcheninfektion) oder der Schleimhäute des Genitaltrakts (IPV/IBP, Deckakt u. a.), aber auch mit dem Kot. Vaginal infizierte Tiere können den Erreger durch gegenseitiges Belecken auf den Respirationstrakt nicht infizierter Tiere übertragen. Er kann sich dann durch rasche Passagen an die Schleimhaut adaptieren. Die indirekte Übertragung spielt, infolge der großen Labilität des Virus in der Umwelt, eine sehr untergeordnete Rolle.

Die Virusausscheidung dauert selten länger als 12 Tage, bisweilen kann Virus aber in Nasenspülproben 2–3 Monate lang nachgewiesen werden. Vaginal beträgt die Ausscheidung bis zu 14 Tagen, beim Bullen bis zu 4 Wochen. Männliche Tiere spielen bei der Verbreitung der IBR-IPV-IBP eine wichtige Rolle. Durch die Versendung infizierten Spermas, auch gesunder Bullen, kann der Erreger über weite Entfernungen verschleppt werden.

Genesene Patienten scheiden das Virus nicht kontinuierlich, sondern nur phasenweise aus. Die Aktivierung von latentem Virus mit folgender Ausscheidung kann durch jede Immunsuppression, auch infolge einer Behandlung mit Corticosteroiden, provoziert werden.

### ■ Pathogenese, Pathologie

Bei der respiratorischen Form führt die Infektion zu Entzündungen der Schleimhäute der oberen Luftwege und zu einer Konjunktivitis. Wenn die Virusvermehrung dort einen bestimmten Virustiter erreicht hat, kommt es zu einer Virämie. Im Blutstrom wird das Virus über Leukocyten verbreitet. Es kann sich dann auch in den tieferen Luftwegen, im ZNS und sogar im Fetus ansiedeln. Konjunktivitis, Orchitis, Endometritis, Enteritiden (Kälber), Mastitis und sogar Abort, gelegentlich bei Kälbern auch eine Meningoencephalitis, können die Folge sein.

Es erkranken Tiere aller Altersstufen. Neugeborene ohne maternale Antikörper sind am schwersten betroffen. Bei Kälbern kommt es fast immer zu einer Infektion der meisten Organsysteme, auch des Digestionstrakts. Im oberen Respirationstrakt verbreitet sich das Virus örtlich über die Schleimhäute, die Nervenfasern, Lymphgefäße und erreicht die Augenregion.

Neben den klinischen Erkrankungen werden zu einem beträchtlichen Prozentsatz klinisch inapparente Infektionen mit darauf folgender Latenz des Erregers im Organismus beobachtet. Über die Virämie ist daneben selten eine Infektion der Vaginalschleimhaut und des Präputiums möglich. Für die Meningoencephalitis der Kälber (neurale Form) dürfte ein eigener Virusgenotyp (BHV-5) verantwortlich sein und von der Nase, den Tonsillen oder der Pharynxregion aus über den maxillaren oder mandibularen Ast des Nervus trigeminus intraaxonal in das Gehirn wandern.

Bei der genitalen Form bleibt die Infektion in der Regel auf die Vaginal- und Präputialschleimhaut begrenzt. Eine Virämie tritt selten ein. Respiratorische Erscheinungen werden dabei nur äußerst selten beobachtet. Das BHV-1 kann bei trächtigen Rindern die Placenta passieren; Infektionen des Fetus mit nachfolgendem Abort sind deshalb möglich. Das Intervall zwischen Infektion und Abort kann 8 Tage bis zu einigen Monaten betragen.

### ■ Klinische Leitsymptome

Die Inkubationszeit beträgt bei allen Verlaufsformen zwischen 2 und 6 Tagen, selten länger. Die akute respiratorische Erkrankung geht mit Fieber bis 42 °C einher und wird von serösem Nasenausfluss, einer Hyperämie der Flotzmaul- und Nasenschleimhäute („red nose of cattle") sowie Speicheln begleitet. Laktierende Tiere zeigen bereits zu Beginn der Krankheitserscheinungen ein Absinken der Milchleistung. Später treten oft Husten und Augenausfluss hinzu.

Häufig verläuft die Erkrankung milde und es setzt rasch Besserung ein. Bisweilen sind auf der Nasenschleimhaut auch stecknadelkopfgroße, pustelartige Erhebungen erkennbar, die sich vergrößern und konfluieren können. Die Krankheitsdauer beträgt durchschnittlich 10–14 Tage. Die Morbidität kann bei Tieren mit niedrigen Ak-Titern 100 % erreichen, die Letalität in der Regel nur 1–10 %.

Bei Kälbern verläuft die IBR vornehmlich als fieberhafte Allgemeinerkrankung mit Dominanz der respiratorischen Symptome. Zusätzlich tritt vielfach Durchfall auf. Bakterielle Sekundärinfektionen komplizieren den Verlauf häufig und können zu Pneumonien führen. Die Letalität liegt dann wesentlich höher als bei erwachsenen Patienten. Eine Meningoencephalitis der Kälber ist bisweilen im Lebensalter von 4 bis 6 Monaten zu beobachten. Sie endet überwiegend am 5.–7. Krankheitstag tödlich. Bei einer Morbidität zwischen 5 und 25 % liegt die Letalität häufig bei 100 %. Trächtige Kühe können nach einer Inkubationszeit von 3–6 Wochen abortieren, meist im 5.–8. Trächtigkeitsmonat.

Bei der genitalen Form werden nach leichtem Fieber eine Rötung und Schwellung der Schleimhaut der äußeren Genitalien, Unruhe, schmerzhafter Harndrang und mitunter erhöhte Deckbereitschaft beobachtet. Vaginalausfluss begleitet diese Erscheinungen. Auf der Genitalschleimhaut bilden sich stecknadelkopf- bis kirschkerngroße, grauweiße bläschenartige Erhebungen mit stark gerötetem Hof. Pustelbildung, kruppmembranähnliche Veränderungen und ulzerative Erosionen kennzeichnen den weiteren Verlauf. Spätfolge ist nicht selten verminderte Fruchtbarkeit. Bullen entwickeln nach der Infektion in der Regel eine schwere Balanoposthitis. Sie scheiden das Virus in dieser Phase mit den Sekreten des Genitaltrakts sowie mit dem Sperma aus.

### ■ Diagnose

Das BHV-1 ist in Zellkulturen züchtbar, empfänglich sind u. a. Zellen von Rind, Schaf und Ziege. Die Virusvermehrung verläuft mit einem lytischen cpE, z. T. mit Riesenzellbildung. Anzüchten lässt sich das Virus aus Nasen- und Augensekret, Vaginaltupfern, Präputialspülproben, aus Sperma und den Organen abortierter Feten.

Zum Nachweis klinisch inapparenter Infektionen und von latenten Virusträgern (positiven Reagenten) haben sich die Bestimmung von N-Ak (Mikrotest an Zellkulturen) und der ELISA bewährt. Für Bestandsuntersuchungen wird heute überwiegend der ELISA mit Tanksammelmilchproben eingesetzt. Bei positiven Ergebnissen werden Einzelproben nachuntersucht.

### ■ Immunologie

Die Immunität gegen BHV-1-Infektionen basiert neben der Bildung von N-Ak v. a. auf zellulären Immunmechanismen. Die Ausbildung einer „delayed type hypersensitivity" ist diagnostisch wichtig; bei fehlenden Ak lassen sich über deren Nachweis latente Infektionen erfassen. Bei allen Infektionen, mit oder ohne Erkrankung, kommt es zur Bildung von Ak.

Die Qualität und damit die Belastbarkeit einer Immunität hängt von verschiedenen Faktoren ab, wie z. B. der Schwere einer Erkrankung. Nur in letzterem Falle bildet sich eine stabile Immunität aus. Sie kann rein lokal oder systemisch verankert sein. Die örtliche Immunität ist von kürzerer Dauer. Reinfektionen sind deshalb nach einer bestimmten Zeit wieder möglich. Diese Verhältnisse bringen es wahrscheinlich mit sich, dass nach einer überstandenen IBR eine Neuinfektion des Genitaltrakts möglich wird.

N-Ak sind in der 2. Woche nach der Erkrankung bzw. nach einer Infektion im Serum nachweisbar. Der Immunschutz kann bis zu 4 Jahre anhalten. Grundsätzlich kann man davon ausgehen, dass eine Immunität vorliegt, solange Ak noch nachweisbar sind. Die lokale Immunität stützt sich auch auf die Sekretion von IgA-Ak. Bei der vaginalen Form scheint sie nicht allzu lange anzuhalten, maximal etwa 2 Monate. Auch Teilimmunitäten mit abortivem klinischen Verlauf bei Reinfektionen wurden beobachtet.

Die natürliche wie auch die durch Schutzimpfungen erzielte Immunität schützt in der Regel vor einer Erkrankung, nicht aber vor einer Feldvirusinfektion.

Ak werden mit dem Kolostrum auf Saugkälber übertragen. Sie persistieren, je nach Antikörperstatus des Muttertieres, bis zum Alter von 4 Monaten und schützen die Kälber vor Allgemeininfektionen, nicht aber vor lokalen Schleimhautaffektionen mit nachfolgender Viruspersistenz.

### ■ Bekämpfung

Die Bekämpfung der BHV-1-Infektionen stellt ein internationales Problem dar. Die Bekämpfungsprogramme und Verfahren variieren in den verschiedenen Ländern. Erschwerend kommt bei den Infektionen hinzu, dass jedes infizierte Rind lebenslang als Virusträger und temporärer Virusausscheider angesehen werden muss.

Grundlage jedes Bekämpfungsprogrammes ist eine gewissenhafte Impfprophylaxe. Hierfür stehen zahlreiche wirksame Lebendvaccinen aus attenuierten BHV-l-Stämmen, neuerdings auch markierten, wie auch Vaccinen mit inaktiviertem Virus zur Verfügung. Grundsätzlich ist immer daran zu denken, dass ein Impfschutz

- die Erkrankung des Tieres verhindern kann, nicht aber eine Infektion mit Feldvirus und eine darauf folgende Viruspersistenz;
- die Virusausscheidung bei latent infizierten Virusträgern hemmt und, bei gutem Antikörperstatus, zumindest soweit reduziert, dass die Ausbreitung im Bestand mit Ansteckung bisher negativer Tiere verhindert werden kann.

Lebendvaccinen haben sich in allen Ländern für die Immunprophylaxe wie auch für Notimpfungen bei Seuchenausbrüchen bewährt. Letztere werden in frisch infizierten Beständen zur Anwendung empfohlen, um einer weiteren Ausbreitung rasch zu begegnen. Allgemein gebräuchlich sind auch Kombinationsvaccinen mit weiteren Komponenten, wie Parainfluenza 3-, BVD-/MD- und Adenovirus. Als Immunisierungsschema wird für Kälber, die maternale Ak besitzen, eine Erstimpfung im 3.–4. Lebensmonat, bei älteren Tieren zu jedem Zeitpunkt empfohlen. Eine Wiederimpfung ist 4–6 Wochen später vorzunehmen. Nach dieser Grundimmunisierung genügt anschließend eine jährliche Revaccination, wenn der Bestand nicht durch schwere Seuchenausbrüche bedroht wird. Der zeitliche Ablauf der BHV-1-Schutzimpfungen ist in den jeweiligen Bekämpfungsprogrammen festgelegt und kann daher von Bundesland zu Bundesland variieren.

Um respiratorischen Erkrankungen rasch vorzubeugen, kann die Lebendvaccine auch intranasal appliziert werden. Bereits nach 48 Stunden setzt dann ein lokaler Schutz ein. Dieser Impfmodus führt auch zur Bildung von Cytokinen. Dies, wie auch die intramuskuläre Impfung, verhindert schwere klinische Erscheinungen, nicht aber die Virusinfektion mit -persistenz im Organismus. Monospezifische BHV-1-Vaccinen sind am besten wirksam. Um Kälber via Kolostrum optimal mit maternalen Ak zu versorgen, sollten trächtige Kühe in den letzten 8 Wochen der Trächtigkeit zweimal, am besten 6–7 und 2–3 Wochen ante partum, geimpft werden. Bei der lokalen Applikation von Lebendvaccinen auf die Schleimhäute hat man vereinzelt einen kurzen Anstieg der Körpertemperatur und eine etwas erhöhte Sekretion beobachtet.

Vaccinen aus inaktivierten Erregern eignen sich ebenfalls, um Tiere vor klinischen Erkrankungen zu schützen. Sie sollten jedoch ausschließlich in Beständen mit gesunden Tieren angewandt werden. Besonders sind sie für die Impfung zu exportierender Tiere und bei Bekämpfungsprogrammen größerer Ausdehnung geeignet.

Vor der Sanierung eines infizierten Rinderbestands müssen alle über 6 Monate alten Rinder auf BHV-1-Ak untersucht werden. Anhand der Ergebnisse (seropositive, seronegative, fragliche Reagenten) muss entschieden werden, ob

- fortan nur klinische Erkrankungen verhindert werden sollen;
- das Feldvirus aus dem Bestand verdrängt werden soll;
- BHV-1- aus dem Bestand im Sinne einer Bestandssanierung getilgt werden soll.

Der Schutz vor Erkrankungen kann leicht erreicht werden, wenn alle Tiere in regelmäßigen Abständen geimpft werden. Mit Feldvirus infizierte Tiere bleiben aber aus den genannten Gründen Virusträger. Ebenso kann das Feldvirus durch regelmäßige Impfungen mit Lebendimpfstoffen aus dem Bestand verdrängt werden.

Um jedoch BHV-l-freie Bestände zu erzielen, muss differenzierter vorgegangen werden. Sind nur wenige Tiere seropositiv (Virusträger und potenzielle Ausscheider), kann bei einer räumlichen Abtrennung der Nichtinfizierten versucht werden, die Reagenten ständig unter gutem Impfschutz zu halten, um damit eine Virusausscheidung und Ansteckung der Seronegativen zu verhindern. Die Reagenten können nach und nach aus dem Bestand entfernt werden. Sind über 50 % der Tiere seropositiv, ist zu empfehlen, alle Tiere – auch die seronegativen – mit Lebendimpfstoff grundzuimmunisieren und dann 4 Wochen später sowie jährlich mit inaktiviertem Virus zu revaccinieren. Die Erneuerung des Bestands mit ausschließlich seronegativen Rindern kann dann versucht werden. Die Impfungen müssen aber immer solange konsequent aufrechterhalten werden, bis auch das letzte positive Tier aus dem Bestand entfernt werden konnte. Bei einer Minimierung der Stressfaktoren (Transport, Stallwechsel u. a.) nimmt in der Regel der Anteil an seropositiven Tieren im Bestand nicht zu.

Das Risiko der Ausscheidung und Ansteckung seronegativer Tiere steigt mit dem Anteil an positiven Reagenten. Tiere mit ausreichend hohem Ak-Spiegel können zwar trotz aller Sorgfalt Feldvirus ausscheiden, dann aber in wesentlich geringeren Konzentrationen (unter der Grenze der Ansteckungsfähigkeit), als es bei Tieren mit niedrigem Ak-Spiegel der Fall ist.

### 3.4.3.3 Bovine Mamillitis

■ Ätiologie

Der 1957 nach der Ursprungsfarm „Allerton" benannte Erreger der bovinen Mamillitis, das bovine Herpesvirus 2 (BHV-2), ist zu den Alphaherpesvirinae, Genus Simplexvirus, eingeordnet.

Bei der Mamillitis der Rinder handelt es sich um eine meist akut verlaufende Erkrankung, die sich hauptsächlich durch ulzerative Veränderungen an den Euterzitzen, gelegentlich auch an der umliegenden Euterhaut laktierender oder frisch trockengestellter Kühe manifestiert.

■ Epidemiologie

Die bovine Mamillitis ist überwiegend in Afrika und Australien, ferner in den USA und in Großbritannien verbreitet. Von anderen europäischen Ländern, darunter auch in D., sind nur vereinzelte Fälle bekannt geworden. Serologische Untersuchungen aber haben angezeigt, dass das Virus weiter verbreitet ist als vermutet.

Für das BHV-2 sind Rinder jeden Alters empfänglich. Das wurde erstmals von erkrankten afrikanischen Büffeln isoliert. Natürliche Infektionen kommen aber auch bei anderen freilebenden Wiederkäuern Afrikas vor. Sie dürften das Hauptreservoir bilden.

Bei aufgestallten Tieren erfolgt die Virusübertragung vornehmlich durch engen Kontakt oder den Melkakt. Virus wird über die Hautläsionen und durch Sekrete der Schleimhäute abgeschieden. Eine oronasale Ansteckungsmöglichkeit ist deshalb ebenfalls gegeben. Einmal infizierte Tiere werden zu Virusträgern und können später nach Reaktivierung das BHV-2 ausscheiden und empfängliche Kühe anstecken. Die Mechanismen der persistierenden Infektion wie auch der Ausscheidungsmodus sind in vieler Hinsicht noch unklar. Sie dürften sich aber von denen anderer Herpesviren kaum unterscheiden. Von vielen Beobachtern wird, wegen des saisonal begrenzten Auftretens der Erkrankung im Spätsommer und Herbst und der Häufung der Infektionen in sumpfigen Gegenden, auch eine mechanische Übertragung des Erregers durch Insekten vermutet, besonders bei der generalisierenden Form der Mamillitis, der Allerton-disease. An den Zitzen des Euters haftet das BHV-2 über Hautdefekte.

■ Pathogenese, Pathologie

Die ulzerativen Läsionen entwickeln sich zuerst an den dermal oder subkutan infizierten Hautstellen, überwiegend der Zitzen, breiten sich aber subkutan und lymphogen nur selten, z. B. über Ödeme, auf größere Bezirke aus. Die Viruskonzentrationen sind in den Läsionen sehr hoch.

Das Virus ließ sich nach der Infektion in zirkulierenden Leukocyten, den oberflächlichen und tieferen Lymphknoten, den kutanen Nerven, Spinalganglien und sogar im ZNS nachweisen. Aus Nasensekret und aus der Milch konnte es ebenfalls isoliert werden.

Die generalisierende Form der Mamillitis (pseudolumpy skin disease; Allerton-disease) mit am ganzen Körper verbreiteten Hautknötchen wird fast nur in Afrika beobachtet. Entsprechend virulente Isolate (Allerton-Isolate) sollen die Ursache sein. Das Virus fand sich hier auch in Sperma, Urin und Faeces.

■ Klinische Leitsymptome

Nach einer Inkubationszeit von 3–8 Tagen treten bei der Mamillitis Blasen an den Zitzen auf, die sehr schmerzhaft sind, aber scharf begrenzt bleiben. Sie können konfluieren, platzen und die Blasendecken erodieren. Diese Erosionen werden ödematös, verschorfen später und heilen unter Narbenbildung mit Pigmentverlust. Dies kann 10 Tage, aber auch bis zu 12 Wochen dauern. Nicht selten resultieren unheilbare Mastitiden.

In erstmals infizierten Rinderherden erkranken in der Regel bis zu 80 % der Milchkühe, während in bereits infizierten Herden Erkrankungen auf erstgebärende Kalbinnen beschränkt bleiben. Todesfälle kommen dann kaum mehr vor. Saugende Kälber entwickeln gelegentlich Ulzerationen am Flotzmaul, der Zunge und auf der Maulschleimhaut. Die seltenen und begrenzten Läsionen, die auf der Vaginalschleimhaut gefunden wurden, waren von Ausfluss begleitet. Veränderungen im Maul- oder Vaginalbereich werden aber nur zusammen mit Zitzenbefall beobachtet. Schwierig ist die Unterscheidung der generalisierenden Allerton-Infektion gegenüber der auch mit knotenförmigen Läsionen einhergehenden „lumpy skin disease" (vgl. Poxviridae). Bei der Letzteren sind die Knoten über den ganzen Körper verteilt und bilden sich erst nach Wochen zurück.

■ Diagnose

Das BHV-2 lässt sich in Kulturzellen vom Kalb, Schaf, Schwein und auch anderen Spezies unter einem lytischen cpE züchten. Die Sicherung der Diagnose ist nur über den Virusnachweis durch Anzüchtung in Zellkulturen möglich. Aus den Ulzera, die mindestens 10 Tage virushaltig bleiben, gelingt die Virusisolierung problemlos.

Auch können N-Ak serologisch nachgewiesen und so klinisch inapparente Infektionen im Bestand erkannt werden.

■ Immunologie

N-Ak finden sich etwa 1 Woche nach der Infektion, wenn die Hautveränderungen erschienen sind, im Serum und erreichen 2–3 Wochen später ihr Maximum, verbleiben aber relativ niedrig. Mit dem Kolostrum werden sie auf Kälber übertragen und persistieren einige Wochen. Infizierte Tiere bleiben durchschnittlich bis zu einem Jahr gegen Reinfektionen immun.

### ■ Bekämpfung

Eine Immunprophylaxe der bovinen Mamillitis ist nicht bekannt und kommerzielle Vaccinen sind nicht verfügbar. Um in bedrohten Herden schwereren Erkrankungen zuvorzukommen, appliziert man Feldvirus intramuskulär. Nach etwa einer Woche wird auf diesem Wege ein Schutz erzielt, der schwere seuchenhafte Verläufe in der Herde verhindert. Da wesentliche Fakten der Pathogenese, wie Übertragungsmechanismen, Virusausscheidung usw. noch nicht genauer bekannt sind, sind ansonsten allgemein seuchenhygienische Maßnahmen anzuraten.

Eine Reihe boviner Herpesviren mit ähnlichen molekularbiologischen Kriterien und fast identischem Genommuster hat man seit einigen Jahren in Ungarn, den USA, in Afrika und Zentraleuropa isoliert. Viele weisen die Eigenschaften der Cytomegalieviren (Betaherpesvirinae) auf und haben offensichtlich nur milde oder keine krankmachenden Eigenschaften. Man hat sie nach dem erstisolierten Isolat „Movar", bislang auch als Movar-Herpesvirus angesprochen. Inzwischen wird jedoch nach Genomvergleichen empfohlen, die Movar-Isolare zu den Gammaherpesvirinae, Genus Rhadinovirus, einzuordnen und als bovines Herpesvirus 4 (BHV-4) zu bezeichnen.

Diese Viren sind offensichtlich bei vielen Boviden weltweit verbreitet und wurden gelegentlich auch bei Schafen, sogar bei Katzen gefunden. Ihre Rolle als Krankheitserreger aber ist noch weitgehend unklar. Man hat sie bei verschiedenen klinischen Symptomen wie respiratorischen (Tracheitis) und solchen des Genitaltrakts, aber auch bei Gesunden isolieren können. Überwiegend dürfte es jedoch nur klinisch inapparente Infektionen mit nachfolgender Latenz (Trigeminusganglion) verursachen und zusammen mit anderen viralen oder bakteriellen Erregern an meist milden Erkrankungen beteiligt sein. Ausgeschieden wird es mit dem Nasensekret. Die Rinder scheinen sich bereits im frühen Alter zu infizieren. In Deutschland beträgt die BHV-4-Prävalenz bis zu 20% bei erwachsenen Rindern. Zum Nachweis der Infektion wird in erster Linie die indirekte IF angewandt. Im ELISA gegen Kulturvirusantigen erwiesen sich neuerdings sogar weit mehr Tiere als Ak-positiv.

Das BHV-4 kann bevorzugt in bovinen, ovinen und caprinen Zellkulturen angezüchtet werden, wenn auch mit langsamer Vermehrung. Die Identifizierung des kultivierten Virus ist dann mittels indirekter IF oder NT in den infizierten Zellen möglich.

### 3.4.3.4 Bösartiges Katarrhalfieber (BKF)

*Meldepflicht*

### ■ Allgemeines

Das BKF ist eine weltweit verbreitete, sporadisch auftretende, akut bis perakut verlaufende Viruserkrankung von Rindern aller Rassen und jeden Alters (**Tab. 3.11** und **3.12**). Domestizierte Büffel, Cerviden und eine zunehmende Zahl wildlebender Paarhufer gilt ebenfalls als empfänglich. Die Erreger werden von klinisch inapparent infizierten Wild- und Haustieren, die den Hauptwirt (Primärwirt) darstellen, ausgeschieden und können bei Rin-

---

**Tab. 3.12** Zusammenfassung der Kriterien des BKF.

- Allgemeinerkrankung akuter hochfieberhafter Art
- Folge einer Herpesvirusinfektion typischer Genese, die von klinisch-inapparent infizierten Virusträgern – Gnu bzw. Schaf – ausgeht
- sporadisches Auftreten, weltweite Verbreitung
- Läsionen der Schleimhäute von Atmungs- und Verdauungstrakt, Panophthalmie, ZNS-Störungen
- infektionsbedingte Dysfunktion des Immunapparats mit der Folge einer ungehemmten Proliferation der NK-Zellen, Auslösung von Organschäden durch Autoimmunreaktionen

---

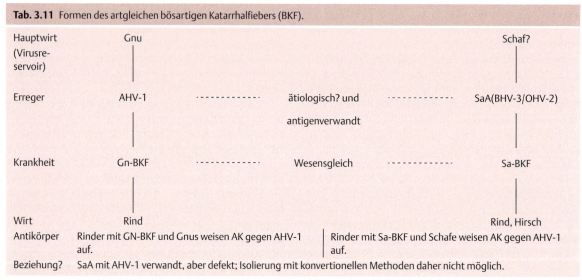

**Tab. 3.11** Formen des artgleichen bösartigen Katarrhalfiebers (BKF).

| | | | | |
|---|---|---|---|---|
| Hauptwirt (Virusreservoir) | Gnu | | | Schaf? |
| Erreger | AHV-1 | ------- ätiologisch? und antigenverwandt ------- | | SaA(BHV-3/OHV-2) |
| Krankheit | Gn-BKF | ------- Wesensgleich ------- | | Sa-BKF |
| Wirt | Rind | | | Rind, Hirsch |
| Antikörper | Rinder mit GN-BKF und Gnus weisen AK gegen AHV-1 auf. | | | Rinder mit Sa-BKF und Schafe weisen AK gegen AHV-1 auf. |
| Beziehung? | SaA mit AHV-1 verwandt, aber defekt; Isolierung mit konvertionellen Methoden daher nicht möglich. | | | |

AHV-1 = alcelaphines Herpesvirus 1    Gn-BKF = Gnu-originäres BKF
SaA = Schaf-assoziiertes Agens    Sa-BKF = Schaf-assoziirtes BKF

dern und anderen Wiederkäuern (Sekundärendwirt) BKF auslösen.

■ Ätiologie

Hinsichtlich des Erregers unterscheidet man 2 Formen der Krankheit, deren klinische Identität unbestritten ist. Das BKF der Rinder in Afrika wird durch ein im Gnu persistierendes und von ihm ausgeschiedenes lymphotropes Gammaherpesvirus, das alcelaphine Herpesvirus 2 (AHV-1), hervorgerufen. Der Erreger ist seit 1960 bekannt und beschrieben. Diese Form des BKF des Rindes wird deshalb als Gnu-originäres (Gn-)BKF bezeichnet.

Das in Europa, Amerika und anderen Ländern bei Rindern und Hirschen auftretende BKF wird durch das alcelaphine Herpesvirus 1 (AlHV-1) hervorgerufen. Das Schaf stellt den klinisch inapparent infizierten Hauptwirt und Rinder sowie Cerviden den Endwirt dar (Schaf-assoziiertes BKF). Seine Bezeichnung mit bovines Herpesvirus 3 (BHV-3) ist nur vorläufig. In der Systematik wird es auch als ovine Herpesvirus (OvHV-2) (Schaf-assoziiertes Katarrhalfieber) geführt. Denn sowohl die ursächliche Bedeutung des Schafes wie auch die Virusätiologie konnten noch nicht bewiesen werden. Bisher ist es nicht gelungen, mit Proben von Schafen das BKF bei Rindern oder anderen Tieren zu induzieren.

Aus den genannten Gründen sind auch die Bezeichnungen für die Krankheit mit „African malignant katarrhalfever" (Originalname: snetsiegte) und „American" oder „European malignant katarrhalfever" in Gebrauch.

■ Epidemiologie

Das BKF kommt primär bei Hausrindern und Büffeln, zunehmend auch bei in Farmen gehaltenem Rotwild vor. Insbesondere in Schottland, auch in Australien und Neuseeland, ist das Sa-BKF wichtigste Infektionskrankheit bei den Cerviden und bedroht die Wirtschaftlichkeit der Hirschhaltung. Erkrankungen wurden aber auch bei freilebenden Cerviden Nordafrikas wie anderen Boviden bekannt. Afrikanische Büffel und Kamele sind nicht empfänglich.

Nahezu alle Fälle von Sa-BKF können mit einem engen und sehr langen (Monate) Kontakt der Rinder mit Schafen (gemeinsame Haltung in Stallungen, gemeinsame Fütterung und Tränkung) in Verbindung gebracht werden. Es ist jedoch kein Fall bekannt, wo das Sa-BKF durch Applikation von Schafmaterial bei Rindern ausgelöst werden konnte. Der zunehmend verbreiteten Auffassung (Theorie), dass Schafe das Virusreservoir für das SaA darstellen, stehen auch Ansichten und die Möglichkeit gegenüber, dass andere tierische Reservoire vorhanden seien. Bis zur Kultivierung und Identifizierung des SaA bleiben demnach die epidemiologischen Verhältnisse für das Sa-BKF unklar.

Die Erkenntnisse über das Gn-BKF der Rinder wurden überwiegend in Untersuchungen am Weißbartgnu gewonnen. Das BKF wird hier nach langem, relativ engem Kontakt auf Hausrinder übertragen. Der Erreger, das AHV-1, ist in Gnuherden Afrikas überaus weit verbreitet, serologisch negative Tiere sind eine Seltenheit. Das Virus kann auch die Placenta des Gnus durchdringen und Kälber infizieren, die dann infiziert geboren werden. Dies dürfte ein wesentlicher Übertragungs- und Verbreitungsweg des Gn-BKF sein.

Das AHV-1 wird v. a. auch mit Nasen- und Augensekret ausgeschieden, anscheinend aber nicht mit Speichel und Urin. Überwiegend ist es, aktiviert in den Virusträgern durch Stresseinflüsse, an Schleimhautzellen gebunden. Es wird über den oberen Respirationstrakt aufgenommen. Kontaktinfektionen dürften deshalb so selten sein.

Als saisonale Schwerpunkte gelten für alle BKF-Formen Frühling und Frühsommer.

■ Pathogenese, Pathologie

Über die Entstehung der Krankheit ist noch sehr wenig bekannt. Die Erreger zirkulieren nach der Infektion im Blut und bleiben zellgebunden. Die pathogenetischen Mechanismen, die zu den verschiedenen klinischen Bildern führen, werden durchweg mit dem Auftreten von Autoimmunprozessen erklärt. Man ist derzeit der Auffassung, dass die großen Granulocyten (Nullzellen) primär den Erreger beherbergen und nicht lysiert werden. Das Virus verursacht aber eine Dysfunktion der Zellen, die wiederum eine polyklonale Vermehrung der T-Lymphocyten und einen autoimmun wirksamen Effekt der cytolytischen NK-Zellen induziert.

Pathologisch-anatomische Veränderungen hängen vom klinischen Verlauf ab und können bei perakuten Fällen nur in Leber- und Lymphknotenschwellung sowie Herzmuskeldegeneration bestehen oder ganz fehlen. Ulzerationen in der Nasenschleimhaut, Lymphknotenschwellungen, katarrhalische bis hämorrhagische Gastroenteritiden und Leberschwellungen findet man bei der Darmform. Die Kopf-Augen-Form weist recht typische Veränderungen auf. Es stehen die schweren diphtheroidnekrotisierenden Schleimhautläsionen im Vordergrund. Die Lunge zeigt eine herdförmige Bronchopneumonie mit interstitiellem Ödem. An den Augen entstehen eine Keratitis, exsudative Iritis und Zyklitis.

■ Klinische Leitsymptome

Die Inkubationszeit schwankt beim BKF zwischen 2 Wochen und 10 Monaten. Allgemein lassen sich 4 unterschiedliche klinische Bilder unterscheiden, die auch ineinander übergreifen können.

Die **perakute Allgemeinerkrankung** wird von hohem Fieber, Apathie, Muskelzittern, Schüttelfrost und Benommenheit begleitet. Bisweilen ist der Kot übelriechend und blutig verändert. Bereits nach 3–4 Tagen folgt der Tod.

Die **intestinale** oder **Darmform** endet nach dramatischem Verlauf in 4–9 Tagen ebenfalls tödlich. Wässriger, übelriechender und mit Blut durchsetzter Durchfall dominiert. Neben der üblichen Unruhe wird hier auch Augenausfluss und z. T. serösschleimiger Nasenausfluss beobachtet.

Die sog. **Kopf-Augen-Form** ist am häufigsten. Zu anhaltendem Fieber von 40–42 °C gesellen sich serös-schleimiger, kruppöser und schleimig-eitriger bis blutiger Nasen- und Augenausfluss. Daneben entwickelt sich eine Konjunktivitis, die nach 5–6 Tagen in eine Keratitis, Iridozyklitis und Trübung der Augenkammerflüssigkeit übergeht. Diese Form endet ebenfalls bis zu 90 % tödlich.

Selten dagegen kommt die **abortive Form** vor. Hier ist das klinische Bild am wenigsten typisch, beginnt mit einem leichten Temperaturanstieg und geringgradigen Entzündungen von Nasen-, Augen- und Maulschleimhaut. Da gelegentlich äußerliche Veränderungen der Haut in Form von Schuppen- und Krustenbildung auftreten, spricht man auch von der exanthematischen Form. V. a. bei der intestinalen und der Kopf-Augen-Form werden öfter Komplikationen in Form zentralnervöser Störungen festgestellt. Sie sind an Benommenheit, Gleichgewichtsstörungen, Erregungserscheinungen, tonisch-klonischen Krämpfen bis zu komatösen Zuständen erkennbar.

■ Diagnose

Das BKF muss in erster Linie klinisch am Krankheitsbild diagnostiziert werden. Die Abgrenzung gegenüber anderen Erkrankungen mit ähnlichen Symptomen ist z. T. schwierig. Differenzialdiagnostisch sind in Europa v. a. die IBR (BHV-1-Infektion) und die bovine Virusdiarrhö (BVDIMD) zu berücksichtigen. Weniger die allgemeine pathologisch-anatomische Beurteilung als der histopathologische Gehirnbefund sind beim BKF von diagnostischem Wert.

Eine virologische Diagnose ist praktisch nicht möglich, da sich der Erreger nicht durch Züchtung isolieren lässt. Allenfalls eine Ausschlussdiagnose kann hilfreich sein. Das BKF lässt sich experimentell mit Material von natürlich infizierten Rindern u. a. durch parenterale Applikation an Kaninchen, weiter dann auch auf andere kleine Nager übertragen. Die Tiere erkranken auch nach einer Inokulation mit Lymphoblastenzellen, die zuvor mit dem Sa-BKF-Erreger infiziert wurden und selbst keine Veränderungen zeigen.

■ Immunologie

Die bisher vorliegenden Erkenntnisse wurden an Rindern mit Gn-BKF gewonnen. Rinder, die überleben, sind gegen eine Reinfektion mit dem AHV-1 jahrelang, wenn nicht lebenslang, geschützt. Sie entwickeln N-Ak, die aber vermutlich nicht gegen eine Ansteckung schützen. Kälber werden durch passiv erworbene maternale Ak nicht vor einer Ansteckung bewahrt. Es wird deshalb angenommen, dass der wesentliche Anteil der Immunantwort auf einer zellvermittelten Immunität basiert.

■ Bekämpfung

Sie besteht in der Vermeidung der gemeinsamen Haltung von Rindern und Schafen unter längerem Kontakt. Leichte Fälle können nur symptomatisch behandelt werden. Eine Immunprophylaxe gibt es nicht.

### 3.4.3.5 Aujeszky-Krankheit (AK) beim Rind

*Anzeigepflicht*

Die AK oder Pseudowut wird beim Rind auch Juckpest oder Tollkrätze genannt. Sie wird durch das suid herpesvirus 1 (SHV-1) hervorgerufen. Das Virus persistiert beim Schwein als Hauptwirt, ruft aber auch bei vielen anderen Tierarten eine schwere, tödlich endende Allgemeinerkrankung hervor. Rinder sind Endwirte der Infektketten und erkranken akut.

In Gegenden, wo die AK bei Schweinen verbreitet ist, kann das Virus leicht, besonders bei enger Nachbarschaft zu Schweinehaltungen, in die Rinderbestände eingeschleppt werden. In verseuchten Gegenden muss bei Rindern mit einem Ausbruch auf 10 infizierte Schweinehaltungen gerechnet werden. Über belebte und unbelebte Vektoren, wie kranke und latent infizierte Schweine gleichzeitig betreuendes Personal, den Tierarzt!, kontaminiertes Futter, Wasser, Einstreu u. a. wird das Virus verschleppt. Auch die Ansteckung Schwein–Rind mittels Tröpfcheninfektion ist, auch ohne direkten Kontakt, über Entlüftungsanlagen, ja sogar mit dem Wind auf kurze Entfernung möglich. Rinder aller Altersstufen und Rassen sind empfänglich. Die Ansteckung von Rind zu Rind ist seltener, aber erwiesen. In der kalten Jahreszeit (November Dezember) häufen sich die Erkrankungen. Eintrittspforten für das Virus sind die Maulschleimhaut (buccale Infektion über kleine Verletzungen), die respiratorischen Schleimhäute, auch kleine Defekte der äußeren Haut. An der Infektionsstelle vermehrt sich das Virus, es entsteht Juckreiz und eine kurze mäßige Virämie. Virus gelangt aber v. a. über die peripheren Nerven in Rückenmark und Gehirn, eine sich rasch entwickelnde nichteitrige Encephalomyelitis folgt. Das Virus hat man aus Nasen-Rachen-Sekret, dem Speichel, der Lunge und der Vaginalschleimhaut kranker Rinder zumindest bei Krankheitsbeginn isolieren können. Es scheint sich in den Nervenenden und Endfasern, in geringem Umfang auch im Schleimhautepithel zu vermehren. Ansonsten wird die Pathogenese als streng neurotrop angesehen. Persistierende Infektionen (Virusträgertum) kommen beim Rind nicht vor.

Die Inkubationszeit beträgt 3–6 Tage. Das Rind kann innerhalb von 10–24 Stunden verenden, ohne typische Krankheitserscheinungen gezeigt zu haben. Meist stellen sich zuvor Fieber (40–42 °C), Juckreiz und Ataxien ein. Es folgen Exzitationen, Unruhe und ruckartige Bewegungen bis zu Konvulsionen. Sehr häufig werden Zuckungen (Schauer) der Muskulatur, Scheuern des Flotzmauls und Juckreiz am After, verbunden mit hundesitziger Stellung, beobachtet. Die Tiere zeigen eine Tachypnoe und Tachykardie, hecheln, stöhnen und benagen sich an Körperstellen (Automutulation). Dazwischen liegen apathische Phasen. Der Speichel kann nicht mehr abgeschluckt werden und tropft als Folge einer Rachenlähmung aus dem Maul. Schließlich liegen die Tiere fest. Der Tod folgt meist innerhalb von 2, maximal 3 Tagen.

Im Unterschied zur Tollwut besteht bei der AK des Rinds ständig Durst und keine Wasserscheue sowie eine ausgeprägte respiratorische Symptomatik. Die Labordiagnose der AK erfolgt wie bei der Erkrankung des Schweins. Kranke Tiere, evtl. der gesamte Rinderbestand, müssen im Rahmen einer Bekämpfung gekeult werden. In Gebieten mit AK bei Schweinen ist eine besonders strikte seuchenhygienische Trennung und Überwachung der Rinderbestände erforderlich.

Die für Schweine gebräuchlichen Lebendimpfstoffe (für Rinder zu virulent) und inaktivierten Vaccinen (zu wenig wirksam) sind für Rinder ungeeignet. Impfungen bei Rindern sind zudem in vielen Ländern verboten. In Deutschland besteht Anzeigepflicht.

### 3.4.4 Herpesvirusinfektionen bei Schaf und Ziege

Bei einem Schaf mit Lungenadenomatose (chronische progressive Pneumonie; Jaagtsiekte), deren Ätiologie heute auf ein Retrovirus zurückgeführt wird, wurde 1977 ein Herpesvirus isoliert, das man als ovid herpesvirus 1 (OHV-1) vorläufig den Alphaherpesviren zugeordnet hat. Es ist selbst für Schafe nicht pathogen und dürfte nur klinisch inapparente Infektionen hervorrufen. Man vermutet, dass der OHV-1-Infektion bei der Lungenadenomatose der Schafe ein synergistischer Effekt zukommt.

Ziegen können an caprid herpesvirus 1 (CHV-1) erkranken, einem Alphaherpesvirus. Die Pathogenese ist der beim bovinen Herpesvirus 1 sehr ähnlich. Das CHV-1 ist mit ihm eng antigen verwandt und weist in weiten Bereichen seines Genoms in den Basensequenzen eine Homologie zum BHV-1 auf, wird aber als eigenständige Spezies angesprochen. Z. T. wurde es als BHV-6-Ziegenherpesvirus bezeichnet.

Das Virus ist weltweit verbreitet. Man hat es bei Zicklein mit schweren generalisierenden Erkrankungen, bei erwachsenen Ziegen mit Genitalaffektionen, Pneumonien, Proliferationen an den Augenlidern, im Maulbereich und auch der Haut nachgewiesen. Sporadisch, wenn auch selten, sollen Aborte vorkommen. Bei Ziegenböcken sind IBP-ähnliche Läsionen häufig (infektiöse Balanoposthitis).

Die generalisierende und enterale Form wird bei Zicklein in den ersten Lebenswochen gefunden. Sie ist charakterisiert durch Fieber, Inappetenz, Niedergeschlagenheit, Schmerzen im Abdomen, Durchfall sowie Nasen-Augen-Ausfluss. Für Stämme, die diese Form der Erkrankung auslösen, sollen Schaflämmer und Kälber nicht empfänglich sein. Die genitale Form der Erkrankung ist durch Erosionen und Ödeme an der Vulva mit Ausfluss, bei Böcken durch eine Balanoposthitis gekennzeichnet.

Zwischen den CHV-1-Stämmen, welche die unterschiedlichen Verlaufsformen auslösen, bestehen, ähnlich wie zwischen IBR und IPV der Rinder, enge Beziehungen und eine nur einseitig ausgeprägte Verwandtschaft zum BHV-1, allerdings bei deutlich unterschiedlichem DNA-Muster.

Das Virus lässt sich in primären und sekundären Zellkulturen von Wiederkäuerorganen (optimal embryonale Kälberlungen) züchten und nachweisen.

Ziegen können anscheinend auch durch Infektionen mit dem bovinen Herpesvirus 1 erkranken. Bei Fällen mit zentralnervösen Störungen hat man das BHV-1 isoliert. Es unterscheidet sich deutlich vom caprinen Herpesvirus 1 (früher BHV-6, 5. oben). In ähnlicher Weise ist auch das bovine Cytomegalievirus (BHV-4;) von Schafen isoliert worden.

Die Aujeszky-Krankheit (AK; SHV-1) kann, unter gleichen Umständen wie beim Rind, auch bei Schafen, insbesondere in Lämmerherden, ausbrechen. Die AK beginnt bei Lämmern oft mit plötzlichen unerklärten Todesfällen. Z. T. erst nach einiger Zeit erkranken weitere Lämmer an ZNS-Störungen mit typischer tetanischer Verkrampfung und Streckstellung. Der Ausgang ist immer tödlich. Auch Schafe sind Endglieder der AK-Infektkette.

### 3.4.5 Herpesvirusinfektionen beim Schwein

#### 3.4.5.1 Aujeszky-Krankheit (AK) oder Pseudowut

Anzeigepflicht

■ **Ätiologie**

Die AK ist eine Virusallgemeinerkrankung meist junger Schweine, hervorgerufen durch das suid herpesvirus 1 (SHV-1; Alphaherpesvirinae; Genus *Varizellovirus*). Die Krankheitserscheinungen sind je nach Alter der Schweine unterschiedlich. Bei Ferkeln verursacht das Virus zentralnervöse Störungen, bei Läufern und Mastschweinen stehen respiratorische Symptome im Vordergrund, die aber von zentralnervösen Störungen begleitet sein können. Störungen im Reproduktionssystem dominieren bei erwachsenen Sauen und Ebern. Daneben können gastrointestinale Symptome auftreten.

Die AK ist anzeigepflichtig.

Das Schwein ist das Virusreservoir für SHV-1. Die vorkommenden Virusisolate schwanken in ihrer Virulenz und den biologischen Eigenschaften, verhalten sich aber serologisch einheitlich (s. 3.1). Eine engere antigene Beziehung besteht zum BHV-1. Menschen sind resistent gegen eine SHV-1-Infektion (Aujeszky-Krankheit), wie ätiologische und seroepidemiologische Untersuchungen gezeigt haben. Die in der Literatur gelegentlich beschriebenen Fällen stellen rein kasuistische Beschreibungen dar.

■ **Epidemiologie**

Die AK und ihre Erreger sind weltweit verbreitet. Es erkranken auch Schweine höheren Alters und die AK trat in vielen, ehedem seuchenfreien Ländern auf.

Das Schwein ist der Hauptwirt des SHV-1; eine Vielzahl anderer Tiere aber, Wiederkäuer, Hund, Katze und andere Fleischfresser (Nerze, Frettchen) sind als Endwirte ebenfalls sehr empfänglich. Für die Epidemiologie sind diese Spezies aber unbedeutend. Bei allen empfänglichen Tierarten, außer dem Schwein, endet die Infektion tödlich.

In Schweinebestände wird der Erreger meist durch gesunde, aber latent infizierte Tiere, auch durch Futter, Personal etc., bei enger Nachbarschaft sogar über Luftbewegungen (,airborn') eingeschleppt. In Gebieten mit dichter Schweinehaltung kann sich die AK rasch ausbreiten. Innerhalb eines Bestands erfolgt die Übertragung aerogen. Ansteckungsquellen sind in erster Linie das Nasensekret (2–4 Wochen nach der Primärinfektion eines Schweins, selten bis zu 6 Monaten), aber auch Milch und Sperma. Tragende Sauen verbreiten das Virus über abortierte Föten, die Placenta und den Vaginalausfluss. Urin und Kot sind in der Regel nicht infektiös. Einzelne Tiere werden bei Persistenz des Virus zu Dauerausscheidern.

Zu Virusträgern können nicht nur empfängliche, sondern auch schutzgeimpfte Schweine werden. Das Virus persistiert nach der Infektion in den Trigeminusganglien sowie den Tonsillen und ist dort mehr als 1 Jahr lang nachweisbar. Durch Stressfaktoren, wie Transporte, Geburten etc., kann es reaktiviert und dann wieder ausgeschieden werden. Ein Bestand kann leichter seuchenfrei werden, wenn alle seropositiven Tiere (Virusträger) ausgemerzt wurden. Durch einzelne latent infizierte Schweine können empfängliche Ferkel infiziert werden. Serologisch positive Tiere sind aber prinzipiell als Virusträger und potenzielle Ausscheider zu betrachten. Fleischfresser können sich über den Verzehr von Abfällen gesunder, aber latent infizierter Schweine leicht infizieren.

### ■ Pathogenese, Pathologie

Die Entwicklung der Infektion im Organismus differiert je nach Alter bei der Infektion, Virulenz des infizierenden Virusstamms, Infektionsdosis und Infektionsweg. Nach einer Infektion über den Digestionstrakt sind Schweine am wenigsten empfänglich. Die natürliche Ansteckung geht daher meist über den Respirationstrakt.

Schwach virulente SHV-1-Stämme haften zwar an Schweinen jeden Alters, aber zumeist erkranken nur Ferkel bis zu 3 Wochen Alter. Das Virus vermehrt sich primär in den Epithelien von Nasen- und Rachenschleimhaut und den Tonsillen, ohne dort Veränderungen zu erzeugen. Die Virusausbreitung geht dann über die lymphatischen Bahnen. Vom Primäraffekt aus wandert das Virus über den Nervus olfactorius und die Nervenfasern innerhalb des Axoplasmas in den Trigeminusnerv, dann weiter zur Medulla und breitet sich auf die Schwann-Zellen und Fibroblasten des Endoneurons aus. Schließlich gelangt es auf diesen Bahnen ins ZNS und wird in den Neuronen nachweisbar. Nervöse Krankheitssymptome entstehen, wenn eine Schädigung der Neuronen eingetreten ist.

Für schwach virulente Stämme ist die pathogenetische Rolle der Virämie noch nicht geklärt. Offensichtlich sind diese Stämme streng neurotrop und bewirken keine anderen Organschäden.

Stärker virulente Stämme, wie sie derzeit in Europa und Amerika überwiegen, sind auch für ältere Ferkel und Läufer krankmachend, verhalten sich pathogenetisch gleich, manifestieren sich aber daneben in der Lunge, wo sie die Alveolarmakrophagen befallen. Es treten häufiger generalisierende Infektionen auf, wobei ein besonderer Tropismus zum Genitaltrakt feststellbar ist. Virus, das aus der Präputialschleimhaut stammt, ist auch im Samen infi-

zierter Eber nachweisbar. Eine Infektion aller Organe mit den entsprechenden Folgen kann daraus resultieren. Dies ist überwiegend bei Neugeborenen der Fall. 2–3 Wochen nach der Infektion wird das SHV-1 ständig mit den Nasen- und Rachensekreten ausgeschieden. Sauen können das Virus mit der Milch auf die Ferkel übertragen.

### ■ Klinische Leitsymptome

Die Krankheitssymptome variieren nach Alter der Tiere und je nach Virulenz des jeweiligen Virusisolats. Bei Neugeborenen beträgt die Inkubationszeit 36–48 Stunden. Die Tiere sind niedergeschlagen, haben Fieber, Erbrechen und Störungen der Motorik. Es folgen zentralnervöse Erscheinungen, die sich in Muskelzittern, Ataxie, epileptiformen Krämpfen, Paddelbewegungen der Extremitäten und partiellen Paralysen äußern. Meist verenden die Ferkel schon 36 Stunden später. Bei Ferkeln bis 2 Wochen Alter beträgt die Letalität 100 %. 3–4 Wochen alte Ferkel erleiden ähnliche nervöse Störungen. Der Verlauf der Krankheit ist langsamer, die Mortalität liegt immer noch bei mehr als 50 %. Bei Erstinfektionen im Alter von 1–3 Monaten verläuft die AK am mildesten. Die Tiere zeigen geringen Appetit, leichtes Fieber, Schnupfen und Husten, haben Nasenausfluss und Atemnot (respiratorische Manifestation). Der Tod tritt selten ein, in der Regel nur bei zentralnervösen Schäden.

Die Inkubationszeit bei Mastschweinen liegt zwischen 3 und 5 Tagen bei einer Morbidität von 100 %. Hohes Fieber (bis 41 °C), Niedergeschlagenheit, Anorexie und respiratorische Symptome werden beobachtet, selten aber zentralnervöse Störungen. Die Tiere zeigen evtl. eine Schwäche der Hinterhand und bevorzugen die Hundesitzstellung. Die Mortalität erreicht selten 5 %, aber die Gewichtszunahme stagniert 3–4 Wochen. Der Verlauf der Krankheit kann durch Influenza- und bakterielle Infektionen kompliziert werden. In den Wintermonaten verstärken sich die klinischen Erscheinungen.

Bei erwachsenen Schweinen sind klinisch apparente Infektionen mit zentralnervösen Symptomen sehr selten. Überwiegend bleibt es bei vorübergehenden Krankheitserscheinungen mit etwas Fieber, Inappetenz, bisweilen unkoordinierten Bewegungen. Respiratorische Symptome mit Schnupfen, Husten und Abdominalatmung treten aber auf. Die häufigste Folge der Infektion ist bei tragenden Sauen der Abort.

### ■ Diagnose

Das SHV-1 lässt sich in einer Vielzahl unterschiedlicher Zellkulturarten mit rasch ausgeprägtem cpE (Abkugelung, Riesenzellen, Lysis) vermehren. Als optimal empfänglich erwiesen sich porcine fetale Nieren- und Hodenzellen, auch Hühnerembryofibroblasten und bovine fetale Lungenzellen, ferner Affennierenzelllinien u. a. Empfänglich sind daneben Kaninchen und Babymäuse, nicht aber erwachsene Mäuse und Ratten.

Die Labordiagnose wird über die Anzüchtung des Virus mit nachfolgender Typisierung im NT oder durch die direkte IF vorgenommen. Eine Differenzierung gegenüber anderen viralen Infektionen ist insofern einfach, als sich diese Viren ausschließlich in porcinen Zellen züchten lassen. Die am besten geeigneten Proben sind Gehirn, Tonsillen, Lunge (respiratorische Erscheinungen, klinisch inapparente Infektionen), ferner Leber und Lunge abortierter Föten. Hier ist die direkte IF am Organschnitt ebenfalls rasch durchführbar und diagnostisch wertvoll.

Ak können am besten im NT, mit der indirekten IF, einfach und präzise auch im ELISA gegen Kulturvirusantigen nachgewiesen werden.

### ■ Immunologie

Nach der Infektion entwickelt sich schon nach 4 Tagen p. i. eine zellvermittelte Immunität, die dann bereits in frühen Infektionsphasen den weiteren Krankheitsverlauf beeinflußt. Mit NT oder ELISA lassen sich Ak etwa 1 Woche p. i. erfassen. Die Ak erreichen in 5 Wochen ihr Maximum und können monate-, selten auch jahrelang verweilen. Über die Dauer des Schutzes nach natürlicher Infektion ist wenig bekannt. Schweine, die eine AK überstanden haben, sind vermutlich lebenslang vor einer erneuten Erkrankung geschützt, nicht aber gegenüber einer symptomlosen Reinfektion mit Virusvermehrung im Körper.

Saugferkel immuner Sauen nehmen über das Kolostrum Ak auf, deren Konzentration in direkter Beziehung zum Immuntatus des Muttertiers steht. Die Ak interferieren mit dem Effekt einer parenteralen Schutzimpfung. Der Zeitraum der Persistenz maternaler Ak kann von 8–15 Wochen variieren. Ferkel sind in dieser Zeit vor Erkrankungen geschützt, können aber das Virus über den Respirationstrakt und die Tonsillen aufnehmen.

### ■ Bekämpfung

Die AK verursacht heute in vielen Ländern hohe wirtschaftliche Verluste. Sie lassen sich durch veterinärpolizeiliche und hygienische Maßnahmen, z. B. Bestandssperren und Keulungen, mindern, meist aber nur durch Schutzimpfungen verhindern. Zur Tilgung der Erreger sind Bekämpfungsprogramme in den Beständen erforderlich. Seuchenfreie Gebiete und Bestände mit Zucht- und Mastschweinen müssen vordringlich die Einschleppung der AK durch Zukauf und Einstellen kranker oder infizierter Tiere (Virusträger) mit entsprechenden Maßnahmen, Kontrollen und Untersuchungen (seropositive Schweine) vermeiden. Bedrohte Schweinehaltungen, insbesondere Mastbetriebe, werden in der Regel nicht umhin kommen, durch prophylaktische Impfungen den Ausbruch der AK zu verhindern. Die Einschleppung des SHV-1 und die Infektion der Tiere (ohne folgende Erkrankung) gestaltet sich in einem gefährdeten Gebiet äußerst schwierig. Für alle Bekämpfungsmaßnahmen ist es von grundsätzlicher Bedeutung, dass infizierte Tiere stets potenzielle Träger und Ausscheider des Erregers sein und bleiben können und dass auch schutzgeimpfte Tiere vor der symptomlosen Infektion durch Feldvirus nicht gefeit sind.

Wichtig und unerläßlich für Programme zur Tilgung der AK und zur Reduzierung der Ansteckungsmöglichkeiten im Bestand ist es zu wissen, welche Tiere als infiziert (seropositive Tiere = potenzielle Virusausscheider) und welche in dieser Hinsicht unverdächtig (seronegativ) sind. Diese Unterscheidung wird über eine serologische Untersuchung der Tiere auf Ak, heute überwiegend im empfindlichen Differenzierungs-ELISA (Impf-versus Feldvirus) durchgeführt. Nach der Wahl entsprechender Impfstoffe im Rahmen des Bekämpfungsprogramms vermag dieser Test auch sicher bei seropositiven Reagenten zu unterscheiden, ob sie mit Wildvirus infiziert wurden oder aber über eine Impfung Ak erwarben und seropositiv wurden.

Aus diesen Gründen werden heute zunehmend immer mehr SHV-1-Stämme in Impfstoffen verwendet, die einen Marker (Erkennungsmerkmal) tragen, d. h. erworbene oder experimentell induzierte Deletion im Genom. Deletiert wurde bei diesen Stämmen das an der Virulenz des Virus beteiligte gl-Gen (für die Exprimierung des gl-Glykoproteins an der Virusreplikation beteiligt), weniger das gX-Gen (dessen Protein hat keine immunisierende Bedeutung). Geimpfte Schweine entwickeln nach der Vakzinierung keine Ak gegen dieses gl-Protein, während es aber bei allen bekannten Feldvirusstämmen auftritt. Im spezifischen ELISA mit gereinigtem gl-Glykoprotein kann daher ermittelt werden, ob ein Schweineserum gl-Ak enthält (seropositiv, mit Feldviruskontakt) oder nicht (bezüglich Feldvirus-negativ).

Für die Impfung gegen die AK stehen Impfstoffe aus vermehrungsfähigen (Lebendimpfstoffe) wie auch mit inaktivierten SHV-1-Stämmen zur Verfügung:

- **Lebendvaccinen** (Applikation intramuskulär) mit Stämmen aus:
  1. attenuiertem Feldvirus; sie wurden überwiegend durch Serienpassagen in Zellkulturen gewonnen und haben ihre Virulenz verloren;
  2. rekombiniertem Virus (Deletionsmutanten); das Genom dieser Viren enthält eine stabile Deletion (das gl-Virulenzgen, selten das gX-Gen, wurden gentechnisch entfernt), die immunisierenden Eigenschaften sind erhalten.
- **Impfstoffe aus inaktiviertem Virus:** (Applikation in der Regel subkutan oder intradermal); sie enthalten gut immunisierende SHV-1-Stämme in konzentrierter Form und chemisch inaktiviert; zunehmend werden auch gl-negative Stämme (mit Marker für geimpfte Tiere) herangezogen; sie induzieren meist höhere Ak-Titer in Impflingen als Lebendvaccinen.
- **Subunit-Vaccinen:** sie sind noch in der Erprobung und enthalten gereinigte immunisierende Glykoproteine des SHV-1.

Die Schutzimpfung besteht bei Lebend- wie auch inaktivierten Impfstoffen aus einer Grundimmunisierung, in der Regel der Ferkel im Alter von 4 Wochen (oder auch ältere Tiere) in Form einer zweimaligen Impfung im Abstand von 4–5 Wochen und einer Re-Vaccinierung nach 6 Monaten. Unabhängig vom Impfstoff kann damit gerechnet werden, dass durch diesen Impfmodus Schweine 6 Monate vor einer Erkrankung geschützt sind.

Jungsauen sollten spätestens 8–4 Wochen vor dem Abferkeln grundimmunisiert oder revacciniert werden, damit sie ihre Ferkel optimal über das Kolostrum mit maternalen Ak versorgen. Mit dem Einstellen der Ferkel vor der Mast ist eine Impfung durchzuführen. Bei der Verwendung von Lebendvaccinen in Mastbeständen wird eine Schlachtsperre vorgeschrieben, damit noch vermehrungsfähiges Impfvirus (es kann für Hunde und Katzen virulent sein) nicht von Fleischfressern aufgenommen wird.

### 3.4.5.2 Einschlusskörperchenkrankheit (EK)

■ Ätiologie

Die EK, auch EK-Rhinitis oder Cytomegalie der Schweine genannt, wird durch das suid herpesvirus 2 (SHV-2), ein Betaherpes- bzw. Cytomegalievirus, hervorgerufen. Es haftet wahrscheinlich nur am Schwein. Die EK wird hauptsächlich bei Ferkeln beobachtet und ist durch eine Rhinitis mit Nasenausfluss, Niesen und Atembeschwerden charakterisiert. Typisch für sie sind eine Cytomegalie (Vergrößerung und Schwellung der Zellen) und die Einschlusskörperchen in den Schleimhautdrüsen der Nase. Die EK verläuft in der Regel milde. Neben der lokalen werden zunehmend auch generalisierende Formen bei Ferkeln unter 2 Wochen Alter und bei Föten mit einer erheblichen Letalität beobachtet.

■ Epidemiologie

Obwohl ätiologisch deutlich abtrennbar, ist die EK häufig mit der Rhinitis atrophicans vergesellschaftet. Ihre Verbreitung ist weltweit, kaum ein Bestand wirklich virusfrei. Freie Bestände werden durch Zukauf latent infizierter, virusausscheidender Tiere und dann durch Kontakt und über die Infektion der Nasenschleimhaut angesteckt. Auch transplacentare Übertragungen sind erwiesen. Der Erreger wird hauptsächlich über das Nasensekret ausgeschieden, lässt sich aber auch in Pharynxabstrichen und im Urin bis zu 6 Wochen nachweisen. Einmal infiziert bleibt ein Tier lebenslang Virusträger und potenzieller Ausscheider.

Hochempfänglich für die EK sind v. a. Ferkel bis zu 2 Wochen Alter. Bei ihnen kann die EK auch in einer generalisierenden Form auftreten. Die Morbidität nimmt mit zunehmendem Alter rasch ab. Bei älteren Schweinen ist der Verlauf klinisch inapparent.

■ Pathogenese, Pathologie

Eintrittspforte und primärer Vermehrungsort für das SHV-2 sind die Drüsen der Nasenschleimhaut. Von hier aus infiziert das Virus über eine Virämie auch Epithelzellen anderer Gewebe und das RHS. In den Lungenmakrophagen persistiert das Virus und kann später wieder aktiviert werden. Bei überwiegend lokaler Manifestation tritt die Cytomegalie mit Einschlusskörperchenbildung hauptsächlich in den Epithelzellen der Nasenmukosa und in Nierentubuli auf. Es kommt zu starker entzündlicher Ödematisierung. Die Kopflymphknoten können vergrößert sein. Damit verbunden ist auch eine katarrhalisch-eitrige Rhinitis, bei der entzündliche Defekte der Nasenschleimhaut mit hydropischvakuolärer Degeneration und Cytomegalie feststellbar sind. Die nucleären Einschlüsse sind besonders in den Epithelien der Drüsen nachweisbar, bei der generalisierenden Form auch in den Makrophagen und im Kapillarepithel der Lunge.

■ Klinische Leitsymptome

Nach einer Inkubationszeit von etwa 10 Tagen treten Niesen, Schniefen, seröser bis eitriger Nasenausfluss, Atembeschwerden und Anorexie auf. Eine Konjunktivitis und Nasenbluten können hinzukommen. Unter günstigen Haltungsbedingungen bleibt die Morbidität gering, erkrankte Tiere genesen meist innerhalb von 1–2 Wochen. Nach der generalisierenden Form kommen Blässe, Unterkiefer- und Kehlkopfödeme mit erschwerter Atmung vor. Todesfälle sind hier häufiger, bisweilen auch sehr plötzlich. Bei hoher Morbidität kann sich eine Letalität von 10 % und mehr ergeben. In hygienisch schlecht gehaltenen Beständen besteht die Gefahr von Reproduktionsstörungen. Kongenitale und neonatale Infektionen sind häufiger, Virämien treten rascher ein und halten bisweilen bis zu 3 Wochen an. Die Virusausscheidung kann sich sogar bis zu 50 Tagen hinziehen.

■ Diagnose

Diese wird überwiegend mithilfe der IF gestellt. Die Erregerisolierung ist nur in Zellkulturen aus Schweinemakrophagen möglich, wo ein cpE auftreten kann und die Einschlusskörperchen typisch sind. Differenzialdiagnostisch muss insbesondere die Rhinitis atrophicans abgetrennt werden.

Ferkel entwickeln im Verlauf der Infektion Ak, die sich mit der indirekten IF nachweisen lassen. Sauen übertragen diese wahrscheinlich über das Kolostrum auch auf Neugeborene.

Eine spezifische Therapie ist nicht bekannt. Die Maßnahmen beschränken sich v. a. auf die Verbesserung der Haltungsbedingungen.

## 3.4.6 Herpesvirusinfektionen bei Hund und Katze

### 3.4.6.1 Canines Herpesvirus 1

■ Ätiologie

Das bei Hunden vorkommende canid herpesvirus 1 (CHV-1) ruft bei empfänglichen Welpen in den ersten Lebenstagen oft eine hämorrhagische, tödliche Allgemeinerkrankung, das sog. Welpensterben, hervor. Für das CHV-1 empfänglich sind auch andere Caniden. Bei älteren Welpen und Hunden treten allenfalls mäßige bis milde respiratorische Erscheinungen auf.

■ Epidemiologie

Das Virus ist weltweit in Hundezuchten und Zwingern verbreitet. Erkrankte Welpen scheiden es aus. Von Welpe zu Welpe eines Wurfs wird es rasch und direkt über Respirations- und Digestionstrakt übertragen und auch von älteren Tieren aufgenommen. Bei ihnen geht die Verbreitung langsamer; auch nach engem Kontakt infizieren sich nicht alle Hunde. Die Infektion verläuft dann fast immer klinisch inapparent. Einmal infiziert bleiben auch genesene Hunde Virusträger und gelegentliche Ausscheider. Infizierte können das Virus über den Respirationstrakt, wo sich das Virus bevorzugt vermehrt, Hündinnen auch über das Vaginalsekret ausscheiden. Eine Hündin kann nach einer Erstinfektion Virus auch intrauterin auf die Föten übertragen und später abortieren, ohne selbst erkrankt zu sein. Häufig aber infizieren sich Welpen auch bei der Geburt im Genitaltrakt der Hündin.

Im Hundezwinger begrenzt sich das Welpensterben nach einem Ausbruch zumeist von selbst. Ältere Welpen und Hunde bleiben nach einer Infektion lebenslang immun. Hündinnen versorgen weitere Würfe über das Kolostrum mit maternalen Ak, die die Welpen in den ersten Lebenstagen und später vor einer tödlichen Erkrankung schützen. Eine Infektion ist aber prinzipiell möglich.

■ Pathogenese, Pathologie

Nach nasooraler Virusaufnahme beginnt bei jungen Welpen die Virusvermehrung im Epithel der respiratorischen Schleimhäute und der Tonsillen, wo fokale Nekrosen entstehen können. Infizierte Makrophagen und Lymphocyten verbreiten das Virus über eine zellgebundene Virämie weiter in andere lymphatische Organe.

Die Virusausbreitung im Organismus dauert bis zu 4 Tagen, wobei auch das ZNS, wahrscheinlich über infizierte mononucleäre Zellen, befallen werden kann. In den betroffenen Organen bilden sich multifokale Nekrosen, z. B. in Leber, Niere, Lunge, Herz, Thymus, Darm, Blase und öfter auch hämorrhagische Läsionen. Nach dem Überstehen einer schweren Erkrankung, frühestens nach 3 Wochen, können Organschäden zurückbleiben. Saugende Welpen mit maternalen Ak entwickeln selten eine Virämie mit Virusgeneralisierung.

Die beim Welpensterben beobachtete ausgeprägte Altersresistenz ist wahrscheinlich darauf zurückzuführen, dass sich das Virus bei subnormalen Körpertemperaturen wesentlich intensiver vermehrt. Die höhere Empfindlichkeit der Neugeborenen lässt sich somit auf deren erniedrigte Körpertemperatur und ihr noch schlecht entwickeltes Vermögen, die eigene Körpertemperatur zu regulieren, zurückzuführen.

■ Klinische Leitsymptome

Hunde, die keine maternalen Ak aufnehmen konnten und sich in den ersten Lebenstagen infizieren, erkranken überwiegend tödlich. Die Letalität sinkt dann zunehmend bis zur 2. Lebenswoche. Später ruft das Virus meist nur gelegentlich respiratorische Erscheinungen, wie milde Rhinitiden und Pharyngitiden, hervor. Vereinzelte Todesfälle werden bis maximal 3 Wochen beobachtet. Die Inkubationszeit dürfte etwa 4–6 Tage betragen. Da die Hündin fast immer gesund bleibt, fällt zuerst die Anorexie bei den Welpen auf. Ihr Kot ist weich und grün-gelblich bis grau verfärbt. Er riecht uncharakteristisch und geht in Durchfall über. Erbrechen sowie verstärkter Speichel- und Nasenausfluss zusammen mit Atembeschwerden können hinzukommen. Die Schmerzhaftigkeit der Erkrankung wird durch anhaltendes, z. T. unterbrochenes, Schreien ausgedrückt. Sie lässt sich bis zum Verenden als signifikantes Symptom beobachten. Auch Anzeichen zentralnervöser Störungen können auftreten. Die Körpertemperatur der Welpen sinkt weiter ab; sie werden immer schwächer und verenden innerhalb von 1–2 Tagen. Todesfälle sind bei Welpen über 3 Wochen Alter die Ausnahme.

■ Diagnose

Das CHV-1 lässt sich am besten in primären und sekundären Kulturen von Hundenierenzellen vermehren, wobei sich in 3–7 Tagen ein cpE ausbildet. Die Typisierung kann dann mittels IF oder NT erfolgen.

Am Welpen ist vielfach schon aufgrund des Sektionsbefunds eine Verdachtsdiagnose möglich. In Schnitten veränderter Organe ist Virusantigen mit der IF nachweisbar. Der direkte Virusnachweis kann auch über die Anzüchtung in Zellkulturen erfolgen.

■ Immunologie

Alle Anzeichen sprechen dafür, dass CHV-1 nur schwach immunogen ist. Ak sind meist nur mit niedrigen Titern nachweisbar. Junge Hunde reagieren z. T. ohne signifikante Ak-Bildung. Die Immunität wird wahrscheinlich durch das zelluläre Immunsystem getragen. In Untersuchungen ließ sich aber ermitteln, dass etwa 90 % der über 6 Monate alten Hunde in Zwingern und Tierheimen Ak besitzen.

■ Bekämpfung

Alle Maßnahmen müssen primär darauf gerichtet sein, das Welpensterben in der 1. und 2. Lebenswoche zu vermeiden. Man kann zunächst versuchen, über eine passive Immunisierung den trächtigen Hündinnen mehrmals kurz vor dem Werfen Ak zu applizieren, damit die neugeborenen Welpen über das Kolostrum maternale Ak erhalten. Auch die Neugeborenen selbst können mit Immunserum von gut immunen durchseuchten Hunden passiv immunisiert werden, damit sie die Periode hoher Empfänglichkeit während der ersten Lebenstage überstehen. Handelsvaccinen für die CHV-1-Immunisierung sind nicht erhältlich, da sich das Geschehen meist selbst reguliert. Spezialisierte Labors sind in der Lage, inaktivierte Vaccinen herzustellen, mit denen v. a. tragende Hündinnen bis zur 4. Trächtigkeitswoche aktiv und gründlich immunisiert werden können.

### 3.4.6.2 Felines Herpesvirus 1 Rhinotracheitis der Katze

■ Ätiologie

Das feline Herpesvirus 1 (FHV-1) ist ein Alphaherpesvirus und besitzt deren typische Eigenschaften (Abschnitt 3.1). Zu anderen Alphaherpesviren bestehen antigenetische Beziehungen. Das FHV-1 gehört zu den Erregern des „Katzenschnupfens" (Katzenschnupfenkomplex).

### ■ Epidemiologie

Das Virus ist weltweit verbreitet und ruft überwiegend nur bei jungen Katzen Krankheiten hervor. Die Ansteckung erfolgt durch Kontakt. Einmal infizierte Tiere bleiben lebenslang infizierte Virusträger, potenzielle Virusausscheider und Ansteckungsquelle für empfängliche junge Katzen.

### ■ Pathogenese, Pathologie

Nach nasooraler Aufnahme vermehrt sich das Virus primär in den Schleimhautepithelien der oberen Luftwege, geht von der Nase über auf Konjunktiven, Maulhöhle, Pharynx, Trachea und Bronchien. Eine Virämie tritt selten ein und ist dann nur schwach ausgebildet. Generalisationen mit Manifestation des Virus im restlichen Organismus werden nicht beobachtet. Die sonstigen Kriterien der Pathogenese entsprechen denen anderer Herpesviren (Persistenz des Virus in den Trigeminusganglien in ca. 80%).

### ■ Klinische Leitsymptome

Die Inkubationszeit beträgt etwa 2–4 Tage. Die klassische feline Rhinotracheitis tritt überwiegend bei Katzen im Alter von 6–12 Wochen, nach Verschwinden der maternalen Ak, etwa 1–4 Wochen nach Ende der Säugezeit auf. Häufig entwickelt sich auch eine Konjunktivitis. Vornehmlich bei jungen Katzen besteht bisweilen über einige Tage leichtes Fieber. Symptome der Krankheit sind Niesen, Schniefen, Exsudation aus Nase und Konjunktivitis. Eine Beeinträchtigung des Allgemeinbefindens fehlt überwiegend; nach 1–2 Wochen sind die Tiere wieder gesund. Komplikationen, wie z. B. eine Pneumonie mit tödlichem Ausgang, sind sehr selten und allenfalls bei sehr jungen Kätzchen ohne maternale Ak zu beobachten. Nicht selten kann die feline Rhinotracheitis aber chronisch werden und sich eine chronische Sinusitis anschließen.

### ■ Immunologie

Es liegen ähnliche Verhältnisse wie bei der caninen Herpesvirusinfektion vor.

### ■ Diagnose

Der Erreger lässt sich bei einer Erkrankung leicht aus den Sekreten des oberen Respirationstrakts und der Augen isolieren. FHV-1 ist in Zellkulturen felinen Ursprungs mit cpE züchtbar und wird wie CHV-1 typisiert.

### ■ Bekämpfung

Für prophylaktische Impfungen stehen Impfstoffe aus attenuierten oder inaktivierten Viren zur Verfügung. Das Virus ist häufig in Kombinationsimpfstoffen gegen den Katzenschnupfen als eine von 2 oder mehr Komponenten enthalten. Die Impfung schützt nur vor einer ernsten Erkrankung, nicht aber vor der Ansteckung mit dem Feldvirus. Da die Applikation parenteral erfolgt, wird eine systemische Immunität zwar ausgebildet, sie vermittelt aber keinen zuverlässigen Schleimhautschutz. Reinfektionen an den Schleimhäuten mit Folgen sind daher möglich. Die Problematik gleicht hier der beim CHV.

## 3.4.6.3 Felines Herpesvirus 2

Ein zweites bei Katzen isoliertes Herpesvirus (FHV-2) gehört vermutlich zu den Betaherpesviren und ist als felines Cytomegalievirus anzusprechen. Es wird auch als zellassoziiertes Herpesvirus bezeichnet. Zum FHV-1 der Katze besteht keine antigenetische Verwandtschaft. Man hat dieses Virus beim felinen urologischen Syndrom isoliert, bei dem es jedoch keine ätiologische Rolle zu spielen scheint.

## 3.4.6.4 Aujeszky-Krankheit bei Hund und Katze

*Anzeigepflicht*

Bei Kontakt mit Schweinen, die an der Aujeszky-Krankheit (AK) leiden oder das Virus ausscheiden, öfter aber auch durch den Verzehr von rohen oder nicht ausreichend erhitzten Abfällen latent infizierter Schlachtschweine, können Hunde und Katzen allen Alters an der AK erkranken. Sie bleiben Endwirte. Die Infektion verläuft perakut stets innerhalb von 1–3 Tagen tödlich. Zwar sind die kleinen Fleischfresser weniger empfänglich als Wiederkäuer. Es ist aber nicht bekannt, welche Virusdosis für eine Haftung ausreicht. Todesfälle sind in Gebieten, wo die AK verbreitet vorkommt, nicht selten. Katzen scheinen sich etwas öfter als Hunde anzustecken. Eine Infektion der Karnivoren kann auch durch die Verfütterung von käuflichem Schweinefleisch oder -produkten hervorgerufen werden, wenn die Schlachttiere persistierend oder latent mit dem Erreger der AK infiziert waren, ohne bei der vorangehenden Lebenduntersuchung Auffälligkeiten zu zeigen.

Nach nasooraler Aufnahme und dortiger Vermehrung verbreitet sich das Virus über die Nervenbahnen ins Gehirn. Es entsteht 2–4 Tage später eine zentralnervöse Erkrankung mit plötzlich einsetzenden Symptomen. Sie bestehen in Unruhe, Erregbarkeit, Speichelfluss und Erbrechen. Ein Kardinalsymptom ist der Juckreiz, der aber nicht immer auftritt. Im weiteren Verlauf stellen sich rasch Apathie und Paralysen ein. Im Gegensatz zur Tollwut zeigen die Tiere Durst, nicht aber Aggressionen. Oft verschwinden Katzen nach merkwürdigem Verhalten plötzlich und kehren nicht mehr zurück.

### ■ Diagnose

Die Labordiagnose wird analog zur AK bei Schwein und Wiederkäuern vorgenommen. Wegen des perakuten Verlaufs wird eine solche Untersuchung aber zumeist nur post mortem vorgenommen werden können.

## 3.4.7 Herpesvirusinfektionen der Vögel

### 3.4.7.1 Allgemeines

Herpesviren sind bei Vögeln weit verbreitet. Viele der isolierten aviären Herpesviren sind aber noch nicht in die bestehende Subfamilien eingeordnet. Ihre Charakteristika, wie die Rolle als Krankheitserreger, Wirtsspezifität und antigene Beziehungen, sind nur teilweise bekannt. Sie dürften ausschließlich für Vögel pathogen sein und variieren in ihrer Virulenz sehr stark in Abhängigkeit vom jeweiligen Virusstamm.

### 3.4.7.2 Infektiöse Laryngotracheitis (ILT) der Hühner

*Meldepflicht*

#### ■ Ätiologie

Der Erreger der ILT gehört der Subfamilie Alphaherpesvirinae an. Das Virus verhält sich serologisch einheitlich, jedoch sind unterschiedlich virulente Stämme verbreitet. Es zeigt die typischen Eigenschaften der Herpesviren (Abschnitt 3.1).

Die ILT ist eine zyklisch verlaufende Allgemeininfektion der Hühner mit Hauptmanifestation im oberen Respirationstrakt (Kehlkopf, oberes Tracheadrittel). Neben milden Verlaufsformen, induziert in den vergangenen Jahren durch weniger virulente Stämme, treten neuerdings vermehrt stärker virulente Stämme auf. Die Krankheit hat wegen der teilweise hohen Letalität und dem hohen Rückgang in der Legeleistung von Hennen eine große wirtschaftliche Bedeutung.

#### ■ Epidemiologie

Hauptwirt ist das Haushuhn; es erkranken aber auch Fasane und junge Puten. Nicht empfänglich sind Rebhuhn, Taube, Wachtel, Ente u. a. Die Krankheit ist sehr kontagiös. In einem Bestand können innerhalb kurzer Zeit bis zu 90 % der Tiere erkranken. Die Ansteckung erfolgt über den Respirationstrakt, aber auch oral oder konjunktival. Es überwiegen die Kontaktinfektionen. In Hühnerbestände wird das Virus meist durch zugekaufte Tiere eingeschleppt. Die indirekte Verbreitung durch verseuchte Gegenstände, Einstreu usw. kommt ebenso vor, nicht aber die vertikale Übertragung über das Ei. Infizierte Embryonen sterben vor dem Schlupf ab. Ob der Infektion eine Erkrankung folgt, hängt von der Virulenz des Virusstamms, von Infektionsdosis und -weg und v. a. vom Alter der Hühner ab. Klinisch inapparente Infektionen sind häufig. Virusreservoire und -träger sind latent infizierte Hühner, in denen das Virus persistiert und immer wieder ausgeschieden werden kann. Die Ausscheidung erfolgt über das Konjunktivalsekret, den Tracheaschleim und z. T. auch mit dem Kot.

#### ■ Pathogenese, Pathologie

Nach einer respiratorischen oder konjunktivalen Infektion entwickeln sich nach etwa 3 Tagen kleine Herde syncytialer Zellen im Epithel. Sie bleiben auf Nasenhöhle, Larynx, Trachea und Konjunktiven beschränkt. Die Virusvermehrung führt zum Verlust der Cilien im Epithel der respiratorischen Schleimhäute mit nachfolgender starker Exsudation, oft mit Blutaustritt. Bei milden Verlaufsformen regeneriert sich das Epithel innerhalb von 10 Tagen weit gehend. Abhängig vom Virusstamm kommt es daneben aber auch zu Virämien, wobei das Virus mit den Leukocyten assoziiert ist.

Die pathologisch-anatomischen Veränderungen bleiben in der Regel auf Trachea- und Larynxschleimhäute begrenzt. Typisch sind petechiale Blutungen und blutiger Trachealschleim. Später bilden sich gelblich-käsige Beläge. Oft sind auch die Schleimhäute der Nasen- und Nebenhöhlen verändert. Gelegentlich breiten sich die Läsionen sogar über die Bronchien und in die Lunge aus. Bei milden Infektionsverläufen werden oft nur Konjunktivalödeme und katarrhalische Tracheitiden gesehen.

#### ■ Klinische Leitsymptome

Es erkranken meist Hühner im Alter von 3 Wochen bis zu 2 Jahren. Besonders empfänglich sind etwa 10 Wochen alte Junghennen bis zur ersten Legeperiode. Die klinischen Erscheinungen können stark variieren. Milden Verlaufsformen, klinisch kaum erkennbar, stehen schwere Formen mit hoher Letalität gegenüber. Die Erkrankung äußert sich anfangs durch erschwerte Atmung (Schnabelatmen), Aushusten von Blut oder Schleim und in einer Stomatitis mit katarrhalisch-eitriger Laryngotracheitis. Bei einzelnen Tieren kommen Ösophagitis, Sinusitis, Bronchitis und gelegentlich auch Bronchopneumonie hinzu. Zu beobachten sind dann Nasenausfluss und Röcheln. Die Tiere verweigern das Futter und stoßen oft klagende Laute aus. Bedingt durch die Absonderung von blutig-schleimigen Exsudaten in Larynx, Trachea und Stimmbandritzen kann innerhalb von 4–5 Tagen der Erstickungstod eintreten. Ein Rückgang der Legeleistung um bis zu 40 % ist bei Legehennen das häufigste Begleitsymptom.

Die Inkubationszeit beträgt gewöhnlich 6–12 Tage. Die Tiere können innerhalb von 14 Tagen genesen, aber auch die gleiche Zeit schwer leiden bis nach unterschiedlich langer Erkrankung die Rekonvaleszenz einsetzt.

#### ■ Diagnose

Das ILT-Virus lässt sich auf der CAM des bebrüteten Hühnereies züchten. Es treten herdförmige proliferative Läsionen auf. In Kulturen aus Kükennierenzellen ist dies mit einem lytischen cpE möglich. Klinisch und pathologisch-anatomisch kann nur die akute Form der ILT hinreichend sicher diagnostiziert werden. Die milderen Formen unterscheiden sich kaum von respiratorischen Erkrankungen anderer Genese. Am sichersten ist dann die Labordiagnose über die Virusisolierung aus Trachealschleim in Hühnerembryonen oder Zellkulturen.

Ein schnelles Verfahren, derzeit bevorzugt angewandt, stellt der Nachweis von Virus bzw. -antigen mithilfe der IF in Kryostatschnitten von Trachealgewebe oder an Abstrichen dar. Ak können im NT oder in einem gleichermaßen empfindlichen ELISA nachgewiesen werden. Differenzialdiagnostisch sind im Labor insbesondere die Hühnerpocken (diphtheroide Form) abzugrenzen.

### ■ Immunologie

Hühner, die eine Infektion überstanden haben, bleiben lebenslang immun; sie gelten aber als Dauerausscheider. Neuerkrankungen in einem infizierten Bestand kommen deshalb, wenn keine Immunprophylaxe erfolgte, überwiegend bei Junghühnern vor. Eine Woche p. i. werden Ak gebildet, die lange persistieren, aber nicht in Relation zum Schutz vor einer Reinfektion stehen. Die Immunität ist zellulär verankert. Ak werden über das Ei auf die Küken übertragen, verleihen ihnen aber, auch aufgrund ihrer geringen Konzentration, keinen Schutz gegen eine Ansteckung.

### ■ Bekämpfung

Neben allgemeinen hygienischen Maßnahmen stützt sie sich in erster Linie auf die Immunprophylaxe. In bedrohten Beständen und bei frischen Ausbrüchen ist die Impfung aller Tiere angezeigt. Es stehen Lebendimpfstoffe aus attenuiertem Virus zur Verfügung. Die Vaccinen werden mittels der Augentropfmethode, teilweise auch durch Sprayverfahren, appliziert. Beide Methoden bewirken einen guten und belastbaren Schutz vor der Erkrankung. Über die Dauer des Schutzes, der spätestens nach 1 Woche ausgebildet ist, besteht keine Übereinstimmung. Je nach Impfvirusstamm, Applikationsweise und Alter der Tiere bei der Impfung wird die Dauer mit 20–70 Wochen angegeben. Die zweimalige Grundimmunisierung sollte in der 4. Lebenswoche über die Konjunktiven („eye-drop-Methode") oder mittels Spray und eine Wiederholungsimpfung 2–3 Monate später vorgenommen werden. Nur in Endemiegebieten wird regelmäßig geimpft, bei sporadischen Ausbrüchen sind Notimpfungen gebräuchlich. Im gleichen Stall gehaltene ungeimpfte Kontakttiere nehmen das Impfvirus in der Regel auf und immunisieren sich wie die Impflinge.

Meldepflicht

## 3.4.7.3 Marek-Krankheit (akute Form) (MK)

### ■ Ätiologie

Die MK ist eine hochkontagiöse Erkrankung der Haushühner, seltener anderer Hühnervögel, und sie ist gekennzeichnet durch lymphoproliferative Infiltrationen der peripheren Nerven, viszeralen Organen, Keimdrüsen, Iris, Muskulatur und Haut. In allen Gebieten mit Hühnerzucht und -mast hat sie große wirtschaftliche Bedeutung.

Der Erreger ist ein Alphaherpesvirus (gallid herpesvirus 2), MDV (Abschnitt 3.1), das eine ausgeprägt starke Zellgebundenheit aufweist. Zellfreies infektiöses Virus wird nur von Federfollikelzellen produziert und mit den Hautabschilferungen ausgeschieden. Das Virus verhält sich immunologisch einheitlich und ist mit dem Putenherpesvirus eng verwandt, aber nicht identisch. Es treten unterschiedlich virulente Stämme auf.

### ■ Epidemiologie

Das Virus haftet im Wesentlichen bei Haushühnern. Bei Fasanen, Puten, Wachteln und Rebhühnern wird es selten gefunden. Andere Vogelspezies sollen nicht empfänglich sein.

Natürlich erfolgt die Übertragung aerogen über den Respirationstrakt. Indirekt kann der Erreger auch durch belebte Vektoren, wie Vogelmilben, Zecken und Hühnerflöhe, mechanisch verbreitet werden, auch durch unbelebte Vektoren wie Hautgeschabsel, abgeschilfertes Follikelepithel und Federkiele. Staub, Futter und Trinkwasser sowie damit behaftete Gegenstände können ebenfalls kontaminiert sein. Eine transovarielle Übertragung ist unwahrscheinlich. Embryonen und Eintagsküken sind selbst dann nicht infiziert, wenn die Hennen stark virämisch waren. Bei infizierten Tieren lässt sich das Virus auch in Speichel und Kot nachweisen. Die Ausscheidung beginnt eine Woche p. i. und hält lebenslang an. In infizierten Beständen breitet sich die Infektion rasch aus und führt innerhalb weniger Wochen zur kompletten Verseuchung. Dies differiert wahrscheinlich in Abhängigkeit von der Empfänglichkeit verschiedener Rassen und vom Alter der Tiere. Ab der 13. Lebenswoche verringert sich die Morbidität bei Hühnern stark; am anfälligsten sind Küken in den ersten Lebenswochen. Die Schwere der klinischen Erscheinungen kann erheblich durch Interferenzvorgänge beeinflusst werden. Eine Infektion mit schwach virulenten MDV-Stämmen unterbindet oder hemmt, wenn eine Infektion mit stark virulentem Virus folgt, die Tumorbildung. Die häufigen klinisch inapparenten Infektionen werden auf eine Interferenz zwischen den weiter verbreiteten avirulenten, schwach virulenten oder stark virulenten Stämmen erklärt. Das Virusreservoir bilden persistierend infizierte Tiere, die den Erreger ausscheiden und in andere Bestände einschleppen können.

### ■ Pathogenese, Pathologie

Die Infektion erfolgt sicherlich überwiegend durch die Inhalation von kontaminiertem Staub. In der Lunge vermehrt sich das Virus primär kaum, nach schwacher Virämie im lymphatischen Gewebe, hauptsächlich der Bursa fabricii und der Milz. Dadurch wird in diesen Organen ein heftiger Entzündungsprozess ausgelöst, wobei es zur Rückbildung der Bursafollikel und des Thymuskortex kommt. Nach etwa 5 Tagen entsteht daraus eine zellassoziierte Virämie, die am 8. Tag ihren Höhepunkt erreicht. In deren Verlauf wird die Federfollikelepithelien befallen, wo nach einer Woche die Virusausscheidung beginnt. Die Virämie scheint zeitlebens fortzubestehen. Der Erreger breitet sich auch auf Pankreas, Nieren, Nebennieren, Magen und Herz aus. Die Infektion der Nervenzellen beginnt etwa 10 Tage p. i. Die dann folgende Infiltration kann lymphoproliferativ oder auch entzündlich sein. Bei der lymphoproliferativen Form der MK sind die infiltrierenden Zellen in erster Linie T-Zellen. Gleichzeitig mit der Nerveninfiltration entstehen multifokale Lymphproliferationen, die nach etwa 3 Wochen zu einer meist tödlich endenden Lymphomatose in den Gonaden, in Leber, Nieren, Milz, Herz und Skelettmuskulatur führen.

Die Pathogenese der MK wird bei jungen Küken durch die Virulenz des MDV, das Alter der Tiere, die genetische Disposition, auch durch Geschlecht, Immunstatus und durch disponierende Faktoren beeinflusst.

Pathologisch-anatomisch dominieren beim klassischem Verlauf die neuralen Veränderungen. Die Nerven sind verdickt, ödematös, zeigen einen Verlust der Streifung und erscheinen gräulich verfärbt. Auch tumoröse Verdickungen sind feststellbar. Bei den akuten Formen dominieren die beschriebenen Lymphome. Auf der Haut fallen vergrößerte Federfollikel und eine allgemeine Pachydermie auf. Die Bursa fabricii ist gewöhnlich atrophiert. Gelegentlich werden auch Augenveränderungen mit Irisverfärbung und Pupillendeformationen (Iridozyklitis) beobachtet. Am häufigsten sind visceral-neurale sowie okulo-viscerale und Mischformen.

In den infizierten Zellen wird das Virusgenom in das Zellgenom integriert. In In-vitro-Zelllinien aus Marek-Lymphomen produzieren nur 2% der infizierten Zellen infektiöses Virus. Allen Zellen gemeinsam ist das „Marek disease tumorassoziated surface antigen (MATSA)", das sich mittels der Immunofluoreszenz nachweisen lässt.

■ Klinische Leitsymptome

Klinisch werden bei der MK 2 Verlaufsformen unterschieden, die klassische Form und die akute Form. Erstere verläuft bei dominierendem Nervenbefall subakut bis chronisch, letztere akut mit Vorherrschen von Tumoren in den Organen, in der Muskulatur und auf der Haut. Sie äußert sich durch ein- oder beidseitige Parese der Beine und Flügel, des Halses oder der Lider (neurale Form) und durch Irisverfärbungen mit eingeschränkter Sehfähigkeit (okuläre Form). Bei der akuten Form finden sich Erhebungen in der Haut, eine aufgeraute Haut im Bereich der Federfollikel und neoplastische Veränderungen in den visceralen Organen (viscerale Form). Alle Formen können ineinander übergehen oder gemeinsam auftreten.

Die Inkubationszeit schwankt zwischen 20 und 140 Tagen, abhängig von Alter und Empfänglichkeit der Tiere sowie der Virusvirulenz. Bei der klassischen Form überwiegen die neuralen Symptome. Es entwickelt sich Bewegungsinkoordinationen, auf die Paresen bei 12–16 Wochen alten Hühnern folgen. Spastische Paralysen können sich im Vorstrecken eines Beins äußern, während das andere nach hinten gestreckt ist. Flügel, Schwanz, Hals und Augenlider hängen herab, die betroffenen Tiere magern ab. Diese Form tritt sporadisch auf. Der Krankheitsverlauf kann sich bis in die ersten Monate der Legeperiode hinziehen. Die Letalität bleibt niedrig und beträgt maximal 10%. Kennzeichnend für die akute Form ist ihr seuchenhaftes Auftreten bei jungen bis zu 8 Wochen alten Hühnern. Bei dieser Frühform erreicht die Letalität während der 18.–22. Woche ihren Höhepunkt. Eine Spätform tritt bei Junghennen etwa 2 Wochen nach Legebeginn auf. Zu Todesfällen kommt es dann während der gesamten Legeperiode. Gelegentlich lassen sich Tumoren in den viszeralen Organen, der Haut und der Muskulatur fühlen. Sehr selten werden Neubildungen auch an Kamm oder im Retrobulbus beobachtet. Hier betragen Morbidität und Letalität bis zu 50%. Bei älteren Hühnern jedoch werden überwiegend klinisch inapparente Infektionen festgestellt.

■ Diagnose

Die Züchtung des Virus gelingt in einer Vielzahl aviärer Zellen unter Ausbildung eines cpE. Optimal sind Kükennierenzellkulturen. Das Virus bleibt aber zellgebunden und muss in diesem Status identifiziert werden. Die Absicherung der Diagnose erfolgt durch den Erregernachweis. Tumorzellen, Nierenzellen und Leukocyten aus Milz oder Blut eignen sich am besten für die Virusgewinnung. Für die Verimpfung auf Zellkulturen müssen intakte Zellen verwendet werden. In den infizierten Kulturzellen lässt sich MDV bzw. -antigen dann mithilfe der IF optimal nachweisen.

Unter besonderen Bedingungen kann das Virus auch direkt in Federfollikelepithelzellen mit der IF erfasst werden. Möglich ist bei 10- bis 1.000fach höherer Empfindlichkeit der Infektionsversuch an vollempfänglichen Eintagsküken. Sie entwickeln nach etwa 3 Wochen typische MK-Veränderungen. Das Antigen kann sicher in den Federfollikeln nachgewiesen werden.

Ak lassen sich am besten durch die indirekte IF-Technik an infizierten Zellkulturen erfassen.

Differenzialdiagnostisch müssen auf jeden Fall die lymphatische Leukose und die Retikuloendotheliose ausgeschlossen werden.

■ Immunologie

Ak werden gegen die viralen und die tumorassoziierten Antigene gebildet. Sie haben jedoch kaum Einfluss auf den Krankheitsverlauf, da das Virus im Organismus zellgebunden bleibt. Bei älteren Tieren persistiert es bei gleichzeitiger Anwesenheit von Ak. Sie bewahren ein Tier jedoch meist vor einer klinisch apparenten MK. Die dominierende Rolle bei der Abwehr einer Erkrankung spielen die zellulären Immunitätsmechanismen.

Die Infektion mit MK-Virus stimuliert jedoch nicht nur die zelluläre Abwehr, sondern kann auch zu deren Schädigung, zur Immunsuppression, führen. Da hauptsächlich T-Lymphocyten infiziert werden, kommt es zu Beginn der Infektion zu deren Lysis mit Folgen. Tiere, die an MK leiden, sind daher wesentlich anfälliger für Infektionen anderer Art. Der Infektionsverlauf wird wesentlich vom Verhältnis zwischen humoraler und zellulärer Immunantwort sowie der Immunsuppression bestimmt. Auch die Wirkung von Schutzimpfungen basiert im Wesentlichen auf der Stimulierung des T-Zellsystems bei möglichst geringer Immunsuppression.

■ Bekämpfung

Sie basiert heute hauptsächlich auf der Immunprophylaxe. Drei Maßnahmen sind gebräuchlich: die Schutzimpfung mit Lebendvaccinen, hygienische Vorkehrungen zur Vermeidung der Erregereinschleppung und Verbreitung sowie Versuche zur Züchtung genetisch resistenter Hühnerlinien.

Die Impfprophylaxe verfügt über drei verschiedene Impfstoffe: das Putenherpesvirus (herpes virus of turkeys, HVT), attenuiertes MDV und apathogenes Virus. Das HVT ist mit dem MDV sehr eng verwandt und ist nicht pathogen für Eintagsküken. Eine Impfung mit vermehrungsfähigem HVT kann zwar eine Erkrankung, nicht aber die Infektion mit MDV-Feldvirus verhindern, auch nicht seine Persistenz in den Impflingen. Nachteilig bei der Impfung mit HVT ist der Einfluss maternaler Antikörper. Die Wirksamkeit von Vaccinen, die zellgebundenes Virus enthalten, wird dagegen durch Antikörper nicht beeinflusst.

Die Impfung wird meist am ersten Lebenstag vorgenommen. Aus Rentabilitätsgründen impft man nur Küken für die Elterntierzucht und die Legehennenhaltung. In der Broilerhaltung ist sie wegen der geringen Mastdauer selten erforderlich, aber bei verlängerter Mast über 40 Tage üblich. Die Wirksamkeit von Vaccinen mit attenuierten MDV-Stämmen ist der mit HVT ebenbürtig. Sie weisen jedoch gegenüber HVT-Impfstoffen Nachteile auf. Apathogene und schwach virulente MDV-Stämme bewirken ebenfalls einen guten Schutz, die Impfviren werden aber vermehrt ausgeschieden, besitzen eine höhere Kontagiosität und haben deshalb keine Bedeutung erlangt.

### 3.4.7.4 Entenpest

Die Entenpest, auch als Virusenteritis der Enten bezeichnet, ist eine überwiegend akut verlaufende hochkontagiöse Erkrankung des Wassergeflügels (Anseriformes). Hervorgerufen wird sie durch das anatid herpesvirus 1, das sich antigenetisch einheitlich verhält, aber sehr unterschiedlich virulente Stämme hat. Es wurde noch keiner Subfamilie offiziell zugeordnet.

Die Krankheit ist weltweit, vornehmlich in den Staaten um den Nordatlantik verbreitet, tritt aber auch in Europa beim heimischen Wassergeflügel auf. Der Erreger wird direkt per Kontakt und indirekt über die kontaminierte Umwelt weiterverbreitet. In nicht verseuchte Gewässer erfolgt die Einschleppung durch infiziertes Wassergeflügel, das das Virus lebenslang ausscheiden kann. Mastentenbestände sind häufig persistent infiziert, neue Krankheitsfälle dann kaum mehr zu beobachten. Das Hauptreservoir für das Virus bildet neben den Mastenten wildlebendes Wassergeflügel, das den Erreger über größere Entfernungen weiterschleppen kann.

Für das Virus empfänglich sind nahezu alle Enten-, Gänse- und Schwänespezies. Die Infektion tritt bei Tieren aller Altersgruppen, jedoch mit unterschiedlichen Krankheitsbildern, auf. Erste Anzeichen eines Ausbruchs im Bestand sind gehäufte Todesfälle, begleitet von einem Absinken der Legeleistung um bis zu 40 % und von Penisvorfällen bei Erpeln. Inappetenz, extremer Durst, Photophobie, Nasenausfluss und wässriger Durchfall stellen sich in der Folge ein. Die Tiere werden schwächer, können nicht mehr stehen und bewegen sich nur mithilfe der Flügel. Junge Enten erleiden eine starke Dehydrierung und Blaufärbung ihres Schnabels.

Die Mortalität schwankt breit zwischen 5 und 100 % und kann bei erwachsenen Tieren wesentlich höher sein als bei jungen. Eine überstandene Infektion hinterlässt eine lebenslange Immunität. Sie ist hauptsächlich zellulär verankert und Antikörper werden nur in geringer Menge gebildet. Dies gilt auch für die Impfung mit Lebendimpfstoffen.

Die zu beobachtende Abhängigkeit der klinischen Symptome von der Virulenz des infizierenden Virusstamms sowie von Alter und Geschlecht der Tiere wird auch an den pathologisch-anatomischen Läsionen erkennbar. Petechiale Blutungen am Herzen und an den serösen Häuten, der Bursa fabricii, dem Ösophagus und anderen Geweben sind beschrieben. Die Leber kann Petechien und weiße nekrotische Herde aufweisen. Anfangs blutige, später diphteroide Läsionen treten bei verzögertem Krankheitsverlauf fast im gesamten Verdauungskanal auf. Die Eifollikel legender Enten sind blutig rot, erweitert und können platzen, was zum Verbluten führt.

Eine Diagnose kann oft schon anhand des Sektionsbilds gestellt werden. Zur Absicherung eignet sich die Virusisolierung über die Infektion bebrüteter Enteneier oder von Eintagsentenküken (petechiale Blutungen). Meist aber wird eine Herdendiagnose über den Ak-Nachweis im NT durchgeführt. Dabei müssen differenzialdiagnostisch in erster Linie die Virushepatitis der Enten, auch Newcastledisease und ähnliche Infektionen ausgeschlossen werden.

Neben allgemeinen hygienischen Maßnahmen, die sich gegen die Einschleppung der Erreger richten, ist die Entenpest am besten durch eine Immunprophylaxe zu verhindern. Hierfür stehen Lebendimpfstoffe mit attenuierten, absolut avirulenten Entenpeststämmen zur Verfügung. Die meist gefriergetrockneten Vaccinen können bei Anseriformen jeder Altersstufe gefahrlos angewandt werden.

Tiere in seuchenfreien Beständen werden erstmals im Alter von etwa 4 Wochen parenteral geimpft. Bei hohem Infektionsdruck kann bereits am ersten Lebenstag vacciniert werden. Tiere mit maternalen Ak sind nach 4 Wochen zu revakzinieren. Ansonsten empfiehlt sich bei Gesunden die Grundimmunisierung durch zweimalige Impfung im Abstand von 6 Wochen und eine jährliche Wiederimpfung. Ein Schutz tritt meist schon wenige Tage nach der Impfung auf. Bei frischen Ausbrüchen sind Notimpfungen möglich. Der rasch eintretende Schutz basiert anfangs auf einer Interferenz.

### 3.4.7.5 Herpesvirusinfektionen bei anderen Vogelarten

Herpesviren konnten auch bei einer Vielzahl weiterer Vogelarten mit und ohne Krankheitserscheinungen isoliert werden (**Tab. 3.13**). Zum Großteil sind die aviären Herpesviren in ihren Merkmalen noch nicht soweit bekannt, dass sie in Subfamilien eingeordnet werden konnten (s. Abschnitt 3.1).

**Tab. 3.13** Herpesvirusinfektion bei Vögeln.

| Krankheit | Virusart | Zuordnung |
|---|---|---|
| Infektiöse Laryngotracheitis | gallid herpesvirus 1 | ILT-like herpesviruses |
| Entenpest | anatid herpesvirus 1 | Alphaherpesvirinae |
| Marek-Krankheit | gallid herpesvirus 2 | Marek-like herpesviruses |
| Putenherpes | meleagrid herpesvirus | Marek-like herpesviruses |

Weitere, noch nicht näher klassifizierte Herpesviren von: Tauben, Falken, Eulen (Hepatosplenitis), Kormoranen, Störchen, Kranichen, Wachteln und Psittaziden.

Zwischen bestimmten aviären Herpesviren bestehen enge bis sehr enge antigenetische Verwandtschaften. Das HVT steht dem MDV sehr nahe und ist nicht pathogen für Hühner. Seine Kontagiosität ist gering. Enge Beziehungen wurden auch zwischen Tauben-, Falken- und Eulenherpesviren ermittelt sowie zwischen Kranich- und Wachtelherpesviren.

Die Infektionsspektren von Falken- und Eulenherpesviren sind ähnlich und umfassen eine große Zahl von Greifvogelarten sowie einige andere Geflügelspezies. Das Taubenherpesvirus scheint nur Tauben zu befallen. Bei Wildvogelspezies wurden in den letzten Jahren immer häufiger Erkrankungen beobachtet, die sich auf Infektionen mit aviären Herpesviren zurückführen liessen. Sie sind meist durch eine kurze klinische Phase, herdförmige Degenerationen sowie Nekrosen unter Bildung nucleärer Einschlusskörperchen in verschiedenen Organen und letztlich eine hohe Letalität charakterisiert. Diese Erscheinungen sind besonders bei Jungvögeln deutlich ausgeprägt und zeigen eine starke Ähnlichkeit zu den Erscheinungen bei der Entenpest. Es handelt sich dabei um Infektionen bei Tauben, die Hepatosplenitis der Eulen, die Infektionen bei Psittaciden, die Einschlusskörperkrankheit der Falken, die Kormoran-Herpesinfektion, die Herpeshepatitis bei Kranichen und die Infektion bei Störchen und Zwergwachteln. Sehr oft sind auch klinisch inapparente Infektionen durch aviäre Herpesviren nachgewiesen worden (Tauben, Störche, Kormorane).

### 3.4.8 Herpesviren bei weiteren Säugern

Von Affen zahlreicher Spezies hat man über 30 verschiedene, darunter zahlreiche noch nicht näher charakterisierte Herpesviren, isoliert. Überwiegend setzen diese Viren unter normalen Umständen nur klinisch inapparente Infektionen. Sie wurden bei unterschiedlichen Anlässen, meist im Rahmen der Gewinnung von Affennierenzellkulturen, isoliert. Einige Spezies besitzen onkogene Eigenschaften und können, v. a. bei Schimpansen, Orang-Utans, Gorillas und Pavianen, bösartige Lymphome induzieren.

Eine besondere Bedeutung kommt dem Herpes-B-Virus (cercopithecines Herpesvirus 1) zu, einem Alphaherpesvirus, Genus Simplexvirus. Es ist mit dem HHV (HSV) des Menschen verwandt. Die Erkrankung bei Affen verläuft ähnlich wie die beim Menschen. Typische Symptome sind Bläschen an den Lippen und in der Maulhöhle. Encephalitiden folgen selten. Am Menschen kann das Herpes B-Virus tödliche aszendierende Myelitiden und Encephalitiden hervorrufen. Mehrere Fälle sind nach Biss- oder Kratzverletzungen beschrieben worden.

Wie bei anderen Wirten sind auch bei Affen Cytomegalieviren bekannt, hauptsächlich aus klinisch inapparenten Infektionen. Bei immunsupprimierten Tieren können jedoch Allgemeinerkrankungen resultieren.

Cytomegalieviren hat man v. a. Dingen bei Nagetieren wiederholt nachgewiesen, so bei Eichhörnchen, Meerschweinchen, Hamster, Maus und Ratte. Sie werden als streng wirtsspezifisch eingestuft, persistieren lebenslang, rufen aber normalerweise keine klinischen Erscheinungen hervor.

Bei Kaninchen sind 2 Gammaherpesviren, isoliert bei symptomlosen Infektionen, bekannt (leporid herpesvirus 1 und 2), deren Bedeutung noch nicht klar ist.

Ein Cytomegalievirus wurde inzwischen auch von Elefanten isoliert (elephantid herpesvirus 1), ohne seine pathogene Rolle bisher definieren zu können. Noch nicht näher bekannt ist auch das vom Känguruh isolierte macropodid herpesvirus.

### 3.4.9 Herpesvirusinfektionen beim Menschen

Herpesviren spielen auch im Krankheitsgeschehen des Menschen eine bedeutende Rolle. Beim Menschen wurden inzwischen mindestens 7 Herpesvirus-Spezies definiert (**Tab. 3.14**). Wie alle Herpesviren persistieren auch die humanen okkult und lebenslang im Organismus, unabhängig davon, ob die Infektion klinisch inapparent oder apparent verläuft und werden gelegentlich ausgeschieden. Weltweit bekannt sind die humanen Alphaherpesviren, zu denen die Erreger des Herpes labialis und genitalis sowie der Varicellazoster, gehören.

Humane Herpesvirusinfektionen erwirbt der Mensch während der ersten Lebensjahre, wobei die Primärinfektion meist klinisch inapparent verläuft. Bei einer Manifestation werden überwiegend Gingivostomatitiden beobachtet, die mit Fieber einhergehen und schmerzhaft sind. Es treten „Fieberbläschen" in Mund und Gaumenbereich (Herpes labialis) oder an den Genitalien (Herpes genitalis) auf. Gelegentlich kommt es bei Frühgeborenen zu generalisierenden Formen, die, ebenso wie perinatale Infektionen, oft letal enden. Die Infektion erfolgt meist schon bei der Geburt. Bei allen Altersgruppen aber kann die lokale Herpeserkrankung durch Meningitis, Encephalitis und auch Keratokonjunktivitis kompliziert werden.

**Tab. 3.14** Humane Herpesvirus und Krankheiten (HHV = human herpesvirus).

| Subfamilie | Genus | Spezies | Krankheit |
|---|---|---|---|
| Alphaherpesvirinae | *Simplexvirus* | HHV 1 | Herpes simplex labialis |
| | | HHV 2 | Herpes simplex genitalis |
| | *Varicellovirus* | HHV 3 | Varicellazoster |
| Betaherpes virinae | *Cytomegalovirus* | HHV 5 | humane Cytomegalie |
| | (*Roseolovirus*) inoffiziell | HHV 6 | Exanzhema subitum, Dreitagefieber |
| Gammaherpesvirinae | *Lymphocryptovirus* | HHV 4 | infektiöse Mononucleose u. a. |
| | N. N. | HHV 7 | humanes B-lymphotropes Virus |
| | N. N. | HHV 8 | Kaposi-HHV |

Die Genesung führt nicht zu einer vollständigen Immunität. Das Virus persistiert lebenslang okkult in Genomen der Ganglienzellen und im lymphatischen Gewebe. Die Infektion kann dann durch Resistenzabfall (Fieber, Stress, hormonelle Einflüsse, UV-Strahlen) aktiviert werden. Die klassische Form der rekurrierenden Infektion, die sehr häufig eintritt, ist ein erneuter Herpes labialis, meist an der gleichen Stelle lokalisiert. Einige Stunden vor Erscheinen der Herpesbläschen, die nach 5–7 Tagen abheilen, beginnen die Symptome mit einem Irritationsgefühl. Auch HHV-Infektionen auf der Haut, am Auge (Konjunktivitis), in der Mundhöhle und im Gehirn älterer Menschen rekurrieren häufig. Erreger ist meist das humane Herpesvirus 1 (HHV-1).

Demgegenüber verursacht das HHV-2 den Herpes genitalis. Hauptsymptome sind dabei Hyperästhesie der Genitalmukosa, begleitet von Brennen, Juckreiz und Schmerzen beim Urinieren. Die Bläschen und Ulzerationen sind gewöhnlich an der Vulva, in der Vagina, der Cervix und am Perineum bei Frauen, sowie an der Glans, dem Präputium und am Penis bei Männern lokalisiert. Ersterkrankungen dauern etwa 2–3 Wochen bis zur Abheilung und verlaufen meist schwerer als rekurrierende. Auch der generalisierende Herpes der Neugeborenen wird überwiegend durch das humane HHV-2 hervorgerufen.

Für die Therapie menschlicher Herpesinfektionen stehen mit den synthetischen Nucleotidanalogen, z. B. Aciclovir, wirksame Chemotherapeutika zur Verfügung. Allerdings entwickeln sich relativ häufig Resistenzen aufgrund genetischer Mutationen des Herpesvirus.

Die Varizellen oder der Zoster stellen 2 durch den gleichen Erreger hervorgerufene, klinisch jedoch verschiedene Krankheitsformen dar. Bei den Varizellen (Windpocken) handelt es sich um eine hochkontagiöse Allgemeinerkrankung mit Hautexanthem v. a. im Kindesalter. Sie äußern sich durch einen fieberhaften und juckenden Bläschenausschlag auf Haut und Schleimhäuten, der meist komplikationslos abheilt. Varizellen stellen stets eine Erstinfektion einer nicht immunen Person dar. Nach einer Inkubationszeit von 14–16 Tagen entwickelt sich Fieber und ein rasch fortschreitendes juckendes Exanthem. Die reifen Bläschen, die wie Tautropfen auf der Haut sitzen, sind mit klarer Flüssigkeit gefüllt und trocknen innerhalb von 3–4 Tagen zu kleinen Krusten ein, die in 1–2 Wochen abfallen. Selten treten para- bzw. postinfektionell milde Meningoencephalitiden auf. Der Zoster (Gürtelrose) ist wenig kontagiös, meist lokal begrenzt und tritt praktisch nur bei Menschen auf, die während der Kindheit an Varizellen erkrankten. Die Zostererkrankung kommt sporadisch und bevorzugt bei Erwachsenen vor und ist durch eine schmerzhafte Entzündung von Nervenwurzeln und medullären Ganglien von Hirnnerven gekennzeichnet. Sie wird auf die Aktivierung von in Neuralganglien persistierenden Viren bzw. Genomen zurückgeführt. Der Verlauf ist bei Patienten mit herabgesetzter Resistenz komplizierter. Die Symptome beginnen mit 2- bis 4-tägigem Fieber und starken Schmerzen an den betroffenen Nerven und deren Innervationsgebiet in der Haut, meist in der Taillen-Gürtel-Gegend. Die Hautveränderungen sind denen bei Varizellen ähnlich, die Bläschen enthalten aber weniger Virus. Hauptsächlich werden der Rumpf, seltener die Gesichtsgegend einseitig befallen. Bei den meisten Patienten gehen die Schmerzen nach 1–2 Wochen zurück; sie können jedoch auch Monate als Neuralgien anhalten. Besonders gefürchtet ist der Zoster des Gesichts, v. a. auch der Zoster ophthalmicus (Keratitis, Iritis und Iridozyklitis), die von Hörstörungen begleitete Forrn (Zoster oticus) und die Trigeminusneuralgie.

Die Speicheldrüsenkrankheit, Cytomegalie (Z.) des Menschen, hervorgerufen durch das HHV-5, ein Betaherpesvirus, hat v. a. in den letzten Jahren Bedeutung erlangt. Sie ist eine Herpesvirusinfektion, charakterisiert durch eine Riesenzellbildung (Cytomegalie), verläuft überwiegend klinisch inapparent und kommt auf der ganzen Welt vor. Etwa 80 % aller Erwachsenen im Alter über 35 Jahren haben Antikörper gegen dieses Virus. Bei Neugeborenen oder immunsupprimierten Individuen aber verläuft die Cytomegalie meist als schwere, oft tödlich endende Allgemeininfektion. Besonders bei der AIDS-Erkrankung (HIV 1/2) ist dies sehr oft der Fall. Die Infektion kann bei Schwangeren den Fötus schädigen und zu Aborten führen. Erkrankte Neugeborene nehmen den Erreger meist bereits in utero oder während der Geburt auf. Bald danach stellen sich Symptome ein. Sie bestehen in Ikterus, petechialen Hautblutungen, Pneumonie, Anämie und Hepatosplenomegalie. Relativ häufig ist auch das Zentralnervensystem mitbeteiligt. Auffällig sind dann ein Mikro- oder Makrohydrocephalus, cerebrale Verkalkungen, Krämpfe, Taubheit, Chorioretinitis, Mikrophthalmie und geistiger Retardierung. Oft werden auch chronische Gastroenteritiden und Diarrhöen beobachtet. Die Niere ist meist ebenfalls betroffen. Wie erwähnt kann sich auch bei Erwachsenen mit Immundefekten eine Cytomegalieinfektion manifestieren. Klinisch sind dann Fieber, Husten, Erbrechen, Diarrhö, Hepatosplenomegalie und eine Lymphocytose feststellbar. Die Cytomegalie ist insbesondere bei Transfusions- und Transplantatpatienten eine gefürchtete Komplikation. Die klinisch apparente Cytomegalie beim Menschen lässt sich mit Aciclovir, infolge zunehmend resistenter Virusstämme neuerdings auch mit Ganciclovir behandeln.

Ein zweites humanes Betaherpesvirus wird als Erreger des Exanthemn subitum (Roseola infantum; Dreitagefieber) angesehen, das humane Herpesvirus 6. Diese Kinderkrankheit ist charakterisiert durch ein 3 Tage anhaltendes hohes Fieber, eine ebensolange oder längere Virämie und ein anschließendes flüchtiges Exanthem. Das Virus bleibt dabei überwiegend an mononucleäre Zellen des Monocyten-Makrophagen-Systems gebunden, ist aber auch im Serum vorhanden und soll lymphoproliferative Störungen auslösen. Z. T. treten schwere klinische Erscheinungen mit Hepatitis oder Fontanellenwölbung auf. 4 Tage p. i. erscheinende Antikörper leiten meist rasch die Entfieberung und Rekonvaleszenz ein. Neuerdings wird dieses Herpesvirus auch mit dem noch wenig definierten sog. „chronischen Müdigkeitssyndrom" der Erwachsenen in Verbindung gebracht. Man nimmt an, dass diese, bei denen das Virus in den Speicheldrüsen persistiert, durch Speichel den Erreger verstreuen und auf Kinder übertragen können. Neben dem HHV-6 sind aber auch andere Virusarten als Verursacher des Syndroms im Gespräch.

Schon lange bekannt ist die infektiöse Mononucleose (Pfeiffer-Drüsenfieber; „Kusskrankheit"; „kissing disease"), eine weitere menschliche Herpesviruserkrankung. Sie tritt überwiegend bei Erwachsenen auf und scheint weniger kontagiös zu sein. Der Erreger, das Epstein-Barr (EB)-Virus, ist ein Gammaherpesvirus (human herpesvirus 4). Die Erkrankung verläuft meist gutartig mit Fieber, Heiserkeit und vergrößerten Lymphknoten in der Halsgegend. Bisweilen ist sie aber auch mit einer Mandelentzündung und einer Vergrößerung von Leber und Milz verbunden.

Bei Kindern ruft das Virus in bestimmten Regionen Afrikas ein bösartiges Kieferlymphom (Burkitt-Lymphom) hervor und dürfte auch zum nasopharyngealen Carcinom (NPC) des Menschen ätiologisch beitragen. Die überwiegend klinisch inapparenten Infektionen sind weltweit verbreitet. Das Virus persistiert lebenslang okkult in B-Lymphocyten und kann aktiviert werden. Antikörper sind überall in der Welt bei Erwachsenen, die normalerweise eine lebenslange Immunität erwerben, nachweisbar. 1986 schließlich hat man beim Menschen ein (wahrscheinlich) weiteres Gammaherpesvirus, das humane Herpesvirus 7 (HHV-7), nachgewiesen. Es wird meist als humanes B-lymphotropes Vinis (HBLV) bezeichnet und wurde von Lymphomen und lymphoproliferativen Erkrankungen isoliert. Mit den anderen menschlichen Herpesviren soll es nicht verwandt sein. Seine Vermehrung erfolgt in jungen B-Lymphocyten. Das Krankheitsbild wird auch als „chronisches Mononucleose-ähnliches Syndrom" angesprochen.

Die Symptome sind wechselhaft und Beschwerden bestehen in einer oft mehr als ein Jahr dauernden Abgeschlagenheit, in Konzentrationsproblemen, Gedächtnisschwäche, Schlafstörungen, Kopfschmerzen, rezividierenden Halsentzündungen, rekurrierendem Fieber und Lymphadenopathien. Der Erreger ist sehr kontagiös. Noch nicht restlos auszuschließen ist jedoch, dass es sich dabei um eine Reaktivierung latenter EBV-Infektionen handelt und die Bezeichnung „chronisches EBV-Syndrom" zutreffen könnte.

### 3.4.10 Herpesvirusinfektionen bei poikilothermen Vertebraten

Bei Fischen können Herpesviren verlustreiche, meist seuchenhafte Erkrankungen hervorrufen. Nachgewiesen und ätiologisch mit Erkrankungen in Beziehung gesetzt wurden sie bei Gabelwelsen, Forellen und anderen Salmoniden, auch bei Karpfenfischen, Barschen, Wels und Steinbutt.

Für die Gabelwelskrankheit oder „channel catfish disease" ist das ictalurid herpesvirus 1, der ätiologische Erreger. Es ruft bei Brut- und Jungfischen von Gabelwelsen (Ictalurus-Familie) eine akute, hämorrhagische Erkrankung hervor, die durch unkoordinierte spiralenförmige Schwimmbewegungen, Elektrolytdysfunktionen sowie eine hohe Letalität gekennzeichnet ist. Mit der zunehmenden Intensivhaltung der Gabelwelse werden Ausbrüche der Krankheit immer verlustreicher. Die Erkrankung betrifft im Wesentlichen nur den nordamerikanischen Kontinent.

Unter der Brut von Forellen und einiger anderer Salmoniden ruft das *Herpesvirus salmonis* hohe Verluste hervor. Es schädigt eine Reihe von Organen, insbesondere die Leber. Dieses Herpesvirus ist besonders in den USA und Japan, vereinzelt aber auch in anderen Ländern verbreitet. Es tritt in den zwei Serotypen salmonid herpesvirus 1 und 2 auf.

Weitere fischpathogene Herpesviren, wie *Herpesvirus cyprini, H. scophthalmi* und einige andere, bislang noch nicht eingeordnete Isolate von Karpfenfischen, Barschen, Wels und Steinbutt (Epithelioma-papillosum-assoziierte-Viren) werden als Erreger oberflächlicher Hautwucherungen vermutet (bei Cypriden als ‚Karpfenpocken' bekannt), obwohl die Ätiologie noch nicht für alle isolierten Viren bewiesen ist. Dies gilt auch für die Erkrankungen bei Brut- und Juagfischen des Steinbutts, die mit lethargischem Verhalten, Anorexie, Inkoordinationen und beachtlicher Letalität einhergehen. Diese Infektionen kommen fast ausschließlich in Europa vor. Nur bei Karpfen aber haben sie wirtschaftliche Bedeutung erlangt.

Über Herpesvirusinfektionen bei anderen poikilothermen Vertebraten ist noch sehr wenig bekannt.

Bei Fröschen wurden bislang 8 Herpesviren (ranid herpesvirus 1 bis 8) isoliert, deren Rolle als Krankheitserreger aber noch nicht geklärt ist. Das schon länger bekannte Lucké Adenocarcinomvirus (ranid herpesvirus 1) ist der Erreger des Adenocarcinoms beim Leopardfrosch *(Rana pipiens)*.

Auch bei gesunden Schlangen sowie einem Leguan und beim Iduana-Carcinom der Eidechsen fand man Herpesviren.

Ein Herpesvirus scheint bei Wasserschildkröten eine Hepatitis zu verursachen, andere bei Schildkröten eine Pneumonie und Hautnekrosen. Anlässlich eines Sterbens von Landschildkröten mit diphtheroid-nekrotisierenden Stomatitiden und diphtheroiden Belägen im oberen Verdauungstrakt sowie Hepatomegalie und Enteritis wurden jeweils Herpesviren isoliert.

> ! Herpesviren bilden eine große Familie behüllter Viren mit einem doppelsträngigen DNA-Genom. Herpesviren verursachen häufig persistierende oder latente Virusinfektionen in lymphatischen oder neuronalen Gewebe, die zu einem lebenslangen Virusträger-Status führen. Sie zeigen v. a. einen Tropismus zu der Mukosa des Respirations- und Genitaltrakts sowie zum Zentralnervensystem. Die wichtigsten Herpesviruserkrankungen sind: die Rhinopneumonitis und der Stutenabort beim Pferd; die infektiöse bovine Rhinotracheitis und Vulvovaginitis sowie das bösartige Katarrhalfieber beim Rind; die Aujeszky-Krankheit (Pseudowut) beim Schwein; die infektiöse Laryngotracheitis und die Marek-Krankheit beim Geflügel sowie der Katzenschnupfen und der Zwingerhusten beim Hund.

## 3.5 Infektionen und Krankheiten durch Adenoviren

### 3.5.1 Allgemeines

Die Adenoviren verursachen überwiegend klinisch inapparente Infektionen und rufen in der Regel nur bei Jungtieren milde, selten ernstere, v. a. respiratorische und/oder enterale Symptome hervor. Ihre lange Persistenz in infizierten Wirten begünstigt ihre weltweite, ubiquitäre Verbreitung und ihre häufige Beteiligung an Faktorenkrankheiten bei allen Tierarten. Adenoviren verhalten sich streng wirtsspezifisch. Nur wenige Spezies können auch nahe verwandte oder heterologe Tierarten infizieren.

Der Name „adeno" wurde von „aden" (griech.) entliehen und bedeutet ‚Drüse', weil das erste Adenovirus in Zellkulturen menschlicher Drüsenzellen gefunden wurde. Die Familie Adenoviridae ist unterteilt in die 2 Genera *Mastadenovirus*, die Adenoviren der Säuger, und *Aviadenovirus*, die der Vögel (Abschnitt 3.1). Die Virusarten der Familie sind aufgrund eigenständiger immunologischer Charakteristika definiert. Eine selbstständige Spezies weist im quantitativen Virusneutralisationstest keine Kreuzreaktion zu anderen oder mindestens eine Titerdifferenz von mehr als 16 auf. In jüngster Zeit werden Adenoviren, insbesondere in Typen, durch DNA-Analysen differenziert.

Mastadenoviren und Aviadenoviren unterscheiden sich durch genusspezifische Antigene. Diese Antigene sind auf den Pentonen lokalisiert. Die typspezifischen Antigene, die durch HA-hemmende oder neutralisierende Ak nachgewiesen werden können, sind auf der Oberfläche der Hexone und den Fibern der Pentone zu finden.

Zur Diagnose können Adenoviren in den homologen Zellkulturen angezüchtet und mit cpE vermehrt werden. Die Identifizierung kann anschließend mittels IF oder im NT vorgenommen werden. Letzterer Test eignet sich besonders auch zum Nachweis spezifischer Ak. Die Mehrzahl der Adenoviren besitzt ein Hämagglutinin, sodass Ak auch in der HAH nachgewiesen werden können.

### 3.5.2 Adenovirusinfektionen bei Säugern

#### 3.5.2.1 Allgemeines

Die im Genus Mastadenovirus bisher eingeordneten Virusspezies sind in der **Tab. 3.15** aufgeführt.

Die Mastadenoviren sind durch ein gemeinsames genusspezifisches Antigen verwandt, unterscheiden antigenetisch dadurch von den Aviadenoviren unterscheidet. Dieses Antigen kann in der KBR nachgewiesen. Zur Dif-

**Tab. 3.15** Virusarten im Genus *Mastadenovirus*.

| Spezies | Serotypen | Symptome |
|---|---|---|
| Humane?[1] | 41 | Pharyngitis, Tracheitis, Cystitis, infantile Enteritis |
| Simiane | 24 | selten |
| Equine | 1 | selten |
| Bovine | 9 | respiratorische u. enterale (Kälber) |
| Ovine | 7 | respiratorische u. enterale (Lämmer), selten |
| Caprine | 1 | selten |
| Porcine | 5 | selten |
| Canine | 2 | infektiöse Hundehepatitis (1) infektiöse Laryngotracheitis (2) |
| Murine | 2 | keine |

[1] Spezies unterteilt in „Subgenera" A – F (unterschiedliche klinische Manifestation)

ferenzierung der animalen Virusspezies und ihrer Serotypen werden praktisch nur die Ergebnisse von Kreuz-NT herangezogen. Humane Adenoviren werden daneben auch über den HAH, v. a. aber anhand von Genomanalysen (Genotypen) differenziert.

Viele Mastadenoviren besitzen hämagglutinierende Aktivität. Für den HA-Test sind v. a. Rattenerythrocyten (Adenoviren von Rind, Schaf, Schwein, Hund) geeignet. Die humanen Adenoviren agglutinieren auch Erythrocyten anderer Tierspezies.

### 3.5.2.2 Adenovirusinfektionen beim Rind

■ Ätiologie, Epidemiologie

Zehn verschiedene Serotypen können Infektionen bei Rindern hervorrufen. Die bovinen Adenoviren sind weltweit verbreitet und kommen sehr häufig vor. Durch klinisch inapparent und persistierend infizierte Tiere werden sie kontinuierlich ausgeschieden. Sehr lange persistieren bovine Adenoviren v. a. in der Niere und werden via Urin verbreitet. Nach akuten Erkrankungen erfolgt die Ausscheidung auch über die Sekrete von Nase, Konjunktiven, über Faeces und den Urin. Die Virusaufnahme erfolgt über die Schleimhäute des Respirations- und Digestionstrakts.

■ Pathogenese, Pathologie, klinische Leitsymptome

Nach einer Inkubationszeit von etwa 1 Woche folgt immer eine systemische Virusausbreitung. Klinische Erscheinungen entwickeln fast ausschließlich Kälber im Alter von 1–4 Monaten. Sie bestehen in Fieber, Anorexie mit darauffolgenden respiratorischen, oft auch enteralen Erscheinungen. Neugeborene zeigen hohes Fieber, die Erkrankung verläuft meist schwerer. Bei älteren Tieren überwiegen subklinische Infektionen. Besonders gefährdet sind Kälber nach der Neuaufstallung zur Mast, beim sog. crowding-Syndrom. Vornehmlich bei Jungrindern sind Adenoviren häufig an der Rindergrippe und der enzootischen Bronchopneumonie beteiligt. Andere begünstigende Faktoren sind hygienische Mängel, Hospitalismus), Stress oder Superinfektionen mit Reo- und Parainfluenzaviren, Pasteurellen oder Corynebakterien. Besonders in großen Herden spielen diese Sekundär- bzw. Superinfektionen beim Zustandekommen der enzootischen Bronchopneumonie eine wichtige Rolle.

■ Immunologie

Adenoviren besitzen eine ausgeprägte Antigenität. Auch klinisch inapparente Infektionen hinterlassen eine gute Immunität. Die Seroprävalenz bei älteren Tiere beträgt bis zu 90%. Die Ak können via Kolostrum auf die Kälber übertragen werden.

Bisher sind 10 bovine Serotypen, unterteilt in die Untergruppen I und II bekannt. Nur einige davon agglutinieren Rattenerythrocyten. Die Serotypen der bovinen Spezies können auch mittels ELISA bestimmt werden. Das bovine Adenovirus Typ 2 weist eine Kreuzreaktion zum ovinen Adenovirus auf.

■ Diagnose

Post mortem kann die Diagnose entweder mittels IF an Organschnitten oder wegen des geringen Virusgehalts der Organe über die Virusanzüchtung in Zellkulturen durchgeführt werden. Für die Viren der Untergruppe 1 sind eine Reihe boviner Zellarten, wie auch Zellen anderer Säuger, empfänglich und entwickeln einen cpE. Auch in infizierten Zellkulturen kann die Identifizierung über die IF erfolgen. Eine Serodiagnose mittels gepaarter Serumproben, die an 2 im Abstand von 10–14 Tagen entnommenen Serumproben durchgeführt werden kann, ist heute nicht mehr zeitgemäß und wenig praktikabel.

■ Bekämpfung

Für prophylaktische Schutzimpfungen stehen v. a. funktionell-synergistische Kombinationsvaccinen, die neben Adenoviren auch Reo-, Parainfluenza- und Pasteurellakomponenten enthalten, zur Verfügung. Kälber sollten aber nicht vor der 6.–8. Lebenswoche geimpft werden (Cave: Interferenz mit maternalen Antikörpern). Für eine Grundimmunisierung ist eine Wiederholungsimpfung nach dem 3. Lebensmonat unbedingt erforderlich. Ältere Rinder sind jederzeit immunisierbar und sollten eine jährliche Auffrischungsimpfung erhalten, besonders bei höherem Infektionsdruck. In Beständen, die durch Rindergrippe prädisponiert sind, ist die Muttertierschutzimpfung zu empfehlen. Kälber, die zur Mast aufgestallt werden, sollten spätestens 1–2 Wochen später prophylaktisch geimpft werden. Besonders ist darauf zu achten, dass mit den inaktivierten Vaccinen immer nur in gesunden Beständen geimpft werden darf.

### 3.5.2.3 Adenovirusinfektionen bei Schaf und Ziege

Bisher hat man 6 ovine Adenovirusserotypen und 2 caprine Viren typisiert. Daneben sind Schaf und Ziege auch für den bovinen Typ 2 empfänglich. Bei den kleinen Wiederkäuern verlaufen die Allgemeininfektionen mit Adenoviren ebenfalls meist klinisch inapparent. Krankheitserscheinungen sind gelegentlich und fast ausschließlich bei Lämmern in Form von Pneumoenteritiden zu beobachten. Die Adenoviren lassen sich aber auch von gesunden Lämmern isolieren. Ovine und caprine Adenoviren sind streng wirtsspezifisch und weltweit verbreitet.

Die Züchtung und der Erregernachweis erfolgen ähnlich wie beim Rind mithilfe oviner Zellkulturen, über die IF und mittels DNA-Analyse.

Eine Immunprophylaxe ist nur dann indiziert, wenn in den Schafhaltungen Probleme bei Lämmern wiederholt auftreten. Inaktivierte bi- oder trivalente Vaccinen können angewandt werden.

### 3.5.2.4 Adenovirusinfektion beim Schwein

Nachweisen ließen sich bisher 4 unterschiedliche Adenovirusserotypen. Der porcine Typ 4 ist am meisten verbreitet. Auch hier verlaufen die Infektionen im Organismus systemisch mit anschließender des Viruspersistenz in den Organen, insbesondere in der Niere. Ausgeschieden und verbreitet werden die Viren in erster Linie über den Urin, aber auch mit den Faeces. Bei Ferkeln hat man allgemein und fast ausschließlich subklinische Infektionen beobachtet.

Der Nachweis erfolgt wie bei den bovinen und ovinen Spezies durch Anzüchtung des Virus in homologen Zellkulturen.

Für prophylaktische Impfungen sind funktionellsynergistische Kombinationsvaccinen, die neben dem jeweils wichtigen Adenovirustyp 4 weitere Komponenten, nämlich Mycoplasma-, Haemophilus- und Pasteurellaantigene enthalten, indiziert.

### 3.5.2.5 Adenovirusinfektionen beim Hund

Zwei eng verwandte, offiziell einer Spezies zugeordnete Adenoviren rufen Krankheiten beim Hund hervor, das canine Adenovirus Typ 1 (CAV-1) als Erreger der Infektiösen Hundehepatitis oder Hepatitis contagiosa canis, Hcc und das canine Adenovirus Typ 2 als Erreger infektiöser respiratorischer Erkrankungen in Form von Tonsillitis, Pharyngitis, Tracheitis, Bronchitis und Bronchopneumonie. Trotz sehr enger serologischer Beziehungen zwischen den beiden Typen und einer Homologie im DNA-Muster von ca. 70 % differieren sie markant hinsichtlich der Pathogenese und anderer Charakteristika.

## Hepatitis contagiosa canis
(Hcc, infektiöse Hundehepatitis, enzootische Fuchsencephalitis, Rubarth-Krankheit)

#### ■ Allgemeines, Ätiologie

Die Viruserkrankung, deren Erreger 1950 definiert wurde, hieß ursprünglich Enzootische Fuchsencephalitis. Die Hcc hat Rubarth aber dann als eigene Erkrankung erkannt. Neben dem typischen Erscheinungsbild der Krankheit, einer akuten Hepatitis, kann das CAV-l auch andere Krankheitsbilder hervorrufen, wie eine chronische Hepatitis, Corneaödem (blue eye) und eine Encephalopathie. Infektionen mit CAV-l kommen weltweit bei allen Tierspezies der Familie Canidae, wie z. B. Hund, Rotfuchs, Wolf, Bär, Kojote, Skunk, vor. Das Virus ist hochkontagiös und Welpen bis zum 6. Lebensmonat sind äußerst empfänglich. Füchse erkranken in erster Linie an einer Encephalitis, die differenzialdiagnostisch von der Tollwut abgegrenzt werden muss. Die Ausbreitung ist intensiver als bei Hunden.

Die Virusübertragung erfolgt durch direkten Kontakt und über Urin, Faezes sowie Sekrete. Nach überstandener Krankheit persistiert das Virus noch bis zu einem Jahr. Es wird dann immer noch über den Urin ausgeschieden, der die Hauptinfektionsquelle bleibt. Infolge der weiten Verbreitung des Virus immunisieren sich ältere Hunde, meist ohne zu erkranken. Die Hcc kann bei Neugeborenen perakut oder akut tödlich verlaufen. Bei Welpen ist die prophylaktische Impfung deshalb sehr wichtig.

#### ■ Pathogenese, Pathologie, klinische Leitsymptome

Die Hcc verläuft bei einer Inkubationszeit von 4–9 Tagen als zyklische Allgemeinerkrankung mit Primärinfektion der Tonsillarkrypten und der Peyer-Platten mit nachfolgender Virämie und Generalisierung. Das CAV-1 ist in fast allen Organen einschließlich des Gehirns nachweisbar. In den Gefäßendothelien und den Nierenglomeruli werden Immunkomplexe abgelagert. In der Folge kommt es dann oft zu Hämorrhagien, Störungen des Blutgerinnungssystems und Ödemen. Die Virusvermehrung in den Hepatocyten führt zu deren massiver Destruktion und dadurch zu plötzlichen Todesfällen.

Maternale Ak sind bei jungen Hunden meist ausschlaggebend für den Verlauf des Infektionsgeschehens bzw. der Krankheit. Welpen bis zum Alter von 2 Wochen, die keine Ak besitzen, erkranken vielfach tödlich. Bei älteren Welpen und jungen Hunden sinkt die Mortalität rasch. Meist bleibt es dann dabei, dass hohes Fieber ohne andere spezifische Symptome zu beobachten ist. Folgt ein zweiter Fieberschub, ist der Verlauf meist ernster und gekennzeichnet durch Apathie, Anorexie, Blutungen und Kollaps. Ferner werden noch Erbrechen, Durchfall, gerötete Schleimhäute, z. T. auch Blutungen sowie ikterische Symptome beschrieben. Selten treten dagegen neurologische Erscheinungen auf.

Erst in der Rekonvaleszenz, nach 1–3 Wochen, und nach Rückgang der klinischen Erscheinungen tritt öfter eine Hornhauttrübung infolge eines Corneaödems auf.

#### ■ Immunologie

Das Überstehen der Krankheit oder der subklinischen Infektion bewirkt eine lebenslange Immunität. Die Persistenz des Virus in den Nieren führt in der Konsequenz zu einem ständigen antigenen Stimulus. Die Immunität basiert im Wesentlichen auf einer ausgeprägten humoralen Immunantwort, die sehr schnell einsetzt, denn ab dem 5. Tag p. i. sind bereits Ak nachweisbar und die Tiere immun gegen Feldvirusinfektionen. Die starke humorale Immunantwort kann jedoch über die Bildung von Immunkomplexen die Genesung verzögern.

In geimpften und durchseuchten Hundezuchten lassen sich oft jahrelang hohe Ak-Titer feststellen. Immune Mütter geben ihre Ak zu etwa 20 % an den Fetus und später in hohem Prozentsatz über das Kolostrum weiter. Sie bleiben aber nur etwa 8–9 Tage protektiv und gehen dann aufgrund der geringen Halbwertzeit rasch zurück, sodass Welpen ab der 2. Lebenswoche für Neuinfektionen wieder empfänglich werden.

■ Diagnose

Am toten Tier erfolgt die Diagnose in der Regel durch die IF an Gefrierschnitten von Nieren und Leber. Die Virusanzüchtung ist aus Nasensekret, Blut und Urin möglich, postmortal auch aus lymphatischem Gewebe. Serum-Ak sind 1 Woche nach der Infektion im NT nachweisbar, weniger zuverlässig lassen sich HAH-Ak feststellen.

■ Bekämpfung

Die Schutzimpfung gegen die Hcc erfolgt mit bewährten monospezifischen oder Kombinationsvaccinen. Lebendimpfstoffe von CAV-1 sind allerdings problematisch, da die attenuierten Impfstämme noch eine Restvirulenz aufweisen und Virus auch ausgeschieden wird. Vaccinen aus inaktiviertem CAV-l haben nur eine schlechte immunisierende Potenz. Derzeit werden deshalb prophylaktisch fast ausschließlich Impfstoffe aus attenuiertem CAV-2 eingesetzt, die auch gegenüber dem eng antigenetisch verwandten Adenovirustyp 1 gut schützen. In der Regel ist bereits nach einmaliger Impfung ein effektiver Schutz erzielt, eine Nachimpfung nicht erforderlich, zumal sich junge Hunde auf natürlichem Wege mit Feldvirus nachimmunisieren und ein hoher Antikörperspiegel aufrechterhalten bleibt.

## Infektiöse Laryngotracheitis

Erreger dieser Erkrankung ist das canine Adenovirus Typ 2 (CAV-2), das 1962 von einem klinischen Fall erstmals isoliert wurde. Es besitzt einen ausgeprägten Tropismus für das Epithel des Respirationstrakts und, in begrenztem Umfang, auch für das intestinale Epithel.

CAV-2 ist weltweit unter den Hunden verbreitet, die nicht immun gegen CAV-1 sind. Ausgeschieden wird auch dieser Typ über das Rachensekret junger Hunde etwa 8–10 Tage lang. Der Erkrankung oder einer subklinischen Infektion folgt ebenfalls eine sehr lange währende Immunität. Wahrscheinlich ist das CAV-2 auch bei anderen Caniden endemisch.

Das Virus vermehrt sich im nichtzilienbestückten Bronchialepithel, dem von Nasenschleimhaut, Trachea, Pharynx, in den Tonsillenkrypten und im Alveolarepithel. Auch die zugehörigen Lymphknoten sind betroffen. Überwiegend erzeugen CAV-2 deshalb respiratorische Erkrankungen, die auch auf die Lunge übergreifen können. Hauptsächlich werden Tracheobronchitiden beobachtet. Das CAV-2 ist deshalb auch am sog. ‚kennel cough' beteiligt. Daher besteht auch die große Gefahr von Sekundärinfektionen, wobei es zum klinischen Bild des Zwingerhustens kommt.

Die Immunität setzt auch hier, wie bei CAV-1, sehr rasch ein. Diagnostiziert werden CAV-2-Infektionen wie die bei CAV-1.

Die Immunprophylaxe wird bei der Infektiösen Laryngotracheitis mit Lebendvaccinen aus attenuiertem CAV-2 durchgeführt, die gleichzeitig gegen die Hcc schützen. Eine Impfdosis, appliziert im Alter von etwa 8–10 Lebenswochen, sollte durch eine Zweitimpfung nach 4 Wochen ergänzt werden. Dies gewährleistet einen Schutz, der durch Feldviruskontakte aufgefrischt wird. Wichtig ist v. a. Dingen auch eine gute Immunität der Hündinnen, die maternale Ak an die Welpen weitergeben.

In Europa sind CAV-2-Komponenten überwiegend in Kombinationsvaccinen für Hunde enthalten.

## Canine, infektiöse Tracheobronchitis und Zwingerhusten

Der Zwingerhusten, im englischen Sprachraum als „kennel cough" bekannt, ist das weltweit in Hundezuchten und -zwingern verbreitete Syndrom, das bei jungen Hunden auftritt und mit einer „Erkältung" des oberen Respirationstrakts verglichen werden kann. Die Hunde genesen meist innerhalb von Tagen oder wenigen Wochen wieder von diesen Erscheinungen.

Bei diesem Syndrom handelt es sich um ein multifaktorielles Geschehen. Haupterreger bei diesen in der Regel Mischinfektionen ist das CAV-2, das bei schweren Fällen von Zwingerhusten überwiegend nachweisbar ist. Die Infektion wird aber auch kompliziert durch Sekundärinfektionen mit Bordetella bronchiseptica oder Mykoplasmen, die beim typischen Zwingerhusten meist anzutreffen sind. Zusammen mit dem CAV-2 wird aber gelegentlich auch das canine Parainfluenzavirus (PIV2), seltener und nur bei Auftreten pneumonischer Komplikationen das Staupevirus als Kofaktor in Betracht gezogen.

### 3.5.2.6 Adenovirusinfektionen beim Menschen

Auch die menschenpathogenen Adenoviren sind weltweit verbreitet und spielen, weniger bei Erwachsenen als bei Kindern, als Erreger hauptsächlich respiratorischer und z. T. enteraler Erkrankungen eine Rolle.

Die 41 bisher definierten humanen Adenovirustypen (Serotypen bzw. Genotypen) hat man nach ihrer bevorzugten Manifestation in 6 „Subgenera" geordnet. Drei Virustypen des Subgenus A werden mit dem Stuhl ausgeschieden, sind wenig verbreitet und rufen nur bei Kleinkindern gelegentlich Enteritiden hervor. Acht in das Subgenus B eingeordnete Typen kommen häufiger vor und führen vielfach, nicht nur bei Kindern, zu z. T. endemischen respiratorischen Erkrankungen mit Fieber, häufig auch zu Konjunktivitiden. Vier Typen im Subgenus C persistieren hauptsächlich im Drüsengewebe und in den Tonsillen, werden mit den Faezes jahrelang ausgeschieden und können bei Kleinkindern Gastroenteritiden, aber auch respiratorische Störungen auslösen. Weniger verbreitet sind offenbar die Typen des Subgenus D, die schwere Augeninfektionen, z. T. epidemisch Keratokonjunktivitiden hervorrufen und die über den Stuhl, nicht über den Respirationstrakt ausgeschieden werden. Nur ein selten isolierter Typ repräsentiert das Subgenus E, der bei Jugendlichen respiratorische Infektionen und Konjunktivitis auslösen kann.

Schließlich rufen die 2 Typen des Subgenus F, häufiger als die A-Typen, bei Kindern Enteritiden hervor.

Auch bei den humanen Adenoviren gilt überwiegend, dass sie, insbesondere bei Erwachsenen, nur fakultative Krankheitserreger darstellen, z. T. sehr lange und wiederholt im Organismus persistieren sowie ausgeschieden werden und, unter Mitwirkung zusätzlicher Faktoren, im Krankheitsgeschehen auftreten. Obwohl die klinisch inapparenten Infektionen dominieren und gute Immunitäten hinterlassen, sorgt die Typenvielfalt der humanen Adenoviren immer wieder für ein Auftreten bei Krankheitsprozessen respiratorischer Art, insbesondere bei Kindern und Jugendlichen.

### 3.5.2.7 Adenovirusinfektionen anderer Spezies

Auch bei Pferden sind Adenovirusinfektionen bekannt und weit verbreitet; sie spielen aber im equinen Infektionsgeschehen eine untergeordnete Rolle. Überwiegend können sie klinisch inapparente Infektionen verursachen. Nur bei Fohlen und unter ungünstigen Umständen sind Erkrankungen am Respirations- und Digestionstrakt zu beobachten, wo eine Beteiligung der Adenoviren angenommen wird. Schwere und akute Krankheitsbilder wurden aber bei Araberfohlen beobachtet, die mit einer genetisch bedingten B- und T-Zellimmundefizienz belastet sind. Die Infektionen verlaufen hier mit Fieber, Tracheobronchitis und z. T. schwerer Diarrhö.

Gleichfalls nur sehr wenig klinische Bedeutung haben die bei Affen vorkommenden Adenoviren.

Man hat sie bei gesunden sowie leicht an respiratorischen und enteralen Erscheinungen erkrankten Tieren isoliert und mindestens 24 Typen definiert.

In verschiedenen Organen von unterschiedlich erkrankten aber auch gesunden Mäusen wurden Adenoviren zweier Typen nachgewiesen. Sie persistieren ebenfalls über lange Zeit im Organismus.

### 3.5.3 Adenovirusinfektionen bei Vögeln

Morphologisch weitgehend dem Mastadenovirus ähnlich sind die Aviadenoviren. Vergleichbar sind auch die Widerstandsfähigkeit und andere Eigenschaften. Sie besitzen nicht das den Mastadenoviren gemeinsame Gruppenantigen und wurden deshalb ein eigenes Genus.

Die Aviadenoviren (AAV) sind, wie alle anderen Adenoviren, weit verbreitet und Erreger überwiegend klinisch inapparenter Infektionen. Solche Tiere bilden auch das ständige Virusreservoir und scheiden Viren mit dem Kot aus. Auch die AAV induzieren lang anhaltende stabile Immunitäten, v. a. nach in der Regel milden Erkrankungen.

Die AAV lassen sich in drei Gruppen gliedern:

Gruppe I: sog. „konventionelle" Adenoviren mit 12 Serotypen (GAV), die ein gemeinsames Gruppenantigen besitzen und daneben typspezifische Oberflächenantigene;

Gruppe II: Erreger des „egg-drop"-Syndroms (EDS), nicht antigen verwandt mit den GAV-Adenoviren und serologisch einheitlich (1 Serotyp);

Gruppe III: MSD- und THE-Adenoviren, mit keiner der anderen Aviadenogruppen antigenverwandt, aber mit gemeinsamem Gruppenantigen.

„Konventionelle" AAV sind beim Geflügel ubiquitär verbreitet. In den Beständen breiten sich sogar meistens mehrere Serotypen aus und können bei gesunden sowie kranken Tieren isoliert werden. Allein bewirken sie fast ausschließlich nur klinisch inapparente Infektionen. Ätiologisch werden dieser Gruppe lediglich die Wachtelbronchitis und die Einschlusskörperchenhepatitis der Junghühner als GAV-virusinduziert zugeteilt. Eine Mitbeteiligung wird auch bei Tracheitiden, bei verminderter Legeleistung, bei Bursaatrophien und bei der Tenosynovitis diskutiert. Eine Korrelation zu bestimmten GAV-Typen war bisher aber nicht möglich. Zu dieser Gruppe gehören auch die sog. CELO-Viren (chicken embryo lethal orphan).

Das „egg-drop"-Syndrom (EDS) ist eine Virusallgemeinerkrankung, charakterisiert durch plötzliche verminderte Legeleistung und durch Eischalendefekte bei Hühnern. Ohne wesentliche Beeinflussung des Allgemeinzustands der Legehennen werden diese Symptome meist nur kurze Zeit beobachtet, bevor sich die normale Legeleistung wieder einstellt. Der EDS-Erreger tritt meist bei Küken latent und das EDS bei Tieren im Alter von 29–31 Wochen auf. Die Infektion wird erst mit Eintritt der Legereife kurze Zeit apparent. Durch seine weite Verbreitung verursacht das Virus erhebliche wirtschaftliche Verluste. Auch bei anderen Vogelspezies wurde dieses AAV nachgewiesen.

Die Erreger der hämorrhagischen Putenenteritis (turkey hemorrhagic enteritis, THE) und der Marmormilzkrankheit der Fasane (marbel spleen diesease of pheasants, lung oedema; MSD), zur Gruppe III der AAV gehörend, sind sehr eng verwandt, evtl. sogar identisch. Die THE ist eine akute Virusallgemeinerkrankung der Puten im Alter zwischen 6 und 14 Wochen mit geringer bis mäßiger Letalität und charakterisiert durch eine hämorrhagische Enteritis. Die MSD dagegen wird bei Fasanen im Alter von 4–8 Monaten beobachtet. Initiale klinische Symptome sind selten, in der Regel sterben befallene Tiere plötzlich durch Ersticken als Folge eines Lungenödems. Die Letalität ist hoch. Charakteristisch ist neben dem hochgradigen Lungenödem eine Milzschwellung und -marmorierung.

> **!** Adenoviren sind unbehüllte Partikeln mit einer linearen, doppelsträngigen DNA, die in zahlreichen Serotypen vorkommen. Sie verursachen milde respiratorische Symptome bei Haustieren, Vögeln und beim Menschen und sie sind an zahlreichen Faktorenkrankheiten mitbeteiligt.

## 3.6 Infektionen und Krankheiten durch Papovaviren

In die Familie Papovaviridae gehören die Genera Papillomavirus (A) und *Polyomavirus* (B) an (Abschnitt 3.1).

Die Bezeichnung PaPoVa ist das Acronym dreier unterschiedlicher Vertreter, Papilloma, Polyoma und Vacuolating Agent (Simian-Virus 40; SV40). Papilla (lat.) bedeutet Warze, die Nachsilbe -oma (griech.) Tumor; poly (griech.)-oma entspricht demnach „vielen Tumoren". Veterinärmedizinische und humanmedizinische Bedeutung haben praktisch nur die Papillomviren. Die Papovaviren gehören zu den Viren mit hoher Tenazität.

### 3.6.1 Papillomatosen

#### 3.6.1.1 Allgemeines

Die Vertreter des Genus *Papillomavirus* induzieren in der Regel benigne Proliferationen des Epithels der Schleimhaut und Haut bei vielen Tierarten und beim Menschen (**Tab. 3.16**). Papillomviren (P.) befallen die Basalzellen des Epithels. Während viele dieser Zellen degenerieren, werden andere zu exzessivem Wachstum, Proliferation und Warzenbildung stimuliert. Die degenerierenden Zellen synthetisieren in der Regel Nachkommenviren, die den gesamten Zellkern ausfüllen, während die verhornenden Zellen in den Papillomen zur Oberfläche hin in Effloreszenzen auswachsen. Auf die kutane Infektion mit Papillomvirus folgt vielfach eine langsam zunehmende Fibroblastenproliferation, die sich in der Haut zwischen Stratum spinosum und Stratum corneum entwickelt. Das Epithel über den Hyperplasieregionen beginnt ebenfalls zu proliferieren und zeigt Akanthose sowie Hyperkeratose. Die primären Knötchen wachsen schnell zu trockenen, verhornten, weißlichen bis grauen, z. T. blumenkohlartigen Wucherungen heran. Die Neubildungen verschwinden in den meisten Fällen nach einer Monate dauernden Regression. Ausmaß und Dauer des Papillomwachstums werden durch genetische sowie altersabhängige Empfänglichkeit mitbestimmt.

Unter bestimmten Bedingungen können die Papillome auch zu malignen Tumoren entarten.

P. verhalten sich streng wirtspezifisch. Man unterscheidet verschiedene Typen, die bestimmte unterschiedliche Papillomformen auslösen können. Je nach Virustyp zeigt sie auch eine bevorzugte Lokalisation der durch sie induzierten Papillome. Die Typen einer Virusspezies sind serologisch differenzierbar, werden gegenwärtig aber überwiegend aufgrund der unterschiedlichen DNA-Sequenz ihrer Genome charakterisiert. Für getrennte Genotypen sind weniger als 50% Sequenzhomologie das Kriterium, ermittelt durch Restriktionsenzymanalyse oder Nucleotidsequenzierung. Die PCR ermöglicht den Nachweis weniger Genomäquivalente intranucleärer Papillomvirus-DNA.

Die Replikation der P. erfolgt im Zellkern, die Virus-DNA ist jedoch nicht in die zelluläre DNA integriert, sondern liegt extrachromosomal vor. Sie verbleibt in plasmidähnlicher Form im Kernchromatin und induziert nur unter geeigneten Bedingungen die Synthese von Nachkommenvirus. Eine Latenz der Papillomvirus-DNA im Zellkern scheint überaus häufig vorzukommen. Zumindest bei bestimmten Papillomtypen aber, für die eine Mitwirkung bei der malignen Entartung der Epithelzellen vermutet wird, hat man Papillomvirusgenome auch integriert in die Carcinomzell-DNA nachgewiesen. Vermutlich kann sie in diesem Status als Cofaktor bei einer Transformation der Papillom- zur Carcinomzelle mitwirken, allein aber nicht transformierend fungieren. Die Serotypen 16 und 18 gelten als onkogen und beteiligt beim Cervix- bzw. Peniscarcinom.

Die Labordiagnose orientiert sich an den Charakteristika des Virus. In vitro sind Papillomviren nicht züchtbar; keine Zellart erwies sich bisher als permissiv. Allenfalls entstehen nach der Infektion bestimmter Zellen Foci transformierter Zellen.

P. besitzen ein gemeinsames inneres Capsidantigen. Mit Antikörpern gegen dieses Antigen kann man bei allen Papillomvirusarten und -typen die Lokalisation der Viren in formalinfixierten Zellen immunhistochemisch markieren. Komplettes Virus lässt sich nur in keratinisierten Zellen der Epidermis nachweisen. In diesen Zellen liegen histologisch nachweisbare intranucleäre Einschlusskörperchen. Papillomvirionen kann man ferner in Homogenaten exzidierter Warzen durch Negativkontrastierung als freie Partikel, in Ultradünnschnitten verhornender Zellen im Kern liegend, elektronenoptisch darstellen.

**Tab. 3.16** Genus *Papillomavirus* der Familie Papovaviridae.

| Spezies | Typen | Krankheiten |
|---|---|---|
| Humanes Papillomvirus | >60 | Papillome (Warzen), Fibropapillome |
| Bovines Papillomvirus | 6 | Papollome, Fibropapillome |
| Equines Papillomvirus | 1? | Papillome, Fibropapillome |
| Ovines Papillomvirus | 1 | Fibropapillome |
| Caprines Papillomvirus | 1 | Papillome |
| Elchpapillomvirus | 1 | Fibropapillome |
| Rotwildpapillomvirus | 2 | Fibropapillome |
| Kamelpapillomvirus | ? | Fibropapillome |
| Porcines Papillomvirus | 1 | Fibropapillome? |
| Canines Papillomvirus | 1 | Fibropapillome |
| Kaninchenpapillomvirus (SHOPE) | 1 | Fibropapillome |
| Nagerpapillomviren (Ratte, Maus) | ? | Papillome, Fibropapillome |
| Aviäres Papillomvirus | ? | Papillome |

Der Nachweis virus-spezifischer DNA in Gewebeproben ist mittels In-situ-Hybridisierung möglich.

### 3.6.1.2 Papillomatose beim Rind
■ Ätiologie, Epidemiologie

Papillomatosen beim Rind werden durch mindestens 6 Typen des bovinen Papillomvirus (BPV hervorgerufen. Die häufigsten sind PBV 3 und 6. Es sind überwiegend gutartige Rautpapillome, die an vielen Körperregionen, bevorzugt bei jungen Tieren auftreten.

Zu den BPV der Untergruppe A zählen die Typen 1, 2 und 5, die Genome gleicher Größe mit ungefähr 8.000 Basenpaaren besitzen und untereinander verwandt sind, besonders eng die Typen 1 und 2. BPV A rufen Papillome hervor, bei denen neben dem Epithel auch das Bindegewebe beteiligt ist. Sie können die sonst enge Wirtsspezifität überwinden und Pferd (equines Sarkoid), evtl. auch Elefant, Hamster und Maus infizieren und dort Fibrome sowie Fibrosarkome induzieren. In Kulturzellen vermögen sie Zellen zu transformieren.

In die Untergruppe B hat man die Typen 3, 4 und 6 (mit kleineren Genomen) klassifiziert. Sie sind ebenfalls untereinander verwandt und rufen Papillome hervor. Viren beider Untergruppen können zugleich in einem Wirt nebeneinander vorkommen, wie bei Papillomen an Euterzitzen beobachtet.

Obwohl die BPV bei Rindern im Allgemeinen gutartig onkogen sind, können die Typen 1 und 2 nachweislich bei Pferden fibrinöse und maligne Tumoren hervorrufen. Ihre Genome hat man vielfach in equinen Sarkoiden mit molekularbiologischen Verfahren nachgewiesen. Die Zuordnung der BPV-Typen zu den Tumoren beim Rind sind in **Tab. 3.17** aufgelistet.

BPV werden von Rindern meist an Stalleinrichtungen, Zäunen usw., die durch Zellabschilferungen von Papillomen kontaminiert sind, über kleine an solchen Einrichtungen erworbene Hautwunden aufgenommen. Aber auch über die Kennzeichnung von Rindern (Tätowierung) und durch kutane Eingriffe können sie übertragen werden. Die in keratinisierten Epithelzellen konzentrierten Viren sind in diesem Status äußerst stabil.

Die Fibropapillomatose der Rinder ist weltweit verbreitet, kommt überwiegend bei Tieren bis zum 2. Lebensjahr vor und besonders häufig dort, wo diese in engem Kontakt zueinander gehalten werden. Von den gutartigen Effloreszenzen werden die Viren ausschließlich über die abschilfernden Gewebeteile und Warzen verbreitet.

■ Pathogenese, Pathologie, klinische Leitsymptome

Die BPV 1 und 2 rufen neben der Epithelhyperplasie fibroblastische Tumoren der Unterhaut hervor, die als Fibropapillome angesprochen werden. Nacken, Rücken, Brust, Triel und Beine sowie der Unterbauch sind bevorzugte Körperregionen. Die Papillome können, abhängig von der Lokalisation, unterschiedlich groß werden, haben eine meist blumenkohlartige Form und ein Fibrom an ihrer Basis. Die genannten BPV-Typen, insbesondere der Typ 2, rufen Fibropapillome auch an Penis, Vulva und Vagina hervor, die aber meist weniger epithelial proliferieren und oberflächlich glatt erscheinen. Bei Fibropapillomen, die in Ösophagus und Magen diagnostiziert werden konnten, fand man keine reifen BPV-Partikel oder -antigene, hat aber auch intranucleär BPV-DNA nachweisen können. Auch im Harnblasenepithel von Kälbern kann das Virus Fibropapillome hervorrufen. In einzelnen Regionen der Welt, wo auf geeigneten Böden bestimmte Farnspezies, z. B *Pteridium aquilinum*, gedeihen und von Rindern aufgenommen werden, tritt die sog. „bovine enzootische Hämaturie" auf. Sie ist verbunden mit canceronösen Entartungen der mit BPV befallenen Schleimhaut. Es wird vermutet, dass die aufgenommenen Farne einen Stoff enthalten, der bei längerer Einwirkung auch in geringen Mengen als Cocancerogen wirkt. Die enzootische Hämaturie verliert sich mit dem Fernhalten der Jungrinder von den Farnweiden.

Das immunologisch unterschiedliche BPV Typ 3 erzeugt Fibropapillome atypischer Art mit der Tendenz zur Persistenz. Auch erwachsene Tiere sind für diesen Typ empfänglich. Über Papillome und Carcinome am gesamten Verdauungstrakt von Rindern wurde von Farmern an der Westküste Schottlands berichtet, wo Farnkräuter auf den Weiden weit verbreitet sind. Aus Papillomen wurde ein BPV isoliert, das als Typ 4 fungiert. Ein hoher Anteil der Schlachtrinder mit über 5 Jahren enthielt Papillome oder squamöse Carcinome im Verdauungstrakt. Z. T. ließ sich nur genomische BPV 4-DNA nachweisen. Für die Entartung von Papillomen zu Carcinomen ist vermutlich das BPV allein nicht verantwortlich.

Die BPV-Typen 5 und 6 rufen Fibropapillome und Papillome verschiedenster Art nur an den Zitzen hervor. Diese greifen auch gelegentlich auf das Euterepithel über und können neben der typischen Fibropapillommorphologie auch „atypisch" flach oder filiform sein.

Die Inkubationszeit beträgt bei Hautpapillomen etwa 30 Tage. In ihrer Entwicklung können die Papillome aber individuell beträchtlich variieren und es kann auch bis zu 12 Monate dauern, bis die Effloreszenzen rückgebil-

**Tab. 3.17** Tumorbildung durch die bovinen Papillomvirustypen.

| BPV-Typ | Papillombildung am homologen Wirt (Rind) | Heterolog |
|---|---|---|
| 1, 2 | Fibropapillome der Haut (Gehirn) Fibropapillome des Genitalepithels (Harnblase) | Pferd: Fibrom, Sarkoid |
| 3 | Fibropapillome im Digestionstrakt | |
| 4 | squamöse Papillome (Carcinome) im Digestionstrakt | |
| 5 | Fibropapillome (Papillome) an Zitzen | |
| 6 | Papillome an Zitzen | |

det werden. Oft ruft die Papillomatose trotz flächenhafter Ausbreitung über Kopf, Nacken, Triel usw. keine ernsthaften Störungen des Allgemeinbefindens junger Tiere hervor. Die Warzen zerfallen im Verlauf des Heilungsprozesses progredient, sodass sie oft nach 8–12 Wochen unter vollständiger Regeneration des Integuments restlos verschwunden sind.

Bovine Papillomviren werden auch als Ursache gutartiger papillomatöser Wucherungen an Augenlidern und Konjunktiven, u. a. an der cornea von Rindern vermutet.

■ Immunologie

Die Immunität beruht vorwiegend auf zellvermittelten Mechanismen und wird im Verlauf einiger Wochen p. i. ausgebildet. BPV-spezifische Ak werden gebildet und sind relativ frühzeitig bei infizierten Rindern nachweisbar; auch bei mit Warzenvaccinen geimpften Tieren. Ältere Tiere sind meist unempfindlich, weil sie wahrscheinlich bereits klinisch inapparente Infektionen im jugendlichen Alter überstanden haben Bei jungen Tieren, besonders mit Defekten im Immunsystem, können sich die Papillome extensiv ausbreiten und lange persistieren, bevor eine Abwehrreaktion einsetzt.

■ Bekämpfung

Eine Behandlung der Rinderpapillomatose mit chemischen Mitteln oder Arzneien bleibt in der Regel erfolglos. Nur die chirurgische Exzision und die Kryochirurgie sind erfolgversprechend, allerdings erst dann, wenn die Papillome voll entwickelt bzw. ausgereift sind. Chirurgische Eingriffe in früheren Stadien dagegen führen meist zu Rezidiven oder bewirken sogar eine Stimulierung der Proliferationen. Befallene Tiere sollten getrennt von gesunden gehalten werden, obwohl eine Ansteckung bereits viel früher erfolgt sein kann.

Die kutane Papillomatose kann mit Autovaccinen, aus exzidierten Papillomen gewonnen und formalininaktiviert, bekämpft werden. Kälber in befallenen Beständen sollten schon im Alter von 4–6 Wochen, bei Wiederimpfung nach weiteren 4–6 Wochen sowie nach 1 Jahr, intradermal an 2 oder mehr Lokalisationen, mit 0,4 ml geimpft werden. Die Immunität entwickelt sich aber erst nach mehreren Wochen. Sie ist aber, zumindest für die meisten BPV, typspezifisch. Die Tiere sind also gegen Infektionen und Papillome anderer BPV-Typen nicht geschützt.

Die durch Impfungen erzielte Immunität steht in keiner Beziehung zu den noch nicht bekannten Mechanismen, die schließlich die Regression der Warzen bewirken. Sie kann auch bei einer vorangegangenen Infektion eine Warzenentwicklung nicht mehr verhindern. Prophylaktische Impfungen in befallenen Beständen zeigen deshalb erst nach Monaten Erfolge und müssen mindestens ein Jahr durchgeführt werden, solange die Ansteckungsmöglichkeit im Bestand nicht erloschen sind.

Gentechnologisch entwickelte Vaccinen, die in Prokaryonten exprimierte Antigene enthalten, sind noch in der Experimentierphase. Die Problematik der Entwicklung von effizienten BPV-Vaccinen liegt u. a. in der Existenz zahlreicher Serotypen.

### 3.6.1.3 Papillomatosen bei kleinen Wiederkäuern, Pferd, Schwein, Kamel, Elefant

Vornehmlich Fibropapillome der Haut, induziert durch eine eigene originäre Papillomvirusspezies, treten bei Schafen bevorzugt im Maulbereich sowie den Extremitäten auf. Bei Merinoschafen wurden Papillome auch an Augenlidern und Vulva sowie squamöse Carcinome beschrieben. Für bösartige Entartungen wird hier das Sonnenlicht als cocancerogener Faktor diskutiert. Ziegen haben häufig ähnliche, durch ein selbstständiges caprines Papillomvirus hervorgerufene Papillomatosen. Bevorzugt werden Tiere bestimmter Rassen befallen. Einerseits sind die Papillome hauptsächlich kutan an Kopf, Nacken, Thorax oder Euter lokalisiert und bleiben flach und krustig, andererseits entwickeln sich die am Euter blumenkohlförmig und zerklüftet. 3 verschiedene Papillomviren werden ursächlich bei Papillomatosen des Cerviden vermutet. Viren wurden aus dem verhornenden Epithel isoliert. In den Fibromzellen ließen sich ihre Genome nachweisen. Auch bei anderen Wildwiederkäuern, wie Karibu, Elch und Antilope, mit Fibropapillomen konnten virusspezifische Antigene oder DNA nachgewiesen werden. Papillomvirusinduzierte Neubildungen wurden auch bei Kamelen beschrieben. Eine Typifizierung steht noch aus.

Speziesspezifische Papillomviren werden ferner bei Pferd und Elefant vermutet. Sie sind aber bisher weder serologisch noch molekularbiologisch identifiziert worden. Equine Papillome, meist nur sehr klein und am Kopf auftretend, findet man äußerst selten. Zwar ist durch den molekularbiologischen Genomnachweis an Zellen von Fibropapillomen, an Papillomen und an Sarkoiden bei Pferd und Elefant die Ätiologie praktisch erwiesen, nur beim equinen Sarkoid sind jedoch Genome der bovinen Typen 1 und 2 sicher identifiziert worden. Die BPV-Genome liegen in den Zellkernen in episomaler Form vor. Dieses equine Sarkoid dürfte mit etwa 40 % der häufigste Tumor beim Pferd sein. Bevorzugte Lokalisationen der oft oberflächlich ulzerierenden und blutenden Tumoren sind Kopf, seitliche Brustwand, Unterbauch und distaler Extremitätenbereich. Das Sarkoid kann von den an Nüstern, Maul und kutanen Schleimhäuten auftretenden Papillomen abgegrenzt werden. Hinsichtlich der Morphologie werden 4 Typen unterschieden: Typ 1 oder das verrucöse, langsam wachsende, der fibroblastoide Typ 2, der gemischte Typ 3 und der okkulte Typ 4, der sich als flache Hautverdickungen mit peripherer Alopezie äußert. Pferde sind empfänglich für experimentelle Infektionen mit BPV1 und 2 und die entstehenden Tumoren sind ähnlich wie das Sarkoid.

Sarkoide ähnlicher Art wurden auch bei Maultieren und Eseln gefunden, wo sie Fibrosarkomen ähnlich sind. Auch verruköse und fibroblastische Formen kommen vor. Nur dort, wo die Papillomvirus-bedingten Sarkoidosen ein ernsthaftes Problem sind, ist eine Impfprophylaxe bei jungen Pferden mit Vaccinen, die inaktiviertes BPV 1 und 2 enthalten, angezeigt.

Noch unklar ist die Genese bei den mehrheitlich als Genitalpapillomatosen bekannten Erkrankungen des Schweins.

### 3.6.1.4 Papillomatose beim Hund

Epitheliale Papillome bzw. Warzen kommen insbesondere bei Welpen aller Zuchten und überwiegend im oralen Bereich sowie an den Lippen vor. Obwohl sie gutartig sind und spontan wieder verschwinden, stören sie meist stark die Nahrungsaufnahme. Unterschiedlich zu den oralen Papillomen vornehmlich junger Hunde erscheinen die Hauptpapillome älterer Tiere an Kopf, Innenseite der Ohrmuscheln, Augenlidern, Pfoten, Penis und Vagina. Ob hier ätiologisch Unterschiede bestehen ist noch nicht abgeklärt.

Die oralen Warzen sind papulöse, glatte, helle bis schleimhautfarbene Erhebungen nur in der Maulhöhle, oft kugelig an der Oberfläche, die später in raue bis blumenkohlartige Gebilde übergehen. Sie können sich auf die Mukosa von Backen, Zunge, Gaumen bis zum Pharynx ausbreiten. Selten werden auch Hautpapillome in der Umgebung von Maul, Nase und Augenlidern, evtl. Konjunktiven beobachtet. Auch Übergänge zu squamösen Carcinomen sind beschrieben.

Die Papillomatose der Hunde stehen in keiner Beziehung zu anderen Papillomvirusspezies. V. a. die orale Papillomatose soll leicht übertragbar sein. Sie ist weltweit verbreitet und häufig auch bei anderen Caniden anzutreffen. Bei Inkubationszeiten von 4–8 Wochen verschwinden die Warzen nach 1–5 Monaten spontan und gleichzeitig und hinterlassen eine Immunität. Ältere Hunde sind in der Regel – wohl aufgrund vorangegangener leichter oder klinisch inapparenter Infektionen – nicht empfänglich.

Die Anwendung inaktivierter Autovaccinen für eine prophylaktische Impfung, hergestellt aus Warzengewebe, ist möglich. Die Anwendung ist aber nur dann sinnvoll, wenn verbreitet und persistierend Warzen in Zwingern Probleme bereiten. Auch Autovaccinen, aus einer ausreichenden Menge exstirpierten Papillommaterials hergestellt und inaktiviert, können verwendet werden.

### 3.6.1.5 Papillome und Warzen bei anderen Tieren

Papillome und Fibropapillome sind auch bei anderen Tierarten beschrieben, wobei nur vereinzelt Papillomviren oder DNA diagnostisch nachgewiesen wurden. Die älteste und gut erforschte Papillomatose ist die der Kaninchen, insbesondere der Baumwollschwanzkaninchen (*Oryctologous cuniculus*) in den USA (SHOPE-Papillom). Sie ist gutartig und ebenfalls von selbst ausheilend. Ein orales Papillom, auch beim Kaninchen beschrieben, soll sich vom SHOPE-Papillom unterscheiden.

Eigene P. sind ferner bei Ratten und Mäusen bekannt. Nachgewiesen wurden solche Viren auch bei Affen, Silberfuchs und Opossum. In jüngster Zeit wurden Warzen wiederholt bei Vögeln beschrieben. Sie traten an Kopf, Beinen und Füßen sowie in der Kloakengegend auf (Papageien, Buchfink). Bei im Zoo gehaltenen Wasservögeln wurden sie endemisch an den Plantaroberflächen der Füße beschrieben. Auch bei Reptilien hat man Papillome gefunden.

### 3.6.1.6 Warzen beim Menschen

Eine gravierende Rolle im Infektionsgeschehen der Menschen spielen P. als Erreger von Warzen. Bis dato hat man über 70 verschiedene Genotypen isoliert und differenziert. Nach einhelliger Meinung zeigen die einzelnen Typen nicht nur eine bevorzugte Lokalisation, sondern auch eine unterschiedliche Potenz, als Cofaktoren bei der Bildung von Malignomen mitzuwirken, eine ursächliche Mitbeteiligung also von Papillomviren an bösartigen Tumoren mit ansteigender Tendenz.

Weit verbreitet sind die sog. gemeinen Warzen, Verrucae vulgares (Epidermodysplasia verruciformis), die sich hauptsächlich an der äußeren Haut, an den Händen, am Kopf, an den nasopharyngealen Schleimhäuten oder als Plantarwarzen an Fußsohlen entwickeln. Es sind typische kleine erhabene bis blumenkohlartige Papillome, induziert überwiegend durch die Typen 1, 2, 4 und 7, zuweilen filiform (Pinselwarzen in der Bartgegend), oder als Flachwarzen, Verrucae planae (Typen 3 und 5) auftretend.

Insbesondere bei den Flachwarzen werden zunehmend maligne Entartungen zu flachen Epithelcarcinomen (Kopf, Hals) beschrieben. Während diese bösartigen Papillome bisher fast nur bei Personen mit über 60 Jahren bekannt waren (Typ 5) werden sie mehr und mehr auch bei Jüngeren festgestellt. Sie können an Haut, Zunge, Mundhöhle und Nasenrachenraum auftreten. In den Carcinomzellen dominieren Virus-DNA der Typen 18 und auch 31. Die Inzidenz aller bösartigen Erkrankungen, induziert durch diese Genotypen, wird auf 25 % aller infizierten Personen geschätzt.

Eine ansteigende Tendenz und eine schnellere stärkere Verbreitung beschrieb man auch bei den anogenitalen Warzen (Krankheitsbezeichnung: venereal warts; Condyloma accuminatum), die selbst bei Kindern vermehrt auftreten und gewöhnlich sexuell oder bereits bei der Geburt übertragen werden. Bei den Genitalwarzen kann zwischen spitzen Kondylomen und den häufigen Feigwarzen (Condyloma accuminata) differenziert werden. Sie können an Penis, Schamlippen und in der Analgegend, aber auch an der Cervix oder in der Harnröhre auftreten und sind ansteckend. Bei gutartigen Warzen wurden überwiegend die Typen 6 und 11, aus maligne entarteten DNA der Typen 16, 18 und 31, ferner 33, 52b und 58 nachgewiesen. Letzteren wird eine besondere krebsfördernde Komponente, speziell beim Cervixcarcinom der Frauen, zugesprochen.

Aufgrund von Papillomvirus-DNA-Nachweisen schätzt man, dass 30–50 % aller Männer und Frauen mit solchen P. infiziert sind und eine von 100 Frauen nach 10–20 Jahren an Gebärmutterhalskrebs erkrankt. In den Krebsgeweben wurden, v. a. in den Entwicklungsländern, in bis zu 90 % der Zellen Papillomviren der Typen 16 und 18 identifiziert.

Vor der Warzenentwicklung wurden Inkubationszeiten von 4–6 Wochen, aber auch viel längere von 3–8 Monaten beobachtet. Vaccinen gegen die Typenvielfalt der humanen Warzen sind bisher nicht entwickelt worden. Gutartige Warzen entfernt man beim Menschen heute überwiegend durch eine Gefrierätzung der Papillome. Neuerdings werden sehr gute Erfolge durch eine Exstirpation mit Laserstrahlen und darauffolgende Behandlung mit Interferon berichtet.

> ! Papillomviren sind die Erreger benigner (Warzen), seltener auch maligner Neubildungen (Carcinome) in der Haut oder Schleimhaut bei Tieren, Menschen und Vögeln. Sie kommen in zahlreichen Serotypen vor und zeichnen sich durch ausgeprägte Wirtsspezifität aus.

**Tab. 3.18** Genus *Polyomavirus* (Papovavirus B).

| Ursprung (Zellart) | Name | Anmerkungen |
|---|---|---|
| Rind | bovines Polyomavirus | aus serumfreien Zellkulturen |
| Maus, Ratte | murines Polyomavirus 1 murines Polyoma(K)-Virus II | |
| Hamster | Hamsterpolyoma-(HP)-Virus | |
| Kaninchen | Kaninchenpolyoma-(RK)-Virus SV 40-Virus (Primat, Mensch) diverse Polyomaviren (SA 12 u. a.) | rabbit kidney vacuolating virus simian virus, vacuolating agent von Primaten und Makaken |
| Affe | | |
| Mensch | BK-, JC-Virus | |

## 3.6.2 Infektionen durch Polyomaviren

Die dem Genus B *(Polyomavirus)* der Papovaviridae zugeordneten Polyomaviren sind ausnahmslos latent vorkommende Parasiten in Säugerzellen. Sie fungieren bei ihren tierischen Wirten nicht als Erreger typischer Krankheiten, sondern verursachen klinisch inapparente, in der Regel persistierende Infektionen. Fast alle diese Polyomaviren hat man aus Geweben von „gesunden" Organismen oder aus daraus gewonnenen Zellkulturen isoliert und gezüchtet. Sie vermehren sich in wirtshomologen Zellkulturen produktiv mit cytopathischem Effekt, bilden in infizierten Zellen typische intranucleäre Einschlüsse, führen aber nach Infektion heterologer Zellarten häufig zu deren Transformation. Polyomaviren gelten deshalb als fakultativ onkogen. Ihre Genome hat man auch häufig in die Zellgenome integriert nachgewiesen. Ob dann eine besondere cocarcinogene Potenz vorliegt ist nicht bekannt.

In der **Tab. 3.18** sind die bekanntesten Polyomaviren aufgelistet, wobei noch weitere Isolate, überwiegend von Zellkulturen aus Affen- oder Nagergewebe stammend, existieren.

Die Wirtsspezifität aller bisher beschriebenen Polyomaviren ist noch mehr als unklar. Neuerdings wird vermutet, dass die meisten Polyomaviren nur einer Spezies bzw. demselben Typ (boviner Typ) angehören und überwiegend über die in Zellkulturmedien verwendeten, nicht gründlich inaktivierten Kälberseren in die Zellkulturen gelangten, aus denen sie später isoliert wurden. Exakte Daten werden erst dann möglich sein, wenn vergleichende Genomanalysen zu diesen Viren vorliegen. Eine zweite Spezies von Polyomaviren könnten die bei Nagern vorkommenden darstellen (Polyoma = „viele Tumoren", abgeleitet von Mäusetumoren).

Ak gegen das bovine Polyomavirus ließen sich im Serum insbesondere von Personen nachweisen, die in engem Kontakt zu Rindern stehen (seropositiv: Rinder 62 %, Veterinärchirurgen 71 %, Rinderfarmer 50 %, Schlachter 40 %, technisches Personal in Veterinärinstituten 16 %, Veterinärstudenten 10 %). Auch bei den zahlreichen in jüngster Zeit aus Affenzellen isolierten Viren, wie das STMV-Virus (stump tailed macaque virus) und die STMV-like Viren wird eine Kontamination über Kälberseren ursächlich für möglich gehalten.

Die Kontamination von Kulturzellen mit latenten, nicht entdeckten Polyomaviren wirft die ernstzunehmende Frage auf, ob es vertretbar ist, Impfviren (z. B. Tollwut u. a.) aus solchen Kulturen in Impfstoffen für Mensch und Tier zu verwenden. Die weite Verbreitung von Polyomavirus-Ak weist zusätzlich auf diese Problematik hin.

Bei der menschlichen „progressiven Leukoencephalopathie" (PML) wurden zwei Polyomaviren isoliert, ohne dass deren ursächlicher Zusammenhang mit der PML erwiesen ist; das weit verbreitete JC-Virus (Ak bei 60 % der Population) und das nach Immunsuppression aus organtransplantierten Patienten isolierte BK-Virus. Auch das SV 40-Virus (isoliert aus Affen) soll am Menschen haften.

Die „humanen" Polyomaviren sind nahe verwandt und serologisch differenzierbar. Ein möglicher ätiologischer Zusammenhang mit der PML stützt sich bisher lediglich auf papovaspezifische Einschlüsse in Gehirnzellen, die man bei PML-Patienten nachgewiesen hat. In unbestätigten Beobachtungen wurde vermutet, dass Meningeome bei Poliovirus-Impflingen nach Applikation von SV40-kontaminierten Vaccinen, die in den 50er-Jahren vorübergehend angewendet wurden, verursacht sein könnten.

Als aviäres Polyomavirus wurde der Erreger der Nestlingssterblichkeit der Wellensittiche („budgerigar fledgling disease") identifiziert. Diese v. a. in den USA festgestellte Erkrankung verursacht in Vogelzuchten von Wellensittichen *(Melopsittacus undulatus)* Mortalitätsraten zwischen 30 und 80 %. Betroffen sind alle visceralen

Organe. Die Veränderungen manifestieren sich insbesondere durch Hydroperikard sowie Herz-, Leber- und Nierenschwellungen. Die erkrankten Tiere fallen durch einen prall gefüllten Kropf und Hautrötungen auf. Bei der histologischen Untersuchung werden besonders in den epithelialen Zellen Megakaryocyten sowie intranucleäre Einschlusskörperchen nachgewiesen. Letztere enthalten bei der ultrahistologischen Untersuchung Anhäufungen von Polyomaviruspartikeln. Das Virus kann nach Adaptation in Hühnerfibroblastenzellen vermehrt werden.

## 3.7 Infektionen und Krankheiten durch Circoviren

### 3.7.1 Allgemeines

Circoviren sind unbehüllte Viren mit einer ss DNA negativer Polarität (Abschnitt 3.1).

### 3.7.2 Porcines Circovirus (PCV)

Ein PCV wurden vor wenigen Jahren aus der persistierend infizierten Schweinenierenzelllinie PK-15 isoliert und später als PCV-1 bezeichnet. Die ätiologische Rolle dieses Virus beim Schwein bleibt nach wie vor ungeklärt.

Später wurde aus mehreren europäischen und amerikanischen Staaten über eine neuartige Erkrankung bei Absatzferkeln berichtet, die als Postweaning-multisystemic-wasting-syndrome oder auch als piglet-wasting-syndrome bezeichnet wurde. Dabei wurde ein Virus isoliert, das die Bezeichnung porcines Circovirus Typ 2 (PCV-2) erhielt. Aufgrund von Nucleotidsequenzierungen und PCR-Analysen sind die neuen amerikanischen und europäischen Isolate weit gehend identisch, unterscheiden sich aber genetisch wesentlich vom PCV-1.

Wie die englische Bezeichnung des Syndroms erwarten lässt, treten allgemeine Wachstumsstörungen und gehäufte Todesfälle auf. Hinsichtlich der klinischen Symptomatik stehen respiratorische (seröser Nasenausfluss, Dyspnoe, Husten, Konjunktivitis), gastrointestinale Störungen (Diarrhö, Ikterus) sowie Meningitiden im Vordergrund des insgesamt relativ unspezifischen Krankheitsbilds im Vordergrund. Die Erkrankungen verlaufen fieberhaft (Temperaturen bis 41,5 °C) und Schwellungen der inguinalen Lymphknoten werden als regelmäßig auftretend beschrieben. Teilweise waren auch Sauen betroffen, wobei verzögerte Geburten mit lebensschwachen Ferkeln, geringere Wurfgröße, verminderte Milchleistung und Vaginalausfluss beobachtet wurden. Bei der Sektion wurden Lungenveränderungen, vergrößerte Lymphknoten, Magenulzera und Perikarditiden festgestellt. Diese Befunde ähneln denen der Influenzaerkrankung.

PCV scheinen sehr kontagiös zu sein und werden über die Nasenschleimhaut, später auch mit dem Kot ausgeschieden.

Die Seroprävalenz bei älteren Schlachtschweinen und Zuchtsauen beträgt bis zu 60 %; auch bei Wildschweinen wurden Ak nachgewiesen. Die Mortalität liegt zwischen 2 und 10 %, der Anteil der Kümmerer zwischen 5 und 50 %. Allein dürfte das Virus als Krankheitserreger wenig bedeutsam sein, allenfalls harmlose Infektionen auslösen oder andere Infektionen komplizieren. Darauf deuten auch die sonstigen Laborbefunde hin, wobei häufig gleichzeitig PPV, PRRS-, porcines Influenzavirus oder multiresistente bakterielle Problemkeime, wie Streptokokken, Staphylokokken, *Escherichia coli* und Pasteurellen festgestellt wurden.

Krankheitserscheinungen oder pathologisch-anatomische Läsionen ließen sich nach experimenteller Infektion nur in Kombination mit PPV beobachten. Die epidemiologischen Erhebungen sprechen dafür, dass Umweltfaktoren, wie z. B. hohe Belegungsdichten, schlechtes Stallklima das Ausmaß der Verluste erheblich beeinflussen können.

### 3.7.3 Aviäres Circovirus
(Kükenanämie; chicken anaemia agent)

Das Kükenanämievirus wurde ebenfalls erst vor wenigen Jahren als solches erkannt und charakterisiert. Es verursacht bei Hühnerküken eine schwere Anämie. Beobachtet wurden auch subkutane und intramuskuläre Blutungen, Defekte an den erythroblastoiden Zellen, im Knochenmark und in den Lymphorganen. Bei Küken der ersten Lebenstage wird die Cortex der Thymuslappen zwar rückgebildet, sie erholt sich aber nach 3 Wochen wieder. In dieser Zeit unterbleibt bei Impfungen, z. B. gegen Newcastle disease oder infektiöse Bronchitis, die Immunantwort.

Im natürlichen Geschehen verursachen aviäre Circovirusinfektionen allein keine nennenswerten Verluste bei Küken. Doppelinfektionen jedoch haben oft schwere Folgen. Zusammen mit der Marek-Krankheit, mit der infektiösen Bursitis, der Retikulendotheliose, mit Infektionen durch Adeno- oder Reoviren, entwickeln sich schwere Krankheitsbilder.

Das aviäre Circovirus (CAA) ist weltweit verbreitet. Es lässt sich v. a. Dingen in Verbindung mit der Marek-Krankheit in vielen Ländern der Welt isolieren.

Die Schnabel- und Federkrankheit der Papageien; (psittacine beak and feather disease, PBFD)

Diese v. a. in Australien auftretende Krankheit ist durch einen kontinuierlichen Federverlust sowie durch Deformationen des Schnabels und der Extremitäten von Kakadus, Papageien und Wellensittichen gekennzeichnet. Der Erreger wurde bereits 1984 in Ultradünnschnitten betroffener Vogelgewebe nachgewiesen und später hinsichtlich seiner Morphologie und Genomstruktur als Circovirus identifiziert.

Obwohl primär v. a. Kakadus erkranken, sind auch zahlreiche andere Psittaciden im Alter bis 5 Jahren empfänglich. Die Erkrankung manifestiert sich vorrangig während der Mauser bei Jungvögeln. Die Krankheit kann mit Homogenaten von Federfollikeln betroffener Vögel experimentell übertragen werden. Eine Immunsuppression ist Teil des Krankheitssyndromes, sodass bei den erkrankten Vögeln häufig opportunistische Infektion auftreten, die die Mortalitäsrate erhöhen.

Die Diagnose ergibt sich aus dem klinischen Bild und kann durch die histologische Untersuchung und den Nachweis intracytoplasmatischer basophiler Einschlusskörperchen unterstützt werden. Eine Bekämpfung ist bislang nur durch hygienische Maßnahmen und strikte Importquarantäne bei importierten Psittaciden sowie der entsprechenden Zuchten möglich.

> ! Circoviren sind kleine unbehüllte Viren mit einer einzelsträngigen zirkulären DNA als Genom. Sie sind bei Ferkeln als Erreger an einem chronischen Kümmerer-Syndroms beteiligt sowie als ätiologisches Agens der Kükenanämie nachgewiesen.

## 3.8 Infektionen und Krankeiten durch Parvoviren

### 3.8.1 Allgemeines

Die Familie der Parvoviridae ist in zwei Subfamilien untergliedert: Parvovirinae und Densovirinae (Abschnitt 3.1, **Tab. 3.19**). Parvoviren besitzen 3 (4) Proteine; bei einzelnen Virusspezies ist eine hämagglutinierende Aktivität nachweisbar.

Die Vermehrung der Parvoviren findet im Zellkern statt und ist abhängig von bestimmten Funktionen der Wirtszelle und bei Dependoviren von Helferfunktionen anderer Virusarten (Adeno-, Herpesviren).

Die Infektiosität der Viren ist stabil, vergleichbar der anderer unbehüllter Viren (Abschnitt 3.1), auch im sauren Milieu (pH 3). Parvoviren gehören zudem zu den Viren mit einer sehr hohen Tenazität. Überwiegend werden sie erst bei Temperaturen zwischen 80 und 90 °C und aufgrund ihrer sehr hohen Konzentrationen, z. B. in Kot, nur durch gegenüber unbehüllten Viren wirksame Desinfektionsmittel in höheren Konzentrationen inaktiviert.

Die Virusarten des Genus *Parvovirus* vermehren sich in empfänglichen Zellkulturen autonom. Mit Ausnahme des felinen Parvovirus, das in 3 Subspezies vorkommt (Panleukopenie-, Hundeparvo- und Nerzenteritisvirus), verhalten sich alle Spezies serologisch einheitlich. Diesem Genus gehören alle pathogenen Parvoviren der Vertebraten an. Ihre Vermehrung gelingt in allen spezieshomologen oder eng verwandten Zellkulturen. Auch in vivo manifestieren sie sich in Organen und Zellen mit hoher Mitoserate. Klinisch inapparente Infektionen sind häufig.

Die Vermehrung der Dependoviren (adenoassoziierte Viren, AAV) ist von DNA-Helferviren, Adeno- oder Herpesviren, abhängig. Ihre Züchtung ist nur in Zellkulturen möglich, die auch für ihre Helferviren empfänglich sind. Reife Partikel enthalten entweder plus- oder minus-DNA-Stränge, die komplementär sind.

**Tab. 3.19** Familie Parvoviridae und ihre wichtigsten Vertreter.

| Genus | Spezies | Name/Krankheit |
|---|---|---|
| Parvovirus | bovines Parvovirus (BPV) porcines Parvovirus (PPV) | Rinder-Parvovirose Parvovirose (SMEDI-Syndrom), Schwein minute virus of canines |
| | canines Parvovirus 1 (CPV-1) felines Parvovirus = felines Parvovirus (FPV) | Panleukopenie der Katzen |
| | = mink enteritis virus (MEV) | Nerzenteritis |
| | = canines Parvovirus 2 (CPV-2) | Hundeparvovirose |
| | Aleutennerzparvovirus (ADV) anserines Parvovirus lapines Parvovirus rat parvovirus Hamsterparvovirus murines Parvovirus (MVM) | Aleutenkrankheit der Nerze Gänsehepatitis Kaninchen Ratte (Nager) H 1-Virus, Hamster minute virus of mice (Nager) |
| Erythrovirus | humanes Parvovirus | B 19; Ringelröteln aplastische Krise |
| Dependovirus | adeno-associated viruses (AAV) AAV-Typen 1 bis 4 (Mensch, Affe); bovines, canines, aviäres, (equines, ovines) AAV | |
| Densovirus | Insektenparvoviren | Densovirosen der Insekten |

### 3.8.2 Densovirosen der Insekten

Die Virusspezies verhalten sich antigenetisch einheitlich. Ob sie eine pathogenetische Rolle spielen ist noch unbekannt.

Densoviren sind nur bei Arthropoden vorkommende Parvoviren. Sie vermehren sich ohne Helferviren und besitzen (wie die Dependoviren) Plus- und Minus-DNA-Stränge. Befallen werden in erster Linie spezieshomologe Insekten unter den Lepidopteren, Dipteren und Orthopteren. Bei deren Larven und Nymphen infizieren sie alle Organe und führen zum Absterben dieser Formen; beim erwachsenen Insekt verläuft die Infektion meist klinisch inapparent.

## 3.8.3 Panleukopenie der Katzen
(infektiöse Enteritis der Katzen, Agranulomatose, Aleukocytose, Katzenpest, Katzenstaupe)

### ■ Allgemeines

Die Panleukopenie ist eine hochkontagiöse, akut verlaufende und verlustreiche Allgemeinerkrankung der Feliden, die durch Fieber, Diarrhö, Erbrechen, Dehydration und eine schwere Leukopenie gekennzeichnet ist. Das Virus kann die Placenta passieren und auf diese Weise schwere Fetopathien verursachen. Die Symptomatologie ist sehr unterschiedlich. Die Letalität liegt bei nichtgeimpften Tieren zwischen 80 und 90 %.

Bis vor kurzem waren zentralnervöse Symptome bei Infektionen mit Panleukopenievirus (FPV) nicht bekannt. Inzwischen ist jedoch nachgewiesen, dass die bei neugeborenen Kätzchen auftretenden Ataxien ebenfalls durch FPV induziert werden können. Ursache hierfür sind intrauterine Infektionen, die meist im letzten Drittel der Trächtigkeit auftreten, wobei das Virus die Placentaschranken überwindet.

Die Verbreitung der Panleukopenie ist weltweit.

### ■ Ätiologie

Das feline Parvovirus (FPV) ist dem Genus *Parvovirus* in der Familie Parvoviridae zugeordnet. Einige Virusstämme weisen eine HA-Aktivität für Erythrocyten von Schwein, Rhesusaffe und Katze auf.

Antigenetisch ist das FPV einheitlich und verwandt mit dem Virus der Nerzenteritis (MEV), das eine Virulenzmutante des FPV darstellt. Eine genetische und antigenetische Verwandtschaft besteht auch mit dem erst seit 1977/78 auftretenden caninen Parvovirus-2 (CPV-2). Das FPV vermehrt sich mit cpE in primären Katzennierenzellen sowie in felinen Zelllinien. In allen Fällen werden nucleäre Einschlusskörperchen gebildet. Nach Dauerpassagen des Virus in Zellkulturen kommt es zu rascher Attenuierung mit Verlust der Virulenz.

Das Wirtsspektrum umfasst unter natürlichen sowie experimentellen Bedingungen alle Spezies der Familie Felidae. Waschbären und Nerze sind ebenfalls empfänglich, experimentell auch neugeborene Frettchen.

### ■ Epidemiologie

Die Ausscheidung des FPV erfolgt mit allen Sekreten und Exkreten infizierter Tiere. Es gibt Hinweise dafür, dass auch genesene Katzen und Nerze das Virus noch über ein Jahr ausscheiden können, sodass die Infektkette sehr lange erhalten bleiben kann. Eine Virusübertragung ist in der Regel durch direkten Kontakt oder indirekt durch infiziertes Futter oder Käfige möglich. Alle verseuchten Gegenstände sowie der Mensch kommen als weitere Vektoren infrage. Eintrittspforten des Virus sind der Respirations- (Staub- und Tröpfcheninfektion) sowie der Digestionstrakt. Ferner wird eine mechanische Übertragung durch Flohstiche diskutiert. Als Virusreservoire gelten Dauerausscheider sowie klinisch inapparent infizierte Hauskatzen und Nerze.

Katzen aller Altersstufen werden befallen, obwohl Jungkatzen am häufigsten erkranken. Morbidität und Letalität variieren stark in Abhängigkeit vom Immunstatus der Population bzw. des Tieres.

### ■ Pathogenese und Pathologie

Die Pathogenese wird durch die hohe Affinität des FPV für Zellen mit mitotischer Aktivität geprägt. Der Befall bestimmter Organe und Gewebe sowie alle beobachteten Veränderungen beruhen auf diesem Phänomen. Nach intranasaler oder oraler Infektion kommt es zunächst zur Virusvermehrung in der Pharynxschleimhaut und dem lymphatischen Gewebe des Kopfbereichs, worauf rasch eine generalisierende Virämie folgt, bei der Virus zwischen 18 Stunden und 7 Tagen im Blut nachweisbar ist. 24 Stunden p. i. kann es aus Thymus, Herz, Mesenteriallymphknoten, Niere, Dünndarm und Cerebellum isoliert werden; 2 Tage nach der Infektion sind praktisch alle Organe virushaltig. Eine starke Virusvermehrung findet in allen Gewebeschichten der Blutgefäße statt. Mit dem Erscheinen neutralisierender Antikörper etwa ab 7–8 Tagen p. i. ist das Virus in den meisten Organen bis zum 14. Tag nicht mehr nachweisbar. Aufgrund der starken Affinität des FPV für Zellen in Mitose werden Infektionen v. a. im Thymus, Knochenmark, Lymphgewebe und im Dünndarmepithel beobachtet. Im Knochenmark tritt Zellschwund ein, ebenso in den parakortikalen und follikulären Zonen von Lymphknoten und Milz, wo es zum Verlust der kleinen Lymphocyten kommt. Eine Thymusatrophie ist schon 2 Tage nach der Infektion nachweisbar. Diese massiven Veränderungen im RHS sind die Ursache für die ausgeprägte Leukopenie. Hieraus resultiert eine temporäre Immunsuppression, die in erster Linie die T-Lymphocytenfunktion beeinträchtigt. Im Dünndarm sind hauptsächlich die sich schnell vermehrenden Epithelzellen in den Krypten betroffen. Dadurch entstehen eine akute Enteritis und eine häufig tödlich verlaufende Dehydration.

> ! Alle autonomen Parvoviren haben eine Affinität zu metabolisch und mitotisch aktiven Zellen, wie z. B. fetalen Geweben und Darmepithelzellen.

Bei trächtigen Katzen passiert das Virus die Placenta, wodurch es zur Infektion von Feten kommt. Sie führt zu cerebellärer Hypoplasie oder zu Aborten, Totgeburten oder der Geburt lebensschwacher Kätzchen mit Ataxien.

Die pathologisch-anatomischen Veränderungen sind wenig typisch. Gewöhnlich sind Jejunum und Ileum ödematös und erweitert. Meist treten Hyperämie und petechiale Blutungen in den Serosa- und Mukosaepithelien auf. Bei Jungkatzen werden in der Regel Thymusatrophien und eine cerebelläre Hypoplasie beobachtet. Histologisch stehen degenerative Veränderungen im lymphoretikulären System, Darm und Knochenmark im Vordergrund. Nekrosen der Mukosa treten im Jejunum und Ileum auf, gelegentlich begleitet von fibrinösen und diphtheroiden Belägen. Die Lieberkühn-Krypten enthalten ballonierend degenerierte und abgestorbene Zellen. In Zellen der Krypten sind häufig nucleäre Einschlusskörperchen nachweisbar. Im Knochenmark kommt es zur Zerstörung von myeloischen Zellen. Zellschwund tritt in den Follikeln der Peyer-Platten, in Lymphknoten, Thymus und Milz auf. Die Infektion des Kleinhirns ist neben der Hypoplasie durch den Verlust der internen Granularschicht gekennzeichnet.

### ■ Klinische Leitsymptome

Nach einer Inkubationszeit von 4–6 Tagen verweigern die Tiere das Futter und zeigen Mattigkeit und Erbrechen. Daneben tritt Fieber (über 40 °C) auf. Die Tiere haben starken Durst, können aber nicht trinken. Depression und Hinfälligkeit nehmen rasch zu, schwere Leukopenien und profuse wässrige Durchfälle vervollständigen das Krankheitsbild. Tiere mit respiratorischen Komplikationen haben mukopurulente Konjuktivitiden und Rhinitiden. Der Flüssigkeitsverlust führt zu rascher Abmagerung und Dehydration. Kurz vor dem Tode sinkt die Körpertemperatur ab.

Der Tod tritt durchschnittlich 3–5 Tage nach Beginn der Erkrankung ein. Die Prognose lässt sich durch Leukocytenzählung abschätzen. Sie ist günstig, wenn die Leukocytenzahlen nicht unter 2.000 Zellen/mm$^3$ liegen und bei einer relativen Lymphocytose unter 70 %. Wenn die Leukocyten schnell auf Werte unter 500 Zellen/cm$^3$ absinken, ist die Prognose infaust. Klinisch inapparente Infektionen sind häufig.

### ■ Diagnose

Verdachtsdiagnosen sind aufgrund der klinischen Symptome und der Leukopenie mit Leukocytenwerten unter 1.000 Zellen/mm$^3$ sowie der pathologischen Veränderungen möglich. Eine ätiologische Diagnose beim erkrankten Tier erfolgt durch den Erreger- bzw. Antigennachweis. Der Virusnachweis wird aus Kotproben oder Rektumtupferproben mittels Elektronenmikroskopie, ELISA (Stick-Test), PCR oder durch Virusanzüchtung in felinen Zellen vorgenommen. FPV-Antigen kann mithilfe der IF oder immunhistochemisch in Gewebeschnitten von Darm, Thymus und mesenterialen Lymphknoten nachgewiesen werden.

Antikörper lassen sich in Serumpaaren mithilfe des NT in Zellkulturen erfassen. Er ist empfindlicher als die HAH.

### ■ Immunologie

Nach der Rekonvaleszenz entwickeln Katzen eine mehrjährige Immunität. N-Ak treten erstmals etwa 7–8 Tage p. i. auf und erreichen 4 Wochen später Titer zwischen 1:1.000 und 1:10.000. Zwischen dem Ak-Titer und dem Immunschutz besteht eine positive Korrelation.

Humorale Ak werden fast nur mit dem Kolostrum auf die Nachkommen übertragen, diaplacentar in utero nur etwa 1 %. Die Ak-Titer liegen bei Kätzchen im Alter von einem Tag im Durchschnitt um 1:2.500, nach acht Wochen bei 1:30 und nach 12 Wochen bei 1:5. Kätzchen mit Titern unter 1:30 sind für eine Reinfektion empfänglich. Somit muss damit gerechnet werden, dass zwischen der 6. und 8. Lebenswoche die maternale Immunität auf Werte absinkt, die einen sicheren Schutz nicht mehr gewährleisten (immunologische Lücke). Die maternale Immunität interferiert andererseits nach prophylaktischen Vaccinierung mit der aktiven Ak-Bildung.

### ■ Bekämpfung

Eine Therapie stützt sich nur auf symptomatische Maßnahmen wie Flüssigkeitsersatz, Unterstützung des Kreislaufs etc. Immunserum kann prophylaktisch oder therapeutisch appliziert werden. Der Schutz passiv immunisierter Tiere hält etwa 10 Tage an.

Wirksam lässt sich die Panleukopenie aber nur durch eine aktive Impfprophylaxe bekämpfen. Sie basiert auf Virus, das in Zellkulturen produziert wird. Kommerziell werden Impfstoffe aus inaktivierten Erregern sowie Lebendvaccinen auf der Basis attenuierter Virusstämme angeboten. Beide Vaccinen sind gut verträglich und führen zu einer langdauernden Immunität, jedoch muss mit Vaccinen aus inaktivierten Erregern zweimal geimpft werden. Sie eignen sich besonders für trächtige Katzen, denn bei ihnen sowie bei Tieren im Zuchtalter ist die Applikation von Lebendvaccinen kontraindiziert.

Die Erstimpfung sollte im Alter von 8–10 Wochen erfolgen, wenn die Titer maternaler Ak so stark abgesunken sind, dass sie die Immunitätsentwicklung nicht beeinflussen. Bei Impfstoffen aus inaktivierten Erregern wird eine Wiederholungsimpfung nach 4 Wochen, bei Lebendvaccinen im Alter von 14–16 Wochen empfohlen. Auffrischungsimpfungen sind je nach Art der verwendeten Vaccine alle 1–2 Jahre erforderlich.

## 3.8.4 Parvovirose der Hunde
(canine Parvovirusenteritis, hämorrhagische Gastroenteritis, Katzenseuche der Hunde)

### ■ Allgemeines

Die Parvovirose des Hundes ist eine zyklisch verlaufende Allgemeinerkrankung, die durch Depression, Anorexie, Fieber, Erbrechen und unstillbaren Durchfall gekennzeichnet ist. Am schwersten erkranken Welpen. Auf dem Höhepunkt der Erkrankung wird häufig auch eine Panleukopenie beobachtet. Pathogenetisch handelt es sich um eine systemische Erkrankung, wobei bezüglich Darmmanifestation 2 Möglichkeiten diskutiert werden: das Darmepithel kann über eine Virämie oder über den Digestionstrakt infiziert werden. Bevorzugte Manifestationsorgane sind neben dem Darmepithel das lymphoretikuläre Gewebe und das Myokard. Nach einer starken Dehydration verfallen erkrankte Tiere innerhalb weniger Tage. Tiere, die die ersten 4–5 Krankheitstage überleben, genesen gewöhnlich schnell.

Bei Welpen im Alter zwischen 3 und 12 Wochen kommt es häufig zu plötzlichen Todesfällen. Hier handelt es sich zumeist um eine akute Myokarditis. Obwohl Hunde aller Altersstufen erkranken können, ist das klinische Bild sehr variabel. Wahrscheinlich wird der Krankheitsverlauf auch durch andere pathogene oder fakultativ pathogene Erreger beeinflußt. Morbidität und Letalität sind am höchsten, wenn viele Hunde gemeinsam gehalten werden (Zwinger, Tierheim).

Beim Hund sind 3 Parvoviren bekannt. Das 1968 von Binn et al. beschriebene minute virus of canines (MVC; CPV-1), welches v. a. klinisch inapparente Infektionen verursacht, ein canines AAV sowie das 1977/1978 bei Hunden erstmal von Eugster et al. sowie Appel et al. beschriebene canine Parvovirus 2 (CPV-2). Es weist eine enge Antigenverwandtschaft zum FPV auf und unterscheidet sich vom CPV-1. Die experimentelle Infektion von graviden Hündinnen führte zu Aborten und Fetopathien.

Die Herkunft des CPV-2 ist nach wie vor nicht völlig aufgeklärt. Neuere genetische und phylogenetische Untersuchungen bei FPV/MEV sowie CPV-1 haben die Hypothese, dass CPV-2 möglicherweise eine Mutante der für die Impfung von Katzen und Nerzen verwendeten FPV/MEV-Lebendimpfstoffe ist, nicht unterstützt. Vielmehr konnte durch umfangreiche Untersuchungen von Parrish und Truyen zur Nucleotidsequenz der DNA und der kritischen Epitope des CPV-2 nachgewiesen werden, dass durch Mutationen in wenigen Aminosäuren das Wirtsspektrum des FPV verändert wurde und damit für Caniden pathogen wurde.

Die Parvovirose des Hundes ist gleichzeitig in vier Kontinenten erstmals beobachtet worden und weltweit stark verbreitet. CPV-2 kommt ubiquitär vor.

### ■ Ätiologie

Das canine Parvovirus (CPV-2) weist alle Eigenschaften der Familie Parvoviridae auf. Es besitzt hämagglutinierende Aktivitäten, die sich von denen des FPV und des MEV unterscheiden, ist aber immunologisch eng mit FPV/MEV verwandt. Eine serologische Differenzierung der Virusarten ist mittels NT und HAH möglich. Deutliche Unterschiede zwischen CPV-2 und FPV/MEV lassen sich bei allen Gemeinsamkeiten jedoch im Virusgenom nachweisen. Mithilfe der Restriktionsenzymanalyse sind beide Erregerarten sicher voneinander differenzierbar. In neuerer Zeit sind die antigenen Varianten CPV-2a und CPV-2b aufgetreten, die mittels monoklonaler Antikörper differenziert werden können. Diese Varianten haben ihr ursprüngliches felines Wirtsspektrum wiedergewonnen und konnten auch in Katzen festgestellt werden.

Die Züchtung des Erregers erfolgt hauptsächlich in primären und permanenten caninen Zellkulturen. Der Virusvermehrung läuft meist ein cpE parallel, der, je nach Aktivität der Zellvermehrung, verschieden stark ausgebildet sein kann. Auch werden nucleäre Einschlusskörperchen gebildet Für CPV-2 sind auch Zellkulturen von Katzen, Nerzen Waschbären und Rindern empfänglich.

Das Wirtsspektrum umfasst alle Caniden. Daneben sind Erkrankungen auch bei Nerzen beschrieben. Katzen sind empfänglich die CPV-2-Infektionen, jedoch verläuft diese subklinisch.

### ■ Epidemiologie

CPV-2 wird von infizierten Hunden während 1 bis längstens 3 Wochen nach der Infektion in großen Mengen mit dem Kot, wahrscheinlich auch mit Erbrochenem und Speichel ausgeschieden. Eine Ausscheidung mit dem Urin ist nicht bekannt. Die Übertragung in Zwingern, Tierhandlungen oder Tierheimen findet meist auf direktem Wege (z. B. Beschnuppern, Belecken) statt. Die indirekte Übertragung spielt jedoch eine wichtige Rolle bei der Ausbreitung des Virus zwischen Zwingern. Als Vektoren fungieren Hundebesitzer, Händler, Tierärzte, Personal, Kleidung, Schuhe u. ä. Die Eintrittspforten des Virus sind der Digestions- sowie der Respirationstrakt. Die rasche Ausbreitungstendenz des CPV-2 ist bedingt durch seine hohe Kontagiosität, verbunden mit einer außergewöhnlich hohen Tenazität. Die Morbidität in Tierheimen, Kliniken oder Händlerställen ist sehr hoch, da sich innerhalb kürzester Zeit ein hoher Infektionsdruck aufbaut. Steigende Erkrankungsraten nach Ausstellungen („show dog disease") machen deutlich, wie schnell sich das Virus über große Entfernungen verbreiten kann.

Hunde aller Altersstufen sind empfänglich, jedoch erkranken Welpen am schwersten. Bei älteren Hunden dominieren klinisch inapparente Infektionen. Die Erkrankung zeigt ansteigend endemischen Charakter in den Hundepopulationen, wobei klinisch inapparent infizierte Hunde das Virusreservoir darstellen.

### ■ Pathogenese und Pathologie

Die Pathogenese ähnelt der der felinen Panleukopenie. Nach oraler Aufnahme vermehrt sich das CPV-2 im Lymphgewebe des Pharynxbereichs mit rasch folgender Virämie (2–5 Tage p. i.), über die es sich im ganzen Organismus ausbreitet. Der Virusgehalt im Blutplasma erreicht $10^{5,5}$ KID$_{50}$/ml. Während oder kurz nach Abklingen der Virämie kann CPV-2 im Lymphgewebe (Thymus, Milz, Lymphknoten, Knochenmark) und in den Kryptenzellen des Dünndarms nachgewiesen werden. Der Verlust des differenzierten Darmepithels sowie die daraus resultierende Maldigestion und Malabsorption, verursachen schließlich die Diarrhö. Die intestinale Infektion kann über die Virämie erfolgen. Ob sich das Virus primär auch im Lymphgewebe des Darms (Peyer-Platten) vermehrt, konnte bisher nicht geklärt werden, ist aber wahrscheinlich. Nach parenteraler Vaccinierung mit inaktivierten Vaccinen und anschließender oronasaler Testinfektion wurde eine Virusvermehrung im Darmepithel und in den Peyer-Platten sowie eine Virusausscheidung mit dem Kot beobachtet. Dies spricht für ein lokales Infektionsgeschehen.

CPV-2 kann bei Welpen, wenn es zu einer Myokarditis kommt, auch im Herzmuskel gefunden werden. Massive Veränderungen treten v. a. in Geweben mit starker Zellproliferation auf. Die Vermehrung des Virus mit Cytolyse führt zu einer starken Leukopenie, die möglicherweise eine temporäre Immunsuppression zur Folge hat.

Bei der kardialen Form der Erkrankung scheint die Todesursache im Versagen des Reizleitungssystems zu beruhen, was als Folge der stark lytischen Virusreplikation in den Myokardzellen angesehen wird. Fälle von intrauterinen Infektionen mit Schäden des Fetus wurden bei CPV-2-Infektionen bisher nicht beobachtet.

Die pathologisch-anatomischen Veränderungen sind variabel und wenig typisch. Bei der enteralen Form werden Hämorrhagien und Stauungen in Jejunum und Ileum beobachtet. Die Mesenteriallymphknoten sind ödematös und vergrößert mit multifokalen petechialen Blutungen in der Rinde. Bei Welpen ist immer eine Thymusatrophie nachweisbar. Bei Todesfällen infolge einer Myokarditis ist das Herz vergrößert und der linke Vorhof wie die Ventrikel sind erweitert. In Lunge und Leber sind Stauungsödeme vorherrschend. Histologisch werden Nekrosen des Kryptepithels sowie ein Kollaps der Villi und der Lamina propria im Dünndarm beobachtet. Die verbleibenden Krypten sind verlängert und mit hyperplastischem Epithel ausgekleidet. Nekrosen und Verlust von Lymphocyten lassen sich ferner in den Peyer-Platten, den Keimzentren der Darmlymphknoten und in der Milz nachweisen. Im Thymus kommt es zu diffuser Rindennekrose mit Atrophie, während im Knochenmark nach anfänglicher Nekrose der Blastzellen später eine mehr myeloische Reaktion mit Vorherrschen unreifer neutrophiler Leukocyten nachweisbar sind. Bei der Myokardform dominieren eine Myokarditis mit Ödemen, Verlust von Myofibrillen und Nekrosen. In allen veränderten Organen lassen sich, in Abhängigkeit vom Untersuchungszeitpunkt, nucleäre Einschlusskörperchen nachweisen.

■ Klinische Leitsymptome

Nach einer Inkubationszeit von 4–10 Tagen treten als erste Symptome Anorexie, Teilnahmslosigkeit und Fieber (39,5–41,5 °C) auf. Bald darauf folgt Erbrechen. Die Diarrhö beginnt gewöhnlich etwa 6–24 Stunden nach dem Erbrechen mit grüngelblichen, mukoiden, später dunklen wässrigen Faeces mit oder ohne Blutbeimengungen. Am Höhepunkt der Erkrankung ist eine Panleukopenie ausgebildet mit Leukocytenzahlen zwischen 400 und 3.000 pro mm$^3$. Je schwerer die Leukopenie, desto schlechter ist die Prognose. In ernsten Fällen kommt es zur raschen Dehydration mit Tod innerhalb von 24–48 Stunden. Tiere, die eine Krankheit von 4–25 Tagen überleben, genesen in der Regel schnell. Der Verlauf ist schwerer, wenn Tiere durch andere Infektionen in ihrer Abwehr geschwächt sind.

Bei Welpen im Alter zwischen 3 und 12 Wochen treten häufig Todesfälle ohne vorhergehende Krankheitssymptome auf. Hier handelt es sich um die kardiale Form der Parvovirose. Welpen mit Myokarditis zeigen kurz vor dem Tod Dyspnoe, Herzarrhythmien, Lungenödeme und Veränderungen im EKG. Die akute, letale Myokarditis ist bisher nur bei Welpen im Alter unter 3 Monaten beobachtet worden, jedoch kann es bei überlebenden Tieren noch Monate nach der Erkrankung zu Todesfällen infolge von Herzschwäche kommen.

■ Diagnose

Da die klinische Symptomatik wenig typisch ist, kann eine Verdachtsdiagnose nur im Zusammenhang mit den pathologischen Veränderungen sowie den epidemiologischen Erhebungen gestellt werden. Die ätiologische Diagnose erfolgt durch den Erregernachweis direkt im Kot entweder durch einen Antigen-ELISA oder eine elektronenmikroskopische Untersuchung. Ein optimaler Virusnachweis im Kot ist nur möglich, wenn die Proben kurz nach dem Auftreten erster Symptome entnommen werden.

Eine Isolierung des CPV-2 mittels Anzüchtung in Zellkulturen ist möglich. Bevorzugt verwendet werden Katzenzellinien. Da nicht immer ein cpE auftritt, wird die Virusvermehrung in Zellen mit der IF abgesichert. Weiterhin besteht die Möglichkeit, Virusantigen in Organschnitten erkrankter Tiere mithilfe der IF nachzuweisen. Dies geschieht hauptsächlich in Proben aus Milz, Lymphknoten, Knochenmark und Thymus. Eine Parvovirusinfektion kann ferner serologisch durch den Antikörpernachweis mithilfe von HAH oder NT festgestellt werden.

Differenzialdiagnostisch sind v. a. das Welpensterben, *Escherichia-coli*- und Rota- sowie Coronaviren sowie die enterale Form der Staupe auszuschließen.

■ Immunologie

Infizierte Hunde, die die Krankheit überstehen oder symptomlos durchseuchen, entwickeln innerhalb von 4–7 Tagen p. i. hohe N- und HAH-Ak, die mindestens 2–3 Jahre persistieren. Sie verleihen einen guten Schutz gegenüber Neuerkrankungen, wenn ein bestimmter Titer (z. B. in der HAH 1:80) nicht unterschritten wird.

Die Immunität wird von der Mutter über die Placenta (etwa 5 % der Gesamtantikörper) und über das Kolostrum auf das Neugeborene übertragen. Die Dauer der maternalen Immunität hängt vom Ak-Gehalt im Kolostrum ab, kann jedoch bis zu 4 Monaten post partum anhalten. Maternale Ak interferieren mit einer Impfimmunisierung.

Humorale maternale Ak vermitteln den Welpen einen ausreichenden Schutz vor Infektionen während der Neugeborenenphase, der etwa 10–12 Wochen anhält. Die ständige orale Zufuhr von Ak ist nicht erforderlich, da auch Serum-Ak gegen eine Darminfektion schützen.

■ Bekämpfung

Die Therapie ist auf die symptomatische Behandlung der Dehydration und die Vermeidung von Sekundärinfektionen beschränkt. Eine wirksame Bekämpfung stellt allein die Immunprophylaxe dar. Für eine aktive Schutzimpfung der Hunde stehen verschiedene Impfstoffe zur Verfügung. Die früher üblichen Impfstoffe auf der Basis des heterologen FPV sind heute nicht mehr im Gebrauch.

Wesentlich besser immunisieren homologe CPV-2-Vaccinen. Infektionen mit den neu aufgetretenen CPV-2-Varianten a und b sind durch die kommerziellen Vaccinen wirksam zu bekämpfen. Solide Antikörper, die nach zweimaliger Grundimmunisierung etwa 1 Jahr persistieren, lassen sich auch mit Vaccinen aus inaktivierten Erregern induzieren. Geimpfte Hunde, die sich infizieren, können aber das Feldvirus über mehrere Tage ausscheiden.

Derzeit werden vornehmlich Impfstoffe aus attenuiertem CPV-2 mit Erfolg angewendet. Diese Impfung gewährt einen guten Immunschutz nach zweimaliger Grundimmunisierung, der bereits etwa 4–5 Tage p. vacc. einsetzt. Das Impfvirus wird vom Impfling etwa 4–5 Tage ausgeschieden. Ak persistieren mit hohem Titer mindestens 20–24 Monate lang. Die Impfung mit homologen Lebendimpfstoffen ist jedoch nicht unproblematisch, da sie in Kombination mit anderen Lebendkomponenten (z. B. Staupevirus, Hcc-Virus) Impferkrankungen provozieren kann.

Derzeit werden für die Impfung gegen die Parvovirose des Hunds nur Impfstoffe aus inaktivierten Erregern empfohlen. Die felinen Parvoviren (FPV/MEV-Komplex, CPV-2) neigen zu Mutationen, deren Ursache unbekannt ist. Solche Mutanten können sich schnell an neue Wirte adaptieren und verheerende Seuchen verursachen. Dem generellen Einsatz von Lebendimpfstoffen ist daher mit Zurückhaltung zu begegnen.

Inaktivierte Vaccinen sind in begrenztem Umfang verfügbar und werden v. a. zur Immunprophylaxe bei graviden Hündinnen eingesetzt.

## 3.8.5 Nerzenteritis
### (Fort-Williams-disease, mink enteritis)

Die Nerzenteritis ist eine akut verlaufende entzündliche Darmerkrankung, charakterisiert durch Anorexie, Fieber und Diarrhö. Die Inkubationszeit beträgt 4–9 Tage. Der Kot enthält zumeist Fibrinfetzen, Schleimhautepithelien und Blut. Er ist zuerst gelblich, dann dünnbreiig. Durch die Blutbeimengung wird er teerfarben oder auch grünlich. Der klinische Verlauf ist zwar dem bei der felinen Panleukopenie ähnlich, es kommt aber nicht immer zu einer Leukopenie, allenfalls zu einem späteren Zeitpunkt (8.–9. Tag p. i.). Häufig tritt bereits am 4. oder 5. Krankheitstag der Tod ein. Werden diese kritischen Tage überstanden, folgt meist die Genesung, aber erst nach längerer Krankheitsdauer. Mit zunehmendem Alter wird die Prognose günstiger. Bei jungen Nerzen schwankt die Letalität zwischen 10 und 80 %, bei älteren dagegen sind Verluste selten. Man nimmt an, dass die ausgeprägte Enteritis durch die andersartige Darmflora der Nerze bedingt ist.

Die Übertragung der Infektion von einem Bestand zum anderen erfolgt meist indirekt durch infiziertes Futter, Gerätschaften u. a. Da rekonvaleszente Nerze über längere Zeit Virusträger und -ausscheider bleiben, muss auch mit einer Verschleppung durch Zuchttiere oder bei Ausstellungen gerechnet werden.

Die Nerzenteritis wird durch eine aktive Immunisierung mit Lebendvaccinen, die attenuiertes MEV oder attenuiertes FPV enthalten, bekämpft. Da Nerze für das FPV weniger empfänglich sind als Katzen, verwendet man FPV-Stämme mit einem relativ geringen Attenuierungsgrad. Die Gefahr beim Einsatz von nur wenig attenuierten Virusstämmen liegt in der Ausbreitung des Virus auf streunende Katzen und wildlebende Musteliden, die nach Aufnahme des Impfvirus erkranken können.

## 3.8.6 Aleutenkrankheit der Nerze
### (aleutian disease of mink, virale Plasmacytose)

■ **Allgemeines**

Die Aleutenkrankheit der Nerze (AK) ist eine langsam fortschreitende chronische Krankheit, eine sog. Immunkomplexerkrankung, bei der die Immunantwort des infizierten Wirts zusammen mit der Persistenz des Erregers die charakteristischen pathologischen Veränderungen hervorruft. Sie ist durch eine generalisierte Plasmacytose, eine persistierende Virämie und eine Hypergammaglobulinämie gekennzeichnet. Die Ablagerungen von Virusantikörperkomplexen verursachen in der Regel Hepatitis, Arteri(i)tis, Anämie und Glomerulonephritis. Die Infektion führt innerhalb weniger Monate zum Tode und verursacht dadurch hohe wirtschaftliche Verluste in Nerzfarmen. Subklinische Infektionen sind bei einigen Nerzgenotypen (Sapphire-Nerze) bekannt.

Die AK wurde erstmalig von Hartsough und Gorham Jahre 1956 in den USA beobachtet. Da die Erkrankung nur bei Nerzen aufzutreten schien, die in Aleutenpelzfarben homozygot waren, kam es zur Namensgebung. Heute ist bekannt, dass alle Nerze empfänglich sind für virulente AD-Stämme (z. B. Utah) sind, sodass die Bezeichnung Aleutenkrankheit irreführend ist. Die Erkrankung ist in allen Ländern, die nennenswerte Nerzzucht betreiben, verbreitet.

■ **Ätiologie**

Der Erreger der AK ist ein typisches Parvovirus (Abschnitt 3.1). Seine Züchtung erfolgt in Katzennierenzelllinien ohne cpE. Eine Isolierung gelingt jedoch nur bei Inkubationstemperaturen von 32 °C, ist also eine ts-Mutante. Die Virusdiagnose an infizierten Zellkulturen erfolgt mit der IF.

Das Infektionsspektrum umfasst neben Nerzen und Frettchen vermutlich auch Stinktier und Waschbären. Obwohl alle Nerzstämme für die AK empfänglich sind, erkranken Tiere des Aleutengenotyps häufiger und schwerer als andere Stämme. Bei Frettchen entwickelt sich in der Regel keine Immunkomplexerkrankung. Stinktiere bilden nach einer Infektion Antikörper, erkranken jedoch nicht.

■ **Epidemiologie**

Persistierend infizierte Nerze scheiden das Virus über Jahre mit Urin, Kot und Speichel aus. Die Übertragung findet meist auf direktem Wege statt. Als Eintrittspforte gelten der Digestions- und Respirationstrakt. Epidemiologisch bedeutsam ist die vertikale Virusübertragung. Der Erreger passiert die Placenta und kann Feten infizieren. Bei Nerzen, die in utero infiziert wurden und überleben, verläuft die Erkrankung weniger schwer als nach postnataler Infektion.

■ Pathogenese, Pathologie

Nach Aufnahme des Virus lässt sich ADV-Antigen in den Makrophagen nachweisen. Im Organismus findet eine rasche Virusvermehrung statt, die schon 7–10 Tage nach der Infektion zu einem hohen Virusgehalt im Blut ($10^5$–$10^7$ $ID_{50}$/g Organsuspension) führt. Während der Frühphase der Infektion fehlen sowohl pathologische Veränderungen als auch klinische Erscheinungen. Erst mit Beginn der Immunantwort (etwa ab 3 Wochen p. i.) scheint es zur Plasmacytose, die in der Leber, den kleinen Muskelarterien, in den Nieren und Lymphknoten beginnt und rasch fortschreitet, und zur Hypergammaglobulinämie zu kommen. Der nun einsetzende Krankheitsprozess beruht auf einer Hypergammaglobulinämie als Reaktion auf die persistierende Virusinfektion. Dies führt zur Bildung von Virus-Antikörper-Komplement-Komplexen, die Entzündungserscheinungen in verschiedenen Organen induzieren. Ein Schema über die Pathogenese der AK im Zusammenhang mit den Wirtsabwehrmechanismen ist in **Abb. 3.8** dargestellt.

Der Tod tritt bei Nerzen des Aleutengenotyps zwischen 3 und 5 Monaten p. i., bei anderen Nerzen zwischen 5 und 18 Monaten ein.

Pathologisch-anatomisch finden sich bei den abgemagerten Tieren Veränderungen in den Nieren, die gelblich und vergrößert sind und petechiale Blutungen zeigen. Häufig ist eine Schwellung der Leber und der Milz zu beobachten. Das histologische Bild ist charakterisiert durch starke Plasmazellproliferation in Knochenmark, Milz, Lymphknoten, Leber und Nieren. Der Grad der Plasmazellproliferation ist dem Serumglobulingehalt und dem Auftreten weiterer Veränderungen direkt proportional. Bei schweren Fällen treten Glomerulonephritiden, Hepatitiden, Arteritiden und Proliferationen der Gallengänge auf. Häufig sind die Immunglobuline sowohl in den Nieren als auch in den Kapillarwänden abgelagert.

Eine Sonderform der AK ist die neonatale Form AK-Antikörper-negativer Nerzwelpen, wo es nach Infektion der alveolar Typ 2-Zellen in der Lunge zu schweren pneumonischen Symptomen mit hoher Mortalität kommen kann.

■ Klinische Leitsymptome

Die Inkubationszeit liegt nach experimenteller Infektion bei 3–4 Wochen. Erste Symptome sind fortschreitende Abmagerung, nachlassende Futter- und erhöhte Wasseraufnahme. Im Kot finden sich Blutbeimengungen, er wird schwarz-rot und teerartig. Bei einigen Tieren kommt es zu Blutungen in der Schleimhaut von Nase und Mundhöhle. Zuweilen sind auch nervöse Erscheinungen zu beobachten. Die Tiere sterben nach monatelanger Krankheit. Eine Infektion von trächtigen Nerzen führt häufig zum Absterben der Feten mit anschließender Mumifizierung und Resorption oder zum Abort. Lebendgeborene Welpen infizierter Mütter sterben oft während der ersten zwei Lebenswochen ohne spezifische Veränderungen.

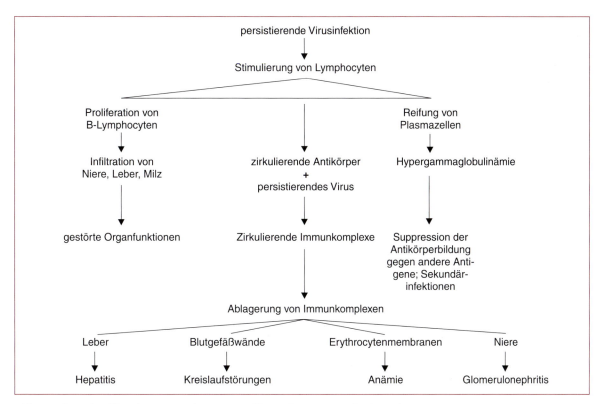

**Abb. 3.8** Aleutenkrankheit der Nerze: Pathogenese in Abhängigkeit von Wirtsabwehrmechanismen.

### Diagnose

Klinische Symptome und pathologisch-anatomische Veränderungen sowie histologische Befunde lassen in der Regel eine Diagnose am toten Tier zu. Am lebenden Tier kann durch den Nachweis ADV-spezifischer Ak mittels Gegenstromelektrophorese, IF oder ELISA die Diagnose gestellt werden.

Die Absicherung der Diagnose ist auch durch den Erregernachweis in Zellkulturen (Katzenzelllinie CRFK, Clone 81) möglich. Zur Virusisolierung müssen die Kulturen bei 32 °C inkubiert werden. Die Virusvermehrung wird mithilfe des IF-Fokustests erfasst.

Differenzialdiagnostisch sind andere chronische Erkrankungen der Nerze, v. a. die Tuberkulose sowie Leber- und Nierenentzündungen unterschiedlicher Genese zu berücksichtigen.

### Immunologie

Obwohl infizierte und erkrankte Nerze hohe Ak-Titer im Blut aufweisen, besteht kein Immunschutz, da infektiöses Virus nicht durch die Ak neutralisiert wird. Die sich entwickelnde Hypergammaglobulinämie resultiert in $\gamma$-Globulinwerten bis zu 11 g/100 ml Serum (nichtinfizierte Nerze 0,74 g, 100 ml). Erste Ak treten 9–10 Tage p. i. auf. Das Serum von chronisch infizierten Tieren enthält infektiöses Virus und einen hohen Anteil von zirkulierenden, infektiösen Virus-Ak-Komplexen.

Die Infektion mit AK-Virus führt bei Nerzen zu einer starken Suppression der Wirtsabwehrfunktionen. V. a. die B-Lymphocyten sind in ihrer Reaktion beeinträchtigt. Die Ak-Entwicklung gegenüber anderen Antigenen ist bei erkrankten Nerzen gehemmt. Eine experimentell induzierte Immunsuppression verhindert sowohl die Entwicklung von klinischen Symptomen als auch von Läsionen. Dies wird als weiterer wichtiger Beweis für eine Immunpathogenese der Erkrankung angesehen.

### Bekämpfung

Erkrankte und verdächtige Tiere müssen vor Beginn der Zuchtperiode gemerzt werden. Zu diesem Zweck werden Seren aller Tiere eines Bestands mithilfe der Gegenstromelektrophorese untersucht. Durch dieses Verfahren kann die Erkrankungshäufigkeit reduziert, die Krankheit jedoch nicht eliminiert werden. Eine Impfprophylaxe ist nicht bekannt.

> ! Die Aleutenkrankheit ist der Prototyp einer virusbedingten Immunkomplexerkrankung, die darüber hinaus durch eine Hypergammaglobulinämie und Plasmocytose gekennzeichnet ist.

## 3.8.7 Parvovirusinfektion der Schweine

### Allgemeines

Porcine Parvoviren (PPV) verursachen Fruchtbarkeitsstörungen bei Sauen, die durch embryonale und fetale Infektionen mit anschließendem Fruchttod, gewöhnlich ohne Auftreten klinischer Erscheinungen beim Muttertier, charakterisiert sind. Dieses Syndrom entwickelt sich gewöhnlich, wenn sich seronegative Sauen in der ersten Hälfte der Trächtigkeit infizieren und Embryonen oder Feten diaplacentar infiziert werden, bevor sie immunkompetent sind. Nach Ausbildung der Immunkompetenz bilden infizierte Früchte in utero Antikörper und werden dadurch geschützt. PPV-Infektionen verursachen keine anderen Veränderungen in infizierten Schweinen. Ihre wirtschaftliche Bedeutung beruht auf den durch intrauterine Infektionen verursachten Störungen der Reproduktion.

Das Virus ist weltweit verbreitet und kann in fast allen Schweinebeständen nachgewiesen werden. Auch in deutschen Schweinebetrieben ist eine hohe PPV-Prävalenz von 60–80 % nachweisbar. Das Virus wurde im Jahre 1966 erstmals isoliert und mit Fruchtbarkeitsstörungen in Verbindung gebracht. Heute ist abgesichert, dass es eine der Hauptursachen des SMEDI-Syndroms (stillbirth, mummification, embryonic death, infertility) beim Schwein ist.

### Ätiologie

Der Erreger besitzt die physikalisch-chemischen Eigenschaften der Parvoviren und hämagglutinierende Aktivität gegenüber Erythrocyten von Mensch, Affe, Meerschweinchen, Katze, Ratte, Maus und Huhn. Er ist äußerst stabil im pH-Bereich von 3–10 sowie gegen Hitze und Umwelteinflüsse.

Immunologisch sind alle bisher untersuchten PPV-Isolate einheitlich. Ihre Züchtung ist in porcinen Zellkulturen und Zelllinien möglich. Das Virus vermehrt sich mit einem cpE, der zur vollständigen Zerstörung der Kultur führt. Daneben werden nucleäre Einschlusskörperchen gebildet. Die Virusvermehrung erfolgt ausschließlich in mitotisch aktiven Zellen. Das Wirtsspektrum ist auf Schweine begrenzt.

### Epidemiologie

Die Ausscheidung des Virus erfolgt über die Faeces und mit abgestorbenen Feten. Während der akuten Phase der Infektion wird das Virus auch über den Respirationstrakt, den Urin und von infizierten Ebern mit dem Sperma ausgeschieden. Auch lebendgeborene Ferkel können infiziert sein und Virus ausscheiden. Eine Virusübertragung ist durch direkten Kontakt, oft durch infizierte Eber, oder indirekt mit infizierten Gerätschaften und über infizierte Boxen möglich. Eintrittspforte ist der Digestionstrakt. Außer der fäkal-oralen sowie der mit dem Sperma sind keine weiteren bekannt.

Als Virusreservoir gelten infizierte Schweine. Dauerausscheider sind bisher nicht bekannt, doch kann das Virus in Sekreten und Exkreten infizierter Schweine monatelang enthalten sein. Schweine aller Altersstufen können sich infizieren.

■ Pathogenese, Pathologie

Empfängliche Sauen entwickeln PPV-induzierte Fruchtbarkeitsstörungen nur dann, wenn die Infektion während der ersten zwei Drittel der Trächtigkeit erfolgte. Nach oraler Virusaufnahme und -vermehrung in den Lymphknoten entwickelt sich eine Virämie, die etwa 1–6 Tage andauert. Während dieser Zeit verbreitet sich das Virus im gesamten Organismus und vermehrt sich besonders in proliferierendem Gewebe: in den Keimzentren der Lymphknoten, der Lamina propria des Colons, dem Bindegewebe der Nieren, dem Periost der Nasennebenhöhlen und im Bindegewebe der Hoden. Während der Virämiephase passiert das Virus die Placenta und infiziert den Fetus. Dies läuft vermutlich über die endothelialen und mesenchymalen Zellen des Chorions. Die transplacentare Infektion findet etwa 10–14 Tage nach Infektion der Sau statt. Infizierte Embryonen und Feten sterben zumeist ab und werden entweder resorbiert oder mumifiziert. Etwa ab dem 65.–70. Tag der Trächtigkeit überleben die Feten die Infektion und bilden eine aktive Immunität aus.

Wird nur ein Teil der Feten infiziert, werden weitere durch die intrauterine Verbreitung des Virus geschädigt. Der Tod der Feten wird wahrscheinlich durch Schädigung des gesamten Organismus einschließlich der Placenta hervorgerufen.

Die **Tab. 3.20** gibt eine Übersicht über die Folgen einer PPV-Infektion während der Trächtigkeit.

Pathologisch-anatomische Veränderungen finden sich nur bei infizierten Feten und im Uterus. Nach dem Tod der Feten tritt eine Resorption des Fruchtwassers ein; die toten Feten sind in allen Stadien der Mumifikation oder bereits resorbiert. Sie zeigen verringertes Wachstum, Hämorrhagien und Stauungsödeme in den Körperhöhlen. Viele dieser Veränderungen werden auch in der Placenta beobachtet. Mikroskopisch lassen sich hauptsächlich ausgedehnte Zellnekrosen, Entzündungen und nucleäre Einschlusskörperchen nachweisen. Bei überlebenden oder totgeborenen Ferkeln sind Meningoencephalitiden und Plasmazellinfiltrationen im ZNS beschrieben worden. Sauen weisen etwa zwischen 7 und 21 Tagen p. i. Ansammlungen mononucleärer Zellen im Endometrium und der Lamina propria der Placenta sowie Plasmazell- und Lymphocyteninfiltrate im Gehirn und Rückenmark auf.

■ Klinische Leitsymptome

Normalerweise zeigen infizierte Schweine keine klinischen Erscheinungen. Manchmal tritt eine milde Leukopenie ein, die jedoch bis zum 10. Tag p. i. wieder abklingt.

PPV-induzierte Fruchtbarkeitsstörungen entwickeln sich nach einer Inkubationszeit von etwa 14–21 Tagen. Das klinische Bild wird dann weitgehend vom Zeitpunkt der Trächtigkeit bestimmt, an dem die Infektion stattfindet. Sauen können umrauschen, güst bleiben, haben kleine Würfe oder eine große Anzahl mumifizierter Feten. Andere Folgen wie Unfruchtbarkeit, Aborte, Totgeburten und die Geburt lebensschwacher Ferkel sind häufig. Mumifizierte Feten können sowohl die Trächtigkeit als auch die Abferkelperiode verlängern. Derartige Komplikationen werden v. a. bei Erstlingssauen beobachtet.

■ Diagnose

Bei Auftreten von Fruchtbarkeitsstörungen jeder Art (SMEDI-Syndrom) muss eine PPV-Infektion ausgeschlossen oder bestätigt werden. Für den Erregernachweis werden tote oder mumifizierte Feten verwendet, Gefrierschnitte von Lungen angefertigt und dann das PPV-Antigen mithilfe der IF nachgewiesen. Weiterhin besteht die Möglichkeit, PPV-Antigen mithilfe der HA zu erfassen. Von Organsuspensionen mumifizierter oder abgestorbener Früchte wird der Überstand auf HA-Eigenschaften geprüft. Die PCR ist als schnelles Nachweisverfahren möglich und sinnvoll. Die Virusisolierung hingegen ist für die Routinediagnose weniger geeignet.

Eine Serodiagnose ist bei PPV-Infektionen nur sinnvoll, wenn der Anstieg spezifischer Ak innerhalb eines gewissen Zeitraums festgestellt werden kann oder wenn Seren von Ferkeln zur Verfügung stehen, die vor Kolostumaufnahme entnommen wurden. Als beste Methode gilt die HAH. Da PPV-Infektionen weit verbreitet sind, ist der Ak-Nachweis in Einzelproben wenig sinnvoll.

■ Immunologie

Alle mit PPV infizierten Tiere entwickeln zwischen dem 6. und 10. Tag p. i. Ak, die etwa bis zur 3. Woche p. i. ansteigen und dann auf hohem Niveau persistieren. Schweinefeten werden etwa zwischen dem 65. und 70. Tag der Trächtigkeit immunkompetent und bilden in utero Ak, hauptsächlich vom IgM-Typ. Bereits niedrige Ak-Titer gewähren einen ausreichenden Schutz vor Infektionen der Früchte. Sie werden von der Mutter mit dem Kolostrum auf Neugeborene übertragen.

■ Bekämpfung

Empfängliche Jungsauen können vor dem ersten Belegen durch eine aktive Immunisierung vor einer Infektion geschützt werden. Hierfür stehen Lebendvaccinen mit attenuiertem Virus und Impfstoffe mit inaktivierten Erregern zur Verfügung. Beide Vaccinen sind gut verträglich und wirksam und verleihen eine solide Immunität, die min-

**Tab. 3.20** Folgen einer PPV-Infektion bei empfänglichen trächtigen Sauen zu unterschiedlichen Zeiten der Trächtigkeit.

| Trächtigkeitsdauer (Tage) | | Folgen der Infektion |
|---|---|---|
| Infektion der Sau | Infektion der Frucht | |
| ≤ 50–60 | 10–30 | Fruchttod und Resorption |
| | 30–70 | Fruchttod und Mumifikation |
| ≥ 50–60 | 70–Geburt | Überleben des Fetus, Immunreaktion in utero |

destens 6 Monate anhält. Da sich ein hoher Prozentsatz der vaccinierten Tiere später auch natürlich infiziert, sind die Tiere vermutlich über einen langen Zeitraum vor einer diaplacentaren Virusübertragung geschützt. Empfohlen wird bei Jungsauen eine zweimalige Impfung mit Vaccinen aus inaktivierten Erregern im Abstand von 4 Wochen. Auch seronegative Eber sollten immunisiert werden. Vielfach wird die PPV-Vaccine in Kombination mit einer Pseudowutvaccine angeboten.

 Das PPV ist der hauptsächliche Erreger des SMEDI-Komplexes.

## 3.8.8 Parvovirusinfektion der Rinder

Bovine Parvoviren (BPV) verursachen v. a. bei neugeborenen Kälbern sowie bei Feten während der ersten zwei Drittel der Trächtigkeit Erkrankungen. Neugeborene Kälber können schwere, wässrige Diarrhöen entwickeln. In Feten vermehrt sich das Virus in allen Organen. Bei schweren Verlaufsformen kommt es zum intrauterinen Fruchttod mit Abort. Bei einer Infektion während des letzten Drittels der Trächtigkeit überleben die Feten meist die Infektion und entwickeln eine aktive Immunität. Ältere Rinder machen dagegen inapparente BPV-Infektionen durch, die weltweit vorkommen. BPV hat eine hohe Seroprävalenz in der Rinderpopulation.

Obwohl NT- und HAH-Ak auch bei anderen Spezies nachgewiesen wurden, scheint das BPV-Wirtsspektrum auf das Rind beschränkt zu sein. Erwachsene, klinisch inapparent infizierte Rinder stellen das Virusreservoir dar. Die Virusaufnahme erfolgt oral, die Ausscheidung fäkal. Wegen der hohen Tenazität breitet sich das Virus in Beständen rasch aus.

Da sich BPV nur sehr schwer aus Patientenproben anzüchten lässt, wird die Diagnose meist durch den Antigennachweis in fetalen Organen und im Darm mit der IF geführt. Ein Antikörpernachweis mit der HAH oder im NT wird für epidemiologische Untersuchungen herangezogen.

## 3.8.9 Virushepatitis der Gänse

### ■ Allgemeines

Die Virushepatitis der Gänse (GH) ist eine während der ersten 30 Lebenstage auftretende, akut oder subakut verlaufende Infektionskrankheit mit hoher Letalität, charakterisiert durch Somnolenz, Verlust des Daunengefieders sowie Aszites und Leberschwellung. Wirtschaftliche Schäden entstehen v. a. durch die hohe Mortalität bzw. Wachstumsdepressionen. Das Virus der GH weist genetische Ähnlichkeiten mit den Dependoviren auf.

Obwohl Verluste bei Gänseküken seit langem bekannt sind, wurde das Krankheitsbild der GH erst im Jahre 1962 durch Wachnik und Novaki in Polen beschrieben. Der Erreger wurde im Jahre 1971 von Schettler sowie Hoekstra und Smit isoliert.

Das Vorkommen der GH ist in Holland, Ungarn, Frankreich, England, Italien, Deutschland, Israel und der früheren Sowjetunion bekannt. In Deutschland ist die GH eine der verlustreichsten Infektionskrankheiten dieser Spezies. Serologische Untersuchungen weisen auf eine hohe Prävalenz hin.

### ■ Ätiologie

Der Erreger wird aufgrund seiner Eigenschaften dem Genus *Parvovirus* zugeordnet (Abschnitt 3.1). Ein Hämagglutinin ist nicht nachweisbar, alle bisher bekannten GH-Virus-(GHV-)Isolate sind immunologisch identisch.

Die Züchtung des Erregers ist nur in bebrüteten Gänseeiern sowie Embryonen von Moschusenten und in Zellkulturen von den genannten Spezies möglich. Infizierte Gänse- und Entenembryonen sterben zwischen 5 und 7 Tagen p. i. ab. Die Vermehrung in Zellkulturen verläuft mit einem cpE, der je nach Aktivität der Zellvermehrung verschieden ausgeprägt sein kann. Das Infektionsspektrum des GHV umfasst unter natürlichen Bedingungen nur Gans und Moschusente.

### ■ Epidemiologie

Die Virusausscheidung erfolgt bei infizierten Gänseküken mit dem Kot. Unabhängig davon, ob klinische Erscheinungen auftreten oder nicht, dauert sie in der Regel bis zu 6 Wochen. Daneben gibt es Dauerausscheider (bis zu 6 Monate). Alttiere scheiden nur wenig Virus aus. Eine Übertragung ist direkt, von Tier zu Tier, mit infektiösem Kot sowie indirekt mit verseuchten Gegenständen, u. a. über Futter, Wasser, Staub möglich. Die indirekte Übertragung wird durch die hohe Tenazität des Virus begünstigt. Als Eintrittspforte gilt der Digestionstrakt. Ein weiterer Infektionsweg ist der über das Ei. Es kann direkt zur Infektion des Dotters kommen oder die Eischale wird durch virushaltigen Kot kontaminiert. Die Bedeutung der vertikalen Übertragung ist noch umstritten.

Tiere aller Altersgruppen lassen sich mit dem GHV infizieren, Erkrankungen werden jedoch nur bei Gänseküken in den ersten vier Lebenswochen beobachtet. Das Virusreservoir bilden klinisch inapparent infizierte Gänse.

### ■ Pathogenese, Pathologie

Nach oraler Aufnahme kommt es zur Vermehrung des Virus mit anschließender Virämie, über die sich der Erreger im ganzen Organismus ausbreitet. Vom 2.–8. Tag p. i. ist das Virus in Leber, Milz, Herz, Nebenniere, Schilddrüse und Thymus nachweisbar. Höchste Viruskonzentrationen werden in allen untersuchten Organen zwischen 5 und 6 Tagen p. i. erreicht. Bei protrahiertem Verlauf lässt sich das GHV regelmäßig im Darm und in der Leber nachweisen. Massive Veränderungen werden jedoch nur in der Leber der Gössel gefunden. Die dortigen Zellschäden sind vermutlich die Ursache für den Wachstumsstillstand. Dagegen wird eine Aktivierung der Schilddrüsenfunktion für die mauserähnlichen Vorgänge verantwortlich gemacht.

Pathologisch-anatomisch dominiert eine Umfangsvermehrung des Leibes. In der Leibeshöhle können sich bis zu 200 ml Exsudat befinden. Auffällig ist eine Leberschwellung. Die Oberfläche der Leber kann mit fibrinösen Pseudomembranen bedeckt sein. Beläge sind gelegentlich auch auf dem Perikard und dem Bauchfell zu sehen. Die Gallenblase ist meist prall gefüllt. In allen anderen Organen sind keine spezifischen Veränderungen feststellbar.

Das histologische Bild besteht in vakuolisierender Degeneration der Hepatocyten und fokalen Koagulationsnekrosen um die Leberkapillaren. In einzelnen Zellen lassen sich nucleäre Einschlusskörperchen und Kernwandhyperchromasien nachweisen. Im Bereich der Glisson-Dreiecke kommt es zur Infiltration von Leukocyten.

### ■ Klinische Leitsymptome

Die Inkubationszeit beträgt etwa 4–7 Tage. Erste Erscheinungen bei der akuten Verlaufsform sind Futterverweigerung, Apathie und zunehmende Somnolenz. Bei einer Krankheitsdauer von 5–7 Tagen tritt rasch der Tod ein. Diese Verlaufsform wird v. a. bei Gänseküken ohne maternale Antikörper beobachtet. Bei älteren Tieren oder Küken mit maternalen Antikörpern kommt es zu subakuten Verlaufsformen. Hier treten ebenfalls Allgemeinsymptome auf, im Vordergrund stehen Wachstumsdepression, teilweiser oder völliger Verlust des Daunengefieders sowie eine Schwellung der Bürzeldrüse. Die Letalität beträgt etwa 40%, die Krankheitsdauer 16–18 Tage.

### ■ Diagnose

Da die klinische Symptomatik wenig typisch ist, kann eine Verdachtsdiagnose nur im Zusammenhang mit den pathologischen Veränderungen sowie mit epidemiologischen Daten gestellt werden. Die ätiologische Diagnose erfolgt über die Erregerzüchtung im Brutei. Sie ist dadurch erschwert, dass Gänse- oder Moschusenteneier nur saisonal verfügbar sind. Geeignet sind ebenso Zellkulturen. Am günstigsten und unabhängig von Zellkulturen ist der Antigennachweis in Abklatschpräparaten von Leber, Milz, Schilddrüse oder Nebennieren mithilfe der IF. Eine GH lässt sich auch serologisch mithilfe des NT diagnostizieren.

Differenzialdiagnostisch sind bei Gänsen Infektionen mit dem Erreger der Entenpest (keine Altersabhängigkeit) und die Entenhepatitis sowie die hämorrhagische Enteronephritis abzugrenzen.

### ■ Immunologie

Subakut an GH erkrankte Küken bilden 7 Tage p. i. N-Ak. Der Titerhöhepunkt bei Überlebenden ist etwa 8 Wochen p. i. erreicht. Wegen der starken Altersbezogenheit der Erkrankung ist besonders die passive Übertragung von Ak durch die Gans über den Eidotter auf die Gössel von Interesse. Die Höhe der maternalen Ak bei Küken ist mit der Serum-Ak-Konzentration der Mütter korreliert. Gänseküken mit einem Titer von 1:8 und höher sind geschützt. Da die Halbwertszeit der passiv erworbenen Ak etwa drei Tage beträgt, können Tiere mit wenig Ak zunächst immun sein, im Laufe der ersten 2–3 Lebenswochen empfänglich werden.

### ■ Bekämpfung

Neben hygienischen Maßnahmen ist eine Immunprophylaxe möglich. Die Immunisierung erfolgt als Muttertierimpfung mit Lebendimpfstoffen auf der Basis von attenuierten Virusstämmen. Brutgänse werden vor Beginn der Legetätigkeit einmal parenteral geimpft. Die folgenden Ak sind hoch genug, um bei 90% der Nachkommen einen mindestens vier Wochen anhaltenden passiven maternalen Schutz zu gewährleisten.

## 3.8.10 Parvovirusinfektionen bei anderen Spezies

Neben den besprochenen Parvoviren, die definierte Krankheitskomplexe hervorrufen können, gibt es auch bei Ratten, Mäusen, Hamstern und Kaninchen Parvoviren. Sie sind sehr weit verbreitet und ein hoher Prozentsatz aller konventionell gehaltenen Tiere der betroffenen Spezies weisen Antikörper gegen das jeweilige Parvovirus auf. Ferner kennt man 3 nicht miteinander verwandte, dem Genus *Parvovirus* zugeordnete Isolate, die von menschlichen und Rattenzelllinien stammen, deren Hauptwirt aber unbekannt ist. Die Beteiligung des humanen B19-Parvovirus (Genus *Erythrovirus*) an der Ätiologie der Ringelröteln (Erythema infectiosum, „fifth disease") sowie der aplastischen Krise bei der Sichelzellanämie ist gesichert. Seine ätiologische Rolle bei der Entstehung von Fetopathien dagegen bleibt ungewiss.

Alle diese Parvoviren, mit Ausnahme des HER-Stamms des Rattenparvovirus, verursachen unter natürlichen Bedingungen vorwiegend klinisch inapparente Infektionen oder sehr mild verlaufende Erkrankungen. Für neugeborene Tiere sowie für Embryonen und Feten sind einzelne Virusarten jedoch hochpathogen und führen zu cerebellären Hypoplasien, letal verlaufenden Encephalopathien und intrauterinem Fruchttod. Vertikale Übertragungen auf die Frucht sind v. a. bei den Nagerparvoviren während des Virämiestadiums der Mütter bekannt.

Parvovirusinfektionen haben v. a. bei kleinen Nagern in Versuchstierzuchten Bedeutung. Sie sind unerwünscht, weil vermutet wird, dass derartige Infektionen Infektionsversuche im Sinne einer Immunsuppression beeinflussen können.

Bei Psittaziden wurde ein aviäres Parvovirusähnliches Agens nachgewiesen, das bei der Schnabel- und Federkrankheit (beak and feather disease, PBFD) ätiologisch zumindest beteiligt sein soll.

## 3.9 Infektionen und Krankheiten durch Hepadnaviren

### 3.9.1 Allgemeines

In dieser Familie sind einige der beim Menschen und bei Tieren bisher nachgewiesenen Hepatitiserreger klassifiziert (Abschnitt 3.1). Hepadnaviren sind medizinisch v. a. beim Menschen als Erreger infektiöser Hepatitiden und hepatozellulärer Carcinoma von Bedeutung. Demgegenüber sind sie nur von geringer veterinärmedizinischer Relevanz.

Die Familie Hepadnaviridae (H.) ist in die Genera *Orthohepadnavirus* (für die Vertreter der Säugetierviren) und *Avihepadnavirus* (für die aviären Spezies) unterteilt. Prototypvertreter der H. ist das Hepatitis-B-Virus (HBN) des Menschen, das namensgebend war (hepar = Leber + dna = DNA). Das HBV wurde intensiv erforscht, ähnliche Viren wurden inzwischen auch von Tieren isoliert und dieser Familie anhand Genomstruktur und Replikationsmechanismen zugeordnet (**Tab. 3.21**).

Die Avihepadnaviren haben, ausgenommen der Erreger der Entenhepatitis, veterinärmedizinisch bisher kaum praktische Bedeutung erlangt. Es ist jedoch zu erwarten ist, dass ähnliche Viren auch bei Haus- und Nutztieren gefunden werden.

H. besitzen eine mäßige Tenazität. Sie lassen sich bei Temperaturen über 6 °C und durch oberflächenaktive Detergenzien rasch inaktivieren. In Blut oder Serum liegt ihre Widerstandsfähigkeit wesentlich höher.

Eine enge antigene Verwandtschaft zum menschlichen Hepatitis-B-Virus wurde für die H. der Woodchuck- und tree and ground squirrel (*Spermophilus monax*)-Hörnchen nachgewiesen. Diese Spezies entwickeln zumeist Hepatitiden und hepatozelluläre Carcinome.

Das HBV ist streng zu unterscheiden von anderen Viren, die beim Menschen Hepatitiden hervorrufen, wie von Hepatitis A (Picornavirus, Genus *Hepatovirus*), C (*Flavivirus*; nonA-nonB), D (Deltainfektion bei Hepatitis B) und E (*Calicivirus*).

Die Pathogenese ist bei allen bekannten Infektionen durch H. sehr ähnlich. Die Viren manifestieren sich fast ausschließlich in der Leber des Wirts, wo sie sich vermehren und auch persistieren. Bei der menschlichen Hepatitis B erfolgt von dort aus eine ständige starke Sekretion von löslichem Hepatitis-B-Antigen der Hülle (HBsAg; Hüllantigen) in den Blutstrom in Konzentrationen bis zu $10^{13}$ Molekülen/ml. Dieses Antigen ist im Serum diagnostisch nachweisbar, auch wenn kein komplettes Virus zirkuliert.

### 3.9.2 Hepatitis B des Menschen (lt. IfSG/Mensch)

Meldepflicht

Sie ist weltweit verbreitet und ein ernsthaftes Problem. 10–20 % der Bewohner weiter Teile Afrikas und Südostasiens sind chronisch infizierte Träger des Virus (Carrier). Weltweit sind fast 300 Millionen Menschen infiziert. Der Mensch ist das einzige ständige Virusreservoir, nur Schimpansen sind noch empfänglich. Das Virus kann im Blut zeitweise in enormen Mengen zirkulieren. Die Virusübertragung erfolgt durch Blut, Serum und andere Körperflüssigkeiten, über Kontakt, kleine Wunden und auch beim Geschlechtsverkehr (Schleimhautdefekte). Ob blutsaugende Insekten an der Übertragung und Verbreitung beteiligt sind, ist noch unklar. Beim Menschen äußert sich die Krankheit in einer chronischen Verlaufsform mit chronischpersistierender Hepatitis, chronisch-aktiver Hepatitis, z. T. einer Leberzirrhose oder auch in einem später folgenden hepatozellulären Carcinom. Der Ablauf der Virusvermehrung wie auch die Krankheitsentwicklung konnten bislang nur teilweise abgeklärt werden. Immunpathologische Mechanismen stehen im Verdacht.

Der Erreger ist nicht kultivierbar. Die Impfung mit einem homologen Impfstoff, der nur das immunisierende Oberflächenantigen HBsAg enthält, das gentechnologisch gewonnen wird, vermittelt einen Schutz.

Bei Murmeltieren und Hörnchen führt die Hepatitis-B-Infektion durch das speziesspezifische Virus nur zu milden bis mäßig schweren Hepatitiden; bei chronisch infizierten Tieren, jedoch – ähnlich wie beim Menschen – nach langer Latenz ebenfalls bisweilen zu hepatozellulären Carcinomen.

**Tab. 3.21** Virusarten in der Familie Hepadnaviridae.

| Genus | Spezies (-Virus) | Wirt | Krankheit |
|---|---|---|---|
| Orthohepadnavirus | Hepatitis B | Mensch | Hepatitis B (Serumhepatitis) Hepatitis, hepatozelluläres Carcinom-Hepatitis |
| | Woodchuck-Hepatitis B | amerikanisches Waldmurmeltier | |
| | ground squirrel-Hepatitis B | Erdhörnchen | |
| Avihepadnavirus | Duck-Hepatitis B Heron-Hepatitis B | Enten (u. a.) | Entenhepatitis |
| | | Graureiher | Hepatitis |
| weitere wahrscheinliche Hepadnaviren: bei Backenhörnchen, Baumhörnchen, Känguruh, Gans, Schlange u. a. | | | |

## 3.9.3 Entenhepatitis
(duck virus hepatitis)

■ Allgemeines

Die Entenhepatitis (EH) ist eine perakut oder akut verlaufende Infektion der Enten, die bei Küken bis zum Alter von 2–3 Wochen mit hoher Letalität einhergeht. Manifestationsorgan ist die Leber, die eine gelbrote Verfärbung, Hypertrophie und subseröse Blutungen aufweist. Ältere Tiere erkranken nicht, können sich aber infizieren bzw. infiziert sein. Die Legeleistung der Enten und die Schlupffähigkeit der Küken bleiben unverändert.

■ Ätiologie

Serologisch verhält sich das EH-Virus bisher einheitlich. Empfänglich sind nicht nur Entenküken, sondern auch andere Vogelspezies, z. B. die Küken von Perlhuhn, Gans, Fasan, Wachtel und Pute. Küken von Moschusente, Huhn und Jungtaube, waren für das Virus nicht empfänglich.

■ Epidemiologie

Die Verbreitung des Virus erfolgt mit dem Kot, die natürliche Infektion überwiegend oral. Die Krankheit ist hochkontagiös. Das Virus wird von Entenküken bereits wenige Stunden nach der Infektion im Kot ausgeschieden. Auch die aerogene Ansteckung ist möglich. Der indirekten Übertragung durch virushaltige Streu, Futter und Trinkwasser kommt bei der Verbreitung die größte Bedeutung zu. Im Sommer wird die Krankheit weit seltener beobachtet als im Winter.

■ Pathogenese, Pathologie

Die EH ist eine zyklische Infektionskrankheit, bei der schon 24 Stunden nach der Infektion erste Veränderungen in der Leber auftreten. Nach der Aufnahme wird das Virus zunächst im Darm vermehrt, es kommt aber dann rasch zu einer Generalisierung. Affinitätsorgane sind die Leber, ferner die Milz und auch das ZNS. Pathologischanatomisch stehen die Leberveränderungen mit Petechien und fokalen Nekrosen im Vordergrund.

■ Klinische Leitsymptome

Die Inkubationszeit liegt bei 2–3 Tagen. Nach unklaren ersten Symptomen kommt es vielfach zu plötzlichen Todesfällen. Klinische Erscheinungen sind meist erst im agonalem Stadium erkennbar. Die Krankheitsdauer beträgt kaum 24 Stunden. Im infizierten Bestand treten die Todesfälle bis zu 4 Tage nach dem Schlupf der Küken auf mit einer Häufung am 2. Tag.

■ Diagnose

Eine Verdachtsdiagnose ist aufgrund des typischen klinischen Krankheitsbilds mit dem akuten bis perakuten Verlauf und den pathologisch-anatomischen Befunden möglich. Die Absicherung der Diagnose kann durch die Erregerisolierung erfolgen. Das EH-Virus lässt sich in Hühner- oder Entenembryonen sowie in Zellkulturen züchten. Die Hühnerembryonen sterben nach einigen Tagen und zeigen Hautödeme, Leberschwellungen und Nekrosen sowie Zwergwuchs („dwarfing").

Als Zellkulturen sind für die Viruszüchtung Hühnerembryofibroblasten und Nierenzellen von Enten- und Gänseembryonen geeignet. Nur z. T. läuft der Virusvermehrung ein cpE parallel. Ak lassen sich mithilfe des NT im bebrüteten Hühnerei nachweisen.

■ Immunologie

Tiere, die die Infektion überstehen, besitzen eine lebenslange Immunität. Sie bilden hohe N-Ak, die über das Ei auf Embryonen und Entenküken übertragen werden.

■ Bekämpfung

Ein wirksamer Schutz der Entenküken kann zunächst durch eine passive Immunisierung mit Rekonvaleszenten- oder Hyperimmunserum erreicht werden. Die Serumtherapie wird z. T. auch mit Dotter von Eiern hyperimmunisierter Enten durchgeführt.

Für die aktive Schutzimpfung stehen Lebendimpfstoffe zur Verfügung. Die älteren Enten werden mit virulenten oder attenuierten EH-Stämmen geimpft, überstehen die Infektion ohne Störung des Allgemeinbefindens und übertragen die Immunität über den antikörperhaltigen Dotter auf die Küken. Der passive Schutz hält 3–4 Wochen an; in dieser Zeit können die Küken dann auch aktiv immunisiert werden.

Die Impfung gegen die EH ist auch mit einer Kombinationsvaccine, die als Zweitkomponente den Impfstoff gegen die Entenpest enthält, gebräuchlich.

> ! Hepadna-Viren sind behüllte ds-DNA-Viren mit einer komplexen Struktur, die bei Menschen Hepatitis B sowie gelegentlich hepatozelluläre Carcinome hervorrufen. Bei Tieren wurde bisher nur der Erreger der Entenhepatitis als Hepadnavirus identifiziert.

## 3.10 Infektionen und Krankheiten durch Reoviren

### 3.10.1 Allgemeines

Der Name der Familie Reoviridae wurde von „respiratoric enteric orphan" (orphan = Waise) als Abkürzung abgeleitet, da diese Partikel zunächst isoliert worden sind, ohne sie einem definierten Krankheitsbild zuordnen zu können.

Die Familie umfasst Virusarten mit ds RNA als Genom. Dieses besteht aus 10–12 linearen Segmenten (Abschnitt 3.1). Infolge dieser Segmentierung treten bei der Replikation vermehrt genetische Rekombinanten durch „genetic reassortment" auf. Je nach Genus können 6–10 VP im Virion nachgewiesen werden. Eine der Strukturkomponenten ist eine RNA-Transkriptase als Bestandteil des Core. Reoviren (R.) sind ikosaedrische unbehüllte Partikel von 60–80 nm Größe. Die RNA ist von einem Doppelcapsid

**Tab. 3.22** Übersicht über die Familie *Reoviridae*.

| Genus | Virusspezies | Serotypen | Infektion/Krankheiten |
|---|---|---|---|
| *Orthoreovirus* | Säugerreoviren I, II, III | 3 | respiratorische und enterale Infektionen bei Säugern |
| | aviäre Reoviren | 11 | Reovirusinfektionen bei Vögeln |
| *Rotavirus* | humane Rotaviren | 4 | Diarrhöen bei Säuglingen |
| | animale Rotaviren | 6 | Neugeborenendiarrhöen bei allen Haus- und Nutztieren, einschließlich kleine Nager |
| | aviäre Rotaviren | ? | Diarrhöen bei Jungtauben u. a. |
| *Orbivirus* Ü: Insekten/Arthropoden | afrikanisches Pferdepestvirus Blauzungenkrankheit-Virus EHD-Virus | 11 / 24 / 2 | Afrikanische Pferdepest Bluetongue der Schafe und Rinder epizootische hämorrhagische Krankheit der Hirsche |
| | Ibaraki-Virus | 1 | Ibaraki-Krankheit der Rinder |
| *Coltivirus* | Colorado tick fever virus | 2 | Colorado-Zeckenfieber des Menschen |
| *Aquareovirus* | Reoviren der aquatischen Vertebraten | | nicht bekannt |
| *Cypovirus* Ü: Insekten | Insektenreoviren | | cytoplasmatische Polyhedrosen |
| *Phyto-, Fijivirus* und drei weitere Subgruppen: Pflanzenreoviren | | Ü: Insekten | Wundtumoren bei Pflanzen, Reis und Mais |

Ü= Überträger

umgeben. Einige R. zeigen hämagglutinierende Eigenschaften.

Die Virusvermehrung findet im Cytoplasma statt. R. kommen bei Säugern, Insekten und Pflanzen vor. Die Familie wird in 6 Genera und 5 Subgruppen der Pflanzenreoviren untergliedert (**Tab. 3.22**).

### 3.10.1.1 Genus Orthoreovirus

Virionen des Genus *Orthoreovirus* haben einen Durchmesser von etwa 75 nm. Der Innenkörper, der von zwei konzentrischen Proteinschalen umgeben wird, misst ca. 50 nm. Die RNA besteht aus 10 Segmenten. Orthoreoviren besitzen 92 Capsomeren und sind säurestabil bei pH 3.

Zwischen den Mammaliervirustypen 1, 2 und 3 besteht eine Antigenverwandtschaft. Das typspezifische Antigen ist das Protein σ1. Die gruppenspezifischen Antigene sind die Proteine Lambda 2 und Lambda 3.

### 3.10.1.2 Genus Orbivirus

Orbiviren sind 65–80 nm und besitzen eine Proteinschale, die unstrukturiert ist. Darunter liegt das Nucleocapsid, das 32 ringförmige Capsomeren besitzt. Orbiviren haben wie die Orthoreoviren eine RNA mit 10 Segmenten. Die bisher untersuchten Virusarten dieses Genus sind säurelabil und werden durch Arthropoden als biologische Vektoren übertragen (Arboviren). Ein genusspezifisches Antigen ist nicht vorhanden, die bekannten Isolate lassen sich 12 serologischen Gruppen (SG) zuordnen. Folgende Gruppen sind bisher differenziert (Ü = Überträger):

- Afrikanische Pferdepest, 10 SG;
- Bluetongue, 24 SG; Ü: Culicoides;
- Changuinola, 7 SG; Ü: Phlebotomen;
- Corriparta, 3 SG; Ü: Moskitos;
- Epidemic hemorrhagic disease (EHD), 7 SG; Ü: Culicoides;
- Eubenangee, 3 SG; Ü: Moskitos;
- Palyam, 6 SG; Ü: Culicoides;
- Wallal, 2 SG;
- Kemerovo, 20 SG; Ü: Zecken;
- Warrego, 2 SG; Ü: Culicoides und
- equine Encephalosen, 5 SG.

Als Krankheitserreger bei Tieren sind die Gruppen des Afrikanischen Pferdepestvirus, des Bluetonguevirus, des EHD-Virus und Encephalosisvirus von Bedeutung. Die den anderen Gruppen zugeordneten Virusarten sind alle von Arthropoden isoliert worden.

### 3.10.1.3 Genus Rotavirus

Rotaviren haben 11 RNA-Segmente und einen Durchmesser von 65–75 nm. Sie weisen 2 Capsomerenschalen auf, von denen die äußere sehr labil ist. Die meisten Rotaviren besitzen ein internes gruppenspezifisches Antigen (VP-6). Mit dem NT können speziesspezifische Antigene differenziert werden.

### 3.10.1.4 Reoviren der Insekten

Die **Reoviren der Insekten** (Cytoplasmapolyederviren) bilden eine eigene Untergruppe. Sie rufen letal verlaufende Erkrankungen des Digestionstrakts bei Larven von Lepidoptera (Schmetterlinge), Diptera (Zweiflügler), Hymenoptera (Hautflüglern) sowie bei Crustaceen hervor. Bisher wurden solche Insektenreoviren bei mehr als 150 Spezies nachgewiesen.

### 3.10.1.5 Reoviren der Pflanzen

Die pflanzlichen Reoviren werden in 5 Untergruppen mit jeweils einem Genus differenziert: *Phytoreovirus, Fijivirus* und 3 weitere noch nicht benannte. Die bekanntesten Pflanzenreoviren sind das Wundtumorvirus, das rice dwarf-Virus, das Maize dwarf-Virus und das Fiji-disease-Virus des Zuckerrohrs.

## 3.10.2 Orthoreovirusinfektionen bei Säugern

Orthoreoviren, kurz Reoviren genannt, kommen bei fast allen Säugetieren sowohl im Respirations- als auch im Verdauungstrakt vor. Sie können aus den Faeces sowie aus Spül-, Tupfer- und Organproben des Verdauungs- und Respirationstrakts klinisch gesunder und kranker Menschen und Tiere isoliert werden. Ihre Beteiligung bei akuten Krankheitsprozessen des oberen Atmungsapparats ist bei einer Reihe von Spezies sicher nachgewiesen. Je nach Tierart dominieren dabei einzelne Serotypen, obwohl alle 3 Serotypen vorkommen. Epidemiologische Untersuchungen lassen vermuten, dass Reovirusinfektionen im Zusammenhang mit anderen fakultativ pathogenen Erregern, Problemkeimen oder nichtmikrobiellen Faktoren zu Erkrankungen führen können. Da bei Mensch und Tier die gleichen Serotypen vorkommen, sind sie als fakultative Zoonoseerreger anzusehen.

■ Allgemeines

Das erste Agens der Reovirusgruppe wurde 1951 in Australien aus den Faeces eines an Bronchopneumonie erkrankten Kindes isoliert. Experimentell mit diesem Virus infizierte Mäuse erkranken mit Symptomen des sog. „oily hair effect" sowie einer Hepatitis und Encephalitis. Dieses Virus wurde deshalb „Hepatoencephalomyelitisvirus" genannt und später als Reovirus Typ 3 charakterisiert. Neben Isolierungen von Reoviren ließ sich bei zahlreichen Tierarten der serologische Nachweis für das Vorkommen von Reovirusinfektionen erbringen.

■ Ätiologie

Die Orthoreoviren sind in einem eigenen Genus zusammengefasst. Bisher sind 3 Serotypen nachgewiesen. Die bei den verschiedenen Spezies isolierten Serotypen sind identisch. Alle 3 Serotypen hämagglutinieren Erythrocyten vom Menschen und Schwein.

Typ 3 hämagglutiniert auch Erythrocyten vom Rind. Die Differenzierung der Serotypen 1, 2 und 3 erfolgt mithilfe des NT und der HAH. Ein gruppenspezifisches Antigen lässt sich mit der KBR erfassen. In der HAH zeigen die 3 Serotypen eine gewisse Antigenverwandtschaft.

Die Züchtung der Erreger ist in einer Vielzahl von Zellkulturen möglich. Zumeist läuft der Vermehrung ein cpE parallel, der durch Bildung cytoplasmatischer Einschlusskörper und Lysis der Zellen charakterisiert ist. Für die Isolierung und Vermehrung aller Serotypen werden im Allgemeinen Affennierenzellen (Vero) verwendet.

Das Infektionsspektrum umfasst unter natürlichen Bedingungen fast alle Säugetierarten einschließlich den Menschen. Nach Typ 3-Infektion kommt es bei der Maus zum „oily hair syndrome" und 50 % Letalität.

■ Epidemiologie

Infizierte Individuen scheiden die Erreger über den Verdauungs- und den Atmungstrakt aus. Die Ausscheidung mit den Fäzes hält mindestens 14 Tage an. Die Übertragung erfolgt hauptsächlich oronasal. Orthoreoviren sind sehr weit verbreitet und besitzen ein breites Wirtsspektrum.

Infektionen mit Orthoreoviren sind bei einer Anzahl unterschiedlicher Erkrankungen festgestellt worden, können aber auch bei gesunden Menschen oder Tieren diagnostiziert werden. Sie werden meist mit Symptomen wie Fieber, Konjunktivitis, Nasenausfluss, Husten, Niesen, Gingivitis, Pharyngitis und Diarrhö in Zusammenhang gebracht. Bei Untersuchungen an Freiwilligen wurde eine Inkubationszeit von 1–3 Tagen bei einer Krankheitsdauer von 4–7 Tagen festgestellt. Es überwiegen jedoch klinisch inapparente Infektionen. Experimentelle Kontaktinfektionen von Katzen mit Typ 3 führten 4–19 Tage nach Kontakt zu milden respiratorischen Erscheinungen, die bis zu 29 Tagen andauerten. Ähnliche Beobachtungen wurden beim Pferd nach experimenteller und bei natürlicher Infektion mit Typ 1 und 3 gemacht. Nach Arbeiten der infizierten Pferde kam es zu Dyspnoe, Nüsternatmen und Schweißausbrüchen. Die Symptome verschwanden etwa 18 Tage p. i. wieder. Die Mitbeteiligung einzelner Serotypen an respiratorischen Erkrankungen bei Mischinfektionen und Faktorenseuchen ist besonders auffällig. So lassen sich beim Rind Infektionen hauptsächlich mit den Typen 1 und 2 regelmäßig in Herden nachweisen, die an enzootischer Bronchopneumonie erkrankten.

Beim Hund sind Orthoreoviren am Zustandekommen des Zwingerhustens und beim Pferd am sog. „Hustenkomplex" beteiligt.

■ Diagnose

Klinische Erscheinungen sowie pathologisch-anatomische Veränderungen sind nicht erregertypisch, sodass eine Diagnosestellung ohne Erregernachweis oder Antikörperbestimmung nicht möglich ist. Der direkte Erregernachweis ist aus Fäzes, Nasen-, Konjunktivalsekret, Speichel sowie Rachenspülproben zu führen. Die Virusisolierung gelingt nur bei akuten Fällen generell zwischen dem 2. und 9. Tag nach Beginn der klinischen Symptome. Eine

Beteiligung dieser Viren an einem Krankheitsgeschehen lässt sich besser durch serologische Untersuchung von Serumpaaren auf einen Anstieg der Antikörpertiter nachweisen. Diese Serumuntersuchungen werden mithilfe der HAH bei Verwendung menschlicher Erythrocyten durchgeführt.

### ■ Bekämpfung

Bei den natürlich vorkommenden Infektionen (Serotypen 1, 2, 3) mit klinischen Symptomen handelt es sich um Faktorenkrankheiten, die durch Stressoren aktiviert werden. Über das Ausmaß der Schäden ist man sich noch nicht klar. Es wird postuliert, dass eine Bekämpfung der Orthoreovirusinfektionen beim Tier auch der menschlichen Gesundheit dient. Derzeit werden Erkrankungen beim Rind (Enzootische Bronchopneumonie), beim Hund (Zwingerhusten) und beim Pferd (Hustenkomplex) mittels aktiver Schutzimpfung bekämpft. Bei den Impfstoffen handelt es sich um Kombinationsvaccinen auf der Basis inaktivierter Erreger, die neben Reoviren auch andere Antigene enthalten.

### Reoviren beim Rind

Beim Rind kommen alle 3 Serotypen vor. Am häufigsten werden Typ 1-Infektionen festgestellt. Sie haben v. a. wegen ihrer Mitbeteiligung am Zustandekommen der enzootischen Bronchopneumonie eine Bedeutung. Einzelne Untersuchungen über das Vorkommen von Orthoreoviren beim Rind liegen aus den USA, Australien, Großbritannien und Belgien vor. In der Bundesrepublik haben etwa 70 % der Tiere Ak gegen den Typ 1.

### Reoviren beim Pferd

In Deutschland haben 29 % der untersuchten Pferdeseren Ak gegen Typ 1, 9 % gegen Typ 2 und 61 % gegen Typ 3. Viren vom Typ 1 und 3 können beim Pferd Krankheiten mit Manifestation im oberen Respirationstrakt hervorrufen und besitzen neben equinen Influenzaviren im Rahmen des Hustenkomplexes eine dominierende Bedeutung.

### Reoviren beim Schwein

Vom Schwein wurden bisher nur die Serotypen 1 und 3 isoliert. Serologisch lassen sich jedoch alle drei Typen nachweisen. Bei 200 Serumproben in Australien waren bei 20,5 % Ak gegenüber Serotyp 1, bei 25,5 % gegen Serotyp 2 und bei 61,5 % gegen Serotyp 3 vorhanden. In der BRD scheinen ähnliche Verhältnisse vorzuliegen.

### Reoviren beim Schaf

Bei Schafen kommen ebenfalls Ak gegen alle 3 Serotypen vor, wobei serologisch überwiegend Infektionen mit Typ 3 festgestellt werden.

### Reoviren beim Hund

Isoliert wurde bisher der Serotyp 1, die Serotypen 2 und 3 ließen sich serologisch nachweisen. Beim Hund ist der Serotyp 3 am häufigsten. Experimentelle Infektionen von Welpen mit dem isolierten Serotyp 1 führten zu klinisch inapparenten Verlaufsformen.

### Reoviren bei der Katze

Typ 3 wurde häufig von Katzen isoliert. Experimentelle Infektionen riefen milde respiratorische Symptome hervor.

### Reoviren beim Menschen

Es kommen alle 3 Serotypen vor. Ihre weite Verbreitung wurde durch Isolierung und serologische Untersuchungen wiederholt nachgewiesen. Die Ergebnisse zahlreicher Serumuntersuchungen weisen darauf hin, dass der Serotyp 1 am häufigsten ist. Zwischen 79 und 92 % der untersuchten Seren hatten Ak gegen Typ 1, bis 55 % gegen Typ 2 und 36–57 % gegen Typ 3.

## 3.10.3 Orthoreovirusinfektionen bei Geflügel

Infektionen wurden sowohl bei gesunden Tieren als auch im Zusammenhang mit respiratorischen und intestinalen Erkrankungen beim Huhn, bei Gänsen sowie Puten nachgewiesen. Aviäre Reoviren besitzen die typische Morphologie der Viren des Genus *Orthoreovirus*, unterscheiden sich aber von denen der Säuger insofern, als sie keine hämagglutinierenden Eigenschaften haben. Sie sind mit ihnen serologisch nicht verwandt und differieren im RNA-Muster. Aviäre Reoviren besitzen gemeinsame gruppenspezifische Antigene, die sich mit dem AGPT und der KBR nachweisen lassen. Mithilfe des NT konnten bisher jedoch 11 Serotypen differenziert werden.

Die Züchtung der Erreger ist in Zellkulturen mit Bildung syncytialer Riesenzellen und cytoplasmatischer Einschlusskörperchen möglich. Im Gegensatz zu den Orthoreoviren der Mammalier vermehren sich die aviären auf der CAM bebrüteter Hühnereier mit Bildung von pockenähnlichen Herden und führen 4–6 Tage p. i. zum Tod der Embryonen. Nach experimenteller Infektion von Eintagsküken werden degenerative Herde und Rundzellinfiltrate in der Leber beobachtet. Sie sind für Säuglingsmäuse nicht pathogen.

Orthoreovirusinfektionen sind in Hühnerbeständen weit verbreitet. Sie werden sowohl direkt horizontal, als auch vertikal über das Ei übertragen. Ihre pathogenetische Bedeutung ist jedoch weit gehend unbekannt. Eine wichtige Erkrankung, für die aviäre Reoviren als Ursache verantwortlich sind, ist die virale Arthritis/Tendosynovitis.

Die Erkrankung ist charakterisiert durch Lahmheiten bei 6–7 Wochen alten Hühnern mit einer Letalität von

12–16 %. Die Beine sind blau verfärbt, was auf zerrissene Sehnen und geplatzte Blutgefäße zurückzuführen ist. Die Beugesehnenscheiden sind stark verdickt und das Bindegewebe der Sehnenscheiden ist von granulomatösen und fibrösen Geweben durchsetzt. Die Veränderungen beginnen mit Entzündungen der Sehnenscheiden, Proliferation von Retikulumzellen sowie Infiltration mit Lymphocyten und Makrophagen. Der weitere Verlauf wird dann chronisch mit Auftreten der Granulomatosen und Fibrosen.

Die virale Arthritis/Tendosynovitis wird durch Kontakte sowie über Eier infizierter Hühner übertragen. Die virale Arthritis wurde erstmals in England im Jahr 1967 beschrieben und tritt auch in den USA, Italien und den Niederlanden auf. Mit verschiedenen Virusisolaten ließ sich nach parenteraler oder okulärer Infektion das Krankheitsbild bei Küken reproduzieren, nicht jedoch nach intranasaler Infektion. Bisher ist nicht klar, ob die virale Arthritis von verschiedenen aviären Reovirustypen hervorgerufen wird oder ob der Erreger einheitlich ist.

Klinisch resultiert die Infektion in einer schmerzhaften Schwellung der Sehnenscheiden, die sich bei experimenteller Infektion etwa 5 Wochen p. i. entwickelt. Durch die fibrösen Veränderungen kommt es zu Ankylosen und schließlich zur Bewegungsunfähigkeit. Erkrankte Tiere bleiben im Wachstum zurück. In Broilerbetrieben kann die Morbidität bis zu 100 % betragen. Wirtschaftliche Verluste entstehen hauptsächlich durch verminderte Gewichtszunahmen.

Die Diagnose der viralen Arthritis kann meist aufgrund des klinischen Bildes gestellt werden. Pathologisch-anatomische Veränderungen sind typisch und unterstützen die klinische Diagnose. Die Labordiagnose wird in der Regel durch Nachweis präzipitierender Ak gestellt.

Eine Bekämpfung der Erkrankung ist wegen der ubiquitären Verbreitung aviärer Reoviren schwierig.

## 3.10.4 Orbivirusinfektionen

### 3.10.4.1 Blauzungenkrankheit
(Bluetongue, Maulkrankheit, Bekziekte, catarrhal fever of sheep, sore muzzle, range stiffness in lambs)

■ Allgemeines

Bluetongue (BT) ist eine hauptsächlich akut verlaufende, saisongebundene, seuchenhaft auftretende Erkrankung der Schafe und Rinder, die von Stechmücken übertragen wird. Die Krankheit ist charakterisiert durch Fieber und Zirkulationsstörungen, die zu Hyperämien der oralen und nasalen Schleimhäute, Lippenödemen mit gangränösen Rhinitiden, Maulschleimhautulzerationen, Klauenentzündungen und Veränderungen der Skelettmuskulatur führen. Die wirtschaftlichen Verluste in der Schafhaltung sind durch hohe Morbidität und wechselnde Letalität (2–80 %) sowie durch Qualitätsminderungen bei Fleisch und Wolle bedingt. Die Letalität ist bei Lämmern am höchsten. Neben Schafen können auch wild lebende Wiederkäuer erkranken. Diese Tierarten werden als Virusreservoire diskutiert.

Die BT ist erstmalig in Südafrika beobachtet worden und dort seit langem bekannt. Die Virusnatur des Erregers wurde bereits 1906 nachgewiesen. Die Seuche ist von Südafrika aus mit Merinoschafen in andere Teile Afrikas verschleppt worden. Seither wurden Seuchenausbrüche auch in arabischen, asiatischen, europäischen und nordamerikanischen Ländern nachgewiesen. Die Erkrankung ist in allen EU-Mitgliedstaaten anzeigepflichtig.

■ Ätiologie

Der Erreger der BT, das BT-Virus (BTV), wird dem Genus Orbivirus zugeordnet. Antigenetisch besteht eine große Variabilität, mindestens 24 verschiedene Serotypen wurden nachgewiesen. Alle Typen besitzen ein gemeinsames Gruppenantigen, das mit der KBR, dem AGPT oder der IF nachgewiesen werden kann. Die serologische Differenzierung erfolgt im NT, auch hier werden Kreuzreaktionen beobachtet. Die einzelnen Serotypen des BTV weisen eine unterschiedliche Virulenz auf, neben hochvirulenten Stämmen sind zahlreiche Stämme bekannt, die auch bei Schafen klinisch inapparente Infektionen hervorrufen.

BTV besitzen ein typspezifisch reagierendes HA. Die Züchtung des Erregers kann in bebrüteten Hühnereiern und in Zellkulturen erfolgen. In Hühnerembryonen führt die Virusvermehrung zum Absterben des Embryos 3 oder 4 Tage p. i. Bei Dauerpassagen des Virus im Hühnerembryo kommt es rasch zur Virulenzabschwächung ohne Einbuße der immunisierenden Eigenschaften.

Die empfänglichsten Zellkulturen für den Erreger sind Lammnierenzellen und die Affennierenzelllinie Vero. BTV vermehrt sich in diesen Zellen nach Adaptierung mit einem cpE und unter Bildung cytoplasmatischer Einschlusskörperchen. Die Viruskultivierung ist jedoch auch in Zelllinien anderer Spezies möglich.

Das Infektionsspektrum umfasst unter natürlichen Bedingungen als empfänglichste Spezies das Schaf. Zwischen einzelnen Schafrassen bestehen Unterschiede in der Empfänglichkeit; sie ist für nach Afrika importierte Rassen am höchsten. Afrikanische Schafrassen sind relativ resistent. Ziegen und Rinder erkranken weniger häufig, obwohl v. a. beim Rind Erkrankungen beschrieben sind. Daneben fungieren vermutlich Wildwiederkäuer (Antilopen, Hirscharten, Blässbock [*Damaliscus albifrons*]) und afrikanische Wildnager als Virusträger. Darüber hinaus wurden Antikörper gegen BTV bei Elchen, Moschustieren, Wildschafen, Antilopen und beim Weißwedelhirsch in den USA gefunden. Unter experimentellen Bedingungen lässt sich die Erkrankung beim Weißwedelhirsch (*Odocoileus virginianus*) und bei wildlebenden Schafrassen erzeugen.

■ Epidemiologie

Unter natürlichen Bedingungen erfolgt die Übertragung des BTV durch Stechmücken (Culicoides), Moskitos und Zecken. Sie nehmen das im Blut zirkulierende Virus während des Saugaktes auf. Nach einem biologischen Vermehrungszyklus des Virus in den Arthropoden, wobei das Virus in die Speicheldrüse gelangt, wird der Erreger durch weitere Saugakte weiterverbreitet. Kontaktinfektionen sind unbekannt. Die Verbreitung der BT erfolgt nur während der Regenzeit bei Tieren. Das saisonale Auftreten der Erkrankung hängt eng mit der Flugzeit der Culex-Mücken zusammen. Seuchenhöhepunkte werden generell bei feuchtwarmem Wetter und während der Schwärmperiode beobachtet. Infizierte Mücken können mit dem Wind über Entfernungen bis zu 200 km luftverfrachtet werden und so BTV verbreiten. Begünstigt wird dies durch die lange Persistenz des Virus in Mücken (etwa 28 Tage) und bei Schafen (ca. 60 Tage).

Als Virusreservoire gelten v. a. Rinder, die nur selten erkranken, und freilebende Wiederkäuer. Rinder können latent infiziert sein, wobei das Virus über Jahre persistieren kann. Derartige latente Infektionen sind möglicherweise von Culicoidesarten allein durch den Saugakt aktivierbar. Sie führen zu Virämien („showering effect"), wodurch bei vermeintlich virusfreien Tieren plötzlich Virus nachweisbar wird, obwohl hohe Antikörpertiter vorhanden sind.

### ■ Pathogenese, Pathologie

Die BT ist eine zyklische Allgemeinerkrankung. Vor Beginn der Virämie scheint sich das Virus auch in der Milz, den Tonsillen und Körperlymphknoten zu vermehren, sodass als primär affines Organ das Lymphgewebe anzusehen ist. Die höchsten Viruskonzentrationen im Blut treten erst mit Beginn der klinischen Symptome (5.–11. Tag p. i.) auf. Mit zunehmender Manifestation nimmt der Virusgehalt des Bluts ab. BTV besitzt eine starke Affinität für Endothelien, periendotheliale Zellen und Pericyten kleiner Blutgefäße. Es haftet an Erythrocyten, ohne sie zu schädigen. Nach Infektion von Endothelzellen kommt es zu zellulärer Hypertrophie, Pyknose und Karyorrhexis. Diese Veränderungen führen zu Gefäßverengung, Stase und Exsudation. Im Verlaufe der Infektion treten dann Kreislaufstörungen sowie Diapedesisblutungen auf, wonach entzündliche Veränderungen entstehen. Klauenveränderungen werden durch vorherige Blutstauungen verursacht. Epithel- und Muskelschäden bringt man mit kapillären Koagulationsnekrosen in Zusammenhang. Das BTV passiert offenbar leicht die Placenta, worauf es zur intrauterinen Infektion von Feten und Embryonen kommt. Besonders gefährdet scheint der Embryo während der 5. und 6. Trächtigkeitswoche zu sein. Im Verlaufe von In-utero-Infektionen werden Fetopathien wie Hydrocephalus, Hydranencephalopathie, Nekrosen, Kleinhirnhypoplasien, Verkürzung der Vordergliedmaßen und Kiefer beobachtet. Pathologisch-anatomisch stehen Hyperämie, Ödeme und Cyanosen der Kopfschleimhäute im Vordergrund. An den Schleimhäuten treten Erosionen auf, die häufig sekundär infiziert werden. Blutungen können im Epi- und Endokard, in der Muskulatur und den Schleimhäuten des Magens und Dünndarms auftreten. Hämorrhagien an der Basis der Arteria pulmonalis gelten als pathognomonisch für BT. Die Klauenveränderungen bestehen in Blutungen der Lederhaut der Klauenballen.

### ■ Klinische Leitsymptome

Beim Schaf beträgt die Inkubationszeit nach natürlicher Infektion etwa 3–7 Tage, nach experimenteller Infektion 2–15 (4–6) Tage. Es werden unterschiedliche Verlaufsformen beobachtet. Alle beginnen mit Temperaturerhöhung auf 40–42 °C. Abortive Verlaufsformen entgehen häufig der Beobachtung, sie werden als leichte Fieberreaktionen evtl. mit Rötung der Maulschleimhaut und auch nach Vaccinierung beobachtet. Der typische Verlauf wird durch die akute Form repräsentiert. Hier hält das Fieber etwa 6–8 Tage an. Bald nach Fieberbeginn fallen saugende Lippenbewegungen und Zungenspiel mit nachfolgender Hyperämie der Kopfschleimhäute auf.

Im weiteren Verlauf verstärken sich die Symptome zu einer eitrigen Rhinitis sowie Lippen- und Zungenödemen mit Blaufärbung der Zunge. Daneben treten Ulzera und Erosionen an den Schleimhäuten auf. Schwellung und Verkrustung der Nasengänge führen zu starker Dyspnoe. Häufig entwickeln sich Torticollis und Lahmheiten. Degenerativ-entzündliche Veränderungen der Muskulatur erschweren den Verlauf. Mit beginnender Heilung der nasalen und oralen Läsionen entwickeln sich Pododermatitiden. Häufig entsteht eine Rötung der Haut, wodurch die Wolle brüchig wird oder ausfällt. Bei Jungtieren manifestiert sich die Blauzungenerkrankung durch Diarrhöen. Der Tod kann 2–8 Tage nach Auftreten erster Symptome eintreten oder aber die Tiere sterben nach scheinbarer Rekonvaleszenz wesentlich später.

Beim subakuten Verlauf werden ähnliche Veränderungen beschrieben. Sie sind im Allgemeinen weniger ausgeprägt als bei der akuten Form. Beim Rind ist der Verlauf ähnlich, jedoch sind die Symptome milder und die Letalität ist gering. Leitsymptome sind starker Speichelfluss, Ödematisierung der Lippen, Nasenausfluss und Inappetenz. Häufig wird ein steifer Gang beobachtet, der durch Muskel- und Klauensaumentzündung hervorgerufen wird. Die Morbidität liegt bei etwa 5%. Auch beim Rind kommt es zur Passage des Virus in den Fetus, wodurch Hydranencephalopathie bei Kälbern induziert werden kann.

### ■ Diagnose

In endemisch mit BT verseuchten Gebieten ist die Diagnose aufgrund der klinischen Symptomatik in Verbindung mit epizootiologischen Beobachtungen (saisonales Auftreten) möglich. In Zweifelsfällen oder bei bovinen Verdachtsfällen kann der Erregernachweis im Laboratorium durch Verimpfung von Blut verdächtiger Tiere auf Schafe oder auf 8–10 Tage alte Hühnerembryonen oder Verozellkulturen erfolgen. Optimale Ergebnisse werden durch intravenöse Verimpfung von gewaschenen Erythrocyten auf bebrütete Hühnereier erzielt.

Der Antikörpernachweis wird mithilfe der KBR oder des AGPT unter Verwendung von gereinigtem, gag-Antigen durchgeführt. Inzwischen stehen auch ELISA-Techniken zur Verfügung. Eine Typendifferenzierung, die gelegentlich notwendig wird, kann mithilfe des NT oder der HAH vorgenommen werden.

Mithilfe des AGPT und der KBR lässt sich die EHD-Erkrankung beim Hirsch sowie die Ibaraki-Erkrankung beim Rind von der BTV-Infektion differenzieren.

Differenzialdiagnostisch müssen die Maul- und Klauenseuche, die Rinderpest, Stomatitiden, die durch Pockenviren oder Pilze verursacht werden, sowie die bovine Virusdiarrhö ausgeschlossen werden. Die wichtigen Ibaraki-Infektionen sowie die EHD-Erkrankung lassen sich nur durch serologische Differenzierung von BT abtrennen.

■ Immunologie

Tiere, die die BTV-Infektion überstehen, entwickeln eine typspezifische Immunität. Bei Auftreten neuer Serotypen in einer bestimmten Gegend kann es zu Neuausbrüchen kommen. Klare Daten über die Dauer der Immunität liegen nicht vor, da sie wegen der Pluralität des Erregers und der unterschiedlichen Empfänglichkeit einzelner Schafpopulationen schwierig zu beschaffen sind. Hohe N-Ak-Titer persistieren jedoch über mindestens zwei Jahre.

Rinder können trotz hoher Ak-Titer latente Infektionen entwickeln, die allein durch den Saugakt von Stechmücken aktiviert werden. Die Ak werden mit dem Kolostrum auf Neugeborene übertragen. Der passive Immunschutz dauert etwa 2–6 Monate, er interferiert mit der Ausbildung einer aktiven Immunität nach Vaccinierung

■ Bekämpfung

Eine Reduzierung der Morbidität kann durch planmäßige Insektenbekämpfung, Einstellen der Tiere über Nacht oder die Verwendung von Mückenrepellentien erreicht werden. In verseuchten oder seuchenverdächtigen Ländern wird heute die aktive Immunisierung mit polyvalenten Lebendvaccinen betrieben.

Als Impfkomplikationen können gelegentlich Fieber und Hyperämien auftreten. Durch die Vaccinierung lässt sich aber nicht gegen alle in der Vaccine eingesetzten Serotypen ein guter Schutz erzielen, sodass geimpfte Jungtiere noch an Bluetongue erkranken können. Zum Schutz vor Einschleppung der Bluetongue in seuchenfreie Länder empfiehlt sich striktes Importverbot für Rinder und Schafe oder auch Sperma aus verseuchten Gebieten. Quarantänemaßnahmen sind von zweifelhaftem Wert.

### 3.10.4.2 Afrikanische Pferdepest
(Pferdesterbe, pestis equorum, African horse sickness, equine plague)

■ Allgemeines

Die Afrikanische Pferdepest (APf) ist eine perakut bis akut verlaufende, saisongebundene Viruserkrankung der Einhufer, die durch blutsaugende Insekten übertragen wird. Die Krankheit ist gekennzeichnet durch Fieber, ödematöse Schwellungen der Subkutis im Kopfbereich, durch Lungenödeme, Blutungen in den inneren Organen und Exsudation in die Körperhöhlen. Wirtschaftliche Verluste entstehen v. a. durch die hohe Letalität bei infizierten Pferden, die in nichtverseuchten Gebieten bis zu 95 % betragen kann.

Die APf ist in Afrika endemisch und in Südafrika seit dem 17. Jahrhundert bekannt. Hauptherde der Erkrankung liegen in einer Zone beiderseits des Äquators im trockenen, tropischen Klima. Von hier aus kommt es immer wieder zur Ausbreitung der APf auf andere Gebiete. Für die Verbreitung der APf innerhalb des afrikanischen Kontinents werden hauptsächlich Nomaden verantwortlich gemacht. Im Verlaufe einer afrikanischen und arabischen Epizootie kam es auch zum Auftreten der Seuche in Spanien im Oktober 1966. Seither gelten einzelne Gebiete in Spanien und Portugal als verseucht. Die Erkrankung ist in allen EG-Mitgliedstaaten anzeigepflichtig.

■ Ätiologie

Der Erreger der APf ist, im Gegensatz zur Stabilität gegenüber Chloroform- und Etherbehandlung, extrem labil gegenüber niedrigen pH-Werten (6). Einige Stämme besitzen HA-Eigenschaften für Pferdeerythrocyten nach Züchtung in Mäusegehirnen. Antigenetisch ist das APf nicht einheitlich. Bisher sind neun verschiedene Serotypen mithilfe des NT differenziert worden. Unter natürlichen Verhältnissen kommen Stämme mit unterschiedlicher Virulenz vor.

Durch Erhitzen auf 50–60 °C, von Sonnenlicht und durch Fäulnis wird der Erreger rasch zerstört. Im Blut lässt sich die Infektiosität durch Erhitzen auf 75 °C in 5 min und bei 50 °C in 10 min zerstören, blieb jedoch bei 45 °C über 6 Tage erhalten.

Die Züchtung des Erregers kann in Zellkulturen und bebrüteten Hühnereiern erfolgen. Das Zellkulturspektrum ist sehr weit und umfasst Zelllinien von Affen (Vero, MS) und Hamster (BHK) sowie primäre Zellkulturen verschiedener Spezies. Das Virus vermehrt sich mit einem cpE in den Kulturen. Es bildet cytoplasmatische EK.

Für die Herstellung von Lebendvaccinen werden durch Dauerpassagen modifizierte Stämme verwendet. Das Infektionsspektrum umfasst neben den Labornagern als Spezies das Pferd und Maultiere. Esel und Zebras sind weitgehend resistent. Ziegen reagieren auf eine Infektion mit Fieber. Das Virus ist auch von Schafen isoliert worden. Erkrankungen können in seltenen Fällen bei Hunden und Frettchen auftreten (Verfütterung von infiziertem Fleisch).

■ Epidemiologie

Die Übertragung der APf erfolgt in endemisch verseuchten Gebieten durch blutsaugende Insekten, v. a. durch Stechmücken der Gattungen *Culicoides*. Andere Stechmückenarten *(Aedes, Stomoxys, Anopheles)* können das Virus mechanisch übertragen. In Culicoides vermehrt sich das Virus und wird, nachdem es in die Speicheldrüsen gelangt, mit dem Saugakt verbreitet. Kontaktinfektionen sind nicht bekannt.

Die natürliche Ansteckung erfolgt im Allgemeinen im Freien während der Nacht. Tagsüber ist die Ansteckungsgefahr gering. Endemisch ist die APf in warmen, feuchten, tiefliegenden Flussniederungen Sumpfgebieten, Küstenstrichen und Tälern. Dagegen wird sie in trockenen Gegenden mit Höhenlagen zwischen 500 und 1.800 m nur selten beobachtet. Die Seuche tritt während des ganzen Jahres sporadisch auf. Die Seuchenkurve zeigt ihren Höhepunkt, wenn das Klima ein Maximum an Hitze und Feuchtigkeit erreicht. In endemisch verseuchten Gebieten erlischt die Seuche etwa 9 Tage nach Auftreten des ersten Frosts.

Pferde werden keine Virusträger. Ein Virusreservoir ist nicht bekannt.

Die APf kann große Gebiete überspringen, in denen keine Einhufer vorkommen. Im Zusammenhang mit der Verbreitung der Seuche in den Nahen Osten, nach Zypern und von Pakistan nach Indien wird die Verschleppung infizierter Culicoides-Arten mit Flugzeugen diskutiert.

■ Pathogenese, Pathologie

Nach Infektion mit virushaltigem Blut vermehrt sich der Erreger der APf zunächst im Lymphgewebe und kann schon 2 Tage p. i. in Lymphknoten, der Milz, im Thymus und in der Pharynxmukosa nachgewiesen werden. Weiterhin besteht eine starke Affinität des Virus für Endothelzellen der Lungenkapillaren sowie für Blut- und Lymphgefäße in der Kopf- und Halsregion. Die Virusvermehrung in den Endothelzellen führt zu einer erhöhten Permeabilität der Kapillar- und Gefäßwände, wodurch Ödeme in den Lungenalveolen entstehen, die den baldigen Tod durch Asphyxie verursachen. In den meisten Fällen kommt es jedoch vor Auftreten der pulmonalen Form zur Ausbildung von Ödemen im Kopf- und Halsbereich. Ödematisierung und Hämorrhagien können auch in anderen Organen auftreten und zu Herzversagen führen (kardiale Form).

Die pathologisch-anatomischen Veränderungen hängen von der klinischen Verlaufsform ab. Charakteristisch sind Lungenödeme und Hydrothorax (pulmonale Form). Das interlobäre und mediastinale Bindegewebe ist serös infiltriert, während Luftröhre und Bronchien mit gelblichem Schaum angefüllt sind. Alle zugehörigen Lymphknoten sind markig geschwollen. Bei der kardialen Form enthält der Herzbeutel bis zu 2.000 ml Flüssigkeit und zahlreiche Petechien sind im Perikard sichtbar. Zusätzlich treten flächenhafte Blutungen im Epikard und Endokard auf. Im Zusammenhang mit der Herzform kommt es zu sulziger Infiltration von subkutanen, subfaszialen, subserösen und intermuskulären Geweben und der Lymphknoten im Kopf- und Halsbereich.

Weitere Veränderungen, die häufig bei der akuten Form beobachtet werden, sind Hyperämien im Fundusbereich des Magens sowie Hyperämie und petechiale Hämorrhagien in der Mukosa und Serosa des Dünn- und Dickdarms. Ferner treten Blutungen in der Milz und – verbunden mit ödematösen Schwellungen – in den Nieren auf. Der histologische Befund ist wenig typisch.

■ Klinische Leitsymptome

Die Inkubationszeit der APf beträgt 2–14 Tage. Je nach Tropismus und Virulenz des Erregers werden 4 klinische Formen unterschieden: die pulmonale Form, die kardiale Form, die gemischte Form und eine abortive Form („horsesickness fever"). Die perakute oder pulmonale Form ist gekennzeichnet durch eine kurze Inkubationszeit (2–5 Tage) und durch starke Beteiligung der Respirationsorgane. Die Körpertemperatur steigt in kurzer Zeit auf 40–41 °C, wenig später erhöht sich die Atemfrequenz auf 60–75 pro min. Die Tiere stehen mit weit gespreizten Vorderbeinen und haben die Nüstern gebläht. Muskelzittern, Schwanken und Schweißausbrüche sowie schließlich Husten sind häufige Symptome. Innerhalb weniger Stunden nach dem Auftreten der ersten klinischen Erscheinungen tritt zumeist der Tod ein. Diese Verlaufsform wird bei hochempfänglichen Tieren und bei Beteiligung hochvirulenter Virusstämme beobachtet. Die Prognose ist ungünstig, und die Letalität liegt bei der pulmonalen Form über 95 %.

Bei der subakuten ödematösen oder kardialen Verlaufsform variiert die Inkubationszeit zwischen 7 und 14 Tagen und die Krankheit entwickelt sich bedeutend langsamer. Die Temperaturkurve verläuft flacher (39–41 °C) und das Fieber hält 3–6 Tage an. Kurz vor Ende des Fieberstadiums entstehen Ödeme am Kopf, die 6–8 Tage anhalten. Betroffen sind die Schläfen, Augenlider, Vorkopf, Ganaschen, Lippen, Zunge und der Pharynx. Nicht selten kommt es zur Ödembildung an Hals, Unterbrust, Bauch und Gliedmaßen. Die Lokalisierung der Ödeme hängt von der Virulenz des Erregers ab. Schließlich können petechiale Blutungen an den Konjunktiven auftreten. Die Tiere werden unruhig und zeigen allgemeine Muskelschwäche oder Kolikerscheinungen, bevor der Tod durch Herzversagen eintritt. Die Letalität beträgt etwa 50 % und der Tod tritt etwa 4–8 Tage nach Beginn des Fieberstadiums ein.

Am häufigsten werden die akute oder gemischte Krankheitsform beobachtet, bei der sowohl pulmonale als auch kardiale Symptome auftreten. Die Inkubationszeit beträgt hier 5–7 Tage, und die Krankheit manifestiert sich entweder durch Entwicklung milder Lungensymptome mit schweren Ödembildungen an Kopf und Hals sowie nachfolgendem Tod durch Herzversagen oder durch Auftreten von Ödemen wie bei der ödematösen Form und anschließender Lungenbeteiligung mit Dyspnoe und rasch folgendem Tod. Die Letalität liegt bei der akuten Verlaufsform um etwa 80 % und der Tod tritt gewöhnlich 3–6 Tage nach Beginn der Fieberphase ein.

Bei der abortiven Form („horsesickness fever") handelt es sich um eine milde Verlaufsform mit einer Inkubationszeit zwischen 5 und 14 Tagen. Sie ist gekennzeichnet durch intermittierendes, leichtes Fieber (39–40 °C), das etwa 5–8 Tage anhält. Da besondere Störungen des Allgemeinbefindens fehlen, wird die Erkrankung meist übersehen.

### ■ Diagnose

Klinisch und pathologisch-anatomisch lässt sich die APf in der Regel beim Auftreten typischer Ödeme leicht erkennen. Eine Absicherung der Diagnose erfolgt durch den Erregernachweis aus Blut. Geeignete Nachweissysteme sind Zellkulturen (Vero, MS), in denen sich das Virus mit einem cpE vermehrt.

Bei gefallenen Tieren sind der AGPT sowie die IF zum Antigennachweis besonders gut geeignet. Die Reaktionen sind jedoch nicht typspezifisch, da alle Serotypen gemeinsame Antigene aufweisen. Als Organmaterial für den Antigennachweis dient die Milz. Die Typendifferenzierung der Erreger erfolgt mithilfe des NT. Indirekt kann die APf durch den Nachweis von Antikörpern mithilfe der KBR oder im NT festgestellt werden.

Differenzialdiagnostisch müssen Pferdearteritis, Trypanosomiasis, Spirochätosen Piroplasmosen, Babesiosen, die infektiöse Anämie, Milzbrand und Vergiftungen berücksichtigt werden. Die APf unterscheidet sich klinisch von der Trypanosomiasis, der Babesiose und dem Milzbrand durch das Fehlen von Milzschwellungen und der für Milzbrand charakteristischen Blutveränderung, von der Piroplasmose durch das Fehlen von Ikterus.

### ■ Immunologie

Tiere, die eine APf-Infektion überstehen, sind gegen Reinfektionen mit einem homologen Serotyp immun. Das Vorkommen von 9 verschiedenen Serotypen kompliziert jedoch die Immunitätsverhältnisse. Da in einem Endemiegebiet mehrere Serotypen auftreten können, kommt es vor, dass Tiere mehrere Male erkranken.

N-Ak sind je nach Virulenz des Virus nach natürlicher Infektion erstmalig etwa 6–9 Tage p. i. nachweisbar. Ak werden mit dem Kolostrum auf neugeborene Fohlen übertragen und verleihen ihnen einen passiven Schutz, der etwa 3–6 Monate anhält. Solange Fohlen noch maternale Ak besitzen, ist eine Vaccinierung nicht wirksam.

### ■ Bekämpfung

Ein gewisser Schutzeffekt lässt sich erzielen, wenn der Kontakt empfänglicher Tiere mit Insekten verhindert wird. Da die Übertragung praktisch nur nachts vorkommt, hat sich das Einstellen von Tieren in geschlossene Ställe über Nacht bewährt. In Ländern, die mit Pferdepest durchseucht oder die unmittelbar davon bedroht sind, wird die prophylaktische Impfung in Verbindung mit der Keulung erkrankter und seuchenverdächtiger Tiere durchgeführt.

Grundlage der Immunprophylaxe bilden Lebendvaccinen auf der Grundlage von Zellkulturvirus. Die Vaccinen werden sowohl monovalent als auch polyvalent angeboten. Der Impfschutz hält mehrere Jahre an. Da bei polyvalenten Vaccinen der Impfschutz nicht gegen jeden Serotyp gleich gut ausgebildet wird, werden Wiederholungsimpfungen im Abstand von 2–3 Jahren empfohlen.

Länder, die frei von APf sind, sollten Schutzmaßnahmen ergreifen, die eine Einschleppung der Seuche wirksam verhindern. Hierzu gehören:

- Importverbote für Pferde aus verseuchten und seuchenverdächtigen Ländern;
- Importverbote für vaccinierte Equiden;
- Insektenbekämpfung an Flughäfen, in internationalen Eisenbahnzügen und auf Schiffen;
- Vernichtung von Küchenabfällen, die auf Flughäfen, Schiffshäfen und in Eisenbahnzügen anfallen;
- Quarantäne bei Import von Hunden und Ziegen aus verseuchten oder seuchenverdächtigen Ländern.

### 3.10.4.3 Enzootische hämorrhagische Krankheit bei Hirschen (EHD)

Anzeigepflicht

In den USA wurde im Jahre 1960 eine Bluetongue-ähnliche Erkrankung mit hoher Letalität beim Virginia- oder Weißwedelhirsch *(Odocoleus virginiaus)* beschrieben, die von einem Orbivirus verursacht wird, das 60–70 nm im Durchmesser aufweist und eine geringe Antigenverwandtschaft mit Bluetonguevirus besitzt. Das EHD-Virus kommt auch in Nigeria, Australien und Südafrika vor. Rinder und Schafe sind empfänglich für EHDV, ihre Rolle in der Epidemiologie der Infektion ist jedoch unklar. Das EHD-Virus existiert in zwei antigenetisch unterschiedlichen Typen (New Jersey-Stamm und South Dakota-Stamm) und lässt sich in HeLa- und BHK-21-Zellen sowie in Zellkulturen von Arthropoden und Hirschnieren züchten. Die Übertragung durch *Culicoides*-Arten ist nachgewiesen, Kontaktinfektionen kommen nicht vor. Klinisch ist das hämorrhagische Fieber gekennzeichnet durch eine Inkubationszeit von 6–8 Tagen, schwere Schocksymptome, multiple Hämorrhagien und Ödeme in einer Reihe von Geweben und serösen Höhlen mit anschließendem Koma und Tod.

### 3.10.4.4 Ibaraki-Krankheit der Rinder

Die Ibaraki-Krankheit (IK) ist eine akut verlaufende Erkrankung der Rinder, die saisonalen Charakter besitzt und durch Bluetongue-ähnliche Erscheinungen charakterisiert ist. Klinische Symptome sind plötzliches Fieber, Stomatitis, nasopharyngeale Sekretion und Schlundkopflähmung. Inapparente Verlaufsformen sind häufig.

Bisher wurde die IK nur in Japan festgestellt und trat 1950 erstmals auf. Antikörper gegen das Virus ließen sich jedoch auch in Seren von Rindern aus Bali, Indonesien und Taiwan feststellen. Das Ibaraki-Virus (IV) weist gemeinsame KB- und IF-Antigene mit Viren der EHD-Virusuntergruppe auf; es lässt sich jedoch im NT von diesen Viren differenzieren.

Die Züchtung des IV ist in Zellkulturen von Organen von Rind, Schaf, Hamster, Hühnerembryonen und Mäusen (L-Zellen) mit einem epE möglich. Eine Vermehrung wird auch in bebrüteten Hühnereiern beobachtet.

Das Infektionsspektrum scheint nur das Rind zu umfassen, für Schafe ist das Virus nicht pathogen. Saisonales Auftreten und geografische Präferenz lassen vermuten, dass die IK durch Arthropoden übertragen wird. Ähnlich wie Bluetongue tritt die Erkrankung im Spätsommer und Frühherbst auf. Die Inkubationszeit liegt bei experimentell infizierten Tieren zwischen 4 und 12 (4–7) Tagen. Plötzlich auftretendes Fieber bis zu 40 °C, das etwa 2–3 Tage anhält, wird begleitet von Inappetenz, allgemeiner Schwäche, Tränenfluss und verstärkter Salivation. Darauf folgen Ödematisierung der Konjunktiven sowie der nasalen und oralen Mukosa. Der Verlauf ist im Allgemeinen mild und die Tiere genesen innerhalb weniger Tage. Schwere Fälle sind durch Erosionen und Ulzerationen am Flotzmaul sowie am Kronrand und Euter charakterisiert. Die Veränderungen an den Gliedmaßen gehen mit Lahmheiten einher. Für die Bekämpfung der IK steht eine Zellkulturvaccine aus attenuiertem Virus zur Verfügung.

### 3.10.5 Coltivirusinfektionen
(Colorado-Zeckenfieber, Colorado tick fever, CTF)

Das Colorado-Zeckenfieber (CTF) ist eine akute Infektionskrankheit des Menschen, die durch Fieber, Schüttelfrost, Kopfschmerzen und Muskelschmerzen charakterisiert ist. Der Verlauf ist nur kurz und die Patienten genesen vollständig. Das CTF-Virus ist die einzige von Zecken übertragene Viruserkrankung in den USA.

Als Vektor wurde die Zecke *Dermacentor andersoni* bestimmt. Virusreservoire sind Eichhörnchen und Streifenhörnchen. Der Mensch ist ein Endglied der Infektkette. Auch in Europa wurde ein dem CTF-Virus verwandtes Virus von *Ixodes-ricinus*-Zecken isoliert. Die Herkunft des Erregers ebenso wie seine Bedeutung und Verbreitung sind nicht bekannt.

Der Erreger ist leicht in Zellkulturen, Hamstern und Mäusen züchtbar und unterscheidet sich antigenetisch von anderen Reoviren.

Das CTF-Virus unterscheidet sich darüber hinaus von anderen Orbiviren dadurch, dass es 12 RNA-Segmente aufweist.

### 3.10.6 Rotavirusinfektionen beim Tier

#### ■ Allgemeines
Rotavirusinfektionen verursachen bei Neugeborenen vieler Tierarten sowie beim Menschen streng lokalisierte Infektionen des Intestinaltrakts, die durch akute Durchfallerkrankungen mit wässrigem, gelbem Kot, Depression und Schwäche charakterisiert sind. Im Verlauf der Virusinfektion wird das Zottenepithel des Dünndarms fast vollständig zerstört, sodass sich ein Malabsorbtionssyndrom entwickelt. Dabei kommt es rasch zu Dehydrierung mit Todesfällen.

Die Rotavirusinfektion ist nur eine von vielen neonatalen Durchfallerkrankungen, bei denen Mischinfektionen dominieren.

Die wirtschaftliche Bedeutung der neonatalen Durchfallerkrankungen liegen in verminderten Gewichtszunahmen erkrankter Tiere sowie in der teilweise hohen Letalität in Problembeständen.

Eine virusbedingte Durchfallerkrankung bei 2–3 Wochen alten Säuglingsmäusen ist die epidemische Diarrhö infantiler Mäuse (EDIM). Morphologisch ähnliche und antigenverwandte Viren wurden in den letzten Jahren auch von anderen Spezies mit akuter Gastroenteritis, so bei Affen, bei Menschen, Schweinen, Fohlen, Schafen, Kaninchen, Hunden, Katzen und Hühnern sowie Tauben, isoliert. Die Verbreitung von Rotaviren (R.) ist weltweit. Alle bisherigen epidemiologischen Untersuchungsergebnisse weisen auf einen hohen Durchseuchungsgrad sowohl bei Tieren als auch beim Menschen hin.

#### ■ Ätiologie
R. sind stabil bei pH 3 und bei 56 °C (30 min). Die meisten der bisher bekannten R.-Isolate sind antigenverwandt. Beim Menschen kommen mindestens 6 Serotypen vor. Bei Rind und Schwein wird die Existenz unterschiedlicher Serotypen diskutiert. Aufgrund der elektrophoretischen Wanderungsgeschwindigkeit der RNA-Segmente lassen sich R. ebenfalls differenzieren. Untersuchungen der RNA-Segmente von R-Isolaten einer Spezies weisen ferner auf eine starke genetische Heterogenität durch „genetic reassortment" hin.

Von Menschen sowie Schweinen und Hühnern sind R-Isolate bekannt, denen das gemeinsame Gruppenantigen fehlt. Bovine R. besitzen z. T. HA-Eigenschaften. R. sind sehr stabil gegenüber Umwelteinflüssen. Bei 20 °C bleibt die Infektiosität mindestens 7–12 Monate erhalten. Für die Desinfektion eignen sich Ethanol (70%), Lysol (5%), Chloramin und Hexachlorophen-Verbindungen. Iodophore, Hypochlorit und Chlor in Konzentrationen wie sie im Trinkwasser verwendet werden, sind unwirksam.

Die Züchtung der Erreger ist schwierig. In Zellkulturen lassen sich routinemäßig lediglich R. von Kalb und Schwein züchten. Daneben sind verschiedene Stämme humaner Rotaviren, Hunde- und Kaninchen-R an Zellkulturen adaptiert. Alle Isolate vermehren sich am besten in der embryonalen Rhesusaffennierenzelllinie MA-104. Bei Zugabe von Trypsin und EDTA ins Virusmedium vermehren sich adaptierte Rotavirusstämme mit cpE.

Im Schwein und Kalb vermehren sich auch R. von anderen Spezies. So lassen sich Kälber zusätzlich mit Isolaten von Menschen und Fohlen infizieren; Schweine können mit Viren von Schweinen, Menschen, Kälbern und Fohlen infiziert werden. Pathogen sind im Ferkel jedoch nur die Isolate von Schweinen und Kälbern.

Das Infektionsspektrum ist sehr weit. R. wurden bei zahlreichen Spezies nachgewiesen.

#### ■ Epidemiologie
Die Virusausscheidung erfolgt mit dem Kot und kann 3–10 Tage nach Auftreten der ersten klinischen Symptome dauern. Der Virusgehalt in den Fäzes ist besonders während der ersten Tage der Erkrankung hoch ($10^7$–$10^{10}$ KID$_{50}$/g). Als Eintrittsweg ist hauptsächlich die orale Route von Bedeutung. Der Erreger wird mit infektiösen

Faeces sowie mit verunreinigtem Futter, Wasser und Milch übertragen.

Eine Reihe von Beobachtungen deuten darauf hin, dass Rotavirusdiarrhöen im Herbst und Winter häufiger vorkommen als während der warmen Jahreszeit. Obwohl Erkrankungen am häufigsten bei Neugeborenen beobachtet werden, sind Individuen aller Altersstufen empfänglich. Vermutlich stellen ältere, klinisch inapparent infizierte Tiere das Virusreservoir dar.

### ■ Pathogenese, Pathologie

Rotaviren besitzen bei allen Spezies eine starke Affinität für die differenzierte Epithelzelle des Dünndarms. Nach oraler Aufnahme vermehren sich Rotaviren v. a. in den distalen 2 Dritteln des Jejunums. Der Befall des Zottenepithels ist je nach Spezies unterschiedlich. Während bei Schweinen etwa die oberen zwei Drittel des Epithels einer Zotte infiziert werden, sind es beim Kalb nur das oberste Drittel, bei der Maus nur die Zellen an der Zottenspitze. Bei jungen Tieren entwickelt sich innerhalb weniger Stunden p. i. eine Zottenatrophie. Abgelöste Epithelzellen werden durch unreife kubische Enterocyten ersetzt. Bedingt durch Funktionsstörungen und nachfolgendes Ablösen rotavirusinfizierter Zellen, entwickelt sich bei infizierten Tieren ein Malabsorbtionssyndrom mit Hypersekretion und Osmosestörungen im Darm, das schließlich zu Diarrhö führt. Kompliziert werden Rotavirusinfektionen durch Mischinfektionen mit anderen enteropathogenen Erregern. Synergistisches Zusammenwirken von z. B. *Rotavirus* mit Coronaviren, *Escherichia coli* (ETEC) oder Kryptosporidien führt zu schweren Verlaufsformen.

Bei einigen Spezies (Mensch, Schwein) verursachen jedoch auch Rotavirusmonoinfektionen schwere, letal verlaufende Durchfälle. Während beim Rind hochvirulente und schwachvirulente Virusstämme vorkommen, vermehrt sich *Rotavirus* nach Infektionen von Lämmern ebenfalls im Dünndarmepithel, führt allein jedoch nicht immer zu klinischen Durchfallerscheinungen.

Pathologisch-anatomisch dominiert die starke Füllung des Darms mit Flüssigkeit. Die Darmwand erscheint transparent. Im histologischen Bild zeigt sich je nach Spezies eine mäßige bis starke Zottenatrophie. Auf den abgeflachten Darmzotten lassen sich quaderförmige, unreife Epithelzellen nachweisen. Bei einigen Spezies wird ferner ein Verlust des Epitheis der Magenschleimhaut und von Epithelzellen der Bronchien und Alveolen beobachtet.

### ■ Klinische Leitsymptome

Die Inkubationszeit schwankt zwischen 16 Stunden beim Schwein und 40 Stunden bei Mäusen. Deutliche Symptome werden in erster Linie bei Kälbern und Schweinen während der ersten Lebenstage bis zu einem Alter von etwa 6 Wochen beobachtet. Erste klinische Erscheinungen sind Depression, Schwäche und Anorexie. Bei Schweinen wird auch Erbrechen beobachtet. Die plötzlich einsetzende Diarrhö ist durch wässrigen, gelben Kot charakterisiert. Bei schwerem Verlauf und bakteriellen Sekundärinfektionen kommt es zu Dehydrierung und hoher Letalität. In mild verlaufenden Fällen kann innerhalb von 24–48 Stunden nach Einsetzen der Symptome die Genesung eintreten. Klinisch inapparente Verlaufsformen sind häufig.

### ■ Diagnose

Die Diagnose der Rotavirusinfektion ist wegen der Vielzahl der an neonatalen Durchfallerkrankungen beteiligten Erreger nur durch den Erregernachweis möglich. Am schnellsten und einfachsten ist der Nachweis des gruppenspezifischen Antigens im Kot erkrankter Tiere mit dem ELISA oder der Nachweis von Viruspartikeln im TEM. Eine Erregerisolierung ist schwierig und derzeit nur bei Rinderrotaviren praktizierbar. Bei frischtoten Tieren kann der Antigennachweis mittels IF direkt im Darmepithel erfolgen.

Für den serologischen Nachweis ist der Ak-ELISA gegen das gruppenspezifische Antigen geeignet. Typspezifische Ak werden mit dem NT bestimmt. Da bei vielen Spezies jedoch fast alle Tiere Ak gegen Rotaviren aufweisen, ist die Aussagekraft des Ak-Nachweises gering.

Differenzialdiagnostisch sind Durchfallerkrankungen anderer Genese wie unsachgemäße Fütterung, Überfütterung, Überpopulation, schlechte Hygiene, Kryptosporidien- und *Escherichia coli*-Infektionen sowie weitere Virusinfektionen (v. a. Coronaviren), abzugrenzen.

### ■ Immunologie

Tiere, die eine Infektion überstanden haben, bilden lokale und humorale Ak. Die Dauer der Bildung und Ausscheidung lokaler Ak (IgA; beim Rind IgA und $IgG_1$) ist begrenzt.

Untersuchungen bei Kälbern haben gezeigt, dass die Bildung lokaler Darm-Ak schon ab dem 3. Tag p. i. einsetzen kann und dann etwa 40–50 Tage anhält. Vermutlich infizieren sich Tiere unter natürlichen Bedingungen häufig und stimulieren die lokale Immunität entsprechend oft.

Da es sich um eine streng lokalisierte Infektion handelt, spielen humorale Ak beim Schutz gegen die Rotavirusinfektion keine Rolle.

Neugeborene werden jedoch passiv durch von der Mutter mit Kolostrum und Milch übertragene Ak geschützt. Die Ak-Ausscheidung mit der Milch ist bei den einzelnen Tierarten veschieden lang (z. B. Rind 3–5 Tage, Schwein etwa 28 Tage), sodass der Infektionsschutz zeitlich begrenzt ist. Ein wirksamer Schutz wird bei Neugeborenen nur durch die ständige orale Aufnahme großer Ak-Mengen gewährleistet. Zumeist sind, obwohl ein großer Prozentsatz erwachsener Tiere gegen die Infektion immun ist, die Ak-Titer im Kolostrum und der Milch nicht immer ausreichend, um einen wirksamen passiven Immunschutz zu vermitteln.

### ■ Bekämpfung

Bei nicht bakteriell komplizierten Rotavirusinfektionen wirkt sich eine Flüssigkeitszufuhr in Form von Elektrolytlösungen immer günstig auf den Krankheitsverlauf aus. Eine zweite Therapiemaßnahme besteht in der Verhinderung oder Behandlung von bakteriellen Sekundärinfektionen. Hier sind Antibiogramme, d. h. ein gezielter Einsatz von Antibiotika, unerlässlich.

Prophylaktische Maßnahmen sind derzeit nur beim Rind in Form einer Immunprophylaxe möglich. Eine Impfung der Neugeborenen hat sich wegen der interferierenden Milchantikörper und wegen der zu spät einsetzenden Immunität nicht bewährt. Das Mittel der Wahl ist eine Muttertierimpfung mit kombinierten Lebendvaccinen oder Impfstoffen aus inaktivierten Erregern. In der Regel werden *Rotavirus-, Coronavirus-* und *Escherichia-coli*-K99-Antigene kombiniert. Durch die Impfung werden Höhe und Dauer der Ak-Ausscheidung mit Kolostrum und Milch stimuliert, sodass beim Rind spezifische Ak mit der Milch mindestens 3 Wochen lang ausgeschieden werden. Voraussetzung für die Wirksamkeit der Vaccinen, die sich in der Praxis gut bewährt haben, ist die Verfütterung der Muttermilch an die Kälber für mindestens 14–16 Tage.

## 3.11 Infektion und Krankheiten durch Birnaviren

### 3.11.1 Allgemeines

In der Familie der Birnaviridae (Name von *bi* = zwei + *RNA*) werden ds RNA-Viren klassifiziert, deren Genom die Segmente A und B aufweist (Abschnitt 3.1, **Tab. 3.23**). Die Länge von Segment A beträgt 3092, die von Segment B 2784 Bp. Die Familie hat 3 Genera: *Avibirna-, Aquabirna-* und *Entomobirnavirus*. Morphologisch ähneln sie den Reoviren. Sie haben ein unbehülltes kubisches Capsid mit 92 Capsomeren. Der Partikeldurchmesser beträgt etwa 60 nm. Alle Birnaviren besitzen als VP eine dsRNA-abhängige RNA-Polymerase.

Sie sind resistent gegenüber pH 3 und hitzestabil (56 °C, 30 min). Die Virusvermehrung findet im Cytoplasma statt. Der Familie sind bisher 2 veterinärmedizinisch relevante Virusspezies zugeordnet: die Erreger der Infektiösen Bursitis des Huhns und der Infektiösen Pankreasnekrose (IPN) der Forellen.

**Tab. 3.23** Familie *Birnaviridae* und ihre wichtigsten Vertreter.

| Genus | Spezies/Krankheit | Wirte |
|---|---|---|
| Aquabirnavirus | infektiöses Pankreasnekrosevirus (IPNV) | Salmoniden |
| Avibirnavirus | infektiöses Bursitisvirus (IBDV) | Geflügel, vorwiegend Hühner |
| Entomobirnavirus | Drosophila-X-Virus | Drosophila |

Zahlreiche weitere Spezies wurden von Fischen, Crustaceen und Mollusken isoliert.

### 3.11.2 Infektiöse Bursitis des Huhnes
(ansteckende Bursa-Krankheit, Gumboro-Krankheit, avian nephrosis, infectious bursal disease)

Meldepflicht

■ **Allgemeines**

Die infektiöse Bursitis (IBu) ist eine hauptsächlich akut verlaufende Allgemeinkrankheit der Küken und Junghennen.

Das akute Stadium der Erkrankung manifestiert sich in einer hämorrhagischen Entzündung der Bursa Fabricii. Weitere charakteristische Symptome sind schwere Enteritiden, Vergrößerung, Ödematisierung und gelbliche Verfärbung der Bursa Fabricii sowie Hämorrhagien in der Skelettmuskulatur mit nachfolgendem Tod. Bei einer Morbidität von bis zu 100 % kann die Letalität bis 30 % erreichen. In einer Herde nimmt die IBu im Allgemeinen einen sehr charakteristischen Verlauf. Die Zahl der Todesfälle steigt bis zum 3. und fällt bis zum 5./6. Erkrankungstag. Vom 9. Tag nach Krankheitsbeginn an werden meist keine Todesfälle, die unmittelbar auf die Krankheit zurückzuführen sind, mehr beobachtet. Krankheitsbild und -verlauf können durch Sekundär- und Mischinfektionen (z. B. durch *Escherichia coli*) verändert sein.

Die IBu wurde erstmals im Jahre 1957 in Gumboro, einem Ort im Staate Delaware, USA, beobachtet. Später wurde der Erreger aus bebrüteten Hühnereiern isoliert. Die Krankheit ist inzwischen weltweit verbreitet.

■ **Ätiologie**

Der Erreger der IBu ist ein typisches Birnavirus (Abschnitt 3.1). Zu seiner Desinfektion sind alle gegen unbehüllte Viren viruzid wirksamen Desinfektionsmittel verwendbar.

Vermutlich existieren mehrere Serotypen. Ein 2. Serotyp ist bei Puten und Hühnern beschrieben worden.

Die Züchtung des Erregers ist in bebrüteten Hühnereiern und Zellkulturen möglich. Das IBu-Virus vermehrt sich auf der CAM 10 Tage alter Hühnerembryonen und führt 3–7 Tage p. i. zum Absterben der Embryonen.

In Zellkulturen gelingt die Virusvermehrung in embryonalen Hühnerfibroblasten sowie embryonalen Bursa Fabricii-Zellen mit cpE. Inzwischen lässt sich das Virus auch in Verozellen sowie in der Kaninchennierenzelllinie RK-13 und einigen menschlichen Zelllinien züchten. Unter natürlichen Verhältnissen umfasst das Infektionsspektrum Hühner, wahrscheinlich auch Puten und Enten. Puten lassen sich experimentell infizieren und machen auch natürliche Infektionen durch.

■ **Epidemiologie**

Das IBu-Virus wird 2–14 Tage mit dem Kot ausgeschieden, direkt durch Kontakt übertragen und oral aufgenommen. Wegen seiner Resistenz gegenüber Umwelteinflüssen spielt auch die indirekte Übertragung mit Futter, Trinkwasser, Staub, Einstreu sowie durch Kleidung des Personals eine Rolle. In verseuchten Ställen kann das Virus mindestens 122 Tage infektiös bleiben. Verseuchte Futtermittel sind 52 Tage infektiös. Auch eine mechanische Übertragung durch Insekten ist nachgewiesen. Vermutet wird ferner eine vertikale Übertragung über das Brutei, da der Erreger aus Eiern isoliert werden konnte.

Erkrankungsfälle werden hauptsächlich bei Küken und Junghennen im Alter von wenigen Tagen bis zu 11 Wochen beobachtet. Ältere Tiere erkranken nicht. Bei jüngeren Küken schützt die maternale Immunität in einem verseuchten Bestand vor der Erkrankung.

### ■ Pathogenese, Pathologie

Die IBu ist hauptsächlich eine Erkrankung des Lymphgewebes. Der Erreger besitzt eine starke Affinität für B-Lymphocyten der Bursa Fabricii, wo er sich nach Aufnahme schnell vermehrt und zu ihrer Zerstörung führt. Die resultierende Nekrose der Bursa geht in eine Entzündung mit nachfolgender Atrophie des Organs über. Hohe Virustiter werden in der Bursa, der Milz, dem Thymus und in der Leber gefunden. Bursektomierte Tiere erkranken nicht. Dadurch wird die Schlüsselrolle der Bursa Fabricii und die resultierende virale Immunsuppression bei dieser Erkrankung bestätigt.

Während der ersten Lebenswoche führen Infektionen mit dem IBu-Virus zu einer schweren Immunsuppression als Folge der frühen Zerstörung des Lymphgewebes der Bursa. Dadurch wird einmal die Antikörperbildung bei jungen Küken beeinflusst, zum anderen sind diese immunsupprimierten Tiere wesentlich anfälliger für andere Infektionen, z. B. Marek-Virus, NDV, Salmonellosen und Colibazillosen, Kokzidiose, infektiöse Bronchitis oder ILT. Daneben kann bei diesen Hühnern auch die Antikörperbildung nach Vaccination gestört sein.

Pathologisch-anatomisch stehen die Vergrößerung, Ödematisierung und Gelbfärbung der Bursa im Vordergrund. Sie ist mit blutig-schleimigem Inhalt gefüllt. Ferner werden ausgedehnte Blutungen in der Skelettmuskulatur und auf den Serosen sowie auf dem Herzmuskel gefunden. Milz- und Nierenschwellungen sowie Tubuliveränderungen treten ebenfalls auf. Bei der chronischen Form der Erkrankung entsteht ferner eine aplastische Anämie. Histologisch lassen sich Nekrosen in allen lymphatischen Organen, v. a. in der Bursa, der Milz und dem Thymus feststellen.

### ■ Klinische Leitsymptome

Nach einer Inkubationszeit von 2–3 Tagen beginnt die Erkrankung sehr plötzlich. Die Herde wird nervös, der Futterverbrauch sinkt, die Federn werden struppig. Erkrankte Tiere zeigen Apathie, grünweißlichen, wässrigen Durchfall und starke Dehydrierung. Daneben zeigen die Tiere Anorexie und Zittern. Völlige Entkräftung tritt im Endstadium ein. Schon bei Auftreten der ersten Krankheitsanzeichen kann es zu Todesfällen kommen. Dieses Stadium dauert etwa 3–4 Tage, danach genesen überlebende Tiere schnell. Nach weiteren 6 Tagen hat sich die durchseuchte Herde wieder erholt. Chronisch infizierte Tiere zeigen reduzierte Gewichtszunahme und Anämie.

Nachfolgende IBu-Ausbrüche verlaufen milder und werden häufig nicht bemerkt. Dann überwiegen inapparente Verlaufsformen. Die Todesfälle häufen sich in den ersten Tagen der Erkrankung und sinken nach 4 Tagen.

Verluste entstehen nicht nur durch die hohe Letalität, sondern mehr noch durch geringere Gewichtszunahmen und Verwerfen von Tierkörpern bei der Schlachtung infolge ausgedehnter Hämorrhagien in der Skelettmuskulatur.

### ■ Diagnose

Bei akutem Verlauf kann auf die IBu aufgrund des Krankheitsbilds und des Verlaufs schon klinisch geschlossen werden. Die typischen pathologischanatomischen Veränderungen bestätigen die Verdachtsdiagnose. In weniger ausgeprägten Fällen ist der Erregernachweis unumgänglich. Homogenate von Bursa-Fabricii-Material erkrankter Tiere werden auf die CAM bzw. in die Amnion- oder Allantoishöhle 9 Tage alter Hühnerembryonen verimpft. Zellkulturen sind weniger gut geeignet. Die Hühnerembryonen sterben teilweise ab und weisen charakteristische Veränderungen auf. Der Antigennachweis kann mithilfe der IF und dem AGPT an Bursamaterial geführt werden.

Für den Antikörpernachweis eignen sich der Eiempfänglichkeitstest und der NT im Brutei oder in der Zellkultur sowie der ELISA. Differenzialdiagnostisch kommen Sulfonamidüberdosierung, Pilzintoxikationen, das Nephritis-Nephrose-Syndrom, Kokzidiose, NDV und Mikrokokkeninfektionen infrage.

### ■ Immunologie

Bei der natürlich erworbenen Immunität handelt es sich überwiegend um eine humorale. N-Ak persistieren mindestens 25 Wochen. Die Ak natürlich infizierter sowie geimpfter Hennen werden mit dem Ei auf Küken übertragen. Diese sind mindestens 3–4 Wochen gegen eine Infektion geschützt. Maternale Ak interferieren mit der Ausbildung einer aktiven Immunität nach Impfung.

### ■ Bekämpfung

Die in der Geflügelhaltung möglichen und üblichen Reinigungs- sowie Desinfektionsmaßnahmen führen wegen der hohen Tenazität des Virus gewöhnlich nicht zur Entseuchung von befallenen Beständen. Aus diesem Grunde werden heute immunprophylaktische Maßnahmen eingesetzt. Zunächst wurden Lebendvaccinen empfohlen. Die dafür verwendeten Virusstämme besitzen jedoch eine Restvirulenz, die zu teilweise starken Impfreaktionen führt. Da alle Versuche, eine weitere Virulenzabschwächung zu erzielen, mit dem Verlust der Immunogenität der Impfstämme einhergingen, ist man dazu übergegangen, zusätzlich Impfstoffe aus inaktivierten Erregern einzusetzen. Hierbei haben sich Öladsorbatvaccinen im Rahmen von Muttertierimpfungen bewährt. Die Wirksamkeit der Vaccine ist außerordentlich gut, die Ak persistieren über lange Zeit. Dadurch ist gewährleistet, dass während der gesamten Legeperiode eine ausreichende Menge von Ak auf das Ei übertragen wird. Die Impfung erfolgt intramuskulär am besten 3–7 Wochen vor Legebeginn. Sie wird nach einem Jahr wiederholt. Je nach wirtschaftlicher Nutzung des Geflügels werden unterschiedliche Impfprogramme empfohlen.

Meldepflicht

## 3.11.3 Infektiöse Pankreasnekrose der Salmoniden

### ■ Allgemeines

Die infektiöse Pankreasnekrose (IPN) ist eine v. a. bei Setzlingen von Forellen und Bachsaiblingen auftretende Erkrankung, die durch Schwimmen erkrankter Fische in Seitenlage oder in Spiralen, durch Dunkelfärbung, Exophthalmus, Auftreiben des kaudalen Abdominalbereichs und hohe Letalität charakterisiert ist. Bei älteren Fischen verläuft die Infektion klinisch inapparent. Das ursprünglich nur bei Forellen nachgewiesene Virus ist kürzlich auch von Nichtsalmoniden isoliert worden.

Das IPN-Virus ist in Nordamerika, Japan und Europa verbreitet. Die Krankheit besitzt wegen der hohen Letalität eine große wirtschaftliche Bedeutung für die Salmonidenzucht.

### ■ Ätiologie

Das IPN-Virus ist der Prototypvertreter der Familie Birnavinaviridae (Abschnitt 3.1). Es ist sehr widerstandsfähig gegenüber äußeren Einflüssen, verhält sich stabil gegenüber pH-Werten von 3 und bei Erhitzung von 60 °C für 60 min. Durch Trocknung wird es zwar inaktiviert, bei 4 °C bleibt jedoch in getrocknetem Material eine Restinfektiosität länger als 4 Wochen nachweisbar. In Teichwasser hält sich der Erreger bei 10 °C mindestens 8 Wochen infektiös. 90 mg $O_3$ zerstört das Virus in weichem Wasser in 30 Sekunden, in hartem Wasser in 10 Minuten. Durch Chlor (0,7 g/l) erfolgt die Inaktivierung in 2 min. Eine Behandlung des Wassers mit aktivem Iod (35 ppm) inaktiviert den Erreger in weniger als 5 min.

Antigenetisch sind die verschiedenen, in den einzelnen Ländern isolierten IPN-Stämme, verwandt. Vermutlich existieren mehrere Serotypen.

Die Züchtung des Virus gelingt in Zellkulturen von Salmonidenorganen sowie in den Zelllinien RTG-2 (*Salmo gairdneri*) und BF-2 (*Lepomis macrochirus*) bei einer optimalen Inkubationstemperatur von 20 °C. Der Virusvermehrung läuft ein cpE parallel. Das Infektionsspektrum umfasst neben der Regenbogenforelle (*Salmo gairdneri*) und dem Bachsaibling (*Salvelinus fontinalis*) weitere Salmoniden wie die Bachforelle (*Salmo trutta*), den Lachs (*Salmo salar*) sowie *Oncorhynchus kisutch, O. nerka, O. masou* und *O. rhodorus*. Daneben können auch Äschen, Barben, Hechte und Karpfen infiziert sein.

### ■ Epidemiologie und Pathogenese

Das IPN-Virus ist hochkontagiös. Die Ausscheidung des Virus erfolgt hauptsächlich über Kot, mit dem Sperma und der Ovarialflüssigkeit infizierter Fische. Wasser aus verseuchten Teichen kann in einem Liter bis zu $2 \times 10^4$ infektiöse Partikel enthalten. Als mechanische Vektoren werden ferner Fischarten anderer Familien sowie Wasservögel diskutiert. Die Übertragung erfolgt hauptsächlich über Wasser und Futter. Infizierte lebende Fischeier oder infizierte, gefrorene Futterfische stellen weitere Infektionsquellen dar. Als Eintrittspforten werden die Kiemen und der Verdauungstrakt vermutet.

Als Virusreservoir kommen v. a. ältere Fische infrage, bei denen in verseuchten Beständen ein hoher Prozentsatz an Dauerausscheidern existiert. Auch Nichtsalmoniden sind als Virusreservoir anzusehen.

Das IPN-Virus besitzt eine starke Affinität zum Pankreas. Der Verlauf der Infektion ist sehr stürmisch und befallene Setzlinge enthalten in ihren Eingeweiden große Mengen Virus.

Die Resistenz der Forellen gegenüber IPN steigt mit dem Alter der Fische. Ältere Fische infizieren sich, erkranken aber nicht. Der Krankheitsverlauf bei Jungfischen kann durch Faktoren wie Virusdosis, Infektionsweg, Populationsdichte, Wassertemperatur und Stresssituationen wesentlich beeinflusst werden. Pathologisch-anatomisch herrschen Petechien in den Eingeweiden vor. Der Intestinaltrakt ist frei von Nahrung, Magen und Darm enthalten jedoch farblosen oder milchigen Schleim. Histologisch werden multizentrische Nekrosen sowohl im sekretorischen als auch inkretorischen Teil des Pankreas beschrieben.

### ■ Klinische Leitsymptome

Unter experimentellen Bedingungen liegt die Inkubationszeit bei Wassertemperaturen um 12–13 °C zwischen 6 und 10 Tagen. Erste Krankheitszeichen sind Schwimmen in Seitenlage oder/und wirbelige sowie spiralige Bewegungen um die Längsachse. Schwer erkrankte Fische verharren zeitweilig am Boden. Dann setzt plötzliches Sterben der Setzlinge ein mit Letalitätsraten über 80 %, besonders nach Beginn der Verabreichung von Kunstfutter. Erkrankte Fische werden dunkel und es tritt Exophthalmus auf. Daneben kommt es zur Auftreibung der kaudalen Abdominalregion und zu Hämorrhagien auf der Bauchseite. Die Krankheit kann sich in einem Bestand über 2–4 Wochen hinziehen.

### ■ Diagnose

Eine vorläufige Diagnose kann durch den histologischen Nachweis der Veränderungen im Pankreas gestellt werden. Der Erregernachweis lässt sich jedoch nicht umgehen. Eine Isolierung ist in Zellkulturen mit RTG-2- und BF-2-Zellen möglich. Leber, Milz, Niere, die ganze Brut sowie auch Kot, Ovar- oder Samenflüssigkeit eignen sich als Material für die Virusisolierung. Die Inkubationstemperatur beträgt 20 °C. Für die Differenzierung isolierter Viren zieht man den NT, die KBR und die IF unter Verwendung polyvalenter Immunseren heran.

Differenzialdiagnostisch müssen andere rasch verlaufende Infektionskrankheiten bei Salmoniden wie die virale hämorrhagische Septikämie (VHS) und die infektiöse hämatopoetische Nekrose (IHN) abgegrenzt werden.

### ■ Immunologie

Experimentelle Untersuchungen bei Regenbogenforellen ergaben, dass nach einer IPN-Virusinfektion N-Ak gebildet werden, wenn die Wassertemperatur bei etwa 12–19 °C liegt. Die Ak stellen IgM-ähnliche Globuline dar und erreichen etwa 12–14 Wochen p. i. ihren Höchsttiter. Ihre Rolle ist jedoch noch unklar.

### ■ Bekämpfung

Eine gezielte Therapie ist nicht möglich. Alle beschriebenen Prophylaxe- und Bekämpfungsmaßnahmen wie Desinfektion mit Iodverbindungen, Senkung der Wassertemperatur, Selektion durch Züchtung sowie aktive und passive Immunisierung der Setzlinge brachten nur Teilerfolge.

Die wirksamste Maßnahme liegt in der Verhütung einer Weiterverschleppung des Erregers. Dabei ist der Tatsache Rechnung zu tragen, dass ältere, infizierte Salmoniden lebenslang Virusträger und Dauerausscheider sein können. Für den Export von Salmoniden liegen Richtlinien im Code Zoosanitaire International vor, nach denen weder klinische oder pathologisch-anatomische Anzeichen der Krankheit vorhanden, noch die Krankheit innerhalb der letzten 12 Monate im Herkunftsbetrieb vorgekommen sein dürfen. Weiterhin wird der Ausschluss von IPN-Virus in Teichwasser, Fischeiern, Sperma und in der Bauchhöhle exportierter Fische mithilfe von Zellkulturanzüchtung gefordert.

> ! Birnaviren sind unbehüllte RNA-Viren (60 nm), die ein doppelsträngiges Genom aus 2 Segmenten enthalten. Die wichtigsten Krankheiten sind die **infektiöse Bursitis (Gumboro)** und die **infektiöse Pankreanekrose** der Salmoniden.

## 3.12 Infektionen und Krankheiten durch Togaviren

### 3.12.1 Allgemeines

Die Familie der Togaviridae (lat. toga = Mantel) fasst ss RNA-haltige Virusarten zusammen, die ein behülltes, kubisch-symmetrisches Capsid besitzen (Abschnitt 3.1). Das Hüllprotein E1 bestizt hämagglutinierende Eigenschaften, während das E2-Protein maßgeblich für die Virulenz des Erregers zu sein scheint. Darauf deuten insbesondere die epidemiologischen Beobachtungen bei den Encephalitisepidemien der letzten Jahre in den USA sowie die nachfolgenden genetischen und phylogenetischen Untersuchungen hin.

Zu den Togaviren (T.) gehört eine Reihe der von Arthropoden übertragenen Virusarten. Aufgrund von antigenen Verwandtschaftsbeziehungen werden die T. in die Genera *Alphavirus* (früher *Arbovirus A*) und *Rubivirus* unterteilt (**Tab. 3.24**). Dagegen wird das Genus *Pestivirus*, das früher den Togaviren zugeordnet war, wegen Ähnlichkeit in der Replikation und Genomorganisation seit 1991 der Familie Flaviviridae zugerechnet.

Alphaviren haben einen Durchmesser von 70 nm. Sie werden von Stechmücken übertragen. Alle dem Genus *Alphavirus* zugeordneten Virusarten sind antigenverwandt, weisen jedoch keine serologischen Beziehungen zu anderen T. auf.

Das Rötelnvirus (*Rubellavirus*) des Menschen, einziger Vertreter und Namensgeber des Genus *Rubivirus*, hat einen Durchmesser von 60 nm und besitzt HA-Eigenschaften für Küken- und Taubenerythrocyten.

**Tab. 3.24** Familie *Togaviridae* und ihre wichtigsten Vertreter.

| Genus | Spezies | Wirte |
|---|---|---|
| *Alphavirus* (Arbovirus A) | Sindbis-Virus | Wildnager, Geflügel |
| Überträger: Arthropoden | Eastern equine Encephalitisvirus Semliki-Forest-Virus | Equiden, Mensch |
| | Venezuelan equine Encephalitisvirus Western equine Encephalitisvirus | Equiden, Mensch |
| *Rubellavirus* | Rötelnvirus | Mensch |

### 3.12.2 Amerikanische Pferdeencephalomyeltiden

*Anzeigepflicht*

(Östliche, Westliche, Venezuelanische Pferdeencephalitis, Eastern, Western and Venezuelan equine encephalomyelitis, American arboviral encephalomyelitides of equidae, seuchenhafte Gehirn-Rückenmarks-Entzündung)

### ■ Allgemeines

Die amerikanischen Pferdeencephalomyeltiden sind epidemisch auftretende, meist akut verlaufende, zyklische Gehirn-Rückenmark-Entzündungen bei Pferden und Maultieren, die auch bei Vögeln und Menschen vorkommen können. Charakteristisch sind Fieber und zentralnervöse Symptome. Die Übertragung erfolgt durch Stechmücken. Seuchenausbrüche treten in der Regel im Sommer und Herbst auf. Die von 3 serologisch unterschiedlichen Typen hervorgerufenen Encephalitiden zeigen unterschiedliche Verlaufsformen: Western equine encephalomyelitis (WEE) verläuft milder als Eastern equine encephalomyelitis (EEE), während bei der Venezuelan equine encephalomyelitis (VEF) meist Symptome einer generalisierten Infektion auftreten. Untersuchungen zur Antigenstruktur von Virusisolaten aus kürzlichen Seuchenausbrüchen in den USA, die mit mAk durchgeführt wurden, belegen, dass insbesondere bei den EEE- und VEE-Isolaten zahlreiche Subtypen (A-F) und mehrere Varietäten (I-VI) vorkommen. Ihre Zuordnung zu bestimmten klinischen Verlaufsformen war bislang nur teilweise möglich.

Die Bedeutung der Pferdeencephalitiden liegt zum einen in der hohen Letalität für Pferde, zum anderen in ihrem Zoonosecharakter. Tödlich verlaufende Encephalitiden sind in den USA erstmals 1831 bei Pferden in Massachusetts beschrieben worden. Im Jahre 1933 wurde nachgewiesen, dass eine Encephalitis bei Pferden in Maryland übertragbar und der Erreger ein Virus war. Eine ähnliche Erkrankung war schon 1930 in Kalifornien beschrieben worden. Später wurde bekannt, dass die im Osten und im Westen der USA auftretenden Encephalitiden von 2 antigenetisch unterschiedlichen Virusarten verusacht wurden, die man dann entsprechend EEE-Virus und WEE-Virus nannte. Im Jahre 1938 trat eine ähnliche Encephalomyelitis in Venezuela auf, deren Erreger sich aber von den erstgenannten Viren unterschied. Es wurde als VEE-Virus bezeichnet.

Das Vorkommen der 3 Encephalitisviren ist derzeit auf den amerikanischen Kontinent begrenzt. WEE-Virus ist am weitesten verbreitet, es kommt in Nord- und Südamerika vor. Große Epidemien sind in den westlichen USA, in Kanada, Mexiko, Zentralamerika und Argentinien aufgetreten. EEE-Virus ist hauptsächlich im Osten Nordamerikas bekannt und hat sich bis auf die Karibischen Inseln ausgebreitet, wo Epidemien in der Dominikanischen Republik, Haiti, Jamaika und Trinidad abgelaufen sind. VEE-Virus tritt in den mittelamerikanischen Ländern auf, ist aber auch in Florida isoliert worden und im Süden bis nach Brasilien, Kolumbien, Ecuador und Peru verbreitet.

### ■ Ätiologie

EEE-, WEE- und VEE-Viren lassen sich immunologisch differenzieren, weisen jedoch das allen Alphaviren gemeinsame gruppenspezifische Antigen auf. EEE- und WEE-Viren kann man im NT unterscheiden, zwischen EEE und VEE besteht eine enge Antigenbeziehung, da mit beiden Virusarten gegeneinander immunisiert werden kann. Alle 3 Virusarten besitzen HA-Eigenschaften, Die Züchtung des Erregers ist in brüteten Hühnereiern und Zellkulturen möglich. Zehn Tage alte Hühnerembryonen sterben in der Regel etwa 2–3 Tage nach Infektion in die Amnionhöhle. In Zellkulturen haben alle 3 Virusarten ein weites Spektrum und vermehren sich mit einem cpE. Besonders empfänglich sind Hühnerembryofibroblasten- und BHK-Zellen.

Das Infektionsspektrum der Pferdeencephalitisviren ist sehr groß. Neben Equiden und Menschen sind unter natürlichen Bedingungen Schweine und Eichhörnchen sowie andere Nager (Forstzyklus) empfänglich. Antikörper lassen sich ferner bei Hasen und Hirschen nachweisen. Hohe Letalitätsraten sind nach EEE-Virusinfektionen bei Fasanen bekannt. Obwohl zahlreiche andere Geflügelarten ebenfalls empfänglich sind, treten Todesfälle nur bei jungen Tieren auf.

### ■ Epidemiologie

Epidemien enstehen in irregulären Intervallen. Ferner kommt es zu saisonalen Seuchenhöhepunkten im Spätsommer und Frühherbst. In tropischen Gebieten hängt das Auftreten mit der Regenzeit zusammen. Die natürliche Übertragung erfolgt durch Insekten, v. a. durch Stechmückenarten. WEE wird hauptsächlich von *Culex tarsalis*, FEE von *Culiseta melanura* und *Aedes*-Spezies übertragen. Vektoren für VEF sind in den Genera *Culex, Anopheles, Mansonia, Psorophora* und *Aedes* zu finden. VEF kann auch durch Kontakt übertragen werden. Weiterhin kommen bei allen Viren Hühner- und Vogelmilben sowie Zecken als Vektoren in Betracht. Die Zyklen, in denen EEE, WEE und VEE in der Natur persistieren, sind nicht genau bekannt. Wichtigste Virusreservoire stellen jedoch Vögel und Nager dar. Die Verbreitung zwischen Vögeln erfolgt bei FEE durch *Culiseta melanura*, bei WEE durch *Culex tarsalis*. Die Infektkette bei EEE und WEE wird demnach durch einen Mücken-Vogel-Zyklus aufrechterhalten. Bei VEF werden als Reservoire verschiedene Rattenspezies sowie weitere Nager diskutiert. Inwieweit der Mensch oder andere Mammalier bzw. Reptilien als Virusreservoire infrage kommen, ist ungeklärt. Die Pferdeencephalitiden sind anzeigepflichtig.

### ■ Pathogenese, Pathologie

Die Amerikanischen Pferdeencephalitiden gehören zu den zyklischen Infektionskrankheiten mit biphasischem Verlauf. Nach der Infektion durch Mückenstich vermehren sich die Viren zunächst im regionalen Lymphknoten und gelangen über das Blut zu den viszeralen Organen. Hier kommt es zu einem weiteren Vermehrungszyklus mit einer zweiten Virämiephase. Während dieser Zeit kann eine Infektion des ZNS entstehen. Im Gehirn kommt es aufgrund der Virusvermehrung zu irreversiblen Zellschädigungen, die zum Tode der Tiere führen. Bei vielen Tieren verläuft die Infektion jedoch klinisch inapparent.

Die Letalität beträgt bei Pferden nach einer EEE-Virusinfektion zwischen 75 und 90%, bei WEE zwischen 10 und 50% und bei VEE bis zu 90%, je nach Virulenz des Stammes.

Pathologisch-anatomisch treten keine charakteristischen Veränderungen auf. Histologisch ist v. a. die graue Substanz betroffen. Degenerationen von Neuronen, perivaskuläre Infiltrationen und Proliferationen von Gliazellen stehen im Vordergrund. Verändert sind besonders Kortex, Thalamus und Hypothalamus.

### ■ Klinische Leitsymptome

Die Inkubationszeit beträgt bei Pferden 1–3 Wochen, nach experimenteller Infektion 3–8 Tage. Der Krankheitsverlauf ist sehr unterschiedlich. Erstes Symptom ist zumeist Fieber bis 41 °C. Bei perakutem Verlauf kann es innerhalb weniger Stunden zum Tode ohne weitere Symptome kommen. Bei akut oder subakut verlaufenden Fällen treten nach der zweiten Fieberphase zentralnervöse Erscheinungen auf: Unruhe, Exzitation, Benommenheit, Gähnen und Anorexie. Später erscheinen Depressionen mit Ataxien, hundesitziger Stellung sowie unnatürliche

Körperhaltung und Schlafsucht. Oft können in diesem Stadium auch Erregungszustände, Krämpfe und Zwangsbewegungen beobachtet werden. Im Endstadium treten Paralysen auf, die Unterlippe hängt herab und die Ataxien werden deutlicher. Innerhalb von 24–48 Stunden nach Erscheinen der ZNS-Symptome tritt der Tod ein. Die Krankheitsdauer beträgt insgesamt etwa 3–8 Tage.

Die durch EEE-Virus verursachte Erkrankung verläuft meist rascher. Bei VEE stehen allgemeine Symptome im Vordergrund und zwischen dem 5. und 6. Tag der Erkrankung werden gewöhnlich Diarrhöen beobachtet. Nicht bei allen tödlich verlaufenden Fällen kommt es zur Ausbildung neurologischer Symptome. Neben den akuten Verlaufsformen kommen beim Pferd häufig klinisch inapparente Infektionen vor.

■ Diagnose

Zur Erstellung einer gesicherten Diagnose ist die Virusisolierung notwendig. Ein geeignetes System für die die Isolierung sind bebrütete Hühnereier. Eine Differenzierung zwischen den einzelnen Virustypen nach ihrer Isolierung gelingt mithilfe des NT. Die Infektion kann bei überlebenden Tieren ferner durch den Antikörpernachweis in Serumpaaren bestätigt werden. Differenzialdiagnostisch müssen je nach geografischer Lage die Borna-Erkrankung sowie die durch EHV-1 verursachten zentralnervösen Störungen ausgeschlossen werden.

■ Immunologie

Nach der Infektion mit einem der 3 Virustypen wird bei rekonvaleszenten Tieren eine gute und lang dauernde Immunität ausgebildet. Sie ist hauptsächlich humoral begründet.

■ Bekämpfung

Allgemeine seuchenhygienische Maßnahmen sowie eine planmäßige Insektenbekämpfung sind flankierende Maßnahmen für eine umfassende Immunprophylaxe bei Pferden. Therapeutische Gaben von Immunserum sind nur bei sofortiger Behandlung nach Exposition wirksam. Bei der Bekämpfung der VEE kommt der Kontrolle des Pferdeverkehrs besondere Bedeutung zu, da diese Infektion beim Pferd zur Virämie mit hohen Titern (> $10^6$ KID$_{50}$/ml Blut) führt. Dieses Phänomen ist bei den bei den anderen Serotypen nicht bekannt.

Die aktive Immunisierung erfolgt hauptsächlich mit Vaccinen aus inaktivierten Erregern. Auf dem amerikanischen Markt wird eine Vielzahl mono- oder bivalenter Vaccinen (EEE und/oder WEE) angeboten, die alle auf der Basis von formalininaktivierten Viren hergestellt werden. Das Impfvirus wird entweder in Zellkulturen oder Hühnerembryonen vermehrt. Außerdem ist eine Kombinationsvaccine aus inaktivertem Virus verfügbar, die alle 3 Serotypen enthält. Nach der Vaccination erfolgt eine sehr gute Antikörperbildung. HAH- und N-Ak mit Titern > 1:40 können als protektiv gesehen werden. Der Impfschutz wird durch eine jährlich einmal vorgenommene Revaccination aufrechterhalten. In Abhängigkeit vom saisonalen Auftreten der Virusencephalitiden wird empfohlen, die Impfungen in den bedrohten Pferdepopulationen vor „Saisonbeginn" durchzuführen. Als optimaler Impfzeitpunkt eignet sich in den USA hierfür das Frühjahr.

### 3.12.3 Erkrankungen des Menschen

Die EEE-Infektion des Menschen tritt nach einer Inkubationszeit von 5–7 Tagen auf und ist charakterisiert durch Fieber, Krämpfe, Erbrechen und Apathie. Im Vordergrund steht eine hämorrhagische Diathese. In der zweiten Phase entwickelt sich das Bild einer hämorrhagischen Meningoencephalitis, die mit hoher Letalität einhergeht. Es gibt jedoch auch Fälle ohne ZNS-Erkrankung.

Bei der WEE-Infektion ist der Verlauf milder. Bevorzugt erkranken Kinder. Die Letalität schwankt zwischen 7 und 20%. In den meisten Fällen kommen EEE- und WEE-Epidemien beim Menschen im Zusammenhang mit Seuchenzügen in der Pferdepopulation vor. Eine Schutzimpfung der Pferde nützt deshalb auch der menschlichen Gesundheit.

VEE-Virus ist beim Menschen nur selten mit schweren Encephalitiden vergesellschaftet, sondern führt in der Regel nur zu einer grippeähnlichen Erkrankung. Neurologische Symptome werden gelegentlich beobachtet. Eine Besonderheit stellt das Vorkommen des Virus im oberen Respirationstrakt dar, sodass Übertragungen ohne biologischen Vektor möglich sind. VEE-Epidemien beim Menschen sind aus Kolumbien, Panama, Venezuela, Mexiko und den USA bekannt. Während einer Epidemie in Venezuela und Kolumbien in den Jahren 1962 bis 1964 erkrankten 30.000 Menschen, von den 300 starben. Zur Prophylaxe gegen die menschliche Infektion mit den 3 Virustypen stehen inaktivierte Impfstoffe zur Verfügung.

#### 3.12.3.1 Röteln des Menschen
(Rubella, German measles)

Die Rötelninfektion ist eine bei Kindern und Jugendlichen meist akut, bei Erwachsenen in der Regel klinisch inapperent verlaufende Virusinfektion mit einer Inkubationszeit von etwa 14–25 Tgen. Sie manifestiert sich bei Kindern durch Fieber, Mattigkeit, Schnupfen und nachfolgendem Exanthem. Das Rötelnvirus ist hochkontagiös, die Übertragung erfolgt durch Kontakt über infektiöses Nasensekret. Eine Virusausscheidung wird vom Beginn der klinischen Erkrankung bis zu 7 Tagen nach Auftreten der Röteln beobachtet. Als Komplikationen können in seltenen Fällen Encephalitiden, Encephalomyelitiden, Myelitiden und Neuritiden auftreten. Nach Überstehen einer Rubellainfektion bildet sich eine lang andauernde Immunität aus.

Bei einer Erstinfektion von Schwangeren mit Rötelnvirus kommt es oft zur diaplacentaren Übertragung mit intrauteriner Infektion der Frucht, die im ersten Trimester zum sog. Rubella-Syndrom (Rötelnembryopathie) führen kann. Es ist durch Totgeburten oder bei Lebendgeburten durch Taubheit, Kataraktbildung, Herzschäden, Mikroencephalie und andere kongenitale Schäden wie Ikterus, Anämien und Hepatospenomegalien charakterisiert. Die Wahrscheinlichkeit, dass Neugeborene mit Schäden geboren werden, wenn Schwangere während des ersten Trimesters eine Rubellainfektion durchmachen, wird mit 10–20% angegeben. Die meisten infizierten Babys scheiden Virus nach der Geburt aus, auch wenn keine klinischen Symptome vorhanden sind.

## 3.13 Infektionen und Krankheiten durch Flaviviren

### 3.13.1 Allgemeines

Der Familienname Flaviviridae wurde vom menschlichen Gelbfieber (lat. flavus = gelb) übernommen. Flaviviren (F.) waren bis 1985 aufgrund morphologischer sowie teilweiser antigenetischer Kriterien zunächst als Genus *Flavivirus* (früher Arbo-B-Viren) der Familie Togaviridae zugeordnet. Sie bilden jetzt eine eigene Familie, bestehend aus den Genera *Flavivirus, Pestivirus* (Abschnitt 3.1). Das Hepatitis-C-Virus des Menschen wurde angegliedert und bildet den einzigen Vertreter des Genus *Hepacivirus*. F. haben einen Durchmesser von 40–60 nm. Sie werden teils durch Stechmücken, teils durch Zecken übertragen. Bei einigen Virusarten sowie den Vertretern des Genus *Pestivirus* findet keine biologische Übertragung statt. Alle dem Genus *Flavivirus* zugeordneten Viren verfügen über gemeinsame HA- und meist auch KB-Antigene. Innerhalb des Genus lassen sich auf der Basis von KB- und N-Eigenschaften 4 Untergruppen bilden (**Tab. 3.25**).

Die Widerstandsfähigkeit der F. ist, wie die der Togaviren, relativ gering. Sie verhalten sich nur im Bereich optimaler pH-Werte und im zellassoziierten Zustand stabil und lassen sich ansonsten problemlos desinfizieren.

Pestiviren haben einen Durchmesser von 40–60 nm. Sie werden direkt oder indirekt übertragen, wobei in der Regel eine diaplacentare oder kongenitale Infektion erfolgt.

**Tab. 3.25** Familie Flaviviridae und ihre wichtigsten Vertreter.

| Genus | Spezies | Wirte |
|---|---|---|
| *Flavivirus* (Arbovirus B) | Gelbfiebervirus und über 30 andere | Mensch |
| Überträger: | Viren | |
| meist Arthropoden | Zeckenencephalitisvirus (europäische und fernöstl. Subtypen) | Mensch |
| | Omsk-hämorrhagisches-Fieber-virus | Mensch |
| | Louping-Ill-Virus Rio-Bravo-Virus | Schaf |
| | Japanisches Encephalitis-, Murray-Valley-Virus St. Louis-Encephalitis-, West Nil-Virus | Mensch |
| | Israelisches Putenencephalitisvirus | Pute |
| | Dengue-Virus 4 Serotypen | |
| | Wesselborn-Virus | |
| | weitere nicht zugeordnete Virusarten | |
| *Pestivirus* | Europäisches Schweinepestvirus bovines Virusdiarrhö-/Mucosaldisease- (BVD/MD)-Virus Borderdisease-Virus | Schwein Rind (Schwein) Schaf |
| Hepatitis C-like viruses | Hepatitis-C-Virus | Mensch |

### 3.13.2 Gelbfieber

(lt. IfSG/Mensch) (yellow fever)

*Meldepflicht*

Das Gelbfieber ist eine zyklische Infektionskrankheit bei Menschen und Primaten, die biologisch durch Mücken übertragen wird. Die Erkrankung kommt in verschiedenen Verlaufsformen vor, die von klinisch inapparentem oder mildem Verlauf mit leichten Kopfschmerzen über mittelschwere bis zu schwersten Formen mit Fieber, Ikterus und ausgedehnten Hämorrhagien variieren. Während der zweiten Fieberphase entwickeln sich Leber- und Nierenschädigungen, die Blutungsbereitschaft ist im gesamten Organismus erhöht. Am 6.–7. Tag der Erkrankung kann der Tod durch Niereninsuffizienz und Leberkoma eintreten. Das Gelbfiebervirus ist unter natürlichen Bedingungen für Haustiere nicht pathogen. In verseuchten Gebieten lassen sich bei Pferden Antikörper nachweisen. Man unterscheidet das urbane Gelbfieber und das Dschungelgelbfieber, bei dem sich Affen in die Infektkette einschalten.

Das Gelbfiebervirus kommt in 2 Subtypen vor. Wichtig ist die Übertragung durch *Aedes*-Spezies im Verbreitungsgebiet Afrika und durch *Haemagogus*-Spezies in Südamerika. In anderen Gebieten tritt Gelbfieber nicht auf. Reservoire des Virus sind der Affe und der Mensch. Die Diagnose des Gelbfiebers stützt sich auf den Virusnachweis aus Blut und Leber, auf histopathologische Untersuchungen von Leberbiopsieproben sowie auf den Antikörpernachweis. Die Bekämpfungsmaßnahmen erstrecken sich auf Mückenvernichtung sowie die Immunprophylaxe mithilfe eines sehr wirksamen und unschädlichen Lebendimpfstoffes (Stamm 17D).

### 3.13.3 Zeckenencephalitis des Menschen
(tick borne encephalitis [TBE]-Komplex)

Zeckenencephalitiden werden von einer Reihe von Virusstämmen verursacht, die durch Zecken übertragen werden und in ihrem Antigenaufbau eng verwandt sind. Die meisten dieser Virusstämme verursachen Erkrankungen des ZNS beim Menschen. Von Bedeutung ist im europäischen Bereich die Frühsommer-Meningoencephalitis (FSME).

Die FSME ist eine jahreszeitlich und geografisch begrenzt auftretende Krankheit des Menschen, die teils klinisch inapparent oder abortiv, gelegentlich aber auch als schwere Encephalitis mit zentralnervösen Ausfallserscheinungen verlaufen kann. Klinisch ist die Infektion nach einer Inkubationszeit von 3–14 Tagen in der ersten Phase durch Fieber, Gelenk- und Muskelschmerzen sowie Entzündungen im Bereich der Augen und des Nasenrachenraumes gekennzeichnet. Nach einem symptomlosen Intervall von etwa 8 Tagen setzt akut die Phase 2 ein. Der klinische Verlauf weist eine starke Altersabhängigkeit auf:
- bis zum 40. Lebensjahr überwiegen Meningitiden,
- vom 40. bis zum 60. Lebensjahr Encephalitiden,
- während nach dem 60. Lebensjahr paralytische Verlaufsformen dominieren.

Die Übertragung des Virus erfolgt hauptsächlich durch Zecken der Spezies *Ixodes ricinus*. Bekannt sind ferner Infektionen durch den Genuss unbehandelter Kuh-, Ziegen- und Schafmilch.

Die ersten klinischen und epidemiologischen Beobachtungen über die Verbreitung der FSME in Europa wurden 1927 in Niederösterreich gemacht. Nach der Isolierung des Erregers im Jahre 1949 in der damaligen Tschechoslowakei bestätigten epidemiologische Untersuchungen das Vorkommen auch in anderen Ländern Europas sowie im europäischen Teil der GUS. Die FSME ist auch in der Schweiz und in Deutschland regional epidemisch.

Das FSME-Virus ist relativ stabil, denn in Milch und Butter bleibt es bis zu 2 Monaten infektiös, in sauer Milch bei 4 °C bis zu 24 Stunden. Durch Pasteurisierung sowie durch Proteasen wird der Erreger inaktiviert. Die Züchtung des Virus ist in Zellkulturen einer Vielzahl von Spezies möglich. Als Infektionsquelle für die als Hauptüberträger fungierenden Zecken kommen wildlebende Nagetiere wie Wald-, Hasel- und Feldmaus in Betracht, wobei das Virus bei entsprechender Populationsdichte von Zecken und Mäusen in einem natürlichen Zyklus zwischen Vektor und Vertebraten zirkulieren und einen echten Naturherd bilden kann. An der Bildung eines epidemischen Fokus sind Eichhörnchen, Insektivoren wie Maulwurf oder Igel sowie Rind, Schaf, Ziege und Reh beteiligt und der Mensch wird innerhalb dieses Zyklus infiziert. Bei den genannten Tierspezies tritt nach experimenteller oder natürlicher Infektion eine Virämie ohne FSME-typische Symptomatik auf, während der sich virusfreie Zecken beim Saugakt infizieren können.

Infektionen oder Erkrankungen sind bei Hund und Katze nicht bekannt. Vermutlich spielen weitere Wildtierarten bei der Verbreitung der FSME eine Rolle. Menschliche Infektionen durch den Genuss roher Ziegenmilch sind selten und werden meist nur im europäischen Teil von Russland sowie von Tschechien beobachtet. Die Bekämpfung der FSME beim Menschen erfolgt heute ausschließlich durch Immunprophylaxe, da eine Sanierung der Naturherde nicht möglich ist. Innerhalb von 48–96 Stunden nach einem Zeckenbiss kann eine passive Immunisierung mit gereinigtem Gammaglobulin eingesetzt werden. Für eine Langzeitprophylaxe können inaktivierte Impfstoffe oder sog. Spaltvaccinen, die die immunogenen Komponenten der Virushüllmembran enthalten, angewendet werden. Eine Erstimmunisierung besteht aus 2 Impfungen im Abstand von 3–10 Wochen. Eine dritte Impfung erfolgt 9 Monate später. Revaccinierungen werden alle 3 Jahre empfohlen. Die Impfungen werden im Frühjahr, d. h. vor Auftreten der ersten Zecken, durchgeführt.

### 3.13.4 Louping ill
(Spring- oder Drehkrankheit der Schafe)

#### ■ Allgemeines

Die Louping ill (LI) ist eine epidemische, meist akut verlaufende, zyklische Allgemeinerkrankung, die hauptsächlich bei Schafen auftritt, gelegentlich aber auch Pferde, Rinder, Hunde, Rotwild, Ziegen, Schweine und den Menschen befallen kann. Die Krankheit ist charakterisiert durch Fieber und zentralnervöse Symptome. Der Erreger wird von Zecken übertragen. Wirtschaftliche Verluste entstehen durch die hohe Letalität – bei Schafen.

Das Hauptverbreitungsgebiet der LI ist Nordengland und Schottland, wo das Erscheinungsbild seit Ende des 18. Jahrhunderts bekannt ist. Die Virusnatur der Erkrankung wurde 1931 nachgewiesen. Längere Zeit vermutete man das Vorkommen der LI nur auf den britischen Inseln. Inzwischen ist die Erkrankung auch in anderen europäischen Ländern und in der früheren UdSSR beobachtet worden.

#### ■ Ätiologie

Das LI-Virus wird von Zecken übertragen. HA-Aktivitäten sind für Gänseerythrocyten beschrieben worden. Zwischen einzelnen Virusstämmen bestehen nur geringe Antigenunterschiede. Das Virus besitzt wie alle F. eine geringe Tenazität. Die Züchtung des Erregers ist in Hühnerembryonen und Zellkulturen möglich. In letzteren gelingt die Vermehrung in verschiedenen Fibrolasten- und Nierenzellkulturen sowie in einigen menschlichen Zelllinien unter Ausbildung eines cpE.

Das Infektionsspektrum umfasst neben dem Schaf als Hauptwirt auch das Rind und gelegentlich Pferd, Schwein, Ziege, Rotwild und den Menschen. Auch vom Hund wurde das Virus isoliert.

### Epidemiologie

Unter natürlichen Bedingungen wird die LI Europa durch die Zecke *Ixodes ricinus* übertragen. Nach Aufnahme des Erregers im Larvenstadium übertragen diese den Erreger dann als adulte Formen. Das saisonale Vorkommen der Erkrankung im Frühjahr und Frühherbst korrespondiert mit dem biologischen Zyklus der Zecken. Unter Laboratoriumsbedingungen sind Infektionen beim Menschen und Affen auch durch Kontakt möglich. Über Virusreservoire ist wenig bekannt. Diskutiert wird Rot- und Rehwild, da in Schottland bei diesen Wildwiederkäuern eine hohe Seroprävalenz von N-Ak nachgewiesen wurde. Ferner werden als Reservoire Kleinnager und Vögel vermutet.

### Pathogenese, Pathologie

Die LI gehört zu den zyklischen Virusinfektionen mit einem Virämiestadium. Nach Eintritt des Virus vermehrt es sich zunächst in den lokalen Lymphknoten und der Milz und es entwickelt sich eine fieberhafte Virämie. Etwa 5 Tage nach dem Auftreten der klinischen Erscheinungen kommt es zum 2. Temperaturanstieg. Während dieser Zeit kann das Virus die Blut-Gehirn-Schranke passieren und das ZNS infizieren. In diesem Falle führt die Infektion zum Tode. Wird das ZNS nicht infiziert, erholt sich das erkrankte Tier in der Regel schnell und bildet eine solide Immunität aus.

Höhe und Dauer der Virämie hängen vom Zeitpunkt des Erscheinens von Antikörpern im Blut ab und stehen in direktem Zusammenhang mit dem Auftreten neurologischer Symptome. Die Veränderungen werden durch den Grad der virusinduzierten Neuronenschädigung und die Immunitätslage zum Zeitpunkt des Todes erklärt. Pathologischhistologisch zeigt sich nach Eindringen des Virus in das ZNS eine typische Encephalomyelitis und Meningitis. Hyperämie, perivaskuläre Infiltrationen sowie Neuronendegeneration, besonders der Purkinje-Zellen des Cerebellums, sind charakteristisch.

### Klinische Leitsymptome

Bei Schafen kommt es nach einer Inkubationszeit von 6–18 Tagen zu Temperaturerhöhung und allgemeinen Symptomen wie Mattigkeit und Depression. Während dieser Zeit wird das Virus im Blut gefunden, ebenso in Milz und Lymphknoten. Ein 2. Fieberanstieg folgt nach einer fieberfreien Phase. Es kommt zu Störungen wie Ataxie, Schlafsucht, Spasmen und Paresen. Befallene Schafe sind leicht erregbar und überempfindlich gegenüber Lärm und Berührung. Schon nach wenigen Stunden bis zu 2 Tagen können die Tiere nicht mehr stehen. Die Krankheitsdauer kann in diesen Fällen 2–3 Wochen betragen, die Letalität 50%. Bei Tieren ohne Beteiligung des ZNS tritt dagegen rasche Genesung ein. Der hier beschriebene Verlauf ist typisch für ältere Schafe. Bei Lämmern kann eine perakute Form auftreten, die sehr rasch innerhalb von 48 Stunden zum Tode führt. Die Erkrankung beim Rind ist, obwohl selten, der beim Schaf ähnlich. Nach dem Temperaturanstieg werden neuromuskuläre Erscheinungen mit Übererregbarkeit beobachtet. Krämpfe treten bei Rindern häufiger auf als bei Schafen. Schweine entwickeln Fieber und neurologische Symptome mit Nervosität, Kollaps und Muskelspasmen. Die Erkrankung endet häufig letal.

### Diagnose

Klinisch ist eine Diagnose schwierig, da eine Reihe von anderen ZNS-Erkrankungen wie Scrapie, Visna, Borna, Tollwut und Listeriose unter ähnlichen Symptomen verlaufen.

Der Erregernachweis erfolgt durch Verimpfung von gerinnungsgehemmten Blut im akuten Krankheitsstadium auf Zellkulturen. Serologisch lässt ein Antikörperanstieg bei Serumpaaren auf eine Infektion schließen. Die Abgrenzung der LI von der Zeckenencephalitis ist schwierig, da beide Erreger zum Genus *Flavivirus* gehören und gemeinsame Antigene aufweisen. Eine Differenzierung ist nur durch Prüfung der Empfänglichkeit verschiedener Zellkulturen möglich.

### Immunologie

Das Überstehen einer LI-Infektion führt zur Ausbildung einer belastbaren Immunität. Im Laufe der Rekonvaleszenz werden HAH-N- und KB-Ak gebildet. Die Immunität wird passiv mit dem Kolostrum auf neugeborene Lämmer übertragen.

### Bekämpfung

Neben einer systematischen Zeckenbekämpfung kann eine Impfprophylaxe mit Lebendvaccinen sowie inaktivierten Vaccinen durchgeführt werden. In den letzten Jahren ist eine inaktivierte Zellkulturvaccine unter Verwendung von Öladjuvanzien geprüft worden, die einen guten Impfschutz hervorruft. Vaccinierte Mutterschafe übertrugen noch ein Jahr nach der Impfung große Antikörpermengen mit dem Kolostrum auf Lämmer, die vor einer Infektion schützten. Diese Vaccine ist auch für Rinder geeignet.

### Erkrankung des Menschen

Fälle von Louping-ill-Infektionen traten bei Personen auf, die in engem Kontakt mit Schafen oder Schafwolle kamen oder im Schlachthaus arbeiteten. Ferner ließen sich zoonotische Infektionen durch Zeckenbiss nachweisen. Ausführlich dokumentiert sind Laborinfektionen des Menschen, sie sind jedoch selten. Die Infektion kann abortiv verlaufen, wobei lediglich influenzaähnliche Symptome auftreten. Auch nach biphasischen Fieberanstiegen mit schweren Meningoencephalomyelitiden ist die Prognose im Allgemeinen günstig.

## 3.13.5 Andere Flavivirus-Infektionen

### 3.13.5.1 Japanische B-Encephalitis (JBE)

Die JBE ist eine beim Menschen endemisch vorkommende Erkrankung des ZNS, die vorwiegend in den Sommermonaten auftritt und tödlich verlaufen kann. Jedoch kommen auch klinisch inapparente Verlaufsformen vor, da die Seroprävalenz in verseuchten Gebieten bis zu 90% der Bevölkerung beträgt. Die Verbreitungsgebiete umfassen zahlreiche Länder Asiens sowie des indischen Subkontinents. 1995 kam es erstmals auf zu Australien gehörenden Inseln südlich von Neuguinea-Papua zu Todesfällen.

Neben schweren Erkrankungen beim Menschen kann eine Infektion beim Schwein zu intrauterinem Fruchttod mit Aborten sowie zu Todesfällen bei neugeborenen Ferkeln führen. Pferde können ebenfalls erkranken, wobei gelegentlich tödliche Encephalitiden beobachtet werden. Antikörper gegen JBE-Virus ließen sich in einem hohen Prozentsatz ferner bei Rindern, Schafen, Ziegen und Katzen nachweisen. Neurale Symptome, teilweise mit Todesfolge, treten nach experimenteller intracerebraler Infektion bei Pferden, Rindern, Schweinen und Hunden auf.

Der Erreger wird durch Stechmücken, hauptsächlich *Culicoides*-Arten, übertragen. Als Virusreservoire werden Haus- und Wildvögel, das Schwein, Rind, Schaf und Pferd diskutiert.

Zur Prophylaxe von Erkrankungen sowie zur Verhinderung einer Virämie bei infizierten Schweinen, die als Reservoir für eine weitere Verbreitung des JBE-Virus fungieren, werden Impfungen mit inaktiviertem Virus sowie mit in Zellkulturen attenuierten Virusstämmen durchgeführt.

### 3.13.5.2 West-Nile-Virusinfektion

Das West-Nile-Virus (WNV) kommt auf dem afrikanischen Kontinent, in Israel und Indien vor. Der natürliche Wirt für das Virus sind Vögel, jedoch können Menschen, Büffel, Ziegen, Rinder, Schafe, Pferde und Kamele eine klinisch inapparente Infektion durchmachen. Die Übertragung erfolgt durch Stechmücken. Eine bedeutende Epidemie trat Ende der 80er-Jahre im Nildelta auf, wo es auch zu zahlreichen schweren Erkrankungen bei Menschen kam. Durch Zugvögel besteht auch für Europa immer die Möglichkeit einer Einschleppung des West-Nile-Virus (WNV). So erkrankten in Rumänien im Oktober 1996 hunderte Personen und 17 starben. Ende Juli 1999 trat WNV zum ersten Mal in Nordamerika auf. Bei diesem Ausbruch, dessen Ursprung im illegalen Import von Vögeln vermutet wird, starben 7 Personen in New York City.

### 3.13.5.3 St.-Louis-Encephalitis

Die St.-Louis-Encephalitis ist eine von Stechmücken übertragene Erkrankung des ZNS beim Menschen, die bei warmer Witterung hauptsächlich während der Sommermonate und im Frühherbst in den USA auftritt. Vielfach verläuft die Infektion beim Menschen letal. Antikörper gegen St.-Louis-Encephalitisvirus lassen sich in verseuchten Gebieten bei Hühnern und Wildvögeln sowie bei Pferden nachweisen. Krankheitserscheinungen werden jedoch nicht beobachtet. Überträger sind Stechmückenspezies, die auch das Western equine encephalomyelitis virus übertragen. Auch die Infektion der vermutlichen Reservoire – Hühner und Wildgeflügel – erfolgt über Stechmücken, ferner über Milben (*Dermanyssus gallinae*), bei denen eine transovarielle Übertragung wahrscheinlich ist.

### 3.13.5.4 Murray-Valley-Encephalitis

Eine Infektion mit diesem Virus führt beim Menschen zu Encephalitis. Die Krankheit tritt bei allen Altersgruppen auf und ist im südlichen Australien und in Neuguinea heimisch. Bei Haustieren werden natürliche Infektionen nicht beobachtet. Pferde, Hunde und Rinder besitzen in Endemiegebieten Antikörper gegen das Virus. Experimentelle, intracerebrale Infektionen zeigen, dass Schafe, Pferde und Rinder für das Virus empfänglich sind. Die Übertragung erfolgt durch *Culex annulirostris*.

### 3.13.5.5 Wesselsbron-Krankheit

Sie ist eine bei neugeborenen Schaflämmern mit hoher Letalität verlaufende Erkrankung, die in Südafrika heimisch ist. Bei erwachsenen Schafen ist die Morbidität bei niedriger Letalität hoch. Trächtige Mutterschafe abortieren während einer Fieberreaktion nach Wesselsbron-Virusinfektion oder es kommt zu intrauterinen Infektionen mit fetalem Fruchttod und Mumifikation. Gelegentlich treten Totgeburten auf oder Geburten lebensschwacher Lämmer. Die Wesselsbron-Krankheit ist dem Rifttal-Fieber sehr ähnlich, die Erreger beider Infektionen sind jedoch verschieden. Die Seuche wurde erstmals 1955 beobachtet. Der Erreger ist für Rinder und Hunde vermutlich ebenfalls pathogen. Er lässt sich in Zellkulturen und bebrüteten Hühnereiern züchten.

Für die Übertragung des Virus sind *Aedes caballus* sowie *circumluteolus* verantwortlich. Die Bekämpfung der Erkrankung erfolgt durch Vaccinierung.

Beim Menschen können Infektionen zu Fieberreaktionen und Myalgien führen.

## 3.13.6 Border disease
### (hairy shaker disease)

Die border disease (BD) ist eine in utero erworbene Viruserkrankung von neugeborenen Schaflämmern, die sich klinisch durch struppiges Fell, geringes Geburtsgewicht und zentralnervöse Symptome mit Ataxien, Tremor, steifem Gang oder Veränderungen im Schädelskelett manifestiert. Befallene Lämmer bleiben deutlich im Wachstum zurück (kümmern) und sterben meist während der ersten 2–3 Lebensmonate. Überlebende Tiere sind immunologisch tolerant oder persistent infiziert und scheiden den Erreger lebenslang aus. Die Infektion der Mutterschafe verläuft klinisch inapparent, kann aber auch mit Unfruchtbarkeit einhergehen. Bei trächtigen Mutterschafen führt die BD-Virusinfektion häufig zu intrauterinem Fruchttod und zum Abort.

Die BD wurde im Jahre 1959 erstmalig in England und Wales beschrieben und kommt auch im restlichen Europa sowie in den USA, in Australien und Neuseeland vor. Die Erkrankung nimmt in allen Ländern mit nennenswerter Schafzucht an Bedeutung zu. Das ätiologische Agens der BD, das BDV, ist mit dem Virus der bovinen Virusdiarrhö eng verwandt. Die Erkrankung kann sowohl mit BDV-Isolaten vom Schaf als auch mit BVD-Virusisolaten vom Rind nach Infektion von trächtigen Mutterschafen experimentell reproduziert werden. Ähnlich wie bei BVDV scheinen zahlreiche immunologische Varianten bei den vom Schaf isolierten Virusstämmen vorzukommen.

Die Züchtung des Erregers erfolgt in Hodenzellkulturen von Rinderfeten. Ähnlich wie beim BVDV, existieren cp- und ncp-Virusstämme.

Epidemiologie, Pathogenese und Klinik der BD ähneln denen der intrauterinen BVDV-Infektion. Wichtigstes Virusreservoir sind persistent infizierte Schafe ohne klinische Erscheinungen. Von solchen Tieren kann BDV auch mit dem Sperma auf Mutterschafe übertragen werden. Welche Rolle Rinder in der Epidemiologie der BD spielen, ist nicht sicher. Schafe infizieren sich unter Praxisverhältnissen ebenso mit BVDV wie Rinder mit BDV. Bei experimentellen Infektionen lässt sich eine Virämie nachweisen. Der Erreger vermehrt sich mit hohem Virustiter zunächst in der Placenta und infiziert dann den Fetus. Abhängig vom Zeitpunkt der Infektion, von der Virulenz des Erregers und von der Infektionsdosis entwickeln die Schaffeten dann entweder die typischen klinischen Erscheinungen, sterben und werden abortiert oder entwickeln je nach immunologischer Kompetenz persistierende Infektionen, Immuntoleranz oder neutralisierende Antikörper in utero. Pathologische Veränderungen lassen sich im Vlies („hairy shaker disease") mit vermehrter Haarmenge, langer und lockiger bzw. grober Wolle und starker Pigmentierung erkennen. Sie sind auf Veränderungen der Haarfollikel zurückzuführen. Die klinischen ZNS-Störungen basieren auf einem Myelinmangel, der mit den Entwicklungsstörungen im ZNS zusammenhängt. Daneben wird eine Hypergliose beobachtet. Nach der Infektion entwickeln erwachsene Schafe N-Ak gegen BDV und BVDV, beginnend 8–10 Tage p. i., mit einem Maximum etwa 3–5 Wochen p. i. Sie persistieren für mindestens 16 Monate. Die Feten entwickeln Ak, wenn die Infektion nach dem 90. Tag der Trächtigkeit erfolgt. Wenn Feten zwischen dem 54. und 65. Tag infiziert werden, entwickeln sich Ak nicht; es kommt jedoch zu persistierenden Infektionen.

Zur Bekämpfung der BD werden derzeit Vaccinen aus inaktivierten Erregern und Lebendvaccinen versuchsweise eingesetzt. Die Ergebnisse sind widersprüchlich, zeigen aber, dass Mutterschafe nur gegen homologe Varianten des Virus wirksam immunisiert werden können. Eine Immunprophylaxe ist wegen der starken antigenetischen Heterogenität der beteiligten Virusstämme damit zur Zeit nicht aktuell.

## 3.13.7 Europäische Schweinepest
### (classical swine fever, hog cholera, klassische Schweinepest)

*Anzeigepflicht*

■ **Allgemeines**

Die Schweinepest (ESP) ist eine nur beim Schwein vorkommende, zyklisch verlaufende Allgemeinerkrankung. Sie kann perakut, akut, subakut oder chronisch verlaufen. In ihrer typischen Form führt die ESP zu unterschiedlich hoher Letalität. Je nach Verlaufsform stehen hämorrhagisch-septikämische Erscheinungen (akute Form), lokale Entzündungen des Digestions- und Respirationstrakts (chronische Form) oder zentralnervöse Symptome (subakute Form) im Vordergrund. Neben den „typischen" Formen hat sich immer mehr eine als „atypisch" bezeichnete Schweinepest entwickelt, die v. a. bei Jungtieren und Ferkeln zu hoher Letalität führt. Daneben treten in zunehmendem Maße klinisch inapparente Formen auf.

In Ländern, in denen die ESP vorkommt, ist es zu einem starken Wandel des Krankheitsgeschehens gekommen. Neben den atypischen Verlaufsformen belasten die Schweinehaltung besonders subklinische Infektionen. Sie führen zum „Kümmern", sind durch Mischinfektionen kompliziert, können aktiviert werden und sind eine der Ursachen von Fertilitätsstörungen. Wirtschaftliche Verluste entstehen durch Tod bzw. Kümmern der Tiere, Entschädigungsleistungen sowie Quarantäne- und Sperrmaßnahmen.

Die ESP wurde erstmals 1833 im Staat Ohio in den USA beschrieben. 1862 trat die Seuche in England auf und gelangte von hier nach Skandinavien und in das restliche Europa. Lange Zeit galt die ESP als bakterielle Erkrankung, ehe de Schweinitz und Dorset im Jahre 1903 nachwiesen, dass es sich bei dem Erreger um ein Virus handelt. Im Jahre 1932 gelang Hecke die In-vitro-Züchtung des Virus in Maitland-Kulturen aus verschiedenen Schweinegeweben.

Mit Ausnahme Australiens sowie einiger nordeuropäischer Länder ist die Krankheit weltweit verbreitet.

In allen Mitgliedsstaaten der EU besteht für die ESP Anzeigepflicht.

### Ätiologie

Das Schweinepestvirus (ESPV), im englischen Sprachgebrauch HCV (hog cholera virus), ist antigenetisch einheitlich, die Virulenz einzelner Virusstämme weisen jedoch eine große Variabilität auf. Zwischen dem ESPV, dem BVDV sowie dem BDV der Schafe besteht eine enge Antigenverwandtschaft, die sich auch auf die Kreuzneutralisation erstreckt (Abschnitt 3.1).

ESPV ist säurestabil im Bereich zwischen pH 5–10. Bei 60 °C wird das Virus nach 5–20 min inaktiviert. Virushaltiges Serum verliert jedoch erst nach 16–24 Stunden seine Infektiosität. Unter natürlichen Bedingungen bleibt das Virus am längsten in Fleisch, Organen und im Blut von ESPV-infizierten Tieren infektiös. Getrocknetes virushaltiges Blut verliert seine Infektiosität nach 20 Tagen, infektiöser Kot nach 7 und Harn nach 5 Tagen. Fäulnis dagegen bewirkt eine rasche Inaktivierung des ESPV. In faulendem Blut oder faulenden Organen hält sich das Virus nur 3–4 Tage. Harn und Kot verlieren die Infektiosität unter diesen Bedingungen schon nach 1–2 Tagen.

Als Desinfektionsmittel eignen sich 2 %ige Natronlauge mit Zusatz von 2–5 % Kalkmilch, womit der Erreger in Blut innerhalb von 2 Stunden und an Böden, Wänden, Holz und Stallgeräten nach gründlicher mechanischer Reinigung in 1 Stunde inaktiviert wird. 6 %iges Kresolwasser und Chlorkalk (20 %) haben die gleiche Wirkung. Die Desinfektion mit 2 % Formalin dauert länger. Eine sichere Inaktivierung wird durch Kochen erreicht. Alle handelsüblichen Virusdesinfektionsmittel mit viruzider oder begrenzt viruzider Wirkung sind ebenfalls geeignet.

Für die Züchtung des Erregers eignen sich am besten Zellkulturen vom Schwein (Nieren-, Hoden-, Lungenzellen, Leukocyten, Zelllinien). Die Virusvermehrung verläuft ohne cpE, das Virusantigen wird mithilfe der IF oder eines PLA nachgewiesen.

Durch fortlaufende Kulturpassagen in Schweinezellen erfolgt eine Attenuierung durch allmählichen Verlust der Virulenz bei Erhalt der immunogenen Eigenschaften. Auch durch kontinuierliche Kaninchenpassagen verliert das ESPV seine Virulenz für Schweine, behält aber die immunisierenden Eigenschaften bei. Derart lapinisierte Stämme werden als Lebendimpfstoffe (z. B. Stamm C) verwendet.

Das Infektionsspektrum umfasst unter natürlichen Bedingungen nur Haus- und Wildschweine.

### Epidemiologie

Wichtige Faktoren des Seuchengeschehens sind bei der ESP Virusausscheider sowie virushaltige Schlacht- und Fleischprodukte. Die Virusausscheidung kann schon einen Tag nach der Infektion, also während der Inkubationszeit, beginnen. Virushaltig sind zu dieser Zeit Speichel, Nasen-, Augen- und Rachensekret, während die Virusausscheidung über Kot und Urin erst einige Tage später einsetzt. Schwer erkrankte Tiere scheiden ESPV bis zu ihrem Tode aus. Tiere, die genesen, bleiben bis zu 30 Tagen Virusausscheider. Eine große Bedeutung haben bei der Verbreitung der ESP chronisch erkrankte Schweine oder Kümmerer, bei denen häufig eine ESPV-Infektion vorliegt.

ESPV-infizierte Kümmerer scheiden bis zu 200 Tage nach Durchseuchung Virus aus. Gefährliche Ansteckungsquellen sind ferner Schweine mit klinisch inapparenten und latenten Verlaufsformen, die nur sehr schwer erfassbar sind. In diesem Zusammenhang müssen die immer häufiger auftretenden atypischen ESP-Fälle gesehen werden, die vom gewohnten Bild der ESP klinisch und pathologisch-anatomisch stark abweichen. Sie werden häufig als Futtermittel- oder Eiweißvergiftungen, Durchfallerkrankung, Ferkelsterben oder unspezifische Störungen erfasst und werden hauptsächlich bei Saug- und Absatzferkeln beobachtet. Auch bei der ESP werden, ähnlich wie bei der BVD, persistierende Infektionen nach In-utero-Infektionen beobachtet. Diese Ferkel haben eine persistierende Virämie, scheiden – obwohl klinisch gesund – lebenslang Virus aus und sterben innerhalb von 12 Monaten post partum.

In Deutschland traten nach kurz- oder längerfristigen seuchenfreien Intervallen in den 90er-Jahren immer wieder Epidemien auf. In den letzten Jahren haben auch an ESP erkrankte Wildschweine zur Verbreitung der Seuche beigetragen. Ansteckungsquellen von gleicher epidemiologischer Bedeutung wie das virusausscheidende Schwein sind virushaltige Schlacht- und Fleischprodukte.

Die epidemiologische Bewertung des Seuchengeschehens der letzten Jahre hat die Beteiligung folgender Faktoren an der Perpetuierung des Seuchengeschehens gezeigt:

- „Ferkeltourismus", d. h. der Ankauf von Ferkeln und Läuferschweinen aus vielen unterschiedlichen Herkunftsbeständen und ihr Transport über weite Entfernungen;
- Einstallen von virämischen Ferkeln bzw. Läufern, die virusinfiziert sind, aber keine klinischen Symptome, teilweise auch keine spezifischen Antikörper aufweisen;
- Import von ESP-virusinfiziertem Schweinefleisch;
- Import von ESP-virusinfiziertem Schwarzwildtierkörpern oder Wildbret;
- Verfütterung von unzureichend erhitzten Speiseabfällen;
- Kontakt von Haus- mit Wildschweinen;
- Verschleppung des ESP-Virus aus infizierten Betrieben mit unspezifischer ESP-Symptomatik durch Personenverkehr.

Die Virusaufnahme erfolgt gewöhnlich über den Verdauungstrakt, seltener über die Konjunktiven oder die Nasenschleimhaut. Vorherrschend bei der epidemischen Verbreitung, aber auch während der Endemien, ist eine direkte Übertragung von Tier zu Tier. Der unmittelbare Kontakt der Tiere in engen Ställen, auf der Weide, auf Viehmärkten oder Viehtransporten begünstigt eine Infektion. Gelegentlich kommt es auch zur Übertragung durch den Deckakt. Bei infizierten trächtigen Muttersauen werden häufig diaplacentare Infektionen der Feten beobachtet. Eine Einschleppung in nicht verseuchte Betriebe erfolgt normalerweise durch den Zukauf von Schweinen (s. oben).

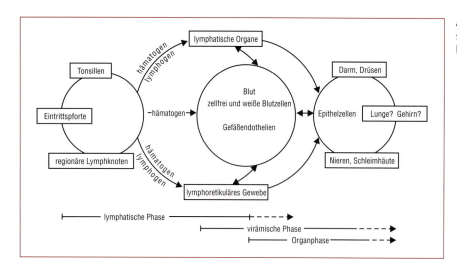

**Abb. 3.9** Schematische Darstellung der Pathogenese der klassischen Schweinepest.

### Pathogenese, Pathologie

Die ESP gehört zu den zyklischen Allgemeinerkrankungen, deren Pathogenese 3. Phasen umfasst:
- die lymphatische Phase,
- die virämische Phase,
- die Organphase (**Abb. 3.9**).

Die Initialvermehrung des ESPV läuft nach oraler Aufnahme in den Tonsillen und den regionalen Lymphknoten ab. Von hier aus gelangt der Erreger hämatogen und lymphogen in das lymphohistiocytäre Gewebe und in alle Organe einschließlich des Gehirns, wobei es ebenfalls zu starker Virusvermehrung kommt. Im Blut ist das Virus ab 15–24 Stunden p. i. nachweisbar. Im Zusammenhang mit der Generalisierung kommt es zu einer Leukopenie, deren Ursache vermutlich die Virusvermehrung in den Leukocyten ist, sowie zu einer Thrombocytopenie. Daneben dominiert während der Organphase v. a. die Infektion des Kapillarendothels, das durch die direkte Virusvermehrung so weit geschädigt wird, dass es zum Blutaustritt kommt (petechiale Blutungen). Bei der Genese dieser hämorrhagischen Diathese spielt möglicherweise auch eine Verbrauchskoagulopathie eine Rolle. Die Pathogenese der chronischen und atypischen ESPV-Infektion ist durch eine Krankheitsdauer charakterisiert, die oft 3 Monate und länger dauert. Dabei lassen sich 3 gut voneinander abgrenzbare Phasen unterscheiden:
- die frühe akute Phase mit einer Dauer von 2–3 Wochen gleicht – abgesehen vom verzögerten Verlauf – pathogenetisch der akuten ESP;
- mit der von der 3. bis zur 6. Krankheitswoche dauernden 2. Phase der partiellen Rekonvaleszenz nimmt der Virusgehalt des Bluts ab, die Virusausscheidung bleibt jedoch unverändert, obwohl neutralisierende Antikörper im Blut erscheinen;
- die 3. Phase ist durch das Wiedererscheinen der klinischen Symptome gekennzeichnet, wobei es erneut zur Virusvermehrung und häufigem Tod der Tiere kommt.

ESPV kann bei Ferkeln nach In-utero-Infektion zur Persistenz führen, die auf einer immunologischen Toleranz beruht. Derart infizierte Tiere bleiben lebenslang Virusträger und scheiden Virus aus, ohne klinisch krank zu sein.

Pathologisch-anatomisch stehen bei der akuten ESP petechiale Blutungen im Vordergrund. Sie sind regelmäßig in den Nieren und den Lymphknoten anzutreffen, treten jedoch unregelmäßig auch in Harnblase, Hainleiter, Kehlkopf, Trachea, Gehirn, Magen- und Darmserosen, im Herzbeutel sowie in der Lunge auf. Häufig sind Erytheme oder Cyanosen der Haut, die zu Nekrosen führen können. Regelmäßige Veränderungen zeigen die Lymphknoten. Sie sind ödematös geschwollen und hämorrhagisch infarziert, im Verlauf der Erkrankung auch hyperplastisch-hämorrhagisch verändert. Weitere Veränderungen sind Nekrosen in den Tonsillen sowie katarrhalische Entzündungen im Magen-Darm-Kanal und den Peyer-Platten. Der Intestinaltrakt zeigt Schäden v. a. bei chronisch verlaufenden Fällen. Hier kommt es zur Bildung von Erosionen und Nekrosen sowie Ulzera.

Histologisch findet man im Gehirn vaskuläre und perivaskuläre Rundzellinfiltrate in der grauen und der weißen Substanz. Im Pankreas treten ebenfalls nur histologisch wahrnehmbare Veränderungen auf, die mit Hypertrophien der Sekretgänge, mit Kernvergrößerung und Hyperämie einhergehen.

Bei Feten trächtiger Sauen kommt es zum Tod, Mumifizierung und Aborten mit Ödembildung, epidermalen Hämorrhagien und cerebellären Hypoplasien. Die ESP ist damit eine der Ursachen des sog. SMEDI-Komplexes. Daneben kann es zu Demyelinisierung im Rückenmark sowie zum Lymphocytenschwund im Thymus und RHS kommen.

### Klinische Leitsymptome

Die Inkubationszeit der akuten ESP beträgt nach natürlicher Infektion 3–8, seltener 12 Tage. Bei chronischen und atypischen Erscheinungsformen sind Inkubationszeiten von etwa 3–4 Wochen zu beobachten.

Die akuten Verlaufsformen der ESP beginnen mit hohem Fieber (40–41 °C) und Störung des Allgemeinbefindens 2–3 Tage p. i. Der Höhepunkt der Fieberphase liegt zwischen dem 4. und 8. Krankheitstag. Begleitsymptome sind Mattigkeit, Anorexie und Hinterhandschwäche sowie bei Ferkeln Zittern. Die geschwollenen Augenlider und geröteten Lidbindehäute sondern eine muköse oder eitrige Flüssigkeit ab, wobei im weiteren Verlauf die Augen krustig verkleben. Nicht selten beobachtet man mukösen Nasenausfluss, vereinzelt Nasenbluten und ein über den ganzen Körper verbreitetes Erythem.

An der Maulschleimhaut entstehen entzündliche, diphtheroide Veränderungen, die sich auch auf den ganzen inneren Maulbereich ausdehnen können. Die Tonsillen sind stark geschwollen oder ulzerös verändert. Eine Rachenentzündung ist von Schluckbeschwerden und häufig auch von röchelndem Atmen begleitet. Zu Beginn der Erkrankung besteht bei älteren Tieren Verstopfung, doch tritt im weiteren Verlauf Durchfall mit gelblichgrünlichem oder blutigem Kot ein. Oft stellen sich krampfartige Zustände ein, mit Niederfallen der Tiere. Der Tod tritt gewöhnlich 8–20 Tage nach dem Auftreten der ersten klinischen Erscheinungen ein. Die Letalität schwankt zwischen 30 und 100 %. Bei der akuten Verlaufsform sind die Verluste besonders hoch, wenn bakterielle Sekundärinfektionen (z. B. Rotlauf; *Escherichia coli;* Salmonellen) das Krankheitsbild beeinflussen.

Die chronische Form der ESP wird bevorzugt in solchen Beständen beobachtet, die schon einmal akut verseucht waren. Appetitlosigkeit und Abmagerung der Schweine unter häufigem Wechsel von Durchfall und Verstopfung sind die ersten Symptome. Nach anfänglicher Quaddelbildung werden vorwiegend an dünnen Hautstellen makulöse, pustulöse und krustöse Veränderungen beobachtet. Häufig kommt es zu diphtheroiden Prozessen im inneren Maulbereich. Die Sterblichkeit ist gegenüber der akuten Verlaufsform stark verringert. „Kümmern" ist vielfach das einzige Symptom. Selten erkranken im Bestand alle Tiere gleichzeitig oder nacheinander innerhalb eines kurzen Zeitraums.

Die atypische ESP verläuft immer mild und protrahiert. Sie kommt v. a. bei Ferkeln und Absatzläufern vor. Verdachtsymptome sind unstillbare Durchfälle, Kümmern und zentralnervöse Störungen.

Kongenitale Infektionen mit ESPV manifestieren sich meist durch kleine Würfe, Fruchttod und Mumifikation, Früh- oder Totgeburten, Fetopathien und die Geburt schwacher Ferkel oder „Zitterferkel". Spät in utero infizierte Ferkel erscheinen während der ersten Lebensmonate meist gesund, erst später entwickeln sie sich zu Kümmerern mit Dermatitis, Leukopenie und Inkoordination.

■ Diagnose

Die Diagnose der ESP stützte sich jahrzehntelang überwiegend auf klinische und pathologisch-anatomische Untersuchungen. Bei epidemischem Verlauf konnte eine Verdachtsdiagnose auch aufgrund der klinischen Erscheinungen mit epidemiologischen Daten gestellt werden. Erst mit neuen virologischen Methoden ließen sich auch die chronischen, atypischen und klinisch inapparenten Formen erfassen. Der direkte Erregernachweis erfolgt durch Feststellung des ESPV-Antigens entweder in den Organen infizierter Tiere oder nach Anzüchtung in Zellkulturen mittels IF oder PLA. Dabei ist jedoch zu berücksichtigen, dass zwischen dem ESPV und dem BVDV eine enge antigenetische Verwandtschaft besteht, sodass mit herkömmlichen serologischen Verfahren ohne Verwendung mAk eine Differenzierung beider Viren schwierig ist.

Die IF wird meist für die Einzeltierdiagnose angewendet. Als Organmaterial kommen Milz, Niere, Tonsillen und Lymphknoten (Lnn. iliaci) infrage. Für die Virusisolierung über die Zellkultur eignen sich Leukocyten und Organsuspensionen. Der Antikörpernachweis als indirekter Erregernachweis wird hauptsächlich für Populationsuntersuchungen eingesetzt. Hierfür haben sich v. a. der NT und eine IF-Hemmtest bewährt. Das Ergebnis der serologischen Untersuchung ist positiv, wenn der Antikörpertiter gegen ESPV > 1:40 ist. Titer von < 1:5 sind negativ. Titer zwischen 1:5 und 1:40 sind als „nicht sicher negativ" zu bewerten.

Differenzialdiagnostisch steht die Abgrenzung der ESP von der Afrikanischen Schweinepest (ASP) im Vordergrund. Bei der ASP überwiegen hämorrhagisch-septikämische Verlaufsformen. Da jedoch auch bei der ASP mehr und mehr atypische Verlaufsformen mit persistierenden Virusinfektionen beobachtet werden (Abschnitt 3.3), ist eine Abtrennung gegenüber der akuten ESP nicht einfach. Die virologische ASP-Diagnose erfolgt in der BFAV Insel Riems. Weitere wichtige, gegen die ESP abzugrenzende Erkrankungen sind **Tab. 3.26** aufgeführt.

■ Immunologie

Bei normalem Verlauf der ESP entwickelt sich eine Immunität, die über einen längeren Zeitraum gegen eine Reinfektion schützt. Eine voll ausgebildete Immunität ist zellulär und humoral verankert. Als Ausdruck der humoralen Immunität werden N-Ak sowie teilweise auch AGP- und KB-Ak gebildet. Nach Infektion mit virulentem Virus erscheinen N-Ak zwischen dem 7 und 12 Tag nach der Infektion Bei überlebenden Tieren ist der Ak-Gipfel in etwa 3–4 Wochen erreicht. Zwischen dem Ak-Titer und Immunitätsgrad besteht in der Regel eine gute Korrelation. Die Immunitätsbildung bei der ESP ist jedoch mehr als bei anderen Viruskrankheiten abhängig von beeinflussenden Faktoren wie antigenen und immunisierenden Eigenschaften des Virus, Alter der Tiere, Resistenzlage und individueller Disposition. So kann z. B. die Bildung von Ak im negativen Sinne beeinflusst oder sogar verhindert werden durch schlechte hygienische Stallverhältnisse, durch das Vorliegen anderer Infektionen wie Rotlauf, Pasteurellosen, Salmonellosen, Streptokokken-, *Clostridium-botulinum-* und *Pseudomonas-aeruginosa*-Infektionen, Listeriosen, Influenza, Ferkelgrippe und Parasiten.

Die Immunitätsbildung kann ferner bei persistierenden Infektionen und beim Vorhandensein einer immunologischen Toleranz ausbleiben.

**Tab. 3.26** Diagnose der Europäischen Schweinepest und differenzialdiagnostisch wichtiger Erkrankungen.

| Verlaufsform und Erscheinungsbild der Schweinepest | Differentialdiagnostisch zu berücksichtigende Erkrankungen |
|---|---|
| Perakute Form | Vergiftungen; Afrikanische Schweinepest |
| Akute Form: hämorrhagisch-septikämischer Verlauf | Pasteurellose, Rotlauf, Milzbrand, Salmonellose, Escherichia coli; Afrikanische Schweinepest, Vergiftungen mit Dicumarol oder Hg-haltigen Verbindungen, Mangel an Vitamin C und K |
| Hautveränderungen | Rotlauf; Schweinepocken, Afrikanische Schweinepest; Fagopyrismus |
| Gastroinestinale Erscheinungen | Salmonellose, E-coli, Nekrobazillose; |
| | übertragbare Gastroenteritis (TGE), Rotaviren, EVD |
| Chronische und atypische Form; Zentralnervöse Erscheinungen | Listeriose, Toxoplasmose; Aujeszky- und Teschen-Krankheit Tollwut; Mangel an Vitamin A und B |
| | postvaccinale Encephalitis |
| Respiratorische Erscheinungen | endemische Ferkelpneumonie |
| Kümmern | Mangelerscheinungen aller Art; HEV-Erkrankungen |

**Tab. 3.27** Überblick über die wichtigsten Verfahren zur Bekämpfung der Schweinepest.

| Art des Verfahren | Methoden |
|---|---|
| Abwehr der Einschleppung und Verbreitung des Erregers (Kontrollmaßnahmen) | • Kontrolle des Imports von Fleisch- und Schlachtprodukten<br>• Kontrolle des Handels mit Schweinen (Kennzeichnungspflicht)<br>• Quarantänemaßnahmen<br>• Erhitzen von Speiseabfällen<br>• Desinfektionsmaßnahmen<br>• Trennung zwischen Mast- und Zuchtbetrieben<br>• rasche Diagnosemöglichkeiten |
| | Anwendung: Die Bedrohung durch die Schweinepest ist permanent, die Abwehrmaßnahmen müssen deshalb ständig aufrechterhalten und überwacht werden. |
| Merzung der infizierten Tiere („stamping out") | • Tötung der seuchenverdächtigen Tiere<br>• unschädliche Beseitigung der Kadaver bzw. Maßregelung des Fleischs und der Fleischprodukte der geschlachteten Tiere<br>• Sperr- und Quarantänemaßnahmen Desinfektionsmaßnahmen |

Immune Muttersauen übertragen via Kolostrum Ak auf ihre Nachkommen. 24–28 Stunden nach der Geburt erreichen die maternalen Ak ihren höchsten Titer. Die Halbwertszeit dieser kolostralen Ak im Ferkel wird mit etwa 13 Tagen angegeben. Das bedeutet, dass Tiere, die einen Ak-Titer von $10^3$ neutralisierenden Einheiten haben, mindestens 4 Wochen lang geschützt sind.

Trächtige Muttersauen können aber auch diaplacentar das Virus auf ihre Früchte übertragen. In derartigen Fällen entsteht eine immunologische Toleranz. Die infizierten Nachkommen scheiden das Virus aus, ohne selbst zu erkranken und bilden damit ein ständiges Virusreservoir.

### ■ Bekämpfung

Die ESP ist eine anzeigepflichtige Tierseuche. Alle Therapie- und Heil-Versuche sind untersagt. Die Bekämpfung der ESP stützt sich auf:
- Verhinderung der Einschleppung und Verbreitung des Erregers;
- Merzung infizierter und seuchenverdächtiger Tiere des Gesamtbestandes („stamping out").

In allen EU-Mitgliedsstaaten ist die prophylaktische ESP-Vaccinierung seit 1985 untersagt. Dies gilt auch, obwohl inzwischen gentechnisch hergestellte Marker-Vaccinen gegen ESP prinzipiell verfügbar, aber nicht zugelassen sind.

Das Ziel jeder Schweinepestbekämpfung ist die Eradikation des Erregers und die Verhütung einer Neueinschleppung. Hierfür stehen verschiedene Bekämpfungsverfahren zur Verfügung. Einen Überblick gibt **Tab. 3.27**.

Für die Bekämpfung der ESP ist nicht nur das Erkennen von Erkrankungen wichtig, sondern auch die Feststellung klinisch inapparent infizierter Tiere durch Antikörpernachweis im Rahmen von Populationsuntersuchungen.

Eine wirkungsvolle Erfassung ESPV-infizierter Bestände sollte sich an den in **Tab. 3.27** aufgezeigten Grundsätzen orientieren.

### ■ Feststellung der Schweinepest

Schweinepestverdacht liegt vor:
- wenn klinische Symptome, epidemiologische Hinweise oder pathologisch-anatomische Befunde den Ausbruch der ESP befürchten lassen;
- wenn in Ferkelerzeugerbetrieben nur bei einem Tier ESP-Virusantikörper nachgewiesen werden, auch wenn klinische Symptome oder epidemiologische Hinweise fehlen;
- beim Nachweis von ESP-Antikörpern und gleichzeitigem Vorhandensein verdächtiger klinischer Erscheinungen in Mastbeständen.

Die Schweinepest gilt als festgestellt:

- bei Vorliegen eindeutiger klinischer Symptome und pathologisch-anatomischer Befunde;
- bei Nachweis von ESP-Virusantigen, unabhängig davon, ob klinische Symptome vorhanden sind oder nicht;
- beim Nachweis von ESP-Virusantikörpern in Verbindung mit dem Vorhandensein klinischer Symptome in Beständen oder mit epidemiologischen Hinweisen auf eine Verseuchung des Bestands;
- beim Nachweis von ESP-Virusantikörpern bei mehr als einem Tier in Ferkelerzeugerbetrieben oder bei erneuten Nachweisen von ESP-Virusantikörpern bei ein und demselben oder einem anderen Tier des Bestands bei einer Nachuntersuchung, auch wenn klinische Symptome oder epidemiologische Hinweise auf ESP nicht vorliegen.

Zur Verhütung der Verschleppung der Schweinepest durch Zuchttiere, v. a. aus endemisch verseuchten Ferkelerzeugerbetrieben, ist die Schaffung von anerkannt ESP-unverdächtigen Betrieben notwendig. Dies erreicht man durch regelmäßige Antikörperuntersuchungen der betreffenden Betriebe.

Bei der Schweinepestbekämpfung haben wir zu unterscheiden zwischen
- Gebieten, die frei sind von Schweinepest;
- Gebieten, in denen laufend einzelne Ausbrüche vorkommen und die ständig von außen durch Neueinschleppung bedroht, aber nicht endemisch verseucht sind;
- Gebieten, die endemisch verseucht sind.

In Gebieten, die frei sind von ESP, müssen die Neueinschleppung des Erregers und sein Sesshaftwerden verhindert werden.

Ist in einem bisher seuchenfreien Gebiet die ESP eingeschleppt worden, muss der Seuchenherd getilgt werden („stamping-out"-Verfahren).

In Gebieten, die laufend einzelne ESP-Ausbrüche haben und die ständig durch Neueinschleppung bedroht sind, müssen Bekämpfungsmaßnahmen in erhöhtem Umfang durchgeführt werden. Gelegentlich wird diskutiert, dass auch bestimmte BVDV-Stämme milde ESP-ähnliche Symptome induzieren können.

> ! Die ESP wird durch ein Pestvirus verursacht und verläuft bei typischem Verlauf unter dem Bild einer hämorrhagischen Septikämie. Pathogenetisch lassen sich verschiedene Verlaufsformen unterscheiden:
> die gastrointestinale,
> die respiratorische,
> die genitale,
> die zentralnervöse Form.
> Daneben gibt es atypische Erscheinungsbilder. Die Diagnose erfolgt durch Antigen- oder Antikörpernachweis. Betroffene Bestände werden gekeult. Impfungen sind in allen EU-Mitgliedstaaten untersagt. ESP ist anzeigepflichtig.

### 3.13.8 Hepatitis C des Menschen

Einer der mindestens 6 viralen Hepatitiserreger des Menschen, deren Ätiologie bis vor kurzem noch nicht geklärt war, ist das Hepatitis-C-Virus. Es wurde 1989 als Flavivirus charakterisiert und dem Genus *Hepatovirus* zugeordnet. Es besitzt die entsprechenden Eigenschaften, eine ss RNA positiver Polarität, hat einen Durchmesser von 60–70 nm Größe und ist behüllt. Das Virus ist weltweit verbreitet und entwickelt eine hohe Kontagiosität. Mehr als die Hälfte der viralen und chronischen Hepatitiden sowie der Pathogenese des hepatozellulären Carcinoms werden diesem Erreger zugesprochen. Das Virus wird v. a. parenteral, z. B. durch Blutspender, weiterverbreitet, aber auch eine venerische und perinatale Übertragung sind möglich. Die Seroprävalenz des Hepatitis-C-Virus beträgt weltweit 0,5–1 %.

Analoge Viren bei Haustieren wurden bislang nicht isoliert.

### 3.13.9 Bovine Virusdiarrhö (mucosal disease)

*Anzeigepflicht*

■ **Allgemeines**

Das Virus der bovinen Virusdiarrhö (BVDV) ist weltweit verbreitet. Das Rind wird als Hauptwirt angesehen, alle anderen Paarhufer können ebenfalls infiziert werden. BVDV führt zu einer zyklisch verlaufenden Allgemeininfektion. Bei gesunden Rindern verläuft die Infektion meist subklinisch. Im Rahmen von Faktorenkrankheiten (Rindergrippe, Diarrhö) wird häufig BVDV isoliert. Vereinzelt wurden BVDV-Isolate beschrieben, die monokausal zu schweren, letalen Erkrankungen mit starken Diarrhöen und generalisierten Hämorrhagien führen. Erfolgt die BVDV-Infektion bei graviden Tieren, so kommt es zur diaplacentaren Infektion des Fetus. Graviditätsstörungen wie Abort, fetale Missbildungen, unterentwickelte oder lebensschwache Kälber können entstehen. Bei Infektionen mit nichtcytopathogenen BVDV-Stämmen im ersten Trimenon der Gravidität entstehen lebensfähige, z. T. klinisch gesunde Tiere mit zentraler Immuntoleranz gegen den jeweiligen BVDV-Infektionsstamm. Aufgrund ihrer produktiven persistierenden Infektion sorgen diese Tiere (PI-Tiere) lebenslang für eine effiziente Verbreitung des BVDV. Aufgrund ihrer Immuntoleranz können sie Infektionen mit homologen BVDV-Stämmen nicht kontrollieren, sie entwickeln daher in Gegenwart von cytopathogenen BVDV-Stämmen eine hochgradig letale, erosive und generalisierte Schleimhauterkrankung (mucosal disease, MD). Die hierfür nötigen cytopathogenen Stämme entstehen durch Mutation aus nichtcytopathogenen Stämmen endogen oder durch Zweitinfektion („Superinfektion"). Ohne geeignete Gegenmaßnahme leben je nach Region bis zu 1,5 % PI-Tiere in der Rinderpopulation. Diese führen zur Antikörperprävalenz von bis zu 90 %. Die Morbidität ist aufgrund unspezifischer Symptome schwer einzuschätzen, unter experimentellen Bedingungen ist sie gering mit Ausnahme der Graviditätsstörungen und vereinzelt vorkommender virulenter Stämme.

Das BVDV verursacht große wirtschaftliche Schäden, insbesondere durch Reproduktionsstörungen, aber auch durch die letale mucosal disease und durch Leistungsminderung infolge akuter Erkrankungen und Fruchtbarkeitsstörungen.

### ■ Ätiologie

Das BVDV gehört dem Genus *Pestivirus* (Abschnitt 3.1) an. Antigenetisch ist es nicht einheitlich, wie bei der Differenzierung verschiedener Isolate mit Seren und mAk gefunden werden konnte. Alle Stämme zeigen jedoch einen unterschiedlich hohen Grad von Kreuzreaktionen. Bisher werden 2 Genotypen unterschieden (BVDV I und II). Eine Serotypisierung existiert nicht. Die Genotypdifferenzierung ist erstmals in USA anfangs der 90er-Jahre anhand von RNA-Sequenzvergleichen, u. a. in einem relativ konservierten Bereich des Genoms, der für die ribosomale Bindung der Virus-RNA verantwortlich ist, vorgenommen worden. Genotyp II-BVDV-Stämme wurden hier im Zusammenhang mit dem sog. „hämorrhagischen Syndrom", einer akuten, letalen BVDV-Infektion mit hämorrhagischer Diathese und Thrombocytopenie, in Verbindung gebracht. Eine direkte Korrelation zwischen dem so definierten Genotyp und Virulenz besteht jedoch nicht. Dagegen lassen sich Genotyp-II-Stämme sowohl mit NT als auch mAk von Genotyp-I-Stämmen eindeutig unterscheiden. In Deutschland gehörten Mitte der 90er-Jahre etwa 5 – 10 % der Stämme zum Genotyp II. Das BVDV ist mit dem Virus der ESP sowie dem Virus der border disease der Schafe antigenetisch verwandt. Von 3 Strukturproteinen der Virushülle aller Pestiviren (ERNA, E1 und E2) reagieren das E2 und das ERNA miteinander.

Das BVDV kommt in 2 Biotypen als cytopathogenes (cp) und als nichtcytopathogenes (ncp) Virus vor. Eine Reihe unterschiedlicher Mutationen sind inzwischen bekannt, die nicht ncp-Stämme cytotoxisch werden lassen. Dabei ist bisher bei allen cp-Stämmen eine Veränderung im NS2/3, welches in großer Menge bei BVDV-infizierten Zellen im Cytoplasma vorkommt, nachweisbar. Punktmutationen, Insertionen zellulärer oder viraler (Duplikationen-) RNA und Rekombinationen unterschiedlicher BVDV-Stämme sind bekannt. Auch eine Rückmutation vom cp- zum ncp-Stamm scheint möglich zu sein. Die Infektion von Zellkulturen mit ncp-BVDV führt zur Verhinderung eines cytopathogenen Effekts nach einer Zweitinfektion mit cp-BVDV. Dieses Phänomen der homologen Interferenz wurde früher für die Virusdiagnostik genutzt.

Genetische Marker für weitere biologische Merkmale wie Virulenz oder Organtropismus sind bisher nicht bekannt.

Die Züchtung des Erregers ist in Zellkulturen problemlos möglich. Am besten geeignet sind fetale Rinderzellen, eine Vermehrung findet jedoch auch in primären Zellen anderer Paarhufer und in Zelllinien statt.

Gegenüber äußeren Einflüssen ist BVDV labil. Bei 37 °C erfolgt eine Inaktivierung in 96 Stunden, bei 56 °C in 35 min.

### ■ Epidemiologie

BVDV ist weltweit verbreitet. Die Seroprävalenz liegt in Regionen mit intensiver Rinderhaltung ohne gezielte BVDV-Bekämpfung bei über 50 %, bei erwachsenen Tieren bei über 80 %.

Die Virusausscheidung erfolgt bei transient und persistent infizierten Tieren über alle Schleimhäute. Natürlicherweise ist der direkte Tierkontakt eine sehr effiziente Ansteckungsquelle. Eine Transmission durch inirekte Kontakte über Futter, Wasser, Fahrzeuge, Gerätschaften und Personen ist ebenfalls möglich. Sperma infizierter Bullen ist infektiös, auch blutsaugende Insekten können als mechanische Vektoren fungieren. Iatrogene Infektionen durch kontaminierte Biologika, wie z. B. Vaccinen, wurden in der Vergangenheit mehrfach beobachtet. Die Infektion erfolgt hauptsächlich über die Schleimhaut, aber auch über den Blutweg. Eine wichtige epidemiologische Bedeutung hat die intrauterine Infektion der Feten im ersten Drittel der Gravidität mit ncp-BVDV. Dabei entstehen immuntolerante PI-Tiere, welche durchaus klinisch unauffällig mehrere Jahre mit ungestörter Reproduktion leben können. Weibliche PI-Tiere gebären dabei ausschließlich wieder PI-Tiere, männliche PI-Tiere können sowohl PI-Tiere als auch Nicht-PI-Tiere als Nachkommen haben. PI-Tiere scheiden lebenslang große Mengen infektiöser BVD-Viren mit allen Sekreten (bis zu $10^8$ $KID_{50}$/g Sekret) aus, Blut ist ebenfalls hoch kontagiös. Nahezu 100 % der Rinder im Kontaktbereich zu PI-Tieren sind BVD-seropositiv. Erheblich geringer ist die Kontagiosität nicht immuntoleranter, BVDV-infizierter Rinder. Bei subklinischen Infektionen mit BVDV-Feldisolaten sind ab dem 3. Tag p. i. ca. eine Woche lang aus Schleimhautabstrichen und aus dem Blut BVDV-Reisolierungen möglich. Die Infektionsdosis ist jedoch erheblich geringer als bei PI-Tieren (maximal $10^3$ $KID_{50}$/g Sekret), sodass auch bei direktem Körperkontakt nicht grundsätzlich eine Nachbartierinfektion zu Stande kommt. Bei akuten Infektionen mit klinischer Erkrankung ist die Virusausscheidung möglicherweise vermehrt im Vergleich zur subklinischen Infektion. Unter experimenteller Immunsuppression konnte 6 Wochen p. i. noch BVDV reisoliert werden.

Neben infizierten Rindern werden als Virusreservoire Schafe, Ziegen und Wildwiederkäuer diskutiert. Schweine können ebenfalls mit BVDV infiziert werden und Antikörper bilden. Epidemiologisch wird Schweinen aber bisher keine Bedeutung beigemessen.

### ■ Pathogenese, Pathologie

Die BVDV-Infektion führt zu einer Leukopenie und Virämie mit Virusvermehrung in verschiedenen Organsystemen. Das Virus vermehrt sich in epithelialen Zellen kutaner und muköser Schleimhäute, in verschiedenen Parenchymzellen, insbesondere aber in myeloischen und lymphatischen Zellen in der Peripherie (Blut, Lymphknoten, Epithelien, Bindegewebe, Glia) und zentral (Knochenmark, Thymus, Milz). Histologisch treten im Bereich kutaner Schleimhäute Veränderungen im Stratum spinosum als ballonierende Degeneration auf. In der Folge können Erosionen über dem Stratum corneum entstehen, die schließlich zu Ulzerationen führen. Immunkompetente Individuen entwickeln rasch eine spezifische humorale und zelluläre Immunreaktion, die die Infektion gut unter Kontrolle bringt. Das Ausmaß der pathologischen Veränderungen und der klinischen Erkrankung wird einerseits durch nicht genauer bekannte Virulenzfaktoren bestimmt. Eine entscheidende Rolle spielen hierfür aber infektiöse und andere Cofaktoren.

Bei Infektionen während der Gravidität erfolgt eine transplacentare BVDV-Passage über eine Infektion der Placentome. Feten können aufgrund des unreifen Immunsystems Infektionen nicht oder nur langsam kontrollieren. Nach Infektionen mit ncp BVDV in der Frühgravidität kann es zur Immuntoleranz (s. unten) und damit zu persistierenden Infektionen kommen, die teilweise weder pathologisch-anatomisch noch klinisch erkannt werden können. Immunhistochemisch kann in den verschiedensten Geweben BVDV-Antigen nachgewiesen werden, ohne dass eine gestörte Funktion oder eine Abwehrreaktion zu erkennen wäre. Infektionen ab dem 4. Monat der Gravidität können bereits eine Immunreaktion induzieren. Diese ist aber vergleichsweise langsamer bzw. unvollständig in der Lage, die Infektion zu kontrollieren. Vermutlich kommt es zur starken Virusvermehrung und dann zur breitflächigen Auseinandersetzung der Abwehrsysteme mit infizierten Zellen. Die Folgen sind massive Entwicklungsstörungen betroffener Organe. Glia und Neuronen im Gehirn und im Rückenmark können infiziert sein, was zu typischen Encephalitiserscheinungen führt. Missbildungen an den Augen und Kleinhirnhypoplasien (oculocerebelläres Syndrom), Demyelinisierungen im ZNS, Schädelmissbildungen, Thymushypoplasie, Hypotrichose, Zurückbleiben des fetalen Wachstums und sowie intrauteriner Fruchttod mit Mumifizierung und Abort sind beschrieben. Fetale Placentazellen exprimieren BVDV-Antigen, sodass auch die Auseinandersetzung des maternalen Abwehrsystems im Bereich der Placentome für fetale Schäden in Betracht kommt.

Mucosal disease: BVDV-immuntolerante Rinder haben keine spezifische Möglichkeit, den persistierenden ncp Virusstamm zu eliminieren. Entwickelt dieser Stamm durch Mutation eine cp-Eigenschaft (s. oben) oder erfolgt eine Superinfektion mit einem cp BVDV in das PI-Tier, so entwickelt sich die letale MD. Superinfizierende Stämme werden durch das Immunsystem partiell erkannt, sofern sie vom PI-Stamm differierende Epitope aufweisen. Sie können durch Rekombination mit dem PI-Stamm zur akuten MD führen, aber auch eine chronische Form der MD verursachen. Experimentell wurde gezeigt, dass teilweise erst Wochen bis Monate nach einer Superinfektion MD entsteht (late onset MD). Pathologisch – anatomisch stehen Schleimhauterosionen und Ulzerationen im Vordergrund. Sie kommen in der Maulhöhle besonders am harten Gaumen, am Zahnfleisch und auf der Zunge vor, am häufigsten lassen sie sich jedoch in der Ösophagusschleimhaut sowie im Labmagen feststellen. Das Bild im Labmagen variiert von einer katarrhalischen Entzündung bis zu Ulzerationen. Die Darmschleimhaut ist hyperämisch und ödematös geschwollen. Im Bereich der Peyer-Platten treten diphtheroid-nekrotisierende Veränderungen auf. Histologisch bestehen die Veränderungen aus Epithelzellnekrosen und entzündlichen Zellansammlungen. In lymphatischen Organen erfolgt eine Lymphocytendepletion, dendritische Zellen werden hypertrophisch und degenerieren.

### ■ Klinische Leitsymptome

Meist verläuft die Infektion subklinisch, unter ungünstigen Bedingungen (virulenter Virusstamm, schlechte Konstitution des Wirtes, infektiöse und andere Cofaktoren) treten jedoch akute Erkrankungen ca. eine Woche (2–14 Tage) p. i. auf. Fieber, Diarrhö, respiratorische Erkrankungen und Leistungsdepressionen werden beobachtet. Auch eine schwere Verlaufsformen mit hoher Mortalitätsrate wurde beschrieben. Sie ist gekennzeichnet durch eine extreme Thrombocytopenie, die zu hämorrhagischer Diarrhö und zu Suggillationen in allen Schleimhäuten führt („hämorrhagisches Syndrom"). Eine chronischen Form, die bei geschwächten Tieren auftreten kann, ist mit Ulzerationen in der Maulhöhle und im Interdigitalspalt, Abmagerung, Fieber, Durchfällen, Nasen- und Augenausfluss und Hautveränderungen verbunden.

Ein hoher Schaden entsteht durch embryonale und fetale Infektionen: Wird ein Rind im ersten Drittel der Gravidität mit BVD-Virus infiziert, wird die Frucht resorbiert bzw. abortiert oder bildet eine spezifische Immuntoleranz aus. PI-Tiere kümmern teilweise, sind aber häufig klinisch unauffällig. Entsteht bei diesen Tieren die letale Erkrankung mucosal disease, so entwickeln sie erosive Veränderungen im Bereich aller Schleimhäute (Nase, Maul, Genitale), teilweise auch auf der Haut, insbesondere im Zwischenklauenspalt und am Flotzmaul. Erosive Veränderungen im Gastrointestinalbereich führen zu schweren blutigen Durchfällen. MD kommt in praxi meist bei Jungtieren vor, kann aber bei PI-Tieren jeden Alters auftreten. Bei BVDV-Infektionen nach dem ersten Drittel der Gravidität werden die Feten in ihrer Entwicklung gestört und zu einem hohen Anteil abortiert oder mumifiziert bzw. mit entsprechenden Entwicklungsstörungen geboren. Lebensschwache Neugeborene, eine erhöhte Kälbersterblichkeit, das Auftreten von Kümmerern und Missbildungen (u. a. Blindheit, Ataxien aufgrund cerebellärer Hypoplasie) sind die Folgen.

Nach BVDV-Infektionen in einer voll empfänglichen Herde treten die klinischen Schadensereignisse in typischer zeitlicher Folge auf: Umrindern – Aborte – entwicklungsgestörte Kälber – erhöhte Kälbersterblichkeit – mucosal disease.

Beim kleinen Wiederkäuer und beim Schwein ist wenig über klinische Symptome nach einer BVDV-Infektion bekannt, das Virus passiert wie beim Rind die Placenta und soll Embryopathien und Fruchttod hervorrufen.

### Diagnose

Klinisch ist bei akutem Verlauf nur eine Verdachtsdiagnose aufgrund der Bildung von Erosionen möglich. Auch die Sektion kann nur Hinweise auf eine BVD geben. Eine Absicherung der Diagnose erfolgt durch den indirekten Erregernachweis mit Serumpaaren oder durch die Virusisolierung in der Zellkultur. Sie lässt sich am lebenden Tier aus stabilisiertem Blut, das während der Fieberphase entnommen wird, sowie aus Nasen- und Konjunktival- oder Genitalabstrichen erreichen. Vom toten Tier eignen sich u. a. Teile des Ösophagus, des Labmagens, der Milz und die Darmlymphknoten zum Virusnachweis. Der spezifische Nachweis der cp- und der ncp-Virusstämme erfolgt mit IF, PLA oder dem ELISA. Antigennachweisverfahren ohne Zellkultur- oder PCR-Amplifikation zeigen eine zu geringe Sensitivität für die Diagnose akuter Infektionen.

PI-Tiere dagegen weisen große Antigenmengen im Blut auf. Hier genügen direkte Antigennachweisverfahren (ELISA, IF in Leukocyten) für eine sichere Diagnose. Bei wiederholt positivem Befund im Abstand von 3 Wochen kann von einer persistierenden Infektion ausgegangen werden.

Kolostrale Antikörper können im PI-Tier zur extremen Antigenreduktion führen. Erst nach dem Verbrauch der maternalen Antikörper ist eine sichere Identifizierung von PI-Kälbern wieder gewährleistet (je nach Test bis 6 Monate). Nicht nur die Virusneutralisation im Tier, sondern auch in der Blutprobe vorhandene Antikörper vermindern hier die Testsensitivität. Bei sensitiveren, aufwändigen Nachweismethoden wie Virusisolierung oder PCR tritt ebenfalls eine diagnostische Lücke in der kolostralen Phase auf, wenn auch in geringerem Umfang. BVDV als Abortursache kann mithilfe des fetalen Bluts untersucht werden. Da maternale Antikörper die Placentaschranke bei Rindern nicht passieren können, ist neben dem Virusnachweis auch der Nachweis BVDV-spezifischer Antikörper im fetalen Blut beweisend für eine Infektion des Fetus. Maternales Blut eignet sich nur bedingt, da derzeit ein hoher Prozentsatz an erwachsenen Rindern seropositiv ist und Antikörper keine Aussage über den Infektionszeitpunkt zulassen. Werden dagegen bei der Kuh keine BVDV-Ak beobachtet, ist BVDV als Abortursache auszuschließen.

Eine besondere Rolle spielen Antikörpernachweise in Stichproben für die BVDV-Herdendiagnostik: Da im Kontaktbereich von PI-Tieren eine sehr hohe Ak-Prävalenz nachweisbar ist, kann eine antikörperfreie Tankmilch oder Serumstichprobe (n=5–10) das längergehende Vorkommen von PI-Tieren ausschließen. Da postinfektionelle Antikörper über Jahre nachweisbar sind, geben nur Seren der jungen Tiere eines Kontaktbereichs (nach der kolostralen Phase) Einblick in das aktuelle Geschehen.

Differenzialdiagnostisch kommen v. a. die im „mucosal disease-Komplex" zusammengefassten Viruskrankheiten infrage. Insbesondere sind die BHV-1-Infektionen des Rindes, das BKF sowie Diarrhöen unbekannter Genese abzugrenzen. Daneben müssen auch die mit Bläschenbildung verlaufenden Viruskrankheiten, wie die MKS und Stomatitis vesicularis sowie der Pockenkomplex (Kuhpocken, Stomatitis papulosa) berücksichtigt werden.

Bei Durchfallerkrankungen, im „Grippekomplex" und bei Aborten gehört BVDV grundsätzlich mit zur Differenzialdiagnose.

### Immunologie

Bei naiven, immunkompetenten Rindern induziert die BVDV-Infektion eine komplexe zelluläre und humorale Immunität. MHC-restringierte cytotoxische Zellen gegen ncp-BVDV-infizierte Zellen wurden nach der Infektion nachgewiesen. Trotz experimenteller Untersuchungen gibt es bisher keine Hinweise für eine Bedeutung von NK-Zellen oder anitkörperabhängiger Cytotoxizität. Antikörper werden vorwiegend gegen die Proteine der Virushülle (ERNA, E1, E2) und gegen das NS2/3 gebildet. Sie werden 1–2 Wochen p. i. nachweisbar, maximale Titer werden 4–6 Wochen p. i. erreicht. NT (komplementfrei) Antikörper sind bisher fast ausschließlich gegen E2 beschrieben. BVDV-spezifische Ak persistieren über mehrere Jahre. Virusneutralisierende Ak-Titer von etwa 1:64 werden als ausreichend für einen Schutz gegen Neuinfektionen angesehen, wobei die starken Unterschiede in der Kreuzneutralisation von Feldstämmen kaum Vorhersagen zulassen.

Bei intrauterinen Infektionen nach dem 3.–4. Monat post conceptionem kann der Fetus eine spezifische Immunreaktion bilden. Je nach Reifestadium kann er mehr oder weniger effizient das Virus eliminieren. Fetale BVDV-spezifische Ak können nachgewiesen werden. Infektionen vor dieser Zeit können noch nicht zu einer spezifischen Immunantwort führen, im Gegenteil, der Fetus entwickelt eine spezifische Immuntoleranz. Die Toleranz bleibt gegen den fetalen Infektionsstamm lebenslang, andere BVDV-Stämme können bei später immunkompetenten Tieren durchaus zur Ausbildung einer Immunität und zu nachweisbaren Antikörpern führen.

BVDV-Ak werden mit dem Kolostrum auf Neugeborene übertragen. Ein ausreichender maternaler Ak-Schutz gegen eine Erkrankung besteht je nach Qualität und Menge des aufgenommenen Kolostrums für nur etwa wenige Wochen bis Monate post partum.

Eine besondere Situation besteht bei Müttern von PI-Kälbern: Soweit diese nicht selbst PI-Tiere sind, erfahren sie durch die Gravidität mit einem PI-Fetus eine permanente Immunstimulation durch Antigenkontakt. Sie entwickeln ca. zehnfach höhere Antikörpertiter (bis 1:100.000) im Vergleich zu nicht PI-tragenden Tieren. Dies führt zum maximal möglichen Antikörpertransfer über das maternale Kolostrum zum neugeborenen PI-Tier, SN-Titer von mehr als 1:100.000 sind im Kalb durchaus messbar. Freies Virus wird dadurch im PI-Kalb neutralisiert, Infektionen sind im Tier stark reduziert, sodass die Infektiosität und die Antigenmenge im peripheren Blut bis unter die Nachweisgrenze konventioneller Methoden (auch PCR) sinkt. Eine vollständige Viruselimination wurde jedoch bisher nicht beobachtet, nach dem Absinken kolostraler Ak wird das Virus wieder nachweisbar (je nach Testmethode und individueller Situation nach wenigen Wochen bis mehreren Monaten).

### ■ Bekämpfung

In einigen Regionen Europas werden flächendeckend seit Ende der 90er-Jahre freiwillige Kontrollprogramme angeboten. Prinzip dieser Programme ist es, ohne Einsatz von Impfstoffen über die Diagnostik und Schlachtung der BVDV-PI Tiere virusfreie Betriebe zu schaffen. Strenge betriebliche Hygienemaßnahmen einschließlich serologischer Stichproben zur Statusüberwachung sollen mittelfristig zu BVDV-freien Regionen führen. In Deutschland gehört BVD/MD zu den meldepflichtigen Tierkrankheiten, es gibt derzeit keine verpflichtenden Eradikationsprogramme auf regionaler Ebene. Vom Bundesministerium für Ernährung, Landwirtschaft und Forsten wurden am 20.1.1998 Leitlinien für den Schutz von Rinderbeständen vor einer Infektion mit dem Virus der BVD/MD und für die Sanierung infizierter Bestände herausgegeben. Im Vordergrund der Bekämpfungsmaßnahmen stehen hier die Diagnose und Ausmerzung von PI-Rindern und die gezielte Impfung in gefährdeten Beständen. Ziel der Immunprophylaxe für den Zuchtbetrieb ist insbesondere der Schutz vor diaplacentaren Infektionen. Dieser kann grundsätzlich mit Lebend- und/oder Totimpfstoffen erreicht werden. Die alleinige Anwendung von Impfstoffen aus inaktiviertem BVDV setzt allerdings eine hohe Impffrequenz voraus. Dies bedingt langfristig ensprechend hohe Impfkosten. Impfstämme, die sich im Impfling gut vermehren, immunisieren stark und lassen einen langfristigen Schutz vor Erkrankungen und vor diaplacentarer Infektion erwarten. Die nachgewiesene Möglichkeit der fetalen Impfinfektion bedingt aber eine Kontraindikation in der Gravidität. Außerdem scheidet der Impfling das Impfvirus aus und gefährdet damit gravide Nachbartiere. Letzteres kann durch die kombinierte Anwendung von Tot- und Lebendimpfstoff bei der Grundimmunisierung verhindert werden. Eine Impfung in durchseuchten Herden ist nicht sinnvoll, solange PI-Tiere vorhanden sind. Erst wenn seronegative Jungtiere nachwachsen (Stichprobendiagnostik), ist es sinnvoll eine regelmäßige Impfung zumindest der weiblichen Nachzucht durchzuführen mit dem Ziel, künftige BVDV-Infektionen in der Gravidität zu verhindern.

Die langfristigen Kosten einer Impfprophylaxe mit dem Ziel der fetalen Protektion sind dem Schadensrisiko einer voll empfänglichen Herde gegenüberzustellen.

Folgende Faktoren sind in den Entscheidungsprozess mit einzubeziehen:

- Betriebsform (Zucht-, Mast-, Aufzuchtbetrieb, Kombination), Zukäufe (geschlossener Betrieb, Quarantänemöglichkeit, Exposition durch Weiden (Wildtierkontakt, Sammelweiden);
- regionale Verbreitung des BVD-Virus, Embryotransfer;
- Infektionsrisiko durch Biologika (Lebendimpfstoffe, Seren, etc.), Handelsinteressen mit freien Betrieben/Regionen;
- Zuverlässigkeit des Betriebspersonals im Hinblick auf die Einhaltung von Hygienemaßnahmen und die stringente Durchführung von Programmen, freiwillige Bekämpfungsprogramme in einzelnen Bundesländern;
- Einbindung von Angeboten der Tierseuchenkassen (Beihilfen: Merzung von PI, bei MD, für Diagnostik, Impfung).

> ! Die bovine Virusdiarrhö/mucosal disease wird durch ein Pestivirus (Abschnitt 3.1) verursacht, das in 2 Biotypen (cytopathogen und nichtcytopathogen) auftreten kann. Die BVD ist die wirtschaftlich bedeutendste Virusinfektion der Rinder in Deutschland und ihre Seroprävalenz liegt zwischen 60 und 90%. Pathogenetisch können verschiedene Verlaufsformen unterschieden werden:
> generelle Entwicklungsstörungen bei Kälbern und Jungrindern,
> Störungen der Fertilität,
> respiratorische Symptome,
> fatale gastrointestinale Symptome in Form der hämorraghischen mucosal disease.
> Die Verbreitung des BVDV erfolgt zumeist durch persistierend infizierte Rinder („Virämiker"), deren Anteil bei 1–2% liegt. Impfungen schützen in der Regel nur gegen eine klinische Erkrankung des Muttertiers, verhindern aber nicht eine intauterine Infektion, die bei immunologisch nichtkompetenten Feten zur Ausbildung einer Immuntoleranz führt.

## 3.14 Infektion und Krankheiten durch Coronaviren

### 3.14.1 Allgemeines

Coronaviren (C.) sind behüllte, kugelförmige bis pleomorphe Partikel mit einem Durchmesser zwischen 60–120 nm. Das Nucleocapsid ist helikalsymmetrisch aufgebaut. An ihrer Oberfläche tragen die Virionen keulenförmige Projektionen (Länge 12–24 nm), die im elektronenmikroskopischen Bild einer Krone („corona") ähneln und so namensgebend für die Virusfamilie waren.

C. besitzen eine einsträngige lineare, nicht segmentierte RNA positiver Polarität (Abschnitt 3.1). Sie sind die größten RNA-Viren. Die Virionen besitzen 3–6 VP. Zu 1–3 Pepleomerproteinen kommen ein Matrix-(Membran-)protein und ein Nucleocapsidprotein, da posphoryliert ist. Die Matrix- und Peplomerproteine sind glykosyliert. Einige Virusspezies weisen hämagglutinierende Eigenschaften auf. C. zeigen eine geringe Tenazität. Bei pH-Werten von 3 reagieren C. variabel.

Die Virusreplikation findet im Cytoplasma statt, die Reifung der Partikel sowie deren Morphogenese und Ausschleusung erfolgt durch ein modifiziertes „budding" in cytoplasmatische Vesikel.

Zwischen C., die von verschiedenen Spezies isoliert worden sind, besteht eine Antigenverwandtschaft. Es sind 5 antigene Gruppen festgelegt, die untereinander nicht kreuzreagieren. Innerhalb der jeweiligen Gruppe bestehen dagegen sehr enge Beziehungen. Die Gruppe 1 umfasst das TGE-Virus der Schweine sowie die C. von Katze (FIP-Virus) und Hund und das menschliche Isolat 229 E; Gruppe 2 schließt das HEV der Schweine, das bovine Coronavirus, das Mäusehepatitisvirus, die C. der Ratte sowie das menschliche Isolat OC 43 ein. Das EVD-Virus des Schweins ist ebenso wie die beiden aviären Coronaviren (infektiöses Bronchitisvirus, Putenenteritisvirus) mit keinem der anderen Typen verwandt, sie bilden jeweils eigenständige Gruppen. Der Familie sind vorläufig als separates Genus die Toroviren angegliedert.

Die Familie Coronaviridae besteht nur aus dem Genus Coronavirus. Ihm werden alle Virusarten zugeordnet (**Tab. 3.28**).

Meldepflicht

## 3.14.2 Übertragbare Gastroenteritis
(transmissible Gastroenteritis, TGE, Oldenburger Schweineseuche, infektiöse Magendarmentzündung, Virusenteritis)

### ■ Allgemeines

Die TGE ist eine hauptsächlich akut verlaufende Viruserkrankung des Verdauungstrakts von Schweinen aller Altersstufen, wobei Saugferkel besonders schwer erkranken. Die Hauptsymptome sind starke Abgeschlagenheit, übelriechender wässriger Durchfall, Erbrechen und rasche Dehydrierung. Bei neugeborenen Ferkeln erreicht die Letalität bis zu 100 %. Mit zunehmendem Alter nehmen die Schwere der Krankheitssymptome und die Letalitätsraten ab. Milde bis abortive Verlaufsformen überwiegen dann.

Die Krankheit wurde erstmals 1946 in den USA unter dem Namen „transmissible gastroenteritis" beschrieben. In Deutschland wurden Gastroenteritiden mit den Erscheinungen der TGE 1954 beobachtet. Durch Laboratoriumsverfahren konnte die TGE 1969 serologisch und durch den Erregernachweis von anderen Infektionen abgegrenzt werden.

Die TGE ist in allen Ländern mit nennenswerter Schweineproduktion ein Problem. Wirtschaftliche Ausfälle entstehen durch Ferkelverluste sowie Zurückbleiben im Wachstum und Minderung der Gewichtszunahmen.

Seit 1986 ist auch eine respiratorische Variante des TGE-Virus bekannt, die den Namen „porcines respiratorisches Coronavirus (PRC)" erhielt und sich sehr schnell in der Schweinepopulation verbreitete. Dieses Virus zeigt keine Replikation im Darmtrakt, sondern vermehrt sich in der Mukosa der Respirationstrakts. Gewöhnlich verursacht es keine klinischen Erscheinungen, kann aber in Einzelfällen auch zur Pneumonie führen. Nur mit mAk, die gegen unterschiedliche Determinanten des E2-Glykoproteins gerichtet sind, gelang es, zwischen TGE- und PRC-Virus zu differenzieren. Die Unterschiede sind auch durch Nucleotidsequenzierungen bestätigt.

### ■ Ätiologie

Antigenunterschiede scheinen zwischen einzelnen Virusstämmen nicht zu bestehen. Die Züchtung des TGE-Virus ist in Kulturen von Nieren-, Speicheldrüsen- und Schilddrüsenzellen vom Schwein möglich. Meist kommt es zur Ausbildung eines cpE. Serienpassagen von Feldstämmen in Zellkulturen führen zu einem Virulenzverlust. Eine At-

**Tab. 3.28** Familie Coronaviridae und ihre wichtigsten Vertreter.

| Genus | Antigene Gruppe | Spezies | Krankheit/Wirt |
|---|---|---|---|
| Coronavirus | 1 | suid corona 1 virus (TGEV) | transmissible Gastroenteritis, Schwein |
| | | felid corona virus | feline infektiöse Peritonitis, Katze |
| | | canid corona virus | Peritonitis (FIP), Katze; Enteritis, Hund |
| | | human corona 1 virus (229E) | respiratorisches System, Mensch |
| | 2 | suid corona 3 virus (HEV) | Kümmern und Erbrechen der Ferkel (Hämagglutinationsencephalitisvirus, Schwein) |
| | | bovid corona virus | Kälberdiarrhö |
| | | murid corona virus | Mäusehepatitis |
| | | rat corona virus | pneumotropes Virus, Ratte |
| | | human corona 2 virus (OC43) | Respirationssystem, Enteritis, Mensch |
| | 3 | suid corona 2 virus | epidemische Virusdiarrhö (EDV), Schwein |
| | 4 | gallid corona virus | infektiöse Bronchitis, Huhn |
| | 5 | meleagrid corona virus | Enteritis, Bluecomb, Pute |
| Torovirus | | Berne-Virus | Gastroenteritis, Kalb u. a. |
| | | Breda-Virus | Gastroenteritis, Pferd u.a |

tenuierung der Stämme ist oft schon durch 100 Passagen möglich. Das Infektionsspektrum umfasst neben dem Schwein auch Hunde, Katzen und Füchse, bei denen die Infektion jedoch klinisch inapparent verläuft.

■ Epidemiologie

Die Übertragung der TGE erfolgt in erster Linie direkt von Tier zu Tier. Die Schnelligkeit, mit der sich die Infektion in einem Abferkelstall ohne direkten Kontakt der Tiere ausbreiten kann, weist darauf hin, dass der aerogenen Übertragung innerhalb eines Bestands ebenfalls eine wichtige Rolle zukommt. Häufig lässt sich eine indirekte Übertragung durch Personal, Schuhwerk, Futterbehälter, Stallgeräte usw. nachweisen.

TGE-Virusinfektionen besitzen ausgesprochenen saisonalen Charakter. Sie treten hauptsächlich in den Wintermonaten zwischen Dezember und April auf, während im Sommer nur vereinzelte Ausbrüche beobachtet werden. Weiterhin lässt sich ein säkularer Rhythmus bei TGE-Ausbrüchen feststellen, der etwa 2–4 Jahre umfasst. In großen Mastbeständen, wo heute Mastläufer sehr häufig erkranken, ist der saisonale Seuchencharakter nicht mehr ausgeprägt. Durch die ständige Einstellung neuer, empfänglicher Läuferschweine wird die Infektkette während des ganzen Jahres aufrechterhalten.

Die Ausbreitungsmechanismen von Bestand zu Bestand sowie das Virusreservoir sind weitgehend unklar. TGE bricht meist explosionsartig in einem Betrieb aus, ohne dass sich der Ursprung der Infektion ermitteln lässt. Über den Verbleib des TGE-Virus während seuchenfreier Abschnitte ist nur wenig bekannt. Als mögliche Virusreservoire sind Dauerausscheider beim Schwein sowie andere Tierarten (Hund, Fuchs) diskutiert worden. V. a. in großen Schweinezuchtbetrieben mit kontinuierlichem Abferkelrhythmus sind enzootische TGE-Ausbrüche bekannt. Gegen Dauerausscheider sprechen Befunde, wonach Virus nur bis zu 14 Tagen p. i. im Kot nachweisbar war. Nur in Ausnahmefällen wird das Virus bis zu 49 Tagen mit dem Kot ausgeschieden.

Das TGE-Virus vermehrt sich in Lungenmakrophagen und kann sehr lange in der Lunge persistieren. Persistent infizierte Schweine können sich dadurch zu Dauerausscheidern entwickeln und stellen ein Virusreservoir dar.

Die Morbidität liegt bei empfänglichen Tieren um 100%. Die Letalität ist altersabhängig. Sie kann bei bis zu 3 Wochen alten Ferkeln 100% betragen. Mit fortschreitendem Alter (5 Wochen) sinkt die Mortalität als Folge einer zunehmenden Altersresistenz. Die Gründe hierfür sind eine erhöhte Regenerationsfähigkeit des Dünndarmzottenepithels, eine geringere Produktion von Nachkommenvirus durch die jungen Epithelzellen und eine gesteigerte Lymphocytencytotoxizität. Bei älteren Tieren kommt es nur selten zu Todesfällen. Die Seuchendauer beträgt etwa 2–3 Wochen nach Erkrankung des letzten Tiers. Danach haben die rekonvaleszenten Tiere eine Immunität ausgebildet.

■ Pathogenese, Pathologie

Die TGE ist eine lokale Infektion des Darmtraktes, bevorzugt im Jejunum und Ileum. Die Infektion führt zu einem rapiden Verlust des Zottenepithels, das hochempfänglich für das Virus ist. Die Epithelzellen lösen sich ab, die Villi atrophieren und erscheinen stumpfkegelig verdickt (**Abb. 3.10**). Die Lieberkühn-Krypten werden nicht betroffen. Obwohl eine Regeneration des Zottenepithels in 6–9 Tagen erfolgt, kann der schnelle Verlust der Zellen durch Zellneubildung nicht kompensiert werden.

Das verbleibende Epithel ist funktionell abnormal oder durch nicht differenzierte Zellen aus den Krypten ergänzt. Aus diesem Befund leiten sich alle weiteren Veränderungen ab. Durch verminderte Disaccharidasebildung werden Disaccharide nicht gespalten, sodass es zu starker bakterieller Fermentation kommt. Dadurch und durch eine erhöhte osmotische Permeabilität der Darmwand sowie Störungen in der Glucoseabsorption wird Flüssigkeit in das Darmlumen abgegeben. Das resultierende Elektrolytungleichgewicht sowie eine zusätzliche Hypersekretion der vermehrt vorhandenen Kryptenzellen führen rasch zu Dehydrierung und Stoffwechselazidosen, die eine Störung der Herzfunktion mit nachfolgendem Tod verursachen.

Pathologisch-anatomisch stehen die Läsionen im Dünndarmbereich im Vordergrund. Der Magen ist bei Ferkeln

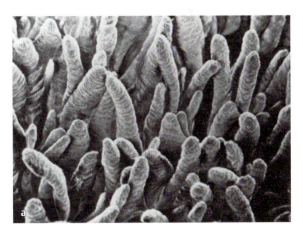 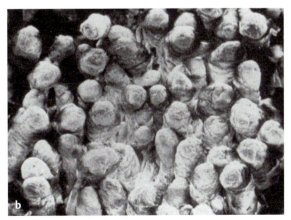

**Abb. 3.10a, b** TGE beim Schwein: Zottenepithel, Dünndarm: **a** normales Zottenepithel, **b** Zottenatrophie; rasterelektronenmikroskopische Aufnahmen.

meist gut mit geronnener Milch gefüllt. Das Duodenum erscheint erweitert und enthält eine gelbliche, schaumige Flüssigkeit. Die Darmwand ist dünn und durchscheinend als Folge der Atrophie der Darmvilli. In manchen Fällen treten Nephritiden und Leberdegenerationen auf und es kann zu Kongestionen kommen. Die Veränderungen in der Lunge nach TGE-Infektion bestehen in ödematöser Schwellung der betroffenen Bezirke. Mikroskopisch lässt sich eine Verdickung der Alveolarsepten, eine Vergrößerung der Epithelzellen in den Alveolen und ein Verlust der Zilien im Bronchialepithel feststellen.

### ■ Klinische Leitsymptome

Die Inkubationszeit beträgt je nach Virulenz des Stammes etwa 16–48 Stunden. Erste Erscheinungen sind häufiges Erbrechen ohne Einschränkung der Milchaufnahme. Bald kommt es zu wässrigem, übelriechenden Durchfall. Infizierte Tiere verfallen sehr schnell und dehydrieren. Fieber ist selten und dann nur kurzzeitig vorhanden. Der Tod tritt innerhalb von 3–6 Tagen p. i. ein. Die Schwere und der Verlauf der Infektion sind abhängig vom Alter der Tiere. Zumeist genesen über 3 Wochen alte Tiere. Verluste entstehen lediglich durch starken Gewichtsverfall. Sauen erkranken während der Laktationsperiode mit leicht erhöhter Temperatur, Agalaktie, Erbrechen, Inappetenz und Diarrhö.

Überlebende junge Ferkel werden meist zu Kümmerern. Bei Ferkeln, die von immunen Sauen gesäugt werden, kann es zu atypischen Erscheinungen mit verlängerter Inkubationszeit und nur mildem Durchfall kommen.

### ■ Diagnose

Wegen der Vielfalt der an dem Syndrom des neonatalen Durchfalls beim Schwein beteiligten viralen Erreger (TGE-Virus, EVD-Virus, Rotavirus) ist für die Erstellung einer Diagnose eine virologische Untersuchung unerlässlich, v. a. da der klinische Verlauf und die pathologischen Veränderungen ähnlich sind.

Der Erregernachweis erfolgt durch Verimpfung von Duodenum- und Ileummaterial auf Schilddrüsenzellkulturen vom Schwein, wobei einige Passagen notwendig sein können, bevor es zur Ausbildung eines cpE kommt. Einen raschen Nachweis von TGE-Virusantigen ermöglicht die IF an Gefrierschnitten vom Dünndarm infizierter Tiere, die in akut erkranktem Zustand getötet werden.

Indirekt lassen sich TGE-Infektionen durch Antikörperbestimmungen mithilfe des NT nachweisen. Infizierte Schweine bilden etwa 7–12 Tage p. i. Antikörper. Die Blutproben werden zum Zeitpunkt des Auftretens der ersten klinischen Erscheinungen und 14–21 Tage danach entnommen. Differenzialdiagnostisch ist v. a. an die Rotavirusdiarrhö, die EVD, die Colibazillose bzw. Enterotoxämie und an Kümmern und Erbrechen beim Ferkel zu denken. Für die Differenzialdiagnose wichtige Daten der genannten Infektionen sind in **Tab. 3.29** aufgeführt.

### ■ Immunologie

Die TGE ist eine hauptsächlich auf den Darmtrakt beschränkte Infektion, bei der humorale Ak eine untergeordnete Rolle spielen. Eine aktive Immunität wird nur erreicht, wenn eine lokale TGE-Virusinfektion im Darmtrakt erfolgt, sich also eine lokale Mukosaimmunität in der Darmschleimhaut ausbilden kann. Der Immunschutz wird entweder durch in das Darmlumen sezernierte Ak (hauptsächlich sekretorisches IgA) oder durch eine lokale zelluläre Immunität vermittelt. Sekretorische IgA-Ak gegen TGE-Virus werden bei immunen Sauen auch mit Kolostrum und Milch ausgeschieden.

Schweine, die die TGE überstanden haben, sind gewöhnlich vor Neuinfektion geschützt. Praxisbeobachtungen lassen vermuten, dass der Immunschutz mindestens 9–12 Monate anhält. Genesene Schweine besitzen N-Ak im Blut, die 7–9 Tage p. i. erstmalig auftreten und etwa 18 Monate persistieren.

Lokal im Darm ist ein Immunschutz schon nach etwa 3–5 Tagen ausgebildet. Er ist bedingt durch die Bildung sekretorischer Ak, durch die Einwanderung von T-Lymphocyten und durch eine schnell einsetzende, lokale Interferonproduktion.

**Tab. 3.29** Wichtige klinische, epidemiologische und pathologische Befunde zur Differenzierung zwischen TGE/EDV/Rotavirusinfektionen, Colibazillose, Kümmern und Erbrechen beim Ferkel (nach Bohl und Cross; mit freundlicher Genehmigung der New York Academy of Sciences, New York).

| Merkmale | TGE/Rotavirus-/EDV-Diarrhö | Escherichia coli (ETEC-) Durchfälle | Kümmern und Erbrechen |
| --- | --- | --- | --- |
| Inkubationszeit | 16–48 Stunden | 4–24 Stunden | ca. 4–5 Tage |
| Erbrechen | gewöhnlich | selten | gewöhnlich |
| Nervöse Symptome | nein | möglich | häufig |
| Durchfall | immer | immer | nein |
| Morbidität | ca. 100 % | variabel | variabel |
| Letalität | bis zu 100 % | variabel | bis zu 100 % |
| Alter | alle Gruppen | nur Ferkel | Jungtiere |
| Auftreten | saisongebunden | asaisonal | nicht bekannt |

Neugeborene Ferkel können gegen TGE nur geschützt werden, wenn sie über das Kolostrum und die Milch kontinuierlich Ak erhalten. Bei Saugferkeln kommt demnach der sog. „laktogenen" Immunität, also der passiven Immunisierung über Kolostrum und Milch, die Hauptbedeutung zu. Der Mechanismus dieses passiven Schutzeffekts wird einer Neutralisierung von infektiösem Virus im Darm zugeschrieben, bevor es zu einer Infektion des Zottenepithels kommt. Dies lässt sich durch ständiges Vorhandensein von IgA-Ak im Darm erreichen. Sie passieren leicht den Dünndarm, da sie relativ unempfindlich gegenüber proteolytischen Enzymen sind.

Ein längerer passiver Schutz von Saugferkeln gegenüber Infektionen ist durch die lange Ausscheidungsdauer von IgA-Ak mit der Milch gesichert. Hohe IgA-Ak-Titer gegen TGE lassen sich nur in der Milch von natürlich infizierten Sauen nachweisen; die Titer verändern sich zwischen dem 5. und 30. Tag post partum nicht, erst danach kommt es zu schnellem Absinken, während die IgG-Ak in der Milch sehr rasch verschwinden.

Neben den sekretorischen Ak sind am Infektionsschutz auch zelluläre Immunmechanismen beteiligt. Darmlymphocyten von Schweinen, die oral mit TGE-Virus infiziert wurden, haben cytotoxische Eigenschaften und bilden einen Migrationshemmfaktor (MIF).

■ Bekämpfung

Die Bekämpfung der TGE basiert auf hygienischen und immunprophylaktischen Maßnahmen. Die Grundlage der sanitären Maßnahmen bildet die laufende Überwachung der Betriebe mittels serologischer Untersuchungen und die gelenkte Umstallung der Tiere nach dem Ergebnis der serologischen Untersuchungen. Die Kontrolle des Handels mit Tieren aus serologisch TGE-freien Beständen hat sich gut bewährt. Dabei kann wie folgt vorgegangen werden: Alle zum Verkauf vorgesehenen Eber und Jungsauen werden einer Verkaufsuntersuchung auf TGE unterzogen. Bei Zuchtläufern erfolgt eine Stichprobenuntersuchung von 5–10 Tieren je Gruppe. Tiere mit negativem serologischen Untersuchungsergebnis können ohne Einschränkung umgesetzt werden. Tiere, bei denen TGE-Ak nachweisbar sind, werden unter Deklaration vorzugsweise in positive Bestände umgesetzt. In den Zuchtbetrieben werden im Rahmen der normalen Reproduktion die Reagenten geschlachtet. Zum Schutz freier Schweinebestände werden alle Zukaufstiere aus anderen Bezirken während der Quarantäne auf TGE untersucht. Beim Auftreten von Durchfallserkrankungen in Herdbuch- und Vermehrungszuchten ist der Zuchttierkauf zu sperren. 14 Tage nach Auftreten der Symptome ist eine Stichprobe von 10–15 Blutproben von erkrankten Tieren zur Absicherung der Diagnose für eine serologische Untersuchung einzusenden. Beim Auftreten eines positiven Befundes ist die Sperrung bis 8 Wochen nach Abklingen der klinischen Symptome aufrechtzuerhalten.

Parallel zu dem Bekämpfungsprogramm in den Herdbuch- und Vermehrungsbeständen erfolgt die serologische Untersuchung von größeren Gebrauchszuchten. Neben den hygienischen Maßnahmen bzw. in Kombination mit ihnen ist die aktive Schutzimpfung die Methode der Wahl. Neugeborene Ferkel sind während der ersten Lebenswochen am empfänglichsten für eine TGE-Virusinfektion.

Entscheidend ist das ständige Vorhandensein von Ak im Lumen des Dünndarms, wodurch die empfänglichen Epithelzellen vor einer Infektion geschützt werden. Aus diesem Grunde haben sich in den letzten Jahren alle Bemühungen zur Entwicklung einer Immunprophylaxe gegen die TGE beim Ferkel auf den passiven Immuntransfer über die Muttersau konzentriert.

Labor- und Feldversuche mit oral verabreichten Lebendvaccinen als Muttertierimpfung sind recht erfolgversprechend verlaufen. Die Vaccinierung trächtiger Sauen wird 6 und 3 Wochen ante partum durchgeführt. Die Applikation des Virus erfolgt in säurefesten Kapseln. Eine Ausscheidung des Impfvirus erfolgt nicht. Nach Aufnahme von Kolostrum und Milch von Sauen, die immunisiert wurden, waren 90% der Ferkel gegen eine Testinfektion mit 500–1.000 $ID_{50}$ eines virulenten TGE-Virusstamms geschützt.

Probleme, die einer breiten Anwendung dieses Impfstoffs jedoch noch im Wege stehen, sind die orale Applikation sowie die ungenügende Vermehrung des Impfvirus in kommerziell verwendbaren Zellkultursystemen.

### 3.14.3 Epidemische Virusdiarrhö

Die epizootische Virusdiarrhö (EVD) ist eine akut verlaufende Durchfallerkrankung neugeborener Ferkel und Mastläufer, die mit hoher Morbidität und Letalität verläuft. Sie wird seit 1978 beobachtet und ist epidemiologisch, klinisch sowie pathologisch von der TGE nicht zu unterscheiden.

Die EVD ist in mehreren europäischen Ländern einschließlich Deutschland beschrieben worden. Die USA gelten als frei von EVD. Der Erreger der EVD ist ein serologisch eigenständiges Coronavirus und unterscheidet sich vom TGE-Virus. Er lässt sich bisher in vitro nicht züchten, seine Enteropathogenität wurde in Übertragungsversuchen festgestellt. Vermutlich ist das Infektionsspektrum auf Schweine begrenzt. Die Epidemiologie, Pathogenese und Klinik sind der TGE sehr ähnlich. Das Vorkommen der EVD ist ebenso häufig wie das der TGE. Im Gegensatz zum TGE-Virus vermehrt sich EVD-Virus jedoch auch in den Kryptenzellen der Villi im Dünndarm.

Die Diagnose ist derzeit nur an Dünndarmgefrierschnitten von frischkranken oder getöteten Ferkeln mithilfe der IF möglich. Für die Bekämpfung sind lediglich hygienische Maßnahmen im Einsatz. Sie gestalten sich ähnlich wie bei der TGE.

### 3.14.4 Kümmern und Erbrechen der Ferkel (vomiting and wasting disease, Ontario disease, hemagglutinating encephalomyelitis virus infection, HEV)

■ **Allgemeines**

Kümmern und Erbrechen beim Saugferkel ist eine durch Encephalomyelitis und gelegentliches Erbrechen charakterisierte und von Kümmern begleitete Virusinfektion, die durch hohe Morbidität in infizierten Beständen auffällt. Schweine aller Altersstufen sind empfänglich. Typische klinische Erscheinungen treten jedoch nur bei Saugferkeln bis zum Alter von 2 Wochen auf. Die Morbidität und Letalität liegen zwischen 20 und 100 % bei jungen Ferkeln.

■ **Ätiologie**

Das HEV agglutiniert Erythrocyten von Mäusen, Hamstern, Ratten, Hühnern und Puten. Antigenetisch sind die bisher isolierten Stämme einheitlich. Eine Verwandtschaft zum TGE- oder EVD-Virus besteht nicht. Die in verschiedenen Gebieten isolierten Virusstämme besitzen offensichtlich eine unterschiedliche Pathogenität für Ferkel. Inzwischen ist die Züchtung des Virus mit cpE in Schilddrüsenzellkulturen vom Schwein möglich. Das Infektionsspektrum ist auf Schweine begrenzt.

■ **Epidemiologie**

Infektionen mit dem HEV treten in Schweinebeständen nur sporadisch auf. Im Allgemeinen werden nur wenige Würfe infiziert. Die Ausbreitung erfolgt vermutlich durch Kontakt. Als Eintrittspforte gilt der oronasale Raum. Nach einer Virusausscheidung über 3–10 Tage p. i. mit Speichel- bzw. Nasensekret findet die Infektion wahrscheinlich über den Respirations- oder den Digestionstrakt statt.

Zum Ausbruch von Erkrankungen kommt es, wenn eine Infektion in einem Bestand zwischen 14 Tagen vor und 10 Tagen post partum auftritt. Da sich Antikörper sehr rasch nach einer Infektion ausbilden, ist die Erkrankungshäufigkeit in einem Bestand gering.

■ **Pathogenese, Pathologie**

Der Erreger verursacht 2 verschiedene Krankheitskomplexe. Nach oronasaler Aufnahme lässt sich das Virus im Respirationstrakt, den Tonsillen und im Digestionstrakt nachweisen, ohne zunächst klinische Symptome zu verursachen. Von dort kommt es zur neuralen Ausbreitung über die lokalen Ganglien und über periphere Nervenbahnen, wobei der Erreger in Gehirn und Rückenmark gelangt, um dann entweder die Encephalomyelitis oder das sog. „Kümmern und Erbrechen" auszulösen. In Nervengewebe zeigt das HEV einen deutlichen Tropismus für Neuronen. Das Erbrechen wird durch die Virusreplikation im sensorischen Vagusganglion verursacht oder durch infizierte Neuronen, welche das Brechzentrum beeinflussen.

Pathologisch-anatomisch fallen bei der Sektion eine Auftreibung des Bauchs und eine trichterförmige Erweiterung des Brustkorbs auf. Der Magen ist hochgradig vergrößert und der Dünndarm meist aufgebläht. Die Magenveränderungen werden als pathognomonisch angesehen. Histologisch werden Veränderungen sowohl im Respirationstrakt, die in lymphocytärer Rhinitis, lymphocytärer Tracheitis und interstitieller Pneumonie im Kraniallappen der Lunge bestehen, als auch im Gehirn beobachtet. Im Zentralnervensystem kommt es zu perivaskulären Lymphocyteninfiltrationen, fokaler oder diffuser Gliose und Neuronendegeneration.

■ **Klinische Leitsymptome**

Obwohl das HEV weltweit unter der Schweinepopulation verbreitet ist, wird die Erkrankung nur selten apparent. Die Inkubationszeit beträgt etwa 3–7 Tage. Schwere bis tödliche Verlaufsformen treten nur bei Ferkeln im Alter zwischen 4 und 14 Tagen auf. Die Tiere zeigen Abgeschlagenheit, Inappetenz und zeitweiliges Erbrechen. Generell lassen sich 2 Verlaufsformen der Erkrankung unterscheiden.

Die akute Form manifestiert sich in frühzeitigem Erbrechen als Symptom einer beginnenden Encephalomyelitis, die sehr schnell – oft innerhalb von 3 Tagen – unter zunehmenden motorischen Ausfallserscheinungen zum Tode führt oder bei mildem Verlauf in wenigen Tagen ausheilt. Bei dem chronischen Verlauf tritt ebenfalls Erbrechen auf, die Erkrankung geht jedoch in Kümmern über. Klinisch lassen sich Encephalomyelitiden selten beobachten, die histologischen Veränderungen sind jedoch bei diesen Tieren meist vorhanden. Bei dieser Verlaufsform kommt es kaum zu spontaner Heilung, die Ferkel kümmern über Wochen, bevor sie sterben. Wurfgeschwister können zu gleicher Zeit vollständig gesund bleiben. Ältere Tiere zeigen nur selten unklare Symptome. Die Infektion verläuft in der Regel subklinisch, es kommt jedoch regelmäßig zur Virusausscheidung mit dem Nasensekret und Speichel.

■ **Diagnose**

Die Diagnose ist wegen des schnellen Verlaufs bei der akuten Form und der unspezifischen Symptome der chronischen Verlaufsform nur selten klinisch zu stellen. Meist ist der direkte Virusnachweis notwendig. Das HEV ist über Schilddrüsenzellkulturen aus Nasensekret bzw. Speichel akut erkrankter Tiere relativ einfach zu isolieren.

Aus Gehirnmaterial gelingt die Virusisolierung im Allgemeinen nur von akut erkrankten Fällen während der ersten Tage des Auftretens klinischer Symptome. Der indirekte Nachweis für das Vorliegen einer HEV-Infektion erfolgt serologisch durch die AK-Bestimmung mithilfe des NT sowie des HAH- bzw. Hämadsorptionshemmungstests.

Differenzialdiagnostisch müssen die TGE, EVD, Teschen-Krankheit, Aujeszky-Krankheit, atypische Schweinepest sowie Mykotoxikosen ausgeschlossen werden.

### Immunologie

Überlebende Tiere bilden ab dem 6.–9. Tag p. i. Serumantikörper, die vor einer Neuinfektion schützen. Die Immunität wird mit dem Kolostrum auf neugeborene Ferkel passiv übertragen. Begrenzte Untersuchungen zeigen jedoch, dass die Immunität nur von kurzer Dauer und dass innerhalb von 2–3 Jahren nach einem Ausbruch der Erkrankung ein Schweinebestand wieder voll empfänglich ist.

### Bekämpfung

Bekämpfungsmaßnahmen oder eine gezielte Immunprophylaxe stehen nicht zur Verfügung. Bei Ausbruch der Infektion ist für eine schnelle Durchseuchung des ganzen Bestands zu sorgen, um so eine maternale Immunität über das Kolostrum bei säugenden Ferkeln zu induzieren.

## 3.14.5 Coronavirusdiarrhö beim Kalb
(neonatal coronaviral diarrhea)

### Allgemeines

Die Coronavirusdiarrhö des Kalbs (BCV) ist eine akut verlaufende, lokale Infektion des Dünndarms und Kolons von Kälbern im Alter zwischen 5 und 21 Tagen. Sie manifestiert sich durch Abgeschlagenheit, gelblichwässrigen Durchfall und schließlich Dehydrierung. BCV verursacht neben anderen viralen Durchfallerregern beim Kalb eine hohe Morbidität mit Letalitätsraten bis zu 20 %. Mischinfektionen mit anderen Viren sowie enterotoxischen *Escherichia coli* und Kryptosporidien führen zu einem schweren Krankheitsbild.

BCV wurde erstmalig im Jahre 1971 in den USA isoliert. Heute ist es weltweit verbreitet und einer der ökonomisch bedeutsamsten viralen Durchfallerreger des Kalbs. Ein zweiter Organtropismus von BCV, nämlich die Beteiligung an Affektionen des Respirationstrakts (Rhinitis, schwere Pneumonie), ist seit 1982 bekannt. Neugeborene Kälber mit maternalen Antikörpern sind nicht betroffen. Sowohl die enterale als auch die respiratorische Infektion werden durch ein monotypisches BCV hervorgerufen.

### Ätiologie

Der Erreger besitzt HA-Eigenschaften für Erythrocyten von Mäusen, Ratten und Hamstern. Alle bekannten BCV-Isolate sind serologisch einheitlich. Sie haben eine sehr enge Antigenverwandtschaft zum OC-43-Virus des Menschen, daneben auch zum HEV der Schweine, dem Mäusehepatitisvirus und den Rattencoronaviren.

Die Züchtung des Erregers ist schwierig. Einzelne Isolate vermehren sich in Kälbernierenzellkulturen, in der bovinen MDBK-Zelllinie und in Verozellen. Ein cpE wird nicht immer ausgebildet. Solche n-cpE-Isolate können in der Zellkultur mithilfe der Hämadsorption nachgewiesen werden.

Das Infektionsspektrum ist nicht vollständig abgeklärt. Neben dem Rind sind vermutlich auch Mäuse, Ratten, Hamster sowie der Mensch empfänglich. Hohe Antikörpertiter werden ferner bei Pferden, Schafen und Schweinen gefunden.

### Epidemiologie

Die Ausscheidung erfolgt mit dem Kot und über den Respirationstrakt (Nasenflüssigkeit). Die Übertragung verläuft oronasal. Vorläufige Untersuchungen deuten auf eine weite Verbreitung der bovinen Coronaviren hin. Das Virus scheint auch bei älteren Tieren Krankheitserscheinungen hervorzurufen. Es wird ferner mit der sog. Winterdysenterie in Zusammenhang gebracht. Das Virusreservoir bilden vermutlich klinisch inapparent infizierte Rinder. Inwieweit andere empfängliche Tierarten oder der Mensch als Überträger des Erregers infrage kommen, ist unbekannt.

### Pathogenese, Pathologie

Nach oraler Aufnahme vermehrt sich das Virus in den Lungenalveolarepithelien sowie im differenzierten Epithel des Dünndarms und Kolons. Ähnlich wie bei der TGE tritt ein Verlust des Zottenepithels mit Ersatz durch unreife Kryptenzellen auf. Durch die Funktionsstörungen im Darmepithel entwickelt sich ein Malabsorptionssyndrom mit Durchfall, Dehydrierung und Stoffwechselazidosen, die häufig zum Tode führen. Mischinfektionen mit anderen Virusarten bzw. *Escherichia coli* oder Kryptosporidien komplizieren den Krankheitsverlauf. Rotaviren und Coronaviren z. B. können zusammen in bis zu 54 % aller neonatalen Durchfälle auftreten. Die pathologisch-anatomischen Veränderungen sind wenig auffällig. Der Darm ist stark gefüllt und die Darmwand ist durchscheinend. Histologisch dominiert eine Atrophie der Villi im Dünndarm.

### Klinische Leitsymptome

Die Inkubationszeit liegt zwischen 18–36 Stunden. Die klinischen Symptome bestehen in unstillbaren Durchfällen mit wässrigem Kot, der Schleim und geronnene Milch enthalten kann. Erkrankte Tiere sind abgeschlagen und dehydriert. Die Diarrhö kann etwa 5–6 Tage andauern. In schweren Fällen sterben die Tiere meist am 4.–5. Tag nach Beginn der klinischen Erscheinungen.

### Diagnose

Wegen der Vielfalt der infrage kommenden Erreger am Durchfallsyndrom des Kalbs ist eine klinische oder pathologische Diagnose nicht möglich. Eine virologische Diagnose kann nur durch den Erregernachweis aus Kot entweder direkt im Elektronenmikroskop, mithilfe des ELISA oder indirekt durch IF an Gefrierschnitten des Dünndarms gestellt werden. Daneben besteht die Möglichkeit, BCV in empfänglichen Zellkulturen zu isolieren und sie dann über die HA bzw. HAH zu identifizieren.

Der Ak-Nachweis hat wegen des hohen Verseuchungsgrads der Rinder mit dem Erreger keine Bedeutung für die Diagnostik. Differenzialdiagnostisch sind Rota-, Astro-, Calicivirus-Infektionen, bovine Virusdiarrhö, *E. coli*, *Campylobacter* sp. und diätetische Gastroenteritiden auszuschließen.

### ■ Immunologie

Kälber, die mit dem BCV infiziert waren, entwickeln eine Immunität. Die Dauer des Immunschutzes ist nicht bekannt. Vermutlich spielen humorale Ak keine Rolle bei der Immunität. Sie basiert wie bei anderen lokalen Coronavirusinfektionen wahrscheinlich auf der Sekretion lokaler Ak im Darm und auf lokalen zellulären Immunitätsmechanismen.

Muttertiere übertragen Ak mit dem Kolostrum und der Milch auf das Neugeborene. Dadurch wird ein Schutzeffekt während der ersten Lebenstage erreicht.

### ■ Bekämpfung

Bei nicht bakteriell komplizierten BCV-Infektionen wirkt sich eine Flüssigkeitszufuhr in Form von Elektrolytlösungen immer günstig auf den Krankheitsverlauf aus. Eine zweite Therapiemaßnahme besteht in der Verhinderung oder Behandlung von bakteriellen Sekundärinfektionen. Hier sind Antibiogramme vor dem gezielten Einsatz von Antibiotika unerlässlich.

Bewährt hat sich beim Rind die Immunprophylaxe. Eine Impfung der Neugeborenen hat sich wegen der interferierenden Milchantikörper und der zu spät einsetzenden Immunität als wenig geeignet erwiesen. Das Mittel der Wahl ist eine Muttertierimpfung mit kombinierten Lebendvaccinen oder Impfstoffen aus inaktivierten Erregern. In der Regel werden *Rotavirus, Coronavirus* und *E.-coli*-K99-Antigene kombiniert. Die Impfung der Kühe erfolgt zweimal etwa 6–8 Wochen und 1–2 Wochen vor dem errechneten Geburtstermin parenteral. Durch die Impfung werden Höhe und Dauer der Ak-Ausscheidung mit Kolostrum und Milch stimuliert, sodass beim Rind spezifische Ak mit der Milch mindestens 3 Wochen lang ausgeschieden werden. Für einen effektiven Schutz müssen diese Ak kontinuierlich im Darmlumen der Kälber präsent sein. Voraussetzung für die Wirksamkeit der Vaccinen, die sich in der Praxis gut bewährt haben, ist deshalb die Verfütterung der Muttermilch an die Kälber für mindestens 14 Tage.

## 3.14.6 Infektiöse Peritonitis der Katze
(feline infektiöse Peritonitis, FIP, feline infectious peritonitis, feline infectious peritonitis/granulomatosis disease complex)

### ■ Allgemeines

Die feline infektiöse Peritonitis (FIP) ist eine bei Feliden aller Altersstufen auftretende subakut oder chronisch verlaufende, progressive Allgemeinerkrankung. Sie ist ein Krankheitssyndrom, das in seiner „effusiven Verlaufsform" aus einer Entzündung der serösen Häute und Exsudation in die Körperhöhlen besteht. Sie ist charakterisiert durch Fieber, Anorexie, Depression, Abmagerung, Aszites und Lymphopenie. Die postmortalen Veränderungen manifestieren sich als diffuse, fibrinöse Peritonitis, mesotheliale Hyperplasie und fokale Nekrosen in den parenchymatösen Organen. Daneben wird eine zweite, nichteffusive Verlaufsform beobachtet, die durch granulomatöse Entzündung in verschiedenen parenchymatösen Organen charakterisiert ist. Die klinisch apparente Krankheit führt gewöhnlich zum Tod. Die Prävalenz des FIP-Virus kann bis zu 85 % betragen. In der Regel werden jedoch klinisch inapparente Infektionen beobachtet.

Seit 1981 wird auch ein serologisch eng verwandtes felines enterales Coronavirus (FECV) aus milden, z. T. subklinischen enteralen Infektionen isoliert.

### ■ Ätiologie

Der Erreger der FIP ist eng mit dem TGE-Virus des Schweins, dem caninen Coronavirus und dem menschlichen Coronavirus 229 E verwandt. Die Züchtung des Erregers ist bei einzelnen Stämmen nach Adaptierung in felinen embryonalen Lungenzellen sowie felinen Zelllinien möglich. Bei adaptierten Stämmen verläuft die Virusvermehrung mit Ausbildung eines cpE. Das Infektionsspektrum umfasst alle Feliden, hauptsächlich erkranken jedoch Hauskatzen.

### ■ Epidemiologie

Verglichen mit dem hohen Prozentsatz von FIP-seropositiven Katzen sind klinische Erscheinungen relativ selten. Häufig finden sich bei kranken Katzen hohe Antikörpertiter. Die Erkrankung wird bei jungen Katzen etwas häufiger als bei älteren Tieren beobachtet. FIP-Virus kann bei Hauskatzen weit verbreitet sein. Etwa 20–50 % aller gesunden Katzen und 90 % aller Katzen in Zuchten, in denen FIP-Erkrankungen vorkommen, haben Antikörper. Gewöhnlich tritt die FIP jedoch sporadisch auf, sodass nur ein kleiner Prozentsatz der infizierten Katzen erkrankt. Die Virusausscheidung ist unklar, vermutlich wird FIP-Virus mit Sekreten des Respirationstrakts, möglicherweise auch mit Kot und Urin ausgeschieden. Die Übertragung erfolgt wahrscheinlich durch Aerosole oder oronasal. Als Virusreservoir werden klinisch inapparent infizierte Katzen vermutet.

### ■ Pathogenese, Pathologie

Die Pathogenese der FIP ist noch nicht vollständig geklärt. Obwohl einige Fälle beschrieben sind, die für eine In-utero-Infektion sprechen, gilt als die Haupteintrittspforte für die Infektion die oronasale Aufnahme mit nachfolgender Virusreplikation im Intestinalepithel. Während sich FECV-Stämme nur in den regionalen Lymphknoten verbreiten, besitzen die FIP-Stämme einen Tropismus für phagocytierende Zellen. Sie vermehren sich in den Makrophagen und werden durch diese verschleppt. Hierbei ist wichtig, dass nicht nur die Eigenschaften des infizierenden Virusstamms für das Ausbrechen und den Verlauf der Erkrankung verantwortlich sind, sondern zusätzlich auch die immunologische Situation des Wirts.

Nach der Aufnahme vermehrt sich der Erreger zunächst in den mononucleären Zellen der tracheobronchialen Lymphknoten, Lunge und Trachea. Es entwickelt sich eine persistierende, zellassoziierte Virämie, wobei der Erreger auch in die Leber, Milz, Nieren und die Bauchhöhle gelangt. Im weiteren Verlauf der Infektion lässt sich Virusantigen in den Nasennebenhöhlen, Brust- und Bauchlymphknoten, in Thymus und Knochenmark, in den Speicheldrüsen sowie im Gehirn nachweisen. Gleichzeitig mit dem Beginn der Virämie werden Gefäßschäden mit Phlebitiden und Thrombosen beobachtet. Daneben werden Fibrin-Fibrinogen-Spaltprodukte in großer Menge gefunden. Es wird angenommen, dass die klinische Erkrankung eine ungewöhnliche sekundäre Manifestation einer sonst harmlosen Primärinfektion ist. Generell erkranken Katzen, die vor der Zweitinfektion mit FIP-Virus spezifische Antikörper haben, schneller und schwerer als Tiere ohne FIP-Antikörper, sodass eine immunpathologische Genese der Erkrankung schon lange vermutet wurde. Für diese Annahme sprechen die große Menge zirkulierender Virusantikörperkomplexe im Blut sowie der Nachweis von Immunkomplexen in verschiedenen Organen.

Man kann sagen, dass eine starke humorale bei gleichzeitig fehlender zellulärer Immunität als verantwortlich für die Entwicklung der effusiven FIP gilt. Eine starke humorale und eine schwache zelluläre Immunität kann zur nichteffusiven FIP führen und prägt das Bild der granulomatösen Form. Eine starke zelluläre Immunität hemmt die Entwicklung der Krankheit. Hierbei sind fliessende Übergänge zu beobachten. Generell gilt eine gleichzeitig vorhandene FeLV-Infektion als disponierend für eine FIP-Erkrankung. FIP wird daher dem Komplex der FeLV-assoziierten Erkrankungen zugeordnet. Pathologisch-anatomisch wird die FIP charakterisiert durch serofibrinöse Ergüsse in die Körperhöhlen und eine granulomatöse Reaktion an den serösen Häuten mit Beteiligung der parenchymatösen Organe und des Gefäßsystems. Histologisch dominieren Vaskulitiden und nekrotische Prozesse in den Organen neben Entzündungen in der Pleura und dem Peritoneum. Charakteristische granulomatöse Läsionen mit Histiocyten- und Lymphocytenbeteiligung treten in allen Organen und Lymphknoten auf.

### ■ Klinische Leitsymptome

Unter natürlichen Bedingungen variiert die Inkubationszeit bis zu vier Monaten, experimentell infizierte Katzen erkrankten nach 1–33 Tagen p. i. Die klinischen Symptome sind je nach Verlaufsform sehr unterschiedlich und manifestieren sich mit Fieber (bis zu 41,6 °C), Anorexie, zunehmender Apathie, Schwellung des Abdomens, Leukocytose, Lymphopenie und Hypergammaglobulinämie. Gelegentlich werden auch Ikterus und Anämie beobachtet. Bei Fällen mit Meningoencephalitis herrschen verschiedene zentralnervöse Erscheinungen vor. Augenläsionen umfassen Corneaödeme und -trübungen, exsudative Chorioiditis und Retinitis. Die Prognose ist ungünstig. Meist sterben erkrankte Tiere innerhalb von 5 Wochen. Eine Genesung wird nur in Ausnahmefällen beobachtet.

### ■ Diagnose

Eine Diagnose allein aufgrund der klinischen Erscheinungen ist nicht möglich, da eine Abgrenzung von der felinen Leukämie sowie der Lymphosarkomatose schwierig ist. Da die klassische Form der FIP mit großen Mengen Aszites seltener geworden ist, bildet die Antikörperbestimmung in Serum oder Aszites mithilfe eines heterologen IF und TGE-Virus als Antigen die derzeit einzige Diagnosemöglichkeit am lebenden Tier. Erkrankte Tiere haben in der Regel sehr hohe Ak-Titer. Dennoch bleibt der Aussagewert der serologischen FIP-Diagnose umstritten.

Der Erregernachweis durch Virusisolierung ist für die Diagnose ungeeignet. Post mortem kann sie durch den Antigennachweis in Gefrierschnitten von veränderten Organen mittels der IF durchgeführt werden. Differenzialdiagnostisch müssen die feline Leukämie bzw. die Lymphosarkomatose und evtl. andere fieberhafte Allgemeinerkrankungen ausgeschlossen werden.

### ■ Immunologie

Eine Infektion mit FIP-Virus führt zur Bildung von Ak, ohne dass sich klinische Symptome einstellen. Bei einem kleinen Prozentsatz von Katzen kommt es jedoch trotz der humoralen Ak zur Entwicklung einer sekundären Erkrankung, die sich Wochen oder Monate nach der Initialinfektion mit FIP-Virus einstellen kann. Die damit verbundenen charakteristischen Symptome werden auf immunpathologische Vorgänge, v. a. auf eine generalisierte Ablagerung von zirkulierenden Immunkomplexen und Komplementaktivierung mit nachfolgender Erschöpfung des Komplementsystems zurückgeführt.

Eine humorale Immunität verleiht keinen Schutz gegen eine FIP-Erkrankung. Das Vorhandensein humoraler Ak führt eher zu einer Sensibilisierung gegenüber Infektionen. Eine belastbare Immunität gegenüber FIP scheint T-Zellvermittelt zu sein.

### ■ Bekämpfung

Unterschiedliche Stämme der felinen Coronaviren variieren extrem hinsichtlich ihrer Virulenz. Die negative Rolle der humoralen Ak bei der FIP-Pathogenese und die z. T. noch unbekannten Mechanismen der Immunität machten bisher die Entwicklung einer effektiven Vaccine unmöglich. Unter Berücksichtigung der noch weitgehend ungeklärten Pathogenese der FIP und der Rolle der zirkulierenden Ak ist die Immunprophylaxe schwierig. Die Wirksamkeit einer Lebendvaccine, die eine ts-Mutante des FIP-Virus enthält und intranasal appliziert werden muss, kann noch nicht endgültig bewertet werden.

Katzen, die latent mit dem FECV infiziert sind, müssen als potenzielle Virusausscheider angesehen werden. FECV induziert aufgrund der engen serologischen Verwandtschaft mit dem FIP-Virus ebenfalls humorale Ak und erhöht somit für die infizierten Tiere die Prädisposition, klinisch an FIP zu erkranken.

### 3.14.7 Coronavirusdiarrhö beim Hund

Im Jahre 1971 wurde während einer Epidemie von Gastroenteritiden in einem Militärhundezwinger in den USA ein Coronavirus isoliert. Das Virus gehört serologisch zur Gruppe 1. In den meisten Fällen ist eine milde Gastroenteritis das einzig nachweisbare Symptom, aber bei jungen Welpen wurden auch schwerere Krankheitserscheinungen beobachtet. Nach experimenteller Infektion erkrankten Welpen innerhalb von 4–7 Tagen an schweren Diarrhöen mit Verlust der Darmvilli, Abflachung der Epithelzellen des Dünndarmes und Ablösung der Gobletzellen. In der Regel gesunden die Tiere innerhalb von 1–2 Wochen nach Krankheitsbeginn. Die Virusausscheidung über den Kot ließ sich 6–9 Tage p. i. nachweisen. Aus Dünn- und Dickdarm gelang die Virusisolierung vom 2.–10. Tag p. i.

### 3.14.8 Mäusehepatitis

Die Mäusehepatitis (MH) ist eine weit verbreitete, in der Regel klinisch inapparent oder mild verlaufende zyklische Erkrankung, deren klinische Manifestation durch resistenzmindernde Faktoren oder Immunosuppression herbeigeführt wird. Unter natürlichen Bedingungen wird die MH-Virus-(MHV-)infektion durch gleichzeitige Infektion mit dem sonst harmlosen *Eperythrozoon coccoides* kompliziert.

Die zahlreichen bisher beschriebenen Stämme gehören alle der antigenen Gruppe 2 an und besitzen deshalb eine serologische Verwandtschaft mit HEV, bovinen Coronaviren, menschlichen OC43- und Rattencoronavirusstämmen. Die Züchtung des MHV gelingt in Zellkulturen von Mäusegeweben sowie nach Adaptierung auch in menschlichen Zellen mit Riesenzellbildung.

In Abhängigkeit vom Virusstamm, dem Alter der betroffenen Tiere, dem genetischen Hintergrund, dem Einfluss resistenzmindernder Faktoren und der immunologischen Situation erfolgt der klinische Verlauf der Erkrankung unter Entwicklung einer akuten fatalen Hepatitis, Enteritis oder Encephalomyelitis. Die Infektion des Nervensystems geschieht durch eine Invasion über den olfaktorischen Nerv im Anschluss an die initiale Replikation in der Mukosa der Nasenschleimhaut.

Die MH wird v. a. bei Jungtieren beobachtet. Bei Babymäusen kann die Letalität bis zu 100 % betragen. Ältere Tiere zeigen in der Regel einen milden oder klinisch inapparenten Infektionsverlauf. Infektionen mit neurotropen Virusstämmen werden häufig als Modell für die Untersuchung von akuter, virusinduzierter Demyelinisierung verwendet.

Durch die Zerstörung von Lymphgewebe und infolge der Virusvermehrung in Makrophagen kommt es bei MHV-Infektionen ferner zu einer Immunsuppression. Pathologisch-anatomisch stehen Veränderungen der Leber im Vordergrund. Beobachtet werden fokale Nekrosen in der Leber, den Lymphorganen und im Knochenmark.

### 3.14.9 Coronavirusinfektionen bei Ratten

Bei den C. der Ratten sind 2 Virusstämme bekannt. Ein Coronavirus, das aus Lungen von wildlebenden und im Laboratorium gehaltenen Ratten isoliert wurde, führt nach experimenteller intranasaler Infektion bei neugeborenen Ratten nach einer Inkubationszeit von etwa 5 Tagen zu respiratorischen Symptomen, evtl. mit Pneumonie. In der Regel sterben die Tiere zwischen 6 und 12 Tagen p. i. Die größte Empfänglichkeit für das Virus besitzen die Tiere während der ersten 48 Lebensstunden. Bei Tieren im Alter zwischen 7 und 14 Tagen führt die Infektion nur zu milden respiratorischen Symptomen ohne Verluste. Ältere Tiere erkranken nicht. Ein mit dem pneumotropen Virus der Ratte antigenetisch verwandtes zweites Coronavirusisolat führt bei der Ratte zu Sialodacryoadenitis. Sie ist charakterisiert durch Vergrößerung der submaxillaren Speicheldrüsen und Augenausfluss. Daneben werden auch respiratorische Symptome ausgebildet. Die C. der Ratten sind serologisch eng mit dem Mäusehepatitisvirus (MHV) verwandt, jedoch nicht identisch. Beide Viren sind in Rattenzuchten weit verbreitet.

### 3.14.10 Infektiöse Bronchitis des Huhnes (avian infectious bronchitis, chick bronchitis)

■ **Allgemeines**

Die infektiöse Bronchitis (IB) ist eine zyklisch verlaufende Allgemeinerkrankung, die sich bevorzugt im Respirationstrakt manifestiert. Daneben können aber auch der Urogenitaltrakt und der Legeapparat geschädigt werden. Die Erkrankung führt zumeist zu einer katarrhalischen Tracheitis und Bronchitis. Die Störungen am Legeapparat äußern sich in einem Nachlassen der Legetätigkeit sowie schlechter Eiqualität. Bei einer Manifestation im Urogenitaltrakt entsteht das „Nephritis-Nephrose-Syndrom". Es erkranken Tiere aller Altersgruppen, Jungtiere bis zu 5 Wochen allerdings besonders schwer. Bei Tieren diesen Alters kann die Letalität 40–90 % betragen. Mit zunehmendem Alter überwiegen milde Verlaufsformen, wobei nur selten respiratorische Erscheinungen beobachtet werden.

Die IB ist durch den intensiven internationalen Geflügelhandel weltweit verbreitet. In allen Bereichen der Geflügelhaltung ist ein hoher Verseuchungsgrad nachgewiesen worden. Die wirtschaftliche Bedeutung der IB ergibt sich aus Tierverlusten, verminderten Gewichtszunahmen, langdauerndem Rückgang der Legeleistung sowie schlechten Schlupfergebnissen.

■ **Ätiologie**

Das IB-Virus (IBV) hämagglutiniert Hühnererythrocyten nach Behandlung mit Trypsin oder Phospholipase C. Serologisch verhält sich das IBV nicht einheitlich. Mithilfe von Neutralisationstesten sind etwa 8–10 unterschiedliche Serotypen bestimmt worden, bei denen zahlreiche

Antigenvarianten auftreten können. Antigenverwandtschaften jedoch lassen sich zwischen den meisten Serotypen nachweisen, dagegen nicht zu C. anderer Spezies.

Die Züchtung des Erregers erfolgt über die Verimpfung in die Allantoishöhle 9–11 Tage bebrüteter Hühnereier. Während der ersten Passage kommt es nicht zum Tod des Embryos. Bei eiadaptierten Virusstämmen sterben die Embryonen zwischen dem 2. und 5. Tag p. i. ab. Sie zeigen typischen Zwergwuchs und den sog. „Curling"-Effekt, wobei sie in ihrer natürlichen Lage verdreht sind und einen schiefen Nacken sowie deformierte, über dem Kopf zusammengeschlagene Extremitäten aufweisen.

Durch Eipassagen lassen sich IBV-Feldstämme soweit adaptieren, dass die Virulenz für Küken und Huhn abgeschwächt wird. Eine Reihe von Virusstämmen wurde so über Eipassagen attenuiert und wird als Impfstamm verwendet. Das IBV lässt sich auch in Zellkulturen züchten. Am besten geeignet sind Küken- bzw. Hühnernierenzellen. Die Virusvermehrung verläuft mit Ausbildung eines cpE. Das Infektionsspektrum ist auf Hühner beschränkt.

### ■ Epidemiologie

Trotz seiner geringen Tenazität besitzt das IBV eine sehr hohe Kontagiosität. Beim Auftreten der IB kommt es zu rascher Ausbreitung in einem Bestand. Werden Küken befallen, so steigt die Letalität steil an. Die Infektion breitet sich in erster Linie durch direkte Virusübertragung per Kontakt aus. Die Infektion erfolgt meist über die Schleimhäute des oberen Respirationstrakts. Durch den engen Kontakt kommt der Tröpfcheninfektion eine wichtige Rolle zu. Das schließt die indirekte Übertragung mit der Luft sowie mit kontaminiertem Staub ein. Das Virus wird durch Husten und Niesen über die infizierten Schleimhäute ausgeschieden (aerogene Übertragung). Belebte Vektoren sind nicht bekannt, eine mechanische Verbreitung von Bestand zu Bestand durch Personen bzw. unbelebte Zwischenträger wird jedoch häufig beobachtet.

Gelegentlich kann das IBV in Eiern experimentell und natürlich infizierter Hühner nachgewiesen werden, sodass auch eine transovarielle Übertragung erörtert wird.

Für die Einschleppung der Infektion in gesunde Bestände spielen Rekonvaleszenten oder klinisch inapparent infizierte Virusausscheider eine wichtige Rolle.

### ■ Pathogenese, Pathologie

Bald nach der Infektion kommt es zur Schwellung und Rötung der Schleimhäute von Trachea und Bronchien. Je nach Infektionszeitpunkt wird auf den Schleimhäuten ein seröses, schleimiges oder gelblich eitriges bzw. leicht käsiges Exsudat beobachtet. Eitriges Exsudat wird in erster Linie durch Sekundärinfektionen (*Escherichia coli*; Mykoplasmen u. a.) produziert. Durch die starke Exsudatproduktion kommt es zu Atemnot, die zu Kongestionen in der Lunge führen kann.

Pathologisch-anatomisch sind die Veränderungen wenig charakteristisch. Sekundärinfektionen können die Alterationen überdecken. Im oberen Respirationstrakt wird in typischen Fällen seröses bis schleimiges Exsudat gefunden, das bei älteren Hühnern Blutbeimengungen aufweisen kann. In der Lunge treten vereinzelt Herde einer katarrhalischen Pneumonie auf. Sowohl bei erwachsenen Hennen als auch bei Küken kommt es zu regelmäßigen Veränderungen am Legeapparat. Beobachtet werden Atrophie von Ovarien, Entzündungen der Eifollikel und Rückbildungen des Ovidukts. Die Reduzierung der Legetätigkeit ist auf den Verschluss des Infundibulums zurückzuführen. Bei Tieren mit nichtdurchgängigem Ovidukt wird häufig Eidotter in der Leibeshöhle gefunden. Oviduktanomalien stellen auch die Ursache der Ablage schalenloser oder missgebildeter Eier dar. Neben den beschriebenen Veränderungen können einige IBV-Stämme Nephritiden und Nephrosen hervorrufen.

Histologisch lassen sich nach experimenteller Infektion im Epithel des oberen Respirationstrakts Ödeme und Infiltrationen mit Lymphocyten in der Mukosa und Submukosa sowie Hypertrophie der Epithelzellen mit Verlust der Zilien feststellen (akute Phase).

Im Ovar werden vermehrt atretische Follikel beobachtet, während im Eileiter lediglich eine Veränderung des Zylinderepithels zwischen dem 7. und 21. Tag p. i. auftritt.

### ■ Klinische Leitsymptome

Die Inkubationszeit liegt zwischen 18 Stunden und 6 Tagen, in der Regel zwischen 2 und 4 Tagen. Sie kann aber auch länger dauern, besonders wenn bei den Tieren maternale Antikörper vorhanden sind. Schwere bis tödliche Verlaufsformen treten meist bei Küken bis zum Alter von 4 Wochen auf. Tiere im Alter von über 6 Wochen weisen dagegen nur milde klinische Symptome auf. Bei Küken im Alter von 2 Tagen bis zu 4 Wochen beginnt die Krankheit mit vermehrtem Wärmebedürfnis, Nasenausfluss und pfeifender bis rasselnder Atmung, die sich zu inspiratorischer Atemnot („Schnabelatmung") steigert. Krampfartige Hustenanfälle können folgen. Die Tiere haben vermehrt Sekret in den Augen und Nasenhöhlen und häufig werden Sinusschwellungen beobachtet. Verminderte Futteraufnahme, hochgradige Mattigkeit und sitzähnliche Stellung sind weitere Symptome. Der Tod tritt infolge starker Exsudatansammlungen im unteren Teil der Trachea durch Ersticken ein.

Die Letalität kann zwischen 5 und 90 % betragen. Überlebende Tiere gesunden nach 8–14 Tagen wieder und zeigen nach 2–3 Wochen normale Wasser- und Futteraufnahme. Allerdings bleiben die Tiere im Wachstum zurück. Bei Infektionen von Küken während der ersten 18 Lebenstage kommt es zur Ausbildung bleibender Anomalien am Eileiter. Bei über 6 Wochen alten Jungtieren wird meist nur eine vorübergehende Atemstörung beobachtet. Als Folge treten aber Wachstumsstörungen auf, die die Entwicklung der Tiere um 3–4 Wochen verzögert. Bei Legehennen kann die Krankheit mit leichteren oder schweren Atembeschwerden, die durch starkes Röcheln und Husten gekennzeichnet sind, oder aber ganz ohne Krankheitssymptome verlaufen. Nasenausfluss wird in diesem Alter meist nicht beobachtet. Oft zeigen die Hühner nur verminderte Futteraufnahme. Dagegen kommt es zu einer nachteiligen Beeinflussung der Legetätigkeit. 2–8 Tage nach dem Auftreten der respiratorischen Beschwerden sinkt die Legeleistung bis auf 15 % ab und steigt erst nach 8–10 Wochen wieder auf 50 % an. Mit der Abnahme der Legetätigkeit sind auch deutliche Eiveränderungen verbunden. Die Eier zeigen eine rauhe, dünne Schale und wässriges Eiweiß. Gleichzeitig kommt es zu verminderter Schlupffähigkeit der Küken.

### ■ Diagnose

Der direkte Erregernachweis erfolgt durch Verimpfung von Exsudat- oder Lungenmaterial in die Allantoishöhle 9–11 Tage alter Hühnerembryonen. Das Material für die Virusisolierung sollte entweder während der Inkubationszeit oder der akuten Phase entnommen werden. Bei der Isolierung sind häufig einige Passagen notwendig, bis es zum Absterben der Embryonen oder zu den charakteristischen Veränderungen des Zwergwuchses oder „curling" kommt.

Der direkte Nachweis von Virusantigen in Trachealabstrichen erkankter Hühner kann auch mithilfe der IF vorgenommen werden. Das Virusantigen lässt sich zwischen dem 1. und 7. Tag p. i. nachweisen.

Liegt der Krankheitsbeginn schon einige Tage zurück oder befinden sich die Bestände bereits in der Rekonvaleszenz, wird die Diagnose indirekt über den Nachweis spezifischer Ak gestellt. Geeignet sind der NT im Brutei oder der Zellkultur sowie der ELISA und die HAH. Der heute vielfach noch angewendete AGPT ist den beiden genannten Tests an Empfindlichkeit unterlegen. Da die Ak auch auf das Ei übergehen, wird heute oft Eidotter zur Bestimmung des Immunstatus einer Herde verwendet.

Inwieweit die unterschiedliche Antigenität der einzelnen Virusstämme die Diagnose mithilfe des NT beeinflusst, ist wenig untersucht. Es scheint jedoch, dass der häufig verwendete Beaudette-Stamm nicht in vergleichbarem Umfang von Immunseren verschiedener Feldstämme neutralisiert wird.

Differenzialdiagnostisch müssen die Newcastle-Krankheit, die infektiöse Laryngotracheitis, das egg-drop-Syndrom und die CRD des Geflügels ausgeschlossen werden.

### ■ Immunologie

Hühner, die die IB überstanden haben, bilden neben der nur kurzdauernden lokalen Schleimhautimmunität eine belastbare Immunität gegen Neuinfektionen aus, die etwa 12 Monate anhält. Die humorale Ak-Bildung verläuft bei der IB wesentlich langsamer, als z. B. bei der Newcastle-Erkrankung oder anderen Virusinfektionen.

N-Ak erscheinen im Serum am 13. Tag p. i. Sie entwickeln sich nur langsam und erreichen Höchsttiter zwischen der 6. und 10. Woche p. i. Nach 20 Wochen p. i. beginnen die Titer langsam abzusinken. Untersuchungen an vaccinierten Hühnern haben gezeigt, dass auch zelluläre Immunitätsmechanismen bei der IB angeregt werden. Entsprechende Lymphocytenreaktionen lassen sich schon 5 Tage p. vacc. nachweisen. Zwischen der zellulären und der humoralen Immunität besteht keine direkte Korrelation. Maternale Ak werden auf das Ei übertragen und können bei Küken im Serum bis zur 3. Woche nachgewiesen werden. Gegen eine natürliche Infektion bieten sie jedoch keinen vollständigen Schutz.

### ■ Bekämpfung

Wichtig ist die Durchführung strikter hygienischer Maßnahmen. Die gefährlichste Infektionsquelle sind Schlupfbrüter. Sauberkeit und regelmäßige Desinfektion tragen zur Eindämmung der IB-Erkrankungen bei. Weiterhin sollten Hühner verschiedener Altersgruppen nicht in gemeinsame Ställe verbracht werden. Die kontinuierliche Neueinstellung von Mastküken stellt eine stete Infektionsmöglichkeit für den Bestand dar. Daneben sollten Maßnahmen wie nicht zu dichter Besatz der Ställe, gute Stallbedingungen und regelmäßiger Wechsel der Stalleinstreu beachtet werden.

Wichtiger als die Bekämpfung der IB durch Hygiene ist ihre Prophylaxe. In Ländern, in denen die Krankheit stationär ist, bleibt man auf ein systematisches Immunisierungsprogramm angewiesen. Die Entwicklung von wirksamen und unschädlichen Impfstoffen gegen die IB der Hühner ist jedoch noch nicht zufrieden stellend gelöst. Vaccinen auf der Basis von inaktivierten Erregern haben bis jetzt zu keinem brauchbaren Ergebnis geführt. Bei den derzeitig empfohlenen Impfstoffen handelt es sich deshalb um Lebendvaccinen. Stämme, die durch Eipassagen ihre Virulenz für das Huhn verloren haben, die also „unschädlich" sind, immunisieren nicht mehr. Die heutigen Impfstoffe basieren auf schwach virulenten, aber gut immunisierenden Feldstämmen, die durch 20–50 Eipassagen in ihrer Virulenz weitgehend, aber nicht vollständig abgeschwächt sind. In neuerer Zeit wird versucht, eine Verbesserung von Impfstoffen durch Adaptierung von IBV auf Putenembryonen zu erreichen.

Die Verabreichung kommerzieller IB-Vaccinen erfolgt als Massenimpfung entweder durch Spray- oder Aerosolverfahren, durch die Verstäubung oder über das Trinkwasser. Für die Impfung im Kükenalter eignet sich die Trinkwasservaccine am besten, während für die Vaccinierung im Junghennenalter das Sprayverfahren günstig ist. Die gebräuchlichste Methode einer Immunisierung gegen die IB ist die Trinkwasservaccinierung.

Ein früher Zeitpunkt der Erstimpfung ist nicht zu empfehlen, da bei dem hohen Verseuchungsgrad unserer Hühnerbestände die Immunisierung durch vorhandene maternale Ak gestört werden kann.

In den letzten Jahren geht man immer häufiger dazu über, eine 3. Impfung mit wenig attenuierten Virusstämmen durchzuführen, um die Immunität weiter zu stabilisieren. Diese Impfung muss rechtzeitig vor Legebeginn abgeschlossen werden.

Auf die Impfung folgt in der Regel eine Reaktion in Form leichter respiratorischer Symptome oder bei nicht immunen Legehennen ein Leistungsabfall bzw. Nierenschäden.

Der Impfschutz beginnt etwa 10 Tage nach der Erstimpfung und fällt dann langsam ab bis zur 12.–14. Woche. Mit der Wiederholungsimpfung lässt sich eine mindestens einjährige Immunität erreichen. Impfantikörper werden über das Ei auf das Küken übertragen und verleihen ihnen einen 4-bis 6-wöchigen passiven Schutz.

Bei Broilern muss schon in den frühesten Lebensabschnitten geimpft werden. In gefährdeten Beständen wird eine Impfung mit schwachvirulenten Impfstoffen bei etwa 5–10 Tage alten Tieren empfohlen. Durch die Vaccinierung wird nicht immer eine zufrieden stellende Immunität erreicht. Die Hauptgründe liegen vermutlich in der Pluralität des IBV mit seinen zahlreichen Varianten. Deshalb wird immer häufiger die Forderung nach polyvalenten IB-Vaccinen erhoben.

### 3.14.11 Übertragbare Enteritis der Puten
(bluecomb disease, transmissible enteritis of turkeys)

Die Übertragbare Enteritis der Puten ist eine akut verlaufende Erkrankung des Digestionstrakts aller Altersstufen, wobei Tiere im Alter zwischen 1 und 6 Wochen eine charakteristische Blaufärbung (Cyanose) der Kopfanhänge („bluecomb disease") entwickeln. Die Letalität schwankt je nach Alter und Umweltbedingungen. Die Erkrankung verläuft mit einer milden katarrhalischen Enteritis.

Hohe wirtschaftliche Verluste entstehen durch Todesfälle, v. a. aber durch einen drastischen Rückgang der Gewichtszunahme. Die Ätiologie war lange Zeit unklar und der gesicherte Nachweis, dass es sich um ein Coronavirus handelt, ist erst in jüngerer Zeit erbracht worden. Die Züchtung des Erregers gelingt nur in 15–16 Tage alten Puten- oder Hühnerembryonen durch Inokulation in die Amnionhöhle. Da bei diesen Embryonen jedoch keinerlei Veränderungen infolge Virusvermehrung auftreten, ist man zum Nachweis des Virus auf die Infektion junger Putenküken angewiesen. Alle Versuche, ein In-vitro-Zellkultursystem für die Züchtung und den Nachweis des Virus zu entwickeln, schlugen fehl.

Durch die Coronavirusinfektion werden milde Veränderungen in der Intestinalmukosa induziert, die zu einer Verringerung der Epithelzellen führen. Erste Veränderungen erscheinen bei experimenteller Infektion etwa 24 Stunden p. i. und nehmen bis zu 96 Stunden p. i. zu. Histologisch lassen sich in Jejunum, Ileum und Caecum ein Verlust des Epithels mit starker Atrophie der Villi und Verlust der Mikrovilli nachweisen sowie Granulation und Kernwandhyperchromasie. Wie auch bei Coronavirusinfektionen anderer Spezies kommt es dadurch zu Störungen der Funktion des Darmepithels mit anschließender Exsikkose, die dann zu Kreislaufstörungen und der Cyanose im Kopfbereich führt. Der Darm ist meist mit wässrigem, teilweise gashaltigem Inhalt gefüllt, die Darmwand durchscheinend.

Die Morbidität kann bis zu 100% betragen, die Letalität wird zwischen 10 und 72% angegeben. Todesfälle treten bis zum 7. Tag p.i auf. Betroffen sind Jungputen im Alter zwischen 1 und 6 Wochen, mit zunehmendem Alter nimmt die Stärke der Symptome ab. Infizierte Puten machen eine subklinische Infektion durch und scheiden den Erreger aus.

Praxisbeobachtungen lassen vermuten, dass Bestände, die durchseucht sind, eine ständige Infektionsquelle darstellen. Wie bei anderen durch C. hervorgerufenen Enteritiden (TGE, Coronavirusdiarrhö der Kälber), verleihen auch bei der Putenenteritis sekretorische Antikörper im Darmlumen einen Schutz gegen die Infektion. Eine passive Übertragung der Immunität über das Ei wird nicht beobachtet. Tiere, die eine Infektion überleben, entwickeln eine lebenslange Immunität. Versuche zur Entwicklung einer wirksamen inaktivierten Vaccine verliefen negativ. In gefährdeten Beständen wird eine gezielte Durchseuchung mit infiziertem Darmmaterial von natürlichen Ausbrüchen als „Vaccinierung" durchgeführt. Hierbei treten jedoch Verluste auf. Ferner stellen derart vaccinierte „durchseuchte" Bestände eine ständige Infektionsquelle dar und sind daher aus epidemiologischer Sicht abzulehnen.

### 3.14.12 Humane Coronaviren

Die humanen C. (HCV) infizieren den oberen Respirationstrakt und sind verantwortlich für milde Erkältungskrankheiten. Bei Kindern wurden auch Lungenentzündungen beobachtet. Von allen bisher isolierten Stämmen besitzen nur der Stamm 229E (antigene Gruppe 1) und der Stamm OC43 (antigene Gruppe 2) größere Bedeutung. Letzterer ist immunologisch nur mit speziellen monoklonalen Ak vom bovinen Coronavirus zu unterscheiden.

Darüberhinaus wurden coronavirusähnliche Partikel in Durchfallproben von Menschen und Primaten nachgewiesen. Diese Viren sind mit dem HCV OC43 und dem bovinem Coronavirus sehr nahe verwandt, aber nicht identisch.

### 3.14.13 Genus Torovirus

■ Allgemeines

Im Jahre 1987 wurde dem Internationalen Komitee für die Taxonomie von Viren (ICTV) durch die Arbeitsgruppe Toroviren die Etablierung einer neuen Virusfamilie vorgeschlagen. Der nunmehr vorliegende Sixth Report des ICTV (Murphy et al., 1995) sieht für die Toroviren vorläufig ein eigenes Genus mit evolutionären Beziehungen zu den C. vor. Der Prototyp der Toroviren, das Bern-Virus (BV), wurde in Bern aus dem Rektalabstrich eines an Diarrhö erkrankten Pferdes isoliert und später aufgrund elektronenmikroskopischer Untersuchungen als neuartiges Virus charakterisiert.

Das Genus Torovirus umfasst pleomorphe ss RNA-Viren, die behüllt sind und auf der Oberfläche Peplomeren tragen (Abschnitt 3.1). Im Inneren der Viruspartikeln befindet sich ein tubuläres Nucleocapsid von helikaler Symmetrie. Das Capsid kann sich im Ultradünnschnitt je nach Schnittrichtung als nieren- oder stäbchenförmige oder als zwei scheibchenartige Strukturen darstellen (**Abb. 3.11**).

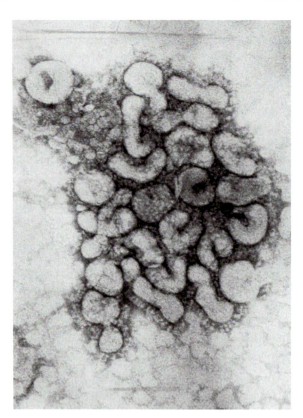

**Abb. 3.11** Elektronenmikroskopische Aufnahme einer negativkontrastierten, gereinigten Bern-Virus-Präparation. Sichtbar sind die Pleomorphie der Viruspartikeln (sphärisch, nieren- und stäbchenförmig) sowie der Peplomeren der Virushülle (Vergrößerung: 110.700fach. Aufnahme: M. Weiss, Bern).

Die Toroviren zeigen bei oberflächlicher Betrachtung eine Reihe morphologischer Ähnlichkeiten mit den C., doch bestehen weder mit diesen noch mit Toga-, Rhabdo- oder Paramyxoviren antigenetische Verwandtschaften. Hingegen ähneln sie hinsichtlich der Genomorganisation und Virusreplikation den Coronaviren.

■ Ätiologie

Von dem BV ebenso wie von dem bei Rindern nachgewiesenen Breda-Virus wird eine Beteiligung bei infektiösen Gastroenteritiden angenommen. Die Aufnahme der Toroviren erfolgt vermutlich oral. Unter experimentellen Bedingungen konnten bei Kälbern Durchfallerkrankungen und respiratorische Symptome erzeugt werden. Toroviren wurden auch beim Menschen und bei Musteliden mit molekularbiologischen Methoden nachgewiesen.

## 3.15 Infektionen und Krankheiten durch Arteriviren

### 3.15.1 Equine virale Arteritis  *Meldepflicht*
(Pferdestaupe, Rotlaufseuche, equine viral arteritis, „pinkeye", epizootic cellulitis)

■ Allgemeines

Die equine virale Arteritis (EVA) ist eine zyklische fieberhafte Allgemeinerkrankung, die sich durch Schädigung des Gefäßsystems in Form von Degeneration und Nekrosen in der Media der kleinen Arterien äußert. Neben Fieber und Leukopenie sind respiratorische Symptome, Diarrhö und Ödeme an Extremitäten, am Bauch und im Genitalbereich sowie Frühaborte charakteristisch. Erkrankungen werden häufig nach dem Einstellen eines neuen Tiers in den Bestand beobachtet. Bei gut genährten und gehaltenen Pferden ist die Letalität gering. Bestimmte Stämme des Virus der EVA haben eine abortogene Potenz und tragende Stuten können bis zu 70% während der späten Fieberphase oder in der Rekonvaleszenz verfohlen. Überwiegend verläuft die Infektion jedoch klinisch inapparent.

Die Pferdearteritis ist seit langem bekannt. 1953 isolierten Doll und Mitarbeiter den Erreger und schlugen dann den Namen „Arteritis" vor. In Europa ist die Erkrankung schon vorher unter den Namen Rotlaufseuche (Deutschland) sowie epizootic cellulitis pinkeye syndrome (England) beschrieben worden. Über die Verbreitung der EVA liegen aufgrund serologischer Befunde zahlreiche Mitteilungen aus verschiedenen europäischen Ländern einschließlich der Bundesrepublik vor (Übersicht bei Kaaden et al., 1990). Bürki und Mitarbeiter (1973) hatten das Virus zuvor bereits in der Schweiz und in Österreich isoliert. Serologische Untersuchungen lassen vermuten, dass die EVA weltweit verbreitet ist.

■ Ätiologie

Das EVA-Virus wurde aufgrund von Untersuchungen über die Struktur und Replikation der genomischen RNA als einziges Genus der Familie Arteriviridae zugeordnet. Serologisch ist das Virus einheitlich, Unterschiede bestehen jedoch in der Virulenz der Stämme. Eine Antigenverwandtschaft zu Flavi- oder Togaviren besteht nicht.

Die Züchtung des Erregers gelingt nur in Zellkulturen. Die Vermehrung verläuft mit einem cpE und ist in Pferde-, Affen-, Kaninchen- und Hamsternierenzellen sowie in einigen permanenten Zelllinien (BHK-21) möglich. Das Infektionsspektrum umfasst nur das Pferd.

■ Epidemiologie

Das EVA-Virus wird während der Virämie in der Fieberphase mit dem Nasen- und Augensekret, Speichel und Kot ausgeschieden. Infizierte Hengste können den Erreger mehrere Jahre mit dem Samen übertragen. Stark virushaltig sind ferner alle Gewebe und Flüssigkeiten von abortierten Feten. Die Übertragung erfolgt direkt durch Kontakt und beim Deckakt mit dem Samen. Eine indirekte Übertragung durch lebende Vektoren (Arthropoden) wird diskutiert. Empfänglich sind Pferde aller Altersstufen und Rassen. In frisch infizierten Beständen beträgt die Seuchendauer 4–6 Wochen, weniger virulente Feldstämme verlängern den Seuchenverlauf. Die Ausbreitungstendenz ist jedoch allgemein sehr gering.

### ■ Pathogenese, Pathologie

Die EVA ist eine zyklische Infektionskrankheit. Bereits 24 Stunden p. i. beginnt die Virusvermehrung in der Lunge, wohin das Virus nach intranasaler Aufnahme durch infizierte Makrophagen gelangt. 2 Tage p. i. erreicht es die bronchialen Lymphknoten. Am 4. Tag p. i. ist das Virus im gesamten lymphohistiocytären System nachweisbar. Von hier aus kommt es zur Infektion des Gefäßendothels und zur Organmanifestation. Es entwickelt sich eine (Pan-)Arteritis, wobei v. a. kleine muskuläre Arterien und Arteriolen betroffen sind. Insbesondere durch Schädigungen der Tunica interna des Endothels kommt es zu Permeabilitätsstörungen, was zu Ödembildung und Hämorrhagien (via Extravasation) führt.

Bei tragenden Stuten kann die Infektion zu einer Myometritis führen, wobei es aufgrund einer Placentarinsuffizienz zum Absterben des Fetus und zum Abort kommen kann. Die gestörte Placentaschranke lässt auch ein Übertreten des Virus auf den Fetus zu.

Ödeme und Hämorrhagien sind häufig in der Subkutis der Gliedmaßen, des Abdomens, im Omentum, den subpleuralen und interlobären Lungensepten und den Arterienwänden zu finden. Ferner treten Ödematisierung und Blutungen im Blinddarm und Kolon auf. Die histologischen Veränderungen stellen sich als Degeneration und hyaline Nekrose der Media mit Ödematisierung und Leukocyteninfiltration dar. Alle Körperteile können betroffen sein.

### ■ Klinische Leitsymptome

Die Inkubationszeit beträgt unter natürlichen Bedingungen 3–10 Tage, nach experimenteller Infektion 1–28 Tage. Kennzeichnend ist ein Temperaturanstieg mit Höhepunkt nach 6 Tagen. Schwerste Entzündungen mit Gliedmaßenödemen, meist vom Kronrand bis über die Karpal- bzw. Tarsalgelenke, die schmerzhaft und warm sind, erscheinen am 6.–7. Tag der Erkrankung. Daneben können Schwellungen am Präputium oder Gesäuge, Unterbauch und an der Unterbrust auftreten. Begleitet werden diese Symptome von Anorexie, Mattigkeit und gestörtem Sensorium. Zum typischen Bild der EVA gehören ferner Konjunktivitis mit Tränenfluss, Lichtscheue infolge Konjunktivitis („pinkeye") und Lidödeme. Ein erheblicher Prozentsatz der Tiere zeigt Verdauungsstörungen, zunächst mit Obstipation und Kolik, später mit Durchfällen und Ikterus. Gelegentlich kommen Fazialisparesen und Penisvorfälle vor. Affektionen der Luftwege äußern sich meist in Pharyngitiden, Laryngitiden, gelegentlichem Husten, Dyspnoe und Nasenausfluss. Die Morbidität kann mehr als 50% betragen, die Letalität ist niedrig. Am schwersten erkranken trächtige Stuten, verwurmte Absatzfohlen und ältere Tiere. Neben der seltenen akuten Form werden häufig klinisch inapparente Verlaufsformen beobachtet. Bei trächtigen Stuten kommt es im Verlaufe der EVA-Infektion in 50%–70% der Fälle zu Frühaborten, die entweder während der Fieberphase oder in der Rekonvaleszenz auftreten.

### ■ Diagnose

Eine Verdachtsdiagnose ist aufgrund der klinischen und pathologisch-anatomischen Veränderungen möglich, wenn mehrere Tiere typisch erkranken. Zur Virusisolierung eignen sich Blut, das während der Fieberphase entnommen wird sowie im akuten Krankheitsstadium Nasenspülflüssigkeit. Vom abortierten Fetus werden Lunge und Milz verwendet. Die Anzüchtung erfolgt in Zellkulturen aus Pferde-, Affen- oder Kaninchennieren und BHK-Zellen. Spermaproben können nach Vorbehandlung ebenfalls in der Zellkultur auf Virus untersucht werden. Der Dauerausscheiderstatus eines Hengsts wird durch wiederholte Virussicherung aus dem Sperma bestätigt.

Der Antikörpernachweis wird in Serumpaaren, die im Abstand von 2–3 Wochen entnommen werden, mithilfe des NT durchgeführt.

### ■ Immunologie

EVA-Infektionen beim Pferd induzieren eine Immunität, die mindestens drei Jahre anhält. N-Ak erscheinen 1–2 Wochen p. i. und persistieren über Monate. Ähnlich verhalten sich die KB-Ak. Von immunen Stuten werden Ak mit dem Kolostrum auf das Fohlen übertragen. Sie persistieren etwa 2–6 Monate post partum und interferieren mit der Ausbildung einer Immunität nach Vaccinierung.

### ■ Bekämpfung

Als Seuchenbekämpfung können hygienische Maßnahmen durchgeführt werden. Sie umfassen die Isolierung kranker und verdächtiger Pferde, eine 4–6 Wochen lange Sperre von Seuchengehöften nach dem letzten klinisch manifesten Arteritisfall, Desinfektion infizierter Stallungen vor Neubelegung sowie Quarantäne bei Zukauf. Wichtig sind in verseuchten Gebieten serologische Übersichtsuntersuchungen und die Kontrolle der Hengste bezüglich Virusausscheidung mit dem Samen. Therapeutisch sind die Ruhigstellung und symptomatische Behandlung erkrankter Tiere anzuraten. Die EVA ist seit 1995 meldepflichtig.

Auch prophylaktische Maßnahmen sind mithilfe von in Zellkulturen modifizierten Lebendvaccinen (USA) möglich. Die bisher bekannten Lebendimpfstoffe sind unschädlich und erzeugen eine gute und langanhaltende Immunität. Gelegentlich werden leichte Temperaturerhöhungen nach parenteraler Impfung beobachtet. Die Vaccinierung schützt jedoch nur gegen die klinische Manifestation, eine Infektion mit kurzdauernder Virämie wird durch die Impfantikörper offenbar nicht verhindert. Solche Impfstoffe sind in Deutschland nicht zugelassen.

### 3.15.2 Seuchenhafter Spätabort der Schweine
(SSS, mystery swine disease, MSD, porcine reproductive and respiratory syndrome, PRRS, swine infertility and respiratory syndrome, SIRS)

■ **Allgemeines**

Die in den USA als MSD bezeichnete Erkrankung trat 1987 in den Schweinezuchten Nordamerikas als äußerst verlustreiche Seuche auf. Die wesentlichsten Symptome waren Totgeburten, mumifizierte Föten, verringerte Wurfgröße und hohe perinatale Mortalität. Die Trächtigkeitsdauer war im Durchschnitt um 5–7 Tage verringert. Daneben wurden anormaler oder verzögerter Östrus und Fertilitätstörungen beobachtet.

Inzwischen ist die MSD unter der vorläufigen Bezeichnung „Seuchenhafter Spätabort der Schweine" auch in Deutschland aufgetreten. Im Jahr 1990 wurden die ersten Erkrankungsfälle zunächst in Nordrhein-Westfalen festgestellt. Seither hat sich die Erkrankung aber auch auf Niedersachsen, Schleswig-Holstein sowie auf die Niederlande, Belgien und Großbritannien ausgebreitet.

■ **Ätiologie**

Der Erreger des SSS ist ein Arterivirus (Abschnitt 3.1). Das Virus weist aufgrund seiner morphologischen und biochemischen Eigenschaften Ähnlichkeiten mit dem Virus der EVA auf.

■ **Epidemiologie**

Nach den ersten Ausbrüchen trat eine seuchenhafte Häufung von Oktober 1988 bis Januar 1989 in den USA auf. Seither sind MSD-Fälle in 11 amerikanischen Bundesstaaten sowie in 2 kanadischen Provinzen aufgetreten. Nach einer ersten epidemischen Phase ging die Erkrankung in eine endemische Periode über, wobei kaum noch akute klinische Fälle, sondern nur chronische Störungen der Reproduktion und Produktivität in den betroffenen Schweinezuchten beobachtet wurden.

■ **Pathogenese, Pathologie**

Pathogenese des SSS ist weit gehend unbekannt und entsprechend variabel sind die pathologischen Befunde. Die beobachteten Veränderungen in erkrankten Ferkeln bieten keine pathognomonischen Besonderheiten. Insgesamt wurde jedoch festgestellt, dass die erkrankten Tiere zumeist untergewichtig waren und häufig subkutane Ödeme zeigten. Daneben wurden vermehrt Exsudationen in die Brust- und Bauchhöhle sowie in das Perikard nachgewiesen. Histologisch wurde häufig eine ulcerative Gastritis festgestellt. Bei überlebenden Ferkeln finden sich häufig eine fibrinöse Polyserositis, Arthritis und Meningitis und gelegentlich eine interstitielle Pneumonie. Bei Schweinen im Mastalter ist teilweise eine Myocarditis nonpurulenta anzutreffen.

■ **Klinische Leitsymptome**

Wie der Name der Erkrankung bereits sagt, ist die Geburt toter oder lebensschwacher Ferkel das auffälligste Symptom. Dabei ist die Trächtigkeit um durchschnittlich 1 Woche verkürzt. Das Absterben der Ferkel erfolgt offensichtlich gegen Ende der Trächtigkeit, da die Ferkel eines Wurfs zumeist gleich groß sind. Die lebensschwachen Ferkel sterben zumeist innerhalb weniger Tage post partum. Aber auch gesund erscheinende Tiere können perakut unter Symptomen von Dyspnoe oder ZNS-Störungen verenden. Die Ferkelverluste in den betroffenen Beständen können bis zu 75 % betragen. Die Infektion der Sauen verläuft zumeist unbemerkt oder äußert sich als eine wenige Tage anhaltende Störung des Allgemeinbefindens bei verringerter Fresslust und mäßig erhöhter Körpertemperatur. Teilweise zeigen die erwachsenen Tiere eine zyanotische Verfärbung an der äußeren Haut, v. a. im Bereich der Ohren, Zitzen sowie des Halses und der Schulter. Später kann es in den veränderten Hautbezirken zu Nekrosen kommen. Bei den tragenden Sauen treten häufig ausgeprägte Vulvaödeme auf. Eine besondere Komplikation stellen Paresen und Paralysen der Hintergliedmaßen dar. Todesfälle bei Sauen sind eine Ausnahme.

■ **Diagnose**

Eine ursächliche Diagnose am lebenden Tier ist nicht möglich, sodass der klinische Verdacht allein durch eine pathologisch-anatomische und histologische Untersuchung bestätigt werden kann. Das virale Antigen kann in Gefrierschnitten der Lunge durch IF nachgewiesen werden. Für solche Untersuchungen stehen auch mAk zur Verfügung. Mit der indirekten IF wird der Ak-Nachweis für epidemiologische Verlaufsuntersuchungen praktiziert. Eine direkte Virusanzüchtung kann in Schweinelungenmakrophagen oder in permanenten Affennierenzellen (MA-Zellen) vorgenommen werden. Diese Methoden sind allerdings für die Routinediagnostik wenig praktikabel. Differenzialdiagnostisch müssen alle infektiösen und nichtinfektiösen Abortursachen, v. a. der SMEDI-Komplex, die porcine Parvo-, Aujeszky- und Europäische Schweinepestvirusinfektion ausgeschlossen werden.

■ **Immunologie**

Verschiedene Isolate des Virus der SSS/PRRS weisen Unterschiede in der Viruelenz ssowie der antigenen Struktur auf. So konnten amerikanische von entsprechenden europäischen Isolaten mithilfe mAK sowie aufgrund von Nucleotidsequenzierungen differenziert werden. Inzwischen ist in den deutschen Schweinebeständen eine weitgehende stille Feiung aufgrund einer natürlichen Feldvirus-Infektion eingetreten. Daher besteht eine hohe Seroprävalenz des SSS/PRRS-Komplexes. Insbesondere hat sich gezeigt, dass nur Erstlingssauen die genitale Verlaufsform des SSS/PRRS zeigen und bei der 2. Gravidität keine klinische Symptomatik entwickeln.

■ Bekämpfung

Vom Bundesministerium für Ernährung, Landwirtschaft und Forsten wurden „Empfehlungen für Maßnahmen zum Schutz gegen den seuchenhaften Spätabort der Schweine" erlassen. Diese Empfehlungen sehen u. a. Bestandssperren, diagnostische Untersuchungen erkrankter oder verendeter Tiere sowie Reinigungs- und Desinfektionsmaßnahmen vor. Inzwischen stehen für prophylaktische Impfungen auch kommerziell erhältliche Vaccinen zur aktiven Immunisierung zur Verfügung.

### 3.15.3 Laktatdehydrogenase-(LDH-) Virusinfektion

Im Rahmen von Untersuchungen über Diagnosemethoden bei Krebs stieß man auf das LDH-Virus der Maus, das keine klinische Erkrankung hervorruft, aber zu einem zehnfachen Anstieg der Lactatdehydrogenase-Konzentration im Plasma infizierter Mäuse führt.

Das LDH-Virus verursacht persistierende Infektionen bei der Maus, die von einer Virämie begleitet sind. Das akute Virämiestadium ist durch Virustiter von $10^{10}$–$10^{11}$ infektiöse Einheiten/ml Plasma charakterisiert. Später sinken die Virustiter auf etwa $10^5$ ID$_{50}$/ml Plasma, die dann lebenslang persistieren. 8–12 Wochen p.i erscheinen Antikörper bei infizierten Tieren und bilden vermutlich infektiöse Virus-Ak-Komplexe. Neben seiner Wirkung auf die Lactatdehydrogenase schädigt das LDH-Virus auch Milz, Lymphknoten, Knochenmark und Thymus. Milz und Lymphknoten werden hyperplastisch, während sich der Thymus nach LDH-Virusinfektionen zurückbildet.

## 3.16 Infektionen und Krankheiten durch Paramyxoviren

### 3.16.1 Allgemeines

Die Paramyxoviren (P.) stellen innerhalb der Ordnung Mononegavirales ss RNA-Viren mit einem linearen, nicht segmentierten Genom eine große Familie eukaryotischer Viren dar, die bei Menschen sowie zahlreichen Säugern und Vögeln vorwiegend respiratorische Erkrankungen verursachen (Abschnitt 3.1, **Tab. 3.30**). Einzelne P. sind darüber hinaus Erreger schwerer systemischer Erkrankungen, wie z. B. von Rinderpest oder Newcastle disease (atypische Geflügelpest).

Das Genom der P. hat zumeist eine negative Polarität, bei einigen Spezies kommen jedoch auch positivsträngige RNA-Moleküle vor, sodass es zur Bildung einer ds RNA durch „self-annealing" kommen kann. Die Virionen sind pleomorph und etwa 150 nm groß. Filamentöse Formen können bis zu einem Mikrometer lang sein. Anders als die Orthomyxoviren (Abschnitt 3.20) sind P. genetisch konserviert, sodass Mutationen im Sinne von „antigenic drift" und „antigenic shift" bei ihnen nicht beobachtet werden. P. vermehren sich in der Zellkultur mit cpE, unter EK- oder Syncytienbildung. Teilweise tragen P. HA oder NA. P. sind behüllte Partikel, deren RNA-Genom je nach Virusspezies für 10–12 VP codiert. Das Nucleocapsid ist helikal-symmetrisch aufgebaut.

Die Hülle des Virions besteht aus einer Lipidmembran mit glykosilierten Virusproteinen. Auf der Membran liegen Projektionen. Als Antigene definiert sind das Nucleoprotein (NP-Antigen), das aus 2–3 Polypeptiden besteht, 2 glykosilierte Oberflächenantigene (gp-Ag) sowie ein nichtglykosiliertes Membranprotein.

Das HA und die NA – soweit vorhanden – sind Komponenten der Virushüllmembran. Die Vermehrung der Viren findet im Cytoplasma statt, die Reifung erfolgt an der Zellmembran durch Knospung („budding"). Die Familie Paramyxoviridae ist in die Unterfamilien Paramyxovirinae und Pneumovirinae sowie in die 3 Genera Paramyxovirus, Morbillivirus und Pneumovirus gegliedert.

**Tab. 3.30** Familie Paramyxoviridae und ihre wichtigsten Vertreter.

| Genus | Spezies/ Krankheit | Wirte |
|---|---|---|
| **Subfamilie: Paramyxovirinae** | | |
| *Paramyxovirus* (Parainfluenzagruppe) | Newcastle-disease-Virus (aviäres Paramyxovirus; PMV-1) | Vögel |
| | weitere Serotypen PMV 2 bis 9 | Vögel |
| | Parainfluenzavirus 1 (Sendai-Virus) | Mensch, Muriden |
| | Parainfluenzavirus 3 | Mensch, Rind Schaf, Affe |
| | Parainfluenzavirus 2 | Caniden, |
| | Parainfluenzavirus 4 | Mensch |
| | Mumpsvirus | Mensch |
| *Morbillivirus* (Masern-Staupe-Rinderpest-Gruppe) | Masernvirus | Mensch |
| | Staupevirus | Caniden, Musteliden |
| | Rinderpestvirus | Rinder, Wiederkäuer |
| | Peste-des-petits-ruminants-Virus | Schaf, Ziege |
| | phocines Staupevirus | Phociden |
| **Subfamilie: Pneumovirinae** | | |
| *Pneumovirus* (respiratory syncytial virus [RSV]-Gruppe) | humanes RSV | Mensch |
| | bovines RSV | Rind, Schaf, Ziege |
| | Mäusepneumonievirus | Nager |
| | Rhinotracheitisvirus | Pute |

## 3.16.2 Erkrankungen durch Vertreter der Subfamilie Paramyxovirinae

### 3.16.2.1 Parainfluenzaviruserkrankungen

Parainfluenzaviren (PIV) werden mit lokal an den Schleimhäuten des Respirationstrakts auftretenden Erkrankungen assoziiert. Nur gelegentlich kommt es zu kurzdauernden Virämien, die eine Allgemeininfektion zur Folge haben. Zumeist verlaufen PIV-Infektionen klinisch inapparent, können aber im Zusammenhang mit endogenen und exogenen Stressoren sowie bakteriellen und viralen Begleitinfektionen zu schweren Erkrankungen des Respirationstrakts führen.

Die PIV besitzen die typischen Eigenschaften der Familie Paramyxoviridae. Alle Spezies haben hämagglutinierende Eigenschaften für Erythrocyten und eine NA. Ein gemeinsames Gruppenantigen fehlt ihnen.

Sie sind weltweit verbreitet. Bei Menschen und Säugetieren existieren zahlreiche Virusspezies. Die den einzelnen Typen zugeordneten Virusstämme unterscheiden sich serologisch voneinander, sodass sie sich mithilfe der HAH und des NT differenzieren lassen. Die Züchtung von PIV ist in verschiedenen Zellkulturen und in bebrüteten Hühnereiern möglich. Die Virusvermehrung in Zellkulturen führt zu einem cpE mit Syncytienbildung und cytoplasmatischen EK. Weitere PIV sind beim Geflügel bekannt. Sie sind mit den von Mammaliern isolierten Viren nicht verwandt. Derzeit lassen sich die zahlreichen Isolate in 13 Serotypen differenzieren (**Tab. 3.30**). Mit Ausnahme des Newcastle-disease-Virus (NDV) ist ihre Rolle als Krankheitserreger unklar, in der Regel verursachen sie klinisch inapparente Infektionen. Experimentelle Infektionen von Versuchstieren führen bei einer Reihe von Tierarten zur Vermehrung aller PIV, ohne jedoch klinische Erscheinungen zu induzieren.

Das Infektionsspektrum von PIV ist weit. Typ 1 kommt unter natürlichen Bedingungen bei Menschen, Affen, Meerschweinchen, Kaninchen, Mäusen und Ratten vor.

Die Diagnose von PIV-Infektionen ist meist nur durch den Ak-Nachweis möglich. Er wird bei Serumpaaren mit der HAH durchgeführt. Eine Erregerisolierung ist nur in seltenen Fällen erforderlich und die Beurteilung einer Virusisolierung in Bezug auf die Beteiligung am Krankheitsbild schwierig. Eine spezifische Bekämpfung der PIV-Infektionen wird routinemäßig nur beim Rind (PIV 3) mittels Schutzimpfung durchgeführt.

### 3.16.2.2 Parainfluenza-3-Viruserkrankung des Rindes
(enzootische Bronchopneumonie, Händlerpneumonie, shipping fever)

■ **Allgemeines**

Parainfluenza-3-Viren (PI-3-Viren) spielen eine wichtige Rolle bei akuten Erkrankungen des Respirationstrakts beim Rind, insbesondere bei der Entstehung der infektiösen Faktorenkrankheit enzootische Bronchopneumonie. Zumeist verursachen PI3-Virusinfektionen nur milde Krankheitssymptome oder verlaufen klinisch inapparent. Erst im Zusammenwirken mit anderen Viren wie Adeno- und respiratory-syncytial-Viren, Sekundärinfektionen von Bakterien (*Pasteurella* spp.), Mykoplasmen und resistenzmindernden Faktoren wie mangelhafte Stallhygiene, kalte Witterung, Stress, Aufstallung von Tieren verschiedener Herkunft u. a. entwickeln sich schwere Krankheitssymptome. Im Zusammenhang mit der enzootischen Bronchopneumonie beim Rind erfolgte die erstmalige Isolierung eines PI-3-Virus im Jahr 1959 in den USA. Serologische Untersuchungen und Virusisolierungen zeigen, dass bovine PI-3-Virusinfektionen weltweit vorkommen. Die Seroprävalenz liegt nach übereinstimmenden Berichten aus zahlreichen europäischen Ländern zwischen etwa 60 und 90 % und ist damit mit der der USA vergleichbar.

■ **Ätiologie**

Das bovine PI-3-Virus ist eng verwandt mit den von Mensch, Schaf, Pferd und Schwein isolierten Virusstämmen, jedoch nicht identisch. Die HA-Aktivität ist mit Erythrocyten von Huhn, Rind, Schwein, Meerschweinchen und Menschen nachweisbar. Die Züchtung des Erregers erfolgt hauptsächlich in Kälbernierenzellkulturen. Die Virusvermehrung in Zellkulturen verläuft mit einem cpE.

■ **Epidemiologie**

Das PI-3-Virus wird mit dem Nasensekret bis zum 8. Tag p. i. ausgeschieden. Die Ausscheidung kann auch nach Bildung humoraler Antikörper andauern. Als Übertragungsweg kommt der aerogenen Infektion die Hauptbedeutung zu. Die Infektion eines Bestands erfolgt meist durch neu eingestellte Tiere, die klinisch inapparent infiziert sind. In der Regel durchseuchen alle Tiere. Als Virusreservoir kommt in erster Linie das Rind selbst infrage.

■ **Klinische Leitsymptome, Pathologie**

PI-3-Virusinfektionen können bei Rind und Schaf zu entzündlichen Veränderungen im Schleimhautepithel des oberen Respirationstrakts oder in der Lunge zu Pneumonien führen. Die fieberhaften, endemisch auftretenden Bronchopneumonien entstehen jedoch im Zusammenwirken mit den genannten Faktoren. Das klinische Erscheinungsbild ist geprägt durch hohes Fieber, Atembeschwerden und Salivation. Etwa 5 % der Tiere sterben innerhalb von 3–4 Tagen nach Auftreten der ersten Symptome. In typischen Fällen sind die Läsionen auf den Respirationstrakt begrenzt. Pneumonische Herde (interstitielle Pneumonie) treten hauptsächlich in den Vorderlappen auf. Histologisch stehen Broncheolitis, Alveolitis, Hyperplasie des Bronchiolenepithels sowie Syncytienbildung im Vordergrund. In frühen Stadien lassen sich ferner cytoplasmatische EK nachweisen.

■ **Diagnose**

Ob am Syndrom der enzootischen Bronchopneumonie eine PI-3-Virusinfektion beteiligt ist, wird hauptsächlich mithilfe serologischer Methoden nachgewiesen. Serumpaare werden in der HAH oder im NT untersucht. Erst in 2. Linie wird die Diagnose durch den Erregernachweis gesichert, da die Infektion häufig klinisch nicht manifest wird. Eine Virusisolierung ist bis zu 8 Tagen p. i. aus Nasensekret mithilfe von Kälbernierenzellkulturen möglich. Meist kommen Krankheitsfälle erst im Stadium der bakteriellen Sekundärinfektion zur Untersuchung, wenn das Virus nicht mehr nachweisbar ist.

Differenzialdiagnostisch müssen Infektionen mit Adeno-, Reo-, Rhino-, BHV-1-, RS-Viren sowie Infektionen mit *Pasteurella*- und *Streptococcus* spp., die häufig mit PI-3-Virusinfektionen assoziiert sind, beachtet werden.

■ **Immunologie**

Nach der Infektion mit PI-3-Viren werden N-, HAH- und KB-Ak gebildet. N-Ak, die für die Immunität von ausschlaggebender Bedeutung sind, lassen sich v. a. im Blutserum infizierter Tiere etwa ab 7. Tag p. i. nachweisen. Maximale Titer werden nach etwa drei Wochen erreicht. Sekretorische Ak vom IgA-Typ werden auch von Zellen der Nasenschleimhaut gebildet und mit dem Nasensekret ausgeschieden. HAH-Ak erscheinen schon am 3. Tag p. i. im Blut und erreichen innerhalb von 5–14 Tagen Höchstwerte. Maternale Ak werden mit dem Kolostrum auf das Neugeborene übertragen. Sie verschwinden innerhalb von 4–8 Monaten. Sie schützen zwar nicht vor einer Infektion mit PI-3-Virus, verhindern meist aber eine Erkrankung.

■ **Bekämpfung**

Eine Therapie ist bei Komplikation durch bakterielle Sekundärinfektionen angezeigt. Sie richtet sich ausschließlich gegen die bakteriellen Erreger. Für die Immunprophylaxe stehen Lebendvaccinen und inaktivierte Impfstoffe zur Verfügung. Sie werden gewöhnlich mit anderen Antigenen, z. B. BVD-, BHV-1-, Reo- und Adenoviren bzw. mit *Pasteurella* spp. kombiniert.

### 3.16.2.3 Parainfluenzavirusinfektion des Hundes (Parainfluenza-2-Virus)

Das Parainfluenzavirus (PIV), Typ 2 (SV 5) spielt eine wichtige Rolle bei akuten Erkrankungen des Respirationstrakts des Hunds, die unter dem Begriff Zwingerhusten zusammengefasst sind. In der Regel verursachen Monoinfektionen mit dem SV-5-Virus nur milde Krankheitssymptome oder verlaufen klinisch inapparent. Erst im Zusammenwirken mit Sekundärinfektionen von Bakterien, Mykoplasmen und anderen Virusarten sowie resistenzmindernden Faktoren wie mangelhafter Hygiene und Stress, kommt es zur Entwicklung schwerer Krankheitssymptome.

Die Beteiligung von PIV an Erkrankungen des oberen Respirationstrakts beim Hund wurde erstmalig im Jahr 1967 in den USA beschrieben. In Populationen mit hoher Fluktuation (Hundeschulen; Polizeihundezwinger u. ä.) weisen bis zu 70 % aller Tiere Ak gegen das Virus auf. Der Erreger ist ein PIV, das mit dem SV-5-Agens vom Affen und Menschen eng verwandt ist. Die Isolate der 3 Spezies besitzen ein gemeinsames KB-Antigen, lassen sich jedoch mithilfe von HAH und NT differenzieren. Die Züchtung der vom Hund isolierten SV-5-Stämme ist v. a. in Zellkulturen verschiedener Spezies möglich. Die Vermehrung verläuft mit einem cpE.

Das Infektionsspektrum umfasst neben Affen und Hunden auch den Menschen. Eine mögliche Übertragung zwischen Hund und Mensch hat aber epidemiologisch keine Bedeutung. Bei natürlichen Ausbrüchen ist die Erkrankung charakterisiert durch plötzliches Auftreten, Nasenausfluss, Fieber und Husten. Bei schweren Krankheitsverläufen, die hauptsächlich bei schlecht ernährten oder jungen Tieren vorkommen, können zusätzlich Konjunktivitiden, Augenausfluss und Anorexie beobachtet werden. Erkrankte Tiere sind apathisch und können Tonsillitis aufweisen. Die Dauer der klinischen Erscheinungen beträgt zwischen 3 und 14 Tagen. In der Regel wird die Virusinfektion von bakteriellen Sekundärinfektionen und Mykoplasmeninfektionen begleitet. Die klinischen Erscheinungen sind auf den Respirationstrakt beschränkt und werden nur nach intranasaler Infektion beobachtet.

Pathologisch-anatomische Veränderungen treten bei SV-5-Monoinfektionen kaum auf. Das Virusantigen lässt sich jedoch regelmäßig zwischen dem 1. und 6. Tag p. i. im Schleimhautepithel von Nase, Trachea, Bronchien, Bronchiolen und in den peribronchialen Lymphknoten nachweisen.

Eine Diagnose der SV-5-Infektion beim Hund ist aufgrund des klinischen Bildes nicht möglich. Dafür ist der Erregernachweis durch Verimpfung von Nasentupferproben auf Zellkulturen oder eine Antikörperbestimmung mithilfe der HAH nötig. Eine Virusisolierung ist bis zum 8. Krankheitstag möglich.

Hunde, die aerogen oder intranasal infiziert werden, sind einige Wochen immun gegen eine Neuinfektion. Bei der Bekämpfung der SV-5-Infektionen richten sich Maßnahmen bei kranken Tieren in erster Linie auf die Kontrolle bakterieller Sekundärinfektionen. Eine Immunprophylaxe wird im Rahmen der Impfung gegen den Zwingerhusten durchgeführt. Hierfür steht ein Kombinationsimpfstoff aus inaktivierten Erregern zur Verfügung, der auch SV-5-Antigene enthält.

### 3.16.2.5 Mumps (epidemic parotitis, parotitis epidemica)

Die Mumpsinfektion ist eine beim Menschen vorkommende, akut verlaufende, meist fieberhafte Erkrankung mit bevorzugter Manifestation in der Parotis („Ziegenpeter"), die mit Schwellungen der Parotisdrüse nach einer Inkubationszeit von 18–21 Tagen und Fieber bis zu 40 °C verläuft. Die Parotitis, die auch auf die Glandulae submaxillares und sublinguales übergreifen kann, klingt im

Allgemeinen nach 1–2 Wochen ab. Daneben kann es im Verlaufe der Infektion zum Befall weiterer Drüsen und des ZNS kommen. Beobachtet werden auch Orchitiden mit Ependymitiden im Erwachsenenalter bei etwa 20% der männlichen Mumpspatienten sowie Meningitiden, die zu etwa 30% die Ursache aller Meningitiden überhaupt darstellen. Ferner kommen Meningoencephalitiden und Encephalitiden vor. Bei ZNS-Affektionen können Dauerschäden wie Taubheit auftreten. Nach einer Infektion Schwangerer im ersten Trimenon kann es zu Störungen der Gravidität in Form von Embryopathien und Aborten kommen.

Die Übertragung des Mumpserregers von Mensch zu Mensch erfolgt durch Tröpfcheninfektion. Das Virus wird während der Inkubationszeit und der 1. Wochen der Erkrankung ausgeschieden. Mumps tritt hauptsächlich während der kalten Jahreszeit auf, häufig als klinisch inapparente Infektion. Unter natürlichen Bedingungen sind der Mensch sowie vermutlich auch Hund und Katze empfänglich. Bei diesen wurden Parotitiden und gelegentlich auch Meningoencephalitiden im Zusammenhang mit Mumpsvirusinfektionen beschrieben. Die Rolle des Mumpsvirus als Krankheitserreger, die Häufigkeit der Infektion bei Hund und Katze sowie die Bedeutung der Infektion für die Übertragung auf den Menschen sind unklar. Experimentell lässt sich der Erreger auf Affen, Katzen, Meerschweinchen, Babymäuse, Babyhamster und neugeborene Ratten übertragen.

Anzeigepflicht

### 3.16.2.6 Newcastle disease
(atypische Geflügelpest, pseudoplague of fowls, pseudo fowlpest)

#### ■ Allgemeines

Die Newcastle disease (ND) ist eine hochkontagiöse Allgemeininfektion, die unter natürlichen Bedingungen v. a. bei Hühnervögeln zu schweren Verlusten führt. Der akute Verlauf wird durch septikämische Allgemeinsymptome, erschwerte Atmung, Kreislaufstörungen sowie starke Durchfälle gekennzeichnet, während bei der chronischen Verlaufsform zentralnervöse Erscheinungen im Vordergrund stehen.

Wirtschaftliche Verluste entstehen durch die teilweise hohe Letalität sowie bei der heute vorherrschenden chronischen Form durch Produktions- und Mastausfälle. Durch energische Bekämpfungsmaßnahmen hat die ND in den letzten Jahren an Bedeutung verloren, von ihrer Gefährlichkeit aber nichts eingebüßt. Erstmals wurde die Atypische Geflügelpest im Jahr 1926 auf Java beobachtet. Zunächst nahm man an, dass es sich um die klassische Geflügelpest handelt. Die Differenzierung beider Viren als selbstständige Krankheitserreger gelang erst im Jahre 1949 durch Schäfer, Schramm und Traub. Im Herbst 1926 erfolgte die Verschleppung der Seuche nach Newcastle in England. Heute ist die ND über die ganze Welt verbreitet.

#### ■ Ätiologie

Das Newcastle-disease-Virus (NDV) wird wegen seines helikalen Aufbaus, seiner Größe und seines Nucleocapsiddurchmessers (18 nm) dem Genus *Paramyxovirus* zugeordnet und bildet hier den Serotyp PMV 1. Von epidemiologischer Bedeutung ist seine relativ hohe Tenazität. In Knochenmark und Muskulatur von Schlachtgeflügel bleibt NDV bei -20 °C mindestens 6 Monate, bei 1 °C bis zu 134 Tagen infektiös. In frischen Eiern erfolgt die Inaktivierung im Brüter nach 126 Tagen, bei Zimmertemperatur nach 235 Tagen und bei 4 °C erst nach mindestens 538 Tagen. In verseuchten Ställen bleibt das Virus je nach Umgebungstemperatur 30–35 Tage infektiös. Durch Eintrocknung kann die Infektiosität des Virus über Jahre konserviert werden.

Die einzelnen Virusstämme variieren stark in der Virulenz. Unterschieden werden lentogene (schwach bis avirulente), mesogene (mittelgradig virulente) und velogene (stark virulente) Stämme. Die Charakterisierung der Stämme erfolgt in der Regel durch Bestimmung des neuropathischen Index (NI) nach intracerebraler Impfung von Eintagsküken. Stämme mit NI von < 0,25 gelten als lentogen, solche mit NI von 0,6–1,8 als mesogen und die mit NI-Indices von > 2,0 als velogen. Daneben werden die mittlere Todeszeit (mean death time, MDT) nach Infektion von Hühnerembryonen und der intravenöse Pathogenitätsindex (IVPI) bei 6 Wochen alten Hühnerküken herangezogen.

Für die Impfstoffherstellung sind nur Stämme geeignet, deren NI nicht größer als 0,2 ist. Sie können sowohl unter natürlichen Verhältnissen vorkommen als auch durch Attenuierung in verschiedenen Wirtssystemen etabliert werden. Die Züchtung des Erregers ist ohne Schwierigkeiten in der Allantoishöhle von bebrüteten Hühnereiern möglich. Nach der Infektion sterben die Embryonen meist innerhalb 48–72 Stunden. In Zellkulturen weist NDV ein äußerst weites Wirtsspektrum auf. Neben Zellkulturen vom Geflügel sind u. a. solche von Schwein, Kalb, Affen, Mensch und Nagern für die Virusvermehrung geeignet. In den meisten Zellkulturen verläuft die Virusvermehrung mit einem cpE.

Das geeignete Versuchstier für das NDV ist das Eintagsküken. Aus ethischen Gründen beschränkt sich dieser Tierversuch allerdings zumeist auf die Bestimmung des NI oder IVPI. Das Infektionsspektrum des NDV ist unter natürlichen Bedingungen nicht auf die Hühnervögel (Haushuhn, Puten, Perlhuhn, Pfau) begrenzt, sondern umfasst auch Fasane, Rebhühner und Wachteln. Tauben, Gänse und Enten erkranken seltener. Wildlebende Vogelarten können sich ebenfalls infizieren. Berichte über Vorkommen der ND bei zahlreichen Wildvögeln sind bekannt. In Zoologischen Gärten sind natürliche Ausbrüche ferner bei Pinguinen, Finkenvögeln, Raben, Straußen, Papageien und Kanarienvögeln beobachtet worden. Bei Säugetieren ist die Infektion mit Ausnahme des Menschen (Konjunktivitis) selten.

### Epidemiologie

Die Übertragung des NDV erfolgt über die Luft (aerogen, infektiöser Staub) und direkt durch Kontakt im Stall, auf Märkten und Transporten. Begünstigt wird die Verbreitung durch die relativ hohe Tenazität des Virus sowie das breite Wirtsspektrum. Die Ansteckungsquelle sind dabei klinisch inapparent infizierte, erkrankte oder in der Inkubationszeit stehende Tiere. Große Bedeutung kommt ferner der transovariellen Virusübertragung zu, wobei NDV über verseuchte Eier zum Schlupf infizierter Küken führt. Die Ausscheidung des Virus verläuft über Kot, Nasen-, Rachen- und Augensekret sowie mit den Eiern. Sie dauert bei empfänglichen Tieren nach experimenteller Infektion etwa 26 Tage, bei geimpften Tieren 40 Tage. Eintrittspforten sind die Schleimhäute des oberen Respirations- und Digestionstrakts.

Für Neueinschleppungen der Seuche in seuchenfreie Gebiete spielt die indirekte Übertragung über den Handel mit lebendem und geschlachteten Geflügel bzw. dessen Produkten eine dominierende Rolle. Die Einschleppung der ND in zahlreiche Länder durch Gefriergeflügel ist nachgewiesen. Ferner erfolgt die Verbreitung durch Verfüttern von Küchenabfällen. Indirekte Übertragungen sind weiterhin über Dung, Einstreu, Futter, Stallgeräte und Transportbehälter möglich. Im Vergleich dazu ist die epidemiologische Bedeutung lebender Vektoren gering. Als Überträger kommen Wildvögel und u. U. Hühnermilben in Betracht.

Das Virusreservoir bilden in verseuchten Gebieten in erster Linie klinisch inapparent infizierte Hühnervögel. Ferner spielen geimpfte Tiere eine Rolle, die nach Zweitinfektionen 40 Tage lang Virus ausscheiden können. Ihren Ausgang nehmen Epidemien vermutlich von Reservoiren, die in der Natur existieren. Bekannt sind für Hühner avirulente Virusstämme, die bei Wassergeflügel der gemäßigten Zonen vorkommen und für Hühnervögel virulente Virusstämme, die von tropischen Vogelarten (Psittaziden) häufig isoliert werden können.

### Pathogenese, Pathologie

Die ND gehört zu den zyklischen Infektionskrankheiten. Nach Aufnahme des Erregers über die Schleimhäute des oberen Digestions- und Respirationstrakts gelangt das Virus in die Blutbahn, wo es 24–48 Stunden p. i. nachweisbar ist. Nach Vermehrung in der Milz sowie in den Retikulumzellen und im Gefäßendothel kommt es zur generalisierenden Virämie, wobei das Virus mit den Erythrocyten in alle Organe verbreitet wird. Es siedelt sich dann in den für die jeweilige Verlaufsform typischen Manifestationsorganen an, unter anderem in Darm, Lunge und im ZNS. Das Virämiestadium kann verschieden lange dauern. Die häufig beobachtete Dyspnoe ist eine Folge der durch Kreislaufstörungen verursachten Lungenstauung und den im Verlaufe der Encephalitis auftretenden Schäden des Atemzentrums.

Die pathologisch-anatomischen Veränderungen sind abhängig vom Verlauf der Erkrankung. In perakuten Fällen kann der Sektionsbefund negativ sein. Bei akutem Verlauf treten Petechien und Ekchymosen in Larynx, Trachea, Ösophagus und im Drüsenmagen auf. Ausgedehnte Hämorrhagien werden v. a. im Anfangsteil des Duodenums, in den Blinddärmen und im Enddarm beobachtet. Regelmäßig sind Blutungen in den Lymphfollikeln des Darmes nachweisbar. In schweren Fällen treten diphtheroide Entzündungen im Ösophagus, im Kropf und v. a. im Drüsenmagen auf. Die Veränderungen in den anderen Organen sind wenig typisch. Im Allgemeinen dominieren bei velogenen Virusstämmen Hämorrhagien mit nekrotischen Veränderungen der Lymphfollikel, bei mesogenen Stämmen variieren hämorrhagische und entzündliche Läsionen in weiten Bereichen; bei lentogenen Stämmen fehlen Blutungen, hier können milde Tracheitiden vorkommen. Die histologischen Veränderungen spielen für die Diagnose der ND eine große Rolle. Im Digestionstrakt sind v. a. bei Infektionen mit virulenten Virusstämmen gut ausgebildete nekrotische Herde in der subepithelialen Schicht der Mukosa zu erkennen, die zentral durch Blutungen und vollständigen Zellzerfall auffallen. Nekroseherde liegen gehäuft in oder nahe den lymphatischen Organen, meist in den Peyer-Platten. Stets ist ein Lymphocyten- und Retikulocytenzerfall zu beobachten. Daneben treten Nekrosen in Milz, Leber, Gallenblase und Herz auf, während in der Lunge, in ZNS und Auge hyperämische und proliferative Veränderungen überwiegen. Ferner kommt es im Luftsack und in der Lunge zur Bildung herdförmiger Fibrosen. Eine nichteitrige Encephalitis ist in etwa 90 % aller Erkrankungsfälle nachweisbar. Das Ausmaß und die Lokalisation der Veränderungen schwanken beträchtlich. V. a. im Hirnstamm und im Kleinhirn sind perivaskuläre Infiltrationen, Gliazell- und Adventitiazellwucherungen sowie Degenerationen von Ganglienzellen mit Nekrosen zu finden. Neuronophagien sind selten.

### Klinische Leitsymptome

Die Inkubationszeit liegt nach natürlicher Infektion bei etwa 4–6 Tagen. Die Variabilität der Virulenz der ND-Virusstämme sowie ihr unterschiedlicher Organtropismus bestimmen die einzelnen Verlaufsformen. Perakute Verlaufsformen sind bei velogenen Virusstämmen häufig. Bei subakutem oder akutem Verlauf kommt es zunächst zu verminderter Futteraufnahme sowie zu Temperaturanstieg bis auf 43 °C mit Mattigkeit, Schläfrigkeit, Durst. Schnabel- und Rachenhöhle sowie Kehlkopf sind trocken oder mit zähem Schleim bedeckt. Erkrankte Tiere sitzen mit giemenden oder schnarchenden Atemgeräuschen und offenem Schnabel meist in dunklen Ecken. Häufig wird Niesen beobachtet. Es kommt zu Kropfkatarrhen und zu wässrigen Durchfällen mit gelb-weißem oder gelb-grünen Kot. Innerhalb von fünf Tagen verendet ein großer Prozentsatz der Hühner (90–100 %). Bereits 3–5 Tage nach Auftreten der ersten Symptome treten Störungen der Eiproduktion ein, die bis zu 8 Wochen dauern können. Eier, die in dieser Phase gelegt werden, sind kleiner, haben weiche Schalen und zeigen wässrige Beschaffenheit des Eiweißes. Bei überlebenden Tieren stehen später zentralnervöse Störungen im Vordergrund. Sie sind charakterisiert durch Lähmungen der Gliedmaßen,

Herabhängen der Flügel, Ataxien, Tortikollis und Manegebewegungen oder durch Myoklonien und Tremor. Jedoch ist der Verlauf nicht immer typisch.

Bei der chronischen Verlaufsform dominieren zentralnervöse Symptome. Sie tritt v. a. bei Junghühnern und Küken auf. Einseitige akute Lähmungen sowie Manegebewegungen, Tortikollis, plötzliches Umfallen und Schreckempfindlichkeit beherrschen das klinische Bild. Küken und Junghühner bleiben stark im Wachstum zurück. Erwachsene Hühner können außer einer 5–6 Wochen anhaltenden Einstellung der Legetätigkeit symptomlos bleiben. Klinisch inapparente Verlaufsformen werden durch schwach virulente Stämme verursacht.

Zunehmend werden respiratorische und zentralnervöse Erscheinungen beobachtet. Bei Jungtieren überwiegen schnupfenähnliche Symptome, die an die chronische Atmungskrankheit (CRD) erinnern. Todesfälle fehlen bei erwachsenen Tieren, bei denen es lediglich zu Störungen der Legetätigkeit kommt.

Bei Puten ist die Symptomatik ähnlich wie bei Hühnern. Das klinische Bild der ND beim Fasan äußert sich vorwiegend in zentralnervösen Erscheinungen. Jungtauben, Enten und Gänse erkranken ebenfalls gelegentlich unter dem Bild zentralnervöser Störungen.

### ■ Diagnose

Durch den unterschiedlichen Infektionsablauf der ND ist eine Diagnosestellung aufgrund des klinischen und pathologisch-anatomischen Bildes schwierig. Der Erregernachweis wird durch Verimpfung von Organsuspensionen aus Milz, Gehirn und Lungen erkrankter Tiere in die Allantoishöhle 10 Tage alter Hühnerembryonen durchgeführt. Das NDV bewirkt innerhalb von 24–72 Stunden p. i. den Tod des Embryos. Mit der Allantoisflüssigkeit wird in der HA der Nachweis für NDV geführt. Bei vorwiegend chronischen Erkrankungsformen der ND steht der serologische Nachweis der Infektion an erster Stelle. Die Ak lassen sich mithilfe der HAH schon 2 Tage vor bis 5 Tage nach Auftreten klinischer Symptome feststellen. Verwendet werden für diesen Test Hühnererythrocyten. Der NT ist weniger zu empfehlen, da die NAk später als die HAH-Ak erscheinen. Bei Bestandsuntersuchungen muss der Impfstatus bei den Tieren berücksichtigt werden. Titer > 1:40 sind ein Hinweis für eine NDV-Infektion. Differenzialdiagnostisch kommt eine Reihe unterschiedlicher Erkrankungen infrage. Bei der infektiösen Bronchitis fehlen Blutungsneigungen sowie Encephalitiden; die Infektiöse Laryngotracheitis tritt nur im oberen Tracheateil auf, Encephalitiden werden nicht beobachtet; die klassische Geflügelpest ist getilgt. Bei erneutem Auftreten ist die Differenzierung in der HAH mit bekannten Antigenen oder Immunseren möglich; bei aviärer Encephalomyelitis treten nur Veränderungen im ZNS auf; die Marek-Erkrankung zeigt symmetrische Veränderungen, während Lähmungen bei ND meist einseitig auftreten. Weitere Erkrankungen, die ausgeschlossen werden müssen, sind die Geflügelcholera, Mykoplasmosen, die CRD und Mangelerscheinungen.

### ■ Immunologie

Nach natürlicher Infektion setzt beim Huhn die Immunitätsbildung rasch ein, schon 4–6 Tage p. i. lassen sich HAH-Ak nachweisen. Es werden HAH-, N-, AGP- und KB-Ak gebildet. Die HAH-Ak persistieren mindestens 2 Jahre. Die nach natürlicher Infektion erworbene Immunität bleibt lange bestehen. Zwischen der Höhe des HAH-Ak-Titers und dem Schutz vor klinischer Erkrankung besteht eine Parallelität. Die gebildeten Ak werden über den Eidotter passiv auf das Küken übertragen. Sie verleihen den Küken für etwa 3–4 Wochen eine Immunität.

Gegen eine Infektion über den Respirationstrakt verleihen passiv erworbene, zirkulierende Ak keinen Schutz, sie können aber mit der aktiven Immunitätsbildung nach Vaccination interferieren.

Spezifische Ak (IgA) werden ferner lokal in den Schleimhäuten des Respirations- und Digestionstrakts gebildet. Tiere, die über den Respirationstrakt infiziert werden, entwickeln einen höheren Schutz gegen respiratorische Infektionen als nach parenteraler Applikation bzw. Infektion. Ferner scheint bei der ND-Infektion auch die zellvermittelte Immunität eine Rolle zu spielen.

### ■ Bekämpfung

Die ND ist seit 1991 in allen EU-Mitgliedstaaten anzeigepflichtig und wird durch gesetzliche Maßnahmen bekämpft. Der Seuchencharakter hat sich während der vergangenen 2 Jahrzehnte grundlegend gewandelt. Im Vordergrund stehen zumeist milde, häufig nicht erkannte Verlaufsformen; die dazu kommende ständige Neueinschleppung des NDV über den Handel mit Geflügel und Produkten lassen klassische Bekämpfungsverfahren in Form von Merzung nicht mehr adäquat erscheinen. Da die Seuche endemisch geworden ist, sind allgemeine seuchenhygienische Maßnahmen in Verbindung mit der Impfprophylaxe am wirksamsten. Dabei ist festzustellen, dass die ND im letzten Jahrzehnt vorwiegend in kleineren Geflügelhaltungen aufgetreten ist, wohingegen Großbetriebe aufgrund konsequenter Hygiene- und Impfmaßnahmen weit gehend vom Seuchengeschehen verschont blieben.

Bei den hygienischen Maßnahmen ist besonders auf Vorbeugung gegen Einschleppung sowie auf unschädliche Beseitigung verendeter Tiere und von Schlachtabfällen Sorge zu tragen. Vom Geflügel stammendes Futter, Küchenabfälle usw. müssen vor Verfütterung gekocht werden.

Die größte Bedeutung kommt jedoch der Impfprophylaxe zu. Es stehen Impfstoffe aus inaktivierten Erregern und Lebendvaccinen zur Verfügung. Vorherrschend sind Lebendvaccinen. Sie enthalten experimentell attenuierte oder natürlich vorkommende, schwachvirulente bis avirulente (lentogene) Virusstämme. ND-Lebendimpfstoffe sind wegen ihrer einfachen Anwendung wirtschaftlich und besitzen auch bei Küken eine gute Wirksamkeit. Schwachvirulente (mesogene) Virusstämme dürfen wegen ihrer Restvirulenz bei Tieren unter 4 Wochen nicht angewendet werden. Häufig werden Impfschäden beobachtet. Derartige Vaccinen appliziert man entweder mit der Nadelstichmethode oder per Aerosol. Mesogene Impfstämme sind z. B. die Stämme Hertfortshire, Beaudette 76, Rajan 75 und Komarov 74.

Avirulente (lentogene) Virusstämme eignen sich besonders für Küken und verursachen bei erwachsenen Hühnern keinen Abfall der Legeleistung, induzieren dabei aber eine gute Immunität. Sie werden über das Trinkwasser verabreicht. Die Immunitätsdauer beträgt 2–6 Monate. Daher wird mehrmals, in der Regel dreimal, geimpft. Im Allgemeinen erfolgt die Impfung erstmals im Alter von 4–6 Tagen, die zweite Impfung im Alter von 4–6 Monaten. Die Impflinge sollen 12 Stunden vor der Vaccinierung dursten und der Tierbestand muss gesund sein. Insgesamt soll die Trinkfläche so gewählt werden, dass etwa zwei Drittel aller Tiere gleichzeitig Trinkwasser aufnehmen können. Pro Tier werden etwa 10 ml Trinkwasser bei der Erstimpfung benötigt, bei älteren Tieren beträgt die Menge 20 ml.

Der Eintritt des Immunschutzes ist bei der Trinkwasservaccinierung nach 6–8 Tagen zu erwarten. Bekannte Impfvirusstämme sind Hitchner $B_1$, der am häufigsten verwendet wird, ferner die Stämme F und La Sota.

Epidemiologisch wichtig ist, dass geimpfte Tiere das Impfvirus ausscheiden. Die Ausscheidung kann bis zu 15 Tagen p. vacc. dauern. Vaccinierte Tiere können nach einer Zweitinfektion über mindestens 40 Tage Virus ausscheiden und so zu Virusreservoiren werden. Aufgrund der veränderten Seuchenlage ist durch Verordnung die ND-Vaccinierung aller Hühner- und Truthühnerbestände vorgeschrieben; d. h. die ehedem geltende Ausnahme von der Impfpflicht für kleine Bestände wurde aufgehoben.

■ Erkrankung beim Menschen

NDV kann beim Menschen gelegentlich zu Erkrankungen führen. Sie sind sowohl bei Hühnerhaltern als auch im Viruslaboratorium vorgekommen. Die beobachteten Symptome ähneln denen einer Grippeerkrankung und können etwa 1–3 Wochen andauern. Im Vordergrund steht eine Konjunktivitis die am 2. Tag p. i. beginnt. Ferner können Laryngitiden, Pharyngitiden, Tracheitiden und gelegentlich auch Bronchitiden auftreten. Wegen einer Antigenverwandtschaft zwischen NDV und dem Mumpsvirus ist eine serologische Diagnose der ND-Infektion beim Menschen schwierig.

### 3.16.3 Infektionen durch Morbilliviren

Anzeigepflicht

#### 3.16.3.1 Rinderpest

■ Allgemeines

Die Rinderpest (RP) ist eine der wirtschaftlich bedeutendsten Viruserkrankungen der Wiederkäuer und bereits seit Jahrhunderten wegen ihrer verheerenden Auswirkungen bekannt und gefürchtet. Während die RP in Deutschland seit langem getilgt ist, verursacht sie auch heute noch in Savannengebieten Afrikas schwere Epidemien, die die Versorgung der einheimischen Bevölkerung mit Fleisch und Milch bedrohen und dadurch zerstörerisch für die soziale Struktur ganzer Volksstämme sind. Diese Situation hält nach wie vor an, obwohl wirksame Impfstoffe gegen die RP prinzipiell verfügbar sind, aufgrund der fehlenden Infrastruktur oder mangels ausreichender Logistik aber nicht zum Einsatz kommen. Die Bekämpfung der RP ist daher eines der Schwerpunktprogramme der FAO (Food & Agricultural Organization) in Rom.

Die RP ist eine hochkontagiöse, hauptsächlich akute oder subakute, fieberhafte Allgemeinerkrankung. Sie ist durch hämorrhagisch-septikämische Veränderungen sowie pseudofibrinöse Beläge und Erosionen an den Schleimhäuten gekennzeichnet. Im Vordergrund stehen Entzündungen der Schleimhäute des Respirations- und des Digestionstrakts. RP-Infektionen kommen bei allen Wiederkäuern vor.

Die RP ist als selbstständige Erkrankung bereits im 4. Jahrhundert in einem Hirtengedicht beschrieben worden, das zeitlich mit einer von 376–386 n. Chr. dauernden RP-Epidemie zusammenfällt. Besonders schwere Ausbrüche wurden im 18. Jahrhundert in ganz Europa beobachtet. wo der Seuche 200 Millionen Rinder zum Opfer gefallen sein sollen. Die Seuche verbreitete sich meist vom Osten oder Südosten her über Europa, und auch während des 19. Jahrhunderts kam es zu großen Epidemien. Seit 1930 ist Europa frei von RP. 2 kleine Ausbrüche in Rom 1951 und Triest 1954 konnten schnell getilgt werden. Afrika wurde während des 19. Jahrhunderts vom Nahen Osten aus verseucht und die Verluste bei Wildwiederkäuern sowie Rindern betreffen v. a. Gebiete zwischen dem 20. und 15. Breitengrad. In Asien ist v. a. Indien endemisch verseucht. Neben Europa sind Australien sowie Nord- und Südamerika frei von RP.

■ Ätiologie

Das Rinderpestvirus (RPV) gehört aufgrund seiner Eigenschaften zum Genus *Morbillivirus*. Bei 4 °C beträgt die Überlebenszeit von Kulturvirus etwa 9–10 Tage, bei 37 °C nur etwa 4 Stunden.

Antigenetisch ist das Virus einheitlich. Zwischen RP-, Staupe- und Masernvirus bestehen enge antigene Beziehungen, die auch diagnostisch durch die Verwendung heterologer Antigene bzw. Antiseren oder immunprophylaktisch für heterologe Vaccinierungen ausgenutzt werden können. Bei den einzelnen Virusstämmen bestehen jedoch starke Virulenzunterschiede. Die Züchtung des Erregers ist im Hühnerembryo und in Zellkulturen möglich. Die Methode der Wahl stellen Zellkulturen verschiedener Spezies dar. Regelmäßige cytopathische Veränderungen sind Syncytien, cytoplasmatische und nucleäre EK sowie Cytolyse. Im bebrüteten Hühnerei vermehrt sich das RPV nach Adaptierung in der CAM. Serienpassagen von RPV in Zellkulturen und bebrüteten Hühnereiern führen zum Verlust seiner Virulenz. Derartig modifizierte Stämme bilden die Grundlage für die Produktion von Lebendimpfstoffen.

Das Infektionsspektrum des RPV umfasst unter natürlichen Bedingungen als wichtigste Spezies Hausrinder und Wasserbüffel. Schafe und Ziegen machen häufig subklinische Infektionen durch. Kamele sind ebenfalls empfänglich, spielen aber keine Rolle im Seuchengeschehen.

Hausschweine können sowohl klinisch manifest als auch klinisch inapparent verlaufende Infektionen durchmachen und scheinen in Asien eine große Bedeutung für die Verbreitung des Erregers zu besitzen. Bei Wildtieren besteht eine, allerdings unterschiedliche, Empfänglichkeit fast aller Spezies der Ordnung Artiodactyla (Paarhufer) gegenüber RP. Je nach Virulenz des Virus können in einzelnen Seuchenzügen bestimmte Spezies schwer erkranken, während andere keinerlei Erscheinungen zeigen. Dazu gehört u. a. das Zebra.

### ■ Epidemiologie

In verseuchten Gegenden läuft die Übertragung direkt von Tier zu Tier per Kontakt. Die Virusaufnahme erfolgt oral oder durch Tröpfcheninfektion über die Schleimhäute des oberen Respirations- und Digestionstrakts. Tiere eines Bestands können sich auch über Futter oder Wasser infizieren, die durch kranke Tiere verseucht werden. Die Virusausscheidung findet über Nasen-, Rachen- und Augensekret sowie über Kot, Urin und mit der Milch statt. Kontaktinfektionen werden meist ab dem 2. Tag nach Eintritt des Fiebers beobachtet. Epidemiologisch wichtig ist, dass Rinder schon einige Tage vor dem Auftreten klinischer Symptome (Nekrosen und Erosionen treten etwa 3–4 Tage nach Fieberbeginn auf) RPV ausscheiden und damit das Virus verbreiten können. Diese Tiere werden als wichtigste Ursache für die Einschleppung der RP in bisher seuchenfreie Gebiet angesehen. Die indirekte Verbreitung durch infiziertes Fleisch, Futter und verseuchte Transportfahrzeuge dagegen ist weniger häufig beobachtet worden. Eine Verschleppung des Virus mit Gefrierfleisch ist möglich, daher ist der Import von Fleisch und Fleischprodukten aus verseuchten Ländern verboten.

Als Virusreservoir dienen in Afrika die großen Herden empfänglicher Wildtiere, die wegen ihrer teilweise langen Wanderungen auch zur Verbreitung der Seuche beitragen. In Südostasien stellen Haus- und Wildschweine sowie kleine Wiederkäuer und das Rind das Virusreservoir dar. Besondere Bedeutung besitzt das Schwein, das nach Infektion mit RPV nicht erkrankt. Das von Schweinen ausgeschiedene Virus ist jedoch kontagiös für Rinder.

Wechselseitige Infektionen zwischen Rinderherden und empfänglichen Wildwiederkäuern, z. B. an den Wasserstellen, sorgen in Afrika dafür, dass eine Durchseuchungsimmunität entsteht. In Ländern, in denen RP nicht endemisch ist, verläuft die Erkrankung sehr schwer und mit rascher Ausbreitung in empfänglichen Tierpopulationen. Bei diesen Ausbrüchen überleben nur wenige Tiere. In Ländern, in denen wegen des Vorkommens der RP geimpft wird, werden Erkrankungen nur selten beobachtet. Sie verlaufen meist ohne Todesfälle. Werden geimpfte Tiere mit Feldstämmen infiziert, vermehren sich diese virulenten Virusstämme im oberen Respirationstrakt und der Erreger wird ausgeschieden. Diese Tiere tragen damit zur Virusausbreitung bei und stellen ein nicht zu unterschätzendes Virusreservoir dar, das besonders für junge Tiere gefährlich ist.

### ■ Pathogenese, Pathologie

Die RP ist eine zyklisch ablaufende Infektionskrankheit. Die initiale Virusvermehrung findet hauptsächlich in den Lymphknoten statt; nach intranasaler Infektion kann der Erreger 24 Stunden später in den Mandibular- und Pharynxlymphknoten sowie den Tonsillen nachgewiesen werden. Von hier aus gelangt das Virus in das Blut, wo sich etwa 2–3 Tage p. i. eine Virämie ausbildet, meist 1–2 Tage vor Fieberbeginn. Nach Generalisierung wird eine Virusvermehrung in allen Lymphknoten, der Milz, dem Knochenmark sowie in der Mukosa des oberen Respirationstrakts, der Lunge und im Digestionstrakt vom Abomasum bis zum Colon beobachtet. Danach kommt es zur Vermehrung in der Nasenschleimhaut, bevor Schleimhautveränderungen, die sich durch Nekrosen und Erosionen mit Fibrinabsonderungen und pseudomembranösen Auflagen manifestieren, auftreten. Die Schleimhautnekrosen werden als Folge einer gefäßschädigenden Wirkung des Virus erklärt.

Pathologisch-anatomisch stehen bei den dehydrierten und abgemagerten Tieren Schleimhautveränderungen im Vordergrund. Maul-, Pansen-, Dünndarm-, Dickdarmschleimhäute sowie die Luftwege sind entzündlich oder nekrotisch verändert. Auftretende Blutungen in den Schleimhäuten sind meist von Fibrinablagerungen bedeckt. Das Rektum zeigt Ödematisierung und Hyperämie sowie multiple Blutungen und Nekrosen der Schleimhaut. Als Folge der Fibrinablagerungen sieht die Rektumschleimhaut wie mit Kleie bestreut aus. Alle Körperlymphknoten sind vergrößert und hyperämisch.

Das histologische Bild ist geprägt von der starken Affinität des RPV für Lymphgewebe: in Lymphknoten wird eine Zerstörung von Lymphocyten mit starker Einwanderung von Makrophagen beobachtet. Zumeist sind auch Riesenzellen mit Cytoplasma-EK vorhanden. Die Schleimhautepithelien des Digestionstrakts zeigen ballonierende Degenerationen und EK neben Nekrosen und Erosionen.

### ■ Klinische Leitsymptome

Die Inkubationszeit beim Rind liegt zwischen 4 und 15 Tagen. Danach steigt die Temperatur bis auf 41 °C. Damit verbunden sind Inappetenz, Mattigkeit und Depression. Die Veränderungen an den Schleimhäuten treten etwa 2–5 Tage nach Beginn des Fiebers auf. Die sichtbaren Schleimhäute werden hyperämisch und es kommt zu Augen- und Nasenausfluss. Wenig später zeigen sich fokale Nekrosen, oberflächliche Erosionen und Petechien in der Maulschleimhaut. Die Nekrosen verschmelzen bald zu graugelben Belägen. Bei Ablösung dieser Beläge treten Erosionen mit weißlichen Rändern und tiefrotem Grund zutage. Häufig wird verstärkte Salivation beobachtet. Daneben sind Allgemeinsymptome wie schwere Atmung, Abdominalatmung und gelegentliches Husten ausgeprägt. Diarrhöen beginnen zwischen dem 4. und 7. Fiebertag. Der Kot ist wässrig und enthält gewöhnlich Blut- und Schleimhautfetzen. Bei schweren Fällen kommt es rasch zu Dehydrierung und Komazuständen, bevor der Tod eintritt. Todesfälle sind häufig zwischen dem 6. und 12. Tag nach Fieberbeginn, manchmal stellen sich Todesfälle auch noch in der 3. Krankheitswoche ein. Bei der europäischen Rinderpopulation mit einer hohen Empfänglichkeit kann es bei einer Morbidität von 100 % zu Letalitätsraten von über 90 % kommen, bei afrikanischen Rassen beträgt die Letalität etwa 50 %. Vollständige Genesung tritt bei überlebenden Tieren etwa 4–5 Wochen nach Krankheitsbeginn auf. Der Verlauf bei anderen Tierarten ist ähnlich, jedoch werden bei allen empfänglichen Spezies neben der akuten Form auch milde Verlaufsformen beobachtet. Das klinische Bild ist sehr variabel und abhängig von der Virulenz des Virusstamms, der Empfänglichkeit der Tierart, der Rasse und vom Immunstatus der infizierten Populationen. Bei der sog. milden RP sind oft leichte Durchfälle das einzige Symptom. Bei weniger empfänglichen Rassen können klinische Symptome vollständig fehlen.

■ Diagnose

Der Erregernachweis wird durch Virusisolierung vom Blut kranker oder von Lymphgewebe und Milz befallener Tiere in Zellkulturen geführt. Als Untersuchungsmaterial eignen sich Lymphknoten und Milz akuter Fälle.

Ak werden in Serumpaaren meist mithilfe des NT in Zellkulturen nachgewiesen. Sowohl beim Antigen- als auch beim Ak-Nachweis kann die IF innerhalb weniger Stunden die klinische Verdachtsdiagnose bestätigen. Da in den europäischen Staaten der Umgang mit RPV, aber auch mit RP-Serum generell untersagt ist, können für diagnostische Zwecke aufgrund der engen antigenetischen Verwandtschaften heterologe Staupe- oder Masern-Ag bzw. Ak verwendet werden.

Differenzialdiagnostisch sind die anderen Erkrankungen des mucosal-disease-Komplexes wichtig. BKF, das nur sporadisch auftritt; die BVD und BHV-Infektionen lassen sich durch Laboratoriumsmethoden von der RP differenzieren. Im Anfangsstadium muss auch die MKS berücksichtigt werden.

■ Immunologie

Das Überstehen einer RP-Infektion hinterlässt eine lebenslange Immunität. Nach einer natürlichen Infektion erscheinen N-Ak erstmals zwischen dem 6. und 7. Krankheitstag und erreichen etwa in der 3.–4. Krankheitswoche Maximaltiter. KB-Ak entwickeln sich etwas später, meist zwischen 9 und 17 Tagen p. i.; sie erreichen Höchsttiter zwischen 14 und 18 Tagen.

Wichtig sind die N-Ak, da eine direkte Korrelation mit der Immunität besteht. Die Ak gegen RP werden mit dem Kolostrum passiv auf Neugeborene übertragen. Maternale Ak persistieren bis zu 10 Monaten beim Kalb, einen Schutz verleihen sie jedoch nur über wenige Monate.

■ Bekämpfung

In nichtverseuchten Ländern wird die RP mit veterinärgesetzlichen Bestimmungen bekämpft. Die Einschleppung wird durch Einfuhrverbote von Wiederkäuern bzw. Fleisch und Fleischprodukten aus Rinderpestgebieten verhindert. Zootiere müssen eine Quarantäne auf der Insel Furoso bei Neapel durchlaufen, bevor sie eingeführt werden dürfen. In den EU-Ländern besteht für die RP Anzeigepflicht.

In Ländern mit endemischer Verseuchung oder ständig von Einschleppung bedrohten Gebieten hat sich die Impfprophylaxe bewährt. Heute bilden Lebendimpfstoffe die Grundlage aller Vaccinierungen. Impfvirusstämme sind in verschiedenen Wirten durch Dauerpassgen modifiziert und attenuiert worden. Am besten geeignet sind Zellkulturlebendvaccinen, die mit Virusstämmen hergestellt werden, welche etwa 100 Passagen in Kälbernierenzellkulturen durchlaufen haben. Diese Impfstämme sind unschädlich und die Antikörperbildung setzt zwischen 7 und 17 Tagen p. vacc. ein. N-Ak persistieren über mindestens 6 Jahre nach einmaliger Impfung. Kälber, die maternale Ak aufweisen, können erst im Alter von etwa 8 Monaten wirksam geimpft werden.

### 3.16.3.2 Peste des petits ruminants (Pseudorinderpest, Stomatitis-Pneumoenteritis-Syndrom, Kata, pneumoniaenteritis complex, ulcerative stomatitis)

Anzeigepflicht

Die peste des petits ruminants (PPR) ist eine hochkontagiöse, zyklisch verlaufende Allgemeinerkrankung bei Ziegen und Schafen mit rinderpestähnlichen Symptomen. Die Erkrankung ist charakterisiert durch Fieber, Anorexie, ulzeronekrotische Stomatitiden, Gingivitis, Diarrhö und Bronchopneumonien und verursacht eine hohe Letalität. Die PPR ist v. a. in Westafrika endemisch und sie ruft dort schwere wirtschaftliche Verluste hervor.

■ Ätiologie

Das PPR-Virus (PPRV) wird dem Genus *Morbillivirus* zugeordnet. Obwohl eine Antigenverwandtschaft zum RPV besteht, lässt sich das PPRV deutlich davon abgrenzen. Es wird als selbstständiger Erreger angesehen. Die Züchtung ist in Zellkulturen von Schaf- und Ziegennierenzellen sowie in der Affennierenzelllinie Vero möglich. Die Virusvermehrung verläuft mit einem cpE. Das Infektionsspektrum umfasst Ziegen und Schafe. Rinder können infiziert werden und scheiden das Virus aus, erkranken jedoch nicht.

■ Epidemiologie

Die Virusausscheidung erfolgt mit dem Nasen- und Rachensekret sowie mit der Tränenflüssigkeit, nach Fieberbeginn auch mit dem Kot. Bei Ziegen sind ferner Speichel und Urin virushaltig. Die Übertragung läuft aerogen über den Respirationstrakt. Ausbrüche von PPR werden hauptsächlich in den feuchten Gebieten Westafrikas beobachtet. In Endemiegebieten beträgt die Verseuchungsrate bis 40 %. Das Virusreservoir sind klinisch inapparent infizierte Tiere. Eine Wildbeteiligung ist nicht nachgewiesen.

### ■ Klinische Leitsymptome, Pathologie

Die Inkubationszeit beträgt 4–5 Tage. Ab dem 6. Tag wird hohes Fieber beobachtet. Im Anschluss daran treten die Symptome einer Allgemeinerkrankung auf, daneben Entzündungen im Pharynx und Larynx, eine ulzero-nekrotische Stomatitis mit Gingivitis und Durchfällen. Drei Verlaufsformen werden beobachtet. Bei perakutem Verlauf tritt der Tod plötzlich ohne vorherige klinische Erscheinungen ein. Die akute Erkrankung ist charakterisiert durch eine Stomatitis mit Ulzerationen und Nekrosen im gesamten Maulbereich, daneben durch Splenomegalie und Ödeme in den Lymphknoten. Bei der chronischen Form herrschen Proliferationen an den Lippen vor. Die Prognose ist für Schafe günstiger als für Ziegen. Ältere Tiere gesunden eher als Jungtiere. Pathologischhistologisch stehen nekrotische, degenerative und proliferative Veränderungen im Epithel des Maulbereichs und des Respirationstrakts im Vordergrund.

### ■ Diagnose

Wegen der Ähnlichkeit mit anderen Erkrankungen ist eine Erregerisolierung für die Diagnosestellung erforderlich. Dazu werden Organsuspensionen und Lymphknotenmaterial auf Schaf- oder Ziegennierenzellkulturen verimpft. Der Erreger vermehrt sich mit einem cpE und der Bildung von EK sowie Syncytien.

Differenzialdiagnostisch sind die Rinderpest, die Pasteurellose, die kontagiöse Bronchopleuropneumonie, die pustulöse Dermatitis, Herzwasser und die Blauzungenerkrankung abzugrenzen.

### ■ Immunologie

Tiere, die eine PPR-Infektion überstehen, sind immun gegenüber Reinfektionen. Über die Dauer des Immunschutzes ist nichts bekannt.

### ■ Bekämpfung

Die PPR wird hauptsächlich durch eine Immunprophylaxe bekämpft. Wegen der engen Antigenverwandtschaft zum Rinderpestvirus ist für die Vaccinierung Rinderpestimpfstoff geeignet. Nach einmaliger parenteraler Impfung sind Ziegen und Schafe für mindestens ein Jahr geschützt. Eine Infektion und Vermehrung von virulentem PPR-Virus in vaccinierten Tieren lässt sich durch die Impfung jedoch nicht verhindern. Auch die PPR ist in der EU anzeigepflichtig.

## 3.16.3.3 Staupe des Hundes
(canine distemper)

### ■ Allgemeines

Die Staupe ist eine akut oder subakut verlaufende, fieberhafte Allgemeinerkrankung der Hunde und anderer Carnivoren. Charakteristische Symptome sind Fieber, Nasen- und Augenausfluss, Katarrhe der Schleimhäute des Respirations- und Digestionstrakts sowie Leukopenie. Bei einem Teil der Fälle können sich während der akuten Phase oder Wochen bis Monate später zentralnervöse Erscheinungen ausbilden. Gelegentlich kommt es zu Exanthemen der Haut und zur Hyperkeratose der Ballen. Man spricht deshalb davon, dass die Staupe 4 pathogenetische Verlaufsformen hat: respiratorische, intestinale, zentralnervöse und kutane. Die Erkrankung wird durch bakterielle Sekundärinfektionen kompliziert.

Die Virusätiologie wies Carre im Jahr 1905 nach. Die Staupe ist in Hundepopulationen weltweit verbreitet.

### ■ Ätiologie

Der Staupeerreger ist dem Genus *Morbillivirus* zugeordnet. HA-Aktivitäten sowie eine NA fehlen. Antigenetisch ist das Virus einheitlich. Biologisch sind jedoch verschiedene Stämme bekannt, denen unterschiedliche Krankheitsbilder zugeordnet werden. Das Staupevirus ist eng mit dem Masern-, PPR- und Rinderpestvirus verwandt. Die Züchtung des Erregers in vitro ist nur nach Adaptierung möglich. Dann vermehrt sich das Staupevirus in Zellkulturen verschiedener Provenienz, aber auch im Brutei. Dauerpassagen des Staupevirus im Hühnerei und in Zellkulturen führen zum Verlust der Virulenz für Hunde und Frettchen bei Erhaltung der immunogenen Eigenschaften. Derart modifizierte Virusstämme werden als Lebendimpfstoffe verwendet.

Das Infektionsspektrum des Virus umfasst alle Tiere der Familien Canidae, Procyonidae und Mustelidae Die Pathogenität variiert je nach Spezies von inapparenter Infektion bis zu hoher Letalität. Eine sehr hohe Empfänglichkeit besitzt der kleine Panda (*Ailurus fulgens*), da selbst für Hunde und Frettchen avirulente Stämme bei dieser Tierart zu tödlichen Erkrankungen führen können. Offensichtlich hat auch das Staupevirus im Sinne der molekularen Evolution sein Wirtsspektrum in den letzten Jahren verändert. So sind zahlreiche Fälle von Staupeerkrankungen bei Großkatzen aufgetreten, bei denen die klinische Symptomatik durch ätiologische Nachweisverfahren erhärtet wurden. Hingegen konnten kasuistische Spekulationen, wonach der Staupe-Erreger seine Antigenität geändert haben könnte, durch Epitop-Analysen nicht bestätigt werden.

### ■ Epidemiologie

Infizierte Hunde scheiden Staupevirus mit allen Se- bzw. Exkreten aus. In Nasen- und Augensekret, Urin und Speichel beginnt die Virusausscheidung bereits fünf Tage p. i. und persistiert über Wochen. Die Übertragung erfolgt hauptsächlich direkt durch Kontakt beim Belecken und durch Tröpfcheninfektion oder indirekt durch Aufnahme infizierten Futters oder Wassers. Als Eintrittspforten gelten die Schleimhäute des oberen Respirations- und Digestionstrakts. Das wichtigste Virusreservoir stellen klinisch inapparent infizierte Hunde dar. Generell sind junge Hunde empfänglicher als ältere, wobei die höchste Empfänglichkeit im Alter zwischen 4 und 6 Monaten liegt. Zudem besteht eine geografische Präferenz, da in den Städten mit hoher Populationsdichte (Hundezwinger, Tierheime etc.) Staupeerkrankungen häufiger als auf dem Lande sind. Serologische Untersuchungen bei nichtvaccinierten Stadthunden zeigen, dass 80 % aller Welpen im Alter unter 8 Wochen maternale Antikörper aufweisen. Dieser Prozentsatz nimmt graduell ab und erreicht im Alter von 4–5 Monaten mit 10 % seropositiven Tieren seinen niedrigsten Wert.

### ■ Pathogenese, Pathologie

Das Virus gelangt nach oraler oder aerogener Aufnahme in die Tonsillen und die Bronchiallymphknoten, wo es sich in mononucleären Zellen vermehrt und 48 Stunden p. i. nachweisbar ist. Während der am 3.–4. Tag p. i. beginnenden Virämie verbreitet sich das Virus im Körper und lässt sich im lympho-histiocytären Gewebe wie Milz, Thymus, Knochenmark, Lymphknoten und Kupffer-Sternzellen der Leber sowie ab 7. Tag in der Lamina propria des Darmtrakts sowie in mononucleären Zellen im Bindegewebe verschiedener Organe nachweisen. Der Infektionsverlauf ist immer zyklisch, wobei eine besondere Affinität des Virus zum lymphohistiocytären System besteht. Zwischen 8 und 9 Tagen p. i. treten bei etwa 50 % der Hunde Serum-Ak auf. Virusantigen ist bei diesen Tieren 2–3 Wochen p. i. nicht mehr nachweisbar, zur klinischen Manifestation der Staupe kommt es nur selten. Bei Hunden, die keine AK ausbilden, nimmt die Infektion einen vollständig anderen Verlauf. Hier lässt sich Virusantigen im Epithel des Digestions-, Respirations-, Urogenitaltrakts sowie in exokrinen und endokrinen Drüsen feststellen. Im Gehirn erscheint Virusantigen in Meningealmakrophagen am 9. Tag p. i., später perivaskulär in den Ependymzellen, Gliazellen und Neuronen. Diese Tiere sterben 3–4 Wochen p. i.

Die Staupeinfektion von Nerzen und Frettchen endet in der Regel tödlich. Eine AK-Bildung tritt während des Krankheitsverlaufes selten auf. Während der Krankheit entwickeln sich eine Leukopenie, Gefäßschäden mit Zirkulationsstörungen sowie Sero- und Erythrodiapedesen. Diese Schleimhautaffektionen werden in der Regel durch bakterielle Sekundärinfektionen kompliziert.

Pathologisch-anatomisch sind bei der Virusstaupe ohne Sekundär-infektionen nur wenig charakteristische Veränderungen ausgeprägt. Bei Junghunden kann eine Atrophie des Thymus festgestellt werden, sonst ist das Bild durch Schwellung und Rötung der Mesenteriallymphknoten und des lymphoretikulären Gewebes der Darmschleimhaut sowie einer Hyperplasie der Milz und Schwellung der Tonsillen gekennzeichnet. Gelegentlich kommt es zu einer Hyperkeratose der Ballen und der Nase. Diese Form wird auch als Hartballenkrankheit („hard pad disease") bezeichnet. Mukopurulenter Nasenausfluss, Bronchopneumonien, hämorrhagische Enteritis, Pleuritis und Hautpusteln werden wahrscheinlich durch sekundäre Bakterieninfektionen verursacht. Histologisch steht ein allgemeiner Lymphocytenschwund mit Proliferation der Retikulumzellen im Vordergrund. Daneben kommt es zu interstitiellen Pneumonien mit Verdickung der Alveolarsepten und Proliferation des Alveolarepithels. Im Bronchialepithel treten EK auf, gelegentlich entwickeln sich Riesenzellen. EK finden sich weiterhin in den Epithelzellen der Gallengänge, des Magens, im Darm und in der Harnblase sowie im Nierenbeckenepithel. Die Veränderungen im Gehirn reichen von milden entzündlichen Erscheinungen bis zu schweren disseminierten Meningoencephalomyelitiden mit Demyelinisierung. Ferner werden Meningitiden und Gefäßschäden beobachtet. Im Zusammenhang mit den Hyperkeratosen können pathogenetisch bisher nicht geklärte Entmarkungsencephalomyelitiden, ähnlich wie bei einigen Erkrankungen des Menschen, vorkommen. Schließlich werden als Staupegebiss bezeichnete, nach Erkrankungen während der Zahnbildung entstandene Schmelzdefekte, beobachtet.

### ■ Klinische Leitsymptome

Die Inkubationszeit beträgt 3–7 Tage. Bei den klinisch manifesten Verlaufsformen stehen die akuten Erkrankungen im Vordergrund. Neben abortiven Formen, bei denen kurzes Fieber oder Apathie die einzigen Symptome sind, dominieren jedoch die klinisch inapparenten Infektionen. Perakute Verlaufsformen mit hohem Fieber und Tod sind selten. Akute Staupeerkrankungen verlaufen mit einer biphasischen Temperaturerhöhung. Das Fieber kann bis auf 41 °C ansteigen und wird begleitet von Anorexie, Abgeschlagenheit sowie Augen- und Nasenausfluss. Je nach Ausbreitung und Virulenz des Erregers sowie der Art komplizierender Sekundärinfektionen entwickeln sich dann die genannten respiratorischen, intestinalen, nervösen oder kutanen Verlaufsformen der Staupe. Oft gehen die einzelnen Krankheitsformen ineinander über. Im Vordergrund der respiratorischen und intestinalen Form stehen katarrhalische Veränderungen. Diese katarrhalische Form wird häufig der nervösen Staupe gegenübergestellt. Bei allen Krankheitsarten kann sich gegen Ende der Krankheit ein Staupeexanthem im Bereich des Unterbauchs entwickeln. Es ist prognostisch als günstig zu beurteilen.

Die respiratorische Form beginnt mit einem Katarrh der oberen Luftwege sowie einer Tonsillitis, die von Husten begleitet ist. Später entwickelt sich eine Bronchitis oder katarrhalische Bronchopneumonie, gelegentlich auch eine Pleuritis. Zum Bild der intestinalen Form gehören Tonsillitis sowie Laryngitis und Pharyngitis, die in einen durch Erbrechen und starken Durchfall charakterisierten Magendarmkatarrh übergehen. Die häufig zu Beginn anderer klinischer Erscheinungen, oft aber auch im Rekonvaleszentenstadium auftretende nervöse Form der Staupe äußert sich in psychischen Veränderungen, Zwangsbewegungen sowie lokalen Myoklonien, tonisch-klonischen Krämpfen, Zittern, epileptoiden Anfällen und Ataxien. Später bilden sich Lähmungen aus. Die nervösen Symptome sind jedoch nicht in allen Fällen deutlich ausgeprägt (**Abb. 3.12**).

Die Dauer der Krankheit ist verschieden und kann zwischen einer Woche und Monaten variieren. Je nach Schwere des Verlaufs sowie der Art der Beteiligung von Sekundärinfektionen variiert die Letalität zwichen 30 % und 80 %. Selbst bei den seltenen Fällen einer Genesung ist bei der nervösen Staupe mit Dauerschäden zu rechnen.

Eine weitere Form der Staupe ist die Hartballenkrankheit, die durch Hyperkeratose der Sohlenballen und des

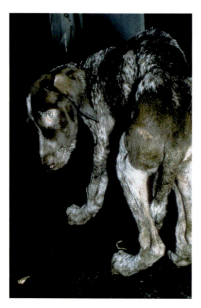

**Abb. 3.12** Nervöse Form der Staupe beim Hund (Aufnahme: Ackermann, Behringwerke).

Nasenspiegels charakterisiert ist. Die Ätiologie dieser heute selten gewordenen Erkrankungsform war lange Zeit Gegenstand von Spekulationen, ist aber eindeutig auf eine Staupevirusinfektion zurückzuführen. Die Prognose ist ungünstig.

### ■ Diagnose

Da sich das klassische Bild der Staupe nach Einführung der Impfprophylaxe sowie durch die Verwendung von Antibiotika verändert hat und weniger akute Fälle vorkommen, sind pathognomonische Erscheinungen seltener geworden. Daher sind Laboruntersuchungen für die Diagnosestellung erforderlich. Eine rasche Diagnose lässt sich mithilfe des Ag-Nachweises unter Verwendung der IF in Abklatschpräparaten von Lungen, Magen, Darm und Harnblase oder am lebenden Tier bis zum 6. oder 7. Krankheitstag in Präparaten von Leukocyten, seltener in Konjunktivalabstrichen, durchführen. Der Antigennachweis gelingt auch in Harnblasen- oder Urinzellsedimenten. Der direkte Erregernachweis ist aufwändig und schwierig. Zellkulturen sind für eine Routinezüchtung von Feldvirusstämmen mit Ausnahme von kultivierten Alveolarmakrophagen von Hunden mit generalisierter Staupe wenig geeignet.

Serologisch ist eine Diagnose durch den Nachweis von Antikörperanstiegen bei Serumpaaren überlebender Tiere möglich. Verwendung findet der NT im Brutei oder in Zellkulturen unter Benützung adaptierter Virusstämme.

Differenzialdiagnostisch sind Hcc, Parvovirosen, Leptospirosen, Toxoplasmosen, Pasteurellosen, Salmonellosen und die Tollwut auszuschließen.

### ■ Immunologie

Nach Überstehen der Staupevirusinfektion entwickelt sich eine langdauernde Immunität. Eine wichtige Rolle bei deren Beurteilung spielen N-Ak, die etwa 6–9 Tage p. i. erscheinen und maximale Titer nach 2–4 Wochen erreichen Die N-Ak-Titer bleiben etwa 2 Jahre konstant und sinken später langsam ab. Ein Titer von 1:100 wird generell als ausreichend für einen Schutz gegen Neuinfektion angesehen.

Die N-Ak werden aufgrund der Placentationstyps beim Hund (Placenta endotheliochorialis) in utero und über das Kolostrum auf die Nachkommenschaft übertragen. Die hauptsächliche Übertragung erfolgt jedoch über das Kolostrum. Die Halbwertszeit der maternal übertragenen Ak liegt bei 8,4 Tagen. Welpen mit Ak-Titern von > 1:100 sind immun gegen Neuinfektionen. Bei Absinken der Titer auf 1:40 – 1:50 sind etwa 50 % der Welpen wieder empfänglich für Staupe.

Diese Wert wird je nach AK-Titer der Mutter zwischen der 6. und 12. Lebenswoche erreicht. Die maternalen AK interferieren mit der Ausbildung einer aktiven Immunität. Es wird postuliert, dass die als Spätfolge von Staupeerkrankungen auftretenden ZNS-Störungen auf Autoimmunreaktionen zurückzuführen sind.

### ■ Bekämpfung

Eine kausale Behandlung der Staupe ist nicht möglich. In Einzelfällen können im Frühstadium der Infektion Hyperimmunseren sowie Globulinpräparate eingesetzt werden. Der in der Regel günstige Einfluss von Chemotherapeutika ist allein der Eindämmung der bakteriellen Sekundärinfektionen zuzuschreiben. Daher kann lediglich eine symptomatisch unterstützende Therapie durch diätetische Mittel erfolgen, wie z. B. Kreislaufmittel, Antipyretika, schmerz- und krampfstillende Mittel sowie Vitamingaben.

Die Grundlage der Staupebekämpfung bildet die Immunprophylaxe. Sie erfolgt überwiegend durch eine aktive Immunisierung. Die Grundlage der Lebendimpfstoffe bilden Virusstämme, die über Dauerpassagen im bebrüteten Hühnerei oder in Zellkulturen soweit modifiziert wurden, dass sie ihre Virulenz für Hunde und Frettchen verloren, ihre immunisierenden Eigenschaften jedoch beibehalten haben. Die Bildung von N-Ak setzt 6 Tage nach Staupeimpfung ein und erreicht 4–6 Wochen p. vacc. ein Maximum. Die Vaccinierung von Welpen erfolgt im Alter von 8 Wochen, eine Revaccinierung muss im Alter von 12–16 Wochen durchgeführt werden. Erhalten Welpen die Staupeimpfung erst im Alter von 12 Wochen, genügt eine einmalige Vaccinierung. Die Applikation erfolgt subkutan. Wiederholungsimpfungen werden alle 2 Jahre empfohlen.

Zur Vereinfachung der Impfung von Hunden sind Kombinationsvaccinen gebräuchlich. Dreifachimpfstoffe enthalten Staupevirus, canines Adenovirus Typ 2 und ein Leptospirenbakterin. Bei Vierfachimpfstoffen kommt noch inaktiviertes Tollwutvirus hinzu; Fünffachimpfstoffe enthalten zusätzlich Hundeparvovirus. Der Staupeimpfstoff ist auch für die Immunisierung von Nerzen,

Füchsen und Frettchen in Pelztierfarmen gut geeignet. Die Applikation kann per Aerosol erfolgen.

Hundeparvovirusinfektionen, die während der Immunisierung ablaufen, können dazu führen, dass die Entwicklung genügend hoher N-Ak-Titer, die einen Immunschutz gegen Staupe sichern, verhindert wird.

Da die Immunisierung von Welpen durch die unterschiedliche Konzentration maternaler Ak, die die Immunitätsausbildung nach Vaccinierung stören können, unsicher ist und damit die Länge des von der Mutter übertragenen Schutzes variiert, ist versucht worden, eine heterologe Immunisierung mit Masernvirus durchzuführen. Masernvirus wird von Staupe-Ak kaum neutralisiert, maternale Staupe-Ak interferieren daher nicht mit der Immunitätsbildung gegen Masernvirus. Die Masernvirus-Ak schützen zwar gegen eine Erkrankung, eine Staupevirusinfektion wird jedoch nicht verhindert. Sie verläuft dann in der Regel klinisch inapparent. Die Wirkung des heterotypischen Schutzes beruht auf einer anamnestischen Reaktion auf die erfolgte Staupevirusinfektion. Die Impfung ist bei Welpen in den ersten Lebenstagen möglich, wird jedoch im Alter von 3–4 Wochen empfohlen. Ihre Indikation ist nur bei Welpen mit maternalen Ak gegeben.

Für die passive Immunisierung sind die wichtigsten Indikationen akute Infektionsgefahr bei Hunden, die zu Ausstellungen und in Hundepensionen bzw. Tierheime gebracht werden sowie bei Hunden im Inkubationsstadium. Verabreicht werden 2 ml Hyperimmunserum pro kg Körpergewicht, wobei ein Schutz von etwa 10 Tagen erreicht wird.

### 3.16.3.4 Seehundmorbillivirus
(Seehundstaupevirus, phocines distemper virus, PDV)

Im Jahr 1988 wurde in verschiedenen ozeanischen Gewässern in Nordwesteuropa ein größere Epidemie beobachtet, der mehrere tausend Seehunde (*Phoca vitulina L.*) zum Opfer fielen. Die Ursache der Epidemie blieb zunächst unerkannt und so wurden Ekto- und Endoparasiten, Mykoplasmen sowie ein Herpesvirus als Krankheitsursache diskutiert. Daneben hat man auch die Verschmutzung des Meereswassers, insbesondere mit polychlorierten Biphenylen (PCB), als Krankheitsursache oder als Cofaktor in Erwägung gezogen.

Die im Jahr 1988 verendeten Seehunde zeigten als auffälligstes Symptom Veränderungen im Respirationstrakt. Bei der pathohistologischen Untersuchung wurden in den Gehirnen toter Seehunde Alterationen festgestellt, die denen der Staupeencephalitis ähnelten. So wurden insbesondere eine Leukoencephalitis im Bereich des Cerebellums, Demyelinisierungen und subependymale Rundzellinfiltrate mit Ödembildung im Sinne einer Ependymitis nonpurulenta festgestellt. Daher wurde der Begriff der „Seehundstaupeencephalitis" geprägt. Durch immunhistologische Untersuchung ließ sich im Gehirn verendeter Tiere ein Virusantigen nachweisen, das mit caninem Distemper-Virus-(Hundestaupe-)Antiserum kreuzreagierte. Wenig später wurde von verschiedenen Arbeitsgruppen nahezu gleichzeitig ein neuartiges Morbillivirus isoliert, das als „phocines distemper virus (PDV)" bezeichnet wurde. Die ätiologische Rolle dieses PDV, später als PDV-1 benannt, konnte durch Übertragungs- und Impfversuche sowie durch serologische Untersuchungen bewiesen werden. Vergleichende Studien mit serologischen und molekularbiologischen Methoden (Radioimmunpräzipitation und molekulare Hybridisierung) erbrachten den Beweis, dass es sich bei dem PDV-1 um ein bislang nicht bekanntes, aber mit dem Staupe- und Rinderpestvirus verwandtes Agens handelt. Daher wird das PDV als eigenständiger, originärer Vertreter der Familie Paramyxoviridae angesehen. Die Herkunft des PDV ist bisher ungeklärt, doch wurde zwischenzeitlich ein ähnliches Virus isoliert, das als PDV-2 benannt und in ursächlichen Zusammenhang mit dem Tod mehrerer tausend Baikalseehunde (*Phoca sibiriea L.*) gebracht wurde.

Die Infektionswege und der pathogenetische Verlauf des Seehundsterbens sind ungeklärt. Die Inkubationszeit der Erkrankung beträgt aufgrund epidemiologischer Beobachtungen 14–21 Tage. Besonders empfänglich gegen eine Infektion sind offenbar jüngere Tiere, die erstmals Kontakt mit dem Virus hatten. Vermutlich hat das Anwachsen der Populationsdichte der Seehunde zu dem Auftreten der PDV-Epidemie geführt. Nach Übertragungsversuchen ist das PDV pathogen für Nerze und bedingt für Hunde. Inzwischen ist ein hoher Prozentsatz der Seehundpopulation PDV-seropositiv und offensichtlich immunologisch gefeit gegen eine Erkrankung. Dementsprechend sind die Todesfälle durch PDV-Erkrankungen inzwischen stark zurückgegangen.

Obwohl Vertreter der Familie Paramyxoviridae als genetisch konserviert gelten, sind neben dem PDV in den letzten Jahren mindestens 2 bisher unbekannte P. isoliert worden. Beide haben einen zoonotisches Potenzial und gelten phylogenetisch als junge Viren. In den Jahren 1995/96 trat bei Pferden in Queensland eine als „respiratorisches Syndrom" bezeichnete Erkrankung auf, die eindeutig eine infektiöse Ursache hatte und deren Erreger nach molekularbiologischen Untersuchungen, insbesondere Nucleotidsequenzierungen, als P. identifiziert wurde. Das Agens wurde nach dem Erstisolierungsort als equines Morbillivirus „Hendra-Virus" bezeichnet. Die Herkunft des Erregers, insbesondere ein vermutetes Virusreservoir, konnten nicht bestimmt werden. Allerdings wurden bei epidemiologischen Verfolgsuntersuchungen virusspezifische Ak in früchtefressenden Fledermäusen („flying foxes", *Pteropus* spp.) festgestellt. Die Erkrankung bei Pferden blieb lokal beschränkt, wobei die Letalität etwa 60% betrug. Bei Menschen traten 2 Todesfälle unter Personen auf, die als Stallpersonal Kontakt zu den erkrankten Tieren hatten.

In den Jahren 1998/99 wurde im Zusammenhang mit encephalitischen Symptomen bei Einwohnern in Malaysia und Thailand ein weiteres, bislang unbekanntes Paramyxovirus, das antigenetisch mit dem Hendra-Erreger verwandt ist, isoliert. Als vorläufige Bezeichnung wurde

Nipah-Virus gewählt. Innerhalb weniger Wochen konnte dieser Erreger eingehend charakterisiert und von dem zunächst inkriminierten japanischen B-Encephalitis-Virus (Familie Flaviviridae) abgegrenzt werden. Mehr als 100 Patienten erlagen trotz antiviraler Therapie den schweren zentralnervösen Symptomen. Alle menschlichen Krankheitsfälle konnten mit Schweinen bzw. deren Schlachtprodukten in Verbindung gebracht werden. Ähnlich wie bei dem equinen Hendra-Virus wurden auch bei dem porcinen Nipah-Virus spezifische Ak in den Seren von fruchtfressenden Fledermäusen *(Pteropus poliocephalus)* nachgewiesen. Die Epidemie hielt bis in jüngste Zeit an.

### 3.16.3.5 Masern
(lt. IfSG/Mensch) (morbilli, measles)

*Meldepflicht*

Die Masern sind eine hochkontagiöse mit Exanthemen einhergehende Allgemeinerkrankung des Menschen im Kindesalter. Die Erkrankung ist weltweit verbreitet. Nach einer Inkubationszeit von 9–11 Tagen und einem 2–4 Tage dauernden Prodromalstadium folgt die exanthematische Phase. Charakteristische Symptome sind Fieber, Übelkeit, Kopfschmerzen, Schnupfen, Konjunktivitis, Pharyngitis und Tracheobronchitis. Am 2.–3. Tag treten zuerst auf der Wangenschleimhaut und der Innenseite der Lippen charakteristische Flecken (Koplik-Flecken) auf, die pathognomonisch für Masern sind. Vor Ausbruch des Exanthems steigt nach einer kurzen fieberfreien Phase die Körpertemperatur wieder bis über 40 °C an. Das Exanthem beginnt hinter den Ohren und breitet sich innerhalb von 48 Stunden über den ganzen Körper aus. Ferner nehmen die entzündlichen Veränderungen des Auges und der Atemwege zu. Verdauungsstörungen, meist Durchfälle, sind Begleitsymptome. Nach vollem Aufblühen beginnt der Ausschlag nach 4 Tagen langsam zu verblassen, danach folgt eine kleieförmige Schuppung der Haut. Die Genesung tritt rasch ein.

Zumeist verlaufen Maserninfektionen bei Kindern gutartig. Jedoch können gelegentlich Komplikationen auftreten. Bekannt sind der Masernkrupp, wobei es zu Schwellungen der Schleimhäute der Glottis sowie zu Membranbildung kommen kann, ferner Bronchiolitis und primäre Masernpneumonie bei hygienisch schlecht gepflegten Kleinkindern im Eruptionsstadium mit toxisch bedingten Kreislaufveränderungen sowie die Riesenzellpneumonie, die selten auftritt, aber meist tödlich endet. Sie entwickelt sich besonders bei persistierenden Infektionen, wenn mangelhaftes Antikörperbildungsvermögen vorliegt.

Neurologische Komplikationen stellen sich bei etwa 1 von 400–1.000 gemeldeten akuten Masernfällen ein. Encephalomyelitiden treten gewöhnlich 3–10 Tage nach dem Exanthemausbruch auf. Bei leichten Fällen, die sich innerhalb von 1–3 Tagen wieder normalisieren, sind Benommenheit, Schläfrigkeit und Fieber die einzigen Symptome. Schwere Encephalitisfälle können mit Krämpfen, Delirien, cerebellären, cerebralen und myelitischen Symptomen oder Konvulsionen und komatösen Zuständen einhergehen. Häufig führen schwere Verläufe zum Tode. Bei Genesung können bleibende neurologische und psychische Veränderungen auftreten.

Das Infektionsspektrum von Masernvirus umfasst unter natürlichen Bedingungen nur Menschen und Affen. Die Übertragung erfolgt durch Tröpfcheninfektion. Als Ansteckungsquelle kommt nur der infizierte Mensch in Betracht.

Der Erreger der Masern gehört zum Genus *Morbillivirus* und ist antigenverwandt mit dem Staupe- und Rinderpestvirus. Das Masernvirus besitzt hämagglutinierende und hämolysierende Aktivitäten. Zur Bekämpfung der Maserninfektionen stehen Impfstoffe aus inaktivierten oder vermehrungsfähigen Erregern für eine Immunprophylaxe zur Verfügung.

### 3.16.3.6 Subakute sklerotisierende Panencephalitis
(lt. IfSG/Mensch) (SSPE)

*Meldepflicht*

Die SSPE ist eine entzündliche, progressive, langsam verlaufende Erkrankung des ZNS bei Jugendlichen und jungen Frauen. Sie ist selten und charakterisiert durch eine Krankheitsdauer von Monaten bis Jahren. Das erste Stadium der Krankheit zeigt einen schleichenden Verfall des geistigen Leistungsvermögens, wonach eine 2. Phase mit Hyperkinesen und Tonussteigerungen der Muskulatur folgt. Im Endstadium tritt eine immer stärker werdende Decerebrationsstarre in Erscheinung. Die SSPE verläuft immer tödlich. Aus Gehirnexplantaten von Biopsiematerial ließen sich masernähnliche Viren isolieren, die aufgrund von Mutationen Veränderungen in der Struktur des M-Proteins aufwiesen. SSPE und Masernvirus können trotz zahlreicher ähnlicher Merkmale aufgrund biologischer Unterschiede differenziert werden. Für die Vermutung, dass es sich bei der SSPE um eine Zoonose handeln könnte, gibt es keine Beweise.

Über die Übertragung sowie die Pathogenese dieser sog. slow virus disease ist wenig bekannt. Der ursächliche Zusammenhang mit der Masernvirusinfektion gilt als gesichert. So sind insbesondere bei allen Patienten hohe Masernvirusantikörpertiter vorhanden und generell wurden 4–8 Jahre vor Beginn der SSPE-Erscheinungen klinisch Masern festgestellt.

## 3.16.4 Infektionen mit Pneumoviren

### 3.16.4.1 Respiratory syncytial-(RS-) Virusinfektionen

RS-Viren (RSV) verursachen bei Rindern und Schafen Erkrankungen im oberen Respirationstrakt. Die Infektion ist charakterisiert durch plötzliches Auftreten von Fieber, geringgradige Hyperpnoe, Apathie, Rhinitis und Husten. Während der Erkrankung entwickeln sich leichte Broncheolitiden sowie multifokale Herde und eine interstitielle Pneumonie mit Syncytienbildung. Die Dauer der Erkrankung beträgt 3–10 Tage. Bei schweren Verlaufsformen können sich auch Bronchopnemonien entwickeln, die letal enden. Bei hoher Mortalität ist die Letalität jedoch meist gering.

RSV-Infektionen sind bei beiden Spezies häufig mit anderen Erregern vergesellschaftet und beim Rind an der enzootischen Bronchopnemonie beteiligt. Die RSV-Infektionen prädisponieren sowohl Lämmer als auch Kälber für die Haftung von Mannheimia *(Pasteurella) haemolytica*; Mischinfektionen mit RSV und *M. haemolytica* führen in der Regel zu akuten, fibrinösen Pneumonien sowohl beim Rind als auch beim Schaf. RSV kommen auch beim Menschen, v. a. bei respiratorischen Erkrankungen im Säuglings- und Kindesalter, vor. Sie werden für schwere Verlaufsformen nach Immunkomplikationen verantwortlich gemacht.

Die RS-Viren werden im Genus *Pneumovirus* (Subfamilie Pneumovirinae) der Familie Paramyxoviridae eingeordnet. Sie unterscheiden sich von Parainfluenza- und Morbilliviren in der Genkonstellation sowie im Durchmesser des Nucleocapsids, der nur 13–14 nm beträgt. HA und NA werden bei RS-Viren von Mensch und Rind nicht gefunden, sind dagegen im murinen Pneumonievirus vorhanden. Alle Virusisolate zeigen eine enge Antigenverwandtschaft; die Stämme vom Menschen und Rind scheinen jedoch nicht identisch zu sein. Die Züchtung von RSV erfolgt in menschlichen, ovinen oder bovinen Zellkulturen. Die Vermehrung verläuft unter Ausbildung eines cpE mit Formation von Riesenzellen und cytoplasmatischen EK.

Das Infektionsspektrum umfasst unter natürlichen Bedingungen Rind und Schaf sowie Primaten. Schafe sind für bovines RSV besonders empfänglich. Ob das Rindervirus auch auf den Menschen übergehen kann, ist nicht bekannt.

Die Diagnose erfolgt durch die Virusisolierung in menschlichen oder bovinen Zellkulturen oder mithilfe des Antikörpernachweises in Serumpaaren. Als Nachweismethode hat sich bei menschlichen Seren die KBR, bei Rinder- und Schafseren der NT bewährt. Differenzialdiagnostisch müssen andere Infektionen des Respirationstrakts mit Adeno-, Reo-, Herpes- oder Parainfluenzaviren abgegrenzt werden.

RSV-Infektionen treten hauptsächlich während der Wintermonate auf und breiten sich in Rinderpopulationen sehr schnell aus. Epidemiologische Untersuchungen zeigen, dass die Seroprävalenz beim Rind zwischen 60 und 100 % liegt.

Die Bekämpfung der RSV-Infektion sollte zweckmäßigerweise im Rahmen der Maßnahmen gegen die infektiösen Faktorenerkrankungen des Respirationstrakts erfolgen. Inzwischen sind auch Impfstoffe gegen das bovine RSV verfügbar. So können mit Lebendvaccinen nach zweimaliger parenteraler Immunisierung gute AK-Titer induziert werden. Ihr Schutzeffekt muss in weiteren Untersuchungen geprüft werden.

## 3.17 Infektionen und Krankheiten durch Rhabdoviren

### 3.17.1 Allgemeines

Die Rhabdoviren (R.) erhielten ihren Namen aufgrund ihrer Form (griech. rhabdos = Stab). Es sind geschossförmige Partikel mit Größen von 130–380 nm Länge und 50–95 nm Durchmesser. Virusarten der Familie Rhabdoviridae kommen fast bei allen Arten von Tieren und auch bei Pflanzen vor. Die Familie Rhabdoviridae, inzwischen der neuen Ordnung Mononegavirales zugeteilt, ist in die Genera *Lyssavirus* und *Vesiculovirus* unterteilt und enthält ferner Subgruppen mit Pflanzenrhabdoviren (**Tab. 3.31**).

Das Genom der R. ist eine ss nichtsegmentierte RNA. Das Virion ist behüllt und sein Nucleocapsid helikal-sym-

**Tab. 3.31** Familie Rhabdoviridae und ihre wichtigsten Vertreter (SG=Subgenera).

| Genus | Spezies | Krankheit/Wirte |
|---|---|---|
| *Lyssavirus* | rabiesvirus 4 SG | Tollwut der Säuger |
| | Lagos-bat-Virus | (Vermehrung in diversen) |
| | Mokola-Virus | Vertebraten und |
| | Duvenhage-Virus | Invertebraten |
| | europäisches Bat-1 und -2-Rhabdovirus | Fledermaustollwut |
| *Ephemerovirus* | bovines Ephemeralfiebervirus | Ephemeralfieber der Rinder und Wiederkäuer (Vermehrung in Insekten) |
| | Egtved-Virus (VHS) | virale hämorrhagische Septikämie der Forellen |
| | IHN-Virus | infektiöse hämatopoetische Nekrose der Salmoniden (Lachse) |
| | zahlreiche weitere Rhabdovirusisolate aus Fischen, Reptilien, Mollusken, Crustaceen, Insekten | |
| *Vesiculovirus* | Stomatitis-vesicularis-Virus Indiana, Chandipura, Cocal, Isfahan | vesikuläre Stomatitis |
| | *Rhabdovirus carpiae*, SVC-Virus | Frühjahrsvirämie oder infektiöse Bauchwassersucht der Karpfen |
| | pike-fry-Rhabdovirus | Rotseuche der Hechte |
| | zahlreiche weitere Isolate aus Fischen, anderen Vertebraten und Invertebraten | |

metrisch aufgebaut. Es besitzt 4–5 Proteine (L, G, N, NS, M). Die Virushülle trägt oberflächlich Projektionen (G-Protein). Einige Virusarten der Familie weisen hämagglutinierende Eigenschaften auf.

Die Vermehrung der R. findet im Cytoplasma der Zellen statt. Eine Reihe von ihnen vermehren sich in Arthropoden, werden durch diese aber nicht übertragen.

Zwischen den Lyssa- und den Vesiculoviren besteht eine Antigenverwandtschaft, die auf dem N-Protein (RNP) basiert. Die typspezifischen Eigenschaften sind an das G-Protein gebunden.

Als lipidhaltige und behüllte Viren verhalten sich die R. gegenüber Umwelteinflüssen nur mäßig widerstandsfähig. Ihre pH-Stabilität liegt zwischen 5 und 9; im sauren und alkalischen Bereich werden sie zunehmend angegriffen. Sie lassen sich mit begrenzt viruziden Desinfektionsmitteln bereits in Konzentrationen um 1 %, insbesondere durch oberflächenaktive Verbindungen und Fettlösungsmittel inaktivieren.

Einige der Virusarten rufen schwere Krankheiten bei Mensch und Tier hervor. Beispiele sind die Tollwut, die vesikuläre Stomatitis, das Ephemeralfieber des Rinds und einige Fischseuchen. Die meisten R. jedoch sind apathogen.

### 3.17.2 Rhabdoviruserkrankungen der Säuger

Anzeigepflicht

#### 3.17.2.1 Tollwut (lt. TierSG und IfSG/Mensch) (lyssa, rabies, rage)

■ Allgemeines

Die Tollwut (TW) ist eine akute, zumeist letale Infektionskrankheit, die vorwiegend Säugetiere und den Menschen befällt. Sie manifestiert sich bei typischem Verlauf durch Bewusstseinsstörungen, erhöhte Erregbarkeit und Lähmungserscheinungen. Die Übertragung erfolgt gewöhnlich durch den Biss. Das bevorzugte Manifestationsorgan ist das ZNS.

Die TW gehört zu den am längsten bekannten Infektionskrankheiten. Schon seit etwa 2.300 v.Chr. ist bekannt, dass die Seuche durch Biss übertragen wird. Die Bestimmungen über die Entschädigung bei TW in der Gesetzessammlung des Königs Hammurabi von Babylon datieren um 1700 v. Chr. Ferner haben schon Demokrit (50 v. Chr.) sowie Aristoteles (400 v. Chr.) das Krankheitsbild beim Tier, Celsus (100 v. Chr.) das beim Menschen, beschrieben. Jedoch wurden erst mit Beginn des 19. Jahrhunderts wichtige epidemiologische Erkenntnisse gewonnen, die teilweise heute noch Gültigkeit haben. 1804 wurde die Infektiosität des Speichels nachgewiesen. Einen großen Fortschritt brachte die von Pasteur im Jahre 1885 entwickelte Schutzimpfung. Histologische Untersuchungen durch Bades und Negri führten zur Entdeckung der als Negri-Körperchen bezeichneten cytoplasmatischen EK. Ein weiterer Fortschritt war die Einführung der IF-Technik für die Diagnose der TW im Jahr 1958.

Die TW ist nahezu weltweit verbreitet, lediglich einige Länder mit Insellage sind frei von ihr.

■ Ätiologie

Der Erreger der TW ist ein typisches Rhabdovirus. Gegenüber Umwelteinflüssen ist das TW-Virus (TWV) wenig resistent und zumeist nach wenigen Tagen inaktiviert.

Autolytische Vorgänge und Fäulnis zerstören die Infektiosität nur langsam; Tierkadaver können je nach den äußeren Bedingungen bis zu 90 Tagen Virus enthalten. Da das TWV im sauren Bereich schnell inaktiviert wird, sind für die Desinfektion saure Mittel am besten geeignet.

Entsprechend dem epidemiologischen Auftreten wird das TWV als Straßen-, Wald- und Fledermausvirus (Virus paralyssa) bezeichnet. Durch intracerebrale Passagen im Kaninchen attenuiertes Straßenvirus wird Virus fixe genannt. Als Flury-Virus bezeichnet man bruteiadaptiertes Straßenvirus. Neben Virus fixe und Flury-Virus sind in den letzten Jahren weitere Feldvirusstämme in Zellkulturen attenuiert worden (z. B. ERA, WIB). Alle attenuierten Stämme sind durch den Verlust oder eine Verminderung der Virulenz für Menschen und Haustiere unter Erhalt der immunisierenden Eigenschaften charakterisiert. Das TWV existiert in mindestens 4 Serotypen. Die vorherrschenden Straßen-, Wald- und Fledermausvirusstämme werden im Serotyp 1 zusammengefasst. Je nach geografischer Lage sind während der letzten Jahre mithilfe von MAk zahlreiche voneinander abweichende Varianten innerhalb des Serotyps 1 gefunden worden. Serotyp 2 wird durch Lagos-bat-Virus, Serotyp 3 von Mokola-Virus und Serotyp 4 von Duvenhage-Virus repräsentiert.

Das TWV besitzt 4 antigen wirksame Strukturkomponenten. Neben dem N-(Ribonucleoprotein/RNP-)Antigen sind das NS-(Core-assoziiertes-) Antigen, das M-(Membran-)Antigen und das G-(Glykoprotein-)Antigen nachweisbar. Das N-Antigen ist gruppenspezifisch, während das G-Antigen typspezifisch und damit für die Immunität wichtig ist. Das G-Antigen besitzt zudem hämagglutinierende Eigenschaften.

Die Züchtung des Erregers ist in Zellkulturen, bebrüteten Hühner- sowie Enteneiern und in Versuchstieren möglich. Das Infektionsspektrum des Virus umfasst alle warmblütigen Säugetiere sowie Vögel. Die Säuger und der Mensch besitzen unterschiedliche Empfänglichkeiten. Eine extreme Empfänglichkeit wird bei Füchsen, Kojoten, Schakalen und Wölfen beobachtet. Hochempfänglich sind auch Hamster, Stinktiere, Waschbären, Hauskatzen, Nagetiere, Kaninchen, Rinder und Mungos. Eine mäßige Empfänglichkeit zeigen Hunde, Schafe, Ziegen und Pferde. Der Mensch gilt als minder empfänglich.

■ Epidemiologie

Das TWV wird mit dem Speichel ausgeschieden, der beim Hund bereits 5 Tage vor Ausbruch der klinischen Erscheinungen virushaltig sein kann. Die Übertragung von Tier zu Tier und auf den Menschen erfolgt in der Regel direkt durch Biss, jedoch können Infektionen auch durch Verunreinigung von Wunden mit infektiösem Speichel auftreten. Die aerogene Übertragung, z. B. Staub in Fledermaushöhlen, besitzt für die Epidemiologie eine geringe Bedeutung. Je nach Tierart, die als Hauptüberträger in der Infektkette fungiert, werden unterschiedliche Seuchenformen beobachtet. Die urbane Form tritt bei Hund und Katze auf. Der Hund ist mit etwa 90% an dieser Form beteiligt. Die Endglieder der Infektkette stellen andere Haustiere, hier insbesondere das Rind sowie der Mensch, dar. Träger der silvatischen Form sind wildlebende Carnivoren. Im mitteleuropäischen Raum sind der Rotfuchs (*Vulpes vulpes*), in Osteuropa zusätzlich der Marderhund (*Nyctereutes procryonoides*) die hauptsächlichen Seuchenverbreiter. Auf dem amerikanischen Kontinent wird die Seuche dagegen außer von Füchsen (*Vulpes fulva*) auch von Stinktieren (*Memphitis mephitis*) und Waschbären (*Procyon lotor*) unterhalten, in Asien von Fuchs und Wolf (*Lupus lupus*) und in Afrika von Schakalen und Schleichkatzen. Zwischen der silvatischen und der urbanen Form bestehen je nach ökologischen Gegebenheiten enge Wechselbeziehungen. Von der Kontakthäufigkeit zwischen Wildtieren und Hunden, von der relativen Populationsdichte beider Gruppen und dem Immunitätsgrad hängt es ab, ob in einem Gebiet beide Formen gleichzeitig auftreten.

Eine 3. Form ist die Fledermaustollwut *(Paralyssa)*, die in erster Linie in Mittel- und Südamerika eine Rolle spielt. Sie wird durch blutleckende Fledermäuse der Ordnung Chiroptera übertragen, die für Haustiere und den Menschen eine erhebliche Gefahrenquelle darstellen. Von blutleckenden Fledermausarten ist die TW. schließlich auf insekten- und fruchtfressende Fledermäuse übergegangen und seit 1953 wird Fledermaustollwut auch zunehmend in Nordamerika beobachtet. Man nimmt an, dass das TWV durch Fledermauspassagen in seiner Virulenz verändert wurde *(Paralyssavirus)*. Die Infektion verursacht auch bei den Endgliedern der Infektkette (Herbivoren und Mensch) nicht die klassischen Wutsymptome, sondern verläuft mehr paralytisch. Fledermäuse selbst können mit Symptomen der rasenden Wut erkranken, machen in den meisten Fällen jedoch eine subklinische Infektion durch. Bisher wurden in mehreren europäischen Ländern, insbesondere Anrainern der Ost- und Nordsee, zahlreiche TWV-Isolate bei insektivoren Fledermäusen festgestellt. Ihre Bedeutung für die Epidemiologie der TW in Europa ist aber ungeklärt. Bei dem in Europa ablaufenden Tollwutseuchengeschehen handelt es sich um die silvatische Form. Hauptträger ist der Rotfuchs, der etwa 60–80% aller registrierten TW-Fälle ausmacht. Vom Fuchs greifen die Infektionen auf Haustiere und solche Wildtierarten über, die in seinem Lebensraum stehen, v. a. auf Musteliden sowie auf Rehe. Entgegen einer gelegentlich verbreiteteten Meinung haben wildlebende Kleinnager keine Bedeutung für die TW-Epidemiologie. Der Anteil der Haustiere am gegenwärtigen Seuchengeschehen liegt bei etwa 15–20%. Betroffen sind vorzugsweise Weiderinder, Schafe, Pferde, Katzen und Hunde.

Bestimmte Häufungstendenzen von TW-Fällen in einzelnen Gebieten oder zu bestimmten Jahreszeiten hängen von der Dichte der Fuchspopulation ab. So steht z. B. der zyklische Verlauf der TW mit einem Maximum der TW-Inzidenz im Winterhalbjahr im Zusammenhang mit dem sozialen Verhalten der Füchse (Raubmündigwerden der Jungfüchse im Herbst; Ranzzeit im Januar oder Februar).

In Afrika und Asien überwiegt dagegen auch heute noch die urbane TW. Hauptträger sind dabei streunende Hunde.

■ Pathogenese, Pathologie

Unter natürlichen Bedingungen gelangt das TWV mit dem Speichel in traumatisch geschädigtes Gewebe, wo die zentripedale Ausbreitung des Erregers in das ZNS mit der Infektion von Myocyten beginnt. Der Erreger wandert dann intraaxonal zu den Spinalganglien im ZNS, in denen es erstmalig zur Virusvermehrung kommt. Die weitere Ausbreitung im ZNS erfolgt über Dendriten der Ganglienzellen von Zelle zu Zelle sowie mit dem Liquor. Nach Erreichen des Gehirns kommt es zu einer intensiven Virusvermehrung, wonach sich das Virus wieder zentrifugal an den Nervenbahnen entlang in die Peripherie ausbreitet. Dabei kommt es auch zur Infektion der Speicheldrüsen. Die Ausbreitung scheint sowohl passiv als auch durch Vermehrung in Nervenzellen vor sich zu gehen. Eine Virusvermehrung in nichtneutralem Gewebe findet im Korneaepithel, in den Speicheldrüsen und in Zellen des braunen Fettgewebes statt.

Nach der zentrifugalen Ausbreitungsphase lässt sich TWV in allen Körperorganen nachweisen. Die hämatogene Ausbreitung spielt bei der Pathogenese vermutlich keine Rolle. Im Widerspruch zu dieser Hypothese stehen Erfahrungen, nach denen bei Tollwutinfektionen Antikörper gebildet werden und schon niedrige Titer gegen eine Infektion schützen. Hohe Virustiter sind nach intranasaler Infektion in Speicheldrüsen und in der Lunge nachgewiesen worden.

Das pathologisch-anatomische Bild bei der Autopsie ist wenig charakteristisch. Äußerlich werden gelegentlich Anzeichen von Automutilation (Verletzungen im Kopfbereich, abgebrochene Hörner/Gehörne) beobachtet. Bei Hunden kann das Vorhandensein von unverdaulichen Gegenständen im Magen wie Streu, Steine, Holz, Haare, Lumpen etc. als Verdachtsmoment gewertet werden. Histologisch lassen sich im ZNS perivaskuläre und gewebliche Rundzellinfiltrate nachweisen. Durch Wucherung von Gliazellen entstehen die sog. Babes-Wutknötchen. Pathognomonisch sind im Cytoplasma von Ganglienzellen auftretende EK, die Negri-Körperchen. Sie sind 1–30 μm im Durchmesser, oval oder rund, scharf begrenzt und besitzen im Inneren charakteristische granuläre Strukturen, die Innenkörperchen. Negri-Körperchen werden in etwa 90% aller Tollwutgehirne gefunden. Sie sind über das gesamte ZNS verteilt, zeigen aber eine besondere Häufigkeit im Ammonshorn, im Hippocampus und im Cerebellum.

■ Klinische Leitsymptome

Die Inkubationszeit schwankt bei natürlichen Infektionen zwischen 10 und 276 Tagen; in der Regel liegt sie zwischen 14 und 60 Tagen und wird beeinflusst von der Virusmenge bei der Infektion und der Entfernung der Infektionsstelle vom ZNS. Der klassische T-Verlauf umfasst 3 Stadien: das Prodromal-, das Exzitations- und das Paralysestadium. Das Prodromalstadium ist hauptsächlich durch ein verändertes Verhalten charakterisiert, wird aber häufig übersehen. Scheu, Nervosität und Gereiztheit sind weitere Symptome. Ferner werden Schluckbeschwerden und Speichelfluss beobachtet. Kranke Tiere zeigen Hydrophobie. Dieses Stadium dauert etwa 3 Tage. Im Exzitationsstadium steigern sich Unruhe und Aufregung, und viele Tiere zeigen Aggressivität und Beißsucht, wobei die Infektionsgefahr groß ist. Steht ein starkes Erregungsstadium im Vordergrund des Krankheitsverlaufs, spricht man von rasender Wut. Das Paralysestadium tritt kurz vor dem Tode auf; es kommt zu Lähmungen der Gesichtsmuskulatur sowie an den Rumpf- und Gliedmaßenmuskeln. Nach 3- bis 4-tägiger Dauer tritt der Tod ein. Wenn das Erregungsstadium fehlt und die Lähmungserscheinungen im Mittelpunkt der klinischen Symptomatik stehen, spricht man von stiller Wut. Die Krankheitsdauer beträgt etwa 1–7 Tage; nach Auftreten klinischer Erscheinungen führt die Infektion in der Regel zum Tode.

Beim Hund treten die rasende und stille Wut auf, wobei Übergänge von einer Form zur anderen möglich sind. Bei der rasenden Wut stellen sich nach Wesensveränderungen Unruhe und Aufregung ein. Die Tiere sind übererregt, sie versuchen zu entweichen, zeigen eine gesteigerte Beißfreudigkeit und schnappen nach Gegenständen, die auch aufgenommen werden. Die Aggressivität kann sich so sehr steigern, dass Tiere und Menschen angefallen werden und anfallsweise Raserei eintritt. In diesem Stadium setzen Schlundkopflähmungen ein, die sich durch heiseres Bellen, Schluckbeschwerden, Speichelfluss und Herabhängen des Unterkiefers äußern. Nach 1–2 Tagen kommt es dann zu Lähmungen der Nachhand und der Rumpfmuskulatur und zum Festliegen. Durch Erschöpfung und Entkräftung tritt nach 3- bis 4-tägiger Dauer der Tod ein.

Bei der stillen Wut sind die Anfangssymptome wenig ausgeprägt, sie gehen rasch in Lähmungen über. Daneben werden Fälle mit atypischem Verlauf beim Hund beschrieben, wobei gastrointestinale Erscheinungen oder Krämpfe im Vordergrund stehen, sodass bei der Diagnosestellung unklarer Fälle epizootiologische Daten mit herangezogen werden müssen.

Bei Katzen sind die Krankheitserscheinungen denen des Hundes ähnlich. Die Inkubationszeit liegt etwa zwischen 14 und 30 Tagen. Zu Beginn der Erkrankung verkriechen sich die Tiere gern, später greifen sie Menschen und Tiere, besonders Hunde, an. 2–4 Tage nach dem Auftreten der ersten Symptome stellen sich Lähmungserscheinungen ein. Die rasende Wutform dominiert bei Katzen.

Die T. des Rinds beginnt wenig charakteristisch. Sie verläuft häufig unter dem Bild einer Indigestion mit mangelnder Futteraufnahme, sistierender Milchleistung, Tympanie und Opstipation. Im weiteren Verlauf zeigt sich dann eine Änderung des Verhaltens, das sich durch Neugierde, Beschnüffeln, erhöhte Erregbarkeit, Überempfindlichkeit des Gehörsinns sowie von Haut und Hörnern, daneben Parästhesien verschiedener Art manifestiert. Die stille Wutform ist beim Rind vorherrschend. Dabei wird verstärkter Speichelfluss und Schlundkopflähmung beobachtet. Wut- und Tobsuchtsanfälle treten selten auf. Manche TW-kranke Rinder geraten beim Vorhalten des Wassereimers oder beim Betätigen der Tränke (Plätschern) in Erregung (Hydrophobie). Ein während dieses angedeuteten Erregungsstadiums häufiges Symptom besteht in ständigem Drängen auf Kot und Harn mit aufgekrümmtem Rücken und einknickenden Hinterbeinen, wobei meist Luft in den Mastdarm eingesaugt und wieder ausgepresst wird. Auch Drängen nach vorn oder Anrennen gegen die Wand mit Hornbrüchen sowie Verhängen in der Kette gehören zu diesem Bild. Mit fortschreitender Paralyse werden motorische Störungen verschiedenen Ausmaßes beobachtet. Die Krankheitsdauer beträgt beim Rind 3–6 Tage (**Abb. 3.13**).

Tollwutkranke Pferde zeigen erhöhte Auslösbarkeit der Reflexe und Juckreiz an der Bissstelle. Sie scharren mit den Hufen und benagen die Krippe. Neben kolikartigen Erscheinungen wird auch Aggressivität gegenüber dem Menschen und Hunden beobachtet. Der Speichelfluss ist gesteigert und der Schlundkopf gelähmt. Zuweilen treten Zuckungen am ganzen Körper auf, die sich beim Anblick von Wasser steigern. Manche Tiere zeigen keine Erscheinungen von Unruhe. Sie stehen mit gesenktem Kopf da, schwanken oder liegen häufig. Die Krankheitsdauer beträgt 4–5 Tage.

Bei Schweinen sind Aufregung und Schreckhaftigkeit, heiseres Grunzen, krampfartige Kopfbewegungen und Beißen in die Streu beschrieben worden. Die Tiere laufen unruhig umher, wobei der Speichelfluss gesteigert ist. Sie suchen nach Wasser, können es aber nicht abschlucken. Nach Eintritt der Lähmungen gehen die Tiere innerhalb von 2–4 Tagen ein. Auch bei Schaf und Ziege treten Unruhe, gesteigerter Geschlechtstrieb, Blöken, plötzliches Zusammenbrechen und Lähmungen auf.

Die selten vorkommende T. des Geflügels beginnt atypisch mit Schreckhaftigkeit, Unruhe und Sträuben des Gefieders. Später können Angriffslust, Gleichgewichtsstörungen oder Somnolenz auftreten, bevor die Tiere mit Lähmungserscheinungen innerhalb von 2–6 Tagen sterben. Spontanheilungen werden beobachtet, die Letalität beträgt etwa 50%.

Das hervorstechendste Symptom bei der Wildtiertollwut ist der Verlust der angeborenen Scheu. Tollwütige Füchse dringen am Tage in Ortschaften und Gehöfte ein

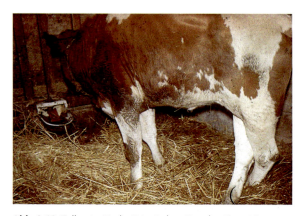

**Abb. 3.13** Tollwut – Rind mit typischen Koordinationsstörungen der Extremitäten.

und suchen Kontakt mit Hunden, mit denen sie sich beißen. Die Lähmungserscheinungen sind dann so weit fortgeschritten, dass sich die Tiere mit herabhängendem Unterkiefer torkelnd ohne Widerstand fangen lassen. Besonders charakteristisch ist neben der verlorenen Scheu vor dem Menschen die Beißsucht. Sie verbeißen sich in leblose Gegenstände und verharren in dieser Stellung, bis sie gestellt werden. Füchse mit ausgesprochenen Lähmungserscheinungen werden jedoch selten angetroffen. Sie haben nicht mehr die Kraft, sich in die Nähe menschlicher Behausungen zu schleppen. Meist verkriechen sie sich in einen Schlupfwinkel und sterben dort. Ein sicheres Anzeichen für das Vorliegen der Tollwut beim Reh ist der Angriff auf Personen. Ein weiteres Tollwutsymptom beim Reh ist das Anrennen gegen Bäume und Sträucher sowie das Auftreten von Schürfstellen, die meist bei verendeten Rehen festgestellt werden. Wiederholt wurden laut klagende Rehe erlegt, die sich dann als tollwutpositiv erwiesen. Lähmungserscheinungen am Unterkiefer und im Extremitätenbereich sind ebenfalls häufig zu beobachten.

Bei den übrigen Wildtieren wie Marder und Dachs steht meist die Angriffslust gegenüber Menschen und Hunden neben Lähmungserscheinungen im Vordergrund. Vereinzelt konnte TW auch bei Hirschen und Wildschweinen beobachtet werden.

### ■ Diagnose

Klinisch kann am lebenden Tier eine Verdachtsdiagnose gestellt werden. Die Absicherung der Diagnose durch virologische Untersuchungsverfahren ist jedoch bei getöteten und verendeten Tieren unerlässlich. Heute beruht die Diagnosestellung auf 2 Methoden: der IF zum Nachweis des T-Antigens und der Negri-Körperchen sowie dem Virusnachweis mithilfe des Mäuseinokulationstests. Die Methode der Wahl ist die IF (**Abb. 3.14**). Hierbei werden auch Antigenaggregate nachgewiesen, die wegen ihrer geringen Größe histologisch nicht als Negri-Körperchen erkennbar sind. Der IF-Nachweis weist eine gute Korrelation mit dem Mäuseinokulationstest auf. Die Technik erlaubt eine Diagnose in wenigen Stunden.

Empfindlicher ist der direkte Virusnachweis durch den Mäuseinokulationstest. Frühestens am 5.–7. Tag, meist jedoch zwischen 9. und 20. Tag, entwickeln sich im positiven Falle Paralysen an den Hintergliedmaßen. Der Versuch wird nach 28 Tagen abgeschlossen. Der Nachteil des Tierversuchs ist seine lange Dauer. Differenzialdiagnostisch müssen alle entzündlichen Prozesse im ZNS in Betracht gezogen werden, daneben einige Mangelerscheinungen, Stoffwechselstörungen und Intoxikationen. Im Einzelnen sind zu beachten beim Hund die Staupe; bei Katzen der Thiaminmangel und Ausfallerscheinungen bei Kätzchen durch intrauterine Infektionen mit FPV; beim Rind Thiaminmangel, Schlundverstopfung, Bleivergiftung, Azetonämie sowie neuerdings auch die BSE; beim Pferd Dummkoller und die Borna-Erkrankung; beim Schaf Louping ill, Scrapie, Borna-Erkrankung, Listeriose, Coenurusbefall sowie beim Schwein die Aujeszky-Krankheit, die Teschen-Schweinelähmung, Schweinepest, Eklampsie der Sauen und die Kochsalzvergiftung.

### ■ Immunologie

Die Rolle der Immunmechanismen bei der TW ist umstritten, da sie schwierig zu untersuchen sind. Bei den einzelnen Fällen, die eine TW-Erkrankung überlebt haben, ließen sich hohe N-Ak im Blut nachweisen. In Gehirnen verendeter Füchse und Stinktiere wurden N-Ak gefunden. Auch nach prä- oder postinfektioneller Schutzimpfung werden N-Ak gebildet. Im Allgemeinen wird angenommen, dass die N-Ak für den Immunschutz verantwortlich sind. Vermutlich sind auch zelluläre Immunmechanismen am Gesamtschutz beteiligt.

### ■ Bekämpfung

Die T. ist anzeigepflichtig. Therapeutische Maßnahmen sind bei Tieren verboten. Die Bekämpfung der Seuche basiert heute in den meisten Ländern auf:
- veterinärbehördlichen Maßnahmen,
- Köder-(Schluck-)Impfung der Füchse zur aktiven Immunisierung,
- präinfektioneller aktiver Immunprophylaxe gefährdeter Tiere, insbesondere bei Hund und Katze.

Die veterinärbehördlichen Maßnahmen sind in den meisten Ländern gesetzlich geregelt.

Nach den Empfehlungen der WHO wurde versucht, den Fuchsbesatz auf 1 Tier pro 2–5 km zu vermindern, d. h. auf etwa ein Viertel bis ein Sechstel der jetzigen Population. Die praktizierten Verfahren haben sich jedoch nicht bewährt, sodass heute der aktiven Schutzimpfung über Köder (besondere ausgewählte attenuierte Virusstämme) der Vorzug gegeben wird. Für die aktive Impfprophylaxe gefährdeter Haustiere stehen ausschließlich Impfstoffe aus inaktivierten Erregern zur Verfügung. Die aktive Schutzimpfung beim Tier darf nur als prophylaktische, also präinfektionelle Schutzmaßnahme, durchgeführt werden. Postinfektionelle Erstimpfungen sind beim Tier verboten.

In Ländern der dritten Welt, in denen die T. v. a. durch streunende Hunde getragen wird, konzentrieren sich die Maßnahmen einmal auf die Aufklärung der Bevölkerung, die Impfung von Hund und Mensch sowie die Reduzie-

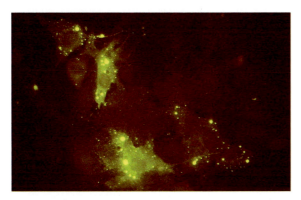

**Abb. 3.14** Tollwut – fluoreszenzmikroskopische Aufnahme von intraplasmatischen Einschlüssen (Negri-Körperchen) in BHK-Kulturen (Aufnahme: Gerbermann, Schleißheim).

rung der Zahl der streunenden Hunde. In Südamerika, wo die TW v. a. von blutleckenden Fledermäusen getragen wird und Weiderinder häufig betroffen sind, steht die TW-Schutzimpfung der Rinder im Vordergrund.

Mit den modernen TW-Vaccinen lassen sich alle Haus- und Nutztiere wirksam gegen die TW immunisieren. Bevorzugt angewendet werden zumeist Impfstoffe aus inaktivierten Erregern. Die Impfung von Haustieren, besonders von Hunden und Katzen, führte zu einer drastischen Reduzierung der menschlichen TW-Fälle.

TW-Impfstoffe können auch mit anderen Impfstoffen zusammen als Kombinationsvaccinen verabreicht werden. Beim Hund sind bzw. waren Kombinationen mit der Impfung gegen Staupe, Hcc und Leptospirose bzw. Parvovirose, bei der Katze mit dem Panleukopenie-Impfstoff und beim Rind mit der MKS-Impfung üblich.

■ **Tollwut beim Menschen (lt. IfSG/Mensch)** *(Meldepflicht)*

Die T. ist eine gefährliche Zoonose und verursacht auch heute noch zahlreiche Todesfälle beim Menschen. In Deutschland wurden seit 1951 etwa 50 Tollwutfälle beim Menschen gemeldet, von denen mehrere durch Hunde übertragen und die Patienten im Ausland infiziert wurden. Die Inkubationszeit variiert stark, selten beträgt sie etwa 10–14 Tage, durchschnittlich wird mit 30–90 Tagen gerechnet. Die längste Inkubationszeit wurde mit 276 Tagen angegeben.

Die ersten Symptome sind Jucken, Brennen oder Schmerzen an der Verletzungsstelle sowie Störungen des Allgemeinbefindens (Prodromalstadium). Es folgt Übererregbarkeit, die sich zur Hydrophobie steigert. Der Anblick von Wasser oder das Geräusch laufenden Wassers ruft einen durch Larynx- und Pharynxspasmen charakterisierten Anfall hervor. Außer diesen Schlingkrämpfen werden Aerophobie und Photophobie sowie starker Speichelfluss beobachtet. Tritt der Tod nicht schon während des Erregungsstadiums ein, bildet sich meist ein paralytisches Stadium aus, das innerhalb weniger Stunden infolge von Atemlähmung zum Tode führt.

Für die Behandlung eines Menschen, der möglicherweise durch ein tollwütiges Tier infiziert wurde, sind Wundbehandlung und Immunisierung gleichermaßen wichtig. Nach Empfehlung des Robert-Koch-Instituts sollen Wunden sofort mit heißem Wasser und Seife ausgewaschen, danach desinfiziert werden; hierfür haben sich u. a. quartäre Ammoniumbasen oder 40–70%iger Alkohol (keinesfalls Iodverbindungen) bewährt. Die chirurgische Wundversorgung schließt sich an, jedoch sollte eine sofortige Wundnaht unterbleiben, da sie das Angehen einer Tollwutinfektion begünstigen kann. Eine Tetanusprophylaxe, deren Art sich nach dem Impfstatus des Verletzten richtet, ist erforderlich. Eine Behandlung mit Antibiotika kann zur Beseitigung bakterieller Erreger zweckmäßig sein.

Mit einer rechtzeitig in der Inkubationszeit begonnenen aktiven Immunisierung gelingt es meist, einen ausreichenden Impfschutz zu erzielen, der den Ausbruch der Krankheit verhindert. Die Impfung soll nur bei hinreichendem Verdacht (Tierart; epidemiologische Situation; Urteil des Tierarztes; Ergebnis der Laboruntersuchung) durchgeführt werden. Die WHO hat ein Indikationsschema erstellt, das bei Abwägung des Für und Wider bei einer Impfung herangezogen werden sollte.

Für die aktive TW-Schutzimpfung des Menschen steht eine Zellkultur-Konzentratvaccine auf der Basis eines Spaltimpfstoffs zur Verfügung (HDC, human diploid cells). Im Vergleich zu allen anderen bisher verwendeten Tollwutvaccinen beim Menschen ist die HDC-Vaccine sehr gut verträglich und ruft eine bessere Antikörperbildung hervor. Dadurch sind weniger Impfungen notwendig. Als Virus dient der Stamm Pitman-Moore.

Eine vollständige postexpositionelle Impfung mit HDC-Vaccine besteht für Erwachsene ohne Grundimmunisierung aus 6 Impfungen, die an den Tagen 0, 3, 7, 14, 30 und 90 verabreicht werden. Bei Personen, die vor Exposition schon vorbeugend geimpft wurden und bei denen die letzte Impfung nicht länger als 3 Jahre zurückliegt, genügen zwei Impfungen (Tage 0 und 10).

Eine passive Immunisierung mit einem TW-Hyperimmunserum ist aufgrund der negativen Erfahrungen bei der Behandlung experimentell infizierter Primaten kontraindiziert. Mit dem HDC-Impfstoff ist wegen der Unschädlichkeit auch eine präexpositionelle (prophylaktische) Impfung bei Personen mit erhöhtem Expositionsrisiko (Tierärzte, Tierpfleger, Laborpersonal etc.) ungefährlich und zu empfehlen. Die vorbeugende Impfung beim Menschen gegen T. besteht aus drei Injektionen an den Tagen 0, 28 und 120 (als Tag 0 gilt der Tag der ersten Injektion). Soll eine Immunität besonders schnell erreicht werden, wird eine viermalige Applikation an den Tagen 0, 3, 7 und 28 empfohlen. Die erste Auffrischimpfung soll nach einem Jahr erfolgen, anschließend können die Impfungen in Intervallen von 3 bis 5 Jahren vorgenommen werden.

> ! Das Tollwutvirus kommt in mindestens 6 Serotypen vor und tritt mit klinischer Symptomatik vorwiegend als sylvatische Form auf. Das Virus wurde in Europa auch bei insektivoren Fledermäusen nachgewiesen, doch deren epidemiologische Rolle ist gegenwärtig noch ungeklärt. Hauptüberträger der Tollwut in Europas ist der Fuchs. Eine ätiologische Diagnose ist nur post mortem durch IF-Nachweis der Negri-Einschlusskörperchen oder durch Virusanzüchtung in der Zellkultur möglich. Für die prophylaktische Tollwutimpfung bei Haustieren und Menschen sind nur inaktivierte Vaccinen zugelassen. Für die Köderimpfung bei Füchsen wird eine Lebendvaccine (**Ausnahme**) eingesetzt.

## 3.17.2.2 Ephemeralfieber des Rinds
(Dreitagekrankheit des Rindes, bovine ephemeral fever, three day sickness, stiff sickness, bovine epizootic fever)

### ■ Allgemeines
Das Ephemeralfieber (EF) ist eine akute, fieberhafte Infektion bei Rindern, die von Stechmücken übertragen wird (Arbovirus). Charakteristisch sind die kurze Dauer sowie die geringe Letalität. Klinisch manifestiert sich die Erkrankung durch hohes Fieber, Steifheit und Lahmheit. Wirtschaftliche Verluste entstehen in erster Linie durch den Rückgang der Milchproduktion sowie durch Gewichtsverluste bei erkrankten Tieren.

Das EF ist seit über 100 Jahren in Afrika bekannt. Die Erkrankung ist über das ganze tropische und subtropische Afrika südlich der Sahara verbreitet und tritt gelegentlich auch in Ägypten, Israel, Zypern und Italien auf. Daneben kommt es in einigen asiatischen Ländern sowie in Australien vor.

### ■ Ätiologie
Der Erreger des EF ist ein Rhabdovirus; sehr ähnliche biologische Eigenschaften wurden für Kotonkan- und Obodhiang-Virus festgestellt, obwohl eine serologische Verwandtschaft zum EF-Virus nicht nachweisbar war. Die Züchtung des Erregers ist nach intracerebraler Infektion in Babymäusen möglich. Diese entwickeln am 3. Tag p. i. Krämpfe und Paralysen im kaudalen Körperbereich und verenden nach kurzer Krankheitsdauer. Beim Rind gelingen regelmäßige Passagen nach intravenöser Infektion. Nach Passage in Mäusegehirnen lässt sich das Virus auch in Zellkulturen züchten. Das Infektionsspektrum umfasst neben dem Rind möglicherweise auch Wasserbüffel.

### ■ Epidemiologie
Die Übertragung der Infektion erfolgt durch Stechmücken (*Culicoides* spp.). Kontaktinfektionen sind nicht bekannt. Die Krankheit tritt zu bestimmten Jahreszeiten auf, gewöhnlich während der niederschlagsreichen Zeit. Das Vorkommen ist streng an das Vorhandensein bestimmter *Culicoides*-Arten gebunden. Meist kommt es zu explosiven Krankheitsausbrüchen, wobei die Morbidität bis zu 90 % betragen kann.

### ■ Pathogenese, Pathologie
Das Virus gelangt nach Infektion durch den Mückenstich ins Blut und scheint an die Leukocytenfraktion des Bluts gebunden zu sein. Zielorgane sind jedoch alle serösen und synovialen Membranen. Pathologisch-anatomisch wird gewöhnlich das Bild einer „Fremdkörper"-Pneumonie beobachtet. Daneben treten Polysynovitiden und fokale Nekrosen in der Skelettmuskulatur (häufig in der Quadrizepsmuskulatur) auf. Die Gelenkveränderungen bestehen in Schwellung der Synovialmembranen sowie Auftreten von Petechien und Fibrinkoagula in den Gelenkkapseln.

### ■ Klinische Leitsymptome
Die Inkubationszeit beträgt 2–3 Tage. Erste Krankheitserscheinungen sind plötzliches hohes Fieber mit Nasen- und Augenausfluss, Schwellung der Augenlider und Störungen des Allgemeinbefindens. Die Milchproduktion geht bei laktierenden Kühen schlagartig zurück. Myalgien und Schwellungen an Gelenken der Extremitäten, die mit starken Schmerzen verbunden sind, führen zu Lahmheiten und Steifheit. In der Regel werden auch respiratorische Symptome mit erhöhter Atemfrequenz und zeitweiser Dyspnoe beobachtet. Das klinische Bild wird durch Ödeme im Schlundkopfbereich, Muskelzittern und Ataxien vervollständigt. Die Krankheitsdauer beträgt 3–5 Tage, danach kommt es zur spontanen Genesung. Bei gelegentlichen Ausbrüchen erreichen Tiere nach Genesung nicht immer wieder die ursprüngliche Milchleistung. Die Letalität liegt gewöhnlich unter 1 %.

### ■ Diagnose
Die typischen klinischen Erscheinungen reichen im Zusammenhang mit epidemiologischen Daten für die Diagnosestellung aus. Eine Absicherung der Diagnose kann durch den Antigennachweis mithilfe der IF oder der KBR in Leukocytenfraktionen infizierter Tiere so wie durch Antikörperbestimmung bei Serumpaaren mithilfe des NT erfolgen. Für die Virusisolierung aus Blut können Babymäuse intracerebral infiziert werden. Nach einigen Passagen entwickeln die Mäuse typische zentralnervöse Erscheinungen.

### ■ Immunologie
Nach Überstehen der Krankheit sind Tiere für etwa 2 Jahre gegenüber einer Reinfektion immun. Eine prophylaktische Impfung existiert nicht.

### ■ Bekämpfung
Aufgrund des gutartigen und schnellen Verlaufs sind therapeutische oder prophylaktische Maßnahmen bisher als nicht notwendig erachtet worden. Wegen der Verluste durch Rückgang der Milchleistung werden jedoch in Japan und Australien gefährdete Rinderherden mit Lebendimpfstoffen versuchsweise vacciniert. Endgültige Erfahrungen über diese Impfstoffe liegen bisher noch nicht vor.

## 3.17.2.3 Stomatitis vesicularis
(vesicular stomatitis, sore mouth of cattle and horses)

*Anzeigepflicht*

### ■ Allgemeines
Die Stomatitis vesicularis (VS) ist eine hochkontagiöse, fieberhafte Infektionskrankheit bei Pferden, Maultieren und Rindern, seltener beim Schwein. Charakteristisch ist das Auftreten von Aphthen in der Maulhöhle, an der Zunge, am Euter sowie an Hufen und Klauen. Der Krankheitsverlauf ist meist gutartig.

Die VS wird gegenwärtig nur noch in Mittel- und Südamerika sowie in den Südstaaten der USA und Kanada beobachtet.

### ■ Ätiologie

Der Erreger ist sehr labil gegenüber Umwelteinflüssen und kann leicht desinfiziert werden. Antigenetisch ist das VS-Virus (VSV) nicht einheitlich (Abschnitt 3.1). 5 Serotypen werden unterschieden, die von Argentina-Virus, VSV-Indiana, Cocal-Virus, Alagoas-Virus und VSV-New Jersey repräsentiert werden. Die Züchtung des VSV ist in Zellkulturen, kleinen Versuchstieren und im bebrüteten Hühnerei möglich. Das Zellkulturspektrum umfasst alle Mammalierzellen sowie Zellen von anderen Vertebraten. Die Virusvermehrung verläuft mit einem lytischen cpE und ist in vitro durch die Bildung großer Mengen von defekten interferierenden (DI-)Partikeln charakterisiert. VSV ist embryopathogen und vermehrt sich in allen embryonalen Geweben.

Das Infektionsspektrum umfasst unter natürlichen Bedingungen Pferd, Maultier, Rind und Schwein. In manchen Gegenden sind Schweine enzootisch mit VSV verseucht. Gelegentlich kommen auch Infektionen beim Menschen vor. Experimentell sind neben den kleinen Versuchstieren auch Schafe und einige Geflügelarten empfänglich für VSV.

### ■ Epidemiologie

Das VSV wird von infizierten Tieren mit Bläscheninhalt und dem Speichel ausgeschieden. Die Übertragung erfolgt direkt durch Kontakt oder indirekt über Küchenabfälle und Fleischprodukte. Haupteintrittspforten sind die Schleimhäute des Atmungs- und Verdauungstrakts. Die Ausbreitung des VSV verläuft langsamer als die der MKS. Daneben werden Insektenvektoren für die Weiterverbreitung des Virus verantwortlich gemacht. Für eine Übertragung durch Arthropoden sprechen das sprunghafte saisonale Auftreten der Krankheit im Sommer und Herbst sowie die wiederholte Isolierung des Virus aus Arthropoden. Als Virusreservoire werden auch Wildschweine, Waschbären, Hirsche und Antilopen vermutet.

### ■ Pathogenese, Pathologie

Die VSV-Infektion verläuft zyklisch mit einer Virämiephase. Drei bis vier Tage nach Erscheinen der Primärvesikel lässt sich das Virus im Blut nachweisen und vermehrt sich auch in Monocyten. Sekundäraphthen treten etwa 72 Stunden p. i. auf. Die Aphthen sind klinisch und histologisch von MKS-Aphthen nicht zu unterscheiden. Die Blasenbildung auf der Zunge oder im Maulbereich steht bei allen empfänglichen Spezies im Vordergrund.

### ■ Klinische Leitsymptome

Nach einer kurzen Inkubationszeit von 24 Stunden entwickeln infizierte Tiere zunächst Fieber und Inappetenz. Nach Erscheinen der Aphthen tritt eine starke Salivation auf, die Tiere verweigern das Futter, nehmen aber Wasser auf. Neben Aphthen im Maul treten gelegentlich auch Läsionen an Hufen, Klauen und am Euter auf. Obwohl das klinische Bild dem der MKS-Infektion bei Rind und Schwein ähnelt, verläuft die VS im Gegensatz zur MKS weitaus harmloser. Todesfälle sind selten, in der Regel genesen erkrankte Tiere innerhalb von 3–5 Tagen. Häufig werden klinisch inapparente Formen beobachtet.

### ■ Diagnose

Das Problem bei der Diagnose ist die Abgrenzung zur MKS. Bei gleichzeitiger Erkrankung von Pferden, Rindern oder Schweinen kann die MKS schon klinisch ausgeschlossen werden. In allen anderen Fällen ist eine Laboratoriumsdiagnose notwendig. In Aphthenmaterial kann mithilfe der KBR der spezifische Antigennachweis geführt werden. Erst in zweiter Linie erfolgt die Virusanzüchtung im Versuchstier oder in Zellkulturen.

Neben der MKS sind differenzialdiagnostisch andere Erkrankungen des Vesikulärkrankheitskomplexes auszuschliessen, v. a. beim Schwein das Vesikulärexanthem und die Vesikulärkrankheit.

### ■ Immunologie

Pferde und Rinder, die eine Infektion überstanden haben, entwickeln eine Immunität gegenüber Neuinfektion mit dem homologen Serotyp, die etwa 6–12 Monate anhält.

### ■ Bekämpfung

Die VS ist anzeigepflichtig. Damit gelten auch für diese Viruserkrankung analoge Vorschriften wie bei der MKS. Menschliche Infektionen mit VSV werden gelegentlich beobachtet. Der Verlauf ist mild und ähnelt einer Influenzainfektion. Charakteristisch ist das plötzliche Auftreten von Fieber, Schüttelfrost, Muskelschwäche und Unpässlichkeit sowie gelegentlich von Stomatitiden und von Tonsillitiden. Die Genesung erfolgt zumeist innerhalb einer Woche ohne Komplikationen.

## 3.17.3 Rhabdoviruserkrankungen bei Fischen

### 3.17.3.1 Virale hämorrhagische Septikämie der Salmoniden

Anzeigepflicht

(VHS, Egtved disease, Forellenseuche)

### ■ Allgemeines

Die virale hämorrhagische Septikämie (VHS) ist eine seuchenhafte, meist akut verlaufende Infektion der Regenbogenforellen (*Salmo gairdneri*) aller Altersstufen, die mit hohen Verlusten einhergeht. Die Erkrankung ist charakterisiert durch Apathie, langsame Schwimmbewegungen, Dunkelfärbung, Exophthalmus, Schwellung des Abdomens, Hämorrhagien in den Kiemen und teilweise an den Flossen sowie nervöse Störungen. Die Letalität kann in Abhängigkeit vom Alter der Fische bis zu 80 % betragen. Sie ist die gefährlichste Infektionskrankheit in Forellenzuchten Europas. Die VHS wurde erstmalig im Jahre 1937/1938 als „Nierenschwellung" beschrieben. 1941 gelang die Übertragung mit zell- und bakterienfreien Organsuspensionen. Das Vorkommen von VHS wird nur bei Forellenzuchten in Europa beobachtet.

### ■ Ätiologie

Bisher sind mindestens 2 Serotypen bekannt, von denen der Typ 1 eine größere Verbreitung hat. Das Egtved-Virus bleibt in toten Fischen bei Lagerungstemperaturen von 4 °C etwa 5 Tage, bei 20 °C etwa 24 Stunden infektionstüchtig.

Die Züchtung des Erregers erfolgt in Zellkulturen von Regenbogenforellen sowie in den Zelllinien RTG-2 *(Salmo gairdneri)* und FHM *(Pimephales promelas)*. Als optimale Vermehrungstemperatur werden 12 – 14 °C angegeben.

Das Infektionsspektrum für Egtved-Virus Typ 1 ist auf Regenbogenforellen beschränkt, während für Typ 2 neben Regenbogenforellen auch Bachforellen *(Salmo trutta)* empfänglich sind. Unter experimentellen Bedingungen lassen sich auch andere Forellenarten bei mildem Krankheitsverlauf infizieren, sogar Hechte.

### ■ Epidemiologie

Die Virusausscheidung erfolgt vermutlich mit Kot und Urin sowie mit Eiern infizierter Fische. Wichtige Verbreitungsquellen sind der Zukauf lebender Forellen aus Gewässern von infizierten Zuchten. Die Übertragung innerhalb eines Bestands kommt hauptsächlich über das Wasser zustande. Daneben ist eine mechanische Verschleppung mit Eiern und Ektoparasiten wahrscheinlich. Experimentelle Untersuchungen zeigen, dass als Eintrittspforte die Kiemen angesehen werden müssen. Der Ausbruch von VHS in einem Bestand wird begünstigt durch eine altersbedingte Disposition (junge Forellen sind am empfänglichsten), durch hohen Besatz in Teichen sowie niedrige Wassertemperaturen, sodass Seuchenausbrüche hauptsächlich saisonal gehäuft während der Wintermonate beobachtet werden. Als Virusreservoir kommen klinisch inapparent infizierte Regenbogenforellen sowie vermutlich andere Salmonidenspezies und Hechte in Betracht.

### ■ Pathogenese, Pathologie

Experimentelle pathogenetische Untersuchungen liegen von intraperitoneal und über die Kiemen infizierten Fischen vor. Vermutlich auf dem Blutwege kommt es zur Ausbreitung des Virus über den gesamten Organismus. Das VHS-Virus vermehrt sich hauptsächlich in Niere, Leber, Milz und Pankreas. Die höchsten Verluste werden bei einer Wassertemperatur von 8 °C beobachtet. Pathologisch-anatomisch stehen eine dunkle Verfärbung der Haut sowie Hämorrhagien in den Kiemen, im Bindegewebe der Augenhöhlen, in Skelettmuskeln und im perivisceralen Bindegewebe sowie in der Schwimmblase im Vordergrund. Die Nieren sind geschwollen. Das histologische Bild wird von Nekrosen und Ödematisierung in der Leber und in den Nieren geprägt. In der Niere kann auch eine Hyperplasie des hämatopoetischen und lymphoiden Gewebes vorkommen.

### ■ Klinische Leitsymptome

Die Inkubationszeit der VHS bei Regenbogenforellen schwankt stark in Abhängigkeit von der Wassertemperatur, der Virulenz des Erregers und dem Alter der Fische. Sie beträgt im allgemeinen 7 – 15 Tage. Das klinische Krankheitsbild ist variabel. Drei Krankheitsformen werden unterschieden, die meist aufeinander folgen. Bei der akuten Form verfärben sich die Tiere tiefbraun und zeigen einen Exophthalmus. Die Kiemen erscheinen blutarm oder weisen streifige Hämorrhagien auf. Solche Veränderungen treten auch in der Lidbindehaut und gelegentlich an der Flossenbasis auf. Diese Form ist durch protrahierten Verlauf und hohe Letalität charakterisiert.

Die chronische Form wird durch Apathie, langsames Schwimmen an der Oberfläche, Stehen am Wasserzufluss, Anlehnen an die Uferböschung des Gewässers, Dunkelfärbung, Exophthalmus sowie Anämie (blasse Kiemen) geprägt. Todesfälle einzelner Fische werden über Monate beobachtet. Daneben tritt Wachstumshemmung auf. Die Endphase der Erkrankung stellt die Ataxieform, auch „Drehform" genannt, dar. Charakteristisch sind dabei das Schwimmen im Kreise, taumelnde Drehbewegungen um die Körperlängsachse und Muskelspasmen. Diese Symptome werden vermutlich durch neurale Komplikationen ausgelöst. Binnen weniger Minuten kann der Tod eintreten.

Wichtige Hinweise für das Vorliegen der VHS kann eine Untersuchung des Bluts geben. Verdächtig sind eine Verschiebung im Differenzialblutbild, eine hohe relative Zunahme der kleinen Lymphocyten und eine Verkleinerung der Erythrocyten.

### ■ Diagnose

Aufgrund epidemiologischer, klinischer und pathologischer Befunde kann lediglich ein Verdacht auf VHS ausgesprochen werden. Zur Absicherung der Diagnose ist der Erregernachweis erforderlich. Für eine Virusisolierung werden Suspensionen von Leber, Niere, Milz oder Darm erkrankter Fische auf geeignete Zellkulturen verimpft und bei 12 – 14 °C bebrütet. Auch die indirekte IF hat sich für den Antigennachweis in beimpften Zellkulturen gut eingeführt. Für Populationsdiagnosen kann auch der Antikörpernachweis herangezogen werden. Am besten eignet sich hierfür der NT. Differenzialdiagnostisch muss die VHS abgegrenzt werden von der Herpesvirus-salmonis-Infektion, der infektiösen hämatopoetischen Nekrose (IHN), der infektiösen Pankreasnekrose (IPN) sowie der lipoiden Leberdegeneration.

### ■ Immunologie

Seit langem ist bekannt, dass Forellen nach Überstehen der VHS-Infektion eine dauernde Immunität erwerben. Die Antikörperaktivität ist in einer dem IgM entsprechenden Fraktion lokalisiert. Serum von Forellen mit einem Antikörpertiter von 1:40 verleiht nach i. p.-Applikation Jungfischen einen passiven Immunschutz.

### Bekämpfung

Eine ursächliche Therapie der Infektion ist nicht möglich. Die Wirkung von Vitaminen (B-Komplex) auf den Krankheitsverlauf ist umstritten.

Als wirksamste Maßnahme hat sich eine strenge Hygiene der Fischteiche erwiesen. Eine Einschleppung der Infektion mit verseuchtem Wasser (Transportwasser!), klinisch inapparent infizierten Fischen oder Netzen, Keschern und anderen Gerätschaften ist zu vermeiden. Die Eier von verdächtigen Laichfischen sollten mit organischen Iodpräparaten (100 ppm; pH 6,5; 10 min) desinfiziert werden.

Zugekaufte Forellen müssen unter Quarantäne gestellt werden, bei gemeinsamer Wasserführung in den unteren Teichen.

Bestandsvermischungen müssen vermieden, in verseuchten Beständen erkrankte und tote Fische unschädlich beseitigt werden. Nach Desinfektion der befallenen Teiche mit Branntkalk oder Chlorkalk sollten neue Populationen aus VHS-freien Beständen herangezogen werden.

Günstig wirken sich optimale Haltung und Fütterung aus. Ausreichende Sauerstoffversorgung und eine vernünftige Besatzdichte sind wichtig. Eine besondere Rolle spielt die rationale Fütterung bei der Verringerung von Verlusten. Alle hygienischen Maßnahmen haben jedoch nicht zu einem deutlichen Rückgang der VHS-Häufigkeit geführt. Heute werden einer Immunprophylaxe Chancen bei der Bekämpfung der Erkrankung eingeräumt. Erste experimentelle Ergebnisse mit Lebendimpfstoffen aus avirulenten Stämmen, die durch kurzes Hältern der Forellenimpflinge in Wasser mit hoher Osmolarität appliziert werden, zeigen einen guten Schutzeffekt.

### 3.17.3.2 Frühjahrsvirämie der Karpfen
(infektiöse Bauchwassersucht, Schwimmblasenentzündung, Rotseuche, spring viremia of carp, infectious dropsy of carp, swim bladder inflammation, infectious ascites)

*Meldepflicht*

#### Allgemeines

Die Frühjahrsvirämie ist eine akut verlaufende, mit hohen Verlusten einhergehende Erkrankung der Karpfen *(Cyprinus carpio)* und möglicherweise anderer Cypriniden. Bakterielle Sekundärinfektionen können das Krankheitsgeschehen komplizieren. Wichtige Symptome sind Exophthalmus, Dunkelfärbung, petechiale Blutungen in der Haut und auf der Schwimmblase, aufgetriebener Leib und vorstehender After. Häufig werden Apathie, „Kopfstehen", Rücken- oder Seitenlage und Verdickung der Schwimmblasenwand beobachtet.

Die Frühjahrsvirämie umfasst die beiden Krankheitskomplexe Infektiöse Bauchwassersucht (IBW) und Schwimmblasenentzündung (SBE).

Das Auftreten wird v. a. im Frühjahr bei Wassertemperaturen von 13 – 18 °C beobachtet, also während der Frühjahrs- und Sommermonate. Am häufigsten sind Erkrankungen bei ein- und zweijährigen Karpfen. Letalitätsraten von 50 % sind keine Seltenheit.

Die akute Form der IBW ist in Karpfenzuchten der ganzen Welt verbreitet. Ein besonderer Schwerpunkt besteht im europäischen Bereich.

#### Ätiologie

Der Erreger beider Krankheiten ist antigenetisch einheitlich, seine Tenazität gering. Die Züchtung ist in verschiedenen Fischzelllinien mit einem cpE möglich. Das Temperaturoptimum für die In-vitro-Züchtung liegt bei 20 – 22 °C.

Das Infektionsspektrum des *Rhabdovirus* carpio umfasst neben Karpfen (*Cyprinus carpio*) auch Hechtbrut (*Esox lucius*), Karauschen (*Carassius carassius*), Graskarpfen (*Ctenopharyngodon idella* VAL.) und Guppies (*Lebistes reticulatus* P.).

#### Epidemiologie

Ausbrüche der Frühjahrsvirämie sind an bestimmte Wassertemperaturen gebunden (12 – 18 °C). Als Optimaltemperatur für die Entwicklung von Symptomen werden 16 – 17 °C angegeben. Die Erkrankungen treten am häufigsten im Frühjahr und Sommer auf. Im Allgemeinen kommt die Erkrankung mit Ende der jährlichen Wachstumsperiode zum Stillstand. Das Ausscheiden des Erregers erfolgt hauptsächlich mit dem Kot.

Die Übertragung des Virus geschieht über das Wasser und Teichschlamm sowie vermutlich auch mit Futter und verseuchten Geräten. Eine Einschleppung in einen Bestand erfolgt meist mit infizierten Fischen. Neuere Untersuchungen belegen, dass Karpfenläuse *(Argalus foliaceus)* bei der Übertragung eine Rolle spielen.

Betroffen sind Fische aller Altersstufen. Die höchsten Verluste werden jedoch bei K1 und K2 beobachtet. Als Virusreservoir kommen klinisch inapparent infizierte Fische sowie Karpfen infrage, die die Infektion überstanden haben.

#### Pathogenese, Pathologie

Nach Aufnahme gelangt der Erreger in den Darm und später über den Blut- und Lymphweg in alle Körperorgane. Besonders betroffen sind Leber, Milz, Niere und Schwimmblase. Schädigungen an den Blutgefäßen und Veränderungen im osmotischen Verhalten des Bluts führen zu den Hämorrhagien sowie zur Aszitesbildung. Während dieses Stadiums kann es zu Spontanheilungen kommen und es bleiben dunkle Punkte oder Flecken in der Schwimmblasenwand zurück. Bei Fortschreiten der Erkrankung entwickeln sich Trübungen und Verdickung der Schwimmblasenwand sowie starke Exsudatbildung. Wahrscheinlich kommt es während dieser Phase auch zu Sekundärinfektionen mit verschiedenen Bakterienarten. Die Pathogenese scheint von diesem Stadium ab bei der IBW und der SBE verschieden weiterzulaufen. Bei der SBE wird die Ausbildung einer Aerocystitis von Nekrosen in der Schwimmblasenwand begleitet. Später entwickeln sich eine sekundäre Peritonitis und Zystenbildung unter Einschluss der Schwimmblasenreste. Infolge der Veränderungen der Schwimmblase kommt es zu Störungen des Gasaustauschs, die wiederum die beobachteten Gleichgewichtsstörungen nach sich ziehen.

Das pathologisch-anatomische Bild wird geprägt durch Peritonitis, Ödematisierung der inneren Organe sowie Petechien auf der Haut, in den Kiemen, inneren Organen, in der Muskulatur und auf der Schwimmblasenwand. Später verdickt sich bei den als SBE angesehenen Fällen die Schwimmblasenwand, die grau bis erdbraun erscheint. Die Schwimmblase kann vollständig verformt sein und seröses, blutiges oder eitriges Exsudat enthalten. Im Darmtrakt sind Veränderungen im Sinne einer Enteritis catarrhalis feststellbar. Daneben sind Nieren, Leber und Milz geschädigt.

### ■ Klinische Leitsymptome

Die Inkubationszeit variiert zwischen 1 und 60 Tagen. Sie ist weitgehend von der Wassertemperatur des Biotops abhängig. An IBW erkrankte Fische zeigen eine Dunkelfärbung der Haut, schwache Respiration sowie neurosensorische Veränderungen wie Gleichgewichtsstörungen, unkoordiniertes Schwimmverhalten und starke Reizbarkeit. Im weiteren Krankheitsverlauf treten neben Exophthalmus auch abdominale Aufblähungen, Entzündungen des Afters und bleiche Kiemen in Erscheinung.

Die SBE-Symptome sind sehr ähnlich. Erkrankte Tiere verweigern die Nahrungsaufnahme und zeigen Gleichgewichtsstörungen in Form von Seitenlage und „Kopfstehen". Sie stehen in Schwärmen an der Wasseroberfläche und am Wasserzulauf. Ihr Fluchtreflex ist vermindert. Die Bewegungen sind unkoordiniert. Im kaudalen Bereich ist das Abdomen aufgetrieben. Daneben treten Afterentzündungen und -vorwölbungen auf.

Neben dieser akuten Form wird während des ganzen Jahrs eine chronische Form ohne klinische Symptome beobachtet. Hier kommt es während des ganzen Jahrs zu Todesfällen. Inapparent infizierte Karpfen können bei Ansteigen der Wassertemperatur jederzeit akut erkranken.

### ■ Diagnose

Eine Verdachtsdiagnose kann mithilfe epizootiologischer und pathologischer Untersuchungen gestellt werden. Für die Absicherung ist der Erregernachweis erforderlich. Dazu werden Suspensionen von Leber, Niere, Milz, Darm, Gehirn oder Schwimmblase auf FHM-Zellkulturen verimpft und bei 20–22 °C bebrütet. Nach Ausbildung eines cpE erfolgt die Differenzierung im NT. Differenzialdiagnostisch sind andere akute Infektionskrankheiten, insbesondere die Kiemennekrose, die Erythrodermatitis, *Aeromonas* spp. und *Pseudomonas* spp.-Infektionen sowie parasitäre Erkrankungen zu berücksichtigen.

### ■ Immunologie

Karpfen, die eine Infektion überleben, sind vor einer Neuinfektion geschützt. Es werden N-Ak gebildet. Nach experimenteller intraperitonealer Infektion entwickeln Karpfen einen langanhaltenden Immunschutz. Die Ak-Bildung findet bei Temperaturen über 20 °C statt.

### ■ Bekämpfung

Therapeutische Maßnahmen sind in befallenen Beständen häufig mit wechselndem Erfolg angewendet worden. Die teilweisen Erfolge der Antibiotikagaben beruhen sicherlich auf einer Verhinderung von Sekundärinfektionen, da eine antivirale Wirksamkeit nicht vorhanden ist.

Wirksam sind allein strikte Hygienemaßnahmen mit Vernichtung und unschädlicher Beseitigung aller Fische aus erkrankten Beständen und Austrocknen sowie Desinfektion von Teichen und Geräten. Daneben haben sich eine Verbesserung der Fütterung und optimale Überwinterung der Satzkarpfen als günstig erwiesen. Eier von verdächtigen Laichfischen sollten mit organischen Iodpräparaten (200 ppm; pH 6,5; 10 min) desinfiziert werden. Da Karpfenläuse *(Argalus foliaceus)* und möglicherweise auch Fischegel *Pisciola geometra)* das Virus übertragen können, sollte eine Parasitenbekämpfung durchgeführt werden. Die Aufzucht von Karpfen bei Wassertemperaturen über 20 °C ist eine weitere Schutzmaßnahme gegen Erkrankungen, unter Praxisverhältnissen jedoch kaum durchführbar. Eine Immunprophylaxe wird angestrebt und oral verabreichte Lebendvaccinen aus attenuierten Virusstämmen werden derzeit experimentell geprüft.

### 3.17.3.3 Infektiöse hämatopoetische Nekrose der Salmoniden
(IHN, infectious hematopoietic necrosis, sockeye salmon disease, chinook salmon disease)

Anzeigepflicht

### ■ Allgemeines

Die IHN ist eine akut verlaufende Erkrankung der Hakenlachse *(Oncorhynchus nerka; O. tschawytscha)* und Regenbogenforellen *(Salmo gairdneri),* die bisher nur im Nordwesten der USA und Japan festgestellt worden ist. Charakteristische Symptome sind Lethargie, Dunkelfärbung sowie Hämorrhagien an den Flossenbasen. Das Abdomen ist geschwollen. Der Erreger besitzt eine starke Affinität für das hämatopoetische Gewebe der Niere Die Verluste sind hoch und können bis zu 90 % betragen. Das Krankheitsbild wurde zunächst bei Lachsen in den USA beschrieben einmal als Sockeye salmon disease *(Oncorhynchus nerka),* zum anderen bei Chinook-Lachsen *(O. tschawytscha),* später aber auch bei Regenbogenforellen *(Salmo gairdneri)* beobachtet.

### ■ Ätiologie

Eine geringe Antigenverwandtschaft des IHN-Erregers besteht im NT zum Rhabdovirus der Hechte (Abschnitt 3.17.3.4) und dem *Rhabdovirus carpio*.

Die Züchtung des Erregers mit cpE ist in allen Salmonidenzellkulturen sowie in Zelllinien möglich. Die optimale Inkubationstemperatur liegt zwischen 12–15 °C. Das Infektionsspektrum umfasst unter natürlichen Bedingungen Regenbogenforellen, Sockeye-Lachse und Chinook-Lachse. Unter experimentellen Bedingungen sind auch Atlantiklachse *(Salmo salar)* und der Bachsaibling *(Salvelinus fontinalis)* empfänglich.

### Epidemiologie und Pathogenese

Das IHN-Virus wird von infizierten Fischen hauptsächlich beim Laichen sowie möglicherweise mit Kot und Urin ausgeschieden. Die Übertragung erfolgt über das Wasser, mit kontaminiertem Futter sowie mit infiziertem Fischlaich. Dabei ist bisher nicht geklärt, ob IHN-Virus in Fischeiern vorkommt oder ob es nur außen auf der Eischale sitzt. Erkrankte Fische, die die Infektion überleben, können zu lebenslangen Virusausscheidern werden. Wassertemperaturen von etwa 10 °C begünstigen den Ausbruch der IHN, hierbei werden die höchsten Verluste beobachtet. Brut- und Jungfische werden am häufigsten befallen.

Das Virusreservoir bilden Virusträger, die den Erreger beim Laichen und vermutlich auch mit dem Kot ausscheiden. Nach einer Infektion von Forellen kommt es zunächst v. a. zu Veränderungen im Blut. Hämatokrit, Erythrocytenzahl und Hämoglobingehalt sinken um den 4. Tag p. i. stark ab. Bei erkrankten Fischen lassen sich hauptsächlich unreife Erythrocyten nachweisen. Vermutlich existiert ein Virämiestadium, da bei moribunden Fischen Virus aus fast allen Geweben isoliert werden kann.

Pathologisch-anatomisch wird das Bild von Hämorrhagien an den Kiemen und Flossen beherrscht. Der Gastrointestinaltrakt ist mit milchiger Flüssigkeit gefüllt. Auch Aszites wird beobachtet. Im kaudalen Nierenteil erscheinen Petechien und Dystrophie. Blutungen im perivisceralen Fettgewebe sind häufig. Histologisch werden im hämatopoetischen Gewebe der Nieren ausgedehnte Nekrosen beobachtet, die sich auch auf Leber, Milz und Pankreas ausdehnen können.

### Klinische Leitsymptome

Nach einer Inkubationszeit von etwa 5–10 Tagen sind die Tiere lethargisch und zeigen Dunkelfärbung. Einige Fische sind sporadisch aber auch übermäßig lebhaft. Im weiteren Verlauf kommt es zur Schwellung des Abdomens und Rotfärbung des Rückens. Daneben werden ein Exophthalmus und Hämorrhagien an den Flossen beobachtet. Blasse Kiemen deuten auf eine allgemeine Anämie hin. Meist sterben erkrankte Fische rasch nach Auftreten der ersten Krankheitssymptome.

### Diagnose

Das klinische und pathologische Bild der Veränderungen erlaubt lediglich eine Verdachtsdiagnose, die durch den Erregernachweis abgesichert werden muss. Hierfür werden Ovar- oder Samenflüssigkeit, gestreifte Eier, bei moribunden Fischen auch innere Organe auf FHM- oder RTG-2-Zellkulturen verimpft und bei 12–15 °C für 3–4 Tage bebrütet. Nach Auftreten eines cpE wird die serologische Differenzierung vorgenommen. Sehr viel schneller kann eine Diagnose gestellt werden, wenn die mit Verdachtsmaterial beimpften Zellkulturen nach 16- bis 18-stündiger Inkubation mithilfe der indirekten IF auf antigenhaltige Zellen untersucht werden. Für Populationsuntersuchungen eignet sich der Ak-Nachweis am besten. Er wird mithilfe des NT in Zellkulturen durchgeführt. Differenzialdiagnostisch müssen andere Virusinfektionen bei den betroffenen Spezies ausgeschlossen werden.

### Immunologie

Auch gegen IHN-Virus bilden infizierte Fische Ak. Unter experimentellen Bedingungen konnten Ak etwa 50 Tage p. i. nachgewiesen werden, wenn die Fische bei 18 °C gehalten wurden. Passiv mit Serum von diesen Tieren immunisierte Regenbogenforellensetzlinge waren gegenüber einer Testinfektion geschützt.

### Bekämpfung

Therapeutische Möglichkeiten gegen die IHN sind nicht bekannt. Bei Ausbrüchen sind hygienische Maßnahmen wie Tötung und Beseitigung aller Fische eines Bestands sowie Desinfektion der Teiche und Geräte unumgänglich. Zur Verhütung der Infektion wird die Sterilisation des Futters empfohlen. Daneben sollten Fischeier aus verseuchten Zuchten nicht verwendet werden, da auch eine Desinfektion mit Iodophoren die Virusfreiheit von Eiern nicht garantiert. Die Eidesinfektion reduziert jedoch die Verschleppung des Virus beträchtlich und wird in jedem Fall empfohlen. Ferner führt eine Erhöhung der Wassertemperatur zu einer Verminderung der Todesfälle. Von Wassertemperaturen ab etwa 15 °C aufwärts an werden Erkrankungsfälle nicht mehr beobachtet.

Auch bei der IHN werden Möglichkeiten einer Immunprophylaxe erprobt. Mithilfe von Lebendvaccinen wurde unter experimentellen Bedingungen eine hohe Schutzrate bei über das Wasser vaccinierten Sockeye-Lachsen, die bei 18 °C gehalten wurden, erreicht. Die Immunität hielt mindestens 110 Tage p. vacc. an.

## 3.17.3.4 Rotseuche der Hechte
(pike fry disease)

### Allgemeines

Die Rotseuche ist eine akut verlaufende Erkrankung der Hechtbrut *(Esox lucius)*, die mit großen Verlusten einhergeht. Charakteristische Symptome sind bilaterale Hämorrhagien und Ödeme oberhalb der Brustflossen sowie Exophthalmus und Schwellung des Oberschädels.

Der Erreger der Rotseuche ist identisch mit dem von Graskarpfen *(Ctenopharyngodon idella)* isolierten Rhabdovirus und zeigt eine geringe Kreuzneutralisation mit dem SVC- und IHN-Virus. Ab 14 °C Wassertemperatur wird das Virus rasch inaktiviert. Iodophore in einer Menge von 200 ppm Iod bewirken eine rasche Desinfektion. Die Züchtung des Erregers ist in piscinen Zelllinien möglich. Bei einer optimalen Inkubationstemperatur von 21 °C verläuft die Vermehrung mit einem cpE. Das Infektionsspektrum umfasst neben Hechten auch Graskarpfen.

Die Übertragung kommt wahrscheinlich über das Wasser und während der Laichzeit auch über kontaminierte Eier zustande. Mit zunehmendem Alter der Hechte nimmt die Krankheitshäufigkeit ab. Als Virusreservoir werden Dauerausscheider bei alten Fischen vermutet. Befallen werden nur Brutfische, bei Graskarpfen dagegen auch ältere Tiere.

Pathologisch-anatomisch dominieren hämorrhagische Veränderungen, Hydrocephalus und Schwellungen am

Körper. Histologisch stehen tubuläre Degenerationen und Nekrosen der Nieren und Hämorrhagien im Bindegewebe der Muskulatur im Vordergrund. Für eine sichere Diagnose ist der Erregernachweis notwendig. Dazu werden Suspensionen von Nieren oder ganzer Brut auf Zellen der EHM-Linie verimpft und bei 21 °C bebrütet. Nach Ausbildung eines cpE erfolgt die positive Identifizierung im NT. Für die Bekämpfung sind ähnliche Hygienemaßnahmen erforderlich wie bei der IHN-Infektion.

### 3.17.3.5 Weitere Rhabdoviren bei Fischen

Von aus Kuba importierten amerikanischen Aalen *(Anguilla rostrata)* und aus Frankreich importierten europäischen Aalen *(Anguillia anguilla)* wurden in Japan R. isoliert, die ihrer Herkunft nach als eel virus American (EVA) und eel virus European (EVEX) bezeichnet werden.

EVA-Virus verursachte bei amerikanischen Aalen bei Wassertemperaturen von 20–27 °C eine Letalität von 60 %. Die Tiere wiesen Hämorrhagien und Nekrosen in der Muskulatur auf. Das EVEX-Virus dagegen verursachte keine Erkrankungen.

> ! Rhabdoviren sind geschossförmige, behüllte RNA-Viren mit einem einzelsträngigen Genom. Sie bilden eine Familie innerhalb der Ordnung Mononegavirales und treten häufig in mehreren Serotypen auf. Das Wirtsspektrum der Rhabdoviren umfasst Säuger, Vögel, Fische, Pflanzen und Insekten. Die wichtigsten Krankheiten sind: die **Tollwut**, das **Ephemeralfieber** der Wiederkäuer, die **infektiöse hämorrhagische Septikämie** der Salmonellen, die **infektiöse hämatopoetische Nekrose** der Lachse und die **Stomatitis vesicularis** (Zoonose) bei Wiederkäuern, Schweinen und Pferden.

## 3.18 Infektionen und Krankheiten durch Filoviren

### 3.18.1 Allgemeines

Die Familie Filoviridae gehört der Ordnung Mononegavirales an und besteht nur aus dem Genus *Filovirus* und 2 offiziellen Spezies, dem *Marburg-* und dem *Ebola-Virus* (Abschnitt 3.1). Daneben existieren noch zahlreiche weitere Filovirusisolate.

Der Name wurde von lat. filo = Faden abgeleitet, nachdem das behüllte Virion überwiegend ein sehr langes (bis 14 μm), fadenförmiges, auch Uförmiges oder zirkuläres Partikel mit einheitlich 80 nm Durchmesser ist. Es enthält als Genom eine ss nicht-segmentierte RNA negativer Polarität. Gereinigte Partikel lassen 7 Proteine erkennen, von denen 2 mit der Nucleinsäure assoziiert sind. Auf der Oberfläche der Partikel befinden sich Projektionen, die ein Glykolipid enthalten. Die Virusvermehrung erfolgt im Cytoplasma von Zellen mit Bildung von Einschlusskörperchen.

Die beiden Spezies der Familie, *Marburg-* und *Ebola-Virus*, sind Erreger von hämorrhagischen Fiebererkrankungen beim Menschen in Afrika, wurden aber vereinzelt in europäische Gebiete eingeschleppt. Das natürliche Reservoir der Filoviren (F.) ist noch unbekannt. Experimentell erwiesen sich die Viren als hochvirulent für Affen wie auch für kleine Nager.

Ansonsten haben die Filoviren keine veterinärmedizinische Bedeutung.

### 3.18.2 Marburg-Krankheit
(Marburg disease)

Im Sommer 1967 infizierten sich eine Reihe von Personen, die mit Blut und Organen aus Uganda importierter grüner Meerkatzen *(Cercopithecus aethiops)* in Kontakt gekommen waren, in Marburg, Frankfurt sowie in Belgrad und einige Kontaktpersonen der Patienten mit einem bis zu dieser Zeit unbekannten, hochvirulenten Virus. Nach einer Inkubationszeit von 5–9 Tagen entwickelten sich als charakteristische Symptome völlige Entkräftung, starker Kopfschmerz, Rückenschmerzen und Fieber, das mit starkem Brechreiz einherging, sowie eine wässrige Diarrhö.

Zwischen dem 5. und 7. Krankheitstag stellte sich ein Hautausschlag ein und bei schweren Fällen ein diffuses Erythem im Gesicht und an den Extremitäten, das hämorrhagisch werden konnte. Das klinische Bild entsprach in schweren Fällen dem hämorrhagischen Fieber. Etwa die Hälfte der Patienten bekam eine Konjunktivitis. Von den 31 infizierten Personen starben 7 an der Infektion.

Die Krankheit wurde Marburg-Krankheit genannt. Im Jahr 1975 traten 3 weitere Fälle in Südafrika auf, bei denen ein Patient starb. 1980 wurden 2 weitere menschliche Erkrankungen in Kenya diagnostiziert. Die Infektionsquelle blieb meist unbekannt.

Das Marburg-Virus hat wie das Ebola-Virus eine ungewöhnliche Morphologie. Beide Viren sind jedoch antigenetisch nicht verwandt. Das Virus vermehrt sich in einem weiten Spektrum von Zellkulturen ohne cpE.

Alle Marburg-Erkrankungen hatten ihren Ursprung in Afrika. Sie können von Affen übertragen werden. Diese stellen jedoch sicher nicht das natürliche Virusreservoir dar, weil bei experimentellen Infektionen die Letalität 100 % beträgt. Sie sind – wie der Mensch – wahrscheinlich nur ein zufälliger Wirt. Todesfälle beim Menschen werden nur bei Primärinfektionen beobachtet; menschliche Kontaktinfektionen verlaufen wesentlich milder. Die Infektkette bricht bei menschlichen Infektionen nach der zweiten Passage ab. Das natürliche Virusreservoir in Afrika ist unbekannt.

Die Bekämpfungsmaßnahmen sind hauptsächlich auf die Kontrolle von Affenfang und -transport sowie den Import gerichtet.

### 3.18.3 Ebola-Krankheit
(lt. IfSG/Mensch)

*Anzeigepflicht*

Im Jahre 1976 ereigneten sich im Sudan einige Ausbrüche eines hämorrhagischen Fiebers mit hoher Letalität beim Menschen. Im Verlaufe dieser Ausbrüche kam es zu Kontaktinfektionen. Gleichzeitig wurden Erkrankungen in Zaire mit ähnlichem Verlauf und Kontaktinfektionen bei Pflegepersonal beobachtet. 1979 wurde im Sudan ein weiterer Ausbruch der Erkrankung registriert.

Die Symptomatik ähnelt der der Marburg-Infektion. Die Inkubationszeit beträgt 4–16 Tage. Charakteristisch sind am Anfang Erbrechen und Diarrhö sowie Pharyngitis und trockener Husten. Später entwickeln sich ein Exanthem mit hämorrhagischer Diathese und Spontanblutungen. Die Leber und das ZNS sind betroffen und der Tod tritt zwischen dem 4. und 10. Krankheitstag ein. Bei Überlebenden verläuft die Rekonvaleszenz verzögert.

Das Ebola-Virus ähnelt bezüglich seiner biologischen und physikalisch-chemischen Eigenschaften dem Marburg-Virus. Es vermehrt sich in einem weiten Spektrum von Zellkulturen und lässt sich experimentell auf Affen und Meerschweinchen, jedoch nicht auf Babymäuse übertragen. Bei den Ausbrüchen variierte die Inzidenz erheblich. Milde Verlaufsformen dominierten bei manchen Ausbrüchen. Eine Übertragung von Mensch zu Mensch erfordert engen Kontakt. Krankenpflege führte am häufigsten zu Ansteckungen.

Das natürliche Virusreservoir ist unbekannt. Es besteht jedoch auch hier der Verdacht, dass es sich um eine Zoonose handelt. Die Bekämpfungsmaßnahmen erstrecken sich hauptsächlich auf die Vermeidung von Kontaktinfektionen für das besonders gefährdete Pflegepersonal in Krankenhäusern.

> **!** Filoviren sind fadenförmige, behüllte Viruspartikel mit einem einzelsträngigen RNA-Genom. Sie gehören der Ordnung Mononegavirales an. Die wichtigsten Filovirenkrankheiten sind die Marburg- und Ebola-Erkrankungen, die zu dem klinischen Komplex der hämorrhagischen Fieber gehören.

### 3.19 Infektionen und Krankheiten durch Bornaviren

*Meldepflicht*

#### ■ Allgemeines

Die Borna-Krankheit (BK) ist eine vornehmlich in Zentraleuropa bei Pferden und Schafen meist sporadisch bis endemisch auftretende Meningoencephalomyelitis mit progressivem Verlauf. Benannt ist sie nach der sächsischen Stadt Borna, wo sie Ende des vorigen Jahrhunderts endemisch auftrat.

#### ■ Ätiologie

Der Erreger, das *Bornavirus* (BDV), ist ein behülltes, etwa 100 nm großes Viruspartikel (Abschnitt 3.1), das eine lineare RNA negativer Polarität als virales Genom enthält. Die Familie Bornaviridae gehört der Ordnung Mononegavirales an. BDV ist neurotrop, kann offenbar bei einer Vielzahl von Vertebraten im ZNS persistieren und wird zu den Erregern der „slow virus diseases" gezählt. Das Virus ist antigenetisch einheitlich, doch existieren offensichtlich unterschiedlich virulente Isolate.

Die BK entsteht nach bisherigen Erkenntnissen nicht als direkte Folge einer zellulären Virusvermehrung mit Zellschädigung, sondern beruht auf einem immunpathologischen Mechanismus. Eine entscheidende Rolle in der Genese der Erkrankung spielt allem Anschein nach eine T-zellvermittelte Immunität. Diese führt, zusammen mit noch nicht bekannten anderen Mechanismen, zu einer zentralnervösen Überempfindlichkeitsreaktion vom verzögerten Typ. Beim Zustandekommen der klinischen Erscheinungen dürften auch andere Faktoren wie genetische Eigenschaften des Virus, Infektionsweg, Alter der Tiere, deren Immunstatus u. a. mitwirken.

#### ■ Pathogenese, Pathologie

Für die natürliche Infektion bei Pferd und Schaf, wahrscheinlich auch der anderen Tiere, wird angenommen, dass das Virus von der Schleimhaut der oberen Luftwege aufgenommen und über den Nervus trigeminus zum Ganglion Gasseri gelangt. Eine andere These postuliert, dass das Bornavirus von der Riechschleimhaut über die Fila olfactoria zum ZNS gelangt. Seine Vermehrung findet ausschließlich in neuralen Zellen statt. In diesen Zellen findet auch die Virusreplikation statt, in deren Folge häufig die intranukleär gelegenen Joest-Degen-Einschlusskörperchen nachweisbar werden. Das Virus manifestiert sich bevorzugt in der grauen Substanz des Gehirns und kann hier jahrelang persistieren.

Gegen die Virusantigene werden Antikörper gebildet, die sich im Liquor cerebrospinalis und im Serum nachweisen lassen. Sie reagieren serologisch mit Borna-spezifischen Antigenen, sind jedoch offensichtlich nicht fähig, die Infektiosität des BDV zu neutralisieren und so seine Ausbreitung im Organismus (intraaxonal in den Nerven) zu verhindern.

Die Störungen der normalen Gehirnfunktionen sind aber sicherlich nicht auf direkte cytopathische Viruseffekte an den Gehirnzellen zurückzuführen, sondern auf eine sich allmählich entwickelnde zelluläre Immunreaktion gegen „fremde" Antigene der Normalzelle. Durch die Virusvermehrung und Persistenz entstehen an den Oberflächen der Zellen virusspezifische Alterationen, wodurch diese auch immunologisch anders, „fremd", und so zum Ziel virusspezifischer, cytotoxischer T-Lymphocyten werden. Im Zentrum dieser Immunopathie stehen CD4+- und CD8+-Zellreaktionen und monozytäre Reaktionen im Sinne einer Hypersensitivitätsreaktion vom „verzögerten Typ" (delayed-type hypersensitivity). Die gestörten Funktionen erstrecken sich je nach Tierart und anderen Einflüssen von schweren, meist tödlichen zentralnervösen

Veränderungen über vorübergehende Störungen in Bewegung und Koordination bis auf abnormes Verhalten oder Frühsenilität.

### ■ Epidemiologie

Die über die BK vorliegenden epidemiologischen Daten sind spärlich. Das Virus weist ein breites Wirtsspektrum auf. Nach experimenteller Infektion war eine Vielzahl von Wirbeltieren, von den Hühnern bis zu den Primaten, für persistierende Infektionen mit dem Virus empfänglich. Eine Reihe an Tieren, v. a. Nager (Kaninchen, Ratten), werden als ständige Reservoire für den Erreger vermutet. Seit wenigen Jahren bekannt ist die als „staggering disease" bekannte BK bei Katzen. Welche Tiere das Virus ausscheiden, insbesondere wie die Weiterverbreitung und Ansteckung von empfänglichen Tieren stattfindet, ist bisher nicht geklärt. Noch unbekannte Faktoren dürften auch mitbestimmen, wie sich die Infektion in der Population ausbreiten kann und warum in einem endemisch verseuchten Gebiet nur einzelne, plötzlich aber mehrere Pferde und Schafe erkranken. Bei seroepidemiologischen Untersuchungen wurde in mehreren europäischen Ländern eine Prävalenz von 12 % festgestellt. Diese Daten deuten auf persistierende Infektionen innerhalb der Pferdepopulation hin.

Weitere Untersuchungen über ein mögliches Virusreservoir erscheinen auch insofern notwendig, da sich beim Menschen (psychiatrische und manisch-depressive Patienten) Borna-spezifische Antikörper nachweisen ließen. Mehrere Veröffentlichungen berichten über den Nachweis von BDV-Antigen in den peripheren Blutlymphocyten von Menschen sowie von virusspezifischer mRNA durch eine PCR. Der Anspruch einzelner Gruppen, dass sogar humane BDV-Isolate etabliert werden konnten, wird jedoch nicht allgemein akzeptiert. Ob tatsächlich ein ursächlicher Zusammenhang zwischen psychiatrisch-neurologischen Störungen und der Borna-Infektion besteht und die BK damit eine Zoonose wäre, kann zum gegenwärtigen Zeitpunkt nicht abschließend beurteilt werden.

### ■ Klinische Leitsymptome

Die Symptome der BK bei Pferd und Schaf sind abhängig von der Lokalisation und dem Schweregrad der entzündlichen Veränderungen im ZNS. Die Inkubationszeit wird mit Wochen bis Monaten angesetzt. Sie dauert beim Pferd im Durchschnitt 10–14 Tage (rascher Verlauf), selten aber auch 4–6 Wochen. Die Letalität beträgt bis zu 90 %.

Nach einer Reihe unspezifischer Anzeichen kommt es zu encephalitischen, myelitischen und meningitischen Krankheitserscheinungen, die sich als Verhaltens- und Bewusstseinsstörungen zeigen und sehr variabel sind. Am häufigsten sind Erregungs- und Depressionszustände, unvermitteltes Zusammenbrechen, Spasmen, Speichelfluss, Nystagmus und Paresen. Die Pferde stehen gewöhnlich teilnahmslos da, den Kopf gesenkt oder auf die Krippe gestützt und lassen Wasser und Futter unberührt. Als Ausdruck der motorischen Störungen nehmen sie abnorme Stellungen ein, wobei die Beine weit vor oder rückwärts gestellt und gekreuzt sind. Im finalen Stadium der Erkrankung stellen sich Lähmungen im Kopfbereich ein, die Futteraufnahme, das Kauen und Schlucken sind gestört. Auch Automutilation kann auftreten. Mit den Verhaltensstörungen eng verbunden sind Bewusstseinstrübungen, erkennbar an Mattigkeit, Somnolenz, Apathie und Stupor bis zum komaähnlichen Festliegen. Auch in fortgeschriebenen Stadien der Erkrankung sind die Störungen des Bewegungsablaufs, der Koordination und des Gleichgewichts dominant. Im Finalstadium werden nicht selten Krampfanfälle mit Exzitationen oder Festliegen mit Ruderbewegungen (tonisch-klonische Krämpfe) beobachtet.

Beim Schaf verläuft die BK ähnlich und mit verändertem Benehmen. Das Kardinalsymptom ist hier wiederholtes plötzliches Zusammenbrechen während der Bewegung oder im Stand. Sie liegen dann 1–2 min regungslos auf dem Boden und stehen plötzlich wieder auf, sind verhältnismäßig munter und beginnen wieder zu fressen. Dies kann sich oft am Tage wiederholen. Daneben kommen auch Verlaufsformen vor, die denen beim Pferd sehr ähnlich sind und die in Lähmungen enden.

Ähnlich, aber milder, verlaufen Borna-Fälle bei Ziegen. Bei sehr wenigen beschriebenen Fällen von BK beim Rind wurden uncharakteristische Krankheitssymptome beschrieben. Spontanfälle sind auch bei Kaninchen bekannt. Sie verlaufen mit Apathie, Somnolenz, Koordinationsstörungen und hoher Letalität.

Selbstheilungen sind bei der BK von Pferd und Schaf beobachtet worden. Neben diesen transienten Verlaufsformen existieren offensichtlich verschiedene Arten von asymptomatischen, persistierenden Infektionen.

### ■ Immunologie

Die Infektion löst eine Immunreaktion aus. Es werden Serum-Ak gebildet und das zelluläre Immunsystem stimuliert. Ak und Immunzellen scheinen jedoch nicht gegen die für die Infektiosität kompetenten Antigene des Virus selbst gerichtet zu sein, sondern gegen virale Epitope auf der zellulären Plasmamembran.

### ■ Diagnose

Anhand der Krankheitserscheinungen kann die Diagnose bei Pferd und Schaf nicht sicher gestellt werden. Wesentliche Anhaltspunkte gibt der klinisch-chemische Untersuchungsbefund am Liquor cerebrospinalis. Sicherheit bringt die pathologisch-histologische Untersuchung. Für die Labordiagnose ist die IF zum Nachweis der Joest-Degen-EK die Methode der Wahl. Spezifische Ak können auch in Gehirnextrakten oder im Liquor rasch und zuverlässig nachgewiesen werden. Bei infizierten und insbesondere bei kranken Tieren finden sich hier regelmäßig ausreichend hohe Ak. Vielfach gelingt der Nachweis von Ak bereits am lebenden Tier in Liquorproben. In der Zuverlässigkeit ebenbürtig ist auch der Nachweis von Ak im ELISA, sofern eine solche Methode verfügbar ist.

### ■ Bekämpfung

Die symptomatische Behandlung der BK bei Beginn der Erkrankung kann allenfalls die Möglichkeit einer Selbstheilung unterstützen. An Vorsichtsmaßnahmen zur Verhinderung der BK wird empfohlen, in verseuchten Gebieten, wo gehäuft Fälle auftreten, das gemeinsame Tränken und Füttern von Pferden zusammen mit anderen Tieren zu vermeiden, ebenso die gemeinsame Weidehaltung mit Rindern und Schafen. Kranke und verdächtige Tiere sind strikt von anderen zu trennen, die Stallungen gründlich zu desinfizieren.

Die früher angewandte prophylaktische Immunisierung mit lapinisierter Lebendvaccine nach Zwick, ist inzwischen verboten. Die BK ist meldepflichtig.

## 3.20 Infektionen und Erkrankungen durch Orthomyxoviren

### 3.20.1 Allgemeines

In der Familie Orthomyxoviren werden alle Influenzaviren zusammengefasst, die landläufig als „Grippeviren" bezeichnet werden, Die Familie hat nur 2 Genera, *Influenzavirus A* und *B* sowie *Influenzavirus C*. Orthomyxoviren (O.) rufen bei Mensch und Tier zyklische Allgemeininfektionen mit Fieber und Manifestationen im oberen Respirationstrakt hervor.

O. sind behüllte, pleomorphe Partikel mit einem Durchmesser von ca. 20–120 nm; filamentöse Formen können bis zu mehreren Mikrometern lang sein. Das Nucleocapsid ist helikal-symmetrisch, sein Strang hat einen Durchmesser von 9–15 nm. Die Virionen enthalten 8 Segmente ss RNA negativer Polarität (Abschnitt 3.1). Sie codieren für 7 VP und 3 NVP.

Die Hülle besteht aus einer Lipiddoppelmembran, unter der das Matrixprotein (M-Antigen) als typspezifisches Antigen lokalisiert ist. Das Nucleoprotein (NP-Antigen) trägt ebenfalls typspezifische antigene Determinanten. Auf der Lipidmembran liegen das HA und die Neuraminidase (NA) als „spikeförmige" Projektionen. Das HA und NA sind glykosilierte Proteine.

In der Familie Orthomyxoviridae sind die Genera *Influenzavirus A* und *B* sowie *Influenzavirus C* klassifiziert (**Tab. 3.32**). Dem Genus Influenzavirus A/B gehören die Influenzavirustypen A und B an. Der Typ C unterscheidet sich dadurch, dass er nur 7 RNA-Segmente und 6 VP hat. Influenza-C-Viren besitzen ferner keine NA.

### ■ Genus Influenzavirus A/B

Influenzaviren (I.) der Typen A und B können durch die Reaktivität der typspezifischen M- und NP-Antigene unterschieden werden (z. B. mit AGPT oder IF), wobei für die Veterinärmedizin nur Influenza-A-Viren wichtig sind. NA- und HA-Antigene des Typs A unterliegen großen Variationen. Sie sind subtypspezifisch; bei der NA sind bisher 9 Subtypen bekannt, beim HA 14 Subtypen. Innerhalb der Subypen sind weitere Variationen möglich. Beim Typ B sind die Variationen im HA und der NA begrenzt, Subtypen sind nicht definiert.

Bei dem HA und der NA werden ständig neue Varianten gebildet. Wenn ein Gen in toto ausgetauscht wird, spricht man von „antigenic shift» (Leserastermutationen). Dieser Austausch von Genen („genetic reassortment») kann intratypisch, d. h. beispielsweise zwischen equinen I., oder intertypisch zwischen I. verschiedener Spezies, z. B. porcinem und humanem I., erfolgen. Dieser Vorgang führt zur Bildung neuer Subtypen. Wenn Änderungen lediglich durch den Austausch von Aminosäuren, entweder einzeln (Punktmutationen) oder multipel, stattfinden, spricht man von „antigenic drift". Dabei kommt es zu Variationen innerhalb eines Subtyps.

Aufgrund ihrer Herkunft sowie ihrer Antigenstruktur werden die I. einheitlich systematisiert. Die Stammbezeichnung setzt sich zusammen aus dem Typ (z. B. A), der Herkunftsspezies bei Tierisolaten (z. B. equi), dem Ort der Isolierung (z. B. Prague), der laufenden Nummer des Stammes am Isolierungsort (z. B. 1) und dem Jahr der Isolierung (z. B. 56) sowie in Klammern der HA- und NA-Antigenkonfiguration; z. B. *Influenza A/equi/Prague/1/56 (H7N7)* oder *Influenza A/hominis/Hong Kong/l/68 (H3N2)*.

**Tab. 3.32** Familie Orthomyxoviridae und ihre wichtigsten Vertreter.

| Genus | Spezies/ Krankheit | Wirte |
|---|---|---|
| *Influenzavirus A* und *B* | Influenzavirus A, B | Mensch |
| | Influenza A (H7N7-, H3N8- Viren) | Säuger, Nager |
| | Pferdeinfluenza (H1N1-, H3N2- Virus) | Equiden |
| | Schweineinfluenza | Schwein, Mensch |
| | Influenza (H10N4- Virus) | Nerz |
| *Influenzavirus C* | Influenzavirus C | Mensch, Schwein |
| *Thogoto-like* | Dhori-Viren Thogoto-Viren | Vertebraten, Zecken |

## 3.20.2 Pferdeinfluenza
(seuchenhafter Husten, Hoppegartener Husten, Pferdegrippe, epidemischer Kehlkopfröhrenkatarrh, infektiöse Tracheobronchitis, equine influenza, epizootic cough in horses)

### ■ Allgemeines
Die Pferdeinfluenza ist eine akut verlaufende, hochkontagiöse, lokale oder allgemeine Erkrankung des Respirationstrakts bei Einhufern, die unter den klinischen Leitsymptomen einer katarrhalischen Entzündung der Atmungsorgane und eines trockenen und schmerzhaften Hustens abläuft. Die klinischen Bilder variieren sehr stark, besonders bei teilweise immunen Tieren. Die Krankheit verläuft bei sofortiger Ruhigstellung der Tiere gutartig mit Morbiditätsquoten bis zu 100% bei einer Letalität von unter 1%. Bei Nichtbeachtung der Ruhigstellung kann es durch bakterielle Sekundärinfektionen zu schweren Spätschäden kommen, die über Leistungsabfall bis zur Dämpfigkeit führen. Klinisch inapparente Verlaufsformen kommen ebenfalls vor.

Epidemien von influenzaähnlichen Erkrankungen sind bei Pferden seit Jahrhunderten bekannt. Die Virusätiologie dieser Erkrankung wurde bereits Mitte der 30er-Jahre aufgeklärt, die ersten Virusisolierungen gelangen jedoch erst 1956 (Subtyp 1) und 1963 (Subtyp 2).

Die Verbreitung beider Subtypen beim Pferd ist nahezu weltweit, wobei der Subtyp 1 derzeit sehr selten vorkommt, während *Influenzavirus A equi 2* immer wieder seuchenhaft auftritt.

### ■ Ätiologie
Pferdeinfluenzaviren stellen 2 Subtypen innerhalb des Typs A dar: *H7N7 (Subtyp 1)* mit dem Referenzstamm *A/equi/1/Prag/56* und *H3N8 (Subtyp 2)* mit dem Referenzstamm *A/equi/2/Miami/63*.

Der Subtyp 1 zeigte sich seit seiner erstmaligen Isolierung als genetisch sehr stabil, sodass die meisten Isolate dem Referenzstamm auch heute noch sehr ähnlich sind. Anders verhält es sich beim Subtyp 2, bei dem 1979 weltweit ein deutliches „antigenic drift" beobachtet wurde; ebenso 1989 in England.

Die Züchtung des Erregers erfolgt am günstigsten in der Amnion- oder Allantoishöhle 9–11 Tage bebrüteter Hühnereier.

Das Infektionsspektrum umfasst unter natürlichen Bedingungen nur Equiden.

### ■ Epidemiologie
Pferdeinfluenza ist hochkontagiös und breitet sich in einem Pferdebestand schnell aus. Der explosive Charakter von Pferdeinfluenzaausbrüchen wird durch das häufige Husten erklärt, bei dem infektiöses Sekret aerosolisiert wird und weit verstreut werden kann.

Die Virusausscheidung erfolgt mit dem Nasenschleim infizierter Tiere mindestens bis zum 5. Tag nach Auftreten klinischer Symptome. Besondere epidemiologische Bedeutung kommt Pferden zu, die sich im Inkubationsstadium befinden und zu dieser Zeit schon Virus mit dem Nasensekret ausscheiden. Die Übertragung verläuft überwiegend aerogen durch Tröpfcheninfektion. Gefährdet sind in erster Linie Pferdepopulationen, bei denen Tiere aus verschiedenen Ställen und Gegenden zusammenkommen oder wo ständig Pferde aus anderen Beständen kurzzeitig eingestellt werden (z. B. Rennplätze, Gestüte oder Auktionen; deshalb „Hoppegartener Husten" – Berliner Pferderennbahn). Die hegte auch im internationalen Maßstab stattfindenden umfangreichen Transporte von Renn- und Zuchtpferden sind einer der Hauptgründe für eine schnellere Verbreitung der Seuche von Land zu Land. Vorherrschend sind heute Epidemien bzw. Pandemien, z. T. ist die Seuchenlage zwischen solchen Epidemien endemisch. Bei der hohen Kontagiosität genügt ein einziges infiziertes Tier zur Durchseuchung eines Bestands. Epidemien treten meist während der Rennsaison in den Monaten zwischen April und Oktober auf. Die Seuchenausbrüche beginnen dann an einem Ort erhöhter Exposition und breiten sich schnell aus. Normalerweise werden Epidemien nur durch einen Subtyp ausgelöst. Das Virusreservoir stellen klinisch inapparent infizierte Pferde dar.

### ■ Pathogenese, Pathologie
Nach Eintritt und primärer Vermehrung des Erregers im Nasenschleimhautepithel, wo es zur Degeneration und Ablösung von Zellen und nachfolgender entzündlicher Reaktion kommt, breitet sich das Virus rasch, meist innerhalb von 2–4 Tagen, über den gesamten Respirationstrakt aus. Hyperämie und Schleimbildung haben Rhinitis, Tracheitis und atelektatische Herde in der Lunge sowie Ödematisierung der Alveolarsepten zur Folge. Diese Veränderungen können innerhalb weniger Tage abheilen. Werden die erkrankten Tiere jedoch nicht ruhig gehalten, folgen meist bakterielle Sekundärinfektionen, die schwere Bronchopneumonien nach sich ziehen.

Pathologisch-anatomisch sind meist nur eine Hyperämie und vermehrte Schleimbildung zu beobachten. Bei bakterieller Komplikation dominieren eitrige Prozesse auf den Schleimhäuten und in den regionalen Lymphknoten sowie eitrige Bronchopneumonien. Histologisch ist das Bild der Influenzavirusinfektion durch Zellinfiltrate im Peribronchialbereich, atelektatische Alveolen und verdickte Alveolarzwischenwände mit Histiocyteneinwanderung geprägt.

### ■ Klinische Leitsymptome
Nach einer Inkubationszeit von 1–3 Tagen, selten länger, treten als erste Symptome eine starke Rötung der Nasenschleimhäute und der Konjunktiven, verbunden mit klarem Nasen- und Augenausfluss, auf. Häufig folgt eine kurzdauernde Schwellung der Kehlgangslymphknoten, bevor sich plötzlich hohes Fieber (39,5–41 °C) einstellt, das etwa 6–36 Stunden anhält. In diesem Stadium beginnt ein charakteristischer trockener Husten. Die Genesung tritt nach 1–2 Wochen ohne jegliche Behandlung ein, vorausgesetzt, dass die erkrankten Tiere nicht arbeiten oder Belastungen ausgesetzt werden.

Kommt es zu bakteriellen Sekundär- oder Mischinfektionen, steigt die Körpertemperatur wieder an, und fieberfreie Intervalle wechseln mit Fieberschüben ab. Derartige Komplikationen sind charakterisiert durch eitrige Nasenkatarrhe, katarrhalische Bronchopneumonien und langwierigen Verlauf. Die Morbidität beträgt je nach Immunstatus der Tiere bis zu 100 %; Todesfälle sind selten, können aber bei normalem Verlauf etwa 1 % betragen.

■ Diagnose

Die Kardinalsymptome sind bei der Pferdeinfluenza der trockene Husten und das Fieber. In Verbindung mit epidemiologischen Gesichtspunkten (schnelle Verbreitung) kann eine Verdachtsdiagnose meist im erkrankten Bestand an Ort und Stelle ausgesprochen werden. Eine Absicherung muss jedoch stets durch den Erregernachweis oder eine serologische Untersuchung erfolgen. Da die Virusisolierung schwierig ist, kommt dem Nachweis eines Ak-Anstiegs bei Serumpaaren große Bedeutung zu. Routinemäßig werden die HAH-Ak bestimmt. Für die Virusisolierung erfolgt die Verimpfung von Nasensekretproben in die Amnion- und Allantoishöhle 11 Tage bebrüteter Hühnereier. Nach ca. 3-tägiger Bebrütung werden Allantois- und Amnionflüssigkeit auf HA-Aktivitäten geprüft. Besonders bei Subtyp A/equi/1, der sich nur sehr schwer isolieren lässt, sind meist einige Blindpassagen im bebrüteten Ei notwendig. Die Isolierung von A/equi/2-Virusstämmen über das Ei gelingt meist ohne Schwierigkeiten.

Differenzialdiagnostisch sind andere Virusinfektionen auszuschliessen, v. a. EHV-Infektionen. Sie breiten sich jedoch langsamer aus und können bei trächtigen Stuten von Aborten begleitet sein.

■ Immunologie

Infizierte Pferde bilden Ak gegen alle Antigenkomponenten des Virus. Gruppenspezifische Ak treten schon 4–6 Tage nach Krankheitsbeginn auf und erreichen ihren Höhepunkt nach 12–20 Tagen. Solche Ak sinken etwa 8–12 Wochen nach der Infektion bis unter die Nachweisgrenze. Für den Immunschutz sind diese gegen NP- und M-Antigen gerichteten Ak ohne erhebliche Bedeutung.

Eine Immunität wird durch gegen das HA- und das NA-Antigen gerichtete Ak vermittelt. N- und HAH-Ak sind etwa ab dem 12.–15. Tag p. i. nachweisbar, erreichen ihren Höhepunkt ca. 20 Tage p. i. und sinken dann wieder ab. Die Immunitätsdauer nach einer natürlichen Infektion beträgt ca. einem Jahr. Die humoralen Ak gegen Pferdeinfluenza werden mit dem Kolostrum auf Fohlen übertragen, wodurch diese mehrere Monate geschützt sind. Zudem spielen beim Schutz gegen die Influenza des Pferdes sekretorische IgA-Ak eine ähnliche Rolle wie beim Menschen, wo der Schutzeffekt eindeutig nachgewiesen wurde.

■ Bekämpfung

Eine Therapie gegen die primäre Pferdeinfluenza ist nicht möglich, jedoch sind Antibiotika- oder Sulfonamidpräparate im Falle von Sekundärinfektionen absolut indiziert. Die wichtigste Behandlungsmaßnahme ist die vollkommene Schonung der erkrankten Tiere. Staatlich vorgeschriebene Bekämpfungsmaßnahmen existieren nicht. Ställe, in denen Pferdeinfluenza ausgebrochen ist, sollten für mindestens 4 Wochen gesperrt werden. Dieses Verfahren erweist sich aber zumeist als nicht praktikabel. Nach dem Durchseuchen des Bestands sind der Stall sowie Transportfahrzeuge und Stallgeräte gründlich mechanisch zu reinigen und anschließend zu desinfizieren.

Den besten Schutz vor Influenzaerkrankungen stellt die prophylaktische aktive Impfung dar. Im Handel erhältliche Impfstoffe basieren auf im Hühnerei gezüchtetem Virus, das entweder inaktiviert und an Aluminiumhydroxid absorbiert wird (Vollantigenimpfstoffe) oder mit Tween 80 und Ether gespalten (dadurch verliert es seine Infektiosität) und mit Adjuvanzien versetzt wird (sog. Spalt- bzw. Subunitimpfstoffe). Die Applikation der Impfstoffe erfolgt parenteral, meist intramuskulär. Wichtig ist eine korrekt durchgeführte Grundimmunisierung und regelmäßige Wiederholungsimpfungen in Abständen von höchstens sechs Monaten. Eine wirksame Immunprophylaxe gegen Influenza ist beim Pferd nur sinnvoll, wenn möglichst ein großer Teil der Pferdepopulation geimpft wird. Besonders wichtig ist die Einbeziehung der Absatzfohlen. Jedes Impfprogramm muss im Fohlenalter (3.–4. Monat) beginnen. Der Impfling sollte dann nicht mehr aus dem Impfprogramm entlassen werden, um den Impferfolg auf Dauer zu gewährleisten. Pferdeinfluenzavaccinen können mit weiteren Antigenen von Erregern, die ursächlich am Hustensyndromkomplex der Pferde beteiligt sind, kombiniert werden.

### 3.20.3 Schweineinfluenza
(hog flu, swine influenza)

■ Allgemeines

Die Influenza der Schweine ist eine akut verlaufende, hochkontagiöse Erkrankung des Respirationstrakts der Schweine, die unter den klinischen Symptomen einer katarrhalischen Entzündung der Atmungsorgane und einem trockenen und schmerzhaften Husten abläuft. Sie ist ferner charakterisiert durch Fieber, Anorexie, Mattigkeit und Dyspnoe. Die Morbidität kann bis zu 100 % betragen bei einer Letalität von unter 1 %. Die Krankheit verläuft bei Ruhigstellung der Tiere meist gutartig. Komplikationen sind selten. Wirtschaftliche Verluste entstehen hauptsächlich durch Wachstumsdepression und Gewichtsverluste. Weiterhin hat die Schweineinfluenza eine Bedeutung für die öffentliche Gesundheit, da der Erreger durch Rekombination („genetic reassortment") auch auf den Menschen übergehen kann.

Die Schweineinfluenza wurde erstmalig 1918 beobachtet und als Influenzavirus H1N1 typisiert. Das Vorkommen der Erkrankung beschränkte sich zunächst auf den

Norden und Mittelwesten der USA, wo es alljährlich im Winter zu Epidemien kommt. Nach dem 2. Weltkrieg trat die Schweineinfluenza auch in Europa, Südamerika und Asien auf. Später wurden vereinzelt Virusstämme isoliert, die mit dem in den USA weit verbreiteten Stamm A/swine/Iowa/15/30, dem „Shope-Virus", eng verwandt waren. Ausbrüche mit klinischer Manifestation der Erkrankung blieben jedoch auf Nordamerika beschränkt.

Diese Situation änderte sich schlagartig, als im Jahr 1976 Ausbrüche von Schweineinfluenza in Norditalien festgestellt wurden. Die Untersuchung der während des Ausbruchs gewonnenen Virusisolate ergab eine Ähnlichkeit mit dem Stamm A/New Jersey/8/76 der sich vom „Shope-Virus" unterscheidet. Seither hat sich die SI über ganz Europa ausgebreitet. Da dem SI-Virus ähnliche Isolate von Vögeln sich in Schweinen vermehren und ausbreiten können, wird diskutiert, ob das Wiedererscheinen der SI in Europa auf Virusstämme oder Rekombinanten von Wildenten zurückzuführen ist.

Daneben werden immer häufiger Infektionen von Schweinen mit Influenzavirusstämmen des Typs H3N2 beobachtet. Derartige Virusstämme können zudem über Jahre in der Schweinepopulation persistieren. Aufgrund des derzeitigen Kenntnisstands muss daher das Schwein als mögliches Reservoir für menschliche Influenzavirusstämme angesehen werden, da sowohl H1N1- als auch H3N2-Stämme für den Menschen pathogen sein können.

### ■ Ätiologie

Schweineinfluenzaviren werden den Subtypen H1N1 und H3N2 zugeordnet, denen außerdem Virusisolate vom Menschen sowie einige Isolate von Vögeln angehören. Die Züchtung des Erregers erfolgt am besten in der Allantoishöhle 9–11 Tage bebrüteter Hühnereier.

### ■ Epidemiologie

Die Krankheit erscheint häufig gleichzeitig in zahlreichen voneinander weit entfernten Beständen und tritt regelmäßig gehäuft während der kalten Jahreszeit auf. Die Virusausscheidung erfolgt mit dem Nasensekret, die Übertragung aerogen von Tier zu Tier. Die Ausbreitung wird durch engen Kontakt sowie Umweltfaktoren begünstigt. Dauerausscheider stellen dabei ein mögliches Reservoir dar. Die Infektion verläuft häufig klinisch inapparent und typische Krankheitssymptome werden oft nur bei 25–40 % der Tiere einer Herde beobachtet. Durch Virusisolierungen aus einer infizierten Schweineherde während des ganzen Jahres, mit Ausnahme des Monats Juni, wurde der Nachweis erbracht, dass das Schweineinfluenzavirus lang dauernd in Schweinebeständen zirkulieren kann. Da Virusstämme, die dem Schweineinfluenzavirus ähnlich sind, von Wildenten und Puten isoliert werden können und für Schweine infektiös sind bzw. da sich die Infektion beim Schwein per Kontakt ausbreitet, werden migrierende Wasservögel bzw. Hausgeflügel als potenzielles Reservoir angesehen.

### ■ Pathogenese, Pathologie

Nach nasaler Aufnahme kommt es zur Virusadsorption an die Zilien und nachfolgend an die Membranen der Nasenschleimhautepithelien. Nach Vermehrung in diesen Zellen verbreitet sich das Virus am 2.–3. Tag p. i. über den gesamten Respirationstrakt und führt zur Degeneration und zum Absterben der Epithelzellen. Hierdurch wird ein akuter Entzündungsprozess eingeleitet, dem nach etwa 4–6 Tagen p. i. eine Rhinitis, Tracheitis und multifokale Pneumonie mit Ödematisierung der Alveolarsepten folgen. Die Regeneration der Epithelien beginnt etwa 4 Tage nach Verschwinden der klinischen Symptome. Es können jedoch auch Sekundärinfektionen auftreten, wobei *Hämophilus suis* sowie *Bordetella* spp. beteiligt sind.

Pathologisch-anatomisch stehen eine Hyperämie und vermehrte Schleimbildung im gesamten Respirationstrakt im Vordergrund. Das Lungenparenchym der Herz- und Spitzenlappen ist tiefrot gefärbt und kollabiert. Die cervikalen, mediastinalen und bronchialen Lymphknoten sind ödematös. Histologisch ist das Bild durch Zellinfiltrate im Peribronchialbereich, atelektatische Alveolen und verdickte Alveolarzwischenwände mit Histiocyteneinwanderung geprägt.

### ■ Klinische Leitsymptome

Nach einer Inkubationszeit von 2–4 Tagen beginnt die Erkrankung mit Depression, Anorexie, Fieber sowie Muskelschwäche und -schmerzen. Meist erkranken Tiere im Alter zwischen 3 und 4 Monaten. Sie scharen sich zusammen und bewegen sich kaum. Hustenanfälle, Nasenausfluss, Niesen und Konjunktividen werden beobachtet. Während des Höhepunkts der Erkrankung tritt eine Zwerchfellatmung auf. Bei unkompliziertem Verlauf genesen die Tiere innerhalb von 4–6 Tagen, wenn gute hygienische und konstitutionelle Verhältnisse vorliegen. Bei Pneumonien mit Sekundärinfektionen ist die Krankheitsdauer länger. Aber auch in diesen Fällen ist trotz 100 %iger Morbidität die Prognose meist günstig.

### ■ Diagnose

Eine ätiologische Diagnose lässt sich nur durch die Erregerisolierung oder durch den Nachweis von Ak-Anstiegen bei Serumpaaren stellen. Die Virusisolierung erfolgt durch Verimpfen von Nasentupferproben, die während der Fieberphase entnommen werden. Diese werden auf bebrütete Hühnerembryonen verimpft und 72–96 Stunden bei 35 °C bebrütet. Danach erfolgt die Prüfung der Allantois- und Amnionflüssigkeiten auf HA-Aktivitäten. Für den Ak-Nachweis wird in erster Linie die HAH verwendet.

Differenzialdiagnostisch müssen wegen des häufig wenig typischen Verlaufs andere virale bzw. bakterielle Infektionen des Respirationstrakts beim Schwein, u. a. die respiratorische Verlaufsform des seuchenhaften Spätaborts (PRRS), eine Aujeszky-Infektion, aber durchaus auch eine Schweinepesterkrankung mit respiratorischen Symptomen ausgeschlossen werden. Dies bestätigen die ESP-Ausbrüche 1995–1999.

### Immunologie

Nach einer Infektion werden N-, HAH- und KB-Ak ausgebildet. Vermutlich spielt auch beim Schwein die lokale Bildung sekretorischer IgA-Ak eine wichtige Rolle beim Schutz gegen Neuinfektionen. Die humoralen Ak werden von der Mutter mit dem Kolostrum auf Saugferkel übertragen. Sie sollen einen relativ langen Schutz gegen Neuinfektionen verleihen (2–3 Monate).

### Bekämpfung

Eine ursächliche Therapie für Schweineinfluenza kann nicht durchgeführt werden. Bei Epizootien führen hygienische Maßnahmen sowie gute Futter- und Wasserversorgung zu raschem Abklingen der Krankheit. Zur Kontrolle bakterieller Sekundärinfektionen können Sulfonamide und Antibiotika eingesetzt werden. Für eine aktive Immunisierung sind bivalente Impfstoffe erhältlich, die nach ein- bis zweimaliger Applikation einen Schutz während der Mastperiode vermitteln sollen.

## 3.20.4 Influenzavirusinfektionen bei anderen Säugetieren

Mit Ausnahme von Frettchen (H10N4), Seehunden (H7N7, H4N5) und Walen (H1N1 und andere) spielen Influenzavirusinfektionen bei anderen Säugern keine Rolle.

## 3.20.5 Influenza des Menschen

Beim Menschen führen Infektionen mit I. während der Wintermonate zu schweren „Grippe"-Epidemien, die sich vom Ursprungsort rasch ausbreiten und häufig pandemisch auftreten. Die erste Virusisolierung gelang 1933 mit der Isolierung von H1N1-Stämmen. Erst 1957 wurden H2N2-Stämme („asiatische Grippe") festgestellt, während die H1N1-Stämme verschwanden. Im Jahr 1968 änderte sich das Erregerspektrum erneut mit dem Erscheinen von H3N2-Stämmen („Hong Kong-Grippe") und 1977 traten erneut die H1N1-Stämme auf. Seither zirkulieren sowohl H1N1- als auch H3N2-Stämme beim Menschen. Auffallend ist die hohe antigenetische Vielfalt der Influenzaviren des Menschen. Daneben treten beim Menschen auch Infektionen mit I. der Typen B und C auf. Antigenvariationen sind bei diesen Influenzavirustypen selten.

Bei der Influenza des Menschen werden in erster Linie Schweine als Virusreservoir diskutiert, da bei dieser Spezies ebenfalls Infektionen mit H1N1- und H3N2-Stämmen beobachtet werden. Bei einigen Seuchenausbrüchen wurden Vögel als Ausgangspunkt von menschlichen Influenzavirusinfektionen nachgewiesen.

Der klinische Verlauf der Influenza beim Menschen entspricht im Wesentlichen dem bei Schwein und Pferd. Charakteristische Symptome sind nach 24- bis 48-stündiger Inkubationszeit plötzlich auftretendes Fieber, Appetitlosigkeit sowie Muskel- und Kopfschmerzen. Nach etwa 5–7 Tagen setzt bei komplikationslosem Verlauf die Genesung ein. Die häufigsten Komplikationen sind bakterielle Sekundärinfektionen, die etwa bei 2% der Fälle auftreten. Komplikationen treten v. a. bei Kleinkindern, Senioren und immunsupprimierten Patienten auf. Bei der Beurteilung von sog. Impfdurchbrüchen post vaccinationem ist zu berücksichtigen, dass zahlreiche andere bakterielle und virale Erreger, wie z. B. Rhino-, Adeno- und respiratorische Syncytialviren, aber auch Chamydieninfektionen grippeähnliche Symptome hervorrufen können und bei fehlendem Erregernachweis gelegentlich als Influenza missinterpretiert werden.

Die Prophylaxe der menschlichen Influenza wird durch Impfung mit Vaccinen aus inaktivierten Erregern oder Spaltimpfstoffen auf der Basis von bruteivermehrten Antigenen vorgenommen, wobei jeweils die aktuellen Stämme verwendet werden. Dadurch lassen sich klinische influenza- oder influenzaähnliche Erkrankungen um etwa 60% reduzieren.

## 3.20.6 Aviäre Influenza
### (Klassische Geflügelpest)

*Anzeigepflicht*

### Allgemeines

Die klinischen Symptome, der Verlauf und die Veränderungen im Zusammenhang mit aviären Influenzavirus-(AIV-)infektionen sind beim Geflügel äußerst variabel und abhängig von der Spezies, von Umweltfaktoren, Alter und Zustand der Wirtspopulation, Begleitinfektionen sowie vom Virusstamm. AIV-Infektionen können klinisch inapparent verlaufen oder als akute, schwere Erkrankungen mit hoher Morbidität und Letalität. Klinisch manifeste Erkrankungen verlaufen mit Husten, Niesen, rasselnden Atemgeräuschen, Sinusitis, Augentränen, Kopfödem, Diarrhöen, ZNS-Erscheinungen mit Paralysen, Rückgang der Eiproduktion und der Futteraufnahme, Mattigkeit und struppigen Federn. Alle diese Erscheinungen können in verschiedenen Kombinationen oder einzeln auftreten. Erkrankungen nach AIV-Infektionen sind bei Hühnern, Entenputen Fasanen, Wachteln, Tauben, Gänsen und einigen Wildvogelspezies bekannt.

Am wichtigsten war die klassische Geflügelpest, eine Allgemeinerkrankung bei Hühnern und anderen Geflügelspezies, der der atypischen Geflügelpest sehr ähnlich ist. Hohe Verluste wurden v. a. bei Hühner beobachtet. Sie hat sich nach ihrer erstmaligen Feststellung im Jahre 1878 von Norditalien aus über die ganze Welt verbreitet und ist dann allmählich wieder abgeklungen. Letzte Berichte über das Vorkommen der klassischen Geflügelpest stammen aus den Jahren 1929/1930. Danach wurden bedeutende Epidemien nicht mehr beobachtet, obwohl das Geflügelpestvirus oder Varianten davon bis in die jüngste Zeit von Geflügel und Mammaliern isoliert werden konnte. So wurde es 1960 in Ägypten und 1979 in erkrankten Seehunden in den USA sowie von Enten, Hühnern und Papageien nachgewiesen. Die meisten Isolate besitzen jedoch eine geringe Virulenz oder sind vollkommen avirulent für Hausgeflügel. Der Erreger der klassischen Geflügelpest hat die Antigenkonfigurationen H7N1 (Referenzstamm A/fowl/Rostock/34) und H7N7 (Referenzstamm A/fowl/Dutch/27).

Inzwischen sind Neuausbrüche einer mit hoher Letalität einhergehenden Allgemeinerkrankung in den USA beobachtet worden, die auf AIV-Stämme mit der Antigenkonfiguration H5N2 zurückzuführen sind. Die Erkrankungen werden seit Anfang 1983 in milder Form im Staat Pennsylvania festgestellt. Bei steigender Tendenz betrug die Letalität bei den Ausbrüchen in bisher nicht betroffenen Herden gegen Ende 1983 bis zu 70%. Die Seuche wird durch Keulungs- und Quarantänemaßnahmen bekämpft und betrifft v. a. Puten. Obwohl ein klares Symptombild bei der aviären Influenza fehlt, verursachen AIV-Infektionen in Geflügelbetrieben, v. a. aber bei der Produktion von Mastputen sowie in Putenlegebetrieben hohe wirtschaftliche Verluste, einmal durch die teilweise hohe Letalität, zum anderen durch den starken Rückgang bei der Eiproduktion. Die Verbreitung der Viren ist weltweit.

Seit 2003 breitet sich der sehr virulente Subtyp H5N1 aus (Geflügel, Mensch), wobei seine Ausbreitungstendenz in den letzten 2 Jahren stetig zugenommen hat. So wurden im Mai 2005 neue Ausbrüche von Geflügelpest aus Kambodscha, Indonesien, China und Thailand gemeldet. Am Qinghai-See im Norden Chinas wurden z. B. 6.000 tote Wildvögel gefunden, bei denen das Influenza-Virus vom Typ H5N1 nachgewiesen wurde. Im Juni 2005 wurde Geflügelpest in der chinesischen Provinz Xinjang an der Grenze zu Kasachstan bei Hausenten und -gänsen festgestellt. Ende Juli 2005 traten Geflügelpestfälle bereits in der russischen Provinz Novosibirsk und in der kasachischen Region Pavlador auf. Weitere Fälle in Russland betrafen die Regionen Altai, Kurgan, Tjumen, Omsk und Tscheljabinsk.

Nachdem H5N1-Infektionen bei Wild- und Hausgeflügel in der Türkei und kurz darauf auf Zypern nachgewiesen worden, erreichte im Februar 2006 dieser Subtyp über Wildgeflügel bereits Deutschland. Zu der gefürchteten Gefährdung des Menschen muss aber darauf hingewiesen werden, dass beim Menschen bisher nur Einzelfälle aufgetreten sind. Betroffen waren bisher immer nur Personen, die einen besonders engen Kontakt zu virustragendem Geflügel hatten und zudem aufgrund ihrer Lebensverhältnisse (Mangelernährung, ungünstige hygienische Verhältnisse etc.) als immunsupprimiert eingestuft werden müssen. Zum gegenwärtigen Zeitpunkt (2/2006) wurden noch keine, den Menschen gefährdenden Subtypen nachgewiesen.

■ Ätiologie

Alle von Geflügel isolierten Influenzaviren gehören dem Typ A an. Eine Vielzahl von verschiedenen Stämmen wurde isoliert, die sehr unterschiedliche Hämagglutinin- und Neuraminidasesubtypen aufweisen. Die Isolate stammen sowohl von Haus- als auch von Wildgeflügel, hier v. a. von Enten. Während die Isolate von Wildgeflügel, mit Ausnahme der Stämme, die dem H5-Subtyp angehören, nach Infektion nicht zu Erkrankungen führen, sind die pathogenen Eigenschaften bei den Hausgeflügelisolaten variabel. Hochvirulent sind neben den Geflügelpestvirusisolaten (H7N7 und H7N1) v. a. H5N2-Stämme. Hier unterscheiden sich pathogene von apathogenen Stämmen oft nur in wenigen Aminosäuren des HA.

Die Züchtung der Erreger erfolgt in der Allantoishöhle 9–11 Tage bebrüteter Hühnereier. Das Virusantigen wird mithilfe der HA nachgewiesen.

Da AIV von mindestens 25 Haus- und Wildvogelspezies isoliert worden sind, ist das Wirtsspektrum sehr weit. Natürliche Erkrankungen sind bei Hühnern, Puten, Enten, Wachteln, Fasanen, Rebhühnern, Seeschwalben, Tauben und Gänsen nachgewiesen worden. In den letzten Jahren waren nur Puten und Enten betroffen. Bestimmte Stämme vermehren sich auch in Mammaliern wie Schweinen, Frettchen und Katzen. Eine direkte Übertragung wurde auch auf Pferde beschrieben.

■ Epidemiologie

Die Virusausscheidung erfolgt über Sekrete des Respirationstrakts, der Konjunktiven und mit dem Kot. Für die Übertragung ist enger Kontakt notwendig. Wegen der hohen Kontagiosität des Virus breitet sich die Infektion in Intensivhaltungen jedoch sehr schnell aus. Die Eintrittspforten sind der Nasen-Rachen-Raum, die Konjunktiven sowie der obere Digestionstrakt. Nach der Durchseuchung einer Herde treten keine Krankheitserscheinungen mehr auf. Bei Puten kann es zur Viruspersistenz kommen.

Über die Beteiligung von Wildgeflügel an der Verbreitung von Influenza beim Hausgeflügel, v. a. bei Puten und Enten, gibt es keine exakten Beweise. In der Vergangenheit haben Wildvögel wahrscheinlich zur Verbreitung der klassischen Geflügelpest beigetragen. Bei allen anderen Virusstämmen, mit Ausnahme von Isolaten mit der Antigenkonfiguration H5N2, sind Erkrankungen beim Wildgeflügel nicht bekannt. In der Regel sind diese Stämme für Hausgeflügelarten auch nach experimenteller Infektion apathogen. Nur wenige dieser Stämme verursachen Erkrankungen bei Hühnern, können jedoch nach Adaptation in Hühnerbeständen zu beträchtlichen Verlusten führen. Wegen der weiten Verbreitung von Influenzaviren beim Geflügel ist nicht anzunehmen, dass ein für alle Spezies gemeinsames Virusreservoir und eine Persistenz von Stämmen zwischen einzelnen Epidemien existiert. Es scheint, dass die infrage kommenden Stämme zumindest bei Puten kontinuierlich zirkulieren. Ein Mammalierreservoir für AIV ist unwahrscheinlich.

■ Pathogenese, Pathologie

Die Pathogenese und die pathologischen Erscheinungen sind sehr variabel und hängen von verschiedenen Begleitfaktoren ab. Nach der Aufnahme vermehrt sich das Virus sowohl im Respirations- als auch im Intestinaltrakt. Im Gegensatz zu Influenzavirusinfektionen der Mammalier vermehren sich Stämme, die von Enten isoliert wurden, auch im Darmepithel. Bestimmte pathogene Stämme verursachen schwere klinische Symptome ohne Sekundärinfektionen; bei den meisten Ausbrüchen liegen jedoch Mischinfektionen vor. Ähnlich wie bei der klassischen Geflügelpest scheinen auch die Infektionen bei Puten und Enten als generalisierte Allgemeinerkrankungen zu verlaufen. Die pathologisch-anatomischen Veränderungen sind sehr unterschiedlich. Neben Leber-, Milz- und Nierenschwellungen zeigen die Tiere eine katarrhalische Sinusitis und Tracheitis. Übereinstimmend wird über das Auftreten einer hochgradigen, fibrinösen Perikarditis und gelegentlich auch über eine Perihepatitis und Polyserositis berichtet. Bei Puten werden hämorrhagische Veränderungen auf der Haut, am Kamm und den Kehllappen beobachtet. Histologisch stehen Ödeme, Hyperämien, Hämorrhagien und perivaskuläre Infiltrate in den Organen, der Muskulatur, auf der Haut und am Kamm im Vordergrund. Daneben werden auch Nekroseherde gefunden. In den Sinus sind Zelldegenerationen, Epithelhyperplasie und Entzündung in der Lamina propria vorherrschend. Bei Puten ist ferner eine Pankreatitis mit Nekrose der Inselzellen beschrieben.

■ Klinische Leitsymptome

Die Inkubationszeit variiert in Abhängigkeit vom Virusstamm von wenigen Stunden bis zu Tagen. Bei Enten ist das Krankheitsbild vielfältig. Bei jungen Enten treten Atembeschwerden und Niesen auf. Meist kommt es zu Schwellungen um den Infraorbitalsinus. Im weiteren Verlauf treten Störungen des Allgemeinbefindens, inspiratorische Atemnot, Cyanose am Schnabel, Dilatation der Sinus und Tränenfluss auf. Bei anderen Tieren zeigen sich zentralnervöse Symptome wie Schlenkern des Kopfs, Zittern und unkoordinierter Gang. Die Krankheitsdauer wird mit 10–14 Tagen angegeben. Bei jungen Puten kann die Infektion innerhalb von 10 Tagen zum Tod führen. Dabei sind zentralnervöse Symptome häufig zu beobachten. Bei dieser Verlaufsform liegt die Letalität in der Regel weit über 10 %. Bei mildem Verlauf der Infektion, hauptsächlich bei älteren Tieren, ist ein rapides Absinken der Eiproduktion auf etwa 10 % des Ausgangswerts innerhalb von 5–10 Tagen das Hauptsymptom. Die Schlupffähigkeit der gelegten Eier ist stark beeinträchtigt. Die Legeleistung kann sich in seltenen Fällen innerhalb von 2 Wochen normalisieren meistens kommt es jedoch zu einer Atresie der Ovarien und damit zu irreversiblen Schäden des Legeapparates. Respiratorische Erscheinungen sind häufige Begleitsymptome.

■ Diagnose

Eine klinische Diagnose ist wegen der Vielfältigkeit der Symptome nicht möglich. In jedem Fall muss ein Erregernachweis durchgeführt werden. Er wird durch Verimpfung von Nasensekret sowie Lungen- und Trachealspülproben in die Allantoishöhle 9–11 Tage bebrüteter Hühnereier vorgenommen. Nach 3- bis 4-tägiger Bebrütung erfolgt der Virusnachweis mit der HA. Zur Identifizierung pathogener Stämme (v. a. H5N2) ist ein Tierversuch mit 4–8 Wochen alten Hühnern nötig.

■ Bekämpfung

Spezifische Maßnahmen werden routinemäßig nicht eingesetzt. Durch einwandfreie Hygiene und gute Haltungsbedingungen lassen sich schwere Verluste in der Regel einschränken Beim Auftreten hochvirulenter Stämme sind Keulungs- und Quarantänemaßnahmen anzuwenden.

Die durch AIV-Infektionen verursachte klassische Geflügelpest sowie die atypische Geflügelpest (Newcastle-Krankheit) sind anzeigepflichtig.

## 3.21 Infektionen und Krankheiten durch Bunyaviren

### 3.21.1 Allgemeines

Die Bunyaviren (B.) sind unter den Viren von Vertebraten und Invertebraten die Familie mit den meisten Virusarten, derzeit mehr als 300. Der Name wurde von Bunyamwera, einem Ort in Uganda, wo ein solches Virus erstmals isoliert werden konnte, abgeleitet. Die Partikel sind sphärisch bis oval, behüllt, von 85–110 nm Größe und enthalten 3 zirkuläre und verdrehte, helikalsymmetrische Nucleocapsidsegmente mit jeweils einsträngiger RNA negativer Polarität. Die Familie Bunyaviridae ist in 5 Genera untergliedert (Abschnitt 3.1, **Tab. 3.33**) Alle B. mit Ausnahme der Hantaviren werden durch Arthropoden, in denen sie sich vermehren und meist persistieren, übertragen (Arboviren).

**Tab. 3.33** Familie Bunyaviridae und wichtigste Vertreter; SG = Serogruppen; Ü = Überträger (Vektor).

| Genus | Spezies/Krankheit | Wirte |
|---|---|---|
| Bunyavirus SG: 16 Ü: Stechmücken | Bunyamwera-Virus Akabane-Krankheit California-Enzephalitis-Komplex (LaCrosse u. a.) | Mensch Wiederkäuer Mensch |
| Phlebovirus SG:1; Ü: Sandfliege, Stechmücken | Rifttal-Fieber Phlebotomusfieber (Sandfly-Fieber) | Wiederkäuer, Mensch Mensch |
| Nairovirus SG: 6; Ü: Zecken | Nairobi sheep disease Krim-Kongo-Fieber | Schaf, Ziege Mensch |
| Uukuvirus SG: 1; Ü: Zecken | Uukuniemi-Viren | Vertebraten |
| Hantavirus SG: 3; Ü: Nager | koreanisches Fieber (Hantaan- u. a. Viren) | Mensch; Ratten, Mäuse |
| N. N. weitere Vertreter in 10 Serogruppen | | |

Begünstigt durch die Vektorenpersistenz und durch das sequenzierte Genom, neigen die meisten dieser Viren, ähnlich wie beim antigenen Shift der Influenzaviren, zu Rekombinationen, genomischen Interaktionen unter eng verwandten Virusarten nach Doppelinfektionen von Wirten und Zwischenwirten. Hierauf wird die große Vielfalt und Variabilität bei den Viren dieser Familie zurückgeführt.

Die B. eines Genus besitzen ein gemeinsames kb-Antigen. Spezies wiederum werden aufgrund ihrer neutralisierenden und hämagglutinierenden Eigenschaften in Serogruppen, deren Vertreter untereinander eng antigen verwandt sind, eingeordnet. Neuerdings zieht man zur Differenzierung noch den Vergleich von Genomanalysen (Basensequenzhomologie) heran.

Mitglieder jeder Serogruppe weisen aber auch geringe serologische Beziehungen zu Vertretern anderer Serogruppen des gleichen Genus auf. In den Genera *Bunyavirus* (über 150 Spezies) und *Nairovirus* (ca. 30) sind mehrere Serogruppen gebildet, in den übrigen nur eine (evtl. 3). Daneben bestehen derzeit noch 10 nicht in Genera geordnete Serogruppen.

Veterinärmedizinische Bedeutung haben von den sehr zahlreichen B. nur je ein Virus der Bunya-, Phlebo- und Nairoviren. Sie gehören je einer Serogruppe ihres Genus an, nämlich das Akabane-, das Rifttalfieber- und das Nairobi-sheep-disease-Virus, und rufen bei Wiederkäuern Krankheiten hervor. Humanmedizinisch wichtig sind viele Bunyaviren. Die Uukuviren spielen eine untergeordnete Rolle. Die menschenpathogenen B. verursachen z. T. schwere hämorrhagische Fieber sowie Encephalitiden.

Auch andere Säuger wie Hunde, auch Vögel, können in entsprechenden Regionen durch Arthropoden infiziert werden. Sie erkranken zwar nicht, bilden aber Antikörper. Bei vielen Wildtieren und Nagern wurden solche Antikörper gegen die im jeweiligem Gebiet heimischen B. nachgewiesen. Abhängig von der Existenz und dem Lebenszyklus der Arthropodenüberträger sowie der Virusreservoire ist die Verbreitung der meisten B. geografisch begrenzt. In der Umwelt verhalten sich B. vergleichsweise labil.

## 3.21.2 Akabane-Krankheit

Diese durch das Akabane-Virus aus dem Genus *Bunyavirus* ausgelöste Krankheit wird auch als kongenitale Arthrogrypose oder hydranencephalitisches Syndrom bezeichnet. Es tritt saisonal in Australien, Japan und Teilen Vorderasiens, Afrikas sowie der Südwest-Pazifik-Region auf und wird durch Stechmücken übertragen. Bei Rindern kommt die Krankheit, saisonal gebunden, epidemisch oder sporadisch vor. Als Allgemeininfektion verläuft sie bei Wiederkäuern normalerweise klinisch inapparent, bei trächtigen Tieren jedoch in Form einer fötalen oder Neugeborenenarthrogrypose, als Hydran- oder Poencephalie mit Aborten oder fetalem Tod.

Gleiche Erscheinungen kann das Virus auch bei Schafen und Ziegen auslösen. Es gelangt nach dem Biss einer infizierten Stechmücke in das trächtige Rind, ohne dass dann klinische Erscheinungen folgen, und erreicht den Fötus über die mütterliche Blutbahn. Beim Fetus entwickelt sich eine Encephalitis und Polymyositis. Schwerer betroffene Feten sterben ab oder werden abortiert, überlebende zeigen nach der Geburt einen Hydranenzephalus und eine neurogene Arthrogrypose. Die meisten Missbildungen entstehen bei einer Infektion im 3. oder 6. Monat der Trächtigkeit. Kälber, die zwischen dem 3. und 4. Monat das Virus aufnehmen, kommen mit einer Hydranencephalie zur Welt; die zwischen 4. und 6. Monat Infizierten entwickeln eine Arthrogrypose und weisen meist auch Symptome einer Encephalopathie auf.

Die Verdachtsdiagnose lässt sich durch den Antikörpernachweis im Serum abortierter Föten, im Neugeborenenserum deformierter Kälber bzw. durch einen Anstieg des Antikörpertiters im Serum des Muttertiers bestätigen. Aus der Placenta des oder den Muskeln kann das Virus über Zellkulturen gezüchtet und isoliert werden.

In Japan wird das Akabane-Virus durch *Aedes*- und *Culex*-Moskitos übertragen, in Australien durch *Culicoides*-Mücken.

Die Bekämpfung stützt sich auf die Dezimierung der Stechmücken und auf die Immunprophylaxe. In Japan und Australien stehen für Impfungen Vaccinen aus inaktiviertem Virus und auch Lebendimpfstoffe zur Verfügung, die wirksam sind und sich bewährt haben.

### 3.2.1.3 Rifttalfieber
(Rift Valley fever)

Anzeigepflicht

#### ■ Ätiologie, Epidemiologie

Das Rifttalfiebervirus gehört dem Genus *Phlebovirus* an. Es kommt bisher nur bei Schafen, Ziegen und auch Rindern sowie Büffeln in Afrika vor. Mit zunehmender Intensivhaltung der kleinen Wiederkäuer und nach Ausbruch von Epidemien hat der Erreger stark an Bedeutung gewonnen. Das Virus wird prinzipiell von verschiedenen Stechmückenarten auf Tiere, insbesondere Wiederkäuer, aber auch auf Menschen (Zoonose) übertragen. In Ost- und Südafrika persistiert es in *Culex*- und *Aedes*-Moskitos, die es durch ihren Stich Wiederkäuern inokulieren. Epidemien entstehen v. a. nach außerordentlich starken Regenfällen in bestimmten Regionen. Die Stechmücken vermehren sich dann und nehmen das Virus beim Blutsaugen an infizierten Tieren auf, wenn diese (3–5 Tage lang) virämisch sind. Durch die Multiplikation der Arthropodenzyklen können Tiere massenhaft infiziert werden und erkranken, in Verbindung damit auch Menschen, die einem Ansteckungsrisiko ausgesetzt sind.

In der EU besteht für das Rifttalfieber Anzeigepflicht.

Große Ausbrüche wurden zunächst in Ost- und Südafrika beobachtet, sind aber über die gesamte Sahara-Zone und auf Ägypten mit außerordentlicher Vehemenz übergegangen. Neben der Hauptverbreitung durch Stechmücken kann der Erreger durch direkten Kontakt zwischen Insekt und Wirt (mechanisch, auch beißende Fliegen), über die Placenta und Föten (nach Aborten) sowie über mütterliches Blut verbreitet werden. Arbeiter, die mit Kadavern umgehen, und Tierärzte sind gefährdet.

Das Reservoir für den Erreger bilden wahrscheinlich nicht Vertebraten, sondern kleine verseuchte Populationen von Stechmücken, in denen das Virus transovariell weitergegeben wird.

■ Pathogenese, Pathologie, Immunologie

Wirbeltiere nehmen das Virus über den Insektenstich oder oropharyngeal auf. Krankheitserscheinungen entwickeln aber nur Wiederkäuer und der Mensch. Andere Säuger und Vögel sind weitgehend resistent, bilden aber Antikörper. Bei Wiederkäuern beträgt die Inkubationszeit 2–3 Tage. Dann erreicht das Virus die retikulohistiocytären Organe und das Leberparenchym (Hauptmanifestationsort) und ruft dort schwere Zellschäden hervor. Die Leber verendeter Schafe kann stark nekrotisch, die Milz vergrößert sein. Auch gastrointestinale sowie subseröse Blutungen wurden beobachtet. Gelegentlich ist eine Encephalitis spätere Folge. Von ihr erholen sich die Tiere aber meist rasch. Nach überstandenen Krankheiten wie auch nach subklinischen Infektionen entwickelt sich eine lang anhaltende Immunität.

■ Klinische Leitsymptome

Nach einer sehr kurzen Inkubationszeit bekommen die Schafe Fieber, zeigen Inappetenz, Erbrechen und schleimig-eitrigen Nasenausfluss sowie blutigen Durchfall. Bis zu 100% der trächtigen Mutterschafe können abortieren. Die Letalität bereits in utero infizierter neugeborener Lämmer beträgt um 90%, die erwachsener Tiere 20–60%. Ziegen erkranken bei ähnlichem Verlauf weniger häufig.

Die Erkrankung verläuft bei Lämmern der ersten Lebenswoche überwiegend perakut und endet nach Fieber und allgemeiner Schwäche meist tödlich. Ältere Lämmer erkranken akut mit unterschiedlichen klinischen Symptomen. Die Letalität liegt bei ihnen zwischen 10 und 30%.

Rinder erkranken am Rifttalfieber weniger schwer oder die Infektion bleibt subklinisch. Tragende Kühe aber abortieren fast immer und können unfruchtbar werden. Die Mortalität liegt bei Kälbern im Vergleich zu Lämmern allgemein niedriger.

■ Diagnose

V. a. wenn das Rifttalfieber nicht epidemisch auftritt, ist aufgrund des klinischen Verdachts eine Labordiagnose angezeigt. Der Erreger kann in Zellkulturen leicht isoliert und dann serologisch identifiziert werden. Eine Infektion oder Durchseuchung lässt sich auch durch den Anstieg des Antikörpertiters im Serum überlebender Tiere führen.

■ Bekämpfung

Sie wird durch Schutzimpfung der Rinder und kleinen Wiederkäuer und durch die Kontrolle der übertragenden Arthropoden versucht. V. a. sollen größere Epidemien verhindert werden. Dies liegt auch im Interesse der gefährdeten Menschen. Die Immunisierung empfänglicher Wiederkäuer ist die effektivste Art der Kontrolle und Bekämpfung des Rifttalfiebers. Es stehen bewährte Lebendvaccinen für die Impfung der bedrohten afrikanischen Herden zur Verfügung, die eine lang anhaltende Immunität erwerben. Inaktivierte Vaccinen sind weniger effektiv und erfordern häufige Wiederholungsimpfungen.

■ Rifttalfieber des Menschen

Das Rifttalfieber ist eine Zoonose. Ansteckungsfälle beim Menschen treten insbesondere im Gefolge von Epidemien bei Wiederkäuern auf. Bezeichnend sind Fieber, Schüttelfrost, schwere Kopf- und Muskelschmerzen, Durchfälle und Erbrechen. Die Symptome halten etwa 4–6 Tage an, bis die Rekonvaleszenz beginnt. Nur wenige Infizierte entwickeln auch hämorrhagische Erscheinungen, evtl. eine Retinitis oder Encephalitis. Auf 1.000 Infizierte trifft nur etwa ein Todesfall. Bei schwerem hämorrhagischen Fieber aber kann die Mortalität auf 10% ansteigen.

## 3.21.4 Nairobi sheep disease

Das Genus *Nairovirus*, zu dem der Erreger gehört, hat seinen Namen nach dieser Krankheit erhalten. Bei Schafen und Ziegen in Ostafrika ruft das Virus akute fieberhafte Erkrankungen hervor. Verwandte Viren in Nigeria und Indien induzieren bei kleinen Wiederkäuern ähnliche Symptome.

Das Virus persistiert in den Zeckenpopulationen, wird dort transovariell weitergegeben und durch den Biss übertragen. Sein Wirbeltierreservoir ist noch nicht bekannt. Bei Wildwiederkäuern sowie anderen heimischen Tierarten konnte es bisher nicht nachgewiesen werden.

In Kenia erwerben Schafe und Ziegen die Infektion, wenn sie vom Norden ins Nairobigebiet gebracht werden. Nach einer kurzen Inkubationszeit bekommen sie hohes Fieber, eine ausgeprägte und hämorrhagische Gastroenteritis, sind niedergeschlagen und schließlich komatös erschöpft. Betroffene Tiere können innerhalb weniger Tage verenden (Letalität 30–70%), trächtige abortieren. Genesene Tiere erwerben eine lang anhaltende Immunität.

Die Kontrolle und Bekämpfung wird überwiegend durch regelmäßige Zeckenbehandlung der Tiere gehandhabt. Auch eine Impfprophylaxe ist möglich. Sie stützt sich auf Lebendvaccinen und Wiederholungsimpfungen.

## 3.21.5 Bunyaviruserkrankungen beim Menschen
(lt. IfSG/Mensch)

Meldepflicht

Eine Vielzahl von B. aus den Genera *Bunya-*, *Phlebo-*, *Nairo-* und *Hantavirus* können beim Menschen fieberhafte Erkrankungen, v. a. aber auch Encephalitiden und z. T. schwere „hämorrhagische Fieber" hervorrufen. Das Rifttalfieber (Rift Valley fever), das wegen der Encephalitiden und der hämorrhagischen Verläufe gefürchtet und eine Zoonose ist, wurde bereits oben erwähnt. Auch ein

Phlebovirus, das eng mit dem Erreger des Rifttalfiebers verwandt ist, kann durch Sandfliegen auf den Menschen übertragen werden und das Sandfliegen- oder Phlebotomusfieber, auch Pataci-Fieber, hervorrufen. Es ist eine fieberhafte Infektion, die im Mittelmeerraum seit langem bekannt ist. Die Erkrankung verläuft nach 3–6 Tagen Inkubationszeit überwiegend akut mit Fieber, Schüttelfrost, Kopfschmerzen und Lichtscheue. Nach 4 Tagen verschwinden die Symptome langsam wieder. Als Reservoir für das Virus werden virämische Menschen vermutet. Die Infektion ist auch in Nordafrika, Zentralasien und Indien bekannt.

Ein außergewöhnlich schweres Fieber, das Krim-Kongo-hämorrhagische Fieber, ausgelöst durch ein gleichnamiges Nairovirus, tritt hauptsächlich in Zentralasien auf. Es wurde bei menschlichen Erkrankungen auf der Krim isoliert und erwies sich als eng verwandt mit einem zuvor beim Kongofieber gefundenen Virus. Hauptreservoir und Träger der Erreger sind viele Zeckenspezies. Innerhalb dieser Populationen geht das Virus transovariell und transstadial weiter und ist deshalb kaum auszumerzen. Klinisch inapparent infizierte Wirbeltiere sind die Zwischenträger des Virus. Die Larven und Nymphen von Zecken parasitieren an Vögeln und kleinen Säugern, v. a. Hasen und Mäusen. Adulte Zecken übertragen das Virus auch auf größere Tiere, v. a. Wiederkäuer, und auf den Menschen. Die epidemiologischen Kriterien des Krim-Kongo-hämorrhagischen Fiebers differieren von Gebiet zu Gebiet in der GUS, in China, im Mittleren Osten und in Afrika.

Die Krankheit beginnt mit Fieber, Kopfschmerzen, schweren Rücken- und Bauchschmerzen und schreitet dann schnell zu extensiven Hämorrhagien an allen Organen (Hämatemesis, Hämaturie, hämorrhagische Exantheme) fort. Es entwickeln sich auch eine Leukopenie, Thrombocytopenie, Proteinurie und Hepatitis. Blutverluste nach inneren Blutungen können zu Schock, Lungenödem und Tod führen. Die Letalität schwankt zwischen 5 und 50 %.

Seit einigen Jahren ist abgesichert, dass das „Hämorrhagische Fieber mit renalem Syndrom" (HFRS), auch koreanisches hämorrhagisches Fieber oder Nephropathia epidemica genannt, durch das Hantaan-Virus, aus dem danach benannten Genus *Hantavirus,* hervorgerufen wird. Diese (und einige eng verwandte) Viren persistieren in Form klinisch inapparenter Infektionen bei Ratten und Mäusen, die das Reservoir für den Erreger bilden. An den Nagern bzw. an ihren Ausscheidungen (Speichel, Urin, kontaminierter Staub etc.) infiziert sich der Mensch. Der Name der Krankheit entstand, als im Koreakrieg tausende Soldaten erkrankten. Das Virus ist, nach den Ergebnissen von Antikörperuntersuchungen, in der ganzen Welt und wahrscheinlich schon seit Jahrhunderten verbreitet.

Das HFRS ist eine akute intestinale Nephropathie (akutes Nierenversagen). Neben schweren Formen mit 20 % Letalität (Korea, auch China, Japan) sind mildere Verläufe aus Skandinavien und dem westlichen Russland bekannt. Die Existenz des Virus ist inzwischen auch für Zentraleuropa, Afrika, Süd- und Nordamerika durch den Nachweis von Antikörpern ermittelt worden. Eine Übertragung von Mensch zu Mensch findet wahrscheinlich nicht statt.

Schließlich sind noch die Infektionen bei Menschen durch Viren der sog. California-Encephalitis-Gruppe, Vertreter aus dem Genus *Bunyavirus,* anzuführen. Sie werden durch den Stich von *Aedes*- oder *Culex*-Mücken auf Menschen in Nord- und Zentralamerika, aber auch in Teilen Süd- und Westamerikas übertragen und rufen vornehmlich fieberhafte Erkrankungen, Leukopenie und öfter eine milde bis mäßig schwere Encephalitis bei Kindern und Erwachsenen hervor. Auch klinisch inapparente Infektionen sind weit verbreitet. Reservoir für diese Viren sind wahrscheinlich kleine Säuger; unter den Stechmücken werden die Erreger transovariell weitergegeben. Nach überstandenen subklinischen oder klinisch apparenten Infektionen entwickelt sich beim Menschen eine lang anhaltende Immunität.

> ❗ Bunyaviren sind behüllte, etwa 100 nm große Viren mit einem einzelsträngigen RNA-Genom. Viele Bunyaviren werden durch Insekten (Arbo-Viren) oder Wildnager übertragen. Eine wichtige Bunyavirenerkrankung ist das **Rifttalfieber** (Rift Valley Fever) der Wiederkäuer, die zugleich zoonotischen Charakter hat. Mehrere Bunyaviren sind Erreger hämorrhagischer Fieber beim Menschen (z. B. koreanisches- und Krim-Kongo-Fieber).

## 3.22 Infektionen und Krankheiten durch Arenaviren

### 3.22.1 Allgemeines

Die Familie Arenaviridae (A.) besitzt nur das Genus *Arenavirus* (Abschnitt 3.1, **Tab. 3.34**). Ihr Name wurde nach dem granulierten Core der Viren bei elektronenoptischer Darstellung abgeleitet (lat. *arenosus* = sandig).

Die Viruspartikel sind sphärisch bis pleomorph bei einem mittleren Durchmesser zwischen 110 und 130 nm.

**Tab. 3.34** Übersicht über die Familie Arenaviridae und ihre wichtigsten Vertreter.

| Genus | Spezies | Krankheit/Wirte |
|---|---|---|
| *Arena-Virus* | LCM-Lassa-Komplex<br>LCM-Virus | Lymphozytäre Choriomeningitis, Muriden (Mensch) |
| | Lassa-Virus | Nager u. a.; Lassa-Fieber, Mensch |
| | (3 weitere Spezies) | |
| | Tacaribe-Komplex<br>Tacaribe-, Junin-, Macupo-, Pichinde-Virus | Nager; z. T. Fieber und hämorrhagische Fieber, Mensch |
| | (5 weitere Spezies) | |

Das Nucleoprotein (core), in dem elektronendichte ribosomenähnliche Granula liegen, wird von einer dichten doppelschichtigen Lipidhülle umgeben, auf der keulenförmige Projektionen angeordnet sind.

Als Genom fungiert eine ss RNA negativer Polarität, die aus 2 virusspezifischen Segmenten besteht. Daneben finden sich noch Partikeln mit 3 RNA-Spezies zellulärer Herkunft. Im Virion integriert sind 3 VP, von denen das Nucleoprotein gruppenspezifische Eigenschaften aufweist. Mindestens 2 glykosilierte Proteine befinden sich in der Hülle.

A. sind überaus umweltlabil. Bei pH-Werten < 5,5 und > 8,5 werden sie rasch inaktiviert, ebenso bei Wärme über 50 °C. Die üblichen Desinfizienzien wirken bereits in schwächeren Konzentrationen.

### 3.22.2 Lymphocytäre Choriomeningitis (LCM)

#### ■ Allgemeines

Die lymphocytäre Choriomeningitis (LCM) ist eine Seuche bei Wild- und Laboratoriumsmäusen, deren Verlauf vom Zeitpunkt der Infektion abhängig ist. Bei Tieren, die kongenital infiziert werden, resultiert eine lebenslange persistierende Infektion. Diese Mäuse besitzen eine immunologische Toleranz, d. h. sie entwickeln eine Virämie und bilden neben einer soliden Resistenz nach einer intracerebralen Infektion keine neutralisierenden Antikörper. Dagegen erzeugt die i. c.-Infektion in erwachsenen Mäusen eine akute Erkrankung mit zentralnervösen Symptomen, die meist tödlich endet.

Das LCM-Virus ist ein Zoonose-Erreger und führt beim Menschen zu Erkrankungen mit variablen klinischen Symptomen. Das LCM-Virus wurde erstmals 1933 beschrieben. Später fand man, dass es beim Menschen aseptische Meningitiden hervorrufen kann. Der natürliche Wirt ist die Maus, ihre persistierende Infektion ist durch eine immunologische Toleranz bedingt. Die Verbreitung des LCM-Virus ist weltweit sowohl bei Wildmäusen und Goldhamstern als auch in Zuchten von Laboratoriumsmäusen.

#### ■ Ätiologie

Das LCM-Virus gilt als Prototyp des Genus *Arenavirus*. LCM-Antigene reagieren in der IF mit Antiseren gegen das *Lassavirus* und gegen Viren des Tacaribe-Komplexes.

Die Züchtung des Virus ist in Zellkulturen verschiedener Mammalierspezies möglich. Hauptsächlich werden L-Zellen der Maus, die Vero- und die Hamsternierenzelllinie BHK-21 für die Viruszüchtung verwendet. Die Virusvermehrung verläuft unter Ausbildung eines cpE. Die In-vitro-Replikation des Virus wird stark durch die Synthese defekter interferierender Partikel (DIP) beeinflusst. Als Versuchstier dient die Maus. Das Infektionsspektrum schließt neben der Maus und dem Menschen unter natürlichen Bedingungen den Hamster und möglicherweise Affen ein.

#### ■ Epidemiologie

Die Übertragung des LCM-Virus in Mäusepopulationen erfolgt vertikal und horizontal durch Kontakt. Dem vertikalen, d. h. intrauterinen Übertragungsweg, kommt große Bedeutung zu. Tiere, die in utero infiziert werden, entwickeln eine immunologische Toleranz und werden damit zu Dauerausscheidern. Das Virus wird dann kontinuierlich mit dem Nasensekret, dem Urin und Sperma, den Fäzes, mit der Milch ausgeschieden. Gesunde Tiere können sich leicht durch Kontakt (Nase zu Nase), durch Biss, mit der Milch oder beim Deckakt infizieren. Eine Virusübertragung über die weibliche Eizelle ist belegt. Von besonderer epidemiologischer Bedeutung ist die LCM-Infektion des Hamsters, da es im Zusammenhang mit als Haustier gehaltenen Hamstern häufig zu menschlichen Infektionen gekommen ist. Beim Hamster ist eine Immuntoleranz nicht bekannt. Über die Mutter infizierte Tiere scheiden das LCM-Virus etwa bis zu einem Alter von drei Monaten aus; ältere Tiere sind in der Regel virusfrei.

#### ■ Pathogenese, Pathologie

Für die Pathogenese der akuten LCM hat Hotchin im Jahr 1958 eine heute weitgehend akzeptierte Hypothese aufgestellt, nach der das LCM-Virus die infizierte Zelle durch die Induktion neuer Antigene an der Wirtszellmembran modifiziert. Gegen diese neuen Antigene entwickelt sich eine von thymusabhängigen (T)-Lymphocyten ausgehende Immunreaktion, die zur Lysis infizierter Zellen führt. Dies stellt eine „graft rejection" des Wirts durch die homologen, virusinfizierten Zellen dar (homograft rejection). Durch Freisetzung der intrazellulären Antigene nach Cytolyse wird die Immunreaktion noch erhöht. Die LCM-Virusinfektion hat zudem einen immunosuppressiven Effekt auf den Wirt. Sie ruft eine Veränderung der Antikörperbildung und der zellulären Reaktion hervor. Der Ausgang des Prozesses hängt also von der Reaktion des Wirts auf das als fremd empfundene neue Antigen sowie von der Empfänglichkeit des Wirts ab. Bei der weniger empfänglichen, erwachsenen Maus ist die i. c.-Infektion auf neurales und extraneurales Gewebe begrenzt. Mit Entwicklung einer zellulären Immunreaktion kommt es nach Einwanderung von Immunzellen rasch zu einer immunpathologisch induzierten, zentralnervösen Erkrankung. Bei Tieren, die bereits Antikörper besitzen, ist die Reaktion gleichartig, jedoch wird die Infektion durch die Antikörperreaktion zum Stillstand gebracht, bevor sich eine zelluläre Immunität mit ihren fatalen Folgen ausbilden kann. Dagegen entwickelt sich die Infektion im kongenital oder neonatal infizierten Tier oder im erwachsenen Tier nach Immunsuppression unbeeinflusst bis zur Ausbreitung des Virus in alle Organe.

Bei persistent infizierten, immuntoleranten Dauerausscheidern kann es zur Ausbildung von Glomerulonephritiden kommen. Hierfür sind Antigen-Antikörper-Komplexe verantwortlich, die sich nach Komplexierung mit Komplement (Immunkomplexe) kontinuierlich in den Nierenglomeruli festsetzen. Pathologisch-anatomisch zeigen natürlich infizierte Mäuse kaum Veränderungen. In einigen Organen können Rundzellinfiltrate auftreten, bei alten Mäusen werden Glomerulonephritiden beobachtet. Bei experimenteller Infektion erwachsener Mäuse bilden sich lymphocytäre Infiltrate in den Hirnhäuten. Im Chorioidplexus kommen Hyperämie und Rundzellinfiltrate vor. Durch die Gefäßwandschädigung tritt vermehrt Exsudation auf. Alle anderen Versuchstiere weisen nach i. c.-Infektion eine leichte Choriomeningitis mit Rundzellinfiltrationen auf.

### ■ Klinische Leitsymptome

Die Inkubationszeit beträgt nach experimenteller i. c.-Infektion bei der Maus etwa 5–7 Tage. Bei kongenital infizierten Tieren fehlen Symptome vollständig. Im Laufe der Zeit können sich allmählich Abmagerung, struppiges Fell und Urämie entwickeln. Die Tiere sterben dann gewöhnlich.

Intracerebral infizierte, erwachsene Tiere zeigen einen akuten Krankheitsverlauf mit struppigem Fell und Teilnahmslosigkeit. Beim Aufstehen können klonische Krämpfe ausgelöst werden. Die Hinterbeine werden extrem gestreckt (Streckkrampf) und im Krampfanfall tritt oft der Tod ein.

Die Infektion bei Affen ist mit Fieber und meningitischen Symptomen verbunden. Meerschweinchen erkrankten ebenfalls fieberhaft mit Abmagerung, Konjunktivitis, Pneumonie und Dyspnoe. Gewöhnlich tritt 9–20 Tage p. i. der Tod ein. Beim Goldhamster werden meist subklinisch verlaufende Infektionen beobachtet; klinisch manifeste sind jedoch bekannt.

### ■ Diagnose

Die Diagnose ist klinisch oder durch den Nachweis von Rundzellinfiltraten im Chorioidplexus nur bedingt zu stellen. Symptomlose Dauerausscheider werden nicht erfasst. Eine Absicherung muss durch den Virusnachweis erfolgen. Die Methode der Wahl ist der Übertragungsversuch durch Verimpfung von Gehirnsuspensionen auf Mäuse. In den letzten Jahren hat auch die IF zum Nachweis von Antigen in Organschnitten verdächtiger Mäuse an Bedeutung gewonnen. Weiterhin kann eine Infektion durch den Antikörpernachweis festgestellt werden. Diese Methode hat wegen der oft vorkommenden immunologischen Toleranz bei der Maus untergeordnete Bedeutung, wird jedoch häufig beim Hamster und beim Menschen verwendet. Der Nachweis erfolgt entweder mit dem NT oder mit der KBR.

### ■ Immunologie

Der Krankheitsverlauf der LCM hängt von der Immunreaktion des Tiers ab. Obwohl sensibilisierte Lymphocyten bei der Pathogenese der Krankheit eine wichtige Bedeutung besitzen, spielen sie bei der Ausbildung eines Infektionsschutzes keine Rolle. Ein Schutz scheint vielmehr auf der Basis einer gestörten Immunreaktion durch persistierendes Virus zu Stande zu kommen. Ferner scheint die Interferenz durch defekte interferierende Partikel eine Rolle bei der Resistenz gegenüber Neuinfektionen zu spielen. Bei adulten Mäusen kann auch eine sterile Immunität erzielt werden. Diese Antikörper haben jedoch kaum einen Schutzeffekt.

### ■ Bekämpfung

Eine Therapie kommt in infizierten Mäusezuchten nicht in Betracht. Wegen der besonderen Rolle der Immunreaktion bei der Pathogenese der Krankheit ist eine Immunprophylaxe wenig erfolgversprechend. LCM-verseuchte Mäusepopulationen sollten ausgemerzt, danach mit SPF-Mäusen der Aufbau neuer Populationen begonnen werden.

### ■ Lymphocytäre Choriomeningitis beim Menschen

Im Zusammenhang mit der Haltung und Pflege von Hamstern, seltener Mäusen, treten gelegentlich menschliche Erkrankungen auf. Die Übertragungsweise auf den Menschen ist noch nicht klar, sie erfolgt jedoch sehr wahrscheinlich per Kontakt. Die menschliche LCM Infektion führt zu sehr unterschiedlichen klinischen Symptomen. Häufig sind grippeähnliche Erscheinungen mit Fieber, Kopfschmerzen und Gliederschmerzen. Schwäche oder Photophobie bzw. aseptische Meningitiden und Meningoencephalitiden, Parotitiden und Orchitiden werden teilweise ebenfalls beobachtet. Regelmäßig lassen sich eine Leukopenie und Thrombocytopenie während der Fieberphase feststellen. Daneben werden auch subklinische Infektionen beobachtet. Das Vorkommen ist bei Laboratoriumsinfektionen meist auf das Tierpflegepersonal beschränkt, während bei im Haus gehaltenen Hamstern in erster Linie Kinder erkranken.

Bei einer Infektion von Schwangeren kann LCM-Virus die Placenta passieren und zu teratogenen Effekten führen.

## 3.22.3 Lassa-Fieber

Das Lassa-Fieber ist eine akute, zyklisch ablaufende Erkrankung des Menschen, die sich durch Myositis, Myokarditis, Pneumonie, Enzephalopathie sowie Nierensymptome und hämorrhagische Diathese manifestiert.

Zumeist verläuft die klinische Erkrankung mit hoher Letalität, jedoch werden auch klinisch inapparente Infektionen beobachtet. Die Inkubationszeit liegt zwischen 7 und 8 Tagen. Als Allgemeinsymptome dominieren Hals und Gliederschmerzen, dazu kommen bald Kopfschmerzen, Ästhesie, Schwäche, Unwohlsein, abdominale Schmerzen, Appetitlosigkeit, Erbrechen und Diarrhö. Fieber über 41 °C ist ein weiteres Symptom, das von Indifferenz, Somnolenz und eingeschränkter Sehfähigkeit begleitet wird.

Manchmal kommt es auch zu Ulzerationen in der bukkalen und pharyngealen Schleimhaut. Bei progressivem Verlauf der Erkrankung wird der Patient lethargisch, Petechien erscheinen an den Armen und Beinen sowie auf der Bauchdecke. Der Tod tritt meist durch Kreislaufkollaps ein. Die Letalität liegt bei etwa 30 %, wobei unterschiedlich virulente Virusstämme beobachtet wurden. Bei überlebenden Patienten ist die Rekonvaleszenzzeit lang.

Das Lassa-Fieber wurde erstmals im Jahre 1969 in Nordost-Nigeria beschrieben. Alle bisher bekannt gewordenen Fälle nahmen ihren Ursprung in Westafrika, jedoch ließen sich weder die Infektionsquelle noch das Virusreservoir ermitteln. In Europa, darunter auch in Deutschland, treten gelegentlich sporadische Fälle von Lassa-Fieber nach Afrikabesuchen auf. Epidemiologische Untersuchungen weisen darauf hin, dass die Infektion nicht nur von klinisch erkrankten Personen in Krankenhäusern ausgeht, sondern dass auch klinisch inapparente Infektionen vorkommen. Die Frage eines Virusreservoirs bei Tieren wird immer wieder diskutiert. In Sierra Leone konnte Lassa-Virus von Nagern der Spezies *Mastomys natalensis* isoliert werden. Diese Spezies stellt das Virusreservoir dar.

Das Lassa-Virus besitzt Eigenschaften, die seine Zuordnung zum Genus *Arenavirus* (Abschnitt 3.1) rechtfertigen. Es hat eine hohe Kontagiosität für den Menschen, sodass die Behandlung von Patienten sowie experimentelles Arbeiten mit dem Agens nur unter höchsten Sicherheitsvorkehrungen möglich sind.

Der Erreger vermehrt sich in Affennierenzellkulturen mit Ausbildung eines cpE und cytoplasmatischer Einschlusskörperchen. Experimentelle Infektionen von Babymäusen führen zu klinisch inapparenten Infektionen. Das Virus wird über lange Zeiträume mit dem Urin ausgeschieden. Erwachsene Mäuse sterben ohne Ausbildung klinischer Symptome etwa 6 Tage p. i. Bisher ist nur eine symptomatische Behandlung möglich.

### 3.22.4 Infektionen mit Viren des Tacaribe-Komplexes

Eine Reihe weiterer Virusarten des Genus *Arenavirus*, die untereinander sehr enge serologische Verwandtschaftsbeziehungen aufweisen, entfernt aber auch mit Antigenen des LCM- und Lassa-Virus reagieren, wurden in Südamerika isoliert. Sie sind im sog. Tacaribe-Komplex zusammengefasst und schließen Tacaribe-Virus, das als einziges von fruchtfressenden Fledermäusen (*Artibeus*) isoliert wurde, sowie eine Reihe weiterer, von Nagern stammende Viren ein. Alle diesem Komplex angehörenden Virusarten führen in ihren natürlichen Wirten zu klinisch inapparenten, persistierenden Infektionen, die sowohl horizontal als auch vertikal übertragen werden. In dieser Beziehung bestehen zahlreiche Ähnlichkeiten zur LCM-Virusinfektion der Maus.

Zwei Virusarten des Tacaribe-Komplexes, Machupo- und Junin-Virus, sind beim Menschen für das Syndrom des akuten hämorrhagischen Fiebers (bolivianisches und argentinisches hämorrhagisches Fieber) verantwortlich, das durch Fieber, Leukopenie, gastrointestinale Hämorrhagien, Schock und neurologische Symptome charakterisiert ist. Die Letalität beträgt zwischen 10 und 50%. Die klinischen Symptome beider Infektionen sind sehr ähnlich. Nach einer Inkubationszeit von 7–14 Tagen beginnen Fieber und Myalgien, die von Kopfschmerzen, Überempfindlichkeit der Haut und konjunktivaler Hyperämie begleitet sind. Bei vielen Patienten kommt es zur Genesung. Bei progressivem Verlauf entwickeln sich ab 5. Krankheitstag Hämorrhagien. Zuerst treten Petechien am Gaumen, an der Brust und den Achselhöhlen auf, denen Blutungen im Magen und Darm sowie gelegentlich aus der Nase und der Vagina folgen. Der Blutverlust führt gewöhnlich zum hypervolämischen Schock, der bei Nichtbehandlung den Tod zur Folge hat.

Während des Krankheitsstadiums beginnt ein Tremor der Zunge, der sich langsam über den Körper ausbreitet und zu generalisierten Krämpfen führt. Die Prognose dieser Fälle ist sehr ungünstig. Patienten, die die Infektion überstehen, bilden Antikörper, die über Jahre persistieren. Hämorrhagisches Fieber tritt gewöhnlich explosionsartig auf, und Virus kann aus Blut und Rachenspülproben akut erkrankter Patienten in Affennierenzellkulturen oder anderen Mammalierzellen sowie nach i. c.-Infektion neugeborener Hamster und Babymäuse isoliert werden. Bei Meerschweinchen lässt sich nach Infektion mit Junin-Virus ein hämorrhagisches Syndrom induzieren, das der menschlichen Erkrankung ähnlich ist. Die Pathogenese der Infektion ist wie bei der LCM der Maus hauptsächlich auf immunpathogene Mechanismen zurückzuführen.

> **!** Arenaviren sind behüllte, sphärische oder pleomorphe Viruspartikel (100–130 nm) mit einem einzelsträngigen RNA-Genom. Die wichtigsten Arenavirenkrankheiten sind die **lymphocytäre Choriomeningitis** (Zoonose) sowie das **Lassa-Fieber** beim Menschen. Virusüberträger sind Nager.

## 3.23 Infektionen und Krankheiten durch Retroviren

### 3.23.1 Allgemeines

In die Familie der Retroviren (R.) sind diejenigen viralen Erreger eingeordnet, die das Enzym reverse Transkriptase (RT) als VP besitzen und teilweise onkogen sind (Retro). Davon wurde der Familienname abgeleitet. Dieses Enzym brauchen diese Viren, um nach dem Eindringen in eine permissive Zelle ihr RNA-Genom in eine DNA zu transkribieren und diese ins Zellgenom integrieren zu können.

Die Unterteilung der Familie gilt noch als vorläufig und erfolgt neuerdings nicht mehr in Subfamilien, sondern in Gruppen bzw. 7 Genera. Benannt wurden hier auch Subgenera (**Tab. 3.35**).

R. sind sphärische, behüllte Virionen mit Durchmessern von 80–100 nm (Abschnitt 3.1). In ihrer äußeren Hülle sitzen knopfförmige Oberflächenprojektionen („spikes"), Träger wichtiger Glykoproteine. Der Virioninnenkörper besteht aus einem stäbchen- oder kegelförmigen Capsid mit kubischer Anordnung der Proteine, welches ein vermutlich helikales Ribonucleoprotein (inneres Capsid) enthält. In Ultradünnschnitten sind eine äußere Hülle, eine innere Membran sowie ein zentrales Nucleoid („Core") erkennbar. Dieses Nucleoid ist zumeist zentral (sog. C-Partikeln), bei einigen Retroviren auch exzentrisch gelagert (B-Partikeln). Bei den Lentiviren hat es die Form eines Stabs.

**Tab. 3.35** Familie Retroviridae – Gliederung in 7 Genera, Subgenera und wichtige Spezies.

| Genus | Subgenus (SG), Spezies | Krankheit |
|---|---|---|
| Mammalian-Typ B-Retrovirus | murine Mammatumorviren | Mammacarcinom, T-Lymphome (Maus) |
| Mammalian-Typ C-Retrovirus | mammalian Typ-C-Viren | |
| | murines Leukämie-/Sarkomvirus | Mäuseleukämie, Mäusesarkom |
| | felines Leukämie-/Sarkomvirus | Katzenleukämie, Katzensarkom |
| (MLV-related-Viren) | Typ C-Leukämieviren | Leukämien (Affen, Meerschweinchen) |
| | porcines C-Typ-Virus | Schwein |
| | SG: Reticuloendotheliosisviren | aviäre Retikuloendotheliose |
| | SG: reptilian Typ-C-Viren | Retrovirus (Viper) |
| Avian Typ C Retrovirusgruppe | aviäres Leukosevirus | aviäre Leukosen, Sarkome |
| Typ D Retrovirusgruppe | Mason-Pfizer-Virus | Retrovirus (Primaten) |
| HTLV-BLV-Virusgruppe | bovines Leukämievirus | enzootische Rinderleukose |
| | humanes T-Cell lymphotropes Virus | |
| | Affen-T-Cell lymphotropes Virus | HTL-Viren (Mensch, Affe) |
| Lentivirus* | SG: primate immune deficiency-Viren | |
| | humane immune deficiency-Viren 1, 2 | Immunschäche (AIDS) (Mensch) |
| | simian immune deficiency-Viren | SIV (Affen) |
| | SG: ovine/caprine Lentiviren | Visna/Maedi (Schaf) caprine Arthritis-Encephalitis (CAE, Ziege) |
| | SG: equine Lentiviren | EIA (Pferd) infektiöse Anämie |
| | SG: feline Lentiviren | FIV (Katze) Immunschwäche |
| | SG: bovine Lentiviren | BIV (Rind) Immunschwäche |
| Spumavirus* | humane, simian Foamy-Viren | Foamy-Viren (Mensch, Affen) |
| | bovine, feline Syncytialviren | Syncytialviren (Rind, Katze) |

* offizieller Genusname

Das Genom ist ein Dimer einer linearen ss RNA positiver Polarität. Die RNA ist am 3'-Terminus polyadenyliert und enthält methylierte cap-Strukturen am 5'-Terminus. Die genomische RNA ist nicht infektiös.

Die Virionen enthalten 3–5 gruppenspezifische, nichtglykosilierte Proteine, die durch das gag-Gen (group-specific antigen) codiert werden. Das pol-Gen codiert für zwei virusspezifische Enzyme; die reverse Transkriptase (RT; RNA-abhängige DNA-Polymerase) und die Integrase. Aufgrund dieser Enzymaktivitäten können Retroviren ihre genomische RNA in eine basen-komplementäre DNA (RT) umschreiben, die dann kovalent in die chromosomale Wirtszelle integriert werden kann. Damit braucht das Infektionsereignis nur einmal stattzufinden und es ist eine lebenslange Viruslatenz begründet. Die dritte Gruppe der Virusstrukturproteine sind die Glykoproteide der Virushülle, die durch das env-Gen codiert werden. Diese Genprodukte sind an der Induktion neutralisierender Ak beteiligt. Die Glykoproteine der Lentiviren unterliegen einem „antigenic drift".

Die Familie Retroviridae enthält die einzigen RNA-Viren mit onkogenen Eigenschaften. Onkogene (tumorbildende) Viren dieser Gruppe induzieren hauptsächlich Leukosen bei Vögeln und einer Reihe von Säugetieren, können aber auch solide Tumoren wie Lymphome, Sarkome oder Adenocarcinome verursachen. Die tumorbildenden Virusarten werden als Onkornaviren (Onko + RNA) bezeichnet. Einige der Onkornaviren kommen in natürlichen Wirten als endogene Viren vor, davon sind viele „ekotrop", d. h. sie vermehren sich nur im natürlichen Wirt, andere sind „xenotrop" und vermehren sich nicht in Zellen von Wirten, in welchen sie endogen vorkommen. Schließlich sind „amphotrope" Virusarten bei den Onkornaviren bekannt, die sich in Zellen von mehr als einer Spezies vermehren, einschließlich der Zellen des natürlichen Wirts.

Das Virusgenom aller R. kann Basensequenzen enthalten, die mit Sequenzen normaler Wirtszell-DNA übereinstimmen. Der höchste Grad der Übereinstimmung wird mit der DNA von Zellen der Wirte beobachtet, in denen das Virus endogen vorkommt.

Die Retroviren (R.) des Genus *Lentivirus* verursachen Immundefizienzen, wie z. B. AIDS (acquired immune deficiency syndrome), oder Autoimmun- und Immunkomplexerkrankungen, wie z. B. die Infektiöse Anämie der Einhufer.

### 3.23.2 Enzootische Rinderleukose
(EBL, bovine Lymphadenose, Lymphosarkomatose, malignant lymphoma, enzootic bovine leukemia, bovine lymphomatosis)

Anzeigepflicht

#### ■ Allgemeines

Die enzootische (endemische) Leukose des Rinds manifestiert sich durch akute oder chronische Neubildungen im hämatopoetischen Gewebe, die als lymphoide Leukämie oder als Lymphosarkom auftreten können. Aufgrund der Ätiologie und der Epidemiologie werden die bovinen Leukosen unterteilt in die enzootische bovine Leukose (EBL) und in die sporadischen Formen. Die EBL manifestiert sich durch eine persistierende Lymphocytose und/oder Bildung von Tumoren. Tumoren werden in der Regel nur bei älteren Rindern beobachtet und treten hauptsächlich in Lymphknoten, Herz, Abomasum, Nieren, Uterus und im Darm auf. Es kommen 2 voneinander abgrenzbare Stadien vor, die tumorfreie Präleukose und die klinisch manifeste Leukose. Die EBL wird durch das bovine Leukämievirus (BLV) verursacht. In der überwiegenden Zahl verlaufen Infektionen mit dem BLV jedoch klinisch inapparent oder als latente Infektionen ohne Tumorbildung.

Die Ätiologie der sporadischen bovinen Leukosen (Kalbs-, Thymus- und Hautleukose) ist nach wie vor nicht geklärt. Die juvenilen Lymphosarkomatosen (Kalbsform) werden bei Kälbern im Alter bis zu 6 Monaten beobachtet. Sie gehen mit Vergrößerung der Lymphknoten, Infiltration des Knochenmarks und Befall von Leber und Milz einher. Die Thymusform tritt bei Tieren im Alter zwischen 6 und 30 Monaten auf und manifestiert sich durch starke Vergrößerung des Thymus. Die Hautform befällt hauptsächlich jüngere, ausgewachsene Rinder. Charakteristische Veränderungen sind multiple subkutane oder kutane, knotenförmige Schwellungen v. a. an den dorsalen und lateralen Bezirken von Kopf, Hals, Rumpf und Perineum.

Die EBL wurde in Deutschland seit 1976/78 über eine serologische Diagnose bekämpft.

#### ■ Ätiologie

Der Erreger der EBL, das BLV, wird der HTLV-BLV-Gruppe zugeordnet. Das BLV ist antigenetisch einheitlich und zeigt nur entfernte Verwandtschaftsbeziehungen zu den HTLV-Viren. Neben den für R. typischen gag-, pol-, env-Genen besitzt das BLV noch die regulatorischen Gene tax und rex, deren Funktion die Regulation der Synthese der genomischen RNA. Wie alle Vertreter dieses Genus hat das BLV kein onc-Gen. Es besitzt bis zu 17 Strukturproteine, von denen das Virushüllprotein gp 51 (relative Masse 51 KD) von Bedeutung für die serologische Diagnose der EBL ist.

Die Züchtung des BLV erfolgt in persistent infizierten Rinderlymphocyten erkrankter Tiere sowie in fetalen Lammnieren- oder Fledermauslungen-Zellkulturen. Die Virusvermehrung verläuft teilweise mit Syncytienbildung. Der Virusnachweis in diesen Kulturen ist mittels IF möglich. Das Infektionsspektrum umfasst Rinder, wobei einzelne Familien oder Rassen, z. B. Braun- oder Fleckvieh, eine genetische Resistenz gegenüber BLV-Krankheiten zeigen können. Ferner sind Schafe sowie experimentell auch Ziegen und Kaninchen empfänglich.

#### ■ Epidemiologie

Die Übertragung der BLV-Infektion erfolgt hauptsächlich horizontal durch „hautengen" Kontakt. Die vertikale Übertragung, d. h. die intrauterine Infektion des Fetus durch das infizierte Muttertier via infiziertes Endometrium, spielt demgegenüber nur eine untergeordnete Rolle. Weniger als 20 % aller Neuinfektionen resultieren aus dieser vertikalen Transmission. Da BLV strikt zellgebunden in B-Lymphocyten vorkommt, ist eine horizontale Übertragung nur mit infizierten Zellen möglich. Die Übertragung erfolgt daher neben direktem Kontakt auch iatrogen durch alle Manipulationen, in denen Blut von einem Tier auf das andere übertragen wird. Daher war die iatrogene Ausbreitung mit Kanülen oder chirurgischen Instrumenten, die für die Behandlung mehrerer Tiere ohne eine Desinfektion verwendet wurden, ehedem wichtig. Wie jedoch die Übertragung durch Kontakt erfolgt, ist noch unklar. Unter experimentellen Bedingungen konnte BLV auch durch blutsaugende Arthropoden übertragen werden. Dieser Übertragungsmodus scheint allerdings für die Epidemiologie der Krankheit keine Rolle zu spielen. Obwohl BLV-infizierte Zellen auch mit Kolostrum und Milch ausgeschieden werden und zur postnatalen Infektion von Kälbern führen können, wird dieser Infektionsweg als unbedeutend angesehen. Speichel, Nasen- und Augensekrete gelten als frei von BLV. Die EBL in ihrer leukotischen Form wird hauptsächlich bei Rindern im Alter von 5–8 Jahren beobachtet. Milchkühe sind häufiger betroffen als Masttiere.

Unter Praxisbedingungen kann die Leukose sporadisch oder enzootisch (epidemisch) als EBL auftreten. Sporadische Fälle kommen hauptsächlich bei Jungtieren im Alter bis zu 2 Jahren vor, enzootische Leukosen bei älteren Rindern. Außerdem scheint eine Rassedisposition gegenüber der EBL zu bestehen. Die individuelle Disposition äußert sich in der Beobachtung, dass innerhalb eines BLV-infizierten Rinderbestands stets nur einzelne Tiere Tumoren entwickeln. Andererseits treten in bestimmten Rinderfamilien tumoröse EBL-Formen gehäuft auf. Eindeutig belegt ist die genetische Disposition gegenüber der EBL für bestimmte Rinderrassen. So ist die Tumorinzidenz bei Holstein-Friesian-Rindern statistisch signifikant höher als die bei Braun- oder Fleckvieh. Aufgrund der regional unterschiedlichen Rasseverteilung traten daher früher EBL-Tumoren in Norddeutschland häufiger als in Süddeutschland auf (geografische Präferenz).

Das Erregerreservoir bilden v. a. klinisch inapparent infizierte Rinder. Da das BLV-Genom in die chromosomale DNA infizierter Lymphocyten integriert wird, müssen alle infizierten Tiere, d. h. alle Tiere mit Antikörpern, als mögliche Virusausscheider angesehen werden. Die Aufrechterhaltung der Infektkette in Rinderpopulationen wird durch die lange Inkubationszeit und den langsamen Krankheitsverlauf begünstigt. Schafe spielen demgegenüber bei der Ausbreitung der EBL eine untergeordnete Rolle.

■ Pathogenese, Pathologie

Das BLV infiziert in vivo ausschließlich B-Lymphocyten. Alle infizierten Rinder entwickeln nach einer BLV-Infektion spezifische Antikörper. Davon zeigen nur etwa 30 % eine Lymphocytose nach 6 Monaten bis 3 Jahren p. i. Diese Tiere sind persistent infiziert. Neben diesen klinisch inapparenten Infektionen kann eine BLV Infektion zu einer gutartigen Lymphocytenproliferation ohne Ausbildung von Tumoren (persistierende Lymphocytose) führen. Die Entwicklung von Lymphosarkomen ist selten (etwa 1–3 %) und erfolgt meist nach einer langdauernden persistierenden Lymphocytose. Daneben werden Lymphosarkome auch ohne vorausgehende Lymphocytose (aleukämische Leukosen) beobachtet Welche Faktoren bzw. Ereignisse zu den einzelnen verschiedenen Verlaufsformen führen, ist nicht bekannt. Man vermutet, dass eine genetische (familiäre) Disposition eine Rolle spielt. Die pathologisch-anatomischen Veränderungen bei der Leukose sind abhängig vom klinischen Verlauf sowie vom Krankheitsstadium. Bei der Präleukose sind nur Veränderungen im Blutbild zu beobachten. Die tumorösen Prozesse können zirkumskript oder generalisiert im lymphoretikulären Gewebe vorkommen. Histologisch werden die einzelnen Tumortypen eingeteilt in:
- Lymphadenosen,
- Lymphosarkomatosen,
- Retikulosen,
- Retikulosarkomatosen und,
- Mischformen.

Die follikuläre und diffuse Form der lymphatischen Leukose wird als Lymphadenose bezeichnet. Sie tritt in etwa 10 % der Fälle auf und ist gekennzeichnet durch Umfangsvermehrung aller Lymphknoten und Milzschwellung sowie durch Proliferation lymphatischer Tumorzellen im Lymphgewebe und hohe Lymphocytenwerte im Blut. Lymphosarkomatosen treten als zirkumskripte oder generalisierte Prozesse auf mit infiltrativ-degenerativem Wachstum, ungleichmäßigem Befall der Lymphknoten und nur mäßig erhöhten Leukocytenwerten. Retikulosen machen etwa 27 % der Leukosen aus. Dabei handelt es sich um gleichmäßig auftretende, generalisierte Prozesse mit diffusen Infiltrationen oder kleinknotigen Tumoren auch in anderen Organen sowie Proliferation retikulärer Tumorzellen. Ähnliche Bilder werden bei der Retikulosarkomatose beschrieben, wobei jedoch der Befall auch zirkumskript sein kann und Tumoren mit infiltrativem Wachstum auftreten.

■ Klinische Leitsymptome

Die Inkubationszeit der EBL schwankt zwischen 3 Monaten und mehreren Jahren. Bei den meisten Tieren verläuft die Infektion klinisch inapparent. Bei der klinischen Manifestation der Infektion werden 2 Verlaufsformen unterschieden:
- die persistierende Lymphocytose oder Präleukose,
- die tumoröse Form.

Die Präleukose ist durch eine persistierende Lymphocytose gekennzeichnet. In schwer verseuchten Beständen können 30–70 % der Rinder ein verändertes Blutbild zeigen. Sonst erscheinen die Tiere gesund, da weder das Allgemeinbefinden noch die Leistungsfähigkeit oder sonstige Parameter (Milchleistung, Reproduktion, Fertilität, Lebensalter etc.) beeinträchtigt sind. Die Präleukose kann bei einzelnen Tieren monate- bis jahrelang bestehen. Die Ausbildung von leukotischen Tumoren tritt bei etwa 1–3 % der Rinder mit verändertem Blutbild ein. Charakteristische Symptome bestehen dann in Schwellungen von Lymphknoten und Milz bzw. starker Vergrößerung von lymphatischen Gewebseinlagerungen. Folgeerscheinungen der Tumorbildung sind je nach Lokalisation Atemnot, Schluckbeschwerden, Exophthalmus (retrobulbäre Tumoren!), Lahmheiten oder Tympanie. Daneben werden Allgemeinsymptome wie Apathien, Ermüdungszustände, Inappetenz, Verdauungsstörungen, Abfall der Milchleistung, Stauungsödeme und Kachexie beobachtet. Die hämatologischen Veränderungen im Leukosestadium sind denen im Präleukosestadium ähnlich. Die tumoröse Leukose endet letal.

Bei den in ihrer Ätiologie ungeklärten sporadischen Formen ist die Inkubationszeit kürzer, da Erkrankungen v. a. bei Tieren im Alter bis zu 2 Jahren beobachtet werden. Die juvenile Lymphosarkomatose (Kälberform) wird bei Tieren im Alter bis zu 6 Monaten beobachtet. Sie manifestiert sich als generalisierte Vergrößerung der Lymphknoten sowie lymphocytäre Infiltration des Knochenmarks und der parenchymatösen Organe. Die klinischen Veränderungen variieren in Abhängigkeit vom Organbefall. Die Tiere werden mit zunehmender Krankheitsdauer apathisch, zeigen respiratorische Symptome sowie Anorexie und sterben schließlich.

Die Thymusform tritt bei Tieren im Alter zwischen 6 und 30 Monaten auf. Charakteristisch ist eine massive lymphocytäre Infiltration des Thymus und – seltener – der Lymphknoten. Klinisch äußert sich die Erkrankung in Dyspnoe, beschleunigter Atmung, undeutlichen Herztönen, Husten und subkutanen Ödemen. Am seltensten kommt die Hautform vor. Sie wird meist bei 18–30 Monate alten Rindern beobachtet und ist durch grauweiße Knoten charakterisiert, die über den ganzen Körper verteilt vorkommen.

### Diagnose

Bis 1976 basierte die Diagnose der Rinderleukose allein auf hämatologischen, klinischen und pathologischen Untersuchungen mit dem Nachweis einer persistierenden Lymphocytose bzw. von Lymphosarkomen. Nach der Erstbeshreibung des BLV 1969 wurde bei epidemiologischen Untersuchungen festgestellt, dass alle BLV-infizierten Rinder Antikörper bilden, die etwa ab 3.–4. Woche p. i. nachweisbar sind. Die Antikörper sind vorwiegend gegen das Strukturprotein gp51/30 (env) der Virushülle gerichtet und persistieren in Gegenwart von infektiösem Virus. Der direkte Virusnachweis des BLV ist schwierig und für Routineuntersuchungen nicht praktikabel.

Daher ist zur Feststellung einer BLV-Infektion in einem Rinderbestand der Antikörpernachweis die Methode der Wahl. Hierfür stehen als Testsysteme der AGPT und ELISA zur Verfügung. Beide Methoden haben sich für Routineuntersuchungen auf Herdenbasis bewährt. Für den AGPT werden Glykoproteine (gp 51/30) der Virushülle als Antigene verwendet. Alle Reagenzien sind kommerziell erhältlich. Eine positive Reaktion zeigt an, dass das Tier persistent mit BLV infiziert ist. Ein solches Ergebnis bedeutet nicht, dass das Tier auch klinisch erkrankt. Jedoch sind alle Tiere mit klinischer Erkrankung im AGPT bzw. ELISA positiv.

Anergische Infektionen wurden in einzelnen Fällen beschrieben. Als Untersuchungsmaterial für den ELISA bzw. AGPT wird Blutserum verwendet. Der ELISA zum Nachweis von BLV-Antikörpern hat eine höhere Sensitivität als der AGPT und eignet sich daher auch zur Untersuchung von Tanksammelmilchproben. Dieses Untersuchungsverfahren wird aufgrund einer entsprechenden EU-Richtlinie in allen Mitgliedsstaaten zur Bestandsuntersuchung verwendet. Bei positiven Ergebnissen der Tankmilchproben werden alle Rinder des jeweiligen Bestandes durch Serumuntersuchungen oder Einzelgemelke überprüft.

Der BLV-Nachweis wird nur selten vorgenommen. Er erfolgt hauptsächlich durch Kokultivierung isolierter Blutleukocyten (buffy coat) und bovinen oder ovinen Einschichtzellkulturen. Bei Infektion mit BLV bilden sich Syncytien aus. Durch Anwendung der PCR (polymerase chain reaction) kann die virale RNA in wenigen Zellen, z. B. Lymphocyten oder Tumorgewebe, so amplifiziert werden, dass sie durch Elektrophorese oder molekulare Hybridisierungstechniken nachweisbar ist.

Differenzialdiagnostisch muss eine Abgrenzung der EBL von den sporadischen Leukosen erfolgen. Von Fall zu Fall müssen die Aktinobazillose, andere Tumoren, die Tuberkulose sowie Fettgewebsnekrosen ausgeschlossen werden.

### Immunologie

Alle infizierten Rinder bilden etwa zwischen 21 Tagen und 3–4 Monaten nach der Infektion Ak gegen das BLV, die u. a. mit dem AGPT und dem ELISA bestimmt werden können. Neben den humoralen Ak ist zugleich infektiöses BLV vorhanden, das auch ausgeschieden und damit auf andere Tiere übertragen werden kann. Die Ak haben daher keinen protektiven Effekt.

Maternale Ak werden mit Kolostrum und Milch auf Neugeborene übertragen und sind etwa 3–4 Monate post partum nachweisbar.

### Bekämpfung

Die EBL ist in allen EU-Staaten anzeigepflichtig und wird staatlich bekämpft. Alle Heil-und Behandlungsversuche sind verboten. Die einzelnen Programme schließen bei Feststellung von Leukose in einer Herde eine Bestandssperre ein, bei der Rinder nur zur Schlachtung entfernt werden dürfen. Erkrankte und verdächtige Tiere werden gewöhnlich geschlachtet. Dieses Verfahren ist unbedenklich, da EBL **keine Zoonose** ist. Durch Anwendung der serologischen Untersuchung, der in infizierten Herden gewöhnlich alle Tiere im Alter über 6 Monate unterzogen werden, und Ausmerzung der positiven Reagenten wurde die Eradikation der Leukose wesentlich erleichtert. Eine Herde wird als leukoseunverdächtig angesehen, wenn alle seropositiven Tiere entfernt worden sind und von diesem Zeitpunkt an alle Tiere, die älter als 6 Monate sind, in drei aufeinanderfolgenden Untersuchungen negativ sind. Die erste Untersuchung soll mindestens etwa 2 Monate nach Entfernung der seropositiven Tiere durchgeführt werden, die nachfolgenden Untersuchungen im Abstand von 4 Monaten. Dieses Bekämpfungsprogramm war außerordentlich erfolgversprechend und Deutschland gilt im Wesentlichen als frei von EBL. Vereinzelte EBL-Reagenten sind durch den freizügigen Tierhandel aus Gebieten mit früherer hoher Seroprävalenz zurückzuführen.

## 3.23.3 Katzenleukose
*(feline Leukämie, feline Leukämie/Sarkomkomplex, feline leukemia)*

### Allgemeines

Die feline Leukämie ist eine mit Neoplasien der hämatopoetischen Organe einhergehende Virusinfektion, die sich durch Leukämie, Bildung von Lymphosarkomen und Lymphomen sowie Anämie, Glomerulonephritis und Fruchtbarkeitsstörungen manifestiert. Lymphocytäre Tumoren stellen die am häufigsten vorkommenden Neubildungen bei Katzen dar. Fibrosarkome sind seltener. Infektionen mit felinen Leukämieviren (FeLV) führen zu Funktionsstörungen sowohl bei B- als auch bei T-Lymphocyten im Sinne einer Immunsuppression. FeLV-infizierte Tiere erkranken häufig an anderen Infektionskrankheiten (FeLV-assoziierte Erkrankungen).

Der ursprüngliche Zusammenhang zwischen dem Auftreten von C-Partikeln und neoplastischen Erkrankungen bei der Katze wurde erstmalig im Jahr 1964 nachgewiesen. Diese Untersuchungen wurden später bestätigt, indem mit gereinigten Viruspräparationen nach einer kurzen Inkubationszeit Lymphome induziert werden konnten.

Die feline Leukämie ist weltweit verbreitet und teilweise haben bis zu 80 % aller Hauskatzen Antikörper gegen den Erreger. Klinisch manifeste Erkrankungen verlaufen in der Regel tödlich.

### Ätiologie

Die Erreger der Katzenleukose sind in dem Genus der Säuger-Typ-C-Viren (Mäuseleukämie – verwandte Viren) klassifiziert. Das Katzenleukämievirus (FeLV) ist ein typisches Retrovirus, wobei das gruppenspezifische Antigen p30 (30 KD) eine serologische Verwandtschaft mit dem entsprechenden Protein des Mäuseleukämievirus (MuLV) hat. Das gp 70/71 der Virushülle induziert neutralisierende Ak. Ein weiteres Hüllprotein, p15 (15 KD), hat immunsuppressive Eigenschaften. Die felinen Leukämieviren werden in 3 serologische Gruppen unterteilt: Gruppe A, die das am weitesten verbreitete FeLV enthält, sowie die Gruppen FeLV-B und C. Die Differenzierung der 3 Gruppen erfolgt hauptsächlich durch das In-vitro-Wirtsspektrum, durch Interferenz und teilweise durch den NT (gp 70/71). Die Viren der Gruppen B und C kommen immer zusammen mit FeLV der Gruppe A vor. FeLV ist antigenverwandt mit R. von Mäusen, Hamstern und Ratten. Ein für FeLV spezifisches Antigen, das kein Strukturprotein darstellt, sondern in FeLV-infizierten Zellen vorkommt, ist das FOCMA-(feline oncornavirus cell membrane-associated-)Antigen. Es ist besonders immunogen. Neben dem FeLV kommt bei Katzen noch das feline Sarkomvirus (FeSV) vor. Dieses FeSV ist replikationsdefekt, sodass es also für seine Replikation der Hilfsfunktionen (z. B. reverse Transkriptase) des FeLV bedarf. Das FeSV stellt ein deletiertes FeLV dar, das aufgrund von Rekombination ein zelluläres Onkogen in das virale Genom aufgenommen hat.

Gegenüber Umwelteinflüssen ist FeLV wenig resistent. Die Züchtung des Erregers ist für Viren der Gruppe A (FeLV) nur in Zellkulturen felinen Ursprungs möglich. Viren der Gruppen B und C vermehren sich darüber hinaus auch in Zellkulturen von Mensch, Hund und Schwein.

Das Infektionsspektrum umfasst nach dem derzeitigen Wissensstand nur Feliden. Ausdrücklich ist FeLV für den Menschen nicht pathogen.

### Epidemiologie

Die Virusausscheidung erfolgt vorwiegend mit dem Speichel virämischer Katzen. Die Übertragung des FeLV ist horizontal durch Kontakt sowie vertikal durch transplacentare Passage des Virus bei persistent infizierten Katzen möglich. Als Eintrittspforte gilt der oropharyngeale Raum. Die Ausbreitung der Infektion hängt eng mit den Haltungsbedingungen von Katzen zusammen. Während bei Landkatzen als typischen territorialen Einzelgängern weniger als 10% FeLV-infiziert sind, liegt diese Seroprävalenz bei Stadtkatzen im Alter von über 3 Jahren bereits bei 60–70%. Bei geschlossenen Haltungsformen mit zahlreichen Katzen sind sogar bis zu 100% aller Tiere Träger von FeLV-spezifischen Antikörpern. Leukämien oder assoziierte Erkrankungen entwickeln hingegen nur bis zu 10% aller Katzen. Das Vorkommen der Katzenleukose ist weiterhin in hohem Masse abhängig vom Alter und Immunstatus der Tiere, vom Virusstamm und der Virusdosis. In Katzenhaltungen mit hohem Verseuchungsgrad sind ferner andere Infektionskrankheiten, sog. FeLV-assoziierte Erkrankungen, häufig. Die Epizootiologie der Erkrankung in einer Population wird bestimmt durch den Grad des Kontakts zwischen Katzen, die Zahl der Virusausscheider und dem Immunstatus der Tiere. Die einzelnen Krankheitsformen haben eine unterschiedliche geografische Verbreitung.

Katzen aller Altersstufen sind empfänglich. Erkrankungen entwickeln sich jedoch nach unterschiedlich langen Inkubationszeiten und werden am häufigsten bei Tieren im Alter zwischen 2 und 4 Jahren beobachtet.

Das Virusreservoir bilden persistent infizierte Katzen, die als Virusausscheider gelten. Sie scheiden große Virusmengen mit dem Speichel aus. Ferner sind Katzen mit latenten Infektionen beschrieben, bei denen Virus im Knochenmark nachgewiesen werden kann, die das Virus aber nicht ausscheiden.

### Pathogenese, Pathologie

Nach oropharyngealer Aufnahme des Erregers kommt es zunächst zur Virusvermehrung in den lymphohistiocytären Zellen der regionalen Lymphknoten. Anschließend kommt es zu einer frühen zellassoziierten Virämie (Monocyten) mit Ansiedlung des Erregers in den Keimzentren des Lymphgewebes. Zwischen 7 und 21 Tagen p. i. ist Virus in den Vorläufern der neutrophilen Granulocyten und Thrombocyten im Knochenmark nachweisbar. In einem zweiten Virämiestadium etwa 14–28 Tage p. i. zirkulieren infizierte neutrophile Granulocyten und Thrombocyten, wonach sich der Erreger im Schleimhaut- und Drüsengewebe ansiedelt (hauptsächlich Darmepithel und Speicheldrüsen). Dann kommt es auch zur Ausscheidung von Virus ab etwa dem 28.–56. Tag p. i. Dieser Pathogeneseverlauf trifft für junge Katzen zu. Bei älteren Katzen ist er wahrscheinlich unterschiedlich. Auf der Plasmamembran infizierter Zellen entwickeln sich neue Antigene, die FOCMA-Antigene, die wiederum eine Ak-Bildung initiieren. Durch die Vermehrung des FeLV in den Keimzentren der Lymphknoten ist die Lymphocytenfunktion gestört, sodass es zu einer initialen Immunsuppression kommt. Da FOCMA-Ak in vivo die Entwicklung einer klinischen Leukämie oder von Lymphomen verhindern können, fällt der sog. Immunüberwachung durch Ak und damit der Stärke der anfänglichen Immunsuppression nach FeLV-Infektion eine wichtige Rolle zu. Bei starker Immunsuppression ohne Bildung von FOCMA-Ak kann sich FeLV ungehemmt vermehren, es kommt zur 2. Virämie mit anschließender Organbesiedlung. Dieses Syndrom der Immunsuppression zieht häufig eine aplastische Anämie nach sich. Vermutlich handelt es sich dabei um eine Suppression der Funktion der B-Lymphocyten. In diesem Fall entwickeln sich bei einem hohen Prozentsatz der infizierten Katzen neben Tumoren auch persistierende Infektionen, bei denen sowohl infizierte Zellen als auch Ak im Blut vorhanden sind.

T-Zellstörungen treten v. a. bei jungen Katzen auf. Neugeborene Katzen im Alter bis zu 4 Monaten sind gegenüber FeLV besonders empfänglich, und es entwickelt sich etwa 6 Wochen p. i. eine starke Thymusatrophie. Solche Katzen erkranken häufiger aufgrund der folgenden Immunsuppression an opportunistischen Infektionen und entwickeln öfter persistierende Infektionen und Lymphome als ältere Katzen. Andere Manifestationen der FeLV-Infektion sind Glomerulonephritiden sowie Aborte oder Absterben und Resorption der Feten. Tiere mit Leukämie und Lymphosarkomen sind deutlich immunsupprimiert und ebenfalls besonders anfällig für Infektionen mit anderen Erregern. Todesfälle sind bei diesen Tieren in der Regel auf Sekundärinfektionen zurückzuführen.

Die pathologisch-anatomischen und histologischen Veränderungen lassen sich bei der Katze in lymphatische Leukämie und Lymphosarkome differenzieren. In einigen Fällen sind auch myeloproliferative Tumoren nachgewiesen worden, die durch eine granulozytäre oder erythrocytäre Leukämie charakterisiert sind. Am häufigsten sind Lymphosarkome, die sich als massive Vergrößerung der lymphatischen Organe manifestieren. Sie werden je nach dem Ort der Zellvermehrung und dem Wanderungsweg im Lymphgewebe eingeteilt in alimentäre, multizentrische, leukämische und Thymuslymphosarkome.

Bei der leukämischen Form sind das Knochenmark, die rote Pulpa der Milz sowie die Medulla der peripheren Lymphknoten betroffen. Meistens handelt es sich hierbei um T-Zelltumoren.

### ■ Klinische Leitsymptome

Die Inkubationszeit kann von 2–3 Monaten bis zu mehreren Jahren dauern, im Mittel etwa 1–2 Jahre. Unspezifische Symptome wie Apathie, erhöhte Temperatur, gesträubtes Haarkleid, Husten, Anorexie, Erbrechen und Durchfall können am Beginn der Krankheit auftreten. In späteren Stadien sind bei allen Verlaufsformen Anämie sowie Leber- und Milzschwellung präsent. In den meisten Fällen ist das Blutbild unauffällig, eine Leukocytose wird bei etwa 20% der Tiere beobachtet.

Je nach Verlauf der Lymphosarkome kommen unterschiedliche Ausfallserscheinungen vor. Tumoren in den Nieren führen zu Urämie; im Digestionstrakt induzieren sie partielle Obstruktionen mit Diarrhö und Erbrechen. Es scheint, dass bei jungen Katzen hauptsächlich Thymus und Mediastinum betroffen sind, wobei respiratorische Symptome und Störungen der Herztätigkeit oder Verstopfungen des Ösophagus beobachtet werden. Im Endstadium der Erkrankung oder bei der leukämischen Form ist die Zahl der Lymphoblasten erhöht oder es entwickelt sich eine Lymphocytose. Katzen mit lymphocytärer Leukämie erscheinen klinisch meist gesund. Bei der seltenen myeloischen Leukose wird sowohl im Knochenmark als auch im peripheren Blut eine Linksverschiebung mit vermehrt auftretenden unreifen Leukocyten beobachtet. Bald nach Auftreten erster klinischer Symptome tritt bei dieser Form der Tod ein.

### ■ Diagnose

Eine klinische Diagnose ist wegen des wenig spezifischen Krankheitsbilds nicht möglich. Blutuntersuchungen und Knochenmarksbiopsien können zur Verdachtsdiagnose führen.

Eine gesicherte Diagnose ist nur mit virologischen Untersuchungen möglich. Dabei wird hauptsächlich der Nachweis von Virusantigenen durchgeführt. Hierfür steht ein ELISA zur Verfügung. Mit diesem ELISA erfolgt der Nachweis des gruppenspezifischen Antigens in Blut- sowie Speichel- oder Urinproben. Das Ergebnis liegt in wenigen Stunden vor. Der ELISA ist gut für den Nachweis negativer Katzen geeignet, zeigt aber bei 15–30% aller untersuchten Tiere positive Werte, die weder mit der IF noch mit der Virusisolierung noch in Verfolgungsuntersuchungen bestätigt werden können. In diesen Fällen handelt es sich um Tiere, die nach einer transienten Virämiephase das FeLV aufgrund einer Ak-Bildung eliminieren. Daher sollten klinisch gesunde, aber ELISA-positive Katzen nach 4–6 Wochen einer Wiederholungsuntersuchung unterzogen werden.

Der Ak-Nachweis erfolgt mit dem NT sowie mit der IF, hat aber prognostisch keine Bedeutung.

Differenzialdiagnostisch müssen Leukocytosen anderer Genese, Lymphadenitiden, chronische bakterielle und virale Infektionskrankheiten, Bronchopneumonien, Gastroenteropathien sowie Leber- und Nierenerkrankungen ausgeschlossen werden.

### ■ Immunologie

FeLV-Infektionen rufen eine mehr oder weniger starke Suppression der B- und T-Lymphocyten hervor. Von der Stärke der Immunsuppression bzw. dem Grad der Immunreaktion beim Einzeltier hängt der Infektionsverlauf im Wesentlichen ab. Bei den meisten infizierten Tieren kommt es zu einer raschen Bildung von N-Ak, denen FOCMA-Ak folgen. Tiere mit rascher N-Antikörperbildung entwickeln weder persistierende Infektionen noch Krankheitserscheinungen. Solche Tiere haben generell auch hohe Ak-Titer gegen FOCMA-Antigene. Bei Tieren, die nur langsam neutralisierende und FOCMA-Ak mit niedrigen Titern entwickeln oder bei denen die Ak-Bildung vollständig ausbleibt, sind persistierende Infektionen oder die Entwicklung von Lymphomen häufig.

FOCMA-Ak spielen die Hauptrolle bei der Immunität. Sie besitzen cytotoxische Aktivitäten für lymphoide Tumorzellen und sind an der Zellvermittelten Abwehr beteiligt. Zwischen N- und FOCMA-Ak besteht jedoch keine Korrelation. Ak gegen FOCMA-Antigene werden von immunen Müttern auf neugeborene Kätzchen übertragen.

Wegen der starken immunsuppressiven Wirkung des FeLV erkranken persistent infizierte Tiere oder Katzen mit klinischen Erscheinungen häufiger an anderen, sog. FeLV-assoziierten Infektionskrankheiten, wie z. B. Katzenschnupfen oder FIP.

### ■ Bekämpfung

Da persistent infizierte oder tumortragende Katzen das FeLV in großen Mengen ausscheiden und als Virusreservoir anzusehen sind, sollten solche Tiere isoliert werden. Für die aktive Immunisierung sind einige Impfstoffe im Handel. Ein vollständiger Schutz gegen die Katzenleukämie kann nach heutigem Wissensstand nicht erreicht, wohl aber die Tumorinzidenz gesenkt werden. Eine aktive Immunisierung ist v. a. bei jungen Kätzchen nach einer vorangehenden Untersuchung (mit negativem Ergebnis) im ELISA indiziert.

## 3.23.4 Muriner Leukämie-/ Sarkomkomplex
### (ML/MS)

Spontane Leukämien treten bei Mäusen häufig auf. Sie werden durch verschiedene Viren, die als Typ-C-Viren klassifiziert werden, hervorgerufen und manifestieren sich durch verschiedenartige Leukämieformen oder Ausbildung solider Tumoren. Häufig dominieren im Anfangsstadium der Erkrankung solide Neoplasmen, im späteren Krankheitsverlauf wird dagegen ein Anstieg von transformierten Blutzellen beobachtet. Vom Zelltyp her handelt es sich bei den meisten Veränderungen um Lymphosarkome.

Das nach dem Entdecker genannte Gross-Leukämievirus kommt unter natürlichen Verhältnissen spontan vor, wobei ingezüchtete Mäuselinien besonders betroffen sind.

Moloney-Leukämievirus wurde von einem Mäusesarkom isoliert. Das Virus induziert ebenfalls eine lymphatische Leukämie, besitzt aber ein weiteres Wirtsspektrum als das Gross-Virus. Neben neugeborenen sind auch erwachsene Mäuse empfänglich. Die Infektion wird über die Milch auf das Neugeborene übertragen. Friend-Leukämievirus, das von Ehrlich-Aszitestumorzellen stammt, induziert eine Retikulumzellleukämie mit Vergrößerung von Milz und Leber sowie Retikulumzellsarkome. Die Leukämie wird von einer Erythroblastose begleitet. Thymus oder Lymphknoten sind nicht beteiligt.

Rauscher-Leukämievirus wurde von einem lymphocytären Tumor einer Maus isoliert und ist in seiner Pathogenität dem Friend-Virus ähnlich. Die Erkrankung beginnt mit einer starken Erythro- und Leukopoese in der Milz schon 7 Tage p.i. und verursacht eine starke Splenomegalie. Etwa die Hälfte der Tiere stirbt innerhalb von 4 Wochen; überlebende Mäuse entwickeln eine lymphatische Leukämie.

Graffi-Leukämievirus entstammt verschiedenen Tumorgeweben und befällt sehr junge Mäuse sowie Ratten. Ältere Tiere sind weniger empfänglich. Hauptsächlich kommen myeloische Leukämien vor. Es sind aber auch lymphatische und retikulozytäre Formen bekannt. Der Thymus spielt hier eine ähnliche Rolle wie bei Infektionen mit dem Gross-Virus. Die Übertragung erfolgt mit der Milch. Ein weiteres C-Typ-Virus, das Harvey-Sarkomvirus, führt zur schnellen Bildung von anaplastischen Sarkomen, Angiomen und Leukämien bei Ratten, Hamstern und Mäusen.

Das Kirsten-Sarkomvirus schließlich wurde von Ratten isoliert und ruft nach experimenteller Infektion bei Mäusen und Ratten Erythroblastosen und Sarkome hervor.

Ferner sind eine Reihe endogener muriner Onkoviren bekannt, deren Rolle unklar ist.

Murine Leukämie-/Sarkomviren (MuLV/MuSV) besitzen ein gruppenspezifisches Antigen (gs1), das sowohl im AGPT als auch in der KBR nachweisbar ist. Gruppenspezifische Antigene des MuLV/MuSV-Komplexes sind verwandt mit dem Katzenleukosevirus. Weitere Verwandtschaften bestehen zu den Hamster- und Rattenleukämieviren sowie zu Typ-C-Viren von Affen (SSV-1, simian sarcoma virus; GaLV, gibbon ape virus).

Die Übertragung des MuLV/MuSV erfolgt unter natürlichen Bedingungen hauptsächlich vertikal. In-utero-Infektionen induzieren eine partielle Toleranz gegen Virionantigene und das Virus persistiert bei diesen Tieren vermutlich lebenslang. Aufgrund zahlreicher Untersuchungen gilt als sicher, dass Gross-Virus-induzierte Lymphosarkome Tumoren von T-Zelltyp sind. Die Veränderungen beginnen als Lymphocytolyse einseitig in einem der 2 Thymuslappen. Später kommt es zur Ausdehnung der Medulla und follikulärer Aggregation von kleinen Lymphocyten. Vom Thymus aus infiltrieren virusinfizierte Zellen, besonders bei jungen Tieren, andere Organe und im Blut entwickelt sich eine lymphatische Leukämie. Wegen der starken Veränderungen in den lymphatischen Organen kommt es im Verlauf der Infektion zu einer Immunsuppression.

## 3.23.5 Mammatumorvirus der Maus
### (Maus-Mammatumorvirus, MMTV, Bittner-Virus)

Natürlich vorkommende Mammatumoren werden hauptsächlich bei älteren Mäusen festgestellt. Histologisch sind die Tumoren gut differenzierte Adenocarcinome. Die tumorösen Epithelzellen besitzen sekretorische Aktivitäten und die Drüsengänge sind mit proteinähnlichem Material gefüllt.

Die Virionen werden als Typ-B-Viren (110–120 nm, extrazellulär) mit exzentrischem Nucleoid klassifiziert.

Die Übertragung des MMTV verfolgt mit der Milch infizierter Tiere. Nach oraler Aufnahme erreicht das Virus auf hämatogenem Wege die unreife Milchdrüse, wo nach einer Inkubationszeit von etwa 300–350 Tagen erste Neoplasmen erscheinen.

Bösartige Mammatumoren metastasieren in die Lungen unter Ausbildung kleiner Knötchen. Die unterschiedliche Empfänglichkeit verschiedener Mäuselinien hängt von genetischen und physiologischen Faktoren (hormonelle Stimulierung) ab. In der Regel ist der Verseuchungsgrad in Mäusekolonien wesentlich höher, als nach der Tumorhäufigkeit zu erwarten wäre.

Außer in Mäusen sind B-Partikel ferner in Mammatumoren von Menschen, Affen, Katzen, Lemmingen und Ratten gefunden worden. Der ursächliche Zusammenhang zwischen dem Auftreten der Partikel und Mammatumoren ist jedoch bei diesen Spezies nicht gesichert.

## 3.23.6 Lungenadenomatose der Schafe
(Adenocarcinomatose, Jaagsiekte, Hetzseuche, sheep pulmonary adenomatosis, SPA, ovine pulmonary carcinoma)

### ■ Allgemeines
Die Lungenadenomatose der Schafe (SPA) ist eine endemische progrediente Tumorerkrankung der Schafe und Ziegen mit letalem Ausgang. Sie ist gekennzeichnet durch ein bronchiolo-alveoläres Adenocarcinom. Die Verbreitung ist weltweit mit Ausnahme von Australien und Neuseeland. In befallenen Herden sterben jährlich bis zu ein Viertel der Tiere.

### ■ Ätiologie
In Infektionsversuchen konnte der Erreger über das obligate Vorhandensein der reversen Transkriptase-Aktivität im gereinigten Infektionsmaterial als Retrovirus identifiziert werden. Die Vermehrung des SPA-Virus in Zellkulturen nach einer In-vitro-Infektion ist bisher nicht geglückt. Tumorzellen von jungen Lämmern replizieren das Virus in vitro jedoch weiter. Antigenetische Eigenschaften weisen auf Verwandtschaftsbeziehungen zum MMTV und Typ D Retroviren (Mason-Pfizer-Virus) hin. Häufig sind ovine Lentiviren und/oder Herpesviren (caprines Herpesvirus 1) bei erkrankten Tieren beobachtet worden.

### ■ Epidemiologie
Die Einschleppung der SPA in freie Bestände erfolgt durch klinisch inapparent infizierte Tiere. Der seromuköse Nasenausfluss enthält Tumorzellen und ist infektiös. Inwieweit außer der Tröpfcheninfektion andere Übertragungswege eine Rolle spielen, ist unbekannt.

### ■ Pathogenese, Pathologie
Die Infektion führt zur Transformation von Alveolardeckzellen. Diese vermehren sich relativ langsam und infiltrieren schließlich die gesamte Lunge. In fortgeschrittenen Fällen kann es zur Metastasierung in Lungenlymphknoten und anderen Organen kommen. Das Lungengewebe verfestigt sich durch die wachsenden Tumormassen. Die Tumoren sind nicht erhaben, an den Tumorrändern bilden sich Emphyseme. Im Endstadium kann die Lunge das zehnfache Gewicht erreichen. Histologisch dominiert die Proliferation des Epithels in den Alveolen und Bronchien. Eine relativ geringe Mitoserate bei den Adenomzellen weist auf das langsame Wachstum hin. Nach Konfluieren der adenomatösen Alveolen geht die Lungenstruktur verloren.

### ■ Klinische Leitsymptome
Die Inkubationszeit der SPA beträgt Monate bis Jahre unter natürlichen Bedingungen. Experimentell infizierte junge Lämmer erkranken nach einigen Wochen. In endemisch verseuchten Herden sind am häufigsten Tiere im Alter von 3–4 Jahren betroffen. Gelegentlich sind Lämmer bereits mit 6 Monaten erkrankt. Symptome werden erst bei Beeinträchtigung der physiologischen Funktion der Lunge durch die Tumormasse beobachtet. Erhöhte Atemfrequenz und Zurückbleiben in der Wanderherde sind erste Anzeichen, Atemgeräusche und trüber, epithelzellreicher Nasenausfluss folgen. Der typische Nasenausfluss kann erhebliche Ausmaße annehmen. Husten oder Fieber werden nur selten beobachtet und sind auf Sekundärinfektionen zurückzuführen. Die Fresslust bleibt erhalten; erst im terminalen Stadium magern die Tiere ab und sterben an schwerster Atemnot. Die Erkrankung dauert zumeist 2–6 Monate.

### ■ Diagnose
Typisch ist eine starke Sekretanhäufung im Respirationstrakt. Die klinische Diagnose wird durch den histologischen Nachweis von Granulocyten, zusammengelagerten Makrophagen und insbesondere Epithelzellgruppen im Nasenausfluss erhärtet. Eine virologische oder serologische Laboruntersuchung ist gegenwärtig noch nicht verfügbar. Differenzialdiagnostisch sind Lungenwurmbefall, chronische Pneumonien und Maedi auszuschließen.

### ■ Bekämpfung
Da derzeit keine Möglichkeit der Früherkennung infizierter Tiere besteht, sollten aus endemisch verseuchten Betrieben Tiere ausschließlich zur Schlachtung abgegeben werden. Bei hoher klinischer Inzidenz ist der Neuaufbau einer SPA-freien Herde anzuraten.

## 3.23.7 Aviäre Typ-C-Viren
(aviärer Leukose-/Sarkomkomplex, ALV/ASV)

### ■ Allgemeines
Die dem aviären Leukose-/Sarkomkomplex zugeordneten Virusarten verursachen sehr unterschiedliche Erkrankungen mit diffusen, progressiven Proliferationen von unreifen Zellen des lymphohistiocytären und erythropoetischen Systems. Am häufigsten ist die lymphoide Leukose. Die Erkrankungen kommen v. a. bei Hühnern, weniger häufig bei anderen Geflügelarten vor.

Zu den aviären Leukosen (AL) gehören nach einem von Ellermann vorgeschlagenen Differenzierungsschema die lymphatische Leukose (ALL), die erythropoetische Leukose (AEL) und die myeloische Leukose (AML) einschließlich der Myelocytomatose. Daneben kommen aviäre Sarkomatosen (AS) und die seltene aviäre Osteopetrose (AO) vor.

Für die Geflügelindustrie ist v. a. die lymphatische Leukose von größter wirtschaftlicher Bedeutung, die besonders bei Jährlingshühnern zu schweren Verlusten führt.

### ■ Ätiologie
Die ALV/ASV werden in einem eigenen Genus aviäre Typ C-Viren innerhalb der Familie Retroviridae klassifiziert. Sie besitzen ein gruppenspezifisches Antigen (p 27; $M_R$ 27 kD), das in der KBR (Cofal-Test, complement fixation

avian leukosis), im AGPT und mit der IF nachgewiesen werden kann. Insgesamt lassen sich 7 Strukturproteine in den Virionen nachweisen. Die biochemischen Eigenschaften ähneln denen anderer Retroviren. Zu den aviären Retikuloendotheliosviren sowie den Typ-C-Viren werden aufgrund der selektiv unterschiedlichen Empfänglichkeit von Zellen genetisch definierter Hühnerlinien, ihrer Wirtszellrezeptor-Interferenzmuster und ihrer Neutralisation durch Antikörper in die A- bis G-Untergruppen eingeteilt.

Einzelne Stämme des Rous-Sarkomvirus (RSV) sind Replikationsdefekt, d. h. dem RSV fehlt die genetische Information für die vollständige Synthese aller Strukturkomponenten. Diese Funktion muss von Helferviren übernommen werden. Dabei kommt es zur phänotypischen Mischung („phenotypic mixing"), bei der das Helfervirus die Hülle oder andere Komponenten für das defekte Virus liefert. Als Helferviren sind die häufig inapparent vorkommenden aviären Leukoseviren bekannt.

Neben der Helferfunktion besitzen die aviären Leukoseviren interferierende Eigenschaften gegenüber der Zelltransformation durch RSV. Diese Intereferenz ist streng subspezies-(untergruppen-) spezifisch, interferonunabhängig und wurde von Rubin als „resistance inducing factor" (RIF) bezeichnet. Die interferierenden Leukoseviren stammen aus einer kongenital erworbenen Infektion. Dieses Interferenzphänomen wird auch für quantitative Untersuchungen mit Leukoseviren herangezogen.

Die Züchtung der Erreger ist in RIF-freien Hühnerembryofibroblasten-Zellkulturen möglich. Die Vermehrung der aviären Leukoseviren verläuft ohne cpE; der Nachweis der Virusreplikation erfolgt mithilfe der IF mit typspezifischen Hühnerimmunseren oder durch den RIF-Interferenztest.

RSV wird ebenfalls in Hühnerembryofibroblasten gezüchtet. Es induziert die Bildung transformierter Zellfoci; zur Produktion von infektiösem Virus sind jedoch aviäre Leukoseviren als Helferviren notwendig.

RSV bilden auch auf der CAM bebrüteter Hühnereier 8 Tage pocken-ähnliche Herde transformierter Zellen. Tumoren können nach intravenöser Infektion 10–13 Tage alter Embryonen entstehen. Bei Infektionen eintägiger Küken mittels der Flügelstich-(Wingweb-)Methode mit RSV entwickeln sich generalisierte Tumoren.

Das Infektionsspektrum umfasst alle Geflügelarten, wobei Leukoseviren vornehmlich bei Hühnern und Hühnervögeln (Puten, Wachteln) sowie Wildvögeln auftreten. RSV kommt unter natürlichen Bedingungen bei Hühnern vor, lässt sich aber experimentell auf eine Reihe weiterer Vogelspezies sowie auf zahlreiche Säuger übertragen. In empfänglichen Wirten führen RSV zur Bildung mesenchymaler Tumoren vom Sarkomtyp.

■ Epidemiologie

Aviäre ALV/ASV sind ubiquitär verbreitet, induzieren jedoch nur sporadisch und selten Erkrankungen, mit Ausnahme der lymphatischen Leukose und zunehmend auch der Osteopetrose. Natürliche Wirte sind in der Regel Hühner.

Die Übertragung erfolgt unter natürlichen Bedingungen sowohl vertikal, meist transovariell, als auch horizontal durch Kontakt. Infizierte Hähne tragen nicht zur kongenitalen Weiterverbreitung des Erregers bei. Vertikal infizierte Hühner sind immunologisch tolerant und produzieren kongenital infizierte Nachkommen. Eintrittspforten für das Virus sind alle Schleimhäute, v. a. die des Digestions- und Respirationstrakts. Die Verbreitung der ALV/ASV kann ferner durch kontaminierte Lebendvaccinen erfolgen, wenn für die Impfstoffherstellung Eier, Embryonen oder Zellkulturen aus infizierten Hühnerbeständen verwendet werden.

■ Pathogenese, Pathologie

Werden Küken vor dem Schlupf infiziert, kommt es zu einer Immuntoleranz mit gelegentlicher Entwicklung einer lymphatischen Leukose. Im Alter von 6–8 Wochen transformieren Lymphocyten in der Bursa Fabricii. Die Tumorentwicklung beginnt mit Bildung monoklonaler Follikel in der Bursa.

Nach etwa 11–16 Wochen erscheinen transformierte Follikel, die v. a. aus vermehrten Stammzellen bestehen. Zur Zeit der Geschlechtsreife etwa während der 20. Lebenswoche, metastasieren diese Tumoren auch in andere Organe des Körpers. Wenn die Infektion erst im Jungtieralter oder bei adulten Hühnern erfolgt, entwickeln sich sehr schnell N-Ak, die zu einer Eliminierung des Erregers führen.

RSV infiziert mesenchymale Stammzellen und die Sarkome sind durch schnelles, destruierendes Wachstum gekennzeichnet. Sie neigen zu expansivem und infiltrativem Wachstum und können auch in Blutgefäße einwachsen. Dadurch kommt es zur hämatogenen Metastasenbildung. RSV-induzierte Tumoren haben den raschen Tod betroffener Tiere zur Folge.

Pathologisch-anatomisch und histologisch werden verschiedene Formen der aviären Leukose unterschieden. Je nach Beteiligung bestimmter Zellarten sind dies: lymphatische, erythroide oder myeloische Leukose.

Bei der Osteopetrose werden durch Dysplasien des osteogenen Gewebes entstandene bilaterale, asymmetrische Verdickungen der Röhrenknochen mit eingeengter oder vollständig verschwundener Markhöhle beobachtet. Wegen der resultierenden, starken Knochenmarksatrophie kommt es bei fortgeschrittenen Fällen zu einer sekundären Anämie, die den Tod des betroffenen Tieres verursacht.

■ Klinische Leitsymptome

Die Inkubationszeiten sind für die verschiedenen Krankheitsformen sehr variabel und werden für die lymphatische Leukose mit 14–30 Wochen, für die erythroide und myeloische Leukose mit 3–16 Wochen, für die Sarkomatose mit 1–4 Wochen, für die Osteopetrose mit 8–12 Wochen angegeben. Für alle Formen gilt, dass in der Regel ein großer Prozentsatz von Tieren infiziert ist, die Infektion aber nur bei einem kleinen Teil der infizierten Tiere manifest wird. Die klinischen Symptome der Leukose sind wenig spezifisch. Die Tiere zeigen Allgemeinsymptome und Anämie (Blässe) und im weiteren Verlauf treten zunehmende Schwäche und Abmagerung auf. Ein Teil der Tiere kann plötzlich infolge Leber- oder Milzrupturen verenden.

Bei der Sarkomatose werden zusätzlich palpable Tumoren in der Haut und Muskulatur festgestellt. Die Osteopetrose beginnt mit geringer Umfangsvermehrung der Metatarsen. In wochen- bis monatelangem Krankheitsverlauf nehmen diese asymmetrischen Verdickungen zu. Schwerfälliger Gang und Muskelatrophien sind die Folge. Hühner mit fortgeschrittener Osteopetrose entwickeln ferner eine Anämie mit Blässe der Haut, des Kamms und des Kehllappens.

■ Diagnose

Wegen des variablen Krankheitsbildes kann klinisch nur im Zusammenhang mit epidemiologischen und pathologisch-anatomischen Befunden eine Diagnose gestellt werden. Insbesondere kommen dem Zerlegungsbefund und der Histopathologie eine große Bedeutung bei der routinemäßigen Diagnostik zu.

Der Erregernachweis wird durch Verimpfen von verdächtigem Material in die Allantoishöhle oder den Dottersack von bebrüteten Hühnereiern oder Verimpfung auf Hühnerfibroblastenkulturen geführt. Der indirekte Virusnachweis erfolgt entweder mit dem RIF-Interferenztest (untergruppenspezifisch), dem Non-producer-(NP-)Test oder serologisch mit dem COFAL-Test sowie der IF (beide gruppenspezifisch). Im RIF-Test werden empfängliche Zellkulturen mit Verdachtsmaterial infiziert. Bei jeder Subkultur erfolgt die Prüfung auf Empfänglichkeit gegenüber RSV. Das Vorhandensein von Leukoseviren wird durch eine mindestens 10-fache Reduktion der durch RSV induzierten Fokuszahl angezeigt. Der COFAL-Test dient dem Nachweis von ALV-Antigen aus der Zellkultur.

Im NP-Test lassen sich Zellen zur Produktion von infektiösem RSV aktivieren, wenn sie mit Leukoseviren infiziert werden. NP-Zellen erhält man nach Infektion von Hühnerfibroblasten mit einem defekten RSV-Stamm. Differenzialdiagnostisch sind gegenüber der lymphatischen Leukose und der Sarkomatose die Marek-Krankheit, Tuberkulose, die Pullorumkrankheit sowie verschiedene andere Tumorerkrankungen auszuschließen.

■ Immunologie

Immunkompetente Hühner entwickeln Ak nach der Infektion mit Viren des ALV/ASV-Komplexes. Bei ihnen kommt es nur selten zur Tumorbildung oder Virusausscheidung. Die Ak werden von Hennen über das Ei auf die Küken übertragen, verleihen jedoch nur einen unvollkommenen Schutz gegen eine Infektion mit dem homologen Virus. Bei infizierten Küken kommen Ak und Virus gleichzeitig vor. Diese Tiere scheiden ALV/ASV intermittierend mit dem Brutei aus. Küken, die kongenital über das Brutei infiziert werden, entwickeln eine immunologische Toleranz. Sie bilden keine Ak gegen ALV/ASV und bleiben lebenslang Virusträger. Sie erkranken häufiger an Leukose/Sarkomatose als immunkompetente Tiere. Da es sich bei der lymphatischen Leukose um eine B-Zelltransformation handelt, ist das Vorhandensein der Bursa Fabricii für die Ausbildung von Leukosen essenziell.

Fast alle transformierten Lymphocyten sind IgM-produzierende Zellen.

■ Bekämpfung

Möglichkeiten für eine Immunprophylaxe sind zwar erprobt worden, haben jedoch zu keinen brauchbaren Ergebnissen geführt. Bei Auftreten von Leukose/Sarkomatosen sollten verdächtige Tiere ausgemerzt und der Aufbau einer neuen Population mit erregerfreien (RIF-negativen) Tieren angestrebt werden.

### 3.23.8 Aviäre Retikuloendotheliosen
(RE, chicken syncytial virus, duck infectious anemia, spleen necrosis of ducks, turkey reticulo-endotheliosis virus)

■ Allgemeines

Bei der Retikuloendotheliose handelt es sich um eine sporadische, tumoröse Erkrankung von Puten, Enten, Hühnern und anderen Vogelspezies. Der Erreger wird dem Genus Säuger Typ C-Viren, Subgenus Reticuloendotheliosevirus (REV), zugeordnet. Typische klinische Erscheinungen sind die Lymphome. Häufig werden jedoch bei erkrankten lethargischen Tieren nur eine Linksverschiebung im weißen Blutbild und eine Leukopenie festgestellt. Natürlich vorkommende REV-Infektionen sind hauptsächlich bei Puten nachgewiesen worden. Der Verseuchungsgrad liegt bei einigen Untersuchungen aus den USA bei etwa 5 % der untersuchten Bestände. Bei Hühnern werden bei Fehlen klinischer Symptome Verseuchungsraten von 3–25 % der Bestände angegeben.

RE-Viren sind weltweit verbreitet und natürliche Wirte sind vermutlich Puten sowie wildlebendes Wassergeflügel. Die ökonomische Bedeutung für die Geflügelzucht ist unbekannt. Unter Praxisbedingungen sind Erkrankungen nach REV-Infektionen nur bei Puten sicher diagnostiziert worden, bei Hühnern sind natürlich auftretende Fälle von klinischen Erkrankungen bisher nicht bekannt. Alle angegebenen klinischen und pathologischen Daten stammen von experimentell infizierten Tieren.

■ Ätiologie

Die Erreger der RE existieren in einer Reihe verschiedener Stämme, die jedoch eine enge serologische Verwandtschaft untereinander aufweisen.

Die Züchtung des Erregers ist in Zellkulturen von Hühner-, Entenembryo- oder Wachtelfibroblasten möglich. Der Virusnachweis erfolgt mithilfe der IF. In Wachtelzellen kommt es zu Fokusbildung und nekrotischen Veränderungen. Nach Züchtung in Zellkulturen erfolgt eine rasche Virulenzabschwächung.

Die Verimpfung des Virus auf viertägige Hühnerembryonen führt zu Wachstumshemmung sowie Milz- und Leberschwellung bei den Embryonen.

### Epidemiologie

Bei experimentell infizierten Hühnerküken konnte REV in allen Organen sowie in den Federfollikeln, in oronasalen Spülproben und im Darmlumen 28 Tage p. i. nachgewiesen werden. Die Übertragung erfolgt wahrscheinlich horizontal. Säuger sind nicht empfänglich, andererseits scheinen Tauben refraktär für REV zu sein. Als Virusreservoire werden Puten und wildlebendes Wassergeflügel genannt.

### Pathogenese, Pathologie

Unter experimentellen Bedingungen führt die Infektion zu einer Virämie zwischen 4 und 11 Tagen p. i. und Virus wird in allen Organen gefunden. Bei der Entwicklung von Lymphomen sind B-Zellen der Bursa das Zielorgan. Eine Transformation der Bursazellen entwickelt sich 4 Wochen p. i. Die Pathogenese REV-induzierter Lymphome ist damit den durch Viren der aviären Leukosegruppe induzierten Veränderungen ähnlich. Die Läsionen lassen sich einteilen in proliferativviszerale, proliferativ-neurale und nekrobiotische Veränderungen.

### Klinische Leitsymptome

Die Inkubationszeit variiert in Abhängigkeit vom Alter der Tiere und von der Infektionsdosis. Sie kann von 3–7 Tagen bis zu mehreren Wochen dauern. Bei akutem Krankheitsverlauf wird erst wenige Stunden vor dem Tod eine Lethargie beobachtet. Überleben die Tiere die ersten 2 Wochen der Krankheit, werden sie anämisch und magern ab. Ferner sind ungenügende Entwicklung des Gefieders, eine Atrophie der Bursa und des Thymus sowie eine Wachstumsdepression auffällig. Paralysen und Inkoordinationen sind auch bei schweren Nervenschäden selten.

### Diagnose

Eine Diagnose aufgrund der klinischen und pathologischen Veränderungen allein ist nicht möglich. Die Abgrenzung experimentell induzierter RE von Veränderungen nach ALV- und Marek-Virusinfektionen ist schwierig. Eine sichere Diagnosemöglichkeit ist derzeit die Isolierung des Erregers und die Rückübertragung auf empfängliche Tiere oder der Virusnachweis in Zellkulturen. Daneben kann für Populationsuntersuchungen („serological screenings") der Antikörpernachweis vorgenommen werden. Differenzialdiagnostisch müssen die lymphatische Leukose (LL) sowie infiltrierende Läsionen abgegrenzt werden. Bei Marek-Erkrankung fehlen früh auftretende Todesfälle.

### Immunologie

N-Ak können etwa 4 Wochen p. i. in überlebenden Tieren mithilfe des NT oder der indirekten IF nachgewiesen werden. Gaben von Immunserum induzieren eine Schutzwirkung und verstärken die Tumorregression.

### Bekämpfung

Wegen der noch wenig bekannten Bedeutung der RE werden Bekämpfungsmaßnahmen derzeit nicht praktiziert.

## 3.23.9 Maedi-Visna

Meldepflicht

### Allgemeines

Maedi und Visna sind unterschiedliche Krankheitsformen einer durch das Maedi-Visna-Virus (MVV) hervorgerufenen Infektion beim Schaf. Beide Erkrankungen führen regelmäßig zum Tode. Die Visna-Erkrankung ist eine sehr langsam verlaufende, mit Demyelinisierung einhergehende, wenig kontagiöse, progressive Infektionskrankheit, die mit zentralnervösen Symptomen verläuft und zu Paralysen führt. Der Name Visna stammt aus Island und bedeutet „Verfall", wodurch die klinischen Symptome der gelähmten Schafe charakterisiert werden.

Bei Maedi handelt es sich dagegen um eine chronische, progressive, interstitielle Pneumonie, die sich in Dyspnoe und trockenem Husten äußert. Auch hier gibt der isländische Name die Kardinalsymptome wieder. Maedi bedeutet „Dyspnoe".

Untersuchungen über die beiden Krankheitskomplexe führten Sigurdson im Jahre 1954 zu seinem Konzept der sog. „slow virus diseases", denen heute eine große Bedeutung im Rahmen der vergleichenden Neuropathologie zukommt. Die Visna-Erkrankung wurde zwischen 1935 und 1951 sporadisch in Island beim Schaf beobachtet und die Übertragbarkeit auf gesunde Schafe erstmalig 1949 von Sigurdson nachgewiesen. Die Erkrankung konnte durch intensive Keulungsmaßnahmen in Island getilgt werden und ist heute sehr selten.

Dagegen ist die Maedi-Krankheit, die erstmals im Jahre 1939 von Gislason in Island beobachtet wurde, in Schafpopulationen weit verbreitet. Die progressive Pneumonie, die auch den holländischen Namen Zwoegerziekte hat, ist außer in Island auch in Holland, Dänemark, den USA und in Afrika bekannt. Im Jahr 1970 erfolgte der Nachweis in Schafbeständen der Bundesrepublik.

### Ätiologie

Der Erreger von Maedi-Visna ist im Genus *Lentivirus* klassifiziert. Die 4 Strukturproteine gp135, p30, p16 und p14 machen etwa 90 % des gesamten Virusproteingehalts aus. Das gp 135 ist ein in den Projektionen der Hülle lokalisiertes Glykoprotein, das typspezifisch ist und NAk induziert, p30 und p14 sind Coreproteine. Das p30 ist ein gruppenspezifisches Antigen, das gemeinsame Antigendeterminaten mit Maedi-Visna, progressivem Pneumonie- und Zwoegerziegtevirus sowie dem Virus der caprinen Arthritisencephalitis (CAE) aufweist. Alle MVV-Isolate sind eng verwandt, es kommen jedoch zahlreiche Varianten vor.

Die Züchtung des Erregers erfolgt hauptsächlich in Chorioidplexuskulturen vom Schaf. In solchen Kulturen verläuft die Virusvermehrung mit einem cpE, der mit Syncytienbildung und Cytolyse einhergeht. Das Infektionsspektrum des MVV umfasst Schafe und Ziegen.

### Epidemiologie

Die Kontagiosität der Erkrankung ist gering. Für die Verbreitung ist ein sehr enger Kontakt zwischen Schafen notwendig, sodass Infektionen in der Regel nur bei Tieren beobachtet werden, die in Ställen gehalten werden.

Es wird angenommen, dass die Übertragung über den Respirationstrakt erfolgt, jedoch lässt sich Virus nur selten in Rachenabstrichen und Speichel von erkrankten Tieren nachweisen. Eine Ausscheidung des Virus mit der Milch scheint möglich, da Lämmer in sehr frühem Alter infiziert werden. Eine transplacentare Übertragung ist wenig wahrscheinlich. Das Virusreservoir bilden infizierte Schafe. Die Aufrechterhaltung der Infektkette wird durch die äußerst lange Inkubationszeit bei der Maedi-Visna-Erkrankung begünstigt.

■ Pathogenese, Pathologie

Nach experimenteller Infektion entwickeln die Tiere Veränderungen sowohl in der Lunge als auch im Gehirn. Etwa 2–3 Wochen nach Inokulation lässt sich eine Virämie feststellen. In diesen Fällen war das Antigen in Lymphocyten lokalisiert. 4 Wochen p. i. ist Virus in der Milz, den Lungen, den Lymphknoten, im Chorioidplexus sowie häufig in Nieren und Speicheldrüsen vorhanden und persistiert in diesen Organen. Meist wird auch eine anhaltende Leukocytose beobachtet.

Der Erreger ist strikt zellgebunden und nur in geringer Kopienzahl in infizierten Zellen nachweisbar. Während der Infektion entwickeln sich im Einzeltier Antigenvarianten des Virus durch Mutationen in den Virushüll(glyko-)proteinen („antigenic drift").

Pathologisch-anatomische Veränderungen treten nur bei der Maedi-Erkrankung auf. Die Lungen erscheinen grau und zu Beginn der klinischen Erscheinungen ist ihr Gewicht um das 2- bis 3fache erhöht.

Histologisch ist bei Visna eine Meningitis im gesamten Gehirn und Rückenmark ausgeprägt. In der weißen und grauen Substanz kommt es zu entzündlichen Veränderungen mit perivaskulären Rundzellinfiltraten. In fortgeschrittenen Fällen wird eine diffuse Zerstörung und Demyelinisierung der weißen Substanz beobachtet.

Das charakteristische histologische Bild bei Maedi besteht in chronischer, interstitieller Pneumonie mit dichten Zellinfiltrationen, Hyperplasie der glatten Muskulatur der Alveolarsepten und geringer Fibrose. Ferner treten peribronchiale und perivaskuläre, lymphoide Hyperplasien und Epithelproliferationen in den kleinen Bronchien und Bronchiolen auf.

■ Klinische Leitsymptome

Die Inkubationszeit ist sowohl bei Visna als auch bei Maedi sehr lang und schwankt zwischen einigen Monaten und 5–6 Jahren. Der Beginn der klinischen Erscheinungen bei der Visna-Erkrankung, wie leichte Unregelmäßigkeiten im Gang, besonders an den Hintergliedmaßen, und Kraftlosigkeit der Fesselgelenke, wird meist nicht bemerkt. Diese Symptome enden in Parese oder Paralyse. Alle Tiere sterben an der Infektion. Bei einigen Fällen kommt es sehr rasch zu Lähmungen und zum Tod, andere Tiere zeigen einen langsameren Verlauf und können jahrelang überleben. An Visna erkrankte Schafe verlieren kontinuierlich an Gewicht, ihr Sensorium ist jedoch kaum gestört. Unter natürlichen Bedingungen wird Visna nur bei Tieren im Alter von über 2 Jahren beobachtet.

Im Zusammenhang mit der Infektion lässt sich eine Erhöhung der Zellzahl in der Zerebrospinalflüssigkeit sowie unregelmäßig – eine Erhöhung der Blutleukocyten auf 10.000–13.000 Zellen/ml feststellen.

Erstes klinisches Anzeichen für Maedi ist zunächst ein Kümmern der Tiere, bevor das Kardinalsymptom, die Dyspnoe, auftritt. Zusätzlich wird ein trockener Husten beobachtet. Die Leukocytenwerte sind meist wie bei Visna erhöht. In infizierten Beständen können Fälle sowohl mit Visna- als auch Maedierscheinungen auftreten.

■ Diagnose

Die Diagnose beider Krankheiten wird hauptsächlich aufgrund der klinischen und pathologischhistologischen Veränderungen gestellt.

Der Erregernachweis ist wesentlich empfindlicher als der Nachweis von Ak. Die Virusisolierung erfolgt durch Kokultivierung der Leukocytenfraktion („buffy coat") des peripheren Bluts mit Chorioidplexuszellkulturen vom Schaf. Virusinfizierte Makrophagen bilden Syncytien mit Schaf-Fibroblastenzellen. Allerdings ist der Virusnachweis für die Zwecke der Routinediagnostik nicht praktikabel.

Der Ak-Nachweis erfolgt mithilfe des AGPT oder der KBR, da die Ak sehr früh erscheinen und gruppenspezifisch sind. Differenzialdiagnostisch muss die Visna-Erkrankung von Scrapie, Borna-Krankheit, Aujeszky-Krankheit, Tollwut und „Louping ill" differenziert werden, Maedi ist von der Lungenadenomatose und Lungenwurmbefall zu differenzieren.

■ Immunologie

Bei MVV-Infektion treten schon frühzeitig Ak auf. Etwa 3–4 Wochen p. i. können hohe KB-Titer festgestellt werden, die über Jahre persistieren. Da die Ak-Bildung bei gleichzeitiger kontinuierlicher Antigenvariation erfolgt, haben die N-Ak keine protektive Wirkung und es ist zugleich immer infektiöses Virus vorhanden.

■ Bekämpfung

Maedi und Visna sind meldepflichtige Tierkrankheiten, für die keine speziellen veterinärpolizeilichen Maßnahmen existieren.

## 3.23.10 Arthritis-Encephalitis der Ziegen
(caprine arthritis-encephalitis, CAE)

■ Allgemeines

Die caprine Arthritis-Encephalitis ist eine persistierende, progressiv verlaufende Erkrankung von Ziegen, die sich sehr vielgestaltig manifestiert. Die Erkrankung ist charakterisiert durch neurologische Veränderungen mit Leukoencephalitis, eine interstitielle Pneumonie sowie Arthritis. Die klinischen Symptome entwickeln sich langsam und führen zu Ataxien, Lahmheit, Paralysen und/oder Dyspnoe. Bei erwachsenen Ziegen entwickelt sich eine Arthritis, während Leukoenzyphalomyelitiden v. a. bei 2–4 Monate alten Ziegenlämmern beobachtet werden. Die CAE wurde als Leukoencephalitis erstmalig im

Jahr 1974 beschrieben und der Erreger in den folgenden Jahren näher charakterisiert. Die CAE ist in zahlreichen europäischen und außereuropäischen Ländern, darunter auch in Deutschland, nachgewiesen worden. Der Verseuchungsgrad ist hoch.

### ■ Ätiologie

Der Erreger der CAE ist im Genus *Lentivirus* klassifiziert. Das CAE-Virus besitzt gemeinsame gag-Antigene mit dem MVV, ist aber ein eigenständiger Erreger. Zwischen beiden Erregern treten Sequenzhomologien von etwa 20% auf, bei einigen Genomabschnitten beträgt die Homologie sogar 78%.

Die Züchtung des Erregers erfolgt in Synovialgewebe von Ziegen. In Kulturen von Chorioidplexus-, Thymus-, Schilddrüsen-, Hoden- und Nierengewebe vermehrt sich CAE-Virus ebenfalls, jedoch mit geringen Virustitern. Der Virusvermehrung läuft eine Syncytienbildung parallel, ein lytischer cpE wird nicht beobachtet. Das Infektionsspektrum ist auf Ziegen beschränkt.

### ■ Epidemiologie und Pathogenese

Daten über die Epidemiologie der CAE sind kaum publiziert. Serologische Untersuchungen weisen auf eine weite Verbreitung der Infektion hin. Da bei Ziegenlämmern nur bei etwa 20% aller infizierten Tiere klinische Erkrankungen beobachtet werden, scheint die CAE-Virusinfektion hauptsächlich klinisch inapparent zu verlaufen. Die natürliche Übertragung des CAE-Virus erfolgt mit der Milch infizierter Muttertiere. Möglicherweise kann der Erreger auch mit anderen Sekreten oder transplacentar übertragen werden. Die letztgenannten Übertragungswege spielen jedoch nur eine untergeordnete Rolle in der Epidemiologie. Die CAE kann mit zellfreien Virussuspensionen experimentell übertragen werden. Nach intracerebraler, intraartikulärer oder intraperitonealer Infektion entwickeln sich verschiedenartige Veränderungen. Etwa eine Woche p. i. treten erste entzündliche Läsionen im Gehirn, in den Gelenken und in der Lunge auf, die etwa 8–21 Monate nachweisbar sind. Eine Altersabhängigkeit ist nicht vorhanden. Das CAE-Virus kann ab der 2. Woche nach der Infektion lebenslang in den peripheren Blutleukocyten nachgewiesen werden. Seropositive Mütter scheiden das Virus vermutlich lebenslang über die Milch und andere Sekrete aus und gelten als Virusreservoir. Daneben können auch infizierte, seronegative Muttertiere CAE-Virus mit der Milch ausscheiden. Pathologisch-anatomische Veränderungen manifestieren sich in struppigem Fell, Auftreten von Muskelatrophie, paralytischen Gliedmaßen und Tympanie. Histologisch dominieren eine demyelinisierende Encephalitis mit herdförmigen Ansammlungen von Lymphocyten und Makrophagen in den Leptomeningen. Daneben werden herdförmige Nekrosen beobachtet. Die Veränderungen sind ausgeprägter in der weißen Substanz. In den Gelenken dominiert eine progressive Arthritis mit synovialer Hyperplasie, während die Veränderungen in der Lunge durch eine diffuse interstitielle Pneumonie charakterisiert sind.

### ■ Klinische Leitsymptome

Erkrankungen werden nach natürlicher Infektion bei Ziegenlämmern im Alter zwischen 2 und 4 Monaten beobachtet. Die Krankheit beginnt mit Ataxie oder Parese der Hintergliedmaßen. Erkrankte Tiere haben ein struppiges Fell und bleiben im Wachstum zurück. Ihre Futteraufnahme ist nicht gestört. Gelegentlich tritt eine Muskelatrophie an den gelähmten Gliedmaßen auf. Im weiteren Verlauf entwickeln sich Lähmungen auch an den Vordergliedmaßen. Die Tiere können nicht mehr stehen und sterben im Festliegen. Der Krankheitsverlauf variiert jedoch von Tier zu Tier.

Bei Infektionen von adulten Ziegen stehen arthritische Symptome im Vordergrund. Besonders ausgeprägt sind Veränderungen an den Karpalgelenken. Gelegentlich kommt es zu einer indurierenden Mastitis.

### ■ Diagnose

Die Diagnose der CAE wird in der Regel klinisch und durch pathologisch-histologische Untersuchung gestellt. Routinemäßige Erregernachweise sind noch nicht entwickelt worden. Am lebenden Tier kann die Infektion durch den Ak-Nachweis mit dem AGPT diagnostiziert werden. Es ist auch ein kommerzieller ELISA verfügbar. Hierbei werden Ak gegen gag-Antigene nachgewiesen. Aufgrund der serologischen Kreuzreaktionen werden auch MVV-Stämme als Antigene im AGPT verwendet. Differenzialdiagnostisch sind andere Erkrankungen des Muskel- und Skelettsystems, wie Vitamin-E-Mangel, septische Arthritiden und Trauma sowie Infektionen des ZNS wie Visna, Scrapie, Listeriose, Polioencephalomalazie, Toxoplasmose, Borna-Erkrankung und Kupfermangel abzugrenzen.

### ■ Immunologie

Nach einer Infektion bilden infizierte Tiere Serum-Ak, die ab der 3. Woche p. i. an nachweisbar sind. Die höchsten Ak-Titer treten zwischen 40. und 80. Tag p. i. auf und sind bis 280 Tage p. i. nachweisbar.

### ■ Bekämpfung

Auf der Basis epidemiologischer Daten wurden auf freiwilliger Basis Bekämpfungsmaßnahmen bei der CAE vor der Aufnahme von Kolostrum und Milch bei den neugeborenen Lämmern empfohlen. Empfohlen werden:

1. Trennung von Mutter und Lamm sofort nach der Geburt und Vermeidung von Kontakt des Lamms mit Sekreten von der Mutter.
2. Isolierung aller Lämmer in besonderen Boxen, die mindestens 2 m von infizierten Ziegen entfernt sind.
3. Verfütterung von Kolostrum nur nach Erhitzung für 60 min auf 56 °C.
4. Verabreichung von virusfreier oder pasteurisierter Ziegen- bzw. Kuhmilch.
5. Serologische Kontrolle derart aufgezogener Ziegen auf CAEV-Ak in 6-Monateintervallen und Entfernung aller seropositiven Tiere. Bei zwei negativen Tests in 6-monatigem Abstand können die Tiere als CAE-virusfrei angesehen werden, vorausgesetzt, dass kein Kontakt mit infizierten Ziegen stattgefunden hat.

## 3.23.11 Infektiöse Anämie der Pferde
(ansteckende Blutarmut, equine infektiöse Anämie, EIA, equine infectious anemia)

Anzeigepflicht

### ■ Allgemeines
Die infektiöse Anämie (EIA) ist eine akute oder chronische, mit zyklischem Fieber einhergehende Infektionskrankheit der Einhufer. Sie ist charakterisiert durch intermittierendes Fieber, persistierende Virämie, durch Anämie sowie Ikterus, Ödeme und Gefäßveränderungen. In verseuchten Gegenden verursacht die infektiöse Anämie schwere Verluste in Pferdepopulationen.

Als selbstständige Krankheit wurde die infektiöse Anämie erstmals im Jahre 1843 in Frankreich erkannt. Die Virusnatur des Erregers bewiesen Valee und Carre im Jahre 1904. Die Erkrankung ist weltweit verbreitet, tritt jedoch in Deutschland nur noch sporadisch auf.

### ■ Ätiologie
Das Virus der EIA gehört zum Genus *Lentivirus*. Es besitzt die VP p26, p15, p11 und p9 und die antigenetisch sehr variablen, durch das env-Gen codierten Glykoproteine gp 90 und gp 45. Das gag-Ag p26 stellt 30% der viralen Proteinmasse dar. Mithilfe des NT lassen sich Unterschiede zwischen einzelnen EIA-Virusisolaten feststellen. Die Züchtung des Erregers erfolgt in primären Knochenmarks- oder in Leukocytenkulturen vom Pferd. Die Vermehrung verläuft unter Ausbildung eines lytischen cpE. Einige EIA-Virusstämme sind an fetale Milz-, Lungen- und Nierenzellkulturen vom Pferd sowie an eine equine Hautzelllinie adaptiert worden. Hier erfolgt die Vermehrung ohne cpE.

### ■ Epidemiologie
Das Auftreten der EIA ist sporadisch oder endemisch. Eine vertikale Infektion kann entweder Aborte oder Virusträger hervorrufen. Arthropoden spielen eine wichtige epidemiologische Rolle bei der Verbreitung der Erkrankung. So ist einerseits die Häufung und Verbreitungstendenz in Sumpf- und Waldgebieten sowie Flusstälern, die schnellere Ausbreitung bei Weidegang (nicht bei Höhenweiden) im Vergleich zu Stallhaltung zu nennen. Die Häufung akuter Krankheitsfälle im Spätsommer und Frühherbst hängt eng zusammen mit der Schwärmperiode der Insekten.

Unter experimentellen Bedingungen gelingt die Übertragung auf Einhufer durch parenterale und mit großen Virusmengen auch durch orale Applikation.

Das Virusreservoir bilden chronisch erkrankte und persistent infizierte Pferde. In seuchenfreie Bestände oder Gebiete wird die Seuche durch solche persistent infizierten Tiere eingeschleppt.

### ■ Pathogenese, Pathologie
Nach einer Infektion wird das EIA-Virus von Makrophagen aufgenommen, in denen es sich vermehrt. Das Virusantigen kann zwischen 6 und 38 Tagen p. i. in den meisten Organen, hauptsächlich aber im Blut, in der Milz, den Lymphknoten und der Leber nachgewiesen werden. Im Blut findet sich das Virus in mononucleären Zellen. Höchste Virustiter werden zu Beginn der jeweiligen Fieberphase beobachtet. Bei nicht typisch erkrankten Tieren oder klinisch inapparenten Infektionen ist der Virusnachweis schwierig.

Bei jedem Fieberanfall tritt ein deutlicher Abfall der Thrombocytenzahlen auf, die sich jedoch rasch normalisieren. Die Anämie, das Kardinalsymptom der EIA, wird hauptsächlich durch immunpathologische Vorgänge ausgelöst, die zu einer intra- und extravasalen Hämolyse führen. Erythrocyten von EIA-infizierten Pferden tragen neben den virusspezifischen Antigenen auch die Komplementkomponente C3 und antivirale Antikörper. Hierdurch kommt es zu einer Ak-vermittelten Lysis der Erythrocyten. Daneben wird eine Depletion des Knochenmarks infolge Eisenmangels für das Auftreten der Anämie verantwortlich gemacht.

Im Verlaufe der Infektion kommt es zur Ablagerung von Immunkomplexen in der Niere, woraus eine Glomerulonephritis resultiert, sowie den Kupfferschen Sternzellen der Leber. Typische pathologisch-anatomische Veränderungen bestehen in Vergrößerung von Milz, Leber, Herz und Nieren, mit Hämorrhagien in den parenchymatösen Organen. Die Leber zeigt eine muskatnussähnliche Schnittfläche und die Lymphknoten sind geschwollen und blutig infiltriert. Hämorrhagien werden in den Schleimhäuten des Darmbereichs beobachtet, hauptsächlich bei Tieren, die im Fieberstadium gefallen sind. Bei Tieren mit chronischem Krankheitsverlauf sind die Erscheinungen ähnlich, zusätzlich werden jedoch auch charakteristische Veränderungen in Leber und Knochenmark gefunden. Histologisch sind degenerative Veränderungen in den parenchymatösen Organen vorherrschend. Die Kupffer-Sternzellen und freie Makrophagen enthalten das aus zerfallenen Blutkörperchen stammende eisenhaltige Hämosiderin. Es kann auch in geschwollenen und vermehrten Zellen des RHS in Milz, Lunge und Nieren vorkommen (Erythrophagie). Andere Veränderungen bestehen in generalisierten lymphoproliferativen Wucherungen mit perivaskulären Infiltrationen, Leberinfiltrationen, Lymphhyperplasie sowie Leberzellnekrosen und Glomerulitis.

### ■ Klinische Leitsymptome
Nach einer Inkubationszeit von etwa 5–30 Tagen, selten länger, kommt es zu einem Temperaturanstieg auf über 40 °C, der einige Tage anhält. Die Tiere sind matt, werden anämisch und zeigen gestaute, manchmal ikterische Schleimhäute als Folge einer eintretenden Herzschwäche. Erkrankte Tiere können auf der Hinterhand schwanken und an Gliedmaßen, Bauch und Unterbrust beginnen sich Ödeme zu bilden. In akuten Fällen dauert ein solcher Anfall 3–5 Tage. Danach sind die Tiere wieder frei von Beschwerden. In etwa 4- bis 6-wöchigen Intervallen können diese Krankheitsschübe erneut auftreten. Dieses intermittierende Fieber mit einer Virämie wiederholt sich bis zum Tod der Tiere und ist auf neue Virussubpopulationen mit veränderter Antigenstruktur („antigenic drift") zurückzufüh-

ren. Mit zunehmender Dauer der Erkrankung entwickeln diese Tiere eine Anämie und Hypergammaglobulinämie und werden schließlich so schwach, dass sie nicht mehr stehen können. Obwohl die Futteraufnahme und der Appetit ungestört sind, magern die Tiere stark ab.

Eines der wichtigsten Merkmale der Erkrankung ist die unterschiedliche Dauer. Bei akutem Verlauf können Tiere innerhalb weniger Tage sterben, bei chronischen Fällen kann sich die Krankheit über Jahre hinziehen. Die Prognose ist ungünstig. Klinisch inapparente Verlaufsformen werden bei der infektiösen Anämie häufig beobachtet.

### ■ Diagnose
Eine Verdachtsdiagnose kann aufgrund der klinischen Erscheinungen und epidemiologischen Erhebungen relativ leicht gestellt werden. Für den Virusnachweis steht noch keine Routinemethode zur Verfügung. Ein von Coggins und Norcross entwickelter AGPT für den Ak-Nachweis wird in der Routinediagnostik eingesetzt. Mit dem AGPT werden Ak gegen das gag-Antigen p 26 nachgewiesen, das, anders als die Glykoproteine der Virushülle, genetisch konserviert ist und sich daher während des Krankheitsverlaufs nicht verändert. Die Sicherheit des Tests ist bei technisch korrekter Durchführung ist > 90%. ELISA sind zwar experimentell verfügbar und auch sensitiver, der Coggins-Test ist jedoch aufgrund der einfachen Durchführung derzeit die Methode der Wahl und durch die entsprechende Verordnung vorgeschrieben. Differenzialdiagnostisch sind v. a. die infektiöse Arteritis, die Pferdepest, die Piroplasmose, chronisch bakterielle Infektionen (z. B. Druse), Wurminvasionen, Magen- und Darmkatarrhe, Unterernährung und *Salmonella-abortus-equi*-Infektionen zu berücksichtigen.

### ■ Immunologie
Virus und Ak können gleichzeitig im Blut vorkommen. Daher haben Ak wie bei anderen Retrovirusinfektionen keine protektive Wirkung. AGP-Ak sind gewöhnlich von 1–4 Wochen nach dem ersten Fieberanstieg nachweisbar und persistieren lebenslang. Diese Tiere sind jedoch hochempfänglich für heterologe EIAStämme und entwickeln schwere Krankheitssymptome innerhalb weniger Tage. Die zellulären Immunmechanismen sind während der klinisch manifesten Krankheitsphase zeitweilig reduziert.

### ■ Bekämpfung
Die EIA ist in allen EU-Mitgliedstaaten anzeigepflichtig und wird durch veterinärpolizeiliche Maßnahmen bekämpft. Die entsprechende Verordnung sieht allerdings vor, dass zusätzlich zu dem positiven serologischen Befund im AGPT (Coggins-Test) mindestens ein weiterer Befund (hämatologisch, klinisch oder pathologisch-anatomisch) positiv sein muss. Vorbeugende Maßnahmen zur Vermeidung der Infektion sind schwer durchführbar. Beim Ankauf von Pferden aus Anämiegebieten sollte vorher ein Ak-Nachweis zum Ausschluss der EIA vorgenommen werden. Das gilt insbesondere für Importe aus dem Ausland.

## 3.23.12 Erworbenes Immundefizienzsyndrom der Katze
(feline acquired immunodeficiency syndrome, FAIDS)

### ■ Allgemeines
Das erworbene Immundefizienzsyndrom der Katze wird durch das feline Immundefizienzvirus (FIV) verursacht. Das Krankheitsbild tritt bei älteren Katzen auf und ist unspezifisch. Opportunistische Infektionskrankheiten entwickeln sich auf der Basis einer Immunsuppression durch die FIV-Infektion. Die Verbreitung des FIV ist weltweit, die Seroprävalenz in der Katzenpopulation ist variabel. Die FIV-Infektion gilt bezüglich antiviraler Chemotherapie und Immunprophylaxe als Modell für AIDS des Menschen. Die Prognose muss trotz Therapie zurückhaltend beurteilt werden.

### ■ Ätiologie
FIV ist ein typischer Vertreter aus der Gattung der Lentiviren. Die Vermehrung kann in vitro in primären felinen lymphatischen Zellen oder entsprechenden Zelllinien vorgenommen werden. Die bevorzugte Infektion von T-Helferzellen führt zur funktionellen Schädigung und Zerstörung dieser Zellen. Dies ist die Basis für die Immunsuppression durch FIV. Eine generalisierte Lymphadenopathie ist häufig mit den unterschiedlichen pathologisch-anatomischen Befunden verbunden.

### ■ Epidemiologie
Die Übertragung von FIV erfolgt zellgebunden durch intensiven Kontakt (Blut, Speichel). Persistierend infizierte, aber gesund erscheinende Tiere stellen das Virusreservoir dar.

### ■ Klinische Leitsymptome
Der Ausbruch von Erkrankungen auf der Basis von FIV wird erst bei älteren Katzen im Alter über 6 Jahren beobachtet. Ein selektiver Abfall der CD8-positiven Lymphocyten, z. T. verbunden mit einer Neutropenie, gibt einen Hinweis auf die Infektion mit FIV. FAIDS ist in begrenztem Umfang vergleichbar mit der AIDS-Erkrankung des Menschen: Abmagerung, Fieberschübe, Schleimhautläsionen, Diarrhö, Pneumonien u. a. Infizierte Tiere können über Jahre klinisch unauffällig bleiben. Je nach Sekundärerkrankung (Tumoren, sekundäre Infektionen) ist der klinische Verlauf unterschiedlich, aber zumeist fatal.

### ■ Diagnose
Ein Antikörpernachweis mittels ELISA (p 28) steht in Form kommerzieller Testsysteme zur Verfügung. Die positive Reaktion ist prognostisch ungünstig in Bezug auf den Verlauf von Sekundärinfektionen.

### ■ Bekämpfung

In geschlossenen Katzenzuchten sollte auf das Freisein von einer FIV-Infektion geachtet werden. Seropositive Reagenten sollten isoliert werden. Gegenwärtig werden auch im Hinblick auf den Modellcharakter von FAIDS verschiedene antivirale Chemotherapeutika ebenso wie Vaccinen gegen FIV erprobt.

#### 3.23.13 Bovines Immundefizienzvirus (BIV)

Aus Rinderleukocyten wurde Anfang der 70er-Jahre ein Visna-/Maedi-ähnliches Lentivirus isoliert, dessen medizinische Relevanz zunächst unerkannt blieb. Die infizierten Rinder waren abgemagert, zeigten eine Lymphocytose und perivaskuläre Infiltrate im ZNS. Inzwischen wird eine Analogie zu HIV und FIV in der Pathogenese vermutet. Serologisch und molekularbiologisch sind phylogenetische Verwandtschaftsbeziehungen zu anderen Lentiviren nachgewiesen. Die Kultivierung von BIV gelingt in embryonalen Rinderzellkulturen und in einigen heterologen Zellen. Die Bedeutung der BIV-Infektion für die Rinderpopulation ist nicht geklärt.

#### 3.23.14 Syncytialviren

Zahlreiche Isolate von Virusarten, die in Zellkulturen Syncytien, selten auch cytoplasmatische Einschlusskörperchen induzieren und zellassoziiert sind, wurden von Affen, Rind, Katze, Kaninchen und ein Isolat auch vom Menschen gewonnen. Sie werden innerhalb der Familie der Retroviridae im Genus *Spumavirus* zusammengefasst. Die Syncytialviren, die keine Verwandschaftsbeziehungen zu den respiratory-syncytial-Viren (Familie Paramyxoviridae) haben, persistieren in infizierten Wirtsorganismen über lange Zeit, obwohl Antikörper vorhanden sind. Synzytialviren werden horizontal und vertikal übertragen. Eine Infektion führt jedoch nicht zu klinischen Erkrankungen, sodass ihre ätiologische Bedeutung weitgehend unbekannt ist.

Die erstmalige Isolierung boviner Syncytialviren erfolgte aus normalen und leukotischen Rindern. Weitere Isolate stammen von Leukocyten, Milzzell- sowie von Nieren- und Lungenzellkulturen gesunder und erkrankter Tiere in den USA und England. Ein hoher Prozentsatz von Rindern besitzt Antikörper gegen Spumaviren.

Feline Syncytialviren sind ebenfalls von klinisch gesunden Katzen und Tieren mit den verschiedensten Krankheitsbildern isoliert worden. Das Virus ist weit verbreitet.

## 3.24 Infektionen und Krankheiten durch Caliciviren

### 3.24.1 Allgemeines

Die Familie Caliciviridae enthält die 4 Genera: *Lago-, Vesico-, Norwalk-like-* und *Sapporo-like-*Virus. Benannt wurden die Caliciviren (C.) nach dem elektronenmikroskopischen Erscheinungsbild der Viruspartikeloberfläche, die an Kelche (lat. calices) erinnert.

In der Familie Caliciviridae werden ss RNA-Viren positiver Polarität zusammengefasst. Das Virion enthält nur ein Strukturprotein. Es ist kubisch mit 180 Capsomeren und ist 35–40 nm groß und unbehüllt. Alle Caliciviren sind stabil gegenüber Fettlösungsmitteln, werden aber bei pH-Werten von 3–5 rasch inaktiviert (Abschnitt 3.1).

Die C. vermehren sich im Cytoplasma der Zelle. Zwischen allen Viren der Familie bestehen antigene Beziehungen, die einzelnen Spezies lassen sich über NT oder ELISA differenzieren.

Neben den in der **Tab. 3.36** aufgelisteten, bereits offiziell oder noch inoffiziell eingeordneten Caliciviren hat man bei einer Vielzahl weiterer Säuger mit unterschiedlichen (oder ohne) Krankheitssymptomen, meist aus dem Kot, C. isoliert. Diese scheinen keine hohe Wirtsspezifität

**Tab. 3.36** Familie Caliciviridae und ihre wichtigsten Vertreter.

| Virusspezies | Serotypen | Krankheiten |
|---|---|---|
| *Vesivirus* | 13 | Vesikulärexanthem, Schwein |
| Felines Calicivirus | ? | Rhinitis (Katzenschnupfen-Komplex) |
| Canines Calicivirus | ? | vesikuläre und enterale Läsionen, Hund |
| Californisches (San Miguel-) Seelöwen-Virus | > 12 | Exantheme und Aborte |
| *Lagovirus* | | |
| RHD-(VHD-)Virus | 1 | hämorrhagische Kaninchenseuche |
| European brown hare syndrome (EBHS) | ? | Hasensterben |
| *Norwalk-like viruses* | | |
| Norwalk-Virus | | Gastroenteritis, Mensch |
| *Sapporo-like viruses* | | Gastroenteritis, Mensch |

Weitere Isolate von Affen, Kälbern, Nerzen, Delphinen, Walrossen und Schlangen bei Diarrhöen und vesikulären Läsionen wie auch keinen strengen Organtropismus aufzuweisen und gelegentlich an heterologen Tierspezies haften zu können. Generell verursachen sie Allgemeininfektionen mit überwiegender Manifestation in den Schleimhäuten und der Haut, aber auch in der Leber und weiteren Organen. Ebenso induzieren sie vielfach Aborte.

## 3.24.2 Vesikulärexanthem des Schweins (vesicular exanthema, Bläschenexanthem, Bläschenkrankheit)

### ■ Allgemeines

Das Vesikulärexanthem (VE) ist eine akute, hochkontagiöse Viruserkrankung der Schweine, die durch Bläschenbildung an Haut und Schleimhaut gekennzeichnet ist. Klinisch sind die Schleimhautveränderungen nicht von denen bei der MKS, der Vesikulärkrankheit der Schweine und der Stomatitis vesicularis zu unterscheiden. Alle Altersgruppen von Schweinen sind empfänglich.

Die VE tritt heute noch im Westen der USA gelegentlich auf. Sie breitete sich ab 1952 über weite Teile der USA aus. Seit 1959 ist das VE offiziell nicht mehr festgestellt worden. Außerhalb der USA wurde das Virus mit infiziertem Fleisch nach Hawaii und Island verschleppt.

Obwohl die Erkrankung seit Jahrzehnten nicht mehr beobachtet wird, ist die Kenntnis der Symptome wichtig für die Differenzierung von anderen Vesikulärkrankheiten. Die wirtschaftliche Bedeutung wäre beim Auftreten der Erkrankung erheblich und sie liegt in Gewichtsverlusten, Todesfällen bei Saugferkeln und Aborten.

### ■ Ätiologie

VE-Virus kommt in mehr als 15 Serotypen vor, die keine Antigenverwandtschaft zum felinen Calicivirus aufweisen. Als Prototyp gilt der Virusstamm $A_{48}$. Die Viren lassen sich im NT auch von 11–12 Serotypen bei Meeressäugern und Fischen differenzieren. Im AGPT jedoch ist VE-Virus eng mit den Meeressäuger- und marinen Fischcaliciviren verwandt. Dies ist auch in genetischen Analysen bestätigt worden. In ihrer Pathogenität für Schweine sind die Serotypen ähnlich. Die Typisierung erfolgt mittels NT oder KBR. Die Tenazität des Erregers ist groß. Hitzeinaktivierung findet bei 62 °C nach 60 min statt. Das VE-Virus ist noch nach 6 Wochen bei Zimmertemperatur infektiös. Zur Desinfektion werden 2%ige NaOH-Lösung, Sodalösung 5%ig oder entsprechende handelsübliche viruzide Desinfektionsmittel empfohlen.

Die Züchtung des Erregers erfolgt in Zellkulturen vom Schwein. Einige Typen vermehren sich auch in Nierenzellen von Hund, Pferd und Katze. Das Infektionsspektrum umfasst hauptsächlich Schweine. In seltenen Fällen können auch Pferde leicht erkranken. Unter experimentellen Bedingungen sind Ohrenrobben (*Otariidae* spp.) und Hundsrobben (*Phocidae* spp.) für VE-Viren empfänglich. Sie erkranken jedoch nur unter milden klinischen Erscheinungen.

### ■ Epidemiologie

Infizierte Tiere verbreiten das Virus mit Speichel, Harn, Kot, der Milch und über geplatzte Blasen. Eintrittspforten sind die Schleimhäute des oberen Respirations- und Digestionstrakts. Experimentell infizierte Tiere scheiden Virus nur bis etwa 120 Stunden p. i. aus. Die Übertragung ist entweder durch direkten Kontakt von Tier zu Tier oder indirekt durch Verfütterung nicht ausreichend erhitzter Speiseabfälle möglich. Fleisch von Tieren mit klinisch inapparenter Infektion ist nach der Schlachtung virushaltig. Ihm kommt daher die größte Bedeutung bei der Übertragung zu. Durch ausreichendes Erhitzen des Schweinefutters kann die Seuche wirksam bekämpft werden. Kontaktinfektionen sind unter experimentellen Bedingungen selten.

Die Seuchendauer kann zwischen einigen Wochen bis einigen Monaten variieren, da die Ausbreitung langsamer als bei MKS ist. Bei Saugferkeln beträgt die Letalität bis zu 5%.

### ■ Pathogenese, Pathologie

Das VE ist eine zyklische Infektionskrankheit, bei der ähnlich der MKS Primärblasen in der Rüsselgegend und den Lippen, der Zunge und der Maulschleimhaut auftreten. Die Blasen erscheinen 48–72 Stunden p. i., sind leicht überstehend und enthalten eine seröse Flüssigkeit. Nach Ruptur der Primärvesikel kommt es zur Bildung von Sekundärblasen an den Klauen, besonders in den Interdigitalspalten und am Kronrand. Die Sekundärvesikel platzen nach 24–72 Stunden, entstehende Erosionen heilen meist komplikationslos ab. Die pathologischen Veränderungen sind denen der MKS, der vesikulären Schweinekrankheit und der vesikulären Stomatitis sehr ähnlich.

### ■ Klinische Leitsymptome

Die Inkubationszeit beträgt etwa 24 Stunden bis 8 Tage. Aus der Pathogenese ergibt sich ähnlich der MKS ein biphasischer Krankheitsverlauf, der auch von Fieber begleitet wird. Das erste klinische Symptom ist eine Temperaturerhöhung, die mit Anorexie und Mattigkeit einhergeht. Nach Absinken der Temperatur ab 5.–7. Tag kommt es zur Ausbildung der Sekundärblasen, die am Rüssel und an den Klauen auftreten. Die Tiere gehen lahm und schuhen gelegentlich aus. Bei Erkrankung trächtiger Muttersauen ist die Abortrate erhöht. Neben der akuten Erkrankung werden häufig klinisch inapparente Infektionen beobachtet.

### ■ Diagnose

Aufgrund der Klinik und der Epidemiologie ist die Diagnose des VF nur schwierig zu stellen. Alle Laboratoriumsverfahren sind darauf ausgerichtet, eine Abgrenzung gegenüber der MKS, der vesikulären Stomatitis und der Vesikulärkrankheit zu erreichen. Der Erregernachweis kann bei VE durch Isolierung in Schweinenierenzellkulturen oder durch Antigennachweis mit der KBR erfolgen. Die Differenzierung der Serotypen wird mit dem NT vorgenommen. Für den Antikörpernachweis wird hauptsächlich der NT herangezogen.

### Immunologie

Alle infizierten Schweine entwickeln einen vollständigen Schutz gegen eine Neuinfektion mit dem gleichen Serotyp, der mindestens 6 Monate anhält. Ak treten schon 10–12 Tage p. i. auf. Die höchsten Ak-Titer werden zwischen 21 und 28 Tagen p. i. erreicht. Saugferkel werden durch maternale Ak geschützt. Tiere, die gegen einen Serotyp immun sind, können nach Infektionen mit einem heterologen VE-Virustyp wieder erkranken.

### Bekämpfung

Die Seuche ist v. a. durch strikte Tilgungs- und Kontrollmaßnahmen in den USA ausgerottet worden. Erleichtert wurde die Tilgung des VF durch die im Vergleich zur MKS geringere Kontagiosität. Die seit 1952 in den USA verwendeten Kontrollmaßnahmen bestehen in Quarantäne infizierter Schweineherden, die ein Schlachtverbot von mindestens 2 Wochen nach Tilgung der Seuche einschließt, sowie der Vorschrift, alle Abfälle vor Verfütterung zu erhitzen. Bei den außerhalb der USA aufgetretenen VF-Ausbrüchen wurde die Tilgung durch Keulung der infizierten Bestände schnell erreicht. Das VE ist anzeigepflichtig.

## 3.24.3 Feline Caliciviruinfektionen
(infektiöse Katzenrhinitis, Katzenschnupfen)

### Allgemeines

Das feline Calicivirus (FCV) verursacht zyklisch verlaufende Infektionskrankheiten, die durch Affektionen des Respirationstrakts von unterschiedlicher Schwere und Lokalisation charakterisiert sind. Die Infektion kann subklinisch, akut und subakut verlaufen und äußert sich in Konjunktivitis, Rhinitis, Tracheitis, Pneumonie und Ulzerationen in der Maulschleimhaut. Allgemeine Begleitsymptome sind Fieber, Anorexie, Apathie, steifer Gang sowie gelegentlicher Nasen- und Augenausfluss. Die Morbidität ist gewöhnlich hoch, die Letalität kann bis zu 30% betragen.

Die FCV-Infektion verursacht zusammen mit dem felinen Rhinotracheitisvirus das Katzenschnupfen-Syndrom. Es wird häufig durch Sekundärinfektionen kompliziert. In Katzenzuchten stellt der Katzenschnupfen ein Hauptproblem dar. Vermutlich ist ein Stamm der Caliciviren auch bei der Ätiologie der felinen Urolithiasis beteiligt. Erstmalig wurde FCV im Jahre 1957 isoliert.

### Ätiologie

FCV-Infektionen sind weltweit verbreitet und die Ursache für die am häufigsten vorkommende Erkrankung bei Katzen, den Schnupfen. Die Verluste können sehr hoch sein. FCV besitzt eine relativ hohe Stabilität bei pH 4, wird aber bei pH-Werten von 3 rasch inaktiviert. Obwohl zwischen einzelnen Virusstämmen Antigenunterschiede festgestellt werden können, lassen sich Serotypen nicht differenzieren.

Die Züchtung des Erregers ist in Zellkulturen von Feliden und Delphinen möglich. Die Virusvermehrung verläuft rasch mit Ausbildung eines cpE. Eine Empfänglichkeit anderer Spezies oder von kleinen Laboratoriumstieren ist nicht bekannt.

### Epidemiologie

Übertragen wird das FCV durch direkten Kontakt zwischen infizierten Tieren. Eine aerogene Übertragung über weite Entfernungen spielt keine Rolle. Nach natürlicher Infektion erfolgt die Virusausscheidung mit dem Speichel und den Sekreten des oberen Respirationstrakts sowie gelegentlich mit dem Kot. Nach Überstehen einer natürlichen Infektion werden etwa ein Drittel aller erwachsenen Katzen zu Dauerausscheidern. Das Virus persistiert vermutlich in den Tonsillen, die Ausscheidung erfolgt in der Regel kontinuierlich. Von Rachenabstrichen immuner Katzen ist Virus mindestens 11 Monate, teilweise bis zu zweieinhalb Jahre isoliert worden. Wahrscheinlich existiert eine lebenslange Persistenz. Da die Virusträger keine klinischen Symptome zeigen, sind sie ein wichtiges Virusreservoir. V. a. Jungtiere sind dadurch gefährdet.

### Pathogenese, Pathologie

FCV verursachen eine zyklische Infektionskrankheit mit einem typischen, biphasischen Verlauf. Nach experimenteller Aerosolinfektion vermehrt sich das Virus zunächst in den Tonsillen und der Mukosa der Maulhöhle und den Konjunktiven. Während des Virämiestadiums zwischen dem 4. und 7. Tag kommt es zur Ausbreitung des Virus im Organismus. Der höchste Virusgehalt ist in der Lunge nachweisbar. Hier lässt sich ein ausgeprägter Tropismus für die alveolären Pneumocyten nachweisen. Das Virus vermehrt sich jedoch im gesamten Respirationstrakt, häufig kommt es auch zu Ulzerationen im Zungenepithel. Schließlich treten Sekundärinfektionen auf, die zu eitrigen Rhinitiden und Pneumonien führen können. Pathologisch-anatomisch sind ausgedehnte akute bis chronisch-katarrhalische Entzündungsprozesse im oberen Respirationstrakt nachweisbar. Bronchopneumonien mit Ödematisierung und Hypertrophien des Bronchialepithels sowie Proliferationen von Makrophagen und Lymphocyten stellen einen häufigen Befund dar.

### Klinische Leitsymptome

Die Inkubationszeit beträgt 3–5 Tage. Danach tritt eine erste leichte Temperaturerhöhung auf. Der 2. Anstieg der Temperatur erfolgt etwa 4–7 Tage p. i. Während dieser Phase sind die Tiere apathisch und zeigen Niesen, Nasenausfluss und Tränenfluss. Häufige Symptome sind seröse Konjunktivitiden und Ulzerationen auf der Zunge. Diese Erscheinungen heilen in den meisten Fällen innerhalb von 3–4 Tagen ab. Bei schweren Fällen kommt es zum Tode innerhalb weniger Tage.

### Diagnose

Schnupfenerkrankungen werden bei Katzen außer von Caliciviren auch von Herpesviren, Chlamydien und bakteriellen Mischinfektionen verursacht. Eine klinische Differenzierung ist daher schwierig, sodass die Diagnose nur über den Erreger- oder Antikörpernachweis gestellt werden kann. In der Regel erfolgt die Erregerisolierung aus Nasensekreten, Pharynx- oder Konjunktivalabstrichen während des akuten Stadiums in felinen Zellkulturen. Der Antikörpernachweis wird mithilfe des NT vorgenommen.

### ■ Immunologie

Nach einer Infektion mit FCV bilden Katzen etwa nach 14 Tagen N-Ak, die gegenüber einer Neuinfektion nicht nur mit dem homologen Virusstamm, sondern auch gegen einen heterologen Virusstamm schützen. Die Höhe der N-Ak läuft mit dem Immunschutz parallel. Bereits Titer von 1:16 verleihen einen ausreichenden Schutz gegenüber Testinfektionen mit heterologen Virusstämmen. Im Allgemeinen sind die Titer gegen den homologen Stamm jedoch wesentlich höher als gegen heterologe Stämme, und ein Schutz gegen Erkrankung mit einem weniger kreuzreagierenden Stamm nicht immer gesichert.

Neben humoralen Ak werden auch lokale, sekretorische Ak gebildet. Die Titer sind nur von geringer Höhe und verschwinden jedoch rasch wieder. Katzen mit sekretorischen Ak widerstehen jedoch einer Testinfektion; es kommt allerdings zu einer vorübergehenden Virusausscheidung. Von der Mutter werden humorale Ak mit dem Kolostrum auf Neugeborene übertragen. Sie können 12–13 Wochen persistieren, je nach Höhe der Ak-Titer im Serum der Mutter. Es wird angenommen, dass der Immunschutz, den diese maternalen Ak verleihen, etwa 4–8 Wochen währt.

### ■ Bekämpfung

Die Bekämpfungsmaßnahmen erstrecken sich derzeit hauptsächlich auf eine Therapie und Verhinderung von Sekundärinfektionen. Immunprophylaktische Maßnahmen werden empfohlen, zeigen jedoch unterschiedliche Erfolge. Sie werden fast ausschließlich mit Kombinationsvaccinen durchgeführt, die Rhinotracheitisviren und Caliciviren enthalten. Für den Lebendimpfstoff wird als Caliciviruskomponente der attenuierte Stamm F9, der über ein breites Antigenspektrum verfügt und eine ausreichende Immunität auch gegen heterologe Calicivirusstämme induziert, verwendet. Bei Anwendung von Lebendimpfstoffen sind geimpfte Katzen bereits 8–48 Stunden p. vacc. vor einer Infektion geschützt. Eine Wiederholungsimpfung 3–4 Wochen später führt zu einem 10–12 Monate anhaltenden Immunschutz.

Daneben existieren auch Totimpfstoffe aus inaktivierten Erregern, bei denen die Schutzwirkung etwa 7 Tage p. vacc. einsetzt. Eine Revaccinierung 3–4 Wochen später führt zu einem etwa ein Jahr anhaltenden Impfschutz.

## 3.24.4 Hämorraghische Krankheit der Kaninchen
(rabbit haemorraghic disease, RHD)

### ■ Allgemeines

Im Jahr 1984 wurde in der Volksrepublik China eine bis dahin unbekannte akute Infektionskrankheit bei Haus- und Farmkaninchen beobachtet. Die Erkrankung war durch akute respiratorische und Lebersymptome gekennzeichnet. Wenige Jahre später wurde das seuchenhafte Auftreten einer ähnlichen Erkrankung auch in Europa festgestellt. Die Krankheit wurde unter der Bezeichnung „viral haemorraghic disease of rabbits, VHD" durch das OIE in Paris in die Liste der ansteckenden Erkrankungen aufgenommen. Später wurde die Erkrankung in RHD (rabbit haemorrhagic disease) umbenannt. Eine ähnliche Seuche war zuvor bereits bei Hasen unter der Bezeichnung „European brown hare syndrome; EBHS" nachgewiesen worden. Obgleich zunächst gewisse Unsicherheiten hinsichtlich des Erregers und des epidemiologischen Ursprungs bestanden, gelten die VHD und EBHS heute gesichert als virale Hepatitiden der Leporiden, die untereinander verwandtschaftliche Beziehungen im klinischen Verlauf sowie den pathologisch-anatomischen Befunden aufweisen.

### ■ Ätiologie

Der Erreger der RHD wurde zunächst von chinesischen und amerikanischen Arbeitsgruppen als Parvovirus beschrieben, in Europa aber bald als Calicivirus definiert. Nach neueren Untersuchungen von Ohlinger und Mitarbeitern (1989) wurden aus Leberextrakten von Kaninchen, die an RHD gestorben waren, Viruspartikel isoliert, die aufgrund physikalisch-chemischer, morphologischer und struktureller Charakteristika der Familie Caliciviridae zuzuordnen sind. Der Durchmesser der ikosaedrischen unbehüllten Partikel wurde im Elektronenmikroskop mit etwa 40 nm bestimmt.

Die gereinigten Viruspräparationen reagierten sowohl im ELISA wie auch in der HAH mit polyklonalen Seren erkrankter Tiere wie auch mit MAK. Die Zuordnung des RHD-Erregers zu den C. wurde durch den elektrophoretischen und genetischen (Hybridisierung) Nachweis eines RNA-Genoms von etwa 8 Kb weiter erhärtet. Schließlich konnten durch die experimentelle Applikation der gereinigten Viruspräparationen an Kaninchen die für RHD typischen klinischen Symptome und pathohistologischen Veränderungen reproduziert werden. Bislang wurde der Großteil der experimentellen Untersuchungen über die Erregernatur mit Viruspräparationen durchgeführt, die aus Leberhomogenisaten infizierter Kaninchen gewonnen worden waren, da das Virus in der Zellkultur nicht vermehrt werden kann. Inzwischen wurde über die erfolgreiche Züchtung des RHD-Virus in transformierten Kaninchennierenzellen berichtet.

### ■ Epidemiologie

Nach der Erstbeschreibung der Erkrankung 1984 in China hat sich die RHD seit 1986 schnell in Westeuropa verbreitet. Die Einschleppung des RHD-Erregers nach Europa und nach Mexiko erfolgte vermutlich durch importiertes Kaninchenfleisch und -wolle sowie durch Zuchttiere. Der hohe Stellenwert der Kaninchenhaltung wird z. B. in Italien in der Zahl von etwa 210.000 Tonnen Kaninchenfleisch deutlich, die allein im Jahr 1988 produziert wurden. Aus China wurde berichtet, dass das Virus wegen seiner hohen Tenazität auch durch professionelle Kaninchenscherer und deren Instrumente weiterverbreitet wurde. Für die RHD empfänglich sind offenbar Hauskaninchen aller Rassen und beiderlei Geschlechts. Die Empfänglichkeit ist dagegen eindeutig altersabhängig. So sind Kaninchen im Alter bis zu einem Monat resistent gegen eine Erkrankung; sie können aber das Virus vermehren. Die Morbidität von Jungtieren im Alter zwischen 1 und 2 Monaten ist gering. Der Großteil der erkrankten Tiere ist älter als 3 Monate und die Mortalität variiert zwischen 5 und 95%.

Das RHD-Virus ist im Blut, in allen Organen einschließlich Knochenmark sowie in den Se- und Exkreten nachweisbar. Letztere müssen als hauptsächlichste Infektionsquellen angesehen werden. Epidemiologische Beobachtungen sprechen dafür, dass es vermutlich auch Virusträger gibt, die klinisch inapparent infiziert sind. Solche persistierenden Infektionen wurden virologisch und serologisch bei wildlebenden Leporiden (Lepus europaeus und Oryctolagus cuniculus) festgestellt. Eine der RHD der Hauskaninchen klinisch und pathologisch-anatomisch ähnliche Krankheit wurde in Deutschland und einigen anderen europäischen Ländern bereits 1986 diagnostiziert und als „European brown hare syndrome; EBHS" beschrieben. Die Erreger der RHD und des EBHS sind aufgrund von Übertragungsversuchen und serologischen Befunden verwandt, doch bestehen Unterschiede in der Antigenstruktur.

### ■ Pathogenese, Pathologie

Die Synonyme „rabbit infectious necrotic hepatitis" und „viral haemorrhagic disease" kennzeichnen zugleich die wichtigsten pathologischen Veränderungen. Die Pathogenese der RHD ist weitgehend unbekannt. Bei der Sektion werden sehr ausgeprägte Veränderungen in der Leber, der Trachea und den Lungen gefunden. Infolge einer gestörten Blutgerinnung treten petechiale Blutungen in fast allen Organen auf. Gelegentliche Befunde sind Splenomegalie und Ikterus. Im Verdauungstrakt kommt es häufig zu einer katarrhalischen Gastritis mit Schleimhauterosionen. Weitere Befunde sind: hyperplastische Vergrößerung der Lymphknoten, blasse Verfärbung der Nieren, Hyperämie der Tracheamukosa zusammen mit Lungenödem und multifokalen Blutungen. Die Leber weist eine weiche Konsistenz bei gelblichgräulicher Verfärbung mit ausgeprägter Kennzeichnung der Leberlappen auf. Bei tragenden Häsinnen können zudem fokale Blutungen in den Organen der Feten auftreten.

Kennzeichnend für die RHD sind bei der mikroskopischen Untersuchung eine nekrotische Hepatitis mit Fibrose und Calcifikation der Hepatocyten. In der Milz kommt es regelmäßig zu einer follikulären Karyorrhexis und hyalinen Nekrose der roten Pulpa. Den makroskopischen Veränderungen entsprechend lassen sich histologisch eine Hyperämie, Blutungen mit Mikrothrombenbildung sowie Ödeme nachweisen.

### ■ Klinische Leitsymptome

Die Inkubationszeit beträgt 1 – 3 Tage. Die RHD verläuft zumeist akut bis perakut. Perakute plötzliche Todesfälle ohne klinische Symptome sind bekannt. Bei der akuten Verlaufsform stehen respiratorische Symptome in Form von Dyspnoe und mukohämorrhagischer Nasenausfluss sowie Hämaturie, Lakrimation und Cyanose der Schleimhäute sowie der Ohren und Augenlider im Vordergrund. Häufig zeigen die erkrankten Tiere auch zentralnervöse Symptome in Form von Krämpfen, Ataxien, Paralysen und Opisthotonus. Der Tod tritt meist innerhalb von 12 – 48 Stunden ein. Chronische Verlaufsformen sind selten und eine subklinische Form wird für säugende Kaninchen diskutiert.

Wilde Leporiden, die von dem EBHS betroffen wurden, werden zumeist tot aufgefunden. In Fällen, in denen Tiere moribund gefangen wurden, konnten Blindheit, Koordinationsstörungen, Opisthotonus sowie Paralysen beobachtet werden.

### ■ Diagnose

Mangels geeigneter Zellkultursysteme kann der Virusnachweis bislang nur aus Organmaterial erkrankter oder verendeter Tiere erfolgen. Dafür eignet sich aufgrund ihres hohen Virusgehalts die Leber am besten. Das RHD-Virus agglutiniert menschliche Erythrocyten der Blutgruppe 0, sodass die HA angewendet werden kann. In einigen Labors steht dafür inzwischen auch ein ELISA zur Verfügung. Partiell gereinigte Viruspräparationen können auch nach Negativkontrastierung oder immunelektronenmikroskopisch dargestellt werden.

Für den Antikörpernachweis eignen sich die HAH sowie ein entsprechend modifizierter ELISA.

Differenzialdiagnostisch müssen v. a. Intoxikationen sowie bei wilden Kaninchen und Hasen die Aufnahme des sog. 00-Rapses berücksichtigt werden.

### ■ Immunologie

Da bei den bisherigen Seuchenzügen die Mehrzahl der erkrankten Tiere verendet ist, beziehen sich die Kenntnisse über das immunologische Geschehen bei der RHD fast ausschließlich auf die wenigen Rekonvaleszenten. Bei solchen Tieren wurden im ELISA Ak-Titer zwischen 1:1.000 und 1:6.000 ermittelt. Unter experimentellen Bedingungen konvertierten seronegative Kaninchen 30 – 40 Tage, nachdem sie Kontakt mit infizierten Tieren hatten, ohne selbst klinische Symptome zu entwickeln. Ihre Ak-Titer lagen zwischen 1:40 und 1:200. Bei geimpften Kaninchen wurden Titer zwischen 1:20 und 1:1.000 nachgewiesen. Die Titerhöhe im HAH ist vergleichbar. Serologische Vergleichsuntersuchungen zwischen RHD und EBHS, die teilweise auch mit MAK durchgeführt wurden, ergaben signifikante Unterschiede in der Antigenstruktur beider Virusarten. Dabei waren die in den Seren von Wildhasen nachgewiesenen EBHS-Ak-Titer zumeist um den Faktor 4–16 höher als die RHD-Ak-Titer.

■ Bekämpfung

Die hämorrhagische Krankheit der Hauskaninchen ist anzeigepflichtig. Erste veterinärpolizeiliche Maßnahmen wurden bereits 1988 erlassen. Bestandteil der seuchenhygienischen Maßnahmen ist auch die prophylaktische Impfung gesunder Kaninchen in seuchengefährdeten Gebieten. Für diese Zwecke stehen inaktivierte Impfstoffe zur Verfügung, die z. Z. noch aus Leberextrakten infizierter Kaninchen hergestellt werden müssen. Empfohlen wird die Impfung von Kaninchen im Alter von 6–8 Wochen mit einer oder zwei Wiederholungsimpfungen. Dadurch wird zumeist eine belastbare Immunität erreicht.

### 3.24.5 Canine Calicivrusinfektionen

Caliciviren wurden u. a. auch von Caniden isoliert. Für die Isolate hat man über serologisch-immunologische Verfahren eine sehr enge antigene Verwandtschaft zum felinen Calicivirus nachgewiesen.

Über die Pathogenität dieser erst seit wenigen Jahren gewonnenen caninen Caliciviren sind noch keine zuverlässigen Aussagen möglich.

Bei Hunden, auch Kojoten, traten bei 4–16 Wochen alten Welpen schwere Enteritiden mit hoher Letalität auf, wobei das Virus massenhaft im Kot nachgewiesen werden konnte.

Daneben wurden Caliciviren auch von Hunden bei Erkrankungen aus genitalen, bläschenartigen Läsionen in der Vagina und am Penis (Präputium) isoliert. Sie zeigten eine Antigenverwandtschaft zu früheren caninen Isolaten, ließen sich aber von ihnen im NT differenzieren.

Es wird vermutet, dass Caliciviren bei Caniden überwiegend nur subklinische Infektionen hervorrufen und nur unter bestimmten Umständen (Stresssituationen u. a.) pathogen werden.

### 3.24.6 Californisches Seelöwenvirus
(San Miguel sea lion virus, SMSV)

Im Jahre 1972 wurde in Kalifornien von Seelöwen *(Zalophus californianus)* ein Virus isoliert, das ähnlich wie beim Vesikulärexanthem des Schweines Blasen auf der Haut verursachte. Das Virus wurde den Caliciviridae zugeordnet. Später wurden weitere Isolate von Pelzrobben *(Callorinus ursinus),* Seeelefanten *(Mirounga anustirostris),* einem Leberegel von Seelöwen sowie auch von marinen Fischen *(Girella nigneans)* gewonnen. Bisher sind 12 Serotypen bekannt. Sie weisen keine Antigenverwandtschaft zum felinen Calicivirus auf und lassen sich im NT auch von den VE-Viren des Schweins differenzieren. Im AGPT sowie aufgrund genetischer Analysen sind SMSV jedoch sehr eng mit den VE-Viren verwandt.

Das Zellkulturspektrum, das von Serotyp zu Serotyp etwas variiert, ist weit. Zellkulturen von Schweinen, Hunden, Katzen, Hamstern, Affen und Menschen sind empfänglich für SMSV. Dagegen ist das Wirtsspektrum auf Robben, Schweine und marine Fische *(Girella nigricans)* begrenzt. Unter experimentellen Bedingungen lassen sich grüne Meerkatzen infizieren, möglicherweise ist auch der Mensch empfänglich.

SMSV induzieren eine typische Vesikulärkrankheit sowohl bei verschiedenen Robbenarten als auch nach experimenteller Infektion beim Schwein, die vom Vesikulärexanthem des Schweines nicht zu unterscheiden ist.

Ob jedoch SMSV unter natürlichen Bedingungen auf Schweine übertragbar sind und ob sich solche Infektionen in Schweinebeständen ausbreiten bzw. sich an Schweine adaptieren können sowie die epizootiologische Bedeutung dieser Erreger, ist unbekannt.

### 3.24.7 Humanes Calicivirus
(lt. IfSG/Mensch) Hepatitis E

Meldepflicht

Als Erreger der Hepatitis E des Menschen, bis vor kurzem u. a. als non-A-/non-B-Hepatitis geführt, hat man ein Calicivirus von 32 nm Größe nachweisen können, das genomisch mit keinem anderen Calicivirus verwandt und der Virusfamilie angegliedert ist.

Die oft endemisch v. a. in Drittweltländern (Indien, Zentral- und Südostasien, Mittlerer Osten, Nordafrika, Mexiko) bei Kindern, weniger bei jungen Erwachsenen verbreitete, auch sporadisch nach Europa mitgebrachte Hepatitis E ähnelt in ihrem Verlauf der Hepatitis A des Menschen. Sie verläuft nach einer Inkubationszeit von 30–40 Tagen überwiegend akut und heilt von selbst aus. Die Ansteckung erfolgt oral über kontaminiertes Wasser und Nahrungsmittel.

Ernsthaft bedroht sind in erster Linie Schwangere im letzten Schwangerschaftstrimester.

> ❗ Caliciviren sind kleine (35–40 nm), unbehüllte RNA-Viren mit einem einzelsträngigen Genom positiver Polarität. Caliciviren zeichnen sich häufig durch eine antigene Variabilität aus und treten dann in zahlreichen Serotypen auf. Die wichtigsten Erkrankungen sind: das **Vesikulärexanthem** beim Schwein und die **hämorrhagische Krankheit beim Kaninchen**. Daneben sind Caliciviren als Erreger am **Katzenschnupfen-Komplex** beteiligt.

## 3.25 Infektionen und Krankheiten durch Picornaviren

### 3.25.1 Allgemeines

Die Familie Picornaviridae umfasst unbehüllte Viren mit einer ss RNA positiver Polarität (Abschnitt 3.1). Das Virion enthält 4 Hauptstrukturproteine. Bestimmte Picornaviren verfügen über hämagglutinierende Eigenschaften. Picornaviren sind unbehüllt, 22–30 nm groß und stabil gegenüber Chloroform sowie allen Fettlösemitteln. Die Virusvermehrung findet immer im Cytoplasma der Zellen statt.

Picornaviren (P.) haben überwiegend eine hohe Tenazität. Während die Enteroviren und Hepatoviren im sauren pH-Bereich bis zu 2 stabil bleiben, sind die Cardio-, Aphtho- und Rhinoviren säurelabil und werden bei pH-Werten unter < 6 relativ rasch inaktiviert. Ganz allgemein sind P. auch wärmeempfindlich, ab Temperaturen von 55 °C geht ihre Infektiosität innerhalb von 30 min verloren. Nur die Hepatoviren verhalten sich etwas thermostabiler (Inaktivierung ab 60 °C). Gegenüber chemischen Desinfektionsmitteln zeigen alle P. eine für Viren hohe Widerstandsfähigkeit. Am besten werden sie durch Präparate auf der Basis von Aldehyden oder Persäuren, aber auch durch starke Laugen und freies Chlor in ausreichender Konzentration inaktiviert. Oberflächenaktiven Verbindungen widerstehen die unbehüllten P. ausnahmslos.

Die Familie Picornaviridae (lat. *pico* = klein + RNA) ist in 5 Genera untergliedert, die sich nicht aufgrund ihrer Morphologie und Größe, aber anhand von Säureempfindlichkeit, Flotationsdichte und aufgrund biologischer Eigenschaften differenzieren lassen. Es handelt sich um die Genera *Entero-, Hepato-, Cardio-, Rhino-* und *Aphthovirus* (**Tab. 3.37**).

Die Enteroviren vermehren sich primär in der Darmschleimhaut und sind säurestabil. Überwiegend sind sie fakultativ pathogen und rufen allenfalls unter bestimmten Bedingungen oder bei gewissen Altersklassen Krankheitserscheinungen hervor. Dies gilt insbesondere für die Orphanviren (Orphan = Waise), z. B. ECBO (enteric cytopathogenic bovine orphan)-Viren. Aber auch Erreger gefährlicher Poliomyelitiden sind darunter.

**Tab. 3.37** Familie Picornaviridae und ihre wichtigsten Vertreter.

| Genus | Spezies | Typen | Virus/Krankheit |
| --- | --- | --- | --- |
| *Enterovius* | Poliomyelitisvirus (Mensch) | 3 | Poliomyelitis, Kinderlähmung |
| | Coxsackie-Virus A | 23 | Coxsackie-Infektionen, Mensch |
| | Coxsackie-Virus B | 6 | Coxsackie-Infektionen, Mensch |
| | ECHO-Viren | 32 | humane Orphanviren |
| | Enteroviren (Mensch) | 4 | |
| | Enteroviren (Affe) | 18 | |
| | Poliomyelitis-Virus (Schwein) | 1 | Ansteckende Schweinelähmung, Teschen- (Talfan-)Krankheit |
| | ESCO-Viren | 7 | porcine Orphanviren |
| | Vesicularvirus | 1 | vesikuläre Schweinekrankheit |
| | ECBO-Viren | > 10 | bovine Orphan-Viren |
| | Theiler-Virus (Maus) | 1 | Theiler-Krankheit, Poliomyelitis |
| | aviäre Encephalomyelitisviren | 1 | Kükenencephalomyelitis |
| *Hepatovirus* | humanes Hepatitis-A-Virus | 1 | Hepatitis A des Menschen |
| | simian Hepatitis-A-Virus | 1 | Hepatitis A des Affen |
| *Cardiovirus* | EMC-Viren (Columbia-SK-, Mengo-, MM-, ME-Virus) | | Encephalomyokarditis (Mensch, Schwein, Maus) |
| *Aphthovirus* | Maul- und Klauenseuche-Virus | 7 | Maul- und Klauenseuche (Wiederkäuer, Schwein) |
| *Rhinovirus* | humanes Rhinovirus | 113 | Rhinitis, Schupfen (Mensch) |
| | equines Rhinovirus | 2 | Rhinitis, Schupfen (Pferd) |
| | bovines Rhinovirus | 2 | Rhinitis, Schupfen (Rind) |

Die Hepatoviren hat man in ein eigenes Genus gruppiert. Ihr Zielorgan ist die Leber. In der ersten Krankheitsphase (Vermehrung in der Darmschleimhaut) werden die Viren mit dem Kot ausgeschieden. Ähnlich den Enteroviren verhalten sie sich im sauren pH-Bereich stabil, sind jedoch thermoresistenter. In ihrer Antigenstruktur gelten sie als stark konserviert und zeigen keine genetische Verwandtschaft zu anderen Picornaviren. Bei Tieren spielen sie keine wesentliche pathogenetische Rolle.

Für die Cardioviren sind Muskulatur und ZNS die primär affinen Organe. Physikalisch-chemisch unterscheiden sie sich von den Enteroviren nur durch ihre Labilität ab pH 5–6. Veterinärmedizinisch besitzen sie kaum Bedeutung.

Rhinoviren haften an den Schleimhäuten, vornehmlich des oberen Respirationstrakts (Schnupfenerreger). Sie verhalten sich säurelabil (ab pH 6).

Für die Aphthoviren sind ebenfalls die Schleimhäute, aber auch die Haut die primär affinen Organe. Sie werden im sauren Milieu (< pH 5,5) sicher inaktiviert.

### 3.25.2 Maul- und Klauenseuche MKS
(Aphthenseuche, foot-and mouthdisease, FMD)

*Anzeigepflicht*

#### ■ Allgemeines

Die Maul- und Klauenseuche (MKS) ist eine akute und hochkontagiöse Erkrankung der Paarzeher mit zyklischem Verlauf. Ausnahmsweise erkranken auch Menschen und nicht zu den Ungulaten gehörende Tierspezies, wie z. B. Tylopoden. Eine umfassende Gesamtdarstellung der MKS findet sich bei Röhrer und Olechnowitz (1980).

Im Vordergrund der Infektion steht ein stark ausgeprägtes Virämiestadium, mit dem eine Generalisierung und die Ansiedlung des Virus in den Manifestationsorganen verbunden sind. Als sichtbares Zeichen der Organmanifestation kommt es zu einer charakteristischen Aphthenbildung (Blasen) und zu Erosionen auf Haut und Schleimhaut (Dermotropismus). Betroffen sind die Schleimhäute der Maulhöhle, des Ösophagus und der Pansenpfeiler sowie die äußere unbehaarte Haut in der Umgebung der Nasenlöcher, am Flotzmaul bzw. Rüssel, am Euter und an den Klauen. Gelegentlich zeigt das Virus eine starke Affinität zur Muskulatur (Myotropismus). Bei schweren Verlaufsformen und bei jungen Tieren erzeugt das MKS-Virus degenerative Veränderungen an der Herzmuskulatur im Sinne einer Myocarditis aphthosa. Infolge einer Zenker-Degeneration des Myocards kommt es zu einer lehmfarbigen Aufhellung („Tigerherz"). In seltenen Fällen treten bei Ferkeln zentralnervöse Symptome nach einer MKS-Virusinfektion auf, die auf eine Encephalitis nonpurulenta zurückzuführen sind (Neurotropismus). Die MKS hat eine hohe Morbidität (fast 100%), jedoch nur geringe Letalität (2–5%). Bösartige Verlaufsformen kommen gelegentlich bei Jungtieren vor, wobei die Letalität 50–70% betragen kann. Infolge der großen wirtschaftlichen Verluste, die die MKS verursacht, gehört sie zu den bedeutsamsten Viruserkrankungen der Rinderbestände.

Die MKS war die erste Infektionskrankheit bei Mensch und Tier, bei der als Erreger ein Virus nachgewiesen wurde. 1897/98 zeigten Löffler und Frosch, dass diese Erkrankung durch ein übertragbares Agens hervorgerufen wird, das bakteriendichte Filter passieren kann.

MKS-Erkrankungen waren früher weltweit in vielen Staaten, außer Australien, Neuseeland und dem nordamerikanischen Kontinent verbreitet.

#### ■ Ätiologie

Das Virus besitzt 4 VP. Das für die Entwicklung neutralisierender Antikörper verantwortliche Antigen, das hauptsächlich die Immunität induziert, ist das VP1.

Der Erreger der MKS kommt in den 7 Serotypen 0, A, C, SAT1-3 und Asia l vor, zwischen denen eine immunologische Kreuzreaktion, aber keine Kreuzimmunität, besteht. Für die Differenzierung der Serotypen dienen die KBR, der NT, der ELISA und der Kreuzimmunitätstest (Meerschweinchen, Rind). Die ausgeprägte Pluralität, Variabilität) des MKS-Virus äußert sich im Vorkommen von zahlreichen Subtypen bzw. Varianten (Biotypen) innerhalb eines Serotyps. Die größte Vielfalt von Varianten ist beim Serotyp A bekannt, von dem mindestens 23 Subtypen beschrieben wurden. Beim Serotyp 0 sind 11 Varianten definiert. Ähnlich wie der Serotyp C scheint auch der Serotyp Asia 1 einheitlich zu sein, während beim Typ SAT 1 zur Zeit 6 Subtypen, beim Typ SAT 2 3 Subtypen und bei Typ SAT 3 ebenfalls 3 Subtypen registriert sind. Für die Bezeichnung der Subtypen wird ein Zahlensystem benützt, z. B. A1–A2... bis A23, nach dem die Stämme einheitlich im World Reference Laboratory for Foot-and-Mouth-Disease in Pirbright (England) klassifiziert werden. Die Differenzierung der Subtypen erfolgt mit der KBR oder dem ELISA.

Das MKS-Virus besitzt eine relativ hohe Tenazität in Geweben (Epithelteile, Aphthendecken, Organe). Durch Austrocknung, Kälte und hohe Salzkonzentrationen (Pökeln) wird die Infektiosität des Virus nicht beeinflusst. Bei Temperaturen von 20 °C ist das Virus über Jahre haltbar. Auch bei normaler Umwelttemperatur bleibt die Infektiosität mindestens 11–20 Tage erhalten. Rasche Inaktivierung erfolgt erst bei Temperaturen ab 50 °C, wobei jedoch zu berücksichtigen ist, dass Virus in Aphthendecken eine wesentlich höhere Widerstandsfähigkeit gegenüber Wärmeeinwirkung aufweist. In getrocknetem Zustand (Trockenmilch) verliert MKS-Virus erst nach 1–3 min bei 130 °C seine Infektiosität. Bei pH 4 erfolgt die Inaktivierung innerhalb von Sekunden; bei pH 5–6 verliert das Virus 90% seiner Infektiosität in 1–2 min.

Unter natürlichen Bedingungen hält sich das MKS-Virus relativ lange Zeit infektionstüchtig. In trockenem Stallschmutz bleibt es 14 Tage, in feuchtem 8, in Jauche bis zu 39 Tagen infektiös. Virushaltiger Stallmist verliert seine Infektiosität im Stapel in 30 cm Tiefe erst nach 6 Tagen, während das Virus an der Oberfläche bei Sommertemperaturen bis zu 28 Tage und im Winter 67 Tage infektiös blieb.

An Futterteilen angetrocknet bleibt MKS-Virus 15 Wochen, an Rinderhaaren bis zu 4 Wochen infektiös. In

Abwasser kann die Infektiosität besonders bei niedrigen Temperaturen bis zu 103 Tagen erhalten bleiben. In Produkten, die von infizierten Tieren stammen, bleibt MKS-Virus verschieden lange infektiös. In saurer Milch wird es schon nach 20 Stunden inaktiviert. Daher sind Milchprodukte aus saurer Milch (Quark, Sauerrahm, verschiedene Käsesorten) nicht infektiös. In Trockenmilchpulver hält sich die Infektiosität mindestens 18 Monate, in Butter bis zu 14 Tagen. In Muskulatur und Organen von infizierten Schlachttieren ist Virus so lange infektiös, bis der pH-Wert infolge der Säuerung auf Werte unter 6 absinkt. Da in Lymphknoten, Knochenmark, Fett und Blut keine Säuerung eintritt, sind diese Gewebe monatelang infektiös. In Gefrierfleisch (80 Tage) und Pökelfleisch (42 Tage) erfolgt die Virusinaktivierung nur langsam.

Zur Entseuchung für die Praxis werden als Desinfektionsmittel 1- bis 2%ige Natronlauge unter Zusatz von 5% Kalkmilch, 5%ige heisse Sodalösung (Natriumcarbonat) oder 1%ige Formalinlösung empfohlen. Empfindliche Gegenstände lassen sich mit 5%iger Citronen- oder Essigsäure rasch desinfizieren.

Die Züchtung des Erregers ist in Zellkulturen möglich. Die Vermehrung in vitro wurde zunächst in überlebendem Gewebe vorgenommen. Diese Methode fand früher für die Impfstoffherstellung aus Rinderzungenepithel Verwendung (Frenkel-Vaccine).

Das Virus lässt sich in Zellkulturen aus Geweben vom Rind, Schwein, Hamster und Maus mit lytischem cpE züchten. Ein geeignetes Versuchstier ist die Babymaus (3–5 Tage alt). Die Tiere sterben je nach Infektionsdosis innerhalb von 2–10 Tagen p. i. nach Ausbildung schlaffer Lähmungen, die an den Hinterextremitäten beginnen (Fischrobbenstellung).

### ■ Epidemiologie

Die MKS ist wegen ihrer hohen Kontagiosität gefürchtet. Im Mittelpunkt des Infektions- und Seuchengeschehens steht das Rind, das die wichtigste Ansteckungsquelle darstellt. Schwein, Schaf und Ziege sind von geringerer Bedeutung für die Verbreitung der Infektion. Nur ausnahmsweise können örtlich und zeitlich begrenzt während einer Epidemie Schweine eine ebenso gefährliche Infektionsquelle wie Rinder darstellen oder innerhalb der Infektionskette ganz in den Vordergrund treten. An Schweine adaptiertes Virus ist in der Regel weniger virulent für das Rind. Andererseits ist bekannt, dass sich das MKS-Virus in seiner Virulenz für das Rind durch Wechselpassagen zwischen Rind und Schwein steigern lässt. Wildlebende Klauentiere spielen in der Epidemiologie der MKS eine untergeordnete Rolle.

Die Virusübertragung und Seuchenverschleppung kann direkt und indirekt erfolgen. Die direkte ist durch Kontakt im Stall, auf der Weide, auf Viehmärkten und -transporten möglich. Sie wird dadurch begünstigt, dass der Erreger von infizierten und erkrankten Tieren mit dem Speichel und der Milch sowie über Aphthendecken und die Aphthenlymphe in großen Mengen ausgeschieden wird. Harn und Kot sind zwar virushaltig, besitzen aber epizootiologisch eine nur untergeordnete Bedeutung. Speichel ist bereits während der Inkubationszeit infektiös.

Die Milch erkrankter Tiere bleibt gewöhnlich bis zum Ende der Erkrankung infektiös. Aphthen beherbergen auch nach Rückbildung längere Zeit Virus und geben es an die Umgebung ab. Unter der Hornkapsel der Klauen gebildete Blasen enthalten manchmal über lange Zeiträume Virus, besonders in Spalten im Klauenhorn (im Einzelfall bis zu 8 Monaten).

Die Virämie dauert beim Rind etwa 18–100, im Durchschnitt 66 Stunden. Beim Schwein sind bis zum 5. Krankheitstag Speichel und Nasensekret infektiös, ab dem 6. Tag sind diese Sekrete und Exkrete virusfrei. Im Urin (pH meist unter 5, selten über 6) erscheint Virus am 1. Krankheitstag und ist etwa bis zum 5. Tag enthalten. Mit Kot wird das Virus nur während der ersten 3 Krankheitstage in kleinen Mengen ausgeschieden. Über kürzere Entfernungen scheint auch eine aerogene Infektion („air-born") möglich zu sein, da es in Tierstallungen zu einer starken Virusanreicherung in der Luft kommen kann. Von englischen Forschern werden solche luftgetragenen MKS-Virusverbreitungen für Entfernungen bis zu 100 km berichtet. Diese Feststellung wird durch epidemiologische Beobachtungen sowie molekularbiologische Untersuchungen von Virus gestützt, die bei einer MKS-Epidemie auf den englischen Channel Islands gemacht wurden.

Einen größeren Raum bei der Verbreitung der MKS nimmt die indirekte Virusübertragung ein. Durch belebte Vektoren (**Tab. 3.38**) ist sie umso wichtiger, je größer der Bewegungsradius des Vektors ist. Über weite Entfernungen ist der Mensch als Händler mit tierischen Produkten einer der wichtigsten Vektoren. Über kürzere Distanzen können auch Insekten, Wild, kleine Nagetiere, Vögel, streunende Hunde und Katzen als Vektoren dienen. Ein wichtiger Faktor bei der Ausbreitung der MKS ist das infizierte Tier selbst. Da schon während der Inkubationszeit Virus ausgeschieden wird, kann sich die Infektion auch durch Handel und bei Viehbewegungen verbreiten.

MKS-Virus kann bis zu 24–36 Monate in der Schleimhaut des Ösophagus und Pharynx von infizierten oder rekonvaleszenten Rindern, nicht aber bei Schweinen, persistieren (Virusdauerausscheider, „carrier"). Über Monate und Jahre persistierende Infektionen sind besonders bei Wildbüffeln häufig. Sie stellen in Afrika ein wichtiges Reservoir für die MKS dar.

Auch vaccinierte Tiere können zu symptomlosen Virusträgern werden, wenn sie mit Feldvirus in Kontakt kommen. Da die von Virusträgern isolierten MKS-Stämme jedoch eine verminderte Virulenz haben, spielen sie in der Epidemiologie der MKS des Rindes eine geringe Rolle. Schweine lassen sich mit diesen Virusisolaten infizieren.

Epidemiologisch besonders wichtig ist die indirekte Virusübertragung durch unbelebte Vektoren, insbesondere durch Fleisch und Schlachtprodukte, deren Spender sich zum Zeitpunkt der Schlachtung im Stadium der Virämie befanden. Daneben sind es v. a. Viehtransporte, Futtermittel und tierische Produkte, die den Erreger oft über weite Strecken tragen. Eine indirekte Virusverschleppung

**Tab. 3.38** Virusübertragung durch Vektoren bei der MKS.

| Überträger | Beispiele | Bewertung |
|---|---|---|
| **A. Unbelebte Vektoren:** | | |
| Nahrungsmittel | Milch, Käse | ** |
| Schlachttiere und Schlachtprodukte | Fleisch (frischgeschlachtet oder gefroren), Organe, Speck | **** |
| Schlachtabfälle | Hörner, Klauen, Innereien, Blut | *** |
| Verarbeitungsprodukte aus tierischem Organmaterial | Häute, Wolle, tierisches Plasma, Tierkörpermehl | ** |
| Abwasser | aus gemeinsamen Brunnen, Tränken aus Instituten | * |
| | Molkereien, Schlachthöfen usw. | ** |
| Oberflächenwasser | Kadaver in Flüssen | * |
| Boden, Schmutz Schlamm | Begehen der Bodenfläche durch kranke Tiere, virushaltiger Dung, Jauche, infizierte Futter- und Streumittel | ** |
| Bekleidung, Geschirr der Tiere und andere Gebrauchsgegenstände | Stallkleidung, Stiefel, Striegel usw., Leihsäcke für Futter- und Düngemittel | ** |
| **B. Belebte Vektoren:** | | |
| Menschen | Händler mit Tieren und tierischen Produkten, Viehhalter, Melker, Tierärzte etc. | **** |
| Tiere | kleine Nagetiere (Ratten, Igel), streunende Hunde, Katzen von Seuchengehöften | |

durch Wasser, Boden, Schlamm und Schmutz aller Art, Luft und Staub, Bekleidung, Geschirr sowie Gegenstände des täglichen Lebens, die mit Virus kontaminiert sind, ist ebenfalls möglich.

Die Technologie der Herstellung von Fleisch- und Wurstwaren führt zu einer mehr oder weniger raschen Inaktivierung des Virus, sodass diese Produkte vor dem Inverkehrbringen frei von MKS-Virus sind. Ausnahmen bilden nur gesalzene und gepökelte Fleischwaren, in denen das Virus bis zu 50 Tagen persistieren kann.

### ■ Pathogenese, Pathologie

Die MKS ist eine zyklische Infektionskrankheit, in deren Verlauf sich das Virus über die Blutbahn im ganzen Körper ausbreitet und dann in den Manifestationsorganen ansiedelt und vermehrt. Der sichtbare Ausdruck dieser Generalisierung ist das Auftreten von Aphthen auf der Haut und den Schleimhäuten des Kopfes, an den Klauen und am Euter. Diese am ganzen Körper auftretenden Aphthen werden als Sekundäraphthen bezeichnet. Die zuvor an der Eintrittspforte des Virus auftretende Primäraphthe entgeht zumeist der Beobachtung.

Vom primären Vermehrungsort gelangt das Virus über das Blut in das lymphoretikuläre System als primär affinem Organ. Das zur Generalisierung führende Virämiestadium ist nicht von der Vermehrung des Virus in der Primäraphthe, sondern von der Vermehrung in den primär affinen Organen abhängig. Vermehrt sich das Virus dort sehr stark (Kolliquationsnekrose), kommt es zur generalisierten Virämie und zur Entwicklung der Sekundäraphthen. Die Virämie dauert etwa 4 Tage. Primär- und Sekundäraphthen bilden sich im Stratum spinosum dessen Zellen durch die Virusvermehrung zerstört werden. Hierdurch entstehen kleine Hohlräume, die zu einer Aphthe mit bernsteinfarbenem Inhalt verschmelzen; den Blasengrund bilden intakt gebliebene Epidermiszellen des Stratum germinativum. MKS-Virus infiziert ferner Herzmuskelzellen und verursacht je nach Myotropismus unterschiedliche Schäden. Pathologisch-anatomisch werden Aphthen bzw. Erosionen auch in der Schlundschleimhaut und an den Pansenpfeilern gefunden.

Neben diesen Hautveränderungen kommt es zu Schäden des Herzmuskels, v. a. bei perakutem Verlauf und bei Jungtieren. Sie treten als graugelbe oder grauweiße Streifen und Flecken auf, die auf der Schnittfläche deutlich sichtbar sind. Im histologischen Schnitt lassen sich in den Geweben Verfettungszonen mit hyalin-scholliger und vakuolärer Degeneration nachweisen. Daneben kann es zu entzündlichen Reaktionen kommen, die durch Leukocyteninfiltrationen gekennzeichnet sind.

### ■ Klinische Leitsymptome

Die Inkubationszeit beträgt beim Rind 2–5, beim Schwein 2–12 und beim Schaf 1–6 Tage. Beim Rind ist das erste Krankheitszeichen Fieber, das aber nur so lange anhält, bis die sekundären Aphthen entwickelt sind. Die erhöhte Körpertemperatur hält 1–2 Tage an; bisweilen sinkt sie schon nach 6–24 Stunden ab, worauf die Krankheit fieberlos verläuft; nach Eintreten einer Sekundärinfektion kann die Temperatur wieder steigen. In der Fieberperiode beginnen die Tiere zu speicheln und die Mundschleimhaut ist gerötet. Bald darauf erscheinen an der Innenfläche der Lippen, am Zahnfleisch, hauptsächlich am zahnlosen Teil des Oberkiefers sowie am Dorsum und an den Rändern der Zunge nuss-, sogar eigroße Aphthen. Gleichzeitig entwickeln sich Aphthen an den Klauen, besonders in den Zwischenklauenspalten und an der Krone sowie an den Zitzen (**Abb. 3.15** und **3.16**).

Bei günstigem Verlauf erfolgt die Heilung der Mundschleimhaut nach 8–11, an den Klauen nach 14–30 Tagen im Sinne einer restitutio ad integrum. Meist verläuft die MKS gutartig mit durchschnittlich 2–5% Letalität, manchmal aber tritt sie sehr bösartig auf. Die Todesrate liegt dann zwischen 50 und 70%. Von dieser Verlaufsform werden bevorzugt junge Kälber und Schweine betroffen. Auch bei mildem Verlauf steht bei Kälbern die Myokarddegeneration im Vordergrund; sie sterben unter schweren Symptomen einer Allgemeinerkrankung innerhalb von 10–30 Stunden an einer Myokarditis.

Bei Schafen sind die Entzündungserscheinungen auf der Maulschleimhaut weniger ausgeprägt. In infizierten Herden treten Klauenaffektionen in den Vordergrund. Die Tiere gehen lahm oder verweigern das Aufstehen. Aphthen sind erst etwa vom 5. Krankheitstag feststellbar. Schaflämmer sind wesentlich empfänglicher als Alttiere. Auch bei Ziegen ist meist ein gutartiger Verlauf zu beobachten. Die Blasen in der Maulhöhle platzen rasch und werden nur selten bemerkt. Eine Schädigung der Klauen ist selten. Allgemeinstörungen treten kaum auf.

Beim Schwein werden vorwiegend die Klauen befallen, seltener die Rüsselgegend und die Maulschleimhaut. Säugende Muttersauen zeigen oft Aphthen an der Haut des Gesäuges. Lahmheiten sind beim Schwein daher die wichtigsten Verdachtsmomente. Aphthen entwickeln sich an den Sohlenballen, im Klauenspalt und besonders am Kronsaum sowie an den Afterklauen. Beim Platzen der Blasen können Blutungen auftreten, die zu Schorfbildung führen. Als Spätschaden kann es zum Ausschuhen kommen (**Abb. 3.17**).

### ■ Diagnose

Der Verdacht auf MKS wird nach den klinischen Befunden ausgesprochen. Bei sporadischem Auftreten ist es schwierig, die MKS zu erkennen. Die Diagnose wird durch den Erreger- bzw. Antigennachweis gesichert. Als Routineverfahren hat sich dabei die Typendiagnose mithilfe der KBR oder des ELISA bewährt. Hierfür wird etwa 1 g frisches Aphthenmaterial in Glyzerinphosphatpuffer, pH 7,4 (50:50) eingelegt und an die zentrale Untersuchungsstelle (BFAV Insel Riems) geschickt. Die Feststellung des Serotyps und des Subtyps ist bei der Diagnose der MKS nicht nur aus epidemiologischen Aspekten, sondern besonders wegen der Auswahl geeigneter Impfstoffe unbedingt notwendig. Außerdem erlaubt die molekularbiologische Analyse der MKS-Virusisolate (z. B. Nucleotidsequenzierung) Rückschlüsse auf die geografische Herkunft im Sinne eines epidemiological screenings. Aus Aphthenmaterial kann der Erreger auch auf Zellkulturen vom Rind oder Schwein oder in Babymäusen angezüchtet werden.

Ak für epidemiologische Untersuchungen oder Erfolgskontrollen nach Impfungen werden im ELISA oder NT nachgewiesen.

Differenzialdiagnostisch ist die MKS abzugrenzen von folgenden Krankheitsbildern:

**Infektionen des Vesikulärkrankheits-Komplexes:**
- Stomatitis vesicularis (VSV), für die Rinder, Schafe, Schweine, Pferde und der Mensch empfänglich sind. Die Erkrankung ist bei uns nicht heimisch;
- Vesikulärexanthem der Schweine (VE), wobei immer gleichzeitig an Rüssel und Klauen Bläschen auftreten. Rinder sind nicht empfänglich für das Virus;
- Vesikulärkrankheit (SVD) der Schweine, die der MKS sehr ähnelt; Rinder sind nicht empfänglich für das Virus (**Tab. 3.39**).

**Krankheiten des mucosal-disease-Komplexes:**
- mucosal disease, bei der keine typischen Blasen auftreten, sondern herdförmige Ulzerationen;
- Rinderpest, die ohne Klauenveränderungen verläuft, ohne Blasenbildung, und es werden hohes Fieber über längere Zeit sowie Darmentzündungen beobachtet;
- bösartiges Katarrhalfieber des Rinds; unterscheidet sich dadurch, dass neben Erosionen und Geschwüren im Maul hohes Fieber auftritt. Gewöhnlich kommen Darmentzündungen, Konjunktivitiden, Keratitiden oder ZNS-Symptome vor.

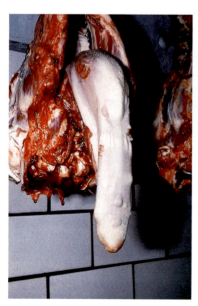

**Abb. 3.15** Maul- und Klauenseuche (Rind) – beginnende Aphthenbildung an der Zunge.

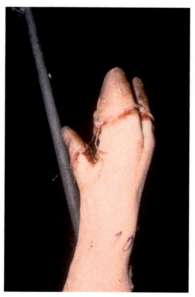

**Abb. 3.16** Maul- und Klauenseuche (Schwein) – geplatzte Aphthen am Kronrand und Zwischenklauenspalt.

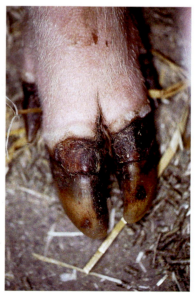

**Abb. 3.17** Maul- und Klauenseuche – Veränderungen am Kronrand beim Schwein.

Tab. 3.39 Differenzierung der zum Vesikulärkrankheitskomplex gehörenden Virusarten mithilfe des Tierversuchs.

| Spezies | Inokulation | Virusart | | | |
|---|---|---|---|---|---|
| | | MKS | VSV | VE | SVD |
| Schwein | intradermal (Rüssel) | + | + | + | + |
| | intravenös | + | + | + | + |
| Rind | intralingual | + | + | 0 | 0 |
| | intramuskulär | + | 0 | 0 | 0 |
| Pferd | intramuskulär | 0 | + | 0 | 0 |
| Meerschweinchen | intraplantar | + | + | 0 | 0 |
| Babymaus | intraperitoneal | + | + | 0 | + |
| Erwachsene Maus | intracerebral | 0 | + | 0 | 0 |
| Hühnerei | Allantoishöhle | 0 | + | 0 | 0 |

**Krankheiten des Pocken-Herpes-Komplexes:**
- Stomatitis papulosa ist auf den Maulbereich beschränkt. Aphthen werden nicht beobachtet, es entstehen lediglich Erosionen bzw. Proliferationen;
- Euterpocken unterscheiden sich durch typische Hautefloreszenzen und Fehlen der Veränderungen im Maul und an den Klauen;
- originäre Kuhpocken bilden Pusteln, von denen keine Aphthendecken abgezogen werden können;
- IBR-IPV-Infektionen, verlaufen ohne Aphthenbildung;
- bovine Herpes-Mamillitis-Infektionen verlaufen mit Nekrosen am Euter und an den Zitzen.

### ■ Immunologie

Tiere, die eine MKS-Erkrankung überstanden haben, sind längere Zeit vor einer Reinfektion mit dem homologen Serotyp geschützt. Die natürlich erworbene Immunität schützt in der Regel gegenüber Infektionen mit allen Subtypen des betreffenden Typs.

Beim Rind ist bereits innerhalb weniger Tage, in der Regel 2–3 nach der Infektion, die lokale Immunität voll ausgebildet. Dies bedeutet, dass zu dieser Zeit experimentelle oder intrakutane Reinfektionen nicht mehr haften. 4–5 Tage p. i. erscheinen dann N-Ak. Sie nehmen rasch zu und erreichen nach 2–3 Wochen ihre maximalen Titer. KB-Ak treten frühestens 6–7 Tage p. i. auf. Die Titer steigen bis zur 3. Woche an und halten sich zwischen 3. und 4. Woche etwa auf gleicher Höhe. Die Dauer der Immunität beträgt bei der MKS im Allgemeinen 6–9 Monate.

N-Ak lassen sich nach überstandener Infektion bei Rindern länger als 18 Monate nachweisen. Tiere mit niedrigem N-Ak-Titer können gegen eine Neuinfektion vollständig geschützt sein. Eine absolute Korrelation zwischen N-Ak und dem Immunitätsstatus eines Tiers scheint nicht zu bestehen. Diese Erfahrungen lassen vermuten, dass bei der MKS-Infektion auch zelluläre Immunitätsmechanismen beteiligt sind. Die passiv erworbene Immunität der Kälber kann die Ausbildung einer aktiven Immunität hemmen.

Beim Schwein entwickelt sich die Immunität ähnlich wie beim Rind. N-Ak erscheinen erstmals etwa 2 Tage nach der Erkrankung. Bis zum 4. Erkrankungstage steigen die Titer sprunghaft an, um dann ab dem 5.–6. Tag nur noch langsam zuzunehmen. Die Immunität hält beim Schwein nach natürlicher Infektion etwa 6–8 Monate an.

### ■ Bekämpfung

In den Mitgliedstaaten der Eurpäischen Union ist eine Behandlung kranker Tiere untersagt. MKS ist in diesen Staaten anzeigepflichtig und die Bekämpfungsmaßnahmen erstrecken sich vorrangig auf veterinärgesetzliche Maßnahmen. Im Mittelpunkt der klassischen Methode der Keulung („stamping out"), die mit strengen gesetzlichen Auflagen verbunden wird, steht die Tötung der seuchenkranken, seuchenverdächtigen und ansteckungsverdächtigen Tiere, um den Seuchenherd zu isolieren. Die Keulung wird unterstützt durch Sperr- und Quarantänemaßnahmen zur raschen und weitgehenden Isolierung der verseuchten Gehöfte. Dazu sind auch weitgehende Beschränkungen des Personen- und Tierverkehrs notwendig.

Weiterhin werden Bestimmungen für die Ausfuhr und Verwendung tierischer Erzeugnisse erlassen, z. B. ist eine entsprechende Maßregelung des Fleischs und der Milch. Schließlich wird nach eingehender Reinigung eine Abschlussdesinfektion durchgeführt. Die veterinärbehördlichen Maßnahmen haben sich bei der Bekämpfung einzelner abgegrenzt auftretender Seuchenausbrüche bestens bewährt.

Je nach den epidemiologischen Umständen unterscheidet man dabei folgende Verfahren:
- Keulung kombiniert mit Ringimpfung,
- Keulung kombiniert mit Flächenimpfung,
- allgemeine prophylaktische Landesimpfung.

Zur Unterstützung der Keulung, verbunden mit einer strengen Befolgung veterinärrechtlicher Maßregeln, wurden bis 1990 bei allen Rindern über 6 Monate Lebensalter alljährliche Flächenimpfungen mit trivalenten Vaccinen durchgeführt. Ab 1991 wurden die alljährlichen Flächenimpfungen in allen Mitgliedsstaaten der Europäischen Gemeinschaft im Rahmen der Harmonisierung des Tierseuchenrechts eingestellt.

Diese Flächenimpfung ist also seither verboten und auch Ringimpfungen im Falle sporadischer Seuchenausbrüche bedürfen der Genehmigung der EU-Kommission.

Aktive Immunisierung: Für die prophylaktische Immunisierung gesunder Tiere gegen die MKS wurden ausschließlich Vaccinen aus inaktiviertem Virus verwendet. Da mit der Impfung vielfach ein Schutz gegen unterschiedliche Virusserotypen vermittelt werden sollte, wurden je nach Ausbruch, Land und Seuchenlage mono-, bi-, tri- oder auch polyvalente Vaccinen appliziert.

Die derzeit gebräuchlichen Impfstoffe sind hergestellt aus Zellkulturvirus,
- gewonnen aus infizierten Suspensionszellkulturen,
- gewonnen aus Monolayerzellkulturen (in der Regel Rollerkulturen).

Die Virusinaktivierung wurde mit Iminen (Acetylethyl-, Ethylethylen, AEI, EEI), β-Propiolacton (BPL), Hydroxylamin oder Formaldehyd vorgenommen; Frenkel-Virus, gewonnen aus Suspensionskulturen mit Stückchen überlebenden Rinderzungenepithels, inaktiviert mit Formaldehyd.

Die Vaccinen enthielten zusätzliche Adjuvanzien bzw. Adsorbenzien.

### ■ Schadensfälle nach MKS-Schutzimpfungen

Insbesondere bei Massenimpfungen gegen die MKS waren mit der Impfung verbundene Schadensfälle bei Impflingen zu beobachten. Sie konnten mit der Verbesserung der Impfstoffe inzwischen weit gehend vermieden werden. Die Schadensfälle gliedern sich in:
- Impferkrankungen, verursacht durch ungenügend inaktivierte Viruspartikel in der Vaccine („restinfektiöses Virus");
- Impfdurchbrüche, die 14 Tage bis 6 Monate nach der Impfung und nach einer Ansteckung durch Feldvirus bei Tieren auftraten, die einen unvollständigen Impfschutz ausgebildet haben;
- Postvaccinale Impfschäden:
  – im Wesentlichen Allergien (Soforttyp, Spättyp), bedingt durch wiederholte Impfstoffapplikationen;
  – Störungen der Trächtigkeit (kausaler Zusammenhang nicht gesichert);
  – Lokalreaktionen an der Impfstelle;
  – weitere Schäden, die sich in die Gruppen 1 und 2 nicht einordnen lassen.

### ■ Veterinärbehördliche Vorschriften

Die Aufgabe der Veterinärbehörden ist es, die Einschleppung von MKS zu verhindern, nach Ausbruch die Infektionsquelle zu isolieren und den Infektionsweg abzuriegeln. Nach den veterinärbehördlichen Vorschriften wird, sobald die Seuche festgestellt ist, um das Seuchengehöft ein Sperrbezirk gebildet. Um den Sperrbezirk ist in der Regel ein je nach der Größe der Gefahr und den örtlichen Verhältnissen zu begrenzendes Beobachtungsgebiet und in einem Umkreis von etwa 15 km vom Seuchenort eine Schutzzone abzugrenzen. Die veterinärbehördlichen Maßnahmen ähneln sich, sind aber im Detail von Land zu Land verschieden (siehe Tierseuchengesetzgebung; Verordnung zum Schutz der Rinder gegen MKS; Bundesmaßnahmen-Katalog; Binnenmarkttierseuchen-Schutz-Verordnung). Es besteht Anzeigepflicht.

### ■ Erkrankungen beim Menschen

Infektionen des Menschen mit MKS-Virus sind außerordentlich selten, da nur eine geringe Empfänglichkeit besteht. Die Infektion erfolgt im Allgemeinen durch direkten Kontakt, meist beim Umgang mit infizierten Tieren beim Schlachten, oder es kommt zu Laboratoriumsinfektionen. Indirekt ist eine Übertragung mit virushaltiger Milch möglich. Die MKS-Infektion verläuft auch beim Menschen biphasisch-zyklisch. Die Inkubationszeit beträgt 2–6 Tage, wonach kurzes, mäßiges Fieber und Allgemeinsymptome wie Mattigkeit, Übelkeit, Kopfschmerzen und Gliederschmerzen auftreten. Die Mundschleimhaut ist gerötet und es können sich Bläschen an den Lippen sowie in der Mund- und Rachenhöhle bilden, die sehr schmerzhaft sind. Diese Symptome sind jedoch selten, da sich Aphthen in der Regel nur an Händen und Füßen bilden. Vorzugsweise werden die Fingerspitzen befallen. Nach Ausbildung von stecknadelkopf- oder pfenniggroßen Aphthen trocknen die Blasen ein und es entstehen Erosionen. Alle Hautaffekte heilen aber innerhalb von 5–10 Tagen vollständig ab. Die Prognose ist günstig.

Die Sicherung der Diagnose durch Erregernachweis oder Antikörperbestimmung ist aus epidemiologischen Gründen wichtig und unbedingt erforderlich.

Für den Erregernachweis ist die Einsendung von Blasendecken oder Blaseninhalt notwendig. Zum Antikörpernachweis ist die Untersuchung von 2 Blutproben im Abstand von 2–3 Wochen (1. Entnahme im akuten Stadium, 2. Entnahme 2–3 Wochen später) angezeigt. Eine Antikörperuntersuchung empfiehlt sich, da der Erregernachweis bei menschlichen MKS-Infektionen nicht immer gelingt.

> Das MKS-Virus zeichnet sich durch eine hohe antigene Variabilität (Pluralität) aus und kommt in 7 Serotypen sowie zahlreichen Subtypen vor. Das Wirtsspektrum umfasst alle Paarzeher und es können je nach Biotyp (Variante) 3 unterschiedliche pathogenetische Verlaufsformen beobachtet werden: Dermo-(Epithelio-), Myo- und Neurotropismus. Im Vordergrund steht die Bildung von Primär- und Sekundäraphthen (Dermotropismus). MKS ist hochkontagiös mit hoher Morbidität bei geringer Letalität. Die ätiologische Diagnose erfolgt durch Antigen- bzw. Virusnachweis aus Aphthenmaterial. MKS ist anzeigepflichtig; eine prophylaktische Impfung ist untersagt.

### 3.25.3 Rhinovirusinfektionen

#### 3.25.3.1 Bovines Rhinovirus

Rhinovirusinfektionen werden beim Rind im Zusammenhang mit Erkrankungen des Respirationstrakts beobachtet. Sie gehören in den Kreis der infektiösen Faktorenkrankheiten, bei denen neben mikrobiellen auch andere Faktoren dazu beitragen, dass Infektionen in Krankheiten übergehen. Rhinovirusinfektionen können mitbeteiligt sein bei der enzootischen Bronchopneumonie („Rindergrippe"), bei der crowding disease im Rahmen der Kälber- und Bullenmast und beim shipping fever.

Die Virusisolierung gelang sowohl von kranken Tieren als auch aus dem Nasenschleim gesunder Tiere, sodass die Bedeutung des Virus als Krankheitserreger noch nicht vollständig geklärt ist. Unbestritten ist jedoch die weite Verbreitung der Rhinoviren beim Rind, vermutlich nicht nur in der BRD, in England, Belgien, Japan und den USA, wo die Seroprävalenz bei etwa 70–90 % liegt.

Bei bovinen Rhinoviren existieren 2 Serotypen, die keinerlei Verwandtschaftsbeziehungen haben. Die Züchtung des Erregers ist nur in Rindernierenzellkulturen bei einem Temperaturoptimum von 33 °C möglich. Die Vermehrung verläuft mit einem cpE. Eine Empfänglichkeit für andere Spezies ist nicht bekannt. Infizierte Rinder scheiden Rhinoviren über die Schleimhäute des Respirationstrakts mit dem Nasensekret aus. Die Dauer der Ausscheidung kann bis zu 22 Tage p. i. betragen. Rhinoviren werden durch direkten Kontakt übertragen; die Haupteintrittspforte bilden die Schleimhäute der oberen Luftwege. Als Erregerreservoire gelten klinisch inapparent infizierte Tiere. Die Erfahrungen über klinische Erscheinungen bei natürlichen Rhinovirusinfektionen sind begrenzt. Die Infektion betrifft ausschließlich den Atmungsapparat. Bei natürlichen und experimentellen Infektionen tritt nach einer Inkubationszeit von 2–4 Tagen seröser Nasenausfluss auf. Weitere Symptome können Temperaturerhöhung, Apathie, Husten, Anorexie und Dyspnoe sein. Eine klinische Diagnose der Rhinovirusinfektion beim Rind ist nicht möglich. Die Mitbeteiligung von Rhinoviren bei infektiösen Faktorenerkrankungen ist praktisch nur durch Nachweis von Antikörperanstiegen mithilfe des NT in Serumpaaren erkrankter Tiere möglich (1. Serumentnahme im akuten Stadium, 2. Entnahme 3 Wochen später).

Wegen der ungeklärten wirtschaftlichen Bedeutung der bovinen Rhinovirusinfektion und der möglichen Mitbeteiligung bei infektiösen Faktorenkrankheiten ist eine spezifische Bekämpfung derzeit nicht aktuell. Rhinovirusinfektionen werden im Rahmen der Bekämpfung der wichtigsten infektiösen Faktorenkrankheiten des Rindes, v. a. der crowding disease, zu Beginn der Kälbermast mit erfasst.

#### 3.25.3.2 Equines Rhinovirus

Auch das equine Rhinovirus besitzt eine Affinität für den Respirationstrakt. Die Infektion ist bei Pferden weit verbreitet, klinisch sichtbare Krankheitserscheinungen sind jedoch selten.

Erstmalig wurden equine Rhinoviren in England beschrieben. Später gelang die Isolierung auch in Kanada und den USA. Etwa 70–90 % aller Pferde haben hohe Ak-Titer. Untersuchungen in Deutschland ergaben Prävalenzen von 89 % in Berlin sowie 70,4 % im süddeutschen Raum. Mit Ausnahme des in Kanada beschriebenen Isolats und zweier in der Schweiz isolierten equinen Rhinoviren (Serotyp 2) lassen sich alle Stämme dem Serotyp 1 zuordnen.

Equine Rhinoviren werden mit dem Nasensekret ausgeschieden. Eine Übertragung ist hauptsächlich direkt durch Kontakt, in Einzelfällen auch aerogen über kurze Entfernungen möglich. Eintrittspforten sind beim Pferd ebenfalls die Schleimhäute des oberen Respirationstrakts. Nach einer Inkubationszeit von 4–7 Tagen entwickeln empfängliche Pferde eine Virämie, die 4–5 Tage anhält. Während dieser Phase können klinisch manifeste Erscheinungen in Form von Fieber, Anorexie und serösen Nasenausfluss, daneben Husten und Pharyngitis auftreten. Häufig kommt es zu Sekundärinfektionen mit *Streptococcus* spp. Die Rhinovirusinfektion verläuft beim Pferd aber überwiegend klinisch inapparent.

Wegen der Ähnlichkeit der Rhinovirusinfektion mit anderen Virusinfektionen beim Pferd, z. B. mit Influenza-, Reo-, Arteritis- und Rhinopneumonitisvirus lässt sich die Diagnose klinisch nicht stellen. Der sichere Nachweis der Infektion erfolgt durch Antikörperuntersuchungen an Serumpaaren mithilfe des NT (1. Serumentnahme im akuten Stadium, 2. Entnahme 3 Wochen später). Der direkte Erregernachweis ist dagegen schwierig.

N-Ak entwickeln sich zwischen 7 und 14 Tagen p. i. Obwohl der Zusammenhang zwischen Ak-Titern und Immunschutz nicht geklärt ist, wird angenommen, dass hohe Ak vor Neuinfektionen schützen. Fohlen mit maternalen Ak sind für die Dauer der Persistenz der passiv erworbenen Ak gegen Neuinfektionen geschützt. Eine spezifische Impfprophylaxe ist daher nicht notwendig.

Englische Untersuchungen weisen auf eine Empfänglichkeit des Menschen für equine Rhinoviren hin. Nach intranasaler Infektion kam es zu leichter Rhinitis, heftiger Pharyngitis und Fieber bis 39,5 °C sowie Schwellung der Pharyngeallymphknoten. Sowohl bei experimentell infizierten Personen als auch bei dem Stallpersonal, das bei Versuchen mit experimentellen Rhinovirusinfektionen des Pferds beschäftigt war, ließen sich spezifische N-Ak nachweisen.

### 3.25.3.3 Menschliche Rhinoviren

Beim Menschen führen Rhinovirusinfektionen in den meisten Fällen zu akuten respiratorischen Erkrankungen, v. a. zu „Schnupfen". Humane Rhinoviren sind weltweit verbreitet und existieren in mindestens 113 Serotypen. Einige Rhinovirusstämme vermehren sich bei 33 °C in Zellkulturen aus Affen- und humanen Organen (M-Stämme); die Mehrheit lässt sich jedoch nur in menschlichen Zellkulturen züchten (H-Stämme). Der natürliche Wirt ist der Mensch. Im Allgemeinen ist die Infektion auf den oberen Respirationstrakt beschränkt. Sie ist in den Wintermonaten häufig. Neben der Rhinovirusinfektion werden weitere Faktoren als Ursache des Schnupfensyndroms („common cold") diskutiert. Ergebnisse an infizierten Freiwilligen zeigen, dass ein spezifischer Immunschutz nach Infektion über 2 Jahre gegenüber homologen Virustypen anhält. Die Häufigkeit derartiger Infektionen wird dadurch bei der großen Zahl der Serotypen kaum beeinflusst.

## 3.25.4 Enteroviren des Schweins

Derzeit sind 9 Serotypen von Schweineenteroviren bekannt, von denen einige definierte Krankheitsbilder hervorrufen können. Enteroviren (E.) sind die Ursache für die ansteckende Schweinelähmung sowie für die vesikuläre Schweinekrankheit. Auch hat man porcine E. bei intrauterinem Fruchttod isolieren können.

Anzeige-pflicht

### 3.25.4.1 Ansteckende Schweinelähmung
(gilt innerhalb der EU als exotische Tierseuche)
(Teschen-Krankheit, Talfan disease, poliomyelitis suum, Polioencephalomyelitis, Teschen disease, gutartige enzootische Parese, porcine virale Encephalomyelitis)

#### ■ Allgemeines

Die ansteckende Schweinelähmung ist eine akute bis klinisch inapparente, zyklisch verlaufende, Polioencephalomyelitis nonpurulenta, die sich klinisch durch schlaffe Lähmungen bei ungestörtem Allgemeinbefinden äußert. Sie wird durch ein Enterovirus hervorgerufen, das neben seiner Affinität zum Darmtrakt auch neurotrope Eigenschaften besitzt. Die Lähmungsform ähnelt der Poliomyelitis des Menschen und der Theilerschen Krankheit der Mäuse. Zwischen diesen Viren bestehen jedoch keine antigenen Beziehungen.

Der Seuchencharakter der ansteckenden Schweinelähmung hat sich seit ihrer größten Ausdehnung in den Jahren 1940–1955 stark gewandelt. Standen früher die klinischen Erkrankungen im Vordergrund, so herrschen heute die inapparenten Verlaufsformen vor. Der Grund für den Wandel zur klinisch inapparenten Infektion liegt in der inzwischen in allen Ländern erfolgten ubiquitären Verbreitung von schwach virulenten Stämmen des Teschen-Virus.

Die Talfan-Erkrankung ist eine durch einen milden bzw. abortiven Verlauf gekennzeichnete Form, die bevorzugt Saug- und Absatzferkel befällt. Die ansteckende Schweinelähmung wurde erstmals im Jahr 1929 in der Nähe der Stadt Teschen in der Tschechoslowakei beobachtet. In der klinisch schweren Verlaufsform wurde sie nur in Mitteleuropa und Madagaskar bekannt und verursachte schwere Verluste in vielen Ländern Europas. Mildere Erkrankungsformen sind in England, wo die Bezeichnung Talfan disease verwendet wird, in Dänemark als benigne enzootische Parese der Schweine und in den USA, Kanada sowie Australien als Polioencephalomyelitis der Schweine aufgetreten. Südamerika scheint ebenfalls verseucht zu sein.

In Deutschland tritt die Teschen-Erkrankung in den letzten Jahren sporadisch in einer milden Form bei Ferkeln auf. Der Verseuchungsgrad unserer Schweinepopulation ist jedoch sehr hoch. Nach serologischen Untersuchungen liegt die Seroprävalenz je nach Alter bei 60–70 %.

#### ■ Ätiologie

Das Virus der ansteckenden Schweinelähmung repräsentiert den Serotyp 1 der Schweineenteroviren (Abschnitt 3.1). Innerhalb des Serotyps lassen sich 2 Subtypen unterscheiden. Möglicherweise existiert ein dritter Subtyp (Stamm Reporyje). Zwischen den einzelnen Stämmen bestehen große Virulenzunterschiede. Die Tenazität gegenüber Umwelteinflüssen ist groß, durch Austrocknen und Fäulnis wird die Infektiosität über mindestens 3 Wochen nicht beeinflusst. In Jauche bleibt das Virus bei 9 °C 25 Tage lang infektiös. Die Züchtung des Erregers mit cpE gelingt nur in Zellkulturen vom Schwein. Optimal ist die Vermehrung in Schweinenierenzellen. Schon nach wenigen Zellkulturpassagen kommt es zum vollständigen Verlust der Virulenz, ohne dass die immunogenen Eigenschaften verloren gehen. Das Infektionsspektrum ist auf das Schwein begrenzt.

#### ■ Epidemiologie

Die ansteckende Schweinelähmung kommt als klinische Erkrankung nur sporadisch vor, weil die Infektion gewöhnlich ubiquitär klinisch inapparent bei Schweinen auftritt. Das Virus wird mit dem Kot ausgeschieden. Die Ausscheidung beginnt bereits im Inkubationsstadium und kann in Extremfällen bis zu 8 Wochen p. i. dauern. Die Übertragung über den Kot ist als Hauptquelle für die Verbreitung anzusehen.

Die Schweine infizieren sich oral, hauptsächlich über das Futter oder beim Wühlen in Einstreu, Erde und im Kot. Ausnahmsweise kann es auch zur Infektion über die Nase kommen. Wichtig ist ferner die indirekte Virusübertragung durch unbelebte Vektoren wie Wasser, Boden,

Schlamm, Schlachtprodukte sowie Schlacht- und Küchenabfälle. Auch eine mechanische Verschleppung des Virus durch belebte Vektoren ist möglich.

### ■ Pathogenese, Pathologie

Die ansteckende Schweinelähmung ist eine zyklisch verlaufende Virusinfektion, bei der 3 Phasen auftreten: eine enterale und lymphatische Phase, in der sich das Virus im Darmepithel und in den regionalen Lymphknoten vermehrt; die Virämiephase, bei der das Virus über den ganzen Körper verbreitet wird, und die neurale Phase, die durch Virusansiedlung im ZNS geprägt ist und bei der sich die klinischen Erscheinungen der Erkrankung manifestieren.

Der pathogenetische Prozess kann in jeder Phase zum Stillstand kommen, meist bleibt die Infektion auf den Darmtrakt beschränkt, ohne dass es zu einer Generalisierung kommt. Hierbei treten keine Krankheitserscheinungen auf. Auch nach einer Virämie kommt es nicht immer zur Paralyse.

Nach oraler Aufnahme siedelt sich das Virus im Pharynx und Darm an und ist 24 Stunden p. i. in den Tonsillen und Pharynxlymphknoten nachweisbar. Nach 48 Stunden sind auch Mesenteriallymphknoten und das Rektum virushaltig. Kommt es zur Virämie, ist das Virus zwischen 3. und 5. Tag p. i. im Blut, ab 5. Tag in Leber, Nieren, Milz und Zwerchfellmuskulatur nachweisbar. Befällt das Virus das ZNS, so führt die Virusvermehrung zu Veränderungen in Hirn und Rückenmark. Die Schwere der klinischen Erscheinungen hängt von der Lokalisation und dem Grad der Veränderungen ab. Bei Infektion über den Riechnerv kann das Virus auch über den Bulbus olfactorius und den Nervus olfactorius direkt in das Zentralnervensystem einwandern.

Pathologisch-anatomisch lassen sich grobsinnlich kaum Veränderungen nachweisen. Bei Tieren, die im Stadium der akuten Paralyse getötet werden, tritt gelegentlich Herzmuskelverfettung infolge einer eintretenden Hypoxydose auf. Histologisch dominiert eine nichteitrige Entzündung in der grauen Substanz. Es kommt zu vaskulären und perivaskulären Infiltraten und zu Ganglienzellveränderungen, die im Lenden- und Halsmarkbereich am stärksten sind. Neuronophagie und Gliazellvermehrung werden regelmäßig festgestellt.

### ■ Klinische Leitsymptome

Die Inkubationszeit beträgt etwa 10–20 (7–35) Tage. Die Tiere zeigen ein präparalytisches Stadium mit Fieber, Mattigkeit, Fressunlust und teilweiser Unruhe. Diese Erscheinungen halten 1–3 Tage an und gehen dann in das Paralysestadium über, das gekennzeichnet ist durch unsichere, schwankende Bewegungen der Nachhand, Gliederschwäche und Ataxien. Im weiteren Verlaufe treten schlaffe Lähmungen an den Hinterbeinen oder allen 4 Extremitäten, selten nur an den Vorderbeinen auf. Die Lähmungen können plötzlich auftreten. Bewusstseinsstörungen fehlen, der Appetit ist nicht gemindert. Die Körpertemperatur sinkt häufig auf subnormale Werte ab. In seltenen Fällen treten cerebrale Erscheinungen wie Nystagmus, Opisthotonus, Hyperästhesie, Zwangsbewegungen, Gesichtsnerven, Kiefer- oder Zungenlähmung in den Vordergrund. Je nach zeitlichem Auftreten und Vorherrschen der einzelnen Symptome unterscheidet man zwischen einer myelitischen (Lähmungen an den Hinterextremitäten) und einer Hirn-Rückenmarks-Form. Die Hirn-Rückenmarks-Form verläuft akut und endet bei etwa 90 % der Fälle, die myelitische Form nur bei etwa 20–30 % aller Fälle tödlich. Gewöhnlich bleiben bei rekonvaleszenten Tieren Lähmungen oder Versteifungen der Extremitäten zurück.

Neben dem paralytischen Verlauf kann es zu abortiven Verlaufsformen mit kurzdauernden Lähmungserscheinungen oder zu den milden Erscheinungen der Talfan-Erkrankung kommen, von der sich die Tiere häufig wieder erholen.

Die Talfan-Erkrankung unterscheidet sich von der Teschen-Lähmung durch den milderen Verlauf. Es sind hauptsächlich jüngere Tiere betroffen, Lähmungen sind selten. Die Morbidität ist im Allgemeinen gering.

### ■ Diagnose

Klinisch ist nur eine Verdachtsdiagnose möglich. Sie wird durch die Virusanzüchtung in der Zellkultur abgesichert. Weiterhin ist eine Diagnose durch Nachweis von Ak möglich. Ein Ak-Anstieg im Verlauf der Erkrankung (Entnahme von 2 Blutproben im Abstand von 14 Tagen) lässt mit Sicherheit auf eine Infektion mit dem Virus der ansteckenden Schweinelähmung schließen. Der Ak-Nachweis wird mithilfe des NT vorgenommen.

Differenzialdiagnostisch kommen alle Erkrankungen des ZNS und der Bewegungsorgane in Betracht. Hierzu gehören die Schweinepest, die Aujeszky-Krankheit, der Rotlauf, die Afrikanische Schweinepest, Vergiftungen, die Glässer-Krankheit und die Salmonellose.

### ■ Immunität

Das Überstehen der Krankheit sowie inapparente Infektionen hinterlassen eine Immunität. N-Ak werden schon 6–9 Tage p. i. gebildet, also vor Eintreten von Paralysen. Die Ak persistieren mindestens 10–11 Monate. Die Immunität ist überwiegend humoral bedingt.

### ■ Bekämpfung

Die ansteckende Schweinelähmung ist anzeigepflichtig. Hiernach werden nach Auftreten klinischer Erscheinungen sämtliche Tiere des erkrankten Bestands getötet und unschädlich beseitigt.

Anzeige-
pflicht

## 3.25.4.2 Vesikuläre Schweinekrankheit Bläschenkrankheit
(swine vesicular disease, SVD)

### ■ Allgemeines

Bei der SVD handelt es sich um eine akut, manchmal auch abortiv verlaufende, zyklische Allgemeininfektionskrankheit, die sich durch Bildung von Aphthen im Kopf- und Klauenbereich sowie auf der äußeren Haut am Gesäuge, am Metakarpus und am Metatarsus bei Schweinen manifestiert. Die Erkrankung tritt explosionsartig auf und ist klinisch von der MKS nicht oder nur sehr schwer zu unterscheiden.

### ■ Ätiologie

Der Erreger der SVD (porcines Enterovirus, Serotyp 9) ist antigenverwandt mit dem Coxsackie-B5-Virus des Menschen. Vermutlich existieren eine Reihe von Subtypen des SVD-Virus. Es zeichnet sich durch eine hohe pH-Stabilität aus (pH 2–10). SVD-Virus persistiert in Stallmist und Jauche bis zu 12 Wochen, in experimentell infizierten Jaucheproben bei 50 °C länger als 40 Tage. In Transportwagen und Waggons hält sich das Virus auch nach Reinigung mehrere Tage und in Stallungen bis zu 8 Wochen infektiös.

In Muskulatur, Lymphknoten, Knochenmark und äußerer Haut ist das Virus bei Kühlraumtemperaturen noch 2–3 Wochen nach der Schlachtung nachweisbar. In Gefrierfleisch trat auch nach zweimonatiger Lagerung keine Inaktivierung ein. Salamiwurst, die aus Fleisch infizierter Schweine hergestellt wurde, war noch 400 Tage nach Herstellung, Därme, die für die Wurstherstellung verwendet werden, mindestens 780 Tage infektiös. Für die Desinfektion wird eine 1 %ige NaOH-Lösung, die auf 40 °C erhitzt wird, empfohlen. Die Züchtung des Erregers gelingt nur in Zellkulturen vom Schwein. Nach experimenteller intracerebraler oder intraperitonealer Infektion erkranken 1–4 Tage alte Babymäuse 1–2 Tage p. i. mit cerebralen Erscheinungen (Tremor, unkoordinierte Bewegungen, Krämpfe und Lähmungen). Die Tiere sterben meist zwischen 5 und 10 Tagen p. i. Meerschweinchen zeigen nach Infektion keine klinischen Symptome, bilden jedoch Antikörper.

Außer Schwein und Maus umfasst das Infektionsspektrum auch den Menschen. Stall- und Laborpersonal in England und Deutschland erkrankte nach Kontakt mit infizierten Schweinen mit zentralnervösen Symptomen.

### ■ Epidemiologie

Die Übertragung der SVD erfolgt vorwiegend direkt von Tier zu Tier durch Kontakt. Der Erreger ist wenig kontagiös; seine Verbreitung ist durch die extrem hohe Tenazität begünstigt. Das Virus wird mit dem Kot (vom 2.–21. Tag p. i.) oder dem Nasensekret (vom 1.–10. Tag p. i.) ausgeschieden. Es wird oral aufgenommen, aber auch Infektionen über die äußere Haut sind möglich. Die Ausbreitung der SVD ist langsamer als die der MKS. Indirekt wird das Virus v. a. durch Fleisch und Fleischprodukte, kontaminierte Transportfahrzeuge, Stallgeräte sowie durch den Menschen verbreitet. Eine wichtige Rolle bei der Verbreitung der SVD spielen nicht erhitzte Küchenabfälle. Die Ausbrüche von SVD erfolgen in der Regel explosionsartig. Der Ursprung derartiger Infektionen ist nur in wenigen Fällen geklärt worden. Erregerreservoire sind nicht bekannt, sodass die hohe Tenazität, verbunden mit der indirekten Verbreitung, für die meisten Ausbrüche verantwortlich ist. Bei Auftreten der SVD beträgt die Morbidität zwischen 10 % und 90 %. Die Letalität ist gering, sie liegt zwischen 1–5 %.

### ■ Pathogenese, Pathologie

Nach oraler Aufnahme vermehrt sich das Virus zunächst im oberen Digestionstrakt, wo es auch zur Bildung einer Primäraphte kommt. Anschließend wird eine generalisierte Infektion des Lymphgewebes mit einer Virämie beobachtet. Zu diesem Zeitpunkt (2–3 Tage p. i.) beginnt das Fieber. Während der klinischen Erkrankung ist Virus in allen Organen nachweisbar. Im Verlaufe der Generalisation siedelt sich der Erreger auf der Haut und Schleimhaut mit Aphthenbildung an. Die Aphthen sind prall mit Lymphe gefüllt und platzen sehr schnell. Nach Abstoßen der Aphthen setzt eine rasche Epithelisierung der Läsionen ein, die nach 3–4 Wochen abgeschlossen ist, soweit dieser Prozess nicht durch Sekundärinfektionen kompliziert wird. Die Blasen können von MKS-Aphthen nicht unterschieden werden. Neben den Hautveränderungen sind in der Regel Encephalitiden mit Gliazellwucherungen und perivaskuläre Infiltrate nachweisbar.

### ■ Klinische Leitsymptome

Die Inkubationszeit beträgt 2–7 Tage. In ihrem klinischen Erscheinungsbild ist die SVD von der MKS bei Schweinen nicht oder nur sehr schwer zu unterscheiden. Multiple, später konfluierende Aphthen am Kronsaum, den Afterzehen, Sohlenballen und im Zwischenklauenspalt werden an einer oder mehreren Extremitäten beobachtet. Blasen entstehen auch auf der Zunge, der Rüsselscheibe sowie am Nasenrücken und am Gesäuge. Die Tiere haben zum Zeitpunkt der klinischen Manifestation Fieber bis 42 °C. Bei trächtigen Sauen sind Aborte zwischen der 6. und 8. Woche der Trächtigkeit beschrieben worden. Danach erfolgt der Rückgang der Temperatur. Mit beginnender Organmanifestation kommt es zu Lahmheiten und gespanntem Gang, gelegentlich treten auch zentralnervöse Störungen und Inappetenz auf. Ausschuhen wie bei der MKS wird nur selten beobachtet.

Neben diesen ausgeprägten Symptomen (akute Verlaufsform) kann Fieber ohne wahrnehmbare Aphthenbildung sowie Bildung von Erosionen an den Prädilektionsstellen ohne Temperaturerhöhung vorkommen (abortive Verlaufsform).

### ■ Diagnose

Eine ätiologische Diagnose kann wegen der großen Ähnlichkeit des Krankheitsbilds mit dem der MKS nur durch eine Laboratoriumsuntersuchung gestellt werden. Sie kann durch den Erregernachweis oder serologisch erfolgen. Als Routineverfahren haben sich die KBR oder der

ELISA bewährt. Hierfür wird frisches Aphthenmaterial in Glycerinphosphatpuffer (50:50) eingeschickt. Mithilfe bekannter Immunseren gegen SVD- und MKS-Virus vom Meerschweinchen wird das unbekannte Antigen in der KBR oder in einem Ag-ELISA identifiziert. Aus Aphthenmaterial (10%ige Suspensionen) kann der Erreger in Zellkulturen aus Schweineorganen oder in -Nierenzelllinien sowie über Babymäuse isoliert werden. Serologisch können bei Erkrankten Ak mithilfe des NT nachgewiesen werden (2 Serumproben im Abstand von 14 Tagen entnehmen!).

Differenzialdiagnostisch ist die SVD von der MKS, der Stomatitis vesicularis und vom Vesikulärexanthem abzugrenzen. MKS wird in der Regel bei der Laboratoriumsdiagnose ausgeschlossen. Außerdem gibt die histologische Untersuchung des Großhirns erkrankter Schweine Hinweise auf das Vorliegen von SVD (bei den differenzialdiagnostisch infrage kommenden Erregern treten keine Veränderungen im ZNS auf). Das VSV ist im Gegensatz zum SVD-Virus auch auf andere Tierarten übertragbar (Rind, Pferd).

■ Immunologie

Infizierte Tiere bilden schon nach 5 Tagen N-Ak mit Titern zwischen 1:64 und 1:256, die sehr schnell bis zum 11.–13. Tag ansteigen und Werte bis zu 1:10.000 erreichen können. Anschließend sinken die Ak auf Werte um 1:2.000 ab. Diese Titer persistieren über Monate. Bei abortiv erkrankten Tieren ist die Antikörperbildung weniger ausgeprägt (bis 1:128).

■ Bekämpfung

Die SVD ist anzeigepflichtig und ihre Bekämpfung wird durch veterinärbehördliche Maßnahmen geregelt. Tiere infizierter Bestände werden gekeult. Mit der Schlachtung werden Auflagen verbunden: keine Abhäutung der Schweine, unschädliche Beseitigung von Schlund, Magen, Darm, Unterfüßen und Borsten mit Beurteilung der Tierkörper als bedingt tauglich.

Neben der Keulung aller erkrankten und verdächtigen Tiere sind Stallungen, Transportfahrzeuge, Wege usw. wirksam zu desinfizieren sowie Nahrungsabfälle, die als Schweinefutter Verwendung finden, zu erhitzen. Da meist MKS-Verdacht besteht, werden die Sperrung des Bestandes und Einrichtung eines Sperrbezirkes verfügt.

■ Erkrankungen beim Menschen

Menschliche Infektionen sind in erster Linie bei Stall- und Laborpersonal beobachtet worden, v. a. in England und Deutschland.

Die Übertragung erfolgte nach engem Kontakt mit akut erkrankten Schweinen. Die klinischen Symptome ähneln denen, wie sie für Coxsackie-Virusinfektionen beim Menschen beschrieben sind. In Seren erkrankter Personen lassen sich hohe SVD-Virusantikörpertiter nachweisen.

Schweineenteroviren und intrauteriner Fruchttod. Enterovieren des Schweins können nach Infektion trächtiger Sauen die Placenta passieren und zu intrauterinem Fruchttod führen.

## 3.25.5 Enteroviren anderer Spezies

Enteroviren (E.) vom Menschen, Affen, Rind und der Maus sind weit verbreitet, lassen sich in Zellkulturen homologer oder eng verwandter Spezies züchten, kommen in zahlreichen Serotypen vor und besitzen eine Affinität für den Darmtrakt und für das ZNS. Sie werden mit dem Kot, gelegentlich auch mit Nasensekret und Speichel, ausgeschieden. Die Übertragung kann durch Kontakt oder indirekt durch Vektoren, wie verunreinigtes Trinkwasser oder über infizierte Nahrungs- und Futtermittel, erfolgen. Nach oraler Aufnahme findet die Vermehrung zunächst in der Rachenmukosa, den Tonsillen und im Ileumepithel statt, von wo aus eine Ausbreitung zu den regionalen Lymphknoten erfolgt. Nach Vermehrung im Lymphknoten kann es zur Generalisation über ein Virämiestadium kommen.

Beim Menschen sind inzwischen mehr als 70 verschiedene Enterovirusserotypen bekannt. Die Differenzierung erfolgt mithilfe des NT. Zwischen einer Reihe verschiedener Serotypen treten Kreuzreaktionen auf. Neben den 3 Poliomyelitisvirustypen existieren zahlreiche Typen bei Coxsackievirus A und 6 Typen bei Coxsackievirus B sowie 32 ECHO-Serotypen (enteric cytopathogenic human orphan).

Coxsackieviren lassen sich durch ihre größere Pathogenität für Babymäuse von anderen Enteroviren trennen. Sie werden aufgrund der Veränderungen in der Babymaus in 2 Gruppen unterschieden: Viren der Gruppe A induzieren bei Babymäusen eine diffuse Myositis mit akuter Entzündung und Nekrosen der Muskelfibrillen, Viren der Gruppe B rufen eng umgrenzte Degenerationen im Gehirn, fokale Nekrosen in der Skelettmuskulatur und Entzündungen im Fettgewebe, im Pankreas und gelegentlich im Myokard hervor. Die meisten menschlichen Coxsackievirusinfektionen verlaufen mild, einige Typen werden mit verschiedenen klinischen Syndromen in Verbindung gebracht (Herpangina, „Bornholm-Erkrankung").

ECHO-Viren wurden aus dem Kot klinisch Gesunder isoliert und ließen sich zunächst nicht mit bestimmten Krankheiten assoziieren. Heute ist jedoch bekannt, dass eine Reihe von ECHO-Virustypen an verschiedenen Krankheitssyndromen beteiligt sein können.

Von Affenenteroviren (ECMO; enteric cytopathogenic monkey orphan) sind bisher mindestens 18 Serotypen differenziert worden. Sie hat man gelegentlich in primären Affennierenzellkulturen als Kontaminanten gefunden.

Rinderenteroviren (ECBO, enteric cytopathogenic bovine orphan) sind in großer Zahl aus dem Kot gesunder Tiere und von Rindern mit unterschiedlichen Krankheitssymptomen isoliert worden. Neben den Isolaten aus Kot ließen sich ECBO-Viren auch von Lungen, Nasenschleim, Hoden, Samen, den Geschlechtsorganen und von Feten isolieren. Sie sind serologisch nur ungenügend untersucht. Die in den USA isolierten Stämme scheinen sich in 8 Serotypen eingruppieren zu lassen. ECBO-Viren sind weltweit verbreitet und auch in Europa und Deutschland häufig isoliert worden. In der Regel verlaufen ECBO-Virusinfektionen bei Kalb und Rind klinisch inapparent. Neben ihrer Affinität zum Respirations- und Digestionstrakt besitzen einige Stämme einen Tropismus für den Genitaltrakt und für embryonales Gewebe. Krankheitsbilder, die mit bovinen Enterovirusinfektionen in Zusammenhang gebracht werden, sind Diarrhö bei Kälbern, respiratorische Symptome und in Ausnahmefällen Vaginitis und Balanoposthitis. Alle diese Zusammenhänge beruhen bisher jedoch auf klinischen Beobachtungen und Vermutungen, da experimentelle Infektionen mit dem Ziel, Krankheiten mit verschiedenen ECBO-Virusstämmen zu induzieren, ergebnislos verliefen.

Der einzige bekannte Serotyp von Mäuseenteroviren verhält sich ähnlich wie die Poliomyelitisviren bei Mensch, Schwein und Geflügel, ist jedoch mit keiner dieser Virusarten antigenetisch verwandt. Das Mäuseenterovirus ruft die Poliomyelitis der Mäuse, die Theilersche Krankheit, hervor. Die Züchtung des Erregers erfolgt in Zellkulturen aus embryonalem Mäusegewebe und in Mäusenierenzellen mit cpE.

Beim Hund nachgewiesene Enteroviren erwiesen sich als menschliche Enterovirustypen. Aus Nasentupfer- und Kotproben erkrankter Beagles ließen sich ECHO-Virus Typ 5 und Coxsackieviren B 1, B 2 sowie B 5 isolieren. Zwischen Virusisolierungen und Antikörpernachweis bestand jedoch kein Zusammenhang, da Antikörper gegen diese Virusarten nur selten nachweisbar waren.

## 3.25.6 Enteroviren des Geflügels

### 3.26.6.1 Aviäre Encephalomyelitis
(ansteckende Kükenencephalomyelitis, infectious avian encephalomyelitis)

#### ■ Allgemeines

Die aviäre Encephalomyditis (AE) ist eine weit verbreitete, hochkontagiöse, zyklisch verlaufende Virusallgemeinkrankheit, die bevorzugt bei Küken auftritt und durch Störungen des ZNS charakterisiert ist. Pathogenetisch und klinisch ist sie den bei Menschen, Schweinen und Mäusen vorkommenden Poliomyelitiden ähnlich. Erkrankungen, die meist akut verlaufen, treten fast ausschließlich bei Küken im Alter zwischen 1–4 Wochen auf. Sie sind charakterisiert durch progressive Koordinationsstörungen, die über eine partielle Parese bis hin zur totalen Paralyse gehen können, und Tremor, speziell des Kopfes und des Halses. Die Morbidität kann bei Küken bis zu 80 % betragen, in der Regel liegt sie bei 20 %. Jungtiere und erwachsene Tiere können sich ebenfalls infizieren, erkranken aber gewöhnlich nicht, sondern machen eine klinisch inapparente Infektion durch. Derartig infizierte Zuchten bilden das Virusreservoir. Von den Legehennen wird das Virus etwa 4–5 Wochen auf die Küken übertragen, entweder über das Ei oder kurz nach dem Schlupf.

Der wirtschaftliche Schaden, den diese Krankheit verursacht, ist besonders in Großbetrieben sehr beachtlich. Er entsteht neben den Kükenverlusten hauptsächlich durch einen Rückgang der Lege- und Bruttätigkeit für eine Dauer von 7–14 Tagen.

#### ■ Ätiologie

AE-Virusstämme sind antigenetisch einheitlich. Biologisch existieren Unterschiede hinsichtlich ihrer Organaffinität. Feldstämme sind neuro- und viscerotrop. Stämme, die an Hühnerembryonen adaptiert sind, besitzen starke neurotrope Eigenschaften.

Im bebrüteten Hühnerei lässt sich das Virus nach intracerebraler Infektion sowie nach Beimpfung des Dottersackes züchten. Eier, die aus infizierten Beständen stammen, sind für die Viruszüchtung ungeeignet, da sie Antikörper enthalten können. Nach 5- bis 7-tägiger Bebrütung sterben die Embryonen ab und zeigen typischen Zwergwuchs (,dwarfing') und Missbildungen.

Für die Viruszüchtung in Zellkulturen eignen sich v. a. Neuroglia-, Kükennieren-, Hühnerembryonieren-, Pankreaszellen und Kulturen von Hühnerembryofibroblasten. Cytopathische Veränderungen oder Plaques werden bei der Virusvermehrung nicht ausgebildet.

Das Infektionsspektrum umfasst Hühner, Puten und Fasane. Experimentell können auch Entenküken, Tauben und Perlhühner infiziert werden.

#### ■ Epidemiologie

Die Übertragung der AE kann unter natürlichen Bedingungen horizontal und vertikal erfolgen. Das Virus wird von Legehennen 5–12 Tage p. i. mit dem Kot ausgeschieden. Die orale Infektion mit infiziertem Kot ist die wichtigste Infektionsquelle bei Junghühnern und erwachsenen Tieren. Erwachsene Hühner machen eine klinisch inapparente Infektion durch. Sie bilden das Virusreservoir.

Bei der natürlichen Infektion des Kükens spielt die Übertragung des Virus über das Ei die größte Rolle (vertikale Übertragung). Von Legehennen kann AE-Virus etwa 4–5 Wochen p. i. auf Eier übertragen werden. Küken, die zwischen dem 1. und 7. Lebenstag erkranken, haben die Infektion über das Brutei erworben. Durch Kontakt nach dem Schlupf infizierte Küken erkranken nie vor dem 9.–11. Lebenstag.

Infizierte Küken verbreiten das Virus ebenfalls mit dem Kot. Erkrankungen treten in diesem Fall zwischen dem 11. und 16. Tag nach Kontakt auf. Küken können sich nach dem Schlupf schon im Brüter durch Kontakt infizieren, wodurch sich das Virus rasch im Bestand ausbreitet. Die Morbidität beim Küken schwankt zwischen 5 und 80 %, die Letalität zwischen 10 und 70 %. Puten können ebenfalls erkranken.

#### ■ Pathogenese, Pathologie

Pathogenetisch ähnelt die AE-Virusinfektion der Poliomyelitis des Menschen, des Schweins und der Maus. Die Infektion verläuft oft als enterale Form, bei der sich das Virus im Darmbereich vermehrt und mit dem Kot ausgeschieden wird. Eine Erkrankung entwickelt sich dann nicht. Kommt es jedoch zu einer Generalisierung über eine Virämie, gelangt das Virus ins Gehirn. Diese zyklische Form führt nach Vermehrung des Virus im Gehirn zu den klinischen Erscheinungen. Die pathologisch-anatomischen Veränderungen zeigen sich als fettige Leberdegeneration und geringgradige katarrhalische

Enteritis. Histologisch stehen die Veränderungen des ZNS im Vordergrund. Sie sind gekennzeichnet durch das Bild einer nichteitrigen Encephalitis mit perivaskulärer Lymphocyteninfiltration, Gliose und Neuronendegeneration, besonders in der grauen Substanz des Kleinhirns. Gliazellproliferationen treten im Hirnstamm, der Medulla oblongata und im Rückenmark auf.

### ■ Klinische Leitsymptome

Die Inkubationszeit beträgt nach natürlicher Infektion zwischen 9 und 30 Tagen, bei experimenteller, intracerebraler Infektion im Durchschnitt 9–12 Tage. Natürliche Krankheitsausbrüche sind bei 1–4 Wochen alten Küken am häufigsten und verlaufen bei ihnen am schwersten. Bei eiinfizierten Küken treten klinische Symptome bis zum 7. Lebenstag auf. Bei postnataler Infektion erkranken Küken bis zur 6. Lebenswoche. Die ersten klinischen Erscheinungen bestehen in gesträubtem Gefieder, Teilnahmslosigkeit, unsicherem Gang und Beinschwäche, sodass die Tiere häufig am Boden hocken. Daraus entwickelt sich innerhalb weniger Tage eine Ataxie, die in eine totale Lähmung der Gliedmaßen übergeht. Nach einigen Tagen können die Lähmungen wieder verschwinden. Ähnlich wie bei der Newcastle-Krankheit und der Marek-Erkrankung kommt es auch zu Lähmungen der Kloakenmuskulatur.

Ein charakteristisches Symptom der AE ist Tremor, der bei etwa 10–20 % der erkrankten Tiere hauptsächlich am Kopf und in der Halsregion auftritt. Das Allgemeinbefinden der Tiere ist meist ungestört und zu Todesfällen kommt es erst dann, wenn die Küken nicht mehr zu den Futternäpfen gehen können. Sie magern ab und sterben an Erschöpfung oder werden von gesunden und weniger erkrankten Tieren niedergetreten. Bei ungünstigem Verlauf sterben die Küken innerhalb weniger Tage; die Krankheitsdauer kann aber bis zu 2 Monaten betragen.

Infizierte Junghühner oder Legehennen zeigen meist keine klinischen Symptome. Einziges Anzeichen einer Infektion ist ein geringgradiger Rückgang der Legeleistung um etwa 5–10 %, der 7–14 Tage nach der Infektion einsetzt. Die normale Höhe der Eiproduktion wird etwa 4–5 Wochen nach Erkrankungsbeginn wieder erreicht. Während der Infektionsphase kann die Schlupffähigkeit der Eier bis zu 20 % reduziert sein.

### ■ Diagnose

Eine eindeutige Diagnose kann nur durch den Virus- bzw. indirekt durch den Ak-Nachweis erfolgen. Eine optimale Isolierungsmöglichkeit besteht auch durch Verimpfung des Materials in den Dottersack 5–6 Tage bebrüteter Hühnereier aus AE-freien Beständen (ohne Ak). Bewährt hat sich auch der direkte Antigennachweis in Geweben des ZNS und in der Bauchspeicheldrüse bei Tieren bis zu 3 Wochen mit der IF.

Ak können im sog. Eischutztest, einem NT (Bestandsdiagnose), nachgewiesen werden. Dieser Test dient zum Nachweis maternaler Ak im Dotter von Eiern aus verseuchten Beständen. Differenzialdiagnostisch sind die Newcastle-Erkrankung, die egg-drop-Erkrankung, die Marek-Krankheit, Toxoplasmose und B1-Avitaminose auszuschließen.

### ■ Immunologie

Der Infektionsschutz beruht primär auf einer humoralen Immunität. Er verhindert die enterale Phase nicht, wohl aber eine Virämie und damit den Befall des ZNS.

Hühner, die eine AE-Virusinfektion überstanden haben, entwickeln N-Ak, die etwa am 28. Tag p. i. ihren höchsten Titer erreichen. Die Serum-Ak persistieren mindestens ein Jahr (12–14 Monate). Sie werden mit dem Ei auf das Küken übertragen. Durch diese maternalen Ak sind Küken mindestens 3–4 Wochen, manchmal bis zu 6 Wochen, vor einer Erkrankung geschützt.

### ■ Bekämpfung

Nach einer serologischen Bestandsuntersuchung ist eine Bekämpfung darauf auszurichten, Herden ohne Antikörper wirksam zu schützen. Der AE kann nur durch Vaccinierung von Junghühnerbeständen in empfänglichen Herden wirksam vorgebeugt werden. Alle anderen Maßnahmen sind wegen der weiten Verbreitung und des hohen Durchseuchungsgrads ohne Bedeutung. Für eine Vaccinierung stehen Impfstoffe aus inaktivierten Erregern und Lebendvaccinen zur Verfügung. Die Applikation der Impfstoffe aus inaktivierten Erregern erfolgt i. m. Im Alter von 16 Wochen geimpfte Tiere erwerben einen Schutz über mindestens 6 Monate. Da die Applikation eine Einzelbehandlung verlangt, ist die Verwendung inaktivierter Impfstoffe wenig gebräuchlich. Für die Lebendvaccinen werden Virusstämme benützt, die gut immunisieren, nicht eiadaptiert sind und eine starke Viscerotropie besitzen. Die Stämme sind in der Regel virulent, da attenuierte Virusstämme nicht mehr immunisieren. Es handelt sich bei der Verwendung von Lebendvaccinen also praktisch um eine experimentelle Infektion.

In der Praxis haben sich 3 Applikationsarten durchgesetzt, die am häufigsten verwendete Trinkwassermethode, die Kropfinstillation und die „Wing-web"-Methode, die wegen des hohen Arbeitsaufwands weniger gebräuchlich ist. Bei der Kropfinstillation werden bis 4 % der Tiere immunisiert, die Infektion breitet sich dann über den ganzen Bestand aus. Allgemein bevorzugt wird die Trinkwasserimpfung. Das günstigste Alter der Tiere für die Impfung liegt zwischen der 10. und 16. Lebenswoche, aber spätestens 3–4 Wochen vor Legebeginn. Eine Vaccinierung im früheren Alter sollte wegen der evtl. noch vorhandenen maternalen Ak nicht vorgenommen werden. Die Impflinge sollten gesund sein und keiner Belastung ausgesetzt werden. Bruteier dürfen bis zu 4 Wochen nach der Impfung nicht abgegeben werden.

Bei der Trinkwasservaccinierung kann innerhalb von 8–14 Tagen mit einem belastungsfähigen Impfschutz gerechnet werden; bei der Kropfinstillation dauert es etwa 4–5 Wochen, bis eine Herde immunisiert ist. Puten können mit den für Hühner verwendeten Impfstoffen gegen die AE immunisiert werden. Geimpft wird über das Trinkwasser, in der Regel 8 Wochen vor Legebeginn.

Obwohl die Impfung mit Lebendvaccinen vom epidemiologischen Standpunkt aus nicht befriedigt, stellt diese Art der Prophylaxe derzeit noch immer die Methode der Wahl dar.

### 3.25.7 Cardiovirus-Infektion
(Encephalomyokarditis, EMC-Viren)

Cardioviren (C.), früher als Parapoliomyelitisviren bezeichnet, gleichen den Enteroviren, sind jedoch in ihrem Säureverhalten unterschiedlich. Bei pH 3 besteht eine Labilität. C. sind weit verbreitet und kommen unter natürlichen Verhältnissen bei wildlebenden Nagern vor. Von den Nagern werden sie auf den Menschen (Zoonose) und auf Haustiere, insbesondere das Schwein, übertragen.

Alle bisher bekannten Virusstämme sind serologisch einheitlich, obwohl Isolate vom Menschen und von verschiedenen Tierarten existieren. Die einzelnen Stämme besitzen verschiedene biologische Aktivitäten. Repräsentiert werden sie durch das Columbia-SK-Virus, das MM-Virus, das Mengovirus und das ME-Virus. Beim Menschen sind C. häufig im Zusammenhang mit Polioviren isoliert worden.

Beim Schwein sind natürliche EMC-Viruserkrankungen seit längerer Zeit bekannt, die Letalität lag je nach Ausbruch bei bis zu 80 %. Das Auftreten derartiger Infektionen ist in Mittelamerika, den USA und Australien sporadisch. Da als natürliche Wirte Ratten und Mäuse angesehen werden, infizieren sich Schweine vermutlich von Nagern. Ein von Ratten isolierter Stamm war nach experimenteller Infektion für Schweine pathogen. Da C. von Nagern über Wochen mit dem Kot ausgeschieden werden, wird vermutet, dass sich Schweine unter natürlichen Verhältnissen durch verunreinigtes Wasser und Futter infizieren.

In der Pathogenese der Infektion spielt die Affinität des Virus für das Myokard die wichtigste Rolle. Der Tod tritt als Folge der Herzmuskelveränderungen durch Lungen- und Leberstauung sowie Kreislaufversagen ein.

Pathologisch-anatomisch sind die Herzmuskelveränderungen nicht immer sichtbar. Auffällig sind jedoch die Stauungsödeme in blutreichen Organen. Im Gehirn können Erscheinungen einer milden nichteitrigen Encephalitis mit perivaskulären Infiltraten und Gliosen auftreten. Klinische Erscheinungen bei der Encephalomyokarditis des Schweins bestehen in erhöhter Temperatur und allgemeinen Symptomen. Daneben wird häufig Hyperpnoe beobachtet. Der Tod tritt oft plötzlich 4–7 Tage nach Infektion auf. Die Inkubationszeit beträgt 2–5 Tage.

Die Diagnose wird durch den direkten Virusnachweis oder den Nachweis von Antikörpern gestellt. Als Bewertungskriterien zur Abgrenzung anderer Picornavirusinfektionen werden die hohe Virulenz der C. für erwachsene Mäuse, Hamster und Meerschweinchen, die serologische Einheitlichkeit ohne Kreuzreaktion mit anderen Virusarten und die HA von Hammelerythrocyten herangezogen. Die Immunität scheint wie bei allen Enterovirusinfektionen humoral verankert zu sein.

### 3.25.8 Hepatovirus-Infektionen
(lt. IfSG/Mensch)

*Meldepflicht*

Die Hepatitis A (Hep.-A) des Menschen, deren Erreger früher zu den Enteroviren gerechnet wurde, gab dem neuen Genus *Hepatovirus* den Namen. Die Hep.-A gilt als gutartige Hepatitis. Das Virus vermehrt sich im Dünndarmepithel, manifestiert sich meist in Form einer überwiegend milden Hepatitis, wird mit dem Stuhl ausgeschieden und fäkooral übertragen. Die Infektkette läuft über fäkal kontaminierte Lebensmittel, über Wasser, Milch, Fisch und Weichtiere (Abwasser aus Flussmündungen). Die Verbreitung des Virus wird durch mangelhafte Hygiene und Abwasseraufbereitung gefördert.

Im Gegensatz zu anderen menschlichen Hepatitiden kennt man bei der Hep.-A kein chronisches Trägertum; meist heilt die Infektion aus. Das Virus ist auf der Welt am meisten verbreitet und neuerdings züchtbar.

Der Mensch kann sich für kurze Zeitspannen durch spezifische Gammaglobuline schützen. Auch Vaccinen für eine aktive Immunisierung sind neuerdings verfügbar.

Neben dem Menschen können auch Affen mit Hep.-A-Virus infiziert sein, ohne aber in der Regel krank zu werden. Als Träger des Virus jedoch können sie im engeren Kontakt Menschen (Tierpfleger, Zoobesucher) infizieren. Ob die mit den humanen Viren antigenetisch fast identischen, bei Affen isolierbaren Stämme eine arteigene Subspezies darstellen, ist derzeit noch nicht erwiesen.

> ! Picornaviren sind kleine unbehüllte Viren (25 nm) mit einem einzelsträngigen Genom positiver Polarität. Picornaviren haben im Allgemeinen ein enges Wirtsspektrum und einen Tropismus zu epithelialen und neuralen Geweben. Sie kommen zumeist in mehreren Serotypen vor. Die Übertragung erfolgt oral oder aerogen. Die wichtigsten Krankheiten sind: **Maul- und Klauenseuche** der Paarzeher; **Schweinebläschenkrankheit** (Schweinevesikulärkrankheit); Teschen-Schweinelähmung/Talfan Disease; **Poliomyelitis** des Menschen und die **aviäre Encephalomyelitis**.

## 3.26 Infektionen und Krankheiten durch Astroviren

In das System der Viren, die noch nicht eingeordnet sind, wurden die bereits 1975 erstmals als kleine, 28–30 nm große, runde Partikel beschriebenen, aus dem Stuhl eines an Gastroenteritis erkrankten Säuglings isolierten und im Elektronenmikroskop entdeckten Astroviren (A.) hinzugefügt. Ihren Namen erhielten sie aufgrund ihrer sternförmig pointierten Konfiguration im elektronenmikroskopischen Bild (Abschnitt 3.1).

Innerhalb weniger Jahre hat man sie auch bei Lämmern, Kälbern und anderen Wiederkäuern sowie Ferkeln, im Wesentlichen assoziiert mit Neugeborenendurchfällen, nachgewiesen. In den untersuchten Stühlen lagen sie überwiegend nicht allein, sondern zusammen mit anderen bekannten enteralen Viren wie Rota-, Calici- oder Toroviren vor.

Die bovinen und die humanen A. besitzen jeweils untereinander gemeinsame Antigene, reagieren jedoch nicht mit den heterologen Virusspezies. Innerhalb der Spezies lassen sich jedoch im NT Differenzen nachweisen, was auf die Existenz von Serotypen hinweist.

A. werden als apathogen eingestuft. Bei der experimentellen Monoinfektion von wenige Tage alten Kälbern z. B. riefen sie keine Krankheitssymptome hervor. Auch bei gnotobiotischen Kälbern blieben enterale Erscheinungen aus. Nur histopathologisch ließen sich an den reifen Epithelzellen um die Spitzen der Dünndarmvilli, insbesondere über den Peyer-Platten, oberflächliche Alterationen erkennen. Auch bei experimentell infizierten Lämmern wurden solche Befunde erhoben. Bei letzteren ist ferner eine milde Diarrhö nach experimenteller Infektion gnotobiotischer Tiere beschrieben.

## 3.27 Infektionen und Krankheiten durch unkonventionelle Erreger

### 3.27.1 Bovine spongiforme Encephalopathie
(BSE, bovine spongiform encephalopathy, transmissible spongiforme Enzephalopathie)

■ **Allgemeines**

Die bovine spongiforme Encephalopathie (BSE) ist eine erstmals 1985/1986 in England aufgetretene Erkrankung, die akut bis subakut verläuft und stets tödlich endet. Sie hat in englischen Milchviehbeständen innerhalb weniger Jahre zu großen wirtschaftlichen Verlusten geführt. Die Erkrankung ist klinisch durch Störungen der Motorik, Sensorik und des Verhaltens gekennzeichnet. Pathohistologisch ist die BSE von degenerativen Veränderungen bestimmt, die zu multipler vakuolärer Degeneration des Neuropils führen und dem ZNS im Schnitt ein schwammartiges (spongiformes) Aussehen verleihen. Wegen ihrer zunächst ungeklärten Ätiologie wurde die BSE in der Öffentlichkeit populär auch als „mad cow disease" oder „rätselhafter Rinderwahnsinn" bezeichnet. Sie hat ihren Ursprung in der Verfütterung von Tierkörpermehl (TKM), das vermutlich mit dem Erreger der Scrapie kontaminiert war. Wegen der Ähnlichkeiten der klinischen Symptome und pathohistologischen Veränderungen mit spongiformen Encephalopathien des Menschen (s. u.) wird postuliert, dass die BSE auf den Menschen übertragbar und die Ursache für eine neue Variante der Creutzfeldt-Jakob-Krankheit (nCJD) ist.

■ **Ätiologie**

Der Erreger der BSE ist wieder der Scrapie bislang nicht genau charakterisiert und wird daher den sog. „unkonventionellen Erregern bzw. Viren" zugeordnet. Diesen neuartigen Krankheitserregern sind ungewöhnliche biologische und physikalisch-chemische Eigenschaften gemeinsam. Die wichtigsten dieser Merkmale sind:
- lange Inkubationszeiten (Monate bis Jahre),
- hohe Resistenz gegen Erhitzung und Exposition mit UV- oder ionisierenden Strahlen, saure pH-Werte und proteolytische Enzyme,
- scheinbares Fehlen einer Nucleinsäure,
- vorwiegend orale Übertragung,
- weites Wirtsspektrum unter natürlichen und experimentellen Bedingungen,
- Fehlen humoraler oder zellvermittelter Immunmechanismen im infizierten Wirt.

Eine Züchtung unkonventioneller Erreger in Zellkulturen ist bislang nicht möglich. Daher ist die Verwendung von Versuchstieren z.Zt. unumgänglich. Als solche eignen sich vorwiegend Maus und Hamster. Experimentell konnte die BSE auch auf ein Schwein übertragen werden. Das Wirtsspektrum der BSE ist nach heutigem Kenntnisstand dem der Scrapie ähnlich.

■ **Epidemiologie**

Die natürliche Übertragung erfolgt nach bisherigen Erfahrungen allein horizontal. Eine Kontaktinfektion von Tier zu Tier ist bisher nicht bekannt. In einer vergleichenden Studie wurde ein Prozentsatz intrauteriner BSE-Infektionen von etwa 10 % festgestellt. Epidemiologische Untersuchungen in England erbrachten starke Hinweise dafür, dass es eine ätiologische Korrelation zwischen der Scrapie der Schafe und BSE-Erkrankungen der Rinder gibt. Eine Übertragung des BSE-Agens durch einen direkten Schaf-Rind-Kontakt oder über kontaminierte Weiden ließ sich aber ausschließen. Eine bisher noch nicht bewiesene Hypothese besagt, dass der epidemische Verlauf der BSE ab 1986 durch die Amplifikation einer latenten, aber nur mit milden klinischen Symptomen in England verlaufenden genuinen bovinen spongiformen Encephalopathie entstanden ist.

Die größte Wahrscheinlichkeit aber hat die v. a. epidemiologisch belegte Schlussfolgerung, dass die BSE-Erkrankung durch die Verfütterung Scrapie-kontaminierter Tierkörper- und Knochenmehle ausgelöst wurde. Dazu haben verschiedene Umweltfaktoren beigetragen. Erstens kam es in den 70er-Jahren in Großbritannien zu einer signifikanten Zunahme der Schafpopulation, wobei bekannt ist, dass die Scrapie dort endemisch ist. Zweitens wurde die Technologie der Herstellung von TKM in vielen englischen Tierkörperbeseitigungsanstalten (von „batch" auf „continuous rendering") geändert. So wurden einerseits die Erhitzungstemperatur für die Tierkadaver reduziert und zum anderen die Extraktionsverfahren für Fette verändert. Beide Modifikationen haben offensichtlich dazu beigetragen, dass der Scrapie-Erreger wegen seiner hohen Tenazität gegenüber Erhitzung seine Infektiosität erhalten konnte. Drittens begannen die englischen Rinderzüchter Anfang der 80er-Jahre aus wirtschaftlichen Gründen, dem Kraftfutter der Kuhkälber in Milchviehbeständen TKM zuzusetzen. Insbesondere der letzte Umstand hat dazu geführt, dass die BSE ausschließlich in Hochleistungsmilchkühbeständen aufgetreten ist. Dabei ist eine geografische Häufung im Süden der englischen Insel festzustellen. Eine Geschlechts- oder Rassedisposition konnte dagegen nicht bestätigt werden.

Die Inzidenz der BSE nimmt mit der Herdengröße zu. Zumeist erkranken jedoch nur 1 – 2 Tiere pro Bestand. Eine Häufung der Erkrankung tritt bei Tieren im Lebensalter von 3 – 5 Jahren auf. Bis Februar 2001 wurden in England etwa 180.000 Todesfälle in 10.000 Beständen gemeldet. Das entspricht einer Inzidenz von 3,9 Fällen pro 1.000 erwachsenen Tieren. Damit galten etwa 20 % der britischen Milchviehherden und 1 % der Zuchtbestände als infiziert. Neben dem Vereinigten Königreich wurden einzelne BSE-Fälle aus Irland, Oman, Belgien, den Niederlanden, Portugal und Frankreich gemeldet. Besonders auffällig ist dabei eine relative Häufung in der Schweiz. Inzwischen wurden sporadische Erkrankungen, die im Zusammenhang mit der Verfütterung Scrapieinfizierter TKM stehen, auch bei Katzen (feline spongiform encephalopathy, FSE) sowie Wildwiederkäuern (Oryx, Nyala, Kudu) bekannt. In den USA wird seit einiger Zeit über eine Scrapieähnliche Erkrankung diskutiert, die unter der Bezeichnung „downer cow syndrome" bekannt ist. Ihre Ätiologie ist gegenwärtig noch unbekannt.

### ■ Pathogenese, Pathologie

Ähnlich wie bei der Scrapie ist auch bei der BSE wenig über die Entstehung der Erkrankung und die ihr zugrunde liegenden Mechanismen bekannt. Insbesondere ist unbekannt, über welchen Weg der Erreger aus dem Darm in das ZNS gelangt und wie er dort seine pathogene Wirkung entfaltet. Allerdings ist bekannt, dass ähnlich wie bei der Scrapie auch bei der BSE der Erreger in den lymphatischen Geweben, insbesondere der Milz und der peripheren und intestinalen Lymphknoten, nachweisbar ist. Nach britischen Befunden sind hohe Infektiositätstiter im Gehirn, Rückenmark und in den peripheren Nerven nachweisbar. Dies trifft auch für das lymphoretikuläre Gewebe (Milz, Lymphknoten und Thymus) zu. Pathohistologisch ist die BSE durch degenerative Veränderungen des Hirnstamms sowie des Rückenmarks gekennzeichnet. In der Medulla oblongata finden sich multiple vakuoläre Degenerationen des Neuropils. Regelmäßig trifft man solche Veränderungen symmetrisch im Nervus tractus solitarii und im Endkern des V. Gehirnnervs, dem Nervus tractus spinalis und dem Nervus trigeminus an. Entzündliche Vorgänge finden sich dagegen nur ausnahmsweise und an wenigen Lokalisationen.

### ■ Klinische Leitsymptome

Die BSE ist eine akut bis subakut verlaufende Erkrankung erwachsener Rinder, die durchschnittlich nach einer Krankheitsdauer von 2 – 3 Monaten zum Tode führt. Die degenerativen Veränderungen im ZNS spiegeln sich in ausgeprägten Verhaltensstörungen sowie sensiblen und motorischen Dysfunktionen wider. Zwischen der oralen Aufnahme des Krankheitserregers und der Entstehung klinischer Symptome vergehen nach retrospektiven Untersuchungen 4 – 6 Jahre. Das jüngste Tier war zum Zeitpunkt der Erkrankung 22 Monate alt. Am Beginn der Erkrankung steht eine markante Ängstlichkeit, die v. a. gegenüber taktilen Reizen besteht. In Einzelfällen wird diese Hyperästhesie durch eine gesteigerte Aggressivität kompensiert. BSE-Rinden zeigen häufig Zähneknirschen. Infolge gestörter Motorik kommt es zur Ataxie der Hintergliedmaßen, allgemeinem Tremor, Niederstürzen, Paresen und Festliegen im fortgeschrittenem Stadium. Weitere Symptome sind Manegebewegungen, Überköten und Ataxien der Vordergliedmaßen. Auffällig sind des Weiteren abnormale Haltung des Kopfs und der Ohren. Als Folge einer gestörten Sensorik zeigen BSE-erkrankte Rinder eine Hyperästhesie, Kopfscheuheit, exzessive Ohrmotilität sowie Belecken der Nase und der Flanken. Durch starkes Kopfscheuern kommt es häufig zu Hautverletzungen. Alle genannten Symptome sind insbesondere für den Tierbesitzer bei einem Vergleich mit dem Normalzustand relativ gut zu erkennen. Insgesamt bleibt aber festzustellen, dass die BSE-Symptomatik wie bei allen zentralnervösen Erkrankungen recht uneinheitlich ist und keine pathognomischen Befunde erhoben werden können.

### ■ Diagnose

Außer der klinischen Verdachtsdiagnose ist eine ursächliche Feststellung der Krankheitsursache am lebenden Tier bislang nicht möglich. Insbesondere gelingt es nicht, den Erreger anzuzüchten. Der Nachweis spezifischer Antikörper ist ebenfalls nicht möglich, da der Erreger keine Antigenität hat und daher die körpereigene Immunantwort nicht zur Antikörperbildung stimuliert.

Die Krankheitsfeststellung stützt sich daher gegenwärtig v. a. auf eine Post-mortem-Diagnose. Pathohistologisch und elektronenmikroskopisch lassen sich die genannten spongiformen Encephalopathien erkennen. Daneben gelingt unregelmäßig immunhistochemisch mit spezifischen heterologen Antiseren der Nachweis von Amyloidablagerungen. Aus dem Gehirn sowie der Milz verendeter Tiere können mittels biochemischer Verfahren und präparativer Ultrazentrifugation die sog. „Prionproteine" isoliert und elektronenmikroskopisch als „Scrapie-assoziierte Fibrillen (SAF)" dargestellt werden. Ihr Nachweis gelingt auch elektrophoretisch und serologisch durch das „Western blotting" nach Überführen der Proteine auf Nitrocellulose- oder Nylonmembranen. Die genannten Verfahren sind jedoch keine Routinemethoden und können daher nur zur Bestätigung histologischer Befunde herangezogen werden. Der Erregernachweis in den SAF kann durch einen Übertragungsversuch nach intracerebraler Injektion in Mäuse oder Hamster abschließend bestätigt werden. Dieses Verfahren beinhaltet die bekannte Tierversuchsproblematik und erfordert einen Zeitaufwand von 3 – 24 Monaten. Inzwischen sind mehrere ELISA-Tests kommerziell erhältlich, mithilfe derer die postmortale Nachweis von PrP$^{BSE}$ im ZNS erkrankter oder verendeter Tiere gelingt. Den Verfahren wird eine hohe Sensitivität und Spezifität zugesprochen. Erkenntnisse, ob und zu welchem Zeitpunkt solche Tests bereits während der Inkubationszeit positive Ergebnisse erbringen, liegen gegenwärtig noch nicht vor. Differenzialdiagnostisch müssen zentralnervöse Erkrankungen anderer Genese, v. a. Tollwut, Aujeszky-Krankheit, Listeriose sowie Stoffwechselerkrankungen während der Trächtigkeit oder nach dem Kalben ausgeschlossen werden.

### ■ Immunologie

Bei den Scrapie-assoziierten Fibrillen, die auch in BSE-erkrankten Tieren nachweisbar sind, handelt es sich um modifizierte zelluläre Proteinkomponenten, die auch im normalen Gewebe und im gesunden Tier vorhanden sind. Das entsprechende Gen codiert für etwa 250 Aminosäuren, aus denen nach verschiedenen posttranslationalen Prozessierungsschritten und einer limitierten Proteolyse ein Protein von 27–30 kD entsteht, das sog. PrP$^{SC}$ bzw. $^{BSE}$. Aufgrund fehlender Antigenität induziert dieses pathologische PrP keine humoralen oder zellvermittelten Immunmechanismen. Die verfügbaren polyklonalen Antisera oder mAk wurden jeweils in heterologen Spezies hergestellt.

### ■ Bekämpfung

In allen EU-Mitgliedstaaten besteht für die BSE Anzeigepflicht. Damit sind bereits klinische Verdachtsfälle den Veterinärbehörden anzuzeigen, sodass danach eine diagnostische Tötung der verdächtigen Tiere vorgenommen und eine post-mortem-Diagnose gestellt werden kann. Die Tierkörper werden anschließend unschädlich beseitigt. In England werden BSE-Rinder aus Sicherheitsgründen verbrannt.

Wesentlich ist es, eine Einschleppung der Erkrankung zu verhindern. Daher wurden der Import britischer TKM sowie die Einfuhr lebender, über 6 Monate alter Tiere untersagt. Eine weitere, sehr wirksame Maßnahme zur Vorbeuge von BSE-Erkrankungen ist das Verbot der Verfütterung von TKM.

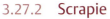

## 3.27.2 Scrapie
### (Rida, Traberkrankheit, tremblante du mouton)

### ■ Allgemeines

Scrapie ist eine übertragbare, protrahiert verlaufende Erkrankung des Zentralnervensystems bei Schafen und Ziegen. Das ursächliche Agens (SA) wird den sog. „unkonventionellen Erregern" zugeordnet, ist aber ansonsten noch nicht klassifiziert. Damit bleibt zunächst noch offen, ob es sich bei dem Scrapie-Erreger um ein konventionelles Virus oder ein Prion handelt. Charakteristisch sind eine lange Inkubationszeit und zentralnervöse Symptome. Erkrankte Tiere zeigen entweder Ataxien, Inkoordination und Tremor oder starkes Hautjucken (to scrape – kratzen). Befallen werden zumeist erwachsene Tiere. Scrapie ist eine subakute, spongiforme Encephalopathie und wird den „slowvirus"-Erkrankungen zugeordnet. Große Ähnlichkeiten mit Scrapie in bezug auf die klinischen Symptome, die Neuropathologie, die Epidemiologie und den Erreger weisen andere subakute, spongiforme Encephalopathien auf: die übertragbare Encephalopathie der Nerze (TME), die Kuru und die Creutzfeldt-Jakob-Erkrankung (CJD), das Gerstmann-Sträussler-Scheinker-Syndrom (GSS) des Menschen sowie die bovine spongiforme Encephalopathie (BSE). Eine Übersicht der bei Menschen und Tieren auftretenden spongiformen Encephalopathien ist in **Tab. 3.40** wiedergegeben.

Die TME äußert sich als progressive, neurologische Dysfunktion mit degenerativen Veränderungen im Gehirn.

Die Kuru war ehemals eine zentralnervöse Erkrankung bei jungen Frauen in Neuguinea, die vermutlich durch rituellen Kannibalismus übertragen wurde und mit einer langsam fortschreitenden Ataxie beginnt. Dazu stellt sich Tremor der Extremitäten, des Stamms und des Kopfs ein. Die Erkrankungsdauer beträgt etwa 9 Monate, der Ausgang ist immer letal.

Die CJD manifestiert sich durch progressive Dementia, Pyramidensymptome, zunehmende Muskelstarre und Hyperkinesen. Sie tritt nur im höheren Lebensalter auf und hat eine Inzidenz von etwa 1 Erkrankungsfall pro 106.000 Menschen. Das GSS ist eine seltene, autosomal vererbte spongiforme Encephalopathie, die familiär gehäuft auftreten kann.

Scrapie ist eine Erkrankung, die schon seit etwa 200 Jahren bekannt ist. Sie verursachte in Deutschland während des 19. Jahrhunderts große Verluste. Das Modell Scrapie/Schaf oder /Maus wurde intensiv bei der Erforschung subakuter spongiformer Encephalopathien

**Tab. 3.40** Transmissible spongiforme Encephalopathien bei Tieren und Menschen.

| Bezeichnungen | Empfängliche Wirte |
| --- | --- |
| Scrapie | Schaf, Ziege |
| BSE | Rind, Wildwiederkäuer |
| Chronic wasting disease of captive mule deer and elk | Schwarzwedel- und Wapitihirsche |
| Feline spongiform encephalopathy | Katze |
| Transmissible mink encephalopathy (TME) | Nerz |
| Creutzfeldt-Jakob-Krankheit | Mensch |
| (Kuru)?* | Mensch |
| Gerstmann-Sträussler-Scheinker-Syndrom | Mensch |
| Fatal familiar insomnia | Mensch |

* Nicht mehr auftretend

benutzt. Die Scrapie-Erkrankung ist endemisch in bestimmten Gebieten Europas, Asiens und Nordamerikas. Australien und Neuseeland gelten als frei von Scrapie. In Deutschland tritt die Traberkrankheit nur sporadisch bei Schafen und Ziegen auf.

■ Ätiologie

Es wird vermutet, dass die Scrapie-Aktivität ein Teil der Membran infizierter Zellen ist. Bisher wurden weder homogene RNA- oder DNA-Moküle in infektiösen Hirnsuspensionen von Scrapie-Schafen nachgewiesen. Dennoch existieren zahlreiche biologisch unterschiedliche Scrapie-Isolate, die sich auch in ihren physikalisch-chemischen Eigenschaften unterscheiden.

Die Vermehrung des SA erfolgte bisher hauptsächlich in Versuchstieren. So vermehrt sich das SA u. a. in Mäusen und Hamstern. In Mäusen treten bei Adaptation nach einer Inkubationszeit von etwa 12–32 Wochen nach intracerebraler Infektion erste Symptome auf. Die klinischen Symptome lassen sich bei Mäusen in 3 Verlaufsformen aufgliedern: in den „hyperexcitable"-Typ mit raschem Verlauf, den „fat"-Typ, bei dem die Tiere progressiv dicker werden, und den lethargischen Typ, an dem 70% aller Mäuse erkranken. Weiterhin können Goldhamster für die Erregervermehrung herangezogen werden. Die Inkubationszeit liegt zwischen 150 und 200 Tagen.

Die Züchtung in Zellkulturen ist nur mit niedrigem Infektiositätstiter in persistierend infizierten Zellen neuronalen Ursprungs möglich. Das Infektionsspektrum umfasst Schafe und Ziegen. Unter experimentellen Bedingungen sind Cynomolgus-, Spinnen- und Kapuzineraffen, Nerze, Mäuse, Ratten, Hamster und Gerbils, nicht jedoch Primaten empfänglich.

■ Epidemiologie

Die natürliche Übertragung der Scrapie erfolgt hauptsächlich horizontal durch Kontakt. Obwohl die Eintrittspforte des Erregers nicht bekannt ist, weisen Ergebnisse aus experimentellen Infektionen daraufhin, dass das Agens vermutlich oral, konjunktival oder über kleine Verletzungen aufgenommen wird bzw. eindringt. Die SA-Ausscheidung ist ebenfalls unklar. Obwohl große Mengen in neuralen und lymphoiden Geweben nachgewiesen werden können, wird es mit Sekreten nicht ausgeschieden. Verhältnismäßig große Mengen des SA lassen sich in fetalen Membranen und Placenten nachweisen.

Daneben werden intrauterine Infektionen nach transplacentarer Passage des SA diskutiert. Schafe können sich möglicherweise auch von kontaminierten Weiden infizieren. Derartige Infektionen werden durch die extreme Stabilität des Erregers gefördert. Langes Überleben des Erregers in der Umwelt, auf Weiden und in Ställen ist vermutlich auch die Erklärung für das Neuauftreten der Erkrankung in Beständen, in denen nach Keulung von infizierten Herden ein Jahr lang keine Schafe gehalten wurden. Nach Besatz mit Schafen aus Scrapie-freien Gebieten traten erneut Erkrankungen auf.

Das Angehen einer Scrapie-Infektion unterliegt auch einer genetischen Disposition, da bei einzelnen Schafrassen Unterschiede in der Inkubationszeit auftreten. Scrapie befällt unten natürlichen Bedingungen in der Regel meist Tiere ab dem 3. Lebensjahr.

■ Pathogenese, Pathologie

Über die Pathogenese von Scrapie ist wenig bekannt. Nach experimenteller i. c. Inokulation von Mäusen verbreitet sich das Agens über den gesamten Organismus. Hohe Infektiositätstiter werden schon 3–4 Wochen p. i. im Lymphgewebe gefunden. Im Gehirn steigen die Titer langsam an und erreichen einen Höhepunkt um 15 Wochen p. i. Dann bleibt die infektiöse Aktivität im Gehirn konstant, bis die Tiere sterben. Wichtig für die Pathogenese ist, dass einige Scrapie-Stämme im Verlaufe von Mäusepassagen Mutationen durchmachen können. Die Scrapie-assoziierten pathologischen Veränderungen im Zentralnervensystem sind nur histologisch erfassbar. Sie sind nichtentzündlicher Natur und äußern sich als fokale oder diffuse Degenerationen der grauen Substanz des Gehirns im Sinne einer spongiformen Encephalopathie. Am auffälligsten sind sie in den Ganglienzellen und befallen Neuronen eines bestimmten Kerngebiets. Die Vorgänge in den Ganglienzellen umfassen Plasmavakuolisierung, granulovakuoläre Degeneration, eosinophile Hyalinisierung, granulären Zerfall, Nekrose, Chromatolyse und Pyknose. Die Vakuolen (daher der Begriff „spongiform") sind pathognomonisch. Ferner wird eine Hypertrophie glialer Elemente, besonders der Astrocyten, beobachtet.

■ Klinische Leitsymptome

Scrapie ist durch eine extrem lange Inkubationszeit gekennzeichnet, die nach experimenteller Infektion beim Schaf zwischen 4 Monaten und 2 Jahren, im Mittel nach i. c.-Infektion bei 6–9 Monaten liegt.

Ein frühes Symptom ist der Juckreiz, wobei sich die Tiere das Wollkleid abscheuern. Ferner können Ruhelosigkeit, Schreckhaftigkeit, Zittern, nickende Kopfbewegungen und Zähneknirschen auftreten oder es kommt zur Inkoordination des Gangs (Traberkrankheit) und progressiver Schwäche. Die Phase der klinischen Manifestation dauert gewöhnlich 2–5 Monate. Gegen Ende der Krankheit stehen Abmagerung, Schlucklähmung und Festliegen im Vordergrund. Die Krankheit endet stets tödlich. Bislang gibt es keine Beweise für ätiologische Zusammenhänge zwischen Scrapie und den humanen spongiformen Encphalopathien.

■ Diagnose

Die Diagnose wird aufgrund der klinischen Symptome wie Juckreiz und lokomotorische Störungen und durch die pathologisch-histologische Untersuchung gestellt.

Dabei sind die Vakuolenbildung und Degeneration der Nervenzellen typische Veränderungen. Ein Erregungsnachweis oder die serologische Diagnose sind derzeit nicht möglich. Differenzialdiagnostisch sind andere ZNS-Erkrankungen auszuschließen: Visna lässt sich histologisch durch Demyelinisierungen oder durch serologische Tests abgrenzen; Louping ill und Aujeszky-Krankheit unterscheiden sich durch den akuten Verlauf und durch die entzündlichen Reaktionen im Gehirn. Ferner müssen Listeriose und Tollwut ausgeschlossen werden, in bestimmten Gegenden auch die Borna-Krankheit.

■ Immunologie
Bei der Scrapie-Infektion werden nach häutigem Kenntnisstand keine spezifischen Antikörper ausgebildet.

■ Bekämpfung
Scrapie ist in allen EG-Mitgliedstaaten seit 1991 anzeigepflichtig und wird ausschließich durch veterinärpolizeiliche Maßnahmen bekämpft. Eine Ausrottung der Scrapie ist wegen der extrem langen Inkubationszeit, des Fehlens einer Intravitam-Diagnosemöglichkeit und der noch ungeklärten Übertragungsmechanismen schwierig. In Ländern mit geringem Befall hat sich die konsequente Keulung infizierten Herden bewährt.

# 4 Allgemeine Bakteriologie

M. Krüger, T. Seidler

## 4.1 Einleitung

**Mikroorganismen** werden aufgrund ihres Aufbaus und Stoffwechsels verschiedenen Gruppen von Kleinstlebewesen zugeordnet.

Die kleinsten und einfachsten Mikroorganismen sind die **Viren**, die streng genommen keine echten Lebewesen darstellen, da sie keine lebenstypischen Eigenschaften wie eigenen Stoffwechsel und selbstständige Vermehrung aufweisen. Ihnen folgen dann die höher organisierten **Bakterien** und die **Archaeen**. Sie besitzen keinen echten Zellkern (Karyon), sondern ein Kernäquivalent, weshalb sie auch als **Prokaryonten** bezeichnet werden. Mikroorganismen mit echtem Zellkern werden dagegen als **Eukaryonten** eingestuft. Zu ihnen gehören **Pilze**, **tierische Einzeller** (Protozoen) und höhere **Algenarten**. In **Tab. 4.1** ist eine Übersicht über die Mikroorganismen gegeben.

**Tab. 4.1** Einteilung von Mikroorganismen.

| Mikroorganismus | Phylogenetische Zugehörigkeit | Größe |
|---|---|---|
| Viren | Viren | 0,01–0,2 µm |
| Bakterien | Niedere Protisten, Prokaryonten | 0,5–30 µm (Ausnahme: *Megabacterium* bis 100 µm) |
| Archebakterien | Niedere Protisten, Prokaryonten | 0,5–2,0 µm |
| Pilze | Höhere Protisten, Eukaryonten | 5–10 µm |
| Höhere Algen | Höhere Protisten, Eukaryonten | 6–30 µm |
| Protozoen | Höhere Protisten, Eukaryonten | 50–300 µm |

## 4.2 Aufbau und Anpassungsmechanismen der Bakterien

### 4.2.1 Bacteria

■ Form

Die Form und der Aufbau der Bakterien stehen in enger Beziehung zur Funktion. Entscheidend für das Überleben und die Anpassung an die Umwelt ist das Verhältnis von Oberfläche zu Volumen. Häufigste Formen sind die Kugel (lat. coccus) und das Stäbchen (griech. bacteria). Das Verhältnis von Oberfläche zum Volumen ist bei **Kokken** günstiger (5,8 : 1) als bei **Stäbchen** (10 : 1, z. B. *Escherichia coli = E. coli*). Die Form des Bakteriums ist entscheidend für die Diffusionszeiten von außen nach innen und umgekehrt.

Da es eine Vielzahl von Kokken gibt, ist dieser Mangel scheinbar durch andere Mechanismen ersetzt worden. So teilen sich Streptokokken z. B. nur inkomplett. Die für Bakterien typischen Formen sind in **Abb. 4.1** dargestellt.

Innerhalb der beiden Grundformen treten **Variationen** auf. Die Kokken können abgeflacht oder lanzettförmig sein. Stäbchen treten dagegen gekrümmt, gerade, gebogen oder gewunden in Erscheinung. Die **Enden** können

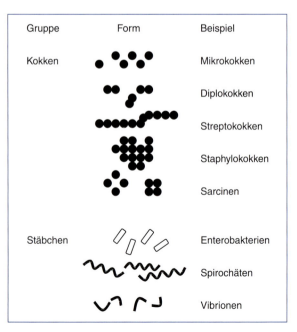

**Abb. 4.1** Formen von Bakterien.

rund, eckig, zugespitzt oder konkav sein. Sehr kurze Stäbchen bezeichnet man als kokkoide Stäbchen. Sind beide Enden zugespitzt, spricht man von fusiformen Bakterien. Die **Anordnung** der Bakterien zueinander spielt auch eine Rolle, z. B. paarweise Lagerung bei Diplokokken, Kettenbildung bei Streptokokken, Haufenbildung bei Staphylokokken oder Paketbildung bei Sarzinen. Sowohl das Alter der Kultur als auch die Zusammensetzung des Anzuchtmediums beeinflussen die Form erheblich. So nimmt *E. coli* nur unter reichhaltigem Nährstoffangebot die Stäbchenform (Luxusform) an. Unter osmotischem Stress (hoher Kochsalzgehalt oder in Aqua destillata) und im Magen-Darm-Trakt (Dickdarmlumen) treten gehäuft kokkoide Formen auf.

Die **Größe** der Bakterien liegt in der Regel zwischen 0,5 und 5 µm mal 0,1 bis 1,0 µm. Einige spiralige und filamentöse Formen können 10 µm und größer sein.

■ Erbinformation

Das Bakteriengenom ist ein ringförmiges Chromosom, das gestreckt eine DNA-Länge von 1,1 – 1,3 mm einnehmen kann (*E. coli*). Es wird als **Nucleoid**, **Bakterienchromosom** oder **Genophor** bezeichnet. Die chromosomale DNA liegt in geknäuelter Form vor, ist allerdings nicht ungeordnet, sondern befindet sich in einem bestimmten Teil der Zelle. Viele Bakterien enthalten teilungsbedingt zwei oder mehr Nucleoide, da die Zellteilung diesem Schritt hinterherläuft. Lichtmikroskopisch kann man die DNA mittels **Feulgen-Reaktion** darstellen.

Neben der chromosomalen DNA besitzen Bakterien **Plasmide** – zu einem Ring geschlossene, doppelsträngige DNA-Moleküle. Ihre Länge beträgt bis 1 % der Länge des Bakterienchromosoms. Auf Plasmiden sind Eigenschaften codiert, die den Bakterien einen Selektionsvorteil bieten, jedoch nicht lebensnotwendig sind (z. B. Antibiotikaresistenzen, Toxinbildung, Fimbrienbildung). Plasmide replizieren sich unabhängig vom Bakterienchromosom, häufig sind mehrere pro Zelle vorhanden. Analog dem Bakterienchromosom liegen die Plasmide im Cytoplasma, eine Integration von Plasmiden in das Chromosom (Cointegrat) sowie deren Wiederausgliederung sind bewiesen.

■ Cytoplasma

Das Cytoplasma ist keine homogene Proteinlösung, sondern wird durch **intraplasmatische Membranen** in einzelne Reaktionsräume geteilt (**Abb. 4.2**). Es enthält alle lebensnotwendigen Stoffe wie Salze, Enzyme, Stoffwechselprodukte und Eiweiße in hohen Konzentrationen. Ebenso sind hier die **Ribosomen** sowie die **Transport-** und die **Messenger-RNA**, bei einigen Bakterien auch zusätzliche Speicherstoffe lokalisiert. Die Zahl der Ribosomen kann pro Bakterienzelle zwischen 5.000 und 50.000 umfassen, ihre Größe beträgt bis zu 70 Svedberg (S)-Einheiten, bei Eukaryonten dagegen bis zu 80 S.

**Speicherstoffe** beinhalten Polysaccharide in Form von Stärke und Glykogen, fettartige Substanzen wie Poly-β-hydroxybutyrat, Neutralfette sowie Phosphate, die wegen der charakteristischen Farbänderung, die sie an einigen Farbstoffen verursachen (z. B. Methylenblau), als metachromatische Granula bezeichnet werden. Wegen der Erstbeschreibung bei *Spirillum volutans* werden sie auch als **Volutingranula** bezeichnet. Durch die hohe Konzentration der Zellinhaltsstoffe haben Bakterien ein Wasserproblem, das sich in einem massiven Druck auf die Membranwand äußert. Dieser beträgt bei den grampositiven Bakterien bis zu 30, bei gramnegativen Bakterien 3 – 5 Atmosphären.

■ Cytoplasmamembran

Die **Cytoplasmamembran** umgibt als trilamelläre Struktur das Cytoplasma. Sie besitzt zwei äußere, dunklere, ca. 2 – 3 nm dicke Schichten und eine hellere, ca. 4 – 5 nm starke Mittelschicht. Damit entspricht sie dem Aufbau der Eukaryontenmembran und setzt sich aus **Lipiden**, **Proteinen** und einer geringen **Hexosenmenge** zusammen. Die Lipide sind als **Lipiddoppelschicht** angeordnet, wobei die hydrophoben Enden nach innen und die hydrophilen Domänen nach außen gerichtet sind. Proteine sind entweder eingelagert, integriert, aufgelagert oder befinden

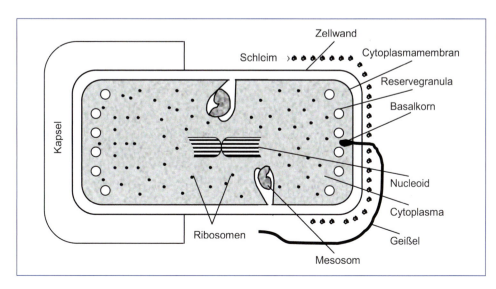

**Abb. 4.2** Aufbau von Bakterien.

sich peripher. Durch Veränderungen in der Umwelt (z. B. steigende Salinität) ändert sich die Lipidzusammensetzung. Es steigt der Anteil anionischer Lipide (oft Phosphatidylglycerol und/oder Glykolipide) gegenüber den zwitterionigen Lipiden.

An der Cytoplasmamembran spielen sich Stoffwechsel und Biosynthese ab. Die Diffusionszeiten von Substraten und Abprodukten sind dadurch äußerst gering. Die genaue Lokalisation dieser Aktivitäten ist der **cytoplasmatische Spalt**, der nach neueren Untersuchungen mehr gallertiger Natur sein soll. Viele Enzyme, die z. B. im periplasmatischen Spalt bei gramnegativen Bakterien nachzuweisen sind, fungieren bei grampositiven Bakterien als **Exoenzyme**.

Die Cytoplasmamembran trägt bei Bakterien Enzyme des Elektronentransports und der oxidativen Phosphorylierung, die bei Eukaryonten in den Mitochondrien zu finden sind. Sie ist Ort verschiedener biosynthetischer Prozesse, wie z. B. der Synthese von Zellwand- und Kapselbestandteilen, von Toxinen etc. Als **osmotische Schranke** kontrolliert sie Ein- und Austritt von Stoffen, ist Sitz substratspezifischer Permeasen, über die der aktive Stofftransport in die Zelle erfolgt, Ort des **Geißelansatzes** und wahrscheinlich auch das Zentrum der **DNA-Replikation**. Bei einigen Bakterien umgibt die Cytoplasmamembran das Cytoplasma faltenfrei, bei anderen Bakterien können Einstülpungen (**Mesosomen**) in das Cytoplasma festgestellt werden. In ihrer Funktion entsprechen sie den Mitochondrien bzw. Chloroplasten und wirken bei der Zellwandsynthese, Querwand- und Sporenbildung sowie der Chromosomenbefestigung mit.

### ■ Zellwand

Mit nur wenigen Ausnahmen besitzen Prokaryonten eine Zellwand. Sie kann bis 50 % der Bakterienmasse ausmachen. Die Bakterienform ist ein Ergebnis dieses Korsetts. Da die meisten Bakterien in wässriger Umgebung leben, ist die Zellwand die **Schnittstelle** zur Umwelt. Mit ihr widersteht das Bakterium physikalischen (Zusammenstöße, Mikrostromeinflüsse) und chemischen (pH-Werte, organische Lösemittel, Detergenzien, Denaturierungsmittel) Beanspruchungen.

In der Regel besitzt die Zellwand eine **negative Nettoladung**, sodass elektropositive Ionen (z. B. Metallionen) gebunden werden können. Man kann die Zellwand auch als chemischen Puffer auffassen, der essenzielle Ionen wie $Mg^{2+}$ und $Ca^{2+}$ sammelt oder toxische Substanzen wie $Cu^{2+}$, $Hg^{2+}$ oder $Cd^{2+}$ immobilisiert. Bivalente Kationen sind für die Aufrechterhaltung der Bakterienstruktur notwendig. Hohe $Ca^{2+}$-Konzentrationen in Medien erhöhen z. B. die Salztoleranz. Die **Bakterienladung** ist auch bei medizinisch relevanten Bakterien von Bedeutung. Elektropositive Aminoglykoside (z. B. Gentamicin) und Polymyxine interferieren so mit der Zellwand, dass die Außenmembran gestört wird und ein schnelles Eindringen des Antibiotikums erfolgt.

**Gramfärbung:** Die Zellwände der *Bacteria* zeichnen sich durch verschiedene Empfindlichkeit gegenüber der **Gram-Reaktion** aus. Entwickelt wurde sie durch Hans Christian Gram (1853–1938), einen dänischen Internisten. Sie beruht auf der Fähigkeit von Kristallviolett (= Karbolgentianaviolett), durch Bakterienwände zu penetrieren. Alle Bakterien nehmen den primären Farbstoff über Ionenbindungen zwischen den basischen Farbstoffgruppen und den sauren Gruppen der Zelle auf. Wird als Zweitreagenz Iod-Iodkalium zugesetzt, dringt dieser ebenfalls in alle Zellen ein und bildet mit dem Primärfarbstoff einen **Iodfarbkomplex**, der bei der **Differenzierung** (Entfärbung) mit Alkohol nicht durch die starren, kompakten, engporigen Zellwände grampositiver Bakterien (welche damit dieser Manipulation widerstehen), jedoch durch die grobmaschigen Zellwände der gramnegativen Bakterien herausgewaschen wird.

Bei einer anschließenden **Gegenfärbung** mit Fuchsin kann dieser Farbstoff nicht mehr von grampositiven Bakterien aufgrund des verbliebenen Jodfarbkomplexes aufgenommen werden, dessen Farbe (**blau**) sich dem Betrachter auch unter dem Mikroskop dann darstellt. Gramnegative Bakterien hingegen vermögen Fuchsin aufzunehmen und erscheinen deshalb bei mikroskopischer Betrachtung **rot**.

> **Grampositive** Bakterien sind stärker negativ geladen als **gramnegative**, da sie sehr viele $COO^-$- und $PO_4^{3-}$-Gruppen im Peptidoglykan und in der Teichonsäure enthalten.

**Grampositive Bakterien:** Sie besitzen ein Stützskelett aus **Peptidoglykanmolekülen**, die sich aus Ketten von *N*-Acetylglucosamin und *N*-Acetylmuraminsäure formen, welche über kurze Peptidketten miteinander verknüpft sind. Sie bestehen aus den **Aminosäuren** D-Alanin, D-Glutaminsäure und Meso-Diaminopimelinsäure. Diese drei Aminosäuren sowie in alternierender Folge *N*-Acetylglucosamin und *N*-Acetylmuraminsäure sind **Angriffspunkte für Antibiotika**, z. B. Penicillin, das die Quervernetzungen der Peptidseitenketten unterbindet sowie für unspezifische Abwehrfaktoren wie Lysozym, welches die glykosidische Bindung zwischen *N*-Acetylmuraminsäure und *N*-Acetylglucosamin spaltet (**Tab. 4.2**). Insgesamt sind 4 Grundtypen des Zellwandaufbaus bei Bakterien bekannt (**Abb. 4.3**).

Durch autolytische Prozesse bedingte Umbauten in der Zellwand lockern diese bei älteren grampositiven Bakterien auf, gramnegative Bakterien können demgegenüber unter osmotischem Stress (hohe Kochsalzkonzentration, Aqua destillata) hydrophobe Strukturen wie Phosphorylcholin oder Glykolipide einlagern und dadurch gegenüber der Umwelt engmaschiger in der Zellwand werden. In beiden Fällen entsteht ein unklares Gramverhalten, das als gramlabil bezeichnet wird.

Grampositive Zellwände bestehen aus einem **Mureingerüst** mit bis zu 40 übereinander liegenden Schichten, welche eine Gesamtstärke von 15–80 nm erreichen. Außen ist eine dünne Schicht aus **Teichonsäure**, **Proteinen** und **Polysacchariden** aufgelagert. Lipoteichonsäurefäden

## 4.2 Aufbau und Anpassungsmechanismen der Bakterien

**Tab. 4.2** Gemeinsamkeiten und Unterschiede der Zellwand grampositiver und gramnegativer Bakterien.

| Zellwandkomponente | grampositive Bakterien | gramnegative Bakterien |
|---|---|---|
| Peptidoglykan (Mureinschicht) | mehrschichtig, enthält außerdem Teichon- und Teichuronsäuren, Lipoteichonsäuren (Mykobakterien besitzen bis 70 % Lipidanteile – Wachs) | ein- oder zweischichtig |
| Lipoproteinschicht | – | verbindet Peptidoglykanschicht mit Außenmembran |
| Außenmembran | – | asymmetrische Phospholipid-Bilayer, bestehend aus Außenmembranproteinen (OMP) – Porinen, die Stofftransport vermitteln, Rezeptoren für Phagen oder Strukturproteine sind, |
|  |  | Lipopolysaccharid (LPS), das über Lipid A verankert ist, vermittelt über verschiedene Oligosaccharidketten Antigenspezifität |
| Zusätzliche Auflagerungen | Proteine, z. B. M,R,S,T bei Streptokokkken, Protein A bei Staphylokokken, Polysaccharide mit taxonomischer Bedeutung | – |

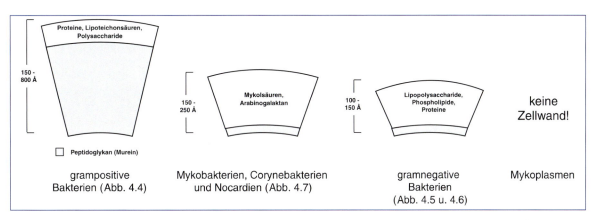

**Abb. 4.3** Zellwandgrundtypen – Eubacteria.

ragen von der Zellmembran ausgehend bis über die Oberfläche. Die Aminosäuren in den Peptidketten des Mureingerüsts variieren von Spezies zu Spezies und verursachen die Speziesspezifität der Zellwände (**Abb. 4.4**).

**Gramnegative Bakterien:** Gramnegative Zellwände werden dagegen aus einem sehr dünnen Mureingerüst von 10–15 nm Stärke geformt, das ein- oder zweischichtig ist und bei allen gramnegativen Bakterien die gleiche Aminosäurenzusammensetzung aufweist. Dem Mureingerüst sind von außen **Proteine**, **Phospholipide** und **Lipopolysaccharide** aufgelagert (**Abb. 4.5**).

Im Aufbau ähnelt dieser Teil sehr dem der Cytoplasmamembran, weshalb auch von der äußeren Membran gesprochen wird. Gegenüber anderen biologischen Membranen ist die Strukturierung jedoch äußerst unsymmetrisch. Phospholipide liegen innen, die amphiphilen Moleküle außen, der Umgebung zugewandt. Zu den amphiphilen Molekülen gehört auch das **Lipopolysaccharid** (LPS), synonym Endotoxin. Es wurde von Pfeiffer 1892 fälschlicherweise (in Unkenntnis seiner Lokalisation – es befindet auf der Oberfläche gramnegativer Bakterien) so benannt und hat sich als Begriff erhalten. Über die äußere Membran kommuniziert das Bakterium mit der Umwelt, erschwert giftigen Stoffen wie Antibiotika das Eindringen oder hemmt Schädigungen durch Serumkomponenten wie Komplement bzw. durch Phagocyten. An vielen Leistungen gramnegativer Bakterien sind Endotoxine entscheidend beteiligt, sie sind außerdem essenziell für Wachstum und Überleben der Bakterien.

**Bakterielle Endotoxine** spielen als exponierte Oberflächenstruktur eine wichtige Rolle bei der Wechselwirkung

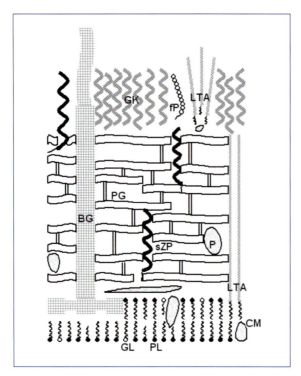

**Abb. 4.4** Aufbau der Zellwand grampositiver Bakterien (modifiziert nach Savage u. Fletscher, 1985).

BG   Basalkörper Geißel
fP   fibrilläres Protein
GK   Glykokalix
GL   Glykolipid
LTA  Lipoteichonsäure
P    Protein
PG   Peptidoglykan
PL   Phospholipid
sZP  sekundäre Zellwandpolymere
CM   Cytoplasmamembran

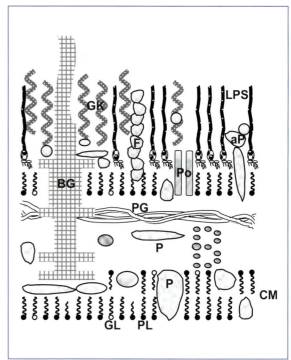

**Abb. 4.5** Aufbau der Zellwand gramnegativer Bakterien (modifiziert nach Savage u. Fletscher, 1985).

aP   äußere Proteine
BG   Basalkörper Geißel
F    Fimbrien
GK   Glykokalix
GL   Glykolipid
LPS  Lipopolysaccharid
P    Protein
PG   Peptidoglykan
PL   Phospholipid
Po   Porine
CM   Cytoplasmamembran

gramnegativer Bakterien mit höheren Organismen, z. B. im Rahmen einer Infektion. Das Abwehrsystem eines infizierten Wirts erkennt eingedrungene Bakterien u. a. an deren Endotoxin. In den **Abb. 4.6** und **4.7** wird deutlich, dass die variablen Regionen für die Überlebensfähigkeit der Bakterien in vitro einerseits und für die endotoxische Aktivität andererseits nur eine untergeordnete Rolle spielen.

Aus evolutionärer Sicht ist es sehr wahrscheinlich, dass das Endotoxin ursprünglich nur aus der **KDO-Region** (KDO = Ketodesoxyoctonsäure) und dem **Lipoid A** synonym **Lipoid A** bestand. Diese Kombination ist älter als 1 Mrd. Jahre und existierte bereits bei phototrophen Bakterien vor dem Entstehen höherer Lebewesen. Aus biosynthetischer Sicht bilden KDO und Lipoid A auch heute noch eine Einheit.

Höher entwickelte Lebewesen wie **Protozoen** oder **Metazoen** identifizieren gramnegative Bakterien über Erkennungsstrukturen mit Spezifität für die **KDO-Lipoid-A-Domäne**. Metazoen bildeten **antibakterielle Faktoren**, Antisome wie den Anti-LPS-Faktor und den Faktor C aus Amöbocyten des Pfeilschwanzkrebses, das LPS-Bindungsprotein, komplementaktivierende Faktoren, den bactericidal permeability increasing factor oder komplementverwandte bakterizide und cytolytische Produkte insbesondere gegen die KDO-Lipoid-A-Region.

Zum Schutz vor dieser Übermacht an humoralen und zellulären Faktoren musste diese Region im Laufe der Evolution geschützt oder verändert werden. Durch Anknüpfen von Substituenten wie der **äußeren Kernregion** und der **O-spezifischen Kette** wurde die scheinbar hervorragend ihre Funktion erfüllende Struktur dem Abwehrsystem des Wirts unzugänglich gemacht, also geschützt. Die Variabilität betrifft v. a. das **O-Antigen** (O-spezifische Kette). Durch Mutation können Teile von ihr verloren gehen. Bakterien mit O-spezifischer Seitenkette bilden auf Nähragar glatte, glänzende Kolonien. Sie werden daher als **S-Form** (s = engl. smooth – weich, glatt) bezeichnet. Fehlt den Bakterien dagegen dieser Bestandteil, wachsen

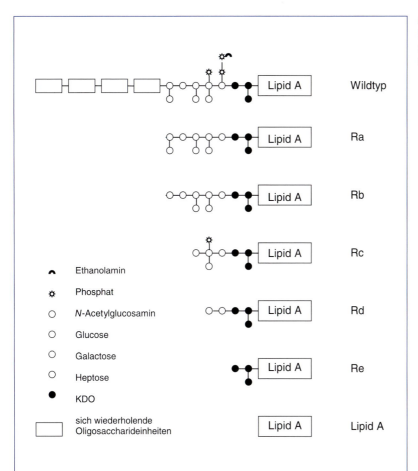

**Abb. 4.6** Aufbau/Formen von LPS am Beispiel von Salmonella Minnesota, schematisch (modifiziert nach Deitch et al., 1989).

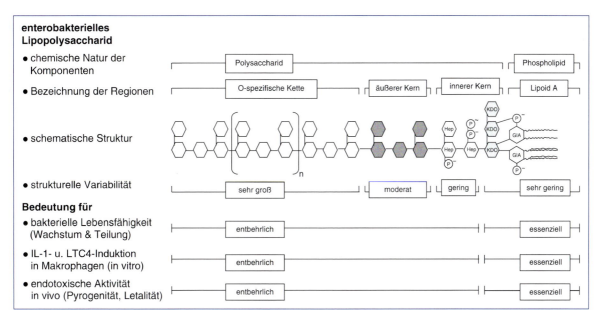

**Abb. 4.7** Lipopolysaccharide – Darstellung der Beziehung zwischen chemischer Struktur, biologischer Funktion (in Bakterien) und endotoxischer Wirkung (in höheren Organismen) (modifiziert nach Rietschel et al., 1993).

auf Nähragar trockene, raue Kolonien, so genannte **R-Formen** (r = engl. rough – rau).

! Im Wirtsorganismus kommen Bakterien in der Regel in der S-Form vor. Hier schützen die O-Antigene vor Phagocytose, dem Eindringen bestimmter Antibiotika (z. B. Penicillin) oder vor Enzymen (z. B. Lysozym).

**Säurefeste Bakterien:** Sie besitzen ein Mureingerüst wie gramnegative Bakterien, nur die äußeren Auflagerungen sind verschieden. Sie bestehen aus **Arabinogalaktan** (Verzweigungen aus Arabinose und Galactose), an das **Mykolsäuren** (Lipid) gebunden sind, die sich aus langkettigen Fettsäuren mit 30 und 50 Kohlenstoffatomen zusammensetzen. Die vierte und letzte Schicht enthält verschiedene Lipide, die als **Mykoside** zusammengefasst werden. **Lipoarabinomannan** durchzieht von der Phospholipidschicht bis zur Mykosidschicht die Zellwand. **Abb. 4.8** stellt die Zellwand säurefester Bakterien schematisch dar. Die Mykolsäureschicht verleiht die Säurefestigkeit, diese Eigenschaft wird bei der Ziehl-Neelsen-Färbung genutzt.

Den **Mykoplasmen** fehlt wie den **Hämoplasmen** (ehemalig **Eperythrozoon** und **Haemobartonella**) eine Zellwand. Die Cytoplasmamembran ist ihre einzige Begrenzung nach außen. Phylogenetisch sind Mykoplasmen und Hämoplasmen eng verwandt. Sie haben ihren Ursprung in grampositiven Bakterien. Da sie keine Zellwand besitzen, können sie nicht auf der Basis ihres Gramverhaltens eingeordnet werden.

**L-Formen** von Bakterien repräsentieren ebenfalls zellwandlose Vertreter. Sie entstehen künstlich, entweder im Labor durch Schädigung der Zellwand normaler Bakterien oder auch im Wirtsorganismus. Ihre Bezeichnung verdanken sie dem Lister-Institut in England, wo ihr Erscheinungsbild 1935 entdeckt wurde. Zellwandverändernde Antibiotika wie Penicillin, Salzlösungen, Antiseren u. a. können diese Wirkungen entfalten. L-Formen kommen bei fast allen Bakterien vor. Man unterscheidet vollständig zellwandlose Bakterien – **Protoplasten**, und unvollständig zellwandfreie Bakterien – **Sphäroplasten**. Charakteristisch ist für alle ein unregelmäßiges Längen- und Dickenwachstum, was zu pleomorphen Zellen führt, die z. T. wesentlich größer als der ursprüngliche Erreger sind. L-Formen werden weiterhin im Wirtskörper unter Antibiose und Antikörperwirkung gebildet. Nach Wegfall der auslösenden Ursache entwickeln sich wieder normale Bakterien mit Zellwand.

 **Externale Strukturen**

Bakterienzellwände sind Träger vieler externaler Strukturen, diese umfassen:
1. Kapseln
2. S-Layer
3. Fimbrien
4. Fibrillen
5. Spinae
6. Scheiden
7. Flagellen

**Kapseln** oder **Glykokalices** sind hochhydrierte Strukturen, die als flexible Polymere gut verankert sein müssen. Substanzen, die dagegen nicht fest mit der Zellwand verbunden sind, werden als **Schleime** bezeichnet.

**Kapseln** bestehen bei Streptokokken, Salmonellen, Pasteurellen und Korynebakterien aus Polysacchariden und enthalten gelegentlich auch organische Säuren. Bazillen haben dagegen häufig Kapseln aus Polypeptiden (vorwiegend Polyglutaminsäure).

! Die Kapseln lassen sich unter Zuhilfenahme von Tusche oder Kongorot mittels Negativkontrastierung darstellen.

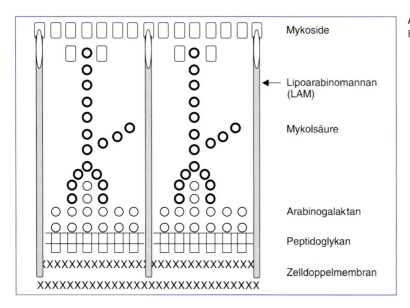

**Abb. 4.8** Aufbau der Zellwand säurefester Bakterien.

Farbstoffe dringen hierbei nicht in die Kapsel ein, weshalb diese vor dem angefärbten Hintergrund hell erscheint. Die Kapseldicke ist variabel, zudem geht das Bildungsvermögen unter Laborbedingungen relativ rasch verloren. Kapseln besitzen **Antigeneigenschaften** (**K-Antigene**), die bei einigen Bakterien auch zur Differenzierung herangezogen werden (z. B. *Klebsiella, Pasteurella*). Bei pathogenen Bakterien stellen die Kapseln einen **Schutz vor Phagocytose** (z. B. bei *Streptococcus pneumoniae, Klebsiella pneumoniae*) dar, dienen der **Adhärenz** bzw. **Kolonisierung** (z. B. bei *Pseudomonas aeruginosa*), aber auch als **Mikrofilter** gegenüber Antikörpern, Antibiotika oder Bacteriocinen.

Viele Bakterienarten (66 gramnegative, 44 grampositive Bakterien, 28 Archaea- und 5 Cyanobakterien bisher bekannt) bilden **S-Layer**, parakristalline Strukturen aus Polypeptiden mit sehr hohen Molmassen, deren Untereinheiten z. T. glykosyliert sind. Sie haben funktionelle Bedeutung bei der Vermittlung von Adhärenz, Stoffeintritt in die Zelle, Schutz vor Phagocytose, Bakterien- und Bakteriophagenattacken sowie vor lytischen Enzymen. Außerdem unterstützen S-Layer die Biofilmbildung.

Adhärenz und Kolonisation an Oberflächen stehen in enger Beziehung zu **Fimbrien** – filamentösen, unbeweglichen Anhängen aus Protein (Pilin), die als starre Gebilde oder in gewundener, lockiger Form von der Bakterienoberfläche ausgehen. Sie kommen bei grampositiven und gramnegativen Bakterien, aber auch bei Mykoplasmen vor. Fimbrien haben Spezifität für Zuckermoleküle (z. B. im Makro-/Wirtsorganismus) und gehören deshalb zu den Lektinen.

Demgegenüber werden filamentöse, schlauchähnliche Anhänge als **Pili** bezeichnet. Diese kommen nur bei gramnegativen Bakterien vor. Durch sie erfolgt im Rahmen der **Konjugation** die Übertragung der Plasmide zwischen den Konjugationspartnern.

Die **Bewegung** von Bakterien wird mithilfe von **Geißeln** (synonym Flagellen) realisiert – fadenförmigen, kontraktilen Gebilden aus Flagellin, die in der Cytoplasmamembran verankert sind. Sie besitzen eine ausgeprägte Antigenität (Beispiel *Salmonella*-H-Antigen). Geißeln sind 12–30 nm dick und 10–50.000 nm lang, können damit Bakterien um ein Vielfaches überragen. Man unterscheidet 3 Begeißelungstypen (**Abb. 4.9**).

Die **Fortbewegung** erfolgt durch rotierende Bewegung der Geißelfilamente um eine (fiktive) Längsachse. Sie wirken als Schubgeißeln oder Zuggeißeln, wobei Geschwindigkeiten bis zu 12 mm/min möglich sind. Geißeln können als Virulenzfaktoren von Bakterien aufgefasst werden, da sie bei Pathogenen im Wirtsorganismus eine sehr starke Immunantwort hinterlassen. Für apathogene Bakterien stellen sie vor allem Fitnessfaktoren dar. Wie schon erwähnt, sind Geißeln durch ihre Proteinnatur hervorragende Antigene und werden auch als **H-Antigene** bezeichnet (H steht in diesem Fall für Wachstum mit Hauch).

Andere Bewegungsformen werden mittels **Axialfilamenten** realisiert. Spirochäten (spiralförmige Bakterien) besitzen sog. Axialfibrillen, die an beiden Enden des Bakteriums entspringen und sich in der Mitte oder über die ganze Länge überlappen. Die Fibrillenzahl ist artspezifisch und kann zwischen 4 und 100 betragen. In ihrer Gesamtheit bilden sie das Axialfilament, das von einer Hülle umschlossen wird. Infolge von Rotationen und Kontraktionen der Axialfibrillen ändern Spirochäten mittels schlängelnder bzw. schraubender Bewegungen ihren Standort. Manche Bakterien (Beispiel Mykoplasmen, Myxobakterien) sind in der Lage, sich gleitend fortzubewegen, der exakte Mechanismus ist noch ungeklärt.

### ■ Hypometabole Formen von Bakterien

Einige Bakterien können Dauerformen (**Sporen**) bilden. Diese sind hypometabole Zellformen, die aus der teilungsfähigen Normalform der Bakterienzelle (vegetative Form) entstehen. Sie sind widerstandsfähig gegenüber Austrocknung, Hitze, Chemikalien und Strahlung. Sporen stellen damit Dauer- oder Überlebensformen von Bakterienzellen dar. Pilzsporen dienen demgegenüber ausschließlich der Fortpflanzung und sind deshalb keine Dauerformen. Nährstofflimitierung und Umweltstress (auch Anhäufung von Stoffwechselprodukten) lösen bei Sporen-bildenden Bakterien die **Versporung** aus, Austrocknung allein führt nicht dazu. Die Versporung beginnt mit zahlreichen Stoffumwandlungen, bei denen die sporenspezifische **Dipicolinsäure** entsteht. Zahlreiche Gene, bei *Bacillus subtilis* bis 30 %, werden ausschließlich während der Versporung exprimiert. Der Prozess kann weniger als 8 h dauern, ist aber meist nach 24 h abgeschlossen. Er wird durch eine **ungleiche Zellteilung** eingeleitet. Es entsteht dadurch die große Mutterzelle und eine kleinere **Präspore**. Wenn die Versporung voranschreitet, wird die Präspore von der Mutterzelle umhüllt, sodass eine „Zelle innerhalb einer Zelle" entsteht. Auf diese Weise wird die Spore von 2 Cytoplasmamembranen umgeben. Diese bilden zwischen sich die Sporenrinde (Cortex). Die Mutterzelle synthetisiert die **Sporenhülle**, das **Exosporium**, welches eine lockere ballonähnliche Struktur besitzt und aus Kohlenhydraten, Protein sowie hauptsächlich Wasser besteht. Unter dem Exosporium befindet sich der **Sporenmantel**, hauptsächlich aus Proteinen geformt. Er kann mehreren Schichten bilden und schützt die Spore vor lytischen Enzymen, z. B. Lysozym. Daran schließt sich nach innen die äußere Sporenmembran an, die bei der Sporenbildung

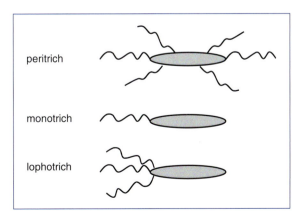

**Abb. 4.9** Begeißelungsformen bei Bakterien.

Bedeutung hat, deren Funktion bei der ruhenden Spore aber noch unklar ist. Die nächste Schicht stellt dann der Cortex dar, der aus Peptidoglykan (PG) besteht, das dem der der Mutterzelle sehr ähnlich, doch nicht identisch ist. Nach innen schließt sich die innere Sporenmembran an, die sich aus ungewöhnlichen Fettsäuren und Phospholipiden zusammensetzt. Sie ist undurchlässig für hydrophile und hydrophobe Moleküle. Der Sporenkern (Core) enthält die DNA, die meisten Sporenenzyme und kleine Moleküle. In der **Core** befindet sich eine große Konzentration (bis 20 % der Sporentrockenmasse) an Dipicolinsäure, die von der **Mutterzelle** gebildet und von der Präspore spät in der Versporung aufgenommen wird. Sie scheint wichtig für die Reduzierung des Wassergehaltes in der Core und deren hypometabolen Stoffwechsel zu sein. **Abb. 4.10** gibt die einzelnen Phasen der Versporung wieder.

Sporen liegen mittelständig (zentral), endständig (terminal) oder halbendständig (subterminal). Der Zellleib kann dabei mit oder ohne Auftreibung versehen sein. Dieses unterschiedliche Erscheinungsbild wird teilweise bei der Differenzialdiagnostik mit herangezogen (**Abb. 4.11**).

> Sporen lassen sich mittels spezieller Färbeverfahren darstellen (Rakette-Färbung), die Durchlässigkeit der Sporenhülle für Farbstoff wird hierbei durch thermische Behandlung erreicht.

Sporen verleihen Mikroorganismen (Bazillen, Clostridien) eine sehr lange Überlebensfähigkeit (wahrscheinlich mehrere 100 Jahre). Das Auskeimen erfolgt, wenn die äußeren Bedingungen entsprechend sind, wobei die Germinationsbereitschaft durch z. B. Erhitzen angeregt werden kann.

Weitere Dauerformen von Bakterien sind die so genannte **VBNC** (viable but not culturable)-Formen gramnegativer sowie **SVA** (small colony variant)-Formen grampositiver Bakterien. Beides sind Mutanten mit gebremstem Stoffwechsel, die Mangelsituationen oder Einflüssen von Schadstoffen widerstehen können. So ist z. B. die SVA-Form von *Staphylococcus aureus* gegen Aminoglykoside resistent. **Zystenbildung** ist eine weitere Überlebensstrategie von Bakterien (z. B. *Bdellovibrio bacteriovorus*, *Borrelia burgdorferi* und *Vibrio cholerae*).

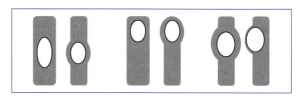

**Abb. 4.11** Sporenlagerung/Sporenform.

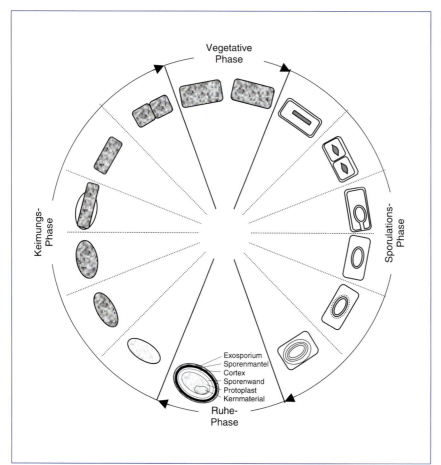

**Abb. 4.10** Schematische Darstellung der Versporung (modifiziert nach Horsch, 1987).

## Bakterielle Anpassungsmechanismen

### Quorum sensing (Zell-zu-Zell-Kommunikation bei Bakterien)

Mikroorganismen haben zahlreiche Adaptationsmechanismen entwickelt, die ihnen helfen, ihre Umwelt zu erfassen und darauf zu reagieren. Einige klassische Stimuli wie Temperaturschwankungen, Nährstoffversorgung, Wassergehalt, Sauerstoffgehalt und pH-Wert sind hinreichend untersucht worden. Wesentlich ist, dass Mikroorganismen auf die lokale Umwelt reagieren und mit ihr interagieren können. Davon hängt ab, ob die Population überlebt oder untergeht. Mikroorganismen sind auch in der Lage, andere Organismen wahrzunehmen und darauf zu reagieren. Wesentlich ist hier, die Größe der eigenen Population sowie die Mitglieder anderer Keimpopulationen in der Gemeinschaft zu erkennen. Ein Weg dazu ist die Sekretion und die Aufnahme von kleinen Signalmolekülen, über deren Konzentration in der Umwelt die Zelldichte oder das „Quorum" festgestellt werden kann. Die Population passt daraufhin ihren Phänotyp durch Expression bestimmter Enzyme, Toxine, Antibiotika u. a. an.

> ! Unter Quorum sensing versteht man somit die koordinierte Genexpression aller Zellen einer Bakterienpopulation auf der Basis von Signalsubstanzen, die von jeder Zelle gebildet werden.

Auf diese Weise kommunizieren die Bakterien untereinander (in einer Art, zwischen den Arten). Mit den **Signalmolekülen** synchronisieren sie ähnlich wie ein mehrzelliger Organismus die Aktivitäten der Population. Die bakterielle Kommunikation schließt die Bildung, die Freisetzung, die Erkennung und die Reaktion auf diese kleinen, hormonähnlichen, auch als **Autoinducer** (**AI**) bezeichneten Moleküle, ein (**Abb. 4.12**). Deren extrazelluläre Konzentration steigt als Funktion der wachsenden Bakterienzelldichte. Hohe Zelldichten werden entweder als Monokultur oder als gemischtes Zellkonsortium eingenommen. Bakterien überprüfen und reagieren auf Fluktuationen in der Zelldichte sowie auf Veränderungen in der Zusammensetzung der Bakteriengemeinschaft. Wenn die Bakterienpopulation eines **AI-Produzenten** wächst, steigt die Konzentration des AI im Medium über einen bestimmten Grenzwert, wird von den Bakterien detektiert und eine **Signalkaskade** initiiert, die zu Veränderungen in der Genexpression führt. AI sind keine einheitlichen Moleküle. Sie umfassen ein großes Spektrum von Stoffklassen oder Stofftypen. Das können Aminosäuren (*Myxococcus xanthus*), kurze Peptide (*Enterococcus faecalis*), zyklische Dipeptide (*Pseudomonas aeruginosa*), Butanolide (*Streptomyces*), Fettsäurederivate (*Ralstonia solonacerum*), acylierte Homoserinlactone (*Vibrio fischeri*) und andere bisher noch nicht identifizierte Verbindungen sein. Scheinbar kommt den verschiedenen AIs eine bestimmte Bedeutung für die Änderung des Phänotyps der Population zu. So werden

- die **Versporung** von Bakterien von Butanoliden,
- die Entwicklung von **Kompetenzen** durch Peptide und
- die **Biolumineszenz** sowie **Virulenzfaktoren** durch N-Acyl-Homoserinlactone (AHLs) induziert.

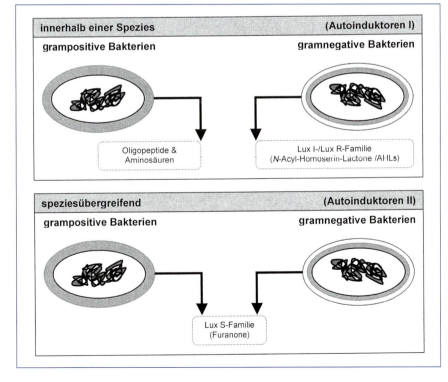

**Abb. 4.12** Quorum sensing bei Bakterien durch Autoinduktoren I und II.

Bakterien sind dabei nicht auf nur einen Signaltyp festgelegt. 60 % aller Bodenbakterien und 10 % aller bisher untersuchten marinen Bakterien bilden AHLs. Zyklische Dipeptide (CDPs) werden ebenfalls von einer großen Anzahl von Bakterien gebildet. Dazu zählen auch marine Vertreter. Die meisten von diesem System gesteuerten Prozesse wären bei Einzelerregern unproduktiv, doch für die „Großpopulation" dienen sie zur
- Erschließung neuer Habitate,
- Abwehr von Antagonisten,
- Übertragung von genetischem Material u. a.

Es existieren **Spezies-spezifische** und **Spezies-unspezifische AI**. Damit sind Bakterien in der Lage, sich in einer Reinkultur oder Mischkultur differenziert zu verhalten. Unter Quorum sensing agieren die Bakterien in gemischten Populationen synergistisch, um einen metabolischen oder anderweitigen Vorteil, der aber nicht für alle Bakterien in der Mischpopulation zutrifft, in Anspruch zu nehmen. Andererseits kann **Interspezies-Quorum sensing** den Bakterien gestatten, auf wachsende Zahlen von Konkurrenten zu reagieren. Das Entdecken der Gegenwart von Konkurrenten, gekoppelt mit Abwehrmechanismen, erlaubt einer Population von Bakterien, das Wachstum von konkurrierenden Spezies zu stoppen. Zahlreiche weitere Zellfunktionen unterliegen dem Quorum-sensing-Signalsystem. Dazu gehören
- die Regulation der Induktion von Virulenzfaktoren,
- die Synthese von Antibiotika,
- die Produktion von Exopolysacchariden, Exoenzymen,
- die konjugative Übertragung von Plasmiden,
- der Übergang zur stationären Wachstumsphase,
- die Biolumineszenz,
- die Nodulation bei Knöllchenbakterien,
- das Schwärmverhalten von Bakterien und
- die Biofilmbildung.

Letztere Lebensform gibt Mikroorganismen die Möglichkeit, synergistisch in Lebensgemeinschaften zu existieren, in denen sie Nährstoffe akkumulieren und diese wieder verwenden können. Sie schützen sich hier gegenseitig, können unmittelbar Signale und Gene austauschen. **Biofilme** bilden sich an Grenzflächen zwischen Wasser und Feststoff, Wasser und Luft sowie Feststoff und Atmosphäre. Die Voraussetzungen dafür sind sehr einfach. Grenzflächen, genügend Wasser, mikrobiell verwertbare Nährstoffe und natürlich die Mikroorganismen selbst müssen vorhanden sein. Ihnen gemeinsam ist, dass sie durch eine **extrazelluläre Polysaccharidmatrix** (**EPS**) mehr oder weniger immobilisiert sind. Dadurch können sich synergistische Lebensgemeinschaften (**Mikrokonsortien**) bilden. In den gelartigen Biofilmen kommt es zu Nährstoffanreicherungen. In der EPS-Matrix ist der konvektive Stofftransport gegenüber dem diffusiven stark eingeschränkt, wodurch innerhalb der Biofilme **Gradienten** aufgebaut werden. Im Falle von **Sauerstoff** hat das auch ökologische Konsequenzen. Sauerstoff wird von den aeroben Bakterien schneller verbraucht als er nachdiffundieren kann.

Dadurch werden in unmittelbarer Nachbarschaft anaerobe Zonen generiert.

> So schaffen Aerobier in aeroben Systemen in Biofilmen die Voraussetzung für Anaerobier.

Außerdem ist bei Mikroorganismen in Biofilmen eine erhöhte Resistenz gegenüber Antibiotika, Desinfektionsmitteln oder der Immunabwehr des Wirtes zu verzeichnen. In Biofilmen von Hausinstallationen können sich so z. B. fakultativ pathogene Bakterien, die als typische Wasserbakterien gelten, wie z. B. *Legionella pneumophila*, *Pseudomonas aeruginosa* und Mykobakterien des *Mycobacterium-avium-intracellulare*-Komplexes ansiedeln, die im Biofilm durch die Chlorierung nicht abzutöten sind (**Abb. 4.13**).

**Quorum sensing bei gramnegativen Bakterien:** Das bekannteste System ist das **LuxI/LuxR-System** von *Vibrio fischeri*, einem marinen Leuchtbakterium, das als Symbiont spezialisierte Lichtorgane von verschiedenen Meeresbewohnern besiedelt. Der Wirtsorganismus (*Euprymna scolopes*) versorgt den Symbionten mit einem nährstoffreichen Substrat, die Bakterien liefern Licht (Biolumineszenz) für den Wirt. *V. fischeri* nimmt eine sehr große Zelldichte (ca. $10^{11}$ Keime/ml) innerhalb des Leuchtorgans des Wirtes ein. Wenn eine **kritische Autoinducerkonzentration** erreicht ist, diffundieren diese in die Zellen und binden an einen Rezeptor. Dieser aktiviert oder reprimiert die koordinierte Expression von

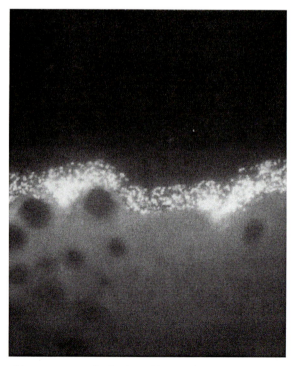

**Abb. 4.13** *Bacteroides-fragilis*-Biofilm im Kolon des Menschen (mit Erlaubnis von Swidsinski, 2005).

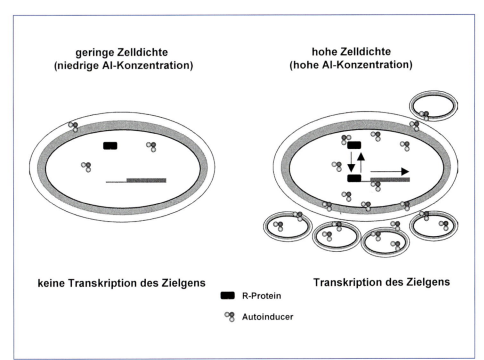

**Abb. 4.14** Quorum sensing bei gramnegativen Bakterien.

bestimmten Genen, die die ökologische Kompetenz der Population steigern. Bei Tier- und Pflanzenpathogenen sind das Gene, die die Verbreitung und die Virulenz der Erreger bedingen. Bei *V. fischeri* wird die Genexpression (luxCDABE) für den Luciferase-Enzymkomplex induziert. **LuxI**, eine Autoinducer-Synthetase (Protein), produziert den Autoinducer, ein **acyliertes Homoserinlacton (AHL)**. **LuxR** ist ein Regulatorprotein, das sowohl den Autoinducer als auch die DNA bindet. Es kommt bei niedrigen Bakterienzellzahlen in signifikanter Konzentration vor. Bei steigender Zellzahl und Autoinducerkonzentration im Medium bindet LuxR den Autoinducer ab einer kritischen Konzentration – es kommt zur Aktivierung der Expression des luxICDABE-Operons (**Abb. 4.14**). Dies hat die Bildung von AHLs zur Folge, sie werden auch als **Autoinducer 1 (AI1)** bezeichnet. **AHLs** kommen in verschiedenen Kettenlängen vor. Während die kurzkettigen AHLs frei durch die Zellmembranen diffundieren, werden die langkettigen durch einen Pumpmechanismus über die Zellbegrenzung befördert. Homologe des *V.-fischeri*-**LuxI- und LuxR-Proteins** sind bei über 25 Spezies gramnegativer Bakterien bekannt. Dazu zählen z. B. *Aeromonas hydrophila*, *Pseudomonas aeruginosa*, *Salmonella* Typhimurium, *Yersinia enterocolitica* und *Y. pseudotuberculosis*.

**Quorum sensing bei grampositiven Bakterien:** Obwohl der Zweck der Regulation bei dieser Gruppe von Bakterien sich analog den gramnegativen Bakterien darstellt, sind Signalmoleküle, Mechanismen ihrer Synthese, Sekretion und Erkennung verschieden. Grampositive Bakterien nutzen **sezernierte Oligopeptide** als Autoinducer. Der Autoinducer, seine Erkennung und Antwort werden hierbei durch ein **Zweikomponentensystem** realisiert.

Dieses besteht aus einer Familie von homologen Proteinen, die bei grampositiven wie bei gramnegativen Bakterien vorkommen. Sensorische Informationen erhält es durch Phosphorylierungs- und Dephosphorylierungs-Kaskaden. Die zwei Komponenten bestehen aus einem Membran-gebundenen **Sensor-Histidin-Kinase-Protein** als Rezeptor, der den Informationstransfer durch eine Autophosphorylierung initiiert und einem **Reaktions-Regulator-Protein**, das dem Phosphattransfer von der Sensor-Kinase folgt. Jedes grampositive Bakterium nutzt ein spezifisches Signal. Die Peptidsignale können nicht über die Zellmembran diffundieren. Sie benötigen dazu **Oligopeptid-Exporter**. In den meisten Fällen ist dieser Prozess mit einem Processing und einer Modifikation des Signals verbunden. In der Mehrzahl der Fälle sind größere Peptid-Präkursoren Vorstufen dazu. Die Modifikation erfolgt in der Form, dass die Signalmoleküle am Ende Lactone, Thiolactonringe, Lanthionine und Isoprenylgruppen enthalten (**Abb. 4.15**). Viele grampositive Bakterien kommunizieren mittels multipler Peptide in Kombination mit anderen Quorum-sensing-Signalen.

Verschiedene Regulationssysteme sind bisher beschrieben worden, z. B. das **Streptococcus-pneumoniae-Kompetenzsystem**, das **Bacillus-subtilis-Kompetenzsystem** und das **Staphylococcus-aureus-Arg-System**. *Staphylococcus (S.) aureus* ist ein ausgezeichnetes Beispiel für ein Peptid-Quorum-sensing-System. Normalerweise kommt dieser Erreger als Kommensale auf Haut und Schleimhäuten vor. Zur Verursachung von Erkrankungen nutzt *S. aureus* ein **biphasisches System**.

! Bei **niedriger Zellkonzentration** bildet *S. aureus* Faktoren, die Adhärenz und Kolonisation gestatten. Bei hohen Zelldichten werden diese Faktoren unterdrückt und Toxine und Proteasen exprimiert, die wahrscheinlich für die Ausbreitung der Erreger sinnvoll sind.

Der Wechsel im Genexpressionsprogramm wird durch das **Arg-Quorum-sensing-System** reguliert. Es besteht aus einem Autoinducer-Peptid (AIP), codiert durch argD und einem Zweikomponenten-Sensor-Kinase-Regulator-Paar, ArgC und ArgA. Das ArgB-Protein exportiert und addiert die Thiolactonring-Modifikation zu diesem AIP. Das Anbinden von AIP an ArgC führt zu einer Phosphorylierung von ArgA. Phospho-ArgA induziert die Expression der regulierenden RNAIII, die die Expression von Adhäsionsfaktoren unterdrückt und von sekretorischen Faktoren unterstützt. Aktiviertes ArgA induziert die Expression von argBDCA, was zu einer weiteren Steigerung des AIP führt und damit zu einer weiteren Erhöhung der Populationsdichte von *S. aureus*. Die *S.-aureus*-Stämme lassen sich auf der Basis der Sequenz ihrer thiolactonhaltigen AIP unterscheiden. Zurzeit kennt man vier AIPs. Jedes AIP aktiviert spezifisch seinen eigenen ArgC-Rezeptor, hemmt aber durch Kompetition die Aktivität der Rezeptoren der anderen Stämme. Damit werden zwar die Virulenzfaktoren der anderen drei Stämme supprimiert, jedoch nicht das Wachstum der Stämme. Koinfektionen durch zwei verschiedene *S.-aureus*-Gruppen resultieren also in einer **Intraspezies-Kompetition**. Somit sind Infektionen durch *S. aureus* immer das Ergebnis eines spezifischen AIP-Typs. Das *Streptococcus-pneumoniae*-Kompetenzsystem (Aufnahme von freier DNA nach Lyse von Bakterienzellen), welches nur in der statischen Wachstumsphase vorkommt, steht auch unter dieser Regulation.

### Interspezies-Kommunikation/Interaktion

**bakterielle Kommunikationen:** Neben AI 1 und AIP bilden gramnegative und grampositive Bakterien eine zweite Gruppe von Autoinducern (AI 2). Diese sind **Furanosyl-Esther** (**Furanone**), über die die Interspezies-Kommunikation in gemischten Populationen realisiert wird. Das **Protein LuxS** ist verantwortlich für deren Bildung.

! AI 2 wird als universelle „Sprache" in der Interspezies-Kommunikation der Bakterien betrachtet.

Bisher ist bei *E. coli*, *Salmonella* Typhimurium, *Salmonella* Typhi, *Salmonella* Paratyphi, *Haemophilus influenzae*, *Helicobacter pylori*, *Bacillus subtilis*, *Borrelia burgdorferi*, *Neisseria meningitidis*, *Yersininia pestis*, *Campylobacter jejuni*, *Vibrio cholerae*, *Mycobacterium tuberculosis*, *Enterococcus faecalis*, *Streptococcus pneumoniae*, *Streptococcus pyogenes*, *Staphylococcus aureus*, *Clostridium perfringens*, *Clostridium difficile* und *Klebsiella pneumoniae* ein AI 2 nachgewiesen worden. Bei verschiedenen Bakterien konnte gezeigt werden, dass AI 2 in die Regulation von **Virulenzfaktoren** involviert ist. So wird die Aktivierung der **LEE-Pathogenitätsinsel** von *E. coli* O157 durch ein AI 2 vorgenommen. **Furanone** werden von einer Vielzahl von Lebewesen synthetisiert. Viele Furanone haben in der chemischen Struktur Ähnlichkeiten mit AHLs von Mikroorganismen. Sie werden von marinen Grün- und

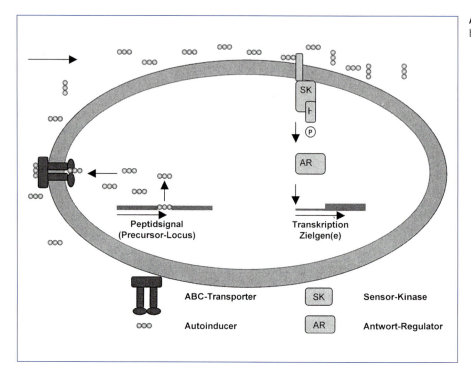

**Abb. 4.15** Quorum sensing bei grampositiven Bakterien.

Rotalgen, Schwämmen und von Pilzen gebildet und sind Inhaltsstoffe von gekochten und fermentierten Lebensmitteln wie z. B. Bier und Sojaprodukten. Sie kommen natürlicherweise in Pampelmusen und Erdbeeren, als Aromastoffe in Käse und Wein vor. Ascorbinsäure gehört ebenfalls zu den Furanonen. Natürlich vorkommende Furanone können eine Rolle bei der Beeinflussung von bakteriellen Infektionen und der Bildung von Biofilmen (fördernd oder hemmend) spielen.

**Degradierung (Quorum quenching)/Kompetition von Autoinducer-Molekülen:** AHLs sind in Abhängigkeit von der Länge ihrer Acylketten bei basischen pH-Werten instabil. Unter den Bedingungen von pH-Werten > 7 werden die AHLs inaktiviert, es kommt zu einer pH-abhängigen **Lactonolyse**. Dabei werden die Lactonringe geöffnet (**Abb. 4.16**). Demgegenüber sind Lactone unter sauren pH-Bedingungen stabil. Einen ähnlichen Einfluss auf die Lactone hat die Temperatur. Steigert man die Temperatur von 22 auf 37 °C, kommt es ebenfalls zur Öffnung des Lactonringes und damit zu einer Inaktivierung der AHLs. Unter Berücksichtigung dieser Effekte ist verständlich, dass die AHL-Konzentration in der stationären Wachstumsphase sinkt.

Verschiedene Pflanzen, Säugetierzellen und Mikroorganismen bilden Komponenten, die eine Aktivität gegen AHLs entfalten. Diese sind als Maßnahmen zur Abwehr von Infektionserregern aufzufassen. Dazu gehören die sehr giftigen **halogenierten Furanone** z. B. der marinen Rotalge (*Delisea pulchra*), die die Lumineszenz von *Vibrio harveyi*/*Vibrio fischeri* durch kompetitive Bindung an das Rezeptorprotein, den LuxR-Transkriptionsfaktor, hemmen. Erbsen- und Wickenkeimlinge mimikrieren mit einer bisher unbekannten Substanz die AHLs von *Chromobacterium violaceum* und unterdrücken so die Bildung von **Violacein**. Bei Bodenbakterien wie *Bacillus* spp. und *Variovorax paradoxus* wurden **AHL-Lactonasen** identifiziert, die AHLs degradieren. Bisher wurden in 10 Bakterienspezies **Quorum-quenching-Enzyme** nachgewiesen; 4 *Bacillus*-Spezies, *Agrobacterium tumefaciens*, *Arthrobacter* spp., *Klebsiella pneumoniae*, *Pseudomonas aeruginosa*, *Ralstonia* sp. und *V. paradoxus*. Das Vorkommen dieser Enzyme bei phylogenetisch sehr verschiedenen Keimgruppen zeigt, dass diese Enzyme evolutionär schon sehr alt sind. Hierbei handelt es sich z. B. um AHL-Acylasen (*Ralstonia*) und Lactonasen (*Bacillus* spp.), die in zwei Clustern vorkommen, Cluster 1 vor allem bei Bazillen und Cluster 2 bei gramnegativen Bakterien. Lactonasen wurden auch in menschlichen respiratorischen Epithelzellen, Acylasen in Schweinenierenzellen nachgewiesen.

Überlegungen zur Nutzung dieser **Lactonasen** als neuen Ansatz zur Bekämpfung von bakteriellen Infektionserregern liegen sowohl für Pflanzen- als auch für den Tierbereich vor.

**Erreger-Wirt-Kommunikationen:** In Wirtstieren sind die **Epithelzellen** und der **Mucus** der Schleimhaut des Respirations- und des Gastrointestinaltraktes (GIT) die primäre Kontaktumwelt der Mikroorganismen. Epithelzellen nehmen Notiz von den globalen Kommunikationen der Mikroorganismenpopulationen. Sie reagieren auf AHLs. C4-HSL von *Pseudomonas aeruginosa* diffundiert in respiratorische Epithelzellen und führt zu einem Anstieg von IL-8, das langkettige 3OC12-HSL kann demgegenüber von den Epithelzellen metabolisiert (mittels Lactonasen) werden. Wahrscheinlich verfügen nur Zellen, die in unmittelbarem Kontakt zu Bakterien kommen, über ein solches System. Damit ist der Wirt in der Lage, die Bildung von **Biofilmen** weitestgehend zu verhindern, um seine unspezifischen Abwehrsysteme noch wirken zu lassen. Das 3OC12-HSL [*N*-(3-oxododecanoyl)-L-homoserinelactone] von *P. aeruginosa* beeinflusst weiterhin das Immunsystem des Wirtes, indem die Produktion von IL-12 und TNFα herunter reguliert wird.

Im Gegensatz zum Respirationstrakt verfügt der GIT über eine Vielzahl **kommensaler Bakterien**. Die Mehrzahl befindet sich im Dickdarm, wesentlich weniger im Dünndarm. Das **Dünndarmepithel** fungiert hier wie ein Frühwarnsystem, indem es die unerwünschten Bakterien identifiziert und sowohl die unspezifische als auch die spezifische Immunantwort initiiert. Dieses läuft über spezifische **Rezeptoren** (**Toll-Like Receptors [TLR]**), die bestimmte **PAMPS** (**pathogen-associated molecular patterns**, z. B. LPS, Flagellin, DNA) erkennen und eine Si-

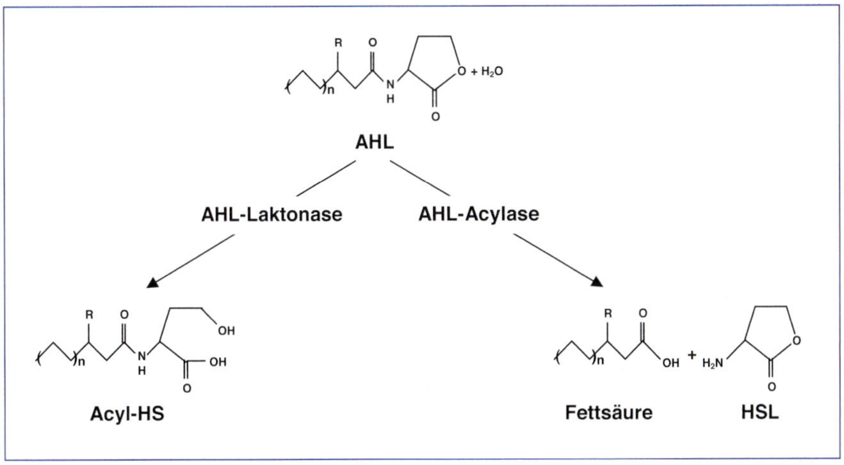

**Abb. 4.16** Quorum quenching.

gnalkaskade zur Aktivierung des unspezifischen und spezifischen Immunsystems in Gang setzen. Invasive Bakterien, die nicht über das TLR-System identifiziert werden, können über das cytosolische Erkennungsmolekül **Nod1** erkannt werden, dies führt zu einer Aktivierung von **NFκB** mit anschließender Entzündungskaskade. Die meisten Virulenzfaktoren von Bakterien stehen unter Kontrolle des Quorum-sensing-Systems.

Der Wirtsorganismus kommuniziert ebenfalls mit ihn besiedelnden Bakterien. Hormone wie **Epinephrin** und **Insulin**, der Neurotransmitter **Norepinephrin** (**NE**) und das Cytokin **IL-2** sowie der **Granulocyten- und Makrophagen-Kolonien-stimulierende Faktor** (**GM-CSF**) fördern das Wachstum von *E. coli* und anderen Bakterien. Als Konsequenz zerstörter adrenerger Neuronen bei massiven Gewebsschädigungen steigt der Gehalt an NE in der Zirkulation. Das geschieht auch bei akuten Infektionen und bei Sepsis. Es konnte gezeigt werden, dass **das Wachstum** von grampositiven und gramnegativen Bakterien durch NE stimuliert wurde. Das erfolgt entweder direkt oder über die Induktion von AI bei Bakterien. Dazu zählen *Acinetobacter, Citrobacter, Enterobacter, E. coli, Hafnia, Klebsiella, Morganella, Proteus, Salmonella, Yersinia, Pseudomonas* und *Xanthomonas*. Dieser Effekt wurde bisher nur bei wenigen grampositiven Bakterien festgestellt, z. B. *Enterococcus, Staphylococcus* und *Listeria*. Alle auf NE reagierenden Bakterien sind als **Enterobactin-Bildner** und/oder **-Transporter** sowie verwandter Katechol-Siderophoren bekannt (s.a. Abschnitt 4.5.4.8). Das heißt, dass Bakterien, die über ein **Katecholaufnahmesystem** verfügen, auf NE reagieren. Bakterien, die auf das NE-Signal hin **AI** produzieren, können daraufhin Siderophore wie Enterobactin, verwandte Katecholsiderophore oder chemisch nicht verwandte Siderophore bilden.

■ Veränderungen mikrobieller Oberflächenstrukturen durch Phasen- und Antigenvariation

Die Erzeugung ungerichteter Mutanten mit anschließender Selektion durch die jeweiligen Umweltbedingungen ist ein Prozess, der mit einer Häufigkeit von ≤$10^{-8}$ Keimen vorkommt. Für schnellere Anpassungen an sich ändernde Umweltbedingungen haben Mikroorganismen spezielle Mechanismen entwickelt, um Variationen im Bereich der Oberflächen (Phasenvariation) betreiben zu können. Dadurch gelingt es ihnen, sich in die „**interepidemische Reservation**" zurückzuziehen. Ein anderer Mechanismus besteht im Verändern von Molekülen hinsichtlich Form und Funktion sowie der antigenen Eigenschaften, er wird als Antigenvariation bezeichnet.

## Phasenvariation

Phasenvariationen wurden bisher bei gramnegativen Bakterien und bei Mykoplasmen beschrieben. Sie beruhen auf **site-spezifischen Rekombinationen**, wie sie für Type-1-Fimbrien von Enterobakterien festgestellt wurden. Dieser Fimbrientyp wird von Makrophagen erkannt und behindert die Keimpenetration durch die über dem Epithel des Gastrointestinaltrakts liegende Mukusschicht. Der Wegfall dieser Fimbrien schützt somit vor Phagocytose und ermöglicht die Besiedlung.

Als ein anderer Typ ist die differenzielle **DNA-Methylierung** anzusehen. Weitere Fimbrien von *E. coli*, z. B. P-, S-, F5- und F1845-Fimbrien, werden so an- oder abgeschaltet. Ursache dafür ist eine stattfindende bzw. nicht stattfindende Methylierung bestimmter Promotorelemente auf der Basis regulatorischer Proteine (integration host factor [IHF] oder leucine response regulatory protein [LRP]). Initialisierend für genannte Faktoren wirkt ein weiteres Regulatorprotein (CRP) nach Bindung von cAMP, welches in Reaktion auf bestimmte Umweltsignale gebildet wird. Der Methylierungsgrad kann nur einmal pro Generation verändert werden, sodass der Phasenwechsel immer in gleicher Frequenz erfolgt.

Ein weiterer Typ ist die Phasenvariation durch **Insertion** und **Deletion** von Nucleotiden. Diese Änderungen erfolgen entweder in der codierenden Region eines Gens oder im regulatorischen Bereich. Im Prinzip handelt es sich um einen Fehler in der Replikation von DNA-Bereichen, die aus vielfachen, sehr häufigen Wiederholungen einer kurzen DNA-Sequenz desselben Nucleotids bestehen. Folglich kommt es zu einer Änderung der Anzahl an Nucleotiden. Beispiel hierfür sind die Typ-IV-Fimbrien von *Neisseria gonorrhoeae*. Der Vorteil für den Erreger – nur unfimbrierte Keime können in das Epithel eindringen. Bei *Neisseria meningitidis* geht durch diese Phasenvariation die Kapsel verloren, die zwar vor der Wirtsabwehr schützt, jedoch dem Eindringen in die Epithelzelle hinderlich ist.

Auch die Phasenmodulation von *Bordetella bronchiseptica* wird durch einen **Flip-Flop-Mechanismus** am Promotorgen reguliert. Hier haben jedoch der Gehalt an $CuSO_4$ im Medium sowie die Inkubationstemperatur Einfluss auf das An- oder Abschalten der gesamten Pathogenitätsinsel. Alle Virulenzfaktoren werden gemeinsam an oder abgeschaltet.

## Antigenvariation

Antigenvariationen betreffen das alternative An- und Abschalten von verschiedenen Genen. **Site-spezifische Rekombinationen** sind auch hier möglich. *Salmonella* Typhimurium exprimiert eine von zwei unterschiedlichen Flagellen (H-Antigen), die aus dem Protein $H_1$ oder $H_2$ aufgebaut sind (Antikörper gegen diese Strukturen werden u. a. bei der Serotypisierung nach dem Kauffmann-White-Schema genutzt). Ein ähnlicher Mechanismus ist auch bei *Moraxella bovis* beschrieben. Hier wird zwischen zwei Fimbrienproteinen alternativ umgeschaltet.

Antigenvariation kann auch durch **homologe Rekombination**, einen reziproken Austausch von Genen, vorgenommen werden. So entstehen immer neue Fimbrien-Varianten, wodurch der Erreger der Immunantwort zu entgehen vermag.

Ebenfalls sind **Insertionen oder Deletionen von Nucleotiden** als Form der Antigenvariation beschrieben. Hierdurch kommt es dann zur variablen Expression verschiedener Gene.

## 4.2.2 Archaea

Es handelt sich um eine Gruppe von **Prokaryonten,** die sich von den echten Bakterien (*Bacteria*) unterscheiden und unter extremen Bedingungen leben können. Es sind bisher 200 Arten beschrieben worden. Taxonomisch werden sie in drei Gruppen unterteilt:
1. *Crenarchaeota*,
2. *Euryarchaeota* und
3. *Korarchaeota*.

*Crenarchaeota* schließen Schwefel-metabolisierende **hyperthermophile** und **acidophile** Archaea ein. Es sind chemoautotrophe anaerobe Bakterien, die bei Temperaturen von 70 °C bis 113 °C existieren. Ihr Habitat sind heiße Quellen, auch Schwefelquellen und Vulkane. Zu den *Euryarchaeota* gehören die **methanogenen** (strikte Anaerobier) und **extrem halophilen** (meist anaerobe) Archaea.

Zellwand- und Zellmembranaufbau sind bei den einzelnen Erregern unterschiedlich. Bei allen fehlt aber die Muraminsäure (Peptidoglykan) in der Zellwand. Sie besitzen kristalline Zellwände aus **Pseudopeptidoglykanen**. Sie verfügen über eine ungewöhnliche, einschichtige Zellmembran, die es nur in dieser Mikroorganismengruppe gibt. Sie besteht aus **Etherlipiden** mit kovalent gebundenen Isoprenketten. Hinsichtlich ihrer verwandtschaftlichen Verhältnisse stehen sie den grampositiven Bakterien im Aufbau, aber auch in der Funktion einiger Enzyme näher als den gramnegativen Bakterien (**Abb. 4.17**). Sie haben aber auch Gemeinsamkeiten mit Eucaryota. Wie bei diesen ist die DNA mit Histonen assoziiert. Sie sind unempfindlich für Chloramphenicol, Streptomycin und Kanamycin. Ihre Ribosomen sind sensitiv für Diphtherietoxin. Sie tragen als extrachromosomale DNA lineare Plasmide.

Archaea umfassen **Besiedler** der **extremen Habitate** unseres Erdballs, sie werden deshalb auch als Extremophile bezeichnet. Einige leben in der Nähe von Krateröffnungen in der Tiefe der Meere bei hoher Temperatur (100 °C) und hohem Druck, andere in heißen Quellen. Sie kommen auch in extrem salzigem, alkalischem oder auch saurem Wasser vor. Man findet sie aber neben echten Bakterien auch im **Verdauungstrakt** von Rindern, von Termiten und Fischen, hier meist assoziiert mit Protozoen. Sie leben auch in den **anaeroben Schlämmen** der Küsten, der Reisfelder, auf dem Boden der Ozeane und in den Erdöllagerstätten. Als strikte Anaerobier waren sie die ersten Besiedler der noch heißen und anaeroben Erde. Heute gewinnen sie bei der alternativen Energieerzeugung an Bedeutung. Archaea bilden in den **Biogasanlagen** das für die Energieerzeugung notwendige Methan aus Essigsäure, Wasserstoff und Kohlendioxid. Archaea sind heute ein aufstrebendes Forschungsgebiet der Bakteriologie. Bisher konnten in dieser Erregergruppe noch keine pathogenen Erreger ermittelt werden.

## 4.3 Bakterienevolution

Die Zuordnung der Lebewesen in die Reiche Tiere, Pflanzen und Protisten geht auf Haeckel (1866) zurück. Nach dem heutigen Kenntnisstand klassifiziert man die Lebewesen in drei Domänen (Reiche), die **Bacteria**, **Archaea** und **Eucarya** umfassen. Ging man in den Anfängen der Klassifikation von phänotypischen Merkmalen wie Morphologie, Anfärbbarkeit, Stoffwechsel, Antigenität u. ä. aus, wurden mehr und mehr molekularbiologische Methoden zur Klassifikation eingesetzt, insbesondere die der Sequenzierung von DNA.

Der phylogenetische Stammbaum, wie man ihn sich heute vorstellt, geht auf die Untersuchungen von Carl Woese (1977) zurück und hat die ribosomale RNA zur Basis. Die Basis dieses Ordnungsprinzips (phylogenetisches, kladistisches Prinzip) sind hochkonservierte RNA-Moleküle auf den Ribosomen der Lebewesen. Aufgrund ihrer Sedimentationskonstanten lassen sich drei separate Klassen ribosomaler RNA feststellen: 5S-, 16S- und 23S-rRNA. Diese sind auf einem oder mehreren ribosomalen Operonen gruppiert (z. B. 7 bei *E. coli*). Besonders 16S- und 23S-rRNA sind als **phylogenetische Chronometer** geeignet. Auf der Basis des Vergleiches von Differenzen in der ribosomalen RNA-Sequenz konnten Gruppen mit ähnlichen Sequenzen gefunden werden und als verwandte Gruppierung identifiziert werden. **Abb. 4.18** zeigt den wurzellosen Stammbaum nach Cedergren et al. (1988). Bei diesen Untersuchungen konnte festgestellt werden, dass es zusätzlich zu den bereits bekannten Gruppen der Bacteria und Eucarya noch eine dritte Gruppe, **prokaryonte Einzeller** gibt, die sich von den Bacteria

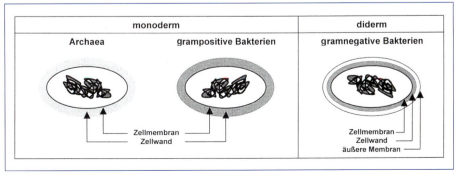

**Abb. 4.17** Schematischer Aufbau von Archaea und Bacteria.

unterscheidet. Diese **Mikroorganismen** waren als chemisch Ungleiche zu anderen Bakterien bekannt, da sie durch Sauerstoff abgetötet werden, ungewöhnliche Enzyme bilden und über Zellwände verfügen, die bei bisher bekannten Bakterien nicht vorkommen. Ihre ribosomalen RNA-Sequenzen sind different zu denen der Bacteria. Zur Unterscheidung von den „echten Bakterien" (Eubacteria) nannte man sie Archaebacteria. Für eine bessere Abgrenzung von den Bakterien bezeichnete man sie dann als **Archaea**. Phylogenetisch stehen die Archaea den Eucarya näher als den Bacteria. Hinsichtlich eines gemeinsamen oder eines jeweils eigenen Vorfahren für diese drei Gruppen von Lebewesen existiert noch keine abschließende Meinung. Der Zellwandaufbau besitzt bei Archaea und grampositiven Bakterien eine größere Übereinstimmung als zu gramnegativen Bakterien.

Für die meisten **Hauptphyla** der Bakterien liegen Referenzsequenzen der rRNA vor, die über internationale Datenbanken abgefragt und verglichen werden können. **Abb. 4.19** stellt den phylogenetischen Baum von 14 Bakterien-Phyla auf der Basis der 16S-rRNA dar. Die evolutionäre Entwicklung dieser Äste ist sehr unterschiedlich.

> Je schneller sich die **Evolutionsrate** einer Keimgruppe darstellt, umso ungewöhnlicher und untypischer sind ihre Vertreter.

Als ein Beispiel hierfür gelten **Mykoplasmen**, eine phänotypisch separate Bakteriengruppe. Sequenzvergleiche der rRNA haben ergeben, dass sie von der *Bacillus-Lactobacillus-Streptococcus*-Linie abstammen. Sie besitzen eine lange individuelle Abstammungslinie, haben sich scheinbar evolutionär schneller entwickelt. Typische, hoch konservierte grampositive Bakterien sind Vertreter der Gattungen *Clostridium, Lactobacillus* und *Bacillus*. Ihre Abstammungslinien sind kurz, sie besitzen hochkonservierte rRNA-Sequenzen. Die meisten gramnegativen Bakterien gehören zur Bakteriengruppe mit schnellem evolutionärem Entwicklungstempo. Es drückt sich auch in deren Mutabilität, der Fähigkeit zur Anpassung an die Umwelt aus.

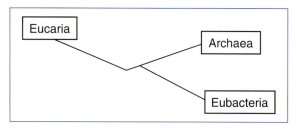

**Abb. 4.18** Wurzelloser Stammbaum (nach Cedergren et al., 1988).

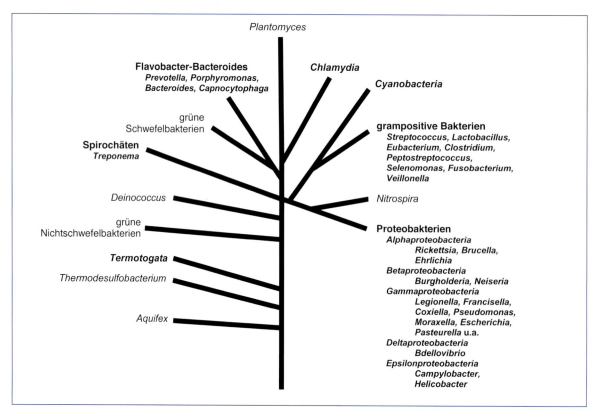

**Abb. 4.19** Phylogenetischer Baum der 14 bisher bekannten Bakterien-Phyla auf der Basis der 16S-rRNA-Sequenzvergleiche (Data Base Project; http://www.cme.msu.edu/RDP/html/index.html).

## 4.4 Bakterientaxonomie

Die Taxonomie (taxis, griech. = Anordnung) befasst sich inhaltlich mit der Anordnung, der Klassifikation von Lebewesen in einem Ordnungssystem. Die Gebiete der Taxonomie sind:
- **Klassifikation:** Zuordnung der Organismen zu taxonomischen Gruppen (Taxa) auf der Basis ihrer Ähnlichkeit oder Verwandtschaft.
- **Nomenklatur:** Benennung einer taxonomischen Gruppe nach internationalen Regelungen, die vom **International Commitee of Systematic Bacteriology** (CSB) der International Union of Microbiological Societies aufgestellt werden. In ihrem offiziellen Organ, dem **Journal of Systematic Bacteriology**, werden Benennungen oder auch Umbenennungen offiziell bekannt gegeben. Das Standardwerk der Bakterientaxonomie ist seit 1923 Bergey's Manual of Determinative Bacteriology, seit 1985 auch **Bergey's Manual of Systematic Bacteriology**, beide werden von Bakteriologen weit gehend anerkannt.

Entsprechend dem Stand der Wissenschaft erfolgte die Zuordnung der Bakterien nach phänotypischen Eigenschaften (**phänetische Klassifikation**), durch DNA-Homologievergleiche (**patristische Klassifikation**) sowie durch phylogenetische Vergleiche (**kladistische Klassifikation**).

Für Mikroorganismen gelten in der Rangfolge gleiche Regeln wie bei höheren Lebewesen:
1. Reich
2. Abteilung
3. Klasse
4. Ordnung
5. Familie,
6. Gattung (Genus)
7. Art (Spezies)
8. Unterart (Subspezies)

In einer Art erfolgt der Zusammenschluss von verschiedenen, in den Grundeigenschaften jedoch eng verwandten Stämmen. Sie können auf der Basis von **Antigeneigenschaften** (Serovar, Serotyp), **biochemischen Eigenschaften** und Leistungen (Biovar, Biotyp), **Toxinbildungsvermögen** (Toxovar), Verhalten gegenüber **Bakteriophagen** (Lysovar, Lysotyp), ihrem **Polypeptidmuster** (PP-Typ) in der Polyacrylgelelektrophorese (PAGE) weiter unterteilt werden. Die Nutzung zusätzlicher Eigenschaften erfolgt v. a. im Rahmen epidemiologischer Untersuchungen. In **Tab. 4.3** werden Bakterien zusammengefasst, die v. a. medizinische und veterinärmedizinische Bedeutung besitzen.

**Tab. 4.3** Klassifikation medizinisch bedeutsamer Bakterien (Reich Bacteria) (Stand 2006; nach Bergey's Manual of Systematic Bacteriology, 2. Ausgabe, G. M. Garrity, New York: Springer; 2005; List of Prokarytic Names with Standing in Nomenclature [LPSN] – J.P. Euzéby, Société de Bactériologie Systématique et Vétérinaire – SBSV, http://www.bacterio.net, 2006).

| Klasse | Ordnung | Familie | Gattung | Spezies |
|---|---|---|---|---|
| **Phyllum B XII Proteobacteria Phy. nov.** | | | | |
| I Alphaproteobacteria | II Rickettsiales | Rickettsiaceae | Rickettsia<br>Orienta<br>Wolbachia | R. felis<br>O. tsutsugamushi<br>W. persica |
| | | Ehrlichiaceae | Ehrlichia | E. canis<br>E. ristitii<br>E. equi<br>E. ruminantium |
| | | | Aegyptonella | A. pullorum |
| | | | Anaplasma | A. marginale<br>A. phagocytophilum |
| | | | Neorickettsia | N. sennetsu |
| | VI Rhizobiales | Bartonellaceae | Bartonella | B. henselae |
| | | Brucellaceae | Brucella | B. melitensis<br>B. abortus |
| II Betaproteobacteria | I Burgholderiales | Burgholderiaceae | Burgholderia | B. mallei<br>B. pseudomallei |
| | | Ralstoniaceae | Ralstonia | R. solanacearum |
| | | Alcaligenaceae | Alcaligenes<br>Achromobacter<br>Bordetella | A. faecalis<br>A. ruhlandii<br>B. parapertussis<br>B. bronchiseptica<br>B. avium |
| | | | Taylorella | T. equigenitalis |

**Tab. 4.3** Fortsetzung

| Klasse | Ordnung | Familie | Gattung | Spezies |
|---|---|---|---|---|
| | IV Neisseriales | Neisseriaceae | Neisseria | N. gonorrhoeae |
| | | | | N. canis |
| | | | | N. meningitidis |
| | | | | N. ovis |
| III Gammaproteobacteria | III Cardiobacteriales | Cardiabacteriaceae | Cardiobacterium | C. hominis |
| | | | Dichelobacter | D. nodosus |
| | | Francisellaceae | Francisella | F. tularensis |
| | V Legionellales | Legionellaceae | Legionella | L. pneumophila |
| | | Coxiellaceae | Coxiella | C. burnetti |
| | | | Rickettsiella | R. grylli |
| IV Deltaproteobacteria | XIII Bdellovibrionales | Bdellovibrionaceae | Bdellovibrio | B. bacteriovorus |
| | | | Bacteriovorax | B. stolpii |
| | | | Micavibrio | M. admirandus |
| | | | Vampirovibrio | V. chlorellavorus |
| | VIII Pseudomonadales | Pseudomonaceae | Pseudomonas | P. aeruginosa |
| | | | | P. putida |
| | | Moraxellaxaceae | Moraxella subgenus Moraxella | M. (M.) canis |
| | | | | M. (M.) equi |
| | | | Moraxella subgenus Branhamella | M. (B.) catarrhalis |
| | | | | M. (B.) ovis |
| | | | Acinetobacter | A. haemolyticus |
| | X Vibrionales | Vibrionaceae | Vibrio | V. cholerae |
| | | | | V. metschnikovii |
| | | | | V. cincinnatiensis |
| | XI Aeromonadales | Aeromonadaceae | Aeromonas | A. salmonicida |
| | XII Enterobacteriales | Enterobacteriaceae | Escherichia | E. coli |
| | | | Citrobacter | C. murliniae |
| | | | Edwardsiella | E. tarda |
| | | | Enterobacter | E. intermedius |
| | | | Erwinia | E. amylovora |
| | | | Hafnia | H. alvei |
| | | | Klebsiella | K. pneumoniae ssp. pneumoniae |
| | | | Morganella | M. morganii ssp. morganii |
| | | | Pantoea | P. agglomerans |
| | | | Proteus | P. vulgaris |
| | | | Providentia | P. alcalifaciens |
| | | | Salmonella | S. cholerasuis (S. enterica) |
| | | | | S. bongori |
| | | | Serratia | S. marcescens ssp. marcescens |
| | | | Shigella | S. flexneri |
| | | | Yersinia | Y. pseudotuberculosis |
| | | | | Y. enterocolitica |
| | | | | Y. pestis |
| | XIII Pasteurellales | Pasteurellaceae | Pasteurella | P. multocida |
| | | | Actinobacillus | A. pleuropneumoniae |
| | | | Haemophilus | H. parasuis |
| | | | | H. paragallinarum |
| | | | Lonepinella | L. koalarum |
| | | | Mannheimia | M. haemolytica |

**Tab. 4.3** Fortsetzung

| Klasse | Ordnung | Familie | Gattung | Spezies |
|---|---|---|---|---|
| V Epsilonproteobacteria | III Campylobacteriales | Campylobacteriaceae | Campylobacter | C. fetus ssp. fetus<br>C. fetus ssp. veneralis<br>C. hyoilei<br>C. jejuni<br>C. coli |
| | | Helicobacteriaceae | Helicobacter | H. pylori<br>H. canis<br>H. felis<br>H. pullorum |
| **Phylum B XIII Firmicutes phy. nov.** | | | | |
| I Clostridia | II Clostridia | Clostridiaceae | Clostridium | C. botulinum<br>C. perfringens<br>C. septicum<br>C. tetani |
| | | | Sarcina | S. ventriculi |
| | | Lachnospiraceae | Butyrivibrio<br>Ruminococcus | B. fibrisolvens<br>R. hydrogenotrophicus |
| | | Peptostreptococcaceae | Peptostreptococcus | P. indolicus |
| | | Eubacteriaceae | Eubacterium | E. renale |
| | | Peptococcaceae | Peptococcus | P. indolicus |
| II Mollicutes | I Mycoplasmatales | Mycoplasmataceae | Mycoplasma | M. bovis<br>M. suis<br>M. gallisepticum<br>M. hyopneumoniae<br>M. mycoides ssp. mycoides |
| | | | Eperythrozoon<br>Haemobartonella | E. parvum<br>H. (M.) canis<br>H. (M.) felis |
| | | | Ureaplasma | U. parvum |
| | III Acholeplasmatales | Acholeplasmataceae | Acholeplasma | A. laidlawii |
| | Genera incertae sedis | Erysipelotrichaceae | Erysipelothrix | E. rhusiopathiae |
| II Bacilli | I Bacillales | Bacillaceae | Bacillus | B. anthracis<br>B. cereus |
| | | Listeriaceae | Listeria | L. monocytogenes |
| | | Staphylococcaceae | Staphylococcus | S. aureus<br>S. intermedius |
| | | Paenibacillaceae | Paenibacillus | P. turicensis |
| | II Lactobacillales | Lactobacillaceae | Lactobacillus<br>Pediococcus | L. acidophilus<br>P. urinaeequi |
| | | Enterococcaceae | Enterococcus | E. faecalis |
| | | Leuconostoccaceae | Leuconostoc | L. lactis |
| | | Streptococcaceae | Streptococcus | S. zooepidemicus<br>S. agalactiae |
| | | | Lactococcus | L. lactis ssp. lactis |
| **Phylum B XIV Actinobacteria phy. nov.** | | | | |
| I Actinobacteria<br>Subklasse V Actinobacteriadae | II Actinomycetales<br>Subordnung I Actinomycineae | Actinomycetaceae | Actinomyces | A. bovis<br>A. suis |

**Tab. 4.3** Fortsetzung

| Klasse | Ordnung | Familie | Gattung | Spezies |
|---|---|---|---|---|
| | II Actinomycetales Subordnung VI Micrococcineae | Micrococcaceae | *Micrococcus* | *M. luteus* |
| | | Dermathophilaceae | *Dermatophilus* | *D. congolensis* |
| | II Actinomycetales Subordnung VII Corynebacterinae | Corynebacteriaceae | *Corynebacterium* | *C. renale*<br>*C. diphteriae* |
| | | Mycobacteriaceae | *Mycobacterium* | *M. bovis*<br>*M. tuberculosis*<br>*M. avium-intracellulare*<br>*M. avium* ssp. *paratuberculosis* |
| | | Nocardiaceae | *Nocardia*<br>*Rhodococcus* | *N. asteroides*<br>*R. equi* |
| | II Actinomycetales Subordnung IX Propionibacterineae | Propionibacteriaceae | *Propionibacterium* | *P. acnes* |
| | II Actinomycetales Subordnung XI Streptomycineae | Streptomycetaceae | *Streptomyces* | *S. cellulolyticus* |
| | II Bifidobacteriales | Bifidobacteriaceae | *Bifidobacterium*<br>*Gardnerella* | *B. bifidum*<br>*G. vaginalis* |
| **Phylum B XVI Chlamydiae phy. nov.** | | | | |
| I Chlamydiae | I Chlamydiales | Chlamydiaceae | *Chlamydia*<br>*Chlamydophila* | *C. suis*<br>*C. pecorum*<br>*C. pneumoniae*<br>*C. psittaci*<br>*C. abortus*<br>*C. caviae* |
| **Phylum B XVII Spirochaetes phy. nov.** | | | | |
| | I Spirochetales | Spirochaetaceae | *Spirochaeta*<br>*Borrelia*<br><br><br><br><br><br>*Treponema* | *S. americana*<br>*B. afzelii*<br>*B. anserina*<br>*B. burgdorferi*<br>*B. garinii*<br>*B. japonica*<br>*T. paraluiscuniculi* |
| | | Leptospiraceae | *Leptospira* | *L. interrogans*<br>*L. biflexa*<br>*L. borgpetersenii*<br>*L. kirschneri* |
| **Phylum B XX Bacteroidetes phy. nov.** | | | | |
| I Bacteroides | I Bacteroidales | Bacteroidaceae | *Bacteroides* | *B. fragilis* |
| | | Pophyromonadaceae | *Porphyromonas* | *P. levii* |
| | | Prevotellaceae | *Prevotella* | *P. melaninogenica* |
| II Flavobacteria | | Flavobacteriaceae | *Ornithobacterium*<br>*Riemerella* | *O. rhinotracheale*<br>*R. anatipestifer* |
| **Phylum B XXI Fusobacteria phy. nov.** | | | | |
| I Fusobacteria | | Fusobacteriaceae | *Fusobacterium*<br>*Streptobacillus* | *F. necrophorum*<br>*S. moniliformis* |

## 4.5 Wachstum von Bakterien

### 4.5.1 Begriffe

Die **Bakterienvermehrung** erfolgt ungeschlechtlich durch **Zweiteilung**. Damit entsteht eine Population identischer Mikroorganismen. Infolge Mutation können auch genotypische Varianten auftreten. Der Teilung gehen eine Größenzunahme der Zelle und eine Kernverdopplung voraus. gramnegative Bakterien teilen sich durch Invagination der gesamten Zellwand, grampositive bilden an der cytoplasmatischen Membran Quersepten, in die Zellwandmaterial eingebaut wird.

> ! Bei Bakterien bedeutet Wachstum Zunahme der Bakterienzahl und wird als **Zellzahl/ml** bestimmt. Da die Bestimmung lebender Bakterien über ihre **Koloniezahl** erfolgt, wird die Bakterienkonzentration als **Kolonie bildende Einheit pro ml (KbE/ml)** angegeben.

Weitere Methoden wären die **Trübungsmessung**, Ermittlung der **Bakterientrockenmasse** bzw. der **Bakterienfeuchtmasse** pro ml Bakteriensuspension. Exakte Keimzahlen können auch mittels **Durchflusscytometer** und in der **Zählkammer** ermittelt werden. Aus der Zunahme der Bakterienmasse pro Zeiteinheit lässt sich die **Teilungsrate** oder ihr umgekehrter Wert, die **Generationszeit**, berechnen. Sie ist bei den verschiedenen Bakterienspezies sehr unterschiedlich, reicht von 20 min bis zu mehreren Tagen. Sie errechnet sich aus der Bakterienkonzentration der Ausgangssuspension, der Wachstumszeit und der Endkonzentration der zu untersuchenden Suspension.

Die Generationszeiten in vivo und in vitro sind nicht vergleichbar. Monokulturen unter In-vitro-Bedingungen führen in der Regel zu einem ungestörten, sehr schnellen Wachstum. *E. coli* hat in vitro eine Generationszeit von 20 min. Im Magen-Darm-Trakt kann sie infolge Nährstofflimitierung, Stoffwechselprodukten, Mangel an Adhäsionsmöglichkeiten, Bakterienantagonismus und Abwehrmaßnahmen des Wirts wesentlich verlängert sein. Die kürzeste Generationszeit liegt für *E. coli* in vivo bei 20 min bei Besiedlung keimfreier Mäuse (Gnotobionten) und kann sich bis auf 40 h bei konventionell gehaltenen Tieren verlängern. Bei Hamstern und Meerschweinchen wurden 48 bzw. 17 h ermittelt.

### 4.5.2 Wachstumsphasen

Bakterienwachstum erfolgt in Abhängigkeit von der Nährstoffzufuhr. Verbringt man Bakterien in eine definierte Menge eines Flüssignährbodens, wachsen sie so lange, bis einer der Nährstoffe vollständig verbraucht ist. Die während des Wachstums entstehenden Stoffwechselprodukte wirken ab einer bestimmten Konzentration toxisch. Werden in einer Kultur die Nährstoffe nicht kontinuierlich zugeführt und Stoffwechselprodukte abgeführt, bezeichnet man dies als **statische Kultur**. Das Wachstum läuft hierbei nach bestimmten Gesetzmäßigkeiten ab (**Abb. 4.20**).

Die **Latenzphase** umfasst die Zeit der Anpassung von Bakterien an die neuen Milieubedingungen, gefolgt wird sie von der **Akzelerationsphase**, einer Phase der Größenzunahme und beginnenden Teilung (beide Abschnitte werden auch als **Anpassungsphase** bezeichnet). An diese schließt sich die **logarithmische Wachstumsphase** an. In der folgenden **stationären Phase** führen beginnender Nährstoffmangel und toxische Stoffwechselprodukte zu einem Stagnieren des Wachstums und damit der lebenden Keime. Absterbende und neu gebildete Keime halten sich hier eine Zeit lang die Waage. Gefolgt wird dieser Prozess von der **Absterbephase**. Der Verlauf der statischen Wachstumskurve bezieht sich auf lebende Bakterien. Die absolute Zellzahl nimmt demgegenüber bis zum Einsetzen autolytischer Prozesse kontinuierlich zu.

Im Gegensatz zur statischen Kultur werden in der **kontinuierlichen Kultur** verbrauchte Nährstoffe laufend zugeführt, die gebildeten Bakterienmassen und ihre Stoffwechselprodukte dagegen permanent abgeführt. Dies entspricht dem Prinzip der Fermenterkultivierung, wie sie in der mikrobiellen Industrieproduktion zur Erzeugung großer Mengen an Biomasse genutzt wird. **Abb. 4.21** stellt das Prinzip einer kontinuierlichen Kultur dar.

### 4.5.3 Bakterienstoffwechsel

Mikroorganismen sind **ubiquitär** und damit allgegenwärtig verbreitet. Sie kommen in nahezu allen Lebensräumen, Meeren, Seen, Flüssen, Böden, in und auf Lebewesen vor. Selbst in Höhen von 25 km können noch 15 Keime/ 100 $m^3$ Luft nachgewiesen werden. Bedingt durch ihre geringe Größe gelingt es ihnen, in den verschiedensten Lebensräumen zu siedeln. Diese große Anpassungsfähig-

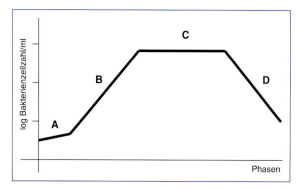

**Abb. 4.20** Wachstumsphasen einer statischen Bakterienkultur. **A**: Anpassungsphase (Latenz- + Akzelerationsphase), **B**: Logarithmische Wachstumsphase, **C**: stationäre Phase, **D**: Absterbephase

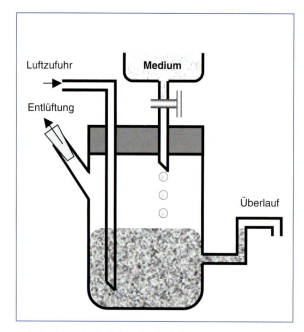

**Abb. 4.21** Kontinuierliche Bakterienkultur.

keit ist auch das Ergebnis enormer Stoffwechselvielfalt. Unter natürlichen Bedingungen ist Bakterienwachstum zahlreichen **Beschränkungen** und **verschiedensten Stressfaktoren** unterworfen, sodass die ihnen innewohnende, genetisch determinierte Potenz zur höchsten Wachstumsrate selten ausgeschöpft werden kann. Dies gelingt nur unter Laborbedingungen bei optimierten Wachstumsmöglichkeiten in **Monokultur**.

Die Physiologie der Bakterienzelle ist darauf ausgerichtet, trotz widriger Umstände, die Wachstum und Vermehrung begrenzen, sich erfolgreich mit diesen **limitierenden Milieubedingungen** – Nährstoffbegrenzung, Antagonismen anderer Mikroorganismen, suboptimale Temperaturen, wechselnde Feuchtigkeit, pH-Schwankungen u. a. auseinanderzusetzen. Unter natürlichen Bedingungen treten sehr selten Rein- oder Monokulturen auf; die Regel sind Mischkulturen, die synergistisch, symbiotisch oder antagonistisch zusammenleben. Aus der engen Wechselbeziehung zwischen Bakterienzelle und Umwelt resultieren Flexibilität und Vielfalt des mikrobiellen Stoffwechsels. Im Rahmen der Anpassungsmechanismen, die genetisch fixiert sind, kommt es zur **phänotypischen Adaptation**. So ist Bakterienwachstum als induktiver Prozess aufzufassen. Bei konstanten Änderungen der Milieubedingungen kommt es infolge zufällig entstandener neuer Genotypen zu deren Selektion – die **genotypische Adaptation** ist das Ergebnis. Sie entsteht durch Mutation, Rekombinationsereignisse, Transfer chromosomaler oder extrachromosomaler (Plasmide, Phagen, freie DNA) DNA und Einbau transponierbarer genetischer Elemente (Transposons). Ökosysteme selektieren gezielt rein zufällig entstandene Genotypen.

Lebende Organismen sind im Zustand der Ruhe und des Wachstums auf die dauernde Energiezufuhr angewiesen. Die **Energiegewinnung** erfolgt vorwiegend in chemischer Form. Energiereiche Stoffe werden hierbei aus der Umwelt aufgenommen, um- und zu energieärmeren Verbindungen abgebaut. Die im Stoffwechsel (Metabolismus) freigesetzten Energien werden in andere Energieformen umgewandelt und zur Umsetzung von Lebensleistungen (Bewegung, Wachstum, Vermehrung) genutzt. Ebenso kann aber auch eine vorübergehende Speicherung von Energie in chemischer Form erfolgen. Diese **katabole** Seite des Stoffwechsels hat das Ziel, aus komplexen, relativ großen, energiereichen Nährstoffmolekülen (Proteine, Lipide, Kohlenhydrate) kleinere, einfacher strukturierte und energiearme Moleküle zu formen. Die dabei gebildete energiereiche Verbindung – Adenosintriphosphat (ATP) – kann diese Energie an anderem Ort und zu anderer Zeit wieder freisetzen.

Gleichzeitig gehen im Mikroorganismus metabolische Prozesse vonstatten, die dem Aufbau von Zellsubstanz und dem Wachstum dienen. Diese **anabolen** Stoffwechselleistungen sind dadurch gekennzeichnet, dass aus einfachen Verbindungen komplexe Moleküle synthetisiert werden, welche dann für verschiedenste Lebensfunktionen im Erreger zur Verfügung stehen. Beide Prozesse sind eng aneinander gekoppelt und laufen parallel in der Zelle ab – es entsteht ein **metabolischer Pool**.

### 4.5.3.1 Ernährungstypen

Hinsichtlich der Zuordnung von Mikroorganismen zu bestimmten Ernährungstypen (**Tab. 4.4**) sind von Bedeutung:
1. deren spezieller Mechanismus der **Energieumwandlung zur Gewinnung von ATP**,
2. die jeweilige **Kohlenstoffquelle** zum Aufbau von Zellmaterial und
3. die chemische Substanz, die im Zuge der Energiegewinnung als **Wasserstoffdonator** fungiert.

Einige Bakterien sind in der Lage, $CO_2$ direkt als Kohlenstoffquelle zu nutzen. Zusammen mit Wasser und Mineralsalzen reicht ihnen diese einfache und energiearme anorganische Verbindung aus, um daraus alle organischen Verbindungen aufzubauen, die sie für ihre Existenz benötigen. Diese Form des Ernährungstyps wird als **autotroph** bezeichnet, da sie lediglich vom $CO_2$-Angebot der Umgebung abhängt. Diese Unabhängigkeit des Stoffwechsels bezieht sich jedoch nur auf die Kohlenstoffquelle. Auch autotrophe Organismen benötigen für ihre Syntheseleistungen Energie. In Abhängigkeit von der Energiequelle unterscheidet man **photoautotrophe** und **chemoautotrophe** Bakterien. Die 1. Gruppe nutzt die Energie des Sonnenlichtes analog den Pflanzen als Energiequelle, die 2. Gruppe gewinnt Energie aus rein chemischen Prozessen. Beide Gruppen haben in der Medizin als Krankheitserreger, Kommensalen oder Probiotika keine Bedeutung.

Eine 3. Gruppe von Mikroorganismen nutzt energiereiche organische Verbindungen zur Energiegewinnung, ihr Ernährungstyp wird als **heterotroph** eingestuft. Die Energiegewinnung erfolgt über chemische Reaktionen (Reduktions- und Oxidationsreaktionen). Gleichzeitig nutzen diese Mikroorganismen organische Verbindungen als Kohlenstoffquelle und Wasserstoffdonator. Sie werden als **chemoorganotroph** lebende Mikroorganismen bezeichnet.

! Die meisten der medizinisch bedeutsamen Bakterien sind chemoorganotroph.

■ Formen der Energiegewinnung chemoorganotropher Bakterien

Beim Abbau organischer Substrate zur Energiegewinnung werden Elektronen stufenweise freigesetzt. In Abhängigkeit vom letzten Elektronenakzeptor in der Kette wird dieser Prozess als **Atmung** (Übertragung von Elektronen auf anorganischen Akzeptor, z. B. $O_2$) oder **Gärung** (Übertragung von Elektronen auf organische Verbindung) bezeichnet. In beiden Fällen entsteht ATP.

Wird $O_2$ als Elektronenakzeptor verwendet, spricht man von **aerober Atmung**, bei Verwendung anderer anorganischer Akzeptoren (z. B. Nitrat, Sulfat, Carbonat) von **anaerober Atmung**. Entsprechend ihrer Stellung zu Sauerstoff unterteilt man Bakterien in **aerobe** und **anaerobe** Bakterien. Der Energiegewinn durch Atmung liegt wesentlich höher als durch Gärung (**Tab. 4.5**).

Der Elektronentransport im Zuge der Energiegewinnung erfolgt bei der Atmung in gestaffelter Form. Innerhalb des Transformationsprozesses wird Energie in Form von **ATP** freigesetzt. **Abb. 4.22** gibt diesen Prozess schematisch wieder.

Der Energiegewinn ist in Abhängigkeit vom Stoffwechselweg sehr unterschiedlich, Beispiele hierfür sind in **Tab. 4.6** dargestellt.

### 4.5.3.2 Wachstumsfaktoren

Wachstumsfaktoren umfassen all die Bedingungen, unter denen Mikroorganismen als Monokulturen sowie als Mischkulturen leben und wachsen. 60–80 % der Mikroorganismen entziehen sich jedoch einer Anzüchtung, da sie nur in der Interaktion zu ihren natürlichen Habitaten existieren können.

**Tab. 4.4** Ernährungstypen bei Mikroorganismen.

| Autotrophie | Heterotrophie |
|---|---|
| Aus einfachen energiearmen Verbindungen ($CO_2$) werden energiereiche zelleigene aufgebaut | Aus organischen energiereichen Molekülen werden zelleigene aufgebaut |
| „lückenlose Breite der Synthesekompetenz" | „Lücken im Syntheseprogramm" |
| **Photoautotrophe Bakterien** | **Heterotrophe Bakterien** |
| nutzen Energie des Sonnenlichts und Kohlenstoff aus $CO_2$ für Syntheseleistungen | nutzen in organischen Stoffen vorhandene Energien und Kohlenstoffverbindungen für ihre Syntheseleistungen (synonym chemoorganotroph) |
| **Chemoautotrophe Bakterien** | |
| nutzen Energie aus chemischen Reaktionen anorganischer Stoffe und Kohlenstoff aus der Atmosphäre ($CO_2$) für ihre Aufbauleistungen (synonym chemolithotroph) | |

**Tab. 4.5** Einteilung der Bakterien nach ihrer Stellung zu Sauerstoff.

| Aerobe Bakterien | Anaerobe Bakterien |
|---|---|
| **Obligat aerobe Bakterien** | **Fakultativ anaerobe Bakterien** |
| benötigen für ihre Abbauleistungen in jedem Falle Sauerstoff. | wachsen sowohl in Anwesenheit als auch bei Abwesenheit von Sauerstoff. |
| **Mikroaerophile Bakterien** | **Aerotolerante Bakterien** |
| benötigen Sauerstoff für ihre Abbauleistungen, tolerieren jedoch nur einen geringen Partialdruck. | tolerieren Sauerstoff, können ihn jedoch nicht für ihre Abbauleistungen nutzen. |
| | **Obligat anaerobe Bakterien** |
| | wachsen nur in sauerstofffreier Atmosphäre, für sie ist Sauerstoff toxisch. |

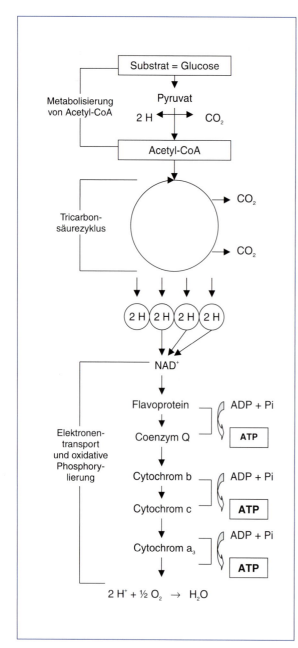

**Abb. 4.22** Fließschema der Atmung bei Bakterien (nach Lehninger, 1979).

### Nährstoffe

Wachstum und Neusynthese von Bakterienbiomasse setzen die Versorgung mit Nährstoffen, Makro- und Mikroelementen voraus. Chemoorganotrophe Bakterien verfügen aufgrund von „Lücken im Syntheseprogramm" über bestimmte Ansprüche an Nährmedien. Meist wachsen sie mit nur einer einzigen C-Quelle und Salzlösungen, die Nitrat und Sulfat enthalten (synthetische Nährlösungen). Viele Bakterien benötigen jedoch weitere Supplemente, die sie nicht selbstständig synthetisieren können (z. B. Aminosäuren, Purine, Pyrimidine, verschiedene Vitamine).

**Nährstoffzubereitungen** für Bakterien liegen in der Regel nicht stets exakte wissenschaftliche Untersuchungen zugrunde. Sie basieren meistens auf Empirie und schließen Nährlösungen, die Peptone (enzymatisch aufgeschlossene Fleisch-, Pflanzen- und Milcheiweiße), Fleischextrakte (wässrige Fleischauszugbouillons), Hefeextrakte (wässriger Hefeauszug), Caseinhydrolysat, Blut, Serum, Liquor, Eigelb, Hirnemulsion u. a. enthalten, mit ein. Diese werden auch als **komplexe Nährlösungen** bezeichnet.

Nährmedien werden sowohl als **Flüssigmedium** als auch als **Festnährboden** eingesetzt. Zur **Nährbodenverfestigung** stehen Gelatine, die jedoch bei 37 °C schon oder noch flüssig ist sowie Agar-Agar, ein Polysaccharid aus Meeresalgen, zur Verfügung.

> ! Bakterienkolonien können nur auf einem Festnährboden beurteilt werden.

Nährböden müssen den Ansprüchen von Mikroorganismen entsprechend gewählt werden. Neben den bereits erwähnten Inhaltsstoffen komplexer Nährlösungen enthalten diese Spezialmedien **Makroelemente** wie Phosphor, Schwefel, Kalium, Natrium, Calcium, Magnesium, Chlor und Eisen. An **Mikroelementen** sollten Mangan, Molybdän, Zink, Kupfer, Cobalt u. a. vorhanden sein. Der Bedarf an Spurenelementen unterliegt großen artspezifischen Variationen. Die Zusammensetzung der Mikroorganismen ist dagegen nahezu identisch. **Tab. 4.7** gibt den Anteil von Makro- und Mikroelementen bei Mikroorganismen wieder.

**Tab. 4.6** Energiegewinn aus Glucose bei aerober und anaerober Atmung sowie Gärung (nach Hoffmann und Vredt, 1998).

| Abbauweg | Substrat | Elektronenakzeptor | Energiegewinn |
| --- | --- | --- | --- |
| Aerobe Atmung | Glucose | $O_2$ | 100 % |
| Sulfatatmung | Glucose | $SO_4^{2-}$ | 15 % |
| Gärung | Glucose | Spaltprodukte organischer Substrate | 7 % |

**Tab. 4.7** Anteil von Makroelementen und Mikroelementen in der Trockenmasse von Mikroorganismen (nach Cookson, 1995).

| Element | % der Trockenmasse |
|---|---|
| Kohlenstoff | 50 |
| Sauerstoff | 20 |
| Stickstoff | 14 |
| Wasserstoff | 8 |
| Phosphor | 3 |
| Schwefel | 1 |
| Kalium | 1 |
| Natrium | 1 |
| Calcium | 0,5 |
| Magnesium | 0,5 |
| Chlor | 0,5 |
| Eisen | 0,2 |
| Mikroelemente | 0,3 |

### ■ Sauerstoff

Mit 20 % im Trockengewicht ist Sauerstoff ein wesentlicher Zellbaustein, daneben spielt dieses Element als **Elektronenakzeptor** eine wesentliche Rolle. Die für die zellulären Abläufe benötigten sehr großen Sauerstoffmengen gewinnen Mikroorganismen aus dem Wasser, aus $CO_2$ und aus organischen Verbindungen. Mitunter reicht der so gewonnene Sauerstoff nicht aus. V. a. für die aerobe Atmung benötigen Mikroorganismen molekularen Sauerstoff. Fehlt dieser, kommt es zum Wachstumsstillstand der Bakterienpopulation. Für anaerobe Bakterien ist der freie Sauerstoff demgegenüber toxisch und führt zum Absterben der Kultur.

### ■ Wasser

Wasser hat einen Anteil von 70–85 % im Cytoplasma von Bakterien. Ihm kommt eine bedeutende, wenn nicht sogar die entscheidende Rolle für alle Lebensprozesse zu. Diese Aufgabe erfüllt es v. a. als Lösungsvermittler, aber auch als Transportmittel für Nährstoffe, organische Substanzen und Abbauprodukte der Zelle. Für bewegliche Mikroorganismen ist es auch gleichzeitig Motilitätsmedium und Rahmenbedingung für die Ausschöpfung vorhandener Ressourcen.

### ■ Temperatur

Bakterienstoffwechsel und Temperatur hängen unmittelbar zusammen. Ein Ansteigen von 10 °C in der Kultivierungstemperatur verdoppelt die Geschwindigkeit des Stoffwechselumsatzes im Rahmen der Temperaturbedürfnisse der jeweiligen Mikroorganismen. Die Ansprüche von Mikroorganismen an die Temperatur während des Wachstums sind sehr unterschiedlich. Entsprechend ihrer Temperaturbedürfnisse werden sie wie in **Tab. 4.8** eingeteilt.

Die medizinisch relevanten Bakterien gehören in die Gruppen 1 und 2, wobei bei bestimmten Bakteriengattungen wie Listerien und Yersinien eher von **Psychrotoleranz** als von Psychrophilie zu sprechen ist.

### ■ pH-Wert

Der pH-Wert gibt den Säuren-Basen-Status in einem betreffenden wässrigen Medium an, wobei pH-Werte unter 7 für den sauren Charakter der Lösung stehen. Der pH-Wert hat ganz maßgeblichen Einfluss auf die Molekülform von Proteinen, die Funktion von Enzymen, Durchlässigkeit von Zellmembranen sowie auf die Stoffwechselvorgänge selbst. In der Regel wachsen Bakterien am besten im Neutralbereich. Ausnahmen bilden z. B. Laktobazillen, die saure pH-Bereiche und Aktinomyzeten, welche leicht alkalische Milieus bevorzugen.

### ■ Salzkonzentrationen

Die physiologischen Konzentrationen von Salzen im Milieu zur Kultivierung von Mikroorganismen orientieren sich an den normalen Salzgehalten in den Bakterienzellen, die zwischen 0,5 und 1 % der Trockenmasse liegen. Bakterien und andere Mikroorganismen haben trotzdem Lebensräume erobert, die durch hohe Salzgehalte, besonders hohe Kochsalzgehalte gekennzeichnet sind (Salzseen, salzhaltige Quellen, Meerwassersalinen). Selbst Standorte auf und in Tieren zeigen häufig Kochsalzüberschuss, z. B. Tränenflüssigkeit, Haut oder Magen-Darm-Inhalt.

Bakterien müssen sich demzufolge intrazellulär an die hohen Salzkonzentrationen anpassen. Die einfachste Strategie ist der Aufbau einer ähnlich hohen Salzkonzentration wie in der Umgebung. Dies wird durch Akkumulation von KCl realisiert, erfordert jedoch eine Vielzahl von physiologischen Veränderungen. Die Salzadaptation von cytoplasmatischen Enzymen und Zellstrukturen wurde jedoch evolutionär von nur wenigen Bakteriengruppen genutzt. Halobakterien (Archaea) und einige anaerobe

**Tab. 4.8** Einteilung von Bakterien nach ihren Temperaturbedürfnissen.

| Kategorie | Temperaturbereiche (°C) | | |
|---|---|---|---|
| | Minimum | Optimum | Maximum |
| Psychrophile Bakterien | –5 bis –3 | 5 bis 10 | 15 bis 20 |
| Mesophile Bakterien | 20 bis 25 | 27 bis 37 | 42 bis 45 |
| Thermophile Bakterien | 40 bis 49 | 50 bis 60 | 60 bis 100 |

Eubacteria (*Haloanaerobium, Halobacteroides*) gehören zum **Halobakterientyp** der Osmoadaptation.

Weitaus häufiger wird dagegen eine andere Strategie der Salzanpassung genutzt, die Aufnahme von Osmotika (synonym kompatible Solute). Durch den Aufbau organischer, osmotisch aktiver Substanzen (Osmotika) wurde eine flexible Anpassung unter Bewahrung des normalen, salzsensitiven Enzymapparats verwirklicht. Die Mehrzahl der **chemoorganotrophen Bakterien**, aber auch einige methanogene Archaea passen sich über diese Mechanismen an. Osmotika besitzen allerdings nicht nur osmotische Funktionen. Ihre Akkumulation im Cytoplasma in hoher Konzentration (bis 2 Molar) erzeugt zwar ein osmotisches Gleichgewicht, führt aber auch infolge beträchtlich eingeschränkter Wasseraktivität zur Proteinstabilisierung. Über diese Eigenschaften haben Osmotika auch Eingang in die Biotechnologie gefunden. Osmotika sind sowohl im Bereich der Zucker (Trehalose, Saccharose – vermitteln geringe Salztoleranz), der Alkohole (Glykosylglycerol, Mannitol, Sorbitol – vermitteln mittlere Salztoleranz) und der Aminosäuren sowie deren Derivaten (Betain, Prolin, Ectoin, $N\delta$-Acetylornithin, $N\varepsilon$-Acetylserin, $N\alpha$-Carbomylglutaminamid, $N\alpha$-Acetyl-glutaminylaminamid – vermitteln hohe Salztoleranz) angesiedelt.

**Betain** wird von einigen Bakterien durch Methylierung von Glycin gebildet; Pflanzen und Cyanobakterien beschreiten diesen Weg über die Oxidation von Cholin. **Ectoin** (synonym 1,4,5,6-Tetrahydro-2-methyl-4-pyrimidin-carbonsäure) und sein Hydroxyderivat werden bei sehr vielen aeroben **chemoheterotrophen Bacteria**, besonders bei den halophilen/halotoleranten Proteobakterien der γ-Gruppe, bei allen Vertretern der Gattung *Nocardiopsis*, bei allen bisher untersuchten Kokken, bei Brevibakterien und einem großen Teil der untersuchten Bazillen gefunden. Ectoin leitet sich von Aspartatsemialdehyd ab.

**Prolin** und **acetylierte Diaminosäuren** ($N\delta$-Acetylornithin, $N\varepsilon$-Acetyllysin) treten häufig bei **Bacillus spp.** auf, die überwiegende Mehrzahl bildet jedoch Ectoin. Die bisher erwähnten Mikroorganismen bilden Osmotika aus eigener Kraft. Die Synthese dieser Schutzstoffe steht im Ökosystem auch anderen Mikroorganismen zur Verfügung, wenn Osmotika bei Bakterienzerfall freigesetzt bzw. infolge Abfall der Salzkonzentration von Bakterien ins Medium abgegeben werden. So nutzt z. B. *E. coli* Osmotika von anderen Mikroorganismen (Hefen) zum Erwerb beträchtlicher Salztoleranz (bis 5 %). Wie andere Enterobakterien ist *E. coli* sehr salzempfindlich, verfügt aber über effektive Transportsysteme für Betain, Ectoin und Hydroxyectoin. Komplexe Medien auf Hefeextraktbasis enthalten große Mengen an Betain (1–3 %) und verleihen bereits in Mengen von 0,05 % Hefeextrakt eine erhebliche Salztoleranz, die für das Überleben und Wachstum im salzhaltigen Medium von entscheidender Bedeutung ist.

> ! Osmotika schützen auch Enzyme vor Inaktivierung beim Einfrieren, weshalb sie auch als Schutzstoffe für die Lyophilisation und Tiefkühlkonservierung von Mikroorganismen und Enzymen verwandt werden.

**Osmotischer Stress** (Schock) auf den Schleimhäuten und der Haut von Menschen und Tieren führt für dort siedelnde Mikroorganismen zu Umbauprozessen, an denen **Phospholipasen C** (Spezifität für Phosphatidylcholin, Phosphatidylethanolamin, Phosphatidylserin, Sphingomyelin, Phosphatidylinositol, Phosphatidylglycerol u. a.) beteiligt sind. Diese werden sowohl von grampositiven wie auch von gramnegativen Bakterien gebildet und dienen unter osmotischem Stress dem Aufbau von Osmotika.

Leider richten sich diese Phospholipasen auch gegen Phospholipide des Makroorganismus (Sphingomyelin, Phosphatidylcholin, Phosphatidylethanolamin und Phosphatidylserin), sodass die Phospholipidmembranen der Wirtszellen angegriffen und die Epithelbarrieren aufgelockert werden. Phosphatidylinositol-spezifische Phospholipasen C (z. B. *Bacillus cereus, Staphylococcus aureus, Bacillus thuringiensis*) hydrolysieren die Ankermoleküle (Phosphatidylinositol-Glykan-Ethanolamin) membrangebundener Enzyme (alkalische Phosphatase, 5'-Nucleotidase, alkalische Phosphodiesterase I, Acetylcholinesterase). Diese freien Enzyme aktivieren dann Second-messenger-Strukturen und damit Entzündungskaskaden.

Die **alkalische Phosphatase** (AP) der Enterocyten wird so für die Detoxifizierung von bakteriellem Endotoxin unwirksam, da das Molekül (AP) aus dem Zustand der Lipophilie in den Zustand der Hydrophilie überführt wird. Im Kot können dann große Mengen AP nachgewiesen werden.

Ein weiterer Reaktionsweg von Phospholipasen C ist die Hydrolyse von Phosphatidylinositol-4,5-biphosphat zu Diacylglycerol und von Inositol-1, 4, 5-triphosphat zu Inositoltetraphosphat. Im Falle des intrazellulären Bakteriums *Legionella pneumophila* stimulieren die gebildeten Verbindungen die Freisetzung von Calcium aus dem endoplasmatischen Retikulum. Der **Calciuminflux** über Calciumkanäle in den Plasmamembranen bedingt eine Kontraktion von glatten Muskelzellen der Gefäße. Somit verringert sich der Blutzufluss zum infizierten Gebiet, was in der Endkonsequenz auch den Zustrom spezifischer und unspezifischer Abwehrstrukturen mindert.

### 4.5.3.3 Intrazelluläres Leben

Intrazelluläres Leben von Bakterien geht auf die weit verbreitete Aufnahme von Nahrung bei Zellen durch **Phagocytose** (Zellfressen) oder **Pinocytose** (Zelltrinken) zurück. Manche Mikroorganismen nutzen diesen Umstand direkt, um schließlich in der Zelle auf deren Kosten weiterzuexistieren. Intrazellulär lebende Bakterien sind auf die mehr oder weniger **aktive Aufnahme** durch die Wirtszelle angewiesen, einige erzwingen jedoch diesen Mechanismus regelrecht. Die Existenz intrazellulärer

Mikroorganismen erfordert von ihnen ein genetisches Adaptationsvermögen, das sie befähigt, in sich schnell verändernden Milieus zu überleben und sich in Konkurrenz zum Wirt mit Nährstoffen zu versorgen.

Intrazelluläres Leben ist somit schwerer zu gestalten als es den Anschein hat. Viele Bakterien wählten trotzdem diesen Lebensraum und kommen deshalb in zahlreichen Zelltypen bei Protozoen, Wirbellosen, Wirbeltieren und auch in Pflanzenzellen vor. Dort leben sie z. B. parasitisch, aber gelegentlich auch symbiotisch zum Nutzen der Wirtszelle. Im Extremfall sind diese Bakterien (z. B. Mitochondrien) für die Wirtszelle essenziell geworden.

Medizinisch bedeutsame Vertreter dieser Lebensweise werden z. B. von Makrophagen aufgenommen. Die **Phagocytose** erfolgt unter Beteiligung der Zellmembran und des Cytoskeletts. Über Zellrezeptoren geht die Erkennung des Bakteriums vonstatten. Obwohl viele Körperzellen bei Menschen und Tieren nicht mehr zur Phagocytose befähigt sind, gelingt es manchen Infektionserregern, einen ähnlichen Prozess auszulösen. In **Abb. 4.23** ist der Mechanismus der Phagocytose schematisch dargestellt.

Die **Abtötung** der Mikroorganismen erfolgt im **Phagosom** über aktivierte Sauerstoffradikale (oxidativer Burst), Ansäuerung des Phagosomeninhalts und Fusion mit einem Lysosom, in dem sich zahlreiche lytische Enzyme befinden. Die Strukturen des Erregers werden zerlegt und dem Zellstoffwechsel einverleibt. Dieser Prozess besitzt viel Übereinstimmung mit frei lebenden Protozoen.

Trotz dieser Maßnahmen gelingt es einigen Mikroorganismen, den Attacken auszuweichen, zu überleben und neue Zellen zu befallen. Verlassen von und Eindringen in Zellen haben die Konsequenz, dass Zellmembranen überwunden werden müssen. Hierbei erfolgt entweder ein **Aufbrechen** oder ein Ausscheiden der Bakterien über **Exocytosevorgänge**.

Diese Mechanismen sind sehr verschieden ausgeprägt. Bei *Yersinia* spp. z. B. sind u. a. bestimmte, nur 986 Aminosäuren lange Peptide (**Invasine**) für die Bindung an die Zielzelle erforderlich. Sogar Latexkügelchen, die Invasinummantelt sind, werden so aufgenommen. Die Anbindung selbst erfolgt an Integrine – Rezeptoren der Zellen für Kollagen und andere intrazelluläre **Matrixproteine**. Die Bindung an die Integrine stellt offensichtlich eine Beziehung zum Cytoskelett her. Auch von anderen Bakterien ist diese Aufnahme bekannt, z. B. *Legionella* spp. oder verschiedene *Salmonella*-Serovare. Letztere benötigen zur Aufnahme eine umfangreichere Anzahl von Faktoren, zwölf und mehr Gene codieren allein hierfür. Ein weiteres Beispiel sind die äußerst widerstandsfähigen **Mycobakterien**. Trotz erfolgreicher Phagocytose fusionieren Phagosom und Lysosom nicht. Scheinbar spielt der Ort der Anbindung an den Zellrezeptor eine wichtige Rolle, ob der Phagocyt den Erreger vernichtet oder ihn nur beherbergt. Die Phagocytosevermittlung über die Komplementrezeptoren CR 3 und CR 1 verhindert z. B. die Fusion. Bei Opsonierung der Bakterien mit spezifischen Antikörpern erfolgt dagegen die Fusion.

**Obligat intrazelluläre Erreger** wie **Rickettsien** und **Chlamydien** unterliegen einem intrazellulären Entwicklungszyklus in stoffwechselaktiven Zellen, besonders Endothelzellen. Die Anpassung beider Erreger an die Wirtszellen ist hierbei erheblich und schließt deren Zerstörung durch Lysis ein. Chlamydien sind in erster Linie ATP-Parasiten ihrer Wirtszellen, sie modulieren z. B. die Wirtszelle hinsichtlich der Proliferationsdauer. Der Erreger hindert die Zelle am Absterben, damit er ausreichend lange überleben kann.

Bei **Legionellen** wird ein interessanter Wechsel von freilebenden Protozoen *(Tetrahymena* und *Acanthamoeba)*, in denen sie auch gegen Chlor geschützt sind, auf Wirtsmakrophagen deutlich. Wie Mykobakterien umgehen auch Legionellen durch Anbindung an CR 3 von Makrophagen im Phagosom den „respiratorischen Burst", überleben somit und können sich intrazellulär vermehren. Es entsteht eine **symbiontophore Vakuole**, die irgendwann durch Exocytose entleert wird.

Einen anderen Mechanismus nutzt ***Listeria monocytogenes***, ein ubiquitär vorkommender grampositiver Keim. Er vermehrt sich in verschiedenen Zellen, z. B. Hepatocyten, Makrophagen oder auch Nervenzellen. Für die Vermehrung im Wirtsgewebe sind ein immunogenes Exotoxin, das **Listeriolysin O** und **Phospholipasen C** erforderlich, um die Vakuolenmembran aufzulösen und sich frei im Cytoplasma zu bewegen. Durch das Aufbrechen der Phagosomenmembran entgehen die Listerien diesem Abwehrmechanismus. Frei im Cytoplasma liegend, von Aktinfilamenten umsäumt, werden sie nunmehr nicht verdaut. Sie bewegen sich, auf **Aktin-Mikrofilamente** gestützt, durch die Zelle und entnehmen dieser Nährstoffe. Sich so durch die Zelle schiebend, gelangen sie an die Nachbarzellmembran und werden, gestützt auf den Aktinschweif, in die neue Zelle mittels einer fingerförmigen Ausstülpung vorgeschoben. Diese schließt sich um das Bakterium, das jetzt von zwei Hüllen umgeben ist. **Abb. 4.24** zeigt diesen Vorgang schematisch.

Bei gesunden Menschen und Tieren läuft dieser Infektionsprozess unbemerkt, nur Immunsupprimierte und Neugeborene erkranken schwer.

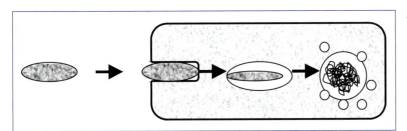

**Abb. 4.23** Phagocytose eines Bakteriums.

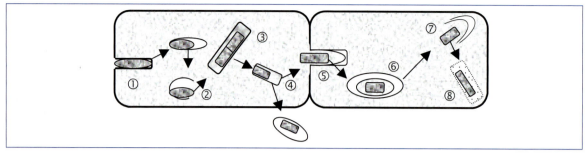

**Abb. 4.24** Zellinvasion durch *Listeria monocytogenes*. Eine rezeptorvermittelte Listerienaufnahme (1) wird von der Lysis der Phagosomenmembran (2) gefolgt. Listerien liegen dann frei im Cytoplasma (3) und sind hier von Aktinfäden umgeben, die an einem Pol zu einem Aktinschweif auswachsen (4). Von diesem besonderen Element geschoben, erreicht der Erreger die Nachbarzelle (5), indem zunächst eine Ausstülpung in diese entsteht. Mit nunmehr einer Doppelmembran umgeben, wird der Erreger von der Nachbarzelle aufgenommen (6). Erneut erfolgt eine Zerstörung der (jetzt zweifachen) Umhüllung des Erregers (7) – die Listerie liegt damit erneut frei im Cytoplasma vor (8).

### 4.5.3.4 Mechanismen der Eisenaufnahme bei Bakterien

Bis auf wenige Ausnahmen (Laktobazillen) haben Bakterien Strategien zur Aufnahme von Eisen entwickelt, da dieses Mengenelement eine Schlüsselstellung im organischen Leben einnimmt. Somit kann man diese Mechanismen nicht als besondere Strategie pathogener Bakterien auffassen. Die Möglichkeiten, Eisen zu binden, sind vielfältig und werden in erster Linie durch **Siderophoren** repräsentiert. Hierbei handelt es sich um Verbindungen von geringer Molekülgröße, die Eisenionen aufnehmen und sich dann ihrerseits an Rezeptoren der Bakterienzellwand binden können, über die dann der aktive Transport in die Zelle erfolgt. Siderophoren treten in 2 Grundtypen – 1. **Katecholverbindungen** und 2. **Hydroxamatverbindungen** – auf. Bakterien können wirtseigene Katecholverbindungen wie Adrenalin oder Noradrenalin über die bekannten Wege nutzen.

Die meisten Mikroorganismen besitzen mehr als einen Mechanismus, Eisenmangelzuständen zu begegnen. So sind z. B. Hydroxamatverbindungen bei *E. coli* als **Aerobactin** plasmidcodiert. Sehr häufig bilden extraintestinale *E.-coli*-Isolate diesen Siderophorentyp. Das **Enterobactin** von *E. coli*, das *Yersinia*-Bactin und das **Pyoverdin** von Pseudomonaden gehören dagegen zu den Katecholverbindungen.

Die Siderophoren können **endogen** in der Zelle vorliegen, im periplasmatischen Raum bevorratet oder frei (**exogen**) abgegeben werden, wodurch sie auch anderen Mikroorganismen zur Verfügung stehen. Beide oben erwähnten Siderophorengruppen sind dazu in der Lage. Mittels geeigneter Rezeptoren können z. B. **Ferrichrom** und auch **Coprogenverbindungen** (von Pilzen gebildet) aufgenommen werden. Man geht davon aus, dass die Eisenaufnahmemechanismen als unspezifische Pathogenitätsfaktoren anzusprechen sind. Sie sind Teil der "**Pathogenitätsinseln**", die bei den Enterobakteren (z. B. Yersinien) mittels horizontalen Gentransfers übertragen werden können, meist kombiniert mit Virulenzfaktoren. Bei apathogenen Bakterien werden z. B. diese *Yersinia*-Bactingen-tragenden Bereiche auch als "**Fitnessinseln**" bezeichnet.

Bakterien nutzen aber ebenso Eisenträgersubstanzen der Eukaryonten wie z. B. Häm, Hämoglobin, Transferrin und Lactoferrin als Eisenquellen. Mittels spezifischer Rezeptoren an ihren Oberflächen können sie diese Moleküle binden und aufnehmen. So sind z. B. einige Virulenzfaktoren von Bakterien (Elastase von *Pseudomonas aeruginosa*, Hämolysin von *Serratia marcescens*) eisenreguliert und dienen der spezifischen Spaltung von Eisenträgern. Manche Mikroorganismen sind so stark an ihre Wirte adaptiert, dass sie jeweils nur das speziesspezifische Lactoferrin bzw. Transferrin (z. B. Neisserien beim Menschen) als Eisenspeicher nutzen können. **Tab. 4.9** weist auf eukaryontische Eisenquellen bei einer Vielzahl von Bakterien hin.

## 4.6 Bakterientoxine

### 4.6.1 Exotoxine

**Toxine** (Gifte) besitzen das Vermögen, Wirtsorganismen zu schädigen oder zu töten. Zahlreiche natürliche, von lebenden Organismen stammende Toxine sind bekannt: Bakteriengifte, Pilzgifte, Insekten-/Spinnengifte, Algengifte, Quallengifte, Schlangengifte und Pflanzengifte. Toxine und

**Tab. 4.9** Eukaryontische Eisenquellen für Bakterien.

| Eukaryontische Eisenquelle | Partizipierende Erreger |
|---|---|
| Häm | *E. coli, Yersinia* spp., *Neisseria gonorrhoeae, N. meningitidis, Haemophilus influenzae, Vibrio cholerae, Campylobacter jejuni* |
| Hämoglobin | *N. gonorrhoeae, N. meningitidis, H. influenzae, V. cholerae, C. jejuni* |
| Transferrin/Lactoferrin | *N. gonorrhoeae, N. meningitidis* |

toxische Enzyme werden von einer großen Anzahl von Bakterien gebildet, wobei die Bezeichnung dieser Bakterienprodukte nicht einheitlich ist. Bei einigen Bakterienspezies bezeichnet man z. B. die Phosphorylcholin-Phospholipase C als Toxin ($\alpha$-Toxin bei *Clostridium perfringens*), bei *Bacillus cereus* dagegen als Phospholipase. Letztendlich sind es Produkte, die von der lebenden Zelle in das umgebende Medium ausgeschieden werden. Hierbei bestehen Unterschiede zwischen grampositiven und gramnegativen Bakterien. Während Erstere ihre Toxine direkt in das Medium abgeben, speichern gramnegative die Produkte erst einmal im **cytoplasmatischen Spalt** und setzen diese oft nur unter spezifischen Bedingungen (osmotischer Stress) oder sogar erst **kontaktvermittelt** (*E.-coli*-Enterotoxine) frei. Die ursprüngliche Einteilung der Bakterientoxine erfolgte nach ihrer Hitzestabilität, der chemischen Struktur und ihrer Freisetzung: in **hitzelabile**, aus Proteinen oder Polypeptiden bestehende Exotoxine und **hitzestabile** Endotoxine (Zellwandbestandteile gramnegativer Bakterien) (**Tab. 4.10**). Erstere sind entwerder **einfache** Polypeptidketten oder **komplexe oligomere Strukturen, die aus** zwei oder mehreren Polypeptidketten (Untereinheiten) bestehen und nach dem Prinzip der A- (enzymatisch wirksam) und B- (Bindungsprotein) Untereinheitcn aufgebaut sind. Toxine können den Wirt auf verschiedenen Wegen schädigen (**Tab. 4.11**).

### 4.6.1.1 Membranschädigende Toxine

**Enzymatische Schädigungen** der Wirtszellmembranen werden durch die bakteriellen **Phospholipasen (PL) C** und **D** realisiert. Das sind bakterielle Enzyme, die die Phospholipide der Zellmembranen des Wirtes zerstören. Die aus Phosphatestern bestehenden Phospholipide (Phosphatidylcholin, Phosphatidylethanolamin, Phosphatidylserin, Sphingomyelin, Phosphatidylinositol, Phosphatidylglycerol u. a.) werden hydrolytisch gespalten. Durch die **PLCs**, deren Bildung sowohl von aeroben als auch anaeroben grampositiven (Zinkmetalloenzyme – *Bacillus cereus, Clostridium perfringens, Listeria monocytogenes*) als auch von gramnegativen Bakterien (*Pseudomonas aeruginosa, Burgholderia pseudomallei, Leptospira* Canicola, *L.* Grippotyphosa, *L.* Pomona, *L.* Hardjobovis, *Brucella melitensis, E. coli, Proteus* spp., *Morganella morganii* ebenso wie *Bacteroides* spp., *Prevotella* spp.) erfolgt, werden die Phospholipidmembranen der Wirtszellen (z. B. durch das **α-Toxin** von *Clostridium perfringens*, auch Lecithinase genannt) angegriffen und die Epithelbarrieren aufgelockert. Dadurch dringt extrazelluläre Flüssigkeit in die Zellen, deren intrazellulärer kolloid-osmotischer Druck größer ist als der extrazelluläre und die Zelle wird zerstört. Demgegenüber hydrolysieren Phosphatidylinositol-spezifische PLC (z. B von *Bacillus cereus, Staphylococcus aureus*) die Ankermoleküle (Phosphatidylinositol-Glykan-Ethanolamin) membrangebundener Enzyme (alkalische Phosphatase, 5'-Nucleotidase, alkalische Phosphodiesterase I, Acetycholinesterase). Die **PLD** von *Corynebacterium pseudotuberculosis* hydrolysiert Sphingomyelin ebenso wie die PLC von *Staphylococcus aureus* (β-Toxin). Es entsteht hierbei Phosphocholin und Ceramid, ein Second messenger, der intrazelluläre Signalkaskaden auslöst. Die PLC-Gene werden entweder durch Phosphat (Mangel schaltet Gene ab) oder Produkte der PLCs (Cholin, Betain) reguliert.

**Physikalische Schädigungen** der Zellmembranen werden durch eine Vielzahl von **porenbildenden Toxinen** initiiert. Dazu gehören die **RTX-Toxine** (RTX = repeats in toxin) einer Vielzahl von vor allem gramnegativen pathogenen Bakterien (z. B. *E. coli, Mannheimia haemolytica, Pasteurella multocida, Bordetella bronchiseptica, Actinobacillus suis*). RTX-Toxine sind porenformende, cytolytische Proteine, die die Fähigkeit besitzen, Erythrocyten und kernhaltige Zellen zu lysieren. Sie werden meist kontaktvermittelt freigesetzt. Durch die Porenbildung wird der Protonengradient in den Zielzellen zerstört und das ATP-Energiesystem bricht zusammen. Das Spektrum der Targetzellen ist für die einzelnen Toxine so verschieden wie die von ihnen gebildeten Porengrößen. Eine zweite Gruppe von porenbildenden Toxinen sind die thioaktivierbaren Cytolysine, die mit cholesterolhaltigen Lipiden der Zellmembran aggregativ komplexieren. Überwiegend grampositive Bakterien (z. B. *Staphylococcus aureus, Bacillus cereus, Streptococcus pneumoniae, Clostridium perfringens, Listeria monocytogenes*) bilden diese Toxine, eine Ausnahme stellt *Aeromonas hydrophila* dar.

**Tab. 4.10** Strukturelle und funktionelle Differenzen zwischen bakteriellem Exo- und Endotoxin (syn. Lipopolysaccharid, LPS).

| Exotoxine | Endotoxine |
|---|---|
| • Protein, besteht aus A-(enzymatische Komponente und B- (Bindungsprotein) Teil | • Teil des Lipopolysaccharids, Lipid A, Zellwandkomponente gramnegativer Bakterien |
| • Sekretionsprodukt | • Wirken indirekt über Induktion einer Entzündungskaskade |
| • Wirken direkt über Eingriff in Membranen/ | |
| • Proteinsynthese auf Adenylatcyclasen | • Toxische Wirkung im Mikro- und Milligrammbereich |
| • Toxische Wirkung im Piko- und Nanogrammbereich | • Sofortreaktion (Schock) |
| • Wirkung nach Latenzzeit | • Detoxifizierung durch Polymyxin B, Taurolidin |
| • Detoxifizierung durch Hitze, Formaldehyd (® Toxoid) | • Lipid A ist ein schwaches Antigen, als LPS-Komponente induziert das Polysaccharid (O-Antigen) agglutinierende und komplementbindende Antikörper |
| • Bewirken Bildung von Antitoxinen | |
| • Spezifische Krankheitssymptome | • Unspezifische Krankheitssymptome (analog Peptidoglykanen, Lipoteichonsäuren und Mannoproteinen) |

Tab. 4.11 Beispiele für Exotoxine bakteriellen Ursprungs.

| Toxingruppe | Bakterium | Toxin | Wirkungsmechanismus |
|---|---|---|---|
| Cytozide Toxine | Staphylococcus aureus | α-(Hämolysin) Toxin | Toxinhexamere binden an Zielstrukturen (fast alle Zelltypen), bilden Poren, durch die monovalente Kationen gelangen, Entleerung der Zellen, Lysis, Bildung von Entzündungsmediatoren |
| Porenbildner (physikalisch) | E. coli | α-Hämolysin (Enterohämolysin) | Bildung mehrerer Porengrößen, Zerstörung von Monocyten, PMN, Endothelzellen, Nierentubuluszellen Toxinbildung unter $Ca^{2+}$-Mangel! |
| Enzymatische Membranschädigung (chemisch) | Lissteria monocytogenes, Streptococcus pyogenes | Listeriolysin O Phospholipase C Streptolysin O | Thiolaktives Cytolysin, bindet an Cholesterol Bindet und zerstört Phospholipide Thiolaktives Cytolysin |
| Hemmung der Proteinsynthese | Pseudomonas aeruginosa | Toxin A | Hemmung Elongationsfaktor 2 an großer Ribosomenuntereinheit |
| | E. coli | Shiga-like-Toxin (Verotoxin) | Hemmung der Proteinsynthese durch direkte Wirkung auf Ribosomen |
| Nichtcytozide Toxine Ribosyltransferasen | E. coli | Hitzelabiles Enterotoxin (LT) | Aktivierung der membranständigen Adenylatcyclase, Sekretion von Flüssigkeit und Elektrolyten |
| | Clostridium perfringens | Teta-Toxin | Wirkung auf membranständige Adenylatcyclase |
| Adenylatcyclasetoxin | Bordetella bronchiseptica, B. anthracis | Adenylatcyclase-toxin-Ödemfaktor | Bewirkt Anstieg von cAMP im Cytosol |
| Neurotoxine | C. tetani | Neurotoxin | Metalloproteasen, die Exocytose von Vesikeln der Nervenzellen verhindern |
| | C. botulinum | Neurotoxine | |

PMN = polymorphkernige Neutrophile

### 4.6.1.2 Intrazellulär agierende Toxine

Sie bestehen meist aus einer **A- und B-Untereinheit** (**Abb. 4.25**). Die A-Untereinheit ist die **katalytische Domäne** und repräsentiert das toxische Prinzip, die B-Untereinheit, die **Bindungsdomäne**, ist für die Wirtsrezeptorerkennung notwendig. Die B-Domäne ist meist auch für die **Toxin-Translokation** und **Toxinstabilität** zuständig. Die Toxinaktivität entfaltet sich in einem Stufenprozess, der vier Schritte involviert:

**1. Stufe**: Die B-Domäne des Toxins bindet an einen Protein- oder Lipidrezeptor.
**2. Stufe**: Der Toxin-Rezeptorkomplex wird auf verschiedenem Wege in das intrazelluläre Kompartiment verbracht und befindet sich in einem membranbegrenzten Vesikel.
**3. Stufe**: Aus dem Vesikel transloziert jetzt die aktivierte A-Domäne, vermittelt durch die B-Untereinheit über die intrazelluläre Membran in das Cytosol.
**4. Stufe**: Die A-Domäne wird spezifisch enzymatisch aktiv gegen definierte Proteine im Cytosol der Zelle.

Zu **den A-/B-Toxinen gehören** z. B.: Cholera-Toxin (*Vibrio cholerae*), Pertussis-Toxin (*Bordetella pertussis*), Shiga-Toxin (*Shigella dysenteriae*), Adenylatcyclase-Toxin (*Bor-*

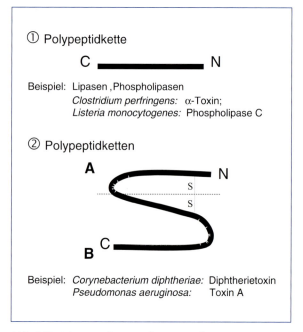

Abb. 4.25 Schematische Darstellung von Bakterientoxinen.

*detella pertussis, Bacillus anthracis*), Diphtherie-Toxin (*Corynebacterium dyphtheriae*), Botulinum-Toxin (*Clostridium botulinum*), Exotoxin A (*Pseudomonas aeruginosa*). Diese Toxine besitzen eine sehr unterschiedliche enzymatische Aktivität. Es sind ADP-Ribosyltransferasen, N-Glykosidasen, Metalloendoproteasen und invasive Adenylatcyclasen. Die **ADP-Ribosyltransferasen** (Cholera-Toxin, Pertussis-Toxin, Diphtherie-Toxin) binden an G-Proteine der Zielzelle und der diesem Protein nachgeschaltete Regulationsweg wird entweder gehemmt oder aktiviert. Ein anderer Angriffspunkt ist die Proteintranslatation an den Ribosomen. Die **N-Glykosidasen,** dazu gehören die **Shiga-Toxine** (syn. Verotoxin, *Shigella* spp., *E. coli*) greifen in die Proteinsynthese ein, weil sich die ribosomale RNA hierbei so stark verändert, dass die Proteintranslation verhindert wird. Vertreter der **Metalloendoproteasen** sind die Neurotoxine von *Clostridium botulinum* und *C. tetani* sowie der Letalfaktor von *Bacillus anthracis*. Die Neurotoxine von *C. botulinum* z. B. binden an einen Gangliosidrezeptor, der mit dem Toxin internalisiert wird. Die A-Domäne gelangt in das Cytosol und behindert durch Schneiden an den Transportproteinen den Transport der Acetylcholin-haltigen Vesikel bzw. das Verschmelzen der Vesikelmembran mit der Zellmembran, die die Voraussetzung für das Freisetzen des Neurotransmitters in den postsynaptischen Spalt ist. Die **invasiven Adenylatcyclasen** einiger Bakterien (*Bordetella pertussis, B. bronchiseptica, Bacillus anthracis*) synthetisieren aus ATP den second messenger cAMP. Nach Anbinden an das Calcium bindende Protein Calmodulin kommt es bis zu einer 1000fachen cAMP-Erhöhung in der Zelle. Dadurch wird die Abwehrleistung der lokalen und Blutphagocyten reduziert bzw. ausgeschaltet.

### 4.6.1.3 Extrazellulär agierende Toxine

Dazu gehören die **Superantigene** und die hitzestabilen **Enterotoxine**. Beide Toxingruppen modulieren Rezeptoren, sodass deren Rezeptorfunktion verändert ist. Das sind im Einzelnen die ***Streptococcus-pyogenes*-Superantigene** (pyogene Exotoxine SpeA und SpeC), die zum *Streptococcus*-Toxic-Shock-Syndrom (STSS) führen, das ***Staphylococcus-aureus*-Superantigen TSST1** (Toxic-shock-syndrom-Toxin-1), die **Enterotoxine** A, B, C1, C2, C3, D, E, die **Exfoliatintoxine A** und **B** (von *S. hyicus* gebildet) sowie die **erythrogenen Toxine A**, **B** und **C**. Superantigene sind unprozessierte (intakte) bakterielle Proteine, die einerseits an nicht polymorphe Regionen von MHC-Klasse-II-Molekülen der Oberfläche von Antigen-präsentierenden Zellen und andererseits an Peptidmotiven der variablen Region der β-Kette des T-Zell-Rezeptors an T-Lymphocyten binden. Die Komplexbildung führt zur Proliferation einer großen T-Zell-Auswahl (5–30%). Dabei werden hohe Mengen an Cytokinen (TNFα, IL-1β, IL-6) freigesetzt, wodurch es zu Fieber, Schock und Gewebsschäden kommt. Die hitzestabilen Enterotoxine sind Peptidtoxine (ca. 2.000 Da), die Guanylatcyclasen aktivieren und durch Entkopplung der Natrium-Chlorid-Sekretion zu einer sekretorischen Diarrhöe führen.

## 4.6.2 Endotoxine

Bakterielle Endotoxine (**ET**) sind Hauptbestandteil der äußeren Zellmembran gramnegativer Bakterien. Strukturell bestehen diese **Lipopolysaccharide (LPS)** aus komplexen phosphorylierten Heteropolysacchariden, die kovalent an ein spezifisches Lipid gebunden sind (s. auch **Abb. 4.6** und **4.7**). Im Gegensatz zu den Proteintoxinen wirken sie nicht selbst toxisch bzw. nur in geringem Umfange. Die Hauptwirkung besteht in einer **überschießenden Wirtsantwort**, die über proinflammatorische Cytokine und Entzündungsmediatoren einen Einfluss auf viele Körperfunktionen nimmt. Am Ende stehen die disseminierende intravasale Koagulopathie und der Endotoxinschock. Die besondere Struktur verleiht dem Molekül LPS einen **amphiphilen Charakter**. Als Zuckerkomponenten kommen Hexosen, Hexosamine, Pentosen und Dideoxyhexosen vor. Sie bilden die **O-spezifischen Seitenketten** (20–50 sich wiederholende Einheiten, von drei bis acht Zuckern) des Polysacchrids, die für die jeweilige Bakterienspezies/Serovarietäten spezifisch sind und worauf der Wirt auch mit einem spezifischen Antikörper reagiert. Darauf folgt die weit stärker konservierte **Kern-Oligosaccharid-Region**, bestehend aus äußerer kurze Kette von Glukose, Galaktose, Glukosamin) und aus innerer Region (bestehend aus L-Glycero-D-Mannoheptose, Phosphat, Ethanolamin und 2-Keto-3-desoxyoctonsäure [KDO]). Darüber erfolgt die Anbindung an das **Lipid A**. Das Lipid A ist die am wenigsten variable Komponente im LPS. Man unterscheidet den **asymmetrischen *E.-coli*-Typ** und den **symmetrischen *Chromobacterium-violaceum*-Typ** (**Abb. 4.26**). Die Basis bildet das **Disaccharid β-Glucosamin-1,6-Glucosamin**, an dem die beiden Aminogruppen und zwei Hydroxylgruppen durch Fettsäuren substituiert wurden. Beide Glucosaminreste tragen außenständig je eine Phosphatgruppe.

Für die Toxizität des LPS-Moleküls sind das Fettsäuremuster und die Phosphatgruppen von Bedeutung.

Endotoxine mit nur einer Phosphatgruppe (monophosphorylierte LPS) sind wie 2-Hydroxy-tetradecansäure (Myristinsäure)-freie LPS weniger toxisch. 2-Hydroxy-tetradecansäure wird nicht unter anaeroben Bedingungen gebildet.

LPS sind praktisch überall zu finden. Es gibt zwar ein bakterienfreies, doch kein ET-freies Leben. Sie kommen in der Luft, im Wasser, im Futter, im Boden, im Magen-Darm-Trakt, auf der Haut, auf den Schleimhäuten vor. ET werden in erster Linie im Verlauf des **Absterbens** der Bakterien in großen Mengen frei gesetzt. Kontinuierliche Freisetzung aus der Zellmembran erfolgt unter Umweltbedingungen, die zu einer **Destabilisierung** der Bakterienoberfläche führen (Detergenzien, Einwirkung von Blutplasmakomponenten, Antibiotika, Antikörper). Einige Bakterien setzen ET durch „**Shedding**" ständig von ihrer Oberfläche frei und steigern dadurch ihre Virulenz. Wachsende Bakterien setzen ebenfalls LPS frei. Hier gilt, je jünger umso

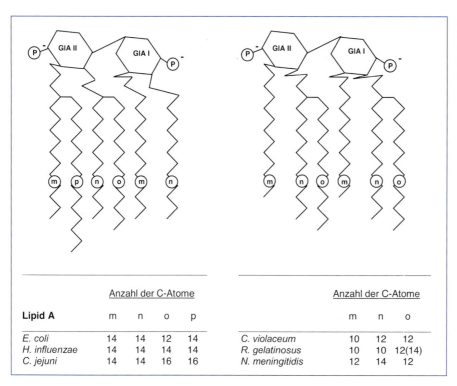

**Abb. 4.26** Gegenüberstellung von asymmetrischer und symmetrischer Lipid-A-Form (modifiziert nach Rietschel et al., 1993).

toxischer. ET der einzelnen Bakterien sind verschieden und besitzen dadurch auch eine unterschiedliche Toxizität. Die höchste Toxizität zeigen die ET von Enterobakterien sowie Vertretern der Familie der *Pasteurellaceae* auf. Für die Toxizität des Moleküls ist auch die **Koloniemorphologie** (**S-Form** oder **R-Form**, **Kap. 4.2.1**) von Bedeutung. Während die **S (Wildtyp)-Formen** der Bakterien eine vollständige Polysaccharidseitenkette (O-Antigen) ausbilden, fehlt bei den **R-Formen** die O-spezifische Seitenkette entweder teilweise oder komplett (**Abb. 4.7**). Je kürzer diese Seitenketten sind, umso toxischer ist das LPS-Molekül. Die Toxizität wird auch von der molekularen **Konformation** des **Lipid A** beeinflusst. Ab einer bestimmten Konzentration formt dieses amphiphile Molekül in Abhängigkeit vom Milieu (pH-Wert, zweiwertige Kationen) supramolekulare Strukturen, die entweder lamellär, kubisch oder hexagonal angeordnet sind. In der letzten Form sind die Fettsäuren des Komplexes nach außen gerichtet, wodurch die Toxizität des LPS gesteigert wird. ET haben sowohl lokale als auch systemische Körperreaktionen zur Folge. Wesentlich ist, dass das ET in einer freien Form vorliegt. Als exponierte Oberflächenstruktur von Bakterien spielt es für die Erregererkennung eine Rolle. Kommt es infolge Traumata, Infektionen, Tumorwachstum oder immunologischer Reaktionen zu einer Schädigung von Gewebe, reagiert der Körper mit einem komplexen Mechanismus, der Akute-Phase-Reaktion, in der durch Makrophagen proinflammatorische Cytokine frei gesetzt werden, die im Sinne eines Schneeballeffekts weitere Bildungen und Ausschüttungen von Entzündungsmediatoren wie IL-6, TNF-α, Prostaglandinen, Interferonen in Stromazellen (Endothelzellen, Fibroblasten) veranlassen. Am Ende steht der Endotoxinschock, der das ganze System zusammenbrechen lässt und für den Patienten tödlich endet.

## 4.7 Bakterielle Stoffwechselprodukte

Aerobe Bakterien bauen organische Nährstoffe zu $CO_2$ und Wasser ab. Einige Mikroorganismen sind dazu nicht in der Lage oder werden durch spezifische Wachstumsbedingungen dazu angeregt, höhermolekulare Stoffwechselprodukte in das umgebende Medium zu entlassen, die als primäre und sekundäre Metabolite bezeichnet werden. Die **primären Metabolite** entstehen im Ergebnis des Primärstoffwechsels, der sowohl katabole als auch anabole Anteile trägt. Demgegenüber entstehen unter spezifischen Bedingungen **Sekundärmetabolite** aus den Primärmetaboliten. Dazu gehören z. B. Antibiotika, Toxine (s. **Kap. 4.6**) sowie bestimmte Enzyme. Sie werden in der Regel in der statischen Wachstumsphase gebildet, was darauf hinweist, dass sie bestimmte Schutz- und Entgiftungsfunktionen hinsichtlich sich anhäufender Stoffwechselprodukte aus dem Primärstoffwechsel wahrnehmen könnten.

Nach modernen Auffassungen unterliegt die Bildung dieser und weiterer Leistungen von Mikroorganismen dem **Quorum-sensing-System**. Hierbei handelt es sich um die Expression bakterieller Leistungen auf der Basis hoher Zelldichten (statische Wachstumsphase), die der Kommunikation durch Botenstoffe bedürfen, welche leicht in Mikroorganismen hinein und wieder heraus diffundieren oder deren Signale über spezifische Rezeptoren weiter geleitet werden können.

Neben den klassischen Antibiotika gehören hierzu auch die **Bakteriocine** und die **Lantibiotika**. Letztere zählen zu den **BLIS** (bacteriocine like inhibitory substances) und werden von grampositiven Bakterien gebildet. Gramnegative Erreger synthetisieren demgegenüber Bakteriocine. Die BLIS grampositiver Bakterien sind häufig nur gegen grampositive Erreger, meist sogar nur gegen ein sehr enges Wirtsspektrum gerichtet. Nur **Nisin**, ein von *Lactobacillus lactis* ssp. *lactis* gebildetes **Lantibiotikum** (kationisches Detergens), das auch gegen *Neisseria* spp. effektiv ist, verfügt über ein größeres Wirkungsspektrum. Der eigentliche Mechanismus besteht bei Nisin darin, in der bakteriellen Cytoplasmamembran Poren zu formen und damit den Zelluntergang auszulösen.

Eine weitere Funktion liegt in der Behauptung des Lebensraums gegenüber Konkurrenten. Die Bildung von Sekundärmetaboliten hängt aber auch davon ab, ob Mikroorganismen auf festen Oberflächen (Agarnährboden) oder in Flüssigkultur angezüchtet werden. **Colicin** z. B. wird bei *E. coli* nicht in flüssigem Medium gebildet.

Die Stoffwechselprodukte einiger Mikroorganismen werden industriell großtechnisch hergestellt. Dabei handelt es sich bei den Produktionsstämmen bereits um natürliche oder gentechnisch erzeugte **Leistungsmutanten**, die die erwünschten Metabolite in wesentlich größeren Mengen synthetisieren als ihre Elternstämme. Neben verschiedenen Karbonsäuren (z. B. Essigsäure, Milchsäure) werden Vitamine (z. B. $B_2$, $B_{12}$), Polysaccharide (z. B. Dextran, Alginat) und eine Vielzahl von Enzymen (z. B. Proteasen, Lipasen, Cellulasen, Amylasen, Phosphatasen) hergestellt. Für Medizin und Veterinärmedizin ist die Produktion von Antibiotika von großer Bedeutung, wobei allerdings ein Teil bereits synthetisch hergestellt wird. **Antibiotika** sind die Produkte von Pilzen und Bakterien (u. a. *Penicillium*, *Cephalosporium*, *Streptomyces*, *Bacillus* spp.). Obwohl Hunderte von Antibiotika mikrobiellen Ursprungs existieren, wird nur ein Bruchteil von ihnen therapeutisch genutzt.

## 4.8 Bakteriengenetik

Wie Mehrzeller unterliegen auch Bakterien den Gesetzen der Konstanz des genetischen Codes, der Transkription und Translation. Diese Genomstabilität wird durch Reparaturmechanismen, Restriktionsenzyme gegen fremde DNA sowie Transferbarrieren (Zellwände, Oberflächenstrukturen) garantiert. Trotzdem können sich genetische Varianten durch Mutationen, Umlagerungen und horizontalen Gentransfer bilden, die einen evolutionären Vorteil entstehen lassen.

### 4.8.1 Mutationen

**Punktmutationen** kommen in einer Häufigkeit von $\leq 10^{-6}$ Keime vor, einzelne Nucleotidbasen werden dabei ausgetauscht. Demgegenüber führen Deletion oder Einbau von Nucleotidbasen zu Ablesefehlern der Basensequenzen, zu **Rastermutationen**. Die evolutionäre Entwicklung durch Mutationen ist allerdings sehr langsam.

### 4.8.2 Genrearrangements

Umlagerungen von Genen und Genclustern von bereits im Genom vorhandenen Genen können u.U. einen Selektionsvorteil gegenüber den ursprünglichen Varianten aufweisen. Frequenzen von $10^2$–$10^3$ sind für bestimmte Erreger festgestellt worden. Im Laufe der Auseinandersetzung eines Mikroorganismus mit der Wirtsabwehr werden so Varianten mit bestimmten Oberflächenstrukturen, z. B. bestimmte Fimbrientypen generiert. Im Vergleich zu beiden bisher beschriebenen Mechanismen basieren dagegen evolutionär wirklich bedeutsame Entwicklungen bei Mikroorganismen auf horizontalem Gentransfer.

### 4.8.3 Horizontaler Gentransfer

Diese Art der Genübertragung erfolgt auf der Ebene der **Transformation**, **Transduktion** und **Konjugation**. Die horizontale Genübertragung ist weitestgehend Quorum sensing-gesteuert.

**Transformationen** (Aufnahme von Genen auf der Ebene von Stämmen einer Art, zwischen verschiedenen **Spezies** einer Gattung oder einer Familie) sind Schlüsselmechanismen der Bakterienevolution. Einige Bakterienarten besitzen scheinbar eine natürliche Kompetenz, DNA-Moleküle zu inokulieren. Es wird nackte DNA insbesondere von Bakterien aufgenommen, die in Mikrokolonien auf Oberflächen oder in Biofilmen wachsen (z. B. *Streptococcus pneumoniae, Haemophilus influenzae*) und in denen Zellen nach Lyse DNA freisetzen, die von anderen, lebenden Zellen inkorporiert werden kann.

Durch homologe Rekombination identischer Sequenzen können fremde DNA-Stücke in das Erregergenom eingebaut werden, auf diese Weise entstehen **Mosaikgene** bei gleichen oder auch unterschiedlichen Arten. Auch der Austausch von Resistenzen ist auf diese Weise möglich.

Bei der **Transduktion** werden Gene durch **Bakteriophagen** bzw. DNA-Viren (nackt oder behüllt) übertragen. Diese sind bei Prokaryonten ubiquitär verbreitet und können durch ihr Wirken die Bakterienzelle vollständig zerstören (**lytischer** oder **virulenter Phage**) oder sich in das Genom des Bakteriums integrieren (**temperenter Prophage** oder **avirulenter** bzw. **lysogener Phage**). Zum horizontalen Gentransfer tragen temperente Phagen bei, indem bei der Exzision aus dem Chromosom benachbarte Gene mitgenommen und auf andere Bakterien übertragen werden. Einige Bakteriophagen tragen aber auch in ihrem Genom selbst Gene, die für Virulenzfaktoren von Bakterien codieren, z. B. Toxine. So erfolgt die Verbreitung des Shiga-Toxins von *E. coli*, des *Clostridium-botulinum*-Typ C und D-Toxins und des Enterotoxins A von *Staphylococcus aureus* (Superantigen) in dieser Form. Aber auch kleine Plasmide können durch Phagen verbreitet werden.

Ein entscheidender Mechanismus der DNA-Übertragung bei Bakterien ist die **Konjugation** von **Plasmiden** (extrachromosomale, sich selbst replizierende DNA-Ringe verschiedener Größe). Größere Plasmide werden zwischen Stämmen gleicher und unterschiedlicher Arten übertragen. Sie können F-Faktoren (Fertilitätsfaktor) tragen, die diese Plasmide zu einer Übertragungsautonomie befähigen. F⁺-Bakterienzellen induzieren die Expression von spezifischen **Sex-Pili** (Eiweißzylinder), durch welche die **Donorzelle** die Kompetenz erhält, mit einer **Rezipientenzelle** Kontakt aufzunehmen und über eine **Konjugationspore** den jeweiligen DNA-Strang zu übertragen.

Im Rezipienten erfolgt die Synthese eines Komplementärstrangs – oder die DNA wird abgebaut. Konjugationen sind nur zwischen Bakterien des gleichen Zellwandtyps (grampositiv, gramnegativ) möglich. Sogar gramnegative, obligate Anaerobier tauschen mit aeroben oder fakultativ anaeroben gramnegativen Bakterien keine Plasmide aus. Bei **grampositiven** Bakterien wird der Zellkontakt bei autotransferablen Plasmiden über **Sex-Pheromone** vermittelt. Der Rezipient (z. B. *Enterococcus faecalis*) sezerniert kleine, hitze- und proteasestabile Proteine – Pheromone – die von den Donorzellen als Signal für die Synthese von Adhäsin „verstanden" werden, was zur Verklumpung von Donor- und Rezipientenzellen führt. Bisher wurden 18 verschiedene Pheromone ermittelt, die plasmidspezifisch sind. Es handelt sich hierbei um hochspezifische Moleküle. Bis zu 5 verschiedene Pheromone können von einer Rezipientenzelle gebildet werden, sie sind in sehr geringen Konzentrationen (<5×10⁻¹¹ mol/l) aktiv.

F-Faktor-Plasmide können durch homologe Rekombination von IS-Sequenzen auf dem Plasmid und auf dem Bakterienchromosom in diese gelangen. Dadurch entstehen **Hfr-Zellen** (high frequency of recombination), die dann in der Lage sind, mit hoher Frequenz größere Bruchstücke der Donor-Chromosom-DNA in den Rezipienten zu übertragen. Der F-Faktor kann auch wieder aus dem Chromosom heraus geschnitten werden und trägt dann meist an den Enden chromosomale Gene. Dieser F-Faktor wird mit hoher Frequenz übertragen.

Auch andere autotransferable Plasmide sind zur Kointegratbildung befähigt und können bei der Exzision Donor-DNA transferieren. Größere Plasmide bauen sich modular auf, neben Genen zur Replikation und zum Transfer, Virulenz- und Resistenzloci tragen sie oft **Insertions (IS)-Elemente** und **Transposons** – äußerst bewegliche DNA-Stückchen, die im Plasmid, aber auch zwischen Plasmid und Chromosom hin und her „hüpfen" können. Sie tragen häufig Virulenzfaktoren wie z. B. das hitzestabile Toxin (ST) von *E. coli*.

Transposons werden von IS-Elementen flankiert. Sonderformen der Transposons sind **Integrons**, die sich aus **Genkassetten** zusammensetzen und dabei Resistenzgene, ein Integrasegen sowie eine Rekombinationsregion umfassen. Ein Beispiel hierfür ist der multiresistente *Salmonella*-Typhimurium-Klon DT 104, dessen Resistenzgene im Chromosom integriert sind.

Häufungen von Genen, die Virulenzfaktoren codieren, kommen als **Pathogenitätsinseln** im Chromosom pathogener Varianten von Bakterien vor. Sie codieren für Toxine, Adhäsine, Invasine, Eisenaufnahmemechanismen etc. Sie leiten sich von horizontal übertragenen Genen (Transduktion, Konjugation) ab, die im jeweiligen Bakterienchromosom **Cointegrate** gebildet haben. Hierbei handelt es sich um große DNA-Fragmente, die häufig gemeinsam mit sog. Mobilitätsgenen (Integrasen, Transponasen, IS-Elemente) vorkommen. Vielfach sind sie zudem in tRNA-Gene inseriert. Pathogenitätsinseln können deletieren – möglicherweise ein Mechanismus der Anpassung an Abwehrprozesse des Wirts.

## 4.9 Bakterielle Resistenzen

### 4.9.1 Resistenzentwicklung

Resistenzentwicklungen gegenüber einer Vielzahl von Antibiotika sind weltweite Realität, betreffen nicht nur die **nosokomialen** Infektionserreger sondern zunehmend auch Bakterienspezies, die im Zusammenhang mit Infektionen der Atemwege, des Magen-Darm-Trakts, des Urogenitalsystems, des Euters sowie von Wunden bei Nutz- und Heimtieren auftreten. Der Grund dafür ist ein enormes Anpassungspotenzial von Mikroorganismen. Antibiotikaresistenzen sind Teil des programmierten Adaptationsmechanismus (meist Quorum sensing) an sich ständig verändernde Umweltbedingungen.

Resistenzentwicklung bedeutet, dass Keime, die ursprünglich durch eine bestimmte **minimale Hemmstoffkonzentration (MHK)** im Wachstum unterdrückt worden sind, auf diese Konzentrationen nicht mehr reagieren.

> ! Resistenzen liegen also vor, wenn die erforderliche MHK für den Erreger so hoch ist, dass bei Verwendung der zugelassenen Regeldosis (mit der sonst therapeutische Gewebe- und Serumkonzentrationen erzielt werden können) ein Heilungserfolg nicht zu erwarten ist.

Man kann davon ausgehen, dass Mikroorganismen in der Lage sind, gegen nahezu jeden antibiotischen Wirkstoff Resistenzen zu entwickeln. Dabei wird zwischen Primärresistenzen und erworbenen Resistenzen unterschieden. **Primärresistenzen** sind speziesbedingt, d. h., ein bestimmter Wirkstoff ist bei einer bestimmten Bakterienart unwirksam. Beispielsweise können Folsäureantagonisten bei Bakterien, die keine Folsäure benötigen, nicht wirken. Weiterhin sind z. B. Enterobakterien resistent gegenüber Penicillin, *Clostridium perfringens* hinsichtlich Neomycin.

**Sekundärresistenzen** (erworbene Resistenzen) entstehen entweder durch ungerichtete, spontane Mutation mit nachfolgender gerichteter Selektion oder durch

Aufnahme zusätzlicher Resistenzgene, durch Konjugation, Transduktion oder Transformation (Abschnitt 4.8). Für alle Resistenzarten gilt die genetische Fixierung. Die Übergänge zwischen Primär- und Sekundärresistenz sind fließend. **Resistenzgene** befinden sich entweder auf Plasmiden oder im Chromosom, wobei Primärresistenzen grundsätzlich chromosomal codiert sind. Sekundärresistenzen infolge spontaner Mutation treten mit einer Häufigkeit von $10^{-7} – 10^{-9}$ auf, doppelt resistente Mutanten erst bei $10^{-14} – 10^{-18}$. Ihre Selektion erfolgt durch Langzeitanwendung eines Wirkstoffes, in der Regel unter bakteriostatischen Konzentrationen. Es können Resistenzen auf sog. **ruhenden Genen** codiert sein, die nur bei Anwesenheit des Wirkstoffs zur Expression gelangen. Die One-step-Resistenz oder Streptomycinresistenz (Enterobakterien) beruht darauf. Resistenzübertragungen durch Plasmide (Konjugation), Viren (Transduktion) oder freie DNA (Transformation) erfolgen sowohl vertikal (bei der Zellteilung) als auch horizontal (zwischen gleichen oder auch unterschiedlichen Spezies).

## 4.9.2 Mechanismen der Antibiotikaresistenz

Bereits wenige Jahre nach der weltweiten Einführung von Antibiotika zur Therapie von Infektionskrankheiten bakterieller Genese wurden in den 60er-Jahren Resistenzen gegen mehrere antimikrobielle Wirkstoffe gleichzeitig festgestellt, die auf Plasmiden codiert waren. Die Gründe hierfür gestalteten sich mannigfaltig. Eine der Hauptursachen war mit Sicherheit der lange Zeit vorherrschende Glaube, dass mittels Antibiotikaeinsatz bakterielle Infektionskrankheiten zu beherrschen sind. Daraus resultierten dann auch unkritische Anwendungen im therapeutischen Bereich, dies betraf sowohl die Humanmedizin als auch die Veterinärmedizin. Antibiotika galten auch als willkommene Instrumente zur Beherrschung der landwirtschaftlichen Produktion im Tierbereich (Leistungsförderer) und im Pflanzenbereich zur Bekämpfung von Phytopathogenen.

Insbesondere die Zunahme infektabwehrgeschwächter Menschen (infolge der Therapie mit Immunsuppressiva), vermehrtes Auftreten von Stoffwechselerkrankungen wie Diabetes mellitus (durch höhere Lebenserwartung oder neue Ernährungsgewohnheiten bedingt) sowie zur Immunsuppression führende Erkrankungen (HIV, Influenza etc.) erhöhen die Infektionsgefahr dieser Patientengruppen. In der Landwirtschaft sind hohe und höchste Tierleistungen oftmals Ursache für eine gesteigerte Anfälligkeit insbesondere gegenüber bakteriellen Erregern. Das Wissen um deren Resistenzsituation ist deshalb von entscheidender Bedeutung.

### 4.9.2.1 Chemische Modifikation oder Zerstörung des Antibiotikums

Viele Bakterien bauen antibakterielle Wirkstoffe ab oder modifizieren sie, sodass sie unwirksam werden. Die Resistenzentwicklung gegenüber den β-Lactamen, die seit der Entdeckung durch Fleming eingesetzt werden, ist dafür beispielgebend. Bei dieser Antibiotikagruppe basiert die Wirkung auf der Hemmung der Zellwandsynthese, indem die Quervernetzung des Mureins infolge Anbindens an membranständige **Penicillinbindungsproteine** gestört wird. Der Resistenzmechanismus beruht dagegen auf der Spaltung des **β-Lactamringes** durch β-Lactamasen – Enzymen, die zur Gruppe der Penicillin-Serin-Transferasen gehören. Von dieser Familie ausgehend haben sich zahlreiche β-Lactamasen entwickelt, die sich klonal oder auch horizontal durch Gentransfer verbreiten. In unterschiedlichen Bakteriengattungen kommen mittlerweile mehr als 100 verschiedene β-Lactamasen vor, die verschiedene Substrate angreifen, aber auch individuell gehemmt werden können (z. B. durch Clavulansäure).

### 4.9.2.2 Veränderung der Targetstruktur

Eine Resistenz gegen ein Antibiotikum entsteht auch, wenn die Zielstruktur für dieses verändert wird. Dieses kann ebenfalls für β-Lactamantibiotika belegt werden. Bei einigen Bakterien, z. B. Staphylokokken, Pneumokokken oder auch Pasteurellen, wurden die **Penicillinbindungsproteine** so modifiziert, dass Antibiotika genannter Wirkstoffgruppe nicht mehr an diese Zielstrukturen andocken können. Beispiele sind Methicillin/Oxacillin-resistente S. aureus und S. intermedius. Selbst die modernen Cephalosporine und Carbapeneme sind deshalb bei zahlreichen Erregern nicht mehr einsetzbar.

### 4.9.2.3 Aktiver Efflux des Antibiotikums

Über membranständige Transportsysteme werden Antibiotika, aber auch Schwermetalle und Desinfektionsmittel aus der Zelle entfernt. Dieser Prozess ist energieabhängig und kann spezifisch nur für eine Substanz, aber auch übergreifend für eine Substanzklasse erfolgen. So wird z. B. Tetracyclin auf diesem Wege eliminiert. Die Multi-Drug-Resistenz, die chromosomal codiert ist, kann gleichzeitig zur Entfernung mehrerer Antibiotika sowie von Schwermetallen und Desinfektionsmitteln führen. Letzterer Mechanismus ist durch Stress, aber auch durch einzelne Antibiotika auslösbar.

## 4.9.3 Resistenzbestimmung

Die Entdeckung des Penicillins durch Sir Alexander Fleming (1928) wird als Beginn der Antibiotika-Ära angesehen. Ihm folgte die Beschreibung von Prontosil (1935) durch Gerhard Domagk und die der ersten Aminoglykoside (Streptomycin – 1944) durch S. Abraham Waksman.

Ursprünglich waren sämtliche Antibiotika antimikrobielle Wirkstoffe natürlicher Herkunft, wogegen halb- oder vollsynthetische Stoffe mit antimikrobiellem Wirkungsspektrum als Chemotherapeutika bezeichnet wurden. Heute wird der Begriff „**Antiinfektiva**" verwendet, der alle Stoffgruppen abdeckt. Die Wirksamkeit der Antiinfektiva wird mit der **minimalen Hemmstoffkonzentration (MHK)** angegeben. Hierbei handelt es sich um diejenige Wirkstoffmenge, die noch eine vollständige Hemmung des Bakterienwachstums im Flüssigmedium bei Zugabe einer konstanten Bakterienmenge bewirkt, angegeben wird sie als $MHK_{90}$ oder $MHK_{50}$. Analog zur MHK-Bestimmung wird der **Agardiffusionstest** mit antibiotikahaltigen Plättchen auf beimpften, hemmstofffreien Agarplatten durchgeführt. Die Bewertung des Hemmhofdurchmessers um die Wirkstoffplättchen in Beziehung zu deren quantitativer Beladung mit dem jeweiligen Wirkstoff beweist die Wirksamkeit (sensibel) bzw. Unwirksamkeit (intermediär oder resistent) gegenüber dem jeweiligen Bakterien-Isolat. MHK und Agardiffusionstest sind weitgehend vergleichbar. Eine Sonderform der Agardiffusion ist der **E-Test**, der mit einem Wirkstoffgradienten auf einem Streifen arbeitet.

Moderne Methoden der Resistenzbestimmung schließen den Nachweis von Resistenzgenen ein. Zurzeit kennt man ca. 200 bakterielle Gene, die an der Ausbildung von Resistenzen gegenüber den herkömmlichen Antiinfektiva beteiligt sind. Mittels spezifischer **Gensonden** bzw. der **Polymerasekettenreaktion (PCR)** können diese speziellen Gene nachgewiesen werden.

## 4.10 Mikrobielle Diagnostik

Infektiöse Ursachen von Erkrankungen werden entweder durch den **direkten Erregernachweis** (Anzüchtung, Darstellung der Antigene oder DNA-Bestandteile) oder **indirekt** über den Nachweis von Reaktionsprodukten auf die Infektion (Antikörper, Akute-Phase-Proteine) ermittelt. Dabei spielen Vorbericht des Einsenders und die diagnostischen Erfahrungen des Untersuchers eine wesentliche Rolle.

### 4.10.1 Direkter Erregernachweis

Die lege artis **Materialentnahme**, das korrekt eingesandte Untersuchungsmaterial (Einhaltung der gesetzlichen Vorschriften wie Infektionsschutzgesetz, Tierseuchengesetz mit seinen Verordnungen, Postordnung vom 16. Mai 1963 u. a.) und **konkrete Angaben** zum Erkrankungsgeschehen, zu den **erwünschten Untersuchungen** sowie eine auf dem höchstmöglichen Wissensstand basierende **Befundinterpretation** sind die Basis einer effektiven Diagnostik.

Das Untersuchungsmaterial muss gezielt am Ort des Infektionsgeschehens, am Übergang von gesundem zum kranken Gewebe erfolgen, wenn es sich um flächenhafte Veränderungen handelt. Bei der Entnahme von Proben aus Körperhöhlen müssen deren anatomische Besonderheiten (z. B. Nasentupfer ausreichend tief entnehmen, Anal- und Konjunktivaltupfer unter Entnahme von Epithelzellen) und der Grad der **Kontamination** mit der jeweiligen Standortflora berücksichtigt werden. Der direkte Erregernachweis stellt sich wie in **Abb. 4.27** dar.

Unter normalen Bedingungen beträgt der Zeitaufwand für eine bakteriologische Untersuchung zwischen 48 und 72 h, wobei mikroskopische Befunde mittels Färbung oder Immunfluoreszenz bereits innerhalb einer Stunde vorliegen können.

**Färbungen** erlauben allerdings maximal Aussagen zu Form, Größe, bestimmten Zellwandkomponenten (Gramverhalten, Säurefestigkeit) bzw. Sporen- oder Kapselbildung.

Die Immunfluoreszenz mit spezifischen Antikörpern liefert dagegen bereits eine exakte Diagnose. Im Untersuchungsgang können zur Verkürzung der Zeit auch **Selektivnährböden** eingesetzt werden. Bestimmte Bakterien wie Mykoplasmen (2–6 d), Mykobakterien (bis 10 Wochen) oder Brucellen (72 h) benötigen aufgrund langer Generationszeiten weitaus ausgedehntere Kulturzeiten und besondere Nährböden. Molekularbiologische Methoden (PCR, DNA-Sonden) können die Untersuchungszeit erheblich abkürzen.

#### 4.10.1.1 Mikroskopische Verfahren

In der Mikrobiologie kommen folgende Mikroskopierverfahren am häufigsten zum Einsatz: Hellfeldmikroskopie, Dunkelfeldmikroskopie, Phasenkontrastmikroskopie, Fluoreszenzmikroskopie und Elektronenmikroskopie.

Mittels **Hellfeldmikroskopie** werden v. a. gefärbte, bei Notwendigkeit (Beweglichkeitstests) auch native Präparate dargestellt. Hierbei erfolgt ein Sichtbarmachen des Objektes im Durchlichtverfahren auf hellem Grund bei einer üblichen Vergrößerung von 1 : 1.000.

In der **Dunkelfeldmikroskopie** werden ungefärbte Präparate untersucht, hierbei schützt man die Objekte vor direkter Lichteinstrahlung durch eine Dunkelfeldblende – das Licht fällt seitlich ein. Auf diese Weise kann man helle Objekte auf dunklem Untergrund darstellen. Die Leptospiren-Diagnostik wird noch häufig mit diesem Verfahren durchgeführt (Mikroagglutinationsreaktion).

Beim Verfahren der **Phasenkontrastmikroskopie** bietet sich aufgrund unterschiedlicher Lichtbrechung der Objekte die Möglichkeit, lebende Erreger ausreichend konturiert darzustellen. Die Lichtstrahlen erfahren bei dieser Methode eine Phasenverschiebung von 90°.

Das **Fluoreszenzmikroskopieverfahren** verwendet Fluorochrome, die durch UV-Strahlung zur Energieabgabe angeregt werden. Dadurch ist es möglich, markierte Objekte auf dunklem Untergrund leuchten zu sehen.

Die **Elektronenmikroskopie** ist ein an hohen apparativen Technikaufwand gebundenes Verfahren des Erregernachweises. Infolgedessen wird es in der Routinediagnostik bisher recht selten eingesetzt.

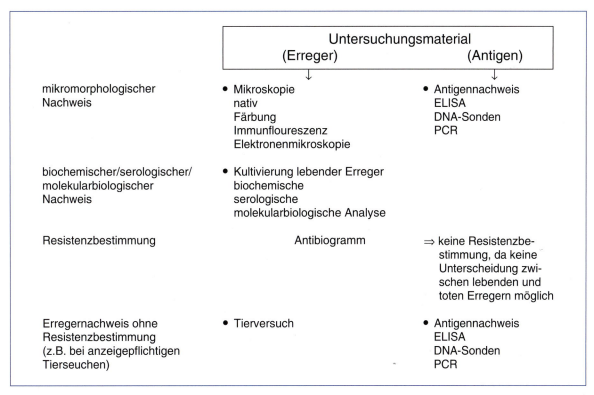

**Abb. 4.27** Direkter Erregernachweis, schematisch.

### 4.10.1.2 Färbeverfahren

Die Hellfeldmikroskopie bedient sich in der Regel verschiedener Färbeverfahren. Ungefärbte oder **native Präparate** werden meist ohne Ölimmersionsmethode mit abgesenktem Kondensor mikroskopiert und erlauben Aussagen zur Beweglichkeit.

Zu färbende Objekte werden erst nach Fixierung (z. B. Hitze) unterschiedlichen Färbeverfahren unterzogen. **Monochromatische Färbemethoden** führt man mit nur einem Farbstoff (Methylenblau, Karbolgentianaviolett) aus, sie dienen hauptsächlich der Übersicht. **Di- oder polychromatische Färbungen** sollen bestimmte Details am Erreger oder gewisse Eigenschaften der Zellwand herausarbeiten. Diese Differenzierungsfärbungen gestatten aufgrund verschiedener Anfärbbarkeit einzelner Strukturen Unterscheidungen am Objekt.

Die taxonomisch wichtigste Färbung ist die **Gramfärbung**. Das fixierte Präparat wird drei Minuten mit Karbolgentianaviolett gefärbt, nach Abschütten des Farbstoffs (ohne Spülen) erfolgt nach Zugabe von Lugol-Lösung innerhalb von drei Minuten die Bildung eines Anilinfarbstoff-Iod-Komplexes. Nach Spülen in Ethanol (bis keine Farbstoffwolken sich mehr ablösen) wird mit Karbolfuchsin gegengefärbt (30 s) und anschließend mit Wasser gespült.

> ! Grampositive Bakterien färben sich dunkelviolett, gramnegative dagegen rot (**Kap. 4.2**).

Weitere Differenzierungsfärbungen sind die **Sporenfärbung nach Rakette** und die **Ziehl-Neelsen-Färbung** zur Darstellung von säurefesten Stäbchen (Mykobakterien, Nokardien, Corynebakterien). Fluoreszenzfärbungen erlauben besonders durch Einsatz fluorochrommarkierter Antikörper einen spezifischen Erregernachweis.

Die **Lichtmikroskopie** hat in der Bakteriologie v. a. Bedeutung in der Beurteilung von relativ hohen Keimkonzentrationen (Bouillonkulturen, Präparate von Einzelkolonien), da die methodische Nachweisgrenze bei $10^4 - 10^5$ Keimen/ml liegt. Oberhalb dieser Grenzen gestattet sie Aussagen zum Vorkommen, zur Morphologie, Gramverhalten, Versporungsgrad, Lagerung und Säurefestigkeit.

> ! Aussagen zur Bakterienspezies oder deren Antibiotikaempfindlichkeit sind mittels Mikroskopie nicht möglich.

Bei der Beurteilung von Mastitismilch (Streptokokken oder Staphylokokken), dem Nachweis säurefester Stäbchen bei Tuberkuloseverdacht und der Brucellendiagnostik mittels Stampfärbung unterstreicht die Lichtmikroskopie dagegen ihre Bedeutung.

## 4.10.2 Kulturverfahren zur Anzüchtung von Bakterien

**Nährmedien** müssen den physiologischen Ansprüchen der Mikroorganismen genügen. Neben synthetischen Nährmedien, die auf exakt definierte Grundsubstanzen wie Aminosäuren, Lipide, Kohlenhydrate, Salze u. a. zurückgehen, werden in der Mehrzahl komplexe Nährmedien auf der Basis von Proteinen aus Fleisch, Milch und Organen (Leber, Herz, Gehirn) unter Zusatz von Kohlenhydraten, Hefextrakt und Salzen verwendet. Wurden diese „Zubereitungen" früher noch selbst „gekocht", stehen heute größtenteils kommerzielle, in ihren Eigenschaften reproduzierbare Nährmedien zur Verfügung, die entweder in trockener Form oder als fertige Nährbodenplatten bzw. -röhrchen oder -bouillons erhältlich sind.

Entsprechend ihrer physikalischen Form unterscheidet man
- Flüssigmedien,
- halbfeste Medien und
- feste Medien.

**Flüssigmedien** umgeben das Bakterium von allen Seiten und erleichtern damit die Anzucht. In ihnen wachsen Bakterien in anderer Form als auf festen Medien, die Zellwände sind z. B. dünner und es werden kaum bzw. weniger Virulenzfaktoren (Toxine) gebildet. Demgegenüber sind Geißeln und Fimbrien wesentlich besser ausgeprägt. Allerdings kann auf der Basis der **Trübung**, die hier das einzige Merkmal von Wachstum ist, keine Differenzierung vorgenommen werden.

Zur Anzucht anspruchsloser Keime genügt einfaches Peptonwasser. Weiterhin sind Bouillons mit verschiedenen Zusätzen wie Glucose, Hefeextrakt, Thioglykolat (Anaerobieranzucht), Serum oder Plasma im Einsatz. **Stoffwechselleistungen** werden in Peptonbouillons geprüft, die bestimmte Kohlenhydrate, Alkohole, Aminosäuren etc. unter Zusatz von pH-Indikatoren (Bromkresolpurpur, Bromthymolblau) beinhalten.

**Halbfeste Nährmedien**, bei denen der Gehalt an Agar zwischen 0,5–1 % liegt, dienen u. a. dem Nachweis der Beweglichkeit von Bakterien. Die Beimpfung der mit Nährmedium gefüllten Röhrchen erfolgt mit Stichöse. Anhand der Trübung des Röhrchens kann die Beweglichkeit der Keime ermittelt werden.

**Feste Nährmedien** enthalten 1,5–2 % Agar und verschiedenste, auf die jeweiligen Bedürfnisse der Bakterien zugeschnittene Zusätze. Zu einem Grundmedium werden Vitamine, Eigelb, Serum, Ascites, Erythrocyten (5–10 %, meist von Schafen), Redoxmittel, Kohlenhydrate, Antibiotika und andere Hemmstoffe zur Unterdrückung unerwünschter Begleitkeime gegeben.

Entsprechend ihrem Einsatzzweck kommen **Anreicherungs-** und **Selektivmedien** zur gezielten Vermehrung bestimmter Keimgruppen bzw. bei der Hemmung von Begleitflora zur Anwendung (z. B. Selenitbouillon zur Anreicherung von Salmonellen). Weiterhin unterscheidet man in Bezug auf ihr Einsatzgebiet auch **einfache** (Einfachagar) und **universelle Nährmedien** (z. B. Blutagar).

**Indikatornährmedien** dienen dem Nachweis bestimmter Stoffwechselleistungen wie z. B. dem Lactoseabbau, der sich durch eine pH-Wert-Verschiebung und damit Farbänderung darstellt.

> Es existiert derzeit kein Nährmedium, auf dem alle Bakterienspezies gleichzeitig wachsen.

**Resistenztests** müssen auf speziellen, gereinigten und antagonistenfreien Nährmedien durchgeführt werden, z. B. auf Mueller-Hinton- oder Iso-Sensitest-Agar.

Auf festen Nährmedien gewachsene Mikroorganismen werden auf der Basis ihrer **Bakterienkolonien** bewertet. Die Beurteilung erfolgt hierbei nach folgenden Kriterien:
- Größe,
- Oberfläche (glatt, rau, flach, erhaben, eingedellt),
- Randbeschaffenheit,
- Konsistenz,
- Verschiebbarkeit,
- Farbstoffbildung,
- Veränderung des Nährbodens (Hämolyse, Aufhellung, Trübung).

Kultiviert werden Bakterien entweder aerob bei 37 °C (fallbezogen auch höher oder niedriger), mit und ohne vermehrter Luftfeuchtigkeit (feuchte Kammer), **mikroaerophil** im **Kerzentopf** oder mit **Gaspac-System** sowie **anaerob** in **Flüssigmedien** mit **reduzierenden Bouillons** (Leber-Leber-Bouillon, Thioglykolatbouillon) bei **Überschichtung** der Bouillon mit flüssigem Paraffin oder auf Festmedien in gasdichten Behältnissen (**Anaerobiertöpfe**; Abb. 4.28), denen nach Evakuierung auch inerte Gase ($N_2$, $CO_2$, $H_2$) zugesetzt werden können.

Ähnlich arbeiten auch die **Anaerobierboxen**, die unter kontinuierlicher Gasatmosphäre (85 % $N_2$, 10 % $CO_2$, 5 % $H_2$)

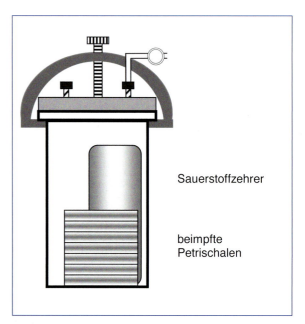

**Abb. 4.28** Anaerobiertopf.

stehen. Über Schleusensysteme werden alle Materialien zugeführt. Die Bearbeitung erfolgt ähnlich eines Zuchtisolators über Handeingriffe (Handschuhe). Sauerstoff kann aber auch durch **chemische Reaktionen** entfernt werden. Die älteste Methode ist das **Pyrogallolverfahren nach Koch**. Modernere, auch vom Gesichtspunkt des Arbeitsschutzes sichere Verfahren arbeiten in abgeschlossenen Systemen (Beutel oder Anaerobiertopf) mit „**gas-generating-kits**", die nach Zugabe von Wasser soviel $H_2$ erzeugen, dass mithilfe eines Katalysators der $O_2$-Gehalt < 1 % beträgt. Gleichzeitig entwickeltes $CO_2$ fördert das Wachstum.

### 4.10.3 Methoden zur Erregercharakterisierung

#### 4.10.3.1 Phänotypische Methoden

Die ältesten Methoden zur Charakterisierung von Mikroorganismen zu taxonomischen und epidemiologischen Zwecken sind die **biochemischen Verfahren**.

Hierbei werden Stoffwechselleistungen der Bakterien zur Einordnung in die jeweiligen taxonomischen Gruppen, Gattungen, Arten, Unterarten und Biovarietäten genutzt. Dies erfolgt unter Hinzuziehung folgender Eigenschaften:

**Säurebildung** aus Kohlenhydraten, Alkoholen und organischen Säuren. Die beim Abbau entstehenden Säuren werden mittels Indikatoren (Bromthymolblau, Bromkresolpurpur) nachgewiesen.

Zur Klassifizierung der Erreger ist von Bedeutung, ob die Kohlenhydrate **oxidativ** (o) oder **fermentativ** (f – anaerob) abgebaut werden. Hierzu erfolgt bei O/F (Methode nach Hugh-Leifson)-Röhrchen, die z. B. Glucose als Kohlenhydratquelle enthalten, ein Beimpfen mit dem Erreger. Das F-Röhrchen wird anschließend mit flüssigem Paraffin überschichtet. Wächst der Erreger nur im O-Röhrchen, spricht dies für oxidative, bei Wachstum in beiden Röhrchen dagegen für eine fermentative Spaltung (**Abb. 4.29**). Weiterhin kann man z. B. mit der **Methylrotreaktion** prüfen, ob ein Keim in einem glucosehaltigen Substrat den pH-Wert unter 4,4 abzusenken vermag.

**Gasbildung** tritt beim Abbau von Kohlenhydraten und Proteinen auf. Insbesondere sind es $H_2$, $CO_2$, $NH_3$, $N_2$ oder $H_2S$, die z. B. mittels Gasfangröhrchen (Durham – **Abb. 4.29**) oder durch Beimpfen von Agarröhrchen (Nähragarsäule, z. B. Kligler-Agar, reißt auf bzw. wird emporgeschoben) nachgewiesen werden.

**Enzymnachweise**, z. B. von Ureasen, Oxidasen, Aminosäurendecarboxylasen, Phenylalanindesaminasen u. a. erfolgen ebenfalls mittels geeigneter Medien bzw. Reagenzien (Beispiel: Oxidase mit 1 % wässriger $N,N,N',N'$-Tetramethyl-$p$-phenylendiaminchloridlösung auf einem Teststreifen).

**Stoffwechselprodukte** wie Indol aus Tryptophan (z. B. bei *E. coli*), $H_2S$ aus S-haltigen Aminosäuren (z. B. bei Salmonellen) werden gleichfalls zur Charakterisierung von Bakterienisolaten herangezogen. Der Nachweis dieser „biochemischen" Leistungen erfolgt in der sog. „Bunten Reihe", die als Röhrchentest oder in miniaturisierten Systemen (API, Enterotube) ausgeführt wird.

**Toxine** und **Virulenzfaktoren** können mit immunologischen Methoden, Zellkulturtechniken, Tierversuchen sowie auf der Basis ihrer Reaktionsprodukte nachgewiesen werden.

Alle Haupttoxine von *Clostridium perfringens* weist man heute z. B. mittels eines direkten **ELISA** nach, der auf der Basis eines Sandwichtests durchgeführt wird. Ebenso wurde mittlerweile für den Toxinnachweis von *Clostridium botulinum* ein ELISA-Test etabliert.

Ein Beispiel für **Zellkulturtechniken** stellt die Wirkung von Shigatoxin von Shigellen bzw. *E. coli* auf Verozellen (adrenale Tumorzellen) dar. Weiterhin kann man das Choleratoxin und das Adenylatcyclasetoxin von *Bordetella bronchiseptica* mittels der Veränderungen bei CHO-Zellen (Chinesische Hamster-Ovarialzellen) bestimmen. Genannte Toxine führen dann zu einer Streckung der ansonsten rundlichen Zellen.

**Tierversuche** (**Kap. 4.11**): Nur noch in Ausnahmefällen (Nachweis der Toxinwirkung von *Clostridium botulinum* und *C. tetani*) werden sie tatsächlich im Zusammenhang mit Erregernachweisen verwandt. Parallel zur Toxinprobe wird dann eine (vorher mit Antitoxin gegen den jeweiligen Toxintyps neutralisierte) Toxinprobe intraperitoneal oder intravenös bei Mäusen appliziert. Stimmen Toxin und Antitoxin überein, überlebt dieses Tier.

Ein Beispiel für den Nachweis von Toxinen über ihre **Reaktionsprodukte** ist der Lecithinasenachweis von *C. perfringens*. Die Lecithinase (α-Toxin) spaltet Lecithin in Fettsäuren, Glycerinphosphorsäureester und Cholin. Die ursprüngliche Protein-Fett-Emulsion wird dadurch destabilisiert, im positiven Falle entsteht ein käsiger Überstand.

■ **Weitere wichtige biochemische Verfahren**

**Koagulasetest:** Kaninchen-, Menschen oder Schweineplasma wird in verdünntem Zustand (1 : 5 bis 1 : 10) mit Staphylokokken einer Reinkultur beimpft und über Nacht bebrütet. Im positiven Fall koaguliert (Umwandlung von

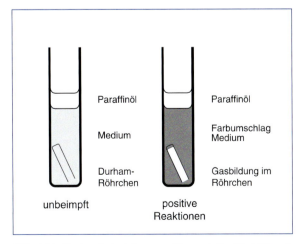

**Abb. 4.29** Biochemische Leistungen (Fermentation/Gasbildung).

Fibrinogen zu Fibrin durch das genannte Enzym) der Röhrcheninhalt.

**Katalasetest:** Ein Tropfen 3 %iges $H_2O_2$ und Erregermaterial (Agarkultur) des zu untersuchenden Bakterienisolats werden auf einem Objektträger vermischt. Verfügt der Erreger über eine Katalase, spaltet diese das $H_2O_2$, die positive Reaktion wird durch Bläschenbildung (molekularer Sauerstoff) kenntlich.

**Oxidasetest:** Zum Nachweis der Cytochrom-Oxidase wird die zu prüfende Kultur auf einem speziellen Filterpapierstreifen verrieben. Im positiven Fall (Oxidation der enthaltenen Phenylendiamin-Verbindung) kommt es zur Verfärbung.

Die **Lysotypie** ist eine weitere Methode zur Feincharakterisierung von Bakterien unterhalb des Levels der Biovar. Sie verwendet Typisierphagen, die entweder empirisch gefunden worden sind (an jeweilige Bakteriengattungen, -spezies oder -stämme adaptiert) oder integriert „natürlich" vorkommende Phagen. Der Phage adsorbiert sich an einen spezifischen Rezeptor und injiziert sein Phagengenom. Dieses vermehrt sich und lysiert dann die Bakterien. Somit entstehen auf einem Bakterienrasen durchscheinende Plaques. Angewandt wird die Lysotypie bei Salmonellen, *Staphylococcus aureus*, *Yersinia enterocolitica*, *E. coli*, Klebsiellen, *Proteus* spp., Pseudomonaden und Brucellen zur Feincharakterisierung. Das Ergebnis der Differenzierung ist dann die Lysevarietät oder der Lysetyp.

Bei zahlreichen pathogenen Mikroorganismen erfolgt die Feincharakterisierung auch über die **Serotypisierung**. Als Arbeitsinstrumente werden dazu in der Regel polyklonale Antikörper (meist von Kaninchen) genutzt. Diese können z. B. gegen Kapseln, Fimbrien, Geißeln, LPS und weitere Oberflächenstrukturen (Abschnitt 4.2) gerichtet sein. Mit spezifischen Antiseren ist es möglich, die Mikroorganismen entweder in der Objektträgerschnellagglutination (OSA) oder mittels Präzipitationsreaktion im Agargel zu agglutinieren bzw. ihre löslichen Antigene zu präzipitieren.

Eine weitere Methode ist die **Polyacrylgelelektrophorese** (PAGE) zur Darstellung von Proteinen und LPS nach Kochen mit Mercaptoethanol. Die Auftrennung der erhaltenen Spaltprodukte (Polypeptide, LPS) erfolgt im kontinuierlichen oder diskontinuierlichen Polyacrylgel. Die erhaltenen Polypeptid- bzw. LPS-Banden können auf eine Membran (Nitrocellulose, Nylon) geblottet und mit Antikörpern (monoklonale, polyklonale) sichtbar gemacht werden.

### 4.10.3.2 Molekulare Methoden

Molekulare diagnostische Methoden werden besonders zum Nachweis nicht oder schwer zu kultivierender Mikroorganismen genutzt (**Tab. 4.12**). Von Bedeutung sind sie auch zum Nachweis von Tierseuchenerregern, bei denen die bloße Bestätigung genügt, die Bekämpfungsmaßnahme (stamping out) einzuleiten (z. B. Brucellose, Lungenseuche, Milzbrand oder Rauschbrand).

Weiterhin können auf diese Weise Mikroorganismengemeinschaften ohne kulturelle Bevorzugung gut wachsender Keime aus **Mikroökosystemen** (**Kap. 4.12**) wie Magen-Darm-Trakt, Kläranlagen, Böden etc. charakterisiert werden.

Die Basis des Nachweises sind ribosomale RNA-Moleküle, die als 5S-, 16S- und 23S-RNA (S= Sedimentationskonstante)-spezifische Gene (also als DNA) im Chromosom lokalisiert werden. Wegen ihrer evolutionären Konstanz werden sehr häufig die **16S-rRNA-spezifischen Gene** für diagnostische Lösungsansätze verwandt. Mehr als 7.000 16S-rRNA-Gensequenzen sind in Datenbänken hinterlegt, somit lassen sich Mikroorganismen sehr genau phylogenetisch zuordnen. Als Methoden stehen die Polymerasekettenreaktion (PCR), die spezifische Oligonucleotidprimer auf der Basis von **DNA-DNA-Hybridisierungen** verwendet sowie **RNA-RNA-Hybridisierungen** mit spezifischen Gensonden zur Verfügung.

Die Methoden sind weitestgehend automatisierbar, sehr schnell, sensitiv und spezifisch, gestatten den Erregernachweis unabhängig vom Immunstatus, sind demgegenüber allerdings sehr störanfällig (Kontaminationsgefahr, Anfälligkeit für Inhibitoren) und oft noch sehr kostenintensiv. Weiterhin vervielfältigen sie auch das genetische Material toter Erreger, was die Interpretation von Ergebnissen erschwert. Mittels **PCR** können auch spezifische DNA-Sequenzen von Virulenzgenen, Resistenzgenen etc. nachgewiesen werden. Durch Sequenzierung bestimmter Genabschnitte ist auch die Subtypisierung von Stämmen einer Art möglich.

Auf der DNA basierende diagnostische Verfahren haben auch in die Epidemiologie Eingang gefunden. Sie nutzen das **DNA-Fingerprinting**, eine Methode, die mit Restriktionsenzymen DNA spaltet und anschließend im Gel elektrophoretisch auftrennt. Auf diese Weise wird z. B. DNA des Chromosoms sowie von Plasmiden charakterisiert. Mittels **Restriction-fragment-length polymorphism** (**RFLP**)-Studien erfolgt so die Analyse von Plasmiden.

Dagegen wird mithilfe der **Pulsfeldgelelektrophorese** (**PFGE**) das Zerlegen der gesamten genomischen DNA eines Mikroorganismus durch selten schneidende Restriktionsenzyme und die Auftrennung dieser sehr großen Fragmente in einem elektrischen Feld, welches ständig seine Laufrichtung ändert, betrieben. Die Bruchstücke ordnen sich hierbei entsprechend ihrer Ladung an, wodurch im Trenngel charakteristische Bilder von ca. 10 – 15

**Tab. 4.12** Nicht oder schwer zu kultivierende bakterielle Erreger.

| Mikroorganismus | Erkrankung |
|---|---|
| *Mycoplasma hyopneumoniae* | enzootische Pneumonie (Schwein) |
| *Ehrlichia risticii* | potomac fever (Pferd) |
| *Lawsonia intracellularis* | proliferative Ileitis (Schwein) |
| *Mycobacterium paratuberculosis* | Paratuberkulose |
| *Clostridium piliformis* | Tyzzer's disease |

DNA-Fragmenten entstehen. Diese Methode bedarf aufwändiger apparativer Ausstattung sowie akribischer DNA-Präparationstechnik.

Methodisch weniger komplex ist das Arbeiten mit **Zufallsprimern** bei der **random amplification of polymorphic DNA** (**RAPD**)-**PCR** oder **arbitrarily primed** (**AP**)-**PCR**. Zufallsprimer binden in identischen Genomen an gleicher Stelle und generieren ein typisches Bandenmuster nach Trennung der PCR-Produkts im elektrischen Feld.

Von zunehmender diagnostischer Bedeutung sind **In-situ-Hybridisierungen** mit markierten (Fluoreszenzfarbstoff, Digitonin, Peroxidase) DNA-Sonden, die spezifisch an die ribosomale RNA binden. RNA kommt in Bakterien in hoher Kopienzahl vor. Nach Markierung der Probe (Kulturen, Gewebeprobe, Umweltprobe, Magen-Darminhalt) werden die Präparate im Fluoreszenzmikroskop oder mittels Durchflusscytometrie ausgewertet. Die Sondenentwicklung und -evaluierung hat dabei mit großer Akribie zu erfolgen. Für spezielle epidemiologische und taxonomische Fragestellungen wird die DNA bestimmter Gene sequenziert und mit internationalen Datenbanken verglichen. Die modernste Methode der DNA-Hybridisierungstechnik ist der **DNA-Mikroarray** (auch Bio- oder DNA-Chip genannt). Dabei handelt es sich um systematisch auf ebenen Oberflächen (z. B. Glasplättchen) angeordnete DNA-Sonden. Bei Exposition mit Nucleinsäure-Proben (aus dem Untersuchungsmaterial) hybridisieren die komplementären Nucleinsäure-Abschnitte an die Festphasen-gebundenen Sonden. Das Verfahren ist sehr ökonomisch, da ein einziger Chip mit Tausenden verschiedener Gensonden bedruckt sein kann. Er kann ebenso viele unterschiedliche komplementäre DNA-Sequenzen erkennen. Die Hybridisierungen werden sichtbar gemacht, indem die Nucleinsäureprobe markiert wird. Diese können z. B. fluoreszenzmarkierte cDNA-Stränge sein, die durch reverse Transkription von mRNA aus der zu untersuchenden Probe (Lungenmaterial, Nasentupfer, Kotprobe usw.) gewonnen wurden oder auch PCR-Fragmente, die unter Verwendung von fluoreszenzmarkierten Desoxynucleosid-Triphosphaten (dNTP) erzeugt wurden. Nichthybridisierte Nucleinsäure-Proben werden durch einen Waschschritt entfernt. Durch das Hybridisieren entsteht auf dem DNA-Chip ein charakteristisches Hybridisierungsmuster, welches fluorimetrisch abgelesen werden kann. Mit dieser Technologie kann eine sehr große Zahl von Hybridisierungen parallel durchgeführt werden. Dadurch können bei spezifischer Anordnung der Sonden Analysen simultan ausgewertet werden. Gegenüber den klassischen Techniken der Molekularbiologie ist dieses ein Vorteil. DNA-Chips sind auch schon kommerziell erhältlich, z. B. für die Lebensmitteluntersuchung (*Salmonella* spp., *Listeria monocytogenes*, *Campylobacter jejuni* und *E. coli*).

### 4.10.4 Indirekter Erregernachweis

Erreger-Wirt-Auseinandersetzungen werden von letzteren u. a. mit der Bildung von Antikörpern beantwortet, die erregerspezifisch sind und sich daher auch zum Nachweis einer stattgefundenen Infektion eignen. Als Substrate werden Blutserum (deshalb auch **serologische** Nachweismethoden), Liquor, Punktate aus Gelenken und Bauchhöhle, Augenkammerwasser, Tränenflüssigkeit, Milch, Seminalplasma, Speichel etc. verwandt.

Nach der physikalischen Konstitution der Antigene sowie nach den Antikörpern kann man die Reaktionen in Grundtypen einteilen (**Tab. 4.13**). Wichtig ist immer die Sichtbarmachung stattgefundener Antigen-Antikörper-Reaktionen, wenn diese nicht mehr mit dem bloßen Auge erkennbar sind. Geeignete Systeme werden nachfolgend beschrieben.

Bei der **direkten Agglutinationsreaktion** bilden die korpuskulären Antigene mit den **bivalenten Antikörpern** ein Netzwerk, das sich im Röhrchen als Häutchen darstellt. Beurteilt werden die Agglutinate und die Klärung des Überstands im Vergleich zu einer Antigen- und einer Antikörperkontrolle (**Abb. 4.30**).

Ein Anwendungsbeispiel ist die Widal-Reaktion zum Nachweis der Brucellose (Reaktionsgeschwindigkeit 24 h – langsam). Die Objektträgeragglutination nach Gruber zur Serotypisierung von *E. coli* oder von Salmonellen stellt ein weiteres Beispiel (Reaktionsgeschwindigkeit s bis min – schnell) dar.

**Monovalente Antikörper** dagegen können nicht vernetzen und bilden demzufolge keine Agglutinate. Bei der

**Tab. 4.13** Grundtypen serologischer Reaktionen.

| Reaktionstyp | Antigen | Antikörper | Empfindlichkeit |
| --- | --- | --- | --- |
| Präzipitation | löslich | multi – bivalent | gering |
| Agglutination | korpuskulär (direkt) löslich (indirekt) | multi – bivalent | mittel |
| Komplementbindungsreaktion | löslich | komplementbindend | mittel |
| Assays mit markierten Reaktionspartnern | korpuskulär und löslich | multi – bivalent, werden durch markierte (Fluorochrome, Enzyme, Isotope) Zweitantikörper detektiert | hoch |

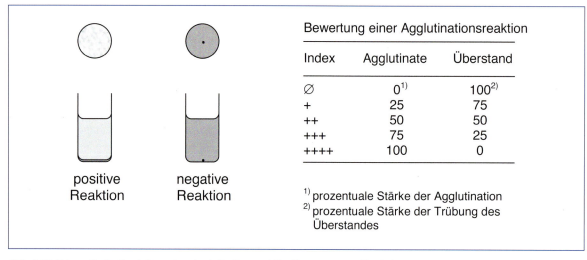

**Abb. 4.30** Schematische Darstellung einer Agglutinationsreaktion/Bewertung von Ergebnissen.

**indirekten Agglutination** werden lösliche Antigene an Trägerpartikel (Latex, vorbehandelte Erythrocyten) gebunden, bei Vorhandensein bivalenter Antikörper erfolgt eine Vernetzung. Gegenüber der vormals beschriebenen Methode ist die Empfindlichkeit 10fach größer.

**Präzipitationsreaktionen** werden in Gelen (Agargel, Agarosegel) oder direkt zwischen zwei Flüssigkeiten verschiedener Dichte (wässriger Extrakt und Serum) ausgeführt. In Gelen (z. B. Streptokokkendiagnostik) und in Flüssigkeiten (Ascoli-Reaktion bei Milzbrand) entstehen bei optimalem Antigen-Antikörper-Verhältnis feine Netze, die als weißer Schleier bzw. bei Farbmarkierung eines der Partner als farbige Linie oder Ring in Erscheinung treten.

Die **Komplementbindungsreaktion** wird (trotz ihrer Erstbeschreibung vor mittlerweile fast 100 Jahren) noch immer als sehr spezifische Methode zum Nachweis von bedeutsamen Infektionen eingesetzt (Brucellose, Lungenseuche, Rotz, Chlamydiose). Sie läuft in zwei (nachfolgend beschriebenen) Schritten ab.

In der ersten Reaktion (**Hauptreaktion**) wird die Serumprobe (durch Erhitzen dekomplementiert) in mehreren Verdünnungsstufen mit dem spezifischen Antigen und einer definierten Fremdkomplementmenge (Meerschweinchenserum) gemischt. Nach der Vorinkubation erfolgt das Sichtbarmachen der Reaktion durch das **Indikatorsystem** (zweite Reaktion). Dieses beinhaltet Hammelerythrocyten und komplementbindende Antikörper gegen diese.

Bleiben die Erythrocyten erhalten (keine Lyse, Knöpfchenbildung am Gefäßboden durch Sedimentation), so wurde Komplement bereits in der 1. Reaktion verbraucht (beide Partner passen zusammen – **positive** Reaktion).

Im **negativen** Fall (bekanntes Antigen und gesuchter Antikörper binden in der ersten Reaktion nicht aneinander – keine Immunkomplexbildung) wird demzufolge das Komplement nicht angelagert bzw. verbraucht. Damit steht es für die Indikatorreaktion zur Verfügung – die Antikörper können unter Komplementvermittlung die Hammelerythrocyten lysieren (**Abb. 4.31**).

Bei **Assays mit markierten Reaktionspartnern** wird in der Regel das Antigen auf einem festen Untergrund (Mikrotiterplatte) fixiert, anschließend erfolgt ein Verbringen des zu untersuchenden Serums in einer bestimmten Arbeitsverdünnung auf das Antigen in der Kavität.

Nach Inkubation (meist bei Zimmertemperatur) und mehreren Waschschritten (die dem Entfernen ungebundener Antikörper dienen) wird mit einem markierten Zweitantikörper (der gegen das $F_c$-Fragment des ersten Antikörpers gerichtet ist) überschichtet. Diesen Antikörper bezeichnet man auch als Detektionsantikörper (konjugiert mit Fluorochrom, Enzym oder Isotop).

Nach erneuter Inkubation und Waschvorgängen erfolgt entweder eine sofortige Messung (Fluorochrom-, Isotopmarkierung) oder zunächst die Zugabe eines Substrats (das durch das vorhandene Enzym umgesetzt werden kann, was einen Farbumschlag zur Folge hat). Zur besseren Vergleichbarkeit von Ergebnissen wird die Farbentwicklung zu einer definierten Zeit gestoppt (meist mit $H_2SO_4$) und im Photometer ausgewertet.

> Bei allen indirekten Nachweisreaktionen müssen Positiv- und Negativkontrollen mitgeführt werden.

Die Angabe serologischer Ergebnisse erfolgt meist als **Titer**. Dieser entspricht derjenigen Verdünnungsstufe des Serums um den Faktor 2, bei der noch eine positive Reaktion als Endtiter (++++) oder 50%-Titer (++) festzustellen war.

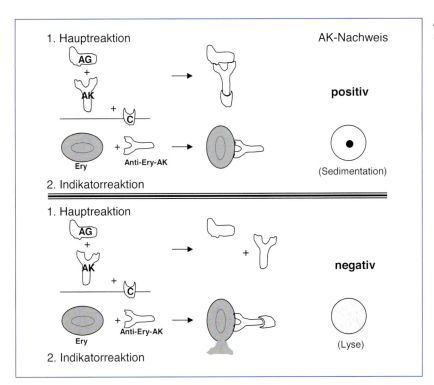

**Abb. 4.31** Komplementbindungsreaktion.

## 4.11 Tierversuche in der Mikrobiologie

### 4.11.1 Gesetzliche Voraussetzungen

Tierversuche unterliegen dem **Tierschutzgesetz** und der staatlichen Kontrolle. Sie dürfen nur von Personen durchgeführt werden, die über die **nötigen Sachkenntnisse** verfügen (Tierärzte, Mediziner, Hochschulabsolventen naturwissenschaftlicher Fächer).

Tierversuche dürfen im Allgemeinen nur an Labortieren, die ausschließlich zu diesem Zweck gezüchtet worden sind, vorgenommen werden. Die Verwendung von landwirtschaftlichen Nutztieren zu Versuchszwecken unterliegt der behördlichen Genehmigung. Vor jedem Tierversuch ist durch den Antragsteller zu prüfen, ob der gleiche Zweck nicht auch durch andere Verfahren (immunologische, molekularbiologische Methoden, Einsatz von Zellkulturen sowie von Geweben und Organen von Schlachttieren) erreicht werden kann.

Infektionsversuche dürfen nur in Stallungen durchgeführt werden, die dem **Sicherheitsstandard S2** (Schleusensystem, Unterdruckbelüftung, Luftfilter, unschädliche Beseitigung der Kadaver und Fäkalien) entsprechen. Menschen- oder tierpathogene Erreger dürfen nicht entweichen.

### 4.11.2 Anwendungsgebiete bei Tierversuchen in der Mikrobiologie

- Anzüchtung von Infektionskeimen, die nur spärlich im Untersuchungsmaterial vorkommen (Beispiel: *Mycobacterium bovis*).
- Anzüchtung von Mikroorganismen, die schwer oder nicht zu kultivieren sind (Beispiel: Anaplasmataceae).
- Selektion pathogener Keime aus stark kontaminierten Materialien (Beispiel: *Brucella abortus*).
- Toxinnachweise. Infektionsdiagnostische Tierversuche werden nur noch bei wenigen besonderen Fragestellungen durchgeführt (Beispiel: *Clostridium-botulinum*-Toxin).
- Herstellung von spezifischen Antikörpern in Versuchstieren (Beispiel: Hyperimmunseren bei Kaninchen).
- Prüfung von Seren und Impfstoffen auf Wirksamkeit im Tiermodell (Beispiel: Rotlaufserum und -impfstoff).
- Bereitstellung von spezifisch stimulierten Lymphocyten und Myelomzellen für die Herstellung monoklonaler Antikörper.
- Reproduktion spezifischer Erkrankungsbilder mit reingezüchteten Keimen zur Erfüllung der 3. Koch-Henle-Forderung (monokausale Induktion des Krankheitsbilds).
- Pathogenesestudien an definierten Labortierstämmen (Beispiel: Mäuse mit definierten genetischen Insuffizienzen, Knock-out-Mäuse).

Die Wahl der Versuchstierart hängt von der Empfänglichkeit für den jeweiligen Erreger ab. Entsprechend dem

Zweck werden Auszuchttiere (breites genetisches Spektrum) und Inzuchttiere (geringe genetische Variabilität) verwendet. In Bezug auf ihren mikrobiologischen Status unterscheidet man 3 Hauptklassen der Versuchstierqualität:
- konventionelle Tiere (keine Einschränkung des mikrobiellen Status),
- SPF-Tiere (spezifisch pathogenfreie Tiere – frei von definierten Mikroorganismen, z. B. Mycoplasma spp., Clostridium piliformis, Salmonella-Serovare etc.),
- gnotobiotische Tiere (komplett keimfreie Tiere).

Entsprechend der Versuchstierqualität müssen die Stallungen eingerichtet sein. Tiere der mikrobiellen Hygienegruppe „Gnotobioten" werden unter keimfreien Bedingungen in Zuchtisolatoren gehalten.

## 4.12 Mikroökologie

### 4.12.1 Definition

Die Mikroökologie ist die Lehre von den Beziehungen zwischen den Mikroorganismen untereinander, in ihrer und mit ihrer natürlichen Umwelt.

Diese wird z. B. durch den Magen-Darm-Kanal, die Haut, die Schleimhaut der Maulhöhle des unteren Respirationstrakts, des Urogenitaltrakts u. a. repräsentiert. „Natürliche" Mikrobiotope sind aber auch der Boden, Gewässer, Kompostanlagen, Kläranlagen, Grünfuttersilos etc. Im Gegensatz zu den künstlichen Kultivierungsbedingungen im Labor oder Fermenter ist das natürliche Habitat von einer Vielzahl fördernder und hemmender Einflüsse charakterisiert, die die Mikroorganismen in ihrer Proliferation begrenzen.

In oder auf Tierkörpern bestehen hier zwischen den Mikroorganismen Interaktionen: gegenseitiger Nutzen (**Symbiosen**), gegenseitige Duldung mit Verwertung von Stoffwechselprodukten (**Kommensalismus**) sowie antagonistische Beziehungen (**Parasitismus**) auf Kosten anderer Spezies. Dazwischen können zahlreiche Übergänge von der einen zur anderen Form liegen. Diese Beziehungen sind damit das Ergebnis permanenter wechselseitiger Anpassung im Laufe der Evolution.

### 4.12.2 Mikrobielle Lebensgemeinschaften
(Biozönosen)

**Biozönosen** sind stabile (autochthone) oder vorübergehende (allochthone) natürliche Lebensgemeinschaften von Mikroorganismen, die aufgrund vergleichbarer Lebensansprüche abhängig oder unabhängig voneinander ein gemeinsames **Biotop** (Lebensraum) bewohnen. Im Stoffkreislauf der Natur stellen Mikroorganismen die wichtigsten belebten Komponenten dar, die am Um- und Abbau organischen und anorganischen Materials beteiligt sind. Als Produzenten, Konsumenten und Destruenten sind sie in die jeweiligen Ökosysteme, die Lebewesen aller Reiche umfassen, integriert und erfüllen in Nahrungsketten mannigfaltige Aufgaben beim Aufschluss von Biomaterialien bzw. der Bildung von Biomassen.

In ihrer Gesamtheit sind Mikroorganismen biochemisch omnipotent, gelten mikrobiell als unfehlbar, haben für alle natürlich vorkommenden wie auch für einen Teil synthetischer organischer Verbindungen ein jeweiliges „Abbauprogramm". Dieses integriert eine Vielzahl von Exoenzymen, wie Zellulasen, Pektinasen, Chitinasen, Proteinasen, Peptidasen, Desaminasen, Decarboxylasen, Lipasen etc.

### 4.12.3 Bevorzugte Lebensformen der Mikroorganismen

Mikroorganismen leben überwiegend in Aggregaten, nicht als Einzelindividuen. Diese können **Flocken**, **Beläge**, **Schlämme** sein. Man bezeichnet sie zusammenfassend als **Biofilme** (**Abb 4.13**). In dieser Lebensform sind sie in der Lage, synergistische Lebensgemeinschaften zu bilden, in denen sie vor widrigen Umständen aus der Umwelt geschützt sind. So können sie auch Nährstoffe akkumulieren, diese wieder verwerten sowie Signale und Gene austauschen. Den verschiedenen Morphotypen der Mikroorganismen ist gemeinsam, dass sie in einer Grundmatrix (extrazelluläre polymere Substanzen, EPS) eingebettet sind, die das Ganze zusammenhält und gegebenenfalls an Oberflächen anbindet. Für die Gesundheit von Menschen und Tieren sind die Biofilme auf der Haut und den Schleimhäuten von Bedeutung. In diesen Gebilden leben sehr verschiedene Mikroorganismen miteinander und garantieren im positiven Fall den Ausschluss von pathogenen Mikroorganismen. Biofilme entstehen an Grenzflächen, Wasser/feste Oberfläche, Wasser/Luft, Feststoff und Luft. Entscheidend ist, dass ausreichend Wasser, Nährstoffe und Mikroorganismen vorhanden sind. Innerhalb des Biofilmes kommunizieren die Mikroorganismen innerhalb einer Spezies, aber auch zwischen den Arten und Gattungen. Diese Kommunikation erfolgt über Signalmoleküle, bei gramnegativen Bakterien über Homoserinlactone und Furanone, bei grampositiven Bakterien über bestimmte Oligopeptide.

### 4.12.4 Gastrointestinale Mikroökologie

Die Mikroökologie ist die Lehre von der mikrobiellen Besiedlung umschriebener Standorte bei Pflanzen, Menschen und Tieren. Sie umfasst die gesamte Mikroflora des Standortes (mikrobielle Biozönose) und die Gesamtheit der Standortfaktoren (mikrobielles Biotop). Der Normalzustand der Besiedlung eines Biotops wird als Eubiose, die Störung als Dysbiose bezeichnet.

Mikrofossile weisen auf ein Mikrobenalter von 3,8 Mrd. Jahren hin. Im Vergleich dazu wurde erst mit Pasteur (1822–1895) und Koch (1843–1910) die Mikrobiologie zu einer Wissenschaft erhoben. Das Verständnis für gastrointestinale mikrobielle Lebensgemeinschaften steht in enger bzw. engster Beziehung zu den mikrobiologischen Kultivierungs- und Nachweistechniken. Erst nach Entwicklung anaerober Kulturverfahren konnten einzelne der zahlreichen anaeroben Bakterien des Magen-Darm-Trakts erfolgreich kultiviert werden. Trotzdem entzieht sich der größte Teil dieser Flora ihrem Nachweis. 60–80 % der gastrointestinalen Mikroorganismen lassen sich nicht anzüchten, da sie in Keimkonsortien, in Kokulturen leben. Durch das Zusammenleben von Sauerstoff verbrauchenden Mikroorganismen und Anaerobiern entstehen auch an dem Sauerstoff zugänglichen Oberflächen anaerobe Verhältnisse. Aerobier und Anaerobier leben häufig synergistisch zusammen. Diese Konstellation trifft man immer noch auf den inneren und äußeren Oberflächen von Menschen und Tieren an. Interessanterweise befinden sich Anaerobier auf allen Körperoberflächen von Menschen und Tieren in der Mehrzahl.

> ! Die Keime, die auf Nährböden anwachsen, stellen bereits durch das Kulturmedium **selektierte Bakterienpopulationen** dar. Dieser Aspekt sollte bei jeder mikrobiologischen Untersuchung Berücksichtigung finden.

Mit **molekularbiologischen Techniken** eröffnet sich jedoch die Möglichkeit, das gastrointestinale Ökosystem vollständig zu beschreiben.

Gastrointestinale Lebensgemeinschaften (Mikrobiota) haben sich in **Koevolution** zum Mehrzeller vor ca. 1 Mrd. Jahren entwickelt – zum gegenseitigen Vorteil. Der Magen-Darm-Trakt von Tieren stellte ein völlig neues Habitat für Mikroorganismen dar, das ihnen erlaubte, die mikrobielle Gesamtmasse auf der Erde wesentlich zu vergrößern. Wirt und Mikroorganismus leben in einem System, das sich gegenseitig evolutionär beeinflusst. Aufgrund der kurzen **Generationszeiten** der Mikroorganismen im Leben des Wirts entstehen zahlreiche Mikroorganismengenerationen, die sich auch genetisch verändern. Über die **gastrointestinale Mikroflora**, die autochthone und allochthone Keime umfasst, nimmt ein Teil der Umwelt unmittelbaren Einfluss auf das Tier. Andererseits nimmt das Tier aber auch über diese Mikroorganismen die Umwelt wahr, passt sich ihr mit seinen Abwehrmechanismen an. Neben seiner **Verdauungsfunktion** besitzt der Magen-Darm-Trakt eine gleichwertige Bedeutung als **Immunorgan**, das in seiner Funktion in erheblichem Masse von der Magen-Darm-Flora beeinflusst wird. Die **residente (autochthone) Flora** ist tierartspezifisch und vom genetischen Hintergrund des Trägers abhängig, gewissermassen ein Unikat für jedes Individuum.

Die **Etablierung** der gastrointestinalen Mikroflora erfolgt beim Neugeborenen in Beziehung zur unmittelbaren Umwelt, über Vaginalflora, Hautflora, Fäkalflora, Milch und Zitzenkanal. Kolostralmilch ist entgegen bisheriger Auffassungen stark keimhaltig, enthält bis zu $10^8$ Keime/ml. Bei Neonaten setzt sich die **Erstflora** hauptsächlich aus Staphylokokken, Streptokokken, Corynebakterien, Lactobazillen, Mikrokokken, Propionibakterien, Bifidobakterien und Hefen zusammen. In den folgenden Lebenstagen siedeln dann coliforme Bakterien und dominieren mit Streptokokken und Clostridien das mikrobielle Milieu. Erst nach dem Absetzen vom Muttertier entwickelt sich auch langsam die typische Flora des adulten Tiers.

Die mikrobielle Gemeinschaft des Magen-Darm-Trakts zeichnet sich durch eine hohe Populationsdichte (Magen $10^2$–$10^5$, Jejunum und Ileum $10^4$–$10^8$, Caecum und Colon $10^{10}$–$10^{12}$ KbE/ml), breites Mikrobenspektrum und komplexe Interaktionen aus. Anaerobier überwiegen Aerobier im Verhältnis 1.000 : 1. Vier Mikrohabitate werden unterschieden:
- das Darmlumen,
- eine Schleim- oder Gelschicht (das Epithel zum Lumen hin vollständig bedeckend),
- eine tiefe Schleimschicht in den Krypten und
- die Oberfläche der Schleimhautepithelien.

Zur besseren Verdeutlichung dienen **Abb. 4.32** und **4.33**.

Diese Habitate werden von der so genannten **Normalflora**, die sich aus der **autochthonen** (residenten) und der **allochthonen** (transienten) Flora zusammensetzt, besiedelt (**Tab. 4.14**). So siedeln in den einzelnen Darmabschnitten, Nischen sehr verschiedene Populationen.

Residente Bakterienfloren (Normalfloren) werden von ihren Wirten toleriert und haben unter den Bedingungen der **Homöostase** gesundheitsfördernde Wirkung auf den Makroorganismus (**Tab. 4.15**).

Neben gesundheitsfördernden Effekten können gastrointestinale Mikroorganismen unter bestimmten Bedingungen auch schädigen. Diese Störungen werden durch Fütterungsfehler, antibiotische Langzeitfolgen bzw. durch Stress ausgelöst (**Abb. 4.34**). Die Vertreter der gastrointestinalen Mikrobiota umfassen metabolisch aktive Mikroorganismen, in erster Linie Bakterien. Diese entwickeln in Beziehung zum Wirt kooperative oder kompe-

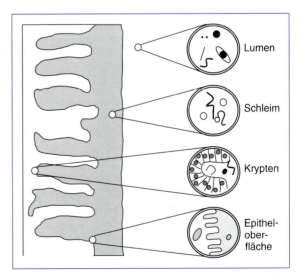

**Abb. 4.32** Mikrobielle Nischen des Magen-Darm-Traktes (nach Mackie u. Gaskie, 1999).

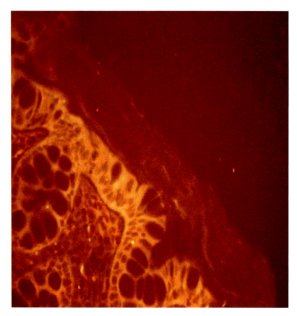

**Abb. 4.33** Mukus auf Kolonepithelzellen (mit Erlaubnis von Swidsinski, 2005).

**Tab. 4.14** Charakterisierung einer gastrointestinalen (GI) Normalflora (nach Savage, 1977).

| | |
|---|---|
| **Autochthone Flora** (residente Flora) | Residente Mikroorganismen kommen bei allen Tieren einer bestimmten Tierspezies vor. **Eigenschaften:** <ul><li>wachsen anaerob im GI-Trakt</li><li>permanent im GI-Trakt erwachsener Tiere vorkommend</li><li>v. a. im GI-Habitat bzw. den Nischen siedelnd</li><li>besitzen eine stabile Mikroorganismen-population</li><li>oft mit Mukosaepithel eng assoziiert</li></ul> |
| **Allochthone Flora** (transiente Flora) | Transiente Mikroorganismen kommen nur vorübergehend/nicht essenziell bei allen Vertretern einer bestimmten Tierspezies vor. |

**Tab. 4.15** Gesundheitsfördernde Effekte der residenten Mikroflora im GI-Trakt (nach Berg, 1996).

| | |
|---|---|
| **Antagonistische Beziehungen von Mikroorganismen** | <ul><li>Bakteriophagie durch Protozoen, Viren (Bakteriophagen) und Bakterien (*Bdellovibrio bacteriovorus*)</li><li>Mykophagie durch Protozoen</li><li>Antagonismus durch Bakterieninterferenz</li><li>Kolonisationsresistenz gegenüber pathogenen Mikroorganismen</li><li>Nahrungskonkurrenz</li></ul> |
| **Detoxifizierende Effekte auf Toxine** | <ul><li>Detoxifizierung von Mykotoxin durch Bakterien (*Acinetobacter calcoaceticus*) und Protozoen</li><li>Detoxifizierung von Endotoxin durch *Bdellovibrio bacteriovorus*</li></ul> |
| **Weitere gesundheitsfördernde Effekte** | <ul><li>Bildung von Vitamin K und Vitaminen des B-Komplexes</li><li>Umwandlung von präcarcinogenen und carcinogenen Substanzen in nichtcarcinogene</li><li>Aufrechterhaltung der Mukosabarriere und der Darmperistaltik durch Bildung von Energieträgern wie Buttersäure, Milchsäure und Glutamin</li><li>Stimulation des Immunsystems durch immunogene Peptide (Propionibakterien, Eubakterien, *Staphylococcus saprophyticus*)</li></ul> |

- Bakterielle Überwüchse infolge Störung des mikroökologischen Gleichgewichtes durch Fütterungsfehler, Langzeittherapie mit Antibiotika, Erkrankungen (Leber- bzw. Pankreasinsuffizienz)
- Translokationen vom GI-Trakt, gefolgt von opportunistischen Infektionen
- Dekonjugation von Gallensäure
- Umwandlung atoxischer in toxische Metabolite

**Abb. 4.34** Schädigende Mechanismen durch die residente Mikroflora im Gastrointestinaltrakt (nach Berg, 1996).

titive Verhältnisse. Von Interesse ist hier, dass Dünndarm und Dickdarm in unterschiedlicher Art und Weise mit der Mikrobiota interagieren. Im Dünndarm **konkurrieren** Wirt und Mikrobiota um die Nährstoffe. Im Dickdarm kooperieren beide Partner bei der Nutzung der verfügbaren Nährsubstrate, die im physiologischen Fall schwer verdauliche Reststoffe aus der Dünndarmverdauung sind. Obwohl das Interesse der Mikrobiologen bisher in erster Linie den pathogenen Erregern galt, besteht die Mikrobiota nicht überwiegend aus Pathogenen. Das Gegenteil ist der Fall. Die Mehrzahl der Bakterien ist nützlich für den Wirt. Die Liste ihrer Funktionen ist lang und reicht vom **Aufschluss der Nahrung**, über die Regulation der intestinalen **Angiogenese**, der Entwicklung des **GALT** (Darmschleimhaut-assoziiertes lymphatisches Gewebe), der Induktion von Toleranzen und der mukosalen Immunität bis zur Diversifikation des präimmunen Antikörperrepertoirs. Die Mikrobiota des MDT ist entsprechend ihrer Nähe zur Schleimhaut verschieden metabolisch aktiv. Bakterien in Schleimhautnähe wachsen schneller als solche im Lumen. *E. coli* hat unter diesen Umständen eine Generationszeit von 30–80 min. Demgegenüber kugeln sich im Lumen befindliche Stäbchenbakterien ab und teilen sich kaum.

Bei Störung des fein abgestimmten Regulationssystems treten **bakterielle Überwüchse** auf. Diese betreffen in der Regel nicht nur den Dickdarm.

> Der Dünndarm besitzt eine entscheidende Bedeutung für die Floraregulierung im gesamten Magendarmtrakt (MDT).

Gelingt es hier nicht, durch Verdauungsenzyme und Gallensalze die Nährstoffe für den Wirt verfügbar zu machen, können die Mikroorganismen diese für die eigene exzessive Proliferation nutzen und über Stoffwechselprodukte, Enzyme und Toxine den Wirt beeinträchtigen. Dadurch werden die **Epithelzellen** und der **Mukus** geschädigt, die dann erneuert bzw. verstärkt gebildet werden müssen. Das erfolgt zu Lasten der Tierleistung. Von den im Dünndarm vorkommenden Bakterien sind das *Clostridium perfringens* (bildet Gallensalz-Hydrolasen, Ureasen), *Enterococcus faecalis* (bildet aromatische Phenole), *Lactobacillus* spp. (bilden Gallensalz-Hydrolasen, Ureasen, aromatische Phenole), und *Streptococcus* spp. (bilden Ureasen), die dadurch das Wachstum der Tiere beeinflussen können. Besonders *C. perfringens*-Isolate von Tieren mit Enterotoxämie erwiesen sich als Urease-positiv.

Eine besondere Gruppe von Mikroorganismen in der Mikrobiota bilden die **segmentierten fadenbildenden Bakterien** (**SFB**). Sie sind **nicht kultivierbar** und gehören zur Gattung *Clostridium*. Sie besitzen nippelähnliche Anhänge, mit denen sie Dünndarmzellen penetrieren. Sie wurden von Leidy schon vor 100 Jahren bei Termiten entdeckt und exkludieren Pathogene kompetitiv. SFBs treten nach dem Absetzen auf und verschwinden einige Wochen später. Dieses geht einher mit einer Aktivierung der mukosalen Immunität durch Interaktion mit intraepithelialen mononukleären Zellen. Sie treten also im Zeitfenster zwischen Abfall der maternalen Immunität und Aufbau der eigenen Immunität durch das GALT auf. Ihre Kolonisierung hängt von der Diät, dem Absetzen, dem Bakterienstamm und dem Immunstatus von Sau und Ferkel ab. SFB adhärieren an der apikalen Seite der Epithelzelle ohne Zerstörung der Mikrovilli, aber Induktion lokaler Aktinpolymerisation. Sie bilden keine organischen Säuren, sind wirtsspezifisch, binden nur an Dünndarmepithelzellen. Ihre Wirkung ist speziesspezifisch und sie translozieren nicht. **Penicillinbehandlung** eliminiert SFB für 4–5 Wochen. SFB werden von **kolostralen** oder **wirtseigenen sIgA** umhüllt ausgeschieden. SIgAs der Muttermilch und die eigene sIgA-Produktion der Jungtiere verhindern bzw. eliminieren konzentrationsabhängig die SFB im Dünndarm. Fehlen sIgAs im Dünndarm, kommt es durch SFB und andere Anaerobier wie Clostridien, Peptostreptokokken und Bacteroides zu Überwüchsen, die zu einer generalisierten Stimulation des Immunsystems führen. SFB regulieren im Zeitfenster zwischen dem Wegfall der maternalen Antikörper zum Zeitpunkt des Absetzens und dem Aufbau einer eigenen mukosalen spezifischen Immunität die intestinale Flora über die Stimulation von sIgAs. Sie aktivieren CD4-T-Zellen und natürliche Killer-Zellen.

Bakterien des MDT sind in der Mehrzahl Anaerobier, die entweder direkt auf den Epithelzellen, im Mukus oder im Lumen vorkommen. Sie können untereinander und mit ihrem Wirt auf der Basis eines „**Crosstalk**" kommunizieren und dadurch ihre **Genexpression** gegenseitig beeinflussen. So unterstützt *Bacteroides thetaiotaomicron* durch Veränderung von Rezeptoren (GM1) auf den Epithelzellen des Darmes die eigene Adhärenz und behindert die von *E. coli*. Umgekehrt beeinflussen unter **Stresseinwirkung Katecholamine** die Expression von Virulenzfaktoren bei EHEC. Stress reduziert die mechanische sowie die Schleim- und Flüssigkeitssekretion, beeinflusst ebenso die mikrobielle und die immunologische Barriere, sodass Penetrationen luminaler Bakterien in das Epithel erfolgen und Entzündungszellen die Lamina propria infiltrieren. In Tiermodellen konnte gezeigt werden, dass unter Stress die luminale Laktobazillenkonzentration sank, während der Anteil an der Mukosa adhärierender Bakterien besonders im Caecum stieg. Eine Steigerung der Schleimhautpermeabilität sowie Entzündungsreaktionen im Rahmen der Akute-Phase-Reaktion (APR) sind die Folge. Letztere können lokal und systemisch ablaufen. Die lokale Reaktion ist verbunden mit der Freisetzung von **Gerinnungsfaktoren**, **proinflammatorischer Cytokine** (**IL-1, IL-6, IL-12, TNF-α**), **Chemokinen**, **aktivierter Makrophagen**, **Keratinocyten**, **Fibroblasten** und **Endothelzellen**. Die aktivierten Makrophagen setzen neben Sauerstoffradikalen auch die **Phospholipase A2** frei, welche die Arachidonsäure aus den Phospholipidmembranen der Epithelzellen abspaltet, aus der **Leukotriene, Thromboxane, Prostaglandine** und **Prostacycline** gebildet werden. *Candida albicans* und *Cryptococcus neoformans* sind z. B. in der Lage, aus **Arachidonsäure Prostaglandin E** zu bilden. Die **APR** geht in die spezifische Immunantwort über, in die auf der Schleimhaut das sIgA involviert ist. Bei gestressten Ratten konnte ein Abfall des mukosalen sIgA und eine Steigerung des Serum-IgA nachgewiesen werden.

### 4.12.5 Weitere mikroökologische Habitate auf Schleimhäuten

Die Schleimhäute der **Maulhöhle** sind hochgradig besiedelt, ebenfalls dominieren Anaerobier. Das Verhältnis liegt hier bei 100 : 1 (99% Anaerobier), die Keimkonzentration beträgt im Speichel ca. $10^9$ Keime/ml. Das Spektrum umfasst Streptokokken, Staphylokokken, Mikrokokken, Pasteurellen, Bacteroides, Prevotellen u. a.

Dagegen sind die Schleimhäute der **Atemwege** v. a. mit Kokken, Pasteurellen, Neisserien, Moraxellen, Mykoplasmen sowie strikten Anaerobiern besiedelt. Eine autochthone Bakterienflora wie im Darm kommt nicht vor. Das letzte Drittel der Luftröhre und die Lunge sind bei gesunden Individuen als steril anzusehen.

Auf den Schleimhäuten des **Auges** kommen Kokken, insbesondere Streptokokken häufig vor.

Der **Urogenitaltrakt** trägt auf den distalen Schleimhautbereichen Kokken, Streptokokken, Lactobazillen und Corynebakterien.

Auf der **intakten Haut** dominieren dagegen Mikrokokken, Staphylokokken, Streptokokken und Anaerobier.

Korrekterweise sei angeführt, dass die genaue Zusammensetzung der Mikroorganismenfloren auf den Schleimhäuten und im Gastrointestinaltrakt vieler Tiere noch weitgehend ungeklärt ist. Molekularbiologische Untersuchungsmethoden eröffnen hier neue Möglichkeiten der Diagnostik.

**Weiterführende Literatur**

Balows A, Trüper HG, Dworkin M, Harder W, Schleifer KH: The Procaryotes, 2nd ed. – A Handbook on the Biology of Bacteria: Ecophysiology, Isolation, Identification, Application, Vol. I. Berlin: Springer; 1992: 3 – 18

Bergey's Manual of Determinative Bacteriology, 9th ed. William & Wilkins; 1994

Burghardt F, Schaal KP: Gewinnung und Verarbeitung von Untersuchungsmaterial – Bewertung von Befunden. In: Burghardt (Hrsg.): Mikrobiologische Diagnostik. Stuttgart: Georg Thieme; 1992: 15 – 47

Coetzer JAW, Thomson GR, Tustin RC: Infectious Diseases of Livestock with Special Reference to South Africa, Vol. I & II. Cape Town-Oxford-New York; 1994

Christensen BJ: Physical and chemical properties of extracellular polysaccharides associated with biofilms and related systems. In: Windender, Neu & Flemming (Ed.): Microbial extracellular polymeric substances. Berlin: Springer; 1999

Elwell LP: R plasmids and antibiotic resistances. In: Miller, Kaper, Portnoy & Isberg (Hrsg.): Molecular genetics of bacterial pathogenesis. Washington D. C.: ASM Press; 1994: 17 – 42

Galinski E: Halophile und halotolerante Eubakterien. In: Hausmann & Kremer (Hrsg.): Extremophile: Mikroorganismen in ausgefallenen Lebensräumen. Weinheim: VCH Verlagsgesellschaft; 1995: 89 – 112

Hacker J: Infektionsökologie. In: Hacker & Heesemannn (Hrsg.): Molekulare Infektionsbiologie: Interaktionen zwischen Mikroorganismen und Zellen. Heidelberg: Spektrum Akademischer Verlag; 2000: 127 – 134

Hecker M, Babel W: Physiologie der Mikroorganismen. Jena: Gustav Fischer; 1988

Le Blanc DJ, Silver RP: Molecular nature, conjugal transfer, and replication of extrachromosomal elements, 1961 – 1973. In: Miller, Kaper, Portnoy & Isberg (Hrsg.): Molecular genetics of bacterial pathogenesis. Washington D. C.: ASM Press; 1994: 3 – 16

Madigan MT, Martinko JM, Parker J.: Brock Mikrobiologie, Heidelberg: Spektrum Akademischer Verlag; 2001

Quinn PJ, Carter ME, Markey B, Carter ER: Bacterial pathogens: Microscopy, culture and identification. In: Quinn, Carter, Markey u Carter (Hrsg.): Clinical veterinary microbiology. Wolfe Publishing; 1994

Waters CM, Bassler BL: Quorum sensing: Cell-to-cell communication in bacteria. Ann Rev Dev Biol. 2005; 21: 319 – 46

Woese CR, Kandler O, Wheelis ML: Towards a natural system of organisms: proposal for the domains Archaea, Bacteria, and Eucarya. Proc Natl Acad Sci USA 1990; 87: 4576 – 9.

# 5 Bakterielle Krankheiten der Tiere

H.-J. Selbitz

Die bakteriellen Krankheitserreger werden wegen der leichteren Übersicht in die folgenden 4 Hauptgruppen unterteilt:
- gramnegative Bakterien,
- grampositive Bakterien,
- zellwandlose Bakterien (Mykoplasmen),
- obligat intrazelluläre Bakterien (Rickettsien und Chlamydien).

Innerhalb dieser Hauptgruppen orientiert sich die Gliederung an den in der 9. Auflage von Bergey's Manual of Determinative Bacteriology (Holt et al. 1994) phänotypisch definierten Gruppen. Diese Gliederung ist leicht überschaubar und entspricht allgemein akzeptierten Ordnungsprinzipien, spiegelt aber wegen ihrer phänotypischen Ausrichtung nicht mehr den Stand der Bakteriensystematik wider, für die die phylogenetische Verwandtschaft ausschlaggebend ist. Auf aktuelle Entwicklungen von Systematik und Taxonomie wird in den jeweiligen Abschnitten nur in dem Umfang eingegangen, der für das Gesamtverständnis erforderlich ist. Im Vordergrund stehen die der tierärztlichen Diagnostik sowie der Verhütung und Bekämpfung von Infektionskrankheiten und Tierseuchen dienenden Informationen.

Die systematische Zuordnung der Bakterien zu taxonomischen Einheiten oberhalb der Gattung unterliegt keinen international einheitlichen Regeln, wohingegen sich die Nomenklatur streng an den Vorgaben des International Code of Nomenclature of Bacteria (ICNB – Bacteriological Code – 1990 Revision, published for the International Union of Microbiological Societies by the American Society of Microbiology, Washington D. C. 1992) orientiert. Bakteriennamen gelten nur dann als anerkannt, wenn sie nach den Regeln dieses Code gebildet und publiziert wurden. Mit der Approved List of Bacterial Names (Skerman et al. 1980, Int. J. syst. Bact. 30, 225–420) wurde ein Fixpunkt in der bakteriologischen Nomenklatur markiert. Gültig sind seitdem nur die dort publizierten sowie die in den offiziellen Ergänzungen vergebenen Namen. Eine aktuelle Übersicht erlauben mehrere Internetseiten. Die Einordnung der Gattungen in höhere Taxa hat dagegen keinen offiziellen Charakter, die Internetseite von J. P. Euzeby (www.bacterio.cict.fr/) bietet auch eine Übersicht über alle jemals valide publizierten höheren taxonomischen Einheiten. Die 2001 mit dem 1. Band begonnene Herausgabe der 2. Auflage von Bergey's Manual of Systematic Bacteriology (editor-in-chief Garrit, G. M., editors volume 1 Boone, D. R. und R. W. Castenholz) wird die taxonomische Diskussion in den nächsten Jahren maßgeblich prägen. Danach wird die Domäne **Bacteria** in 23 Stämme (Phyla) unterteilt.

## Infektionen und Krankheiten durch gramnegative Bakterien

### 5.1 Taxonomie

Alle Bakterien mit einer Zellwand vom gramnegativen Typ wurden früher im Stamm *Gracilicutes* zusammengefasst.

Die aktuelle Einteilung der Stämme und Klassen ist in der **Tab. 5.1** dargestellt.

### 5.2 Schraubenbakterien – Spirochäten

Die Spirochäten weichen in ihrem Aufbau erheblich von allen anderen Bakterien ab, weshalb sie auch im eigenen Stamm **Spirochaetes** zusammengefasst werden. Ein von der cytoplasmatischen Membran umschlossener Protoplasmazylinder enthält das Chromosom und die protoplasmatischen Bestandteile. Um ihn winden sich die periplasmatischen Geißeln, auch Endoflagellen oder Axialfibrillen genannt. Sie haben ihren Ursprung an den

**Tab. 5.1** Taxonomische Übersicht zu den gramnegativen Bakterien nach Bergey's Manual of Sytematic Bacteriology, 2. Auflage (Garrity, 2001).

| Stamm/Klasse | Ordnung/Familie (Auswahl) | Gattung (Auswahl) |
|---|---|---|
| Proteobacteria/ Alphaproteobacteria | Rickettsiales Ehrlichiaceae | Ricketsia Ehrlichia Anaplasma Cowdria Neorickettsia |
| | Bartonellaceae Brucellaceae | Bartonella Brucella |
| Proteobacteria/ Betaproteobacteria | Burkholderiaceae Alcaligenaceae | Burkholderia Bordetella Taylorella |
| | Neisseriaceae | Neisseria |
| Proteobacteria/ Gammaproteobacteria | Cardiobacteriaceae Francisellaceae Coxiellaceae Piscirickettsiaceae Pseudomonadaceae Moraxellaceae | Dichelobacter Francisella Coxiella Piscirickettsia Pseudomonas Moraxella Acinetobacter |
| | Vibrionaceae Aeromonadaceae Enterobacteriaceae | Vibrio Aeromonas Escherichia Salmonella |
| | Pasteurellaceae | Pasteurella Haemophilus Mannheimia |
| Proteobacteria/ Epsilonproteobacteria | „Desulfovibrionaceae" Campylobacteraceae | Lawsonia Campylobacter Arcobacter |
| Chlamydiae | „Helicobacteraceae" Chlamydiaceae | Helicobacter Chlamydia Chlamydophila |
| Spirochaetes | Spirochaetaceae | Borrelia Treponema |
| | „Serpulinaceae" | Brachyspira Serpulina |
| | Leptospiraceae | Leptospira |
| Bacteroidetes | Bacteroidaceae Flavobacteriaceae | Bacteroides Flavobacterium Riemerella Ornithobacterium |
| Fusobacteria | Fusobacteriaceae | Fusobacterium |

Enden des Protoplasmazylinders und enden frei im mittleren Zellbereich. Durch Kontraktion dieser Endoflagellen werden die Bakterien befähigt, rotierende oder schraubenförmig drehende Bewegungen auszuführen. Die Endoflagellen werden von der äußeren Hülle umschlossen bzw. sind in diese eingebettet. Der Durchmesser der Spirochätenzellen bewegt sich zwischen 0,1 – 0.3 μm, die Längenunterschiede sind erheblich, sie reichen von 5 – 250 μm.

Obwohl die Spirochäten zu den gramnegativen Bakterien gehören, bietet sich für ihre Betrachtung eher die Dunkelfeldmikroskopie von Nativpräparaten an. Die Milieuansprüche differieren deutlich, es sind sowohl strikte Aerobier als auch obligate Anaerobier bekannt. Verschiedene Arten haben eine Freilandbiologie.

Innerhalb der Spirochaetes sind die Familien *Spirochaetaceae*, *Leptospiraceae* und „*Serpulinaceae*" definiert.

### 5.2.1 *Treponema*

#### 5.2.1.1 Gattungsmerkmale

> Treponemen sind schraubenförmige Bakterien von 0,1 – 0,4 μm Durchmesser und 5 – 20 μm Länge. Als Kohlenstoff- und Energiequelle können sie viele Kohlenhydrate und Aminosäuren nutzen, sie wachsen anaerob oder mikroaerophil. Treponemen haben einen hohen Grad der Wirtsanpassung erreicht.

Von großer Bedeutung für die Humanmedizin ist *Treponema pallidum* ssp. *pallidum* als Erreger der Syphilis. *Treponema pallidum* ssp. *endemicum* verursacht die endemische Syphilis, *Treponema pallidum* ssp. *pertenue* die Frambösie oder Yaw, eine in tropischen Regionen vorkommende Hautkrankheit. *Treponema carateum* ist der Erreger der Hautfleckenkrankheit (Pinta, Carate) in Mittel- und Südamerika. Die an den Menschen angepassten Treponemen sind für Tiere apathogen, eine Ausnahme bilden Affen. *T. pallidum* kann kutan auf Kaninchen übertragen und auch im Kaninchenhoden vermehrt werden. Eine Kultivierung in zellfreien Medien ist dagegen bisher nicht gelungen. Die verschiedenen *Treponema*-Spezies sind morphologisch nicht zu unterscheiden.

#### 5.2.1.2 Kaninchensyphilis
(Spirochaetosis cuniculi)

■ **Allgemeines**
Die Kaninchensyphilis wird durch *Treponema paraluiscuniculi* hervorgerufen und äußert sich als chronische Erkrankung mit ödematösen Schwellungen und Knotenbildungen an den Schleimhäuten der äußeren Geschlechtsorgane. Im weiteren Verlauf zerfallen diese Knoten geschwürig, auch am Kopf treten Knötchen und Geschwüre auf, Aborte kommen ebenfalls vor. Kaninchensyphilis verläuft in der Regel mild, Spontanheilungen treten auf.

■ **Epidemiologie und Diagnostik**
Empfänglich sind nur Kaninchen und Hasen, *T. paraluiscuniculi* wird durch den Deckakt sowie andere Kontakte, aber auch über Einstreu und Futter übertragen. Da sich der Erreger ebensowenig kultivieren lässt wie die humanpathogenen Treponemen, ist die klinische Diagnostik

entscheidend. Mikroskopische Nachweise von Treponemen unterstützen die Diagnose, der Erreger unterscheidet sich morphologisch nicht von den Treponemen des Menschen.

■ Therapie und Prophylaxe

Penicilline und Ampicillin sind therapeutisch wirksam, die Applikation erfolgt parenenteral oder oral über das Trinkwasser. Ergänzend sollten Lokalbehandlungen mit antibakteriellen Salben oder hautverträglichen Desinfektionsmitteln vorgenommen werden. Eine Immunprophylaxe ist nicht möglich. Erkrankte Tiere müssen abgesondert werden. In betroffenen Beständen werden Zwischendesinfektionen zur Senkung des Infektionsdrucks und eine Abschlussdesinfektion nach dem Ende des Erkrankungsgeschehens durchgeführt.

Zur Vorbeuge ist die klinische Untersuchung aller zugekauften Tiere sowie auch der nur vorübergehend zu Zuchtzwecken in den Bestand kommenden Tiere wichtig.

### 5.2.1.3 Dermatitis digitalis des Rinds

Für die Entstehung dieser Erkrankung wurden bisher v. a. gramnegative sporenlose Anaerobier verantwortlich gemacht. Neuere Untersuchungen lassen die Beteiligung von Bakterien der Gattung *Treponema* möglich erscheinen, v. a. wurden *Treponema denticola* nahestehende Erreger sowie die neue Art *T. brennaborense* beschrieben (**Abb. 5.1**). Ätiologie und Pathogenese dieser Erkrankung bedürfen noch einer grundsätzlichen Klärung, bei der es um die Bedeutung nachgewiesener Bakterienarten, ihren möglichen Synergismus und den Einfluss nichtinfektiöser Faktoren geht.

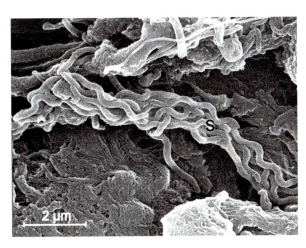

**Abb. 5.1** Spirochäten (S) in charakteristischer Spiralisierung im veränderten Gewebe bei der Dermatitis digitalis (Rd), Rastermikroskop (Institut für Mikrobiologie und Tierseuchen, FU Berlin, Grund, Nattermann u. Gatzmann).

### 5.2.2 *Brachyspira*

#### 5.2.2.1 Gattungsmerkmale

> Das Genus *Brachyspira* wurde 1982 erstmals beschrieben, bekam aber erst 1997 veterinärmedizinische Bedeutung, als es mit der 1991 aufgestellten Gattung *Serpulina* vereinigt wurde. Sie umfasst die schweinepathogenen Arten *Brachyspira hyodysenteriae* und *Brachyspira pilosicoli* sowie die als enteropathogen für Hühnerküken geltende *Brachyspira alvinipuli*. *Brachyspira innocens* ist eine apathogene Spezies, sie wird ebenso wie *Brachyspira intermedia* beim Schwein nachgewiesen.

#### 5.2.2.2 Schweinedysenterie (swine dysentery)

■ Allgemeines

Die im Bestand chronische verlaufende Schweinedysenterie äußert sich in zementfarbenen bis blutig-fibrinösen Durchfällen, die auf Entzündungen der Blinddarm- und Kolonschleimhäute beruhen. Wirtschaftliche Schäden entstehen in erster Linie durch schlechtere Futterverwertung, verlängerte Mastzeiten und Bekämpfungskosten aber auch durch direkte Tierverluste. Die Dysenterie gehört weltweit zu den wichtigsten Darminfektionen der Mastschweine.

■ Ätiologie

In den 20er-Jahren wurden erstmals die charakteristischen Veränderungen der Schweinedysenterie in den USA beschrieben. Die Bedeutung dieser Infektionskrankheit wuchs mit der Zunahme der Bestandsgrößen. Harris et al. (1972) beschrieben den Erreger als *Treponema hyodysenteriae*, später wurde auch eine Einordnung in die Gattung *Borrelia* in Erwägung gezogen. Molekularbiologische Untersuchungen führten zur Aufstellung der Gattung *Serpulina*, die später mit der Gattung *Brachyspira* vereinigt wurde.

*B. hyodysenteriae* (**Abb. 5.2**) ist ein strikter Anaerobier von $0{,}25-0{,}4 \times 6{,}0-9{,}0$ μm. Es werden 9 Serogruppen (A–H bzw. 1–9) unterschieden. Habitat dieser an das Schwein adaptierten Bakterienart ist der Dickdarm, als Virulenzfaktoren werden Endotoxin und Hämolysin diskutiert.

■ Epidemiologie und Pathogenese

Entscheidende Infektionsquelle sind infizierte Schweine, durch sie wird der Erreger in bisher freie Bestände eingeschleppt. Nachweise von *B. hyodysenteriae* im Caecum von Ratten und Mäusen machen diese Tiere ebenfalls als Überträger verdächtig.

Nach oraler Aufnahme vermehrt sich *B. hyodysenteriae* in den Becherzellen der Dickdarmschleimhaut, die dann vermehrt Schleim produzieren. Es entwickeln sich herdförmige Schleimhautnekrosen und hämorrhagische Entzündungen. Infolge der verringerten Resorptionska-

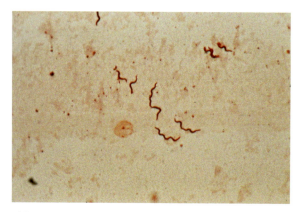

**Abb. 5.2** *Brachyspira hyodysenteriae*, Kulturausstrich, Silberimprägnierung (Bisping, Hannover).

pazität des Dickdarms entsteht Durchfall. Der Dünndarm ist nicht betroffen.

Die Manifestation der Dysenterie wird durch belastende Umweltfaktoren wie Futterwechsel, Transporte, mangelhaftes Stallklima und andere Hygienemängel begünstigt. Andere Bakterien, wie z. B. sporenlose Anaerobier, wirken wahrscheinlich synergistisch.

■ Klinik

Zementfarben-breiige bis schleimig-blutige Durchfälle sind dysenterieverdächtig. Es erkranken in aller Regel Läufer und jüngere Mastschweine, ältere Tiere und Saugferkel sind seltener betroffen, können aber durchaus auch Dysenterie bekommen. Beim einzelnen Tier kann die Krankheit von akut bis chronisch verlaufen. Auch plötzliche Verendungen ohne vorherige Krankheitserscheinungen treten auf. Für den Bestand sind zunächst vereinzelte Dysenteriefälle charakteristisch, ihre Ausbreitung kann ab einem bestimmten Punkt dann auch explosionsartig erfolgen. Der Krankheitsbeginn ist durch schlagartige Entleerung des gesamten Dickdarms gekennzeichnet, wodurch die Flanken einfallen. Temperaturerhöhungen sind nicht typisch, gelegentlich werden 39,5–40,0 °C gemessen. Bei unbehandelten Tieren muss mit mehrwöchiger Krankheitsdauer gerechnet werden.

■ Diagnose und Differenzialdiagnose

Das klinische Bild erlaubt eine Verdachtsdiagnose, die durch den Nachweis von Blut im Kot sowie der fibrinöshämorrhagischen Kolitis bei der Sektion gesichert werden kann. Oberflächliche Nekrosen der Dickdarmschleimhaut werden bei der Sektion als kleieartige Beläge registriert.

Schwieriger sind chronische Fälle zu diagnostizieren, bei denen dem Erregernachweis eine besondere Bedeutung zukommt.

Anzüchtung und Differenzierung von *B. hyodysenteriae* sind auch für Resistenzbestimmungen und die Kontrolle des Therapieerfolgs bzw. den Ausschluss von Bestandinfektionen unverzichtbar.

Mikroskopische Untersuchungen mittels Phasenkontrast- und Immunfluoreszenzmikroskopie führen zwar zu schnellen Ergebnissen, erlauben aber nur Verdachtsdiagnosen. Für die kulturelle Untersuchung werden Kotproben und Kolonschleimhaut gewonnen. Die Nutzung eines Transportmediums erhöht die Chancen für die Anzüchtung des anaeroben Erregers deutlich. Als Nährboden ist Trypticase-Soja-Agar (Caseinpepton-Sojamehlpepton-Agar) mit Zusatz von Blut und Hemmstoffen geeignet. Als BI-Actidion-Agar erhält er den Zusatz von Schweinekotextrakt und eines komplexen Antibiotikagemischs (Colistin, Vancomycin, Spectinomycin, Spiramycin, Rifampicin, Cycloheximid). Mindestbebrütungszeit sind 3 Tage, als Bebrütungstemperatur sind 41 °C besonders geeignet. Durch Stichinzision mit der Impföse werden die Bedingungen für das anaerobe Wachstum verbessert und gleichzeitig eine Verringerung der Kontaminationsrate erreicht.

Stark hämolysierende Kolonien sprechen für *B. hyodysenteriae*, die übrigen beim Schwein nachweisbaren Brachyspiren verursachen alle nur eine schwache Hämolyse. Für *B. hyodysenteriae* ist ferner die Indolbildung typisch, es können aber auch indolnegative Stämme vorkommen. Für die Speziesidentifizierung sind auch serologische Methoden, z. B. ein indirekter IFT mit Kaninchenserum geeignet. Zum Direktnachweis von *B. hyodysenteriae* wird auch die PCR eingesetzt.

Negative Kultivierungsergebnisse von Einzelproben reichen nicht zum Nachweis der Dysenteriefreiheit aus. Bei klinisch unauffälligen Schweinen werden die Erreger nur in geringen Mengen ausgeschieden, zusätzlich sind längere ausscheidungsfreie Intervalle zu berücksichtigen. Durch Untersuchung von Kolonschleimhaut, in der die Bakterien persistieren, lässt sich die Nachweissicherheit steigern. Ein völlig sicherer Beweis für die Erregerfreiheit eines ganzen Bestands lässt sich allerdings praktisch kaum erbringen.

Serologische Untersuchungsverfahren haben keine Bedeutung.

Differenzialdiagnostisch sind Salmonellose, Schweinepest und Colidiarrhö der Absatzferkel, aber auch Coronavirusinfektionen (TGE, EVD), Rotavirusinfektionen, intestinale Adenomatose und intestinale Spirochätose zu beachten.

■ Therapie und Prophylaxe

Im Zentrum der Therapie steht die orale Behandlung mit Antiinfektiva. Arzneimittelrechtliche Bestimmungen haben das verfügbare Spektrum stark eingeengt, die Zunahme von Resistenzen besonders gegen Tylosin und Lincomycin erfordert eine Testung der Isolate.

Tiamulin, Tylosin, Valnemulin und Lincomycin werden eingesetzt, wobei Tiamulin und Valnemulin nicht zusammen mit dem leistungsfördernden Futterzusatzstoff Salinomycin, Valnemulin außerdem nicht mit Monensin und Narasin angewendet werden darf. Weil die Erreger trotz klinischer Heilung weiter in der Darmschleimhaut persistieren können, muss die Medikation noch 3 Wochen über diesen Zeitpunkt hinaus fortgeführt werden. Tiere, die krankheitsbedingt weniger Futter aufnehmen, sind parenteral zu behandeln. Dafür sind Tiamulin und Tylosin (10 mg/kg) sowie Lincomycin (15–20 mg/kg)

geeignet. Bei der Eradikation der Dysenterie wurden auf Bestandsebene mit dem folgenden Behandlungsschema Erfolge verzeichnet:
- parenterale Behandlung klinisch kranker Tiere,
- Reinigung und Desinfektion,
- orale Behandlung aller Tiere über 2 Wochen mit 4 mg Valnemulin/kg und Tag; noch nicht abgesetzte Ferkel erhalten einmal wöchentlich 10 mg/kg Tiamulin parenteral,
- Verbringung aller Tiere in neue, vorher 2–3 Wochen nicht belegte Ställe,
- jeweils 2 Wochen weitere orale Behandlung mit Valnemulin.

Durchfallkranke Schweine brauchen ein ständiges Wasserangebot. Die orale Rehydratation ist zwar medizinisch sehr zu empfehlen, verursacht aber verhältnismäßig hohen Aufwand.

Für die Prophylaxe der Schweinedysenterie ist die Verhinderung der Erregereinschleppung mit latent infizierten Tieren bedeutsam. In erregerfreien Zuchtbeständen kommt eine vorbeugende Behandlung aller zugekauften Tiere während der Quarantäne infrage. Da Schweine häufig den Dysenteriekot anderer Tiere aufnehmen, sollte durch verstärkte Kotbeseitigung zumindest die Menge des erregerhaltigen Kotes reduziert werden. Die Gülledesinfektion mit Cyanamid trägt zur Bekämpfung bei.

Trotz zahlreicher Entwicklungen ist es bisher nicht gelungen, überzeugend wirksame Impfstoffe zur Verfügung zu stellen.

### 5.2.2.3 Porcine intestinale Spirochätose
(porcine colonic spirochaetosis)

Aus dysenterieähnlichen aber milder verlaufenden Erkrankungen von 4–20 Wochen alten Schweinen konnten Spirochäten isoliert und als neue Art *Brachyspira pilosicoli* beschrieben werden. Die Durchfälle treten gehäuft unmittelbar nach dem Absetzen auf, sie sind ebenfalls schleimig, aber meist ohne Blutbeimengungen. Verschlechterte Futterverwertung und dementsprechend verzögerte Zunahmen verursachen wirtschaftliche Schäden. Über die Verbreitung und tatsächliche Bedeutung dieser Infektion ist noch wenig bekannt.

Da mit humanen Isolaten von *B. pilosicoli* experimentelle Erkrankungen bei Absatzferkeln induziert werden konnten und Isolate von Menschen und Hunden eine große Ähnlichkeit mit porcinen Stämmen aufweisen, wird über eine mögliche Bedeutung dieser Bakterienart als Zoonoseerreger diskutiert.

Vom Dysenterieerreger unterscheidet sich *B. pilosicoli* phänotypisch u. a. durch die nur schwach ausgeprägte Hämolyse, die wesentlich geringere Anzahl von Endoflagellen (8–12) sowie die Hippurathydrolyse.

Die Bekämpfung der Porcinen intestinalen Spirochätose erfolgt analog der Dysenterie.

### 5.2.3 Borrelia
#### 5.2.3.1 Gattungsmerkmale

> Borrelien sind schraubenförmige Zellen von 0,2–0,5 × 3–20 µm, die 3–10 lockere Windungen aufweisen (**Abb. 5.3**). 7–30 periplasmatische Endoflagellen, die jeweils an den Enden entspringen, winden sich um die Zelle und überlappen sich in der Mitte. Kultivierbare Vertreter sind mikroaerophil, es werden komplexe Medien benötigt. Zu den Besonderheiten der Gattung *Borrelia* gehört ferner das lineare und nicht ringförmig angeordnete Chromosom.

#### 5.2.3.2 Bedeutung

Humanmedizinisch sind die Rückfallfieberborrelien wichtig, zu denen u. a. *Borrelia recurrentis* (epidemisches, europäisches Rückfallfieber) und *Borrelia duttoni* (endemisches, zentralafrikanisches Rückfallfieber) gehören. Die Übertragung erfolgt bei *B. recurrentis* durch Läuse, bei den anderen Arten durch Zecken.

Krankheitserreger für Tiere sind v. a. *Borrelia burgdorferi* (Lyme-Borreliose) und *Borrelia anserina* (Geflügelspirochätose). *Borrelia theileri* wird in Australien und Südafrika bei mild verlaufenden Erkrankungen von Pferden, Rindern und Schafen nachgewiesen. In den USA erfolgte die Anzüchtung einer neuen Art aus Abortfällen (epizootic bovine abortion, Foothill abortion) vom Rind. Sie wurde als *Borrelia coriaceae* bezeichnet, Überträger ist die Zecke *Ornithodorus coriaceus*. Die tatsächliche Bedeutung dieser Bakterienart muss aber noch genauer abgeklärt werden. Bei allen hier zu besprechenden Borrelien spielen Arthropoden eine epidemiologische Rolle.

#### 5.2.3.3 Geflügelspirochätose

Geflügelspirochätose ist eine bei Hühnern, Puten, Enten und Gänsen akut verlaufende Septikämie, deren Erreger *B. anserina* durch Zecken übertragen wird. Die Krankheit kommt v. a. in tropischen und subtropischen Regionen vor, aus Mitteleuropa sind aber auch Einzelfälle bekannt.

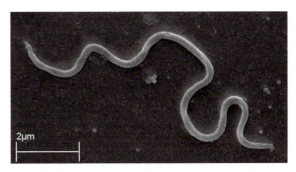

**Abb. 5.3** *Borrelia burgdorferi* (Institut für Immunologie, Univ. Leipzig, Samiya Al-Robaiy und J. Kacza).

■ **Klinik**

In perakuten Fällen werden die Tiere oft nur noch tot aufgefunden, akute Verläufe gehen mit Allgemeinstörungen wie Fieber, Anorexie und Somnolenz einher. Länger dauernde Erkrankungen sind mit Diarrhöen und Lahmheiten verbunden. Die Letalität ist bei akutem Verlauf hoch.

■ **Diagnose und Differenzialdiagnose**

Die bakteriologische Diagnose kann durch mikroskopische Blutuntersuchung gestellt werden. Während des Fieberstadiums sind in nach Giemsa gefärbten Ausstrichen bzw. auch in Nativpräparaten (Dunkelfeld-, Phasenkontrastmikroskop) Borrelien nachweisbar. Bei Sektionen ist der Erregernachweis auch aus Herzblut und Organen zu führen. Für die Kultivierung eignen sich embryonierte Hühner- und Enteneier, es sind verschiedene serologisch unterscheidbare Stämme bekannt.

Differenzialdiagnostisch sind bei akutem Verlauf Pasteurellose (Geflügelcholera), Newcastle diseaese und Geflügelpest zu berücksichtigen, bei subakuten und chronischen Fällen Salmonellose.

■ **Bekämpfung**

Penicilline sind therapeutisch wirksam. Impfungen sind möglich, aber für Mitteleuropa bedeutungslos. Die Zeckenbekämpfung gehört in jedem Fall zu den Maßnahmen gegen die Geflügelspirochätose.

### 5.2.3.4 Lyme-Borreliose
(Lyme Disease)

■ **Allgemeines**

Der Name dieser Borreliose geht auf den Ort Lyme im US-Staat Connecticut zurück, wo 1975 gehäuft Arthritiden bei Menschen auftraten, die mit Zeckenbissen in Verbindung gebracht wurden. Eine von Burgdorfer und Mitarbeitern angezüchtete neue Borrelienart wurde 1984 als *Borrelia burgdorferi* beschrieben. Bei weiteren Untersuchungen zu dieser Infektionskrankheit stieß man auf Veränderungen, die seit dem Beginn des 20. Jahrhunderts in Europa als Erythema chronicum migrans bekannt geworden waren und ordnete sie in den Komplex der Lyme-Borreliose ein. Nachdem die Lyme-Borreliose zuerst ausschließlich unter dem Zoonosenaspekt betrachtet wurde, tritt jetzt auch die Tierpathogenität stärker in den Vordergrund.

■ **Ätiologie**

Die ursprüngliche Spezies *B. burgdorferi* musste aufgrund genetischer Untersuchungen in *B. burgdorferi sensu stricto* sowie *Borrelia garinii, Borrelia lusitaniae, Borrelia valaisiana* und *Borrelia afzelii* aufgetrennt werden.

1997 berichteten Wissenschaftler aus den USA über die vollständige Entschlüsselung des Genoms von *B. burgdorferi*. Von der Vielzahl bekannter Antigene seien ein Flagellenprotein von 41 kDa sowie die Proteine Osp A, B und C (21–36 kDa) aus der äußeren Hülle genannt. Es werden 7 OspA-Serovaren unterschieden, die Expression der Osp ist wirtsabhängig.

Die Borrelien sind im Dunkelfeldmikroskop gut darstellbar, die Kultivierung erfordert Spezialnährmedien. Geeignet sind das Barbour-Stoener-Kelly-Medium (BSK), das noch mit Kaninchenserum supplementiert wird, sowie das modifizierte Kelly-Pettenkofer-Medium (MKP). Es ist eine mehrtägige aerobe Bebrütung bei 30–33 °C erforderlich. Der Kultivierungserfolg muss mikroskopisch kontrolliert werden, da die Bakterienvermehrung nicht zu einer sichtbaren Trübung führt.

■ **Epidemiologie**

Die Lyme-Borreliose ist eine typische Naturherdinfektion, die Erreger persistieren in freilebenden Nagern, anderen Säugetieren (Igel, Hirsche) sowie auch Vögeln und werden von Zecken der Gattung *Ixodes*, in Europa insbesondere *Ixodes ricinus* auf Menschen und Tiere übertragen. Daran sind alle 3 Zeckenstadien beteiligt, wenngleich Nymphen und adulten Zecken eine größere Bedeutung zukommt als den Larven.

■ **Klinik**

Die klinischen Veränderungen sind am detailliertesten beim Menschen beschrieben worden, sie lassen 3 Stadien erkennen.

Stadium I ist charakterisiert durch das Erythema chronicum migrans, dessen Ausbildung nach wenigen Tagen von der Stelle des Zeckenbisses aus beginnt. Als Allgemeinsymptome kommen Fieber, Myalgien, Kopfschmerzen und Lymphknotenschwellungen hinzu.

Leitsymptom des Stadiums II ist in Europa die lymphocytäre Meningoradiculitis Bannwarth (Garin-Bujadoux-Bannwarth-Syndrom). Da sie erst Wochen oder sogar Monate nach dem Zeckenbiss auftritt, werden die Symptome von den Patienten häufig nicht mehr damit in Verbindung gebracht. Facialisparese ist als weiteres Leitsymptom bemerkenswert.

Das Stadium III wird bestimmt von Arthritiden und Acrodermatitis chronica atrophicans Herxheimer (ACA), die Monate bis Jahre nach der Infektion auftreten. Chronische Encephalomyelitiden sind seltene Spätmanifestationen.

Unter den Säugetieren ist die Manifestation der Lyme-Borreliose am besten beim **Hund** untersucht. Das beim Menschen typische Erythem wird selten beschrieben, bzw. ist unter dem Fell schwer auszumachen. Am häufigsten treten wechselnde Lahmheiten und Arthritiden auf, dazu kommen Allgemeinstörungen wie Fieber, Anorexie sowie neurologische Symptome wie Paresen und Paralysen. Neurologische Manifestationen der Borreliose sind beim Hund von der Zeckenparalyse zu differenzieren.

Für das **Pferd** werden ebenfalls Lahmheiten, Gelenkschwellungen, Fieber, Augenerkrankungen und neurologische Symptome mit der Lyme-Borreliose in Verbindung gebracht. Serologische Hinweise auf Infektionen mit *B. burgdorferi* wurden auch bei Rindern, Schafen und Katzen gefunden.

### Diagnose

Klinisch ist beim Hund und erst recht bei anderen Tieren nur eine Verdachtsdiagnose möglich, für die v. a. Lahmheiten und Arthritiden in Verbindung mit Zeckenbefall ausschlaggebend sind.

Die Kultivierung der Erreger kommt für die Routinediagnostik in der Regel nicht in Betracht, dafür werden vorrangig serologische Methoden genutzt. Mittels PCR lassen sich Haut, Vollblut und Synovia untersuchen. Mikroskopische Untersuchungen können Hinweise liefern und werden auch zum Borreliennachweis in Zecken genutzt.

Für Antikörpernachweise werden in erster Linie indirekter IFT, ELISA und Western blotting eingesetzt. Es werden auch rekombinante Antigene verwendet, von denen das Flaggellenantigen P41 aber Kreuzreaktionen mit anderen Spirochäten auslöst. Positive Titer sollten wegen der Häufigkeit des Zeckenbefalls und damit latenter Borrelieninfektionen nur in Verbindung mit verdächtigen klinischen Symptomen zur Diagnose Lyme-Borreliose führen.

### Therapie und Prophylaxe

Die Erreger sind für Tetracycline, z. B. Doxycyclin, Penicilline, Aminopenicilline (Ampicillin, Amoxicillin), Cephalosporine und Erythromycin empfindlich. Amoxicillin, Tetracyclin und Doxycyclin werden meist bevorzugt. Um persistierende Infektionen zu verhindern, ist eine Behandlungsdauer von 2–3 Wochen zu empfehlen. Tritt innerhalb 1 Woche nach Therapiebeginn keine Besserung ein, muss das Vorgehen überprüft werden. Umstritten ist die Therapiewürdigkeit bei Vorliegen ausschließlich serologischer Nachweise ohne klinische Veränderungen. In der Humanmedizin wird eine gesicherte Indikation zur Antibiotikabehandlung nur bei klinisch manifester Lyme-Borreliose, nicht aber bei Antikörpernachweisen ohne Symptomatik gesehen. Zur Klärung dieser Frage für Hunde sind Untersuchungen über die Persistenz der Erreger und mögliche Spätmanifestationen erforderlich.

Verhinderung bzw. Reduzierung des Zeckenbefalls sowie sofortige Entfernung der Zecken von den Tieren sind prophylaktisch sehr wichtig. Während der Zeckensaison ist bei exponierten Hunden auch an den Einsatz von Repellenzien zu denken.

Da in bestimmten Gebieten weder Menschen noch Tiere völlig vor Zeckenbissen geschützt werden können, besteht eine Indikation für Impfungen. Hunde mit hohem Risiko eines Zeckenbefalls können ab 12. Lebenswoche mit einer Inaktivvaccine geimpft werden. Für die Grundimmunisierung empfiehlt sich die kalte Jahreszeit, damit der Impfschutz bei Beginn der Zeckensaison ausgebildet ist. Mit gentechnisch produzierten Osp-A-, B- und C-Subunits als potenziellen Impfantigenen wurden experimentell gute Ergebnisse erzielt.

## 5.2.4 Leptospira

### 5.2.4.1 Gattungsmerkmale

Leptospiren sind zarte, schraubenförmige Bakterien von rund 0,1 µm Durchmesser und 20–24 µm Länge. Um ihren Protoplasmazylinder sind 2 Endoflagellen gewunden, die eine rotierende Bewegung ermöglichen. Beide Enden der Zelle sind gebogen, wodurch die charakteristische Kleiderbügel- oder Hakenform zustande kommt (**Abb. 5.4**). Leptospiren sind nur schlecht anzufärben, am ehesten noch nach Giemsa. Gut geeignet ist dagegen die Silberimprägnation von Leptospiren in histologischen Präparaten. Nativpräparate werden im Dunkelfeld- und Phasenkontrastmikroskop beurteilt.

### 5.2.4.2 Anzüchtung

Nährmedien müssen langkettige Fettsäuren mit mindestens 15 C-Atomen enthalten. Den Medien werden daher Serum oder Serumalbumin zugesetzt, außerdem sind die Vitamine $B_1$ und $B_{12}$ nötig. Langkettige Alkohole sind als C- und Energiequellen verwertbar, Kohlenhydrate und Aminosäuren werden vom Stoffwechsel der Leptospiren dagegen nicht genutzt. Am günstigsten sind flüssige und halbfeste Medien, wobei feste Nährmedien durch die Möglichkeit zur Erzielung von Einzelkolonien Vorteile bieten. Das langsame Wachstum erfordert den Zuatz von Hemmstoffen wie 5-Fluoracil, Nalidixinsäure, Vancomycin und Polymyxin B. Für die Kultivierung eignen sich die Medien nach Korthof (Zusatz von Kaninchenserum), Stuart, Fletcher sowie Ellinghausen-McCullough-Johnson-Harris (EMJH) und das Tween 80-Albumin-Medium. Leptospirenwachstum tritt generell bei Temperaturen zwischen 13 und 40 °C ein, die optimale Bebrütungstemperatur liegt zwischen 28 und 30 °C im aeroben bzw. mikroaerophilen Milieu.

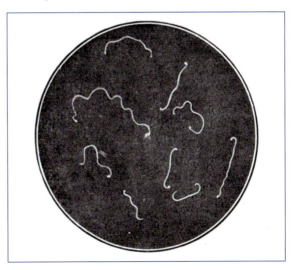

**Abb. 5.4** Leptospiren im Dunkelfeld des Lichtmikroskops (Vergrößerung 1:800).

### 5.2.4.3 Taxonomie

Die Gattung *Leptospira* gehört in die Familie *Leptospiraceae*. Die Serovar ist das Basistaxon für die Leptospiren, es werden weit über 250 Serovaren unterschieden, die einigen Dutzend Serogruppen zuzurechnen sind. Aus praktischer Sicht war die Einordnung aller Serovaren in je eine pathogene und apathogene Nomenspezies einleuchtend, *Leptospira interrogans* repräsentierte mit 23 Serogruppen die über 200 pathogenen Serovaren, *Leptospira biflexa*, 65 apathogene Serovaren in 38 Serogruppen. Nach molekularbiologischen Untersuchungen ist diese Einteilung nicht haltbar, es werden derzeit 8 pathogene Leptospirenarten unterschieden: *Leptospira interrogans, Leptospira noguchii, Leptospira weilii, Leptospira santarosai, Leptospira borgpetersenii, Leptospira inadai, Leptospira fainei* und *Leptospira kirschneri*. Genetische Untersuchungen bestätigten allerdings, dass sich die pathogenen und saprophytären Leptospiren deutlich 2 Gruppen zuordnen lassen, von denen die saprophytäre wahrscheinlich die ältere ist. *L. inadai* und *L. fainei* nehmen eine intermediäre Stellung ein. Die Zuordnung der wichtigsten Serovaren zu den Spezies geht aus der **Tab. 5.2** hervor, den Gepflogenheiten der praktischen Diagnostik folgend, werden im weiteren Text nur die Serovarenbezeichnungen verwendet. Allerdings sind nicht alle relevanten Unterschiede zwischen Leptospirenisolaten mit serologischen Methoden zu erfassen, das hat z. B. die Auftrennung von *Leptospira hardjo* in zwei Subtypen mittels der DNA-Hybridisierung bewiesen.

**Tab. 5.2** Die Zuordnung der wichtigsten tierpathogenen *Leptospira*-Serovaren zu den Spezies (nach Brenner et al. 1999; www.pasteur.fr/recherche/Leptospira).

| Spezies | Serovaren |
|---|---|
| L. interrogans | Australis |
| | Autumnalis |
| | Bataviae |
| | Bratislava |
| | Canicola |
| | Hardjo (Hardjoprajitno) |
| | Hebdomadis |
| | Icterohaemorrhagiae |
| | Muenchen |
| | Pomona |
| | Pyrogenes |
| | Saxkoebing |
| L. borgpetersenii | Ballum |
| | Hardjo (Hardjobovis) |
| | Javanica |
| | Sejroe |
| | Tarassovi |
| L. kirschneri | Grippotyphosa |
| | Mozdok |

### 5.2.4.4 Epidemiologie und Pathogenese

Leptospiren sind für viele Säugetiere und den Menschen als Krankheitserreger bedeutsam. Es kommen sowohl Vertreter mit relativ starker Anpassung an bestimmte Wirtstierarten als auch solche mit einem breiten Wirtsspektrum vor (**Abb. 5.5**). Ein Teil der Leptospirosen verläuft als Naturherdinfektionen, bei denen von Nagetieren im Naturherd immer wieder Infektionen von Haustieren und auch Menschen ausgehen. Eine epidemiologisch wichtige Eigenschaft der Erreger ist die Fähigkeit zur lange anhaltenden Nierenbesiedlung und damit verbundener Ausscheidung über den Harn.

In der Außenwelt können Leptospiren überleben, wenn sie auf Feuchtigkeit und Wärme stoßen. Kontaminiertes Wasser ist eine wichtige Ansteckungsquelle. Bedingt durch die Temperaturabhängigkeit kommt es zu einer Häufung von Leptospirosen im Sommer und Herbst. Leptospiren dringen über die Schleimhäute der Augen, des Verdauungs- und Geschlechtsapparats sowie die verletzte äußere Haut aktiv in den Körper ein. Deckinfektionen kommen vor.

Als Virulenzfaktoren sind Hämolysine, Lipasen und LPS zu nennen, die Enzymaktivität ist gering.

> ! Leptospiren verursachen Allgemeininfektionen, die Bakteriämie dauert ungefähr bis zum 8. Krankheitstag. Es kommt zur toxischen Schädigung der Erythrocyten, in deren Folge sich Anämie, Ikterus und Hämoglobinurie einstellen. Durch Endotoxine werden ZNS, Blutgefäße und andere Organe geschädigt. Leptospiren sind fetotrope Erreger, die zum Absterben der Früchte im Uterus führen. Infolge der bereits wenige Tage nach der Infektion einsetzenden humoralen Abwehrreaktionen werden die Leptospiren aus der Blutbahn und den meisten Organen eliminiert. In den Tubuli contorti der Nieren bleibt die Infektion aber bestehen und führt zu Erregerausscheidung über den Harn.

Die Mehrzahl der Leptospireninfektionen verläuft klinisch inapparent und wird erst durch serologische Untersuchungen erkannt.

### 5.2.4.5 Leptospirose der Wiederkäuer

Meldepflicht

> ! Rinderleptospirose ist besonders in Regionen mit extensiver Weidehaltung verbreitet. Leitsymptome sind Fieber, Ikterus, Hämoglobinurie und Anämie, bereits im Stadium der Bakteriämie treten Fieber, Apathie, Inappetenz und Leistungsabfall auf.

Durchfälle und Mastitiden können zum Krankheitsbild gehören.

Lange Zeit hatten als Erreger der Rinderleptospirose die Serovaren Grippotyphosa, Icterohaemorrhagiae und Po-

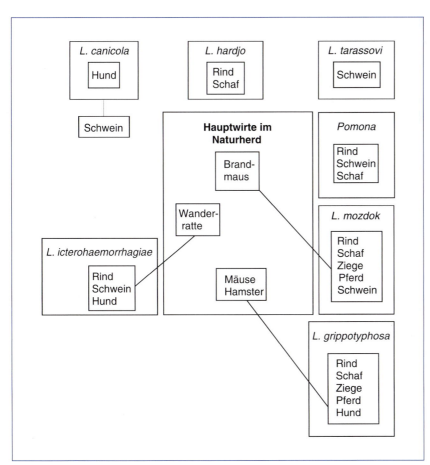

**Abb. 5.5** Haupt- und Nebenwirte der wichtigsten tierpathogenen Leptospiren.

mona vorgeherrscht. Einem Teil der diagnostizierten Pomona-Infektionen hat wahrscheinlich die Serovar Mozdok zugrunde gelegen, die ebenfalls zur Pomona-Serogruppe gehört. *Leptospira hardjo* hat nach dem Erstnachweis 1960 in den USA schnell an Bedeutung gewonnen und ist jetzt die wichtigste Serovar bei Wiederkäuern. Sie ist an Rinder und auch Schafe adaptiert und nicht an Hauptwirte im Naturherd gebunden. Molekularbiologische Untersuchungsergebnisse erhellten die Existenz der serologisch nicht unterscheidbaren Subtypen Hardjoprajitno und Hardjobovis. Während der zuerst genannte Subtyp nur in Europa auftritt, kommt Hardjobovis weltweit vor. Trotz Zugehörigkeit zu einer Serovar wird Hardjoprajitno zur Spezies *L. interrogans* und Hardjobovis zur Art *L. borgpetersenii* gerechnet. Infizierte Rinder scheiden den Erreger bis zu 20 Monaten aus.

In Ländern mit hoher Leptospiroseinzidenz, wie den USA, werden werden Impfstoffe eingesetzt, in Deutschland besteht dazu derzeit keine Notwendigkeit.

besonders *Leptospira mozdok* wegen ihres abweichenden epidemiologischen Verhaltens zu beachten. Hauptwirte dieser Serovar sind Mäuse (Brandmaus bzw. Erdmaus in Großbritannien), die den Naturherd bilden. Da die Unterscheidung der Serovaren Pomona und Mozdok mit klassischen serologischen Methoden schwierig ist, werden häufig beide Serovaren als Pomona diagnostiziert. *Leptospira bratislava* und *Leptospira muenchen*, beide zur Australis-Gruppe gehörig, werden neuerdings in Schweinebeständen in Verbindungen mit Konzeptionsstörungen und gelegentlichen Aborten bzw. Totgeburten nachgewiesen. Lokale Genitalinfektionen bei Sauen und Ebern ohne bakteriämische Verbreitung der Erreger werden für möglich gehalten. Das Auftreten klinischer Veränderungen bei seronegativen Tieren könnte dafür sprechen. Bratislava-Titer lassen sich aber andererseits auch in Zuchtbeständen feststellen, in denen keine klinischen Veränderungen auftreten. Es muss daher von einer relativ geringen Virulenz dieser Stämme ausgegangen werden.

### 5.2.4.6 Leptospirose des Schweins

*Meldepflicht*

Die an das Schwein angepasste *Leptospira tarassovi* hat aktuell eine geringe Bedeutung, *Leptospira pomona* hat Schweine, Rinder und Schafe als Hauptwirte, es besteht die Möglichkeit wechselseitiger Übertragungen zwischen diesen Tierarten. Innerhalb der Pomona-Serogruppe ist

> Besonders anfällig für die Leptospirose sind gravide Sauen, für deren Infektion nur geringe Leptospirenzahlen erforderlich sind. Hauptsymptome der Schweineleptospirose sind Aborte bzw. die Geburt lebensschwacher Ferkel, die in den ersten Tagen verenden. Das Vorherrschen protrahierter Verlaufsformen ist durch ein schrittweises Absterben der Feten nacheinander charakterisiert. Abortierte Würfe lassen daher eine typische Abstufung hinsichtlich Größe und Zersetzungserscheinungen erkennen.

Da Leptospiren fetotrope Erreger sind, sind die Placenten nicht wesentlich verändert, die Feten selbst weisen Lebernekrosen und blutig-sulzige Unterhautinfiltrationen auf. Infektionen wachsender Schweine bleiben bis zum Mastende meist latent und bilden somit ein Zoonoserisiko. Weiße Flecken (white spots) sind als Ausdruck interstitieller Nephritiden bei der Fleischuntersuchung als wichtiger Hinweis auf solche Leptospireninfektionen zu betrachten.

Differenzialdiagnostisch ist besonders PRRS zu beachten, daneben alle anderen Abortformen.

### 5.2.4.7 Leptospirose des Hunds

Der Hund ist Hauptwirt von *Leptospira canicola*, die Infektion verläuft seuchenhaft und zieht eine jahrelange Persistenz des Erregers nach sich. Die Erkrankung wird auch als Stuttgarter Hundeseuche bezeichnet und verläuft im Gegensatz zu anderen Leptospirosen beim Hund besonders als urämische Form. Fieber tritt bei allen Leptospirosen auf, begleitet von Mattigkeit, Futterverweigerung, Erbrechen und Durchfällen.

Hunde erkranken ferner an Infektionen mit Serovaren wie *Leptospira icterohaemorrhagiae*, und *Leptospira grippotyphosa*. Da in den häufig eingesetzten Impfstoffen seit vielen Jahren die Serovaren Canicola und Icterohaemorrhagiae enthalten sind, spielen diese Infektionen nur noch eine geringe Rolle. Dafür ist eine gewisse Zunahme anderer Serovaren wie *Leptospira saxkoebing*, *Leptospira bratislava* und *Leptospira pomona* zu verzeichnen.

Es kommen nephritische, meist mit Urämie verbundene, ikterische, gastrointestinale und nervale Verlaufsformen vor. Leptospirosen treten im ganzen Spektrum von perakut bis chronisch auf, wobei subklinische und chronische Verlaufsformen sehr häufig sind, die v. a. mit unspezifischer Leber- und Nierensymptomatik einhergehen.

### 5.2.4.8 Leptospirosen weiterer Tierarten

Serologische Reaktionen belegen auch bei **Pferden** das Vorkommen von Leptospireninfektionen, die allerdings in den meisten Fällen subklinisch bleiben. Die Befunde lassen keine für Pferde besonders wichtige Serovar erkennen, sondern reflektieren die epidemiologische Situation im jeweiligen Gebiet. Klinisch manifeste Leptospirosen sind seltene Ereignisse, sie verlaufen unter den auch bei anderen Tierarten typischen Symptomen einschließlich des Aborts. Eine Beteiligung dieser Bakteriengattung an der periodischen Augenentzündung (Iridochorioiditis recidivans, Mondblindheit, equine rezidivierende Uveitis) wird seit langem diskutiert. Sie wird durch den Nachweis von Leptospiren und Antikörpern in operativ entfernten Glaskörpern untermauert.

Im Unterschied zum Hund besitzt die **Katze** eine recht starke Resistenz gegenüber Leptospireninfektionen, über Erkrankungen liegen daher nur sehr wenige Informationen vor.

Carnivore Pelztiere können in Farmen über Futterfleisch und Nagetiere infiziert werden, sie erweisen sich als anfällig.

Beim **Geflügel** hat die Leptospirose nur eine untergeordnete Bedeutung.

### 5.2.4.9 Bakteriologische Diagnose

> Beim Nachweis von Leptospireninfektionen dominieren mikroskopische und serologische Methoden. Die Kultivierung wird nur von wenigen Laboratorien vorgenommen, sie setzt Spezialnährmedien voraus.

Während der bakteriämischen Phase können Leptospiren mittels Dunkelfeldmikroskopie oder IFT in Blut, Organsuspensionen, Körperhöhlenflüssigkeiten, Abklatschpräparaten von Leber und Niere nachgewiesen werden. Bei abortierten Feten eignet sich auch Mageninhalt zur Untersuchung, v. a. werden hier aber histologische Präparate von Leber und/oder Niere herangezogen (Silberfärbungen nach Levaditi bzw. Warthin-Starry). Harn wird mit Beginn 2. Krankheitswoche erregerhaltig, etwa zum gleichen Zeitpunkt treten im Blut Antikörper auf. Für den Direktnachweis ist besonders die PCR interessant, deren Anwendung sich aber noch im Versuchsstadium befindet.

> Unter den serologischen Untersuchungsverfahren ist die mikroskopisch zu beurteilende Mikroagglutinationsreaktion (MAR/MAT) am wichtigsten. Sie wird mit lebenden Leptospiren durchgeführt.

Leptospireninfektionen induzieren in vielen Fällen hohe Antikörpertiter, die MAR wird daher häufig erst ab 1:400 als positiv beurteilt. Dieser Grenztiter ist aber nicht unumstritten, aus Vergleichen mit Kultivierungen erwuchs der Vorschlag, bereits Titer ab 1:100 als positiv zu werten, um das Risiko falsch negativer Reaktionen zu reduzieren. In diagnostischen Einrichtungen, die nicht mit lebenden Leptospirenantigenen arbeiten können, wird auch die KBR mit inaktiviertem Antigen eingesetzt, die der MAR jedoch unterlegen ist. Unter Verwendung inaktivierter Antigene wird auch die OBSA eingesetzt, die sich aber höchstens als Suchtest eignet. Der ELISA gewinnt zunehmend an Bedeutung, er kann beispielsweise auch zu Untersuchung von Milchproben auf Antikörper gegen *L. hardjo* genutzt werden. Bei Hunden werden in der MAR Impftiter bis zu 1 : 400 für etwa drei Monate nachgewiesen. Da dieser Nachweis nicht immer gelingt, ist die serologische Untersuchung als Beweis für einen Impfschutz unsicher.

Für die Kultivierung werden Blut, Harn, Milch und Organe, besonders Niere und Harnblase angelegt. Mindestbebrütungszeit sind 7 Tage, es kann aber bei einigen Serovaren durchaus Wochen dauern, bis die Erreger anwachsen. *L. hardjo* wächst besonders langsam, was bei der endgültigen Beurteilung einer Kultur als negativ zu beachten ist. Zur Serovarenbestimmung dient der Kreuzabsorptionstest mit Referenzseren. Anzüchtungsversuche sind besonders bei Verdacht auf *L. hardjo* nötig, da die alleinige serologische Untersuchung relativ häufig zu falsch negativen Befunden führt. Zum Nachweis von *L. hardjo* im Rinderharn wurde auch ein immunmagnetischer Antigen-Capture-Assay auf der Basis von monoklonalen Antikörpern entwickelt. Der Entwicklung der PCR kommt eine besondere Bedeutung zu.

Tierversuche werden selten angestellt und kommen nur bei sehr stark verunreinigtem Material in Betracht. Goldhamster und Meerschweinchen sind für Leptospireninfektionen empfänglich, Goldhamster z. B. besonders für *L. canicola* und Meerschweinchen für *L. icterohaemorrhagiae*.

### 5.2.4.10 Therapie und Prophylaxe

Leptospirosen können mit Penicillinen, Aminopenicillinen, Streptomycin, Dihydrostreptomycin und Tetracyclinen behandelt werden, wobei Penicilline im Hinblick auf die Erregereliminierung aus den Nieren weniger effektiv sind. Bei Schweinen ist eine orale Medikation von mindestens 800 mg Tetracyclin/kg Futter über eine Woche empfehlenswert. Für Hunde bietet sich während der Leptospirämie der Einsatz von Penicillinen oder Aminopenicillinen an, während nach der Wiederherstellung der Nierenfunktion Tetracycline bevorzugt werden sollten, um einer chronischen Leptospirurie vorzubeugen.

Impfungen werden in Deutschland nur bei Hunden vorgenommen, wobei in allen Präparaten inaktivierte Antigene der Serovaren Canicola und Icterohaemorrhagiae enthalten sind. Im Ausland kommen auch bei Rindern und Schweinen Vaccinen zum Einsatz. Bei der Beurteilung der Wirksamkeit von Impfungen ist zwischen der Prophylaxe klinisch manifester Leptospirosen und der Verhinderung der Nierenbesiedlung zu unterscheiden.

Wesentliche Aspekte der Prophylaxe sind die Überwachung des Tierverkehrs, Bekämpfung der Nagetiere, Weidesanierung, Verhinderung der Überbelegung der Ställe sowie die ordnungsgemäße Beseitigung von Kot, Jauche bzw. Gülle. Für die planmäßige Bekämpfung und Tilgung bieten an einzelne Tierarten adaptierte Serovaren wie Canicola, Tarassovi und Hardjo wesentlich günstigere Ansatzpunkte als diejenigen Serovaren, bei denen Nagetiere als Hauptwirte fungieren. Grundlage der Bekämpfung sind in der Regel serologische Überwachungsprogramme, soweit nicht von Impfungen Gebrauch gemacht wird.

> ! Leptospirosen sind in Deutschland meldepflichtige Tierkrankheiten, ferner ist ihr Zoonosencharakter zu beachten.

### 5.2.4.11 Leptospirosen des Menschen

Die Leptospirosen gehören zu den Zoonosen von weltweiter Bedeutung. Von der Mehrzahl der für Tiere virulenten Serovaren ist bekannt, dass sie Erkrankungen des Menschen auslösen können. Es kommt zu lebensbedrohenden fieberhaften Allgemeinerkrankungen mit Leber- und Nierenversagen. 1915 wurde mit *L. icterohaemorrhagiae* der Erreger der seit längerem bekannten Weil'schen-Krankheit als erste Leptospirenform beschrieben.

Es lassen sich 2 Hauptwege der Infektion unterscheiden, die teilweise auch ihren Ausdruck in den Krankheitsbezeichnungen finden. **Die Ansteckung kann einmal über die vom Tier kontaminierte Umwelt erfolgen**, z. B. bei dem sog. Schlamm-, Reisfeld- oder Feldfieber bzw. der Erbsenpflückerkrankheit. Nach Verunreinigung von Gewässern durch den Harn infizierter Tiere besteht auch die Gefahr von Badeinfektionen. **Ein 2. Infektionsweg verläuft direkt über den Tierkontakt**, hierdurch sind Tierärzte, Tierpfleger und Fleischer besonders gefährdet. Die sog. Schweinehüterkrankheit ist z. B. eine Infektion mit *L. pomona*. In der Vergangenheit traten auch Infektionen über Labornager, besonders Ratten, auf. Auch der Verzehr roher Schweinenieren war schon Ausgangspunkt von Infektionen mit *L. pomona*.

Nach Überstehen der akuten Phase können Patienten die Leptospiren etwa 1 Monat mit dem Urin ausscheiden. Direkte Infektionen von Mensch zu Mensch spielen aber nur selten eine Rolle.

## 5.3 *Campylobacter, Arcobacter* und *Helicobacter*

### 5.3.1 Allgemeines

Die Gattung *Campylobacter* beinhaltet die für die Veterinärmedizin wichtigsten Vertreter der aeroben/mikroaerophilen, beweglichen, schraubenförmigen/vibrioiden, gramnegativen Bakterien (**Tab. 5.3**). Sie wurde 1963 durch Abtrennung der mikroaerophilen, nicht zur Kohlenhydratverwertung befähigten Vertreter aus der Gattung *Vibrio* definiert. Aus dieser noch immer heterogenen Gruppe wurden dann später die aerotoleranten Arten als Gattung *Arcobacter* herausgelöst. Sie wachsen nach primärer Anzüchtung unter mikroaerophiler Atmosphäre auch aerob. Die Gattungen *Campylobacter* und *Arcobacter* bilden die Familie Campylobacteraceae. Die ursprünglich als *Campylobacter pylori* beschriebene Bakterienart wurde 1989 zur Typspezies der neuen Gattung *Helicobacter*. *Campylobacter, Arcobacter* und *Helicobacter* zählen zur Klasse *Epsilonproteobacteria*.

**Tab. 5.3** Taxonomie und Bedeutung des Genus *Campylobacter*.

| Spezies/Subspezies | Bedeutung |
|---|---|
| *C. fetus* ssp. *venerealis* | seuchenhafter Abort beim Rind |
| *C. fetus* ssp. *fetus* | seuchenhafter Abort beim Schaf/sporadische Aborte beim Rind |
| *C. jejuni* ssp. *jejuni* | Diarrhöen bei Menschen, Aborte beim Schaf, Enteritiden bei verschiedenen Tierarten |
| *C. jejuni* ssp. *doylei* | sehr seltener Diarrhöerreger bei Menschen |
| *C. coli* | Diarrhöerreger bei Menschen, Normalflora bei Tieren |
| *C. lari* | seltener Diarrhöerreger bei Menschen, Tierpathogenität unklar |
| *C. upsaliensis* | seltener Diarrhöerreger bei Menschen, Tierpathogenität unklar |
| *C. mucosalis*/*C. hyointestinalis* | Nachweise bei Schweinen, keine Primärerreger im Komplex der porcinen proliferativen Enteropathie |
| *C. sputorum* (ssp. *bubulus*/ ssp. *sputorum*) | apathogen |

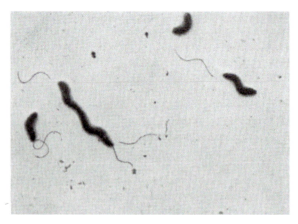

**Abb. 5.6** *Campylobacter fetus*, elektronenoptische Aufnahme (Vergrößerung etwa 1:3.000).

## 5.3.2 Campylobacter

### 5.3.2.1 Gattungsmerkmale

! Bakterien der Gattung *Campylobacter* sind gramnegative, sporenlose, gebogene oder gelegentlich gerade Stäbchen von 0,2–0,9 × 0,5–5,0 μm. Ihre Beweglichkeit erlangen sie durch uni- oder bipolare, monotriche Begeißelung, das Temperaturoptimum liegt im Bereich von 30–42 °C, die Kultivierung erfolgt mikroaerophil bei 3–15 % Sauerstoff. Kohlenhydrate können weder oxidativ noch fermentativ verwertet werden. Während Oxidase von allen Vetretern gebildet wird, fällt die Katalasereaktion unterschiedlich aus. Der G+C-Gehalt bewegt sich zwischen 28 und 46 mol %. Die wichtigsten Arten sind in Subspezies, Bio- und Serovaren zu differenzieren.

### 5.3.2.2 Campylobacter fetus

Diese Bakterienart (**Abb. 5.6**) ist seit Jahrzehnten als Erreger seuchenhafter Aborte bei Rindern und Schafen bekannt, wobei für jede Tierart eine eigene Subspezies infrage kommt. Serologische Differenzierungsmethoden haben zur Unterscheidung der Subspezies an Bedeutung verloren, es werden phänptypisch die Glycintoleranz und die Na-Selenit-Reduktion (*C. fetus* ssp. *fetus* positiv) und genotypisch die PCR eingesetzt.

### Enzootischer Campylobacter-Abort des Rindes
(Vibriosis genitalis, bovine genitale Campylobakteriose, Vibrionenseuche der Rinder)

Anzeigepflicht

■ **Ätiologie und Epidemiologie**

Erreger ist *Campylobacter fetus* ssp. *venerealis*, frühere Bezeichnung *C. fetus* ssp. *fetus*, ein weltweit verbreiteter Parasit der Genitalschleimhäute der Rinder. Stämme der Serovar Asub$_1$ sind nur aus den USA bekannt. Bei Bullen kommt es zur jahrelangen symptomenlosen Besiedlung der Präputialschleimhaut, weibliche Tiere werden beim Deckakt oder durch kontaminiertes Sperma infiziert. Bullen stecken sich beim Deckakt oder in Besamungsstationen über kontaminierte Gerätschaften (Phantom, künstliche Vagina) an.

■ **Pathogenese und Klinik**

Während die Infektion bei Bullen nicht zu klinischen Veränderungen führt, resultiert die aszendierende Besiedlung des weiblichen Genitals am häufigsten im Umrindern von Färsen und Kühen nach dem Absterben der 2–3 Wochen alten Embryonen. Nach Auffassung einiger Autoren verhindert die Infektion auch die Konzeption. Es kommt in jedem Trächtigkeitsstadium zu Aborten, deren Schwerpunkt im 4.–6. Monat liegt. Die Infektion kann aber auch auf die Vaginalschleimhaut beschränkt bleiben, die Früchte werden dann normal ausgetragen, das Tier ist lediglich eine Infektionsquelle für Bullen. Die Prognose ist für weibliche Rinder günstig, lokale Immunreaktionen bewirken die Eliminierung der Erreger. Dieser Prozess nimmt aber gegebenenfalls mehrere Monate in Anspruch, danach besteht eine 2–3 Jahre andauernde Immunität.

■ Bekämpfung

> ! Der Enzootische *Campylobacter*-Abort des Rinds ist eine anzeigepflichtige Tierseuche, die unter der Kategorie Deckinfektionen erfasst wird (Rinder-Deckinfektionen-Verordnung, Neufassung vom 20.12.2005).

In Deutschland ist diese Form der Deckinfektionen getilgt, wozu v. a. die künstliche Besamung beigetragen hat. Die Überwachung der Besamungsbullen und des gesamten Handels mit Sperma und Zuchttieren sind für die Verhinderung von erneuten Erregereinschleppungen wichtig. *C. fetus* ssp. *venerealis* wird weder durch Tiefgefrieren des Spermas noch durch Antibiotikazusatz sicher abgetötet.

Kranke und seuchenverdächtige Tiere dürfen nicht zur Zucht verwendet werden, die Behörden können Behandlungen anordnen. Die antibiotische Behandlung weiblicher Tiere garantiert keine Erregerfreiheit, das Gleiche gilt für Impfungen, die aber durchaus geeignet sind, Verluste zu verringern.

## Enzootischer Campylobacter-Abort des Schafs

■ Ätiologie und Epidemiologie

*Campylobacter fetus* ssp. *fetus* (früher *C. fetus* ssp. *intestinalis*) hat eine relativ hohe Anpassung an das Schaf erreicht und löst nur bei dieser Tierart seuchenhaft verlaufende Erkrankungen aus. Allerdings ist auch *Campylobacter jejuni* in der Lage, Abortgeschehen zu verursachen, die bei Erstausbrüchen bis zu 70 % der Muttertiere einer Herde erfassen.

■ Pathogenese und Klinik

Bei beiden Erregern kommt es nicht zur Übertragung beim Deckakt, die Infektion erfolgt vielmehr über die orale Aufnahme. An der Zirkulation der Erreger sind neben Schafen auch andere Säugetiere und Vögel beteiligt. *C. fetus* ssp. *fetus* führt nur dann zu Verlammungen, wenn die Muttertiere zum Zeitpunkt der Infektion bereits mindestens 1 Monat tragend sind. Es kommt zu einer Bakteriämie, in deren Folge sich die Erreger im Uterus sowie in Leber, Leberlymphknoten und Gallenblase ansiedeln. Der Fetus stirbt im letzten Trächtigkeitsdrittel ab, es kann aber auch zur Geburt lebensschwacher Lämmer kommen. Außer Vaginalausfluss sind bei den Muttertieren meist keine krankhaften Veränderungen zu sehen. Endometritiden und Nachgeburtsverhaltungen treten manchmal als Komplikationen auf. Meist konzipieren die Schafe nach dem Verlammen problemlos, die Infektion hinterlässt eine mehrjährige Immunität.

■ Therapie und Prophylaxe

Wird beim Auftreten erster Aborte in der Herde eine sofortige antibakterielle Behandlung aller graviden Schafe eingeleitet, lässt sich die Abortrate reduzieren. Dafür eignen sich Penicillin-Streptomycin-Kombinationen, die Resistenztestung der Isolate ist ratsam. In verschiedenen Ländern wird von Impfungen Gebrauch gemacht, in den USA sind auch bivalente Vaccinen (*C. fetus*/ *C. jejuni*) im Einsatz.

## Sonstige Infektionen mit Campylobacter fetus

*C. fetus* ssp. *fetus* löst neben enzootischen Schafaborten auch sporadische Verkalbungen bei Rindern aus. Im Unterschied zur Subspezies Venerealis tritt die Unterart Fetus auch in Darm und Gallenblase des Rinds auf. Ob aus Kotproben stammende Isolate mit aborterregenden Stämmen identisch sind, muss im Einzelfall geprüft werden. Dieser Erreger wurde auch bei Schweineaborten diagnostiziert.

*C. fetus* darf für den Menschen nicht als apathogen betrachtet werden, die Virulenz ist allerdings gering. Vorwiegend tritt die Subspezies Fetus auf, es wurden sowohl Enteritiden als auch extraintestinale Manifestationen beschrieben. Auf eine exakte Speziesdiagnose (Abgrenzung von *C. jejuni*/*C. coli*) ist Wert zu legen.

### 5.3.2.3 Campylobacter jejuni

■ Charakterisierung und Epidemiologie

> ! Human- und Veterinärmedizin haben sich erst lange nach der Erforschung von *C. fetus* intensiv mit *C. jejuni* beschäftigt, wofür die Entwicklung geeigneter Kultivierungsverfahren eine Grundvoraussetzung war. Mikroaerophile Atmosphäre, Bebrütungstemperaturen um 42 °C und antibiotikahaltige Selektivmedien sind die wichtigsten Anforderungen.

Es sind zwei Subspezies zu unterscheiden, *C. jejuni* ssp. *jejuni* und *C. jejuni* ssp. *doylei*, wovon die letztere nur sehr selten als Durchfallerreger bei Menschen nachgewiesen wird. Die Subspezies Jejuni steht im Mittelpunkt des Interesses. *C. coli* und *C. lari* sind von *C. jejuni* nur durch die fehlende Hippurathydrolyse zu unterscheiden.

*C. jejuni* (**Abb. 5.7** und **5.8**) lässt sich im Darm sehr vieler warmblütiger Tiere nachweisen. Sowohl Würmer als auch Arthropoden sind als Vektoren beschrieben. In der Mehrzahl aller Fälle liegt eine symptomlose Besiedelung und Ausscheidung vor. Als Virulenzfaktoren sind Enterotoxine, Cytotoxine, Endotoxine und das Invasionsvermögen zu nennen.

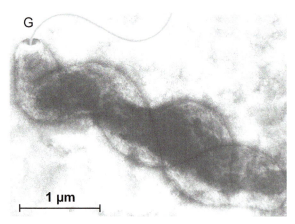

**Abb. 5.7** *Campylobacter jejuni*, spiralisierte Form mit polarer Begeißelung, Negativkontrastierung, PWS (Institut für Mikrobiologie und Tierseuchen, FU Berlin, Grund, Teufel u. Gatzmann).

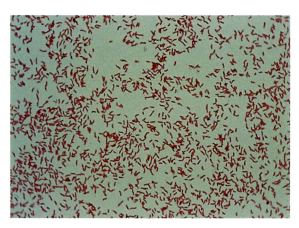

**Abb. 5.8** *Campylobacter jejuni*, Fuchsinfärbung (Bisping, Hannover).

> *C. jejuni* zählt weltweit zu den wichtigsten Durchfallerregern bei Menschen, wobei die Aufnahme kontaminierter Lebensmittel den häufigsten Infektionsweg repräsentiert.

Im Gegensatz zur großen Bedeutung von Tierbeständen als Erregerreservoire für Lebensmittelinfektionen spielen klinisch manifeste Erkrankungen von Tieren nach Infektion mit *C. jejuni* eine eher untergeordnete Rolle.

Gerade angesichts der Bedeutung als Zoonoseerreger ist die epidemiologische Typisierung von Isolaten sehr wesentlich. Die Serotypisierung erfolgt nach den Methoden von Penner u. Hennessy (1980) bzw. Lior et al. (1982), nach dem zuletzt genannten Schema lassen sich 130 Serogruppen (davon 74 *C. jejuni* ssp. *jejuni*, 46 *C. coli* und 10 *C. lari*) unterscheiden. Das Biotypisierungsschema von Lior (1984) definiert auf der Grundlage von Hippurathydrolyse, $H_2$-Nachweis und DNA-Hydrolyse 4 Biovaren von *C. jejuni* ssp. *jejuni* und je 2 Biovaren von *C. coli* und *C. lari*. Neben der ebenfalls möglichen Phagentypisierung ist aber v. a. modernen molekularbiologischen Methoden größere Aufmerksamkeit zu schenken, u. a. auch deshalb, weil ein nicht unerheblicher Teil der Stämme serologisch nicht einzuordnen ist. Die Prüfung möglicher stammspezifischer Unterschiede in der Wirtsanpassung ist eine wesentliche epidemiologische Aufgabe.

*Meldepflicht* — Campylobacteriose durch thermophile *C.*-Stämme ist bei Wiederkäuern, Hunden, Katzen und dem Geflügel meldepflichtig.

## Campylobacter-jejuni-Infektionen des Geflügels

### ■ Epidemiologie

Infektionen sind bei Hühner, Puten, Enten und Tauben nachgewiesen, sie haben bei Hühnern die größte Bedeutung. Die Infektion erfolgt auf oralem Weg, Übertragungen über Sperma oder Bruteier sind nicht bekannt. Mit den Erregern kontaminierte belebte und unbelebte Vektoren spielen eine große Rolle für die Infektion. Wenn die Küken etwa 14 Tage alt sind, werden die Erreger nachweisbar, die Ausbreitung im Bestand erfolgt dann sehr schnell und führt durchaus zu einer 100 %igen Besiedlung aller Tiere. Die sich entwickelnde Normalflora trägt zur Schaffung optimaler mikroaerophiler Bedingungen bei. Hauptort der Kolonisation ist das Caecum.

> Hühner-, insbesondere Broilerbestände, sind zu einem sehr hohen Prozentsatz mit *C. jejuni* belastet. Trotzdem werden in der Regel keine klinischen Veränderungen diagnostiziert, die medizinische Bedeutung liegt eindeutig in der Kontamination der Schlachtkörper und der davon ausgehenden Gefahr von Lebensmittelinfektionen.

*C. jejuni* kann aber beim Huhn auch klinische Relevanz als Erreger einer Hepatitis erlangen. In derartigen Fällen ist *Vibrio metschnikovii* zu beachten, über letzteren Keim wird allerdings nur sehr selten berichtet. Obwohl die Pathogenese der Campylobacter-Hepatitis noch nicht restlos geklärt ist, muss an eine durch Stress oder andere immunsuppressive Einflüsse ermöglichte Einwanderung der Erreger aus dem Darm gedacht werden. Ob spezifische Stämme für diese Veränderungen verantwortlich sind, muss allerdings auch geprüft werden. Unter Einwirkung manifestationsbegünstigender Faktoren sind gelegentlich auch Allgemeinstörungen und Diarrhöen zu beobachten.

### ■ Bekämpfung

> Obwohl die Durchseuchungsrate der Hühnerbestände mit *C. jejuni* sehr hoch ist, muss es im Hinblick auf die Erzeugung von gesundheitlich unbedenklichem Schlachtgeflügel gelingen, schrittweise erregerfreie Bestände aufzubauen. Im Vordergrund stehen dabei überall hygienische Maßnahmen, die eine Infektion der Broiler verhindern.

Die massive Bestandsbehandlung mit Antiinfektiva wie Gentamicin, Fluorchinolonen oder Erythromycin kann schon wegen Resistenzentwicklung und Rückstandsproblematik nicht generell empfohlen werden. Es gibt darüber hinaus keine sicheren Nachweise, dass dadurch Broilerbestände von diesem Erreger tatsächlich freigehalten werden können. Mit der **„Competitive Exclusion"** sind von verschiedenen Arbeitsgruppen gute Ergebnisse erzielt worden. Es ist unstrittig, dass dabei der Einsatz definierter Kulturen zu bevorzugen ist. In Deutschland gibt es allerdings dafür noch kein zugelassenes Präparat. Für die Wirksamkeit von Impfungen fehlen trotz einiger Versuche bisher überzeugende Beweise, die Entwicklung von Impfstoffen, insbesondere Lebendimpfstoffen, gehört aber zu den wichtigsten Forschungsaufgaben bei der Bekämpfung der *Campylobacter*-Infektionen.

## Campylobacter-jejuni-Infektionen bei Säugetieren

Neben der Beteiligung von *C. jejuni* am **Abortgeschehen von Schafen** ist der Nachweis bei Diarrhöen der Rinder zu beachten. Die sog. Winterdysenterie oder Vibrionen-Enteritis tritt in Großbritannien, Schweden, der USA und Australien im Winter bei Rindern jeder Altersgruppe auf, eine Virusbeteiligung ist durchaus wahrscheinlich. Bei hoher Morbidität verläuft die Infektion in der Regel mild mit der Tendenz zur Selbstheilung. Therapeutische Interventionen sind daher nur bei schweren Krankeitsverläufen erforderlich. Sehr viel wichtiger ist aber die klinisch inapparente Infektion von Rindern mit *C. jejuni*, die zur Kontamination der Milch führt. Als Mastitiserreger tritt *C. jejuni* im Verhältnis zur Isolierungshäufigkeit aus Milchproben sehr selten in Erscheinung. Auch bei **Hunden und Katzen** kommt *C. jejuni* als Durchfallerrreger vor, die Infektion verläuft über Geflügelfleisch sowie belebte und unbelebte Vektoren. Differenzialdiagnostisch sind v. a. Salmonellen und hämolysierende Colikeime sowie natürlich Viren zu berücksichtigen. Patientenbesitzer müssen auf die Humanpathogenität des Erregers hingewiesen werden. *C. jejuni* wird allerdings auch recht häufig bei gesunden Tieren isoliert. Enrofloxacin ist das therapeutische Mittel der Wahl, Hunde und Katzen reagieren auf Erythromycin mit Erbrechen.

Gnotobiotische Ferkel lassen sich oral mit *C. jejuni* infizieren und können als Modell für die Kolitis beim Menschen dienen.

### 5.3.2.4 *Campylobacter*-Enteritiden bei Menschen

*C. jejuni* gehört zu den wichtigsten Erregern bakterieller Lebensmittelinfektionen, Hauptquellen der Ansteckung sind Geflügelfleisch und Milch. Im Gegensatz zu den Salmonellen reichert sich *C. jejuni* in Lebensmitteln in der Regel nicht an, was mit seinen höheren Temperaturansprüchen in Verbindung steht. Dafür sind aber wesentlich geringere Infektionsdosen von ungefähr 500 Keimen für den Menschen ausreichend.

Klinisch äußern sich diese Infektionen ähnlich den Salmonellosen in fieberhaften Durchfällen, dagegen fehlt das Erbrechen. Die mittlere Ausscheidungsrate beträgt nach dem Abklingen der klinischen Symptome etwa 14 Tage, eine wesentlich längere Ausscheidung ist sehr selten. Es besteht **Meldepflicht** nach den §§6 und 7 IfSG. Auch *Campylobacter coli*, *Campylobacter lari*, *Campylobacter upsaliensis* und *Campylobacter concisus* sind als Diarrhöerreger des Menschen einzustufen, allerdings reicht ihre Bedeutung nicht an die von *C. jejuni* heran.

### 5.3.2.5 Sonstige *Campylobacter*-Infektionen bei Tieren

*Campylobacter upsaliensis* wird aus dem Kot verschiedener Tierarten isoliert und könnte eine Rolle als Diarrhöerreger bei Hunden und Katzen sowie als Zoonoseerreger spielen. *Campylobacter lari* kommt nicht nur bei Möwen, sondern auch Säugetieren vor, die Bedeutung als Krankheitserreger für Tiere ist unklar. *Campylobacter hyointestinalis* und *Campylobacter hyoilei* wurden in Verbindung mit porcinen proliferativen Enteropathien beschrieben, für die aber *Lawsonia intracellularis* als Erreger gesichert wurde. Die als *C. hyoilei* bezeichneten Isolate werden jetzt wieder zu *C. coli* gerechnet.

### 5.3.2.6 Bakteriologische Diagnostik von *Campylobacter* spp.

In der tierärztlichen Infektionsdiagnostik nimmt *C. jejuni* den wichtigsten Platz ein, *C. fetus* muss natürlich bei der Abklärung von Rinder- und Schafaborten beachtet werden, die praktische Bedeutung ist aber, besonders beim Rind, gering.

Als Untersuchungsmaterial dienen je nach Tierart und Vorbericht Abortmaterialien, Genitalsekrete, Präputialspül- und Spermaproben sowie Kot, Milch, Geflügelfleisch, andere Lebensmittel- und Organproben. Transportmedien sind generell zu empfehlen, für *C. jejuni* z. B. das Cary-Blair-Medium. Als Anreicherungsmedium steht die Bolton-Bouillon zur Verfügung. Die Anzüchtung erfolgt vorwiegend auf bluthaltigen Nährböden, denen Antibiotika als Hemmstoffe zugesetzt werden, dazu stehen die Supplemente nach Skirrow, Butzler, Blaser und Wang sowie Preston zur Verfügung. Daneben werden auch blutfreie Selektivmedien, z. B. nach Karmali oder CCDA (Cefoperazon-Charcoal-Deoxycholat-Agar) angeboten. Für die Isolierung von *C. upsaliensis* sind wegen der hohen Antibiotikasensitivität spezielle Medien erforderlich, denen als Hemmstoffe u. a. Cefoperazon und Amphotericin zugesetzt werden (CAT – Cefoperazon-Amphotericin-Teicoplanin-Agar). Die Bebrütung erfolgt unter mikroaerophiler Atmosphäre über 1–3 Tage, die Anzüchtung der thermophilen Arten erfordert eine Temperatur von 42 °C. Als Angehörige des Genus *Campylobacter* identifiziert werden die Isolate anhand ihrer Koloniemorphologie, des mikroskopischen Bilds, der Beweglichkeit sowie der positiven Oxidase- und Katalasereaktionen, weitere Reaktionen dienen der Speziesdiagnose, dazu ist auch das Testsystem API Campy verfügbar. Zur schnellen Abgrenzung der thermophilen Arten *C. jejuni, C. coli* und *C. lari* sind Latexteste sowie Gensonden verfügbar, die allerdings keine Speziesdiagnose innerhalb dieser Gruppe erlauben. Auch PCR und RNA-Amplifikationsmethoden sind für diese Zielstellung etabliert worden.

Für die epidemiologische Charakterisierung von *C.-jejuni*-Stämmen sind sowohl die Biotypisierung, die Serotypisierung als auch moderne molekularbiologische Methoden nutzbar.

### 5.3.3 Arcobacter

> Folgende Merkmale dienen zur Differenzierung von der Gattung *Campylobacter*: Wachstum bei 15 °C, nicht aber bei 41 °C, aerobes Wachstum bei 30 °C bzw. aerobes Wachstum nach mikroaerophiler Primärkultur, G+C-Gehalt von 27–30 mol%.

*Arcobacter cryaerophilus* als wichtigster Vertreter wurde aus dem Reproduktionstrakt und abortierten Feten von Rindern und Schweinen, aus Mastitismilch von Kühen sowie verschiedenem Untersuchungsgut anderer Tiere und Umweltproben isoliert, *A. cryaerophilus* und *Arcobacter butzleri* auch aus Mägen von Schweinen und Geflügelschlachtkörpern. Als Selektivmedien eignen sich für die Anzucht CCDA und CAT-Agar. Über die Pathogenität lassen sich aber noch keine abschließenden Aussagen machen.

### 5.3.4 Helicobacter

#### 5.3.4.1 Gattungsmerkmale

Spiralförmige Bakterien waren bereits im 19. Jahrhundert Diagnostikern in der Magenschleimhaut von Menschen und Tieren aufgefallen. 1983 erfolgte die Erstveröffentlichung über die Kultivierung eines solchen Keims aus der Magenschleimhaut des Menschen. Er wurde zuerst als *Campylobacter pylori* beschrieben, aber dann der neuen Gattung *Helicobacter* zugeordnet. Die Australier Robin Warren und Barry Marshall erhielten für die Entdeckung dieses Erregers 2005 den Nobelpreis.

> Zu dieser Gattung gehören schraubenförmige, gebogene oder gerade Stäbchen von 0,3–1,0 × 1,5–5,0 μm, die uni-, bipolar oder lateral lophotrich begeißelt sind. Die Geißeln sind im Unterschied zur Gattung *Campylobacter* von Scheiden umhüllt. Die Bakterien wachsen mikraerophil und verwerten Kohlenhydrate weder oxidativ noch fermentativ. Die optimale Temperatur liegt bei 37 °C, bei 25 °C wird kein Wachstum mehr beobachtet. Oxidase-, Katalase- und Ureasereaktion sind positiv. Protein- und Fettsäuremuster unterscheiden sich von denen der Gattung *Campylobacter*.

*Helicobacter pylori* ist unverändert der wichtigste Vertreter, inzwischen sind aber weit mehr als ein Dutzend weiterer Spezies bekannt, von denen einige auch bei Tieren vorkommen. Zwischen den Arten existieren auch morphologische Unterschiede, z. B. sind *Helicobacter felis* und *Helicobacter muridarum* von periplasmatischen Fasern umwunden, wodurch charakteristische elektronenmikroskopisch erkennbare Furchen entstehen.

#### 5.3.4.2 Helicobater-pylori-Infektionen des Menschen

Die Erforschung der Infektionen mit *Helicobacter pylori* gehört zu den interessantesten Kapiteln der medizinischen Bakteriologie des letzten Jahrzehnts. 30–50% der Weltbevölkerung sind derzeit als infiziert anzusehen, in den Entwicklungsländern liegt die Durchseuchungsrate deutlich höher als in den Industrienationen.

Beim Erreger treten die Typen I und II auf. Typ I besitzt die sog. *cag*-Pathogenitätsinsel, von der ein Typ IV-Sekretionssystem zum Transport des CagA-Proteins codiert wird. Ausgeprägte Ureasebildung ist nicht nur ein diagnostisches Merkmal von *H. pylori*, durch Harnstoffspaltung entstehende basische Ammoniumionen neutralisieren die Magensäure und erleichtern dem Erreger dadurch das Überleben. Evtl. wirken sie auch direkt an der Schädigung der Magenschleimhaut mit. Für die jahrelange Persistenz von *H. pylori* sind auch immunsuppressive Proteine des Erregers mit verantwortlich. Durch die Besiedlung der Epithelzellen der Magenschleimhaut löst *H. pylori* Entzündungsreaktionen aus, die Zerstörung der Zellen führt zu einer verminderten Produktion des schützenden Schleims, die Magensäure kann ungehindert auf die Epithelien einwirken. Auf diese Weise verursacht der Erreger chronische aktive und später atrophische Gastritiden sowie peptische Ulcerationen im Magen und Duodenum. Die Infektion begünstigt die Entstehung von Magencarcinomen und Lymphomen des mukosa-assoziierten Lymphgewebes (MALT-Lymphome). 1994 stufte die WHO *H. pylori* als Carcinogen der Klasse 1 ein.

Eine wirksame Therapie ist nur durch Kombination eines säurehemmenden Adjuvans mit zwei Antibiotika möglich. Bei der „französischen Therapie" werden beispielsweise Omeprazol (Protonenpumpenblocker), Clarithromycin und Amoxicillin, bei der „italienischen Therapie" Omeprazol, Clarithromycin und Metronidazol eingesetzt. Anderen Therapieschemata liegen Wismutsalze als Adjuvanzien zugrunde. An Impfstoffen wird sowohl hinsichtlich prophylaktischer als auch therapeutischer Wirkungen gearbeitet. Urease ist dafür als potenzielles protektives Antigen interessant, ihre Gene lassen sich z. B. in attenuierte *Salmonella*-Stämme integrieren.

### 5.3.4.3 *Helicobacter*-Infektionen bei Tieren

Allein schon die Namen einer Reihe von *Helicobacter*-Spezies wie *Helicobacter felis, Helicobacter canis, Helicobacter acinonyx, Helicobacter mustelae* und *Helicobacter muridarum* verdeutlichen das Vorkommen bei verschiedenen Tierarten. Verschiedentlich konnten Erregernachweise mit Gastritiden und Diarrhöen in Verbindung gebracht werden.

> ❗ Relativ weit sind Keime dieser Gattung bei Hunden und Katzen verbreitet, wobei sichere Beweise für eine regelmäßige Beteiligung an Erkrankungen noch ausstehen. Eine Bedeutung beider Tierarten als Erregerreservoir für Menschen wird diskutiert, dabei sollte aber auf eine exakte Speziesdiagnose Wert gelegt werden.

Für Hunde gibt es den Vorschlag, *Helicobacter*-Infektionen in die Differenzialdiagnose bei Vomitus und/oder Diarrhöen einzubeziehen. Ein Nachweis von *H. canis* ist auch in Verbindung mit nekrotisierender Hepatitis beim Hund erfolgt. Auch bei Vögeln kommen *Helicobacter*-Keime vor. Mit *H. pylori* sind experimentelle Infektionen von Schweinen gelungen, serologische Reaktionen treten bei Schweinen und Rindern auf. Bisher nicht in vitro kultivierte Bakterien wurden als „Candidatus *Helicobacter suis*" und „Candidatus *Helicobacter bovis*" benannt.

> ❗ Sowohl die tatsächliche Bedeutung von *Helicobacter* als Krankheitserreger bei Tieren als auch eine Beteiligung von Tieren an der Epidemiologie menschlicher Infektionen bedürfen einer endgültigen Klärung.

### 5.3.4.4 Diagnostik von *Helicobacter*-Infektionen

Für die Anzüchtung sind eine mikroaerophile Atmosphäre und vorwiegend bluthaltige Selektivmedien mit Vancomycin, Trimethoprim, Cefsulodin und Amphotericin B notwendig. Die Bebrütungszeit beträgt 3–5 Tage, bei 25 °C tritt kein Wachstum ein, Urease, Katalase und Oxidase sind positiv, Hippuratspaltung negativ. Am intensivsten ist bisher *H. pylori* diagnostisch bearbeitet worden, in der Veterinärmedizin spielt die Kultivierung von *Helicobacter* bisher keine praktische Rolle. Zur Speziesdiagnose kann das System API Campy genutzt werden.

Für Tiere sind vorrangig serologische Methoden interessant, zur Untersuchung von Katzen- und Hundeseren kommen KBR, ELISA und Immunoblot zum Einsatz.

Analog dem in der Humanmedizin üblichen Vorgehen sind der mikroskopische *Helicobacter*-Nachweis in gastroskopisch gewonnenen Bioptaten, cytologische Untersuchungen von Abklatschproben sowie ein Urease-Schnelltest aus Biopsiematerial und der Urease-Schnelltest in der Atemluft anwendbar. Der Atemtest beruht auf der Messung von radioaktiv markiertem $CO_2$ in der Atemluft, das nach Eingabe von markiertem Harnstoff durch die Urease freigesetzt wird.

### 5.3.4.5 Therapie

Derzeit ist noch kein gesichertes Therapieschema für Tiere bekannt. Bei allen Versuchen sollte eine mikrobiologische Therapiekontrolle ab etwa einen Monat nach Behandlungsende erfolgen.

## 5.3.5 *Spirillum*

*Spirillum minus* ist ein bipolar begeißeltes Stäbchenbakterium, dessen Reservoir in Ratten zu suchen ist. Gelegentlich wird auch über Nachweise bei anderen Tierarten berichtet. Durch Rattenbisse erfolgte die Übertragung auf Menschen, wo eine Sodoku genannte Form der Rattenbisskrankheit ausgelöst wird. An der Bissstelle bildet sich ein Primäraffekt aus, durch Beteiligung der regionären Lymphknoten entsteht der Primärkomplex. Bakteriämien lösen Fieberschübe aus, Myalgien, Arthralgien, Neuralgien und Exantheme treten hinzu. Gutartige Fälle verlaufen fieberfrei. Differenzialdiagnostisch ist die 2. Form der Rattenbisskrankheit und das ebenfalls durch *Streptobacillus moniliformis* verursachte Haverhill-Fieber zu berücksichtigen.

Auf künstlichen Nährmedien gelingt die Kultivierung bisher nicht mit Sicherheit. Die bakteriologische Diagnose verlangt daher den mikroskopischen Direktnachweis aus dem Blut, der während der Fieberphasen im Dunkelfeld bzw. auch im Giemsa-Präparat gelingt. Mäuse und Meerschweinchen eignen sich als Versuchstiere, Widal-Reaktionen mit Proteus-OX-K-Antigen werden ebenfalls beschrieben. Therapeutisch können Penicilline, Streptomycin und Tetracycline eingesetzt werden.

Die taxonomische Stellung des Erregers ist noch unklar, er wird nicht in den „Approved Lists of Bacterial Names" aufgeführt.

## 5.4 Gramnegative aerobe/mikroaerophile Stäbchen und Kokken

Verbindendes phänotypisches Merkmal dieser ansonsten sehr heterogenen Gruppe gramnegativer Bakterien ist der oxidative Stoffwechsel, woraus auch die Bezeichnung als Nonfermenter resultiert. In der Subgruppe A sind die aeroben Bakterien zusammengefasst, während die mikroaerophilen Vertreter (*Taylorella*) die Subgruppe B bilden.

### 5.4.1 *Pseudomonas* und *Burkholderia*

Innerhalb der Familie Pseudomonadaceae war ursprünglich nur die Gattung *Pseudomonas* von medizinischem Interesse, bis von ihr das Genus *Burkholderia* abgetrennt wurde.

#### 5.4.1.1 *Pseudomonas*

■ Gattungsmerkmale

> Pseudomonaden sind infolge polarer Begeißelung bewegliche, aerobe Stäbchenbakterien von $0{,}5 - 1{,}0 \times 1{,}5 - 5{,}0$ µm. Oxidase- und Katalasereaktion fallen positiv aus. Es sind mehrere Dutzend Spezies beschrieben, die zum überwiegenden Teil als Saprophyten im Boden, in Süß- und auch Salzwasser leben und bei der Mineralisierung organischer Substanz eine wichtige Rolle spielen. Einige Arten sind als Verursacher von Lebensmittelverderbnis zu beachten. Die Heterogenität der Gattung kommt in der Bildung von 5 Gruppen zum Ausdruck, die DNA- und rRNA-Homologien reflektieren. Die neue Gattung *Burkholderia* ging aus der Gruppe II hervor.

■ Epidemiologie und Virulenz

Von medizinischem Interesse ist fast ausschließlich *Pseudomonas aeruginosa* (Synonym *Bacterium pyocyaneum*). Das Habitat dieser Keimart ist der Darm von Tieren und Menschen, in die Umwelt gelangt, überlebt sie u. U. sehr lange. Besonders im feuchten Milieu ist auch eine Vermehrung außerhalb des Wirtsorganismus möglich. *P. aeruginosa* ist allerdings kein primäres Wasserbakterium. Dieser Erreger wird auch auf Schleimhäuten außerhalb des Darmkanals nachgewiesen, z. B. im Genitale von Rindern und im Rachen von Nerzen. Klinisch manifeste Infektionen setzen normalerweise eine Beeinträchtigung der Abwehrkapazität voraus. Eine ausgeprägte Resistenz gegen viele Antiinfektiva und Desinfektionsmittel macht *P. aeruginosa* zu einer der gefährlichsten Ursachen von Hospitalinfektionen (nosokomialen Infektionen). Das Wirtsspektrum umfasst alle Haustierarten, viele Wild- und Zootiere und den Menschen.

Als Virulenzfaktoren sind Endotoxin und extrazelluläre Toxine und Enzyme wie Hämolysin, Lecithinase, Proteasen, Elastasen, Leukozidin, Pigmente und das letal wirkende Exotoxin A zu nennen. Die von einigen Stämmen gebildete Schleimhülle wirkt antiphagozytär, die Rolle von Enterotoxinen bedarf noch einer abschließenden Klärung.

■ Infektionen mit *P. aeruginosa*

*P. aeruginosa* ist an verschiedenen lokalen Infektionskrankheiten beteiligt, septikämische Allgemeininfektionen kommen ebenfalls vor. Der Keim ist besonders als Eitererreger gefürchtet, der Speziesname nimmt auf die blau-grüne Färbung des Eiters Bezug. Am häufigsten wird *P. aeruginosa* aus folgenden Krankheitsprozessen isoliert:

- Otitis externa des Hunds,
- Eiterungen und Abszesse im Bereich der Haut und Unterhaut bei verschiedenen Tierarten,
- Enteritiden,
- Mastitiden bei Rinder, gelegentlich mit Allgemeinstörungen (teilweise Beziehung zu vorhergehender Antibiotikabehandlung),
- Vaginitis, Metritis, Abort bei Rind und Pferd,
- traumatische Perikarditis beim Rind,
- Allgemeininfektionen beim Geflügel,
- ulcerative Keratitis und Konjunktivitis beim Pferd,
- eitrig-nekrotisierende Pneumonien,
- hämorrhagische Pneumonie beim Nerz (oft Serovar O6),
- Stomatitiden, Abszesse und Allgemeininfektionen bei Reptilien.

Wegen der ausgeprägten Resistenz der Erreger sind relevante Isolate unbedingt zu testen. Am ehesten kann die Wirksamkeit von Gentamicin, Polymyxin B, Neomycin und Gyrasehemmern erwartet werden.

Zur Vorbeuge der hämorrhagischen Pneumonie der Farmnerze hat sich ein inaktivierter Impfstoff (Kombinationsimpfstoff gegen hämorrhagische Pneumonie, Botulismus und Nerzenteritis) bewährt. Sowohl bei Otitiden der Hunde als auch Keratokonjunktivitiden der Pferde und Hunde kann die Anwendung von Autovaccinen therapeutisch sinnvoll sein.

■ Bakteriologische Diagnose

Der Erreger stellt keine besonderen Nährmedienansprüche, seine optimale Vermehrungstemperatur liegt bei 37 °C, es existieren Stämme, die sich bei Temperaturen von bis zu 4 °C bzw. 42 °C vermehren. In der Regel tritt Hämolyse auf, auf Buntplatten wird lactosenegatives Verhalten beobachtet. Die Kolonien strömen einen charakteristischen Geruch aus, der in Verbindung mit der flachen, rauhen, metallisch glänzenden Kolonieform bereits eine Verdachtsdiagnose ermöglicht. *P. aeruginosa* bildet mehrere Farbstoffe, von denen das nicht fluoreszierende blau-grüne Pyocyanin speziesspezifisch ist. Pyocyanin diffundiert in den Nährboden und ist wasser- als auch chloroformlöslich. Mit Chloroform kann dieses Pigment im Flüssigmedium aus den Erregerzellen herausgelöst werden. Die Abgrenzung von Enterobakterien erfolgt mit der Oxidasereaktion, von den Aeromonaden lassen sich die Pseudomonaden durch die fehlende fermentative Kohlenhydratverwertung abtrennen.

Zur epidemiologischen Typisierung stehen der Nachweis der O-Antigene, die Pyocintypisierung (antibiotische Wirkung der Pigmente auf Indikatorstämme) und auch die Lysotypie zur Verfügung.

### ■ Weitere *Pseudomonas*-Spezies

Neben *P. aeruginosa* sind noch einige Dutzend weitere Arten dieser Gattung bekannt. Von ihnen sind manche wegen ihrer Psychrotoleranz zur Kühlschrankflora zu rechnen und erlangen dadurch lebensmittelhygienische Bedeutung. Andere Vertreter tragen durch proteolytische und lipolytische Eigenschaften zum Verderb von Lebensmitteln bei. Über eine Tierpathogenität ist nicht viel bekannt, *Pseudomonas fluorescens* lässt sich z. B. aus erkrankten Zierfischen isolieren. *P. anguilliseptica* verursacht die Red spot disease bei Aalen und anderen Fischen.

### 5.4.1.2 Burkholderia
#### Rotz (Malleus, Mürde, Hautwurm)

### ■ Ätiologie und Epidemiologie

*Burkholderia mallei* (Synonyme *Pseudomonas mallei, Loefflerella mallei, Malleomyces mallei, Pfeifferella mallei, Actinobacillus mallei*) unterscheidet sich von allen anderen Vetretern der Gattungen *Burkholderia* und *Pseudomonas* epidemiologisch durch seinen echten Parasitismus, phänotypisch ist die Unbeweglichkeit ein hervorstechendes Merkmal. Die Infektion erfolgte oral, über Haut und Schleimhäute, und seltener aerogen. Wichtigste Ursache der Erregereinschleppung sind latent infizierte Pferde.

### ■ Klinik

> ! Rotz ist eine klassische Seuche der Equiden, die bereits in den Schriften von Hippokrates und Aristoteles Erwähnung fand. In Nordamerika und Europa ist sie heute getilgt, das Vorkommen konzentriert sich auf Asien und auch Afrika, für die Europäische Union ist die Türkei besonders beachtenswert.

Esel und Maultiere sind am stärksten empfänglich, gefolgt von Pferden. Kamele stecken sich gelegentlich an Pferden an, Hunde und Katzen sind nur in geringem Maß anfällig, in Zoologischen Gärten wurden aber tödliche Infektionen bei Großkatzen nach Aufnahme von Fleisch rotzkranker Tiere beobachtet. Kleine Wiederkäuer erkranken nur selten, Rinder, Schweine und Vögel gelten als nicht empfänglich. *B. mallei* ist auch pathogen für Menschen.

Akuter Rotz verläuft hoch fieberhaft mit einseitigem, später beidseitigem Nasenausfluss, Schwellung der Kehlgangslymphknoten und der Bildung von diphtheroiden Belägen, Knötchen und Geschwüren auf den Schleimhäuten der oberen Luftwege (Nasenrotz). Rotzknötchen und -geschwüre finden sich auch in der Lunge (Lungenrotz). Solche akuten Erkrankungen treten in der Regel bei Eseln und Maultieren auf, während beim Pferd der chronische Rotz vorherrscht. Er äußert sich in unregelmäßigen Fieberschüben, Husten, Atembeschwerden (beachte Dämpfigkeit) und Entzündungen der Kehlgangslymphknoten. Ältere Veränderungen markieren sich als sog. Rotznarben.

### ■ Diagnostik

Die klinische Diagnose kann bei akutem Rotz mit typischen Veränderungen im Nasenbereich am sichersten gestellt werden. Pathologisch-anatomische und histologische Veränderungen sind v. a. an Haut, respiratorischen Schleimhäuten und Lunge nachzuweisen.

Jegliches Arbeiten mit rotzverdächtigem Material muss die Humanpathogenität von *B. mallei* berücksichtigen, der Erreger wurde in die Risikogruppe 3 (Richtlinie 2000/54/EG) eingeordnet, es besteht eine hohe Anfälligkeit für aerogene Infektionen. Der Rotzerreger kann aerob kultiviert werden, Kolonien sind erst nach 48 Stunden sichtbar. Andere *Burkholderia*-Arten sowie Pseudomonaden sind abzugrenzen. Erregernachweise können auch mittels PCR geführt werden, die genetische Verwandtschaft zu *B. pseudomallei* kann zu Problemen bei der Abgrenzung führen. Für Tierversuche ist die subkutane Infektion männlicher Meerschweinchen geeignet, die zu einer eitrigen Orchitis führt. Für serologische Untersuchungen werden KBR und SLA genutzt, wobei sich die SLA besonders für die Untersuchung frischer Infektionen eignet. Die KBR besitzt die höhere Spezifität. Kreuzreaktionen zwischen den Erregern von Rotz und Melioidose sowie auch mit Pseudomonaden, *Actinobacillus ligniéresi* und *Streptococcus equi* sind zu beachten. Bereits Ende des 19. Jahrhunderts wurde die allergische Mallein-Augenprobe eingeführt, bei der es innerhalb von 14 Stunden nach der Einbringung des Testpräparats in einen Lidsack zu lokalen Entzündungserscheinungen, evtl. sogar einem Temperaturanstieg kommt. Allergische Methoden sind in der EU nicht mehr zugelassen.

### ■ Tierseuchenbekämpfung

> ! Rotz ist eine anzeigepflichtige Tierseuche und lebensgefährliche direkte Zoonose, in Deutschland wurde der letzte Fall 1955 registriert.

Treten Ausbrüche in seuchenfreien Ländern oder Gebieten auf, sind jegliche Therapieversuche abzulehnen. Alle erkrankten und angesteckten Tiere sind unter Beachtung des Schlacht- und Abhäuteverbots zu töten und unschädlich zu beseitigen. Auf die Tötung ansteckungsverdächtiger Tiere kann nur unter der Voraussetzung einer mehrmonatigen Absonderung mit sorgfältiger klinischer und serologischer Kontrolle verzichtet werden. Der Schutz vor der Einschleppung beruht auf Importbeschränkungen sowie serologischen Untersuchungen.

## Melioidose

■ **Ätiologie und Epidemiologie**

Melioidose oder Pseudorotz wird durch *Burkholderia pseudomallei* (Synonym *Pseudomonas pseudomallei*) hervorgerufen, ein Bakterium, das sich vom Rotzerreger durch Beweglichkeit, geringere Kulturansprüche, üppigeres Wachstum und biochemische Merkmale unterscheidet. *B. pseudomallei* kommt in tropischen Regionen, besonders in Südostasien und Australien, als Saprophyt in Boden und Wasser vor. Infektionen von Tieren und Menschen erfolgen über Wunden und Hautverletzungen, aber auch oral und aerogen, die Infektionskrankheiten sind daher als Geo- oder Sapronosen einzustufen. Der Erreger hat ein sehr breites Wirtsspektrum, das alle Haus- und viele Wildsäugetiere sowie den Menschen umfasst. Einzelfälle wurden auch bei Vögeln und Kaltblütern wie einem Krokodil nachgewiesen. Klinische Manifestationen hängen vom Einwirken von Belastungsfaktoren ab. Die Einschleppung des Erregers nach Europa ist mit Zootieren sowie kontaminiertem Material denkbar.

■ **Klinik, Diagnose und Bekämpfung**

Die klinischen Symptome der Melioidose sind fast immer uncharakteristisch, nur beim Pferd ähneln sie dem echten Rotz. Es werden akute, teilweise sogar perakute, bis chronische Verlaufsformen beobachtet. Oft gibt erst die Sektion Hinweise auf Pseudorotz, diese Erkrankung ist bei granulomatösen Entzündungserscheinungen differenzialdiagnostisch zu berücksichtigen. Der Abgrenzung vom echten Rotz kommt natürlich die größte Bedeutung zu.

Durch Anzüchtung, Tierversuche mit Meerschweinchen und serologische Methoden kann die ätiologische Diagnose gesichert werden, der Erreger gehört in die Risikogruppe 3. Ein allergischer Melioidintest wurde ebenfalls erprobt.

*B. pseudomallei* ist für Chloramphenicol, Tetracycline, Gentamicin, Kanamycin, Novobiocin und Sulfonamide empfindlich, es wird jedoch über deutliche stammspezifische Unterschiede berichtet. Im Fall der Einschleppung in seuchenfreie Regionen ist die Indikation für eine Therapie sehr kritisch zu stellen.

> ! In Europa kommt es v. a. darauf an, die Melioidose beim Auftreten unklarer rotzähnlicher bzw. granulomatöser Entzündungsprozesse in die Differenzialdiagnose einzubeziehen.

Werden Infektionen nachgewiesen, muss die weitere Verbreitung von *B. pseudomallei* unterbunden werden (Absonderungs- und Sperrmaßnahmen, unschädliche Beseitigung der Kadaver, Desinfektion, Rattenbekämpfung).

Die Melioidose des Menschen ist im Unterschied zum Rotz keine direkte Zoonose, sondern eine Saprozoonose, Infektionen von Mensch zu Mensch sind nicht bekannt. Trotz Antibiotikatherapie ist Melioidose ein lebensbedrohendes Ereignis.

## 5.4.2 Brucella

### 5.4.2.1 Gattungsmerkmale

Brucellen haben weltweit Bedeutung als Erreger von Tierseuchen und Zoonosen. Bruce wies *Brucella melitensis* 1886 als Ursache des Maltafiebers bei Menschen nach, Anfang des 20. Jahrhunderts konnte der Infektionsweg über Ziegenmilch geklärt werden. Mit *Brucella abortus* verhielt es sich genau umgekehrt, Bang und Stribolt entdeckten diesen Erreger 1897 im Zusammenhang mit Rinderaborten, erst Jahre später wurde die Humanpathogenität erkannt.

> ! Zur Gattung *Brucella* zählen unbewegliche, kokkoide bis kurze Stäbchenbakterien von $0{,}5 – 0{,}7 \times 0{,}6 – 1{,}5$ µm. Sie bilden keine Kapseln aus, ihre Alkalifestigkeit wird für spezielle Färbemethoden genutzt. Oxidase- und Katalasereaktion fallen gewöhnlich positiv aus. Die wichtigsten Vertreter, *B. abortus*, *B. melitensis* und *B. suis* sind morphologisch nicht voneinander zu unterscheiden, sie besitzen auch gemeinsame Antigene. Brucellen gehören zu den fakultativ intrazellulären Parasiten. Ihre Virulenz wird sowohl vom intrazellulären Parasitismus als auch von Endotoxinen bestimmt.

### 5.4.2.2 Anzüchtung

Brucellen stellen höhere Ansprüche an Nährmedien, die durch Zusätze von Blut oder Serum zu erfüllen sind, weiterhin können Peptone und Hefeextrakt zugesetzt werden. Selektivsupplemente enthalten beispielsweise Bacitracin, Polymyxin B, Cycloheximid, Nalidixinsäure, Nystatin und Vancomycin. Brucellen sind zwar aerobe Bakterien, die Erstanzucht von *B. abortus* erfordert dennoch eine mikroaerophile Atmosphäre.

### 5.4.2.3 Taxonomie und Antigene

Nach phänotypischen Kriterien wurden die Spezies *B. abortus*, *B. melitensis*, *Brucella suis*, *Brucella ovis*, *Brucella canis* und *Brucella neotomae* beschrieben. *B. neotomae* ist bisher lediglich bei einer Rattenart im Westen der USA nachgewiesen worden und bleibt daher im Folgenden unberücksichtigt. Die wichtigsten Arten lassen sich in Biovaren unterteilen.

> ! DNA-Analysen führten zu der Schlussfolgerung, dass alle Brucellen zu einer Spezies gehören. Aus Prioritätsgründen kann diese Art nur *B. melitensis* heißen, die übrigen Vertreter der Gattung sind demnach Biovaren von *B. melitensis*.

In der Praxis finden die herkömmlichen Namen sicher weiter Verwendung, im folgenden Text wird ebenfalls auf sie zurückgegriffen.

In S-Form wachsende Stämme von *B. melitensis, B. abortus* und *B. suis* exprimieren Abortus (A-) und Melitensis(M-) Antigene als Teile des LPS-Komplexes der Zellwand. Diese Antigene kommen bei beiden namensgebenden Brucellenarten vor, ihre Anteile variieren aber quantitativ. Mittels monospezifischer A- und M-Seren ist eine Differenzierung möglich. *B. abortus* und *B. suis* lassen sich dagegen auf serologischem Weg nicht unterscheiden. *B. ovis* und *B. canis* wachsen nicht in der S-Form und exprimieren daher die A- und M-Antigene nicht, für beide ist ein R-Antigen typisch. Eine sichere Methode zur Differenzierung der herkömmlichen Brucellenarten ist die Untersuchung der DNA-Sequenzen des *omp2*-Locus mittels Gensonden nach Amplifikation der DNA.

### 5.4.2.4 Epidemiologie und Pathogenese

> Brucellen sind als obligate Parasiten an bestimmte Hauptwirte angepasst, die wichtigsten besitzen aber auch Pathogenität für andere Tierarten (**Tab. 5.4**). Mit Ausnahme von *B. ovis* und *B. neotomae* sind die Brucellen auch pathogen für Menschen, *B. melitensis* und *B. abortus* zählen zu den bedeutendsten Zoonoseerregern.

Wildtiere werden von Haustieren infiziert, bilden aber auch eigenständige Infektketten aus. Die Biovar 4 von *B. suis* zeichnet sich durch eine Anpassung an Rentiere aus, die Benennung als *Brucella rangiferi* konnte sich aber nicht durchsetzen.

Typische Ansteckungswege sind die orale Aufnahme und die Übertragung beim Deckakt. Infektionen über die Haut, auch durch Arthropoden als Vektoren, müssen in Betracht gezogen werden. Vögel sind ebenfalls an der Verbreitung der Bakterien beteiligt. Epidemiologisch bedeutsame massive Ausscheidungen erfolgen besonders bei Aborten und infizierten Normalgeburten, aber auch mit Milch, Harn, Kot und Nasensekret.

Brucellosen verlaufen als zyklische Allgemeininfektionen, nach der bakteriämischen Phase ist die Manifestation in den Geschlechtsorganen typisch. Bis zum Eintritt der Geschlechtsreife besteht eine Altersresistenz, die in vielen Fällen klinische Manifestationen verhindert.

 Brucellosen der Rinder, Schweine, Schafe und Ziegen sind anzeigepflichtige Tierseuchen.

### 5.4.2.5 Rinderbrucellose

Anzeigepflicht

■ Ätiologie

Erreger der Rinderbrucellose ist *Brucella abortus*, alle Biovaren sind als Seuchenerreger beim Rind anzusehen. In Europa dominieren die Biovaren 1–4.

■ Klinik

Die bakteriämische Phase der Brucellose bleibt bis auf vorübergehende Temperaturerhöhungen klinisch unauffällig. Verkalbungen in der 2. Hälfte der Trächtigkeit sind das auffälligste Symptom, vor dem Abort werden in der Regel keine Anzeichen einer Erkrankung beobachtet. An die Verkalbung schließt sich häufig eine Retentio secundinarum an, weiterhin treten Entzündungen der Gelenke, Sehnenscheiden und Schleimbeutel auf. Mastitiden infolge einer Infektion mit Brucellen fallen klinisch kaum auf, haben aber eine Erregerausscheidung zur Folge. Bullen erkranken an Orchitiden und Epididymitiden.

Nach dem Abort kann eine Kuh durchaus wieder konzipieren und auch ein Kalb normal austragen, ein erneutes Verkalben ist aber ebenso möglich wie die Sterilität bereits nach dem ersten Abort. Im Bestand verläuft die Rinderbrucellose enzootisch. Sie verursacht dabei erhebliche wirtschaftliche Schäden und stellt ein nicht zu unterschätzendes Risiko für die menschliche Gesundheit dar.

Klinisch manifeste Infektionen mit *B. abortus* sind bei Schafen und Ziegen selten, beim Pferd kommen Bursitiden, Tendovaginitiden und Arthritiden vor. Verfohlungen

**Tab. 5.4** Übersicht zum Wirtsspektrum der Brucellen.

| Spezies | Biovar | Hauptwirt(e) | Nebenwirt(e) |
|---|---|---|---|
| *B. abortus* | 1–9 | Rind | alle Haussäugetiere, Geflügel, Wildtiere, Mensch |
| *B. suis* | 1 | Schwein | Mensch |
|  | 2 | Schwein, Feldhase | Mensch |
|  | 3 | Schwein | Mensch |
|  | 4 | Rentier | Mensch |
| *B. ovis* | – | Schaf | Infektion anderer Tierarten nur experimentell |
| *B. canis* | – | Hund | Mensch |
| *B. melitensis* | 1–3 | Schaf, Ziege | Rind, Schwein, Hund, Mensch |

(Biovar 8 von *B. abortus* wird nicht mehr anerkannt)

sind außerordentlich selten und setzen massive Infektionen voraus. Bei Schweinen treten Infektionen mit diesem Erreger ebenfalls meist in Abhängigkeit von der Tierseuchenlage in Rinderbeständen auf.

### ■ Bakteriologische und serologische Diagnostik

> ! Bei allen Arbeit mit *B. abortus*, *B. melitensis*, *B. suis* und *B. canis* ist die Einordnung dieser Erreger in die Risikogruppe 3 zu berücksichtigen.

Erste Hinweise auf Brucelleninfektionen kann die bakterioskopische Untersuchung nach Stamp, Köster oder Hansen gefärbter Originalausstriche von Eihautteilen, Organmaterial und Labmageninhalt abortierter Feten liefern (zur Diagnostik s. **Abb. 5.9**). Dabei ist auf Chlamydien und Coxiellen zu achten, die in diesen Selektivfärbungen wie Brucellen reagieren.

Für die Anzüchtung eignet sich *Brucella*-Agar mit Selektivsupplementen, die Bebrütung erfolgt bei 37 °C parallel aerob und mikroaerophil (10 % $CO_2$). Nach 2–3 Tagen werden die Kolonien sichtbar, um die Kultivierung als negativ abzuschließen, muss aber bis zu 21 Tagen bebrütet werden. Die Identifizierung verdächtiger Kolonien wird an Hand von Grampräparat, OBSA mit diagnostischen Seren, Wachstum bei Anwesenheit von Thionin und Fuchsin und biochemischen Kriterien vorgenommen. Für Phagentests ist der Tbilissi-Phage wertvoll, der ausschließlich *B. abortus* lysiert. Gegebenenfalls werden flüssige Anreicherungsmedien eingesetzt.

Zur Isolierung aus stark kontaminiertem Material ist die subkutane Infektion von Meerschweinchen (Kniefalte) geeignet. Nach 3–6 Wochen wird die Serokonversion geprüft, Milz, Leber und Kniefaltenlymphknoten werden kulturell untersucht. Zum Nachweis von Brucellen in Organen serologisch positiver Rindern ist neben konventionellen Anzüchtungsversuchen auch die PCR geeignet, die zudem genotypische Feincharakterisierungen der Stämme erlaubt.

> ! Angesichts der großen Bedeutung der Rinderbrucellose als Tierseuche und Zoonose ist die Durchführung serologischer Untersuchungen (**Tab. 5.5**) auf EU-Ebene rechtlich geregelt. Als Ergebnisse werden entweder die Endtiter oder die aufgrund von Vergleichen mit einem Standardserum berechneten Internationalen Einheiten angegeben.

Eine relativ neue serologische Methode ist der Fluoreszenz-Polarisations-Assay (FAP).
Unter den Bedingungen weitgehender Brucellosefreiheit sind falsch positive serologische Reaktionen weitaus bedeutsamer als in Gebieten mit enzootischer Verseuchung. Serologische Kreuzreaktionen mit anderen Antigenen

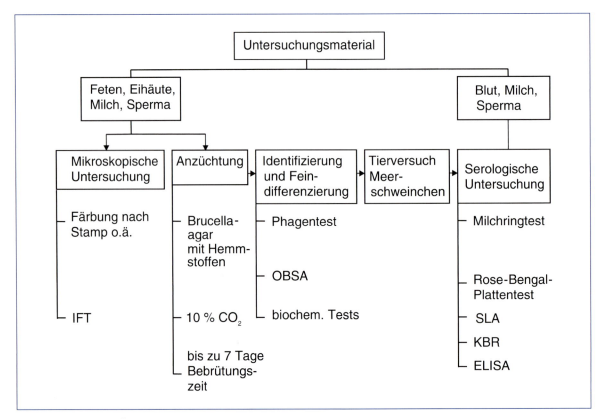

**Abb. 5.9** Schematische Übersicht zur Brucellosediagnostik.

sind eine wesentliche Ursache solcher Reaktionen. *Yersinia enterocolitica* O9, Salmonellen mit dem O-Antigen 30 (Gruppe N) und *Escherichia coli* O157 sind in der Lage, mit Brucellenantigenen kreuzreagierende Antikörper zu induzieren. Bakteriologische Untersuchungen zum Nachweis der genannten Erreger, wiederholte Prüfungen des Serums zur Feststellung von Titerentwicklungen sowie Kreuzabsättigungen der Serumproben dienen der Abklärung. Mit dem Interferon-γ-Test existiert eine weitere Möglichkeit, brucellaspezifische Immunreaktionen unabhängig von kreuzreagierenden LPS-Strukturen nachzuweisen.

Intrakutane Brucellintests werden bei Rindern nur selten, bei Schafen dagegen häufiger durchgeführt.

■ **Tierseuchenbekämpfung**

In Deutschland (alte Bundesländer) wurde die Rinderbrucellose 1971 getilgt, in der ehemaligen DDR erst 1981. Seither treten nur noch vereinzelte Seuchenausbrüche auf, die sich in der Regel auf Einschleppungen aus dem Ausland zurückführen lassen.

> Per 1.7.1999 wurde Deutschland von der EU als frei von Rinderbrucellose anerkannt. Da in der EU die Seuchensituation aber noch unterschiedlich ist, müssen auf längere Sicht Überwachungs- und Kontrollmaßnahmen realisiert werden. Kernpunkte sind serologische Überwachungsprogramme, die Kontrolle des Tierverkehrs und besonders auch die Abklärung gehäuft auftretender Abortfälle.

Die Bekämpfung ist durch die Verordnung zum Schutz gegen die Brucellose der Rinder, Schweine, Schafe und Ziegen (Neufassung vom 20.12.2005) geregelt. Behandlungen und Impfungen sind verboten, die amtliche Anerkennung eines Rinderbestands als brucellosefrei und die zur Überwachung der Seuchenfreiheit erforderlichen Untersuchungen von Blut- und Milchproben sind dort festgelegt.

In Ländern und Gebieten mit höherem Verseuchungsgrad sind dagegen Impfungen geeignet, die wirtschaftlichen Schäden zu reduzieren und die Brucellose zurückzudrängen. Infolge des fakultativ intrazellulären Parasitismus der Brucellen sind Lebendimpfstoffe inaktivierten Vaccinen überlegen. Der seit Jahrzehnten weltweit eingesetzte Impfstamm Buck 19 ist nicht völlig avirulent für Menschen. Da er LPS-Antikörper induziert, schließt die Impfung mit diesem Stamm gleichzeitige serologische Überwachungsprogramme aus. In den USA wurde die stabile R-Mutante RB 51 entwickelt, die bei gleicher Wirksamkeit wie der Stamm 19 keine störende Antikörperproduktion auslöst. Eine *B.-suis*-Lebendvaccine wurde in China auch zur oralen Immunisierung von Rindern eingesetzt.

### 5.4.2.6 Schweinebrucellose

*Anzeigepflicht*

■ **Ätiologie**

*Brucella suis* wurde 1914 in den USA bei Schweineaborten entdeckt. Während die Biovar 1 weltweit vorkommt, bleibt die Biovar 2 auf Europa beschränkt, Biovar 3 tritt in Amerika und Südostasien auf. Zwischen diesen Biovaren gibt es deutliche Virulenzunterschiede, die Biovar 2 verfügt über die geringste Virulenz für Menschen. Daraus ergibt sich die unterschiedliche Bewertung des Gefährdungspotenzials der Schweinebrucellose für Menschen in Europa und Amerika. Schweine sind auch für Infektionen mit *B. abortus* und *B. melitensis* empfänglich, klinische Manifestationen spielen aber eine sehr untergeordnete Rolle.

■ **Epidemiologie**

Neben dem Schwein ist der Feldhase Hauptwirt von *B. suis* Biovar 2. In Hasenpopulationen kann sich ein eigenständiges Seuchengeschehen entwickeln, das einen Naturherd repräsentiert und zur Infektionsquelle für Haus- und Wildschweine wird. Auch beim Schwarzwild kann die Infektion Naturherdcharakter annehmen. Die wesentlich höhere Populationsdichte macht Wildschweine derzeit in Deutschland für die Schweinebrucellose bedeutsamer als Hasen, außerdem trägt Schwarzwild durch seine Migration stärker zur Erregerverbreitung bei als die standorttreuen Hasen.

■ **Klinik und Pathologie**

Nach Einschleppung des Erregers in einen freien Schweinebestand fällt meist zuerst gehäuftes Umrauschen der Sauen auf. Im Verlauf des enzootischen Geschehens nehmen Aborthäufigkeit und Geburten lebensschwacher Ferkel zu. Infizierte Eber geben *B. suis* beim Deckakt weiter und entwickeln eine häufig einseitige Orchitis. Lahmheiten sind die Folge von Manifestationen in Knochen, Gelenken und Sehnenscheiden. Die pathologisch-anatomischen Veränderungen konzentrieren sich auf den Geschlechtsapparat, wo es insbesondere zur Ausbildung von Abszessen kommt. Bei Sauen tritt miliare Uterusbrucellose auf. Granulomatöse und abszedierende Veränderungen finden sich auch in anderen Organen und im Bereich der Zwischenwirbelscheiben.

■ **Diagnostik**

Für die Kultivierung von *B. suis* ist eine mikroaerophile Atmosphäre nicht erforderlich. Im Unterschied zur Diagnostik von *B. abortus* empfiehlt es sich, häufiger einen Tierversuch mit Meerschweinchen in Erwägung zu ziehen, da die Nachweissicherheit der alleinigen In-vitro-Diagnostik nicht immer befriedigt. Ein auffälliges Merkmal dieses Erregers ist die starke Ureasebildung, die bereits innerhalb von 30 Minuten zutage tritt. Im Unterschied zur Rinderbrucellose haben allergische Tests eine größere Bedeutung erlangt, sie werden als Intrakutantests an der Außenseite des Ohrs durchgeführt. Ansonsten werden die gleichen Verfahren wie bei der Diagnostik der Rinderbrucellose eingesetzt (**Abb. 5.9** und **Tab. 5.5**), die

**Tab. 5.5** Für die Untersuchung von Haustieren auf Brucellose zugelassene serologische Methoden (Amtliche Arbeitsanleitung, einschlägige EU-Richtlinien).

| Tierart/Untersuchungsmaterial | Methoden |
|---|---|
| Rind | |
| Blutserum | SLA, KBR, ELISA (Einzeltiertest) |
| | RBT, Blutplasmaagglutination, Blutplasma-Milch-Ringtest |
| Milch | ABR, ELISA (Poolproben) |
| Schwein | |
| Blutserum | SLA, KBR |
| Schaf und Ziege | |
| Blutserum | RBT, KBR |

SLA: Serumlangsamagglutination
KBR: Komplementbindungsreaktion
RBT: Rose-Bengal-Test
ABR: Abortus-Bang-Ringprobe
ELISA: Enzyme Linked Immuno Sorbent Assay

serologischen Methoden unterscheiden nicht zwischen Antikörpern gegen *B. suis* und *B. abortus*.

### ■ Bekämpfung

Die Tierseuchenbekämpfung erfolgt analog den für die Rinderbrucellose geltenden Grundsätzen. Mögliche Naturherde bei Hasen und Wildschweinen müssen als Besonderheit beachtet werden. In Deutschland treten nur noch vereinzelte Ausbrüche in Erscheinung. Impfungen haben für europäische Verhältnisse keine Bedeutung. Ein Schweinebestand gilt nach der Brucellose-Verordnung als brucellosefrei, wenn seit mindestens einem Jahr weder Brucellose noch ein Verdacht festgestellt worden sind und ein evtl. im selben Gehöft gehaltener Rinderbestand ein anerkannt brucellosefreier Bestand ist. In China wurde ein Lebendimpfstoff zur oralen Anwendung entwickelt, in den USA arbeiten Forscher an einer *B. suis* Biovar-4-R-Mutante zur Vaccinierung von Rentieren in Alaska.

### 5.4.2.7 Hasenbrucellose

Erreger der Hasenbrucellose ist *B. suis*, wahrscheinlich handelt es sich bei der sog. Hasensyphilis in Wirklichkeit um die Brucellose. Es herrscht die chronische Verlaufsform vor mit vergrößerten, nekrotisch und abszedierend veränderten Hoden, knotig durchsetzter, ebenfalls stark vergrößerter Milz, Knotenbildung in Unterhaut und Muskulatur. Hasenbrucellose kann zum Ausgangspunkt der Infektion von Haus- und Wildschweinen werden.

### 5.4.2.8 Schaf- und Ziegenbrucellose

Anzeigepflicht

#### ■ Ätiologie und Epidemiologie

 *B. melitensis*, der Erreger der Schaf- und Ziegenbrucellose besitzt unter allen Brucellen die höchste Virulenz für Menschen.

Hauptwirte für diesen Erreger sind Schafe und Ziegen (**Tab. 5.4**). Bei Rindern, Fleischfressern und anderen Tierarten endet die Infektion blind. Diese Tierseuche kommt verbreitet im Mittelmeergebiet und damit in mehreren EU-Ländern sowie in tropischen und subtropischen Regionen Afrikas, Asiens und Amerikas vor. Einschleppungen in die Schweiz und nach Süddeutschland sind vorgekommen.

#### ■ Klinik

Der Verlauf ähnelt der Rinderbrucellose, gehäufte Aborte und Geburten lebensschwacher Lämmer sind die dominierenden Symptome. Daneben treten Mastitiden, Hoden- und Nebenhodenentzündungen auf, Milch ist eine gefährliche Ansteckungsquelle für Menschen. Trotz günstiger Prognose für das Einzeltier verursachen die enzootischen Bestandserkrankungen hohe wirtschaftliche Verluste und stellen ein Gesundheitsrisiko für Menschen dar.

#### ■ Bekämpfung

Deutschland gehört zu den von der EU als frei von Schaf- und Ziegenbrucellose anerkannten Staaten, die Richtlinie des Rates vom 28. 2. 1991 zur Regelung tierseuchenrechtlicher Fragen beim innergemeinschaftlichen Handelsverkehr mit Schafen und Ziegen (91/68/EWG) ist zu beachten.

Die bei der Bekämpfung der Rinderbrucellose erfolgreiche Strategie von serologischen Untersuchungen, Absonderungen und Keulungen ist gegenüber der Schaf- und Ziegenbrucellose in vielen Ländern wenig erfolgversprechend, weshalb hier in größerem Stil Impfprogramme durchgeführt werden. Es kommen Lebendimpfstoffe auf der Basis des Stamms Rev 1 zum Einsatz. Auch dieser Stamm besitzt Restvirulenz für Menschen und induziert humorale Antikörper, die serologische Überwachungsprogramme beeinträchtigen. Die konjunktivale Applikation wird der subkutanen häufig vorgezogen, sie reduziert auch das Auftreten humoraler Antikörper. Ein Problem bei Massenimpfung ist Abortauslösung bei trächtigen Tieren. Neuerdings sind Antikörper gegen spezifische Proteinbanden gefunden worden, die eine Unterscheidung infizierter von geimpften Schafen ermöglichen.

### 5.4.2.9 *Brucella-ovis*-Infektionen

*Brucella ovis* ist nur für Schafe pathogen. Die Zellen fallen durch ihre geringe Größe von 0,7 – 1,2 x0,5 – 0,7μm auf. *B. ovis* wurde in den 50er-Jahren in Australien und Neuseeland diagnostiziert und kommt offenbar weltweit vor.

Diese Brucellenart gehört zu den wichtigsten Erregern **infektiöser Nebenhodenentzündungen der Schafböcke.** *B. ovis* wird mit dem Sperma ausgeschieden, die Infektion erfolgt durch Kontakt von Bock zu Bock, Mutterschafe werden ebenfalls über Sperma infiziert, eine lang andauernde Besiedlung scheint aber nicht stattzufinden. Konjunktivale Infektionen kommen ebenfalls vor. Charakteristisches Symptom ist die eher uni- als bilaterale Epididymitis mit Verschlechterung der Spermaqualität. Mutterschafe können abortieren, einer Nierenbesiedlung folgt die Erregerausscheidung mit dem Harn.

Serologische Untersuchungen werden unter Nutzung von *B.-ovis*-Antigenen mittels ELISA, KBR und IDT durchgeführt. Allergische Hautreaktionen sind diagnostisch verwertbar. Als weitere Erreger infektiöser Nebenhodenentzündungen sind *Actinobacillus seminis* und *Histophilus ovis* abzugrenzen, prinzipiell muss auch *B. melitensis* ausgeschlossen werden. Mittels einer PCR basierend auf Primern gegen Sequenzen der IS 6501 gelang der Erregernachweis im Sperma.

Therapieversuche sind mit Tetracyclinen möglich, nach Kastration infizierter Böcke wurden deutliche Titerabfälle registriert. Infizierte Tiere sind zu isolieren, Böcke können über 3–4 Jahre Ausscheider bleiben.

Für Impfungen sind sowohl *B.-abortus*- und *B.-melitensis*- (Rev 1)-Lebendimpfstoffe als auch *B.-ovis*-Vaccinen geeignet. Abortus- und Melitensis-Vaccinen dürfen natürlich nur unter Beachtung der Seuchenlage und der Bekämpfungsstrategien (serologische Überwachung) eingesetzt werden.

Die bereits unter Schaf- und Ziegenbrucellose erwähnte Richtlinie 91/68/EWG enthält auch Anforderungen hinsichtlich der Freiheit von Zucht- und Aufzuchtböcken von *B. ovis*.

### 5.4.2.10 Hundebrucellose

■ Ätiologie und Epidemiologie

*Brucella canis* wurde als Erreger der Hundebrucellose 1966 in den USA nachgewiesen, er ist auf mehreren Kontinenten einschließlich Europas verbreitet. Ursprünglich wurden diese Bakterien als Biovar 5 von *B. suis* beschrieben.

Die Infektion erfolgte genital und oral, latent infizierte Tiere sind für die Verbreitung verantwortlich.

■ Pathogenese und Klinik

Innerhalb von 2–4 Wochen nach der Infektion entwickelt sich eine Bakteriämie, die aber nicht regelmäßig mit Fieber einhergeht und länger als 1 Jahr andauern kann. Klinische Symptome sind v. a. Aborte im letzten Drittel der Trächtigkeit, Geburten lebensschwacher Welpen, Orchitis und Epididymitis bis zur Infertilität sowie Lymphadenitiden. In vielen Fällen bleiben die Infektionen klinisch inapparent. Die Prognose ist für das Überleben des infizierten Tiers günstig, Hündinnen können aber bis zu 3-mal hintereinander abortieren.

■ Diagnostik und Bekämpfung

Für die kulturelle Untersuchung kommen neben Feten und Eihautteilen v. a. Citratblut, Harn und Vaginalabstriche infrage. *B. canis* entwickelt nach mehrtägiger Bebrütung Kolonien in R-Form, bei Passagierung prägt sich ein schleimiger Charakter aus. Auffällig ist die innerhalb von 30 Minuten eintretende Harnstoffspaltung. Serologische Untersuchungen erfordern spezifische Antigene. SLA, indirekter IFT, IDT und KBR werden genutzt, zur Einschränkung unspezifischer Reaktionen wird die Behandlung der Serumprobe mit 2-Mercaptoethanol empfohlen. Als Schnelltest ist die OBSA von Blutproben geeignet. Dafür kann aufgrund der Antigengemeinschaft auch mit Bengalrosa gefärbtes *B.-ovis*-Antigen verwendet werden.

Trotz guter In-vitro-Empfindlichkeit gegenüber Tetracyclinen, Gentamicin, Enrofloxacin, Penicillinen, Streptomycin, Chloramphenicol und anderen Antibiotika verlaufen Therapieversuche oft wenig erfolgreich. Eine Immunprophylaxe ist nicht bekannt. Schwerpunkt der Verhütung und Bekämpfung sind daher veterinärhygienische Maßnahmen. Sie schließen den Schutz vor der Einschleppung des Erregers durch bakteriologische Untersuchungen von Blut und Harn sowie serologische Kontrollen, die Isolierung verdächtiger Tiere, diagnostische Abklärungen bei klinischem Verdacht sowie Reinigung und Desinfektion bei Aborten ein.

### 5.4.2.11 Brucellosen als Zoonosen

> ! Mit Ausnahme von *B. ovis* und *B. neotomae* sind alle Brucellen Erreger von Zoonosen.
> Für die Infektion kommen 2 sehr unterschiedliche Wege in Betracht. 1. sind das Kontaktinfektionen, durch die in erster Linie Tierärzte, in der Tierhaltung, bei der Schlachtung und Verarbeitung beschäftigte Personen sowie Laborpersonal gefährdet sind. Aufgrund der Seuchenlage hat dieser Infektionsweg in Deutschland seit Jahren keine Bedeutung mehr. Als 2. Infektionsweg ist die orale Aufnahme der Brucellen über Lebensmittel bedeutsam.

Rohmilch und daraus hergestellte Produkte stellen die größte Gefahr dar. Infolge der geringeren Erregerkonzentration beinhaltet Fleisch weniger Risiken als Milch. Direkte Übertragungen von Mensch zu Mensch sind äußerst selten. In Deutschland sind Brucellosen des Menschen seit vielen Jahren seltene Erkrankungen, unter denen im Ausland erworbene Lebensmittelinfektionen mit *B. melitensis* den größten Anteil haben. Von 1990–1995 wurden 142 Erkrankungen und 5 Todesfälle amtlich erfasst. In Ländern des Mittelmeergebiets, des Mittleren Ostens, Westasiens sowie Teilen Afrikas und Lateinamerikas ist ein Ansteigen der Brucelloseinzidenz bei Menschen zu verzeichnen, das die WHO zur Erarbeitung von Bekämpfungsleitlinien veranlasst hat.

Die Inkubationszeit beträgt beim Menschen 1–3 Wochen, danach werden wenig charakteristische fieberhafte

Allgemeinstörungen beobachtet. Infektionen mit *B. melitensis* und *B. suis* verursachen einen wellenförmigen (undulierenden) Fieberverlauf aus Fieberperioden und fieberfreien Intervallen sowie zusätzlich abendlichen Fieberzacken. Schwellungen von Leber, Milz und Lymphknoten treten regelmäßig auf. Bei Frauen kann es auch zu Fehlgeburten kommen. Wegen des uncharakteristischen Krankheitsbilds kommt der Anamnese (Tierkontakte, Auslandsreisen) eine große Bedeutung zu. Eine Therapie ist mit Tetracyclinen, Streptomycin, Co-Trimoxazol, Doxycyclin und Rifampicin möglich.

*B. canis* ist zwar pathogen für Menschen, die Virulenz scheint aber nur gering zu sein. Nachgewiesene Erkrankungen verliefen ausnahmslos mild, selbst bei exponierten Personen werden nicht regelmäßig Antikörper festgestellt.

### 5.4.2.12. Weitere *Brucella*-Spezies

Aus Meeressäugetieren wurden verschiedentlich Brucellen angezüchtet und z.B. als *B. cetaceae* und *B. pinnipediae* bezeichnet. Ihr pathogenes Potenzial bedarf weiterer Untersuchung.

## 5.4.3 Bordetella

### 5.4.3.1 Gattungsmerkmale

Zur Gattung *Bordetella* gehören gramnegative, kokkoide, pleomorphe Stäbchenbakterien von 0,2–0,5 × 0,2–2,0 µm. Sie sind strikte Aerobier, bilden Oxidase und Katalase, entfalten aber keinerlei fermentative Stoffwechselaktivität. Alle Bordetellen parasitieren im Respirationstrakt und verfügen außerhalb des Wirtsorganismus nur über eine geringe Tenazität.

Während die unbeweglichen Spezies *Bordetella pertussis* und *Bordetella parapertussis* als Erreger des Keuchhustens bzw. ähnlicher respiratorischer Infektionen streng an den Menschen adaptiert sind, kommt den beweglichen Vetretern *Bordetella bronchiseptica*, *Bordetella avium* und *Bordetella hinzii* veterinärmedizinische Bedeutung zu. Bei Menschen wird *B. bronchiseptica* nur in seltenen Fällen bei Atemwegserkrankungen nachgewiesen, von Tieren ausgehende Infektionen sind dabei nicht prinzipiell auszuschließen.

Es werden O- und K-Antigene unterschieden, von denen einige gattungsspezifisch, andere artspezifisch sind. Als Virulenzfaktoren kommen Endotoxine, verschiedene Exotoxine, darunter das spezifische Pertussistoxin, eine Adenylatcyclase, Fimbrien sowie adhäsive OMP wie z. B. Pertactin infrage.

### 5.4.3.2 Bordetella bronchiseptica

Die wichtigsten Virulenzfaktoren sind die Fähigkeit zur Adhäsion an das Flimmerepithel im oberen Respirationstrakt mittels Fimbrien und OMP, ein Exotoxin, Endotoxin und eine Adenylatcyclase. Das Exotoxin besitzt dermonekrotisierende, lienotoxische und letale Wirkungen und kommt auch bei *B. pertussis* und *B. parapertussis* vor, ist jedoch nicht mit dem Pertussistoxin identisch.

*B.-bronchiseptica*-Kolonien unterliegen der S-R-Modulation, die sich in 4 Phasen äußert. Als Phase I werden in S-Form wachsende hämolysierende Kolonien stark bekapselter Keime bezeichnet, die sich durch die höchste Virulenz auszeichnen. Phase II ist eine Übergangsform zur unbekapselten Phase III, die Phase IV repräsentiert Kolonien in ausgeprägter R-Form.

■ Infektionen bei Schweinen

> Die Pathogenität von *B. bronchiseptica* für das Schwein ist unbestritten und durch experimentelle Infektionen belegt. Inwieweit dieser Erreger im Respirationstrakt eine primäre Rolle spielen kann bzw. wie stark er auf infektiöse und/ oder nichtinfektiöse Hilfsfaktoren angewiesen ist, wird noch kontrovers diskutiert.

Hohe Tierkonzentrationen auf engem Raum begünstigen die aerogene Ausbreitung von *B. bronchiseptica* im Schweinebestand. Saugferkel stecken sich schon in den ersten Lebenstagen an. Vorwiegend im Alter bis zu 4 Wochen treten Bronchopneumonien auf, die zum Komplex der MIRD (mycoplasma induced respiratory disease) zu zählen sind. Auch an der Entstehung der Rhinitis atrophicans kann diese Bakterienart mitwirken, wenn auch die primäre Bedeutung toxinbildender Pasteurellen unbestritten ist. Bordetellen haben wahrscheinlich eine Wegbereiterfunktion für Pasteurellen, sie können leichtere Formen dieser Erkrankung aber auch allein auslösen. Bei Nachweis toxinbildender Pasteurellen wird zur besseren Unterscheidung von progressiver atrophischer Rhinitis gesprochen.

Im Bedarfsfall kann eine Chemotherapie nach Antibiogramm erfolgen, größere Resistenzprobleme sind noch nicht bekannt. Sehr wichtig ist die Optimierung von Stallklima und Haltungsbedingungen. Für Muttertierimpfungen stehen Pasteurellen-Bordetellen-Kombinationsvaccinen zur Verfügung, in den USA wird auch ein *B.-bronchiseptica*-Lebendimpfstoff bei Saugferkeln intranasal eingesetzt. Ein OMP von 68 kDa wurde als wesentlicher protektiver Faktor isoliert.

■ Infektionen bei anderen Tierarten

In der Veterinärmedizin wurde *B. bronchiseptica* zuerst beim **Hund** isoliert und zunächst für den Erreger der Staupe gehalten. Eine Beteiligung am polyfaktoriell bedingten Zwingerhusten ist gesichert. Inaktivierte *B.-bronchiseptica*-Zellen sind daher auch in Kombinationsvaccinen gegen Zwingerhusten (zusammen mit Parainfluenza-2-Viren) enthalten. Zur intransalen Anwendung bei Tieren ab 2 Wochen steht auch ein Lebendimpfstoff zur Verfügung, der nicht an trächtigen Hündinnen appliziert werden darf.

*B. bronchiseptica* verursacht ferner schwere Infektionen bei Kaninchen, Meerschweinchen und Ratten,

Infektionen bei **Katzen** wurden erst in den letzten Jahren intensiver bearbeitet. Bei Welpen kommt es neben respiratorischen Symptomen zu Fieber und letalen Bronchopneumonien, bei erwachsenen Tieren ist dieser Erreger am Katzenschnupfenkomplex beteiligt. Ein Lebendimpfstoff kann ab dem Alter von einem Monat intranasal verabreicht werden. Nachweise bei Pferden machen die Einbeziehung dieses Erregers in die Differenzialdiagnose respiratorischer Infektionen sinnvoll. Auch bei Vögeln wurden Bakterien dieser Art isoliert, sie sind von *B. avium* zu differenzieren.

Eine wechselseitige Infektion verschiedener Tierarten ist nicht auszuschließen, tierartspezifische Virulenzunterschiede bedürfen noch einer genaueren Untersuchung.

■ Bakteriologische Diagnostik

Als Nährmedien sind Schaf- und Pferdeblut-, Gassner-, McConkey-Agar und der speziell für *B. pertussis* entwickelte Bordet-Gengou-Agar geeignet. Als Hemmstoffe können Nitrofurantoin und Penicillin oder auch Cephalexin zugesetzt werden. Nach aerober Bebrütung bei 37 °C werden die Platten bereits nach 24 Stunden erstmals beurteilt.

Auf Pferdeblutagar tritt Hämolyse ein, Beweglichkeit, Harnstoffspaltung und fehlende Kohlenhydratverwertung sind weitere diagnostische Kriterien. Toxinnachweise erfolgen in Tierversuchen und in der Zellkultur und sind Spezialeinrichtungen vorbehalten.

Bei der Untersuchung von Material aus dem Atmungsapparat ist das sehr häufige Vorkommen von Mischinfektionen zu beachten.

### 5.4.3.3 Bordetella avium und B. hinzii

Zuerst bei Puten, später auch bei Hühnern, wurden hochkontagiöse Infektionen durch ein Bakterium beschrieben, das *B. bronchiseptica* ähnelt, von dieser Art aber als *Bordetella avium* abgegrenzt wurde.

Besonders empfänglich sind Putenküken, es dominieren Symptome der Rhinitis, Konjunktivitis und Bronchopneumonie. Dieser Erreger, der früher auch als *Alcaligenes faecalis* bezeichnet wurde, kann auch bei Enten, Gänsen und anderen Vogelarten isoliert werden. Offensichtlich besitzt er für Vögel eine größere Virulenz als *B. bronchiseptica*. Die Erkrankung ist klinisch nicht von der Putenrhinotracheitis (Pneumovirus) zu unterscheiden. *B. avium* ist von *B. bronchispetica* v. a. durch fehlende Harnstoffspaltung, Nitratreduktion und die langsamere Oxidasereaktion abzugrenzen. Orale Behandlungen können mit Tetracyclinen und Sulfonamiden vorgenommen werden.

Vor wenigen Jahren wurde die ebenfalls beim Geflügel vorkommende apathogene Art *Bordetella hinzii* von *B. avium* differenziert.

## 5.4.4 Moraxella und Neisseria

### 5.4.4.1 Gattungsmerkmale

Die nach phänotypischen Merkmalen vorgenommene Zusammenfassung der gramnegativen, kokken- bis stäbchenförmigen, unbeweglichen und biochemisch inaktiven Bakterien der Gattungen *Moraxella* und *Neisseria* in der Familie *Neisseriaceae* hatte unter Berücksichtigung phylogenetischer Verhältnisse keinen Bestand, beide Gattungen sind verschiedenen Klassen der *Proteobacteria* zugehörig.

Die Gattung *Neisseria* beinhaltet für die Humanmedizin sehr wichtige Vertreter wie *Neisseria gonorrhoeae* (Gonorrhö) und *Neisseria meningitidis* (Meningitis epidemica). Die Gattungen *Klingella* und *Acinetobacter* sind v. a. hinsichtlich der Abgrenzung von Neisserien und Moraxellen interessant.

Nennenswerte veterinärmedizinische Bedeutung besitzt lediglich die Gattung *Moraxella* mit ihren beiden Untergattungen *Moraxella* (*Moraxella*) und *Moraxella* (*Branhamella*) innerhalb der Familie *Moraxellaceae*.

Bakterien der sog. Gruppe EF-4 sind noch nicht näher klassifiziert, haben aber durchaus Bedeutung für Tiere.

### 5.4.4.2 Infektiöse bovine Keratokonjunktivitis
(Weidekeratitis, pink eye)

■ Ätiologie und Epidemiologie

Der Erreger *Moraxella* (*Moraxella*) *bovis* gehört zur Untergattung *Moraxella* (*Moraxella*), deren Angehörige im Unterschied zur kokkenförmigen Untergattung *Moraxella* (*Branhamella*) als kurze Stäbchenbakterien charakterisiert sind. Die Stäbchen sind 0,5–1,0 μm breit und 1–2 μm lang und häufig paarweise oder in kurzen Ketten gelagert. *M.* (*M.*) *bovis* kommt auf den Konjunktiven und den Schleimhäuten des oberen Respirationstrakts des Rinds vor. Bei kleinen Wiederkäuern, Pferden und anderen Tierarten sind gleiche oder ähnliche Moraxellen nachzuweisen, die keine vergleichbare Bedeutung erlangen wie beim Rind. Virulenzfaktoren sind Fimbrien, Hämolysine und Kapselstrukturen.

Mykoplasmen, Chlamydien und evtl. auch Viren können als Wegbereiter für *M.* (*M.*) *bovis* wirken, starke Einwirkungen von UV-Strahlen, Staub und Fliegenbefall begünstigen die Manifestation dieser Erkrankung und beeinflussen ihren Schweregrad.

■ Klinik

Für die Infektiöse Keratokonjunktivitis des Rinds sind alle Altersgruppen empfänglich, am häufigsten tritt sie allerdings bei Kälbern und Jungrindern auf. Bevorzugt entwickelt sich das Krankheitsbild auf der Weide, in konzentrierten Rinderbeständen wird es aber auch ganzjährig im Stall beobachtet.

Vermehrter Tränenfluss, katarrhalische Konjunktivitis mit Lichtscheue und Blepharospasmus sind die ersten

Symptome. Anschließend prägen sich Kornealäsionen aus, die mit Keratitis und Hornhautödem beginnen und bis zur purulenten Keratokonjunktivitis mit Ulzeration und Perforation der Hornhaut führen. Sekundärinfektionen führen im schlimmsten Fall zur eitrigen Panophthalmie. Infolge starker Vaskularisierung umgibt manchmal ein rötlicher Ring die getrübte Kornea (pink eye). In den meisten Fällen tritt Selbstheilung ein, obwohl die Keratokonjunktivitis auch bis zur Erblindung führen kann.

■ Bakteriologische Diagnose

Zur Probenentnahme aus dem Konjunktivalsack werden Wattetupfer oder Glasstäbe benutzt, mit denen möglichst an Ort und Stelle Ausstriche auf Blutagar vorzunehmen sind. Nach 24 stündiger aerober Bebrütung sind zunächst sehr kleine, in den Nährboden leicht eindringende Kolonien sichtbar, die nach 2–3 Tagen bis etwa 3 mm Durchmesser erreichen. Kolonien fimbrienloser und damit weniger virulenter Moraxellen sind deutlich größer, sie werden oft als S-förmig beschrieben, was nicht zu Missverständnissen hinsichtlich der Virulenz verleiten sollte. Es treten hämolysierende und anhämolysierende Stämme auf, wobei die Hämolyse mit der Virulenz in Verbindung gebracht wird. Die Oxidasereaktion fällt positiv aus, Kohlenhydrate werden nicht fermentiert.

■ Therapie und Prophylaxe

M. (M.) bovis ist empfindlich für Penicillin, Tetracycline, Streptomycin und Sulfonamide. Antiinfektiva werden lokal am Auge angewendet und parenteral injiziert, die Injektion ins Augenlid ist besonders effektiv. Erkrankte Tiere müssen vor Staub, starkem Sonnenlicht und Fliegen geschützt werden. Neben allgemeinen Bemühungen zur Verbesserung der hygienischen Verhältnisse wirkt sich besonders die Fliegenbekämpfung positiv aus. Bestandsspezifische inaktivierte Vaccinen aus gut fimbrierten Kulturen hämolysierender Kolonien haben sich in der Praxis bewährt.

### 5.4.4.3 Weitere *Moraxella*-Spezies

Aus Untersuchungsmaterial von Tiere wurde eine Reihe weiterer Moraxellen isoliert, deren Bedeutung als Krankheitserreger längst nicht so gut definiert ist wie die von *M. (M.) bovis*. Es handelt sich beispielsweise um *Moraxella canis, Moraxella caprae, Moraxella (Branhamella) caviae, Moraxella (Branhamella) ovis, Moraxella equi, Moraxella boevrei* und *Moraxella (Branhamella) cuniculi.*

### 5.4.5 EF-4-Bakterien

Bakterien dieser Gruppe wurden erstmals 1972 aus pneumonisch veränderten Lungen von Katzen isoliert und als Centers-for-disease-control (CDC)-Gruppe EF-4 (eugonic fermenter) bezeichnet. Trotz einiger Ähnlichkeiten mit den Pasteurellen werden sie derzeit in die Familie Neisseriaceae eingeordnet. EF-4-Bakterien sind gramnegative kokkoide Stäbchen, die den Nasopharynx von Hunden und Katzen besiedeln. Beim Menschen treten sie nach Biss- und Kratzverletzungen als Infektionserreger auf. Aber auch bei Tieren ist zumindest unter der Einwirkung zusätzlicher Belastungsfaktoren eine pathogene Wirkung zu erwarten. Anzüchtungen sind aus Pneumonielungen von Katzen, lokalen Eiterungsprozessen im Kopfbereich von Hunden und Katzen sowie Organen eines an Septikämie verendeten Dachses erfolgt.

Die Kultivierung wird auf Blutagar unter aeroben bzw. mikroaerophilen Bedingungen möglich, durch den Zusatz von Trimethoprim werden Pasteurellen gehemmt. Oxidase- und Katalasereaktionen fallen positiv aus, die Biovaren EF-4a und EF-4b unterscheiden sich hinsichtlich der Argininhydrolyse.

### 5.4.6 *Francisella*

#### 5.4.6.1 Gattungsmerkmale

Die Gattung umfasst 3 Spezies: *Francisella tularensis, Francisella philomiragia* und *Francisella novicida*. Medizinische Bedeutung hat nur *F. tularensis*, die pleomorphen Stäbchenbakterien sind unbeweglich und benötigen Cystin oder Cystein zum Wachstum. Gegenüber Kälte, Feuchtigkeit und Alkalien besteht hohe Widerstandsfähigkeit.

*F. tularensis* wurde kurz vor dem 1. Weltkrieg in den USA als Erreger einer pestähnlichen Erkrankung bei Nagetieren entdeckt, die nach dem County Tulare in Kalifornien als Tularämie bezeichnet wurde.

#### 5.4.6.2 Tularämie

Meldepflicht

■ Ätiologie

*F. tularensis* kommt in 3 Subspezies (*tularensis, holarctica, mediasiatica*) ausschließlich auf der Nordhalbkugel vor. Die auf Nordamerika beschränkte Subspezies *tularensis* (ehemals *nearctica* oder Typ A) besitzt die höchste Virulenz.

■ Epidemiologie

Tularämie ist eine Naturherdinfektion, der Erreger wurde bisher bei mindestens 125 Wirbeltierarten und 100 Wirbellosen nachgewiesen. Die größte Bedeutung kommt verschiedenen Hasenarten und Vertretern der Familie Wühlmäuse (*Microtini*) zu, unter denen verlustreiche Seuchenzüge auftreten. Auch der Biber muss zu den wichtigen Reservoirwirten gezählt werden. Arthropoden, besonders Zecken, beherbergen *F. tularensis* über Monate. Zecken sind Reservoirwirte, in denen sich die Erreger vermehren und auch transovariell weitergegeben werden. Ein für Europa bedeutsamer Seuchenzug nahm 1926–1928 in Westsibirien und im Süden des europäischen Russlands seinen Ausgang. Im Zug der westwärts gerichteten Ausbreitung wurde 1946 Frankreich erreicht. Bis etwa 1960 kam die Verbreitung zum Stillstand, es sind jedoch noch Naturherde vorhanden, in Österreich beispielsweise im Burgenland und dem nordöstlichen Niederösterreich.

### ■ Tularämie bei Haus- und Wildtieren

Erkrankungen von Haustieren an Tularämie sind in Mitteleuropa Ausnahmeerscheinungen, am häufigsten wurden Infektionen bei Schafen beschrieben. Prinzipiell sind alle Tierarten empfänglich, es entwickeln sich fieberhafte Allgemeinerkrankungen mit uncharakteristischen Symptomen.

Epidemiologisch wichtige Hinweise auf Tularämiegeschehen sind Massensterben unter Feldmäusen oder anderen Nagern (Hamster) sowie Verluste bei Feldhasen. Für die Erhebung des Verdachts ist bei Feldhasen und Haustieren das pseudotuberkuloseähnliche Sektionsbild wichtig.

### ■ Tularämie des Menschen

Zur Infektion des Menschen kommt es durch direkten Kontakt mit infizierten Tieren, z. B. beim Abhäuten von erlegten Feldhasen, orale Aufnahme, Übertragung durch Arthropoden und auch durch Inhalation erregerhaltiger Stäube und Aerosole. Die erforderliche Infektionsdosis ist niedrig, teilweise werden nur 10 Keime angegeben. Die Infektionsmöglichkeiten auf Auslandsreisen sind zu beachten. Da das Krankheitsbild grippeähnliche Züge aufweist, sind Hinweise auf Tierkontakte wichtig. Äußere Tularämieformen entstehen nach Kontaktinfektionen, es bildet sich ein Primärkomplex aus. Glanduläre, ulzeroglanduläre und okuloglanduläre Verläufe werden unterschieden. Innere Tularämieformen entwickeln sich nach oraler oder aerogener Erregeraufnahme.

### ■ Diagnostik und Bekämpfung

Die Anzüchtung von *F. tularensis* setzt Spezialnährmedien wie den Cystin-Herz-Agar mit Zusatz von Blut, Penicillin und Polymyxin B, den Blut-Glucose-Cystin Agar nach Francis oder den koagulierten Eidotternährboden nach McCoy und Chapin voraus. Es erfolgt eine aerobe Bebrütung über 3–5 Tage. Zur Erhöhung der Nachweissicherheit wurde früher die Vorschaltung eines Tierversuchs mit Meerschweinchen oder Mäusen empfohlen, wegen der Gefahr von Laborinfektionen sollte aber darauf verzichtet werden. Zur Identifizierung der Bakterien wird die Objektträgeragglutination mit spezifischem Serum verwendet. Mittels IFT ist ein direkter Erregernachweis im Untersuchungsmaterial möglich. Serologische Reaktionen werden mit SLA, KBR und HA durchgeführt, Agglutinationsverfahren bieten sich z. B. zum Antikörpernachweis im Herzblut sezierter Tiere an. Kreuzreaktionen mit Brucellen sind zu beachten. Intrakutantests mit Tularin wurden zur In-vivo-Diagnostik herangezogen. Die Gefahr von Laborinfektionen ist bei allen Arbeiten zu berücksichtigen.

> ! *F. tularensis* ssp. *tularensis* wurde in die Risikogruppe 3 eingeordnet.

Tularämie ist eine **meldepflichtige Tierkrankheit**, für Deutschland liegen nur sehr vereinzelte Meldungen aus neuerer Zeit vor.

*F. tularensis* ist für Streptomycin, Tetracycline und Chloramphenicol empfindlich. Innerhalb der Subspezies *holarctica* werden erythromycinsensitive und -resistente Biovaren unterschieden. Entscheidende Voraussetzungen für die Bekämpfung sind die Ermittlung bzw. Überwachung der Naturherde und die Berücksichtigung der Tularämie in der Diagnostik. Für Menschen wurden auch Impfstoffe entwickelt, für deren Einsatz in Europa aber keine Notwendigkeit besteht.

### 5.4.7 Legionella

1976 brach während des Treffens einer amerikanischen Veteranenorganisation in einem Hotel in Philadelphia eine bis dahin unbekannte fieberhafte Atemwegserkrankung aus, die eine größere Zahl von Todesopfern forderte. Im folgenden Jahr gelang es, aus dem Lungengewebe Verstorbener eine neue Bakterienart zu isolieren, die als *Legionella pneumophila* bezeichnet wurde. Inzwischen sind mehr als 30 Legionellenarten bekannt, die über 50 Serogruppen repräsentieren und eine eigene Familie *Legionellaceae* bilden. Legionellen sind 0,3–0,8 × 3,0–4,0 µm große, gramnegative, bis auf Ausnahmen begeißelte Stäbchenbakterien. Sie wachsen unter aeroben Bedingungen und sind biochemisch ziemlich inaktiv. Für die Virulenz ist der intrazelluläre Parasitismus neben Exotoxinen und Enzymen verantwortlich.

Legionellen kommen im Wasser und auch feuchtem Boden vor, wo sie sich intrazellulär in Protozoen vermehren. Die Infektion des Menschen findet über erregerhaltige Aerosole statt. Die Kontamination des Wassers in Klima- und Wasserversorgungsanlagen hat große epidemiologische Bedeutung. Die Erreger haben ein Temperaturoptimum von 35–45 °C, erst bei Temperaturen ab 60 °C sterben sie in wenigen Minuten ab. Insgesamt ist ein Temperaturbereich von 20–60 °C für Legionellen im Wasser epidemiologisch relevant. Übertragungen von Mensch zu Mensch sind nicht bekannt.

Erkrankungen treten in allen Altersgruppen auf, besonders häufig jedoch bei über 50-jährigen Patienten mit zusätzlichen Risikofaktoren. Die Legionärskrankheit oder *Legionella*-Pneumonie ist eine schwere, fieberhaft verlaufende Pneumonie. Sie tritt in Abhängigkeit von der aerogenen Infektion über kontaminiertes Wasser vorwiegend sporadisch auf, epidemische Verläufe sind selten. Eine wesentlich milder verlaufende Form wird als Pontiac-Fieber bezeichnet, hierbei handelt es sich um eine Allgemeininfektion mit günstiger Prognose ohne Pneumonie. Therapeutisch werden Erythromycin, Rifampicin und Fluorchinolone eingesetzt.

Die Kultivierung der Legionellen erfordert Spezialnährmedien wie den Aktivkohle-Hefeextrakt-Agar (BCYE-α-Agar) nach Edelstein. Dazu kommen fluoreszenzmikroskopische Methoden des Erregernachweises, der serologische Antigennachweis im Urin sowie Gensondentechniken und die PCR als diagnostische Verfahren. Antikörpernachweise werden bei Menschen z. B. mittels ELISA oder IFT geführt.

*L. pneumophila* wurde vereinzelt in Kälberlungen nachgewiesen, darüber hinaus existieren Antikörpernachweise bei Haus- und Wildwiederkäuern und Pferden. Bisher fehlen allerdings Beweise für eine Bedeutung dieser Bakterienfamilie als Krankheitserreger bei Tieren.

### 5.4.8 *Bartonella*

#### 5.4.8.1 Gattungsmerkmale

Das Genus *Bartonella* wurde um die früheren Gattungen *Rochalimaea* und *Grahamella* ergänzt.

> ! Die Familie Bartonellaceae ist lange Zeit zu den Rickettsien gerechnet worden, unter denen sie aber wegen der Vermehrungsfähigkeit auf zellfreien Nährböden immer eine Sonderstellung eingenommen hat.

Phylogenetisch zählen die Bartonellen zur Klasse *Proteobacteria*. Es sind Parasiten der Erythrocyten bei Menschen und Wirbeltieren, bei einigen Arten agieren Arthropoden als Vektoren. Wichtigster Vertreter dieser Gattung sind *Bartonella quintana* (Synonym *Rochalimaea quintana*) der Erreger des Fünftagefiebers, Wolhyn'schen-Fiebers oder trench fever des Menschen und *B. henselae*, der Erreger der Katzenkratzkrankheit. Die Bedeutung der ebenfalls aus Katzen isolierten Spezies *Bartonella clarridgeiae* bedarf noch der endgültigen Klärung.

#### 5.4.8.2 Katzenkratzkrankheit

■ Ätiologie und Epidemiologie

Das klinische Bild der Katzenkratzkrankheit (cat scratch disease, CSD) wurde bei Menschen zwar schon 1931 erstmals diagnostiziert, die Ätiologie konnte aber erst in den letzten Jahren aufgeklärt werden. *Bartonella henselae* (Synonym *Rochalimaea henselae*) persistiert im Blut gesunder Katzen, die Nachweisraten können regional sehr unterschiedlich sein. In den USA wurden bisher die meisten Untersuchungen durchgeführt, es liegen aber auch Nachweise aus Deutschland und Österreich vor. Von Katze zu Katze wird *B. henselae* durch direkten Kontakt oder auch Flöhe übertragen, für die Infektion des Menschen dürften durch Katzen verursachte Bisse und Kratzwunden die größte Rolle spielen. Erkrankungen von Katzen sind nicht bekannt. Der Erreger ließ sich auch bei Löwen und Geparden in Afrika nachweisen, ist also keineswegs auf Hauskatzen beschränkt.

■ Klinik beim Menschen

Vorherrschende klinische Symptome sind regionale Lymphadenitiden, die häufig einseitig im Bereich von Nacken, Achselhöhle oder Leistengegend auftreten. Dazu kommen Fieber und Allgemeinstörungen. Die Krankheit verläuft bei Patienten mit normaler Abwehrlage mild mit der Tendenz zur Selbstheilung. Für immunsupprimierte Menschen stellt die Infektion mit *B. henselae* ein wesentlich größeres Problem dar, bei ihnen entwickeln sich die bazilläre Angiomatose und die Peliosis hepatis. HIV-Infizierte sind besonders gefährdet. Anamnestisch ist daher bei verdächtigen Krankheitserscheinungen Katzenkontakte zu berücksichtigen.

■ Bakteriologische Diagnose

*B. henselae* wird aus Blut von Katzen in Hirn-Herz-Bouillon und auf Hirn-Herz-Agar mit Kaninchenblut oder Kochblutagar (Schafblut) unter mikroaerophilen Bedingungen angezüchtet. Als Bebrütungszeit sind 7–21 Tage vorzusehen. Die gramnegativen Stäbchen sind oxidasenegativ, Kohlenhydrate werden nicht verwertet. Mittels konventioneller Methoden ist die Abgrenzung von anderen *Bartonella*-Arten nicht möglich, zur Speziesidentifizierung sind Methoden wie die Analyse der Gesamtzellfettsäuremuster, die Sequenzierung der 16S-rRNA-Gene und DNA-Sondentechniken erforderlich. Antikörpernachweise werden bei Katzen mittels indirektem IFT vorgenommen, das erforderliche Antigenmaterial lässt sich auch in Vero-Zellkulturen züchten.

■ Bekämpfung

Wichtig ist die Berücksichtigung des Katzenkontakts bei anamnestischen Erhebungen. Auf die Einhaltung hygienischer Grundsätze beim Umgang mit Katzen sollte Wert gelegt werden, das betrifft ganz besonders Personen mit geschwächtem Immunsystem.

Zur Unterdrückung einer bestehenden *B.-henselae*-Bakteriämie bei Katzen sind Behandlungen mit Antiinfektiva denkbar. Mit antimikrobieller Therapie wurden unterschiedliche Ergebnisse erzielt, Tetracycline, Amoxycyclin, Erythromycin und v. a. Enrofloxacin erzielten dabei gewisse positive Wirkungen. Es sind allerdings sehr lange Behandlungszeiten von 4–6 Wochen erforderlich.

#### 5.4.8.3 Weitere *Bartonella*-Spezies

In den letzten Jahren sind bei Tieren mehrere *Bartonella*-Spezies beschrieben worden, deren pathogenetische und zoonotische Bedeutung zum Teil weiter geklärt werden muss. Dazu gehören *B. clarridgeiae* bei Katzen und *B. schoenbuchii* aus dem Blut von Rothirschen. *B. vinsonii* ssp. *berkhoffii* wird als pathogen für Hunde betrachtet und bei Endokarditis, granulomatöser Rhinitis und Lymphadenitis nachgewiesen.

### 5.4.9 *Riemerella* und *Ornithobacterium*

#### 5.4.9.1 Gattungsmerkmale

Die einzige Spezies der Gattung *Riemerella*, *Riemerella anatipestifer*, ist in der Vergangenheit unter den verschiedensten Namen bekannt geworden, die Ausdruck einer lange andauernden Unsicherheit hinsichtlich der taxonomischen Zuordnung sind. Am bekanntesten sind die Speziesbezeichnungen *Moraxella anatipestifer*, *Moraxella septicaemiae* und *Pasteurella anatipestifer*. Trotz dieser früheren Bezeichnungen ist die Gattung *Riemerella* weder mit Pasteurellen noch Moraxellen phylogenetisch enger verwandt, sie wird wie das Genus *Ornithobacterium* zur Klasse „*Flavobacteria*" des Stammes *Bacteroidetes* gezählt. *Ornithobacterium rhinotracheale* wurde 1994 beschrieben.

### 5.4.9.2 Infektiöse Serositis der Enten *Riemerella-anatipestifer*-Infektion

■ Ätiologie und Epidemiologie

*R. anatipestifer* ist ein kurzes, schlankes Stäbchenbakterium von 0,3–0,5 × 1,0–2,5 µm, das einzeln, in Paaren oder kurzen Ketten vorkommt und eine Kapsel ausbildet (**Abb. 5.10**). Mittels Agglutinations- und Präzipitationsreaktionen werden etwa 20 Serovaren beschrieben, es existieren allerdings verschiedene Typisierungssysteme, deren Ergebnisse nicht immer vergleichbar sind.

Hauptwirte sind Enten, wo *R. anatipestifer* zu den wichtigsten bakteriellen Krankheitserregern zählt. Daneben lassen sich Infektionen bei anderen Wasservögeln, Hühnern, Rebhühnern, Fasanen und v. a. Puten nachweisen. Für Tauben und Säugetiere ist dieses Bakterium apathogen.

Ein als *R. anatipestifer* like Taxon 1502 isolierter Erreger wurde als neue Art *Coenonia anatina* beschrieben.

■ Klinik und Pathologie

> Die Infektiöse Serositis oder exsudative Septikämie tritt bei Enten ab einem Alter von 2 Wochen auf, in Großbeständen ist sie oft die ab 3. Lebenswoche am häufigsten nachgewiesene bakterielle Infektionskrankheit.

Klinische Symptome sind Lahmheiten, grünlicher Durchfall, serofibrinöse Rhinitis, Sinusitis, Konjunktivitis und zentralnervöse Störungen. Bei sehr jungen Tieren treten perakute Fälle in Erscheinung. Besonders bei Erstinfektionen ist die Letalität hoch, sie geht in chronisch verseuchten Beständen zurück. Umweltfaktoren beeinflussen die Manifestation.

Bei der Sektion dominiert das Bild der Polyserositis mit serofibrinösen Belägen auf den serösen Häuten, Perikarditis, Perihepatitis und Enteritis. Längere Krankheitsverläufe führen auch zu Meningitis, Arthritis und Eileiterentzündungen.

■ Bakteriologische Diagnostik

Für den Erfolg der Anzüchtung ist sehr frisches Untersuchungsmaterial wichtig. Blutagar mit Zusatz von Kanamycin, Gentamicin, Colistin, Neomycin und Polymyxin B eignet sich am besten, die Kulturen werden mindestens 48 h unter mikroaerophiler Atmosphäre bebrütet. Es treten nur wenige hämolysierende Stämme auf. Zur Identifizierung dienen die positive Oxidase-, Katalase-, Gelatinasereaktion, bei den meisten Stämmen sind die Ureasereaktion und die Verflüssigung von Loeffler-Serum positiv. Kohlenhydrate werden nicht fermentiert.

Differenzialdiagnostisch sind unter den bakteriellen Erregern *Pasteurella multocida*, *Escherichia coli*, Mykoplasmen, Chlamydien und *Clostridium botulinum* zu berücksichtigen.

■ Therapie und Prophylaxe

*R. anatipestifer* ist gegen viele der gebräuchlichen Antiinfektiva resistent, sodass unbedingt ein Resistenztest anzuraten ist. Empfindlichkeit ist prinzipiell gegen Penicilline, Tetracycline, Erythromycin, Ampicillin, Gyrasehemmer und Oleandomycin zu erwarten. Selbst mit in-vitro wirksamen Präparaten gelingt es in der Praxis normalerweise nicht, einen Bestand wieder erregerfrei zu bekommen. In Infektionsversuchen wurde eine initiale orale Applikation von 50 ppm Enrofloxacin, gefolgt von jeweils 25 ppm an den 4 Folgetagen über das Tränkwasser als wirksam ermittelt (Pulsmedikation am Morgen).

Inaktivierte Vaccinen wurden verschiedentlich mit guten Erfolgen erprobt, entscheidend ist dabei v. a. die Verwendung der jeweils vorherrschenden Serovaren. Ein Problem stellt das Auftreten des 1. Erkrankungsgipfels bereits in der 3. Lebenswoche dar. Entenküken müssen in solchen Beständen zwischen dem 10. und 14. Lebenstag geimpft werden, wobei nicht immer die gewünschten Ergebnisse zu erzielen sind. Eine andere Methode ist die zweimalige Immunisierung der Elterntiere, durch die der Infektionsdruck gesenkt und Erkrankungen junger Küken vorgebeugt werden kann. Da keine zugelassenen Impfstoffe zur Verfügung stehen, müssen im Bedarfsfall bestandsspezifische Vaccinen hergestellt werden.

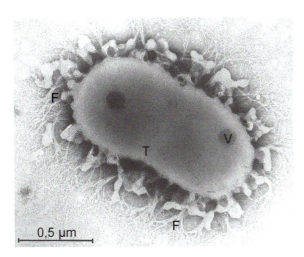

**Abb. 5.10** *Riemerella anatipestifer*. Teilung (T), Voluntingranula (V) und spezielle Fimbrien (F), Negativkontrastierung, PWS (Institut für Mikrobiologie und Tierseuchen, FU Berlin, Grund, Köhler u. Gatzmann).

### 5.4.9.3 Ornithobacterium-rhinotracheale-Infektion

■ **Ätiologie und Epidemiologie**

*Ornithobacterium rhinotracheale* ist ein gramnegatives Stäbchenbakterium von 0,2–0,9 × 1,0–3,0 μm, das eine Reihe von Gemeinsamkeiten mit *R. anatipestifer* aufweist. Es sind mehrere Serovaren beschrieben worden, die allerdings noch keinen Bezug zu Epidemiologie bzw. Virulenz erkennen lassen. Auch mittels molekularbiologischer Methoden lassen sich Stammunterschiede aufdecken. *O. rhinotracheale* ist pathogen für Puten und Hühner. Der Erreger ist nach den bisherigen Kenntnissen sehr kontagiös, dem aerogenen Infektionsweg kommt große Bedeutung zu. Zwischen einzelnen Erregerstämmen existieren deutliche Virulenzunterschiede.

■ **Klinik und Pathologie**

Infektionen mit *O. rhinotracheale* gehören zum Komplex der multifaktoriell bedingten Atemwegserkrankungen. Puten sind ab der 2. Woche empfänglich, die Mehrzahl der Erkrankungen tritt aber erst ab der 14. Woche auf. Je nach Virulenz des Stamms und zusätzlich einwirkenden Belastungsfaktoren treten Krankheitserscheinungen im weiten Bereich zwischen leichtem Schnupfen und schweren Allgemeinerkrankungen auf, Gelenksaffektionen konnten bei experimentellen Infektionen induziert werden. Todesfälle sind als Folge von Monoinfektionen selten. Beim Huhn sind besonders Broiler von Erkrankungen des unteren Respirationstraktes betroffen.

Pathologisch-anatomisch sind v. a. Lungen und Luftsäcke verändert, auf letzteren finden sich hirsekornartige fibrinös-adhäsive Beläge.

■ **Bakteriologische Diagnostik**

Da weder klinische Symptome noch pathologisch-anatomische Veränderungen charakteristisch sind, ist ein Erregernachweis anzustreben. Trachealabstriche, Lungen und Luftsäcke sind geeignete Untersuchungsmaterialien. *O. rhinotracheale* wird unter aeroben, besonders gut aber mikroaerophilen oder anaeroben Bedingungen auf bluthaltigen Nährböden angezüchtet, in der Regel ist eine 48-stündige Bebrütung erforderlich. Den Nährböden können 5–10 μg/ml Gentamicin zugesetzt werden. Eine Abgrenzung von *R. anatipestifer* erlauben u. a. die negative Katalase- und die positive β-Glucosaminidase- und β-Galactosidasereaktion von *O. rhinotracheale*. Mittels ELISA und IDT gelingt die serologische Typisierung. Zur Erfassung infizierter Vögel wurde ein ELISA entwickelt.

■ **Therapie und Prophylaxe**

Der Vergleich der Antibiotikaempfindlichkeit von Stämmen aus Haus- und Wildvögeln hat zum Nachweis erheblicher erworbener Resistenzen bei *O.-rhinotracheale*-Isolaten vom Nutzgeflügel geführt. Ein Resistenztest ist daher vor der Einleitung von Therapiemaßnahmen angezeigt. Broilerelterntiere können mit einer inaktivierten Vaccine geimpft werden.

### 5.4.10 Flavobacterium

Zur Gattung *Flavobacterium* gehören einige fischpathogene Bakterien, die früher zu den Gattungen *Cytophaga* bzw. *Flexibacter* gerechnet wurden. Die Kolonien sind gelb bis orange, teilweise rot pigmentiert.

*Flavobacterium psychrophilum* (Synonym *Flexibacter psychrophilus*, *Cytophaga psychrophila*) verursacht die Kaltwasserkrankheit der Salmoniden (bacterial cold water disease, BCWD), die bevorzugt bei Wassertemperaturen unter 12 °C auftritt. Die Übertragung erfolgt sowohl horizontal als auch vertikal. Nekrotisierende Hautentzündungen entwickeln sich vom Schwanzbereich aus, an den Körperseiten bilden sich Beulen, geschwürige Läsionen reichen bis in die Muskulatur. In vielen Fällen sind die Organe unverändert, es treten aber auch erhebliche Milzvergrößerungen auf. Ferner verursacht diese Bakterienart die rainbow trout fry disease (RTFS). Verändertes Gewebe wird mikroskopisch untersucht, wobei auf schlanke, gramnegative Stäbchen von 4–8 μm Länge zu achten ist. Die Kultivierung erfolgt strikt aerob auf Tryptose- und Blutagar, Wachstum tritt zwischen 4 und 23 °C auf, nicht aber bei 30 °C. Die üblichen Kohlenhydrate werden nicht abgebaut, die Katalasereaktion ist positiv. 0,8 % NaCl werden toleriert, 2 % dagegen nicht mehr. Sobald eine Erwärmung des Wassers eintritt, kommt das Verlustgeschehen auch ohne Behandlung zum Stillstand.

*Flavobacterium columnare* (Synonym *Flexibacter columnaris*, *Cytophaga columnaris*) tritt weltweit als Krankheitserreger bei Süßwasserfischen auf, bei Aquarienfischen wird die cotton-wool disease ausgelöst. Anzüchtungen sind unter aeroben Bedingungen bei 25–30 °C auf Trypticase-Soja-Agar (Caseinpepton-Sojamehlpepton-Agar) möglich. Tobramycin kann als Selektivsupplement zugesetzt werden.

*Flavobacterium branchiophilum* ist der Erreger der bakteriellen Kiemenkrankheit (bacterial gill disease, BGD) der Forellen.

### 5.4.11 Taylorella

#### 5.4.11.1 Gattungsmerkmale

In Großbritannien und Irland wurde 1976 mit der kontagiösen equinen Metritis (CEM) eine neue Infektionskrankheit der Pferde entdeckt, die bald darauf auch in Amerika, Australien, Asien und vielen europäischen Staaten diagnostiziert wurde. In Deutschland erfolgte die Erstbeschreibung des Erregers 1978. Der ursprünglich als *Haemophilus equigenitalis* bezeichnete Erreger wurde als *Taylorella equigenitalis* einer neu geschaffenen Gattung zugeordnet, die nicht zur Familie *Pasteurellaceae*, sondern zu den *Alcaligenaceae* gehört.

Melde-
pflicht

### 5.4.11.2 Kontagiöse equine Metritis
(contagious equine metritis – CEM)

■ Ätiologie und Epidemiologie

> *T. equigenitalis* ist ein gramnegatives, unbewegliches Bakterium, dessen morphologische Variationsbreite von kokkoiden Formen bis zu ausgeprägten Stäbchen (0,3–0,7 × 0,7–1,8 µm) reicht. Der Erreger ist serologisch einheitlich, mittels Restriktionsanalyse der chromosomalen DNA werden 5 Gruppen unterschieden.

Für Infektionen mit *T. equigenitalis* sind nur Pferde empfänglich, die Verbreitung erfolgt in erster Linie über den Deckakt. Auch durch andere Kontakte zwischen infizierten und nichtinfizierten Pferden sowie Putzzeug und tierärztliche Instrumente sind Infektionen möglich. Eine besondere Bedeutung kommt Deckhengsten zu, bei denen die Genitalschleimhaut über Monate bis Jahre besiedelt sein kann, ohne dass klinische Symptome auftreten. Die Eichelgrube ist ein bevorzugter Kolonisationsort beim Hengst, während latent infizierte Stuten den Erreger besonders im mittleren Klitorissunus über mehrere Monate beherbergen können. Nach experimentellen Infektionen waren die Keime bei Hengsten auch in Hoden und Samenblase nachzuweisen. Von latent infizierten Tieren beider Geschlechter geht somit die Infektionsgefahr beim Deckakt aus.

■ Klinik

In akuten Fällen tritt bereits 2–3 Tage nach dem Deckakt durch einen infizierten Hengst Vaginitis, Cervicitis und Endometritis mit grauem, undurchsichtigem, mucopurulentem bis serös-schleimigem Ausfluss auf. Dieser Ausfluss hält meist 1–2 Wochen an und verschwindet dann vollständig. Eine mildere Form der CEM verläuft mit irregulärem Zyklus mit verkürztem Diöstrus oder verlängerter Rosse mit geringgradigem Ausfluss. Entscheidender Schadfaktor dieser Infektionskrankheit ist die Beeinträchtigung der Fortpflanzungsleistung der Stuten. Infizierte Stuten können gesunde Fohlen zu Welt bringen. Nach den bisher verfügbaren Informationen spielt *T. equigenitalis* zumindest keine wesentliche Rolle als Aborterreger. Epidemiologisch bedeutsam ist der Umstand, dass Stuten nach Überstehen der Erkrankung über mehrere Monate Keimträger bleiben. Im Gegensatz zu Stuten zeigen sich bei Hengsten keine klinischen Veränderungen, dies konnte auch durch experimentelle Infektionen bestätigt werden.

■ Bakteriologische Diagnose

Im Mittelpunkt der Diagnostik steht der direkte Erregernachweis durch Kultivierung. Besonders geeignet ist Pferdekochblutagar, Nährböden mit unerhitztem Pferdeblut sind ebenfalls verwendbar. Die Supplementierung des Nährmediums mit 0,03 % L-Cystin stimuliert das Wachstum von *T. equigenitalis*. Zur Hemmung der Begleitflora werden beispielsweise Streptomycin und Amphotericin B zugesetzt, da ein Teil der Stämme streptomycinresistent ist, empfiehlt sich Parallelansatz auf Medien mit und ohne Streptomycinzusatz. Unter mikroaerophiler Atmosphäre wird mindestens 3 Tage bebrütet, frühestens nach 48 Stunden werden kleine Kolonien sichtbar. Es kommen verschiedene Kolonieformen vor, die als winzig, glatt und sandig beschrieben werden. Als Untersuchungsmaterial werden von Stuten Uterus-, Cervix- und Clitoristupfer entnommen, die Clitoristupfer sind das wichtigste Untersuchungsmaterial für die Untersuchung klinisch unverdächtiger Tiere. Beim Hengst sind Tupferproben vom Penisschaft, der Fossa glandis, dem Präputium, aus der Urethra, dem Vorsekret und dem Ejakulat zu untersuchen. Wegen der Empfindlichkeit der Erreger ist die Verwendung von Transportmedien (Stuart-, Amies-Medium) sinnvoll.

Die Identifizierung von *T. equigenitalis* erfolgt auf der Basis der positiven Oxidase-, Katalase- und Phosphatasereaktionen sowie der OBSA mit einem Kaninchenserum bzw. mittels monoklonaler Antikörper, der Erreger ist biochemisch sehr inaktiv.

Antikörper treten etwa 2–3 Wochen nach der Infektion auf und können mittels SLA, KBR, PHA und ELISA nachgewiesen werden. Da die Titer nur für einen Zeitraum von 2 bis höchstens 3 Wochen persistieren, sind serologische Untersuchungen zwar zur Abklärung klinischer Verdachtsfälle, nicht aber zum Auffinden latent infizierter Tiere geeignet. Cytologische Untersuchungen erbringen zwar keine für die Infektion mit *T. equigenitalis* charakteristischen Befunde, die Ermittlung eines für bakterielle Infektionen typischen Zellbildes kann aber Hinweise zur Sicherung der Diagnose liefern.

**Differenzialdiagnostisch** sind v. a. Infektionen mit Streptokokken (*Streptococcus zooepidemicus*) und Klebsiellen, aber auch Pseudomonaden und anderen Bakterien abzugrenzen. Arteritis und Herpesvirusinfektionen (EHV-1) verlaufen dagegen sehr häufig mit Aborten, die für CEM nicht typisch sind. EHV-3-Infektionen sind als Deckinfektionen zu beachten, bei denen ebenfalls lokale Symptome dominieren, sie sind durch die Bildung von Bläschen, Pusteln und Erosionen klinisch abzugrenzen. Aus Eseln wurde die wahrscheinlich apathogene Art *T. asinigenitalis* angezüchtet, die aber kreuzreagierende Antikörper induziert.

■ Therapie und Prophylaxe

*T. equigenitalis* ist gegenüber Penicillinen, Ampicillin, Tetracyclinen, Neomycin, Kanamycin, Gentamicin, Erythromycin und Tylosin sowie teilweise Streptomycin empfindlich. Am wirksamsten ist eine Kombination von parenteraler und lokaler Behandlung, wobei sich Chlorhexidinlösung für Lokalbehandlungen anbietet. Selbst durch intensive Behandlungen wird nicht immer eine Erregerfreiheit erreicht.

**Die CEM ist eine meldepflichtige Tierkrankheit,** wirksamste prophylaktische Maßnahme ist die Überwachung der Erregerfreiheit der Zuchttiere vor dem Deckgeschehen bzw. dem Absamen durch bakteriologische Untersuchungen. Eine mehrmalige Überprüfung von Hengsten vor der ersten Zuchtbenutzung durch bakteriologische Untersuchung von Teststuten dient der Erhöhung der diagnostischen Sicherheit. Iatrogene Erregerübertragungen sind durch die Verwendung von Einwegmaterialien bzw. sterilen Instrumenten und exakte Arbeitsweise auszuschließen.

## 5.5 Gramnegative fakultativ anaerobe Stäbchenbakterien

### 5.5.1 Taxonomie

Die gramnegativen fakultativ anaeroben Stäbchenbakterien werden in Bergey's Manual of Determinative Bacteriology in der Gruppe 5 zusammengefasst. Zu ihnen zählen wichtige tier- und menschenpathogene Erreger. Gemeinsame phänotypische Merkmale sind neben dem Gramverhalten und der Stäbchenform die Fähigkeit sowohl zu aerobem (respiratorischem) als auch anaerobem (fermentativem) Stoffwechsel, die beide im OF-Medium (Oxidations-Fermentations-Medium) nachgewiesen werden. In Bergey's Manual gehören die Familien *Enterobacteriaceae*, *Pasteurellaceae* und *Vibrionaceae* zu den Subgruppen 1–3 und einige weniger bedeutsame Gattungen wie *Streptobacillus* in die Subgruppe 4. Die Abtrennung der Familie *Aeromonadaceae* von den *Vibrionaceae* wird inzwischen weitgehend akzeptiert (**Tab. 5.6**).

Neben morphologischen Kriterien (Größe, Beweglichkeit, Art der Begeißelung) sind die Oxidaseaktivität und der Bedarf an organischen $N_2$-Quellen für die Unterscheidung der Familien nutzbar (**Tab. 5.7**). Enterobakterien sind ferner durch das enterobacterial common antigen gekennzeichnet. Auch hinsichtlich der Habitate existieren deutliche Unterschiede. Für die Speziesdiagnostik sind biochemische Reaktionen maßgebend, zu ihrer Bestimmung sind kommerziell erhältliche Testsysteme (z. B. API, ID 32, BBL Enterotube, BBL Crystal, BBL Oxi/Ferm Tube II) eine Alternative zu den klassischen Röhrchentests der sog. „Bunten Reihe".

Nach molekularbiologischen Untersuchungen gehören die Vertreter dieser Gruppe zur Klasse *Gammaproteobacteria*.

### 5.5.2 *Escherichia*

#### 5.5.2.1 Gattungsmerkmale

> ! Innerhalb dieser Gattung ist nur die Spezies *Escherichia coli* von nennenswerter veterinärmedizinischer Bedeutung. Das von dem Pädiater Theodor Escherich 1885 im Stuhl von Säuglingen entdeckte Stäbchenbakterium *E. coli* tritt in einer Vielzahl von Stämmen auf, die sowohl Bestandteil der Normalflora als auch wichtige Krankheitserreger bei Menschen und Tieren sein können. Es handelt sich um eine der in vieler Hinsicht am besten untersuchten medizinisch relevanten Bakterienarten. Das Genom wurde entschlüsselt, der avirulente Stamm K12 enthält z. B. 4289 Gene.

**Tab. 5.6** Die wichtigsten Gattungen der gramnegativen anaeroben Stäbchenbakterien.

| Familie/Gattung Enterobacteriaceae | Pasteurellaceae | Vibrionaceae | Aeromonadaceae |
|---|---|---|---|
| Escherichia | Pasteurella | Vibrio | Aeromonas |
| Salmonella | Haemophilus | Photobacterium | |
| Klebsiella | Actinobacillus | | |
| Shigella | Mannheimia | | |
| Yersinia | | | |
| Citrobacter | | | |
| Edwardsiella | | | |
| Enterobacter | | | |
| Erwinia | | | |
| Hafnia | | | |
| Proteus | | | |
| Serratia | | | |
| Plesiomonas | | | |

## 5.5 Gramnegative fakultativ anaerobe Stäbchenbakterien

**Tab. 5.7** Differenzierung der Familien der gramnegativen fakultativ anaeroben Stäbchen.

| Merkmal | Enterobacteriaceae | Pasteurellaceae | Vibrionaceae | Aeromonadaceae |
|---|---|---|---|---|
| Form der Stäbchen | gerade | gerade, sehr kurz | z. T. gebogen | gerade |
| Größe der Zellen (µm) | 0,3–1,0×1,0–6,0 | 0,2–0,3×1,0–2,0 | 0,3–1,3×1,0–3,5 | 0,4–1,0×1,0–4,5 |
| Beweglichkeit | meist + | – | + | meist + |
|  | (peritriche Begeißelung) |  | (polare Begeißelung) | (polare Begeißelung) |
| Oxidase | – | + | + | (meist) + |
| Organische $N_2$-Quellen erforderlich | – | + | – | – |
| Habitat | ubiquitär (Boden, Wasser, Tiere, Menschen, Pflanzen) | parasitäre Lebensweise bei Wirbeltieren | Süß- und Salzwasser | Süßwasser |

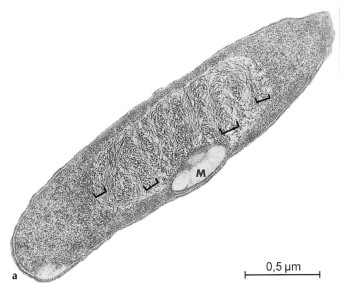
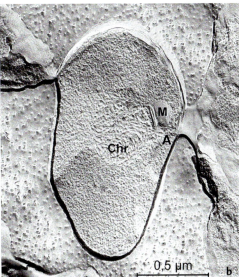

**Abb. 5.11a, b** *Escherichia coli.*
**a** Tochterchromosomen (diploid) mit Minorwindungen ([) vor der Segregation in Kontakt zur Cytoplasmamembraninvagination (M), Dünnschnitt.

**b** Chromosom mit Verbindung zur Cytoplasmainvagination (M) und direkter Anheftung (A) an die Cytoplasmamembran, Gefrierätzung (Institut für Mikrobiologie und Tierseuchen, FU Berlin, Grund u. Meyer).

Die geraden Stäbchen sind zwischen 2,0 und 6,0 µm lang und 1,1 – 1,5 µm breit, die Mehrzahl der Stämme ist beweglich. Ein Teil der Stämme bildet Hämolysine, die Abgrenzung von den anderen Enterobakterien erfolgt vorwiegend anhand biochemischer Reaktionen, wobei beispielsweise die Lactosespaltung eine Schlüsselreaktion ist (**Abb. 5.11** und **5.12**).

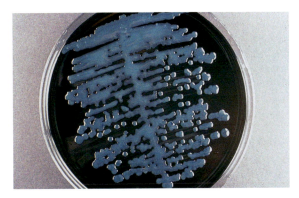

**Abb. 5.12** *Escherichia coli*, Gassner-Agar, lactosepositive, schleimige Kolonien (Bisping, Hannover).

### 5.5.2.2 Antigene und Virulenzfaktoren

Aufgrund der sehr unterschiedlichen Virulenz und epidemiologischen Bedeutung einzelner Colistämme ist eine exakte Charakterisierung von Isolaten außerordentlich wichtig. Dafür wurde zuerst die Serotypisierung entwickelt, für die die Kenntnis der wichtigsten Antigene die Voraussetzung ist. Nachfolgende Antigendefinitionen gelten natürlich nicht nur für *E. coli*, sie werden auch bei Salmonellen und vielen anderen Bakterien verwandt.

- **O-Antigene:** hitzestabile somatische Antigene, Bestandteile des LPS-Komplexes der Zellwand, die serologische Spezifität wird von Polysaccharidketten der Region I bestimmt. O-Antigene sind erst nach Hitzeinaktivierung der K-Antigene agglutinierbar.
- **K-Antigene:** Kapselantigene, Polysaccharide. Nach Hitzeempfindlichkeit werden A-(Inaktivierung erst nach 2h bei 120 °C) und B-(Inaktivierung bei 100 °C)Antigene unterschieden. K-Antigene hemmen die Agglutination der O-Antigene.
- **F-Antigene:** Fimbrien-(Pilus-)antigene, Proteine, früher als hitzelabile K-Antigene – K(L)- bezeichnet.
- **H-Antigene:** Geißelantigene, Proteine werden nur von begeißelten (beweglichen) Zellen exprimiert.

Mit einer Makrokapsel versehene mucoide Colistämme bilden außerdem das sog. M-Antigen aus. Für die Serovarbestimmung wird seit Jahrzehnten die O:K:H-Seroformel verwendet. Derzeit sind mindestens 171 O-, ca. 100 K- und 56 H-Antigene bekannt, woraus sich über 10.000 Kombinationsmöglichkeiten ergeben. Bei Einbeziehung der F-Antigene erhöht sich diese Zahl weiter.

Der Nachweis eines bestimmten O-Antigens oder einer Serovar erlaubt in vielen Fällen gewisse Rückschlüsse auf die Virulenz eines Colistamms, da Virulenzmerkmale gehäuft bei bekannten O-Gruppen auftreten. Diese sind somit als indirekte Virulenzfaktoren oder Indikatoren der Virulenz zu interpretieren.

> ! Für die pathogenen Wirkungen von *E. coli* und anderen Enterobakterien sind v. a. Endo-, Entero- und Cytotoxine sowie Adhäsionsfaktoren ausschlaggebend.

Endotoxine kommen bei allen gramnegativen Bakterien als Bestandteile des LPS-Komplexes der Zellwand vor und werden durch das Lipid A (Region III) repräsentiert. Es wird beim Zerfall der Zellwände frei und löst komplexe Reaktionen des Organismus bis hin zum tödlichen septischen Schock aus. Daneben hat Endotoxin auch eine teilweise noch unterschätzte Bedeutung als chronischer Belastungsfaktor, dessen Einwirkung die verschiedensten Entzündungsreaktionen begünstigt. Der Toll-like Rezeptor 4 (TLR 4) ist für die Erkennung des LPS entscheidend, auch CD 14-Makrophagen sind beteiligt. Diese Signalreaktionen setzen eine Kaskade biologischer Abläufe in Gang, die letztlich in das Schocksyndrom münden. In diesen Reaktionsabläufen kommt Mediatoren wie dem Tumornekrosefaktor-α (TNF-α) eine Schlüsselrolle zu. Hinsichtlich der endotoxischen Aktivität bestehen zwischen den Lipid A-Komponenten verschiedener gramnegativer Bakterien Unterschiede.

Entero- und Cytotoxine unterscheiden sich sowohl in ihrer chemischen Natur als auch ihren biologischen Wirkungen deutlich von den Endotoxinen. Es handelt sich um Proteine bzw. Polypeptide, die früher übliche Gleichsetzung mit Ekto- oder Exotoxinen ist aber unrichtig, da nicht in allen Fällen ein Transport aus der intakten Zelle in die Umgebung stattfindet. Enterotoxine sind Cytotoxine, die eine spezifische Wirkung auf die Zellen des Darmepithels ausüben, deren klinische Konsequenz Durchfälle sind. Es sind hitzelabile (LT) von hitzestabilen (ST) Enterotoxinen zu unterscheiden, von beide Formen sind Subtypen bekannt. Zu den Cytotoxinen gehören ferner die Hämolysine, Shiga-Toxine (Stx) und nekrotisierende Toxine (cytotoxic necrotizing factor CNF1/CNF2). Shiga-Toxine (früher Vero-Toxine, Shigalike-Toxine) sind für Infektionskrankheiten bei Menschen und Tieren wichtige Virulenzfaktoren, die in den letzten Jahren eine intensive Bearbeitung erfahren haben. Sie treten in den Typen Stx 1 und Stx 2 auf, Stx 1 ist mit dem Toxin von *Shigella dysenteriae* Typ I identisch.

Als Adhäsionsfaktoren wirken Fimbrien und Proteine der äußeren Membran (OMP) wie Intimin und Invasin. Fimbrien sind haarförmige Proteinstrukturen der Bakterienoberflächen, die eine teilweise tierartspezifische Anheftung an Zielzellen bewirken. Als erste Nachweismethode wurde die Hämagglutination entwickelt, je nachdem, ob diese durch den Zusatz von Mannose gehemmt wird oder nicht, werden mannosesensible Fimbrien (mannosesensible Hämagglutination – MSHA) und mannoseresistente Fimbrien (mannoseresistente Hämagglutination – MRHA) unterschieden.

Darmpathogene Colikeime werden nach ihren Virulenzfaktoren und Pathogenesemechanismen in 7 Gruppen eingeteilt, von denen wenigstens 4 auch für die Veterinärmedizin relevant sind:

- **ETEC (enterotoxische *E. coli*)**
  Namensgebend für diese Gruppe ist die Bildung von Enterotoxinen, für die Pathogenese ist weiterhin die fimbrienvermittelte Anheftung an die Enterocyten bestimmend. Bei den Enterotoxinen werden LT und ST unterschieden, LT-I ist dem Choleratoxin sehr ähnlich, es bindet sich mittels der B-Untereinheit an die Zellmembranen. Die eigentlichen toxischen Wirkungen verursacht die A-Untereinheit, nachdem sie über eine von der B-Untereinheit gebildete Pore in die Zelle eingeschleust wurde. Durch enzymatische Störung der physiologischen Abläufe des Elektrolyttransports kommt es zur sekretorischen Diarrhö mit starker Flüssigkeitsansammlung im Dünndarm. LT-II wirkt auf die gleiche Weise, die enzymatische Aktivität ist aber deutlich schwächer. Die ST werden in ST-Ia, ST-Ib und ST-II differenziert, ST-I induziert ebenfalls eine sekretorische Diarrhö. Die Bedeutung von ST-II als Durchfallerreger ist noch nicht bis in alle Details geklärt, Nachweise bei durchfallkranken Schweinen liegen

aber vor. ETEC sind als Erreger von Diarrhöen bei Neugeborenen und Jungtieren bei Rindern, Schweinen und anderen Tierarten bedeutsam, bei Menschen lösen sie die Reisediarrhö aus.

- **STEC (Shiga-Toxin-bildende *E. coli*)**
Charakteristisches Merkmal ist die Bildung der Shiga-Toxine (Stx), früher auch als Shiga-like-Toxine oder wegen ihrer Nachweisbarkeit in Vero-Zellkulturen Verotoxine genannt. Es werden die von Phagen codierten Stx 1 und Stx 2 unterschieden, bei Schweinen verursacht das chromosomal codierte Stx 2e (e = edema) die Ödemkrankheit, weitere Varianten werden als Stx 2c, 2d und 2f bezeichnet. Für die Erreger der Ödemkrankheit sind ferner F18ab-Fimbrien typisch. Stx 1 ist homogener als Stx 2, obwohl auch von diesem Toxin Varianten beschrieben wurden, z. B. das Stx 1d aus Colikeimen aus Rinderkot. Humanpathogene STEC exprimieren häufig das Enterohämolysin oder EHEC-Hämolysin und das als Adhäsionsfaktor wirkende Membranprotein Intimin. STEC, die bei Menschen die hämorrhagische Kolitis bzw. sogar das hämolytische urämische Syndrom auslösen, werden als **EHEC** (Enterohämorrhagische *E. coli*) bezeichnet. EHEC besitzen die LEE-Pathogenitätsinsel.

- **EPEC (enteropathogene *E. coli*)**
Der Terminus ist leider irreführend, da auch ETEC und STEC usw. enteropathogen sind. Als EPEC werden Colikeime bezeichnet, die im Darmepithel typische Veränderungen im Sinne der Attaching-and-effacing -(AE-)Läsion auslösen. Verlust der Mikrovilli und Anreicherung von Cytoskeletproteinen an der Anheftungsstelle der Erreger bestimmen das Bild dieser AE-Läsion. Im ersten Schritt erfolgt eine initiale Anheftung der Bakterien an die Enterocyten, die bei humanen Stämmen durch die sog. bundle forming pili (BFP) vermittelt wird. Danach folgt durch Intimin eine feste Anlagerung (attaching) und der anschließende Verlust der Mikrovilli mit dem Umbau des Cytoskeletts (effacing). Für das effacing ist ein weiteres bakterielles Protein erforderlich. Tierpathogene EPEC-Stämme treten auf, sie verursachen z. B. Durchfälle bei Kaninchen. Kaninchenpathogene EPEC exprimieren AF/R1-Fimbrien (adherence factor/rabbit 1). Toxine sind bei EPEC bisher nicht nachgewiesen worden. Die für EPEC typische AE-Läsion wird allerdings auch von STEC ausgelöst, bei denen auch das Intimin als Adhäsionsfaktor wirkt. Unabhängig von ihrer Einordnung in eine Gruppe der enteropathogenen Colikeime können alle die AE-Läsion auslösenden Erreger auch als attaching and effacing *E. coli* (**AEEC**) bezeichnet werden. Alle EPEC besitzen die LEE-Pathogenitätsinsel (locus of enterocyte effacement), die auch ein Typ-III-Sekretionssystem codiert.

- **NTEC (nekrotoxische *E. coli*)**
Colibakterien dieser Gruppe bilden Cytonekrosefaktoren (CNF). CNF 1 ist ein charakteristischer Virulenzfaktor von Stämmen, die extraintestinale Coliinfektionen des Menschen auslösen. CNF 2 lässt sich dagegen auch bei Isolaten aus Kälbern mit Durchfällen und Septikämien anzüchten. In Verbindung mit CNF 2 treten F17b-Fimbrien auf.

- **EAggEC (enteroaggregative *E. coli*)**
Während diese Colibakterien bei Menschen chronische Durchfallerkrankungen auslösen, ist über eine Tierpathogenität nichts Sicheres bekannt, spezifische Fimbrien und Cytotoxine bestimmen die Pathogenese.

- **EIEC (enteroinvasive *E. coli*)**
Adhäsion und Invasion der Zellen werden durch das OMP Invasin vermittelt, außerdem ist ein Enterotoxin nachgewiesen. EIEC-Infektionen ähneln bei Menschen den Shigellosen. Tierpathogenität besteht anscheinend nicht.

- **DAEC (diffus adhärente *E. coli*)**
Aufgrund der Nachweise zweier spezifischer Fimbrien wurde diese Gruppe definiert, eine wird als adhesin involved in diffuse adherence (AIDA) bezeichnet. Über Toxinbildung und Tierpathogenität ist nichts bekannt, bei Menschen werden DAEC aus Durchfallstühlen isoliert.

### 5.5.2.3 Bakteriologische Diagnose

Die Anzüchtung von *E. coli* bereitet keine Schwierigkeiten, die Differenzierung beginnt in der Regel mit dem Nachweis der Lactosespaltung auf Selektivnährmedien, die biochemische Charakterisierung führt zur Speziesdiagnose. Selektive chromogene Nährböden erlauben an Hand der positiven β-Glucuronidase- und β-Galactosidasereaktion die Differenzierung der *E.-coli*-Kolonien von denen anderer lactosepositiver, coliformer Bakterien.

> ! Wegen der Zugehörigkeit dieser Bakterienart zur normalen Darmflora besitzt die bakteriologische Diagnose aber nur Aussagekraft, wenn zusätzlich direkte oder indirekte Virulenzmarker nachgewiesen werden.

Hämolyse und schleimiges Wachstum sind Kriterien zur ergänzenden phänotypischen Charakterisierung, die in einigen Fällen in Beziehung zur Virulenz stehen. Objektträgeragglutinationen mit O:K-Testseren liefern häufig wichtige Hinweise, die Bestimmung der kompletten O:K:H-Seroformel ist in den meisten Fällen nicht erforderlich. Besondere praktische Bedeutung kommt dem Nachweis der Fimbrienantigene und der Shiga-Toxine zu. Für epidemiologische Untersuchungen sind ferner die Einordnung in Biovaren, Phagovaren, die Bestimmung der Colicintypen, der Plasmidnachweis und Analysen der chromosomalen DNA wie die Makrorestriktionsanalyse in der Pulsfeldgelelektrophorese nützlich. Zum Nachweis der für die Humanmedizin besonders wichtigen O157:H7-Stämme in Lebensmitteln werden Schnelltests kommerziell angeboten.

Nachweise verotoxinbildender Colikeime bei Einhufern, Wiederkäuern, Schweinen, Hunden, Katzen, Hasen und Kaninchen sind meldepflichtig. *Meldepflicht*

### 5.5.2.4 Epidemiologie

*E. coli* gehört zur Normalflora des hinteren Dünndarms und des Dickdarms der warmblütigen Tiere und des Menschen, insgesamt beläuft sich der quantitative Anteil an der Darmflora aber auf nicht viel mehr als 1 %. Neben der Beteiligung an Abbauvorgängen ist die Produktion von Vitaminen eine wichtige physiologische Funktion. Die weite Verbreitung dieser Bakterien in der Umwelt steht im Zusammenhang mit der Ausscheidung über den Kot. Im feuchten Milieu besitzen die Keime eine hohe Tenazität, auch in angetrocknetem Kot kann *E. coli* über Monate vermehrungsfähig bleiben. Bereits durch Erhitzung auf 60 °C lässt sich der überwiegende Teil der Stämme abtöten, die gebräuchlichen Desinfektionsmittel sind gut wirksam. Colibakterien werden daher auch als Indikatoren für die Wirksamkeit der Desinfektion genutzt.

Unmittelbar nach der Geburt beginnt die Besiedlung des Jungtiers mit *E. coli*. Im Darm vorkommende Stämme sind in permanent vorhandene, residente, und in nur vorübergehend den Verdauungskanal besiedelnde, transiente, Stämme zu unterteilen. Der Nachweis von *E. coli* hat in Kotproben nur dann diagnostischen Wert, wenn gleichzeitig Virulenzmarker bestimmt werden. Im Darm adulter Haustiere können mit gewisser Regelmäßigkeit für Jungtiere virulente Colistämme nachgewiesen werden, eine Tilgung ist somit aussichtslos.

> ! Grundsätzlich lassen sich septikämisch verlaufende und lokale Coliinfektionen unterscheiden. Lokale Infektionen werden in enterale/intestinale und extraintestinale Formen unterteilt.

### 5.5.2.5 Antibiotikaempfindlichkeit

In den letzten Jahren wurden zunehmend resistente Colistämme nachgewiesen, gegen Ampicillin und Tetracycline ist beispielsweise der überwiegende Teil aller in Deutschland geprüften Isolate resistent. Die Chemotherapie muss sich daher streng an den Ergebnissen von Resistenztests orientieren. Als Mittel der 1. Wahl können unter diesem Vorbehalt Fluorchinolone, Colistin und Gentamicin genannt werden, auch Cefquinom ist gegen viele Colistämme wirksam.

### 5.5.2.6 Coliinfektionen bei Wiederkäuern

> ! Die größte praktische Bedeutung besitzt *E. coli* im Komplex der neonatalen Kälberdiarrhö, weiterhin werden Durchfallerkrankungen bei Lämmern, Septikämien bei Kälbern und Lämmern und Mastitiden verursacht. Rinder sind darüber hinaus als Träger von STEC bzw. EHEC eine potenzielle Infektionsquelle für Menschen.

Eine allgemeine Endotoxinbelastung begünstigt eine Reihe von Erkrankungen, zur exakten Bewertung dieser pathophysiologischen Vorgänge und den Möglichkeiten von Prophylaxe und Therapie sind aber noch Grundlagenuntersuchungen erforderlich.

## Neonatale Kälberdiarrhö

- **Ätiologie**

Kälberdurchfälle sollten nur dann als Coliruhr oder Colidiarrhö bezeichnet werden, wenn es sich nachweislich um Monoinfektionen handelt. In der Praxis treten häufig Mischinfektionen auf, weshalb der Terminus neonatale Kälberdiarrhö besser geeignet ist. Neben Colibakterien zählen Rota-, Coronaviren sowie Cryptosporidien zu den Erregern dieses Krankheitskomplexes. Die bedeutsamen Colikeime sind als ETEC zu charakterisieren, die O-Antigene 8, 9, 20 und 101 treten gehäuft in Erscheinung. Pathogenetisch sind die Adhäsionsantigene F5 (K99), F 41 sowie F17a und F17b für die Anheftung an die Dünndarmzellen verantwortlich. Enterotoxine (ST-I) lösen dann die sekretorische Diarrhö aus. Auch durch die Attaching-and-effacing-Läsion tragen Colistämme zur Pathogenese der neonatalen Kälberdiarrhö bei, wohingegen eine pathogenetische Bedeutung von Shiga-Toxinen für das Kalb bisher nur in Einzelfällen bewiesen ist. Colistämme mit dem Fimbrienantigen F17b und dem Cytonekrosefaktor CNF2 sind ebenfalls bei Kälberdiarrhöen nachweisbar, ihre praktische Bedeutung ist aber noch nicht so gut untersucht wie die der ETEC (zu den Virulenzkriterien von Colistämmen bei Rindern s. **Tab. 5.8**).

- **Klinik**

Wie es schon der Name sagt, handelt es sich bei der neonatalen Kälberdiarrhö um eine Erkrankung sehr junger Tiere. Der Schwerpunkt liegt in der 1. Lebenswoche, auch in der 2. Lebenswoche kommen noch Fälle vor. Nach einer Inkubationszeit von 24–48 Stunden treten wässrige, grau-gelbe Durchfälle in Erscheinung, die auch Blutbeimengungen enthalten können. Die Körpertemperatur ist bei diesem lokalen Infektionsprozess nicht regelmäßig erhöht. Durch den erheblichen Verlust an Wasser und Elektrolyten tritt schnell eine Exsikkose ein, die Hämokonzentration führt zu Störungen des Herz-Kreislauf-Systems. Es kommt auch zu einer Azidose. Bei akutem Verlauf beträgt die Krankheitsdauer 3–6 Tage, Kälber, die unbehandelt überleben, werden häufig Kümmerer und können noch nach Wochen verenden.

An der Dünndarmschleimhaut werden bei reiner sekretorischer Diarrhö keine Entzündungserscheinungen ausgelöst. Rota- und Coronaviren führen dagegen zu Atrophien der Dünndarmzotten.

- **Differenzialdiagnose**

Differenzialdiagnostisch sind Coliinfektionen von den anderen zum Komplex der neonatalen Kälberdiarrhö gehörenden Infektionen abzugrenzen bzw. die entsprechenden Mischinfektionen zu diagnostizieren. Weiterhin

## 5.5 Gramnegative fakultativ anaerobe Stäbchenbakterien

**Tab. 5.8** Virulenzkriterien von Colistämmen bei Schweinen und Rindern.

| Stammgruppe | Indirekte Virulenzmarker | Direkte Virulenzfaktoren | Krankheitsbezeichnungen |
|---|---|---|---|
| **Schwein** | | | |
| ETEC | O-Antigene 8, 9, 20, 45, 64, 101, 115, 138 139, 141, 147, **149,** 157 | Fimbrienantigene F 4 (K88ab,ac,ad), F5(K99), F6(987p), F41, hitze-labiles Enterotoxin (LT), hitzestabiles Enterotoxin (ST) | Colidiarrhö der Saugferkel |
| ETEC | O-Antigene 8, 9, 20, 45, 64, 101, 115, 138 139, 141, 147, **149,** 157 | F4, F18ac, LT, ST | Colidiarrhö der Absatzferkel |
| STEC | O-Antigene 138, 139, 141 | Stx2e, F18ab | Ödemkrankheit |
| Nicht definierte Stämme | | | MMA-Syndrom und Zystitis (UTI) der Sauen |
| **Rind** | | | |
| ETEC | O-Antigene 8, 9, 20, 101 | F5, F41, F17a, F17b, ST, CNF-2 | neonatale Kälberdiarrhö/Colidiarrhö |
| Septikämiestämme | Serovar O78:K80(B) | F17c, CS31A | Colisepsis |
| Nicht definierte Stämme | | | Colimastitis |

sind Salmonellosen, Campylobakteriosen, BVD, Infektionen mit anderen darmpathogenen Viren sowie auch nicht infektiöse Ursachen wie Fütterungs- und Hygienemängel zu berücksichtigen.

### ■ Therapie und Prophylaxe

! Für eine erfolgreiche Behandlung ist der schnelle und ausreichende Ersatz der Flüssigkeits- und Elektrolytverluste auf oralem und gegebenenfalls parenteralem Weg entscheidend.

Diättränken werden als Fertigpräparate bezogen oder auf der Basis von Elektrolyten und Glucose selbst hergestellt. Antibiotikahaltige Diättränken sind problematisch, da mit ihnen in der Regel keine ausreichende Dosierung erreicht wird und v. a. nur in seltenen Fällen eine Indikation für die Chemotherapie gegeben ist. Ein großes Problem ist die fehlende Energieversorgung beim Einsatz von Diättränken, schnell wirkende Präparate sind daher unbedingt zu bevorzugen. Aus Gründen der Energieversorgung wurde auch vorgeschlagen, auf den üblichen Milchentzug zu verzichten und die Elektrolyttränke zusätzlich anzubieten. Dadurch gehen zwar die Durchfallsymptome nicht so schnell zurück, die Kälber verlieren aber deutlich weniger Körpergewicht. Bei deutlicher Dehydratation und Verlust des Stehvermögens ist eine parenterale Substitutionstherapie angezeigt. Der Einsatz von Antibiotika ist nur bei schweren Verläufen und nachgewiesener Bedeutung von Colikeimen im Bestand gerechtfertigt. Tritt Fieber auf, sollten die Antiinfektiva injiziert werden. Eine unterstützende Behandlung kann mit unspezifischen Antidiarrhoika und kolostralen Immunglobulinpräparaten durchgeführt werden, Medikamente zur Fiebersenkung, zur Analgesie und Spasmolyse sowie zur Stützung der Herz-Kreislauf-Funktionen sind ebenfalls in schweren Fällen indiziert.

! Wesentlich für die Prophylaxe der neonatalen Kälberdiarrhö sind in erster Linie die Stall-, Geburts- und Fütterungshygiene. Eine möglichst unmittelbar nach der Geburt beginnende und ausreichende Kolostrumgabe sichert die Versorgung mit Immunglobulinen und ist eine entscheidende Voraussetzung für die Wirksamkeit der Muttertierschutzimpfung.

Die aktive Immunisierung der Kühe und Färsen ist der wichtigste Teil der spezifischen Prophylaxe, dafür stehen Impfstoffe auf der Basis von Coliantigenen sowie Kombinationsvaccinen (Coli, Rota-, Coronaviren) zur Verfügung. Ist der Impfstatus der Muttertiere nicht genau bekannt bzw. treten größere Diarrhöprobleme auf, können auch oral applizierbare Immunglobulinpräparate prophylaktisch angewendet werden.

Die Colidiarrhö der Lämmer entspricht weit gehend derjenigen der Kälber.

### Coliseptikämie der Kälber und Lämmer

#### ■ Ätiologie

Die Serovar O78:K80 (B) dominiert zwar unter den Septikämieerregern, es werden von Bestand zu Bestand aber sehr unterschiedliche Stämme isoliert. Das plasmidcodierte Adhäsionsantigen CS 31A und F17c-Fimbrien werden speziell bei Septikämiestämmen nachgewiesen.

■ Klinik

Die Colispetikämie tritt ebenfalls in den ersten Lebenstagen auf, Eintrittspforten für die Erreger sind der Magen-Darm-Kanal und der Nasen-Rachen-Raum. Wenn Kolostrum zu spät oder in unzureichender Zusammensetzung und Menge aufgenommen wird bzw. Resorptionsstörungen vorliegen, breiten sich die Colibakterien septikämisch aus. Die Folge sind perakute oder akute fieberhafte Allgemeinerkrankungen mit völliger Inappetenz, Festliegen und gelegentlich auch zentralnervösen Störungen. Durchfälle folgen erst bei etwas längerer Krankheitsdauer bzw. im Endstadium. Beim Übergang zum chronischen Verlauf kommt es infolge von Arthritiden, Nephritiden und Pneumonien zum Kümmern.

■ Therapie und Prophylaxe

Im Unterschied zur Colidiarrhö ist bei der Septikämie eine parenterale Antibiotikabehandlung angezeigt. Im Fall perakuter Verläufe kommt sie allerdings in der Regel zu spät. Die Prophylaxe entspricht derjenigen der Colidiarrhö. Bei Muttertierimpfungen ist auf die Antigenzusammensetzung zu achten, bestandsspezifische Impfstoffe ermöglichen die Immunprophylaxe beim Auftreten von Stämmen, deren Antigene nicht in Handelsimpfstoffen enthalten sind. Eine passive Immunisierung mittels parenteraler Applikation von Serumpräparaten bzw. kolostralen Immunglobulinen ist sowohl therapeutisch als auch prophylaktisch anwendbar.

## Colimastitis der Kühe

Colibakterien sind Erreger sporadisch auftretender akuter Mastitiden bei Kühen. Dabei treten nicht selten auch Allgemeinstörungen (Fieber, Fressunlust) mit der Gefahr letaler Verläufe auf. Chronische und subklinische Erkrankungen sind aber ebenfalls zu beachten. Es ist nicht möglich, bestimmte Stämme als eutervirulent zu charakterisieren. Die Infektion erfolgt vielmehr mit den in der Umgebung der Tiere vorkommenden Bakterien, aus Mastitissekret und Kot eines Tieres lässt sich manchmal der gleiche Stamm anzüchten. Andere Enterobakterien, z. B. Klebsiellen, verursachen in gleicher Weise Mastitiden. In der Pathogenese spielen Endotoxine eine bedeutende Rolle.

Bei allen akuten Mastitiden ist *E. coli* diagnostisch zu berücksichtigen. Die Behandlung hat gleichzeitig lokal und parenteral zu erfolgen, wobei ein Antibiogramm erforderlich ist. Gleichzeitig sind die Tiere häufig auszumelken. Melkhygiene und Senkung des Infektionsdrucks im Stall durch Reinigung und Desinfektion beugen der Häufung von Colimastitiden vor.

### 5.5.2.7 Coliinfektionen der Schweine
### Colidiarrhö der Saugferkel
(Coliruhr)

■ Ätiologie

**Erreger** der Colidiarrhö **sind** bei Saug- und Absatzferkeln **ETEC-Stämme,** die zu einer Vielzahl von O-Gruppen gehören. Das O-Antigen 149 tritt am häufigsten in Erscheinung, unter den Fimbrien dominieren diejenigen des Typs 4 (K88), Stämme mit den Fimbrien der Typen F5, F6 und F41 besitzen meist eine geringere Virulenz und rufen nur bei sehr jungen Saugferkeln Durchfallerkrankungen hervor, die deshalb auch als atypische Coliruhr bezeichnet werden. F4 tragende Colistämme exprimieren in der Regel LT, die F5-, F6- und F41-Stämme ST (Tab. 5.7). Mit Ausnahme der F5-Stämme prägen die meisten Erreger der Colidiarrhö auf Blutagar Hämolyse aus. Mittels dieser Fimbrien binden sich die Colikeime an spezifische Rezeptoren in der Darmschleimhaut. Die eigentlichen krankhaften Veränderungen werden durch die enzymatischen Wirkungen der Enterotoxine ausgelöst, es kommt dabei nicht zu Entzündungserscheinungen an der Darmschleimhaut. Die Pathogenese entspricht derjenigen der Coliruhr der neugeborenen Kälber. Es wurden auch Colistämme nachgewiesen, die das AIDA-Antigen (adhesin involved in diffuse adherence) exprimieren und möglicherweise hybride Pathotypen (ETEC, EAggEC und DAEC) repräsentieren.

■ Klinik

Wässrig-gelbe Durchfälle mit nachfolgender Exsikkose bei erhaltener Sauglust sind das wichtigste klinische Merkmal der Colidiarrhö der Saugferkel. Wenn bereits zugefüttert wird, sind die Durchfälle eher dünnflüssig-bräunlich. Die Ferkel sind abgemagert und struppig. Häufigkeit und Schweregrad der Erkrankung unterliegen bestandsweisen Schwankungen, bei länger dauernder ununterbrochener Nutzung eines Abferkelstalls nimmt die Häufigkeit zu. Morbiditätsraten bis zu 100 % treten auf, ohne Behandlung sind auch hohe Mortalitätsraten möglich.

■ Diagnose und Differenzialdiagnose

Wässrige Durchfälle in der ersten Hälfte der Säugezeit sind klinisch besonders für Coliruhr verdächtig, ein zweiter Erkrankungsgipfel tritt erst nach dem Absetzen auf. Durch die Sektion werden keine charakteristischen Befunde erhoben. Entscheidendes Kriterium für eine sichere Diagnose ist der bakteriologische Nachweis von ETEC im oberen Dünndarm. Dafür ist die Untersuchung frisch verendeter bzw. getöteter Ferkel wichtig, die nicht antibiotisch vorbehandelt sein sollten.

Differenzialdiagnostisch sind beim Saugferkeldurchfall folgende Infektionskrankheiten zu beachten: nekrotisierende Enteritis, TGE, EVD, Rotavirusinfektionen, Strongyloidose, Kokzidiose. Daneben sind auch durch Puerperalstörungen der Sauen, Fütterungsfehler und verdorbenes

Futter bedingte Durchfälle in die Abklärung einzubeziehen.

■ Therapie und Prophylaxe

Beim Auftreten von Durchfällen ist sofort mit einer oralen oder parenteralen antibiotischen Therapie zu beginnen, wegen der verbreiteten Resistenzen sollten in größeren Beständen in regelmäßigen Abständen Antibiogramme angefertigt werden. Eine ausreichende Trinkwasserversorgung ist als Mindestforderung anzusehen, für die Rehydratation werden noch besser oral oder gegebenenfalls parenteral Elektrolyt-Glucose-Lösungen eingesetzt. Ferner ist ein Auskühlen der erkrankten Tiere zu vermeiden.

Durch Kotbeseitigung, Reinigung und Desinfektion wird der Infektionsdruck reduziert. Kernstück der Prophylaxe ist die Muttertierschutzimpfung. Die Sauen werden im letzten Trächtigkeitsdrittel geimpft, Jungsauen erhalten generell zwei Impfungen im Abstand von 2–3 Wochen, Altsauen werden je nach Bestandssituation 1 bis 2 mal geboostert. Gebräuchlich sind Impfzeitpunkte 5 und 2 Wochen ante partum, eine näher an den Abferkeltermin herangerückte Impfung ist aus immunologischer Sicht sogar günstig, es muss aber streng auf die Vermeidung von Stresssituationen geachtet werden. Moderne Muttertiervaccinen enthalten die relevanten Fimbrienantigene und häufig auch LT als Toxoid. ST besitzt eine schlechte Immunogenität und ist bisher nicht im Impfstoffen enthalten. Bei der Auswahl eines Impfstoffs ist die Antigenzusammensetzung mit den diagnostischen Befunden zu vergleichen. Treten ungewöhnliche Colistämme als Erreger auf, bietet die Herstellung bestandsspezifischer Vaccinen eine Alternative. Durch Zufütterung von Immunglobulinpräparaten aus Schweineblut, Rinderkolostrum oder Hühnereipulver kann ebenfalls zu einer passiven Immunisierung der Saugferkel beigetragen werden. Durch eine kurz vor dem Geburtstermin beginnende Medikation des Sauenfutters über 5–10 Tage lassen sich enzootische Erkrankungsgeschehen günstig beeinflussen. Als rein prophylaktische Maßnahme ist die Chemotherapie aber abzulehnen.

## Colidiarrhö der Absatzferkel
(postweaning diarrhoe)

Diese Erkrankung tritt nach dem Absetzen auf und entspricht pathogenetisch der Colidiarrhö der Saugferkel. Als Erreger treten ETEC mit den Fimbrienantigenen F4 und F18ac auf, Stämme mit F5, F6 und F41 sind dagegen nur für Saugferkel virulent. Die Colidiarrhö kommt auch vergesellschaftet mit der Ödemkrankheit vor. Differenzialdiagnostisch sind im Unterschied zur Colidiarrhö der Saugferkel Dysenterie und Spirochätendiarrhö, procine proliferative Enteropathie und Salmonellose abzuklären. Für die Therapie wird bei den Absetzern vorrangig die Futtermedikation eingesetzt. Immunologisch besteht in dieser Altersgruppe eine Schutzlücke, die sich einerseits aus der nicht mehr ausreichenden laktogenen Immunität und andererseits der noch nicht voll entwickelten Abwehrkapazität des Darms ergibt. Zur Schließung dieser Schutzlücke ist an die orale Applikation von Immunglobulinpräparaten zu denken, Oralimpfstoffe stehen als Handelspräparate nicht zur Verfügung, evtl. kann durch Bestandsvaccinen (oral oder parenteral) ein prophylaktischer Effekt erzielt werden.

## Ödemkrankheit
(Colienterotoxämie)

■ Ätiologie und Pathogenese

> Als Erreger der Ödemkrankheit treten STEC in Erscheinung, die F18ab-Fimbrien und Stx 2e als spezifische Virulenzfaktoren exprimieren. Die Mehrzahl der Stämme ist hämolysierend und gehört zu den O-Gruppen 138, 139, 141 oder auch 147.

Durch die mit dem Absetzen verbundenen tiefgreifenden Veränderungen der physiologischen Verhältnisse des Darms wird eine exzessive Vermehrung der STEC im Dünndarm begünstigt. Insbesondere sind plötzliche Futterwechsel und Aufnahme großer Futtermengen als auslösende Faktoren anzusehen. Das Shiga-Toxin führt durch Gefäßschädigungen zur Ödembildung, das Nervengewebe wird durch die Hypoxie beeinträchtigt, schließlich kommt es auch zur Encephalomalacie und bei längerer Krankheitsdauer zur Zystenbildung im Zentralnervensystem. Stx wurde deswegen auch als Neurotoxin bezeichnet. Der Terminus Colienterotoxämie ist pathogenetisch irreführend, da Enterotoxine nicht an der Entstehung der Ödemkrankheit beteiligt sind. Ihre Wirkungen beschränken sich auf die Colidiarrhö, die allerdings sowohl im Bestand als auch am Einzeltier gleichzeitig auftreten kann.

In diesem Krankheitskomplex auftretende Schockformen sind auf die Freisetzung großer Mengen von Endotoxinen zurückzuführen.

■ Klinik und Pathologie

Fälle von Ödemkrankheit treten gehäuft in den ersten 2 Wochen nach dem Absetzen auf, sie sind aber auch im späteren Lebensalter möglich. Gut entwickelte kräftige Tiere sind besonders stark betroffen. Am typischsten sind die Ödembildungen im Kopfbereich, besonders an den Augenlidern und auf dem Nasenrücken. Sie werden aber nur bei einem Teil der Tiere ausgebildet. Es kommt zu perakuten Verendungen, unspezifischen Allgemeinstörungen und auch Durchfällen sowie Ataxien bis zu Paresen, Schreckhaftigkeit, Muskelzuckungen und schließlich veränderten oder ausbleibenden Lautäußerungen. Lungenödeme verursachen Dyspnoe. Fieber tritt nicht auf.

Durch die Sektion können Ödeme der Magenwand, der Gallenblasenwand und des Mesenteriums sowie natürlich an Nasenrücken und Augenlidern festgestellt werden.

■ Diagnose und Differenzialdiagnose

> Die klinische Verdachstdiagnose basiert auf dem Auftreten der Ödeme und zentralnervöser Erscheinungen bei der entsprechenden Altersgruppe. Durch kulturellen Nachweis hämolysierender Colikeime mit den genannten O-Antigenen lässt sich die Diagnose weit gehend absichern. Nachweise von Stx 2e und F18 dienen der endgültigen Bestätigung.

Differenzialdiagnostisch sind wegen der nervösen Symptome Aujeszky'sche-Krankheit, Streptokokkenmeningitis (*Streptococcus suis*), Teschener-Krankheit, Schweinepest, Otitis media und Kochsalzvergiftung zu beachten, bei allen diesen Erkrankungen fehlen aber die Ödeme.

■ Therapie und Prophylaxe

Da die Behandlung klinisch erkrankter Tiere mit Antibiotika und Antihistaminika häufig nicht mehr erfolgreich ist, kommt der Metaphylaxe eine große Bedeutung zu. Allen Tieren der betroffenen Gruppe ist das Futter zu entziehen und für reichliches Wasserangebot zu sorgen. Danach wird restriktiv gefüttert und das normale Niveau erst allmählich wieder angesteuert. In Abhängigkeit von der Bestandssituation kann gleichzeitig eine orale (Wasser) oder parenterale Chemotherapie erfolgen.

Zur Vorbeuge der Ödemkrankheit sollten plötzliche Futterwechsel und starke Erhöhungen der Menge des aufzunehmenden Futters vermieden werden. Die Gewöhnung der Ferkel an rohfaserreiches Futter bereits vor dem Absetzen und eine restriktive Fütterung nach dem Absetzen sind prophylaktisch sehr günstig zu bewerten, stoßen aber wegen der verringerten Zunahmen und des erhöhten Arbeitsaufwands an wirtschaftliche Grenzen. Antibiotikagaben um den Absatztermin sind zwar prinzipiell geeignet, die Vermehrung virulenter Colistämme zu unterdrücken, leisten aber längerfristig der Resistenzentwicklung Vorschub und sind daher nicht allgemein zu empfehlen. Handelsimpfstoffe sind nicht verfügbar, teilweise wurden gute Erfahrungen mit Bestandsvaccinen gemacht. Durch 1- bis 2-malige parenterale Impfung der Ferkel mit Toxoidimpfstoffen, beginnend etwa 1 Woche vor dem Absetzen, kann versucht werden, eine antitoxische Immunität aufzubauen. Für die Toxoidierung ist Glutaraldehyd offenbar besser geeignet als Formaldehyd.

## Colisepsis der Saugferkel

Dieses Krankheitsbild hat im Unterschied zum Kalb beim Ferkel eine untergeordnete Bedeutung. Voraussetzungen für die Manifestation sind Mangel an Kolostralantikörpern, sonstige Abwehrschwächen und Infektionen über den Nabel oder Verletzungen. Bei bakteriologischen Untersuchungen aus Organen von Saugferkeln angezüchtete Colikeime sind nicht generell ein Hinweis auf Colisepsis, in den meisten Fällen handelt es sich um eine agonale Einwanderung.

## Mastitis-Metritis-Agalaktie-Syndrom der Sauen
(MMA-Syndrom, puerperale Septikämie und Toxämie – PST)

■ Ätiologie, Pathogenese und Klinik

> Das MMA-Syndrom gehört weltweit zu den wirtschaftlich bedeutsamsten Schweinekrankheiten. Klinisch ist es durch das Versiegen der Milchsekretion innerhalb von 24–48 Stunden post partum charakterisiert. Fieber, gestörtes Allgemeinbefinden, Mastitis und Scheidenausfluss kommen in unterschiedlicher Intensität in den meisten Fällen hinzu. Die Ätiologie ist komlexer Natur, die durch *E. coli* aber auch andere Enterobakterien wie Klebsiellen ausgelöste Mastitis hat aber mit Sicherheit einen besonderen Stellenwert.

Auch durch aszendierende Infektionen der Blase mit Colikeimen während der Geburt oder des Pueperiums ausgelöste Zystitiden (urinary tract infections – UTI) begünstigen die Genese des MMA-Syndroms. Im Gegensatz zur Mastitis ist der Anteil der Metritis an diesem Syndrom zwar viel geringer, intrauterine Manifestationen von Coli- bzw. Enterobakterieninfektionen kommen aber vor. Ihre pathogenetische Bedeutung lässt sich experimentell durch die Induktion von Hypogalaktie und fieberhaften Allgemeinstörungen mittels intrauteriner Endotoxingaben belegen. Colistämme aus Kot, Harn (Bakteriurie) und Genitalsekreten infizieren das Gesäuge auf galaktogenem Weg, aus der Vielzahl nachgewiesener Stämme und Serovaren konnten bisher keine Erreger mit MMA-typischen Virulenzmerkmalen differenziert werden. Es ist also von der extraintestinalen Manifestation von Colikeimen aus der normalen Darmflora auszugehen. Fütterung und Haltung der Sauen beeinflussen Häufigkeit und Schweregrad der Erkrankung.

■ Therapie und Prophylaxe

Grundlage der Behandlung ist die parenterale Verabreichung von Chemotherapeutika, aufgrund der bekannten Resistenzsituation ist eine Testung der Colistämme dringend notwendig. Antiphlogistica und Analgetika sind bei manifesten Mastitiden hilfreich, wiederholte Oxytocininjektionen machen die noch gebildete Milch den Ferkeln zugänglich. Einen wichtigen Beitrag zur Prophylaxe leistet die Optimierung von Haltung und Fütterung. Erhöhter Rohfasergehalt des Futters steigert die Darmperistaltik und beugt damit der peripartalen Darmträgheit vor. Obstipationen können durchaus die Freisetzung von Endotoxinen begünstigen. Verringerungen der Futtermengen bzw. Futterentzug am Tag der Geburt werden mit Erfolg praktiziert, wegen der damit verbundenen Unterversorgung der Sauen und der negativen Beeinflussung der Darmpassage sind diese Methoden aber nicht unumstritten. Spätestens am 110. Trächtigkeitstag ist die Einstellung der Sauen in Abferkelboxen zu gewährleisten, die zur Senkung des Infektionsdrucks gründlich gereinigt und desinfiziert werden. Eine um den Geburtstermin oral oder parenteral verabreichte Chemotherapie kann zwar den Keimdruck senken, ist aber mit anderen Problemen (Resistenzentwicklung, Schwierigkeiten mit der oralen Aufnahme usw.) verbunden. In schwer betroffenen Sauenhaltungen kann eine bestandsspezifische Impfung das Problem zwar nicht allein lösen, aber durchaus zur Verbesserung der Situation beitragen. In Betrieben, die regelmäßig Muttertierschutzimpfungen gegen Coliinfektionen der Saugferkel durchführen, wird teilweise eine geringere MMA-Rate festgestellt.

Da der entscheidende wirtschaftliche Schaden des MMA-Syndroms durch die Unterernährung der Ferkel und damit verbundene Verluste eintritt, muss der Versorgung der Ferkel erkrankter Sauen größte Aufmerksamkeit geschenkt werden.

### 5.5.2.8 Coliinfektionen des Geflügels
Coliseptikämie, Colibacillose

■ Ätiologie

Die geflügelpathogenen Stämme werden als **APEC** (avian pathogenic *E. coli*) bezeichnet, am häufigsten treten **Colistämme der Serovaren 01:K1, 02:K1 und 078:K80 als Erreger** der Coliseptikämie auf. Fimbrien des Typs 1 werden bei der Besiedlung des Respirationstraktes exprimiert, P-Fimbrien (F7–F16) werden dagegen von Colistämmen ausgebildet, die innere Organe besiedeln. Neben hitzelabilen Enterotoxinen werden weitere cytotoxische Aktivitäten gebildet, darunter ein für Verozellen und Eintagsküken toxisches hitzestabiles Polypeptid, das wegen seiner Bindung an Geißeln oder Flagellinfragmente als Flagellartoxin bezeichnet wird. Eine als HPI (high pathogenicity island) bezeichnete Pathogenitätsinsel ist ein Merkmal virulenter Stämme und codiert ein Eisenaufnahmesystem.

■ Pathogenese und Klinik

Grundsätzlich sind Hühner aller Altersgruppen empfänglich, die Coliseptikämie wird aber besonders häufig in den ersten 8–10 Lebenswochen und bei Legehennen manifest. Puten und andere Geflügelarten erkranken ebenfalls.

Die Infektion erfolgt vorwiegend aerogen durch fäkalkontaminierten Staub bzw. Eischalen. Primärinfektionen setzen hochvirulente Stämme voraus, sie ereignen sich bei sehr jungen Küken. Mit steigendem Alter nimmt der Einfluss begünstigender Faktoren zu, Infektionen mit respiratorischen Viren (IBV) und Mykoplasmen spielen in diesem Zusammenhang eine wichtige Rolle. Virulenz der Erregerstämme, Infektionsdruck und Leistungsfähigkeit der Abwehr unter den vorherrschenden Umweltbedingungen entscheiden über die Manifestation. Das klinische Bild ist sehr vielschichtig. Folgen der Infektion sind erhöhte Embryo- und Frühsterblichkeit, Luftsack- und Dottersackentzündungen, Pericarditis, Polyserositis, Cellulitis und Salpingitis. Entzündungen von Eierstöcken und Eileitern sowie Polyserositiden führen auch bei Legehennen zu wirtschaftlich bedeutsamen Verlusten.

■ Diagnose und Differenzialdiagnose

Klinische und pathologisch-anatomische Befunde müssen durch bakteriologische Untersuchungen und die Typisierung der Colibakterien abgesichert werden. Auf das gleichzeitige Vorkommen von Mykoplasmen- und Virusinfektionen ist zu achten.

■ Prophylaxe und Therapie

Antibiotische Bestandbehandlungen werden entsprechend den Ergebnissen der Resistenzbestimmungen durchgeführt, zum Beispiel in Form einer Verabreichung von Fluorchinolonen über das Trinkwasser. Allgemeine Hygienemaßnahmen sind zwar geeignet, den Infektionsdruck zu senken, sie reichen aber normalerweise nicht aus, um Erkrankungen zu verhindern.

Zur Immunprophylaxe steht für Mastelterntiere ein Subunit-Impfstoff mit Fimbrienantigen (F11) und Flagellartoxin zu Verfügung, der seine Wirkung durch Antikörperübertragung über das Brutei entfaltet. Die spezifische Prophylaxe von Mykoplasmen- und Virusinfektionen trägt ebenfalls zur Reduzierung der Coliseptikämie und der Verringerung der Verluste bei.

## Coligranulomatose

Coligranulomatose oder Hjärre disease ist eine seltene Manifestationsform der Coliinfektion älterer Hühner und Puten. Sie wird besonders durch schleimige Colistämme mit den O-Antigenen 8,9 und 16 ausgelöst. Endoparasitenbefall des Darms begünstigt die Infektion. Die klinischen Erscheinungen sind untypisch, bei der Sektion fallen Granulome in der Darmwand, der Leber und anderen Organen auf, die eine differenzialdiagnostische Abklärung von Geflügeltuberkulose, Leukose und Tumoren erfordern. Ausmerzen erkrankter Tiere, Behandlung des Parasitenbefalls und Hygienemaßnahmen zur Senkung des Infektionsdrucks bestimmen die Prophylaxe. Therapeutische Interventionen sind wenig erfolgversprechend.

### 5.5.2.9 Coliinfektionen bei Ziervögeln

Colikeime und andere Enterobakterien kommen bei vielen Ziervogelarten, v. a. reinen Körnerfressern, in der Darmflora nicht oder nur in sehr untergeordneten Konzentrationen vor. Diese Tatsache ist bei der Interpretation bakteriologischer Befunde zu berücksichtigen. Papageien können beispielsweise an schweren Enteritiden mit schaumigem Kot, Eileiterentzündungen, Arthritiden und Luftsackentzündungen erkranken, wobei sich die Colikeime auch septikämisch ausbreiten. Nestlinge sind besonders anfällig.

## 5.5.2.10 Coliinfektionen bei Kaninchen

Coliinfektionen sind bei Kaninchen an den Krankheitsbildern der Dysenterie und möglicherweise auch der mukoiden Enteritis beteiligt. In der Literatur übliche Bezeichnungen wie Colidysbakteriose, Colibacillose und Coliseptikämie verdeutlichen ebenfalls die nachgewiesene oder vermutete Bedeutung dieser Erreger. In der Normalflora des Kaninchendarms kommt E. coli in wesentlich geringerem Umfang vor als bei anderen Haussäugetieren. Von Erkrankungen sind bevorzugt Jungtiere von 5–10 Wochen betroffen, bei denen wässrige Durchfälle und nachfolgend Exsikkosen auftreten. Futterumstellungen und Kokzidieninfektionen wirken prädisponierend.

> ! Eine Reihe von Serovaren bzw. Stämmen wurden als besonders virulent für Kaninchen identifiziert und als REPEC (rabbit enteropathogenic *E. coli*) bezeichnet, wodurch frühere, rein quantitativ geprägte Vorstellungen von einer Dysbakterie als überholt anzusehen sind.

Für neugeborene Kaninchen betrifft das beispielsweise die Serovar O109:K-:H2, für Absetzer sind v. a. die folgenden Serovaren wichtig:
- O15:K-H- (rabbit diarrheal *E. coli* - 1 – RDEC-1)
- O25:K-:H11
- O13:K-:H2
- O103:K-H2 (rhamnosenegativ).

Darüberhinaus ist eine größere Zahl weiterer Serovaren und Stämme beschrieben. Nur wenige Colistämme von Kaninchen bilden Enterotoxine, die meisten gehören vielmehr zur Gruppe der EPEC. Als spezifische Adhäsionsfaktoren wirken die Fimbrien AF/R1 (adherence factor/rabbit 1) und AF/R2, die bei RDEC-1- bzw. O103-Stämmen nachgewiesen werden.

Differenzialdiagnostisch sollten neben der Kokzidiose v. a. Infektionen mit Clostridien, Salmonellen und die Tyzzer disease beachtet werden. Mischinfektionen mit *Lawsonia intracellularis* sind nachgewiesen. Eine sofortige Entfernung von Einstreu und Futter dient der Unterbrechung der Infektketten bzw. der Senkung des Infektionsdrucks. Die orale Chemotherapie über Futter oder Wasser ist mit Diätfütterung zu ergänzen. Elektrolytlösungen werden in Abhängigkeit vom Wert der Tiere i. p. verabreicht, Hefepräparate unterstützen die Wiederherstellung der normalen Darmflora. Neben allgemeinen Hygienemaßnahmen sind die Vermeidung plötzlicher Futterumstellungen und die Bekämpfung des Kokzidienbefalls wichtig. Da keine Handelsimpfstoffe zur Verfügung stehen, muss im Bedarfsfall auf bestandsspezifische Vaccinen zurückgegriffen werden.

## 5.5.2.11 Coliinfektionen bei Hunden und Katzen

Coliinfektionen betreffen bei Hunden und Katzen vorwiegend den Magen-Darm-Kanal und die Harnwege, außerdem treten Septikämien auf. Die Ätiologie der Diarrhöen ist sehr komplexer Natur und durch ein Zusammenspiel infektiöser und nicht infektiöser Faktoren bestimmt. Viren spielen als Erreger die größte Rolle, bei beiden Tierarten sind Colikeime geeignet, Basisvirosen wie canine Parvovirose, Staupe und Panleukopenie zu komplizieren. Auch bei faktorenbedingten respiratorischen Infektionen wie Zwingerhusten sind Colibakterien beteiligt. Es sind keine Colistämme mit spezifischen Virulenzmerkmalen für Hunde und Katze bekannt. Bei Diarrhöen und auch Harnwegsinfektionen werden häufig, aber nicht ausschließlich, hämolysierende Stämme isoliert, aus Harnwegsinfektionen von Hunden angezüchtete Stämme besitzen oft P-Fimbrien. Neben Chemotherapie und symptomatischer Behandlung lassen sich die Septikämien auch mittels antiendotoxischer Antikörperpräparate behandeln. Sowohl bei Hunden als auch Katzen können gegen chronische Durchfälle auch oral applizierbare Autovaccinen eingesetzt werden.

## 5.5.2.12 Coliinfektionen bei Pferden

Fohlen sind besonders in den ersten 3 Lebenswochen durch Coliinfektionen gefährdet. Septikämisch verlaufende Infektionen, häufig ausgelöst durch hämolysierende Keime, treten besonders bei sehr jungen Tieren auf. Bei Diarrhöen wurden Colistämme mit der Fähigkeit zur Enterotoxinbildung und der Expression von F4-, F5 und F41-Adhäsionsantigenen nachgewiesen. Sehr wahrscheinlich ist ein Synergismus mit Rotaviren. Septikämien erfordern eine Abgrenzung von der *Actinobacillus-equuli*-Infektion, auch *Klebsiella pneumoniae* und *Salmonella Abortusequi* sind zu beachten.

Colibakterien führen bei Stuten zu metrogenen Infektionen mit Sterilitäten und Aborten. Endotoxinämien haben als eigenständige Erkrankungen bzw. wegen ihrer prädisponierenden Wirkungen für andere Krankheiten wahrscheinlich eine größere Bedeutung als bisher angenommen. Zu ihrer Therapie werden Antikörperpräparate eingesetzt.

## 5.5.2.13 Coliinfektionen bei Menschen

*E. coli* verursacht bei Menschen eine Vielzahl intestinaler und extraintestinaler Infektionen. Unter den intestinalen Coliinfektionen sind besonders die Säuglingsenteritis (Dyspepsiecoli-Enteritis) und die durch ETEC verursachte Reisediarrhö, die auch Erwachsene betrifft, zu nennen.

! Eine nachgewiesene Bedeutung als Zoonoseerreger besitzen lediglich Colistämme aus der EHEC-Gruppe. Ihre Einordnung in die Risikogruppe 3** und die Meldepflicht unterstreichen die humanmedizinische Bedeutung.

EHEC-Bakterien führen zu wässrigen bis wässrigblutigen Durchfällen, die ein Ruhr-ähnliches Krankheitsbild annehmen können. Fieber tritt nicht immer auf, Übelkeit, Erbrechen und Abdominalschmerzen sind dagegen häufiger. Das Krankheitsbild hängt wesentlich von der Abwehrlage der Patienten ab, Säuglinge, Kleinkinder, alte und abwehrgeschwächte Menschen erkranken besonders schwer. Aus der Gastroenteritis kann sich eine hämorrhagische Kolitis entwickeln. Als lebensbedrohende postinfektiöse Syndrome treten das hämolytisch urämische Syndrom (HUS) und die thrombotisch-thrombocytopenische Purpura (TTP) auf.

Viele Serovaren erfüllen die EHEC-Kriterien, am häufigsten werden O157:H7, O157:H-, O26:H11, O111:H- und O103:H2 beschrieben. Nach neueren Untersuchungen sind auch O118-Stämme verstärkt zu beachten. Nutztiere, besonders **Rinder und kleine Wiederkäuer, fungieren als Reservoir für EHEC** und sind der Ausgangspunkt von Lebensmittelinfektionen. In Kanada wurde eine O157 : H7-Vaccine entwickelt, um die Prävalenz entsprechender Colikeime bei Rinder zu senken. Das nachgewiesene Vorkommen von **Stx 2f-positiven Stämmen bei Tauben** ist Anlass, auch diese Tierart in Überlegungen über Infektionsquellen für Menschen einzubeziehen. Daneben müssen aber auch Infektketten von Mensch zu Mensch und Infektionen über Trink- und Badewasser beachtet werden. Die für die Ödemkrankheit der Schweine verantwortlichen STEC sind keine Zoonoseerreger. Der Nachweis bestimmter O-Antigene hat nur orientierenden Wert, es stehen molekularbiologische Methoden zur Detektion der Stx-Bildung bzw. ihrer genetischen Grundlagen zur Verfügung.

### 5.5.3 Salmonella

#### 5.5.3.1 Gattungsmerkmale

! Salmonellen zählen weltweit zu den wichtigsten bakteriellen Infektionserregern bei Menschen und Tieren. Die 0,7–1,5 × 2,0–5,0 µm großen Stäbchenbakterien (**Abb. 5.13–5.17**) treten in einer sehr großen Zahl von Serovaren und Stämmen mit unterschiedlicher Wirtsanpassung und Virulenz auf, viele von ihnen sind Zoonoseerreger. Bis auf wenige Ausnahmen sind die Salmonellen beweglich, charakteristische Stoffwechselleistungen sind u. a. die Reduktion von Nitrat zu Nitrit, die Bildung von $H_2S$, der Abbau von Propylenglykol und die Nutzung von Citrat als alleiniger Kohlenstoffquelle. Der fehlende Lactoseabbau (Ausnahme Subspezies *arizonae* und *diarizonae*) besitzt besondere diagnostische Bedeutung. Auf Blutagar tritt niemals Hämolyse auf.

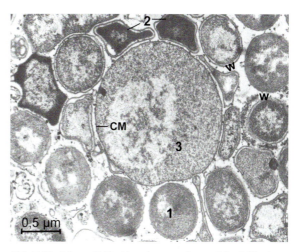

**Abb. 5.13** *Salmonella* Typhimurium var. *Cop.* nach Penicillineinwirkung. 3 unterscheidbare Formen: 1. Normalform, 2. Persister mit verdichtetem Plasma und kondensierten Ruhechromosomen, 3. Sphäroblasten begrenzt durch Cytoplasmamembran (CM) mit Zellwandresten (W), Dünnschnitt (Institut für Mikrobiologie und Tierseuchen, FU Berlin, Grund, Kutzer u. Gatzmann).

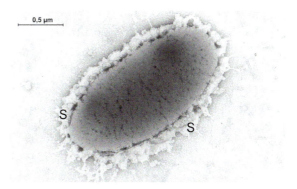

**Abb. 5.14** *Salmonella* Typhimurium var. *Cop.* Eine Schleimkapsel (S) umgibt die Bakterienzelle, Negativkontrastierung, PWS (Institut für Mikrobiologie und Tierseuchen, FU Berlin, Grund u. Meyer).

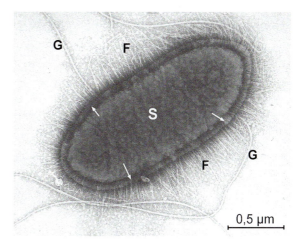

**Abb. 5.15** *Salmonella* Typhimurium var. *Cop.* (S) mit Geißeln (G) und 7nm-Fimbrien (F), die an der Plasmamembran entspringen (Pfeil), Negativkontrastierung, PWS (Institut für Mikrobiologie und Tierseuchen, FU Berlin, Grund u. Meyer).

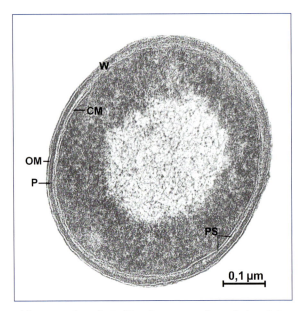

**Abb. 5.16** *Salmonella* Typhimurium var. *cop.* Querschnitt mit der spezifischen Zellgrenze gramnegativer Bakterien. Plasmamembran (CM) mit periplasmatischem Spalt (PS) sowie Peptiglykan (P) und Außenmembran (OM), Dünnschnitt (Institut für Mikrobiologie und Tierseuchen, FU Berlin, Grund u. Gatzmann).

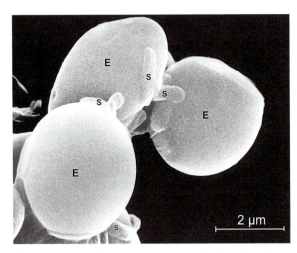

**Abb. 5.17** Hämagglutination. Erythrocyten (E, Meerschweinchen) werden durch Salmonellen (S) aggregiert, Rastermikroskop (Institut für Mikrobiologie und Tierseuchen, FU Berlin, Grund u. Gatzmann).

### 5.5.3.2 Taxonomie

Die Genusbezeichnung *Salmonella* wurde 1900 von Lignieres für den 1885 in den USA unter Leitung von Salmon beschriebenen Hogcholera-Bacillus (*Salmonella* Choleraesuis) vorgeschlagen. Zwar wurde der Typhuserreger (*Salmonella* Typhi) bereits 1880 von Eberth mikroskopisch nachgewiesen und 1884 von Gaffky angezüchtet, aber da er unter anderen Gattungsnahmen eingeführt wurde, kommt dem Artnamen „choleraesuis" zweifellos Priorität zu. Die rasch anwachsende Zahl neu entdeckter Salmonellen wurde zuerst von White und dann von Kauffmann auf der Basis der O- und H-Antigene geordnet. Das Kauffmann-White-Schema, das vom WHO Collaborating Centre for Reference and Research on Salmonella am Pariser Pasteur-Institut regelmäßig aktualisiert wird, bildet die international verbindliche Grundlage für die Ordnung der Salmonellen.

Das Genus *Salmonella* besteht nach DNA-Analysen aus 2 Spezies: *Salmonella choleraesuis* mit 6 Subspezies und *Salmonella bongori* (**Tab. 5.9**). Um fatale Verwechslungen des Speziesnamens „choleraesuis" mit der gleichlautenden Serovarenbezeichnung zu vermeiden, schlugen Le Minor u. Popoff 1987 die Umbenennung von *S. choleraesuis* in *Salmonella enterica* vor. Diese sowohl aus diagnostischer als auch epidemiologischer Sicht begrüßenswerte Neuerung wurde erst 2005 offiziell anerkannt.

Im Kauffmann-White-Schema (**Tab. 5.10**) sind einschließlich der Ergänzungen durch das Supplement No. 46 (2004) 2541 Serovaren definiert. Ursprünglich wurden für neue Serovaren Eigennamen gebildet, jetzt ist es üblich, nur noch für die Serovaren von *Salmonella enterica* ssp. *enterica* eigene Namen zu verwenden. Für alle übrigen werden die Antigenformeln angegeben. **Im Interesse einer übersichtlichen Schreibweise wird in der Regel nur der Gattungsname *Salmonella*, gefolgt von der Serovarenbezeichnung, beginnend mit einem Großbuchstaben, verwendet,** d. h. *S.* Typhimurium anstelle der eigentlich korrekten Bezeichnung *S. enterica* ssp. *enterica* ser. Typhimurium. 2004 wurde eine dritte Spezies aus Umweltmaterial in den USA isoliert und als *S. subterranea* benannt.

**Tab. 5.9** Übersicht zu den Spezies und Subspezies der Gattung *Salmonella* (nach Popoff et al. 2004).

| Spezies | *S. enterica* | | | | | | *S. bongori* |
|---|---|---|---|---|---|---|---|
| Subspezies | ssp. *enterica* | ssp. *salamae* | ssp. *arizonae* | ssp. *diarizonae* | ssp. *houtenae* | ssp. *indica* | |
| frühere Bezeichnung | ssp. I | ssp. II | ssp. III a | ssp. III b | ssp. IV | ssp. VI | ssp. *bongori* ssp. V |
| Anzahl der Serovaren | 1504 | 502 | 95 | 333 | 72 | 13 | 22 |

**Tab. 5.10** Die wichtigsten *Salmonella*-Serovaren im Kauffmann-White-Schema.

| Serovar | O-Antigene | H-Antigene | |
|---|---|---|---|
| | | 1. Phase | 2. Phase |
| **Gruppe A (O:2)** | | | |
| S. Paratyphi A | 1,2,12 | a | /1,5/ |
| **Gruppe B (O:4)** | | | |
| S. Paratyphi B | 1,4,/5/,12 | b | 1,2 |
| S. Abortusovis | 4,12 | c | 1,6 |
| S. Saintpaul | 1,4,/5/,12 | e,h | 1,2 |
| S. Agona | 1,4,12 | f,g,s | – |
| S. Typhimurium | 1,4,/5/,12 | i | 1,2 |
| S. Heidelberg | 1,4,/5/,12 | r | 1,2 |
| S. Abortusequi | 4,12 | – | e,n,x |
| **Gruppe C 1 (O:7)** | | | |
| S. Paratyphi C | 6,7,/Vi/ | c | 1,5 |
| S. Choleraesuis | 6,7 | c | 1,5 |
| S. Choleraesuis var. *Kunzendorf* | 6,7 | – | 1,5 |
| S. Typhisuis | 6,7 | c | 1,5 |
| S. Montevideo | 6,7,14 | g,m,/p/,s | /1,2,7/ |
| S. Thompson | 6,7,14 | k | 1,5 |
| S. Virchow | 6,7 | r | 1,2 |
| S. Infantis | 6,7,14 | r | 1,5 |
| **Gruppe C 2–3 (O:8)** | | | |
| S. Muenchen | 6,8 | d | 1,2 |
| S. Manhattan | 6,8 | d | 1,5 |
| S. Newport | 6,8,20 | e,h | 1,2 |
| S. Kottbus | 6,8 | e,h | 1,5 |
| S. Bovismorbificans | 6,8 | r,/i/ | 1,5 |
| S. Albany | 8,20 | $z_4, z_{24}$ | – |
| S. Hadar | 6,8 | $z_{10}$ | e,n,x |
| **Gruppe D 1 (O:9)** | | | |
| S. Typhi | 9,12,/Vi/ | d | – |
| S. Enteritidis | 1,9,12 | g,m,/p/ | /1,7/ |
| S. Dublin | 1,9,12 | g,p | – |
| S. Panama | 1,9,12 | l,v | 1,5 |
| S. Gallinarum | 1,9,12$_1$,12$_3$ | – | – |
| **Gruppe E 1 (O:3,10)** | | | |
| S. Muenster | 3,10,/15/,/15, 34/ | e,h | 1,5 |
| S. Anatum | 3,10,/15/,/15, 34/ | e,h | 1,6 |
| S. Meleagridis | 3,10 | e,h | 1,w |
| **Gruppe E 4 (O:1,3,19)** | | | |
| S. Senftenberg | 1,3,19 | g,/s/,t | – |

1 = O-Ag, die nur infolge Phagenkonversion ausgebildet werden
// = betreffendes Ag kann fehlen

### 5.5.3.3 Bakteriologische Diagnostik

Salmonellen stellen keine besonderen Ansprüche an Nährmedien. Nichtselektive Voranreicherungen, z. B. in Peptonwasser, bewirken eine Erhöhung der Keimausbeute durch Aktivierung subletal geschädigter Bakterien. Dieses Verfahren wird besonders bei der Untersuchung von Lebens- und Futtermittelproben angewendet. Flüssige Anreicherungsmedien werden aus der Voranreicherung oder auch direkt beimpft. Am weitesten verbreitet sind Anreicherungsmedien auf der Basis von Tetrathionat und Selenit sowie die Bouillon nach Rappaport-Vassiliadis. Ein Zusatz des Siderophors Ferrioxamin E ist geeignet, die Ausbeute zu erhöhen. Auf Universalnährböden sind die Salmonellenkolonien nicht von denen anderer Enterobakterien zu unterscheiden, eine Ausnahme bilden hämolysierende oder sehr stark schleimige Enterobakterien. Für die Abgrenzung von allen anderen Arten werden Differenzialnährböden eingesetzt. Folgende Stoffwechselparameter werden dabei genutzt:

- Die Unfähigkeit, Lactose zu spalten; auf lactosehaltigen Nährböden werden anhand des Farbumschlags von Indikatoren die salmonellenverdächtigen lactosenegativen von den lactosepositiven Kolonien (z. B. *Escherichia coli, Klebsiella*) unterschieden (z. B. Gassner-Agar).
- Die Bildung von $H_2S$, in deren Folge Sulfide entstehen, die den Kolonien ein schwärzliches Aussehen verleihen (XLT 4-Agar).
- Der Abbau von Propylenglykol, bei dem Säure gebildet wird, die ein Indikator durch Farbumschlag anzeigt; Salmonellenkolonien nehmen eine charakteristische Rotfärbung an (Rambach-Agar).
- Die Fermentation von Glucuronat, die einen Farbumschlag der Salmonellenkolonien nach pink verursacht (SMID-Agar).

In Nährböden, die die beiden zuletzt genannten Prinzipien nutzen, wird zur Abgrenzung coliformer Bakterien zusätzlich deren β-Galactosidaseaktivität durch chromogene Substanzen sichtbar gemacht. Aufgrund der genannten Leitreaktionen lassen sich salmonellenverdächtige Kolonien auch in Mischkulturen erkennen, es werden dann Reinkulturen angelegt und durch biochemische und serologische Methoden die Spezies-, Subspezies- und Serovarendiagnose gestellt. Die meisten Salmonellen sind empfindlich für den O1-Phagen nach Felix und Callow, der damit für die Absicherung der Gattungsdiagnose herangezogen werden kann.

#### 5.5.3.4 Serologische Diagnostik

Serologische Diagnostik und Einordnung in das Kauffmann-White-Schema bauen auf der **Bestimmung der O- und H-Antigene auf.** Die O-Ag werden mit arabischen Ziffern bezeichnet, Serovaren mit gemeinsamen Haupt-O-Ag gehören zu Gruppen, die mit Buchstaben gekennzeichnet sind. Die sog. Minor-O-Ag kommen dagegen bei mehreren Gruppen vor. H-Antigene liegen häufig in 2 Phasen vor, wobei die Kultur einer diphasischen Serovar sowohl aus Zellen mit der 1. als auch Zellen mit der 2. H-Phase besteht. Die einzelne Zelle exprimiert aber jeweils nur H-Ag einer Phase. Ausschließlich monophasisch sind z. B. *Salmonella* Typhi und *Salmonella* Dublin. H-Ag der 1. Phase werden mit kleinen lateinischen Buchstaben, die der 2. Phase mit arabischen Ziffern bezeichnet. Der Antigenaufbau wichtiger Serovaren der Subspezies *enterica* ist in der **Tab. 5.10** aufgeführt. Von Interesse für die serologische Diagnostik ist ferner das Fimbrienantigen SEF-14 von *Salmonella* Enteritidis, ein Latexagglutinationstest mit monoklonalen Antikörpern gegen dieses Fimbrienantigen kann zur Identifizierung von Enteritidisstämmen dienen. K-Ag spielen bei Salmonellen nur eine untergeordnete rolle, das sog. Vi-Antigen wird nur bei wenigen Serovaren exprimiert. Die Serovarendiagnostik wird nach der Vordifferenzierung der Kolonien auf Differenzialnährböden bzw. der endgültigen biochemischen Differenzierung mittels käuflicher O- und H-Antiseren in der Objektträgeragglutination vorgenommen. Bei Schwierigkeiten mit dem Nachweis der 2. H-Phase kann der Einsatz der Schwärmplatte nach Sven Gard Abhilfe schaffen, bei der die 1. H-Phase durch Antiserum gehemmt wird.

Der Nachweis von *Salmonella*-Antikörpern bei Tieren wird z. B. traditionell im Rahmen der Diagnostik von Infektionen mit den tierartadaptierten Serovaren *Gallinarum, Abortusequi* und *Abortusovis* geführt. In den letzten Jahren wurden verschiedene ELISA-Methoden zum Nachweis von Salmonelleninfektionen bei Hühnern, Rindern und Schweinen entwickelt.

#### 5.5.3.5 Weiterentwicklung der Nachweismethoden

In Proben aus klinischem Material und Sektionsmaterial von Tieren machen höhere Keimkonzentrationen den Salmonellennachweis häufig leichter als in Lebens- und Futtermitteln sowie Umweltproben und auch in Proben von latent infizierten Tieren. Die Weiterentwicklung der Nachweismethoden konzentriert sich daher besonders auf den Salmonellennachweis in Lebensmitteln, die Ergebnisse werden aber zunehmend auch für die Diagnostik latenter Infektionen nutzbar. Die wichtigsten Entwicklungsrichtungen sind:

- Membranfiltertechniken zur Konzentration der Erreger;
- Impedanzmessungen, bei denen durch das Salmonellenwachstum in Selektivmedien verursachte Veränderungen der elektrischen Leitfähigkeit und des Widerstandes ermittelt werden;
- Capture-ELISA-Systeme zum Antigennachweis. Hierzu werden sowohl Fangantikörper eingesetzt, die möglichst viele Serovaren binden können, als auch sehr spezifische Antikörper (z. B. monoklonale Antikörper), um selektive Nachweise bestimmter Serovaren zu ermöglichen;
- Immunologische Separations- und Konzentrationstechniken, die eine Selektivanreicherung überflüssig machen. Ein Beispiel ist die immunmagnetische Separation mittels anitkörperbeladener magnetisierbarer Partikel (Dynabeads);
- Gensonden und Polymerasekettenreaktion (PCR);
- Automatisierte Verfahren basierend auf dem Enzyme Linked Fluorescent Assay (ELFA).

Der Trend zu kommerziell erhältlichen fertigen Testkits ist eindeutig, die Zielstellungen bestehen sowohl in der Verkürzung der Untersuchungszeiten als auch der Senkung der Nachweisgrenze. Die Anzüchtung der Salmonellen bleibt aber als Bestätigungstest sowie für die Resistenzbestimmung und die epidemiologische Typisierung unverzichtbar.

#### 5.5.3.6 Epidemiologische Typisierung

> Die Salmonellendiagnostik kann in vielen Fällen nicht beim Nachweis der Serovar stehen bleiben. Das trifft besonders für die nicht wirtsadaptierten Serovaren zu, die als Zoonoseerreger auftreten. Für die Aufdeckung von Infektketten und Übertragungswegen zwischen verschiedenen Tierbeständen, aber auch zwischen Tieren, Lebensmitteln und Menschen ist die epidemiologische Charakterisierung verschiedener Stämme bzw. Klone innerhalb einer Serovar wesentlich.

Allein schon die klassischen Methoden der biochemischen und serologischen Diagnostik erlauben eine über die Serovar hinausgehende Charakterisierung von Salmonellenstämmen in Form von serologischen Variatäten, Bio- bzw. Biochemovaren. Besondere Bedeutung haben unverändert die Lysotypie und Resistenzbestimmung. Zur Bestimmung der Phagovaren (Lysotypen) von *S.* Typhimurium wird besonders häufig das erweiterte Schema nach Anderson genutzt, auch die Systeme nach Felix und Callow sowie Lilleegen sind gebräuchlich. Für *S.* Enteritidis hat sich das Schema von Ward et al. durch-

gesetzt. Bis zur Einführung molekularbiologischer Methoden hat die kombinierte Analyse von Phagovaren und Resistenzmustern sowie Biovaren die epidemiologische Typisierung dominiert. Von den molekularbiologischen Methoden werden derzeit am häufigsten verwendet:
- Plasmid-DNA: Plasmidprofil, Restriktionsanalyse, Nachweis der *spv*-Gene mittels Sonden
- chromosomale DNA: Ribotyping, IS 200-Typing, Makrorestriktionsanalyse.

Dazu kommen weitere Methoden, an deren Entwicklung ständig gearbeitet wird. Sowohl für die Bestätigung von Diagnosen als auch die epidemiologische Typisierung müssen gegebenenfalls Referenzlaboratorien in Anspruch genommen werden.

**Tab. 5.11** Pathogenitätsinseln (SPI) der Salmonellen (nach Kirsch et al. 2004).

| Bezeichnung | Größe (kb) | Funktion |
|---|---|---|
| SPI-1 | 40 | Typ III-Sekretion, Invasion in Epithelzellen, Apoptose |
| SPI-2 | 40 | Typ III-Sekretion, Invasion in Monocyten |
| SPI-3 | 17 | Invasion, Überleben in Monocyten |
| SPI-4 | 25 | Invasion, Überleben in Monocyten |
| SPI-5 | 7 | Enteropathogenese |

### 5.5.3.7 Pathogenität und Virulenz

Beide Salmonellenspezies sind **pathogen für Tiere und Menschen.** Serovaren oder Stämme dürfen erst nach entsprechender Prüfung als avirulent für Menschen oder bestimmte Tierarten eingestuft werden. In diesem Sinn ist jedes Salmonellenisolat von Tieren als potenzieller Zoonoseerreger zu betrachten. Die Virulenz der Salmonellen wird von folgenden Faktoren bzw. Mechanismen bestimmt:
- Adhäsivität
- Invasivität
- fakultativ intrazellulärer Parasitismus
- Toxinbildung (Endo-, Cyto-, Enterotoxine).

Im Gegensatz zu *Escherichia coli* lassen sich bei Salmonellen bisher keine Gruppen mit deutlich voneinander abgrenzbaren Virulenzeigenschaften definieren. Auch die Unterscheidung in Erreger fieberhafter Allgemeininfektionen (typhoider Salmonellosen) und enteritischer Salmonellosen hat nur begrenzten Ausssagewert, da viele Serovaren sowohl systemische als auch lokale Infektionen verursachen können.

Die Adhäsion von Salmonellenzellen an das Darmepithel ist ein initialer Pathogeneseschritt. Daran sind Fimbrien zumindest beteiligt. Mannosesensible Fimbrien des Typs 1 sind bei vielen Serovaren nachgewiesen. Die Fimbrienexpression ist bei *S.* Enteritidis am besten erforscht, die einzelnen Typen werden nach den Molmassen der Fimbrinuntereinheiten (in kDa) als SEF (*Salmonella* Enteritidis Fimbriae) 14, 17, 18 und 21 bezeichnet. SEF 14 besitzt als weitgehend serovarspezifischer Fimbrientyp, der sonst nur noch bei *S.* Dublin vorkommt, besondere Bedeutung. Invasive Salmonellen dringen im Darm, insbesondere im terminalen Ileum, sowohl in absorptive Epithelzellen als auch in die spezialisierten M-Zellen (Microfold-Zellen) ein. Für das pathogenetisch wichtige intrazelluläre Überleben ist die Expression von speziellen Oberflächenproteinen Voraussetzung. Endotoxine kommen wie bei allen Enterobakterien auch bei den Salmonellen vor. Als Träger der Giftwirkung wird das Lipid A (Region III des LPS) betrachtet, allerdings lässt sich die Bedeutung des LPS als Virulenzfaktor nicht nur auf das Endotoxin beschränken. Defekte in der Ausbildung der LPS-Regionen I und II führen zu R-Formen mit unterschiedlich starkem Virulenzverlust. Unter verschiedenen Cytotoxinen spielen die Enterotoxine die größte Rolle, die Enterotoxinbildung ist ein wesentlicher Virulenzmarker für Enteritiserreger bei Menschen. Wichtige Virulenzgene enthalten die *spv*-Region (salmonella plasmid virulence) und die chromosomalen Pathogenitätsinseln (SPI – salmonella pathogenicity islands, **Tab. 5.11**).

### 5.5.3.8 Epidemiologie

> Habitat der Salmonellen ist der Darm von Tieren und Menschen, eine hohe Tenazität ermöglicht ihnen das wochen- bzw. monatelange Überleben in der kontaminierten Umwelt.

Das ganze Ausmaß der Umweltkontamination ist wahrscheinlich unbekannt, da viele Salmonellen nur mit Spezialmethoden aus derartigen Proben angezüchtet werden können, ansonsten aber in nicht kultivierbarem Zustand überleben. Weil die weitaus überwiegende Zahl der Serovaren keine Wirtsspezifität besitzt, können sich nur schwer überschaubare Infektketten unter Einschluss verschiedener Tierarten, des Menschen und der Umwelt entwickeln (**Abb. 5.18**). Die Infektion erfolgt in den meisten Fällen oral über Futtermittel, die direkt durch Ausscheidungen infizierter Tiere oder über Gülle, Jauche, Dung bzw. Siedlungsabwässer mit Salmonellen kontaminiert werden. Kontaktinfektionen von Tier zu Tier bzw. von Tier zu Mensch sind im Vergleich dazu wesentlich seltener. Bei den tierartadaptierten Salmonellen steht der Übertragungsweg über die Ausscheidungen infizierter Tiere im Vordergrund, die Infektion wird am häufigsten über latent infizierte Tiere in einen Bestand eingeschleppt. Tiere werden nicht nur in der Phase der klinischen Rekonvaleszenz nach einer Salmonellose Erregerträger, das Keimträgertum kann sich auch ohne vorherige klinische Manifestation ausbilden. Bisher existieren keine diagnos-

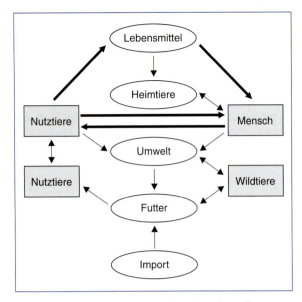

**Abb. 5.18** Grundzüge der Epidemiologie der Salmonellosen.

tischen Verfahren, die durch nur einmalige Anwendung am lebenden Tier einen sicheren Ausschluss von Salmonelleninfektionen erlauben. Salmonellenträger finden sich besonders unter den adulten Tieren, wohingegen es bei Jungtieren am ehesten zu Manifestationen kommt. Virulenz, Infektionsdosis und infektionsbegünstigende Faktoren sind für die Manifestation bestimmend.

Neben dem dominierenden oralen Infektionsweg gelangen Salmonellen auch auf aerogenem und konjunktivalem Weg, über den Nasen-Rachen-Raum und bei Vögeln auf germinativem Weg in den Organismus.

Salmonelleninfektionen und Salmonellosen können bei fast allen für den Tierarzt wichtigen Tierarten nachgewiesen werden. Reptilien sind in ganz besonderem Maß von latenten Infektionen mit einem breiten Serovarenspektrum belastet. Tierartspezifische Resistenzerscheinungen sind für fleischfressende Säugetiere und Greifvögel bekannt, wobei aber auch bei diesen Tierarten Erkrankungen auftreten.

Hinsichtlich der Wirtsspezifität sind zwischen den Spezies und Subspezies gewisse Unterschiede auszumachen. Während S. enterica ssp. enterica bevorzugt bei warmblütigen Tieren auftritt, sind die übrigen Subspezies vorrangig auf Kaltblüter, besonders Reptilien, und die Umwelt beschränkt. Ihre Virulenz für Menschen, Säugetiere und Vögel ist relativ gering, Erkrankungen können aber trotzdem auftreten. S. bongori wurde ursprünglich aus einer Echse in Afrika isoliert und besitzt ebenfalls für Menschen und homoiotherme Tiere nur eine geringe Virulenz. Die Vielzahl der Serovaren lässt sich aufgrund ihres Anpassungsgrads an bestimmte Wirte und ihrer Relevanz als Krankheitserreger in 4 epidemiologische Gruppen einteilen (**Tab. 5.12**). Innerhalb einzelner Serovaren können sich zudem Stämme/Klone mit speziellen Anpassungserscheinungen für bestimmte Wirte und/oder speziellen Virulenzmerkmalen herausbilden. Für die Klärung epidemiologischer Zusammenhänge sind daher weit über die Serovarendiagnostik hinausgehende Typisierungssysteme erforderlich.

 Salmonelleninfektionen verlaufen häufig latent, Hauptformen der klinisch manifesten Salmonellosen sind Enteritiden und septikämische Allgemeininfektionen.

### 5.5.3.9 Grundsätze der Bekämpfung

Die nachhaltig erfolgreiche Bekämpfung von Salmonelleninfektionen und Salmonellosen erfordert ein komplexes Vorgehen, das zusätzlich zur Behandlung salmonellosekranker Tiere folgende Ziele verfolgt:
- Reduzierung/Verhinderung von Salmonellosen,
- Senkung des Salmonelleninfektionsdrucks,

**Tab. 5.12** Einteilung der Salmonellen nach Wirtsanpassung und Bedeutung für Tiere und Menschen.

| Hauptmerkmale | Vertreter | Bedeutung für Tiere | Bedeutung für Menschen |
|---|---|---|---|
| Anpassung an den Menschen | S. Typhi, S. Paratyphi A, B, C | bedeutungslos | Erreger von Typhus und Paratyphus |
| Anpassung an bestimmte Tierarten | S. Dublin (Rind) S. Choleraesuis (Schwein) S. Gallinarum (Huhn) S. Abortusequi (Pferd) S. Abortusovis (Schaf) | ausgeprägte Krankheitsbilder, seuchenhafte Krankheitsverläufe | Infektionen selten, in Einzelfällen schwere Erkrankungen (S. Dublin, S. Choleraesuis) |
| Keine Anpassung an bestimmte Tierarten, aber z. T. Invasivität | S. Enteritidis S. Typhimurium | schwere seuchenhafte Krankheitsverläufe bis latente Infektionen | Haupterreger von Zoonosen (Enteritis infectiosa) |
| Keine Anpassung an bestimmte Tierarten, nicht invasiv | mehr als 2000 weitere Serovaren | vorwiegend latente Infektionen, Erkrankungen möglich | punktuelle Bedeutung als Zoonoseerreger |

- Schaffung und Erhaltung salmonellenfreier Tierbestände.

Obwohl in vielen Ländern, darunter auch Deutschland, auf absehbare Zeit eine salmonellenfreie Nutztierhaltung noch eine Illusion bleiben wird, beweisen Beispiele aus Skandinavien, dass zumindest eine salmonellenarme Tierhaltung langfristig aufgebaut und großflächig gesichert werden kann.

Wichtige Rechtsvorschriften sind auf europäischer Ebene die Verordnung Nr. 2160/2005 des Europäischen Parlamentes und des Rates zur Bekämpfung von Salmonellen und bestimmten anderen durch Lebensmittel übertragbaren Zoonoseerregern und in Deutschland die Rinder-Salmonellose-Verordnung (Neufassung von 14.11.1991) und die Hühner-Salmonellen-Verordnung (Neufassung vom 11.4.2001). Darüber hinaus sind die Bestimmungen des Futtermittel- und Fleischhygienerechts sowie zur Abfallproduktbeseitigung zu berücksichtigen. Seit 2004 besteht in Deutschland Meldepflicht für Salmonellosen der Tiere und den Nachweis der Erreger, sofern nicht die Anzeigepflicht greift.

Die wichtigsten Maßnahmekomplexe zur Bekämpfung von Salmonelleninfektionen und Salmonellosen sind:
- antimikrobielle Therapie,
- Ermittlung von Infektionsquellen und Keimträgern,
- salmonellenarmes bzw. -freies Futter und Wasser,
- allgemeine Hygienemaßnahmen (Reinigung und Desinfektion, Beseitigung von Tierkörpern und Abprodukten, Nagerbekämpfung usw.),
- „competitive exclusion",
- Immunprophylaxe.

 Für die Chemotherapie von Salmonellosen sind Enrofloxacin und Aminopenicilline Mittel der 1. Wahl.

Das früher sehr häufig verwendete Chloramphenicol darf nicht bei lebensmittelliefernden Tieren eingesetzt werden. Neben Gentamicin, Sulfonamiden und Colistin besitzen auch weitere Vertreter der Gyrasehemmer, moderne Cephalosporine und Florfenicol eine gegen Salmonellen gerichtete Wirksamkeit. Resistenzprüfungen sind grundsätzlich anzuraten, das trifft in besonderem Maß auf *S.* Typhimurium zu.

Latente Salmonelleninfektionen lassen sich durch Behandlung mit Antiinfektiva nicht sicher bei allen betroffenen Tieren beseitigen. Selbst erfolgreiche Behandlungen büßen bei hohem Infektionsdruck aus der Umgebung schnell wieder ihre Effekte ein.

Competitive Exclusion (CE) bedeutet „konkurrierender Ausschluss" oder „Ausschluss durch Konkurrenz". Dieser Methode liegt die gezielte Besiedlung des Darmkanals neugeborener Tiere mit der Darmflora gesunder erwachsener Tiere zugrunde, durch die es pathogenen Bakterien erschwert bzw. unmöglich gemacht wird, die behandelten Jungtiere zu kolonisieren. Initiiert wurde die CE von Nurmi u. Rantala (1973), weswegen auch vom Nurmi-Konzept gesprochen wird. Praktische Bedeutung hat die CE bisher nur beim Geflügel erlangt, wobei die Hauptzielrichtung die Prophylaxe von Salmonelleninfektionen ist. Am häufigsten wird gefriergetrocknete Caecalflora gesunder Hühner eingetzt. Für eine größtmögliche Wirksamkeit ist eine sehr zeitige Verabreichung erforderlich, sie kann bereits in der Brüterei via Spray erfolgen. CE-Präparate werden auch dem ersten Tränkwasser zugesetzt. Eine weitere Indikation ist die Wiederherstellung der Darmflora älterer Tiere nach Applikation von Antiinfektiva. Hauptkritikpunkt an der CE ist die letztlich unbekannte Zusammensetzung der Präparate, die aus Hühnerdärmen gewonnen werden. In vitro kultivierte Gemische definierter Bakterienstämme sind daher für die künftige Entwicklung besonders wichtig, dazu ist aber die Kombination vieler Stämme notwendig. Die Wirkung der CE kann sich natürlich nur auf den Zeitraum unmittelbar nach der Applikation erstrecken.

Infolge des intrazellulären Parasitismus der Salmonellen müssen effektive Vaccinen zu einer nachhaltigen Stimulierung zellvermittelter Immunreaktionen führen, was nachweislich mit Lebendimpfstoffen am besten gelingt.

Die ersten erfolgreichen Entwicklungen von *Salmonella*-Lebendimpfstoffen für Hühner, Schweine und Rinder sind in den 50er und 60er Jahren in England erfolgt, der Durchbruch im großflächigen Einsatz wurde beginnend Ende der 70er Jahre in Deutschland erzielt. Nach anfänglichen Vorbehalten wird heute weltweit an Lebendimpfstoffen gearbeitet, auch in den USA und Australien sind solche Präparate im Einsatz.

### 5.5.3.10 Salmonellosen beim Rind

■ Ätiologie und Epidemiologie

Sowohl die rinderadaptierte Serovar Dublin als auch nicht adaptierte Serovaren sind in der Lage, Allgemeininfektionen mit schweren klinischen Bildern auszulösen.

In Deutschland fallen deutliche regionale Unterschiede in der Dublin-Prävalenz auf. Nachdem sie zwischen 1995 und 2000 bei etwa 15–20% der Ausbrüche nachgewiesen wurde, stieg ihr Anteil bis 2003 auf 38%, um danach wieder etwas abzufallen. Derzeit wird in Deutschland und auch vielen anderen Ländern *S.* Typhimurium am häufigsten beim Rind nachgewiesen, das betrifft sowohl den Volltyp als auch die O5-Minusvariante *Copenhagen* mit einem relativ hohen Anteil multiresistenter Stämme. In den 90er-Jahren hat sich die Phagovar DT 104 stark ausgebreitet. Aber auch *S.* Enteritidis, *S.* Abony und viele andere Serovaren treten bei Rindern in Erscheinung. Im April und Mai ereignen sich normalerweise die wenigsten Ausbrüche, danach steigt die Zahl bis September/Oktober an und fällt dann wieder bis April ab.

Als Infektionsquellen kommen in erster Linie latent infizierte Tiere sowie kontaminiertes Futter und auch Wasser infrage. Infektionen mit *S.* Dublin führen häufig zu einer längeren Erregerpersistenz als Infektionen mit nicht adaptierten Salmonellen. Das von einem Erregerträger ausgehende Infektionsrisiko hängt auch von der Intensität der Erregerausscheidung ab, die beispielsweise unter belastenden Einflüssen wesentlich ansteigt. Salmonellen können auch im Euter über lange Zeiträume persistieren, *S.* Dublin und andere Serovaren werden aus Milchproben isoliert. Größe und Struktur der Rinderbestände sind wichtige epidemiologische Faktoren, in Kälbermastbeständen mit Zukauf aus vielen Betrieben werden z. B. besonders häufig Salmonellosen diagnostiziert.

### ■ Klinik und Pathologie

Nicht nur *S.* Dublin sondern auch viele andere Serovaren sind als Erreger fieberhafter Allgemeininfektionen beschrieben. Infektionen mit der Serovar Dublin ziehen aber in der Regel die schwersten Allgemeinerscheinungen und die längste Erregerpersistenz nach sich. Grundsätzlich können Rinder aller Altersgruppen an Salmonellosen erkranken. Am anfälligsten sind Kälber ab der 2. Lebenswoche, wobei sich die Schwere des klinischen Bilds mit zunehmendem Alter abmildert. Die Verlaufsformen umfassen das gesamte Spektrum von perakut bis chronisch. Bei Kälbern sind alle fieberhaften Durchfälle salmonelloserverdächtig. Im akuten Stadium treten Temperaturerhöhungen auf über 41 °C auf. Neben Allgemeinstörungen werden häufig Bronchopneumonien beobachtet, bei längerem Krankheitsverlauf kommen Arthritiden hinzu, Meningitiden treten bei septikämischen Verläufen ebenfalls auf. Wenn mit zunehmendem Alter, insbesondere nach der 6.–8. Lebenswoche, Salmonelleninfektionen immer häufiger mild bis latent verlaufen, treten doch selbst bei Kühen schwerste Allgemeinerkrankungen mit Fieber, Durchfällen, Milchrückgang und Aborten bzw. Geburten lebensschwacher Kälber auf.

Das **Sektionsbild** wird von Entzündungserscheinungen im Labmagen, mittleren und hinteren Dünndarm sowie Kolon bestimmt, die hämorrhagischen bis fibrinösen Charakter annehmen können. Die Darmlymphknoten sind blutig infiltriert. Als Folge der septikämischen Ausbreitung der Salmonellen bilden sich granulomatöse Entzündungen und Nekroseherde in den Organen, besonders der Leber, Serositiden, Polyarthritiden, Meningitis serofibrinosa und Pneumonien sowie die Schwellung aller Körperlymphknoten aus.

### ■ Diagnostik

Die klinische Verdachtsdiagnose ist durch den kulturellen Erregernachweis abzusichern. Als Untersuchungsmaterial dienen in erster Linie Durchfallkot, Sektionsmaterial und auch Milchproben. Angezüchtete Salmonellen werden hinsichtlich ihrer Resistenz gegenüber Antiinfektiva getestet und gegebenenfalls einer weitergehenden epidemiologischen Typisierung unterzogen. Die sichere Ermittlung aller latent infizierten Tiere durch bakteriologische Untersuchung von Kotproben ist nach wie vor problematisch, da die Salmonellenausscheidung nur intermittierend und häufig in geringen Keimzahlen erfolgt. ELISA-Verfahren wurden bereits entwickelt, befinden sich aber noch nicht im Routineeinsatz, sie könnten geeignet sein, die Nachweissicherheit deutlich zu erhöhen.

In der **Differenzialdiagnose** sind bei Kälbern besonders Coliinfektionen, Pasteurellosen, Infektionen mit *Clostridium perfringens* und *Streptococcus pneumoniae*, BVD, Infektionen mit Rota- und Coronaviren, Kryptosporidiose sowie alle Abortursachen zu beachten.

### ■ Therapie und Prophylaxe

Rindersalmonellose ist eine **anzeigepflichtige Tierseuche**. Nach der Verordnung liegt eine Salmonellose bereits dann vor, wenn in mindestens 3 Kotproben Salmonellen nachgewiesen wurden bzw. wenn ein durch klinische oder pathologischanatomische Untersuchungen erhobener Verdacht durch die Kultivierung bestätigt wurde. Dann ist nach den Vorschriften der genannten Verodnung vorzugehen. Im Wesentlichen ist es erforderlich:
- Untersuchungen zur Verbreitung der Erreger im Bestand durchzuführen,
- Infektionsquellen zu ermitteln,
- erkrankte Tiere abzusondern,
- Sperrmaßnahmen durchzusetzen.

Die Behörde kann eine Tötung von Rindern oder auch anderen Tieren mit Salmonellose oder Salmonelloseverdacht anordnen.

Muss bei Kälbern eine Chemotherapie ohne vorherige Resistenzprüfung begonnen werden, kann Enrofloxacin zum Einsatz kommen, die bei Rindern weit verbreitete Phagovar DT 104 von *S.* Typhimurium besitzt Resistenzen gegen Ampicillin, Sulfonamide, Streptomycin und Tetracycline. Der Therapieerfolg sollte nicht nur klinisch sondern auch bakteriologisch kontrolliert werden. Eine antibiotische Einstellungsprophylaxe, wie sie in einigen Kälbermastbetrieben üblich ist, ist sehr kritisch zu bewerten. Strenge Qualitätsanforderungen an die Zukaufskälber, der Verzicht auf den Einkauf sehr junger Tiere, das Bemühen um die Zusammenstellung von weitgehend altersgleichen Gruppen und die Einhaltung hygienischer Anforderungen müssen Vorrang haben.

> **!** Impfungen leisten in Verbindung mit der Optimierung von Management und Hygiene einen wesentlichen Beitrag zur Prophylaxe der Rindersalmonellose und können bei längerfristiger konsequenter Anwendung sogar eine allmähliche Verdrängung der Erreger bewirken.

Die Überlegenheit von Lebendimpfstoffen steht außer Frage. Es stehen Präparate auf der Basis auxotropher Mutanten von *S.* Dublin und *S.* Typhimurium zur Verfügung, die Kälbern bereits ab dem 1. Lebenstag oral mit der Tränke verabreicht werden. Eine einmalige Oralimpfung ist ausreichend, durch die Entwicklung der Vormagenflora und die damit verbundene zunehmende Inaktivierung der Impfkeime wird die Anwendung begrenzt, sie sollte nur bis zu 6. Lebenswoche erfolgen. Rinder über 6 Wochen können nur mit inaktivierten Impfstoffen geimpft werden, in Abhängigkeit vom Serovarenspektrum müssen dafür u. U. bestandsspezifische Impfstoffe hergestellt werden. Für eine nachhaltige Salmonelloseprophylaxe sind Immunisierungsschemata zu empfehlen, bei denen eine sofortige Grundimmunisierung des gesamten Bestands mit Lebend- und Inaktivatimpfstoffen je nach Altersgruppe erfolgt. Danach müssen fortlaufend alle neu hinzukommenden Kälber oral immunisiert und bei älteren Tieren Auffrischungsimpfungen mit Inaktivatimpfstoff in etwa halbjährlichem Abstand bzw. in jeder Trächtigkeit durchgeführt werden. Wenngleich von der Impfung eine recht sichere Vermeidung von Salmonelloseerkrankungen bzw. eine sehr deutliche Milderung ihres Verlaufs erwartet werden kann, ist es nicht möglich, allein durch die Immunisierung alle latent infizierten Tiere salmonellenfrei zu machen. Impfprogramme müssen daher möglichst so lange fortgeführt werden, wie noch Tiere vorhanden sind, die bereits vor Beginn der Impfung im Bestand waren und daher möglicherweise noch Keimträger sind.

### 5.5.3.11 Salmonellosen beim Schwein
■ Ätiologie und Epidemiologie

> An das Schwein sind die Serovaren *Salmonella* Choleraesuis und *Salmonella* Typhisuis adaptiert, nicht wirtsadaptierte Serovaren lösen im Vergleich zum Rind viel seltener manifeste Salmonellosen aus. Etwa 20 % der Salmonellosen des Menschen werden auf vom Schwein stammende Erreger zurückgeführt.

S. Choleraesuis ist in Osteuropa, dem östlichen Teil Deutschlands, den USA und vielen asiatischen Ländern verbreitet, in Westeuropa einschließlich des westlichen Deutschlands ist die Bedeutung außerordentlich gering. Neben Hausschweinen sind auch Wildschweine für diesen Erreger empfänglich, Infektionen anderer Tierarten sind bedeutungslos. Bei Menschen werden Infektionen durch diese Serovar zwar selten nachgewiesen, können aber letale Erkrankungen auslösen. S. Typhisuis hat generell nur eine geringe Verbreitung. Nicht speziell an das Schwein angepasste Serovaren, allen voran S. Typhimurium, verursachen vorwiegend latente Infektionen mit lebensmittelhygienischer Bedeutung. *Salmonella* Derby hat möglicherweise ebenfalls eine gewisse Anpassung an das Schwein erreicht. Hinsichtlich der Infektionsquellen und der Infektketten existieren keine grundsätzlichen Unterschiede zu den Verhältnissen beim Rind. S. Choleraesuis persistiert in Blutphagocyten selbst bei Tieren, bei denen eine Besiedlung des Darms nicht nachzuweisen ist.

■ Klinik

Von klinischen Erkrankungen sind vorrangig Absetzer und Jungschweine bis zu etwa 60 kg betroffen, Saugferkel, Zuchtschweine und ältere Mastschweine sind dagegen meist nur latente Keimträger. Während des Absetzens und der Zusammenstellung der Mastgruppen einwirkenden Stressfaktoren wirken maßgeblich an der Manifestation mit. Schweinesalmonellose, insbesondere die Choleraesuis-Infektion, verläuft als septikämische Allgemeinerkrankung. Es treten perakute, akute, subakute und chronische Verlaufsformen in Erscheinung. Alle fieberhaften Erkrankungen mit Cyanosen der Rüsselscheibe, der Ohrmuscheln und der Bauchdecken sind salmonelloseverdächtig. Pneumonische Symptome sind bei Choleraesuis-Infektionen vielfach häufiger als Durchfälle, die vorwiegend im chronischen Stadium hinzukommen. Infektionen mit nicht adaptierten Serovaren verlaufen mit stärkerer Manifestation im Magen-Darm-Kanal. Bei Sauen sind Aborte möglich.

■ Diagnose

Der klinische Verdacht muss durch bakteriologische Untersuchungen abgeklärt werden. Für die Anreicherung von *S.* Choleraesuis eignen sich Medien auf der Basis von Tetrathionat und Selenit weniger gut als das Medium nach Rappaport. Innerhalb der Serovar Choleraesuis werden die Varietäten *America* ($H_2S$-negativ) und *Kunzendorf* (H-Antigen c fehlt) unterschieden. *Salmonella* Typhisuis und *Salmonella* Paratyphi C besitzen die gleichen O- und H-Antigene wie Choleraesuis und müssen gegebenenfalls biochemisch abgegrenzt werden.

Septikämische Salmonelloseverläufe sind v. a. von Schweinepest und Rotlauf abzugrenzen, für mehr enteritisch verlaufende Salmonellosen müssen Dysenterie, Coliinfektionen und die porcine proliferative Enteropathie beachtet werden.

■ Therapie und Prophylaxe

Nach der Bestätigung der Diagnose werden alle moribunden und kümmernden Tiere gemerzt und anschließend sofort eine Bestandsbehandlung mit Antiinfektiva durchgeführt. Wenn es sich um eine Choleraesuis-Infektion handelt, ist es sinnvoll, nur erkrankte Tiere antibiotisch zu behandeln und alle noch klinisch gesunden mit einem Lebendimpfstoff zu immunisieren. Dadurch ist in den meisten Fällen eine schnelle Beendigung des klinischen Geschehens zu erreichen. Natürlich müssen die Impfungen danach fortgeführt werden. Die parenterale Impfung der Sauen sowie der zur Aufzucht als Zuchttiere oder Mast aufgestellten Läufer lässt sich mit der oralen Immunisierung der Saugferkel ab vollendeter 3. Lebenswoche kombinieren, um eine geschlossene Impfdecke in größeren Beständen zu erzielen. Salmonellenlebendimpfstoffe haben sich beim Schwein auch nach intranasaler und aerogener Applikation als wirksam erwiesen.

### Infektionen mit *S.* Typhisuis

Diese Serovar soll in noch stärkerem Maß als *S.* Choleraesuis bei Schweinen auch ohne Mitwirkung infektionsbegünstigender Faktoren zu Erkrankungen führen. Der von Beginn an schleichende Krankheitsverlauf ist durch intermittierende Durchfälle, Abmagerungen sowie teilweise chronische Pneumonien gekennzeichnet und tritt vorwiegend bei Absatzferkeln auf. Pathologisch-anatomisch stehen geschwürige Veränderungen im Dickdarm im Vordergrund. Die Bedeutung dieser Infektion ist sehr gering.

### Bekämpfung latenter Infektionen

> In den meisten entwickelten Ländern sind latente Salmonelleninfektionen der Schweine, von denen die Gefahr von Lebensmittelinfektionen ausgeht, von größerer praktischer Bedeutung als klinisch manifeste Salmonellosen. In der Regel steht *S.* Typhimurium an der Spitze der Häufigkeitsskala, die Anteile anderer Serovaren unterliegen zeitlichen und räumlichen Schwankungen.

Wesentliche Grundlage aller Bekämpfungsmaßnahmen ist die Kenntnis des Infektionsstatus auf Bestandsebene. Da kulturelle Nachweise trotz ihrer Aufwändigkeit noch mit erheblichen Unsicherheiten behaftet sind, wurden serologische Screeningverfahren entwickelt. Sie beruhen auf der Methode des ELISA und verwenden Mischantigene, um ein möglichst breites Serovarenspektrum zu erfassen. Als Untersuchungsmaterial eignet sich neben Blut v. a. Fleischsaft von Schlachttieren.

> In Deutschland wurden 1998 Leitlinien für ein Freiwilliges Programm zur Reduzierung des Eintrages von Salmonellen durch Schlachtschweine in die Fleischgewinnung verabschiedet. Die EU-Verordnung 2160/2003 bezieht sich auf Schweinezucht- und Mastbestände.

Im Mittelpunkt konkreter Bekämpfungsmaßnahmen stehen der Zukauf salmonellenfreier Tiere bzw. von Tieren aus möglichst salmonellenfreien Beständen, Fütterungs- und Tränkhygiene, Tierkörperbeseitigung, allgemeine Betriebshygiene, Schadnagerbekämpfung. Die Chemotherapie ist nicht geeignet, latente Salmonelleninfektionen auf Bestandsebene zu beseitigen. Ein Typhimurium-Lebendimpfstoff kann Sauen parenteral und Ferkeln ab der 3. Woche oral verabreicht werden. Letztlich haben für den Salmonelleneintrag in Lebensmittel auch auf dem Weg zur Schlachtung erfolgende Infektionen sowie Kontaminationen der Schlachtkörper und des Fleischs während der Lagerung und Verarbeitung erheblichen Einfluss. Bekämpfungsmaßnahmen dürfen sich daher nicht nur auf den landwirtschaftlichen Betrieb ausrichten, sie müssen die gesamte Kette bis zum Verzehr beachten.

## 5.5.3.12 Salmonellosen beim Schaf

> *Salmonella* Abortusovis ist streng an das Schaf adaptiert und einer der wichtigsten Aborterreger für diese Tierart.

Die Infektion erfolgt sowohl oral als auch über den Deckakt, ihr folgt eine septikämische Allgemeininfektion. Typischstes Symptom ist das Verlammen im 4. oder 5. Trächtigkeitsmonat. Gestörtes Allgemeinbefinden der Muttertiere und puerperale Komplikationen kommen vor. Daneben können aber Lämmer auch lebensschwach geboren werden und Allgemeinerkrankungen bei Schafe aller Altersgruppen auftreten. Die bakteriologische Diagnostik muss die für Salmonellen untypischen kleinen Kolonien berücksichtigen, die eine mindestens dreitägige Bebrütung erfordern. Da die üblichen Anreicherungsmedien keine erhöhte kulturelle Ausbeute erbringen, sind Blut- und Rambachagar zu bevorzugen. Mittels SLA kann mehrere Wochen nach dem Abort der indirekte Erregernachweis geführt werden, allerdings sind erst relativ hohe Titer (ab 1:400) beweisend. Für die Differenzialdiagnose sind besonders Campylobacter- und Chlamydienaborte zu berücksichtigen. Zu Beginn eines Seuchengeschehens kann sowohl durch Notimpfung aller trächtigen Mutterschafe als auch Chemotherapie eine Minderung der Verluste erreicht werden. Inaktivierte Impfstoffe haben sich dafür bewährt, es wurden auch Lebendimpfstoffe entwickelt. In Deutschland steht keine Vaccine zur Verfügung.

**Nicht adaptierte Serovaren** verursachen beim Schaf nicht nur latente Infektionen sondern auch Durchfälle und Aborte. Am häufigsten wird *S.* Typhimurium nachgewiesen, daneben treten aber auch *Salmonella* Dublin, *Salmonella* Montevideo und Vertreter der Subspezies *arizonae* und *diarizonae* nachgewiesen. In Neuseeland wurde *S. Brandenburg* als Erreger von Aborten und Verendungen tragender Mutterschafe diagnostiziert, dieser Stamm infizierte ebenfalls Rinder und Menschen.

## 5.5.3.13 Salmonellosen beim Pferd

> Die wirtsadaptierte Serovar *Salmonella* Abortusequi hat nur noch eine sehr untergeordnete Bedeutung.

Infolge der hochgradigen Anpassung an das Pferd sind Infektionen anderer Tierarten große Ausnahmen. Die Ansteckung erfolgt vorwiegend oral, ist aber auch über den Deckakt möglich. Es entwickelt sich eine Allgemeininfektion, deren schwerwiegendste Folge das Verfohlen ab dem 4. Trächtigkeitsmonat ist. Klinische Anzeichen des bevorstehenden Aborts fehlen bei den Stuten oder sind nur gering ausgeprägt. Es werden aber auch lebensschwache Fohlen ausgetragen, die in den ersten Lebenstagen häufig septikämischen Salmonellosen erliegen, oder bei längerem Krankheitsverlauf Polyarthritiden entwickeln. Normalerweise bildet eine Stute nach dem

Abort eine belastbare Immunität aus, die sie vor erneutem Verfohlen schützt. Ältere Fohlen und Jährlinge erkranken an Tendovaginitiden, Widerristfisteln und Abszessen. Bei Hengsten stellen sich mitunter Orchitiden ein.

Der direkte Erregernachweis ist wegen der geringen Effektivität der üblichen Anreicherungsmedien zumindest beim lebenden Tier erschwert, aus Abort- und Sektionsmaterial gelingt er wegen der höheren Keimzahlen eher. Für Bestandsuntersuchungen ist die SLA geeignet. Nur höhere Titer können als beweisend angesehen werden, in der älteren Literatur wird zumeist ab 1:800 eine positive Wertung vorgenommen.

> ! Das Pferd ist wie andere Säugetiere für Infektionen mit nicht adaptierten *Salmonella*-Serovaren empfänglich, eine besondere praktische Bedeutung haben Salmonellosen bei stationären Patienten in Pferdekliniken erlangt.

International dominieren Infektionen mit der Serovar Typhimurium, wobei auch beim Pferd in den letzten Jahren eine Zunahme des Anteils der Variante *Copenhagen* zu verzeichnen ist. Die Anteile weiterer Serovaren unterliegen geografischen Schwankungen, Enteritidis, Anatum, Newport, Heidelberg und Dublin kommen in Auswertungen häufiger vor. Jungtiere und geschwächte adulte Pferde sind besonders anfällig. Folgende Verlaufsformen der Pferdesalmonellose sind zu unterscheiden:
- asymptomatische Infektion mit intermittierender Ausscheidung;
- milde Erkrankung ohne Diarrhö mit ebenfalls unregelmäßiger Erregerausscheidung über den Kot, Fieber, Inappetenz und Abgeschlagenheit;
- schwere akute Diarrhö mit Fieber (39,5 – 41,5 °C) und massiver Salmonellenausscheidung;
- akute Septikämie mit und ohne Durchfall.

Beim erwachsenen Pferd muss die Salmonellose aus dem Komplex der Typhlokolitis differenzialdiagnostisch abgetrennt werden. Septikämische Verläufe können zweifellos auch Aborte auslösen, über die aber selten berichtet wird. Salmonelleninfektionen sind bei Fohlen auch an den Komplexen Durchfall, Septikämie und Fohlenlähme beteiligt.

### 5.5.3.14 Salmonellosen bei Hund und Katze

> ! Hund und Katze besitzen im Vergleich zu pflanzenfressenden Haustieren eine höhere Resistenz gegenüber Salmonelleninfektionen. Es gibt keine an Fleischfresser angepasste Serovar.

Für die orale Infektion sind rohes Fleisch und Schlachtabfälle besonders wichtig, ordnungsgemäß hergestellt und gelagerte Fertigfuttermittel stellen dagegen kein Risiko dar. Insbesondere bei Haltung mehrerer Tiere auf engem Raum in Tierkliniken, Tierpensionen und Zuchtanlagen besteht die Gefahr fäkal-oraler Infektionen von Tier zu Tier. Menschen und Tiere können sich bei häuslichem Kontakt über die gleichen Lebensmittel mit Salmonellen infizieren, zudem besteht in Abhängigkeit von der Kontaktintensität die Möglichkeit der direkten wechselseitigen Ansteckung. Das bei Hund und Katze nachgewiesene Serovarenspektrum ist breit und spiegelt im Wesentlichen die Salmonellensituation des jeweiligen Gebiets wider. Bei beiden Tierarten bleibt die Infektion vorwiegend im latenten Stadium und ist normalerweise mit einer 3- bis 4-wöchigen, manchmal auch etwas längeren Ausscheidung verbunden. Latent infizierte Hunde scheiden Salmonellen meist in recht geringen Keimzahlen von bis zu $10^2$ pro Gramm Kot aus.

Unter dem Einfluss begünstigender Faktoren bzw. als Sekundärinfektionen sind Salmonelleninfektionen aber auch in der Lage, sich mit Diarrhöen, Erbrechen, Abgeschlagenheit und Fieber zu manifestieren. Septikämische Verlausformen treten besonders bei Jungtieren auf. Die bakteriologische Abklärung von Verdachtsfällen ist auch wegen der Gefährdung des Menschen wichtig. Die symptomatische Therapie überwiegt, über den Einsatz von Antiinfektiva ist abhängig vom Grad der Allgemeinstörungen und auch des Kontakts zu Menschen zu entscheiden. Leben erkrankte Tiere im Haushalt, ist Wert auf die hygienische Beseitigung des Kots und den Schutz von Kindern beim Umgang mit den Patienten zu legen.

### 5.5.3.15 Salmonellosen beim Huhn
### Infektionen mit *Salmonella* Gallinarum

■ Ätiologie

Die Serovar Gallinarum ist an Hühner adaptiert, Infektionen treten auch bei Puten und einigen anderen Vogelarten auf. Säugetiere sind im Prinzip nicht empfänglich, die sehr seltenen Erregernachweise stehen im Zusammenhang mit der Aufnahme von Geflügelfleisch und Eiern. Seit Anfang des letzten Jahrhunderts hatten sich Infektionen mit *S.* Gallinarum mit der Intensivierung der Hühnerhaltung und der Kunstbrut stark ausgebreitet. Dank konsequenter Bekämpfung konnte diese seuchenhafte Erkrankung jedoch in Ländern mit entwickelter Geflügelzucht deutlich zurückgedrängt werden. Im internationalen Vergleich gehören Gallinarum-Infektionen allerdings noch zu den wichtigen Geflügelkrankheiten.

Innerhalb dieser Serovar lassen sich die Biovaren Gallinarum und Pullorum sowohl durch unterschiedliche O 12-Partialantigene als auch biochemisch und anhand der Koloniegrößen unterscheiden.

> ! Die Biovar Pullorum verursacht v. a. akute septikämische Infektionen bei Küken bis zur 3. – 6. Lebenswoche, die als weiße Kükenruhr bzw. Pullorumseuche bezeichnet werden. Salmonellen der Biovar Gallinarum sind dagegen für ältere Hühner bedeutsamer, bei denen sie den sog. Hühnertyphus verursachen.

Zwischen verschiedenen Hühnerrassen und Hybridlinien sind genetisch determinierte Resistenzunterschiede zu erkennen.

### ■ Pathogenese und Klinik

Für die Ausbreitung der Infektion hat die vertikale Übertragung der Salmonellen über das Brutei große Bedeutung. Die aus infizierten Eiern geschlüpften Küken sowie Erreger aus kontaminierten Eischalen verursachen noch in der Brutanlage orale und aerogene Infektionen bei weiteren Tieren. Außerdem erfolgt die Erregereinschleppung in Hühnerbestände durch infizierte Tiere, belebte und unbelebte Zwischenträger. Infektionen über das Brutei führen zu verminderten Schlupfraten und dem Schlupf lebensschwacher Küken, bei denen sich der Dottersack verzögert zurückbildet. Im Brüter infizierte Tiere erkranken nach einer Inkubationszeit von 2–5 Tagen. Vermehrte Uratausscheidung ist für die Krankheitsbezeichnung weiße Kükenruhr verantwortlich. Bei etwas älteren Küken kommt es während der Entwicklung zu markanten Disproportionen, weil die Schwungfedern bei insgesamt verzögerter Körperentwicklung beschleunigt wachsen. Wenn die Pullorumseuche in ein chronisches Stadium übergeht, sind verminderte Legeleistungen der Hühner und reduzierte Befruchtungsleistungen der Hähne die Folge.

Kommt es zur Infektion Gallinarum-freier Hühnerbestände, kann sich der Hühnertyphus bei Legehennen als typhoide Salmonellosen äußern und sogar perakut verlaufen.

### ■ Diagnostik, Therapie und Prophylaxe

Antiinfektiva, insbesondere Fluorchinolone, sind bei akuten Ausbrüchen indiziert. Da auf Bestandsebene aber keine sichere Erregerfreiheit zu erreichen ist, steht die Prophylaxe eindeutig im Vordergrund. Grundlage der Bekämpfung von S. Gallinarum sind seit Jahrzehnten Aufbau und Erhaltung erregerfreier Hühnerbestände durch Erkennung und Ausmerzung von Salmonellenträgern. Wegen der hohen Wirtsanpassung ist diese Methode erfolgreich. Für Bestandsuntersuchungen eignet sich besonders die **Frischblutschnellagglutination mit gefärbtem Antigen**. Als Problem können sich Kreuzreaktionen mit anderen Serovaren erweisen, die besonders bei geringgradiger Gallinarum-Verseuchung störend wirken. Für die Abklärung sind besonders die SLA und bakteriologische Untersuchungen wichtig. Da die gebräuchlichen Selektivmedien das Wachstum insbesondere der Biovar Pullorum hemmen, sind hemmstofffreie Nährmedien für Anzüchtungsversuche erforderlich. S. Gallinarum besitzt keine Geißeln und ist daher unbeweglich. Die bakteriologische Untersuchung von Eintagsküken ist erfolgversprechender als die von Kotproben.

Besondere prophylaktische Bedeutung kommt der Bruthygiene zu. Impfungen mit Lebendimpfstoffen auf der Grundlage des Stammes 9R wurden bereits in den 50er-Jahren eingeführt, sie werden im Ausland auch noch genutzt. Es werden allerdings nur begrenzte Effekte erzielt, z. B. kann die Ausscheidung der Erreger über das Ei nicht völlig unterbunden werden. Außerdem macht die Impfung serologische Untersuchungen wertlos. **In Deutschland ist die Impfung gegen S. Gallinarum verboten.**

## Infektionen mit nichtadaptierten Salmonellen

### ■ Ätiologie und Epidemiologie

> ! Bei Hühnern werden sehr viele *Salmonella*-Serovaren nachgewiesen. Sie verursachen zwar in der Regel nur latente Infektionen, verdienen aber als eine wichtige Quelle von Lebensmittelinfektionen große Aufmerksamkeit. Nachdem über viele Jahre die Serovar Typhimurium am häufigsten nachgewiesen wurde, nahmen ab Mitte der 80er-Jahre die Isolierungsraten von *Salmonella* Enteritidis teilweise dramatisch zu.

Obwohl sich diese Entwicklung auf verschiedenen Kontinenten nahezu gleichzeitig vollzog, traten dabei regional unterschiedliche Phagovaren in den Vordergrund. In Europa betraf das besonders die Phagovar 4 nach Ward (PT 4), in den USA die Phagovaren 8 und 13a. Der unübersehbare Anstieg von Salmonelloseerkrankungen bei Menschen konnte zu einem großen Teil auf Infektionen über Eier und Hühnerfleisch zurückgeführt werden.

Von den Eigenschaften des Erreger ist besonders die Auslösung systemischer Infektionen mit monatelanger Persistenz und Weitergabe von S. Enteritidis über das Brutei wesentlich für diese Entwicklung gewesen. Neben den Erregereigenschaften haben aber auch strukturelle Besonderheiten der Geflügelwirtschaft die Ausbreitung der Salmonelleninfektionen gefördert. Dazu gehören die Konzentration der Bestände, durch die gute Bedingungen für die horizontale Ausbreitung der Bakterien geschaffen werden. Der weltweite Austausch von Zuchtmaterial schafft zusätzlich Möglichkeiten der Erregerverbreitung. Sowohl S. Enteritidis als auch S. Typhimurium können sich in Hühnerbeständen etablieren und sind danach weniger als andere nicht adaptierten Salmonellen auf den ständigen Eintrag mit dem Futter angewiesen. Für die Aufrechterhaltung der Infektion sind die Kontamination der Stallanlagen und die Nagetierpopulationen von besonderer Bedeutung. Prinzipiell muss davon ausgegangen werden, dass auch andere Serovaren für längere oder kürzere Zeit eine ähnliche epidemiologische Bedeutung erlangen.

### ■ Pathogenese und Klinik

Durch experimentelle Infektionen kann der invasive Charakter sowohl von Enteritidis- als auch Typhimurium-Stämmen bewiesen werden. Nach oraler Applikation lassen sich die Salmonellen nicht nur im Darm sondern auch Organen wie Leber und Milz über längere Zeit nachweisen. Für S. Enteritidis sind transovarielle Infektionen bewiesen. Trotz dieser sytemischen Infektionen kommt es normalerweise nicht zu klinischen Manifestationen.

S. Enteritidis kann allerdings in Kükenbeständen zu erhöhten Verlusten und Entwicklungsstörungen und bei Legehennen zur Depression der Legeleistung führen. Die Empfänglichkeit der Hühner für Salmonellen ist in den ersten Lebenstagen am größten und nimmt dann deutlich ab, es sind genetisch bedingte Resistentunterschiede zwischen verschiedenen Inzuchtlinien nachgewiesen.

■ Diagnostik und Monitoring

Da sich Salmonelleninfektionen in den allermeisten Hühnerbeständen nicht klinisch manifestieren, sind zum Schutz der Verbraucher regelmäßige Untersuchungen erforderlich.

> In der Hühner-Salmonellen-Verordnung ist die Pflicht zur Durchführung betrieblicher Kontrollen in Zuchtbeständen und Brütereien und die Mitteilung positiver Befunde verankert.

Die Anzüchtung von Salmonellen besitzt in jedem Fall den größten Wert, sie ist außerdem die Voraussetzung für Resistenzbestimmungen und die epidemiologische Typisierung. Serologische Untersuchungen haben dagegen den Vorteil, schneller und kostengünstiger zu sein. Bei sehr frischen Infektionen besteht allerdings die Gefahr falsch negativer Befunde. Andererseits lassen sich Infektionen mit geringer Erregerausscheidung oft besser durch serologische Untersuchungen erfassen als durch Kulturversuche. Eine sinnvolle Kombination bakteriologischer und serologischer Untersuchungen ist daher am aussichtsreichsten. Für die Betriebskontrolle sind Monitoringsysteme aufzustellen, die eine komplette Überwachung vom Brutei bis zur Legehenne am Ende der Produktionsperiode ermöglichen und auch Futtermittel, Materialien und die gesamte Umgebung der Tiere berücksichtigen.

Für serologische Untersuchungen kommen v. a. ELISA-Methoden in Betracht, bei denen die Auswahl der Testantigene sehr wichtig für die Spezifität ist. Um Antikörper gegen S. Enteritidis nachzuweisen, sind besonders die H-Antigene g und m sowie das Fimbrienantigen SEF 14 geeignet.

■ Bekämpfung

> Die Bekämpfung von S. Enteritidis und anderen nicht adaptierten Salmonellen in Hühnerbeständen verfolgt nicht in erster Linie das Ziel, Erkrankungen der Tiere zu verhindern, sie soll vielmehr die Belastung der Bestände mit Salmonellen reduzieren und damit die Gefahr von Lebensmittelinfektionen senken.

Das Endziel besteht in der Schaffung und dauerhaften Erhaltung salmonellenfreier Geflügelbestände. Realistischerweise ist das aber nur schrittweise über einen längeren Zeitraum zu erreichen. Nachhaltige Erfolge sind nur durch komplexe Bekämpfungsprogramme zu erzielen. Kostenintensive Abschlachtungsaktionen haben häufig nicht zu den gewünschten Resultaten geführt, da es nicht gelungen ist, die Salmonellenfreiheit neu aufgebauter Hühnerbestände zu gewährleisten. Folgende Maßnahmekomplexe können für die Konzeption von Bekämpfungsprogrammen genutzt werden:

- Monitoringprogramme zur Ermittlung des Verseuchungsgrads, der Infektionsquellen und -wege als Voraussetzung für die Bekämpfung sowie zur Überwachung des Sanierungserfolgs;
- Bruthygiene einschließlich der Bruteibegasung und der antibakteriellen Behandlung von Bruteiern,
- Management und Hygiene, Reinigung und Desinfektion, Schadnagerbekämpfung, Fütterungshygiene;
- Schlachtung infizierter Bestände und Bestandsneuaufbau;
- Selektion von Erreger- bzw. Antikörperträgern;
- Anwendung von Antiinfektiva;
- „competitive exclusion";
- Impfungen.

Antiinfektiva sind nur bei gesichertem Erregernachweis und möglichst Resistenztest anzuwenden. Besonders bewährt hat sich Enrofloxacin in Dosierungen von 10 mg pro kg über mindestens 10 Tage oral. Es ist vorteilhaft, die Hühner noch während der Behandlung in neue gereinigte und desinfizierte Ställe zu verbringen. Impfungen sind durch die Hühner-Salmonellen-Verordnung für alle Bestände vorgeschrieben, in denen mehr als 250 Küken zu Legehennen für die Konsumeierproduktion aufgezogen werden. Derzeit sind in Deutschland S.-Typhimurium- und S.-Enteritidis-Lebendimpfstoffe sowie -Inaktivatvaccinen zugelassen. Für die Induktion wirksamer zellvermittelter Immunreaktionen ist nach oraler Applikation der Lebendimpfstoffe eine vorübergehende Kolonisierung des Kükenorganismus mit Impfstammnachweis in Leber und Milz erforderlich. Die Erstimpfung sollte zum frühestmöglichen Zeitpunkt nach dem Schlupf über das Tränkwasser erfolgen. Nach etwa 14 Tagen ist in jedem Fall eine Boosterung erforderlich, weitere Auffrischungsimpfungen hängen vom Infektionsdruck ab. Die Gesamtbelastung eines Hühnerbestands mit Salmonellen lässt sich durch längerfristige lückenlose Impfungen senken, Voraussetzung für den Impferfolg ist generell die Kombination mit der Optimierung von Haltung und Hygiene. Inaktivierte Vaccinen erfordern eine parenterale Anwendung, sie werden vorangig bei Zuchttieren angewendet. Sie sind geeignet, eine im Kükenalter erfolgte orale Impfung mit Lebendvaccinen zu boostern. Durch die parenterale Anwendung wächst die Gefahr von Interferenzen mit serologischen Untersuchungsergebnissen.

### Bekämpfung in der Europäischen Union

Die EU-Verordnung 2160/2003 bestimmt, dass alle Serovaren „von Belang für die öffentliche Gesundheit" in die Bekämpfung einzubeziehen sind. Anhang III definiert Kriterien für die Bestimmung dieser Serovaren. Die Mitgliedsstaaten sind gehalten, nationale Bekämpfungsprogramme durchzuführen.

Durch die Verordnung Nr. 1091/2005 zur Durchführung der oben genannten Verordnung (Gültigkeit ab 1.1.2007) wird die Impfung als zusätzliche Maßnahme zur Verstärkung der Abwehr gegenüber Salmonellen und der Verringerung der Ausscheidung anerkannt. Lebendimpfstoffe dürfen nur angewendet werden, wenn die Impfstämme mittels bakteriologischer Methoden von Wildstämmen differenziert werden können.

Antimikrobielle Mittel dürfen dagegen nicht als spezifische Bekämpfungsmethoden im Rahmen der nationalen Bekämpfungsprogramme eingesetzt werden. Die Anwendung von Antibiotika ist an folgende Voraussetzungen geknüpft:
a) Klinische Erkrankungen verursachen übermäßige Leiden der Tiere.
b) Rettung wertvollen genetischen Materials.
c) Einzelfallgenehmigungen der zuständigen Behörde.
d) Der Antibiotikaeinsatz muss von der Behörde zugelassen sein und überwacht werden und soll sich so weit wie möglich auf bakteriologische Untersuchungen und Resistenztests stützen.

## Infektionen mit Erregern der Subspezies Arizonae

Vertreter von *S. enterica* ssp. *arizonae* mit den Antigenformeln 018: Hz4,z23;- und 018: Hz32;-(Synonyme: *Arizona hinshawii*, *Salmonella* Shomron) können bei Puten, aber auch Hühner, Enten und anderen Vogelarten Infektionen mit hohen Kükenverlusten auslösen. Die Anfälligkeit ist in der 1. Lebenswoche am höchsten, die Mortalität steigt bis zur 4. Woche an und kann dann zwischen 10 und 70 % erreichen. Es treten schwere Allgemeinstörungen, Bewegungsstörungen und Diarrhöen auf, der Dottersack persistiert. Bei ZNS-Beteiligung werden Zurückbiegungen des Kopfs und Krämpfe beobachtet, Konjunktividen und Erblindungen treten ebenfalls auf.

Differenzialdiagnostisch müssen bei den Augenerkrankungen Aspergillose, bei zentralnervösen Störungen Newcastle disease und ansonsten v. a. Infektionen mit anderen Salmonellen beachtet werden.

### 5.5.3.16 Salmonellose der Taube

■ Ätiologie

> Die Salmonellose gehört zu den wichtigsten Infektionskrankheiten der Tauben. Die Variante *Copenhagen* (O5-Minusvariante) von *S.* Typhimurium dominiert mit weitem Abstand vor allen anderen Serovaren.

Innerhalb dieser Serovarität sind an Tauben adaptierte Stämme durch bestimmte Biovar-Phagovar-Kombinationen charakterisiert, die „forma specialis columbarum" wurde beschrieben, um diese Anpassungsverhältnisse deutlich zu machen. Die Phagovaren DT 2 und DT 99 werden als taubenadaptiert betrachtet. Angesichts einer relativ starken Verbreitung von O5-Minusvarianten bei Säugetieren ist die Abgrenzung echter Taubenstämme aus epidemiologischer Sicht wichtig.

■ Pathogenese und Klinik

Der Infektionsweg verläuft meist oral, bei Jungvögeln auch über die Kropfmilch, daneben sind aerogene Infektionen und Übertragungen über das Brutei zu beachten. Neben latenten und subklinischen Infektionen adulter Tauben werden akute septikämische Erkrankungen von Jungtieren, Enteritiden (Darmform) in allen Altersgruppen, Arthritiden (Gelenkform, Flügel-, Beinlähme) bei Alttieren und eine meist bei wachsenden Tauben auftretende Gehirnform (Meningoencephalitis) diagnostiziert.

■ Therapie und Prophylaxe

Therapeutisch werden Antiinfektiva oral bzw. parenteral eingesetzt, es existiert aber kein Therapieverfahren, das zur garantierten Erregerfreiheit führt. Prophylaktisch stehen Hygienemaßnahmen, die bakteriologische Überwachung der Bestände und Impfungen im Vordergrund. Jungtauben können ab der 3. Woche mit einem Lebendimpfstoff s. c. immunisiert werden, bei Alttauben muss die Impfung spätestens 4 Wochen vor der Paarung und auch nicht später als 3 Wochen vor Ausstellungen/Flugveranstaltungen abgeschlossen sein. Ein Inaktivatimpfstoff ist ebenfalls verfügbar.

### 5.5.3.17 Salmonellosen beim Wassergeflügel

Wassergeflügel wurde als potenzielle Infektionsquelle für den Menschen bereits lange vor den Hühnern verstärkt beachtet, was sich beispielsweise in der besonderen Reglementierung des Verzehrs von Enteneiern niederschlug. Die häufige Besiedlung mit Salmonellen steht u. a. im Zusammenhang mit dem hohen Infektionsdruck, dem Enten und Gänse v. a. auf stehenden und verschlammten Gewässern ausgesetzt sind. Eine im Vergleich zum Hühnerei wesentlich dickere Schalenhaut begünstigt beim Entenei ferner die Salmonellenbesiedlung. Aerogene Infektionen im Brutapparat treten in gleicher Weise wie bei Hühnern auf. Typhimurium und Enteritidis sind die häufigsten Serovaren, bestimmte Enteritidisstämme (Varietät *Essen*) haben eine Anpassung an Enten erreicht.

Während bei älteren Tieren latente Infektionen überwiegen, erkranken Jungtiere unter septikämischen und enteritischen Erscheinungen. Die Bezeichnung Kielkrankheit leitet sich von dem Symptom des Rückenschwimmens kranker Tiere ab.

Hygienische Maßnahmen, wie das Angebot von sauberem Wasser, stehen im Vordergrund. Lebendimpfstoffe können eingesetzt werden.

### 5.5.3.18 Salmonellosen bei Zoo- und Wildtieren

Das breite Wirtsspektrum der nicht adaptierten Salmonellen wird bei bakteriologischen Untersuchungen von Wild- und Zootieren besonders deutlich. Die Betrachtung der Nachweishäufigkeit von Salmonellen bei den Tierklassen der Säugetiere, Vögel und Reptilien macht zunächst deutlich, dass bei Vögeln der Anteil von Typhimurium-Isolaten besonders hoch ist und Reptilien im Gegensatz dazu ein ausgeprägt großes Serovarenspektrum unter Einschluss der Subspezies *Arizonae* und *Diarizonae* beherbergen. Die Diskussion um Salmonellen als Teil der Normalflora bei Reptilien flammt zwar immer wieder einmal auf, andereseits ist unbestreitbar, dass auch bei diesen Tieren manifeste Salmonellosen vorkommen. Als Infektionsquelle für Menschen dürfen Reptilien nicht unterschätzt werden.

Mäuse und Ratten spielen als häufige Salmonellenträger eine besondere epidemiologische Rolle, indem sie z. B. Futter kontaminieren. Wildsäuger sind besonders salmonellengefährdet, wenn sie bei Haltung in tiergärtnerischen Einrichtungen bzw. an Futterstellen in größeren Konzentrationen auftreten. Wechselseitige Infektionen mit Haustieren kommen vor, sie beruhen auf der Kontamination von Futter durch Wildtiere bzw. der Ausbringung von Abprodukten der Haustiere auf landwirtschaftliche Nutzflächen. Bestimmte Vogelarten wie Möwen und Krähen können in der Umgebung von menschlichen Wohnstätten und Tierställen große Populationsdichten erreichen. Bei der Nahrungsaufnahme auf Mülldeponien und Abwasserbehandlungsanlagen infizieren sie sich regelmäßig mit Salmonellen und tragen zu deren Verbreitung bei. Auch aus Greifvögeln werden Salmonellen isoliert, sie sind aber für klinische Erkrankungen weniger anfällig als viele andere Vogelarten. Singvögel unterliegen besonders im Winter an Futterstellen einem hohen Infektionsdruck, der zu seuchenhaften Salmonellosefällen führen kann. Ähnlich den bei Tauben herrschenden Verhältnissen wurden speziell an Singvögel adaptierte Typhimurium-Stämme charakterisiert.

### 5.5.3.19 Salmonelleninfektionen bei Menschen

> ! Bei den Salmonellosen des Menschen wird zwischen den als Allgemeininfektionen verlaufenden Krankheitsbildern des Typhus und Paratyphus und den Salmonellenenteritiden unterschieden.

Typhus und Paratyphus werden durch die humanadaptierten Serovaren Typhi und Paratyphi A, B und C ausgelöst, diese Infektionskrankheiten sind in Deutschland und vielen anderen Industrieländern sehr stark zurückgedrängt worden. Die Einschleppung der Erreger über den internationalen Reiseverkehr ist aber ein nicht zu unterschätzendes Problem. Der Mensch ist das entscheidende Erregerreservoir, der Infektionsweg verläuft hauptsächlich über kontaminierte Lebensmittel und Wasser. Nach einer Inkubationszeit von 7–21 Tagen treten fieberhafte Allgemeinstörungen auf, die im Anfangsstadium mit Grippesymptomen zu verwechseln sind. Durchfälle werden anfangs selten gesehen. In der Generalisationsphase lassen sich die Erreger über Blutkulturen anzüchten, erst danach gelingt der Nachweis aus dem Stuhl. 2–5% der Patienten werden zu Dauerausscheidern, bei denen sich die Salmonellen in der Gallenblase und den Gallengängen ansiedeln. Krankheitsverdacht, Erkrankung und Tod sowie Ausscheidung sind meldepflichtig. Bei Reisen in Endemiegebiete in Afrika, Südamerika und Südostasien ist die Immunisierung zu empfehlen.

> ! Die Enteritis-Salmonellose gehört zum Komplex der infektiösen Gastroenteritis und ist nach dem Infektionsschutzgesetz (IfSG) unter mikrobiell bedingter Lebensmittelvergiftung bzw. akuter infektiöser Gastroenteritis (früher Enteritis infectiosa) meldepflichtig. Vorwiegend treten nicht wirtsadaptierte Serovaren als Erreger auf, unter denen S. Typhimurium und S. Enteritidis an der Spitze stehen.

An bestimmte Tierarten angepasste Erreger wie *S.* Choleraesuis und *S.* Dublin fungieren zwar nur selten als Erreger bei Menschen, sie können aber durchaus schwere Erkrankungen mit letalem Ausgang hervorrufen. Obwohl direkte Ansteckungen an Tieren möglich sind, haben Lebensmittelinfektionen die mit Abstand größte Bedeutung. Rohes bzw. nicht ausreichend erhitztes Fleisch und daraus hergestellte Produkte sowie Eier und eihaltige Speisen sind die häufigsten Ursachen für Lebensmittelinfektionen mit Salmonellen. Geflügel nimmt in der Epidemiologie der Salmonellosen einen besonderen Platz ein. Die von infizierten Tierbeständen ausgehende Kontamination der Lebensmittel ist nur eine, wenn auch primäre Ursache. Für den Ausbruch von Salmonelloseerkrankungen ist die Vermehrung und Anreicherung der Erreger in den Lebensmitteln eine Voraussetzung, bei gesunden Erwachsenen liegt die Infektionsdosis bei oraler Aufnahme im Bereich von $10^5$ bis $10^6$ Salmonellen. Für Säuglinge, Kleinkinder, alte bzw. durch bestehende Krankheiten geschwächte Menschen sind aber weit darunter liegende Infektionsdosen nachgewiesen worden. Während des gesamten Prozesses der Lebensmittelherstellung kann es von der Schlachtung bis zum Verzehr zur Kontamination durch andere tierische Produkte, Gerätschaften, Wasser, Menschen, Nagetiere, Arthropoden usw. kommen.

> ! Die Bekämpfung der Enteritis-Salmonellosen des Menschen muss sich also auf 2 große Säulen stützen, die Senkung des Infektionsdrucks in den Haustierbeständen und die Vermeidung der Kontamination in Verbindung mit der Verhinderung der Vermehrung und Anreicherung der Salmonellen im Lebensmittel.

Kühllagerung und ausreichende Erhitzung von Lebensmitteln sind bewährte Maßnahmen. Nach einer Inkubationszeit von meist nur 5–72 Stunden beginnen die Erkrankungen mit wässrigen Durchfällen und Leibschmerzen, Fieber, Übelkeit, Erbrechen und Kopfschmerzen können auftreten. Systemische, typhöse Verläufe und extraintestinale Manifestationen sind möglich, treten aber gemessen an der Gesamtzahl der Fälle nur selten auf. Eine Chemotherapie ist nur bei typhösem Verlauf, Erkrankungen im 1. Lebensjahr bzw. Komplikationen erforderlich. Dauerausscheider entwickeln sich selten, normalerweise endet die Salmonellenausscheidung nach etwa 3–6 Wochen, bei Säuglingen dauert sie häufig länger. Nach einem stetigen Anstieg wurde 1992 mit über 195.000 gemeldeten Fällen von Enteritis infectiosa und 229 Todesopfern in Deutschland ein Höhepunkt des Salmonellosegeschehens erreicht. Die Todesfälle traten fast ausschließlich bei Patienten über 65 Jahre auf. Seit 1993 ist ein Rückgang der amtlich erfassten Salmonellosefälle zu verzeichnen, 1999 wurden aber immer noch über 85.000 Erkrankungen registriert. 2004 erfolgten 56.947 Meldungen aus dem humanmedizinischen Bereich. Wenn Salmonellosen auftreten, sind sofort verdächtige Lebensmittel für bakteriologische Untersuchungen zu sichern. Für die Aufdeckung von Infektionsquellen und Infektketten ist, insbesondere bei den weit verbreiteten Serovaren Typhimurium und Enteritidis, die epidemiologische Charakterisierung der Isolate in Speziallaboratorien erforderlich.

## 5.5.4 Yersinia

### 5.5.4.1 Gattungsmerkmale

> ! Die Gattung *Yersinia* ist nach Alexandre Yersin benannt, der 1894 in Hongkong den Erreger der Pest endeckte. Sie umfasst gramnegative kokkoide Stäbchenbakterien von 0,8–1,0 × 3,0 µm.

Den medizinisch wichtigen *Yersinia*-Arten ist ein breites Wirtsspektrum unter Einschluss des Menschen eigen. Neben den seit langem bekannten Spezies *Yersinia pestis*, *Yersinia enterocolitica* und *Yersinia pseudotuberculosis* gewann der fischpathogene Erreger *Yersinia ruckeri* in Europa erst in den letzten 20 Jahren an Bedeutung. Weitere *Yersinia*-Arten wie *Y. frederiksenii*, *Y. intermedia*, *Y. kristensii*, *Y. rhodei*, *Y. mollaretii* und *Y. bercovieri* sind als apathogen einzuschätzen.

Alle virulenten *Yersinia*-Stämme besitzen ein 70 kb-Plasmid (pYV), das ein Sekretionssystem vom Typ III codiert. Dieses System überträgt die Yops (Yersinia outer proteins) in Makrophagen und schwächt damit deren Abwehrfunktion. Die bereits bei *E. coli* erwähnte Pathogenitätsinsel HPI (high pathogenicity island) kommt auch bei Yersinien vor. Als phänotypische Virulenzmarker eignen sich der positive Autoagglutinationstest bei 37 °C und der negative Pyrazinamidasetest.

### 5.5.4.2 Anzüchtung

Yersinien lassen sich auf Blutagar und den auch für andere Enterobakterien üblichen Selektivmedien anzüchten, als spezielle *Yersinia*-Selektivmedien werden der CIN-Agar (Cefsulidon-Irgasan-Neutralrot) nach Schiemann und das Selektivnährmedium nach Wauters eingesetzt. Die optimale Bebrütungstemperatur liegt zwischen 28 und 30 °C. Beweglichkeit tritt nur unterhalb dieses Temperaturbereichs ein, *Y. pestis* ist generell unbeweglich. Für die Anzüchtung aus Kotproben und anderem stark kontaminiertem Untersuchungsmaterial bietet sich die Kälteanreicherung bei 4 °C in phosphatgepufferter Kochsalzlösung an, aus der auf *Yersinia*-Selektivmedien ausgestrichen wird. Außerdem steht die ITC-Bouillon (Irgasan-Ticarillin-Kaliumchlorat) (Bebrütung bei 25 °C) zur Verfügung. Stark kontaminiertes Untersuchungsmaterial wird mit 0,25 % Kalilauge vorbehandelt. Für die schnelle Ermittlung von Leitmerkmalen sind die Oxidasereaktion (negativ) sowie der Einsatz von Kligler- und Harnstoffagar geeignet.

### 5.5.4.3 Yersinia pseudotuberculosis

■ **Taxonomie und Antigene**

Zwischen dieser Art und *Yersinia pestis* bestehen so viele Gemeinsamkeiten, dass der Pesterreger sogar eine Zeitlang als Subspezies von *Y. pseudotuberculosis* geführt wurde. Während die biochemischen Reaktionen der Erregerstämme weitgehend einheitlich ausfallen und somit keine weitere Differenzierung erlauben, können mehr als 20 O-Antigene und 5 H-Antigene unterschieden werden. Auf dieser Basis sind 11 Serogruppen (1–11) beschrieben, früher wurden 6 bzw. 8 Serogruppen gebildet und mit römischen Ziffern bezeichnet. Leider wird die serologische Einteilung noch nicht einheitlich gehandhabt. Es bestehen Antigengemeinschaften mit *Yersinia pestis*, Salmonellen (O4, 27, 9, 46, 14) und *Escherichia coli* (O17, 55, 77).

## Pseudotuberkulose, Rodentiose

■ **Ätiologie und Epidemiologie**

Das Vorkommen der Serogruppen von *Y. pseudotuberculosis* unterliegt geografischen Schwankungen, in Deutschland werden nur O:1, O:2 und O:3 nachgewiesen. Die epidemiologischen Eigenschaften dieses weltweit verbreiteten Erregers werden in erster Linie von seinem breiten Wirtsspektrum und einer hohen Tenazität bestimmt. *Y. pseudotuberculosis* verfügt in Wasser, organischen Materialien und Lebensmitteln über eine hohe Überlebensfähigkeit, im Erdboden bleibt der Keim über Monate infektionstüchtig. Die Infektion kommt sowohl über kontaminiertes Futter und Wasser als auch durch direkten Kontakt zustande. Der Ausbruch klinisch manifester Erkrankungen hängt von begünstigenden Faktoren ab, deshalb ist insbesondere bei Wildtieren eine Häufung in der kalten Jahreszeit zu beobachten. Beim Wild sind vorrangig Hasen, Rehe und Vögel betroffen, von den

Haustieren erkranken am häufigsten Katzen. In tiergärtnerischen Einrichtungen sind v. a. Vögel und Affen gefährdet, neben Versuchstieren (Mäuse und Meerschweinchen) und Kaninchen können viele andere Säugetier- und Vogelarten erkranken.

■ Klinik und Pathologie

*Y. pseudotuberculosis* verursacht eine zyklische Allgemeininfektion. Je nach Virulenz des Erregers und Abwehrlage des Patienten entwickeln sich akute, subakute oder chronische Krankheitsverläufe. Akut-septikämische Verläufe treten beispielsweise bei Meerschweinchen, Kaninchen, Hasen und Vögeln auf, subakute bis chronische Erscheinungen herrschen aber im Allgemeinen vor. Bei Wiederkäuern zählen Aborte und Mastitiden, bei Schweinen blutige Durchfälle und Ödeme zu den wichtigsten Symptomen. Bei Haustieren handelt es sich in der Regel um sporadische Erkrankungen, die oft erst an Hand des Sektionsbilds erkannt werden. Subakute und besonders chronische Erkrankungsformen sind durch nekrotische Herde in Organen und Darmlymphknoten gekennzeichnet, die zur Abszedierung neigen. Aus ihrer Ähnlichkeit mit tuberkulösen Granulomen leitet sich die Bezeichnung Pseudotuberkulose ab. Sie wird allerdings auch für die Infektion mit *Corynebacterium pseudotuberculosis* verwandt. Der Name Rodentiose geht dagegen auf die Häufung des Infektionsgeschehens bei Nagetieren zurück. Infektionen mit *Y. pseudotuberculosis* und *Y. enterocolitica* können auch unter dem Terminus Yersiniosen zusammengefasst werden.

■ Therapie und Prophylaxe

Obwohl der Erreger in vitro gegen viele Antiinfektiva empfindlich ist, bleiben Therapieversuche nicht selten erfolglos, insbesondere bei fortgeschrittener Abszessbildung. Einer schnellen Sicherung der ätiologischen Diagnose kommt daher zumindest für Kontakttiere eine große Bedeutung zu. Im Mittelpunkt der Prophylaxe stehen die Vermeidung abwehrschwächender Einflüsse, Desinfektion und Bekämpfung von Mäusen und Ratten. In Zoologischen Gärten haben sich Impfungen bei Affen und Vögeln bewährt.

### 5.5.4.4 Yersinia enterocolitica

*Y. enterocolitica* ist als Krankheitserreger wesentlich später als *Y. pestis* und *Y. pseudotuberculosis* bekannt geworden. Bei Menschen ist diese Bakterienart häufiger Erreger von Darminfektionen, Tiere fungieren als Erregerreservoire. Für die Veterinärmedizin haben auch die Antigengemeinschaften mit Brucellen Bedeutung. Infektionskrankheiten bei Tieren treten ebenfalls auf.

■ Antigene, Virulenz und Epidemiologie

*Y.-enterocolitica*-Stämme können sowohl durch serologische als auch biochemische Reaktionen charakterisiert werden. Es sind etwa 60 O-Antigene und mindestens 44 H-Antigene bekannt, das entsprechende Antigenschema schließt die apathogenen Yersinien mit ein. Im Unterschied zu *Y. pseudotuberculosis* ist die Definition von Biovaren möglich, Wauters et al. (1987) grenzten 6 Biovaren (1A, 1B, 2–5) voneinander ab. Stämme der Biovar 1A sind avirulent. Wichtige Virulenzdeterminanten werden wie bei *Y. pseudotuberculosis* von einem 70 kb-Plasmid determiniert. Das chromosomale *ail*-Gen (attachment invasion locus) ist ein weiterer Virulenzmarker. Das Adhäsin A (YadA) kommt bei beiden enteropathogenen Yersiniaspezies vor. Plasmidtragende und damit virulente Keime bilden sehr viel kleinere Kolonien als die plasmidfreien Bakterien. Genetische Untersuchungen haben zur Aufstellung der Subspezies *enterocolitica* und *palearctica* geführt.

Ähnlich den Verhältnissen bei *Y. pseudotuberculosis* sind auch die Sero- bzw. Biovaren von *Y. enterocolitica* geographisch unterschiedlich häufig vertreten. In Europa dominieren die Serovaren O3 (Biovar 4), O9 (Biovar 2) und O5,27 (Biovaren 2 und 3), wohingegen in Nordamerika traditionell die Biovar 1B mit den Serovaren O8, O13, O20 und O21 vorherrschte. Allerdings hat sich in den USA eine Verschiebung zu Gunsten von O3 bemerkbar gemacht. Die Serovar-Biovar-Kombinationen 2a, 2b, 3b,c: Biovar 5 wird als sog. „Hasentyp", die Kombination 1, 2a, 3:Biovar 3 als sog. „Chinchillatyp" bezeichnet. Infektionen mit der Serovar O9 sind in der Lage, Antikörper zu induzieren, die mit *Brucella abortus* kreuzreagieren und damit zu falsch positiven Ergebnissen in der Brucelloseserologie führen.

■ Yersinia-entrocolitica-Infektionen bei Tieren

Durch Infektionen mit *Yersinia enterocolitica* ausgelöste Erkrankungen wurden zuerst bei Chinchillas und Feldhasen nachgewiesen, wobei die Sektionsbilder denen der Pseudotuberkulose glichen, dazu kamen Enterokolitiden. Bei Schafen gelang der Erregernachweis im Zusammenhang mit letal verlaufenden Enteritiden. Schweine haben die größte epidemiologische Bedeutung als Yersinienträger, bei latent infizierten Tieren wird eine lebenslange Erregerpersistenz, für möglich gehalten. Obwohl in der Praxis bisher weniger beachtet, verursachen Infektionen mit *Y. enterocolitica* bei Schweinen auch Erkrankungen wie Enterokolitiden, Tonsillitiden, Fruchtbarkeitsstörungen und Lahmheiten. Immunpathologische Reaktionen lösen Arthritiden, Arthrosen und Hauterkrankungen aus. Virulente Yersinien persistieren beim Schwein besonders im Bereich von Tonsillen und Pharynx, während aus dem Darm vermehrt avirulente Stämme isoliert werden. Geflügelbestände können ebenfalls erregerbelastet sein und Infektionsquellen für Menschen bilden.

Wegen des sporadischen Nachweises von *Y.-enterocolitica*-Infektionen ist die Einbeziehung in die Differenzialdiagnose bei entsprechenden klinischen Symptomen und Sektionsbildern am wichtigsten.

### 5.5.4.5 Yersiniosen bei Menschen

*Y. pseudotuberculosis* und *Y. enterocolitica* werden in der Humanmedizin als enteropathogene Yersinien bezeichnet. Während alle Isolate von *Y. pseudotuberculosis* als virulent angesehen werden, ist die Virulenz bei *Y. enterocolitica* für jeden Stamm zu prüfen. Erregerreservoir für Infektionen des Menschen sind Tiere, für *Y. enterocolitica* v. a. Schweine. Der direkte Ansteckungsweg ist gegenüber Lebensmittelinfektionen bedeutungslos. Als Folge von Infektionen mit *Y. enterocolitica* treten v. a. Durchfälle auf, die oft mit abdominalen Schmerzen einhergehen. *Y. pseudotuberculosis* ist dagegen mehr für abdominale Beschwerden wie Bauschmerzen, Lymphadenitis und Pseudoappendizitis verantwortlich. Septikämische Krankheitsbilder werden dann beobachtet, wenn bestehende Grundkrankheiten durch *Yersinia*-Infektionen kompliziert werden. Arthritiden und Erythema nodosum gehören zu den häufigeren Begleit- und Folgeerkrankungen von Yersiniosen.

### 5.5.4.6 Yersinia ruckeri

Diese Bakterienart wurde in den 60er-Jahren in den USA als fischpathogen beschrieben, aufgrund geringer DNA-Homologie zu den anderen *Yersinia*-Arten ist ihre Einordnung in dieses Genus umstritten.

■ Ätiologie und Epidemiologie

> *Y. ruckeri* ist der Erreger der Enteritischen Rotmaulkrankheit der Forellen (enteric redmouth disease – ERM), die in Deutschland erstmalig 1983 bei Regenbogenforellen nachgewiesen wurde.

Neben Nordamerika und Europa tritt diese Fischseuche auch in Australien und Südafrika auf. Es sind Regenbogenforellen und auch andere Fische, z. B. in Farmen gehaltene Atlantische Lachse, empfänglich. Nicht zu den Salmoniden gehörige Fische sind als Bakterienträger in die Infektketten einbezogen, Wasservögel können zur Verschleppung beitragen.

Der Erreger wird sowohl an Hand serologischer Reaktionen der Ganzzellantigene als auch der O-Antigene in verschiedene Serovaren unterteilt. Auf der Basis der Reaktion der Ganzzellantigene wurden 6 Serovaren definiert, von denen die Serovar I (Hagerman) am häufigsten ist und die höchste Virulenz besitzt. Als Serovar II wird der sog. O'Leary-Stamm bezeichnet als Serovar III der Australia-Stamm. Die Serovar IV wurde nach DNA-Homologiestudien wieder gestrichen, Serovar V repräsentiert den Colorado-Stamm und Serovar VI wird als Ontario-Stamm bezeichnet.

■ Krankheitsbild und Diagnostik

Das Sektionsbild der Rotmaulseuche ist Ausdruck der septikämischen Verbreitung der Erreger. Blutungen in der Maulhöhle, in der Haut, an Flossenansätzen und Kiemendeckel, Aszites, hochgradige Enteritis mit Vorfall der Analregion, Schwellungen von Milz- und Nieren sowie Blutungen auf Leber, Schwimmblase und seltener in der Muskulatur werden festgestellt.

Der durch die Sektion erhobene Verdacht ist durch bakteriologische Untersuchung zu bestätigen. Im Originalausstrich sind relativ plumpe, gramnegative Stäbchen zu erkennen, die Kultivierung wird auf Blutagar, Einfachagar bzw. für Enterobakterien üblichen Selektivnährmedien bei einer Bebrütungstemperatur von etwa 25 °C über mindestens 2 Tage durchgeführt. Für die differenzialdiagnostische Abklärung sind besonders die Gattungen *Aeromonas*, *Edwardsiella* und *Pseudomonas* zu berücksichtigen.

■ Therapie und Prophylaxe

Die Behandlung erfolgt mit einem für Fische zugelassenen Antiinfektivum (Oxytetracyclin, Chlortetracyclin, Trimethoprim/Sulfonamid) über das Futter. Impfungen sind mit einer inaktivierten Vaccine möglich, die durch Übersprühen der Fische auf einer Rutsche durchgeführt wird. Anwendungsvoraussetzungen sind ein Gewicht der Forellensetzlinge über 4 g und Wassertemperaturen über 12 °C. Metaphylaktische Impfungen sind ebenfalls sinnvoll. Im Ausland werden auch Tauchbadvaccinen eingesetzt, an oral applizierbaren Impfstoffen wird gearbeitet.

In Deutschland wird die Rotmaulkrankheit tierseuchenrechtlich nicht reglementiert, sie ist aber in der RL 93/54/EWG vom 24.6.1994 (Fortführung der Aquakultur-RL 91/67/EWG) im Anhang A Liste III aufgeführt.

### 5.5.4.7 Yersinia pestis

> Die Pest gehört zu den Seuchen, die die Entwicklung der Menschheit am nachhaltigsten beeinflusst haben. Während dreier Pandemien, im 6. Jahrhundert, vom Mittelalter bis ins 18. Jahrhundert und von 1894 bis ins 20. Jahrhundert hinein erlagen ihr Millionen Menschen. Trotz aller Fortschritte der Medizin konnte die Pest wegen ihres Naturherdcharakters noch nicht ausgerottet werden. Der Erreger ist auch hinsichtlich eines möglichen Missbrauches als bioterroristische Waffe gefährlich.

1994 bzw. 1995 ereigneten sich in Indien und Madagaskar spektakuläre Pestepidemien. 2003 traten nach WHO-Angaben in 9 Ländern insgesamt 2.118 Pestfälle auf, von denen 182 tödlich endeten, mehr als 95 % dieser Fälle ereignete sich in Afrika.

*Y. pestis* besitzt zusätzlich zu dem 70kb-Plasmid aller Yersinien 2 Plasmide von ca. 10 und 100 kb, auf denen Virulenzfaktoren determiniert sind. Reservoirwirte sind viele Arten aus den Ordnungen Nagetiere (*Rodentia*) und Hasenartige (*Lagomorpha*), bei denen *Y. pestis* sowohl hämorrhagische Septikämien auslösen, als auch latent vorkommen kann. Sowohl unter den Reservoirwirten als auch zwischen ihnen und anderen Arten erfolgt die Übertragung der Erreger durch Arthropoden, in erster

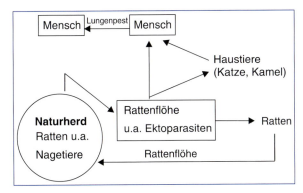

Abb. 5.19 Epidemiologie der Pest.

Linie Flöhe. Grundzüge der Epidemiologie vermittelt die **Abb. 5.19**.

Nach dem Stich eines infizierten Flohs entwickelt sich beim Menschen die Beulen- oder Bubonenpest. Sie ist demnach als zyklische Zoonose einzuordnen. Wenn die Erreger bei septikämischer Ausbreitung die Lungen erreichen, kann es zur prognostisch besonders ungünstigen Lungenpest kommen. Durch Tröpfcheninfektion wird eine Ansteckung von Mensch zu Mensch möglich, nach der sich eine primäre Lungenpest ausbildet.

Naturherde der Pest existieren auch derzeit noch in Teilen Asiens, Afrikas, Nord- und Südamerikas. Unter den Haustieren sind in den noch vorhandenen Pestgebieten besonders Kamele und Katzen gefährdet. Gelegentlich werden Pestfälle auch bei Hunden und Wildkarnivoren sowie Haus- und Wildwiederkäuern festgestellt. Vögel sind unempfindlich, kommen aber möglicherweise als Vektoren in Betracht. Therapieversuche verbieten sich bei Tieren grundsätzlich, bei Kamelen wurden Immunisierungen erprobt. *Y. pestis* wird der Risikogruppe 3 zugerechnet, was besondere Anforderungen an Laborarbeiten begründet. In den USA wurden Katzen als Ansteckungsquelle für Menschen nachgewiesen. Dort hat sogar ein Anpassungsprozess stattgefunden, nach dem auch asymptomatische und abortive Fälle bei Katzen auftreten.

## 5.5.5 *Klebsiella*

### 5.5.5.1 Gattungsmerkmale

! Zur Gattung *Klebsiella* werden unbewegliche Enterobakterien gezählt, die sich durch ausgeprägte Kapselbildung und schleimige Kolonien auszeichnen. Der Gattungsname geht auf den deutschen Bakteriologen Edwin Klebs zurück.

Klebsiellen gehören wie die meisten Enterobakterien zur Normalflora bei Tieren, kommen aber auch in der Umwelt vor, z. B. *Klebsiella terrigena* (neu *Raoultella terrigena*) in Boden und Wasser und *Klebsiella planticola* (neu *Raoultella planticola*) an Pflanzen. Als Krankheitserreger hat die Spezies *Klebsiella pneumoniae* bei Mensch und Tier die größte Bedeutung, sie wird in 3 Subspezies (*Pneumoniae, Ozaenae, Rhinoscleromatis*) unterteilt. Für die weitere Differenzierung sind v. a. die etwa 80 K-Antigene wichtig, die speziesübergeifend vorkommen können. Demgegenüber hat der Nachweis der O-Antigene, von denen 11 beschrieben wurden, keine praktische Bedeutung. Weiterhin können Biovaren unterschieden werden. Als Virulenzfaktoren kommen die polysaccharidhaltige Kapsel, Endotoxine, Adhäsionsantigene und auch Enterotoxine in Betracht. Wegen ihrer schwachen Virulenz gehören die meisten Stämme zu den typischen Erregern faktorenbedingter Infektionen.

### 5.5.5.2 Infektionen bei Tieren

Für Tiere kommt im wesentlichen nur *Klebsiella pneumoniae* ssp. *pneumoniae* als Krankheitserreger infrage.

Beim **Pferd** werden Klebsielleninfektionen am häufigsten nachgewiesen. Es handelt sich in erster Linie um Genitalinfektionen, die in Gestüten ernsthafte wirtschaftliche Schäden verursachen können. Infizierte Hengste zeigen keine krankhaften Veränderungen, übertragen die Erreger aber beim Deckakt. Bei Stuten werden Umrossen, Endometritis, Cervicitis, Vaginitis und auch Aborte diagnostiziert. Auch aus infizierten Wunden und bei Erkrankungen der Atmungsorgane lassen sich Klebsiellen anzüchten. Kapseltypen werden selten bestimmt, dabei wird über eine gewisse Häufung von K1, K2, K5 und K7 beim Pferd berichtet. Um endgültig über eine Tierartspezifität urteilen zu können, liegen aber zu wenig Untersuchungen vor. Klebsiellen werden auch im Genitale klinisch unauffälliger Stuten nachgewiesen, die Indikation für eine Chemotherapie ist in solchen Fällen eher kritisch zu bewerten. Treten Erregernachweise in Verbindung mit krankhaften Veränderungen auf, ist eine lokale und gegebenenfalls kombinierte parenterale und lokale Behandlung erforderlich.

Infizierte Hengste werden für den Deckbetrieb gesperrt.

Für **Rinder** sind Klebsiellen v. a. als Mastitiserreger, seltener als Durchfallerreger bei Kälbern zu beachten. Bei **Schweinen** ist *K. pneumoniae* in ähnlicher Weise wie andere Enterobakterien am MMA-Syndrom sowie gelegentlich an Durchfällen und sekundären Atemwegsinfektionen beteiligt.

Bei **Hunden** sind Klebsiellen an Infektionen der Harnwege beteiligt. Generell gilt für alle Tierarten, dass Klebsiellen in vergleichbarer Weise wie *Escherichia coli* und andere Enterobakterien an Infektionsgeschehen teilhaben können.

### 5.5.5.3 Bakteriologische Diagnose

Anzüchtung und Differenzierung der Klebsiellen bereiten keine besonderen Schwierigkeiten. Bereits aus dem schleimigen Charakter der lactosepositiven Kolonien sind Hinweise abzuleiten, von mucoiden Colikeimen erfolgt die Abgrenzung durch biochemische Reaktionen. *K. pneumoniae* unterscheidet sich beispielsweise durch die fehlende Indolreaktion von Colibakterien, *K. oxytoca* ist allerdings ebenfalls indolpositiv. Für epidemiologische Untersuchungen wird vorrangig die Bestimmung der K-Antigene in der Kapselquellungsreaktion genutzt, Lysotypie, Bakteriocinotypie und Biotypie wurden ebenfalls erprobt, haben aber keine größere Bedeutung erlangt.

#### 5.5.5.4 Infektionen bei Menschen

*Klebsiella pneumoniae* ssp. *pneumoniae* verursacht schwere Pneumonien und ist auch an Infektionen der Harnwege, Otitis media, Meningitiden, Wundinfektionen und Septikämien beteiligt. Bestimmten Manifestationen lassen sich gehäuft bestimmte Kapselantigene zuordnen. Über die Beziehungen zwischen Infektionen bei Tieren und Menschen ist nur wenig gesichertes Wissen vorhanden. *Klebsiella pneumoniae* ssp. *rhinoscleromatis* (Rhinosklerom) und *Klebsiella pneumoniae* ssp. *ozaenae* (Entzündungen der Nasenschleimhaut – „Stinknase") kommen ausschließlich bei Menschen vor.

### 5.5.6 Sonstige Enterobakterien

Die folgenden Gattungen sind, mit Ausnahme der Shigellen, in unterschiedlichem Maß bei der Differenzialdiagnose von Enterobakterieninfektionen zu beachten und können als Erreger von Sekundärinfektionen und infektiösen Faktorenkrankheiten bei Tieren auftreten. Sie spielen teilweise auch eine Rolle im Hospitalismuskomplex.

#### 5.5.6.1 *Shigella*

Diese nach dem Japaner K. Shiga benannte Bakteriengattung ist für die Humanmedizin von weltweiter Bedeutung. Unter den Tieren sind ausschließlich Affen empfänglich. Es werden 4 Spezies unterschieden: *Shigella dysenteriae, Shigella flexneri, Shigella boydii* und *Shigella sonnei. S. dysenteriae* kommt heute v. a. noch in tropischen und subtropischen Regionen vor, *S. boydii* vorwiegend in Nordafrika und Vorderasien. *S. sonnei* und *S. flexneri* treten im Rahmen ihres weltweiten Vorkommens auch in Deutschland auf, Infektionen mit den beiden anderen Spezies werden in der Regel importiert. Mit Ausnahme von *S. sonnei* lassen sich alle Shigellenarten in Serovaren unterteilen. Als Virulenzfaktoren wirken v. a. das Invasionsvermögen, Endotoxine und Exotoxine, darunter besonders das Shiga-Toxin, ein neurotoxisch wirkendes Proteintoxin von *S. dysenteriae* Serovar 1 (Shiga-Kruse-Bakterium). Shigellen sind unbeweglich und genetisch eng mit *Escherichia coli* verwandt. Die Ansteckung erfolgt auf oralem Weg durch Schmierinfektionen, die Aufnahme von kontaminierten Lebensmitteln oder Wasser, Fliegen sind häufig an der Erregerverbreitung beteiligt. Symptomlose Ausscheider kommen vor. Manifestationsort ist der Dickdarm. Klinisches Hauptsymptom sind fieberhafte Durchfälle mit Beimengungen von Blut und Schleim. Der Terminus Ruhr bezeichnet das klinische Bild blutig-schleimiger Durchfälle und trifft demnach nicht nur auf Shigelleninfektionen

zu. Korrekt sind die durch Shigellen ausgelösten Erkrankungen als Shigellenruhr oder Shigellose zu bezeichnen.

In Menschenobhut gehaltene Affen können an Shigellosen erkranken und auch symptomlose Ausscheider sein. Die bakteriologische Untersuchung von Affenkot muss daher Shigellen berücksichtigen. Da in veterinärmedizinischen Laboreinrichtungen routinemäßig nicht auf Shigellen untersucht wird, sind entsprechende Vorberichte bzw. Absprachen erforderlich.

#### 5.5.6.2 *Proteus*

Bakterien der Gattung *Proteus* sind besonders für den Labordiagnostiker von Interesse. Durch ihre weite Verbreitung in der Normalflora der Tiere und in der Umwelt gehören sie zu den häufig bei bakteriologischen Untersuchungen angezüchteten Erregern und bereiten wegen ihres lactosenegativen Verhaltens Probleme hinsichtlich der Differenzierung von Salmonellen. Eine ihrer auffälligsten phänotypischen Eigenschaften ist das Schwärmvermögen, durch welches sie bei entsprechender Feuchtigkeit in kurzer Zeit die gesamte Nährbodenoberfläche terrassenförmig überwuchern können. Selektivmedien werden daher Hemmstoffe zur Unterdrückung des Schwärmvorgangs zugesetzt. *Proteus mirabilis* (**Abb. 5.20**) und *Proteus vulgaris* sind die wichtigsten Arten, diese Gattung ist am engsten mit *Providencia* und *Morganella* verwandt. Proteusbakterien werden gelegentlich bei faktorenbedingten Infektionskrankheiten nachgewiesen, v. a. Harnwegsinfektionen der Fleischfresser, aber auch Mastitiden des Rinds und sehr selten Jungtierdurchfällen. Zwischen einigen O-Antigenen von Proteusstämmen und Rickettsien bestehen Antigengemeinschaften, wegen der früher Proteusantigen für serologische Untersuchungen auf Rickettsienantikörper genutzt wurde.

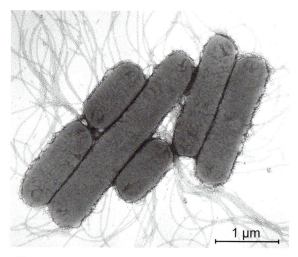

**Abb. 5.20** *Proteus mirabilis,* Schwärmzellen (stark beweglich) mit einer Vielzahl von Geißeln (Institut für Mikrobiologie und Tierseuchen, FU Berlin, Grund u. Gatzmann).

### 5.5.6.3 Serratia

*Serratia*-Keime sind an vielfältigen opportunistischen Infektionen beteiligt und werden in der Humanmedizin auch im Hospitalismuskomplex nachgewiesen. Es werden 2 Pigmente gebildet, das rote Prodigiosin und das rosafarbene Pyrimin. In der Vergangenheit sorgten sog. Blutwunder, d. h. durch das Prodigiosin blutfarbene Kolonien von *Serratia* auf Lebensmitteln und Hostien für Aufsehen. Im Fortner-Verfahren wurde *S. marcescens* als starker Sauerstoffzehrer eingesetzt, um geeignete Kulturbedingungen für anaerobe Bakterien zu schaffen.

### 5.5.6.4 Citrobacter und Hafnia

Beide Gattungen haben differenzialdiagnostische Bedeutung für die Abgrenzung von Salmonellen, *Hafnia* ist generell lactosenegativ, *Citrobacter* teilweise. Außerdem bestehen Antigengemeinschaften. Wie auch andere Enterobakterien, kommen diese Bakterien gelegentlich bei Infektionen von Tieren und Menschen vor, *Hafnia alvei* ist pathogen für Bienen.

### 5.5.6.5 Edwardsiella

Diese lactosenegative Gattung beinhaltet drei fischpathogene Bakterienarten. *Edwardsiella tarda* tritt weltweit bei Süß- und Seewasserfischen als Krankheitserreger auf, besonders häufig werden Infektionen bei Welsen und Aalen beschrieben. *Edwardsiella ictaluri* verursacht bei Welsen (*Ictalurus punctatus*) die enteritische Septikämie (enteric septicaemia of catfish – ESC). In den USA wird gegen diese Infektionskrankheit eine Oralvaccine eingesetzt. *Edwardsiella anguillimortifera* ist als Infektionserreger bei Aalen in Japan bekannt geworden. Edwardsiellen werden ferner bei Reptilien und in Ausnahmefällen auch bei warmblütigen Tieren und Menschen isoliert.

### 5.5.6.6 Erwinia

In dieser Gattung werden pflanzenpathogene Enterobakterien zusammengefasst.

### 5.5.7 Vibrio und Aeromonas

#### 5.5.7.1 Allgemeines

Die Familie *Vibrionaceae* umfasste ursprünglich die Gattungen *Vibrio*, *Aeromonas* und *Plesiomonas*. Durch die Bildung der Familie *Aeromonadaceae* und die Herauslösung des Genus *Plesiomonas* haben sich nach der bereits früher erfolgten Abtrennung des Genus *Campylobacter* weitere taxonomische Änderungen ergeben. Das Vorkommen in Wasser ist sowohl für Aeromonaden als auch Vibrionen von epidemiologischer Bedeutung.

#### 5.5.7.2 Vibrio

■ Gattungsmerkmale

> Bakterien dieser Gattung sind gerade oder kommaförmig gebogene Stäbchen mit polarer Begeißelung. Der Gattungsname nimmt Bezug auf die dadurch verursachte schwingende Form der Bewegung. Im Gegensatz zu den mikroaerophilen *Campylobacter*-Arten spalten sie Kohlenhydrate. Das Habitat mehrerer halophiler Arten ist das Meerwasser.

■ *Vibrio cholerae*

Nächst der Pest ist die Cholera die bakteriell bedingte Seuche, die weltweit die größte Bedeutung erlangt hat. Im Unterschied zur Pest blieb sie aber über Jahrhunderte auf ihr Ursprungsgebiet Indien beschränkt. Erst 1817 begann von dort aus ihre pandemische Ausbreitung. 1883 entdeckte Robert Koch den Erreger in Ägypten. Noch 1892 starben während der Hamburger Epidemie über 8.000 Menschen an Cholera.

Der typische Infektionsweg verläuft über kontaminiertes Wasser, *V. cholerae* vermehrt sich im Dünndarm, ist aber nicht invasiv. Für die Krankheitserscheinungen ist das Cholera-Toxin oder Cholera-Enterotoxin verantwortlich, dessen Wirkungen denen des hitzelabilen Enterotoxins von *Escherichia coli* entsprechen. Nach kurzer Inkubationszeit treten schwere reiswasserartige Durchfälle auf, die zu lebensbedrohlicher Dehydratation führen.

Das derzeitige Seuchengeschehen wird als 7. Pandemie bezeichnet, bis 1992 verursachten nur Erreger mit dem O-Antigen 1 die echte Cholera, seit Ende dieses Jahres treten in Indien, Bangladesh und verschiedenen Staaten Südostasiens Vibrionen der Serogruppe O139 als Choleraerreger in Erscheinung. Neben der serologischen Unterteilung werden auch 2 Biovaren unterschieden, der klassische Typ und die Biovar El Tor, die für die 7. Pandemie verantwortlich ist. Die Ausbreitung der Cholera über Lateinamerika ab 1991 ist nach jahrzehntelanger Freiheit des Kontinents von diesem Erreger ein Beweis für das aktuelle Gefährdungspotenzial von *V. cholerae*. Nach langjähriger Anwendung der nicht überzeugend wirksamen parenteralen Inaktivatvaccinen ist vor einigen Jahren die Entwicklung effektiver oraler Impfstoffe gelungen.

■ *Vibrio metschnikovii*

Dieses morphologisch nicht vom Choleraerreger zu unterscheidende Bakterium, das deshalb auch als Biovar Proteus von *V. cholerae* beschrieben wurde, wird in einigen Veröffentlichungen als Erreger einer Gastroenteritis bei Hühnern, Puten und anderen Vogelarten genannt. Die Diagnose setzt die Anzüchtung und Abgrenzung von *Campylobacter*, insbesondere *C. jejuni* voraus. Über diesen Erreger liegen sehr wenige gesicherte Informationen vor, es ist wahrscheinlich, dass es sich bei einem Teil der in der älteren Literatur beschriebene Nachweise um *Campylobacter* gehandelt hat.

### Halophile Vibrionen

Im Küstenbereich sowie den Mündungsgebieten von Flüssen kommen die halophilen Vibrionen in Meer- und Brackwasser vor. Infektionen des Menschen gehen von Fischen und Meeresfrüchten aus, einige Arten verursachen wirtschaftlich bedeutsame Erkrankungen bei Fischen.

*Vibrio parahaemolyticus* tritt besonders in Japan, aber auch Nordamerika, Australien, Afrika und Europa als Erreger von Gastroenteritiden nach dem Verzehr von rohen Fischen und Meeresfrüchten auf. Über eine Pathogenität für Tiere ist nichts bekannt. *Vibrio vulnificus* erregt bei Menschen nach oraler Aufnahme mit Lebensmitteln Septikämien. In Deutschland wurden erste Erkrankungen 1994 sicher nachgewiesen. Unter Tieren sind mehrfach Nachweise bei Alligatoren erfolgt. Die Serovar E (früher Biotyp 2) ist ein bedeutender Krankheitserreger bei im Brackwasser gehaltenen Aalen. In der Produktion von Shrimps spielen Infektionen mit *V. anguillarum, V. harveyi, V. parahaemolyticus* und *V. vulnificus* eine bedeutende Rolle, in den USA wurde deswegen eine Oralvaccine entwickelt.

Fischpathogen ist die Spezies *Vibrio salmonicida*, der Erreger der 1979 in norwegischen Lachsfarmen erstmals beobachteten Kaltwasservibriose oder Hitra-Krankheit. Diese Infektionskrankheit ist durch Anämien und ausgeprägte Blutungen charakterisiert. Zur Prophylaxe werden Impfungen eingesetzt. *Vibrio anguillarum* ist für eine Reihe von Fischarten im Salz- und Brackwasser pathogen, besonders sind Aale (Salzwasseraalseuche), aber auch Hechte und Forellen betroffen. Von dieser Bakterienart wurde *Vibrio ordalii* abgetrennt. Gegen beide zuletzt genannten Erreger werden in betroffenen Regionen Impfstoffe eingesetzt. Obwohl *V. anguillarum* bereits vor Jahren in *Listonella anguillarum* umbenannt wurde, wird der ursprüngliche Artname in der Literatur noch relativ häufig verwendet.

*V. viscosus* und *V. wodanis* wurden bei einer als „Winter ulcer" bezeichneten Infektion von Salmoniden im Salzwasser nachgewiesen. *V. viscosus* ist jetzt als *Moritella viscosa* reklassifiziert.

#### 5.5.7.3 Aeromonas

### Gattungsmerkmale und Taxonomie

> Zur Gattung *Aeromonas* werden in der Regel aufgrund polarer Begeißelung bewegliche Stäbchenbakterien gezählt, die im Unterschied zu den Vibrionen nur im Süßwasser vorkommen. Es sind psychrophile und mesophile Vertreter zu unterscheiden, die Oxidasereaktion fällt bei den meisten Arten positiv aus. Einige Vertreter sind pathogen für Fische und Amphibien sowie eine Reihe warmblütiger Tiere und auch Menschen.

Die wichtigsten Spezies sind *Aeromonas hydrophila* und *Aeromonas salmonicida*. *Aeromonas punctata* wurde zeitweise als identisch mit *A. hydrophila* betrachtet und später der neuen Art *Aeromonas caviae* zugerechnet. Allerdings stellt sich dadurch ein Prioritätsproblem, da die Beschreibung von *A. punctata* lange vor der von *A. caviae* erfolgt ist und ihr damit Vorrang gebührt. Die Taxonomie dieser Gattung ist insgesamt noch recht stark im Fluss.

### Aeromonas salmonicida

Diese unbewegliche Art wurde erstmals 1894 in Bayern bei Forellen nachgewiesen. Sie lässt normalerweise bei 37 °C in Flüssigmedien kein Wachstum erkennen. Hämolyse wird regelmäßig verursacht, einige Stämme der Subspezies *Salmonicida* bilden auf Trypticase-Soja-Agar (Furunkulose-Agar) ein braunes Pigment. Es werden 5 Subspezies – *Salmonicida, Achromogenes, Masoucida, Smithia* und *Pectinolytica* unterschieden.

*Aeromonas salmonicida* ssp. *salmonicida* ist der Erreger der Furunkulose der Salmoniden, der am längsten bekannten bakteriellen Fischseuche und noch heute einer der wichtigsten Infektionskrankheiten der Forellen. Sie ist durch entzündliche Hautveränderungen, Abszesse und Ulzerationen gekennzeichnet. Neben der Geschwürsform werden eine Darmfurunkulose und eine hämorrhagische Form unterschieden, bei chronischen Verläufen zeigen sich häufig nur entzündliche Hautveränderungen im Bereich der Flossenansätze. Ferner treten subklinische Infektionen auf, mit denen besonders die Gefahr der unerkannten Erregerverbreitung verbunden ist. Neben Antiinfektiva werden Impfstoffe eingesetzt, an denen aufgrund der internationalen Bedeutung der Furunkulose intensiv gearbeitet wird. In Deutschland ist zur Zeit keine Vaccine verfügbar.

Bei der Erythrodermatitis der Karpfen, früher als chronische oder Geschwürsform der infektiösen Bauchwassersucht bezeichnet, werden ebenfalls *Aeromonas salmonicida*-Stämme nachgewiesen. In der Literatur werden sie gelegentlich zu einer Subspezies *Nova* gerechnet, die offiziell nicht anerkannt ist. Die Bauchwassersucht (Frühlingsvirämie der Karpfen) selbst ist eindeutig eine Virusinfektion. Kennzeichnend für die Erythrodermatitis sind runde bis unregelmäßige Hautgeschwüre, die entzündlichen Veränderungen spielen sich zwischen Epidermis und Lederhaut ab. Ausgangspunkt sind oft Hautverletzungen, die Erkrankung verläuft chronisch.

### Bewegliche Aeromonaden – *Aeromonas hydrophila*

Bewegliche Aeromonaden werden wie *A. salmonicida* im Süßwasser nachgewiesen, *A. hydrophila* ist als wichtigster Vertreter bereits seit dem Ende des 19. Jahrhunderts bekannt, danach wurde ein gutes Dutzend weiterer Spezies beschrieben. Hämolysine, Cytotoxine, Leukozidine, hitzelabile Enterotoxine und Fimbrien kommen als Virulenzfaktoren in Betracht. Bakterien dieser Gattung werden besonders bei Fischen und Amphibien sowie Reptilien als Krankheitserreger nachgewiesen, sie gehören zu den häufigsten Sekundärerregern bei Fischvirosen und treten auch bei bakteriellen Mischinfektionen auf. Für Amphibien gehören die Aeromonaden zu den häufigsten bakteriellen Erregern überhaupt, bei Fröschen sind sie für die Rotschenkelkrankheit verantwortlich. Bewegliche Aeromonaden kommen aber auch im Darm von warmblütigen Tieren vor, sie werden gelegentlich bei Enteritiden, Aborten und Mastitiden beschrieben. Sie sind demnach in die bakteriologische Differenzialdiagnose einzubeziehen und v. a. von Enterobakterien und Pseudomonaden abzugrenzen. Für Menschen erlangen Aeromonaden v. a. wegen ihrer Enterotoxine als Lebensmittelvergifter Bedeutung. In einigen seltenen Fällen sind auch septikämische Infektionen von Menschen nach Kontakt mit Fischen bzw. Wasser (Taucher, Angler) diagnostiziert worden. Zur Untersuchung von Lebensmitteln sind Selektivmedien wie der Glutamat-Stärke-Phenolrot-Agar nach Kielwein oder der *Pseudomonas-Aeromonas*-Selektivagar verfügbar. Es lassen sich mehrere Subspezies unterscheiden, *A. bestiarum* wurde von *A. hydrophila* als eigenständige, fischpathogene Art abgegrenzt.

### 5.5.7.4 Plesiomonas shigelloides

*Plesiomonas shigelloides* wurde lange zur Familie *Vibrionaceae* gerechnet, besitzt aber auch gemeinsame Merkmale mit der Familie *Enterobacteriaceae*, zu der das Bakterium jetzt gerechnet wird. Der Speziesname nimmt z. B. auf Antigengemeinschaften mit Shigellen Bezug. Diese Bakterienart ist wie die Gattungen *Vibrio* und *Aeromonas* polar begeißelt, allerdings besitzt sie ein polares Geißelbüschel, keine Einzelgeißel. *P. shigelloides* wird aus Wasser sowie Kotproben verschiedener Tierarten angezüchtet. Besonders in tropischen und subtropischen Regionen tritt diese Bakterienart als Erreger von Gastroenteritiden des Menschen in Erscheinung. Gesicherte Hinweise auf eine Tierpathogenität fehlen.

### 5.5.7.5 Photobacterium damselae

*Photobacterium damselae* ssp. *piscida* (Synonym *Pasteurella piscida, Vibrio damselae, Listonella damselae*) wird seit 1990 bei Ausbrüchen von Fischkrankheiten in der Mittelmeerregion nachgewiesen und gehört jetzt zur Familie *Vibrionaceae*.

## 5.5.8 Haemophilus

### 5.5.8.1 Gattungsmerkmale

> Die Gattung *Haemophilus* gehört zur Familie *Pasteurellaceae*. Sie besteht aus Stäbchenbakterien, deren Durchmesser unter 1 µm liegt, die Länge der Zellen variiert dagegen erheblich, es können sogar Fadenformen auftreten. Hämophile Bakterien sind obligate Schleimhautparasiten, die spezielle Ansprüche an Kulturmedien stellen.

Mehrere *Haemophilus*-Spezies bilden polysaccharidhaltige Kapseln, die für die serologische Differenzierung genutzt werden. Die Kolonieform variiert von der M- über die S- bis zur R-Form. Als Virulenzfaktoren wirken neben der Kapsel und den Endotoxinen Exotoxine, Neuraminidase und Hyaluronidase. Für die Angehörigen dieser Gattung ist eine enge Adaptation an Wirtsspezies charakteristisch. Über Zusammenhänge zwischen Infektionen bei Tieren und Menschen ist nichts bekannt. Die erste *Haemophilus*-Art wurde 1892 von Richard Pfeiffer als vermeintlicher Grippeerreger unter der Bezeichnung *Haemophilus influenzae* beschrieben. Eine Übersicht zu den Vertretern der Gattung enthält die **Tab. 5.13**.

**Tab. 5.13** Übersicht zu den *Haemophilus*-Arten.

| Spezies | Wirt | Abhängigkeit von V-Faktor | Abhängigkeit von X-Faktor | Vorkommen/Krankheitsbild |
|---|---|---|---|---|
| H. parasius | Schwein | + | – | Glässer'sche Krankheit |
| H. paragallinarum | Huhn | + | – | Hühnerschnupfen |
| H. paracuniculus | Kaninchen | + | – | isoliert aus Darmkanal, Pathogenität unklar |
| H. haemoglobinophilus | Hund | – | + | Normalflora des unteren Genitaltrakts, Pathogenität unklar |
| H. somnus | Rind | – | – | ISTME, Aborte, Pneumonien |
| H. somnus (Histophilus ovis/H. agni) | Schaf | – | – | Septikämie, Mastitis, Nebenhodenentzündungen |
| H. influenzae | Mensch | + | + | Meningitis, respiratorische Infektionen |
| H. ducreyi | Mensch | + | – | Ulcus molle |
| H. aegypticus | Mensch | + | + | Konjunktivitis |
| H. piscium | Forellen | – | – | Ulcerdisease |

### 5.5.8.2 Anzüchtung

Ursprünglich galt die Abhängigkeit von wenigstens einem der **Wachstumsfaktoren X und V** als Gattungskriterium. Jetzt ist allerdings bekannt, dass diese Eigenschaften nicht auf das Genus *Haemophilus* begrenzt sind, sondern bei anderen Vertretern der Familie ebenfalls vorkommen können. Faktor X oder Hämin wird aus Erythrocyten freigesetzt und bildet die prosthetische Gruppe der eisenhaltigen Cytochrome, von Katalase und Peroxidase. Bluthaltige Nährböden verfügen über diesen Wuchsstoff, während der Faktor V, das Nicotinamid-Adenin-Dinucleotid (NAD) zwar ebenfalls im Blut vorhanden ist, aber erst bei Erhitzung freigesetzt wird. Der sog. Kochblutagar oder Schokoladenagar, dem auf 80 °C erhitztes Blut zugesetzt wird, enthält sowohl den X- als auch den V-Faktor. Da der V-Faktor auch von einigen Bakterienstämmen, z. B. Staphylokokken, synthetisiert wird, kann auf normalem Blutagar das Ammen- oder Satellitenphänomen ausgenutzt werden. Vom V-Faktor abhängige *Haemophilus*-Stämme wachsen nur in unmittelbarer Umgebung des Ammenstamms. Einfacher ist die Verwendung von Testblättchen, die mit den Wachstumsfaktoren präpariert sind. Ein Kochblutfiltrat zur Herstellung von festen und flüssigen Nährmedien ist das Levinthal-Medium.

### 5.5.8.3 Glässer'sche Krankheit

#### ■ Allgemeines

> Die Glässer'sche Krankheit ist eine fieberhafte Polyserositis und Polyarthritis der Schweine, sie wurde 1910 erstmals von Glässer beschrieben und aus dem Komplex der „Schweineseuche" abgetrennt.

#### ■ Ätiologie und Epidemiologie

Erreger der Glässer'schen Krankheit ist *Haemophilus parasuis* (**Abb. 5.21**), anhand hitzestabiler Polysaccharidantigene werden 15 Serovaren unterschieden (Kielstein-Rapp-Gabrielson-Schema). Unbekapselte Stämme der Serovaren 4 und 5 treten besonders häufig in Erscheinung, es sind allerdings territoriale Unterschiede in den Serovarenspektren möglich. Die Virulenzfaktoren sind noch unzureichend erforscht, die Serovaren 1, 5, 10, 12, 13 und 14 werden als hochvirulent beschrieben, die Serovaren 2, 4 und 15 als moderat virulent. Weiterhin treten Bakterienstämme auf, die diesem Erreger sehr ähnlich sind, aber in bestimmten biochemischen Eigenschaften abweichen. Einige von ihnen wurden als V-Faktor unabhängige Actinobacillenspezies beschrieben. Das betrifft *Actinobacillus minor* (früher Minor group), *Actinobacillus porcinus* (früher Taxa D und E) und *Actinobacillus indolicus* (früher Taxon F). *H. parasuis* ist an das Schwein angepasst und besitzt im Allgemeinen eine niedrige Virulenz, Erregernachweise sind bei klinisch gesunden Schweinen möglich. Zu ausgeprägten Krankheitsbildern kommt es daher v. a. in Verbindung mit Belastungsfaktoren wie z. B. Transporten. Auch nach Zustallung von SPF-Tieren zu konventionell gehaltenen Erregerträgern sind Ausbrüche zu beobachten. In sehr konzentrierten Schweinebeständen lassen sich teilweise schwere Krankheitsbilder mit abweichendem klinischen Verlauf diagnostizieren.

#### ■ Klinik

Typisch sind fieberhafte Polyserositiden und Polyarthritiden bei Läuferschweinen unmittelbar nach der Aufstallung zu Mast, wobei die Krankheitserscheinungen in der Regel auf einzelne Tiere beschränkt bleiben. In Großbeständen werden aber gelegentlich enzootisch verlaufende Infektionen mit hoher Morbidität beobachtet, bei denen es sowohl zu Pneumonien als auch gelegentlich Pleuritiden ohne Pneumonien kommt. In vielen Fällen handelt es sich dann aber nicht um reine *H.-parasuis*-Infektionen, sondern um Mischinfektionen. Ataxien und Seitenlagen

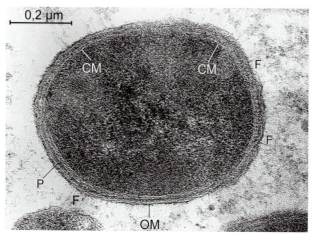
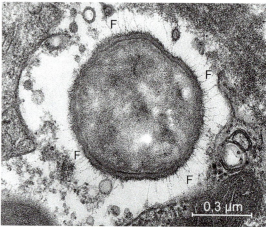

**Abb. 5.21** *Haemophilus parasuis*, Queranschnitt mit typischer gramnegativer Zellwand: äußere Membran (OM), petidoglykanhaltige Mittelschicht (P) sowie Cytoplasmamembran (CM) mit „periplasmic space". Fimbrienartige Fortsätze (F) werden in der Chorioallantoismembran exprimiert (Institut für Mikrobiologie und Tierseuchen, FU Berlin, Grund, Münch u. Gatzmann).

sind Ausdruck von ZNS-Störungen. Auch septikämische Verlaufsformen mit plötzlichen Todesfällen ohne Polyserositis werden beschrieben.

■ Diagnose

**Fieberhafte Allgemeinerkrankungen mit schmerzhafter Arthritis sind klinisch verdächtig,** das Sektionsbild zeigt Meningoencephalitis, Arthritis, Peritonitis, Pleuritis und Perikarditis. Die Verdachtsdiagnose ist durch bakteriologische Untersuchung abzuklären, wobei die Schwierigkeiten bei der Anzüchtung von H. parasuis berücksichtigt werden müssen. Besonders gut gelingt der Erregernachweis aus dem Liquor cerebrospinalis und der Gelenkflüssigkeit unbehandelter Tiere.

Differenzialdiagnostisch verdienen die Mykoplasmenpolyserositis, Infektionen mit *Streptococcus suis* (Encephalitis) sowie bei Pneumonien auch Infektionen mit Pasteurellen, Bordetellen und *Actinobacillus pleuropneumoniae* Beachtung.

■ Therapie und Prophylaxe

Zur Behandlung der Glässer-Krankheit sind beispielsweise Penicilline, Aminopenicilline, Cefquinom, Ceftiofur und Trimethoprim-Sulfonamide geeignet. Da penicillinresistente Stämme auftreten können, ist die Resistenzprüfung der Isolate angezeigt. Zur unterstützenden Therapie kommen Antiphlogistika und Analgetica infrage.

Für die Prophylaxe kommt es v. a. auf die Vermeidung von unnötigen Belastungen bei Transporten und Umstallungen, die Sicherung eines optimalen Stallklimas und die Vermeidung von Überbelegungen an. Es ist ein Inaktivatimpfstoff auf der Basis der Serovar 5 zugelassen, der in Challengeinfektionen auch einen Kreuzschutz gegen die Serovaren 1, 12, 13 und 14 auslöste.

### 5.5.8.4 Ansteckender Hühnerschnupfen (Coryza contagiosa)

■ Allgemeines

Ansteckender Hühnerschnupfen ist eine hochkontagiöse Infektionskrankheit des oberen Respirationstrakts.

■ Ätiologie

*Haemophilus paragallinarum* ist der Erreger des Hühnerschnupfens. Es besteht Abhängigkeit vom V-Faktor, aus Südafrika wird aber auch über Stämme berichtet, die von diesem Wachstumsfaktor unabhängig sind. Der Erreger ist serologisch nicht einheitlich, nach dem Schema von Page wurden ursprünglich die Serovaren A, B und C differenziert, das Schema nach Kume beinhaltet jetzt 9 Serovaren (A-1 bis A-4, B-1, C-1 bis C-4). Als protektive Antigene sind Proteine der äußeren Membran, Polysaccharide und Lipopolysaccharide beschrieben. Im Zusammenhang mit Mischinfektionen ist dieser Erreger am Komplex der chronic respiratory disease (CRD) beteiligt.

■ Klinik

Von der Coryza contagiosa sind in erster Linie Legehennen, aber auch ältere Küken nach der 3.-4. Lebenswoche betroffen. Die Herden durchseuchen schnell, wobei eine 100%ige Morbidität erreicht werden kann. Die akute Verlaufsform beschränkt sich auf den oberen Respirationstrakt, sie ist klinisch durch Nasenausfluss charakterisiert und verläuft komplikationslos. Beim chronischen Verlauf wirken Sekundärinfektionen mit. Die Erkrankung dehnt sich auf den unteren Respirationstrakt aus, Schwellungen im Kopfbereich infolge Sekretstau („Eulenkopf", „swollen head syndrome") sind ein auffälliges klinisches Symptom. Diese Form gehört zum Komplex der CRD. Die Legeleistung der Hennen geht um etwa 10–40 % zurück, bei Masthähnchen steigt die Aussonderungsrate drastisch an. Neben Hühnern sind japanische Wachteln hoch empfänglich.

■ Diagnostik

Bei der kulturellen Untersuchung ist besonders auf die Abgrenzung von *Pasteurella avium* zu achten, diese Art benötigt im Gegensatz zu H. paragallinarum keinen erhöhten $CO_2$-Gehalt und weist eine Reihe abweichender biochemischer Eigenschaften auf. Ferner sind Pasteurellose, virusbedingte respiratorische Infektionen und Vitamin-A-Mangel diagnostisch ins Kalkül zu ziehen.

■ Therapie und Prophylaxe

Zur Behandlung werden orale Gaben von Enrofloxacin, Tiamulin oder Tetracyclinen angewendet. Impfstoffe stehen in Deutschland derzeit nicht zur Verfügung. International werden seit langem inaktivierte Vaccinen eingesetzt, die im Wesentlichen einen serovarspezifischen Schutz vermitteln. In den 90er-Jahren wurde auch eine Lebendvaccine entwickelt, die einen guten Kreuzschutz induziert. Zur vollständigen Tilgung des Erregers ist ein Bestandsaustausch erforderlich.

### 5.5.8.5 *Haemophilus somnus/Histophilus somni*

■ Taxonomie

Der taxonomische Status dieser Bakterienart war lange umstritten, sie wurde als *Haemophilus somnus* unter „species incertae sedis" beschrieben. Die Unabhängigkeit sowohl vom X- als auch vom V-Faktor widerspricht eigentlich der Einordnung in die Gattung *Haemophilus*. Die als *Haemophilus agni* und *Histophilus ovis* beschriebenen Bakterien wurden mit H. somnus in der neuen Art *Histophilus somni* zusammengefasst.

■ Infektionen beim Rind und Schaf

*H. somni* kolonisiert die Schleimhäute von Vagina, Präputium sowie Atmungsapparat beim Rind. Diese Bakterienart ist an folgenden Krankheiten bzw. Symptomenkomplexen beteiligt:
- infektiöse, septikämisch-thrombosierende Meningoencephalitis (ISTME);

- Septikämien mit Fieber, Allgemeinstörungen, pneumonischen und zentralnervösen Symptomen;
- Arthritiden (als Folge der Septikämie);
- Endometritiden, Aborte, Geburt lebensschwacher Kälber;
- Mastitiden.

Bei Schafen wird *H. somni* im Zusammenhang mit Septikämien, Mastitiden und Nebenhodenentzündungen nachgewiesen. Meningitiden konnten experimentell ausgelöst werden. Die Präputialschleimhaut ist auch beim Schaf ein wichtiger Kolonisationsort.

### ■ Bakteriologische Diagnose

Die Anzüchtung erfolgt auf Blutagar unter mikroaerophilen Bedingungen, für die Erstanzucht sind zwischen 5 und 20% $CO_2$ erforderlich. Es besteht keine Abhängigkeit vom X- oder V-Faktor. Als besonders günstig hat sich ein Zusatz von 20% Schafblut zum Agar erwiesen, Bacitracin, Neomycin und Paranitrophenylglycerin sind als Hemmstoffe für ein Selektivmedium verwendbar. Die Bebrütung sollte über wenigstens 48 h erfolgen. *H. somnus* bildet gelblich pigmentierte Kolonien, ein Teil der Stämme verursacht Hämolyse. Die Oxidasereaktion fällt positiv aus, Katalase-, Urease- und $H_2S$-Reaktion sind dagegen negativ. Die Spezies bzw. Gruppe *H. somnus/H.agni/ Histophilus ovis* ist mit Sicherheit heterogen und bedarf weiterer taxonomischer Bearbeitung einschließlich der Definition von Biovaren und Serovaren. Zwischen Isolaten aus dem Respirations- und Genitaltrakt sind deutliche Unterschiede zu erkennen, auch ZNS-Stämme lassen sich evtl. abtrennen.

### ■ Therapie und Prophylaxe

*H. somnus* ist sowohl für Penicilline als auch die Mehrzahl der gegen gramnegative Bakterien eingesetzten Antiinfektiva empfindlich.

Das häufige Vorkommen auf der Präputialschleimhaut klinisch gesunder Bullen erfordert vorbeugende Untersuchungen bei Besamungsbullen, um die Übertragung mit dem Sperma zu verhindern. In Nordamerika sind inaktivierte Vaccinen seit längerem im Einsatz und besonders zur Prophylaxe der ISTME erfolgreich. Ein immunogenes Oberflächenprotein von 40 kDa wurde als Kandidat für eine Subunitvaccine identifiziert.

## 5.5.9 *Actinobacillus*

### 5.5.9.1 Gattungsmerkmale

Durch die Einordnung von *Actinobacillus pleuropneumoniae* (früher *Haemophilus pleuropneumoniae, Haemophilus parahaemolyticus*) hat diese Gattung für die Veterinärmedizin wesentlich an Gewicht gewonnen. Es handelt sich um unbewegliche, kokkoide bis stäbchenförmige Bakterien, deren kokkoide Elemente oft am Ende von Stäbchen gelagert sind, weshalb eine sog. Morsecodeform des mikroskopischen Bildes beschrieben wurde. Mit wenigen Ausnahmen (*A. seminis*) wird Urease gebildet, die Indolreaktion ist bis auf *Actinobacillus indolicus* negativ.

### 5.5.9.2 Actinobacillose

#### ■ Ätiologie und Epidemiologie

> *Actinobacillus lignieresii* kommt als Bewohner der Schleimhäute bei vielen Tierarten vor. Krankhafte Veränderungen werden in der Regel nur dann ausgelöst, wenn durch Verletzungen dieser Schleimhäute Eintrittspforten für die Bakterien geschaffen werden.

Scharfe bzw. stechende Futterbestandteile führen beispielsweise im Maulbereich zu derartigen Verletzungen, Prädilektionsstellen sind das Futterloch vor dem Zungenwulst des Rinds und die Zahnfächer. Hautläsionen kommen ebenfalls als Eintrittspforten infrage, die lymphogene bzw. hämatogene Ausbreitung der Erreger sind wahrscheinlich.

#### ■ Klinik

Der Verlauf der Actinobacillose ist von vornherein schleichend. Charakteristisch sind granulomatös-eitrige Entzündungsprozesse mit der Bildung von Drusen, erregerhaltigen Knötchen. Die Actinobacillose wird klinisch auch als Weichteilactinomykose bezeichnet. Am häufigsten sind Rinder betroffen, bei denen sich die Infektion an der Zunge, die in schweren Fällen zur sog. Holzzunge wird, an den Maulschleimhäuten und Kopflymphknoten, den Backen, der Haut und den Vormägen manifestiert. Metastasierende Granulome kommen in allen Organen und Körperregionen vor. Sporadische Fälle überwiegen, in Großbeständen werden aber auch Erkrankungshäufungen mit erheblichen wirtschaftlichen Schäden beobachtet.

Schafe sind besonders von der Lippen-, Lungen- und Euterform der Actinobacillose betroffen. Pferde, Schweine und Fleischfresser erkranken sehr selten, auch beim Menschen werden gelegentlich Infektionen festgestellt.

#### ■ Diagnose

Die klinische Untersuchung erlaubt bereits eine weitgehend sichere Diagnose des Komplexes Actinobacillose/ Actinomykose. Von der Actinomykose wird die Actinobacillose durch die Lokalisation der Veränderungen im Weichteilbereich sowie den Erregernachweis abgetrennt. Drusen lassen sich nach Behandlung mit 10–20%iger Kalilauge im Objektträgerpräparat mikroskopisch untersuchen, bei Gramfärbung sind die gramnegativen Actinobacillen eindeutig von den grampositiven filamentösen und verzweigten Actinomyceten zu unterscheiden. Die Kultivierung von *A. lignieresii* gelingt am besten unter mikroaerophilen Bedingungen auf Blutagar oder MacConkey-Agar, die Kolonien haften dem Nährboden fest an. Mittels Agglutinationsreaktion werden verschiedene Serovaren differenziert, deren Bestimmung aber keine große praktische Bedeutung hat. Relativ häufig liegen Sekundärinfektionen mit anderen Eitererregern vor.

Differenzialdiagnostisch ist neben Actinomykose auf Tuberkulose, Neoplasien und beim Schaf Pseudotuberkulose zu achten.

■ Therapie und Prophylaxe

Schwerpunkt der Therapie ist die chirurgische Entfernung der Veränderungen, die in der Regel mit einer Antibiotikatherapie kombiniert wird. Nur bei noch wenig ausgeprägten Erkrankungen ist eine ausschließliche medikamentelle Behandlung sinnvoll. Früher hatte sich eine Kombinationstherapie, bestehend aus dreimaliger intravenöser Iodbehandlung im Abstand von jeweils 5 Tagen, und Injektionen von Penicillinen, Streptomycin oder Tetracyclin an den dazwischen liegenden Tagen bewährt. Iodlösung kann allerdings nur dann beim Rind therapeutisch angewendet werden, wenn dafür eine Zulassung vorliegt. Eine spezifische Prophylaxe ist nicht bekannt. Durch Auswahl und Verabreichung des Futters ist Schleimhautverletzungen vorzubeugen.

### 5.5.9.3 Fohlenfrühlähme

■ Allgemeines

> Bei der Fohlenfrühlähme handelt es sich um eine weltweit vorkommende bakterielle Allgemeininfektion mit besonderer Manifestation in den Gelenken und Nieren.

■ Ätiologie und Epidemiologie

*Actinoibacillus equuli* (früher *Shigella equirulis, Bacterium pyosepticum viscosum equi, Bacterium nephriditis equi*) hat eine relativ hohe Anpassung an das Pferd erreicht. Sporadische Infektionen bei Schweinen, noch seltener Hunden und Kälbern sind möglich. Dieser Erreger besitzt eine Reihe von Ähnlichkeiten mit *Actinobacillus suis* und wird auch aus vergleichbaren Erkrankungsprozessen isoliert. Es werden die Subspezies *equuli* und *haemolyticus* unterschieden.

*A. equuli* kommt bei gesunden Pferden auf den Tonsillen, im Pharynx, im Darm und im Genitaltrakt vor. Latent infizierte oder chronisch kranke Pferde sind die Infektionsquellen.

■ Pathogenese und Klinik

Die Ansteckung der Fohlen erfolgt bereits intrauterin oder unmittelbar nach der Geburt über den Nabel oder auch oral. Für die klinische Manifestation ist der Grad der Versorgung mit Immunglobulinen ausschlaggebend. Bei älteren Pferden setzt ein Krankheitsausbruch die Einwirkung abwehrschwächender Faktoren voraus. Es entwickelt sich eine Allgemeininfektion.

Infolge intrauteriner Infektionen kommt es zu Spätaborten oder der Geburt lebensschwacher Fohlen, die häufig bereits am ersten Tag verenden. Postnatale Infektionen führen zu fieberhaften Allgemeinerkrankungen ab 3.–4. Lebenstag mit Dyspnoe, Durchfall, Kolikerscheinungen und Festliegen. Wenn die Fohlen nicht innerhalb von etwa 2 Krankheitstagen verenden, bilden sich eitrige Polyarthritiden, Nephritiden (gekrümmter Rücken) und Pneumonien aus. Ältere Fohlen und erwachsene Pferde erkranken seltener und mit leichterem Verlauf, bei ihnen werden Fieber, Allgemeinstörungen, Arthritiden, Abszesse und Pneumonien diagnostiziert. Chronische Formen sind mit Tendovaginitis, Bursitis, Arthritis, Periarthritis und Neuritis verbunden. *A. equuli* tritt im Respirationstrakt auch als Sekundärerreger auf.

Der Sektionsbefund wird von den Erscheinungen der Septikämie, des Ikterus und einer herdförmigen eitrigen Glomerulonephritis bestimmt. Dazu kommen eitrige Arthritiden und andere Organmanifestationen.

■ Bakteriologische Diagnose

*A. equuli* wird unter aeroben Bedingungen auf Blutagar angezüchtet, Hämolyse tritt im Gegensatz zu *A. suis* nur bei wenigen Stämmen auf. Charakteristisch sind die schleimigen Kolonien, was allerdings nicht auf der Bildung von Kapseln, sondern auf extrazellulärem Schleim beruht. Der Erreger ist serologisch nicht einheitlich, die Typisierung besitzt aber keine praktische Bedeutung.

Differenzialdiagnostisch muss bei Fohlen besonders auf Septikämien durch Enterobakterien, die klassische Fohlenlähme (Spätlähme) durch *Streptococcus equi* ssp. *zooepidemicus* und Infektionen mit *Rhodococcus equi* geachtet werden.

■ Therapie und Prophylaxe

*A. equuli* ist z. B. für Ampicillin, Penicilline, Streptomycin, Tetracycline und Trimethoprim-Sulfonamide empfindlich. Bedingt durch den raschen Krankheitsverlauf kommt die Antibiotikatherapie aber häufig zu spät. Antiphlogistika und Analgetika sollten die Therapie unterstützen, von Fall zu Fall ist die zusätzliche Gabe von Elektrolyten und Energieträgern erforderlich. Applikationen von Antiserum können die Behandlung unterstützen.

Die in der Regel eher ungünstigen Therapieaussichten verleihen der Prophylaxe einen besondere Stellenwert. Neben hygienischen Maßnahmen zur Senkung des Infektionsdrucks und der Vermeidung von Abwehrschwächungen sind Impfungen der Stuten mit bestandsspezifischen Vaccinen angezeigt. Fohlen können unmittelbar nach der Geburt mit Antiserum oder Stutenplasma i. v. (vorherige IgG-Bestimmung) versorgt werden. In gefährdeten Beständen ist auch eine prophylaktische Antibiotikabehandlung in den ersten Lebenstagen sinnvoll.

### 5.5.9.4 *Actinobacillus suis*

Diese Bakterienart besitzt sowohl Ähnlichkeiten mit *A. equuli* als auch *A. pleuropneumoniae* Biovar 2. *A. suis* kommt auf den Tonsillen gesunder Schweine vor und verursacht bei Ferkeln septikämisch verlaufende Infektionen. Ältere Tiere erkranken gelegentlich an Arthritiden, Abszessen, Pneumonien, Peri- und Endokarditiden, Hämaturie ist infolge einer Nierenbesiedlung möglich. Manchmal wird diese Bakterienart auch beim Pferd nachgewiesen, wie umgekehrt *A. equuli* auch beim Schwein auftreten kann. Im Unterschied zu *A. equuli* verusacht *A. suis* regelmäßig Hämolyse und ist mäusepathogen.

### 5.5.9.5 *Actinobacillus seminis*

Diese Bakterienart wurde erstmals 1960 bei Nebenhodenentzündungen von Schafböcken in Australien beschrieben. Später erfolgten Nachweise auch in Neuseeland, Nordamerika, Südafrika und Europa. *A. seminis* verursacht uni- und bilaterale Nebenhodenentzündungen, die weder klinisch noch pathologisch-anatomisch von den durch *Brucella ovis* ausgelösten Erkrankungen zu unterscheiden sind. Anzüchtungen sind ferner aus entzündeten Gelenken und einem Abortfall erfolgt. Bei Mutterschafen konnten durch experimentelle Infektionen akute Mastitiden ausgelöst werden.

*A. seminis* ist ein kokkoides Stäbchenbakterium, das eine Länge von über 2 μm erreichten kann. Die Erstanzüchtung gelingt häufig mit einem 5%igen $CO_2$-Zusatz besser. Die Bebrütung sollte über 48 Stunden erfolgen, Hämolyse tritt nicht auf, wohl aber manchmal eine Vergrünung der Erythrocyten. Bermerkenswert ist die langsame und schlechte Verwertung von Kohlenhydraten. Mittles PCR gelingen Stammdifferenzierungen für epidemiologische Studien.

### 5.5.9.6 Pleuropneumonie des Schweins

■ **Allgemeines**

> Die Pleuropneumonie zählt weltweit zu den wichtigsten Infektionskrankheiten in der intensiven Schweineproduktion. Sie verläuft als fieberhafte respiratorische Erkrankung mit ausgeprägten Allgemeinstörungen.

■ **Ätiologie**

Von *Actinobacillus pleuropneumoniae* (früher *Haemophilus pleuropneumoniae*) werden 2 Biovaren und 15 Serovaren unterschieden. Die Biovar 1 ist durch ihre Abhängigkeit vom Faktor V charakterisiert und umfasst im Allgemeinen virulentere Stämme als die vom V-Faktor unabhängige Biovar 2. Die Serovaren kommen regional mit unterschiedlicher Häufigkeit vor, in Europa dominieren derzeit 2,3,4,5,7, und 9, die Serovar 5 wird noch in 5a und 5b differenziert. Bestimmte Serovaren treten in beiden Biovaren auf. Zwischen den Serovaren sind erhebliche Virulenzunterschiede festzustellen, Stämme der Serovaren 1, 5, 9, 10 und 11 sind am stärksten virulent. Zur Charakterisierung eines *A.*-pleuropneumoniae-Stamms dienen, wie in der **Tab. 5.14** dargestellt, v. a. Biovar, Serovar und das Apx-Toxinmuster.

■ **Virulenz**

Die Virulenz von *A. pleuropneumoniae* wird durch Kapselpolysaccharide, Membranproteine, Endo- und Exotoxine bestimmt. Lipoproteine der äußeren Membran werden zumindest teilweise in Abhängigkeit von Wachstum-

**Tab. 5.14** Vorkommen der Apx-Toxine bei den Bio- und Serovaren von *A. pleuropneumoniae* (nach Frey 1995; Blackall et al. 2002; Cho et al. 2002).

| Serovaren | Apx I | Apx II | Apx III |
|---|---|---|---|
| | (streng hämolysierend, zytotoxisch für phagozytierende Zellen) | (schwach hämolysierend und zytotoxisch) | (anhämolysierend, streng zytotoxisch für Alveolarmakrophagen und Neutrophile) |
| | 105 kDa | 103–105 kDa | 120 kDa |
| **Biovar 1** | | | |
| 1, 5, 9, 11 | x | x | |
| 10 | x | | |
| 2, 4, 6, 8 | | x | x |
| 3 | | x | x |
| 7, 12 | | x | |
| 15 | | x | x |
| **Biovar 2** | | | |
| 2, 4, 7 | | x | |
| 9 | x | x | |
| 13 | | x | |
| 14 | x | | |

bedingungen exprimiert, z. B. induziert Eisenmangel die Bildung des transferrinbindenden Proteins. Für die Adhäsion der Erreger an Zellen des Respirationstrakts sind OMP von 39–44 kDa notwendig, die Ureaseaktivität ist wahrscheinlich ebenfalls an der Manifestation der Infektion beteiligt. Die Ausprägung der Krankheitserscheinungen hängt dann v. a. von porenbildenden RTX-Toxinen (repeat in toxin) mit den Bezeichnungen Apx I, Apx II und Apx III ab. Apx I tritt bei Stämmen mit ausgeprägter Virulenz auf, Apx II allein ist nur mit geringerer Virulenz assoziiert. Stämme, die beide Toxine exprimieren, zeichnen sich durch die höchste Virulenz aus, die Bedeutung von Apx III bedarf noch näherer Untersuchung. Alle Apx-Toxine lösen in Verbindung mit der Sphingomyelinase von *Staphylococcus aureus* die CAMP-Reaktion aus. Mit Apx IVa wurde ein weiteres Toxin nachgewiesen, das bei allen Stämmen auftritt und Grundlage für die Etablierung von Speziesnachweisen (ELISA, PCR) ist.

### ■ Epidemiologie

*A. pleuropneumoniae* ist an das Schwein adaptiert und hoch kontagiös, die Infektion geht auf aerogenem Weg vonstatten. Nach überstandener Infektion haben Schweine eine Immunität ausgebildet, können aber trotzdem Erregerträger bleiben. Respirationstrakt und Tonsillen sind die Kolonisationsorte. Wichtigste Infektionsquelle sind infizierte Schweine.

### ■ Klinik und Pathologie

Mit Ausnahme der nur selten betroffenen Saugferkel (Septikämien) erkranken Schweine aller Altersgruppen, die Infektion manifestiert sich aber am häufigsten bei Tieren im Alter von 6–20 Wochen. Die klinischen Bilder werden von fieberhaften respiratorischen Symptomen bestimmt und unterliegen in Abhängigkeit von Virulenz, Infektionsdosis und Abwehrlage erheblichen Variationen. Bei perakuten Verläufen fallen zuerst Allgemeinstörungen, rasch zunehmende respiratorische Symptome und Temperaturanstiege bis auf 42,5 °C auf, innerhalb von 12–24 Stunden kommt es zu Verendungen. Akute Formen sind durch Inappetenz, Apathie, Fieber bis 41 °C, Dyspnoe und schmerzhaften Husten gekennzeichnet, sie können mit hoher Mortalität einhergehen. Kommt es zur chronischen Erkrankungsform, sind Fieberschübe, Husten, Dyspnoe bei Bewegungen und Wachstumsdepressionen als wenig charakteristische Symptome festzustellen. Latente Infektionen treten v. a. in Zuchtbetrieben auf.

Dominierender Sektionsbefund ist die Pleuropneumonie, die in akuten Fällen fibrinös-hämorrhagisch, in chronischen Stadien mehr lokal nekrotisierend ausgeprägt ist. Bei akuter Pleuropneumonie sind über die Lungenoberfläche hervorragende Pneumonieherde über das Organ verstreut, in deren Bereich die Pleura fibrinös entzündet ist. Eine längere Krankheitsdauer führt zur Ausprägung einer adhäsiven Pleuritis, die Lungenveränderungen werden zunehmend nekrotisch.

### ■ Bakteriologische Diagnose

Anzuchtmedien sind Kochblutagar, Blutagar mit Staphylokokkenamme oder V-Faktor-Zusatz oder auch mit dem V-Faktor supplementierter PPLO-Agar. Zusätze von Bacitracin, Lincomycin, Kristallviolett und Nystatin erleichtern die selektive Anzüchtung, das ist besonders bei der Untersuchung von Tonsillen subklinisch infizierter Tiere vorteilhaft. Hämolyse ist ein wichtiges diagnostisches Kriterium der Kolonien von *A. pleuropneumoniae*. Biochemische Prüfungen setzen einen NAD-Zusatz zu den Testmedien voraus. Der Nachweis der Apx-Toxine und die Bestimmung der Serovaren erfolgen nur in spezialisierten Laboratorien.

Serologische Untersuchungen bedienen sich der KBR bzw. des ELISA, wobei als Antigene für ELISA-Methoden sowohl Kapselpolysaccharide und LPS als auch Apx-Toxine verwendet werden.

Differenzialdiagnostisch sind in akuten Fällen Schweinepest und Schweineinfluenza sowie *S.*-Choleraesuis-Infektionen abzugrenzen. Chronische Formen sind klinisch nicht von der enzootischen Pneumonie zu unterscheiden, besondere Aufmerksamkeit muss auch der respiratorischen Form der PRRS geschenkt werden, weshalb dem Ergebnis der bakteriologischen Untersuchung entscheidende Bedeutung zukommt.

### ■ Therapie und Prophylaxe

*A. pleuropneumoniae* ist u. a. gegen Penicilline, Tetracycline, potenzierte Sulfonamide, Tilmicosin, Fluorchinolone, Ceftiofur, Tulathromycin und Florfenicol empfindlich. Schweine mit akuten Symptomen sind sofort parenteral zu behandeln, z. B. mit 20.000 IE Penicillin/kg über 3 Tage oder 3 mg Ceftiofur/kg über den gleichen Zeitraum. Der gesamte Bestand bzw. die betreffende Stalleinheit wird oral über das Futter antibiotisch versorgt.

Die Prophylaxe der Pleuropneumonie stützt sich auf die Verhinderung der Erregereinschleppung mit Zuchttieren (serologische und bakteriologische Untersuchungen), die Optimierung von Stallklima und Management sowie die Immunprophylaxe. Impfungen sind erstmals ab einem Alter von 3–6 Wochen möglich, nach 2–4 Wochen muss geboostert werden. Inaktivierte Ganzzellvaccinen induzieren nur einen serovarspezifischen Schutz, eine Subunit-Vaccine mit den Toxoiden aller 3 Apx-Toxine und einem Membranprotein vermittelt dagegen einen übergreifenden Impfschutz. Aerosolvaccinen sind bisher nicht über das Versuchsstadium hinausgekommen, die sichere Verhinderung der Erregerpersistenz bei geimpften Tieren ist eine der wichtigsten Zielstellungen der Impfstoffentwicklung.

Zur Sanierung von Beständen ist auch das SPF-Verfahren geeignet.

### 5.5.9.7 Weitere Spezies beim Schwein

Mit *Actinobacillus minor*, *Actinobacillus porcinus* und *Actinobacillus indolicus* wurden 3 weitere *Actinobacillus*-Arten aus dem oberen Respirationstrakt des Schweins nachgewiesen. Sie sind vom V-Faktor abhängig und wurden früher in der Familie *Pasteurellaceae* als Minor group bzw. Taxa D und E bzw. F geführt.

## 5.5.10 *Pasteurella* und *Mannheimia*

### 5.5.10.1 Gattungsmerkmale

> Pasteurellen sind unbewegliche, kokkoide bis kurze Stäbchenbakterien, die Katalase und Oxidase bilden. Zusammen mit den Gattungen *Mannheimia*, *Actinobacillus* und *Haemophilus* bilden sie die Familie *Pasteurellaceae*, die sich durch parasitäre Lebensweise bei Wirbeltieren auszeichnet.

Bestimmte Färbmethoden, z. B. mit Methylenblau, lassen bevorzugt bei Organausstrichen eine Bipolarität erkennen. Basisnährmedium ist Blutagar, es werden Kolonien in S-, M- und R-Form beobachtet. Für die Serotypisierung sind O- und K-Antigene nutzbar. Die Virulenz der Pasteurellen beruht auf der Ausbildung einer Kapsel, Proteinen der äußeren Membran (OMP), Fimbrien, Neuraminidase, Endo- und Exotoxinen. In den letzten Jahren wurden mit Cefquinom, Ceftiofur und Florfenicol neue Wirkstoffe in die Therapie eingeführt.

> Pasteurelleninfektionen verursachen sowohl primäre Pasteurellosen, die als Tierseuchen im klassischen Sinn zu verstehen sind sowie die als infektiöse Faktorenkrankheiten einzustufenden sekundären Pasteurellosen. Es sind an die 20 *Pasteurella*-Spezies beschrieben, von denen *Pasteurella multocida* und *Pasteurella haemolytica* (neu *Mannheimia haemolytica*) mit Abstand die wichtigsten Krankheitserreger sind (**Tab. 5.15**). Infektionen mit *M. haemolytica* werden hier mit unter Pasteurellosen abgehandelt.

**Tab. 5.15** Die wichtigsten Spezies der Gattungen *Pasteurella*/*Mannheimia* und ihr Wirtsspektrum.

| Spezies | Wirtsspektrum |
|---|---|
| *P. multocida* ssp. *multocida* ssp. *septica* ssp. *gallicida* | Säugetiere, Vögel, Mensch |
| *M. haemolytica* (früher *P. haemolytica* Biovar A) | Wiederkäuer |
| *P. trehalosi* (früher *P. haemolytica* Biovar T) | Schafe |
| *P. granulomatosis* | Rind – granulomatöse Entzündungen (Brasilien) |
| *P. lymphangitidis* | Rind – Lymphangitis (Indien) |
| *P. canis* | Hund, Mensch |
| *P. dagmatis* | Hund, Katze, Mensch |
| *P. stomatis* | Hund, Katze (schwach virulent) |
| *P. caballi* | Pferd |
| *P. mairii* (Gemeinsamkeiten mit *M. haemolytica*) | Schwein |
| *P. pneumotropica* | Nagetiere, Hund, Katze, Mensch |
| *P. anatis* | Ente (Pathogenität nicht bewiesen) |
| *P. gallinarum* | Geflügel (schwach virulent) |
| *P. avium* (früher *Haemophilus avium*) | Geflügel |
| *P. langaa* | Geflügel (Pathogenität nicht bewiesen) |
| *P. volantium* | Geflügel (Pathogenität nicht bewiesen) |
| *P. testudinis* | Schildkröten (Abszesse) |
| *P. aerogenes* | Mensch, Säugetiere |

*Pasteurella piscida*, ein Erreger der Pasteurellose/Pseudotuberkulose von Fischen im Mittelmeer, wurde als Unterart in die Spezies *Photobacterium damselae* eingeordnet.

### 5.5.10.2 *Pasteurella multocida*

*P. multocida* (früher *Bacterium bipolare*; **Abb. 5.22** und **5.23**) lässt sich in Subspezies, Sero- und Biovaren mit sehr unterschiedlicher Bedeutung differenzieren. Mittels biochemischer Methoden werden die Subspezies *Multocida*, *Septica* und *Gallicida* bestimmt. Von größerem praktischen Interesse ist die serologische Typisierung anhand der K- und O-Antigene. International hat sich dafür das Carter-Heddleston-System durchgesetzt (**Tab. 5.16**). Es umfasst die Kapseltypen A, B, D, E und F nach Carter, der ursprüngliche Typ C konnte nicht bestätigt werden, und die O-Typen 1–16 nach Heddleston. Üblich ist die Schreibweise Kapseltyp: O-Typ, also z. B. B:6. Ein weiteres Schema zur Bestimmung der somatischen Antigene stammt von Namioka und Murata, die ein anderes Verfahren der Antigenpräparation genutzt haben. Bezeichnungen dieser Antigene werden vor die der Carter-Typen gesetzt, also z. B. 6:B. Allein mit der serologischen Typisierung sind Pasteurellenstämme nicht ausreichend zu charakterisieren, dazu sind weiterhin die Bestimmung von Proteinprofilen und andere molekularbiologischen Methoden erforderlich. Neben Serovaren werden auch Biovaren beschrieben, es sind eine Biovar der hämorrhagischen Septikämie (B- und E-Stämme), eine mucoide Biovar (A-Stämme), sowie porcine (D-Stämme), canine und

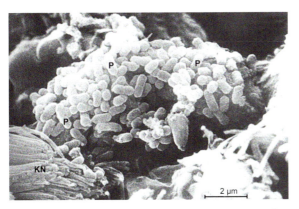

**Abb. 5.22** Kolonisation von *Pasteurella multocida* (P) an Kinozilien (KN) der Tracheaschleimhaut, Rastermikroskop (Institut für Mikrobiologie und Tierseuchen, FU Berlin, Grund, Bötcher u. Gatzmann).

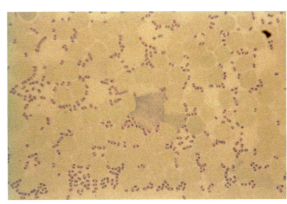

**Abb. 5.23** *Pasteurella multocida*, Blutausstrich vom Kaninchen, Methylenblaufärbung (Bisping, Hannover).

**Tab. 5.16** Übersicht zu den *P.-multocida*-Infektionen.

| K-Antigen (nach Carter) | O-Antigene (nach Heddleston) | Wirt(e) | Krankheit(en) |
|---|---|---|---|
| A | 1, 3, 4 | Geflügel | Geflügelcholera |
| A | 3, 4 | Rind | enzootische Bronchopneumonie |
| A |  | Schwein | Pneumonien (MIRD), Rhinitis atrophicans |
| A | 12, 14 | Kaninchen | Pasteurellose, Kaninchenschnupfen |
| B | 2 | Wiederkäuer, Schwein | hämorrhagische Septikämie, Wild- und Rinderseuche, Büffelseuche |
| D | 3, 11 | Schwein | Rhinitis atrophicans, Pneumonien (MIRD) |
|  | 3, 4, 12 | Rind, Schaf | Pneumonien |
| E | 2 | Wiederkäuer | hämorrhagische Septikämie, Büffelseuche |
| F | 1, 3, 4, 7, 12 | Geflügel | Geflügelcholera |

(Da die Bestimmung insbesondere der O-Antigene relativ selten vorgenommen wird, kann die Aufzählung keinen Anspruch auf Vollständigkeit erheben)

feline Biovaren zu unterscheiden. Für die praktische Diagnostik ist neben der Speziesbestimmung aber v. a. der Nachweis von Virulenzfaktoren, z. B. des dermonekrotisierenden Exotoxins (PMT) entscheidend.

Als **Virulenzfaktoren** wirken Fimbrien (Typ 1 und Typ 4), nichtfimbrierte Adhäsine, die Polysaccharidkapsel, LPS, Proteine der äußeren Membran (OMP), Eisenaufnahmesysteme (Siderophore, Transferiinbindungsproteine), Dermonekroteoxin (DNT, PMT) sowie Enzyme (z. B. Neuraminidase).

### 5.5.10.3 Mannheimia haemolytica (Pasteurella haemolytica)

Die Einordnung dieser Spezies in das Genus *Pasteurella* ist seit langem Gegenstand kontroverser Diskussionen gewesen. Anhand biochemischer Eigenschaften wurden die Biovaren A (Arabinose positiv) und T (Trehalose positiv) unterschieden, die Biovar T ist zuerst als *Pasteurella trehalosi* abgetrennt worden. Die ursprüngliche Biovar A wurde 1999 in die neu geschaffene und nach dem deutschen Mikrobiologen Walter Mannheim benannte Gattung *Mannheimia* überführt. Mittels indirekter Hämagglutination lassen sich 17 K-Antigene (**Tab. 5.17**) unterscheiden, denen gegenüber die mit Großbuchstaben bezeichneten somatischen Antigene von *M. haemolytica/P. trehalosi* nur von untergeordnetem Interesse sind. Ein wesentlicher

**Tab. 5.17** K-Antigenspektrum der *M.-haemolytica*-Gruppe.

| Spezies | M. haemolytica | P. trehalosi | M. glucosida |
|---|---|---|---|
| K-Antigene | 1, 2, 5, 6, 7, 8, 9, 12, 13, 14, 16 | 3, 4, 10, 15 | 11 |

Virulenzfaktor ist neben adhäsiven OMP das zu den RTX-Toxinen gehörige wiederkäuerspezifische Leukotoxin.

### 5.5.10.4 Weitere Spezies

Im Vergleich zu *P. multocida* und *M. haemolytica* sind die übrigen Vetreter dieser Genera von geringerem medizinischen Interesse, die wichtigsten sind in der **Tab. 5.15** aufgeführt.

### 5.5.10.5 Bakteriologische Diagnose

Die mikroskopische Beurteilung gefärbter Originalausstriche von Blut oder Organen kann bei akuten Infektionen verwertbare Hinweise liefern, besonders wenn die Bipolarität der Erreger erkennbar ist. Für die Anzüchtung ist insbesondere Blutagar aber auch PPLO-Agar und für *M. haemolytica* auch MacConkey-Agar geeignet. Zur selektiven Anzüchtung von *P. multocida*, z. B. aus Nasentupferproben von Schweinen, wurden verschiedene Hemmstoffkombinationen mit Bacitracin/Neomycinsulfat oder Bacitracin/Neomycinsufat/Cycloheximid bzw. Clindamycin/Gentamicin/Vancomycin/Amphotericin entwickelt. Pasteurellenkolonien werden nach 24 bis 48-stündiger Bebrütung sichtbar, Kolonien von *P. multocida* strömen einen spermaähnlichen Geruch aus. Für die Speziesdiagnose werden biochemische Kriterien herangezogen.

Zur weiteren Charakterisierung der Isolate ist neben der Bestimmung der O- und K-Antigene v. a. der Nachweis der Exotoxine erforderlich, der Detektion des Toxinbildungsvermögens von *P. multocida* kommt z. B. in der Bekämpfung der Rhinitis atrophicans des Schweines zentrale Bedeutung zu. Serologische Typisierungen erfolgen nur in wenigen Speziallaboratorien. Für eine vereinfachte Typisierung werden der Hyaluronidasetest zum Nachweis des Kapseltyps A und der Acriflavintest für den Kapseltyp D eingesetzt. Von Staphylokokken gebildete Hyaluronidase führt im entsprechenden Test zur Lyse der Hyaluronsäure von *P. multocida* A. D-Stämme werden im Acriflavintest agglutiniert und bilden einen flockigen Bodensatz. Das pathogenetisch wichtige Proteintoxin von *P. multocida* wird in erster Linie mittels eines kommerziell erhältlichen ELISA nachgewiesen. In der PCR ist dieser Toxinnachweis sogar ohne vorherige Anzüchtung direkt aus extrahiertem Tupfermaterial möglich. Cytotoxische Effekte des PMT lassen sich im Zellkulturtest mit permanenten EBL-Zellen (embryonic bovine lung) demonstrieren. Ebenfalls im Zellkulturtest (BL3-Zellen) kann das Leukotoxin von *M. haemolytica* nachgewiesen werden. Für die Prüfung auf Antikörper gegen die Exotoxine der beiden wichtigsten Pasteurellenspezies stehen ELISA-Methoden zur Verfügung. Typisierungen für epidemiologische Zwecke sind auch mittels biochemischer Methoden möglich.

### 5.5.10.6 Pasteurellosen beim Rind

> Als klassische primäre Pasteurellose wurde im 19. Jahrhundert die hämorrhagische Septikämie oder Wild- und Rinderseuche bekannt, die heute nur noch in bestimmten subtropischen und tropischen Regionen auftritt. Weltweit gehören dagegen sekundäre Pasteurellosen zu den häufigsten bakteriellen Infektionskrankheiten der Rinder. Akute Ausbrüche kommen zwar durchaus vor, sie bleiben aber auf die betroffenen Bestände beschränkt und breiten sich nicht seuchenhaft aus.

#### ■ Ätiologie und Epidemiologie

Hämorrhagische Septikämien werden durch B:2- und E:2-Stämme verursacht, wobei der Kapseltyp E auf Afrika beschränkt ist. In der Literatur sind auch die Bezeichnungen 6:B und 6:E nach Namioka und Murata gebräuchlich. Die sog. Büffelseuche ist mit der Wild- und Rinderseuche identisch, empfänglich sind nicht nur Rinder und Büffel, sondern auch Wildwiederkäuer, Schafe, Ziegen, Haus- und Wildschweine. Für die sekundären Pasteurellosen sind sowohl *P. multocida* als auch *M. haemolytica* verantwortlich, Mischinfektionen kommen ebenfalls vor. Multocidaisolate aus Rindern gehören häufig zur Serovar A:3, bei *M. haemolytica* dominiert A1. Von beiden Bakterienspezies sind Stämme mit sehr unterschiedlicher Virulenz bekannt, da die Manifestation auch von nicht infektiösen Faktoren und Interaktionen mit anderen viralen und bakteriellen Erregern beeinflusst wird, kommt es von Bestand zu Bestand zu erheblichen Unterschieden in Krankeitsbild und -verlauf. Von beiden Erregerarten sind hoch virulente Stämme bekannt, die auch ohne wesentlichen Einfluss von Hilfsfaktoren Erkrankungen auslösen können. Zwischen primären und sekundären Pasteurellosen treten somit in der Praxis fließenden Übergänge in Erscheinung.

Mehr oder weniger sporadisch werden beim Rind auch *Pasteurella avium*, *Pasteurella canis* sowie toxinbildende *P.-multocida*-Stämme isoliert, deren pathogenetische Bedeutung noch genauer zu klären ist. Aus Lymphgefäßentzündungen indischer Zebürinder wurde *Pasteurella lymphangitidis* angezüchtet.

#### ■ Klinik

**Wild- und Rinderseuche** bzw. Büffelseuche verlaufen perakut oder akut als schwere fieberhafte Allgemeininfektionen. Es werden rein septikämische, ödematöse und pektorale Formen unterschieden, chronische Verläufe sind selten.

Von großer aktueller Bedeutung sind Pasteurelleninfektionen im Komplex der **enzootischen Bronchopneumonie der Rinder** (**Rindergrippe**, shipping fever, bovine respiratory tract disease – BRTD). Sie betreffen Kälber ab 2./3. Lebenswoche und Jungrinder und treten gehäuft nach dem Zusammenstellen von Jungtieren aus verschiedenen Herkunftsbeständen auf. Sinkende kolostrale Antikörpertiter, mit Transporten und der Anpassung an die neue Umwelt verbundener Stress sowie die Infektion mit neuen Erregerstämmen aus anderen Beständen bilden im Verein mit Infektionen durch respiratorische Viren, Mykoplasmen und Chlamydien die Voraussetzungen für die Manifestation dieses Krankheitskomplexes. Von den **3 Hauptformen** der enzootischen Bronchopneumonie:
- Rhinitis, Tracheitis, katarrhalische Bronchopneumonie,
- fibrinöse Bronchopneumonie,
- katarrhalische bis eitrige Bronchopneumonie,

entstehen – v. a. die beiden letzten – bei Beteiligung von Pasteurellen.

Dyspnoe, Husten, Nasenausfluss sowie Allgemeinstörungen treten in unterschiedlicher Ausprägung auf, die Körpertemperaturen steigen bis auf 41,5 °C an. Letal verlaufende akute Pasteurellosen treten sporadisch auch bei erwachsenen Rindern auf.

### ■ Diagnose und Differenzialdiagnose

Klinisches Bild und Sektionsbefund sind aufgrund der Breite des Spektrums potenzieller Erreger nicht geeignet, eine endgültige ätiologische Diagnose zu stellen. Dafür sind bakteriologische, virologische und auch serologische Untersuchungen erforderlich. Da Pasteurellen auch bei gesunden Tieren vorkommen, ist ihr alleiniger Nachweis im Nasensekret noch nicht beweisend. Nasentupfer sind aber besonders gut für den Virusnachweis in der akuten Phase geeignet, zur Diagnostik von Pasteurellen und anderen Bakterien sind zusätzliche Untersuchungen von Trachealtupfern wertvoll. Trachealspülproben lassen zwar noch bessere Ergebnisse erwarten, sollten aber wegen des höheren Arbeitsaufwands und eines durchaus bestehenden Risikos der Abklärung von Problemfällen vorbehalten bleiben.

Differenzialdiagnostisch sind als selbstständige Virusinfektionen die bovine Virusdiarrhö (BVD), Infektionen mit dem bovinen respiratorischen Synzytialvirus (BRSV) und dem bovinen Herpesvirus 1 (BHV-1) abzugrenzen. Im Rindergrippekomplex müssen ferner Parainfluenza-3-Viren, bovine Adeno-, Rhino- und Coronaviren beachtet werden. Als bakterielle Erreger treten neben Pasteurellen *Mycoplasma bovis, Haemophilus somnus, Arcanobacterium pyogenes*, Chlamydien, Streptokokken und Staphylokokken auf.

### ■ Therapie und Prophylaxe

> Die komplexe Ätiologie der enzootischen Bronchopneumonie erfordert sowohl ein auf die jeweils vorherrschenden Erreger abgestimmtes Vorgehen als auch die Berücksichtigung der nicht infektiösen Einflussfaktoren. Pasteurellen sind für viele Antiinfektiva empfindlich, z. B. Fluorchinolone, Ceftiofur, Cefquinom, Florfenicol, Tulathromycin und Tetracycline.

*P. multocida*-Stämme sind mit größerer Wahrscheinlichkeit für Penicillin und Aminopenicilline empfindlicher als *M. haemolytica*. Auch Trimethoprim-Sulfonamide sind häufig wirksam. Grundsätzlich ist immer die Resistenzbestimmung anzuraten. Je nach Schweregrad der Erkrankungen sind parenterale Injektionen bei Einzeltieren und orale Gruppen- bzw. Bestandsbehandlungen erforderlich. Dabei darf sich die Behandlung erkrankter Tiere nicht nur einseitig gegen die Erreger richten, sondern sie muss zugleich die Symptome Atemnot, Husten und Auswurf lindern. Dazu sind besonders Bronchospasmolytika und Expektoranzien (z. B. Bromhexin) nützlich.

Die Faktorenabhängigkeit der Rindergrippe macht alle auf die Optimierung von Management und Hygiene gerichteten Maßnahmen besonders wichtig. Beim Zukauf von Kälbern muss der Immunstatus im Herkunftsbetrieb (Impfungen!) berücksichtigt und auf ein möglichst einheitliches Tiermaterial (Alter, Gewicht) geachtet werden. Jede Einschränkung des Transportstress reduziert die Gefahr klinischer Manifestationen. Eine etwa 3 Tage vor Transporten vorgenommene Paramunisierung kann die Abwehr unterstützen, diese Methode ist ebenfalls metaphylaktisch anwendbar.

Inaktivierte Vollbakterienvaccinen haben zwar nur eine begrenzte Wirksamkeit, können aber unter Umständen als bestandsspezifische Impfstoffe gute Dienste leisten. Die wichtigsten protektiven Antigene fürs *M.-haemolytica*-Impfstoffe sind Leukotoxin, Kapselpolysaccharide, LPS und eisenregulierte OMP, sie werden entweder aus Kulturüberständen oder durch Bakterienextraktion verfügbar gemacht. Leukotoxin und Kapselpolysaccharide wurden auch gentechnisch erzeugt. An der Entwicklung von Lebendimpfstoffen wird ebenfalls schon seit längerem gearbeitet. Optimal wären Kombinationsvaccinen mit Antigenen von *M. haemolytica* und *P. multocida*. Die Impfung der Kälber kann wegen des Rückgangs kolostraler Antikörper in der Regel ab 3./4. Woche beginnen.

### 5.5.10.7 Pasteurellosen beim Schaf

Die beiden für das Rind wichtigsten Spezies kommen auch beim Schaf als Krankheitserreger vor, *M. haemolytica* ist davon aber die bedeutsamere. Diese Art wurde zuerst als Dammann-Freese-Bakterium bei Mastitiden beschrieben, die gangränösen Charakter annehmen und mit ausgeprägten Allgemeinstörungen verlaufen können. *M. haemolytica* ist ferner Erreger von Pneumonien sowie

Septikämien bei jungen Lämmern. Aus septikämischen Erkrankungsfällen werden u. a. Stämme mit den K-Antigenen 1, 2 und 6 nachgewiesen. *Pasteurella trehalosi*, die frühere Biovar T von *P. haemolytica* löst demgegenüber vorrangig Septikämien bei älteren Lämmern aus. *P. multocida* ist ebenfalls Erreger von Septikämien bei Lämmern und respiratorischen Infektionen bei Schafen aller Altersgruppen. Therapie und Prophylaxe orientieren sich am Vorgehen beim Rind.

### 5.5.10.8 Pasteurellosen beim Schwein

Für das Schwein hat im Wesentlichen nur *P. multocida* eine Bedeutung. Hämorrhagische Septikämien und akute Pasteurellosen durch B-Stämme sind zwar möglich, derzeit aber bedeutungslos. Von Ausbrüchen der Wild- und Rinderseuche waren früher auch Haus- und Wildschweine betroffen. Stämme mit den Kapselantigenen A und D gehören zu den Sekundärerregern der enzootischen Pneumonie bzw. dem MIRD-Komplex (mycoplasma induced respiratory disease). Toxinbildende D-, seltener A-Stämme sind die Erreger der progressiven atrophischen Rhinitis (PAR). Die weitere Charakterisierung von Stämmen aus Lungenveränderungen und der Rhinitis atrophicans, z. B. durch OMP-Profile, ist wichtig. *Pasteurella mairii* wurde aus Abortfällen und Ferkelseptikämien isoliert, der Erreger besitzt phänotypische Gemeinsamkeiten mit *M. haemolytica* und *Actinibacillus lignieresii*.

Meldepflicht

### Rhinitis atrophicans
### progressive atrophische Rhinitis (PAR)

■ Allgemeines

Die Rhinitis atrophicans oder Schnüffelkrankheit ist bereits seit dem 19. Jahrhundert bekannt, sie zählt weltweit zu den wichtigsten Infektionskrankheiten des Schweins.

■ Ätiologie

Das **dermonekrotisierende Proteintoxin** von *P. multocida* (PMT) ist unbestritten der ausschlaggebende Virulenzfaktor. Als Toxinbildner treten v. a. Stämme mit dem Kapselantigen D auf, aber auch A-Stämme sind zur Toxinbildung befähigt. Relativ häufig ereignen sich Mischinfektionen mit *Bordetella bronchiseptica*, dieser Erreger bildet ein ähnliches Dermonekrotoxin. Toxinbildende Pasteurellen sind aber nachweislich allein in der Lage, die Symptome der Rhintis atrophicans auszulösen. Werden toxinbildende Pasteurellen nachgewiesen, spricht man generell von PAR.

■ Pathogenese und Klinik

Die Besiedlung der Nasenschleimhaut erfolgt bereits beim Saugferkel, als Folge entwickelt sich eine katarrhalische bis eitrige Rhinitis. Erste Symptome sind Niesen und geringgradiger seröser Nasenausfluss, später kommen Augenausfluss und gelegentlich Nasenbluten dazu. Durch das Toxin werden die Osteoblasten gehemmt, bei unverminderter Aktivität der Osteoklasten entsteht dadurch ein Missverhältnis zwischen den auf- und abbauenden Prozessen an der knöchernen Grundlage der Nasenmuscheln. Abbau des Knochen bewirkt Hypoplasie, später Atrophie der Nasenmuscheln und eine Verkürzung des Oberkiefers mit Brachygnathia superior. In schweren Fällen geht das bis zu deutlichen Verbiegungen des Oberkiefers. Ferner wirkt das Toxin negativ auf die Lungen und das Immunsystem und bewirkt eine Wachstumsdepression. Die PAR wird damit insgesamt zur Ursache massiver Leistungseinbußen, direkte Verluste treten normalerweise nicht auf.

■ Diagnose

Die klinische Verdachtsdiagnose wird durch die Beurteilung von Nasenquerschnitten in Höhe des 1. Backenzahns und den Nachweis toxinbildender Pasteurellen gesichert. Antitoxische Antikörper sind dagegen nicht regelmäßig bei allen infizierten Schweinen nachweisbar, was die Aussagefähigkeit serologischer Untersuchungen einschränkt. Bakteriologische Untersuchungen von Nasen- bzw. Tonsillentupferproben auf toxinbildende Pasteurellen sind die wesentlichste diagnostische Methode für Tilgungs- und Überwachungsprogramme. Eine planmäßige Bekämpfung setzt die exakte Festlegung von Stichprobengrößen und Untersuchungsintervallen voraus. Besonders gilt das für Verfahren zur Anerkennung von Zuchtbeständen als frei von toxinbildende Pasteurellen. Alleinige Nachweise von *P. multocida* ohne Prüfung des Toxinbildungsvermögens sind diagnostisch wertlos. Bei bakteriologischen Untersuchungen ist auch das mögliche Vorkommen von *Bordetella bronchiseptica* zu berücksichtigen.

■ Therapie und Prophylaxe

 Es handelt sich um eine meldepflichtige Tierkrankheit. Da ausgeprägte Knochenveränderungen nicht reversibel sind, liegt der Schwerpunkt aller Maßnahmen gegen die PAR im prophylaktischen Bereich.

Eine generelle antibiotische Behandlung aller Sauen vor der Geburt über das Futter bzw. aller Ferkel in den ersten beiden Lebenswochen (z. B. am 1., 3. und 10. Tag parenteral, dann weiter oral) ist zur Reduzierung der Erregerbelastung nur in Problembeständen sinnvoll. Hygienische Maßnahmen sollten in Kombination mit Impfungen den Schwerpunkt der Prophylaxe bilden. Zur Gestaltung der hygienischen Bedingungen gehören insbesondere die Bewirtschaftung von Abferkelställen und Ställen für Absatzferkel nach dem „Alles rein – alles raus"-Prinzip sowie die Verbesserung des Stallklimas. Impfstoffe müssen in erster Linie antitoxische Antikörper induzieren, die Kombination von Pasteurellentoxoiden mit *B.-bronchiseptica*-Antigen ist wegen der Häufigkeit von Mischinfektionen sinnvoll. Sauen erhalten in der 1. Trächtigkeit eine zweimalige Grundimmunisierung, in jeder folgenden Gravidität wird mindestens einmal geboostert. Ferkel werden normalerweise nur geimpft, wenn sie nicht über eine ausreichende laktogene Immunität verfügen, z. B. wenn bei den Sauen gerade erst mit Impfungen begonnen wurde. Herrscht ein sehr hoher Infektionsdruck vor, ist allerdings, auch im Hinblick auf die Rolle von Pasteurellen und Bordetellen im MIRD-Komplex, eine zusätzliche Impfung der Ferkel nach dem Absetzen denkbar.

Mit diesen Methoden können die klinischen Erscheinungen der PAR und ihre wirtschaftlichen Folgen zwar weitestgehend zurückgedrängt werden, eine völlige Freiheit des Bestands von toxinbildenden Pasteurellen ist damit aber nicht zu garantieren. Hierzu ist der Neuaufbau von Zuchtbeständen mit Jungsauen aus kontrollierten Herden der sicherste Weg. Mit dem SPF-Verfahren ist es ebenfalls möglich, Tiere frei von Toxinbildnern aufzuziehen. In großen Zuchtbeständen sind bei Anwendung sensitiver Nachweismethoden (ELISA bzw. PCR) auch Teilausmerzungsprogramme erfolgreich. Ab einem Alter von 4–8 Wochen werden Zuchtläufer und dann die künftigen Jungsauen in regelmäßigen Abständen bakteriologisch untersucht. Reagenten werden gemerzt, gleichzeitig erfolgen Impfungen. Remontierungen dürfen nur aus freien Beständen erfolgen. In zertifiziert freien Zuchtbeständen ist dann von Impfungen Abstand zu nehmen, sofern nicht durch PCR eine vom Antikörperstatus unabhängige Diagnose toxinbildender Pasteurellen möglich ist.

### 5.5.10.9 Pasteurellosen beim Kaninchen

Unter den Pasteurelleninfektionen des Kaninchens ist zwischen der akuten Pasteurellose und dem ansteckenden Kaninchenschnupfen zu unterscheiden. Perakut bis akut verlaufende *P.-multocida*-A-Septikämien (frühere Bezeichnung des Erregers *Pasteurella cuniculiseptica*), bei denen keine weiteren ursächlichen Erreger nachgewiesen werden, müssen von der Faktorenkrankheit Ansteckender Kaninchenschnupfen abgegrenzt werden. Als Erreger des Kaninchenschnupfens kommt zwar auch *P. multocida* A, seltener auch Typ D, vor, zusätzlich spielen aber *Bordetella bronchiseptica*, möglicherweise auch Mykoplasmen und Viren eine Rolle. Es besteht eine viel stärkere Faktorenabhängigkeit als bei der akuten Pasteurellose, die mit ausreichend virulenten Stämmen experimentell reproduzierbar ist. Akute Pasteurellosen können experimentell auch mit Isolaten von anderen Tierarten, z. B. Schweinen, ausgelöst werden.

Im Bestand verläuft der Kaninchenschnupfen chronisch, klinisch äußert er sich in serösem bis eitrigem Nasenausfluss, Dyspnoe, Konjunktivitis, gelegentlich Mittelohrentzündungen und bei längerem Verlauf Abszedierungen im Unterhautbereich. In den Nasennebenhöhlen bilden sich Empyeme aus, deren Eiter aufgrund der anatomischen Verhältnisse beim Kaninchen nicht direkt abfließen kann und somit eine Ursache von Persistenz und Streuung des Erregers bildet.

Neben antibiotischen Behandlungen und der unbedingt zu beachtenden Verbesserung der hygienischen Bedingungen kann die Immunprophylaxe zur Reduzierung der Verluste und zur Zurückdrängung der Infektion dienen. Dazu ist ein Pasteurellen-Bordetellen-Kombinationsimpfstoff verfügbar, der bei Zuchthäsinnen sowie auch bei Jungkaninchen nach dem Absetzen eingesetzt wird.

### 5.5.10.10 Pasteurelleninfektionen bei weiteren Säugetieren

Pateurellen werden bei Hunden und Katzen häufig diagnostiziert, wobei es sich vornehmlich um *P. multocida* sowie *Pasteurella dagmatis* und *Pasteurella canis* handelt. *Pasteurella pneumotropica* wurde ebenfalls mehrfach bei Fleischfressern beschrieben, dabei könnte es sich um Infektionen über Nagetiere, die natürlichen Wirte dieser Spezies, handeln. Wahrscheinlich sind aber früher häufig Isolate von *P. dagmatis* als *P. pneumotropica* bezeichnet worden. Pasteurellen besiedeln bei Hunden und Katzen die Maulhöhle und treten als Erreger von Sekundärinfektionen bzw. Faktorenkrankheiten im Respirationstrakt auf. Bei Welpen entwickeln sich nicht selten Septikämien. Über Biss- und Kratzwunden werden Menschen angesteckt.

Septikämisch verlaufende Pasteurellosen des Feldhasen werden als Hasenseuche bezeichnet.

Pelztiere verschiedener Arten können an Pasteurelleninfektionen erkranken, die sie sich durch von Wassergeflügel und Nagetiere kontaminiertes Wasser und Futter zuziehen.

Die tatsächliche Bedeutung von Pasteurelleninfektionen für Pferde ist relativ unklar. *P. multocida, M. haemolytica* und *Pasteurella caballi* werden sowohl aus dem Uterus als aus dem Respirationstrakt gesunder sowie erkrankter Tiere isoliert.

### 5.5.10.11 Pasteurelleninfektionen des Menschen

Der Mensch gehört nicht zu den natürlichen Wirten von Pasteurellen. Infektionen kommen v. a. infolge von Biss- und Kratzverletzungen durch Hunde und Katzen zustande. Im Vordergrund stehen deshalb Wundinfektionen, die als Zoonosen zu betrachten sind. Im Respirationstrakt manifestieren sich Pasteurellosen nur bei Abwehrdefekten infolge von Grunderkrankungen. Sowohl von Wundinfektionen als auch respiratorischen Infektionen können septikämische Pasteurellosen ausgehen.

### 5.5.10.12 Pasteurellosen des Geflügels – Geflügelcholera

■ **Allgemeines**

*P.-multocida*-Infektionen von Haus- und Wildvögeln sind bereits seit dem 19. Jahrhundert bekannt. Verlustreiche seuchenhafte Ausbrüche waren der Anlass für die Einstufung der Geflügelcholera als anzeigepflichtige Tierseuche. Schon Louis Pasteur hat sich mit der Entwicklung von Impfstoffen beschäftigt. Obgleich die Geflügelcholera längst nicht mehr ihre frühere Bedeutung als Tierseuche hat, sind *P.-multocida*-Infektionen des Geflügels dennoch keineswegs bedeutungslos. *M. haemolytica* wird nur gelegentlich und dann v. a. als Sekundärerreger beim Geflügel nachgewiesen, z. B. liegen Berichte über Infektionen des Legeapparats vor.

### ■ Ätiologie
*P. multocida* Kapseltyp A mit den O-Antigenen 1, 3 und 4 sind die wichtigsten Erreger der Geflügelcholera, gelegentlich werden auch D- und B-Stämme angezüchtet. Erreger mit dem Kapselantigen F und den O-Antigenen 1, 3, 4, 5, 7 und 12 kommen v. a. bei Puten vor.

### ■ Epidemiologie
Für die Geflügelcholera sind alle wirtschaftlich wichtigen Arten des Geflügels und viele Wildvögel empfänglich, allerdings existieren deutliche quantitative Unterschiede. Puten besitzen die größte Empfänglichkeit, gefolgt von Enten, Gänsen und Hühnern. Tauben sind demgegenüber relativ widerstandsfähig. Wichtigste Ansteckungsquelle sind infizierte Tiere, neben Vögeln spielen auch Nagetiere eine Rolle. Wildvögel können die Ansteckungsquelle für das Hausgeflügel sein, seuchenhafte Ausbrüche betreffen gelegentlich Wasservögel.

### ■ Klinik
Hinsichtlich des Krankheitsverlaufs sind 2 Hauptformen zu unterscheiden, die perakute/akute septikämische und die chronische Geflügelcholera. Akute Erkrankungen fallen in aller Regel durch eine plötzliche Zunahme der Verendungsraten in den Geflügelbeständen auf. Innerhalb weniger Tage kann die Mortalität insbesondere bei Puten Werte bis 50 % erreichen. Erkrankte Tiere zeigen Mattigkeit, Futterverweigerung, zyanotische Kopfanhänge, Dyspnoe, schleimigen bis blutigen Ausfluss aus der Schnabelöffnung und Durchfälle. Chronische Erkrankungen sind durch Schnupfen mit Nasenausfluss, herdförmige entzündliche Schwellungen der Kopfanhänge (Läppchenkrankheit), Arthritiden, Lähmungen, Tortikollis und Gleichgewichtsstörungen charakterisiert. Dazu kann ebenfalls Durchfall kommen.

### ■ Diagnose
Treten vermehrte Todesfälle und Häufungen klinisch kranker Tiere in Erscheinung, sind Sektionen und bakteriologische Untersuchungen erforderlich. Das Sektionsbild weist auf die septikämische Verbreitung des Erregers hin, Organveränderungen treten je nach Manifestationsort auf.

Akute Geflügelcholera ist von Geflügelpest, Newcastle disease, dem hämorrhagischen Syndrom, Hühnertyphus (*S.* Gallinarum), Colibacillose, Streptokokken- und Staphylokokkenseptikämien und Mykotoxikosen abzugrenzen. Bei Enten kommen Entenpest und *Riemerella-anatipestifer*-Infektionen hinzu. Chronische Erkrankungsverläufe erfordern die Berücksichtigung von Mykoplasmosen, Salmonellosen, Pseudotuberkulose, Geflügeltuberkulose und bei Lebernekrosen auch *Campylobacter*-Infektionen.

### ■ Therapie und Prophylaxe
Die Behandlungsaussichten sind bei erkrankten Tieren nicht besonders gut, das Hauptaugenmerk muss auf die übrigen Tiere des Bestands gerichtet werden. Sehr gute Therapieerfolge wurden bei erkrankten Puten mit i. v. Injektion einer 30 %igen Sulfadimethoxinlösung (30–40 mg je kg) erzielt. Anschließend erfolgte die Bestandsbehandlung mit Trimethoprim/Sulfachlorpyridazin. Ferner sind Fluorchinolone (Enrofloxacin, Difloxacin) empfehlenswert. Auch gegenüber Tetracyclinen und Aminopenicillinen besteht häufig eine gute Empfindlichkeit. In gefährdeten Beständen ist die Impfung sinnvoll, in Deutschland steht ein Inaktivatimpfstoff zur Verfügung, die Junghühnern erstmalig in der 12. Lebenswoche, Puten und Gänsen ab 6. und Mastenten ab 3. Lebenswoche verabreicht wird. Im Ausland sind auch Lebendimpfstoffe auf der Basis der Stämme CU (Clemson University), M–9 und PM-1 im Einsatz, die orale Impfung von Puten beginnt in der Regel in der 5.–6. Woche.

## 5.5.11 *Streptobacillus moniliformis*

Die Gattung *Streptobacillus* mit der einzigen Art *Streptobacillus moniliformis* gehört zur Subgruppe 4 – andere Gattungen – der Gruppe der gramnegativen fakultativ anaeroben Stäbchenbakterien. Das Reservoir dieser einzeln, in Ketten oder Filamenten gelagerten Bakterien ist der Nasopharynx von Ratten, Nachweise erfolgen auch aus erkrankten Mäusen sowie Hühnervögeln. Beim Menschen führt *S. moniliformis* zur zweiten Form der Rattenbisskrankheit und dem Haverhill-Fieber. Letztere Krankheit tritt epidemisch auf, möglicherweise erfolgt die Übertragung des Erregers über von Ratten verunreinigtes Wasser. Differenzialdiagnostisch sind Infektionen mit *Spirillum minus* zu beachten. Die Kultivierung gelingt auf Medien mit Blut, Serum oder Aszites bei erhöhtem $CO_2$-Gehalt. Beim Menschen werden Penicillin, Penicillin-Streptomycin-Kombinationen oder Tetracycline eingesetzt.

## 5.5.12 Weitere Vertreter der Pasteurellaceae

Als vogelpathogene Vertreter dieser Bakterienfamile wurden die neuen Spezies *Volucribacter psittacida* und *V. amazonae* beschrieben (ehemals Bisgaard Taxon 33). Die neue Gattung *Gallibacterium* enthält mit *G. anatis* ebenfalls eine vogelpathogene Art.

Aus von Großkatzen verursachten Bisswunden von Menschen wurden Erreger angezüchtet, die vorläufig als Bisgaard Taxon 45 geführt werden.

## 5.6 Gramnegative obligat anaerobe Stäbchenbakterien

### 5.6.1 Gemeinsame Merkmale und Taxonomie

Vor allem dank weiterentwickelter Untersuchungstechniken haben sich in den letzten Jahren die Kenntnisse über diese heterogene Bakteriengruppe sehr stark erweitert. In Bergey's Manual of Determinative Bacteriology werden in der Gruppe 6 insgesamt 47 Gattungen „gramnegativer, anaerober, gerader, gebogener und helikaler Bakterien" zusammengefasst. Nach der phylogenetisch orientierten Systematik wird die Mehrzahl der veterinärmedizinisch relevanten Gattungen in den Stamm *Bacteroidetes* eingeordnet, wohingegen zur Familie *Cardiobacteriaceae* gezählten Gattungen (*Dichelobacter*) in die Klasse „*Gammaproteobacteria*" gehören.

### 5.6.2 Bakteriologische Diagnose

Bereits mit der Verwendung von Transportmedien beginnt die Sicherung einer hohen kulturellen Ausbeute. Nachdem die mikroskopische Untersuchung gefärbter Originalausstriche eine gewisse Orientierung ermöglicht hat, werden Ausstriche auf bluthaltigen Nährböden vorgenommen. Als Basismedien haben sich Schädler-Agar, Columbia-Blutagar, Anaerobier-Blut-Agar nach CDC sowie Glucose-Hefeextrakt-Cystein-Blutagar mit Häminzusatz (HCBH-Agar) bewährt. Zur selektiven Anzüchtung werden Aminoglykoside (Kanamycin, Gentamicin) Erythromycin, Vancomycin und Kristallviolett zugesetzt. Es ist ratsam, mindestens 2 verschiedene Medien zu verwenden. Aerobe und gegebenenfalls auch mikroaerophile Kulturansätze müssen zur Kontrolle mitgeführt werden, es ist wichtig, obligate Anaerobier von mikroaerophilen und fakultativ anaeroben Bakterien zu trennen. Flüssige Anreicherungsmedien sind nicht empfehlenswert, wenn von der Art des Untersuchungsmaterials her mit Kontaminanten zu rechnen ist. Gattungen und Arten können mittels kommerziell erhältlicher Diagnostiksysteme wie API 10A, rapid ID 32A und BBL Crystal- Anaerobe Identification System identifiziert werden. Ferner ist die Bildung organischer Säuren eine diagnostisch verwertbare Eigenschaft (gaschromatographischer Nachweis). Eine vereinfachte Bestimmung bestimmter Gruppen kann anhand von Resistenzprofilen, der Zellmorphologie sowie der Pigmentbildung erfolgen (**Abb. 5.24**).

### 5.6.3 Veterinärmedizinisch wichtige Gattungen

#### 5.6.3.1 *Fusobacterium*

Namensgebend ist die Spindelform der Stäbchen, die allerdings nicht alle Vertreter besitzen. Hauptprodukte des Abbaus von Peptonen und Kohlenhydraten sind Butyrat, Acetat und Lactat. Für Tiere ist *Fusobacterium necrophorum* (früher *Sphaerophorus necrophorus*, *Fusiformis necrophorus*) die wichtigste Art.

#### 5.6.3.2 *Bacteroides*

Nach Ausgliederung der für die Veterinärmedizin wichtigsten Arten umfasst diese Gattung nur noch die saccharolytischen Arten der normalen Darmflora, die frühere *Bacteroides-fragilis*-Gruppe. Die Zellmorphologie ist variabel, es treten Stäbchen mit terminalen oder zentralen Anschwellungen und Vakuolen sowie Filamente auf. Hauptprodukte des Stoffwechsel sind Acetat, Succinat, Format und Propionat. Hämin und Vitamin K stimulieren das Wachstum einiger Arten sehr stark. *B. ureolyticus* wird bei Fruchtbarkeitsstörungen von Stuten isoliert, die Symptomatik der Infektion ähnelt der CEM.

#### 5.6.3.3 *Dichelobacter*

Anlass für die Definition dieser Gattung war die Abtrennung der früheren Spezies *Bacteroides nodosus*, die als *Dichelobacter nodosus* einziger Angehöriger des neuen Genus ist. Es handelt sich um große Stäbchen von 1,0–1,7 × 3–6 µm mit abgerundeten Ecken und oft terminalen Anschwellungen. Die Zellen lassen eine zuckende Motilität erkennen, Kolonien breiten sich über die Agaroberfläche aus. Aus Kohlenhydraten werden weder Säure noch Gas gebildet.

#### 5.6.3.4 *Porphyromonas*

Diese asaccharolytische Gattung bildet kurze Stäbchen, die Kolonien sind braun bis schwarz pigmentiert (**Abb. 5.25**). Durch Proteinhydrolysate wie Peptone und Hefeextrakte wird das Wachstum deutlich stimuliert.

#### 5.6.3.5 *Prevotella*

Zu dieser Gattung gehören pleomorphe Stäbchenbakterien der früheren *Bacteroides-oralis*- und *Bacteroides-melaninogenicus*-Gruppen, letztere bilden schwarz pigmentierte Kolonien. Die Vertreter sind schwach saccharolytisch, Hauptprodukte der Fermentation sind Acetat und Succinat. Die Gattung ist nach dem französischen Mikrobiologen A. R. Prevot benannt.

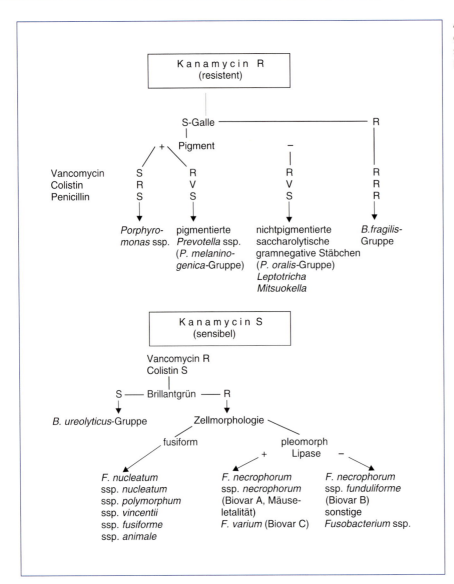

**Abb. 5.24** Diagnostikschema gramnegativer anaerober sporenloser Stäbchen (nach Nattermann 1998).

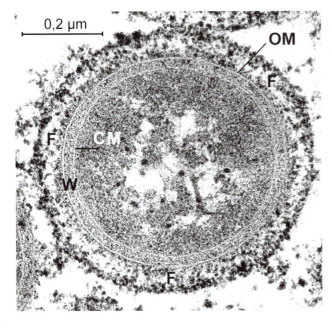

**Abb. 5.25** *Porphyromonas levii*, Querschnitt mit Plasmamembran (CM), Zellwand (W), äußerer Membran (OM) u. Fimbriensaum (F). Kultur von Dermatitis digitalis (Rd) (Institut für Mikrobiologie und Tierseuchen, FU Berlin, Grund, Nattermann u. Gatzmann).

## 5.6.4 Epidemiologie und Krankheitsbilder

> Anaerobier bilden einen wesentlichen Teil der physiologischen Flora der Schleimhäute und der Haut. Unter dem Einfluss von Abwehrschädigungen, Hypoxien und Traumen sowie der Ansiedlung der Erreger an unnatürlichen Standorten werden Erkrankungen ausgelöst. Diese haben häufig eitrig-nekrotisierenden und ulcerativen Charakter.

Es sind nur relativ wenige genau definierte Infektionskrankheiten durch Erreger dieser Gruppe bekannt, obligate Anaerobier sind aber an vielen weiteren Erkrankungen, häufig in Form von Mischinfektionen beteiligt. Eine intensive Suche nach diesen Keimen führt zu erstaunlich vielen Befunden aus Probenmaterial, das bei ausschließlich aeroben Bebrütung als bakteriologisch negativ bewertet würde.

Bakterien aus der Gruppe der obligat anaeroben gramnegativen Stäbchen treten bei Tieren als Erreger folgender Infektionskrankheiten auf bzw. sind an folgenden Infektionen beteiligt:
- Diphtheroid bei Kälbern und Lämmern,
- Stomatitiden und periodontale Entzündungen bei Hunden, Katzen und Rindern,
- Stomatitis bis eitrige Osteomyelitis bei Känguruhs (lumpy jaw),
- Nekrobacillosen der Wiederkäuer,
- Moderhinke des Schafs,
- Dermatitis digitalis des Rinds,
- Panaritium bei Paarhufern,
- Abszesse und Wundinfektionen,
- Pleuritis, Peritonitis, Perikarditis,
- Mastitiden,
- Endometritis, Pyometra,
- Osteomyelitis,
- Diarrhö bei Schaflämmern, Kälbern und Ferkeln (*Bacteroides fragilis*),
- Nekrosen im Lippen- und Backenbereich von Ferkeln (facial necrosis).

In der Regel besteht Empfindlichkeit gegenüber Metronidazol und Chloramphenicol (bei Lebensmitteltieren verboten), Clindamycin und Tetracyclinen, bei einigen Stämmen auch gegen Penicilline und Aminopenicillinen. Im Vergleich zu anderen Keimgruppen liegen wenig konkrete Daten über Resistenzprüfungen vor, die Häufigkeit von Mischinfektionen erschwert die Resistenzprüfung zusätzlich. Der Agardiffusionstest ist nicht geeignet, es müssen Dilutionsmethoden oder der Epsilon-Test genutzt werden. Die Wirksamkeit der Betalactamantibiotika kann durch die Bildung von Betalactamase eingeschränkt sein.

## 5.6.5 Moderhinke der Schafe

### ■ Allgemeines

> Moderhinke (Paronchya contagiosa, foot rot) gehört zu den wirtschaftlich bedeutsamen Infektionskrankheiten des Schafs. Sie ist durch entzündliche Veränderungen im Klauenbereich und daraus resultierende Stützbeinlahmheit gekennzeichnet.

### ■ Ätiologie und Epidemiologie

Der Moderhinke liegt eine bakterielle Mischinfektion mit *Dichelobacter nodosus* (früher *Bacteroides nodosus*) als Primärerreger zugrunde. *D. nodosus* ist ein Parasit der Klauenepidermis von Rindern, Schafen, Ziegen, Hirschen und Mufflons, die Tenazität in der Umwelt ist gering. Als Virulenzfaktoren und zugleich protektive Antigene wirken Fimbrien, von denen jede Bakterienzelle mehrere Hundert exprimieren kann. Sie bestehen aus Proteinuntereinheiten von 16 kDa. Serologisch lassen sich 9 Serogruppen (A-I) mit 18 Serovaren unterscheiden. Zwischen einzelnen Stämmen treten erhebliche Virulenzunterschiede auf, es wird dementsprechend auch von virulenten, intermediären und benignen Erkrankungsstadien gesprochen. Das wichtigste phänotypische Differenzierungskriterium ist die Elastaseaktivität, virulente Stämme bilden innerhalb von 7 Tagen dieses Enzym, intermediäre innerhalb von 14–28 Tagen und benigne Stämme exprimieren dieses Merkmal noch nach 28 Tagen nicht. In den letzten Jahren sind auch Gensonden zur exakten Charakterisierung von *D.-nodosus*-Stämmen entwickelt worden. Auch die Koloniemorphologie erlaubt gewisse Rückschlüsse auf die Virulenz, der Typ B besteht aus höckrigen oder tropfenförmigen Kolonien und verkörpert die höchste Virulenz. Kolonien vom M-Typ wachsen mucoid, die Erreger besitzen eine schwächere Virulenz und treten nur bei Infektionen des Interdigitalbereichs, nicht aber der klassischen Moderhinke auf. Die runden Kolonien des avirulenten C-Typs sind das Ergebnis von Kulturpassagen.

*Fusobacterium necrophorum* tritt bei der Moderhinke regelmäßig als synergistisch wirkender Sekundärerreger auf. Im Unterschied zu *D. nodosus* ist diese Bakterienart als fäkaler Kontaminant in der Umgebung der Tiere zu finden. *Arcanobacterium pyogenes* ist ebenfalls häufig als weiterer Sekundärerreger beteiligt.

### ■ Pathogenese und Klinik

*D. nodosus* kommt in der Pathogenese der Moderhinke die primäre Rolle zu. Für das Zustandekommen der Erkrankung und die Ausprägung des Schweregrads sind neben der Virulenz des oder der beteiligten Erregerstämme v. a. die Feuchtigkeit, Temperatur über 10 °C, mangelhafte Klauenpflege, Klauenläsionen und die oben genannten Sekundärinfektionen ausschlaggebend. Die entzündlichen Veränderungen beginnen im Zwischenklauenspalt und breiten sich auf den Kron- und Ballenbereich aus. Das Horn ist unterschiedlich stark von der Klauenlederhaut abgelöst, zwischen beiden befinden sich stinkende, grauweißliche, schmierige, nekrotische Massen. Schwere Fälle führen bis zu Sohlendurchbrüchen und Exungulationen, Bänder und Knochen können angegriffen werden. Auffälligstes klinisches Symptom ist die Stützbeinlahmheit, es kann sogar zum Festliegen kommen. Verminderte Futteraufnahme, Abmagerung, Wollschäden und nachlassende Milchleistung bei säugenden Mutterschafen sind wirtschaftlich bedeutsame Folgeschäden der Moderhinke. Es werden virulente, intermediäre und beninge Krankheitsformen unterschieden.

### ■ Diagnose

Eine Diagnose kann bereits klinisch mit hoher Sicherheit gestellt werden. Durch mikroskopische Untersuchung lassen sich die großen Stäbchen von *D. nodosus* nachweisen, wofür sich die Methylenblaufärbung nach Loeffler eignet, mit der besonders auch die terminalen Anschwellungen sichtbar gemacht werden können. In der Routinediagnostik ist bei einem eindeutigen klinischen Bild in der Regel keine Anzüchtung des Erregers erforderlich. Differenzialdiagnostisch sind verletzungsbedingte Lahmheiten („Stoppellähme"), die podale Form des Lippengrindes und Maul- und Klauenseuche zu berücksichtigen.

### ■ Therapie und Prophylaxe

Bei allen therapiewürdigen Tieren ist das veränderte Klauenhorn restlos zu entfernen und unschädlich zu beseitigen. Danach werden die beschnittenen Klauen mit einem Wundspray versorgt. Klauenbehandlungen mit Formaldehyd- oder Kupfersulfatlösungen haben sich in der Vergangenheit ebenfalls bewährt. Ihre Durchführung hängt von der aktuellen arzneimittelrechtlichen Situation ab. Beide apothekenpflichtigen Stoffe dürfen prinzipiell bei Lebensmitteltieren angewendet werden. Es sind allerdings keine zugelassenen Klauenbäder verfügbar. Einen Ausweg böte die Herstellung in einer Apotheke (Therapienotstand). Die Entsorgung ist zu beachten. Natürlich muss der Behandlungserfolg kontrolliert werden, ggf. sind Nachbehandlungen vorzunehmen.

Zur Prophylaxe gehört v. a. die regelmäßige Klauenpflege. Impfungen haben sich als nützlich erwiesen, wobei für die Zusammensetzung der Vaccinen v. a. die Fimbrienantigene ausschlaggebend sind. Als Antigenkonkurrenz (antigenic competition) wird ein Phänomen bezeichnet, das sich in niedrigeren Antikörpertitern nach Anwendung polyvalenter Impfstoffe im Vergleich zu Vaccinen aus nur einer Serogruppe ausdrückt. Durch Vergrößerung des Abstands zwischen Erst- und Zweitimpfung kann dieser Nachteil zumindest teilweise ausgeglichen werden. Die Grundimmunisierung kann ab der 3. Lebenswoche beginnen, sie ist je nach Infektionsdruck nach 4–5 Monaten bis zu einem Jahr zu boostern. Mutterschafe dürfen im Zeitraum von 4 Wochen vor bis 2 Wochen nach dem Ablammen nicht geimpft werden.

## 5.6.6 Dermatitis digitalis des Rinds

### ■ Allgemeines

> Die Dermatitis digitalis oder Mortellaro-Krankheit (bovine foot rot, footwart, Erdbeerkrankheit, Ballenfäule) ist eine weltweit auftretende Klauenerkrankung des Rinds, über die in den letzten Jahren zunehmend berichtet wurde.

### ■ Ätiologie

Obwohl die Ätiologie noch nicht restlos geklärt ist, kann von einer maßgeblichen Beteiligung gramnegativer obligat anaerober Bakterien ausgegangen werden. Dem Geschehen liegen Mischinfektionen zugrunde, an denen u. a. *Fusobacterium necrophorum, Porphyromonas levii, Prevotella denticola* und *Prevotella bivia* mitwirken. *Dichelobacter nodosus* ist dagegen nicht beteiligt. Spirochaeten, v. a. aus der Gattung *Treponema* lassen sich ebenfalls aus den Veränderungen isolieren, die endgültige Bewertung ihrer Rolle erfordert noch weitere Untersuchungen. 2005 wurde in der Schweiz der neue Erreger *Guggenheimella bovis* im Zusammenhang mit der Dermatitis digitalis beschrieben. Es handelt sich um ein grampositives, anaerobes, proteolytisches Stäbchenbakterium. Die Beteiligung nicht infektiöser Faktoren am Zustandekommen der Dermatitis digitalis gilt als sicher. Dazu gehören schlechte Klauenpflege, starke Verschmutzung der Standplätze und zu hohe Feuchtigkeit sowie die Abwehr negativ beeinflussende Stoffwechsellagen.

### ■ Klinik

Am häufigsten sind die Hintergliedmaßen betroffen. Ausgehend vom ballenseitigen Ende des Interdigitalspalts entwickeln sich aus entzündliche Herden ulcerative Wunden verschiedener Größen zunächst im Bereich des Ballens und des Zwischenklauenspalts. Die stark durchblutete, hellrote, rauhe Wundoberfläche (Erdbeerkrankheit!) ist von unangenehm riechenden nekrotischen Gewebsschichten bedeckt. Hochgradige Lahmheiten, verminderte Futteraufnahme, Rückgang der Milchleistung und Reduzierung des Körpergewichts sind unmittelbare Folgen dieser Klauenerkrankung. Im weiteren Verlauf kommt es zu großflächigen Unterminierungen des Klauenhorns, Exungulationen und Einbrüchen in das Klauengelenk.

### ■ Diagnose

Das klinische Bild erfordert eine Abgrenzung von Klauensohlengeschwür, Panaritium, chronischer Rehe und Zwischenklauenphlegmone. Bakteriologische Untersuchungen machen sich besonders zum Zweck der Resistenzbestimmung und zur Anzüchtung von Stämmen für bestandsspezifische Vaccinen erforderlich.

### Therapie und Prophylaxe

Neben einer besonders gründlichen Klauenpflege sind lokale antibakterielle und adstringierende Behandlungen erforderlich. Tetracycline, Lincomycon, Licomycin-Spectinomycin und Ceftiofur sind wirksame Antibiotika, allerdings ist von einer Allgemeinbehandlung bei der Dermatitis digitalis weniger zu erwarten als beim Panaritium.

Prophylaktisch sind regelmäßige Klauenpflege sowie eine optimale Gestaltung des Stallfußbodens zu berücksichtigen. In betroffenen Milchviehbeständen wurden mit bestandsspezifischen Vaccinen durchaus gute Erfahrungen gemacht, Voraussetzung ist allerdings die Auswahl der richtigen Bakterienstämme auf der Grundlage einer sorgfältigen bakteriologischen Diagnostik. Es sind immer mehrere Stämme zur Impfstoffherstellung zu verwenden.

## 5.6.7 Nekrobacillosen, Kälber- und Lämmerdiphtheroid

### Ätiologie

*Fusobacterium necrophorum* ist eine Bakterienart mit der Tendenz zur Pleomorphie, die Variationsbreite reicht von kokkoiden Stäbchen bis zu Filamenten von mehr als 100 µm. Häufig weisen die Zellen eine spindelförmige Gestalt auf, metachromatische Granula im Cytoplasma bewirken ein gestreiftes oder auch meßlattenförmiges Aussehen. Giemsa- und Methylenblaufärbung machen dieses Bild besonders deutlich. Nach zweitägiger Bebrütung werden stecknadelkopfgroße hämolysierende Kolonien sichtbar, die teilweise Ausläufer besitzen. Von anderen Vertretern der Gattung unterscheidet sich *F. necrophorum* beispielsweise durch die Bildung von Indol und die Lipaseaktivität.

Es lassen sich 3 Biovaren unterscheiden, Stämme der Biovar A verursachen Hämolyse und Hämagglutination und sind virulent für Mäuse. Die Biovar B ist ebenfalls hämolysierend, besitzt aber kein Hämagglutinin und weist eine schwächere Mäusevirulenz auf, sie wird auch bei Menschen nachgewiesen. Angehörige der Biovar C sind dagegen avirulent und bilden weder Hämolysin noch Hämagglutinin. Die Biovaren A und B wurden als Subspezies *Necrophorum* bzw. *Funduliforme* und die Biovar C als *Fusobacterium varium* (Synonym *Fusobacterium pseudonecrophorum*) beschrieben.

Als Virulenzfaktoren wirken Endotoxin sowie v. a. ein Leukotoxin. Außerdem könnten Hämolysin, Hämagglutinin, Lipase und Desoxyribonuclease an der Ausprägung des virulenten Phänotyps beteiligt sein.

### Epidemiologie und Pathogenese

*F. necrophorum* gehört zur normalen Darmflora bei Mensch und Tier und kommt aufgrund der Ausscheidung mit dem Kot überall in der Umgebung der Tiere vor. Bei Wiederkäuern zählt diese Bakterienart auch zur Pansenflora. Außerhalb des Wirtsorganismus stirbt der Erreger schnell ab, die Tenazität ist nur im Boden bei ausreichender Feuchtigkeit höher. Tiere mit klinisch manifesten Infektionen sind wegen der höheren Virulenz der beteiligten Stämme und des Anreicherungseffektes als Infektionsquellen besonders zu beachten. Infektionen entstehen sowohl **durch Aufnahme des Erregers aus der kontaminierten Umwelt** als auch **auf endogenem Weg**. Als strikter Anaerobier kann sich *F. necrophorum* nicht im gesunden, durchbluteten Gewebe vermehren. Erst wenn durch Verletzungen Eintrittspforten geschaffen wurden, kommt es im geschädigten Gewebe zur Ansiedlung und Vermehrung. Mischinfektionen mit sauerstoffzehrenden Aerobiern oder fakultativen Anaerobiern wie *Arcanobacterium pyogenes* begünstigen diesen Prozess. Im Pansen fördert ein acidotisches Milieu die Penetration der Erreger durch das Epithel und die Einwanderung in die Leber über die Portalvene. Das Leukotoxin wirkt suppressiv auf die Wirtsabwehr und induziert zugleich Gewebsläsionen, z. B. im Leberparenchym.

### Pathogenese und Klinik

Die Nekrobacillose der Leber gehört beim Rind zu den wichtigsten Manifestationen von *F. necrophorum*. Sie kann aber auch bei Schafen und seltener Schweinen auftreten. Nach Überwindung der Schleimhautbarriere von Darm bzw. Pansen kommt es zur Infektion über den Portalkreislauf, natürlich ist auch eine septische Verbreitung des Erregers möglich. Es entwickeln sich Leberabszesse und -nekrosen, deren direkte Schadwirkung in Organverwürfen bei der Schlachtung besteht. Indirekte Schäden werden durch verschlechterte Futterverwertung und verringerte Gewichtszunahmen ausgelöst.

Puerperale Nekrobacillosen entwickeln sich nach Geburtstraumen und nicht fachgerecht ausgeführten Geburtshilfen, sie können zum Ausgangspunkt septischer Erregerstreuungen werden. Auch Fusobakterieninfektionen im Klauenbereich (Panaritium) können zu solchen Erregerstreuungen Anlass geben und beispielsweise multiple Abszesse in der Muskulatur auslösen.

Das Diphtheroid der Kälber und Lämmer kommt nach dem Eindringen von Nekrosebakterien in die verletzte Schleimhaut der Maulhöhle als eine fiebrige, nekrotisierende Stomatitis zustande. Auf den Schleimhäuten des Maul- und Rachenbereichs bilden sich grau-gelbliche Beläge aus, der Erreger kann sich dann im Bereich der Lungen und anderer Organe ansiedeln. Pneumonien und Lungenabszesse sind bedrohliche Komplikationen. Die Prognose ist ungünstig. Das Diphtheroid ist nicht kontagiös, bei Mängeln in der Haltung und den hygienischen Bedingungen treten aber enzootieartige Verläufe in Erscheinung.

### Therapie und Prophylaxe

Die Therapieaussichten sind in der Regel schlecht. Mit der Verhinderung des Einwirkens prädisponierender Faktoren und der konsequenten Behandlung von Grundkrankheiten ist es am ehesten möglich, verlustreichen Nekrobacillosen bei Nutztieren vorzubeugen. In nordamerikanischen feedlots wird die Futtermedikation mit Tylosin zur Senkung der Leberabszessrate eingesetzt. Zur Prophylaxe der Lebernekrobacillose wurden auch Impfversuche unternommen, bei denen sich das Leukotoxin als wichtiges protektives Antigen erwiesen hat.

In der Kleintierpraxis ist Anaerobierinfektionen generell eine größere diagnostische Beachtung zu schenken, dazu gehört auch die Resistenzprüfung der Isolate.

## 5.7 Lawsonia

### 5.7.1 Gattungsmerkmale

> Die Gattung *Lawsonia* wurde 1995 beschrieben und der bis dahin Ileal Symbiont (IS) Intracellularis genannte Erreger als *Lawsonia intracellularis* eingeordnet. Es handelt sich um nicht sporenbildende, gebogene, gramnegative Stäbchen von 0,25–0,50 × 1,25–1,75 µm, die unter mikroaerophiler Atmosphäre streng intrazellulär wachsen. Zellfreie Nährmedien sind daher nicht zur Anzucht geeignet, die Kultivierung gelingt in der Rattenenterocytenzelllinie IEC-18 sowie der intestinalen Epithelzellinie Henle 407.

Die Gattung *Lawsonia* zählt zur Familie „*Desulfovibrionaceae*" in der Klasse „*Gammaproteobacteria*".

*L. intracellularis* ist der Ereger der porcinen proliferativen Enteritis (PPE), manchmal auch als porciner intestinaler Adenomatosekomplex (PIA) bezeichnet. Nachweise sind auch bei anderen Tierarten wie Pferd, Schaf, Kaninchen, Ratte, Fuchs, Weißwedelhirsch und Strauß erfolgt.

### 5.7.2 Porcine proliferative Enteritis/Enteropathie (PPE) – porciner intestinaler Adenomatosekomplex (PIA)

> Diesen Komplex bilden mehrere Krankheitsbilder des Schweins, denen profliferative Entzündungen der Ileumschleimhaut zugrunde liegen. Es sind sowohl inapparente Infektionen als auch akute und chronische Krankheitsverläufe zu beobachten, die vorwiegend bei Absatzferkeln und Jungschweinen auftreten.

■ Ätiologie

Die Bedeutung von *L. intracellularis* als Erreger des PPE-Komplexes ist durch experimentelle Infektionen nachgewiesen. *Campylobacter hyointestinalis, Campylobacter hyoilei* und *Campylobacter mucosalis* wurden zwar aus Material von PPE-kranken Schweinen isoliert, eine Bedeutung für die Pathogenese ließ sich aber nicht bestätigen. Über evtl. synergistische Wirkungen mit *L. intracellularis* besteht noch keine restlose Klarheit.

■ Klinik und Pathologie

Am stärksten ist die Altersgruppen von 6–20 Woche betroffen. Grundsätzlich lassen sich inapparente, akute und chronische Krankheitsverläufe unterscheiden. Die Existenz verschiedener Bezeichnungen wie proliferative Enteropathie, intestinale Adenomatose, nekrotisierende Enteritis, regionale Ileitis und proliferative hämorrhagische Enteropathie verdeutlicht die Vielgestaltigkeit der Krankheitsbilder. Inwieweit insbesondere an den hämorrhagischen Enteritiden Sekundärerreger beteiligt sind, bedarf noch einer näheren Abklärung. Durchfälle und Störungen des Allgemeinbefindens treten in unterschiedlicher Ausprägung bei allen Erkrankungsformen auf, die wirtschaftliche Bedeutung liegt weniger in direkten Tierverlusten als in Leistungsminderungen. Akute Ausbrüche der proliferativen hämorrhagischen Enteropathie gehen auch mit plötzlichen Todesfällen und Verendungen innerhalb der ersten 48 Krankheitsstunden einher, Aborte kommen in solchen Beständen ebenfalls vor. Durchfallkot ist wässrigdunkel bzw.-rötlich aufgrund der Blutbeimengungen. Die Körpertemperatur steigt bis etwa 40 °C. Neben Blut treten im Durchfallkot bei Vorliegen nekrotisierender Veränderungen auch nekrotische Gewebeteile auf. Chronisch erkrankte Tiere werden häufig zu Kümmerern.

Pathologisch-anatomische Veränderungen sind oft auf einen abgegrenzten Bereich des Ileums beschränkt. Distales Jejunum, Caecum und proximales Kolon können gelegentlich beteiligt sein. Proliferative Enteropathien sind besonders durch epitheliale Hyperplasien gekennzeichnet, die Mukosa ist verdickt und lässt deutliche Falten erkennen. Nekrotische und hämorrhagische Veränderungen kommen je nach Krankheitstadium hinzu.

Die Verlaufsformen lassen sich am ehesten anhand der Sektionsbilder und histologischen Befunde definieren. Bei der **porcinen intestinalen Adenomatose (PIA)** sind Verdickungen und Faltenbildungen der Darmschleimhaut bereits makroskopisch sichtbar, histologisch fallen u. a. Epithelzellproliferationen auf. Aus der PIA entwickelt sich die **nekrotisierende Enteritis (NE)**, die sich in einer Koagulationsnekrose äußert. Im Fall der **regionalen Ileitis (RE)** ist die Tunica muscularis des Ileums stark hypertrophiert, der Darmabschnitt wirkt starr und kontrahiert, Rupturen sind möglich. Akute klinische Krankheitsverläufe sind meist durch die **proliferative hämorrhagische Enteropathie (PHE)** bedingt, im Darmlumen finden sich Blutkoagula. An der akuten PHE erkranken vor allem ältere Mastschweine und Jungsauen im Alter von 3–12 Monaten.

■ Diagnostik

Für die Diagnosestellung sind klinische, pathologisch-anatomische, pathologisch-histologische und bakteriologische Befunde maßgeblich. Die in Rattenenterocyten (Zelllinie IEC-18) mögliche Anzüchtung von *L. intracellularis* ist für die Routinediagnostik zu aufwändig. Im Vordergrund steht daher der mikroskopische Nachweis in Darmschnitten nach Silberfärbung (Warthin-Starry) bzw. einer modifizierten Ziehl-Neehlsen-Färbung (15–20 min Karbolfuchsin 1:5 verdünnt; 30 s Entfärben mit 0,5 %igem

Eisessig und Gegenfärbung mit Loefflers Methylenblau). Für die Beurteilung der pathohistologischen Veränderungen werden die üblichen Färbungen verwendet. Erregernachweise sowohl aus Darmgewebe als auch Kot erlaubt die PCR, ihre Nachweisgrenze liegt derzeit bei etwa $10^3$ Lawsonien pro Gramm Kot. Die In-situ-Hybridisierung mit einer rRNA-Sonde wurde ebenfalls beschrieben. Mittels indirektem IFT und ELISA lassen sich Serumantikörper nachweisen.

Differenzialdiagnostisch müssen Salmonellose, Dysenterie, Trichurose (Peitschenwurmbefall), sowie je nach Altersgruppe ggf. Coliinfektionen, bei der chronischen Verlaufsform auch Mykotoxikosen, berücksichtigt werden.

■ Bekämpfung

Da sich *L. intracellularis* nicht auf künstlichen Medien kultivieren lässt, ist auch die übliche Resistenzprüfung nicht möglich. Exakte Prüfungen erfordern daher experimentelle Infektionen von Schweinen, die mittels oraler Verabreichung von Schleimhauthomogenisaten möglich sind. Folgende Wirkstoffe haben sich in kontrollierten Versuchen als geeignet erwiesen: Chlortetracyclin, Tylosin, Lincomycin, Lincomycin-Spectinomycin, Neomycin, Tiamulin und Valnemulin. Die dreiwöchige orale Verabreichung einer Lincomycin-Spectinomycin-Kombination war sowohl in Dosierungen von 44 ppm als auch 88 ppm und 132 ppm bei experimentell infizierten Schweinen in der Lage, die Ausscheidung der Erreger wirksam zu begrenzen. Tiamulin kann in Dosierungen von 100–150 ppm bei Mastschweinen für 7–14 Tage mit dem Futter verabreicht werden, danach sollte eine Verabreichung von 30–50 ppm über die gesamte Gefahrenperiode fortgesetzt werden.

Schwerpunkt der Vorbeuge bilden die Maßnahmen der allgemeinen Seuchenprophylaxe und Impfungen. In Problembeständen kann versucht werden, neu eingestallte Tiere durch Futtermedikation zu schützen. Eine gesonderte Gruppenhaltung ist dann natürlich besonders wichtig, das Alles-rein-alles-raus-Prinzip erweist sich auch zur Prophylaxe dieser Infektionskrankheit als wertvoll.

Ein Lebendimpfstoff kann Tieren ab dem Alter von drei Wochen oral verabreicht werden.

# Infektionen und Krankheiten durch grampositive Bakterien

## 5.8 Taxonomie

Eine Zellwand vom grampositiven Typ ist das verbindende phänotypische Charakteristikum dieser großen Gruppe von Bakterien, die in die Stämme *Firmicutes* und *Actinobacteria* eingeteilt wird, eine Übersicht vermittelt die **Tab. 5.18**.

## 5.9 Grampositive Kokken

### 5.9.1 Taxonomie und Differenzierung

Aufgrund ihrer gemeinsamen phänotypischen Merkmale sind 24 Gattungen grampositiver kokkenförmiger Bakterien in der Gruppe 17 von Bergey's Manual of Determinative Bacteriology zusammengefasst. Höhere Taxa werden dort nicht berücksichtigt. Die aktuelle Einordnung nach Bergey's Manual of Systematic Bacteriology bezieht sich auf die Klasse „Bacilli" und die Familien *Streptococcaceae*, „*Staphylococcaceae*", „*Enterococcaceae*". Die Familie *Micrococcaceae* wird dagegen zu den *Actinobacteria* gerechnet. Eine taxonomische Übersicht enthält die **Tab. 5.18**, wesentliche phänotypische Kriterien zur Unterscheidung der wichtigsten Gattungen sind in der **Tab. 5.19** zusammengefasst.

### 5.9.2 *Staphylococcus*

#### 5.9.2.1 Gattungsmerkmale

> Die Gattung *Staphylococcus* umfasst grampositive, kugelförmige Zellen von 0,5–1,5 µm Durchmesser, die einzeln, paarweise oder unregelmäßig gelagert sind. Bedingt durch die Teilung in mehrere Ebenen entstehen Haufenformen. Die traubenförmige Anordnung der Zellen, die der Gattung ihren Namen gegeben hat, wird dagegen nicht so regelmäßig beobachtet, dass sie ein sicheres diagnostisches Kriterium wäre. Staphylokokken sind fakultative Anaerobier, gewöhnlich katalasepositiv, empfindlich gegen Furazolidon und Lysostaphin und resistent gegen Bacitracin. In der Regel können Staphylokokken noch bei Kochsalzgehalten von 10 % wachsen. Sie sind Schleimhaut- und Hautparasiten bei Menschen und Tieren und medizinisch als Eitererreger und Lebensmittelvergifter bedeutsam.

#### 5.9.2.2 Anzüchtung und Differenzierung

Zur Anzüchtung der Staphylokokken ist besonders Blutagar geeignet. Selektivmedien wie der Chapman-Agar und der Vogel-Johnson-Agar kommen vorrangig bei der Lebensmitteluntersuchung zum Einsatz. Sie nutzen beispielsweise die Kochsalz- bzw. Telluritresistenz der Staphylokokken und zeigen die Mannitspaltung an. Natriumacid, Lithiumchlorid, Polymyxin und Neomycin

**Tab. 5.18** Taxonomische Übersicht zu den grampositiven Bakterien nach Bergey's Manual of Systematic Bacteriology, 2. Auflage (Garrity, 2001).

| Stamm/Klasse | Familie (Auswahl) | Gattung (Auswahl) |
|---|---|---|
| Firmicutes | Clostridiaceae | Clostridium |
| Firmicutes/Mollicutes | Mycoplasmataceae | Mycoplasma |
| | | Eperythrozoon |
| | | Haemobartonella |
| | | Erysipleothrix |
| Firmicutes/„Bacilli" | Bacillaceae | Bacillus |
| | „Listeriaceae" | Listeria |
| | „Staphylococcaceae" | Staphylococcus |
| | „Paenibacillaceae" | Paenibacillus |
| | „Enterococcaceae" | Enterococcus |
| | | Melisococcus |
| | Streptococcaceae | Streptococcus |
| Actinobacteria | Actinomycetaceae | Actinomyces |
| | | Actinobaculum |
| | | Arcanobacterium |
| | Micrococcaceae | Micrococcus |
| | | Renibacterium |
| | Dermatophilaceae | Dermatophilus |
| | Corynebacteriaceae | Corynebacterium |
| | Mycobateriaceae | Mycobacterium |
| | Nocardiaceae | Nocardia |
| | | Rhodococcus |

**Tab. 5.19** Abgrenzung der wichtigsten Gattungen grampositiver Kokken.

| | Lagerung im mikroskopischen Bild | Koagulase | Katalase | anaerobe Glucoseverwertung | Furazolidonempfindlichkeit |
|---|---|---|---|---|---|
| Staphylococcus (S. aureus u. a.) | unregelmäßig bzw. in Haufen | + | + | + | S |
| Staphylococcus (S. epidermidis u. a.) | unregelmäßig bzw. in Haufen | – | + | + | S |
| Streptococcus | Ketten unterschiedlicher Länge | – | – | + | S |
| Enterococcus | paarweise bzw. in oft kurzen Ketten | – | – | + | S |
| Micrococcus | unregelmäßig | – | + | – | R |

sind weitere Zusätze für Selektivmedien. Im Baird-Parker-Medium dienen Lithiumchlorid, Glycin und Tellurit als Hemmstoffe für Begleitkeime. Zur Abgrenzung von der Gattung *Micrococcus* werden bevorzugt der anaerobe Glucoseabbau und die Furazolidonresistenz der Staphylokokken herangezogen. Koagulasereaktion und Nachweis des Clumping-Faktors sind für die Speziesdiagnose wichtig, zu der auch das Testsystem API 32 Staph brauchbar ist. Zur Grobdifferenzierung der koagulasenegativen Staphylokokken ist die Novobiocinempfindlichkeit eine Schlüsselreaktion. Bei *Staphylococcus aureus* ist im Hinblick auf Lebensmittelinfektionen bzw. -intoxikationen der Nachweis von Enterotoxinen notwendig. Die im Artnamen von *S. aureus* reflektierte goldgelbe Pigmentierung der Kolonien tritt nicht bei allen Stämmen in Erscheinung. Die Vielzahl epidemiologisch relevanter Variatäten und Stämme erfordert bei dieser Spezies in bestimmten Fällen eine Feintypisierung der Isolate.

### 5.9.2.3 Virulenzfaktoren

! Staphylokokken produzieren eine große Zahl von virulenzassoziierten Toxinen und Enzymen, zusätzlich sind die Adhärenz an Epithelzellen und antiphagocytäre Eigenschaften an der Entfaltung des pathogenen Potenzials beteiligt.

An die Zelloberfläche gebundene Virulenzfaktoren sind eine antiphagocytäre Schleimhülle, eine Glykokalix, fibronektinbindende Proteine, das Protein A und der Clumping-Faktor („zellgebundene Koagulase"). Protein A reagiert mit den Fc-Fragmenten von Immunglobulinen, die damit nicht mehr für die Opsonierung von Bakterien zur Verfügung stehen. Der Clumping-Faktor enthält Fibrinogenrezeptoren und löst die Verklumpung von Blutplasma aus. Fibronektinbindende Proteine sind an der Adhärenz beteiligt, die Polysaccharidantigene der Kapsel erlauben die Unterscheidung mehrerer Serovaren, von denen die Serovar 5 besonders häufig bei bovinen und ovinen Stämmen von *S. aureus* auftritt. Koagulase ist ein für die Virulenz von Staphylokokken wichtiges Enzym, das zugleich diagnostische Bedeutung besitzt. Es reagiert mit dem Fibrinogen von Kaninchenplasma und führt dadurch zur deutlich sichtbaren Verklumpung. Unter den Toxinen sind insbesondere die Enterotoxine A, B, C1-C3, D und E sowie die epidermiolytischen Exfoliativtoxine zu erwähnen. Außerdem werden Leukozidin, Hyaluronidase, Hämolysine und Koagulase gebildet.

! Staphylokokken bilden 4 verschiedene Hämolysine, die mit α, β, γ und δ bezeichnet werden. Sie unterscheiden sich hinsichtlich ihrer Wirkung auf die Erythrocyten bestimmter Spezies und führen auf Blutagar zu unterscheidbaren Hämolysezonen.

α-Hämolysin wirkt beispielsweise auf Erythrocyten von Kaninchen, Schafen und Rindern und führt auf Blutagar zur Ausbildung einer vollständigen Hämolysezone. β-Hämolysin lysiert dagegen die roten Blutkörperchen von Schafen, Rindern und Menschen und bewirkt bei 37 °C nur eine unvollständige Hämolyse, die erst bei niedrigeren Temperaturen zur vollständigen wird (hot-cold-lysis). Dieses Hämolysin ist die Basis für das CAMP-Phänomen der Hämolyseverstärkung. Die Diagnose der unterschiedlichen Hämolysintypen ist für die Bestimmung der Standortvarietäten (Biovaren) nutzbar. Die einzelnen Bakterienstämme können auch mehrere Hämolysine gleichzeitig bilden. Von den Staphylokokken ebenfalls gebildete Bacteriocine haben keinen direkten Bezug zur Virulenz, verleihen den Bakterien aber in einer Mischflora einen Selektionsvorteil

Koagulase, Clumping-Faktor, Protein A und Enterotoxine werden mit kommerziell erhältlichen Tests nachgewiesen.

### 5.9.2.4 Antibiotikaempfindlichkeit

Staphylokokken sind prinzipiell gegen β-Lactamantibiotika, Erythromycin, Lincomycin, Gentamicin, Florfenicol und Fluorchinolone empfindlich. Da sie nicht nur β-Lactamase bilden können, sondern auch Resistenzen gegen andere Wirkstoffe entwickelt haben, ist bei dieser Erregergruppe in besonderem Maß auf Resistenzbestimmungen Wert zu legen.

### 5.9.2.5 Epidemiologie

Staphylokokken kommen primär auf der Haut und den Schleimhäuten von Menschen und Tieren (**Tab. 5.20**) vor. Die Vielzahl der Spezies, Varietäten und Stämme erfordert im Einzelfall eine exakte Speziesdiagnose, ggf. ergänzt durch die Bestimmung der Virulenz und möglicher epidemiologischer Zusammenhänge. Einige Spezies wie *Staphylococcus delphini*, *Staphylococcus lutrae*, *Staphylococcus hyicus*, *Staphylococcus gallinarum* und *Staphylococcus caprae* sind in ihrem Vorkommen auf wenige Wirte beschränkt. Andere, besonders *Staphylococcus aureus*, besitzen ein breites Wirtsspektrum. Von *S. aureus* sind mehrere Biovaren bzw. Standortvarietäten (*hominis, bovis, ovis, gallinae*) definiert, deren Bestimmung für die Analyse von Infektketten Aufschlüsse geben kann. Für die

**Tab. 5.20** Staphylokokkeninfektionen bei Tieren.

| Spezies | Wirt(e) | Krankheiten |
|---|---|---|
| S. aureus ssp. aureus | viele Tierarten | lokale und systemische Eiterungsprozesse, Abszesse |
|  | Rind/Schaf/Ziege | Mastitis |
|  | Rind | sporadische Aborte |
|  | Schwein | Mastitis |
|  | Pferd | Botryomykose, Mastitis |
|  | Feldhase | Staphylomykose/Staphylokokkose |
|  | Huhn/ Pute | Septikämie, Dermatitis, Osteomyelitis, Arthritis, Tendovaginitis, Synovitis, „bumble foot" |
| S. aureus ssp. anaerobius | Schaf | Eiterungsprozesse und Abszesse |
| S. hyicus | Schwein | exsudative Epidermitis (Ferkelruß) |
| S. intermedius | Hund/Katze | Pyodermie, Pyometra, Otitis externa, Wundinfektionen |

epidemiologische Typisierung von *S. aureus* sind v. a. die Lysotypie, die Bestimmung der Biovaren und Resistenzmuster sowie molekularbiologische Methoden maßgebend. Für die Lysotypie werden humane, bovine und aviäre Phagensätze für *S. aureus* sowie Phagensätze für *S. intermedius* und *S. hyicus* eingesetzt.

### 5.9.2.6 Staphylokokkenmastitis des Rinds
■ Ätiologie und Epidemiologie

> Staphylokokkenmastitiden gehören weltweit zu den wichtigsten Infektionskrankheiten in der intensiven Rinderproduktion.

Haupterreger ist *Staphylococcus aureus* (**Abb. 5.26** und **5.27**), von dem mittels epidemiologischer Typisierungen verschiedene Stämme differenziert werden. Als Besonderheit sind die dwarf colony variants mit einem Koloniedurchmesser unter 1 mm zu erwähnen. Daneben treten aber auch koagulasenegative Staphylokokken in Erscheinung, die allerdings bevorzugt zu subklinischen Mastitiden führen. Die Übertragung der Erreger erfolgt über den Strichkanal, Melkfehler begünstigen die Manifestation.

■ Klinik

Staphylokokkeninfektionen des Euters lösen ein sehr breites Spektrum von krankhaften Veränderungen aus. Am Anfang stehen subklinische Mastitiden, die durch Verminderung der Milchleistung und Zellgehaltserhöhungen wirtschaftliche Schäden verursachen. Akute katarrhalische Mastitiden und die Mastitis acuta gravis, bei der es auch zu gangränösen Veränderungen kommt, treten ebenso auf wie die chronische Galactophoritis und Mastitis und chronisch-abszedierende und granulomatöse Euterentzündungen. Akute Mastitiden können auch letal enden. Das klinische Bild allein erlaubt keine sichere Diagnose.

■ Diagnose und Differenzialdiagnose

Die klinische Untersuchung erstreckt sich in erster Linie auf die Veränderungen des Milchsekrets, Entzündungserscheinungen am Euter und Allgemeinsymptome.

Anzüchtung und Differenzierung von *S. aureus* bereiten keine besonderen Schwierigkeiten. Milchproben müssen nach Reinigung und Desinfektion der Zitze unbedingt vor Beginn antibiotischer Behandlungen entnommen werden. Nach der Speziesdiagnose *S. aureus* ist gegebenenfalls eine epidemiologische Typisierung mittels konventioneller und molekularbiologischer Methoden vorzunehmen. Koagulasenegative Staphylokokken dürfen aber, v. a. bei subklinischen Mastitiden, nicht von vornherein als unbedeutend betrachtet werden. Bestimmungen des Milchzellgehaltes runden die Diagnose ab, sie sind zur Aufdeckung subklinischer Mastitiden hilfreich. Treten unmittelbar nach dem Abkalben gehäuft akute Mastitiden auf, ist die klinische Untersuchung der Euter von Färsen bzw. trockenstehenden Kühen etwa 6–8 Wochen vor der Geburt ratsam.

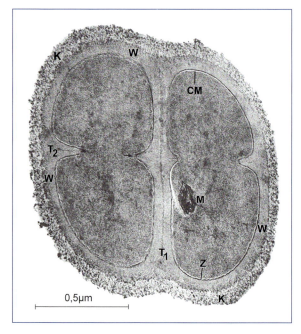

**Abb. 5.26** *Staphylococcus aureus* mit Kapsel (K), grampositiver Zellwand (W), Cytoplasmamembran (CM), dunklerem periplasmatischen Spalt (Z), Membrankörper (M). 2 Teilungsebenene: T1 vollständige Querwand mit Halbierungsebene; T2 beginnende Teilung: 4 Tochterzellen traubenförmig angeordnet, Dünnschnitt (Institut für Mikrobiologie und Tierseuchen, FU Berlin, Grund u. Gatzmann).

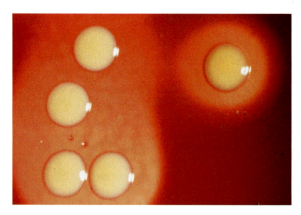

**Abb. 5.27** *Staphylococcus aureus*, hämolysierende Kolonien auf Blutagar (Bisping, Hannover).

Differenzialdiagnostisch sind insbesondere *Streptococcus agalactiae* und andere Streptokokken, *Escherichia coli* und andere Enterobakterien (akute Mastitiden) sowie *Arcanobacterium pyogenes* (abszedierende Mastitiden) zu beachten.

■ Therapie und Prophylaxe

Im Zentrum der Therapie steht die intrazisternale Applikation von Antiinfektiva, z. B. aus der β-Lactamgruppe. Vorher werden die Zitzen gründlich gereinigt und die Euterviertel ausgemolken. Der Behandlungserfolg wird nach Ablauf der Wartezeit bakteriologisch kontrolliert.

Kühe, bei denen trotz mehrfacher Behandlung *S. aureus* in Sekretproben nachgewiesen wird, sollten möglichst ausgemerzt werden. Das gleiche trifft für Tiere mit extrem hohen Zellzahlen (über 1 Mio. pro ml) zu. In Beständen mit nachgewiesenen Mastitisproblemen kommt das Trockenstellen unter Antibiotikaschutz infrage. Bei akuten Mastitiden machen sich je nach Schweregrad zusätzliche Allgemeinbehandlungen erforderlich.

Für die Prophylaxe von Mastitiden kommt der Melkhygiene ein bedeutender Stellenwert zu. An Impfstoffen wird seit Jahrzehnten gearbeitet, bis jetzt steht aber keine überzeugende *S.-aureus*-Vaccine zur Verfügung. Mit bestandsspezifischen Impfstoffen aus inaktivierten Vollbakterien sind nur begrenzte Effekte zu erzielen, die intrazisternale Applikation kann zudem Verträglichkeitsprobleme aufwerfen. Fortschreitende Erkenntnisse über die Virulenzfaktoren von *S. aureus* haben zur Erprobung neuartiger Impfantigene (z. B. fibronektinbindende Proteine, Polysaccharide der Glykokalix) geführt, deren praktische Nutzbarkeit noch zu erproben ist.

### 5.9.2.7 Staphylokokkenmastitiden bei kleinen Wiederkäuern

Bei Schafen und Ziegen verlaufen *S.-aureus*-Infektionen des Euters häufiger als beim Rind in Form perakuter oder akuter Mastitiden mit hoher Letalität. Funktionelle Wiederherstellungen sind in diesen Fällen nur durch frühzeitige Behandlung zu erreichen. Impfstoffe haben sich bei Schafen in der Vergangenheit besser bewährt als bei Rindern. Analog den Verhältnissen beim Rind müssen koagulasenegative Staphylokokken v. a. als Ursache subklinischer Mastitiden beachtet werden. Differenzialdiagnostisch ist *Mannheimia haemolytica* zu berücksichtigen, der neben *S. aureus* wichtigste Mastitiserreger beim Schaf. Beim Auftreten von fieberhaften Allgemeinstörungen ist von vornherein eine kombinierte Antibiotikatherapie (lokal intrazisternal und allgemein) einzuleiten. Als weitere Mastitiserreger kommen bei kleinen Wiederkäuern Streptokokken, Enterobakterien, *Clostridium perfringens*, *Arcanobacterium pyogenes* sowie in südlichen Regionen Europas Brucellen und Mykoplasmen vor.

### 5.9.2.8 Exsudative Epidermitis der Ferkel, Ferkelruß
(greasy pig disease)

■ Ätiologie

*Staphylococcus hyicus*, der Erreger der exsudativen Epidermitis, wurde früher als Biovar 2 von *S. epidermidis* geführt. Das Koagulaseverhalten ist uneinheitlich, Hämolyse tritt nicht auf. Durch Phagentypisierung, Bestimmung der Resistenzmuster und Plasmidprofile lassen sich verschiedene Stämme charakterisieren, deren Virulenz erheblich voneinander abweicht. Wichtigster Virluenzfaktor sind die Exfoliativtoxine (ExhA-D).

■ Klinik

*S. hyicus* besiedelt die Haut gesunder Schweine, Schwächung der Abwehrkapazität und Verletzungen begünstigen die Manifestation. Ferkelruß tritt bevorzugt bei Saugferkeln auf, mit zunehmendem Alter nimmt der Schweregrad der Erkrankung ab.

Zuerst treten Bläschen auf, aus denen sich schließlich schmierige, schwarz-braune Beläge entwickeln. Bei der akuten Form, die auch letal enden kann, breiten sich die Entzündungen über die gesamte Körperoberfläche aus. Leichte Verläufe generalisierter Erkrankungen werden als pockenartige Ausschläge registriert. Juckreiz tritt in Abhängigkeit vom Schweregrad der Hautveränderungen auf. Neben der Haut können auch Gelenke und innere Organe in den Prozess einbezogen sein. Einzelfälle von *S.-hyicus*-Infektionen treten auch bei älteren Schweinen auf.

■ Diagnose und Differenzialdiagnose

Die Interpretation bakteriologischer Befunde hat das Vorkommen von *S. hyicus* bei klinisch gesunden Schweinen zu berücksichtigen. Neben Schweinepocken ist differenzialdiagnostisch besonders die Parakeratose interessant.

■ Therapie und Prophylaxe

In schweren Fällen sind die Therapieaussichten eher unbefriedigend. Behandlungen erfolgen mit Penicillin (ca. 200.000 IE/Tag) oder einem anderen Wirkstoff laut Resistenztest. Muttertierschutzimpfungen mit bestandsspezifischen Vaccinen haben häufig gute Effekte.

### 5.9.2.9 Staphylokokkeninfektionen des Pferds, Botryomykose

*S. aures* sowie vereinzelt auch *S. intermedius*, *S. hyicus* und *S. epidermidis* (**Abb. 5.28**) führen beim Pferd zu chronischen Hautinfektionen mit der Bildung von Pusteln, Furunkeln bzw. Akne und Follikulitis. Eintrittspforten werden durch Verletzungen, Geschirr- oder Satteldruck sowie Kastrationswunden usw. geschaffen. Je nach Lokalisation wird z. B. von Brust- oder Bugbeulen bzw.

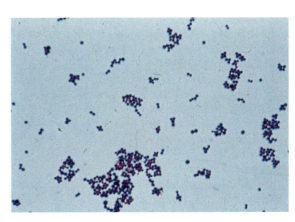

**Abb. 5.28** *Staphylococcus epidermidis*, Kulturausstrich, Gramfärbung (Bisping, Hannover).

Samenstrangfisteln gesprochen. Als Botryomykose werden Formen bezeichnet, bei denen Erregeransammlungen in zähen Eiter eingeschlossen und zusätzlich von Bindegewebe umgeben sind (botrys, griech. = Traube). Botryomykose kann auch das Euter betreffen.

Die Diagnose wird durch mikroskopischen und kulturellen Erregernachweis gestellt. Infektionen mit *Corynebacterium pseudotuberculosis, Dermatophilus congolensis,* Streptokokken und Nocardien sind abzugrenzen. Die Therapie erfolgt chirurgisch, durch Verabreichung von Penicillin oder anderen Antiinfektiva laut Antibiogramm sowie gegebenenfalls Autovaccinen.

### 5.9.2.10 Staphylokokkeninfektionen von Hund und Katze

Koagulasepositive Staphylokokken (*S. aureus, S. intermedius*) sind bei Hund und Katze die Ursache vielfältiger Eiterungsprozesse, z. B. von Pyodermie, Pyometra, Otitis externa, Wundinfektionen usw. *Staphylococcus intermedius,* spielt bei Fleischfressern eine besondere Rolle, zu dieser Art werden Stämme der ehemaligen Biovaren E und F bzw. der Standortvarietät Canis von *S. aureus* gerechnet. Die Mehrzahl der aus pathologischen Veränderungen des Hundes isolierten Staphylokokken lässt sich dieser Art zuordnen. *S. intermedius* kann aus dem Haarkleid gesunder Hunde isoliert werden, besonders häufig gelingt der Nachweis aus der Analregion. *S. schleiferi* ist als koagulasenegative Spezies an Otitiden und Pyodermien des Hundes beteiligt.

Die Behandlung von Staphylokokkeninfektionen richtet sich nach der Manifestationsform. Bei Pyodermien haben sich Autovaccinen bewährt.

### 5.9.2.11 Staphylokokkeninfektionen des Geflügels

Infektionen mit *S. aureus* treten bei allen Arten des Wirtschaftsgeflügels und auch Zier- und Wildvögeln auf. Die größte Bedeutung haben sie bei Hühnern und Puten, bei denen sowohl systemische als auch lokale Infektionen vorkommen. Am verbreitetsten sind folgende Krankheitsbilder bzw. Symptomenkomplexe mit Staphylokokkeninfektionen von Hühnern und Puten verbunden:
- erhöhte Embryosterblichkeit,
- Nabel- und Dottersackentzündungen mit anschließenden septikämischen Verläufen bis etwa 10. Lebenstag,
- perakut bis akut verlaufende Septikämien,
- Arthritis und Synovitis,
- Ostitis und Osteomyelitis,
- Dermatitiden.

Neben der horizontalen ist auch die vertikale Übertragung nachgewiesen. Für epidemiologische Untersuchungen sind aviäre Phagensätze zu verwenden.

Therapeutisch werden Amoxicillin, Ampicillin, Erythromycin oder andere Präparate nach Antibiogramm über das Trinkwasser bzw. Futter eingesetzt. Prophylaktisch hat die Bruthygiene neben weiteren allgemeinen Hygienemaßnahmen zur Verminderung des Infektionsdrucks und von Verletzungen Bedeutung. In den USA wird ein Lebendimpfstoff auf der Basis eines *S.-epidermidis*-Stammes als Aerosol eingesetzt.

### 5.9.2.12 Staphylokokkeninfektionen des Menschen

Staphylokokken und unter ihnen besonders *S. aureus* gehören beim Menschen zu den wichtigen Erregern von invasiven Erkrankungen und Intoxikationen. Eine relativ hohe Tenazität und die Ausbildung von Antibiotikaresistenzen verleihen den Staphylokokken einen bedeutenden Stellenwert im Hospitalismusgeschehen. Als Reserveantibiotikum wird Vancomycin eingesetzt.

Zu den Folgen invasiver Infektionen mit *S. aureus* zählen eitrige Hautveränderungen wie Furunkel, Karbunkel und Pyodermien, Parotitis, Mastitis und Osteomyelitis. Weichteil- und Organabszesse, sekundäre Pneumonien und Empyeme kommen dazu. Letztlich kann es zur Sepsis und zur Endokarditis kommen.

Toxinvermittelte Erkrankungen sind das Staphylococcal Scalded Skin Syndrome, das Toxic Shock Syndrome und Lebensmittelintoxikationen durch Enterotoxine.

> ! Staphylokokkenenterotoxine besitzen eine hohe Hitzestabilität und werden deshalb bei normaler küchentechnischer Bearbeitung in den Lebensmitteln nicht immer sicher inaktiviert.

Enterotoxine werden nicht nur von humanen *S.-auereus*-Stämmen gebildet, sondern beispielsweise auch von bovinen Stämmen. Relevante Enterotoxinmengen werden in der Regel dann produziert, wenn sich der Erreger im Lebensmittel bis auf Keimzahlen über $10^5$ anreichern kann. Bei Säuglingen wird auch eine Toxinproduktion im Darm für denkbar gehalten. Die Inkubationszeit ist sehr kurz und beträgt nur wenige, in der Regel 2 – 4 Stunden, danach setzen Übelkeit, Erbrechen und Durchfälle ein. Innerhalb von 1 – 2 Tagen klingen die Krankheitserscheinung aber wieder ab. Staphylokokkennachweise im Lebensmittel sind letztlich nicht beweisend, es ist erforderlich, die Enterotoxine zu finden. Biologische Nachweise wurden früher über Tierversuche an Katzen und Affen geführt, heute sind immunologische Nachweise in Kulturüberständen, Lebensmitteln, Erbrochenem und ggf. Stuhl die Mittel der Wahl. Beispielsweise stehen dafür Agargelpräzipitation, ELISA und Latexagglutination zur Verfügung.

! Beziehungen zwischen den Staphylokokkeninfektionen von Tieren und Menschen sind prinzipiell möglich, aber nur durch sorgfältige Charakterisierung der Stämme nachzuweisen, sie können nicht allein aus der Artdiagnose *S. aureus* begründet werden. Auch bei *S. intermedius* und *S. schleiferi* ist ein zoonotisches Potenzial zu beachten.

Koagulasenegative Staphylokokken sind nicht generell als apathogen zu werten. Insbesondere im Hospitalismusgeschehen können sie eine Rolle spielen. In der Humanmedizin verursachen multiresistente Staphylokokken wie die **MRSA** (**Methicillin-resistente *S. aureus***) große Probleme. MRSA werden auch bei Tieren nachgewiesen.

## 5.9.3 *Streptococcus*

### 5.9.3.1 Gattungsmerkmale

! Zur Gattung *Streptococcus* gehören kugelörmige oder ovoide grampositive Bakterien mit einem Durchmesser bis zu 2 µm. Sie sind paarweise oder in Ketten gelagert, weil sich die Bakterien nur in einer Ebene teilen. Kettenformen werden besonders in Flüssigmedien ausgebildet, ihre Länge ist sehr unterschiedlich. Streptokokken sind fakultative Anaerobier, Katalase wird nicht gebildet, in ihrem fermentativen Stoffwechsel entsteht v. a. Milchsäure, aber nie Gas. Es handelt sich um Parasiten der Vertebraten, eine Reihe von Spezies ist pathogen für Tiere und/oder den Menschen. Die optimale Wachstumstemperatur liegt bei 37 °C, mit einer Spanne von 25–45 °C ist der Temperaturbereich relativ eng und deutet auf parasitäre Lebensweise hin. Viele Streptokokkenarten bilden Hämolysine.

### 5.9.3.2 Anzüchtung und Differenzierung

Streptokokken stellen höhere Ansprüche an Nährmedien, Blutagar ist daher ein geeigneter Nährboden. Flüssigmedien dienen der Anreicherung und dem Nachweis der Kettenbildung. Selektivmedien werden Natriumacid, Natriumsulfit, Kristallviolett und Kanamycin zugesetzt.

Für die Differenzierung der Streptokokken hat der Nachweis der antigen wirksamen Zellwandpolysaccharide der sog. C-Substanz (Carbohydrate) zentrale Bedeutung, auf ihm beruht die Einteilung der Lancefield-Gruppen (**Tab. 5.21**). Rhamnose, Glucose und Galactose sind wesentliche Bestandteile dieser Antigene, das B-Gruppenantigen besteht z. B. aus Rhamnose-Glucosamin. Die Gruppenantigene werden mittels Präzipitationsreaktionen, Latexagglutination und Co-Agglutination nachgewiesen. Diagnostisch verwertbar ist ferner das Hämolyseverhalten. Abweichend von den Verhältnissen bei Staphylokokken wird die vollständige Hämolyse als β-Hämolyse bezeichnet, bei der α-Hämolyse handelt es sich lediglich um eine Vergrünung durch Bildung von Methhämoglobin, der Begriff γ-Hämolyse ist dagegen abzulehnen, weil er eigentlich anhämolysierende Stämme beschreibt. Für die Speziesdiagnose kommen natürlich auch Stoffwechselkriterien in Betracht, die z. B. im Testsystem Rapid ID 32 Strep bestimmt werden können. Eine Übersicht zu den Streptokokkenarten enthält die **Tab. 5.21**.

### 5.9.3.3 Virulenz

! Die Virulenz der Streptokokken wird von Bestandteilen der Kapsel und der Zellwand sowie extrazellulären Toxinen und Enzymen bestimmt.

Hyaluronsäure- bzw. polysaccharidhaltige Kapselsubstanzen wirken antiphagocytär. Auch das in der Zellwand v. a. der A-Streptokokken lokalisierte M-Protein schützt die Erreger vor der Phagocytose. Es kommt in mehr als 70 serologisch unterscheidbaren Varianten vor und kann damit auch zur epidemiologischen Charakterisierung dienen. Bei Streptokokken anderer Gruppen sind weitere virulenzassoziierte Oberflächenproteine nachgewiesen. Extrazelluläre Polysaccharide und Fibrillen aus Lipoteichonsäure-Protein-Komplexen vermitteln die Adhärenz der Streptokokken an Zielzellen. Von den extrazellulären Virulenzfaktoren sind zunächst die Hämolysine

**Tab. 5.21** Übersicht zu den Streptokokkeninfektionen.

| Spezies | Lancefield-Gruppe | Hauptwirte |
| --- | --- | --- |
| S. pyogenes | A | Mensch (Scharlach) |
| S. agalactiae | B | Rind, Mensch |
| S. equi ssp. equi | C | Pferd |
| S. equi ssp. zooepidemicus | C | alle Haustiere, bes. Pferd |
| S. dysgalactiae ssp. dysgalactiae | G, L | Rind |
| S. dysgalactiae ssp. equisimilis | C, G, L | Schwein, Mensch |
| S. bovis | D | Rind |
| S. equinus | D | Pferd |
| S. uberis | (E) | Rind |
| S. canis | G | Hund |
| S. suis | R, S, T | Schwein |
| S. pneumoniae | – | Mensch, Rind |
| S. porcinus | E, P, U, V | Mensch, Rind |
| S. gallolyticus | (D) | Taube |

zu erwähnen. Von humanen Stämmen gebildete Hämolysine werden als Streptolysin O und S bezeichnet. Durch die Bildung von Hyaluronidase erlangen Streptokokken invasive Eigenschaften, dieses antigenetisch wirksame Enzym wird auch als spreading factor bezeichnet. Verschiedene hämolysierende Arten erzeugen Streptokinase (Fibrinolysin), durch die Plasminogen aktiviert wird, was wahrscheinlich ebenfalls Abwehrreaktionen hemmt. Von *S. pyogenes* werden erythrogene Toxine gebildet, die für das beim Scharlach des Menschen auftretende Exanthem verantwortlich sind.

### 5.9.3.4 Epidemiologie

Bakterien der Gattung *Streptococcus* besiedeln vorrangig Haut und Schleimhäute von Menschen und Tieren, wobei es deutliche Unterschiede sowohl hinsichtlich der Wirte als auch der Organsysteme gibt. Anpassungen an bestimmte Wirte kommen etwa bei *S. equi, S. suis* und *S. canis* bereits im Artnamen zum Ausdruck. *S. pyogenes* ist an den Menschen adaptiert, *S. pneumoniae* (**Abb. 5.29**) und *S. agalactiae* kommen sowohl bei Menschen als auch Rindern vor, andere Vertreter (*S. equi* ssp. *zooepidemicus*) treten bei vielen Tierarten als Krankheitserreger auf. Einige Streptokokkenarten sind auch apathogene Vertreter der Normalflora, z. B. *Streptococcus equinus* im Darm von Pferden. *Streptococcus bovis* tritt im Verdauungskanal von Wiederkäuern und Schweinen auf, wird aber gelegentlich auch im Zusammenhang mit krankhaften Veränderungen isoliert. Das Habitat der sog. **oralen Streptokokken** ist die Mundhöhle des Menschen. Das Vorkommen von *S. pneumoniae* im Nasopharynx von Mensch und Rind sowie das bevorzugte Auftreten von *S. agalactiae* im Rindereuter sind weitere Beispiele für die Affinität zu bestimmten Organsystemen. Eitererregende Streptokokken wie *S. pyogenes, S. equi, S. canis* und *S. agalactiae* werden zu den sog. **pyogenen Streptokokken** zusammengefasst. Die Manifestation von Streptokokkeninfektionen wird in den meisten Fällen von begünstigenden Faktoren gefördert. An den Menschen und bestimmte Tierarten angepasste Vertreter haben eine geringe Tenazität, *S. agalactiae* kann zwar relativ lange in der Einstreu und auf der Euterhaut überleben, vermehrt sich aber außerhalb des Tierkörpers nicht.

### 5.9.3.5 Streptokokkenmastitiden des Rinds

> Unter den Streptokokkenmastitiden des Rinds ist der von *Streptococcus agalactiae* verursachte gelbe Galt von Mastitiden durch andere Streptokokken zu unterscheiden. Die aktuelle Bedeutung ist deutlich geringer als die der Staphylokokkenmastitiden.

#### ■ Ätiologie und Epidemiologie

*S. agalactiae* gehört zur Gruppe B und ist die wichtigste Streptokokkenart im Mastitisgeschehen. Sie kann aufgrund von Polysaccharid- (I-V) und Proteinantigenen (c, R, X) in mehrere Serovaren unterteilt werden. In flüssigen Nährmedien und im Eutersekret bildet *S. agalactiae* lange Ketten (**Abb. 5.30**). Im Rindereuter, an das dieser Erreger eine hohe Anpassung erreicht hat, breitet sich die Infektion galactogen-aszendierend aus. *S. agalactiae* tritt gelegentlich bei anderen eitrigen Infektionen des Rinds und Aborten auf. Die Übertragung erfolgt überwiegend beim Melken sowie auch bei gegenseitigem Besaugen von Rind zu Rind.

*Streptococcus dysgalactiae* ssp. *dysgalactiae* und *Streptococcus uberis* sind weitere Mastitiserreger beim Rind. Beide Arten kommen in stärkerem Maß als *S. agalactiae* außerhalb des Euters im Körper des Rinds und v. a. in der Umwelt vor. Kontagiosität und Eutervirulenz sind ebenfalls geringer, wodurch der faktorenabhängige Charakter dieser Euterentzündungen unterstrichen wird. In selteneren Fällen treten weitere Streptokokken als Mastitiserreger auf.

#### ■ Klinik

Die Infektion mit *S. agalactiae* kann im latenten Stadium bleiben, zu subklinischen oder klinischen Mastitiden führen. In den meisten Fällen verläuft die Erkrankung als chronische katarrhalische Galactophoritis und Mastitis mit proliferativen Entzündungsprozessen. Sie kann von

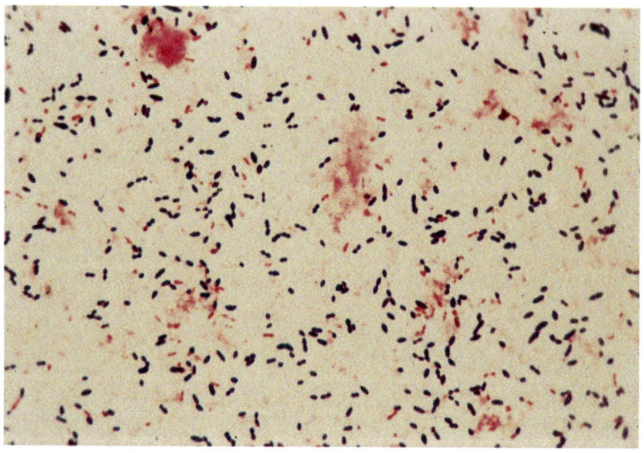

**Abb. 5.29** *Streptococcus pneumoniae*, Kulturausstrich, Gramfärbung (Bisping, Hannover).

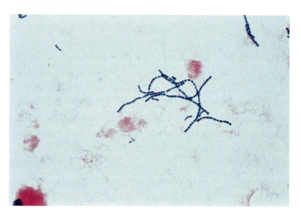

**Abb. 5.30** *Streptococcus agalactiae*, Ausstrich, Gramfärbung (Bisping, Hannover).

akuten Schüben mit vorübergehendem Temperaturanstieg und gestörtem Allgemeinbefinden unterbrochen werden. Akute Galtmastitiden sind durch exsudativ-eitrige Entzündungsprozesse gekennzeichnet. Bereits bei subklinischen Mastitiden geht die Milchleistung zurück. Unbehandelte Galtfälle können in eine Atrophie des betroffenen Eutervierteils einmünden. Der Erreger persistiert auch während der Trockenstehperiode im Euter und führt sowohl bei Färsen als auch Kühen nach dem Abkalben zu klinisch manifesten Mastitiden. *S. uberis* ist in der Lage, sowohl akute Mastitiden mit Allgemeinstörungen als auch chronische Infektionen mit hohen Milchzellgehalten auszulösen.

■ Diagnose

Für die endgültige Diagnose ist der bakteriologische Erregernachweis erforderlich. Dazu werden Milchproben in flüssige Anreicherungsmedien, z. B. Streptosel-Bouillon, verbracht, gleichzeitig erfolgen Ausstriche auf Festmedien wie Blutagar, Edwards-Medium bzw. TKT-(Thalliumsulfat-Kristallviolett-Toxin) Agar. Das Hämolyseverhalten der Galtstreptokokken ist unterschiedlich, im Prinzip treten alle 3 Varianten (α-, β-Hämolyse, anhämolysierend) auf. Einige Stämme, v. a. Isolate vom Menschen, bilden ein orange-rotes Pigment. Lange Ketten in Flüssigmedien sind ein weiteres Merkmal von *S. agalactiae*. Ein wichtiges Kriterium für diese Spezies ist der positive Ausfall des CAMP-Tests (Christie, Atkins, Munch-Petersen). Er beruht auf einem als CAMP-Faktor bezeichneten extrazellulären Protein und äußert sich in der Verstärkung der β-Hämolyse eines Staphylokokkenstamms auf Rinder- oder Schafblutagar. Fehlende Äskulinspaltung und positive Natriumhippurathydrolyse sind weitere Differenzierungskriterien für den Galterreger.

Durch die Bestimmung der Milchzellgehalte sowie der elektrischen Leitfähigkeit und des Chlorid- und Lactosegehalts lassen sich subklinische Mastitiden erkennen. Für die Differenzialdiagnose gelten die gleichen Voraussetzungen wie bei den Staphylokokkenmastitiden.

■ Therapie und Prophylaxe

Im deutlichen Gegensatz zu *S. aureus* besitzt *S. agalactiae* eine sehr geringe Tendenz zur Ausprägung einer Resistenz gegen Penicilline und andere β-Lactamantibiotika. Infolge der Anpassung von *S. agalactiae* an das Rindereuter und seiner Ausbreitung im infizierten Bestand ist der gelbe Galt nur durch den Aufbau erregerfreier Kuhbestände zu tilgen. Impfversuche sind ohne nennenswerte Effekte geblieben. Weiterhin sind wie bei der Staphylokokkenmastitis besonders die der Melkhygiene dienenden Maßnahmen für die Prophylaxe wichtig.

### 5.9.3.6 Bedeutung für den Menschen

*S. agalactiae* ist eindeutig humanpathogen und verursacht besonders neonatale Septikämien und Meningitiden. Da sich der überwiegende Teil der von Rindern und Menschen isolierten Stämme aber unterscheiden lässt (Polysaccharid- und Proteinantigene, Pigmentbildung, Antibiotikaempfindlichkeit, Lactoseabbau), ist eine Übertragung vom Rind auf den Menschen eher als die Ausnahme anzusehen.

### 5.9.3.7 Pneumokokkeninfektion des Rinds

■ Ätiologie und Epidemiologie

*Streptococcus pneumoniae* (Synonym *Diplococcus lanceolatus, D. pneumoniae*) besitzt kein Gruppenantigen nach Lancefield und verursacht α-Hämolyse. Typischerweise sind 2 lanzettförmige Kokken (Diplokokken) mit den stumpfen Seiten aneinander gelagert, wobei die zugespitzten Enden nach außen zeigen. Die polysaccharidhaltige Kapsel enthält Antigene, die die Unterscheidung von mehr als 80 Serovaren erlauben. Zur Darstellung der Kapsel ist die Methylenblaufärbung geeignet, die serologische Analyse erfolgt mittels Kapselquellungsreaktion nach Neufeld. Primärer Träger der Pneumokokken ist der Mensch, durch den Rinderbestände infiziert werden können. Treten Erkrankungen bei Kälbern auf, sollte unter dem Stallpersonal nach Keimträgern gesucht werden.

*S. pneumoniae* muss auch bei eitrigen Infektionen der Atemwege des Pferds beachtet werden.

■ Klinik und Therapie

Infektionen mit *S. pneumoniae* manifestieren sich besonders bei Kälbern bis zum Alter von 3 Wochen. Sie verlaufen als schwere Allgemeininfektionen und führen innerhalb von wenigen Stunden bis 2 Tagen zum Tod. Bei der Sektion ist das Bild der hyperämisch-hyperplastischen Milzschwellung („Gummimilz") charakteristisch. Differenzialdiagnostisch ist besonders an Coliseptikämie zu denken. Trotz Penicillinempfindlichkeit des Erregers kommt die Therapie oft zu spät. Die Abgrenzung zu anderen α-hämolysierenden Streptokokken erfolgt besonders durch die Galleöslichkeit und Otpochinempfindlichkeit von *S. pneumoniae,* früher wurde auch die hohe Mäusevirulenz diagnostisch verwertet.

### 5.9.3.8 *Streptococcus-equi*-Infektionen des Pferds – Druse
(Strangles, Gourme, Lymphadenitis equorum)

■ Allgemeines

> Druse ist eine fieberhafte Infektionskrankheit, die durch Entzündung der Schleimhäute des oberen Respirationstrakts und die Vereiterung der regionären Lymphknoten mit der Neigung zur Abszedierung gekennzeichnet ist.

■ Ätiologie und Epidemiologie

*Streptococcus equi* ssp. *equi* ist ein an Equiden adaptierter und antigenetisch einheitlicher Erreger. Er zeichnet sich phänotypisch u. a. durch die Bildung sehr langer Ketten, geringe biochemische Aktivität und schleimiges Wachstum infolge einer hyaluronsäurehaltigen Kapsel aus. Zu den Virulenzfaktoren gehören ein M-like-Protein und fibronektinbindende Proteine. Die Kontagiosität ist sehr hoch, die Infektion erfolgt aerogen sowie über Zwischenträger wie Geschirre, Tränkeimer. Sie ist auch über die verletzte Haut, den Deckakt, die Milch und in seltenen Fällen intrauterin möglich. Der Erreger kommt nicht in der Umwelt vor, überlebt aber nach der Ausscheidung in der Umgebung der Pferde bis zu einigen Wochen. Virusinfektionen des Respirationstrakts begünstigen die Manifestation der Druse, die aber auch primär auftreten kann.

■ Klinik

Vorwiegend erkranken Pferde bis zum Alter von 5 Jahren. Nach einer Inkubationszeit von 3–8 Tagen stellen sich Mattigkeit, Fieber, seröse, bald eitrige Rhinitis, Pharyngitis und Schwellung der mandibulären Lymphknoten ein. Ohne antibiotische Behandlung kommt es schnell zur Abszedierung der Kehlgangslymphknoten. Auch die retropharyngealen Lymphknoten können vereitern, diese Veränderungen sind aber weniger auffällig. Als sog. kalte Druse werden Kehlgangsabszesse ohne Fieber und mit nur geringem Nasenausfluss bezeichnet. Derartige Pferde schleppen die Infektion in freie Bestände ein.

Aus den primär lokalen Entzündungserscheinungen können sich Bakteriämien mit Erregerstreuungen entwickeln, z. B. wenn die Pferde nicht sofort ruhig gestellt werden. Die Folge sind metastatische Vereiterungen in anderen Lymphknoten, besonders häufig denen der kranialen Gekrösewurzel. Neben Fieberschüben treten auch Kolikerscheinungen auf. Weitere Komplikationen in Form eitriger Veränderungen sind in vielen Körperregionen und Organen möglich. Aborte treten als Folge der Infektion mit *S. equi* ebenfalls auf.

■ Diagnose

Wenn die typischen Vereiterungen der Kehlgangslymphknoten vorliegen, ist die klinische Diagnose gut zu stellen. Sie ist durch bakteriologische Untersuchung von Eiter abzusichern. Hämolysierende Streptokokkenkolonien werden mittels Latexagglutination in die Gruppe C eingestuft, die Speziesdiagnose kann dann anhand der langen Ketten und der biochemischen Inaktivität (Lactose, Trehalose, Sorbit-negativ) gestellt werden. Bakteriologisch sind andere Streptokokken, v. a. *Streptococcus equi* ssp. *zooepidemicus* abzugrenzen. Bei Aborten ist das dafür typische Keimspektrum in die Differenzialdiagnose einzubeziehen.

Druse gehört zu den Infektionskrankheiten, in deren Folge sich die Blutfleckenkrankheit (Petechialfieber, Morbus maculosus) ausbilden kann.

■ Therapie und Prophylaxe

Als erste Maßnahme ist erkrankten Pferden unbedingte Ruhe und Schonung zu verordnen bis sie mehrere Tage fieberfrei gewesen sind. Über die Bedeutung chirurgischer und antibiotischer Behandlungen existieren teilweise unterschiedliche Auffassungen, da die Abszessreifung durch eine Chemotherapie verzögert oder kupiert werden kann. Unstrittig ist die Notwendigkeit von Antibiotikagaben aber nach der Abszessspaltung zur Verhinderung einer Bakteriämie, in frühen Stadien vor einer erkennbaren Abszedierung, bei der kalten Druse und dem Verdacht auf metastatische Eiterherde. Penicillin ist das Mittel der Wahl, die initiale Therapie kann auch i. v. erfolgen. Die Behandlung ist über die Entfieberung hinaus fortzusetzen.

Ein Lebendimpfstoff, der auf einer Deletionsmutante beruht, wird bei Fohlen ab 4 Monaten in die Submukosa der inneren Oberlippe injiziert.

### 5.9.3.9 Infektionen mit *Streptococcus equi* ssp. *zooepidemicus*

■ Erregereigenschaften

Dieser Erreger wurde früher als eigene Art *S. zooepidemicus* bzw. *S. pyogenes animalis* C geführt. Im Unterschied zu *S. equi* besitzt er ein breites Wirtsspektrum, das alle Haustiere und den Menschen einschließt. Besonders häufig kommt er aber bei Pferden vor. Zur Abgrenzung von anderen hämolysierenden Streptokokken der Gruppe C dienen biochemische Kriterien wie die positive Sorbitreaktion.

■ Epidemiologie und Erkrankungsspektrum

Bei **Pferden** wird dieser Erreger häufig bei Fruchtbarkeitsstörungen von Stuten nachgewiesen. Da Nachweise aber auch aus dem Genitale gesunder Stuten und Hengste gelingen, sind alle Befunde unter Berücksichtigung von Entnahmeort (Vestibulum, Clitoris, Zervix, Uterus) und Zeitpunkt (Geburt, Deckakt) sowie evtl. klinischer Veränderungen zu würdigen. Ferner ist zu bewerten, ob Reinkulturen vorliegen.

Folgende Erkrankungen werden bei Pferden ausgelöst:
- respiratorische Infektionen, insbesondere Streptokokkenpharyngitis bei Fohlen und Jungpferden sowie eitrige Bronchopneumonien,
- entzündliche Veränderungen der Genitalschleimhäute bis zu eitrigen Endometritiden,
- Aborte,
- Fohlenspätlähme (klassische Fohlenlähme),
- Nabelinfektionen,
- Wundinfektionen.

! Die Fohlenspätlähme tritt in der Regel ab dem Ende der 1. bis zur 6. Lebenswoche auf. Sie verläuft als metastasierende Pyämie mit Fieber, Saugunlust und ausgeprägter Lahmheit. Differenzialdiagnostisch ist die Frühlähme durch *Actinobacillus equuli* zu unterscheiden.

Manifestationen bei anderen Tierarten sind Nabel- und Wundinfektionen, Abszesse, Mastitiden, Metritiden, Arthritiden sowie auch Septikämien.

### Therapie und Prophylaxe

Penicillin ist bei diesen Infektionen das Mittel der 1. Wahl, Cefquinom ist ebenfalls zugelassen. Zur Vorbeuge der Fohlenlähme sind Muttertierschutzimpfungen, gegebenenfalls mit bestandsspezifischen Vaccinen sinnvoll, die i. v. Verabreichung von Stutenplasma mit hohem IgG-Gehalt an das Fohlen hat sich ebenfalls bewährt.

## 5.9.3.10 Streptococcus-suis-Infektionen des Schweins
(enzootische Streptokokkenmeningitis)

### Ätiologie

> Streptococcus suis hat sich in den letzten 20 Jahren zu einem der wichtigsten bakteriellen Krankheitserreger beim Schwein entwickelt. Von dieser Art werden 35 Serovaren unterschieden, die zu den Lancefield-Gruppen R, S und T gehören. Am häufigsten ist die Serovar 2 mit dem Gruppenantigen R. S. suis ist auch humanpathogen.

Mit der Virulenz werden die polysaccharidhaltige Kapsel, Fimbrien und nicht fimbrierte Adhäsine, Hämolysine wie das Suilysin der Serovar 2, bestimmte Proteine wie MRP und EF und das Überleben in Makrophagen in Verbindung gebracht. Das muramidase released protein (MRP) wird durch Lysozymbehandlung der Bakterien freigesetzt, während der extracellular factor (EF) im Kulturüberstand nachweisbar ist. Anhand dieser beiden Proteine können 3 Phänotypen (MRP$^+$ EF$^+$/MRP$^+$EF$^-$/MRP$^-$EF$^-$) differenziert werden. Wahrscheinlich sind MRP und EF aber keine direkten Virulenzfaktoren, sondern nur Virulenzmarker.

S. suis kommt bei klinisch gesunden Schweinen z. B. auf den Tonsillen vor, durch latent infizierte Tiere dürfte in erster Linie die Infektion bisher freier Bestände erfolgen. Andere Tierarten und auch der Mensch können aber an der Verbreitung des Erregers beteiligt sein. Von Tier zu Tier erfolgt die Infektion oronasal und über Hautwunden, Saugferkel stecken sich bereits im perinatalen Zeitraum an den Muttertieren an.

### Klinik

Infektionen mit S. suis manifestieren sich besonders zwischen der 2. und 20. Lebenswoche, wobei die Serovar 1 gehäuft bei Saugferkeln zu Erkrankungen führt, wohingegen die Serovar 2 mehr bei Absetzern und älteren Tieren auftritt. Nach einer septikämischen Phase entwickeln sich v. a. eitrige Meningitis und Polyarthritis, aber auch eitrige Bronchopneumonien. Weitere Manifestationen wie Endokarditis sind möglich, treten aber seltener auf. Nachdem zuerst Fieber und Inappetenz diagnostiziert werden, folgen dann zentralnervöse Symptome (motorische Ausfallserscheinungen, Krämpfe) Lahmheiten und Pneumonieerscheinungen.

### Diagnose

Neben der klinischen Untersuchung liefert der Nachweis einer eitrigen Menigitis bei der Sektion wichtige Hinweise auf eine Infektion mit S. suis. Da der Erreger gut auf Penicilline anspricht, ist ein entsprechendes Ergebnis diagnostisch verwertbar. Beweisend ist letztlich der Erregernachweis im Organmaterial (Gehirn), im Liquor und in Gelenkflüssigkeit. Auf Blutagar wird α- oder β-Hämolyse ausgebildet, da S. suis auch das Gruppenantigen D besitzen kann, sind in der Latexagglutination D-positive Stämme weiter zu prüfen. Die Speziesdiagnose kann im Rapid ID 32 Strep-System erfolgen.

Für die Differenzialdiagnose der Streptokokkenmeningitis kommen Aujeszky'sche Krankheit, Kochsalzvergiftung und Ödemkrankheit in Betracht.

### Therapie und Prophylaxe

Penicilline können noch als Mittel der 1. Wahl gelten, da aber resistente Stämme nachgewiesen sind, ist ein Resistenztest ratsam. Als Alternativen sind Ampicillin, Amoxicillin, Oxacillin und Ceftiofur (einmalig 5 mg/kg) denkbar. Penicilline werden einmalig in einer Dosis von 30.000 IE/kg parenteral verabreicht. Gesunde Kontakttiere können durch eine Behandlung vor Erkrankungen geschützt werden, außerdem wird so der Infektionsdruck vermindert.

Der Entwicklungsstand der Immunprophylaxe ist noch unbefriedigend. Bisher sind nur inaktivierte Vollbakterienimpfstoffe, auch als Bestandsvaccinen, im größeren Umfang erprobt worden. Durch die Erforschung der Virulenzfaktoren haben sich einige Ansatzpunkte für die weitere Impfstoffentwicklung ergeben. Mit Lebendimpfstoffen wird ebenfalls experimentiert.

## 5.9.3.11 Weitere Streptokokkeninfektionen des Schweins

Neben S. suis kommen eine Reihe weiterer Streptokokkenarten als Krankheitserreger des Schweins vor. Einmal ist das die ansonsten noch besonders beim Menschen vorkommende Subspezies Streptococcus dysgalactiae ssp. equisimilis, die unter den Tieren vorwiegend das Schwein infiziert. Polyarthritis bei Saugferkeln, Septikämien, Endokarditiden und Eiterungsprozesse sind die Folge. Porcine Stämme gehören zu den Lancefield-Gruppen C und L, humane Stämme zu den Gruppen C und G. β-hämolysierende Stämme mit den Gruppenantigenen E, U, V und P wurden zu Streptococcus porcinus zusammengefasst. Dieser Erreger wird bei eitrig-abszedierenden Lymphadenitiden im Kopf-Hals-Bereich (E) sowie multiplen Abszessen und auch Aborten nachgewiesen. Streptokokken der Gruppe L finden sich ebenfalls im Untersuchungsmaterial von Schweinen, z. B. der Polyarthritis der Saugferkel.

### 5.9.3.12 Streptokokkeninfektionen des Hunds

Bei eitrigen Infektionen von Hunden wie Mastitiden, Pyodermien, Wundinfektionen, bei Otitis externa, Infektionen des Urogenitaltraktes und Septikämien der Welpen tritt die zu den pyogenen Streptokokken zählende Art *Streptococcus canis* in Erscheinung.

### 5.9.3.13 Streptokokkeninfektionen der Tauben

In den Jahren seit 1990 wurden wesentliche Erkenntnisse über Erkrankungen von Tauben nach der Infektion mit *Streptococcus gallolyticus* gewonnen. Bis dahin waren diese Stämme als *Streptococcus bovis* diagnostiziert worden. Es werden 3 Unterarten differenziert, zu *S. gallolyticus* ssp. *gallolyticus* gehört die frühere Biovar I von *S. bovis*, wohingegen die ehemalige Biovar II.2 zu ssp. *pasteurianus* gezählt wird.

**S. gallolyticus** ruft bei Tauben **Septikämien** hervor, die in allen Altersgruppen zu plötzlichen Todesfällen führen. Als klinische Symptome treten bei längerem Krankheitsverlauf Flugunfähigkeit, Lahmheit, Polyurie, Abmagerung und schleimiggrüne Durchfälle auf.

Gut umschriebene Nekroseherde in der Muskulatur und Arthritiden fallen bei der Sektion auf. Vom Erreger werden 5 Serovaren, 5 Biovaren und 2 Sub-Biovaren differenziert, die Serovaren 1 und 2 sind in der Regel besonders virulent.

### 5.9.3.14 Streptokokkeninfektionen der Fische

Bei Fischen sind Infektionen mit *Streptococcus iniae* (Synonym *Streptococcus shiloi*) und *Streptococcus difficilis* zu beachten. *S. iniae* wurde zuerst in Japan, dann den USA diagnostiziert und breitet sich nun in Europa unter Forellen aus. *S. difficilis* ist eng mit *S. agalactiae* verwandt und gehört ebenfalls zur Gruppe B. Nachweise sind bei Fischen mit Meningoencephalitis erfolgt.

### 5.9.3.15 Streptokokkeninfektionen des Menschen

Infektionen mit *S. pneumoniae, S. suis* und *S. agalactiae* haben **Zoonosecharakter**. *S. suis* führt auch bei Menschen zur Meningitis, eine Ansteckung an Schweinen ist möglich. 2005 wurde aus China über eine Häufung von Todesfällen bei Menschen berichtet. *S. pneumoniae* wird wahrscheinlich häufiger vom Menschen auf das Rind übertragen als umgekehrt. Infektionen mit *S. agalactiae* dürften nur selten auf Rinder zurückgehen, da sich humane und bovine Stämme deutlich unterscheiden.

*S. dysgalactiae* ssp. *equisimilis* führt beim Menschen zu Infektionen des Rachenraum und von Wunden. Da dieser Erreger beim Schwein häufig vorkommt, sind gelegentliche Übertragungen nicht auszuschließen. Infektionen mit *S. equi* ssp. *zooepidemicus* werden in der Humanmedizin wesentlich seltener diagnostiziert.

*S. pyogenes* ist nur humanpathogen und verursacht Scharlach, Haut- und Wundinfektionen, akutes rheumatisches Fieber, Sepsis und Glomerulonephritis. Die sog. Oralstreptokokken besiedeln die Mundhöhle, einige wirken an der Entstehung von Karies mit, andere werden bei Endokarditis, Sepsis, Pneumonie und Otitis media isoliert. *S. pneumoniae* wird ebenfalls zu den oralen Streptokokken gezählt.

## 5.9.4 Enterococcus

Dieser Gruppe im Darm von Menschen und Tieren vorkommender Bakterien wurde innerhalb der Gattung *Streptococcus* lange eine gewisse Sonderstellung eingeräumt, bis sie als eigene Gattung abgetrennt wurde. Für die Abgrenzung von den Streptokokken sind Wachstums- und Toleranzkriterien (Sherman-Kriterien) wesentlich. Sie beinhalten das Wachstum in einem Bereich von 10–45 °C, bei einem pH-Wert von 9,6, in Anwesenheit von 6,5 % NaCl und 40 % Galle. Die meisten Enterokokken besitzen das Gruppenantigen D, einige sind beweglich. Ein Galle-Äsculin-Agar kann zur Isolierung und vorläufigen Abgrenzung von Streptokokken dienen. Der Nachweis der Pyrrolidonyl-Peptidase (PYRase) der Enterokokken ist eine Möglichkeit zu ihrer Differenzierung von Streptokokken.

Die Beteiligung von Enterokokken an Darminfektionen ist nur schwer zu beurteilen, da sie zur Normalflora gehören. Anders ist die Sachlage bei Nachweisen aus extraintestinalen Veränderungen. Enterokokken werden als Erreger von Mastitiden, Pneumonien, Urogenitalinfektionen, Endokarditiden und Septikämien beschrieben. Vorwiegend handelt es sich dabei um sporadische, faktorenbeeinflusste Erkrankungen. Dabei lassen sich u. a. *Enterococcus faecalis*, *Enterococcus faecium* und *Enterococcus durans* isolieren. *E. faecalis* wird mit der amyloiden Arthropathie der Hühner in Verbindung gebracht. Zur Speziesdiagnose können die Testsysteme API 20 Strep und rapid ID 32 Strep genutzt werden. Da die Wahrscheinlichkeit von Antibiotikaresistenzen höher ist als bei Streptokokken, sind Resistenzprüfungen besonders wichtig.

## 5.9.5 Peptostreptococcus

Die Gattung beinhaltet obligat anaerobe grampositive Kokken. Sie werden in erster Linie durch den niedrigen G+C-Gehalt (27–45 mol %) von der ebenfalls obligat anaeroben Gattung *Peptococcus* (G+C=50–51 mol %) unterschieden. Kohlenhydrate werden nicht oder nur in geringem Umfang abgebaut, die kugelförmigen Zellen liegen in Paaren, Tetraden, Haufen oder Ketten. Es sind obligate Parasiten der Schleimhäute und des Intestinaltrakts von Säugetieren und Menschen. Da sie zur Normalflora gehören, ist ihre pathogenetische Bedeutung nicht immer leicht zu bewerten. Sie treten bei Mischinfektionen in Erscheinung, beim Rind sind sie u. a. am Syndrom der Anaerobiermastitis (mit *Arcanobacterium pyogenes* und *Fusobacterium necrophorum*) und der Dermatitis digitalis beteiligt. Am häufigsten wird bei dieser Tierart *Peptostrepococcus indolicus* nachgewiesen. Peptostreptokokken können weiterhin bei verschiedenen Eiterungsprozessen von Rind, Schwein und Hund nachgewiesen werden. Insgesamt gesehen, bedarf die veterinärmedizinische Bedeutung dieser Gattung einer weiteren Klärung. Kultureller Nachweis und Identifizierung sind relativ aufwändig, die gaschromatografische Analyse flüchtiger Säuren kann zur Diagnosestellung herangezogen werden. Peptostreptokokken sind penicillinempfindlich, die Wirksamkeit der Therapie hängt bei Mischinfektionen natürlich auch von den anderen beteiligten Erregern ab.

### 5.9.6 Aerococcus

Aerokokken bilden in Flüssigmedien Tetraden, sie wachsen bei reduzierter Sauerstoffspannung besser als unter aeroben und aneroben Bedingungen. Ihre Optimaltemperatur liegt bei 30 °C, Wachstum tritt auch noch bei 10 °C, nicht aber 45 °C ein. 10% NaCl und 40% Galle sowie ein pH-Wert von 9,6 werden toleriert. Diese Gattung beinhaltet nur die Art *Aerococcus viridans*, die bei Hummern als Krankheitserreger auftritt. In Nordamerika wird eine inaktivierte Vaccine eingesetzt.

### 5.9.7 Melisococcus

*Melisococcus pluton* wurde als der eigentliche Erreger der europäischen oder gutartigen Faulbrut der Bienen identifiziert. Die ei- bis lanzettförmigen Zellen sind in Ketten gelagert, gelegentlich treten auch kurze Stäbchen auf. Für die Anzüchtung sind gehaltvolle Medien mit dem Zusatz von Cystein oder Cystin sowie eine Anreicherung von $CO_2$ erforderlich. Es werden kleine Kolonien von bis zu 1mm Durchmesser gebildet. Hauptprodukt des Stoffwechsels ist Milchsäure, nur selten werden andere Kohlenhydrate als Glucose oder Fructose verwertet. *M. pluton* reagiert mit Antiserum gegen die Lancefield-Gruppe D.

## 5.10 Sporenbildende Stäbchenbakterien – *Bacillus, Paenibacillus* und *Clostridium*

### 5.10.1 Allgemeines

In dieser Gruppe werden grampositive Bakterien zusammengefasst, die sich durch das gemeinsame Merkmal der Bildung von Endosporen auszeichnen. Diese Endosporen sind gegen Hitze, Austrocknung und chemische Einwirkungen resistent. Die durch die Ausbildung von Sporen bedingte hohe Überlebensfähigkeit der Erreger in der Umwelt schafft besondere epidemiologische Bedingungen. Sporen können im Lichtmikroskop dargestellt werden, ihre Form und Lagerung in den Zellen sind diagnostisch verwertbar. Für Menschen und/oder Tiere sind Vertreter der Gattungen *Bacillus, Clostridium* und *Paenibacillus* pathogen.

### 5.10.2 Bacillus

#### 5.10.2.1 Gattungsmerkmale

> Zur Gattung *Bacillus* gehören stäbchenförmige, gerade Bakterien von 0,5 – 2,5 × 1,2 – 10,0 μm, die oft in Paaren oder Ketten mit abgerundeten oder rechtwinkligen Enden gelagert sind. Die Bakterien wachsen unter aeroben und fakultativ anaeroben Bedingungen, im Unterschied zur Gattung *Clostridium* wird die Sporenbildung nicht durch Luftexposition unterdrückt, („aerobe Sporenbildner"). Es sind einige Dutzend Spezies beschrieben, deren Differenzierung nicht immer einfach ist, die taxonomische Bearbeitung ist auch bei weitem noch nicht abgeschlossen. Vertreter dieser Gattung haben als Krankheitserreger bei Säugetieren, Vögeln und Insekten Bedeutung. Einige *Bacillus*-Spezies bilden Antibiotika, z. B. Bacitracin (*Bacillus licheniformis*). Von den Bacillen wurde das Genus *Paenibacillus* abgetrennt. Zur Bedeutung einzelner Spezies finden sich Angaben in der **Tab. 5.22**.

#### 5.10.2.2 Milzbrand (Anthrax)

Anzeigepflicht

■ Geschichte

Milzbrand nimmt als Tierseuche und Zoonose in der Medizingeschichte einen besonderen Platz ein, sein Vorkommen lässt sich bis ins Altertum zurückverfolgen. Als in der bakteriologischen Ära des 19. Jahrhunderts die Grundlagen der modernen Mikrobiologie und Infektionsmedizin erarbeitet und wichtige Seuchenerreger entdeckt wurden, stand der Milzbrand auf der Rangliste der Themen ganz oben. Robert Koch klärte in einer 1876

**Tab. 5.22** Bedeutung wichtiger *Bacillus*- und *Paenibacillus*-Arten.

| Spezies | Bedeutung |
|---|---|
| B. anthracis | Milzbrand |
| B. cereus | „Pseudomilzbrandbacillus", Mastitiden bei Kühen, Lebensmittelvergiftungen bei Menschen Nutzung als Probiotikum („B. toyoi") |
| B. subtilis | Lebensmittelvergiftungen, Bekämpfung von Bodenpilzen in Gewächshäusern |
| B. licheniformis | bildet Antibiotikum Bacitracin |
| B. sphaericus | Einsatz zur Vernichtung von Larven der *Anopheles*-Mücke |
| B. thuringiensis | biologische Schädlingsbekämpfung im Pflanzenschutz und zur Vernichtung von Mückenlarven |
| P. larvae ssp. larvae | bösartige Faulbrut der Bienen |
| P. alvei | Nachweis in abgestrobenen Bienenlarven |

erschienenen Arbeit nicht nur schlüssig die Ätiologie des Milzbrands, mit dieser Veröffentlichung wurde erstmals überhaupt das Wesen einer Infektionskrankheit nach den Henle-Koch-Postulaten aufgedeckt. Wenige Jahre später entwickelte Louis Pasteur einen ersten Impfstoff gegen Milzbrand. In Deutschland hat Milzbrand bis in die ersten Jahre nach dem 2. Weltkrieg eine epidemiologische Rolle gespielt, jetzt treten nur noch sehr sporadische Fälle in Erscheinung. In anderen Regionen der Welt hat diese Tierseuche und Zoonose durchaus noch eine nennenswerte Bedeutung, wenn die vitale Bedrohung für Menschen auch seit der Einführung der Penicillintherapie entscheidend zurückgegangen ist. *B. anthracis* ist mehrfach als mögliche Biowaffe bearbeitet worden. Ende 2001 ereigneten sich in den USA Anschläge, durch die es zu mehreren Todesopfern kam und die weltweit krisenhafte Reaktionen auslösten.

### ■ Ätiologie

Erreger des Milzbrandes ist *Bacillus anthracis* (**Abb. 5.31**), ein im Gegensatz zu anderen Bacillen unbewegliches Stäbchen von 1,0–1,5 × 4,0–8,0 µm, das in vivo einzeln oder in Ketten von nur wenigen Zellen, in vitro auch in längeren Ketten, gelagert ist. Im infizierten Organismus werden Kapseln ausgebildet, in Ausstrichpräparaten zeigen die Stäbchenbakterien eine charakteristische rechteckige Form, die sog. Bambusform. Die Anzüchtung ist auf allen einfachen Nährmedien möglich, es werden relativ große, raue, trockene, grau-weiße Kolonien mit lockenartigen Ausläufern („Medusenhaupt") gebildet, abhängig von Nährmedium und $CO_2$-Gehalt werden auch Kolonien in S-Form beobachtet, Hämolyse tritt nicht auf.

### ■ Virulenz

Bestimmend für die Virulenz von Milzbrandbacillen sind sowohl die Fähigkeit, sich in Blut und Geweben zu vermehren als auch die Ausbildung einer Kapsel, die die Widerstandsfähigkeit gegenüber Abwehrreaktionen erhöht. Weiterhin wird ein aus 3 Komponenten bestehendes Toxin gebildet. Für die Benennung der Toxinkomponenten gibt es verschiedene Nomenklaturen, nach denen entweder ein Ödemfaktor (edema factor), ein protektives Antigen (protective antigen) und ein Letalfaktor (lethal factor) oder die Faktoren I, II und III unterschieden werden. Die Kapselbildung ist genetisch auf dem Plasmid pX02, die Toxinexpression auf dem Plasmid pX01 codiert. Die Sporenbildung ist nicht direkt mit Virulenzmerkmalen verbunden, ihr kommt aber eine entscheidende epidemiologische Bedeutung zu.

### ■ Epidemiologie

Für Infektionen mit *B. anthracis* sind im Prinzip alle Säugetiere sowie der Mensch empfänglich. Von der Mehrzahl der Vogelarten sind keine Milzbranderkrankungen bekannt, Ausnahmen bilden v. a. Strauße, aber auch Enten und Greifvögel. Wechselwarme Tiere und Wirbellose kommen nur als Vektoren in Betracht, erkranken selbst aber nicht. Als Besonderheit sind Krokodile zu erwähnen, bei denen Milzbrandfälle dann nachgewiesen wurden, wenn sich ihre Körpertemperatur umweltbedingt bis zu einem Niveau erhöht hatte, das die Vermehrung der Erreger erlaubte.

Der **mit *B. anthracis* bzw. Sporen kontaminierte Erdboden** ist das entscheidende Kettenglied der Epidemiologie. Im Boden kann ein Zyklus vegetative Zelle – Spore – vegetative Zelle ablaufen, unabhängig davon ist auch ein passives Überdauern der Sporen über viele Jahre möglich. Auf der britischen Insel Gruinard, auf der während des 2. Weltkriegs Versuche mit Milzbrand durchgeführt wurden, konnten noch 1979 Sporen nachgewiesen werden. Darüber hinaus existieren aber durchaus Hinweise auf noch deutlich längere Überlebenszeiten. Zur Kontamination des Bodens kommt es durch die Ausscheidungen erkrankter Tiere, das Vergraben von Kadavern bzw. tierischen Abfällen und auch durch Abwässer der Verarbei-

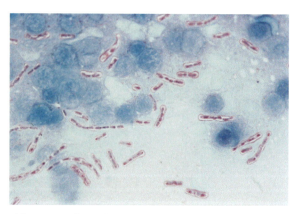

**Abb. 5.31** *Bacillus anthracis*, Ausstrich, Kapselfärbung nach Foth (Bisping, Hannover).

tung von Häuten, Wolle und Knochen. Aufgrund dieser Tatsachen ist noch Jahrzehnte nach den letzten bekannten Milzbrandfällen mit vereinzelten Neuausbrüchen zu rechnen, wenn Sporen beispielsweise Futterpflanzen kontaminieren. Eine weitere Quelle sind importierte Futtermittel, z. B. Knochen-, Tierkörper- und Blutmehle, sowie andere von Tieren stammende Produkte. Grundzüge der Epidemiologie sind in der **Abb. 5.32** dargestellt.

Die Infektion erfolgt vorwiegend auf oralem Weg, sie ist aber auch aerogen und über Hautkontakte möglich.

In West-, Nord- und Mitteleuropa, Nordamerika und Australien treten nur noch sporadisch Milzbrandfälle auf. Die übrigen Regionen der Welt sind, wenn auch in regional unterschiedlichem Maß, noch stärker mit Milzbrand belastet.

### ■ Pathogenese

Die höchste Empfänglichkeit besitzen Wiederkäuer, Pferde und Kamele, auch einige Wildtiere wie Elefanten sind sehr hoch empfänglich. Hunde und Katzen sind deutlich weniger empfänglich, gefolgt von Schweinen. In Abhängigkeit von der Art der Infektion sowie der Infektionsdosis, der Virulenz und der Abwehrlage entwickelt sich entweder eine lokale oder eine systemische Milzbranderkrankung. Generalisierte Verläufe können sowohl aus lokalen Formen hervorgehen oder sich nach oraler oder aerogener Infektion direkt ausbilden.

### ■ Klinische Bilder

Bei **Wiederkäuern** dominieren perakute und akute septikämische Verlaufsformen. Unter Austritt von gerinnungsgestörtem dunklen Blut aus den Körperöffnungen tritt schnell der Tod ein. In akuten Fällen steigt die Körpertemperatur, begleitet von Allgemeinstörungen auf 40–42,5 °C an. Milzbrand verläuft beim **Pferd** in der Regel akut, es können heftige Kolikerscheinungen auftreten. Auch bei **Fleischfressern** tritt akuter septikämischer Milzbrand auf, derartige Fälle wurden auch bei Pelz-(Nerzen) und Zootieren nach Aufnahme großer Mengen von infiziertem Fleisch diagnostiziert. Subakute Verlaufsformen mit Durchfällen und Rachenentzündungen kommen ebenfalls vor. **Schweine** werden sehr viel seltener als die bisher genannten Tierarten von akut verlaufendem septikämischen Milzbrand betroffen. Dagegen dominieren pharyngeale und intestinale Formen mit weniger charakteristischen Veränderungen. Die sichersten Hinweise liefert noch die Milzbrandbräune, eine hämorrhagisch-nekrotisierende Lymphadenitis im Retropharyngeal- und Halsbereich. Bei **Straußen** wurden ebenfalls perakute und akute Milzbrandseptikämien nachgewiesen, ansonsten sind bei Vögeln lediglich Enten und Greifvögel sporadisch betroffen. In einigen Regionen Afrikas haben sich in den letzten Jahren teilweise aufsehenerregende Milzbrandenzootien unter Wildtieren ereignet, von denen beispielsweise auch **Elefanten** betroffen waren.

### ■ Pathologie

Das Sektionsbild des septikämischen Milzbrands wird beherrscht von Blutungen in den Organen, Infiltrationen in die Unterhaut und das subseröse und submuköse Gewebe sowie dem hyperämischen Milztumor. Auf die dunkle Verfärbung der hyperämisch geschwollenen Milz geht der Krankheitsbegriff Milzbrand zurück, die Bezeichnung Anthrax und der Speziesname *B. anthracis* leiten sich vom griechischen Wort für Kohle ab. Zusätzlich sind die dunkle Verfärbung des Bluts, die verschlechterte Gerinnungsfähigkeit sowie der verzögerte und unvollständige Eintritt der Totenstarre zu beachten.

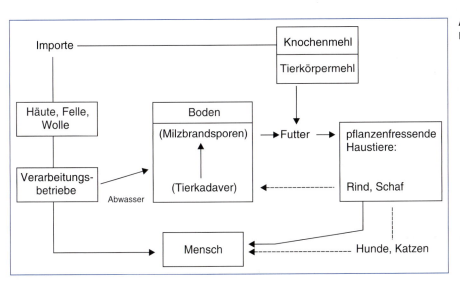

**Abb. 5.32** Epidemiologie des Milzbrands.

### Diagnose

> Unter den Bedingungen des sehr sporadischen Auftretens von Milzbrand in Mitteleuropa ist es wichtig, klinisch verdächtige Fälle als solche zu erkennen und bakteriologische Untersuchungen einzuleiten. Vorberichtliche Angaben zu früheren Milzbrandvorkommen, über mögliche Futtermittelimporte oder die Nähe zu Verarbeitungsbetrieben können wichtige Hinweise liefern. Oberster Grundsatz für bakteriologische Untersuchungen ist es zunächst, das Untersuchungsmaterial ohne Kontamination der Umgebung durch Sporen zu gewinnen. Bei allen Laborarbeiten ist die Einstufung des Erregers in die Risikogruppe 3 zu beachten. Wie auch für andere anzeigepflichtigen Tierseuchen gilt eine amtliche Arbeitsanleitung zur Diagnostik.

Noch vor der Sektion sollten Ausstriche von einigen Blutstropfen angefertigt, die Erreger dort mit Formaldehydlösung inaktiviert und anschließend mit Methylenblau oder auch nach Gram oder Foth (Kapselfärbung) gefärbt werden. Es reicht aus, dafür etwas Blut in eine Einwegspritze aufzuziehen und unter den üblichen Sicherheitsvorkehrungen zur Untersuchung einzusenden. Die Anzüchtung bereitet bei septikämischem Milzbrand in der Regel keine Schwierigkeiten, Blutagar bietet sich für die Erstanzucht an, da die anhämolysierenden Kolonien dort gut von der Begleitflora unterschieden werden können. Insbesondere bei der Untersuchung von tierischen Produkten und Umweltmaterialien sind Anreicherungsverfahren und Selektivnährböden erforderlich, diese sind als Anthrax-Blutagar und BCM-*Bacillus cereus/Bacillus thuringiensis*-Plating Medium oder Cereus-Ident-Agar (chromogene Selektivmedien) im Handel. Isolate sind von den sog. Pseudomilzbrandkeimen, v. a. *Bacillus cereus, B. thuringiensis* und *B. mycoides* zu differenzieren. Der γ-Phage kann zur Bestätigung der Speziesdiagnose herangezogen werden.

Zum Nachweis von Milzbrandantigen in Untersuchungsmaterial sowie auch als Koloniebestätigungstest wurden verschiedene IFT- und ELISA-Methoden entwickelt. Mit der von Ascoli und Valenti entwickelten Präzipitationsreaktion werden seit Jahrzehnten Antigennachweise in Häuten, Fellen, Wolle, Knochen, Futter und Fleischwaren geführt. Andere *Bacillus*-Arten (Pseudomilzbrandgruppe) können aber zu falsch positiven Ergebnissen Anlass geben. Für Tierversuche wurden v. a. Mäuse eingesetzt. Vor allem zum Nachweis von *B. anthracis* in Umweltproben dürften die seit einigen Jahren entwickelten PCR-Techniken mit Plasmid-DNA oder chromosomaler DNA als Zielsequenzen von besonderer Bedeutung sein. In Afrika wurden aus Menschenaffen Milzbrandstämme mit untypischen Eigenschaften wie Beweglichkeit isoliert.

### Therapie

Therapeutische Maßnahmen kommen unter unseren Bedingungen nur noch in seltenen Ausnahmefällen in Betracht. Zur Behandlung sind insbesondere Penicilline, aber auch Tetracycline, Streptomycin und Erythromycin geeignet, die kombinierte Gabe von Hyperimmunserum hat sich in der Vergangenheit bewährt. Alle tierärztlichen Handlungen an erkrankten und verdächtigen Tieren müssen unter dem Grundsatz der Vermeidung einer Kontamination der Umgebung mit Sporen (Blutaustritt!) vorgenommen werden.

### Prophylaxe und Tierseuchenbekämpfung

Milzbrand ist eine **anzeigepflichtige Tierseuche,** deren Bekämpfung in den meisten Ländern gesetzlich geregelt ist. In Deutschland gilt die Verordnung zum Schutz gegen Milzbrand und Rauschbrand vom 23.5.1991. Kranke, krankheits- und ansteckungsverdächtige Tiere sind abzusondern, es besteht Schlachtverbot, getötete oder verendete Tiere dürfen nicht enthäutet werden. Entscheidend ist, dass die Versporung der Erreger verhindert wird (kein Einfluss von Luftsauerstoff). Bei der weitgehenden Tilgung des Milzbrands spielte in Mitteleuropa die Tierkörperbeseitigung eine maßgebliche Rolle. An Stellen, wo früher nachweislich Seuchenfälle aufgetreten sind, müssen Weidegang und Futtergewinnung unterlassen werden. Der Einschleppung aus dem Ausland ist durch entsprechende Kontrollen zu begegnen.

In verseuchten Gebieten ist die Immunprophylaxe die wichtigste Maßnahme zur Minderung der Verluste. Grundlage der Impfstoffe sind meist Sporen des kapsellosen Stammes Sterne. Sie können an Aluminiumhydroxid adsorbiert bzw. mit Saponinen als Adjuvanzien versetzt sein. Es sind auch Kombinationsvaccinen gegen Milzbrand und Rauschbrand im Gebrauch. Experimentell haben auch Vaccinen auf der Basis des protektiven Antigens der Toxinkomponente ihre Wirksamkeit erwiesen.

### Erkrankungen des Menschen

*B. antracis* verursacht bei Menschen Haut-, Darm- und Lungenmilzbrand. Häufigste Form ist der Hautmilzbrand, der durch direkten Kontakt zustande kommt. Die auch als Pustula maligna bezeichneten Milzbrandkarbunkel können zum Ausgangspunkt tödlicher Allgemeininfektionen werden. Lungenmilzbrand entsteht nach aerogener Aufnahme der Sporen (Hadernkrankheit) und hat eine schlechte Prognose. Auch die nach Aufnahme infizierten Fleisches auftretende Darmform verläuft mit hoher Letalität, sie ist aber ebenso wie die Milzbrandmeningitis selten. Die in Europa auftretenden Milzbrandfälle konzentrieren sich deutlich auf die Mittelmeerregion. Auch bei Menschen sind Impfungen möglich. Milzbrand ist eine Berufskrankheit von Tierärzten, Landwirten, Fleischern sowie Beschäftigten, die Häute, Felle, Knochen u. a. tierische Produkte verarbeiten.

## 5.10.2.3 Weitere *Bacillus*-Infektionen bei Tieren

*Bacillus cereus* ist pathogen für Menschen und Tiere, die Manifestation klinischer Erkrankungen setzt allerdings zusätzliche begünstigende Faktoren bzw. die Anreicherung in Lebensmitteln voraus. Dieser Erreger ist eng mit *Bacillus mycoides, Bacillus thuringiensis* und auch *B. anthracis* verwandt. Mit Sicherheit verbirgt sich diese Art auch hinter einem Teil der in der älteren Literatur beschriebenen Nachweise von *Bacillus subtilis* (**Abb. 5.33** und **5.34**). *B. cereus* kommt in der Umwelt, besonders im Boden, weit verbreitet vor, woraus vielfältige Infektionsmöglichkeiten resultieren. Als Virulenzfaktoren sind Phospholipase C, Hämolysine, Diarrhöfaktoren bzw. Enterotoxine und ein emetisches Toxin beschrieben. **Rindermastitis** ist die wichtigste durch diesen Erreger bedingte Infektion der Tiere. Es treten perakute bis akute Krankheitsverläufe mit schweren Allgemeinstörungen auf (Mastitis acuta gravis), die nicht selten letal enden. Das Milchsekret verändert seine Farbe nach gelblich bis bräunlich, es treten große Fibrinflocken auf. In den Fällen, in denen die Ursachen geklärt werden konnten, erfolgte entweder eine Infektion über kontaminierte Euterpräparate, oder es lagen Zitzentraumen vor. Eine alimentäre Infektion über kontaminiertes Futtergetreide wurde vermutet. Die klinische Diagnostik ist unbedingt durch bakteriologische Untersuchungen zu ergänzen. Zur Speziesdifferenzierung ist das System API 50 CHB geeignet. Wegen des ubiquitären Vorkommens des Erregers muss besonders darauf geachtet werden, Kontaminationen bei der Probennahme zu vermeiden. Wegen dieser hohen Kontaminationsgefahr sollten nur über Anreicherungsverfahren erfolgte Keimnachweise nicht anerkannt werden. Behandlungen sollten kombiniert intrazisternal und allgemein erfolgen, dafür sind Aminoglykoside und Makrolide geeignet, während Tetracycline und Sulfonamide oft nicht die erwünschte Wirkung zeigen. Im Gegensatz zum Milzbranderreger ist *B. cereus* penicillinresistent.

Infektionen mit *B. cereus* und anderen aeroben Sporenbildnern spielen über die Mastitis hinaus nur eine sehr untergeordnete Rolle. Vereinzelt wurde über Aborte bei Rindern (*B. licheniformis*), Schafen und Pferden, Dermatiden bei Pferden und Diarrhöen und Erbrechen bei Hunden berichtet. Auch beim Geflügel sind einige Nachweise erfolgt.

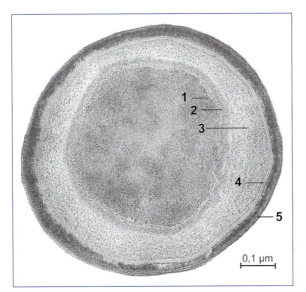

**Abb. 5.33** Spore von *Bacillus subtilis:* Plasmamembran (1), Zellwand (2), Cortex (3), innere Sporenhülle (4), äußere Sporenhülle (5), Dünnschnitt (Institut für Mikrobiologie und Tierseuchen, FU Berlin, Grund u. Gatzmann).

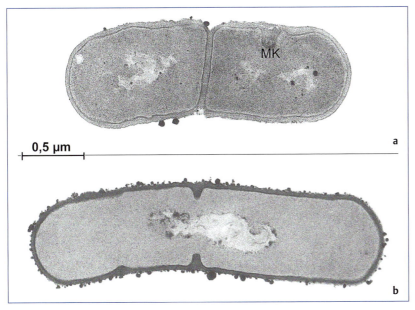

**Abb. 5.34a, b** *Bacillus subtilis*, Zellwand in Abhängigkeit vom Zuckerangebot, Dünnschnitt.
**a** Xylase: dickere Zellwand mit schnellerer Teilungsaktivität. Querwand, Murosom und Membrankörper (MK).
**b** Glucose: kontrastreiche Zellwand mit verstärktem Längenwachstum (Institut für Mikrobiologie und Tierseuchen, FU Berlin, Grund, Kretschmer-Kazemi-Far u. Gatzmann).

### 5.10.2.4 Weitere *Bacillus*-Infektionen bei Menschen

*B. cereus* ist als Erreger von Lebensmittelinfektionen zu beachten. Es lassen sich 2 Formen unterscheiden, die durch unterschiedliche Enterotoxine hervorgerufen werden. Die Diarrhöform ist seit Anfang des 20. Jahrhunderts bekannt, während die Vomitusform oder emetische Form erstmals in den 70er-Jahren beschrieben wurde, sie tritt nur nach dem Verzehr bestimmter Reisgerichte auf. Diarrhöen sind Folge einer im Darm stattfindenden Enterotoxinbildung, wohingegen für die Vomitusform die Aufnahme im Lebensmittel gebildeter Toxine verantwortlich ist. Viel seltener als *B. cereus* werden bei Lebensmittelinfektionen *Bacillus subtilis*, *Bacillus laterosporus* (neu: *Brevibacillus laterosporus*), *Bacillus sphaericus*, *Bacillus licheniformis* und andere Spezies diagnostiziert.

### 5.10.3 *Paenibacillus*

#### 5.10.3.1 Gattungsmerkmale

Die Gattung *Paenibacillus* wurde 1993 aus der Gattung *Bacillus* abgetrennt. Sie umfasst aerobe und fakultativ anaerobe Bakterien, deren ellipsoide Sporen die Zellen auftreiben.

#### 5.10.3.2 Bösartige Faulbrut der Bienen (amerikanische Faulbrut der Bienen)

*Anzeigepflicht*

■ Ätiologie

*Paenicillus larvae* ssp. *larvae* (Synonym *Bacillus larvae*) wurde Anfang des 20. Jahrhunderts fast zeitgleich in den USA und Deutschland („*Bacillus brandenburgiensis*") als Erreger einer Brutkrankheit der Bienen beschrieben. Die ellipsoiden Sporen sind zentral oder terminal gelagert und treiben die Zelle auf. Während der Sporenbildung werden die Geißeln abgestoßen und fügen sich zu charakteristischen Geißelzöpfen (**Abb. 5.35**) zusammen.

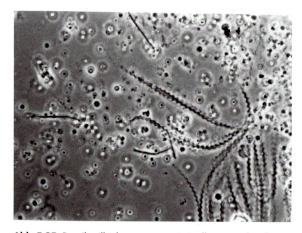

**Abb. 5.35** *Paenibacillus larvae*, vegetative Zellen, Geißelzöpfe und Sporen im Kondenswasser einer Columbia-Schrägagarkultur (Plagemann, Nürnberg).

*P. larvae* stellt relativ hohe Nährmedienansprüche, v. a. sind Thiamin und verschiedene Aminosäuren erforderlich. Tryptose-Glucose-Hefeextrakt-J-Medium, Kochblutagar mit 0,3 % Hefeextrakt, Columbiaagar mit 5 % Schaf- oder Pferdeblut, MYPGP-Agar sowie BHI-Agar mit Thiaminhydrochlorid sind besonders geeignet. Der Erreger wächst auch unter mikroaerophilen Bedingungen und bei 45 °C, nicht jedoch bei 20 °C. Es sind verschiedene spezifische Bakteriophagen bekannt. Die frühere Spezies *Paenibacillus pulvifaciens* wurde als Unterart von *P. larvae* klassifiziert. Neue Untersuchungen führten zu dem Vorschlag, die Aufteilung in Subspecies wieder aufzuheben.

■ Krankheitsbild

*P. larvae* ist nicht für die Bienen pathogen, sondern nur für deren Maden. Seuchenfreie Bienenbestände werden durch räubernde oder sich verfliegende Bienen, Drohnen, Schädlinge (Wachsmotten, Milben, Speckkäfer) und besonders auch Zwischenträger (Gerätschaften, Beuten, Honig) infiziert. Betriebe, in denen Honig gewerblich behandelt wird bzw. die mit Wachs und Bienenwaben arbeiten, sind besondere Risikoschwerpunkte. Die Ansteckung der Maden erfolgt durch die Arbeitsbienen beim Füttern. Bienenmaden sind in den ersten Tagen nach dem Schlupf besonders anfällig, später sind steigende Infektionsdosen erforderlich. Krankhafte Veränderungen treten aber noch nicht bei den jungen Rundmaden auf, sondern erst nach der Verdeckelung der Brutzellen. Nach Auskeimung der Sporen vermehren sich die vegetativen Zellen massenhaft und töten die Streckmaden ab, die sich zu einer leimartigen, fadenziehenden Masse von bräunlicher Farbe zersetzen. Die Madenreste trocknen in den Brutzellen zu einem sporenhaltigen, dunkelbraunen bis schwarzen Faulbrutschorf aus. Auffälligstes äußeres Anzeichen der Faulbrut sind „stehen gebliebene" Brutzellen, aus denen keine Bienen geschlüpft sind. Ihre Zelldeckel sind eingesunken, weisen Löcher und Risse auf und sind deutlich dunkler gefärbt als normal.

■ Diagnose

Mit der sog. Streichholzprobe lässt sich der fadenziehende Charakter der Faulbrutmassen in den noch verdeckelten Brutzellen nachweisen. Veränderungen der gutartigen Faulbrut fehlt normalerweise der fadenziehenden Charakter. *P. larvae* und seine Sporen sind im Direktausstrich von veränderten Zellinhalten mikroskopisch nachweisbar. Die Anzüchtung erfolgt in Nährbouillon oder Serumbouillon mit Dextrose und auf Blutagar. Besonders geeignet ist der Columbia-Blut-Schrägagar nach Plagemann, in der Flüssigkeit am Boden des Reagenzröhrchens können die als Differenzierungsmerkmale wichtigen Geißelzöpfe mikroskopisch nachgewiesen werden. Ferner wurden IFT mit Kaninchenserum und ein ELISA mit monoklonalen Antikörpern zum Antigennachweis entwickelt. Im Holst-Milch-Test werden die ausgeprägten proteolytischen Eigenschaften des Erregers diagnostisch genutzt. Isolate sind insbesondere von *P. larvae* ssp. *pulvifaciens*, *P. alvei* und *Bacillus laterosporus* abzugrenzen, wofür u. a. die fehlende Katalaseaktivität von *P. larvae* genutzt werden kann. Durch die Einführung der PCR würde sich die diagnostische Sicherheit erhöhen lassen. Quantitative Bestimmungen des Sporengehalts von sog. Futterkranzproben aus Brutwaben können sowohl zur Früherkennung des Erregerbefalls, zur Überwachung von Bienenvölkern im Sperrbezirk als auch zur Erfolgskontrolle des Kunstschwarmverfahrens genutzt werden.

■ Therapie, Prophylaxe und Seuchenbekämpfung

Die Bösartige Faulbrut der Bienen ist eine **anzeigepflichtige Tierseuche**, es gilt die Verordnung zum Schutz gegen Bienenseuchen, Neufassung vom 24.11.1995. Nach Seuchenfeststellung sind Sperrmaßnahmen unerlässlich. Unabhängig davon, ob die betroffenen Bienenvölker getötet oder behandelt werden, müssen alle übrigen Völker des Bestandes amtstierärztlich kontrolliert werden. Die wirksamste Methode, um die bösartige Faulbrut zurückzudrängen, ist zweifellos die Vernichtung befallener Bienenvölker einschließlich der unschädlichen Beseitigung der toten Bienen und der Vermeidung der Sporenverbreitung durch Honig, Bienenwohnungen und Gerätschaften. Für die Prophylaxe ist die behördliche Überwachung von Betrieben, die mit Honig, Waben und Wachs arbeiten sowie die Kontrolle des Transports von Bienenvölkern wichtig.

Wenn die erkrankten Bienenvölker noch nicht stark geschwächt sind, ist das Kunstschwarmverfahren tierseuchenrechtlich erlaubt. Es wird auch bei klinisch gesunden Völkern in einem infizierten Bienenbestand angewendet. Über den Wert der Chemotherapie gehen die Auffassungen stark auseinander, aber auch im günstigsten Fall ist nur eine Wirkung gegen die vegetativen Zellen zu erzielen, das Problem der Sporenpersistenz bleibt ungelöst. Jahrzehntelang wurde Sulfathiazol eingesetzt, In-vitro-Untersuchungen haben die Empfindlichkeit des Erregers nicht bestätigen können. Tylosin, Ampicillin, Tetracycline, Erythromycin, Streptomycin, Neomycin und Penicillin G werden von einigen Autoren empfohlen. In jedem Fall sind die toxischen Grenzwerte für Bienen und die Rückstandsproblematik im Honig zu beachten.

#### 5.10.3.3 Infektionen durch *Paenibacillus alvei*

*Paenibacillus alvei* (Synonym *Bacillus alvei*) wurde längere Zeit als einer der Erreger der gutartigen Faulbrut der Bienen (europäische Faulbrut der Bienen) angesehen. Als eigentlicher Erreger ist aber inzwischen *Melisococcus pluton* allgemein anerkannt. *P. alvei* wird lediglich deshalb häufig aus erkrankter Bienenbrut isoliert, weil sich dieser Keim dort in der bereits abgestorbenen Brut vermehrt und dadurch manchmal unter den nachweisbaren Bakterien eine dominierende Stellung erlangt.

### 5.10.4 Clostridium

#### 5.10.4.1 Gattungsmerkmale

> Clostridien sind obligat anaerobe Sporenbildner, die ovalen oder kugelförmigen Sporen treiben die Bakterienzellen spindelförmig auf (kloster, griech.= Spindel). Die stäbchenförmigen Zellen sind 0,3–2,0 × 1,5–20,0 µm groß und oft in Paaren oder kurzen Ketten gelagert. Sie färben sich grampositiv an, ältere Kulturen können auch gramlabil oder gramnegativ sein. Bis auf wenige Ausnahmen (*C. perfringens*) sind die Clostridien beweglich und verursachen Hämolyse. Sie besitzen ausgeprägte proteolytische und/oder saccharolytische Eigenschaften. Katalase wird nicht gebildet. Bakterien dieser Gattung kommen in der Umwelt weit verbreitet vor, sie besiedeln auch den Darm von gesunden Menschen und Tieren. Die Virulenz beruht hauptsächlich auf der Bildung von Proteintoxinen (Exotoxinen), jede Art zeichnet sich durch ein charakteristisches Muster von Toxinfraktionen aus. Bei einigen Spezies werden Toxovaren definiert. Das Invasionsvermögen der meisten Clostridien ist eher gering.

#### 5.10.4.2 Klassifikation und Grundlagen der Diagnostik

Zur Gattung *Clostridium* werden zur Zeit weit mehr als 100 Spezies gerechnet, die nach phänotypischen Kriterien in verschiedene Gruppen eingeteilt werden. Auf der Grundlage der Gelatineverflüssigung und der Sporenlagerung (zentral, subterminal, terminal) lassen sich 4 Gruppen definieren. Außerdem werden die von Zeißler beschriebenen 9 Wuchsformen auf Glucose-Blutagar sowohl für die Beschreibung der Kolonien als auch für die Kategorisierung herangezogen, andere Autoren haben auch Wuchsformen im Hochschichtagar zur Grundlage der Differenzierung gemacht.

Die bakteriologische Untersuchung beginnt in vielen Fällen zweckmäßigerweise mit der mikroskopischen Beurteilung nach Gram gefärbter Originalausstriche von veränderten Organen, Geweben, Magen- und Darminhalt. Sofern geeignete Konjugate verfügbar sind, ist der IFT natürlich besonders geeignet. Für Anreicherungen erfolgen Überimpfungen z. B. in die Leberbouillon nach Tarozzi oder die Schaedler-Bouillon, als feste Nährmedien stehen Traubenzucker-Blut-Agar mit Hemmstoffen (Neomycin, Kanamycin, Polymyxin, Kristallviolett, Natriumacid, Oleandomycin, Cyloserin), Clostridien-Agar (RCM – reinforced clostridial medium), Clostridien-Differenzierungs-Agar (DCA) sowie verschiedene Selektivmedien für *C. perfringens* zur Verfügung. Durch 15–30 minütige Erhitzung des Untersuchungsmaterials auf 80 °C kann die sporenlose Begleitflora abgetötet werden. Für *C. perfringens* empfiehlt sich dieses Vorgehen wegen der langsamen Versporung allerdings nicht. Anaerobe Milieubedingungen werden entweder direkt in Anaerobierbrutschränken oder in sog. Anaerobiertöpfen unter Einsatz von Gasentwicklungskits hergestellt. Lactose-Eigelb-Agar erlaubt an Hand von Lactosefermentation, Lecithinase- und Lipasebildung eine recht gute Differenzierung der Isolate. Für einige Arten sind auch kommerzielle Testsysteme (z. B. API 20A) geeignet. Zur Speziesdiagnose hat sich in den letzten Jahren neben den klassischen Methoden die Gaschromatographie als besonders geeignet herausgestellt.

Toxinnachweise wurden früher direkt aus dem Untersuchungsmaterial oder aus Kulturen über Mäuse- und Meerschweinchenversuche geführt, die durch In-vitro-Verfahren abgelöst wurden bzw. es in den nächsten Jahren noch werden.

### 5.10.4.3 Einteilung der Clostridiosen

> Die Epidemiologie der Clostridiosen wird nachhaltig von der Überlebensfähigkeit der Sporen in der Außenwelt geprägt, einige der wichtigsten Clostridiosen (**Tab. 5.23**) werden daher als Bodenseuchen, Geonosen oder auch Sapronosen bezeichnet.

Durch pathogene Clostridien werden Infektions- und Intoxikationskrankheiten ausgelöst, die nach pathogenetischen Gesichtspunkten und charakteristischen Symptomen in Gasödemerkrankungen, Enterotoxämien bzw. Enteritiden und Intoxikationen durch Neurotoxine eingeteilt werden. Aus epidemiologischer Sicht ist ferner die Charakterisierung von seuchenhaft verlaufenden Clostridiosen und Wundclostridiosen bedeutsam.

Gasödeminfektionen bzw. Wundclostridiosen liegen häufig Mischinfektionen zugrunde.

### 5.10.4.4 Rauschbrand
(Black leg)

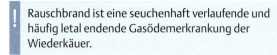
Anzeigepflicht

■ Allgemeines

> Rauschbrand ist eine seuchenhaft verlaufende und häufig letal endende Gasödemerkrankung der Wiederkäuer.

■ Ätiologie und Epidemiologie

*Clostridium chauvoei* (Synonym *Clostridium feseri*) bildet eine größere Zahl von Toxinen und Enzymen, die als Virulenzfaktoren wirken, teilweise wurden gleiche Faktoren mehrfach unter anderen Bezeichnungen beschrieben. Bezüglich des Toxinspektrums bestehen viele Gemeinsamkeiten mit *C. septicum*. Da die Sporen ihre Ansteckungsfähigkeit im Boden über Jahre behalten, tritt Rauschbrand immer wieder in den sog. Rauschbranddistrikten auf. Rauschbrand verläuft bei gleichzeitiger Infektion vieler Tiere als Massenerscheinung, ist aber nicht kontagiös. Da sich die Verbreitungsgebiete des Rauschbrands bei Rindern und Schafen häufig nicht decken, wurden ein oviner und ein boviner Erregertyp vermutet, aber nie durch exakte Laboruntersuchungen charakterisiert. Die Sporenaufnahme erfolgt in der Regel oral, bei Schafen handelt es sich auch häufiger um Wundinfektionen.

■ Klinik

Rinder und Schafe erkranken unter weitgehend gleichen Bildern, besonders betroffen ist beim Rind die Altersgruppe von 6 Monaten bis zu 3 Jahren. Hohes Fieber, schwere Allgemeinstörungen und Gasödeme in den großen Muskelpartien, bei deren Betasten typische Knister- bzw. Rauschgeräusche entstehen, kennzeichnen den Rausch-

**Tab. 5.23** Übersicht zu den wichtigsten Clostridien und Clostridiosen.

| Spezies | Gasödeminfektion | Enterotoxämie/Enteritis | Intoxikation mit Neurotoxin |
| --- | --- | --- | --- |
| C. chauvoei | Rauschbrand | | |
| C. septicum | Pararauschbrand | Labmagenpararauschbrand | |
| C. novyi A | malignes Ödem II | | |
| C. novyi B | Deutscher Bradsot | | |
| C. perfringens | Gasbrand, Wundgasödeme | verschiedene Formen (s. **Tab. 5.24**) | |
| C. botulinum | | | Botulismus |
| C. tetani | | | Tetanus |
| C. colinum | | quail disease | |
| C. spiroforme | | Enterotoxämie bei Kaninchen | |
| C. difficile | | verschiedene Tierarten betroffen | |
| C. piliforme | | Tyzzer's disease | |

brand. Die Anschwellungen in der Muskulatur sind anfangs vermehrt warm und schmerzhaft, werden aber bald kühl und schmerzunempfindlich. Die Erkrankung verläuft perakut oder akut mit Verendungen innerhalb des ersten Tags.

In Einzelfällen wurde Rauschbrand auch bei Nerzen und Straußen diagnostiziert.

### ■ Diagnose und Differenzialdiagnose

Für die klinische Verdachtsdiagnose ist v. a. das Knistern und Rauschen beim Betasten der Gasödeme wichtig. Durch die Sektion werden die typischen Muskelveränderungen erkannt, die Diagnose ist dann durch bakteriologische Untersuchungen zu bestätigen. Für die Speziesdiagnose eignet sich besonders der IFT, der sowohl in Abklatschproben aus der Muskulatur als auch mit Kulturmaterial durchgeführt wird.

Differenzialdiagnostisch sind besonders Milzbrand und Pararauschbrand zu beachten. Für die sichere Differenzierung von *C. septicum* eignet sich die PCR.

### ■ Therapie, Prophylaxe und Tierseuchenbekämpfung

> ! Rauschbrand ist eine anzeigepflichtige Tierseuche, von der in Deutschland jährlich nur noch einige Fälle registriert werden.

Therapieversuche sind bei erkrankten Tieren wenig erfolgversprechend, in begründeten Einzelfällen können im Anfangsstadium Antibiotika wie OTC und Penicilline verabreicht und chirurgische Behandlungen versucht werden.

In gefährdeten Gebieten empfiehlt sich die aktive Immunisierung, in Deutschland stehen Clostridien-Kombinationsimpfstoffe für Rinder und Schafe zur Verfügung, die auch *C. chauvoei* enthalten.

Für kranke, krankheits- und ansteckungsverdächtige Tiere besteht in Analogie zu Milzbrand das Verbot der Schlachtung und des Abhäutens. Die Verordnung zum Schutz gegen Milzbrand und Rauschbrand vom 23.05.1991 ist zu beachten.

## 5.10.4.5 Pararauschbrand
### (malignes Ödem)

> ! Pararauschbrand im engeren Sinne ist eine durch *Clostridium septicum* ausgelöste Wundinfektion mit Gasödembildung. Gelegentlich wird der Terminus als Synonym für alle Gasödemerkrankungen mit Ausnahme des Rauschbrands verwendet.

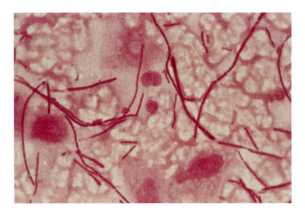

**Abb. 5.36** *Clostridium septicum*, Ausstrich, Gramfärbung (Bisping, Hannover).

### ■ Ätiologie und Epidemiologie

*C. septicum* (**Abb. 5.36**) ist ein langes, schlankes Stäbchenbakterium, das in vivo zur Bildung relativ langer Ketten neigt. Durch Identifizierung verschiedener O- und H-Antigene kann der Erreger weiter unterteilt werden. Die Virulenz wird durch Enzyme und Toxine bestimmt, die zum größten Teil auch bei *C. chauvoei* vorkommen. Im Unterschied zum Rauschbranderreger besteht ein breites Wirtsspektrum, das alle Haussäugetiere, den Menschen und auch Vögel einschließt. Die Infektion erfolgt über Wunden, beim Menschen sind auch von einer Darmbesiedlung ausgehende endogene Infektionen nachgewiesen worden.

### ■ Klinik

Pararauschbrand verläuft wie Rauschbrand als fieberhafte Erkrankung mit Allgemeinstörungen und Gasödemen. Beim sog. Geburtspararauschbrand treten Schwellungen im Vulvabereich und übelriechender Scheidenausfluss als erste Symptome in Erscheinung.

### ■ Diagnose und Differenzialdiagnose

Das Vorgehen entspricht demjenigen bei Rauschbrand, es ist auf Mischinfektionen, z. B. mit *Clostridium novyi*, aber auch *Clostridium perfringens* zu achten.

### ■ Therapie und Prophylaxe

Wie beim Rauschbrand ist die Therapie wenig aussichtsreich. Prophylaktisch ist auf die Vermeidung von Verletzungen und Infektionen bei Injektionen, chirurgischen Eingriffen und Geburtshilfen zu achten. Es können Kombinationsvaccinen eingesetzt werden.

## 5.10.4.6 Labmagenpararauschbrand
### (nordischer Bradsot)

Es handelt sich ebenfalls um eine Infektion mit *C. septicum*, die beim Schaf als nicht kontagiöse, hämorrhagisch-nekrotisierende Labmagenentzündung mit Herdencharakter verläuft. Sie kommt bevorzugt bei Lämmern im Alter von 3–6 Monaten sowie bei Schafen bis zu 2 Jahren vor. Ausgangspunkt der Infektion ist die orale Aufnahme der im Boden vorhandenen Sporen mit dem Futter. Zur Manifestation kommt es nach Einwirkung prädisponierender Faktoren, wie z. B. der Aufnahme von gefrorenem, stark verschmutztem oder angefaultem Futter. Labmagenpararauschbrand verläuft meist innerhalb eines Tags, oft schon nach 2–12 Stunden tödlich (Bradsot, dänisch = schnelle Seuche). Die Mortalität kann Werte bis 50% erreichen. Das Sektionsbild wird von der hämorrhagischen Abomasitis bestimmt, außerdem tritt eine starke Ödematisierung der Unterhaut auf. Therapieversuche kommen in aller Regel zu spät, als spezifische Prophylaxe ist die Impfung zu empfehlen.

### 5.10.4.7 Infektionen mit *Clostridium novyi*

*Clostridium novyi* ist ein gerades, selten leicht gebogenes Stäbchenbakterium mit angerundeten Enden. Die subterminalen Sporen treiben die Zelle nur wenig oder gar nicht auf. Es sind mindestens 8 Partialtoxine bekannt, aufgrund derer ursprünglich 4 Toxovaren definiert wurden, die Toxovar D hat aber dann als *Clostridium haemolyticum* Speziesrang erhalten.

*C. novyi* B (Synonym *Clostridium gigas*) ist der Erreger der nekrotisierenden Hepatitis bei Schafen und anderen Säugetieren, die Toxovar A (Synonym *Clostridium oedematiens*) verursacht das maligne Ödem II und tritt zusammen mit anderen Clostridien als Erreger von Gasödemerkrankungen in Erscheinung. Ferner wird dieser Erreger im Zusammenhang mit plötzlichen Todesfällen bei Schweinen (sudden death syndrome) festgestellt. *C. novyi* C wird bei einer Osteomyelitis von Wasserbüffeln in Asien nachgewiesen.

#### ■ Nekrotisierende Hepatitis

Die nekrotisierende Hepatitis (Deutscher Bradsot) tritt bei Schafen, seltener Rindern und nur in Ausnahmefällen bei Schweinen und Pferden auf. Nach Aufnahme von Sporen oder vegetativen Zellen kommt es zur Manifestation der Erkrankung, wenn in der Leber durch wandernde Jugendstadien von Leberegeln oder anderen Parasiten Läsionen gesetzt wurden. Starker Vermehrung des Erregers in derart geschädigtem Gewebe folgt innerhalb weniger Stunden eine tödliche Intoxikation. Die Erkrankung kann zwar enzootisch auftreten, ist aber nicht kontagiös. Gut entwickelte Schafe sind häufig am stärksten betroffen. Vorwiegend kommt es bei Weidegang zu Erkrankungsausbrüchen, bei Stallhaltung sind v. a. Lämmer im Alter von 2–4 Monaten gefährdet.

Grau-gelbe Nekroseherde in der Leber sind typisch, in ihrem Zentrum werden häufig juvenile Leberegel festgestellt. Allerdings werden diese Herde schnell durch Fäulnisvorgänge überdeckt. Aufgrund venöser Stauungserscheinungen verfärben sich Hautpartien anfänglich blaurot, später schwarz. Die Untersuchung darf sich nicht auf den Bakteriennachweis beschränken, sondern muss auch das Vorkommen von Leberegeln und anderen Parasiten berücksichtigen. Therapeutische Interventionen sind aussichtslos, prophylaktisch haben die Parasitenbekämpfung und Impfungen vor Weideaustrieb die größte Bdeutung.

#### ■ Malignes Ödem II

Als malignes Ödem II wird eine Wundinfektionskrankheit aufgrund der Monoinfektion mit *C. novyi* A bezeichnet. Es entwickeln sich ausgedehnte Ödeme bei weitgehend fehlender Gasentwicklung. Es sind sowohl Säugetiere als auch Vögel betroffen.

Darüber hinaus tritt *C. novyi* A in Mischinfektionen mit *C. septicum* und auch *C. perfringens* als Erreger von Wundclostridiosen auf.

### 5.10.4.8 Infektionen mit *Clostridium haemolyticum*

*Clostridium haemolyticum* wurde ursprünglich als Typ D von *C. novyi* geführt. Dieser Erreger verursacht die bazilläre Hämoglobinurie der Wiederkäuer, besonders Rinder. Sie wird vorwiegend in subtropischen Gebieten Amerikas, in Australien und dem Nahen und Mittleren Osten beobachtet, ist aber auch schon in Europa (Irland) aufgetreten. Klinische Hauptsymptome dieser meist akut verlaufenden Clostridiose sind Fieber und Ikterus. Der Erreger zeichnet sich durch eine ausgeprägte Bildung des Partialtoxins β von *C. novyi* aus. Im Sektionsbild fallen u. a. erregerhaltige Leberinfarkte auf, die eine Abgrenzung zur nekrotisierenden Hepatitis erforderlich machen. Die Anzüchtung gestaltet sich schwierig, der IFT eignet sich für den Direktnachweis in der Leber. In gefährdeten Regionen ist die Immunprophylaxe sinnvoll.

### 5.10.4.9 Infektionen mit *Clostridium perfringens*

#### ■ Ätiologie und Virulenz

*Clostridium perfringens* (Synonym *Clostridium welchii*) ist ein kurzes plumpes, meist einzeln gelagertes Stäbchen (**Abb. 5.37** und **5.38**). Im Unterschied zu vielen anderen Clostridien ist diese Art unbeweglich und bildet auf Glu-

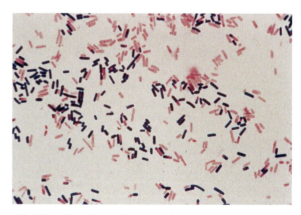

**Abb. 5.37** *Clostridium perfringens*, Kulturausstrich, Gramfärbung (Bisping, Hannover).

## 5.10 Sporenbildende Stäbchenbakterien – Bacillus, Paenibacillus und Clostridium

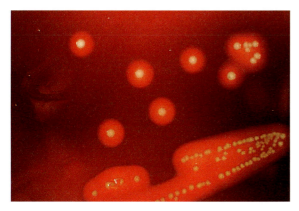

**Abb. 5.38** *Clostridium perfringens*, hämolysierende Kolonien auf Zeißler-Agar (Bisping, Hannover).

cos-Blutagar Kolonien ohne Ausläufer, es treten auch R-Formen auf. Hämolyse wird regelmäßig beobachtet, oft als Doppelzonenhämolyse. In Kulturen erfolgt die Sporenbildung nur sehr zögernd, die Sporen führen nicht zu einer deutlichen Auftreibung der Zelle.

Der Erreger bildet etwa 20 Partialtoxine, anhand der 4 letal und nekrotisierend wirkenden Majortoxine α, β, ε und ι werden die Toxovaren A-E definiert. Das α-Toxin ist außerdem eine Lecithinase und wirkt hämolysierend. Als weiterer Virulenzfaktor ist ein Enterotoxin zu nennen, das besonders von Stämmen der Toxovaren A und C während der Sporulation gebildet wird. Die **Tab. 5.24** gibt einen Überblick über die Bedeutung der Toxovaren für bestimmte Krankheitsbilder.

Durch *C. perfringens* werden **folgende Gruppen von Erkrankungen** verursacht:
- Enterotoxämien und (nekrotisierende) Enteritiden
- Gasödeminfektionen.

### ■ Gasödeminfektionen

Bereits Ende des 19. Jahrhunderts wurde *C. perfringens* als Erreger des Gasbrands beim Menschen beschrieben (Welch-Fraenkel-Bacillus). Bei Tieren spielt diese Art hingegen für Wundgasödeme mit Ausnahme nekrotisierender Mastitiden eine geringere Rolle. Wundclostridiosen gehen bei Menschen und Tiere auf die gleichen Infektionsquellen (Boden) zurück und sind als Geonosen oder Sapronosen zu charakterisieren. Eine wechselseitige Übertragung findet nicht statt.

**Nekrotisierende Mastitiden** treten v. a. **bei Schafen aber auch Rindern** als Sonderformen der Gasödeminfektionen auf.

Euterverletzungen bzw. auch Infektionen mit anderen Erregern wie z. B. *Staphylococcus aureus* oder Pasteurellen schaffen Voraussetzungen für das Haften von *C. perfringens*. Der Krankheitsverlauf ist oft perakut oder akut und durch die Ausbildung eines Gasödems sowie blutiges, stinkendes Sekret gekennzeichnet. Bei Schafen treten seuchenhafte Verläufe auf, während es sich bei Rindern überwiegend um sporadische Erkrankungen handelt.

Eine im Frühstadium einsetzende Therapie, z. B. mit Penicillinen kann zwar durchaus das Leben des Tiers retten, die Verödung des Euters aber nicht verhindern. An derartigen Mastitiden ist manchmal auch *C. septicum* beteiligt. Beim Schaf kann die Immunprophylaxe, u. a. mit bestandsspezifischen Mastitisvaccinen gute Dienste leisten.

### ■ Enterotoxämien und Enteritiden

> Ursache dieser Erkrankungen ist immer die schlagartige Vermehrung von *C. perfringens* im Darm, unabhängig davon, ob eine Ansteckung erfolgt oder im Darm bereits vorhandene Bakterien zur überproportionalen Vermehrung befähigt werden. Neben dem Einbruch der Toxine in die Blutbahn treten in einigen Fällen auch Entzündungen der Darmschleimhaut auf, die häufig nekrotisierenden Charakter haben.

**Tab. 5.24** Bedeutung der Toxovaren von *C. perfringens*.

| Toxovar | Haupttoxin(e) | Erkrankungen | Wirte |
|---|---|---|---|
| A | α | Wundgasödeme, Enterotoxämien<br>Lebensmittelvergiftungen<br>nekrotisierende Mastitis<br>nekrotisierende Enteritis<br>Enteritiden | Mensch, Säugetiere<br>Mensch<br>Rind, Schaf<br>Huhn<br>Schwein |
| B | α, β, ε | Lämmerdysenterie<br>Enterotoxämien | Schaf, Ziege<br>Schaf, Ziege |
| C | α, β | Struck<br>nekrotisierende Enteritis<br>Enterotoxämien | Schaf<br>Schwein (Saugferkel), Mensch<br>Rind, Schaf |
| D | α, ε | Breinierenkrankheit<br>Enterotoxämien | Schaf<br>Rind, Schaf |
| E | α, ι | Enterotoxämien | Rind, Schaf |

Die Verlaufsformen hängen von Tierart, Altersgruppe, Toxovar und weiteren Faktoren ab. Wiederkäuer sind besonders empfänglich, wirtschaftliche Bedeutung hat diese Krankheitsgruppe aber auch bei Schweinen und dem Geflügel. Für Jungtiere besteht die stärkste Gefährdung.

### ■ Klinik der C.-perfringens-Enterotoxämien und -Enteritiden

#### Lämmerdysenterie – C. perfringens B
Diese auch als Lämmerruhr bezeichnete lebensbedrohende Erkrankung tritt in den ersten beiden Lebenswochen akut bis subakut mit blutigem Durchfall in Erscheinung. Perakute Formen mit plötzlichen Todesfällen kommen ebenfalls vor. Wenn die Aktivität der trypsinhemmenden Substanz des Kolostrums mit zunehmender Laktationsdauer zurückgeht, wird das β-Toxin durch Trypsin inaktiviert, und es können keine weiteren Erkrankungen auftreten. Hygienemängel und die Aufnahme zu großer Milchmengen begünstigen den Ausbruch der Lämmerruhr.

#### Weitere Enterotoxämien der Wiederkäuer
Als eigenständige Erkrankungen sind der struck (engl.= schlagen, treffen) bei 1–2 Jahre alten Schafen und die Breinierenkrankheit bei Schafen der Altersgruppe von etwa 3 Wochen bis zu einem Jahr beschrieben.

**Struck** wird durch die Toxovar C verursacht und verläuft perakut. Als prädisponierende Faktoren sind vorrangig plötzlicher Futterwechsel und Parasitenbefall zu nennen. Hämorrhagisch-nekrotisierende Enterokolitis und die Ansammlung von fibrinhaltigem Transsudat in den Körperhöhlen kennzeichnen das Sektionsbild, während markante klinische Symptome wegen des perakuten Verlaufs nicht zu beobachten sind. Die **Breinierenkrankheit** geht auf eine Infektion mit C. perfringens D zurück. Pathogenetisch ist das ε-Toxin entscheidend, das zu einer toxischen Tubulonephrose bzw. -nekrose führt, die sich in der charakteristischen Erweichung der Nierenrinde äußert. Krankheitsgipfel treten im Frühjahr beim Weideaustrieb und im Herbst beim Abhüten von Zuckerrübenfeldern auf. Gelegentlich sind auch ältere Schafe und Ziegen sowie andere Wiederkäuer betroffen.

C.-perfringens-A-Enterotoxämien treten bei Wiederkäuern verschiedener Altersgruppen, insbesondere bei Jungtieren auf. Auch die Toxovaren B, C und D können an perakuten und akuten Erkrankungen beteiligt sein, bei denen häufig plötzliche Todesfälle am auffälligsten sind. Perfringens-Enterotoxämien der Kälber sind differenzialdiagnostisch im Diarrhökomplex zu berücksichtigen, sie sind auch an Mischinfektionen beteiligt.

#### Nekrotisierende Enteritis der Saugferkel – C. perfringens C
Durch Infektion der Saugferkel mit β-Toxin produzierenden Stämmen wird die Nekrotisierende Enteritis bereits in den ersten Lebenstagen ausgelöst. Sie kann sowohl perakut, als auch akut, subakut und sogar chronisch verlaufen. Es kommt zu hämorrhagisch-nekrotisierenden Enteritiden im mittleren und hinteren Dünndarmbereich, die zu blutigen Durchfällen und hoher Mortalität führen. Die besonders schweren Fälle ereignen sich normalerweise in der 1. und 2. Lebenswoche, Erkrankungen sind aber auch bis zur 4. Lebenswoche möglich, wobei sich die Prognose mit zunehmendem Alter verbessert. Infektionsquelle ist der Kot der Sauen, bei denen sich der Erreger besonders in Großbeständen dauerhaft ansiedeln kann. C. perfringens wird in freie Schweinebestände mit zugekauften Jungsauen eingeschleppt, wobei Ausbrüchen meist eine längere Zeit der Erregeranreicherung vorausgeht.

Zusätzlich zu dem seit langem bekannten β-Toxin (jetzt β1-Toxin) wird auch ein β2-Toxin mit ähnlichen pathogenetischen Eigenschaften nachgewiesen, das v. a. bei Stämmen der Toxovar A auftritt. A-Stämme ohne dieses Partialtoxin sind ebenfalls an Durchfallerkrankungen der Saugferkel beteiligt. Mischinfektionen mit *Escherichia coli* sind zu beachten.

#### Weitere Enterotoxämien beim Schwein
Im Gegensatz zu der im Bestand seuchenhaft verlaufenden Nekrotisierenden Enteritis der Saugferkel handelt es sich bei Perfringens-Infektionen älterer Schweine um Einzelfälle und sporadische Erscheinungen. Es treten hämorrhagische und katarrhalische Enteritiden durch C. perfringens C auf. Das sog. enterohämorrhagische Syndrom manifestiert sich in Form plötzlicher Todesfälle bei Mastschweinen mit massiven Blutaustritten in den Dünndarm, die vordere Gekrösewurzel ist strangartig verdreht. Ätiologie und Pathogenese sind noch nicht endgültig geklärt, es werden aber häufig Clostridien nachgewiesen.

#### C. perfringens beim Pferd
Sporadische Enteritiden und plötzliche Todesfälle bei Fohlen und jungen Pferden bis zu einem Jahr, aber auch bei adulten Tieren gehen auf C. perfringens zurück, insbesondere ist die Toxovar A beteiligt, aber auch C wurde bei der Equine Intestinal Clostridiosis (EIC) nachgewiesen. Futter schlechter Qualität (verpilzt), hohe Trainingsbelastung, Parasitenbefall, chirurgische und antibiotische Behandlungen wurden als prädisponierende Faktoren erkannt. Die Erkrankungen verlaufen mit hoher Mortalität.

#### C. perfringens bei Fleischfressern
Massenerkrankungen sind bei Nerzen nach der Aufnahme von stark erreger- bzw. sporenhaltigem Fleisch bekannt geworden. Bei Hunden und Katzen zählt C. perfringens zur normalen Darmflora, bei negativen Einflüssen seitens der Fütterung und anderen Belastungen kann der Erreger an der Genese von Diarrhöen mitwirken. Der Proteingehalt des Futters korreliert nachweislich mit den im Darminhalt nachweisbaren Clostridienzahlen und führt auch zu einer Steigerung der Enterotoxinbildung. Akute Erkrankungen sind neben wässrigem Durchfall mit gelegentlichen Schleim- und Blutbeimengungen auch von Vomitus, Tenesmus, Anorexie und gedämpftem Verhalten begleitet.

*Nekrotisierende Enteritis der Hühnervögel (clostridial enteritis, necrotic enteritis, small intestine bacterial overgrowth – SIBO)*
Die Erkrankung wird durch *C. perfringens* A, gelegentlich auch C, verursacht und befällt besonders Broiler und Junghennen in der Aufzucht. Sie tritt bei Hühnern und Puten im Alter von 2–16 Wochen, gehäuft zwischen 3 und 6 Wochen auf, die Bedeutung hat weltweit zugenommen. Futterwechsel, bestimmte Futterkomponenten wie Fischmehl und Weizen, Infektionen durch andere Bakterien und Kokzidien sowie hohe Besatzdichten und ungünstiges Stallklima begünstigen den Ausbruch. Veränderungen der Kotkonsistenz dominieren, verringerte Futteraufnahme und verschlechterte Tageszunahmen kommen dazu. Akute Verlaufsformen sind durch schnelle Verendungen mit und ohne vorherige Durchfallerscheinungen gekennzeichnet. Tiefgreifende Nekrosen der Dünndarmwand bestimmen das typische Sektionsbild. In weniger ausgeprägten Fällen können aber ausgedehnte Nekrosen auch fehlen. Für die Prophylaxe sind unter dem Gesichtspunkt des zurückgehenden Einsatzes antimikrobieller Wachstumsförderer besonders die Optimierung der Futterzusammensetzung und hygienische Maßnahmen (litter management) wichtig.

**Bakteriologische Diagnose.** Im Fall von Wundgasödemen sind wesentliche Hinweise bereits durch die mikroskopische Untersuchung des veränderten Gewebes zu gewinnen. Bei nekrotisierenden Mastitiden erlaubt der mikroskopische Nachweis der typischen Perfringensstäbchen ebenfalls eine Verdachtsdiagnose, die durch Anzüchtung zu erhärten ist. Zum sicheren Ausschluss aerober, fakultativ anaerob wachsender Sporenbildner sind aerobe Subkulturen erforderlich.

> ! Da *C. perfringens* regelmäßig im Darm gesunder Tiere vorkommt, reicht die Speziesdiagnose bei Enterotoxämien und Enteritiden allein nicht immer aus. Eine sichere Diagnosestellung setzt den Toxinnachweis voraus, er kann sowohl aus flüssigem Kulturmaterial als aus Darminhalt usw. im intravenösen Test an Mäusen oder im Intrakutantest an Meerschweinchen geführt werden.

ε-Toxin lässt sich nur nach Trypsinbehandlung nachweisen. Zur Bestimmung der Toxovaren dient der Neutralisationstest an Mäusen. Das Majortaoxin α kann auch im Eigelbtest (Lezithovitellintest) nachgewiesen werden, zur Unterscheidung der Toxovaren B und C wird das Hyaluronidasebildungsvermögen der B-Stämme genutzt. Rohtoxin von solchen Hyaluronidasebildnern hemmt die Schleimbildung von *Streptococcus equi*. Von den Toxovaren A, B und C wurden epidemiologische Varianten beschrieben, die sich hinsichtlich des Vorkommens von Minortoxinen, der Hitzeresistenz der Sporen und auch des regionalen Vorkommens unterscheiden. Bei der Untersuchung von Futtermitteln und auch Darminhalt sind quantitative Analysen aufschlussreich, wobei Keimzahlen ab $10^5$ pro Gramm Futter als verdächtig anzusehen sind.

Die Entwicklung geht in Richtung des Toxinnachweises in Zellkulturen und in ELISA-Verfahren, für das β-Toxin sind z. B. Verozellen, für ε-Toxin MDCK-Zellen geeignet. Für Enterotoxinnachweise stehen Latex-Agglutinationstests und ELISA zur Verfügung. Die Stämme können natürlich auch mit molekularbiologischen Methoden untersucht und dabei die Toxingene nachgewiesen werden.

**Therapie und Prophylaxe.** *C. perfringens* ist für eine Reihe von Antiinfektiva empfindlich, dazu gehören Penicilline, Aminopenicilline und Tetracycline. In vielen Fällen ist wegen des raschen Krankheitsverlaufs kaum eine Therapiechance gegeben, weshalb metaphylaktische Behandlungen und die Prophylaxe eine große Bedeutung besitzen. Saugferkel erhalten metaphylaktisch vom 1.–3. Lebenstag Penicillin oder Ampicillin oral, bei der nekrotisierenden Enteritis der Hühnervögel werden Amoxicillin, Ampicillin, Erythromycin, Dihydrostreptomycin oder Tetracycline über mindestens 3 Tage über das Trinkwasser oder Futter verabreicht.

Die Vermeidung infektions- und manifestationsbegünstigender Faktoren ist sehr wichtig, dazu kommt die Immunprophylaxe. Bei Schafen haben sich Kombinationsvaccinen bewährt, zur Vorbeuge der nekrotisierenden Enteritis der Saugferkel wird die Muttertierimpfung mit Typ C-Toxoidvaccinen sowie Coli-Perfringens-Kombinationsvaccinen verbreitet eingesetzt. Wenn die Toxovar A am Krankheitsgeschehen beteiligt ist, kann auf bestandsspezifische Impfstoffe zurückgegriffen werden. Sehr schwere Krankheitsgeschehen machen gelegentlich auch in Impfbeständen eine zusätzliche orale Antibiotikabehandlung erforderlich.

### ■ Erkrankungen des Menschen

Gasbrand ist eine im Vergleich zu anderen Infektionskrankheiten des Menschen seltene, aber durch die immer noch hohe Letalität dennoch bedeutsame Erkrankung. Als Erreger kommen *C. perfringens*, besonders Toxovar A, sowie *C. novyi*, *C. septicum* und *C. histolyticum* vor. Die Infektion entsteht am häufigsten im Zusammenhang mit Unfällen, daneben sind vom Magen-Darm-Trakt nach Operationen von Neoplasien, Ileus und inkarzerierten Hernien ausgehende Fälle zu beachten. Weiterhin kann Gasbrand infolge Infektionen bei Injektionen sowie bei Patienten mit arteriellen Verschlusskrankheiten und Diabetes mellitus nach Amputationen auftreten. Bei allen diesen Erkrankungen werden die Erreger aus der Umgebung aufgenommen, direkte Beziehungen zum Vorkommen der Clostridien bei Tieren bestehen nicht.

*C. perfringens*-Enterotoxine sind ferner als Ursache von Lebensmittelvergiftungen bedeutsam. In der Regel sind Keimkonzentrationen ab $10^5$ pro Gramm erforderlich, um Erkrankungen auszulösen. Häufig können Lebensmittelinfektionen einem A-Subtyp zugeordnet werden, der sich durch fehlende oder schwache Hämolyse auf Pferdeblut und hohe Thermoresistenz der Sporen auszeichnet. *C. perfringens* C ist ferner die Ursache nekrotisierender Enteritiden (Enteritis necroticans, Darmbrand), die C-Enterotoxämien der Haustiere ähneln. Dabei beobachtete besonders hitzeresistente Stämme wurden früher als Toxovar F (*Bacillus enterotoxicus*) bezeichnet. Derartige Erkrankungen traten besonders in Kriegs- und Nachkriegszeiten auf.

## 5.10.4.10 Tetanus
(Wundstarrkrampf, lock jaw)

### ■ Allgemeines

> Tetanus entwickelt sich, wenn sich *Clostridium tetani* im Bereich einer infizierten Wunde vermehrt und das Neurotoxin Tetanospasmin bildet. Tetanospasmin blockiert Synapsenfunktionen und führt zu gesteigerter Erregbarkeit und Krämpfen der quergestreiften Muskulatur, die Erkrankung verläuft mit hoher Letalität.

### ■ Ätiologie
*C. tetani* ist ein schlankes Stäbchenbakterium, dessen terminal gelagerte runde Sporen der Zelle ihre typische Trommelschlegelform verleihen (**Abb. 5.39**). Entscheidend für die Virulenz ist das Neurotoxin Tetanospasmin, weiterhin wird das für hämolysierende Eigenschaften verantwortliche Tetanolysin gebildet. Tetanospasmin ist serologisch einheitlich.

### ■ Epidemiologie und Pathogenese
Der Erreger ist ein Bodenbakterium, kommt aber auch im Darm gesunder Menschen und Tiere vor. Es besteht ein Zusammenhang zwischen der Gabe von Stalldung und der Häufigkeit von *C. tetani* im Boden. Es sind alle Säugetiere empfänglich, am stärksten Einhufer, gefolgt von kleinen Wiederkäuern, Rindern und Schweinen, Hunde und Katzen sind weniger empfindlich, Vögel weitgehend resistent.

Tetanus entwickelt sich in der Regel nach einer Wundinfektion, die Erreger bleiben auf den Wundbereich beschränkt und vermehren sich dort, wenn anaerobe Bedingungen herrschen. *C. tetani* ist nicht invasiv. Vorwiegend auf neurogenem, wahrscheinlich auch auf hämatogenem Weg gelangt das Tetanospasmin zum Zentralnervensystem.

Die molekularen Wirkungsmechanismen konnten in den letzten Jahren aufgeklärt werden. Sie beruhen auf dem gleichen Prinzip wie diejenigen des Botulinumtoxins, der Spaltung der SNARE-Proteine. Sie spielen eine Schlüsselrolle bei der Informationsübertragung im Bereich der Synapsen. Durch die Spaltung dieser Proteine in Neuronen, die die Motoneuronen regulieren, kommt es letztlich zur unregulierten Ausschüttung von Acetylcholin und dadurch zu Muskelkrämpfen. Die gegensätzlichen klinischen Bilder von Tetanus und Botulismus kommen dadurch zustande, dass die Spaltung der SNARE-Proteine in unterschiedlichen Zelltypen stattfindet.

Es sind Fälle bekannt, in denen Sporen in Organe wie Leber und Milz gelangten und dort auskeimten (idiopathischer oder kryptogener Tetanus). Infektionen können schließlich auch vom Darm ausgehen, wenn der Erreger die durch Verletzungen, Parasiten u. a. geschädigte Darmwand zu durchdringen vermag.

**Tetanus ist eine Infektionskrankheit, der das Merkmal der Kontagiosität fehlt.** Wenn es zu einer Häufung von Erkrankungsfällen kommt, dann geht diese auf die gleichzeitige Infektion mehrerer Tiere oder Menschen in einer stark erregerbelasteten Umwelt zurück.

### ■ Klinik
Generelle Symptome des Tetanus sind Bewegungsstörungen mit angespannten, versteiften Muskeln, gelegentlichem Muskelzittern und einer gesteigerten Erregbarkeit, die bis zu Krampfanfällen führt. Beim **Pferd** sind Nickhautvorfall, Trismus der Kaumuskulatur und „sägebockartige" Stellung zu beobachten. Ein deutlicher Anstieg der Körpertemperatur beginnt erst kurz vor dem letalen Ausgang, er setzt sich postmortal noch fort. Bei Fohlen tritt Tetanus als sog.s „shaker foal syndrome" auf.

### ■ Diagnose
Die klinischen Befunde sind recht eindeutig, pathologisch-anatomische Veränderungen fehlen. Anzüchtung und Differenzierung des Erregers machen sich nur in Ausnahmefällen erforderlich. Tierversuche sind zur Absicherung der Diagnose immer noch am sichersten. Dazu erhalten Mäuse oder Meerschweinchen Wundmaterial i. m. oder s. c. verabreicht, nach 1–3 Tagen verenden sie im positiven Fall unter charakteristischen Krampferscheinungen („Robbenstellung").

Differenzialdiagnostisch ist an Tollwut, aber auch Botulismus (schlaffe Lähmung), Aujeszky'sche Krankheit, Stoffwechselkrankheiten wie hypokalzämische Paresen und Tetanien, Vergiftungen und beim Rind auch an BSE zu denken.

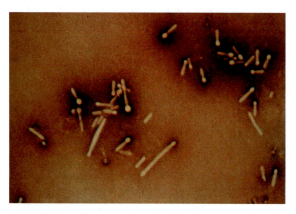

**Abb. 5.39** *Clostridium tetani*, terminale Sporenlagerung, Negativkontrastierung (Bisping, Hannover).

### Therapie und Prophylaxe

Im Mittelpunkt der Therapie steht die Verabreichung von antitoxischen Serumpräparaten, deren Wirksamkeit sich allerdings nur auf das noch nicht an Nervenzellen gebundene Toxin erstreckt. Antibiotikagaben sind ebenfalls indiziert, sie richten sich aber nur gegen die vegetativen Zellen und können bereits gebildetes Toxin natürlich nicht beeinflussen. Chirurgische Wundversorgungen und symptomatische Behandlungen bei Krampfanfällen runden das Therapieschema ab.

Toxoidvaccinen sind für die Prophylaxe v. a. bei Pferden unverzichtbar. Die Grundimmunisierung besteht aus 3 Impfungen, die beiden ersten erfolgen im Abstand von etwa 4–8 Wochen, nach 12 Monaten wird die 3. Impfung vorgenommen. Danach ist eine Boosterung in 1- bis 2-jährigem Abstand erforderlich. Fohlen aus geimpften Beständen sollten nicht vor dem 3. Monat vacciniert werden. Liegt die letzte Impfung mehr als 2 Jahre zurück oder ist der Impfstatus unklar, muss bei Verletzungen und auch operativen Eingriffen eine passive Immunisierung erfolgen. Tetanusserum wird i. m., s. c. oder auch i. v. verabreicht, beim Pferd können auch 30–50.000 IE in den Subarachnoidalraum appliziert werden. Durch die Simultanimpfung, eine zeitgleich aber ortsgetrennte Verimpfung von Toxoidimpfstoff und Antiserum, wird sowohl ein Sofortschutz durch das Serum erreicht, als auch der Aufbau einer aktiven Immunität eingeleitet. Die Zweit- und Drittimpfung müssen dann nach dem oben genannten Schema erfolgen.

Im Ergebnis der Wertbemessung von Tetanusimpfstoffen an Mäusen oder Meerschweinchen im Vergleich mit einem Internationalen Antitoxinstandard wird der Antitoxingehalt in IE angegeben.

### Tetanus beim Menschen

Der Infektionsweg ist beim Menschen der gleiche wie beim Tier, direkte Zusammenhänge zwischen den Infektionen bei Tieren und Menschen bestehen nicht. Trotz der großen Möglichkeiten der Intensivmedizin ist Tetanus eine lebenbedrohende Erkrankung geblieben, bei den in Deutschland zwischen 1991 und 1995 registrierten Tetanusfällen trat eine Letalität von 25 % in Erscheinung. Impfungen besitzen daher auch beim Menschen eine große Bedeutung, die Grundimmunisierung sollte spätestens alle 10 Jahre aufgefrischt werden.

## 5.10.4.11 Botulismus

### Allgemeines

> Botulismus ist im Normalfall keine Infektionskrankheit, sondern eine reine Intoxikation mit außerhalb des Tierkörpers gebildeten und mit dem Futter aufgenommenem Neurotoxin, das zu schlaffen Lähmungen und schließlich durch Atemlähmung zum Tod führt.

### Ätiologie und Virulenz

*Clostridium botulinum* fällt im versporten Stadium durch die typische Tennisschlägerform (subterminale Sporenlagerung) auf (**Abb. 5.40**). Kulturelle Merkmale und physiologische Eigenschaften unterliegen zwischen den verschiedenen Stämmen erheblichen Schwankungen. Für die Virulenz sind Neurotoxine (Botulinumtoxin, Botulinum-Neurotoxin – BoNT)) ausschlaggebend. Es werden 7 serologisch unterscheidbare Toxovaren mit den Buchstaben A–G bezeichnet, da einige Stämme der Toxovaren A, B und C nicht nur eine Form des Neurotoxins bilden, stellte man Subtypen auf. Die ehemalige Toxovar G besitzt jetzt als *Clostridium argentinense* Speziesrang. Einige dieser Neurotoxine werden aber auch von anderen Clostridienarten gebildet, andererseits gibt es auch nichttoxische Stämme von *C. botulinum*. Die heute mit *C. botulinum* bezeichneten Bakterien stellen eine recht heterogene Gruppe dar, von deren weiterer taxonomischer Bearbeitung noch einige Änderungen zu erwarten sind. Das Botulinumtoxin gehört, abhängig von der artspezifischen Empfindlichkeit, zu den giftigsten biologischen Substanzen. Neben den Neurotoxinen werden auch andere Exotoxine (C2, C3) und Enzyme gebildet. *C. botulinum* und eng verwandte Bakterien können nach ihren proteolytischen bzw. saccharolytischen Eigenschaften in folgende 4 Gruppen eingeteilt werden:
- I Toxovar A und proteolytische B- und F-Stämme, *Clostridium sporogenes*,
- II Toxovar E und saccharolytische B- und F-Stämme,
- III Toxovaren C und D, *C. novyi* A,
- IV Toxovar G, *Clostridium subterminale*.

### Epidemiologie und Pathogenese

*C. botulinum* kommt im Boden und auch im Wasser vor, nicht toxinbildende Stämme werden aber auch im Darm gesunder Menschen und Tiere nachgewiesen. Klassischer Botulismus ist keine Infektionskrankheit, sondern eine reine Intoxikation, bei der außerhalb des Körpers gebildete Neurotoxine mit der Nahrung aufgenommen werden. Für die Vermehrung von *C. botulinum* haben anaerobe Milieubedingungen, der pH-Wert, organische

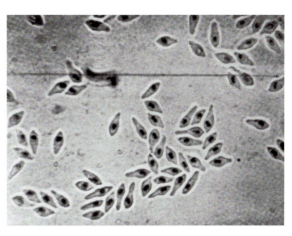

**Abb. 5.40** *Clostridium botulinum* (Vergrößerung etwa 1:1.600).

Substanzen und bakterielle Antagonisten Bedeutung, wichtig ist ferner eine Temperatur über 20 °C. Eine wesentliche Rolle spielen erregerhaltige Tierkadaver, durch die es zur Kontamination pflanzlicher Futtermittel kommen kann. Bildung und Anreicherung von Toxinen finden auch im Schlamm von Gewässern statt, in Arthropoden wurde der Erreger ebenfalls nachgewiesen. Fliegenmaden können u. U. hohe Toxindosen enthalten. Das Toxin beweist in der Umwelt eine hohe Stabilität.

Botulinumtoxin wird im Dünndarm resorbiert und hämatogen verbreitet. Es führt letztlich zu einer fortschreitenden Paralyse der motorischen Nerven, der Tod tritt nach Lähmung des Nervus phrenicus ein. Das im Unterschied zum Tetanus durch Lähmungen geprägte Bild des Botulismus kommt zustande, weil die SNARE-Proteine direkt in Motoneuronen gespalten werden, wodurch es zur Hemmung des Acetylcholins kommt. Toxovar, Toxindosis und tierartliche Besonderheiten beeinflussen das Krankheitsbild.

! Botulismus kann aber auch als sog. Toxinfektion verlaufen, d. h., die Toxine werden bei der Vermehrung des Erregers im Organismus gebildet.

Das kann entweder bei Besiedlung des Darms oder auch bei der Vermehrung im Wundbereich (Wundbotulismus) der Fall sein. Für Tiere konnten diese Formen aber bisher nur in Ausnahmefällen belegt werden.

■ Klinik

Die einzelnen Toxovaren haben nicht nur eine unterschiedliche geografische Verbreitung, sie unterscheiden sich auch in ihrer Bedeutung für einzelne Tierarten. **Rinder** erkranken unter den Pflanzenfressern am häufigsten, gefolgt vom Schaf. In Europa treten in der Regel nur sporadische Fälle auf, die durch die Toxovar C ausgelöst werden. In Deutschland gelang Mitte der 90er-Jahre der Nachweis, das Botulismus bei Rindern im Zusammenhang mit der Düngung von Nutzflächen mit Hühnermist im Zusammenhang stand. Klinisch stehen Erscheinungen der schlaffen Lähmung bei fieberfreien Tieren im Vordergrund. Zungenlähmungen bzw. Kau- und Schluckbeschwerden sind auffällig. Es treten sowohl perakute als auch akute und subakute Verläufe auf. In den letzten Jahren wurde häufiger über einen „viszeralen Botulismus" berichtet, der auf einer Toxinbildung im Darm beruhen soll. Die Symptome sind unspezifischer Natur und umfassen u. a. chronische Verdauungsstörungen, Abmagerungen, Leistungsrückgang, Bewegungsstörungen, Totgeburten, Apathie und Festliegen. Es besteht noch keine einheitliche Auffassung zu diesem Krankheitsbild und seiner Ursache. **Pferde** sind ebenfalls sehr empfindlich für das Botulinumtoxin, die Letalität des Botulismus beträgt bis zu 90 %, für die Mehrzahl der Fälle ist in Europa die Toxovar B verantwortlich. Mit der Einführung der Silagefütterung haben Botulismusfälle offensichtlich zugenommen. Als erste Symptome fallen verminderte Futteraufnahme, gedämpftes Verhalten, Atemgeräusche und leichte Koliken manchmal in Verbindung mit starkem Schwitzen auf. Danach werden Lähmungserscheinungen des Pharynx, der Zunge und der Gliedmaßen deutlich. Schweine, Hunde und Katzen sind vergleichsweise weniger empfindlich. Bei **Nerzen** kommt es dagegen zu Massenerkrankungen, v. a. nach Aufnahme von C-Toxinen. Die Toxovar C verursacht ferner Massensterben bei **Wasservögeln**. *C. botulinum* wird auch in gesunden **Fischen** sowohl im Süß- als auch im Salzwasser nachgewiesen. Bei Forellen sind Intoxikationen durch die Toxovar E aufgetreten. Auf *C. argentinense* (G) zurückgehende Botulismuserkrankungen sind bisher nicht bekannt geworden.

■ Diagnose

Entscheidend für eine Verdachtsdiagnose ist das von Lähmungserscheinungen und Fieberfreiheit gekennzeichnete klinische Bild. Pathologisch-anatomische Veränderungen fehlen. Der kulturelle Nachweis von *C. botulinum* ist wegen der starken Begleitflora problematisch und ohne anschließenden Toxinnachweis nicht beweisend. Toxinnachweise können aus Blut, Magen- und Darminhalt, Leber und Futtermitteln über den Tierversuch mit Mäusen geführt werden. Die Einziehung der Flanken, die sog. Wespentaille, gilt bei den gestorbenen Tieren als sicheres Zeichen für Botulismus. Die Toxovar wird im Neutralisationstest mit antitoxischen Seren bestimmt. Der Mäuseletalitätstest ist derzeit noch das sensitivste Nachweisverfahren für die Neurotoxine. Alternative In-vitro-Verfahren werden bereits seit längerer Zeit bearbeitet, dazu zählen z. B. Mikro-Wärme-Komplementbindungsreaktion, ELISA, Magnetic Beads Separation, DNA-Sonden und PCR. Beim Rind wurden mittels ELISA nicht nur Antikörper bei geimpften Tieren bestimmt, sondern auch Herdenuntersuchungen zur Analyse der epidemiologischen Situation und zur Abklärung klinischer Verdachtsfälle durchgeführt.

Für die Differenzialdiagnose gelten bei Säugetieren die gleichen Richtlinien wie für den Tetanus.

■ Therapie und Prophylaxe

Eine kausale Therapie ist, soweit überhaupt verfügbar, lediglich mit antitoxischem Serum möglich. Davon ist auch nur im Frühstadium ein Heileffekt zu erwarten.

Beim Auftreten von Erkrankungen ist sofort das verdächtige Futter zu maßregeln. Zur Prophylaxe des Botulismus trägt es beispielsweise bei, die Kontamination des Futters mit Tierkadavern zu vermeiden. Die Qualität von Silagen ist besonders zu beachten. Impfungen sind in Gebieten mit nachgewiesener Gefährdung wesentlich zum Schutz vor Botulismus, die Wirkung der Toxoidvaccinen ist toxovarspezifisch. In Deutschland steht derzeit nur ein Impfstoff für Nerze (Toxovar C) zur Verfügung, der im Rahmen von Ausnahmegenehmigungen auch erfolgreich bei Schwänen eingesetzt wurde.

### Botulismus des Menschen

Botulismus ist eine typische Lebensmittelvergiftung, die Toxine werden in kontaminierten Gemüse- und Fleischkonserven sowie Würsten (botulus, lat.=Wurst) und ähnlichen Produkten unter anaeroben Bedingungen gebildet. Auch Fische sind an der Intoxikation des Menschen beteiligt. Die stärkste Giftwirkung besitzt das A-Toxin. Erkrankungen des Menschen gehen in Europa v. a. auf die Toxovar B zurück, während die Toxovar A in den USA größere Bedeutung hat. Vergiftungen mit E-Toxin gehen auf Fische zurück, die Toxovaren C und D haben für Menschen keine Bedeutung. 1976 wurde in den USA erstmals der Säuglingsbotulismus nachgewiesen, dem eine Toxinbildung im Darm zugrunde liegt. Als Infektionsquelle ist in vielen Fällen Honig nachweisbar. Botulismus des Menschen unterliegt der Meldepflicht. Botulismustoxin wird in der Humanmedizin bei verschiedenen Indikationen therapeutisch eingesetzt, außerdem dient es kosmetischen Zwecken bei der Glättung von Falten.

## 5.10.4.12 Tyzzer's disease

### Allgemeines

!  Diese Infektionskrankheit wurde 1917 erstmals von Ernest Tyzzer bei Mäusen festgestellt, in den folgenden Jahren und Jahrzehnten erwiesen sich viele Tierarten als anfällig. Dominierende pathologische Veränderungen sind eine derförmige nekrotisierende Hepatitis und unterschiedlich ausgeprägte Enteritiden.

### Ätiologie

Erreger ist ein Stäbchenbakterium, dessen taxonomische Stellung lange umstritten war. Es wird jetzt als *Clostridium piliforme* (Synonym *Bacillus piliformis*) bezeichnet. Die schlanken Zellen sind mit 8–10, teilweise sogar 40 µm recht lang, sie bilden Sporen und sind beweglich (**Abb. 5.41**). In Gewebsschnitten erscheinen die Bakterien meist gramnegativ, manchmal aber auch gramlabil oder grampositiv. In zellfreien Medien ist die Anzüchtung noch nicht gelungen, daher ist auch schwer zu beurteilen, ob es sich um einen obligaten Anaerobier handelt. Verschiedene Zelllinien und auch bebrütete Hühnereier sind für die Kultivierung geeignet. Es gibt Hinweise darauf, dass mindestens 2 Gruppen von Erregervarianten existieren, von denen eine ein breites Wirtsspektrum besitzt und die andere aus mehr wirtsspezifischen Formen besteht.

### Epidemiologie und Pathogenese

Von der Infektion mit *C. piliforme* sind Mäuse, Ratten, Meerschweinchen, Hamster, Kaninchen, aber auch Fleischfresser, Beuteltiere, Rhesusaffen und v. a. Pferde betroffen. Bei Menschen wurde diese Erkrankung nicht nachgewiesen.

Für einige Tierarten konnte der orale Infektionsweg experimentell bestätigt werden. Latente Infektionen überwiegen, zu klinischen Manifestationen kommt es in der Regel nach belastenden Einwirkungen. Zum überwiegenden Teil sind Jungtiere betroffen.

### Klinik

Infektionen mit *C. piliforme* können in Versuchstierbeständen seuchenhaft verlaufen. Bei allen betroffenen Tierarten kommen perakute Fälle vor, bei denen plötzlich verendete Tiere aufgefunden werden. Akute und subaku-

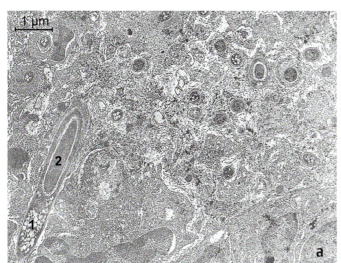
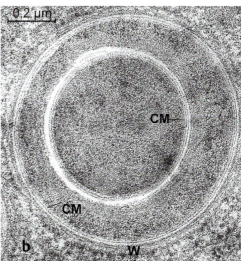

**Abb. 5.41a, b** *Clostridium piliforme* im Lebergewebe einer infizierten Maus. **a** Längsschnitt zeigt vakuolige Areale im äußeren vegetativen Keim (1) und durch zweischichtige Membran abgegrenztes sporenartiges Gebilde (2).

**b** Querschnitt zeigt sporenartiges Gebilde mit doppelter Membranumgrenzung in vegetativem Keim mit Cytoplasmamembran (CM) und Zellwand (W) (Institut für Mikrobiologie und Tierseuchen, FU Berlin, Grund, Thuner u. Gatzmann).

te Formen zeichnen sich durch Durchfälle und fieberhafte Störungen des Allgemeinbefindens aus.

Tyzzer's disease wurde bei Pferden bisher in Nordamerika, Australien, Neuseeland, Südafrika, Großbritannien und 1994 auch erstmals in Deutschland nachgewiesen. Sie verläuft als sporadische Erkrankung von Saugfohlen bis zum Alter von 6 Wochen. Fast immer wird über das Auffinden verendeter Tiere oder perakute Erkrankungen mit Todesfällen innerhalb eines Tages berichtet. Dramatische Verschlechterungen des Allgemeinbefindens, Schocksymptome, Koliken, Festliegen, Krämpfe und Opisthotonus bestimmen das Bild. Durchfälle werden nicht immer und besonders bei etwas längerer Krankheitsdauer sichtbar. Anfängliche Temperaturanstiege auf über 41 °C gingen präfinal teilweise auf subnormale Werte zurück.

■ Diagnostik

Pathologisch-anatomische und histologische Untersuchungen sind für die exakte Diagnosestellung entscheidend. Den wichtigsten Hinweis liefern die Leberveränderungen. Makroskopisch sind starke Stauungen und Schwellungen, Ikterus und diffuse Fleckungen zu erkennen, histologisch dominieren multifokale Koagulationsnekrosen. *C. piliforme* lässt sich in gefärbten Leberschnitten bzw. auch immunhistologisch nachweisen. Als Färbemethoden sind Hämatoxylin-Eosin, Giemsa oder auch die Versilberungstechnik nach Warthin-Starry geeignet. In den Hepatocyten sind die Erreger an ihrer büschel- oder kreuzweisen Lagerung zu erkennen. Beim Fohlen ist der mikroskopische Erregernachweis auch in den Randbezirken von Myokardnekrosen möglich. Die Veränderungen des Darmkanals können hämorrhagisch-nekrotisierender bzw. diphtheroid-nekrotisierender Natur sein.

Bei Labortieren sind serologische Untersuchungsverfahren seit längerem etabliert. Zur Untersuchung von Pferdeseren wurde ein ELISA auf der Basis eines monoklonalen Antikörpers gegen Flagellenantigen enwickelt.

Differenzialdiagnostisch müssen Infektionen mit kultivierbaren bakteriellen Erregern ausgeschlossen werden. *C. piliforme* ist in histologischen Präparaten von postmortal eingewanderten Clostridien zu unterscheiden, wofür z. B. die typische Lagerung wichtig ist.

Tritt diese Infektionskrankheit bei Fohlen auf, ist differenzialdiagnostisch besonders an Herpesvirusinfektionen, Vergiftungen, Fohlenlähme und Fohlenseptikämie zu denken.

■ Therapie und Prophylaxe

Therapieversuche sind wenig aussichtsreich. Penicilline, Streptomycin, Tetracycline und Erythromycin ließen eine gewisse Wirksamkeit erkennen. Sie sollten v. a. eingesetzt werden, um Kontakttiere zu behandeln. Kontakttiere bzw. betroffene Bestände müssen natürlich genau überwacht werden, um weitere Ausbrüche zu erkennen und die Tiere zu isolieren. Bei Versuchstieren wurden auch aktive und passive Immunisierung erprobt. Zur Senkung des Infektionsrisikos sind Reinigungs- und Desinfektionsmaßnahmen wichtig.

## 5.10.4.13 Weitere Clostridieninfektionen der Tiere

■ *Clostridium difficile*

Diese Clostridienart besitzt in der Humanmedizin als Erreger von Diarrhöen, Colitiden sowie pseudomembranöser Kolitis nach Antibiotikabehandlung eine nicht zu unterschätzende Bedeutung. Der Erreger bildet ein Enterotoxin und ein Cytotoxin. Nachweise sind in der Veterinärmedizin bei nekrotisierender Enterokolitis von Fohlen, der akuten postantibiotischen Kolitis erwachsener Pferde, chronischen Durchfallerkrankungen von Hunden sowie bei Diarrhöen von Schweinen, Katzen, Kaninchen und Hamstern erfolgt. Die endgültige Bewertung der Bedeutung als Krankheitserreger für Tiere ist noch nicht möglich. Für die Anzüchtung ist ein selektiver Blutagar mit Cycloserin, Cefoxitin und Amphothericin B empfehlenswert. Zur Identifizierung der Kolonien dient ein Latex-Objektträgeragglutinationstest.

■ *Clostridium spiroforme*

Diese Clostridienart bildet ein Toxin, das von Antiserum gegen das ι-Toxin von *C. perfringens* neutralisiert wird. Es verursacht Diarrhöen und Enterotoxämien in abgesetzten Kaninchen und anderen Labortieren. Morphologisch ist der Erreger durch die Ausbildung von Spiralformen charakterisiert, die bei Kultivierung auf Blutagar durch Zusammenlagerung von Einzelzellen entstehen. In vivo treten dagegen halbkreisförmige Zellformen auf. Das Toxin kann im Mäuseletalitätstest oder im Verozellkulturtest nachgewiesen werden.

■ *Clostridium colinum*

Als bekannteste Erkrankung nach Infektion mit *C. colinum* ist die ulcerative Enteritis der Wachteln (quail disease) zu nennen. Ulceratice Enteritiden werden aber auch bei anderen Vogelarten ausgelöst.

■ *Clostridium sordellii*

*C. sordellii* ist bei Menschen als Erreger von Wundinfektionen nachgewiesen. In der Veterinärmedizin liegen Berichte über plötzliche Verendungen bei Lämmern, Mutterschafen und Rindern sowie akute Hepatitiden bei Straußen vor.

■ *Clostridium histolyticum*

Tritt bei Menschen und Tieren als Erreger von Gasödeminfektionen auf.

## 5.11 Regelmäßige, sporenlose grampositive Stäbchen

### 5.11.1 Allgemeines

Das verbindene phänotypische Merkmal dieser Bakteriengruppe ist die regelmäßige Stäbchenform mit nur geringer Neigung zur Pleomorphie. Dabei kann es sich sowohl um kurze meist kokkoide Stäbchen, aber auch um längere Stäbchen und Filamente handeln. Die morphologische Abgrenzung zur Gruppe der unregelmäßigen, sporenlosen, grampositiven Stäbchenbakterien ist nicht immer einfach. Diese Bakterien wachsen nur in komplexen Medien, sie kommen in Verbindung mit Pflanzen, Tieren und auch verwesendem organischen Material vor.

### 5.11.2 Listeria

#### 5.11.2.1 Gattungsmerkmale und Taxonomie

> Listerien sind kurze Stäbchenbakterien von 0,4–0,5 × 0,5–2 μm mit abgerundeten Enden, manchmal sind sie fast kokkoid. Sie sind einzeln oder in kurzen Ketten gelagert, selten in längeren Filamenten. Bei Temperaturen von 20–25 °C besteht Beweglichkeit infolge der Expression peritricher Geißeln. Listerien sind fakultative Anaerobier und bauen Glucose fermentativ ab. Die Katalasereaktion fällt positiv aus, die Oxidasereaktion negativ. Im Schräglicht scheinen die Kolonien in einer charakteristischen Weise blau-grün (Schrägdurchlicht nach Henry).

Innerhalb der Gattung spielt *Listeria monocytogenes* (**Abb. 5.42**) als tier- und menschenpathogene Spezies die Hauptrolle, auch *Listeria ivanovii* ist pathogen, die übrigen Arten sind als apathogen einzustufen. Anhand von O- und H-Antigenen werden Serovaren definiert, die Zuordnung der Serovaren und Spezies geht aus der **Tab. 5.25** hervor. *Listeria murrayi* wurde mit der Spezies *Listeria grayi* vereinigt.

#### 5.11.2.2 Bakteriologische Diagnose

Zur Anzüchtung ist Blutagar geeignet, der bei 30–37 °C aerob bebrütet wird, die kulturelle Ausbeute kann durch eine mikroaerophile Atmosphäre erhöht werden. Um die Isolierung auch aus Materialien mit geringer Keimkonzentration bzw. starker Mischflora wie Lebensmittel-, Umwelt- oder Kotproben zu ermöglichen, wurden verschiedene Anreicherungs- und Selektivmedien entwickelt, die beispielsweise Acriflavin, Nalidixinsäure, Cycloheximid, Moxalactam, Lithiumchlorid und verschiedene Antibiotika enthalten. Oxford- und PALCAM-Agar werden häufig eingesetzt, weitere feste Selektivmedien sind der McBride- und der Feindt-Agar. Auf dem Nachweis der Phospholipase C und der Xyloseverwertung baut ein chromogenes Medium auf, das die direkte Identifizierung von *L. monocytogenes* und *L. ivanovii* erlaubt. Die hohe Temperaturtoleranz ermöglicht auch eine Kälteanreicherung bei Temperaturen von 4 °C. Auf Blutagar verursachen *L. monocytogenes* und *Listeria seeligeri* Hämolyse, Kolonien von *L. ivanovii* zeichnen sich durch breite Hämolysehöfe aus. Zur Bestimmung der Gattung dienen die Merkmale positive Katalase und Äskulinhydrolyse sowie Beweglichkeit bei Zimmertemperatur. Zur Speziesdifferenzierung werden der CAMP-Test mit *Staphylococcus aureus* bzw. *Rhodococcus equi* sowie die Prüfung von Rhamnose, Xylose und Methyl-α-D-Mannopyranosid eingesetzt. Für die Differenzierung kann auch das System API Listeria verwendet werden. Unter Nutzung des p60-Antigens wurde ein ELISA-Schnelltest zur Identifizierung von *L. monocytogenes* entwickelt. Für die epidemiologische Charakterisierung der Isolate wie die Bestimmung von Serovaren, Phagovaren und die Listeriocintypisierung sind Speziallaboratorien zu nutzen.

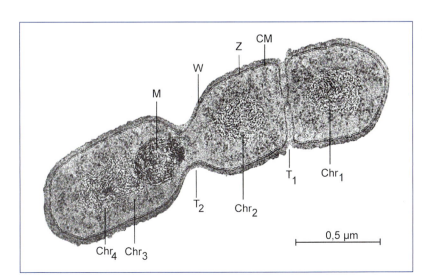

**Abb. 5.42** *Listeria monocytogenes:* Teilung durch Einschnürung (T2) oder Querwandbildung (T1) mit kondensierten Tochterchromosomen (Chr1, 2 u. 3, 4), charakteristischer grampositiver Zellwand (W), Membrankörper (M), Cytoplasmamembran (CM) und periplasmatischem Raum (Z) (Institut für Mikrobiologie und Tierseuchen, FU Berlin, Grund u. Gatzmann).

**Tab. 5.25** Zuordnung der Serovaren nach Seeliger u. Donker-Voet zu den *Listeria*-Spezies (nach Weiß u. Amtsberg 1995).

| Serovar | L. monocytogenes | L. innocua | L. welshimeri | L. seeligeri | L. ivanovii |
|---|---|---|---|---|---|
| 1/2a | + | | | + | |
| 1/2b | + | | + | + | |
| 1/2c | + | | | + | |
| 3a | + | | | | |
| 3b | + | | | | |
| 3c | + | | | | |
| 4a | + | | | | |
| 4ab | + | + | | | |
| 4b | + | | | + | |
| 4c | + | | + | + | |
| 4d | + | | | + | |
| 4e | + | | | | |
| 5 | | | | | + |
| 6a | | + | + | | |
| 6b | | + | + | + | |
| 7 | + | | | | |

*L. grayi* besitzt die O-Antigene (III), XII, XIV, XVI, XVII und das H-Antigen E, ist aber nicht in das oben genannte Schema eingeordnet

### 5.11.2.3 Virulenz

Die Virulenz der Listerien wird in erster Linie von ihrer Fähigkeit zum fakultativ intrazellulären Parasitismus bestimmt, der es den Bakterien erlaubt, in Makrophagen, Hepatocyten, Enterocyten und andere Zellen einzudringen und sich dort zu vermehren. Daraus ergeben sich Konsequenzen für die Wirksamkeit von Antikörpern und Antibiotika. Es wurden zwei Proteine, p60 (60 kDa) und Internalin (80 kDa) beschrieben, durch die virulente Listerien ihre Invasivität selbst steuern. Als Voraussetzung für die Ausbreitung der Listerien in und zwischen den Zellen steuert ein Polypeptid die Aktinpolymerisation der Wirtszellen. Weitere virulenzassoziierte Faktoren sind Hämolysine (Listeriolysin O) und das monocytoseproduzierende Agens (MPA). Es wurde auch eine Pathogenitätsinsel (LIPI-1) beschrieben.

### 5.11.2.4 Epidemiologie

Für die Epidemiologie der Listeriosen sind v. a. das breite Wirtsspektrum der pathogenen Vertreter und ihr weites Vorkommen in der Umwelt bestimmend. Listerien wurden bei allen Haustieren sowie vielen Arten von Wildsäugetieren und Vögeln, aber auch Fischen, Amphibien und Reptilien nachgewiesen, Isolierungen bei einigen Arthropodenarten deuten auf eine mögliche Überträgerrolle dieser Tiergruppe hin. Diese Bakterien kommen auch im Darm klinisch gesunder Tiere vor und gelangen mit den Ausscheidungen in die Umwelt. Im Boden und an Pflanzen überleben sie daraufhin wochen- bis monatelang. Die Tenazität wird besonders von der hohen Temperatur- und pH-Wert-Toleranz geprägt. Es ist nicht restlos geklärt, ob das Vorkommen im Boden und an Pflanzen nur als Folge fäkaler Ausscheidungen auftritt, oder ob Listerien primär dort lebende Saprophyten sind. Im Oberflächenwasser können Listerien ebenfalls nachgewiesen werden. Eine besondere Rolle spielt Silage, in der sich die Bakterien dann gut vermehren können, wenn der pH-Wert aufgrund unzureichender Säuerung nicht unter 5 absinkt. Eine Infektion mit Listerien setzt daher keinen Kontakt mit infizierten Tieren voraus, Listeriosen werden wegen der Ansteckungsmöglichkeit über Umweltmaterial als Geo- oder Sapronosen eingestuft. Direkte Übertragungen sind zwar möglich, treten aber seltener auf. Zumindest für Menschen ist auch die vertikale Übertragung erwiesen.

### 5.11.2.5 Infektions- und Krankheitsformen

Infektionen mit Listerien können prinzipiell in 6 verschiedenen Formen verlaufen:
- latente Darmbesiedlung mit fäkaler Ausscheidung,
- cerebrale Form (Gehirnlisteriose, Meningoencephalitis listeriosa),
- septikämische Form (Listerien-Septikämie),
- metrogene Form (Listerienabort, Metritis),
- Mastitis,

- Manifestation am Auge (Keratokonjunktivitis, Iritis, Uveitis).

### 5.11.2.6 Listeriosen bei Wiederkäuern

*Meldepflicht*

#### Ätiologie

Dominierender Erreger ist *L. monocytogenes*, die Serovaren 1/2a und 4b werden am häufigsten isoliert. Metrogene Listeriosen gehen gelegentlich auf Infektionen mit *L. ivanovii* zurück.

#### Pathogenese

Listerien werden häufig oral aufgenommen und überwinden die Darmschranke, auch über die Schleimhäute der Maulhöhle und der Nase ist eine Invasion als Voraussetzung für die lymphohämatogene Ausbreitung möglich. Diese primäre Bakteriämie kann bei guter Abwehrlage überwunden werden, andernfalls kommt es zur Organmanifestation mit nekrotisierenden und granulomatösen Entzündungserscheinungen. Septikämische Listeriosen betreffen Jungtiere mit unzureichender Abwehrkapazität bzw. infolge metrogener Listeriose infiziert geborene Individuen. Metrogene Listeriosen kommen durch hämatogene Erregerverbreitung zustande, diaplacentar werden die Feten infiziert. Für die Entstehung der Gehirnlisteriose hat die hämatogene Ausbreitung des Erregers dagegen keine oder höchstens eine untergeordnete Bedeutung. Vielmehr kommt es von der Infektion der Kopfschleimhäute ausgehend zur neurogen-aszendierenden Infektion entlang der Hirnnerven, insbesondere des Nervus trigeminus, aber auch das Nervus glossopharyngeus. Läsionen der Schleimhäute, z. B. während des Zahnwechsels oder durch scharfkantige Futtermittel, begünstigen die Infektion. Als Folge der Gehirnbesiedlung entwickelt sich eine herdförmig-eitrige Hirnstammencephalitis, begleitet von einer Leptomeningitis lymphocytaria.

#### Klinik

**Gehirnlisteriose** ist die bei Schafen und Rindern häufigste Manifestationsform. Die Körpertemperatur ist nur in der Anfangsphase regelmäßig fieberhaft erhöht, das klinische Bild wird von der Trias Depression, Ataxie und Hirnnervenlähmung geprägt. Je nach Lokalisation der Veränderungen treten als zentralnervöse Ausfallerscheinungen Lähmungen von Ohr, Augenlid, Augenbraue, Lippe (Nervus facialis), Schlucklähmungen (Nervus glossopharyngeus), bzw. der Kaumuskulatur (Nervus trigeminus) auf. Beim Schaf sind Konjunktividen regelmäßig zu beobachten, Opisthotonus wird seltener aber ebenfalls häufig beobachtet.

Die **metrogene Form** äußert sich in Aborten, Frühgeburten bzw. der Geburt lebensschwacher Lämmer und Kälber. Nachgeburtsverhaltungen sind bei den Muttertieren möglich, wenn sich keine septische Listeriose entwickelt, ist die Prognose für das Muttertier günstig.

**Listerienseptikämien** werden v. a. bei Lämmern beobachtet, die bereits intrauterin infiziert werden. Der Verlauf ist perakut bis akut. Kälber sind seltener als Lämmer betroffen, Listerienseptikämien älterer Wiederkäuer sind Ausnahmen.

In Neuseeland werden **Gastroenteritiden** bei Schafen beschrieben, die klinisch Salmonellosen ähneln und auch letal verlaufen können.

**Mastitiden** infolge von Listerieninfektionen sind recht selten, die Euterbesiedlung hat aber wegen der von infizierter Milch ausgehenden Gefahren für den Menschen dennoch eine nicht zu unterschätzende Bedeutung.

Manifestationen von Listerieninfektionen am **Auge** treten beim Rind sporadisch als Keratokonjunktivitis, Iritis und Uveitis auf.

#### Diagnose

Das klinische Bild der Gehirnlisteriose erlaubt eine Verdachtsdiagnose, die am Patienten insbesondere durch Liquoruntersuchungen erhärtet wird. Silagefütterung ist anamnestisch zu berücksichtigen. Wegen des häufigen Vorkommens von Antikörpern bei gesunden Tieren sind serologische Ergebnisse nur bedingt aussagefähig. Postmortal sind Sektionsbefund, histologisches Bild (besonders der Gehirnveränderungen) und Erregernachweis entscheidend. Bei Gehirnlisteriose gelingt die Anzüchtung von *L. monocytogenes* weniger gut als in Fällen von septikämischer oder metrogener Listeriose.

Für die Differenzialdiagnose hat sowohl beim Rind als auch beim Schaf die Tollwut eine besondere Bedeutung. Ansonsten ist beim Rind auf Infektiöse septikämisch thrombosierende Meningoencephalitis, andere bakterielle Meningitiden, Bleivergiftung, Cerebrocortikalnekrose, Ketose, Otitis media, Botulismus und Aujezky'sche Krankheit zu achten. Für die Differenzialdiagnose beim Schaf kommen infrage Borna'sche Krankheit, Ketose, Cerebrocortikalnekrose, Pansenacidose und Clostridienenterotoxämien.

#### Therapie und Prophylaxe

Listeriose der Wiederkäuer ist eine **meldepflichtige Tierkrankheit**. An manifester Gehirnlisteriose erkrankte Schafe sind in der Regel nicht therapiewürdig. Beim Rind ist der unverzügliche Beginn einer hoch dosierten Penicillinbehandlung entscheidend für den Erfolg. Es werden täglich 50.000 IE Penicillin pro kg Körpergewicht i. v. verabreicht, die Behandlungsdauer hängt vom Zustand des Patienten ab. 4–5 Tage gelten aber als Mindestbehandlungszeit. Nach einer initialen i. v. Behandlung kann die Therapie an den folgenden Tagen evtl. auch i. m. fortgesetzt werden, entscheidend bleibt aber eine ausreichende Dosierung. Infolge der Schluckbeschwerden tritt über den Speichel ein Flüssigkeits- und Elektrolytverlust mit der Konsequenz einer metabolischen Acidose ein. Außerdem wird weniger oder kein Wasser aufgenommen, der Panseninhalt trocknet ein. Es ist daher angezeigt, neben der antibiotischen Behandlung Wasser über die Schlundsonde zuzuführen, die Acidose zu korrigieren sowie Pansensaft zu übertragen. Zusätzlich wird die Gabe von Vitamin $B_1$ empfohlen, da die Synthese in den Vormägen reduziert ist.

Die übrigen Listerioseformen bedürfen in erster Linie einer antibiotischen Behandlung, dafür sind Penicillin, Aminopenicilline, Tetracycline und Erythromycin geeignet.

Bei der Listerioseprophylaxe steht die Fütterungshygiene, insbesondere die Gewinnung und Verfütterung einwandfreier Silagen im Vordergrund. Die Immunprophylaxe ist infolge des intrazellulären Parasitismus der Listerien nur mit Lebendimpfstoffen erfolgversprechend. Dazu wurden bereits verschiedene Präparate entwickelt, in Deutschland steht zur Zeit keine Vaccine zur Verfügung.

### 5.11.2.7 Listeriosen bei anderen Tierarten

Beim Hausgeflügel und vielen anderen Vogelarten kommen septikämische Listeriosen vor. Schweine sind selten von derartigen Infektionen betroffen, es sind Septikämien bei Ferkeln sowie Encephalitiden und Aborte beschrieben. Aborte sowie septikämische Listeriosen von Fohlen und auch Encephalitiden werden sporadisch beim Pferd nachgewiesen und müssen demzufolge differenzialdiagnostisch beachtet werden. Hunde und Katzen erkranken nur in Ausnahmefällen, Listeriennachweise gelingen auch aus Kotproben gesunder Tiere. Nagetiere und Hasenartige sind ebenfalls empfänglich. Listerien wurden 1926 anlässlich einer Enzootie unter Kaninchen und Meerschweinchen in Cambridge entdeckt. Die im Blut der Tiere beobachtete Monocytose führte zur Bezeichnung *Bacterium monocytogenes*. Listeriose ist bei allen Haustieren meldepflichtig.

■ **Listeriose des Menschen**

Die Listeriose des Menschen ist eine weit verbreitete aber seltene Infektionkrankheit. Besonders gefährdet sind schwangere Frauen, Neugeborene und alte Menschen. Eine akute septische Form, die Neugeborenenlisteriose oder Granulomatosis infantiseptica tritt im Zusammenhang mit der Schwangerschaftslisteriose auf. Von ZNS-Listeriosen sind sowohl Neugeborene als auch alte Menschen betroffen, die Prognose ist ungünstig. Glanduläre Verläufe der Listeriose (Lymphadenitis, Monocytenangina) verlaufen unter einem grippeähnlichen Bild, außerdem treten Angina und Lymphknotenschwellungen auf. Lokale Erkrankungen wie Konjunktivitis und Hautlisteriose sind Folgen einer direkte Ansteckung (Geburtshilfen, Nachgeburtsbehandlungen). Schließlich gibt es auch chronisch-septische Formen, bei denen es z. B. zur Abszessbildung und Endokarditis kommt. Menschliche Infektionen gehen überwiegend auf Stämme der Serovaren 1/2a, 1/2b und 4b zurück. Durch genetische Untersuchungen wird versucht, die Humanvirulenz bestimmter Stammcluster oder Klone zu charakterisieren.

> ! Obwohl eine direkte Ansteckung an infizierten Tieren nicht auszuschließen ist, besitzt die Infektion über Lebensmittel eine weitaus größere Bedeutung.

Fleisch und Fleischprodukte, Milch, Käse und Gemüse werden bei Lebensmittelinfektionen am häufigsten nachgewiesen. Beim Fleisch sind nicht nur Wiederkäuer zu beachten, seit 2001 hat es beispielsweise in Frankreich eine Zunahme der von Schweinefleisch ausgehenden Listeriosen gegeben. Ordnungsgemäß pasteurisierte Milch ist zwar ungefährlich, es muss aber die Möglichkeit einer sekundären Kontamination beachtet werden. Fische und Meerestiere können ebenfalls Überträger von Listerien sein.

Aus diesen Gründen ist der qualitative und quantitative Nachweis von Listerien in Lebensmitteln bedeutsam.

> ! Da es unrealistisch ist, die vollständige Freiheit sämtlicher Lebensmittel von Listerien zu fordern, kommt der Einhaltung von Grenzwerten bezüglich *L. monocytogenes* eine maßgebliche Rolle zu.

## 5.11.3 *Erysipelothrix*
### 5.11.3.1 Gattungsmerkmale und Taxonomie

> ! Die Gattung *Erysipelothrix* umfasst gerade oder leicht gebogene, schlanke Stäbchenbakterien von 0,2–0,4 × 0,8–2,5 µm, es können auch bis zu 60 µm lange Filamente auftreten. Die Zellen sind unbeweglich und bilden keine Kapseln. Wachstum erfolgt unter aeroben und fakultativ anaeroben Milieubedingungen bei einer Optimaltemperatur im Bereich von 30–37 °C. Katalase wird nicht gebildet, die fermentative Aktivität ist nur schwach ausgeprägt, aus Glucose und einigen anderen Kohlenhydraten wird Säure aber kein Gas gebildet. $H_2S$-Bildung ist ein konstantes Merkmal. Die Bakterien können L-Formen ausbilden. *Erysipelothrix*-Keime parasitieren bei Säugetieren, Vögeln und Fischen, Infektionskrankheiten werden bei Säugetieren und Vögeln ausgelöst.

Zur Gattung gehören 2 Spezies *Erysipelothrix rhusiopathiae* (Synonym *Erysipelothrix insidiosa*; **Abb. 5.43**) und *Erysipelothrix tonsillarum*. Als Differenzierungsmerkmale für *E. tonsillarum* sind die Fermentation von Saccharose, die Apathogenität für Schweine und serologische Merkmale geeignet. Die serologische Typisierung basierte ursprünglich auf dem Nachweis zweier säurelöslicher, hitzestabiler, präzipitierender Antigene, mit den Bezeichnungen A und B. Stämme ohne diese Antigene erhielten die Bezeichnung N. Später erkannte man noch eine Reihe weiterer Serovaren, die mit den Buchstaben C bis P bezeichnet wurden, einige Autoren trennten auch Subtypen ab. Jetzt hat sich die Bezeichnung der Serovaren mit arabischen Ziffern durchgesetzt. Die Grundlage für die Definition dieser Serovaren sind hitzestabile Antigene, die durch Extraktion im Autoklaven freigesetzt und in der Agargelpräzipitation mit Kaninchenseren bestimmt werden. Es sind 26 Serovaren definiert, die größte veterinärmedizi-

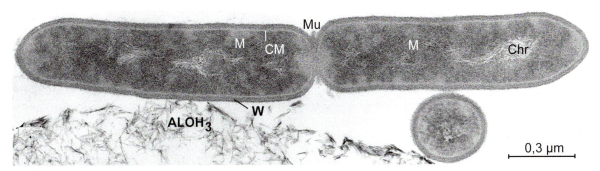

**Abb. 5.43** *Erysipelothrix rhusiopathiae* (Adsorbatimpfstoff), Längsschnitt von Teilung durch Einschnürung mit Querwand und Murosom (Mu), grampositiver Zellwand (W), Plasmamembran (CM) und Membrankörper (M) im Kontakt zum Chromosom (Chr). ALOH3 angelagert (Institut für Mikrobiologie und Tierseuchen, FU Berlin, Grund, Münch u. Gatzmann).

nische Bedeutung haben die Serovaren 1 (früher A) und 2 (früher B), die für das Schwein virulentesten Stämme gehören zur Serovar 1 mit den Subtypen 1a und 1b, die in der Regel schwächer virulenten Stämme der Serovar 2 sind dagegen bessere Immunogene. *E. tonsillarum* lässt sich meist der Serovar 7 zuordnen, es gibt auch Hinweise darauf, dass Stämme der Serovaren 3, 10, 14, und 20 zu dieser Spezies gehören. Es werden aber auch gleiche Serovaren in beiden Spezies nachgewiesen, weshalb für epidemiologische und taxonomische Untersuchungen künftig verstärkt molekularbiologische Methoden eingesetzt werden müssen.

### 5.11.3.2 Anzüchtung

Für die Anzüchtung eignet sich besonders Blutagar, 5–10 % $CO_2$ begünstigen das Anwachsen. Zur Hemmung der Begleitflora können Natriumacid, Kristallviolett, Phenol, Kanamycin oder Sulfonamide (Sulfadimethoxin) eingesetzt werden. Flüssigen Medien werden Glucose oder Serum zugesetzt. Die Dissoziation in S- und R-Formen ist für diese Gattung charakteristisch. In S-Form auftretende Erreger werden insbesondere bei Erstanzüchtungen aus akuten Krankheitsfällen nachgewiesen. Die R-Form charakterisiert dagegen Isolate aus chronischen Krankheitsfällen, sie entsteht auch nach Passagierung in vitro. Auf Blutagar verursacht *E. rhusiopathiae* gelegentlich eine vergrünende Hämolyse.

### 5.11.3.3 Virulenz und Epidemiologie

Obgleich sich aus den Wuchsformen gewisse Rückschlüsse auf die Virulenz der Stämme ziehen lassen, ist dieses Merkmal nicht konstant, da auch virulente R-Stämme bekannt sind. Als direkte Virulenzfaktoren sind die Bildung von Hyaluronidase und Neuraminidase anzusehen. Die Erreger besitzen eine hohe Tenazität, die ihnen das Überleben in Erdboden, Gewässern und Abwässern unter günstigen Bedingungen (alkalisches Milieu, hohe Feuchtigkeit, niedrige Temperaturen) über mehrere Monate ermöglicht. Ebenso ist die Überlebensfähigkeit in faulendem tierischen Material, in getrocknetem Zustand und auch in gepökelten, gesalzenen und geräucherten Fleischerzeugnissen hoch. Im Boden findet höchstwahrscheinlich keine Vermehrung statt, es handelt sich dort nur um das Überleben des infektionstüchtigen Erregers.

Wichtigster Wirt ist das Schwein, erkrankte Tiere scheiden die Bakterien massenhaft mit Harn, Kot und Sekreten aus. Bei gesunden Tieren können beide Arten v. a. auf den Tonsillen nachgewiesen werden, das betrifft auch virulente Stämme der Serovar 1. Das Wirtsspektrum ist sehr breit, epidemiologische Bedeutung kommt in erster Linie Nagetieren und Wildvögeln sowie für Infektionen des Menschen auch Fischen zu.

### 5.11.3.4 Rotlauf des Schweins (Erysipelas)

■ **Ätiologie und Pathogenese**

*E. rhusiopathiae* wird hauptächlich oral, konjunktival bzw. perkutan aufgenommen. Rotlauf gehört zweifelos zu den faktorenabhängigen Infektionskrankheiten, deren Manifestation durch Umwelteinflüsse wie hohe Temperaturen und Transportbelastungen ebenso beinflusst wird wie durch Virulenz und Infektionsdosis sowie die Durchseuchungsimmunität. Wenn Rotlauferkrankungen auf die Provokation im Schwein persistierender Erreger zurückgehen, ist natürlich keine Infektionsquelle nachweisbar. Andererseits ist aber mit hoch virulenten Stämmen, insbesondere der Serovar 1, eine experimentelle Erzeugung des Krankheitsbilds ohne die Mitwirkung anderer Faktoren möglich.

Empfänglich sind Schweine ab 3 Monaten, bei Tieren über 1 Jahr geht die Gefährdung etwas zurück. Erkrankungen von Tieren unter 3 Monaten stellen Ausnahmen dar.

Natürliche Infektionen haben eine Inkubationszeit von 3–5 Tagen. Es entwickelt sich eine klinisch durch Fieber und Allgemeinstörungen charakterisierte Bakteriämie mit nachfolgender Organmanifestation besonders in der Haut und den Gelenken.

### Klinik

Rotlauferkrankungen verlaufen bei Schweinen in der ganzen Bandbreite von perakuten bis chronischen Verlaufsformen. Akuter Rotlauf tritt insbesondere bei voll empfänglichen Schweinen nach Infektion mit Stämmen der Serovar 1 (oft Subtyp 1a) auf und ist durch starken Anstieg der Körpertemperatur bis auf 42 °C und schwere Allgemeinstörungen gekennzeichnet. Bereits vor der Ausprägung der pathognomonischen aber heute seltenen landkartenähnlichen Hautrötungen kann es zu perakuten Verendungen kommen (weißer Rotlauf). Die Backsteinblattern sind die häufigsten und am leichtesten erkennbaren klinischen Veränderungen beim akuten und subakuten Rotlauf. Als Ausdruck der Organmanifestation in der Haut bei sich gleichzeitig ausbildender systemischer Immunität entwickeln sich gerötete und beetartig aus der Hautoberfläche hervortretende, vorwiegend rechteckige Bezirke von mehreren Zentimetern Durchmesser. Bei tragenden Sauen kann die Rotlaufinfektion zum Abort führen. Chronische Rotlauferkrankungen manifestieren sich als Arthritis, Endokarditis und Hautnekrose. Polyarthritiden und Endocarditis valvularis entstehen durchaus auch selbstständig, d. h. ohne vorherigen akuten Rotlauf infolge der Infektion mit Stämmen geringerer Virulenz und/oder der Ausbildung einer nicht vollständig protektiven Immunität. Sie gehen nur mit Temperaturanstiegen bis etwa 40 °C einher. Die Endokarditiden führen bis zu eindrucksvollen blumenkohlartigen, thrombotisch-ulcerativen Auflagerungen auf den Atrioventrikularklappen. Häufig treten als Folge chronischer Rotlauferkrankungen Kümmerer auf. Während die Bedeutung des akuten Rotlaufs durch Immunprophylaxe und wirksame Therapie stark zurückgedrängt wurde, kommt chronischem Rotlauf durchaus noch eine größere Bedeutung zu.

### Diagnose und Differenzialdiagnose

Alle fieberhaften Allgemeinerkrankungen der Schweine, bei denen typische Organsymptome fehlen, sind rotlaufverdächtig. In solchen Fällen muss eine parenterale Penicillintherapie rasch ansprechen, ansonsten sind Schweinepest, Afrikanische Schweinepest und Salmonellose auszuschließen. Backsteinblattern sind aufgrund ihres klinischen Bilds zweifelsfrei zu erkennen. Bei septikämischem Rotlauf liefert der mikroskopische Nachweis der typischen Stäbchenbakterien in Organen bzw. Herzblut eine sichere Bestätigung, da morphologisch ähnliche grampositive Bakterien als Septikämieerreger beim Schwein keine Bedeutung haben. Chronische Rotlaufformen erfordern einen höheren diagnostischen Aufwand in Form pathologischer und bakteriologischer Untersuchungen. Es werden häufig Erreger in R-Form angezüchtet. Isolate sind insbesondere von Listerien, Streptokokken, Corynebakterien und *Arcanobacterium pyogenes* abzugrenzen. Serologische Untersuchungen spielen in der praktischen Rotlaufdiagnostik eine geringe Rolle, Agglutinationsreaktionen und die Wachstumsprobe sind dafür geeignet. Zur Prüfung von Impfstoffen werden zunehmend ELISA-Methoden etabliert.

### Therapie

Rotlauferreger sind unverändert penicillinempfindlich. Akute Fälle sind mit 10.000 bis 20.000 IE pro kg Körpergewicht zu behandeln, worauf normalerweise innerhalb eines Tags Fieberfreiheit und deutliche Verbesserung des Allgemeinbefindens eintreten. Bei Langzeitpenicillinen genügt eine einmalige Behandlung, kurzzeitig wirksame Präparate sollten an den folgenden 1–2 Tagen nachdosiert bzw. mit Rotlaufserum kombiniert werden. Infektionsgefährdete Tiere, z. B. in der gleichen Box oder unmittelbaren Nachbarschaft, sollten ebenfalls antibiotisch behandelt werden. Akute Polyarthritiden müssen über mehrere Tage bis zum Abklingen der Bewegungsstörungen behandelt werden. Neben Penicillin sind Antiphlogistika indiziert. Chronische Rotlauferkrankungen rechtfertigen eine Therapie in der Regel nicht.

### Prophylaxe

> Wegen der weiten Verbreitung des Erregers bei gesunden Tieren verschiedener Arten und seiner hohen Tenazität ist die Immunprophylaxe das sicherste Mittel zur Abwendung wirtschaftlicher Schäden.

Es stehen Inaktivat- und Lebendimpfstoffe zur Verfügung. Die serovarspezifischen Antigene von *E. rhusiopathiae* sind nicht mit den protektiven Antigenen identisch. Als protektive Antigene wurden Proteine im Bereich von 41–66 kDa nachgewiesen, die serovarübergreifend auftreten. Ein surface protective antigen (SpaA) von 64–69 kDa wird als common protective antigen für die Serovaren 1 und 2 beschrieben. Zur Herstellung von Impfstoffen sind daher Stämme auszuwählen, die dieses Antigen besonders gut exprimieren. Das SpaA ist nicht nur ein potenzieller Vaccinekandidat, sondern auch interessant für die Entwicklung von Nachweismethoden für protektive Antikörper.

Geimpft werden sollte mit inaktivierten Vaccinen ab der 12. Lebenswoche, da die Tiere vorher noch über maternale Antikörper verfügen, Lebendimpfstoffe können bereits ab einem Alter von 6 Wochen eingesetzt werden. Bei normalem Infektionsdruck schützt eine einmalige Impfung mit Lebendimpfstoff für die gesamte Mastperiode. Lebendimpfstoffe induzieren auch nach aerogener Applikation sehr gute Schutzeffekte. Experimentell lässt sich auch die Wirksamkeit der intradermalen Verabreichung nachweisen. Aus wirtschaftlichen Gründen dominiert in der Praxis die Impfung der Sauen, wobei häufig Kombinationsvaccinen mit Parvovirusantigen eingesetzt werden. Wiederholungsimpfungen sind im Abstand von 6–12 Monaten erforderlich.

## 5.11.3.5 Rotlaufinfektionen beim Schaf

Infektionen mit *E. rhusiopathiae* kommen v. a. bei Lämmern ab einem Alter von 2–6 Wochen bis zu 4 Monaten vor, sie äußern sich als chronische Polyarthritiden, seltener als Septikämien. Gesunde Schafe können Erregerträger sein, epidemiologische Bedeutung haben ferner Ratten, Schweine und die kontaminierte Umwelt. Die Infektion erfolgt vorwiegend über den Nabelstumpf und Verletzungen, aber auch über den Verdauungskanal. Es entwickeln sich chronische, nichteitrige Polyarthritiden, die bevorzugt Knie-, Schulter-, Karpal- und Tarsalgelenke betreffen. An der Synovialmembran bilden sich Zotten, die Gelenkflüssigkeit ist getrübt, an den Gelenkknorpeln entstehen Usuren. Als Folge dieser Veränderungen werden Störungen des Bewegungsablaufs von steifem Gang bis zu ausgeprägten Lahmheiten diagnostiziert. Schließlich kommt es zur Beugehaltung der Karpalgelenke und dann zum Festliegen. Differenzialdiagnostisch sind die eitrigen Polyarthritiden bei der Nabel- und Gelenkentzündung (*Arcanobacterium pyogenes*, Streptokokken, Staphylokokken), Chlamydienpolyarthritiden und Mangelerkrankungen (Rachitis) zu differenzieren. Therapeutisch kommen in erster Linie Penicillin und gegebenenfalls auch Rotlaufserum zum Einsatz. In verschiedenen Ländern wird mit Erfolg von Impfungen Gebrauch gemacht.

## 5.11.3.6 Rotlaufinfektionen bei Vögeln

Rotlaufinfektionen treten bei Puten und Enten, aber auch Legehennen und vielen anderen Vogelarten auf. Den vorwiegend perakuten und akuten Verläufen liegen fieberhafte Allgemeininfektionen zugrunde. Therapeutisch können auch hier Penicilline und Rotlaufserum eingesetzt werden. Impfungen sind bei Mastenten auf aerogenem Weg mit Lebendimpfstoff und bei Zuchtputen und in Farmen gehaltenen Straußenvögeln (Emus) mit Adsorbatvaccinen erfolgreich.

## 5.11.3.7 Rotlaufinfektionen bei weiteren Tierarten

**Mäuse** sind hoch empfänglich für *E. rhusiopathiae*, der Erreger wurde bereits von Robert Koch als *Bacterium murisepticum* beschrieben. In Mäusehaltungen sind enzootische Krankheitsverläufe bekannt. Bei **Ratten** enden Rotlaufinfektionen dagegen meist nicht in der akuten Phase, wodurch diese Tiere für Modelluntersuchungen über chronischen Rotlauf prädestiniert sind. Enzootisch auftretende Septikämien wurden auch bei **Sumpfbibern** nachgewiesen. Nur sehr vereinzelt lassen sich Rotlaufinfektionen bei Rindern, Kaninchen, Pferden, Nerzen und Füchsen nachweisen. Unter Wildtieren besitzen **Delphine** eine auffällige Empfänglichkeit. Der Rotlauferreger lässt sich auch aus **Fischen**, v. a. Seefischen isolieren, wobei neben der Serovar 2 besonders die bei Säugetieren als selten geltenden Serovaren auftreten.

## 5.11.3.8 Rotlaufinfektionen des Menschen

Menschen sind für *E. rhusiopathiae* empfänglich, die Übertragung erfolgt meist über Hautverletzungen, ist aber auch oral möglich. In den meisten Fällen entwickelt sich die gutartige Hautform, das Erysipeloid, eine abgegrenzte Schwellung mit rotbläulichem Erythem an Fingern und Handrücken. Extremitäten, Gesicht und Rücken sind seltener betroffen. Nach 1–2 Wochen setzt normalerweise Spontanheilung ein. Fieberhafte enterale Formen sowie Komplikationen durch chronische Arthritiden und Septikämien mit Endokarditiden sind selten. Übertragungen von Mensch zu Mensch treten nicht auf. Das Erysipeloid ist eine typische Berufskrankheit von Tierärzten, Beschäftigten in der Tierhaltung und Lebensmittelindustrie sowie von Küchenpersonal.

## 5.11.4 *Renibacterium*

### 5.11.4.1 Gattungs- und Artmerkmale

Das Genus *Renibacterium* besteht nur aus einer Spezies *Renibacterium salmoninarum*, einem regelmäßigen kurzen Stäbchenbakterium von 0,3–1,0 × 1,0–1,5 µm. Es ist oft in Paaren gelagert, manchmal auch in kurzen Ketten. Die aerob wachsenden Bakterien sind unbeweglich, bilden keine Kapseln und auch keine Sporen. Das Temperaturoptimum liegt bei 15–18 °C, bei 37 °C tritt keine Vermehrung mehr ein. Nährmedien muss Cystein zugesetzt werden, Blut oder Serum und Hemmstoffe wie Cycloserin, Polymyxin B und Oxolinsäure sind vorteilhaft. Auf der Basis dieser Stoffe wurde z. B. der KDM-2-Agar entwickelt, auch auf Charcoal-Agar ist die Anzüchtung gelungen. Da die Bakterien langsam wachsen, sind Bebrütungszeiten von mindestens 2–3 Wochen anzusetzen. Während die Katalasereaktion positiv ausfällt, wird keine Oxidase gebildet. *R. salmoninarum* ist obligat pathogen für lachsartige Fische (Salmoniden).

### 5.11.4.2 Bakterielle Nierenkrankheit der Salmoniden
(bacterial kidney disease – BKD)

Die Bakterielle Nierenkrankheit wurde erstmals in den dreißiger Jahren bei Lachsen in Schottland nachgewiesen, sie tritt heute in Nordamerika, Lateinamerika (Chile), Japan und Europa auf, in Deutschland wurde 1984 der erste Fall beschrieben.

Die Infektion erfolgt horizontal von Fisch zu Fisch über das Wasser, aber auch vertikal über die Eier. Umweltfaktoren beeinflussen die klinische Manifestation, die sich in akuten und chronischen Erkrankungen äußert. Akute Erkrankungen sind geprägt von Augen- und Hautdefekten, Ascites und Schwellungen von Leber, Milz und Nieren. Chronische Verlaufsformen dominieren. Häufig sind abgesehen von einer Aufblähung des Abdomens keine äußeren Symptome sichtbar. An den eröffneten Fischen sind vermehrte Flüssigkeit in der Abdominalhöhle, pseudomembranöse Entzündungen von Organen und v. a. die namensgebenden, cremefarbenen, granulomatösen Entzündungsherde in den Nieren auffällig. Die pathologisch-anatomisch gestellte Verdachtsdiagnose wird durch mikroskopischen Nachweis der grampositiven Stäbchenbakterien erhärtet. Zur weiteren Untersuchung sind Antigennachweise mittels indirektem IFT und ELISA sowie die Anzüchtung geeignet. Für blutserologische Untersuchungen können Agglutinatiuonsreaktionen und HAH eingesetzt werden. Therapeutisch sind Erythromycin (in Deutschland nicht für Fische zugelassen) und Trimethoprim-Sulfonamid-Kombinationen geeignet, die Prognose ist aber generell ungünstig. Impfstoffe sind bisher nicht verfügbar. Aus diesen Gründen muss der Verhinderung der Erregereinschleppung ein besonderer Stellenwert zuerkannt werden.

### 5.11.5 Lactobacillus

Die Bakterien der Gattung *Lactobacillus* sind teilweise recht lange Stäbchen von 0.5 – 1,2 × 1,0 – 10,0 µm, die häufig kurze Ketten bilden und teilweise schwach beweglich sind. Es handelt sich um fakultative Anaerobier, das Wachstum wird generell durch 5 % $CO_2$ stimuliert. Lactobacillen besiedeln den Gastrointestinaltrakt von Vögeln und Säugetieren, den Vaginalbereich von Säugetieren („Döderlein-Vaginalbazillen") und kommen in pflanzlichen und tierischen Lebensmitteln vor. Zu dieser Gattung gehören mehrere Dutzend Arten (**Abb. 5.44**).

Große biologische Bedeutung besitzt ihre ausgeprägte Fähigkeit zur Bildung von Milchsäure, die einen erheblichen Teil der Stoffwechselprodukte ausmacht. Homofermentative Arten wie *Lactobacillus acidophilus*, *Lactobacillus helveticus* und *Lactobacillus delbrueckii* bilden fast ausschließlich Milchsäure, während von den heterofermentativen Vertretern wie *Lactobacillus kefiri*, und *Lactobacillus bifermentans* auch Essigsäure, Ameisensäure und Ethanol gebildet werden. Fakultativ heterofermentative Spezies wie *Lactobacillus planatrum*, *Lactobacillus casei*, „*Lactobacillus bavaricus*" und *Lactobacillus sakei* nehmen eine Zwischenstellung ein. Lactobacillen sind für die Herstellung von Milchprodukten wie Käse, Joghurt und Kefir, die Produktion von Rohwürsten sowie auch die Fermentation pflanzlicher Materialien bei der Fertigung von Sauerkraut, Sake und Silagen unersetzlich.

Infolge der Bildung antibakterieller Stoffe üben Lactobacillen eine antagonistische Wirkung auf andere Bakterien aus und tragen damit zur Regulierung der physiologischen Flora bei. Sie werden daher auch zur Herstellung von Probiotika genutzt.

Lactobacillen werden in der Humanmedizin in seltenen Fällen mit oppurtunistischen Infektionen in Verbindung gebracht. Für die Veterinärmedizin besitzt *Lactobacillus piscicola* ein gewisses Interesse, diese Art wurde aus erkrankten Salmoniden isoliert. Sie wird zusammen mit sog. atypischen Lactobacillen aus Hühnerfleisch zur Gattung *Carnobacterium* gerechnet.

## 5.12 Gruppe der Actinomyceten

### 5.12.1 Taxonomie

Die Zuordnung von grampositiven Bakterien zur Gruppe der Actinomyceten („Strahlenpilze") unterlag in den letzten Jahrzehnten einem erheblichen Wandel. Ursprünglich waren rein phänotypische Merkmale, v. a. die zu myzelartigen Strukturen führende Bildung verzweigter Filamente für die Einordnung maßgebend. Längere Zeit wurden alle Vertreter dieser Gruppe in der Ordnung Actinomycetales vereint, später kam es auch zur Bildung der Klasse Actinomycetes.

In Bergey's Manual of Determinative Bacteriology sind die als Actinomyceten bekannten Bakterien auf mehrere Gruppen verteilt, eine Übersicht vermittelt die **Tab. 5.26**. Nach der phylogenetischen Taxonomie gehören alle zur Klasse *Actinobacteria*, die grampositive Bakterien mit einem hohen G+C-Gehalt von mehr als 50 mol % umfasst. Zu dieser Klasse zählt auch die Ordnung *Actinomycetales*,

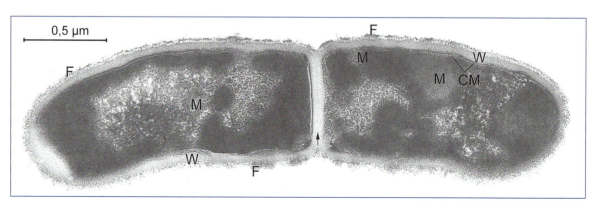

**Abb. 5.44** *Lactobacillus reuteri*, Teilungsform in Längsschnitt mit charakteristischer grampositiver Zellwand (W) umsäumt von fimbrienartigen Fortsätzen (F) zur Anheftung. Querwand mit Halbierungsebene (Pfeil), Plasmamembran (CM) und „periplasmic space"; ausgedehnte Membrankörper (M) in Verbindung zu Chromosom und CM, Dünnschnitt (Institut für Mikrobiologie und Tierseuchen, FU Berlin, Grund, Klein u. Gatzmann).

**Tab. 5.26** Einordnung der Actinomyceten nach Bergey's Manual of Determinative Bacteriology (nach Holt et al. 1994).

| Gruppe | Medizinisch wichtige Vertreter |
|---|---|
| unregelmäßige, nicht sporenbildende Stäbchen | Actinomyces, Arcanobacterium, Corynebacterium, Actinobaculum, Eubacterium, Propionibacterium |
| Mykobakterien | Mycobacterium |
| Nocardioforme Actinomyceten | Nocardia, Rhodococcus |
| Gattungen mit multilokulären Sporangien | Dermatophilus |
| Actinoplanetes | keine |
| Streptomycetes und verwandte Gattungen | Streptomyces |
| Maduromycetes | keine |
| Thermomonospora und verwandte Gattungen | keine |
| Thermoactinomycetes andere Gattungen | keine keine |

die die medizinisch wichtigen Familien *Actinomycetaceae*, *Mycobacteriaceae*, *Corynebacteriaceae*, *Nocardiaceae* und *Dermatophilaceae* einschließt.

## 5.12.2 Unregelmäßige, nicht sporenbildende Stäbchenbakterien

### 5.12.2.1 *Actinomyces*

■ Gattungsmerkmale

> Schlanke, gerade oder leicht gebogene Stäbchen von 0,2–1,0 × 2–5 μm aber auch 10–50 μm lange Filamente mit echten Verzweigungen charakterisieren diese Gattung. Kurze Stäbchen haben oft keulenförmige Enden, sie sind einzeln, paarweise sowie in X-, V- und Palisadenform gelagert. Die Erreger sind unbeweglich, nicht säurefest und fakultative Anaerobier. Die Indolreaktion verläuft negativ, wichtige Endprodukte der Glucosefermentation sind Essig-, Ameisen-, Milch- und Bernsteinsäure.

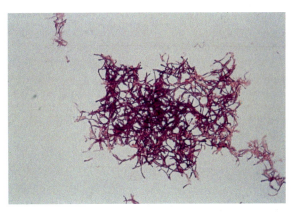

**Abb. 5.45** *Actinomyces bovis*, Ausstrich aus BHI-Bouillon (Bisping, Hannover).

## Actinomykose des Rinds

■ Ätiologie und Epidemiologie

*Actinomyces bovis* ist ein pleomorphes Stäbchenbakterium mit dem Hauptwirt Rind (**Abb. 5.45**). Im Wirtsgewebe entwickelt es sich zu verzweigten Filamenten. Infektionen wurden auch bei Schweinen, Pferden und Fleischfressern beschrieben, wobei nicht immer gesicherte Speziesdiagnosen vorliegen. Beim Menschen kommt die Art nicht vor. *A. bovis* besiedelt die Schleimhäute des Oropharynx gesunder Tiere, außerhalb des Wirtsorganismus ist die Tenazität gering. Actinomykose entsteht nach dem Eindringen des Erregers über Schleimhautläsionen, häufige Eintrittpforten sind auch Zahnalveolen. Begleitkeime können synergistisch wirken, die Actinomykose entsteht somit endogen und ist nicht kontagiös.

■ Klinik

Hauptmanifestationsort ist der Kopfbereich des Rinds. Nach meist mehrwöchiger Inkubation entwickeln sich harte, schmerzlose Auftreibungen, die zur Fistelbildung neigen. Ober- und Unterkieferknochen sind am häufigsten betroffen. Der Krankheitsverlauf ist von Anfang an chronisch, Weichteile können in die Prozesse einbezogen sein, allerdings in der Regel sekundär. In den aktinomykotischen Granulomen sind mikroskopisch die bis 1 mm großen, als Drusen bezeichneten Mikrokolonien nachzuweisen. In ihrem Zentrum lagernden Filamente bilden einen keulen- bzw. kolbenförmigen Saum, an den sich Granulocyten und Granulationsgewebe anschließen.

■ Diagnose

Klinisch kann eine Verdachtsdiagnose gestellt werden. Abzugrenzen sind v. a. die Actinobacillose („Weichteilaktinomykose"), Infektionen mit anderen Eitererregern, Abszesse und Geschwülste. Der mikroskopische Nachweis grampositiver Erregerfäden erlaubt den Ausschluss der durch gramnegative Bakterien verursachten Actinobacillose. Von der aufwändigen Kultivierung wird nur selten Gebrauch gemacht. Sie setzt ein anaerobes Milieu mit erhöhtem $CO_2$-Gehalt voraus. Als Nährmedium eignet sich Blutagar, Hirn-Herz-Infus ist ein guter Zusatz.

### Therapie und Prophylaxe

Der Erreger ist u. a. für Penicilline und Tetracycline empfindlich, die antibiotische Behandlung wird oft mit chirurgischem Vorgehen kombiniert. Fortgeschrittene Knochenveränderungen machen eine Therapie in der Regel aussichtslos. Eine spezifische Prophylaxe ist bei dieser sporadisch auftretenden Infektionskrankheit nicht möglich, die Vermeidung von Schleimhautverletzungen ist jedoch ein Beitrag zur Vorbeuge.

## Actinomykose des Schweins

Häufigste Manifestation ist beim Schwein die Gesäugeaktinomykose, Veränderungen an Halsunterseite oder Ohrmuschel usw. sind wesentlich seltener. Differenzialdiagnostisch sind auch chronische Mastitiden zu beachten, die zu knotigen Veränderungen führen können. Durch antibiotische Behandlungen können ursprünglich bis faustgroße Veränderungen zur Rückbildung gebracht werden. Das Kürzen der Eckzähne bei den Ferkeln trägt zur Verringerung des Verletzungsrisikos bei und vermindert damit die Infektionsgefahr. In betroffenen Zuchtbeständen sollten nach dem Absetzen die Gesäuge aller Sauen palpatorisch untersucht werden. Als Erreger wurde *Actinomyces suis* beschrieben, diese Bakterienart wurde genauso wie *Eubacterium suis* in *Actinobaculum suis* überführt. Möglicherweise wird die Actinomykose des Schweins auch von *A. bovis* oder einer Varietät verursacht.

## Actinomykose bei Fleischfressern

*Actinomyces viscosus* wird aus granulomatös-eitrigen Hautveränderungen, Abszessen und Empyemen von Hunden und Katzen isoliert. Biss- und Kratzverletzungen schaffen Eintrittspforten für die Infektion.

## Infektionen des Menschen

Wichtigste Erreger sind beim Menschen *Actinomyces israelii* und *Actinomyces gerencseria*, es treten zervikofaciale, thorakale und abdominale Actinomykosen sowie Hautaktinomykosen auf. Verschiedene Actinomyceten einschließlich einiger *Actinomyces*-Spezies sind an Entzündungen der Tränenkanälchen, Karies und Parodontitis beteiligt. Direkte Infektionsbeziehungen zwischen Menschen und Tieren bestehen nicht.

### 5.12.2.2 Actinobaculum

### ■ Gattungsmerkmale

Der einzige veterinärmedizinisch interessante Vertreter, *Actinobaculum suis*, wurde 1957 als *Corynebacterium suis* beschrieben und später zuerst in *Eubacterium suis* und dann in *Actinomyces suis* umbenannt.

## *Actinobaculum-suis*-Infektion des Schweins

### ■ Ätiologie, Epidemiologie und Pathogenese

*Actinobaculum suis* ist ein einzeln, in Paaren oder Klumpen gelagertes Stäbchenbakterium von $0{,}5 \times 1 - 3$ µm, das unter obligat anaeroben Bedingungen wächst. Optimale Wachstumsbedingungen bestehen ferner bei einem pH-Wert im Bereich von 7–8, fermentierbare Kohlenhydrate stimulieren das Wachstum. Urease wird gebildet. Die Erstanzüchtungen erfolgten aus Cystitiden und Pyelonephritiden sowie Metritiden von Sauen. Im Gegensatz zur Sau kommt der Erreger beim gesunden Eber vor, wo er die Präputialhöhle besiedelt. Die Infektion der Sau erfolgt beim Deckakt, außerdem ist mit aszendierenden Infektionen zu rechnen, die von der mit Harn kontaminierten Umgebung ausgehen. Zur Manifestation der Infektion tragen Deckverletzungen ebenso bei wie bereits bestehende Zystitiden. Häufig liegen Mischinfektionen, z. B. mit *Escherichia coli*, vor. Die Entzündung beschränkt sich nicht nur auf den Blasenbereich, sondern dehnt sich auch auf das Nierenbecken und das Nierenparenchym aus, schwere Fälle verlaufen letal.

### ■ Klinik und Pathologie

Klinische Veränderungen infolge einer Infektion mit *A. suis* sind bei Sauen Abgeschlagenheit, Inappetenz, Nachhandschwäche, Polyurie, Polydypsie sowie teilweise Vaginalausfluss. Hämaturie ist ein besonders wichtiges klinisches Symptom. Das Blasenepithel ist hämorrhagisch-eitrig bis diphtheroid-nekrotisch verändert, Ulcerationen kommen vor, die Blasenwand ist verdickt. Die Harnleiter sind entzündlich verändert, an den Nieren treten sowohl Pyelitis als auch Nephritis auf.

### ■ Diagnose

Der Erregernachweis setzt strikt anaerobe Kultivierungsbedingungen voraus. Als Nährmedien eignen sich Columbia-Agar bzw. Traubenzucker-Blutagar mit Zusätzen von Colistinsulfat, Nalidixinsäure und Metronidazol. Mittels der indirekten IF-Technik lässt sich der Erreger in Kulturmaterial, Harnsediment und Tupfermaterial identifizieren. Differenzialdiagnostisch kommen alle anderen Erkrankungen aus dem Komplex der Harnwegsinfektionen der Sau (UTI) in Betracht.

### ■ Therapie und Prophylaxe

Für den therapeutischen Einsatz sind besonders Penicilline und Aminopenicilline zu empfehlen. Bei Ebern wurden Lokalbehandlungen mit Penicillinen und Penicillin-Streptomycin-Kombinationen, orale Behandlungen mit Enrofloxacin sowie Kombinationstherapien angewendet, ohne dabei eine nachhaltige Erregerfreiheit zu erzielen.

Durch die künstliche Besamung wird die Gefahr von Deckinfektionen ausgeschaltet. Weiter ist die Optimierung der Haltungsbedingungen (ausreichendes Platzangebot, Sauberkeit) wichtig.

### 5.12.2.3 Corynebacterium

■ Gattungsmerkmale

> Der Genusname *Corynebacterium* wurde bereits 1896 vergeben, er nimmt auf die häufig zu beobachtende Keulenform (koryne, griech.=Keule) der Zellen Bezug. Die Enden der geraden oder leicht gebogenen Stäbchen können aber auch zugespitzt sein, im mikroskopischen Bild wird eine X-, V- oder palisadenförmige Lagerung deutlich, die ihre Ursache in Besonderheiten bei der Zellteilung („snapping division") hat. Corynebakterien wachsen auf einfachen Nährmedien, der Zusatz von tierischem Eiweiß wirkt aber deutlich stimulierend, sie sind fakultative Anaerobier, einige Arten auch Aerobier. Katalase wird gebildet. Infolge der Bildung metachromatischer Granula erfolgt die Anfärbung oft unregelmäßig.

Das Peptidoglykan der Zellwand basiert auf meso-Diaminopimelinsäure, die wichtigsten Zuckerkomponenten sind Arabinose und Galactose, es kommen ferner relativ kurzkettige Mycolsäuren mit 22–36 C-Atome vor.

## Corynebacterium pseudotuberculosis

■ Artmerkmale und Epidemiologie

*Corynebacterium pseudotuberculosis* (Preisz-Nocard-Bacillus; **Abb. 5.46**) ist ein Stäbchenbakterium von 0,5–0,6 × 1–3 µm, das auf einfachen Nährmedien wächst. Als Virulenzfaktoren wirken ein hämolysierendes Exotoxin sowie der intrazelluläre Parasitismus, der mit dem hohe Lipidgehalt der Zellwände korreliert. Das Exotoxin, eine Phospholipase D, hemmt die Hämolysine von *Staphylococcus aureus* (umgekehrter CAMP-Test) und wirkt synergistisch mit dem Hämolysin von *Rhodococcus equi* (CAMP-ähnliches Phänomen).

Hauptwirte sind Schafe und Ziegen, bei ihnen auftretende Stämme reduzieren Nitrate meist nicht, während equine Stämme über die Fähigkeit zur Nitratreduktion verfügen. *C. pseudotuberculosis* kann im Boden, in Einstreu, Staub usw. unter günstigen Bedingungen wochen- bis monatelang infektionstüchtig bleiben. Ob es außerhalb des Tierkörpers auch regelmäßig zur Vermehrung kommt, ist noch unklar. Die Infektion erfolgt hauptsächlich über Wunden, sowie auch oral, aerogen und omphalogen.

## Pseudotuberkulose der Schafe und Ziegen (caseous lymphadenitis-CLA)

■ Klinik und Pathologie

Pseudotuberkulose der kleinen Wiederkäuer tritt in Mitteleuropa eher selten auf, sie hat aber z. B. in den USA und Australien große wirtschaftliche Bedeutung. Auch aus Großbritannien wird über eine steigende Bedeutung berichtet. Es kommen 2 Formen vor, die äußerliche Pseudotuberkulose mit Abszedierungen der oberflächlichen Lymphknoten und des subkutanen Gewebes und die viszerale Pseudotuberkulose mit Abszessen besonders in Lunge, Leber, Nieren, den mediastinalen, bronchialen und lumbalen Lymphknoten. Beide Formen treten auch gleichzeitig auf. Bei Böcken kommen Hoden- und Nebenhodenentzündungen hinzu. Die chronischen Erkrankungen befallen bevorzugt ältere Tiere. Lämmer erkranken an Nabel- und Gelenkentzündungen sowie Leberabszessen. Der gelblich-grüne Abszessinhalt ist v. a. beim Schaf zwiebelschalenartig angeordnet.

■ Diagnose

Abgesehen von den durch Abszessbildung entstehenden sichtbaren Schwellungen treten kaum klinische Symptome auf. Dem Sektionsbild kommt daher eine große Bedeutung zu. *C. pseudotuberculosis* ist bakteriologisch nachzuweisen. Für serologische Untersuchungen wird das Exotoxin als Antigen genutzt. Differenzialdiagnostisch sind Infektionen mit *Yersinia pseudotuberculosis*, Actinobacillose, Actinomykose, Abszesse durch andere Eitererreger und Tuberkulose zu beachten.

■ Therapie und Prophylaxe

Penicilline, Aminopenicilline, Cephalosporine, Lincomycin und Tetracycline sind in vitro wirksam. Intrazelluläre Lagerung der Erreger, ebenso wie die Abszessbildung, begrenzen allerdings die Wirksamkeit in vivo erheblich. Bei Befall oberflächlicher Lymphknoten sind chirurgische Behandlungen in Kombination mit antibiotischer Therapie

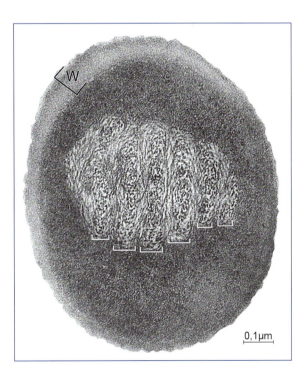

**Abb. 5.46** *Corynebacterium pseudotuberculosis* mit spezifischer Zellwand (W) und hochgeordnetem Chromosom mit Minorwindungen ([)Dünnschnitt (Institut für Mikrobiologie und Tierseuchen, FU Berlin, Grund u. Gatzmann).

indiziert. Die Prophylaxe stützt sich v. a. auf hygienische Maßnahmen wie die Vermeidung von Schurverletzungen und die Zwischendesinfektion von Schurgeräten. In stark betroffenen Ländern wird auch geimpft, wobei sich das Exotoxin als immunisierendes Antigen erwiesen hat.

## Pseudotuberkulose des Pferds

### ■ Lymphangitis ulcerosa

Diese Infektionskrankheit wird in Lateinamerika, den USA, Neuseeland und Afrika beschrieben, in Mitteleuropa ist sie sehr selten. Es entwickelt sich eine chronische Knoten-, Abszess- und Geschwürsbildung mit Entzündung der subkutanen Lymphgefäße im Gliedmaßenbereich. Bakteriämien mit letalem Ausgang sind seltene Komplikationen. Differenzialdiagnostisch müssen durch Streptokokken und Staphylokokken verursachte Eiterungsprozesse aber auch Lymphangitis epizootica (*Histoplasma farciminosum*) und Hautrotz ausgeschlossen werden. Die lokale chirurgische und antiseptische Behandlung steht im Vordergrund.

### Pseudotuberkulose bei weiteren Tierarten

Neben kleinen Wiederkäuern und Pferden sind andere Tierarten nur sporadisch von Infektionen mit *C. pseudotuberculosis* betroffen. Das sind Rinder, bei denen es auch zu Mastitiden kommen kann, Hirsche, Kamele, Nagetiere und auch Affen.

## Corynebakterienpyelonephritis des Rinds

### ■ Ätiologie und Epidemiologie

> Bereits 1891 wurde eine bakteriell bedingte eitrige Nierenbeckenentzündung des Rinds beschrieben, als deren Erreger über Jahrzehnte allein *Corynebacterium renale* galt, erst in den 70er-Jahren wurden mit *Corynebacterium cystitidis* und *Corynebacterium pilosum* 2 weitere Bakterienarten aus dem Harnapparat des Rindes isoliert. Seitdem wird auch vom *C.-renale*-Komplex gesprochen.

Sowohl *C. renale* (**Abb. 5.47**) als auch *C. cystitidis* sind mit Sicherheit stärker virulent als *C. pilosum*, letztere Art wird vorwiegend aus den Harnwegen gesunder Tiere angezüchtet und tritt nur gelegentlich bei Cystitis und Pyelonephritis auf. *C. cystitidis* kommt auch im Präputium und Sperma gesunder Bullen häufig vor, bei gesunden Kühen erfolgen dagegen nur selten Nachweise. Diese Art besitzt die höchste Virulenz. Die beiden anderen Spezies werden ebenfalls bei Bullen nachgewiesen. Nach der Ausscheidung mit dem Harn überleben die Bakterien in der Umwelt mehrere Wochen.

Es handelt sich bei allen 3 Arten um Stäbchenbakterien von 0,5–0,7 × 1,3–3 µm, die auf einfachen Nährmedien wachsen und auf Blutagar keine Hämolyse verursachen. Fimbrien werden von allen exprimiert, Toxine sind nicht nachgewiesen. Für die Differenzierung sind biochemische und Wachstumskriterien geeignet.

### ■ Pathogenese und Klinik

Der aszendierende Infektionsweg gilt als gesichert. Für die Virulenz sind das Haften am Epithel von Harnröhre, Harnblase und Nierenbecken und die Ureaseaktivität ausschlaggggebend. Durch die Urease kommt es zur Alkalisierung des Harns und damit einer erhöhten Anfälligkeit der Nierenepithelien für die bakterielle Penetration. Urämische Prozesse können zum letalen Ausgang führen.

Die Pyelonephritis tritt Wochen oder Monate nach dem Abkalben auf und äußert sich in Störungen des Allgemeinbefindens und Rückenkrümmungen, die diagnostisch wichtige Hämaturie tritt erst relativ spät auf. Akute Fälle gehen mit Fieber und Kolikerscheinungen einher. Die ein- oder beidseitige Nierenvergrößerung ist rektal tastbar, strangartig verdickte Ureter sind ein weiterer Hinweis.

### ■ Pathologie

Eitrige Pyelonephritiden werden auch als Zufallsbefunde bei der Schlachtung auffällig. Die Nieren sind stark vergrößert, im erweiterten Nierenbecken befindet sich eitrige Flüssigkeit. Die Entzündungserscheinungen greifen auf Mark- und Rindenschicht der Niere über. An Harnröhre und Harnblase sind diptheroide Entzündungen zu erkennen, es treten auch hämorrhagische Cystitiden auf, insbesondere bei Infektion mit *C. cystitidis*.

### ■ Diagnose

Hämaturie ist ein diagnostisch wichtiges Symptom, die Harnuntersuchung erbringt einen hohen Gehalt an Leukocyten und Erythrocyten, mikroskopisch sind grampositive pleomorphe Kurzstäbchen nachweisbar. Die Diagnose ist durch Anzüchtung der Erreger abzusichern. Im Harn sind Antikörper nachweisbar. Die Differenzialdiagnose erstreckt sich auf alle Hämoglobinurien, Hämaturien, eitrigen Ausscheidungsnephritiden und Erkrankungen mit Koliksymptomen.

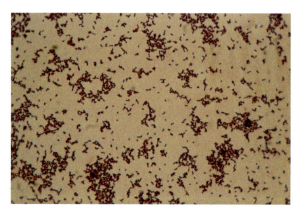

**Abb. 5.47** *Corynebacterium renale*, Kulturausstrich, Gramfärbung (Bisping, Hannover).

### Therapie und Prophylaxe

Behandlungen sind nur im Anfangsstadium erfolgreich. Penicilline können über 7 bis 10 Tage appliziert werden. Ein schnelles Verschwinden der Hämaturie ist prognostisch günstig, der Therapieerfolg sollte trotzdem durch Harnuntersuchungen kontrolliert werden. Es muss mit einer relativ hohen Rezidivrate gerechnet werden.

Geburtshygiene ist ein wesentliches Element der Prophylaxe.

## Weitere Corynebakterieninfektionen

*Corynebacterium bovis* gehört zu den anhämolysierenden Vertretern der Gattung und ist seit langem als durchaus häufiger Besiedler von Zitzenkanal und Euter der Kuh bekannt. Diskussionen über eine Rolle als Mastitiserreger sind noch nicht abgeschlossen. Bei subklinischen Mastitiden von Schafen wurden mit *Corynebacterium mastitidis* und *Corynebacterium camporealensis* 2 neue Arten beschrieben. *Corynebacterium urealyticum* ließ sich bei Hunden und Katzen mit enkrustierender Cystitis nachweisen. *Corynebacterium kutscheri* verursacht bei Mäusen, seltener Ratten und Meerschweinchen sowie freilebenden Nagetieren vorwiegend latente Infektionen. Nach Aktivierung durch Belastungen kommt es zu chronischen Erkrankungen mit multiplen Abszessbildungen. SPF-Bestände müssen von dieser Erregerart freigehalten werden. Das Sektionsbild kann Pasteurellen-, Yersinien-, Listerien- und Streptokokkeninfektionen ähneln, daher macht sich ein kultureller Erregernachweis erforderlich. Befallene Versuchstierbestände sind zu merzen und neu aufzubauen. *Corynebacterium diphtheriae* wird gelegentlich aus Zitzenläsionen und Mastitismilch von Kühen isoliert, ferner ist ein Nachweis bei chronischer Dermatitis des Rinds bekannt geworden.

Da sowohl auf den Schleimhäuten als auch der äußeren Haut von Tieren eine ganze Reihe weiterer, nicht in jedem Fall exakt differenzierter Corynebakterien vorkommt, sind alle ungewöhnlichen Erregernachweise unter Berücksichtigung der Differenzierungsmethoden einer kritischen Wertung zu unterziehen.

## Corynebakterieninfektionen des Menschen

Die mit großem Abstand wichtigste Infektion des Menschen mit Vertretern dieser Gattung ist die Diphtherie, als deren Erreger 1884 *Corynebacterium diphtheriae* entdeckt wurde. Entscheidender Virulenzfaktor ist ein von Bakteriophagen codiertes Exotoxin. Mit der Entwicklung eines antitoxischen Serum wurde durch Emil von Behring die spezifische Therapie begründet. Zur Bekämpfung haben planmäßige Impfungen wesentlich beigetragen. In den 90er Jahren haben sich aber in Russland, der Ukraine und anderen Staaten der ehemaligen Sowjetunion erneut Epidemien ereignet. Bei Reisen in diese Gebiete ergeben sich daher Impfindikationen. Auffrischungsimpfungen sind in 10-jährigen Intervallen notwendig. Infektionsbeziehungen zwischen Menschen und Tieren sind bei Corynebakterien nicht nachgewiesen.

### 5.12.2.4 Arcanobacterium

### Gattungsmerkmale

Schlanke, unregelmäßig geformte Stäbchenbakterien von $0,3–0,8 \times 1–5$ μm mit teilweise keulenförmigen Enden charakterisieren diese Gattung. Die Bakterien sind manchmal in V-Formationen gelagert, bilden aber keine Filamente, in älteren Kulturen treten kurze Stäbchen und auch kokkoide Formen auf. Unbeweglichkeit, fehlende Säurefestigkeit und fakultativ anaerobes Wachstum sind weitere Merkmale. Auf Nähragar wachsen sie langsam, der Zusatz von Pferdeblut und die Erhöhung der $CO_2$-Spannung begünstigen das Wachstum. Nach etwa 2 Tagen wird eine komplette Hämolyse ausgebildet.

## *Arcanobacterium-pyogenes*-Infektionen

### Ätiologie und Epidemiologie

> *Arcanobacterium pyogenes* (Synonym *Actinomyces pyogenes*, *Corynebacterium pyogenes*) ist ein wichtiger Eitererreger bei Wiederkäuern, tritt aber auch bei anderen Tierarten wie Schweinen, Pferden, Kaninchen, Fleischfressern und dem Geflügel auf (**Abb. 5.48** und **5.49**). Ein Protein mit hämolysierenden, letalen und dermonekrotisierenden Eigenschaften wirkt als Virulenzfaktor, weiterhin werden Neuraminidasen und Proteasen gebildet. Der Erreger bindet sich an Fibrinogen. *A. pyogenes* kommt auf der Haut und den Schleimhäuten gesunder Tiere vor, die Tenazität ist, abgesehen von den in Eiter und Wundsekret eingehüllten Bakterien, gering.

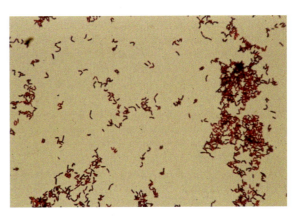

**Abb. 5.48** *Arcanobacterium pyogenes*, Kulturausstrich, Gramfärbung (Bisping, Hannover).

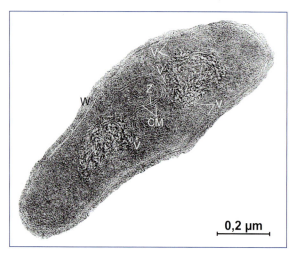

**Abb. 5.49** *Arcanobacterium pyogenes*, Teilungsfrühstadium. Tochterchromosomen sind segregiert und verbunden über S-förmige Membraninvagination und Plasmamembran (V), Dünnschnitt (Institut für Mikrobiologie und Tierseuchen, FU Berlin, Grund u. Gatzmann).

■ **Pyogenes Mastitis des Rinds (Holsteinsche-Euterseuche, Sommermastitis)**

! Bei der *A.-pyogenes*-Mastitis des Rinds handelt es sich um eine perakut, akut bis chronisch verlaufende eitrig-abszedierende Euterentzündung, die sporadisch und auch enzootisch auftreten kann. Es kommen sowohl Monoinfektionen mit *A. pyogenes* als auch Mischinfektionen unter Beteiligung von *Peptococcus indolicus*, *Streptococcus dysgalactiae* und gramnegativen sporenlosen Anaerobiern vor.

Zitzen- und Euterverletzungen begünstigen die Infektion, verschiedene Fliegenarten wirken als Vektoren für die Übertragung der Erreger. Neben Wundinfektionen spielen aber auch galaktogene Infektionen und hämatogene bzw. lymphogene Infektionen eine Rolle. Tragende Färsen und trockenstehende Kühe sind besonders gefährdet, die Erkrankung tritt vermehrt bei Weidehaltung auf, wo es im Sommer zu besonderen Häufungen und enzootischen Verläufen kommen kann. Sporadische Fälle ereignen sich in jedem Laktationsstadium und bei jeder Haltungsform. Akute Verläufe sind als fieberhafte Allgemeininfektionen charakterisiert. Häufig ist nur ein Euterviertel betroffen, es ist bei akutem Verlauf schmerzhaft, gerötet, vermehrt warm und ödematös geschwollen. In chronischen Fällen werden Abszesse palpierbar. Das Eutersekret ist mit Eiterflocken und Gewebsfetzen durchsetzt und verändert seine Farbe bis ins Rotbraune bzw. Rotgraue.

*A. pyogenes* ist gegen Penicilline hoch empfindlich, das Allgemeinbefinden lässt sich mit einer antibiotischen Behandlung normalerweise gut beeinflussen. Am Euter hängt der Therapieeffekt stark vom Umfang der bereits eingetretenen abszedierenden Veränderungen ab.

Gründliche Reinigung und Desinfektion, Fliegenbekämpfung sowie die Vermeidung von Euterverletzungen und Melkhygiene stehen im Zentrum der Prophylaxe.

■ **Weitere *A.-pyogenes*-Infektionen des Rinds**
Beim Rind sind als weitere Manifestationen einer Infektion mit *A. pyogenes* bekannt:
- Aborte,
- Endometritiden,
- Vesiculitis purulenta beim Bullen,
- lokale und mutiple Eiterungsprozesse und Abszessbildungen („Pyobacillose") bei Kälbern und älteren Rindern infolge von Nabel- und Wundinfektionen, Thromboembolien,
- Leberabszesse (Synergismus mit *Fusobacterium necrophorum*).

■ ***A.-pyogenes*-Infektionen bei sonstigen Tieren**
*A. pyogenes* löst bei Schafen und Ziegen ebenfalls Mastitiden sowie Pyobacillosen und lokale Eiterungsprozesse aus. Bei Schweinen dominieren Abszesse im Gefolge von Wundinfektionen (Schwanzbeißen), es treten auch eitrige Mastitiden und Pyämien auf.

**Bakteriologische Diagnose.** Der mikroskopische Nachweis der recht charakteristischen Stäbchenbakterien liefert bereits entscheidende Hinweise, die durch die Kultur zu bestätigen sind. In der Routinediagnostik werden dazu bevorzugt die Katalasereaktion und die Verflüssigung von Loeffler-Serum bzw. die Rötung, Gerinnung und Peptonisierung von Lackmusmilch genutzt. Zur umfassenderen Prüfung der biochemischen Eigenschaften steht das Testsystem API Coryne zur Verfügung.

■ ***A.-pyogenes*-Infektionen des Menschen**
Nachweise diese Erregers erfolgen bei Menschen nur selten, epidemiologisch relevante Zusammenhänge mit Infektionen von Tieren sind nicht nachgewiesen. Die usprünglich als humanadaptierte Variante (*Corynebacterium pyogenes* var. *hominis*) beschriebene Art *Corynebacterium haemolyticum* gehört als *Arcanobacterium haemolyticum* jetzt ebenfalls in diese Gattung und hat ausschließlich humanmedizinische Bedeutung.

### 5.12.2.5 *Propionibacterium*

Propionibakterien wachsen unter anaeroben Bedingungen, nur teilweise sind sie auch aerotolerant. Sie ähneln morphologisch den Corynebakterien, weshalb früher einige von ihnen als anaerobe Corynebakterien bezeichnet wurden. Von dieser Gattung unterscheiden sie sich aber u. a. durch die Zusammensetzung der Zellwand und die Bildung von Propionsäure. Es lassen sich 2 Gruppen von Propionibakterien unterscheiden:
- Propionibakterien aus Käse und Milchprodukten (*P. freudenreichii*),
- Propionibakterien, die auf der Haut und im Körper von Mensch und Tier vorkommen (*P. acnes*, *P. granulosum*, *P. avidum*).

*P. acnes* ist, obwohl noch nicht alle Zusammenhänge geklärt sind, mit einiger Sicherheit an der Acne vulgaris des Menschen beteiligt. Sowohl *P. acnes* als auch einige andere Stämme von Propionibakterien werden als Immunstimulanzien genutzt, zumindest der überwiegende Teil der unter der Bezeichnung *Corynebacterium parvum* eingesetzten Stämme gehört zu *P. acnes*.

### 5.12.3 Nocardioforme Actinomyceten

#### 5.12.3.1 Gemeinsame Merkmale

Die nocardioformen Actinomyceten bilden pilzähnliche Myzelien, die in stäbchenförmige oder kokkoide Elemente zerfallen. Sie sind grampositive Aerobier, ihre Zellwände besitzen die taxonomisch wichtigen Komponenten meso-Diaminopimelinsäure, Arabinose und Galactose. Die veterinärmedizinisch bedeutsamen Gattungen *Nocardia* und *Rhodococcus* gehören als mycolsäurehaltige Bakterien zur Subgruppe 1. Die Zellwandzusammensetzung offenbart z. B. Beziehungen zu den Corynebakterien und Mykobakterien.

#### 5.12.3.2 *Nocardia*

■ Gattungsmerkmale

> Nocardien bilden verzweigte Filamente von 0,5–1,2 μm Durchmesser und bis zu 250 μm Länge, die in stäbchenförmige bis kokkoide Elemente zerfallen. Die Zellen sind partiell säurefest. Es werden Substrat- und Luftmyzelien unterschieden. Die Bakterien wachsen unter aeroben Bedingungen auf Blutagar sowie auch Sabouraud-Dextrose-Agar, die kleinen, trockenen, weiß bis orange pigmentierten Kolonien werden nach 2- bis 4-tägiger Bebrütung sichtbar. Sie haften dem Nährboden fest an und dringen auch in ihn ein. Die Kolonieoberfläche ist gefaltet, oft wird ein mehlartiges Luftmyzel sichtbar. Älteren Kulturen entströmt ein erdartiger Geruch. Die Gattungszuordnung erfolgt in erster Linie aufgrund der Lipidstrukturen und der Zusammensetzung des Peptidoglykans der Zellwände. Zellwände der Nocardien enthalten beispielsweise Mycolsäuren mit 46 bis 60 C-Atomen. Veterinärmedizinisch ist *Nocardia asteroides* der wichtigste Vertreter.

■ *Nocardia-asteroides*-Infektionen

*N. asteroides* ist wahrscheinlich keine homogene Spezies, es werden bis zu 5 Gruppen und mehrere Serovaren beschrieben. Einige Stämme sind virulent für Tiere und Menschen, die meisten leben aber als Saprophyten im Boden.

**Die in Mitteleuropa bedeutsamste Nocardieninfektion ist die Mastitis des Rinds.** Die Infektion erfolgt in der Regel über den Strichkanal. Vorberichtlich werden häufig Mastitiden und Euterbehandlungen in der vorausgehenden Laktation beschrieben. Infektionen über kontaminierte Medikamente oder das Einbringen des Erregers von der Zitzenhaut aus bei der Euterbehandlung sind ebenso als Erklärung denkbar wie Vorschädigungen des Eutergewebes durch frühere Mastitiden. Normalerweise handelt es sich bei Nocardienmastitiden um sporadische Fälle, sie verlaufen als akute, eitrig-nekrotisierende Mastitiden mit schweren, fieberhaften Allgemeinstörungen sowie auch als chronische, granulomatös-abszedierende Euterentzündungen ohne Beeinträchtigung des Allgemeinbefindens. Therapieversuche bleiben in der Regel erfolglos, betroffene Tiere sind wegen der Gefahr der Erregerstreuung zumindest abzusondern, eine Selektion ist zu empfehlen.

*N. asteroides* verursacht beim Rind ferner Aborte und granulomatöse Organveränderungen, vorwiegend im Bereich von Haut und Lunge. Generalisationen sind die Ausnahme.

**Sporadische Fälle von Nocardieninfektionen kommen auch bei Hunden, Katzen, Pferden und anderen Säugetieren vor.** Bei Hunden kann zwischen einer Hautform, die mit granulomatösen Entzündungen und Fistelbildung verläuft, und einer generalisierten Form unterschieden werden. Die generalisierte Form geht oft aus Hautnocardiosen hervor und äußert sich in granulomatöseitrigen Entzündungen von Brust- und Bauchfell sowie auch Abszessen in den Organen und seltener im ZNS. Auch bei Katzen manifestieren sich Nocardieninfektionen als eitrig-granulomatöse Entzündungsprozesse in Haut, Unterhaut und großen Körperhöhlen, die wie beim Hund v. a. infolge von Biss- und Kratzverletzungen entstehen. Bei Affen sind viszerale Nocardiosen mit entzündlich-nekrotisierenden Leberveränderungen aufgetreten.

■ Hautnocardiose

In tropischen und subtropischen Regionen wird eine granulomatös-eitrige Entzündung der Unterhaut sowie der Lymphgefäße bei Rindern beobachtet, die als Hautnocardiose (Hautrotz, Lymphangitis farciminosa bovis) von der Dermatophilose abzugrenzen ist. Der Terminus Streptotrichose kann zu Verwechslungen führen, da er für beide Krankheitsbilder verwendet wird. Als Erreger wird teilweise *Nocardia farcinia* genannt, diese Art ist nur schwer von *N. asteroides* zu differenzieren, andererseits mehren sich die Stimmen, die *Mycobacterium farcinogenes* als eigentliche Krankheitsursache ansehen.

■ Diagnose von Nocardiosen

Im mikroskopischen Präparat liefern grampositive, verzweigte Fäden, die oft als Knäuel erscheinen, wichtige Hinweise. Daneben lassen sich Stäbchen und kokkoide Zellen erkennen. Mittels Kinyon-Färbung bzw. modifizieter Ziehl-Neehlsen-Färbung (Entfärbung mit 3 % HCl ohne Alkohol) kann die partielle Säurefestigkeit nachgewiesen werden. Nocardien lassen sich auch nach Stamp gut anfärben. Die Anzüchtung bereitet keine Schwierigkeiten, sie spielt allerdings nach erfolgtem mikroskopischen Nachweis für die Routinediagnostik auch keine entscheidende Rolle mehr. Zur exakten Speziesdiagnose werden die Testkriterien nach Goodfellow und Gordon genutzt.

*N. asteroides* und *N. farcinia* lassen sich allein anhand der Gordon-Tests nicht unterscheiden.

### ■ Therapie von Nocardiosen

Nocardien sind empfindlich gegenüber Chloramphenicol, Tetracyclinen, Aminoglykosiden und Sulfonamiden. Obwohl viele Stämme gegenüber Beta-Lactamantibiotika resistent sind, wird über erfolgreiche Behandlungen mit Penicillin-Streptomycin-Kombinationen bei Hunden und Katzen berichtet.

### ■ Nocardiosen des Menschen

*N. asteroides, N. farcinia* und *N. brasiliensis* lösen bei Menschen pulmonale, systemische und superfiziale Nocardiosen aus. Nocardiosen gelten als nicht kontagiöse Infektionskrankheiten, demzufolge bestehen keine Übertragungsbeziehungen zwischen Tieren und Menschen.

### 5.12.3.3 Rhodococcus

### ■ Gattungsmerkmale

Die Bakterien der Gattung *Rhodococcus* bilden zuerst kokkoide Formen oder Kurzstäbchen, die sich dann zu Filamenten und schließlich zu hyphenartigen Gebilden mit ausgeprägten Verzweigungen entwickeln. Diese zerfallen schließlich wieder in kokkoide Zellen bzw. Kurzstäbchen und beginnen damit den morphologischen Zyklus neu. Die aerob wachsenden Bakterien sind partiell säurefest und enthalten Mycolsäuren mit 34 bis 52 C-Atomen. Vertreter dieser Gattung sind in der Umwelt weit verbreitet und kommen v. a. im Boden vor. *Rhodococcus equi* ist **pathogen für Tiere und Menschen**. Die folgenden Ausführungen beziehen sich nur auf diese Art.

### Anzüchtung und Speziesmerkmale von *Rhodococcus equi*

*R. equi* (Synonym *Corynebacterium equi, Nocardia restricta*; **Abb. 5.50** und **5.51**) stellt keine besonderen Kulturansprüche, für die Anzüchtung ist Blutagar geeignet. Nach 48 Stunden werden die feuchten, schleimigen Kolonien sichtbar, die zunächst weiß sind und sich später orange bis rötlich verfärben können. Während auf Schafblutagar keine Hämolyse ausgebildet wird, tritt sie auf Blutagar mit gewaschenen Kaninchenerythrocyten deutlich zutage. Der sog. Equi-Faktor, der von verschiedenen Enzymen gebildet wird, verursacht auf Schafblutagarplatten in Gegenwart eines β-hämolysierenden Stamms von *Staphylococcus aureus* ein CAMP-ähnliches Phänomen der Hämolyseverstärkung (**Abb. 5.51**). Auf Trypton-Soja-Agar wird eine lachsfarbene Pigmentierung sichtbar. Es treten vorwiegend kokkoide und stäbchenartige Bakterienformen auf, Verzweigungen werden selten und dann v. a. in frühen Kulturstadien beobachtet. *R. equi* ist unbeweglich. Anhand von Antigenen der Polysaccharidkapsel werden verschiedene Serovaren unterschieden, die bisher nicht mit Virulenzunterschieden in Verbindung gebracht werden konnten.

### Epidemiologie und Pathogenese von *R.-equi*-Infektionen

*R. equi* kommt im Kot von Pflanzenfressern und Schweinen vor und kann nach Ausscheidung im Boden längere Zeit überleben. Von der kontaminierten Umwelt aus erfolgen Ansteckungen auf oralem und aerogenem Weg. Für die Pathogenese sind der intrazelluläre Parasitismus und das virulenzassoziierte, plasmidcodierte Protein VapA bestimmend. Es werden granulomatöse, suppurative und nekrotisierende Entzündungsprozesse ausgelöst, die v. a. die Lungen, den Darm und die Lymphknoten betreffen. Ausgehend von den dominierenden lokalisierten Erkrankungsprozessen kann es zur hämatogenen Streuung mit Abszessbildung in verschiedenen Teilen des Körpers kommen.

### *R.-equi*-Infektionen beim Pferd

Pferde sind die mit Abstand am häufigsten von *R.-equi*-Infektionen betroffenen Tiere. Die Infektion besitzt keine hohe Kontagiosität, kann aber im Bestand enzootisch werden. Besonders gefährdet sind Fohlen in den ersten 2 Lebensmonaten, es erkranken aber auch Tiere bis zu 6 Monaten. Insbesondere bei sehr jungen Tieren treten perakute Verläufe in Form plötzlicher Todesfälle auf. Eitrige fokale Bronchopneumonien mit Beteiligung der regionären Lymphknoten liegen den akuten bis chronischen

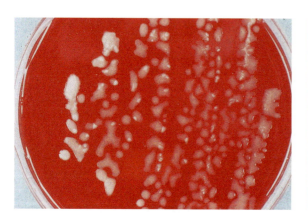

**Abb. 5.50** *Rhodococcus equi*, Kolonien auf Blutagar (Bisping, Hannover).

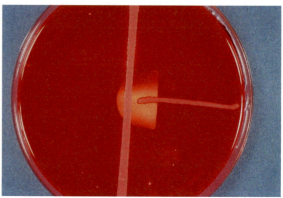

**Abb. 5.51** *Rhodococcus equi*, CAMP-Phänomen auf Blutagar (Bisping, Hannover).

Krankheitsverläufen zugrunde, es besteht eine ausgeprägte Tendenz zur Chronizität. Je nach Krankheitsverlauf treten normale, subfebrile und febrile Temperaturen auf. Neben respiratorischen Symptomen entwickeln sich bei chronischen Infektionen auch Durchfälle. Adulte Pferde erkranken nur selten. Ob Genitalinfektionen der Stuten zur intrauterinen Infektionen der Fohlen führen können, ist noch unklar.

### R.-equi-Infektionen bei weiteren Tierarten

Nächst dem Pferd ist das Schwein am häufigsten von R.-equi-Infektionen betroffen. Besonders treten Veränderungen in den zervikalen und submandibulären Lymphknoten auf, die Lungen sind seltener betroffen. Sporadische Infektionen werden auch bei Wiederkäuern, Katzen und anderen Tieren festgestellt.

■ Diagnose

R.-equi-Infektionen müssen in diagnostische Überlegungen bei respiratorischen Infektionen von Fohlen einbezogen werden. Bei Nachweis der recht charakteristischen pathologisch-anatomischen Veränderungen sichert der kulturelle Erregernachweis die Diagnose. Im Rahmen der klinischen Diagnostik sind bakteriologische Untersuchungen von Nasen- und Trachealabstrichen wichtig. Röntgenuntersuchungen machen verdichtete Lungenbezirke deutlich. Es wurden verschiedene serologische Methoden zum Nachweis von Antikörpern gegen Kapsel- und Oberflächenantigene sowie den Equi-Faktor entwickelt. Bei Rindern und Schweinen kann R. equi zu tuberkuloseähnlichen Lymphknotenveränderungen führen, die differenzialdiagnostisch abzuklären sind.

■ Therapie und Prophylaxe

Zur Behandlung von Fohlen eignen sich Erythromycin, Rifampicin, Azithromycin, Tulathromycin und Gentamicin. Die Wirksamkeit hängt entscheidend von einer ausreichenden Konzentration des Wirkstoffes in den Phagocyten und Abszessen ab. Als bewährte Kombinationen werden Erythromycin (25 mg/kg Körpergewicht – alle 6–8 Stunden oral) und Rifampicin (10 mg/kg Körpergewicht – alle 12 Stunden oral) beschrieben. Erythromycin kann zu Nebenwirkungen führen. Azithromycin wurde erfolgreich zur alleinigen oralen Behandlung in Tagesdosen von 10 mg/kg erprobt. Monotherapien mit Tulathromycin wurden ebenfalls geprüft, waren aber der Azithromycinbehandlung unterlegen. Mehrwöchige Behandlungen sind erforderlich, um die Lungenabszesse zur Abheilung zu bringen. In enzootisch verseuchten Gestüten hat sich die Verabreichung von Plasma hyperimmunisierter Pferde bewährt. An der aktiven Immunprophylaxe wird gearbeitet, ihre Entwicklung ist wegen der langen Überlebenszeit des Erregers in der Umwelt und der daraus resultierenden permanenten Infektionsgefahren für betroffene Regionen von besonderer Bedeutung. Das virulenzassoziierte Protein VapA wirkt als immunisierendes Antigen.

■ Infektionen des Menschen

R. equi ist auch für Menschen pathogen und wird zunehmend bei HIV-Patienten nachgewiesen.

#### 5.12.3.4 Weitere Actinomyceten beim Pferd

Bei der sogenannten nocardioformen Placentitis des Pferdes werden mehrere Spezies der Gattung *Amycolatopsis* angezüchtet. Aus Abortfällen und Frühgeburten gelangen Nachweise von *Cellulosimicrobium cellulans* (*Nocardia cellulans*, *Oerskovia xanthineolytica*).

### 5.12.4 *Dermatophilus*

#### 5.12.4.1 Gattungsmerkmale

> Die Gattung *Dermatophilus* zeichnet sich durch eine charakteristische Morphologie und einen ebenso typischen Vermehrungszyklus aus. In einer mit $CO_2$ angereicherten Atmosphäre entwickelt sich ein Myzel aus langen, sich verjüngenden und verzweigenden Filamenten, die transversal und longitudinal durch Septen geteilt werden, wobei bis zu 8 parallele Reihen von kokkoiden Zellen (Sporen) entstehen. Dadurch bekommen die Filamente ein geldrollen- oder mauerartiges Aussehen. Jeder dieser „Zoosporen" verleiht ein Geißelbündel Beweglichkeit (Abb. 5.52).

#### 5.12.4.2 Anzüchtung

*Dermatophilus* wächst auf Blutagar, die Kultivierung gelingt unter mikroaerophilen und anaeroben Bedingungen wesentlich besser als unter aeroben. Auf Schaf- und Rinderblutagar bilden die meisten Stämme eine deutliche Hämolyse aus, die Kolonien haften dem Nährboden fest an, sie sind trocken und grauweiß bis gelblich.

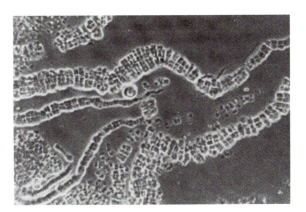

**Abb. 5.52** *Dermatophilus congolensis* nach Gottlieb (Vergrößerung 1:800).

### 5.12.4.3 Dermatophilose

■ **Ätiologie**

Erreger der Dermatophilose ist *Dermatophilus congolensis*. Der Krankheitsbegriff Dermatophilose ist von dem Terminus Streptotrichose zu unterscheiden, der als Sammelbegriff für Dermatophilose, Nocardiose und Actinomykose verwendet wird. Zur Gattung zählt noch *Dermatophilus chelonae*, eine bei Schildkröten in Australien vorkommende Art.

■ **Epidemiologie**

Dermatophilose tritt bei Säugetierarten und dem Menschen sowie auch Reptilien auf, die größte wirtschaftliche Bedeutung besitzt die Erkrankung bei Rindern und Schafen sowie Kamelen in tropischen und subtropischen Regionen. In Australien ist die Dermatophilose zudem die wichtigste Hauterkrankung in Farmen gehaltener Krokodile. Insgesamt musste diese Infektionskrankheit bereits bei mehr als 30 Tierarten nachgewiesen werden. 1971 wurde Dermatophilose in Deutschland erstmals bei Mähnenrobben diagnostiziert, 1976 erfolgte der Erstnachweis beim Pferd, später wurde sie auch bei Rindern und Schafen festgestellt.

*D. congolensis* ist ein obligater Parasit der Haut, die infektionstüchtigen Zoosporen haben in der Umwelt nur eine geringe Tenazität. Arthropoden spielen als Vektoren eine wichtige Rolle, darüber hinaus sind Zweige von Büschen und Bäumen, Schurgeräte und der direkte Kontakt von Bedeutung für die Übertragung. Im feuchten Milieu (Regenzeit!) finden die Zoosporen günstige Ausbreitungsbedingungen. Hautverletzungen erleichtern das Eindringen der Erreger.

■ **Klinik**

Hauptmerkmal der Dermatophilose ist die exsudative Dermatitis. Zuerst kommt es in der Regel durch die exsudativen Veränderungen zur Verklebung von Haarbüscheln, danach bilden sich borkige Krusten aus. Verfilzungen der Wolle und Krustenbildung werden beim Schaf als lumpy wool beschrieben, wenn sich die Veränderungen auf die unteren Bereiche der Extremitäten beschränken, wird von strawberry foot rot gesprochen.

■ **Diagnose**

Nach Stellung der klinischen Verdachtsdiagnose ist der Erregernachweis erforderlich. Hautgeschabsel werden dazu mit Kochsalzlösung versetzt und zermörsert, um Objektträgerausstriche anzufertigen und Ausstriche auf Nährböden vorzunehmen. Objektträgerausstriche werden nach Gram oder Giemsa bzw. mit Methylenblau gefärbt. Die Kultivierung erfolgt auf Blutagar unter 20% $CO_2$ über mindestens 48 h. Zur Erhöhung der kulturellen Ausbeute kann eine Vorbebrütung der zermörserten Materialien erfolgen, nach einigen Stunden werden 0,1–0,2 ml von der Flüssigkeitsoberfläche entnommen und ausgestrichen. Biochemische Prüfungen erfolgen in der Bunten Reihe, wobei sich ein Zusatz von 1% Pferdeserum zu jedem Röhrchen als günstig erwiesen hat. Der API ZYM-Test ist ebenfalls hilfreich. Dermatophilose induziert eine systemische Immunität, die sich mittels serologischer Reaktionen nachweisen lässt.

■ **Therapie und Prophylaxe**

*D. congolensis* ist gegen eine größere Zahl gebräuchlicher Antibiotika empfindlich, u. a. Penicilline, Ampicillin, Streptomycin, Enrofloxacin, Tetracycline, Gentamicin, Lincomycin, Erythromycin, Ceftiofur. Penicillin-Streptomycin-Kombinationen werden häufig angewendet. Bei Schafen hat sich auch die einmalige i. m. Applikation von 20 mg Oxytetracyclin pro kg Körpergewicht bewährt. Die Bekämpfung von Ektoparasiten und die Vermeidung von Hautverletzungen haben vorbeugenden Wert. Im Ausland wurden auch die verschiedensten Vaccinen erprobt, ohne dabei einen endgültigen Durchbruch zu erzielen. Neben inaktivierten Impfstoffen kamen auch lebende Filamente bei intradermaler Applikation und ein Protein der Zoosporen zum Einsatz.

■ **Dermatophilose des Menschen**

Infektionen des Menschen können durch Tierkontakt ausgelöst werden. Sie äußern sich in der Bildung von Hautpusteln, furunkulösen bzw. ekzematösen Dermatitiden, die normalerweise innerhalb von 2–3 Wochen abheilen.

## 5.12.5 *Mycobakterium*

### 5.12.5.1 Gattungsmerkmale

> Mykobakterien sind grampositvie unbewegliche Stäbchen, die sich besonders durch ihre Säure- und Alkoholfestigkeit, das Vorkommen von Mycolsäuren mit 60–90 C-Atomen und einen G+C-Gehalt von 61–71-mol% auszeichnen. Die geraden oder leicht gebogenen Stäbchen sind 0,2–0,7 × 1,0–10,0 µm groß, verzweigte Filamente können zwar auftreten, sind aber nicht typisch. Die engsten verwandtschaftlichen Beziehungen bestehen zu den Gattungen *Corynebacterium*, *Nocardia* und *Rhodococcus*. Die Klasse *Actinobacteria* enthält die Familie *Mycobacteriaceae*.

### 5.12.5.2 Bedeutung und Geschichte

Mykobakterien gehören als Erreger der Tuberkulosen bei Tieren und Menschen, der Paratuberkulose der Tiere und der Lepra des Menschen zu den wichtigsten bakteriellen Infektionserregern. Tuberkulose und Lepra zählen zu den am längsten bekannten Seuchen, über die sich viele historische Belege finden. Mit der Entdeckung der Tuberkulosebakterien durch Robert Koch begann 1882 eine neue Etappe in der Erforschung und Bekämpfung dieser Infektionskrankheit. Nachdem Koch die Tuberkulose bei Menschen und Rindern auf einen einheitlichen Erreger zurückgeführt hatte, verkündete er 1901 den Nachweis der Verschiedenheit beider Bakterien. Allerdings wurde daraus für einige Zeit der falsche Schluss abgeleitet, dass die Rindertuberkulose keine wesentliche Gefahr für den Menschen darstelle. Das von Robert Koch zunächst als potenzielles Heilmittel entwickelte Tuberkulin wird heute noch weltweit in Human- und Veterinärmedizin als Diagnostikum genutzt. Aus den vielfältigen Forschungen über Impfungen gegen Tuberkulose hat sich bisher nur ein einziger Lebendimpfstoff auf der Grundlage des Stamms BCG (Bacillus Calmette Guerin) herauskristallisiert. Zu seiner Entwicklung wurde ein *Mycobacterium-bovis*-Stamm über 13 Jahre in 230 Kulturpassagen attenuiert. Erste Impfungen erfolgten bei Kindern im Jahr 1921. An neuen Impfstoffkonzepten wird gearbeitet. Die Rindertuberkulose wurde als bedeutende Tierseuche und Zoonose in vielen entwickelten Ländern getilgt, in den USA betrug der Anteil tuberkulinpositiver Rinder bereits 1936 nur noch 0,7 %. Deutschland ist von der EU offiziell als frei von Rindertuberkulose anerkannt. Die Tuberkulose ist beim Menschen unverändert eine der weltweit wichtigsten Infektionskrankheiten. Im Zusammenhang mit der Verbreitung der HIV-Infektion und der Zunahme resistenter Erregerstämme ist es vielerorts, z. B. auch in den USA, zu einer Trendwende und einem erneuten Anstieg von Tuberkuloseerkrankungen gekommen.

### 5.12.5.3 Grundlagen der bakteriologischen Diagnostik

> ! Die mikroskopische Untersuchung von Originalausstrichen erlaubt eine rasche Orientierung, die bei dem langsamen Wachstum der Mykobakterien besonders wertvoll ist. Am häufigsten wird dazu die Färbemethode nach Ziehl-Neelsen angewandt, ferner sind die Färbung nach Kinyon und die Fluoreszenzmikroskopie geeignet. Die Diagnose darf bei alleiniger mikroskopischer Untersuchung allerdings nur lauten: säurefeste Stäbchen nachgewiesen bzw. nicht nachgewiesen.

Wegen der hohen Widerstandsfähigkeit der Erreger kann Untersuchungsmaterial zur Abtötung der Begleitflora vorbehandelt werden. Primärisolierungen werden im Regelfall auf festen Nährmedien vorgenommen, den klassischen Tuberkulosenährböden wird Eidotter bzw. Vollei zugesetzt.

Im einzelnen stehen die Nährmedien nach Löwenstein-Jensen, Middlebrock, Kirchner, Stonebrink, Ogawa, Petragnani, Gottsacker, Hohn, sowie das MB-Redox-Medium zur Verfügung. Die sog. schnell wachsenden Mykobakterien benötigen bis zu 7 Tage, die langsam wachsenden Vertreter mehr als 7 Tage, *M.-bovis*-Kulturen können erst nach 8 Wochen als negativ abgeschlossen werden. Zur Speziesdiagnose dienen verschiedene Wachstumskriterien und biochemische Tests, früher wurde auch die Pathogenität für die Versuchstiere Meerschweinchen, Kaninchen und Huhn herangezogen. Angesichts des langsamen Wachstums besitzen molekularbiologische Methoden eine große Bedeutung. Die Gefahr von Laborinfektionen darf

nicht unterschätzt werden, *M. tuberculosis, M. bovis* und *M. africanum*, mit Einschränkungen auch *M. microti* und *M. ulcerans* gehören in die Risikogruppe 3.

### 5.12.5.4 Virulenzfaktoren

Für die Virulenz von Mykobakterien ist zweifellos der intrazelluläre Parasitismus wesentlich. Er beruht auf der Fähigkeit der Erreger, in Phagolysosomen zu überleben, bzw. sogar die Fusion von Phagosomen und Lysosomen zu verhindern. Obwohl bezüglich der Virulenz dieser Erregergruppe noch viele Unklarheiten bestehen, ist die Rolle der lipidreichen äußeren Schichten der Zellwände unbestritten. Freigesetzte Lipidsubstanzen lösen Gewebsveränderungen und entzündliche Reaktionen sowie toxische Effekte aus. Ein für Mäuse und Meerschweinchen letal wirkender Zellwandbestandteil ist der Cordfaktor, der mit der Bildung der sog. Cords, zopfartiger Lagerungen der Erreger in flüssigen Medien, in Verbindung gebracht wurde.

### 5.12.5.5 Immunologie

Für die Mykobakterien ist die Expression einer großen Zahl von Antigendeterminanten charakteristisch, es sind mehr als 50 von ihnen beschrieben, v. a. Zellwandbestandteile. Für die Immunabwehr der Mykobakterien sind zellvermittelte Reaktionen ausschlaggebend. Sie sind die Grundlage der allergischen Reaktion vom verzögerten Typ (delayed type hypersensitivity, Typ IV-Reaktion), die im Tuberkulintest diagnostisch genutzt wird. Tuberkulin wurde bereits von Robert Koch aus Mykobakterienkulturen gewonnen, es ist ein Hapten, das bei intradermaler Applikation die genannten Reaktionen vom Spättyp auslöst. Tuberkuline werden in verschiedenen Reinheitsgraden, vom Koch-Alttuberkulin bis zum hochgereinigten PPD (protein purified derivate) hergestellt und in Internationalen Einheiten definiert. Die zur Tierseuchendiagnostik verwendeten Tuberkuline und ihre Konzentrationen unterliegen rechtlichen Regelungen.

> ! Seit der amtlichen Anerkennung als rindertuberkulosefrei durch die EU 1997 werden in Deutschland die regelmäßigen flächendeckenden Tuberkulinuntersuchungen der Rinderbestände nicht mehr durchgeführt.

Die Bildung von Interferon γ kann zum labordiagnostischen Nachweis von Mykobakterieninfektionen genutzt werden. Dazu ist es erforderlich, Blutproben mit Tuberkulin zu inkubieren und das dabei induzierte Interferon mittels ELISA zu ermitteln.

Mykobakterien induzieren auch die Bildung humoraler Antikörper, deren serologische Nachweise mittels KBR, ELISA, HA und IFT möglich sind.

Sowohl lebende Mykobakterien als auch bestimmte Zellbestandteile sind seit langem als Immunstimulanzien bekannt. Sie werden z. B. im Freundschen-Adjuvans verwendet. Entscheidender Träger der Wirkung ist das Muraminsäuredipeptid (MDP) der Zellwand. Aktive Immunisierungen erfordern den Einsatz von Lebendimpfstoffen, dazu wird der Stamm BCG eingesetzt.

### 5.12.5.6 Tenazität, Empfindlichkeit für Desinfektionsmittel und Antiinfektiva

Die Tenazität der Mykobakterien ist wegen ihres Zellwandaufbaus höher als die vieler anderer sporenloser Bakterien. Sie wird durch Einhüllung der Erreger in Bronchialschleim, Milch oder ähnliche Medien noch gesteigert. Temperaturen über 100 °C führen innerhalb kurzer Zeit zur Abtötung, bei Milch haben sich die Kurzzeitpasteurisierung (71–74 °C) und die Hocherhitzung (80–85 °C) bewährt. Tuberkuloseerreger können in der Außenwelt unter günstigen Bedingungen mehrere Monate infektionstüchtig bleiben.

Gegen Säuren und Laugen sind Mykobakterien ebenfalls widerstandsfähiger als die meisten anderen vegetativen Bakterienzellen. Zur Desinfektion dürfen nur speziell hinsichtlich der Tuberkulozidie geprüfte Präparate verwendet werden, geeignete Wirkstoffe sind Formaldehyd, Phenol, chlorabspaltende Mittel, Alkohole und Aldehyde sowie quartäre Ammoniumverbindungen (Desinfektionsmittellisten der DVG). Für die Chemotherapie werden in der Humanmedizin Isoniazid (INH), Rifampicin, Pyrazinamid, Streptomycin und Ethambutol eingesetzt. In der Veterinärmedizin gibt es nur in Ausnahmefällen Indikationen für ein therapeutisches Eingreifen.

### 5.12.5.7 Epidemiologie und Übersicht zu den Erkrankungen

Epidemiologisch bedeutsam ist die Unterscheidung der saprophytär lebenden Mykobakterien von den obligat parasitären Spezies.

Zu den obligaten Parasiten gehören die Erreger des Tuberkulosekomplexes, der *Mycobacterium tuberculosis*, *Mycobacterium bovis*, *Mycobacterium caprae*, *Mycobacterium africanum* und *Mycobacterium microti* umfasst. Davon werden die sog. nicht tuberkulösen Mykobakterien oder MOTT (mycobacteria other than tuberlce bacilli) abgegrenzt, die auch als atypische Mykobakterien bezeichnet werden. Zu dieser Gruppe gehören die saprophytär lebenden Arten, die unter bestimmten Bedingungen auch als Infektionserreger auftreten können. Sonderstellungen nehmen die in vitro nicht kultivierbare, nur humanpathogene Spezies *Mycobacterium leprae* sowie der *Mycobacterium-avium*-Komplex ein. Er umfasst einerseits die Erreger von Geflügeltuberkulose und Paratuberkulose und andererseits saprophytär lebende Vertreter. Alle nicht zum Tuberkulosekomplex gehörenden Mykobakterien werden mit Ausnahme von *M. leprae* anhand von Pigmentbildung, Wachstumsgeschwindigkeit und Morphologie in die Runyon-Gruppen I bis IV eingeteilt. Die **Tab. 5.27** fasst die Zuordnung der Mykobakterienarten zu Erkrankungen bzw. Krankheitskomplexen zusammen.

**Tab. 5.27** Zuordnung der Mykobakterien zu Krankheitskomplexen.

| Komplex | Kulturelle Merkmale | Spezies |
|---|---|---|
| Tuberkulose | langsam wachsend (3–6 Wochen) | M. tuberculosis<br>M. bovis<br>M. africanum |
| Geflügeltuberkulose | Runyon-Gruppe III | M. avium ssp. *avium* |
| Paratuberkulose | sehr langsam wachsend, mycobactinabhängig | M. avium ssp. *paratuberculosis* |
| Lepra | nicht kultiervierbar | M. leprae |
| Mykobakteriosen | Runyon-Gruppe I (langsam wachsend, Pigmentbildung bei Licht, photochromogen) | M. kansasii<br>M. marinum<br>M. simiae |
| | Runyon-Gruppe II (langsam wachsend, Pigmentbildung in Dunkelheit, skotochromogen) | M. scrofulaceum<br>M. gordonae |
| | Runyon-Gruppe III (langsam wachsend, keine Pigmentbildung) | M. avium<br>M. intracellulare<br>M. terrae |
| | Runyon-Gruppe IV (schnell wachsend) | M. chelonei<br>M. phlei<br>M. smegmatis<br>M. vaccae |

### 5.12.5.8 Rindertuberkulose

■ **Ätiologie und Epidemiologie**

Für *Mycobacterium bovis* (Synonym *Mycobacterium tuberculosis* Typus *bovinus*), den Erreger der Rindertuberkulose, sind neben Rindern auch viele andere Säugetierarten empfänglich, v. a. Wiederkäuer und Schweine. Für Vögel ist *M. bovis* nicht pathogen. Wildtiere können durchaus als Erregerreservoir und Ansteckungsquelle bedeutsam sein, in Großbritannien wurde das beispielsweise für Dachse nachgewiesen. Der Unterart *caprae* wird jetzt Speziesrang zuerkannt. Die Ausscheidung erfolgt über Bronchialschleim, Milch, Kot, Harn, Vaginalschleim und Sperma. In der Außenwelt vermehren sich die Erreger zwar nicht, können aber über Monate ansteckungsfähig bleiben. Die Infektion erfolgt bevorzugt auf aerogenem Weg, sie ist aber auch oral und durch Kontakt möglich. Unter den Bedingungen der weitestgehenden Freiheit von Rindertuberkulose gehen Infektionen eher von anderen Tierarten als Rindern sowie von Menschen mit offenen Bovis-Tuberkulosen aus.

Rinder sind auch für Infektionen mit *M. tuberculosis, M. africanum, M. avium* und anderen atypischen Mykobakterien empfänglich. **Tierseuchenrechtlich** gelten die **M.-bovis-** und die **M.-caprae-Infektion als Rindertuberkulose.**

*M. bovis* hat sich wahrscheinlich aus *M. tuberculosis* entwickelt, *M. tuberculosis* ist nach neueren Untersuchungen erstmals vor etwa 35.000 Jahren aufgetreten

■ **Pathogenese**

Die Mykobakterien verursachen proliferative oder exsudative Entzündungsprozesse. Proliferative Reaktionen führen zur Ausbildung der typischen Granulome (Tuberkulome, Tuberkel), deren nekrotische Zentren sekundär verkäsen und danach verkalken können. Exsudative Entzündungen sind von vornherein durch eine ausgeprägte Ansammlung von eiweißreichem Exsudat und anschließende Koagulationsnekrose (primäre Verkäsung) gekennzeichnet.

In der Erstinfektionsperiode entsteht zunächst ein Primärherd (Primärinfekt), dessen Lokalisation vom Infektionsweg abhängt. Durch die anschließende Einbeziehung der regionären Lymphknoten bildet sich der Primärkomplex heraus. Primärherde bzw. -komplexe können einerseits ausheilen oder in abgekapseltem Zustand längere Zeit bestehen bleiben oder andererseits zum Ausgangspunkt der Frühgeneralisation werden. Die Frühgeneralisation kann als akute Miliartuberkulose oder protrahierte Generalisation verlaufen. In der postprimären Periode kann sich aber auch eine isolierte chronische Organtuberkulose ausbilden, bei der sich die Erreger nicht hämatogen oder lymphogen, sondern intrakanalikulär ausbreiten. Als Folge von Einschmelzungsprozessen treten Einbrüche in nach außen führende Hohlräume auf, es kommt zur sog. offenen Tuberkulose. Eine Spätgeneralisation tritt infolge der Verschiebung des Erreger-Wirt-Verhältnisses zugunsten des Erregers ein. Sie ist durch ausgeprägt exsudative Prozesse und hämatogene Erregerstreuung bestimmt. Als Ausdruck einer unzureichenden Aktivität der zellvermittelten Abwehrmechanismen kann die Tuberkulinreaktion in diesem Stadium negativ ausfallen. Diese Niederbruchsphase geht klinisch mit schweren Allgemeinstörungen einher. Grundzüge der Pathogenese der Rindertuberkulose sind schematisch in der **Abb. 5.53** dargestellt.

■ **Klinik**

Klinisch manifeste Rindertuberkulosefälle treten nur noch sehr selten auf, in den meisten Fällen handelt es sich darum, verdächtige Schlachtbefunde abzuklären. Die häufigste Organmanifestation der Rindertuberkulose betrifft die Lunge, chronische Lungentuberkulose äußert sich in fortschreitendem Husten und sich allmählich verschlechterndem Allgemeinbefinden. Tuberkulöse Prozesse können auch alle anderen Organe betreffen, wegen der damit verbundenen Erregerausscheidung haben Euter-, Gebärmutter-, Darm- und Hodentuberkulose die größte Bedeutung. Früh- und Spätgeneralisation sind durch Fieberschübe und Allgemeinstörungen mit letalem Ausgang gekennzeichnet.

Nach Infektion mit *M. tuberculosis* entwickeln sich beim Rind normalerweise keine klinisch relevanten Veränderungen, es bildet sich lediglich ein Primärkomplex aus,

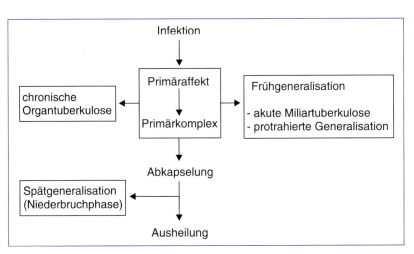

**Abb. 5.53** Grundzüge der Pathogenese der Rindertuberkulose.

und die Infektion endet blind. Es entwickelt sich aber eine mehrmonatige Tuberkulinsensitivität, die ebenso wie der bei der Schlachtung nachzuweisende Primärkomplex diagnostische Abklärungen erfordern. Vergleichbares gilt für die *M.-africanum*-Infektion des Rinds.

### ■ Diagnostik

> Da die Rindertuberkulose getilgt ist und regelmäßige Tuberkulinuntersuchungen nicht mehr durchgeführt werden, ergeben sich die wichtigsten Anlässe für die diagnostische Abklärung der Rindertuberkulose durch Schlachtbefunde.

Für Tuberkulose sprechende Organ- und Lymphknotenveränderungen werden zunächst mikroskopisch (Originalausstrich nach Ziehl-Neelsen; Histologie) und dann kulturell untersucht. Durch den Nachweis säurefester Stäbchen im Originalausstrich kann zwar nicht die Diagnose Rindertuberkulose gestellt werden, er ermöglicht aber eine Eingrenzung auf Mykobakterieninfektionen.

> Weil Anzüchtung und Speziesdifferenzierung 2–3 Monate in Anspruch nehmen können, sind unbedingt Schnellmethoden erforderlich. Ein bereits verfügbarer DNA-Sonden-Test ermöglicht den Nachweis von Bakterien des Tuberkulosekomplexes, erlaubt aber nicht die Speziesdiagnose *M. bovis*.

Der Ablauf der bakteriologischen Diagnostik ist schematisch in der **Abb. 5.54** dargestellt. Es ist die jeweils gültige amtliche Arbeitsanweisung zu beachten.

Über Jahrzehnte war die **Tuberkulinprobe** das wichtigste diagnostische Instrument bei der Bekämpfung der Rindertuberkulose. Säugetier- oder Rindertuberkulin wurde intrakutan appliziert. Im positiven Fall äußerte sich nach 3 Tagen eine allergische Reaktion vom Spättyp in Hautverdickungen, Schmerzempfindlichkeit und vermehrter Wärme an der Injektionsstelle. Auf der Basis der Messung der Dicke der Hautfalten vor und nach der Injektion des Diagnostikums erfolgte eine Bewertung nach rechtlich vorgegebenen Regeln. Vielfältige Antigengemeinschaften führen auch nach Infektion mit nicht

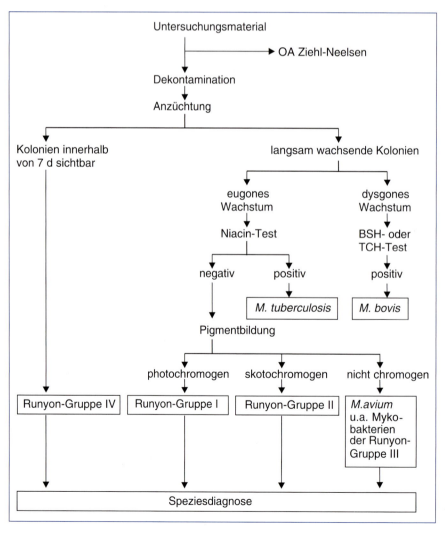

**Abb. 5.54** Schema zur bakteriologischen Diagnostik der Mykobakterien.

eugones Wachstum
– trockene, krümelige Kolonien auf glycerinhaltigen Medien

dysgones Wachstum
– kleine, feuchte Kolonien auf Glycerinmedien

TCH
– Thiophen-2-carbonsäurehydrazid

BSH
– Brenzschleimsäurehydrazid

zum Tuberkulosekomplex gehörenden Mykobakterien zu positiven Tuberkulinreaktionen, die als parallergisch bezeichnet werden. Zu ihrer Abklärung wurde Geflügeltuberkulin aus *M. avium* eingesetzt, das auch zeitgleich und ortsgetrennt im sog. Simultantest angewendet wurde. Als pseudoallergisch werden dagegen Tuberkulinreaktionen bezeichnet, die nicht auf Mykobakterieninfektionen zurückgehen. Der γ-Interferon-Test ist zur Ergänzung der Tuberkulinprobe geeignet. Der Lymphocytentransformationstest weist ebenfalls zellvermittelte Immunreaktionen nach, ist aber aufwändiger.

Serologische Untersuchungen sind bei der Bekämpfung der Rindertuberkulose in Deutschland ohne Bedeutung gewesen, in den USA wurden ELISA-Verfahren mit dem Tuberkulintest kombiniert, um die diagnostische Sicherheit bei Rindern und in Farmen gehaltenen Hirschen zu erhöhen.

Zur **epidemiologischen Charakterisierung** angezüchteter *M.-bovis*-Stämme dienen molekularbiologische Methoden, beispielsweise die Untersuchung der Insertionssequenz IS *6110* mittels RFLP (restriction fragment length polymorphism) und Makrorestriktionsanalyse, die Spoligo- und die MIRU-Typisierung. Die Spoligiotypisierung (spacer oligotyping) untersucht den Polymorphismus der Spacer-Regionen zwischen den Direct-Repeat-Regionen. Die MIRU-Typisierung wird mittels PCR durchgeführt, sie bestimmt die Mycobacterial Interspersed Repetitive Units, bei denen es sich um Minisatellitenstrukturen im Chromosom handelt.

■ Tierseuchenbekämpfung

> ! Rindertuberkulose ist eine anzeigepflichtige Tierseuche, Therapieversuche und Schutzimpfungen sind durch die Verordnung zum Schutz gegen die Tuberkulose der Rinder, Neufassung vom 13. 3. 1997, verboten.

Im rechtlichen Sinn gelten nur *M.-bovis*- und *M.-caprae*-Infektionen als Rindertuberkulose, auch aus diesem Grund ist die Speziesdiagnose angezüchteter Mykobakterien wichtig.

Die Seuchentilgung ist in Deutschland und vielen anderen Ländern mit dem Bang'schen Verfahren erreicht worden, dessen Grundprinzipien regelmäßige Tuberkulinisierungen des gesamten Rinderbestands, Abtrennung der Reagenten und allmähliche Ausmerzung, tuberkulosefreie Aufzucht der Kälber und Überwachung tuberkulosefreier Bestände durch Tuberkulintests waren.

Nach der Tilgung der Rindertuberkulose und dem Verzicht auf die regelmäßigen Tuberkulinuntersuchungen ist die Untersuchung der Schlachtkörper das entscheidende Verfahren zur Überwachung der Tuberkulosefreiheit. Sämtliche tuberkuloseverdächtigen Organ- und Lymphknotenveränderungen sind sorgfältig abzuklären.

Treten Erregerreservoire unter anderen Haus- oder Wildtieren (Dachse!) auf, müssen diese in die Bekämpfung einbezogen werden.

### 5.12.5.9 Tuberkulose bei weiteren Säugetieren

Meldepflicht

Tuberkulosen werden bei anderen Säugetierarten vorrangig durch *M. bovis* ausgelöst, dieser Erreger hat ein deutlich breiteres Wirtsspektrum als *M. tuberculosis*. Mit der Tilgung der Rindertuberkulose haben überall auch die Tuberkulosefälle anderer Säugetiere nachgelassen. Alle nicht als Rindertuberkulose einzustufenden Tuberkulosen der Haussäugetiere sind meldepflichtige Tierkrankheiten.

Die Tuberkulose von Schaf und Ziege ähnelt weitgehend der vom Rind, es dominieren exsudative Veränderungen im Lungenbereich, bei Ziegen ist auch die Eutertuberkulose zu beachten. In Spanien von Ziegen isolierte Stämme wurden der neuen Art *Mycobacterium caprae* zugeordnet.

Schweine werden am häufigsten auf alimentärem Weg angesteckt, tuberkulöse Herde finden sich vorwiegend im Darm sowie im Bereich des lymphatischen Rachenrings. Chronische Organtuberkulosen sind wegen der kürzeren Lebensdauer seltener als beim Rind.

Die Tuberkulose der Pferde hat proliferativen Charakter. Vorwiegend sind Darm, Lunge, Tonsillen, Kehlgangs- und Retropharyngeallymphknoten betroffen. Pferde können ebenso wie kleine Wiederkäuer und Schweine mittels Tuberkulinprobe untersucht werden. Teilweise erhebliche Ausmaße hat die *M.-bovis*-Tuberkulose bei in Farmen gehaltenen Hirschen angenommen.

Hunde- und Katzentuberkulose hängt epidemiologisch sehr von der Tuberkulose bei Rindern und auch Menschen ab, wobei der Hund stärker als die Katze von *M. tuberculosis* infiziert wird. Hauptquelle der Infektion war für Katzen Kuhmilch. Fälle von *M.-tuberculosis*- bzw. *M. microti*-Infektionen sind bei Katzen ebenfalls dokumentiert, ihre Häufigkeit liegt aber weit unter der des bovinen Tuberkuloseerregers. Der Aussagewert der Tuberkulinprobe ist bei Hunden und Katzen sehr begrenzt.

> ! Das zum Tuberkulosekomplex gehörende *Mycobacterium africanum* ist auch in Europa bei Rindern und Schweinen nachgewiesen worden und muss differenzialdiagnsotisch bei Rindertuberkulose beachtet werden.

Wildtiere sind in verschiedenen Regionen der Welt Reservoirwirte, von denen Infektionsgefahren für Haustiere ausgehen. Nach dem Erstnachweis des Rindertuberkuloseerregers bei Dachsen in der Schweiz musste in England eine weite Verbreitung dieser Infektion nachgewiesen werden. Primär sind die Lungen betroffen, Generalisationen treten auf. In den meisten Fällen sind aber nur die Lymphknoten der infizierten Dachse verändert. In Neuseeland stellen kleine Beuteltiere (Fuchskusu-*Trichosurus vulpecula*) sowie auch Frettchen (*Mustela furo*) in dieser Hinsicht eine Gefahr dar. In Teilen der USA sind Weißwedelhirsche Reservoirwirte. In Zoos sind bzw. waren besonders Affen, Rinder, Antilopen und Katzenartige von

Infektionen mit *M. bovis* betroffen. *M. pinnipedii* kommt bei verschiedenen Robbenarten vor und wird auch zum *M.-tuberculosis*-Komplex gerechnet, sie besitzen auch die IS *6110*.

*M.-tuberculosis*-Infektionen sind beispielsweise von Affen, Elefanten und Papageien bekannt.

Therapieversuche sind nur in Ausnahmefällen bei sehr seltenen Tierarten gerechtfertigt. In Zoologischen Gärten wurde die BCG-Impfung bei jungen Affen und Feliden mit Erfolg angewandt. Unter dem Eindruck der Bedeutung wildlebender Säugetiere für die Tuberkulose der Haustiere hat die Entwicklung neuer Impfstoffe Auftrieb erfahren.

### 5.12.5.10 Geflügeltuberkulose

*Meldepflicht*

■ Allgemeines

> Geflügeltuberkulose ist eine chronische Infektionskrankheit, die in der modernen Geflügelproduktion keine wesentliche Rolle mehr spielt, für Kleinbestände, ökologisch orientierte Haltungen und Liebhaberbestände aber noch eine Gefahr darstellt. Es handelt sich um eine meldepflichtige Tierkrankheit.

■ Ätiologie

*Mycobacterium avium* ist der wichtigste Vertreter der nicht tuberkulösen Mykobakterien oder MOTT. Da dieser Erreger phänotypisch nur schwer von *Mycobacterium intracellulare* zu unterscheiden ist, wird auch von einem *M.-avium-intracellulare*-Komplex (MAC-Komplex) gesprochen. *M. avium* gehört zu den langsam wachsenden Mykobakterien, alle Stämme haben die gleiche Mycolsäurezusammensetzung, sind resistent gegen TCH und erzeugen kein Niacin. Zu dieser Spezies gehören sowohl obligate Parasiten als auch Saprophyten, die opportunistische Infektionen verursachen, eine Übersicht zur Taxonomie vermittelt die **Tab. 5.28**. Für *M. avium, M. intracellulare* und *M. scrofulaceum* existiert ein gemeinsames Serovarenschema. Die Serovar 2 besitzt die höchste Virulenz für Hühner. Die Subspezies *avium* besitzt die spezifische Insertionssequenz IS *901*.

■ Epidemiologie, Pathogenese und Klinik

Hühnervögel besitzen die höchste Empfänglichkeit für *M. avium*, gefolgt von Tauben. Wassergeflügel steht am Ende der Skala. Von der Geflügeltuberkulose sind auch viele Wildvögel betroffen, darunter besonders Greifvögel. Zu enzootischen Verläufen kann es in Volierenhaltungen kommen. Geflügeltuberkulose tritt besonders bei extensiver Haltung von Hühnern, schlechten hygienischen Bedingungen und überalterten Beständen auf. Für die moderne Geflügelproduktion stellt sie keine ernsthafte Gefahr dar, ist aber bei ökologisch orientierten Haltungen zu beachten.

Die Infektion erfolgt vorwiegend oral über Futter, Wasser und kontaminiertes Erdreich, in dem der Erreger länger als ein Jahr infektionstüchtig bleibt. Der Primärherd befindet sich daher meist im Darm, es erfolgt eine hämatogene Generalisation. Nach langer Inkubationszeit zeigen sich uncharakteristische Allgemeinsymptome, Abmagerung, Durchfälle, Lahmheiten und Hängenlassen der Flügel. Der Krankheitsverlauf gestaltet sich chronisch, über den Darm werden in erheblichem Umfang Mykobakterien ausgeschieden.

■ Diagnose

Durch die Sektion lassen sich tuberkulöse Granulome in Darm, Leber, Milz, gelegentlich anderen Organen und häufig auch dem Knochenmark nachweisen. Für die Diagnostik ist in der Regel der mikroskopische Nachweis der oft massenhaft sichtbaren säurefesten Stäbchen ausreichend. Am lebenden Tier kann die Diagnose auch mittels Tuberkulintest am Kehllappen bzw. OBSA mit Frischblut gestellt werden. Eine DNA-Sonde ist zur Kulturidentifizierung nutzbar. Zur Serovarenbestimmung wird ebenfalls die OBSA eingesetzt.

■ Therapie und Prophylaxe

Geflügeltuberkulose ist eine **meldepflichtige Tierkrankheit**, die Behandlung ist generell abzulehnen. Am sichersten ist der Austausch des gesamten Bestands, kontaminierte Ausläufe sind langfristig zu sperren. Haltungshygiene, regelmäßige Reinigung und Desinfektion, Vermeidung der Überalterung des Bestands und laufende

**Tab. 5.28** Übersicht zum *M.-avium-intracellulare*-Komplex.

| Spezies/Subspezies | Bedeutung | Serovaren |
|---|---|---|
| M. avium ssp. avium | Geflügeltuberkulose, Mykobakteriosen bei vielen Tierarten und Menschen Nachweis in der Umwelt | 1–3 |
| M. avium ssp. paratuberulosis | Paratuberkulose der Wiederkäuer obligater Parasit, kein Nachweis in der Umwelt | – |
| M. avium ssp. silvaticum | Tuberkuloseartige Erkrankungen bei Vögeln (wood pigeon), paratuberkuloseartige Erkrankungen bei Säugetieren obligater Parasit | – |
| M. intracellulare | Saprophyt, verursacht Mykobakteriosen | 4–28 |
| M. scrofulaceum | Saprophyt, verursacht Mykobakteriosen | 41–43 |

Gesundheitsüberwachung sind die Eckpfeiler der Prophylaxe.

Meldepflicht

### 5.12.5.11 Paratuberkulose
(Johne'sche-Erkrankung)

> Als Paratuberkulose wird eine chronische Enteritis der Wiederkäuer bezeichnet, in den letzten Jahren haben sich die Diskussionen über eine mögliche Pathogenität des Erregers für andere Tierarten und auch den Menschen verstärkt.

■ Ätiologie

Das Vorkommen säurefester Stäbchenbakterien in der entzündlich verdickten Dünndarmschleimhaut eines Rinds wurde erstmals 1895 von Johne u. Frotingham beschrieben. Erst viele Jahre später gelang die Anzüchtung des Erregers, der zunächst als *Mycobacterium paratuberculosis, Mycobacterium johnei, Mycobacterium enteritidis chronicae pseudotuberculosis bovis* bezeichnet wurde, die gültige Bezeichnung lautet *Mycobacterium avium* ssp. *paratuberculosis*. Der Erreger wächst außerordentlich langsam und benötigt Mykobactinzusätze zum Nährmedium. Mykobactine sind Eisenchelatbildner, die von anderen Mykobakterien gebildet werden. Die P-Mykobactine werden aus Kulturen von *M. phlei* gewonnen, J-Mykobactine auch aus einigen speziellen Stämmen von *M. avium* ssp. *paratuberculosis*. Die Insertionssequenz IS 900 ist ein spezifisches Merkmal des Paratuberkuloseerregers.

Ovine und bovine Isolate zeigen deutliche Unterschiede, sodass von der Existenz zweier Biovaren auszugehen ist. In Norwegen bei Ziegen nachgewiesene Stämme haben für Rinder nur eine geringe Virulenz gezeigt.

■ Epidemiologie und Pathogenese

Primär empfindlich für Infektionen mit dem Paratuberkuloseerreger sind alle Wiederkäuer sowie Kamele. Einzelfälle sind bei Schweinen, Hunden, Eseln und Affen dokumentiert. In einem bestimmten Gebiet Schottlands wurde eine relativ hohe Durchseuchung bei Wildkaninchen ermittelt. Über eine Beteiligung dieses Erregers am Morbus Crohn des Menschen wird bereits seit 1913 diskutiert.

Die Erregerausscheidung beginnt schon vor dem Auftreten klinischer Symptome über Kot, Milch und Sperma. In der Außenwelt ist die Tenazität so hoch, dass auf der Weide ausgeschiedene Bakterien noch im nächsten Frühjahr für infektiös gehalten werden. Nachweise von *M. avium* ssp. *paratuberculosis* in pasteurisierter Milch belegen die hohe Thermostabilität des Erregers, die über der von *M. bovis* liegt.

Die Infektion von Kälbern und Lämmern erfolgt vorwiegend oral über Kotkontaminationen oder erregerhaltiges Kolostrum, sehr junge Tiere sind besonders infektionsanfällig. Intrauterine Infektionen sind bei Rindern und Schafen ebenfalls nachgewiesen.

Es entwickelt sich eine produktive Enteritis, die zur Verdickung der Darmschleimhaut besonders im Ileum und Zäkum führt. Im Unterschied zum Schaf treten diese Verdickungen beim Rind in Form gehirnwindungsähnlicher Falten auf. Die Ausscheidung der Erreger mit Milch und Sperma sowie die intrauterine Infektion beweisen ferner die Besiedlung der Geschlechtsorgane.

■ Klinik

Die Inkubationszeit der Paratuberkulose ist sehr lang, sowohl Rinder als auch Schafe erkranken erst im Alter von über 2 Jahren. Nur ein Teil der infizierten Tiere entwickelt klinische Symptome, an deren Auslösung Belastungen wie das Abkalben beteiligt sind. Infolgedessen bleibt die Paratuberkulose oft längere Zeit unerkannt. Der Krankheitsverlauf ist chronisch, er kann nach monatelanger Dauer zum Tod führen. Paratuberkulose verläuft ohne Fieber, sie ist durch Durchfälle und zunehmende Abmagerung gekennzeichnet, wobei die Durchfälle weder durch antibiotische noch antiparasitäre Behandlungen zu beeinflussen sind. Diarrhöen können beim Schaf auch ausbleiben. Allgemeinbefinden und Futteraufnahme bleiben lange ungestört.

■ Diagnose

Durch Kombination von pathologisch-anatomischer, ggf. histologischer Untersuchung und mikroskopischem Nachweis säurefester Stäbchen im veränderten Darmgewebe ist die postmortale Diagnose problemlos zu stellen. Am lebenden Tier sind sowohl die Diagnose Paratuberkulose als auch der Erregernachweis beim klinisch unauffälligen Tier im Rahmen der Seuchenbekämpfung wesentlich anspruchsvoller.

> Der mikroskopische Nachweis säurefester Stäbchen im Kot ist bei klinisch kranken Tieren hilfreich, besitzt aber bei noch nicht erkrankten Tieren nicht die erforderliche Aussagekraft. Kulturelle Untersuchungen sind nicht nur wegen des sehr langsamen Wachstums, sondern auch wegen der zumindest im Anfangsstadium intermittierenden Erregerausscheidung problematisch. Beim Schaf werden eine multibazilläre Form mit massivem Vorkommen säurefester Stäbchen in den Läsionen und eine pancibazilläre Form unterschieden, bei letzterer lassen sich in den Veränderungen nur wenige säurefeste Stäbchen nachweisen.

Es werden Eiernährböden in fest verschließbaren Kulturröhrchen (Herrold's Egg Yolk Medium, Löwenstein-Jensen-Medium) oder auch flüssige Medien, wie das nach Watson-Reid, verwendet. Mykobactin ist ein essenzieller Nährmedienzusatz, durch den sich *M. avium* ssp. *paratuberculosis* von den anderen langsam wachsenden Mykobakterien unterscheidet. Die höchste Nachweissicherheit ist mit der bakteriologischen Untersuchung von Mesenteriallymphknoten, Darmbeinlymphknoten oder der Ileozäkalklappe zu erreichen. Als Mindestbebrütungszeit sind 4 Wochen anzusetzen, Kulturversuche sollten nicht vor der 12. Woche als negativ abgeschlossen werden. PCR-Verfahren zum Erregernachweis in Kot und Milch wurden bereits entwickelt. Automatisierte Flüssigkultursysteme (z. B. BD Bactect MGIT 960 paraTB) tragen zur deutlichen Verkürzung der Anzüchtungsdauer bei. Für die molekulare Charakterisierung können die IS*900*-RFLP und die MIRU-PCR eingesetzt werden.

Die über viele Jahre praktizierten Intradermaltests mit aviärem Tuberkulin oder Johnein besitzen nicht die diagnostische Bedeutung wie der Tuberkulintest bei der Bekämpfung der Rindertuberkulose. Durch den intravenösen Johnein-(Paratuberkulin-)Test lassen sich zwar aussagekräftigere Ergebnisse erzielen, die Methode ist allerdings zu aufwändig. Serologische Untersuchungen haben dagegen bei der Paratuberkulose erheblich an Bedeutung gewonnen. Nachdem sich die klassische KBR als nicht ausreichend sensitiv erwiesen hat, wurden ELISA-Methoden entwickelt. Agargel-Immundiffusionstests werden ebenfalls angewendet. Für die Paratuberkulosediagnostik eignet sich ferner der γ-Interferontest, der allerdings in der Bearbeitung etwas aufwändiger ist.

> ! Für die praktische Diagnostik im Rahmen der Bekämpfung der Paratuberkulose beim Rind stehen derzeit die Anzüchtung des Erregers und serologische Untersuchungen mittel ELISA im Vordergrund.

### Therapie und Prophylaxe

> ! Paratuberkulose der Rinder, Schafe und Ziegen ist eine meldepflichtige Tierkrankheit. Therapieversuche sind völlig zwecklos, alle Aktivitäten müssen sich daher auf den Aufbau und die Erhaltung paratuberkulosefreier Bestände richten.

Alle Kühe und zugekauften Färsen sind regelmäßig bakteriologisch und/oder serologisch zu untersuchen. Klinisch kranke und als infiziert erkannte Tiere sind auf dem schnellsten Weg von den übrigen Tieren abzusondern und letztlich auszumerzen. In betroffenen Beständen sind neugeborene Kälber sofort nach der Geburt von den Müttern zu trennen, Kälber von serologisch positiven Kühen sollten getrennt gehalten werden. Nur von serologisch negativen Kühen darf Kolostralmilch verträngt werden. Abkalbeboxen werden gründlich gereinigt und desinfiziert. Wenn diese Vorgaben streng eingehalten werden, ist eine paratuberkulosefreie Aufzucht der Kälber möglich. Weitere Hygieneanforderungen betreffen die getrennte Weidehaltung von Kühen und Jungrindern sowie auch von Rindern einerseits und Schafen und Ziegen andererseits. Bei der Ausbringung von Gülle sind mögliche Infektionswege zu beachten (Weiden, Futterflächen). Zugekaufte Rinder werden serologisch auf ihren Paratuberkulosestatus untersucht.

2005 hat des zuständige Bundesministerium „**Leitlinien für den Umgang mit der Paratuberkulose in Wiederkäuerbeständen**" veröffentlicht, die als Grundlage für freiwillige Bekämpfungsprogramme dienen können.

Sowohl Schafe als auch Rinder können geimpft werden. Impflinge können bis zu 2 Jahre tuberkulinpositiv reagieren. Derzeit sind in Deutschland keine Impfstoffe zugelassen.

Für die Sanierung eines Betriebs sind mindestens 3 Jahre anzusetzen, die Bekämpfung ist in einigen Ländern durch Empfehlungen der Tierseuchenkassen geregelt.

### 5.12.5.12 Mykobakteriosen

> ! Als Mykobakteriosen sollen hier alle Mykobakterieninfektionen verstanden werden, die nicht zu den Tuberkulosen im engeren Sinne, der Geflügeltuberkulose, Paratuberkulose und Lepra zu rechnen sind. Am häufigsten werden bei Säugetieren und Vögeln Infektionen mit Erregern des *M.-avium-intracellulare*-Komplexes diagnostiziert. Säugetiermykobakteriosen werfen sowohl bei der Fleischuntersuchung als auch, soweit noch durchgeführt, Tuberkulinproben differenzialdiagnostische Probleme hinsichtlich echter Tuberkulosen auf.

Häufigste Veränderungen sind bei Rindern und Schweinen Verkalkungsherde in Lymphknoten des Kopfs, des Darms und der Tonsillen. Die Erreger werden oral aufgenommen, Futter, Einstreu, kontaminierter Boden sind wichtige Infektionsquellen. Für Schweine wurden wiederholt Sägemehl bzw. Sägespäne sowie auch Torf als Ausgangsmaterialien für Infektionen nachgewiesen. Infizierte Vögel sind ebenfalls zu berücksichtigen. Es existieren Hinweise auf ein gehäuftes Vorkommen von Stämmen des *M.avium*-Komplexes, denen die Insertionssequenz IS 901 fehlt, bei Schweinen. Der Vorschlag, bei Menschen und Schweinen vorkommende Stämme als *M. avium* ssp. *hominissuis* (IS 1245) von den aviären Stämmen von *M.avium* ssp.*avium* abzutrennen, wurde bisher nicht akzeptiert. Tuberkuloseähnliche Lymphknotenveränderungen verursacht beim Schwein u. a. auch *Mycobacterium porcinum*.

Eine besondere Manifestationsform für atypische Mykobakterien ist die Mastitis des Rinds. Sie wird u. a. durch die im Boden saprophyierenden Spezies *Mycobacterium smegmatis*, *Mycobacterium phlei* und *Mycobacterium fortuitum* hervorgerufen, kann aber auch auf *M. avium* oder *Mycobacterium chelonei* zurückgehen. Mykobakterienmastitiden verlaufen überwiegend chronisch und sind bei therapieresistenten Mastitiden differenzialdiagnostisch zu berücksichtigen.

Zur Erregerausscheidung kommt es beim Rind nur bei der Mastitis und den sehr seltenen Generalisationen, bei Schweinen ist mit einer Ausscheidung über den Kot zu rechnen. Mykobakterieninfektionen enden bei Säugetieren blind und führen nicht zur Ausbildung von Infektketten von Tier zu Tier. Therapiemaßnahmen kommen nicht in Betracht.

*Mycobacterium farcinogenes* und *Mycobacterium senegalense* werden derzeit von den meisten Autoren anstelle von *Nocardia farcinia* für die **Hautnocardiose der Rinder** (bovine farcy) im tropischen Afrika verantwortlich gemacht.

Bei Vögeln treten neben Bakterien des *M.-avium*-Komplexes viele andere Mykobakterien als gelegentliche Erreger auf. Neben oralen werden auch aerogene Infektionen für möglich gehalten. Papageienvögel zeigen häufiger einen Infektionsverlauf ohne makroskopisch erkennbare Granulome.

Mykobakterieninfektionen der **Katze** sind das atypische bakterielle Granulom und die feline Lepra. Klinisch sind beide Formen nicht zu unterscheiden, es kommt zu einzelnen oder multiplen knotenförmigen Veränderungen der Haut bei ungestörtem Allgemeinbefinden. Bei der v. a. durch *M. bovis* ausgelösten Hauttuberkulose treten dagegen auch Allgemeinsymptome auf. Als Erreger kommen verschiedene atypische Mykobakterien sowie *Mycobacterium lepraemurium* infrage. Die Infektion erfolgt in erster Linie über Hautwunden, Infektionsquelle für die atypischen Mykobakterien ist die Umwelt, für *M. lepraemurium* sind es Ratten. *M. lepraemurium* galt lange als nicht kultivierbar, ist aber inzwischen auch angezüchtet worden. Diese Bakterienart führte in verschiedenen Teilen der Welt zu Enzootien unter Ratten, über die feline Lepra wurde aus Australien, Neuseeland, Nordamerika und einigen europäischen Staaten berichtet. Die Therapie ist nur chirurgisch möglich.

Atypische Mykobakterien verursachen auch Infektionen bei **Fischen, Amphibien und Reptilien**. Für Zierfische gehören Mykobakterien zu den gefährlichsten bakteriellen Erregern, am wichtigsten ist *Mycobacterium marinum*, diese Spezies wird auch bei Reptilien häufig diagnostiziert. Als Erreger der sog. Kaltblütertuberkulose werden ferner *M. aquae*, *Mycobacterium terrae*, *Mycobacterium smegmatis*, *Mycobacterium fortuitum*, *Mycobacterium xenopi*, *Mycobacterium tamnopheos*, *Mycobacterium ulcerans* und *Mycobacterium chelonei* beschrieben. Fische und Reptilien sind als Quelle von Hautinfektionen des Menschen zu beachten. Weder Fisch- noch Kaltblütertuberkulose (-mykobakteriose) sind therapeutisch zu beeinflussen.

### 5.12.5.13 Mykobakterieninfektionen des Menschen

**Tuberkulose** wird beim Menschen durch *M. tuberculosis*, *M. africanum* und *M. bovis* hervorgerufen. Als die Rindertuberkulose noch stärker verbreitet war, mussten etwa 10 % aller humanen Tuberkulosefälle auf *M. bovis* zurückgeführt werden. Hauptansteckungsquelle war die Milch (Rindertuberkulose = Kindertuberkulose), daneben spielte aber auch die aerogene Infektion eine wichtige Rolle. Im Zusammenhang mit der oralen Infektion manifestierte sich die Kindertuberkulose vorwiegend extrapulmonal, besonders häufig erfolgten Erregernachweise aus den Hals- und Mesenteriallymphknoten, wohingegen bei Erwachsenen die Lungentuberkulose dominierte. Da die Übertragung von *M. bovis* von Mensch zu Mensch vergleichsweise geringe Bedeutung besitzt, ist bei Infektionen immer nach einer Ansteckungsquelle unter Tiere zu suchen. Infektionen mit *M. tuberculosis* erfolgen wesentlich seltener vom Tier auf den Menschen. Der Mensch kann Tiere sowohl mit *M. bovis* als auch *M. tuberculosis* anstecken, Gleiches gilt mit einiger Sicherheit für *M. africanum*. Der Stamm BCG gehört zu den häufigsten beim Menschen jemals angewandten Impfstämmen. Es wird allerdings weltweit an neuen Impfstoffen gearbeitet, da insbesondere die Wirksamkeit von BCG-Impfstoffen bei Erwachsenen nicht mehr als ausreichend akzeptiert wird.

Die sog. **atypischen Mykobakterien** oder **MOTT** besitzen eine geringe Virulenz für den Menschen, Infektionen manifestieren sich v. a. bei immunsupprimierten Patienten, z. B. HIV-Infizierten bzw. nach immunsuppressiven Behandlungen bei Organtransplantationen. Vertreter aller 4 Runyon-Gruppen wurden bei Infektionen des Menschen nachgewiesen, die Übertragung der Erreger von Tieren auf Menschen ist möglich und daher immer in Betracht zu ziehen.

**Lepra** (Aussatz) ist eine spezifische Mykobakterieninfektion des Menschen und eine historisch sehr lange bekannte Seuche. *Mycobacterium leprae* ist ausschließlich humanpathogen, das Bakterium kann in vitro nicht kultiviert werden. Mäuse, Gürteltiere und Affen lassen sich experimentell infizieren. Die chronische Infektionskrankheit hat eine Inkubationszeit von mehreren Jahren und kann zu schweren Verstümmelungen führen. Noch im 19. Jahrhundert war Lepra in Norwegen ein großes Problem, der norwegische Arzt Hansen wies bereis 1873 ihre bakterielle Natur nach. Heute ist die Lepra noch am weitesten in ländlichen Gebieten Indiens und Südostasiens, in Brasilien und anderen Ländern Lateinamerikas und dem tropischen Afrika verbreitet. Durch eine antibiotische Dreifachtherapie mit Dapson, Rifampicin und Clofazimin konnten in den letzten Jahren deutliche Erfolge erzielt werden. Spezifische Schutzimpfungen sind nicht möglich, durch BCG-Impfungen konnten aber Teilerfolge erzielt werden. Die Lepra ist wesentlich weniger kontagiös als allgemein angenommen, hygienische Bedingungen haben auf Infektion und Manifestation einen erheblichen Einfluss.

Über einen möglichen Zoonosecharakter der **Paratuberkulose** wird noch intensiv diskutiert. Eine Beteiligung von *M. avium* ssp. *paratuberculosis* am Morbus Crohn ist derzeit weder sicher bewiesen noch auszuschließen.

## 5.13 Megabakterien

Als Megabakteriose wird eine bei Wellensittichen, anderen Psittaciden und Kanarienvögeln beobachtete Drüsenmagenentzündung bezeichnet. Die Erkrankung ist bei Wellensittichen auch als Goingligth-Syndrom bekannt. Nachweise sind zudem bei anderen Vogelarten, darunter Straußen und Hühnern erfolgt. Klinisch zeigen sich

Gewichtsverlust, Durchfälle und Erbrechen. Als Erreger werden sog. Megabakterien angesehen, sehr große, grampositive Stäbchen, die in histologischen Präparaten Pilzhyphen ähneln. Sie reagieren in der Periodsäure-Schiff-Reaktion positiv. Anzüchtungen sind unter aeroben und mikroaerophilen Bedingungen auf Blutagar gelungen, die dabei isolierten Erreger reagierten im Katalase- und Cytochromoxidasetest positiv, Subkultivierungen schlugen allerdings fehl. Amphotericin B und Ketoconazol haben sich in einigen Fällen als wirksam erwiesen. Wahrscheinlich handelt es sich bei diesen Erregern aber nicht um Bakterien, sondern um eukaryotische Zellen.

# Infektionen und Krankheiten durch zellwandlose Bakterien der Klasse Mollicutes

## 5.14 Geschichte und gemeinsame Merkmale

Hinsichtlich des Zellaufbaus werden phänotypisch traditionell 3 große Gruppen von Bakterien unterscheiden, die grampositiven, die gramnegativen und die zellwandlosen Bakterien. Als erster Vertreter der zellwandlosen Bakterien wurde 1898 von Nocard und Roux der Erreger der Lungenseuche, heute *Myoplasma mycoides,* entdeckt. Weil die Bakterien aber infolge des Fehlens der Zellwand bakteriendichte Filter passieren konnten und zudem auf den bis dahin üblichen Nährböden nicht kultivierbar waren, wurden sie zunächst für Viren gehalten. Für später beschriebene Infektionserreger dieser Gruppe prägte man wegen ihrer Ähnlichkeit zum Lungenseuchenerreger den Begriff pleuropneumonia-like organisms (PPLO). Edward und Freund (1956) kommt das Verdienst zu, diese Isolate in eine neue Gattung *Mycoplasma* eingeordnet zu haben. Dieser Gattungsbegriff wird noch heute gewöhnlich als Synonym für die gesamte Gruppe verwendet, zur Gattung *Mycoplasma* gehören auch die mit Abstand medizinisch wichtigsten Vertreter der zellwandlosen Bakterien.

Für sie gelten folgende gemeinsamen Merkmale:
- das Fehlen einer Zellwand, wodurch es zu pleomorphen Zellformen kommt. Die Bakterien sind für Antibiotika unempfindlich, die wie Penicilline ihren Angriffspunkt an der Zellwand haben;
- geringe Zell- und Genomgrößen im Vergleich mit anderen Bakterien, das Genom umfasst bei der Gattung *Mycoplasma* z. B. nur 600–1350 kb. Die dadurch eingeschränkte Stoffwechselkapazität erlaubt den Bakterien nur eine parasitäre oder kommensale Lebensweise und erfordert für die Anzüchtung sehr komplexe Medien;
- geringer Guanin- und Cytosingehalt der DNA.

Die Zellen sind nur von der Cytoplasmamembran umgeben, die eine bei anderen Bakterien ungewöhnliche dreifache laminare Struktur besitzt, außerdem enthält sie Sterole, die sonst nur in eukaryotischen Membranen vorkommen. Bedingt durch das Fehlen einer starren Zellwand treten unterschiedliche Formen auf, die von kugel- oder birnenförmigen Zellen bis zu verzweigten oder helikalen Filamenten reichen. Eine gewisse Ähnlichkeit mit Pilzfilamenten hat übrigens zur Namensgebung *Mycoplasma* geführt. Das Fehlen der Zellwand erlaubt ihnen das Passieren bakteriendichter Filter, weshalb sie als Kontaminanten von Zellkulturen gefürchtet sind. Die Vermehrung beginnt wie bei allen Bakterien mit der Zweiteilung des Genoms, daran schließt sich entweder eine sofortige Trennung in 2 Tochterzellen an oder es kommt bei zunächst ausbleibender Trennung zur Ausbildung fädiger Elemente, die erst später in kokkoide Einzelzellen zerfallen. Die Zellen sind unbeweglich, bei einigen Vertretern wird lediglich eine gleitende Ausbreitung auf feuchten Oberflächen beobachtet.

## 5.15 Taxonomie

Die zellwandlosen Bakterien werden nach der phylogenetischen Taxonomie zum Stamm *Firmicutes* und dort zur Klasse *Mollicutes* mit 4 Ordnungen gerechnet. Die zur Ordnung **Mycoplasmatales** zählende Gattung *Mycoplasma* beinhaltet die medizinisch bedeutsamsten Vertreter, für die eine ausgeprägte Wirtsanpassung typisch ist.

In Folge der Entwicklung der Bakterientaxonomie wurden in den letzten Jahren Vertreter der Gattungen *Haemobartonella* und *Eperythrozoon* in das Genus *Mycoplasma* eingeordnet. Das betrifft *Mycoplasma ovis* (früher *Eperythrozoon ovis*), *Mycoplasma haemosuis* (früher *Eperythrozoon suis*) sowie *Mycoplasma haemofelis* (früher *Haemobartonella felis*) und *Mycoplasma haemocanis* (früher *Haemobartonella canis*). Aus dem Umstand, dass sich alle an der Oberfläche von Erythrocyten vermehren, entstanden die Trivialbezeichnungen „Haemoplasma" oder haemotrophe Mykoplasmen.

Eine Übersicht zur gesamten Klasse vermittelt die **Tab. 5.29**.

## 5.16 *Mycoplasma*

### 5.16.1 Anzüchtung und Differenzierung

Mykoplasmen stellen hohe Ansprüche an Nährmedien, die in der Regel durch den Zusatz von Serum, besonders Pferdeserum, DNA-Präparationen und Hefeextrakten erfüllt werden. Wegen des langsamen Wachstums machen sich Hemmstoffe zur Unterdrückung anderer Bakterien

**Tab. 5.29** Übersicht zur Klasse Mollicutes (nach Tully et al. 1993).

| Taxon | Habitat | Cholesterolbedarf | sonstige Merkmale |
|---|---|---|---|
| **Ordnung I – Mycoplasmatales**<br>Familie I – Mycoplasmataceae<br>Genus I – *Mycoplasma*<br>Genus II – *Ureaplasma* | Menschen und Tiere | ja | Harnstoffspaltung durch *Ureaplasma* |
| **Ordnung II – Entomoplasmatales**<br>Familie I – Entomoplasmataceae<br>Genera *Entomoplasma, Mesoplasma*<br>Familie II – Spiroplasmataceae | Insekten und Pflanzen | *Entomoplasma/Sprioplasma* – ja<br>*Mesoplasma* – nein | *Spiroplasma* – helikale Filamente |
| **Ordnung III – Acholeplasmatales**<br>Familie I – Acholeplasmataceae<br>Genus *Acholeplasma* | Tiere, teilweise Pflanzen und Insekten | nein | |
| **Ordnung IV – Anaeroplasmatales**<br>Familie I – Anaeroplasmataceae<br>Genus I *Anaeroplasma*<br>Genus II *Asteroleplasma* | Pansen von Rindern und Schafen | *Anaeroplasma* – ja<br>*Asteroleplasma* – nein | Anaerobier |

erforderlich, dazu werden Penicilline, Nystatin, Amphotericin B und Thalliumsalze (giftig!) eingesetzt. Geeignete Nährmedien wurden u. a. von Friis und Hayflick beschrieben, SP-4 ist ein weiteres Mykoplasmenmedium. Untersuchungsmaterial wird meist zuerst in flüssigen Nährmedien inkubiert, aus denen dann Ausstriche auf Nährböden erfolgen. Nach 2-bis 10-tägiger Bebrütung unter aeroben oder mikroaerophilen Verhältnissen werden die Kolonien, die gewöhnlich unter 1 mm Durchmesser aufweisen, im Plattenmikroskop sichtbar. Sie dringen häufig in die Agaroberfläche ein und weisen eine charakteristische Spiegeleiform auf, d. h. ein knopfförmig erhabenes Zentrum ist von einer helleren und flacheren Randzone umgeben. Im Prinzip sind Mykoplasmen gramnegativ, zur Anfärbung eignen sich aber die Giemsa- sowie auch die Dienes- und Orcein-Färbung besser.

Mittels Digitonintest ist eine Unterscheidung der Familien Mycoplasmataceae (digitoninempfindlich) und Acholeplasmataceae (digitoninresistent) möglich, die Gattungen *Mycoplasma*, *Ureaplasma* und *Acholeplasma* werden dann aufgrund ihres unterschiedlichen Sterolbedarfs und der Ureaseaktivität unterschieden. Für die endgültige Speziesdiagnose sind serologische Verfahren entscheidend. Dazu dienen v. a. IFT, Immunbindungsassays mit anderen Markierungsmethoden, Wachstumshemmungstests und DNA-Sonden, speziesspezifische PCR-Tests gewinnen zunehmend an Bedeutung. Zur Charakterisierung von Mykoplasmenstämmen dient die Proteinanalyse mittels SDS-PAGE und Immunblotting.

Mykoplasmen sind von L-Formen anderer Bakterien zu unterscheiden.

## 5.16.2 Antibiotikaempfindlichkeit

Mykoplasmen sind empfindlich für Fluorchinolone, Tylosin, Valnemulin, Tiamulin, Tulathromycin, Tetracycline, Erythromycin, Streptomycin, Lincomycin, Gentamicin und Rifamycin.

## 5.16.3 Mykoplasmeninfektionen der Schweine

### 5.16.3.1 Mykoplasmenpneumonie oder enzootische Pneumonie

> *Mycoplasma hyopneumoniae* gehört zu den häufigsten und wichtigsten bakteriellen Erregern beim Schwein. Die Infektion ist in vielen Beständen verbreitet und erfolgt häufig bereits im Saugferkelalter. Monoinfektionen verlaufen aber bei konventionell gehaltenen Tieren in der Regel subklinisch bzw. führen nur zu leichten Symptomen. Zu Erkrankungen mit deutlich ausgeprägten wirtschaftlichen Schäden kommt es erst durch das Zusammenwirken mit belastenden Umweltfaktoren sowie bakteriellen und/oder viralen Sekundärinfektionen.

■ **Ätiologie und Definitionen**

Enzootisch verlaufende Atemwegserkrankungen der Schweine sind seit Jahrzehnten bekannt, ihre exakte ätiologische Erforschung setzte aber die komplexe Erfassung vielfältiger Wechselwirkungen zwischen Erregern, Wirten und Umweltfaktoren voraus. Da der Erreger zunächst nicht kultiviert werden konnte, nahm man eine Virusgenese der sog. Ferkelgrippe an, die auch als Viruspneumonie der Schweine bezeichnet wurde. Erst in den 50er-Jahren rückten Mykoplasmen mehr in den Mittelpunkt des Interesses, 1965 wurde *M. hyopneumoniae* (Synonym

*M. suipneumoniae*) als Primärerreger beschrieben. Diese Bakterienart besiedelt normalerweise nur den Respirationstrakt des Schweins. Der Terminus Enzootische Pneumonie der Schweine wird meist allein für die *M.-hyopneumoniae*-Infektion verwendet. Allerdings wäre es auch gerechtfertigt, diesen Begriff in seinem eigentlichen Wortsinn zu verwenden, d. h. damit alle enzootisch verlaufenden, durch Mykoplasmen und Sekundärerreger verursachten Pneumonien zu bezeichnen. Monoinfektionen mit *M. hyopneumoniae* führen zwar zu pathologisch-anatomisch erkennbaren Lungenveränderungen, lösen aber nur bei SPF-Tieren regelmäßig deutliche klinische Symptome aus.

> ! Unter Praxisbedingungen besteht der Hauptschaden einer Infektion mit *M. hyopneumoniae* darin, Sekundärinfektionen mit Pasteurellen, Bordetellen, Hämophilen sowie anderen Bakterien und auch Viren zu begünstigen. Der gesamte damit im Zusammenhang stehende und von Umweltfaktoren deutlich beeinflusste Krankheitskomplex wird als MIRD, *Mycoplasma* induced respiratory disease, bezeichnet. *M. hyopneumoniae* ist auch der Haupterreger des v. a. in der 18.–24. Lebenswoche auftretenden porcine respiratory disease complex (PRDC).

Aus veränderten Schweinelungen wird auch *Mycoplasma flocculare* nachgewiesen, die Pathogenität wird aber unterschiedlich beurteilt. Ebenfalls nicht auszuschließen ist die Beteiligung von *Mycoplasma hyorrhinis,* beide Arten reichen in ihrer Bedeutung aber in keiner Weise an *M. hyopneumoniae* heran.

Zur Virulenz der Mykoplasmen gibt es noch eine Reihe offener Fragen, es wurden mehrere antigene Proteine im Bereich von 36–200 kDa identifiziert, mit Sicherheit spielen Adhäsine (besonders OMP P97) eine Rolle, die den Mykoplasmen die Kolonisation des Ziliarepithels ermöglichen.

### ■ Epidemiologie und Pathogenese

Die Infektion mit *M. hyopneumoniae* erfolgt auf aerogenem Weg. Saugferkel können sich bereits an den Sauen anstecken, wofür v. a. Jungsauen infrage kommen. Bei den Altsauen nimmt die Erregerbelastung deutlich ab. Daneben ist das Zusammenstellen von Läufern zu Mastgruppen der wichtigste Infektionszeitpunkt. Obwohl die Empfänglichkeit für Infektionen mit zunehmendem Alter eindeutig abnimmt, ist prinzipiell bis zur Vollendung des ersten Lebensjahres mit Ansteckungen zu rechnen. Die Übertragung der Mykoplasmen erfolgt auf aerogenem Weg zwischen Beständen und Ställen, außerdem werden die Bakterien mit infizierten Tieren eingeschleppt. Belegungsdichte und Stallklima sind wesentlich für die Schnelligkeit verantwortlich, mit der sich die Erreger über Tröpfcheninfektionen ausbreiten. Die Spezies ist serologisch einheitlich, molekularbiologische Untersuchungen lieferten aber Hinweise auf das Vorkommen von Stämmen mit unterschiedlicher Virulenz.

*M. hyopneumoniae* kolonisiert die Zelloberflächen der bronchopulmonalen Atemwege und schädigt dabei die Zilien. Immunsuppressive Effekte und immunpathologische Reaktionen sind an den primären Veränderungen beteiligt und begünstigen Sekundärinfektionen. Für reine Mykoplasmenpneumonien sind Veränderungen an den Spitzenlappen typisch, je nach Art und Schwere hinzukommender Sekundärinfektionen nehmen die Lungenveränderungen zu und es treten auch Pleuritiden auf.

### ■ Klinik

Charakteristisches Symptom ist ein trockener Husten, der etwa 2–4 Wochen nach der Mykoplasmeninfektion auftritt. Durch das Auftreiben ruhender Schweine kann er provoziert werden. Fieber und Dyspnoe treten dagegen bei reinen Mykoplasmeninfektionen nicht auf, sie hängen von Art und Schweregrad der Sekundärinfektionen ab. Zwischen leichten, sich klinisch nur mit Husten äußernden, und durch Sekundärinfektionen komplizierten schweren Erkrankungsformen sind vielfältige Übergänge möglich. Schwere Verläufe können auch mit Mortalität einhergehen, ansonsten werden die wirtschaftlichen Schäden durch verminderte Tageszunahmen, verlängerte Mastdauer, ungleichmäßige Schlachtposten, mangelhafte Schlachtkörperqualität (Lungenverwürfe) und erhöhten Behandlungsaufwand bestimmt.

### ■ Diagnose und Differenzialdiagnose

Hinweise auf Mykoplasmeninfektionen ergeben sich aus klinischen Veränderungen (Husten) und den Nachweis von Spitzenlappenpneumonien. Die Beurteilung von Schlachtlungen kann hierfür Hinweise liefern. Aufgrund des breiten potenziellen Erregerspektrums, des regelmäßigen Auftretens von Mischinfektionen und der Variabilität der klinischen Bilder ist eine ätiologische Diagnose durch den Erregernachweis anzustreben. Die Anzüchtung von *M. hyopneumoniae* ist kompliziert und langwierig und deshalb für die Routinediagnostik nicht geeignet. *M. hyopneumoniae* kann durch die PCR in der Lunge, in Nasentupfern und in bronchoalveolärer Lavageflüssigkeit nachgewiesen werden. Für die Herdendiagnostik haben sich serologische Methoden als effektiv erwiesen, für die Untersuchung des Einzeltieres sind sie ungeeignet. Kolostrum kann ebenfalls untersucht werden. Als Methode dominiert der ELISA in Form des indirekten ELISA oder des Blocking – ELISA.

Differenzialdiagnostisch kommen alle anderen Pneumonieformen und -erreger in Betracht. Als wichtigste Bakterien sind zu nennen: *Pasteurella multocida, Bordetella bronchiseptica, Haemophilus parasuis, Actinobacillus pleuropneumoniae,* auch an Chlamydien ist zu denken. Von den Virusinfektionen sind besonders Schweineinfluenza und PRRS zu berücksichtigen, bei Mastschweinen kann auch die Aujeszky'sche Krankheit unter dem Bild einer fieberhaften Pneumonie verlaufen. Zusätzlich sind Erreger von Allgemeininfektionen zu berücksichtigen, die aus der Lunge isoliert werden können, z. B. *Salmonella* Choleraesuis.

### Therapie und Prophylaxe

Sowohl für Therapie als auch Prophylaxe ist zu berücksichtigen, dass der entscheidende wirtschaftliche Schaden der enzootischen Pneumonie im Ergebnis eines Zusammenwirkens von Mykoplasmen als Primärerregern, den Sekundärerregern und begünstigenden Umweltfaktoren entsteht. Von einseitig nur gegen Infektion mit *M. hyopneumoniae* gerichteten Maßnahmen ist daher kein befriedigender Erfolg zu erwarten.

Die Behandlung mit Antiinfektiva muss sich an dem im Bestand nachgewiesenen Erregerspektrum und seiner Resistenz orientieren. Gegen *M. hyopneumoniae* sind z. B. Tylosin, Tiamulin, Spiramycin, Lincomycin, Tetracycline, Fluorchinolone, Tulathromycin, Tilmicosin und Valnemulin wirksam. Bewährt hat sich die Injektionsbehandlung von Ferkeln am 1. Lebenstag, die je nach Bestandssituation in den ersten beiden Lebenswochen 1–2-mal wiederholt wird. Mit medikamentösen Behandlungen ist es nicht möglich, einen Schweinebestand mykoplasmenfrei zu machen.

Die Prophylaxe der enzootischen Pneumonie beginnt zunächst mit der Optimierung der Haltungsbedingungen, schwerpunktmäßig der Belegungsdichte und des Stallklimas.

> ! Impfungen werden zur Vorbeuge der *M.-hyopneumoniae*-Infektion bei Ferkeln und Jungschweinen im großen Umfang mit inaktivierten Vaccinen durchgeführt. Erstimpfungen erfolgen dabei schon in der ersten Lebenswoche, sehr frühe Impfzeitpunkte sind bei hohem Infektionsdruck empfehlenswert. Wenn ein Mastbetrieb nicht sicher sein kann, geimpfte Läufer zuzukaufen, ist die Vaccination kurz nach der Einstellung sinnvoll.

Impfungen sind zweifellos geeignet, wirtschaftliche Schäden zu reduzieren. Es wäre aber ein Trugschluss, von ihnen allein die Lösung des Gesamtproblems zu erwarten. Impfungen ersetzen weder die Bemühungen um die Verbesserung der Haltungbedingungen noch können sie allein die Sekundärinfektionen verhindern. Zu den für Inaktivatimpfstoffe allgemein üblichen Zweifachimpfungen haben sich bei dieser Infektion Einfachimpfungen (Single- oder One-shot-Vaccinen) eingebürgert. Das Impfschema sollte nach der Bestandssituation, also dem zeitlichen Auftreten der Infektion und der Stärke des Infektionsdruckes ausgerichtet werden. Zur Vermeidung der Interferenz mit maternalen Antikörpern, zu der es unterschiedliche Auffassungen gibt, sollte die Impfung so spät wie möglich erfolgen. Ein Zeitpunkt 4–5 Wochen vor der bestandstypischen Serokonversion ist günstig.

Zur Unterbrechung der *Mycoplasma*-Infektketten können das SPF-Verfahren und verschiedene Methoden des Frühabsetzens genutzt werden. Billiger, aber auch weniger nachhaltig sind **Teilsanierungen**, bei denen im Zuchtbestand über eine etwa zweiwöchige Periode keine Tiere unter 10 Monaten gehalten werden. Die antibiotische Behandlung der Zuchtsauen in dieser Zeit reduziert den Infektionsdruck für die nachfolgenden Zuchtperioden.

## 5.16.3.2 Mykoplasmenarthritis und Polyserositis

### Ätiologie und Epidemiologie

*Mycoplasma hyorhinis* wird nicht nur in den Lungen von Schweinen, sondern auch als Erreger von Polyserositiden und Arthritiden nachgewiesen. Nach Infektion der Ferkel, die bereits von den Sauen ausgehen kann, kommt es zur hämatogenen Ausbreitung des Erregers. *Mycoplasma hyosynoviae* scheint dagegen in Deutschland seltener zu sein, dieser Erreger wird besonders häufig in den USA beschrieben. Das Erregerreservoir sind die Tonsillen, die Infektion erfolgt ab einem Alter von etwa 4 Wochen, zur Manifestation tragen Hilfsfaktoren bei.

### Klinik

Infektionen mit *M. hyorhinis* führen normalerweise im Alter von 3–10 Wochen zu klinischen Veränderungen, die sich in Fieber, Lahmheiten und anderen Bewegungsstörungen, Gelenkschwellungen sowie Dyspnoe äußern. Grundlage dieser Symptome sind serofibrinöse bis fibrinopurulente Polyserositis und Arthritis.

Erkrankungen infolge einer Infektion mit *M. hyosynoviae* werden v. a. im Alter von 3–6 Monaten diagnostiziert, sie treten häufig nach Belastungen wie Transporten auf. Plötzlich eintretende Lahmheiten sind typisch, sie können nach 3–10 Tagen wieder zurückgehen oder die Bewegungsstörungen verschlimmern sich. Fieber wird nicht beobachtet. Grundlage dieser Symptome sind nicht eitrige Arthritiden.

### Diagnose

Beide Mykoplasmeninfektionen sind von Rotlauf- und Streptokokkenpolyarthritiden sowie *Haemophilus-parasuis*-Infektionen abzugrenzen. Eitrige Arthritiden nach Wundinfektionen sind zu beachten.

### Therapie und Prophylaxe

Tylosin, Tiamulin oder Lincomycin werden 3-mal im jeweils eintägigen Abstand injiziert. Je nach Schwere des Krankheitsbilds können am ersten Behandlungstag zusätzlich Corticosteroide und Analgetika eingesetzt werden. Prophylaktisch sind in gefährdeten Beständen einmalige Injektionen von 5 mg Tiamulin pro kg Körpergewicht bei der Einstellung oder Futtermedikationen mit 400 ppm Oxytetraxyclin, 100 ppm Tylosin, 110 ppm Lincomycin oder 40 ppm Tiamulin bzw. auch 10 mg Lincomycin pro kg Körpergewicht über das Trinkwasser geeignet.

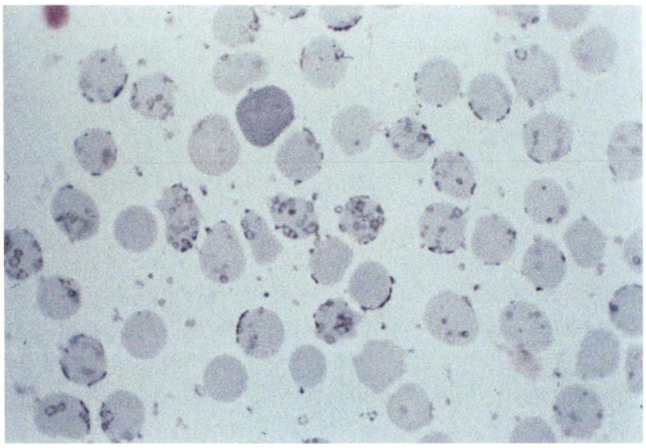

**Abb. 5.55** *Eperythrozoon suis*, Blutausstrich vom Schwein.

### 5.16.3.3 Infektionen mit *M. haemosuis* („Eperythrozoonose")

#### ■ Ätiologie, Epidemiologie und Pathogenese

*M. haemosuis* (früher *Eperythrozoon suis*) (**Abb. 5.55**) ist an das Schwein adaptiert und wurde in vielen Teilen der Welt nachgewiesen. Die Übertragung setzt in der Regel den Kontakt mit erregerhaltigem Blut voraus, Arthropoden haben daran einen großen Anteil, iatrogene Infektionen sind ebenfalls möglich. Auf experimentellem Weg wurden intrauterine und orale Infektionen belegt. Die Erreger lagern sich an die Erythrocyten an und induzieren dadurch die Bildung von Autoantikörpern vom IgM-Typ, die unterhalb der physiologischen Körpertemperatur die Erythrocyten agglutinieren (Kälteantikörper). Durch die Antikörperwirkung wird eine autoimmunhämolytische Anämie ausgelöst. Entscheidend für die Auslösung klinischer Symptome ist die Erreichung einer bestimmten Erregerkonzentration pro Erythrocyt. Jedes infizierte Tier macht dabei mehrere Eperythrozoonämien durch, die sich unter dem Einfluss der Abwehrreaktionen abschwächen und in das chronische Stadium übergehen. Ältere Schweine befinden sich dann im Stadium der latenten Infektion, die nur bei starker Beeinflussung des Erreger-Wirt-Verhältnisses wieder in klinische Erkrankungen übergeht. Die Abwehr kann die lebenslange Erregerpersistenz nicht verhindern.

#### ■ Klinik

Akute Erkrankungen treten vorrangig bei Saugferkeln und bis zu 3–4 Wochen nach dem Absetzen sowie auch bei Sauen im geburtsnahen Zeitraum auf. Die Infektion äußert sich in diesen Fällen in kurzzeitigen Temperaturerhöhungen auf über 41 °C, Anämie, Akrozyanosen und Akronekrosen infolge von Durchblutungsstörungen sowie Leistungsabfall und ikterischen Veränderungen.

#### ■ Diagnose

Entscheidend ist die mikroskopische Untersuchung von Blutausstrichen. Dabei empfiehlt es sich, die Befallsstärke nach einem Schlüssel zu bewerten, der von „keine Eperythrozoen im Ausstrich" bis „alle Erythrocyten mit mindestens ein *M. haemosuis* behaftet" reicht. Serologische Untersuchungen sind mittels KBR, IFT und ELISA möglich, der ELISA ermöglicht auch den Nachweis des Kälteagglutinins. Bestimmungen der Erythrocytenzahlen und der Mikroagglutination des Bluts runden die Untersuchungen ab. Mikroagglutinationen werden im EDTA-Blut bei Temperaturen unter 37 °C bewertet. Die PCR bietet die Möglichkeit zur schnellen Diagnose. Zur Sicherung der Diagnose bzw. zur Vermehrung der Erreger für wissenschaftliche Untersuchungen dienen Übertragungsversuche an splenektomierten Schweinen.

Differenzialdiagnostisch sind insbesondere Leptospirosen, Streptokokkenseptikämien, akuter Rotlauf, Ödemkrankheit und Salmonellosen zu beachten.

#### ■ Therapie und Prophylaxe

*M. haemosuis* spricht sehr gut auf Oxytetracyclin an, das schnell zur klinischen Besserung führt. Erregerfreiheit ist aber nicht zu erreichen. Bei tierärztlichen und zootechnischen Maßnahmen ist die Übertragung von Blut zu vermeiden, Arthropodenbekämpfung verringert ebenfalls das Infektionsrisiko. Der Schutz der Bestände vor Erregereinschleppung hängt von einfachen und sicheren Methoden für den Nachweis latent infizierter Schweine ab, durch neue molekularbiologische Methoden sind hier Fortschritte zu erwarten.

### 5.16.4 Mykoplasmeninfektionen der Rinder

#### 5.16.4.1 Lungenseuche (contagious bovine pleuropneumonia, CBPP)

Anzeigepflicht

#### ■ Allgemeines

> Die Lungenseuche ist eine der bedeutsamsten bakteriellen Rinderseuchen, sie wurde vom Internationalen Tierseuchenamt (OIE) als einzige bakteriell bedingte Tierseuche in die Liste A* aufgenommen. Respiratorische Symptome bestimmen das insgesamt sehr variable klinische Bild.

#### ■ Geschichte

Die Geschichte der Lungenseuche lässt sich bis in das Europa des 18. Jahrhunderts zurückverfolgen. Im 19. Jahrhundert wurde der Erreger im Zuge kolonialer Expansionen und der Ausdehnung des Welthandels mit infizierten Rindern besonders von Großbritannien und den Niederlanden aus in die USA, nach Australien und Südafrika verschleppt, Australien war ein wichtiger Ausgangspunkt für die Seuchenausbreitung nach Asien. Bis zur Wende vom 19. zum 20. Jahrhundert war die Lungenseuche in vielen europäischen Ländern und den USA bereits getilgt,

---

* Inzwischen existiert nur noch eine einheitliche Tierseuchenliste der OIE

der 1. Weltkrieg führte allerdings zu neuen Ausbrüchen, die von Osteuropa ausgingen. In Deutschland traten 1926 letztmalig Lungenseuchenfälle auf. Schwerpunkt des aktuellen Lungenseuchegeschehens ist heute Afrika, wo die Seuche in vielen Ländern südlich der Sahara vorkommt und 1995 vom OIE als bedeutsamste Rinderseuche klassifiziert wurde. Bis zu den 70er-Jahren erreichte deutliche Fortschritte in der Bekämpfung wurden durch Bürgerkriege und die damit verbundene Vernachlässigung der Tierseuchenbekämpfung teilweise zunichte gemacht. Auch in Asien kommt Lungenseuche vor, die epidemiologischen Daten sind allerdings unbefriedigend. In Europa hat es seit den 60er Jahren des 20. Jahrhunderts erneut Ausbrüche von Lungenseuche in Spanien, Portugal, Frankreich und Italien gegeben. Die letzten Ausbrüche wurden in Frankreich 1984, Italien 1993, Spanien 1994 und Portugal 1999 registriert. Das OIE meldete für 2004 nur aus Afrika Lungenseuchefälle.

### ■ Ätiologie

Erreger der Lungenseuche ist *Mycoplasma mycoides* ssp. *mycoides,* wobei nur Vertreter der kleinen Kolonietyps (small colony type – SC) infrage kommen, die Bakterien des large colony type (LC) sind keine Lungenseucheerreger. *M. mycoides* ssp. *mycoides* und einige eng verwandte Mykoplasmen bilden das *Mycoplasma mycoides-* Cluster, dessen Vertreter viele gemeinsame Merkmale haben und z. B. aufgrund gemeinsamer Proteinantigene serologisch schwer voneinander zu trennen sind. Die Angehörigen dieser Erregergruppe kommen bei großen und kleinen Wiederkäuern vor, eine Übersicht enthält die **Tab. 5.30**. Europäische Lungenseucheisolate gehören zu einem Cluster, das sich von afrikanischen Stämmen durch das Fehlen eines Gensegments unterscheidet.

Für die Virulenz wird einer kapselartigen Struktur aus Galactan Bedeutung beigemessen, die mehr als 90 % des gesamten Kohlenhydratgehalts der Zelle umfasst.

**Tab. 5.30** Übersicht zum *Mycoplasma-mycoides*-Cluster (nach Stärk et al. 1995).

| Erreger | Wirt(e) | Krankheit |
| --- | --- | --- |
| *M. mycoides* ssp. *mycoides* SC | Rind | Lungenseuche |
| *M. mycoides* ssp. *mycoides* LC | Schaf und Ziege | Pneumonie, Mastitis, Arthritis |
| *M. mycoides* ssp. *capri* | Ziege | Pneumonie |
| *M. capricolum* ssp. *capripneumoniae* (F38) | Ziege | Lungenseuche der kleinen Wiederkäuer (CCPP) |
| *M. capricolum* ssp. *capricolum* | Schaf und Ziege | Arthritis, Mastitis, Pneumonie |
| *M.* sp. Gruppe 7 nach Leach | Rind | Arthritis, Infektionen des Urogenitaltrakts |

### ■ Epidemiologie und Pathogenese

Lungenseuche ist in allererster Linie eine Infektionskrankheit der Rinder. Die Empfänglichkeit von Hausbüffeln bedarf noch der näheren Untersuchung, natürliche Infektionen sind nicht nachgewiesen. Die Bedeutung von Büffeln als mögliches Erregerreservoir für Rinder muss im Zusammenhang damit ebenfalls neu bewertet werden. Lungenseucheerreger wurden auch von Schafen und Ziegen isoliert, wobei die Bedeutung solcher Stämme für die Infektion von Rindern ebenfalls nicht restlos geklärt ist. An echter Lungenseuche erkranken kleine Wiederkäuer jedenfalls nicht, Reservoire unter Wildwiederkäuern sind nicht nachgewiesen worden. Alle Vertreter der Rinder, Schafe und Ziegen müssen aber aus Sicherheitsgründen in Überlegungen zur Epidemiologie der Lungenseuche einbezogen werden.

Die Infektion erfolgt unter natürlichen Bedingungen ausschließlich aerogen, für die Verbreitung des Erregers sind klinisch unauffällige Tiere besonders wichtig. In abgekapselten Lungenbezirken kann *M. mycoides* nach überstandener Erkrankung über mehr als ein Jahr infektionsfähig bleiben. Die krankhaften Veränderungen konzentrieren sich auf die Brusthöhle und die Lungen. Die volle Empfänglichkeit gegenüber Lungenseuche bildet sich in den ersten 2 Lebensjahren heraus, Kälber bis zu 6 Monaten sind relativ unempfindlich.

### ■ Klinik

Die klinischen Bilder der Lungenseuche variieren erheblich, es werden akute, sog. hyperakute, chronische und subklinische Verläufe beschrieben. Auch die Inkubationszeit unterliegt großen Schwankungen, als Extreme werden 5 – 207 Tage beschrieben, der Zeitraum von 20 – 40 Tagen ist am häufigsten. Die Krankheitserscheinungen werden von der Pleuropneumonie bestimmt. Angestrengte Atmung und Husten sind die verbreitetesten Symptome. Die Körpertemperatur kann auf Werte von 40 – 42 °C ansteigen, je nach Schweregrad kommen Nasenausfluss, Teilnahmslosigkeit, Anorexie und Störungen der Vormagentätigkeit hinzu. Die hyperakute Form führt häufig innerhalb einer Woche zum Tod. In Afrika sind während epidemischer Ausbrüche Mortalitätsraten von 10 – 70 % zu beobachten, etwa ein Drittel aller Tiere, die akute Lungenseuche überleben, werden zu Erregerträgern. Subakute Erkrankungsformen führen zu weniger ausgeprägten Symptomen, manchmal tritt nur noch Husten auf, wenn die Tiere belastet werden, chronische Lungenseuche kann schließlich weitgehend symptomlos verlaufen. In Europa herrschten chronische Erkrankungsformen mit geringer Morbidität und geringer bis fehlender Mortalität vor.

Kälber bis zu 6 Monaten erkranken nach Infektion häufig nur an Arthritiden, Endokarditiden und Myokarditiden treten als Komplikationen auf.

### ■ Pathologie

Die auf die Brusthöhle beschränkten pathologisch-anatomischen Veränderungen der Lungenseuche sind diagnostisch außerordentlich wichtig. Vorwiegend bilden sich die Veränderungen unilateral aus. In der Brusthöhle können sich bis zu 20 l serofibrinöses Exsudat befinden. Die Schnittflächen der Lungen zeigen das charakteristische Bild der Marmorierung, das durch die Verbreiterung der interlobulären Septen und das gleichzeitige Auftreten verschiedener Hepatisationsstadien des Parenchyms entsteht. In fortgeschrittenen und besonders in chronischen Fällen bilden sich die sog. Sequester aus, nekrotische Bereiche des Lungenparenchyms mit bindegewebiger Abgrenzung von 1–10, maximal 30 cm Durchmesser. Akute Lungenseuche führt ferner zu exsudativer Pleuritis, chronische Lungenseuche geht dagegen mit trockener Pleuritis und Verklebungen einher.

■ Diagnose

Für die Verdachtsdiagnose sind das klinische Bild und insbesondere die pathologisch-anatomischen Veränderungen wichtig. Die endgültige Diagnose wird durch die Anzüchtung und Identifizierung des Erregers, andere Methoden des direkten Erregernachweises und serologische Untersuchungsverfahren gestellt. Für die Identifizierung wird v. a. der IFT herangezogen. Für den direkten Erregernachweis im infizierten Gewebe bieten sich PCR und IFT auf der Basis monoklonaler Antikörper an, die beide zu erheblichen Zeitvorteilen führen. Unter den serologischen Untersuchungsmethoden wird immer noch die KBR als von der OIE empfohlenes Verfahren am häufigsten eingesetzt, ELISA und PHA werden ebenfalls genutzt.

■ Therapie, Prophylaxe und Tierseuchenbekämpfung

> ! Lungenseuche unterliegt der Anzeigepflicht. Unter den Bedingungen der Lungenseuchefreiheit verbieten sich Therapieversuche grundsätzlich. Die Diagnostik ist nach der amtlichen Arbeitsanleitung durchzuführen.

In verseuchten Regionen war es durch Chemotherapie nicht möglich, die Erreger in den infizierten Tieren, insbesondere in den Lungensequestern, vollständig zu eliminieren. Durch die Anwendung von Antiinfektiva kommt es außerdem zur Maskierung des Krankheitsbilds und zur Förderung chronischer Infektionen. Neuere Untersuchungen ermittelten eine Verhinderung der Ausbreitung des Erregers von infizierten auf uninfizierte Tiere durch Danofloxacin.

> ! In allen lungenseuchefreien Ländern und Regionen kommt es darauf an, die Einschleppung des Erregers zu verhindern bzw. neu auftretende Seuchenherde rasch zu erkennen und zu eliminieren. Die Überwachung aller Rinderschlachtungen sowie Sektionen auf verdächtige pathologisch-anatomische Veränderungen ist dafür die wichtigste Maßnahme. Im Tierhandel ist durch serologische Untersuchungen eine Kontrolle möglich.

Erste Impfungen wurden bereits zu Beginn des 19. Jahrhunderts versucht, seit 1852 erfuhren sie durch die Aktivitäten von Louis Willems ohne Kenntnis des Erregers in Europa eine weite Verbreitung. Das Prinzip bestand darin, ansteckungsfähigen Lungensaft subkutan im Bereich der Schwanzspitze zu injizieren. In Afrika praktizierte man ähnliche Methoden. Heute sind Impfungen selbstverständlich nur in verseuchten Ländern bzw. Regionen indiziert, das betrifft Afrika und bestimmte Gebiete Asiens. Zum Einsatz kommen Lebendimpfstoffe auf der Basis der Stämme $KH_3J$ sowie $T_1$-44.

### 5.16.4.2 *Mycoplasma-bovis*-Infektionen

■ Allgemeines

> ! *Mycoplasma bovis* ist eine an das Rind angepasste Bakterienart, die enzootische Infektionsgeschehen auslöst. Schwere, therapieresistente Mastitiden sind die wichtigste Erkrankungsform, es treten aber weiterhin Genitalkatarrhe, Spätaborte, Geburten lebensschwacher Kälber und Nachgeburtsverhaltungen bei Kühen auf. Bullen scheiden den Erreger mit dem Sperma aus, Kälber erkranken an akuten Bronchopneumonien und Polyarthritiden.

■ Ätiologie und Epidemiologie

*M. bovis* wurde zuerst als Variante bzw. Unterart von *Mycoplasma agalactiae* beschrieben. In Rinderbeständen können sich enzootische Infektionsverläufe mit Manifestationen bei Kühen, Kälbern und Jungrindern entwickeln. Die Erregerausscheidung über das Sperma hat epidemiologische Bedeutung, da die Mykoplasmen das Tiefgefrieren überleben. In freie Bestände werden die Erreger durch klinisch unauffällige Mykoplasmenträger eingeschleppt. Zur horizontalen Verbreitung kommt es durch Ausscheidung mit der Milch, Sperma, Genitalsekreten und Lochien, *M. bovis* wird ferner durch Ausatmung bzw. Aushustung ausgeschieden und auch aerogen wieder aufgenommen. Das Euter wird galactogen-aszendierend infiziert. Diaplacentare Infektionen wurden nachgewiesen.

■ Klinik

Mastitiden sind die wirtschaftlich bedeutsamsten Folgen einer Infektion mit *M. bovis*. Sie treten in unterschiedlichen Schweregraden auf und führen bis zum völligen Versiegen der Milchsekretion und der nachfolgenden Atrophie des betroffenen Euterviertels. In ausgeprägten Fällen treten massiv Eiterflocken und Gewebsfetzen in einem wässrigen, bräunlich-gelben Sekret auf. Temperaturerhöhungen und Störungen des Allgemeinbefindens sind dagegen nicht die Regel.

Neben den Mastitiden werden bei Kühen auch Genitalerkrankungen, Aborte und Nachgeburtsverhaltungen beobachtet.

Kälber erkranken an Bronchopneumonien mit nachfolgenden Polyarthritiden, für die der Begriff Pneumo-Arthritis-Syndrom geprägt wurde. Die Bedeutung dieses Erregers für die Lunge wird häufig unterschätzt und demzufolge diagnostisch nicht ausreichend beachtet. Bei neugeborenen Kälbern treten diese Polyarthritiden auch ohne vorherige Pneumoniesymptome auf. Die Gelenksbesiedlung erfolgt in der Regel hämatogen von der Lunge aus. Temperaturerhöhungen bis 41 °C und Störungen des Allgemeinbefindens sind ebenfalls zu diagnostizieren.

Obwohl beim Bullen die Ausscheidung des Erregers über das Sperma die größte Bedeutung besitzt, sind Genitalerkrankungen wie Epididymitis und Orchitis nicht zu vernachlässigen.

■ Diagnose

> Entscheidende diagnostische Hinweise für Mykoplasmenmastitiden ergeben sich aus der Schwere des Krankheitsbilds, der Therapieresistenz und dem negativen Ergebnis der üblichen bakteriologischen Untersuchungen.

Die Diagnose ist durch bakteriologische Untersuchungen und die Speziesdiagnose abzusichern, wozu die Anzüchtung mit anschließender Identifizierung der Kolonien mittels IFT oder auch Capture-ELISA nach Voranreicherung geeignet sind. PCR-Tests erlauben eine sichere Speziesdiagnose. Differenzialdiagnostisch sind alle bekannten Mastitiserreger zu beachten, neben *M. bovis* kommen auch andere Mycoplasmaspezies bei Mastitiden in Betracht.

*M.-bovis*-Infektionen müssen ferner differenzialdiagnostisch bei Genitalinfektionen, Aborten, Bronchopneumonien und Polyarthritiden berücksichtigt werden. Serologische Untersuchungen mittels ELISA dienen der Ermittlung der Bestandssituation.

■ Therapie und Prophylaxe

Vor allem die Mastitiden, aber auch die anderen Mykoplasmenerkrankungen des Rinds sind häufig therapieresistent. Bei schweren Mastitiden empfiehlt sich eine baldige Schlachtung, darüber hinaus sind Mykoplasmenträger durch Milchuntersuchungen zu erkennen und zu selektieren. Impfstoffe stehen nicht zur Verfügung.

### 5.16.4.3 Weitere Mykoplasmeninfektionen des Rinds

Neben *M. bovis* treten verschiedene andere Spezies wie *Mycoplasma bovigenitalium*, *Mycoplasma canadense*, *Mycoplasma californicum* und *Mycoplasma dispar* als Mastitiserreger auf, die Erkrankungen verlaufen aber normalerweise leichter als Infektionen mit *M. bovis*. *Mycoplasma bovigenitalium* führt auch zu den übrigen von *M. bovis* bekannten Erkrankungen, die Verläufe sind allerdings auch milder. *M. dispar* wurde bei Kälberpneumonien diagnostiziert. Über die Bedeutung von *Mycoplasma bovoculi* besteht noch keine restlose Klarheit. Isolierungen sind im Zusammenhang mit Keratokonjunktivitiden erfolgt,

möglicherweise besteht ein Synergismus mit *Moraxella bovis*. Vertreter der Gattung *Ureaplasma* lassen sich bei Genitalinfektionen nachweisen. Die Pathogenität von *Mycoplasma arginini* und *Acholeplasma* spp. ist dagegen nicht endgültig geklärt. *M. wenyonii* (früher *Eperythrozoon wenyonii*) ist eine an das Rind adaptierte Spezies der haemotrophen Mykoplasmen, die gutartige Erkrankungen mit Fieber und leichter Anämie verursacht.

### 5.16.5 Mykoplasmeninfektionen der Schafe und Ziegen

> Die wichtigsten Mykoplasmosen der kleinen Wiederkäuer sind die kontagiöse kaprine Pleuropneumonie (CCPP) und die infektiöse Agalaktie der Schafe und Ziegen.

#### 5.16.5.1 Kontagiöse kaprine Pleuropneumonie
(contagious caprine pleuropneumonia, CCPP)

Diese „Lungenseuche der Ziegen" wird durch den zum *M.-mycoides*-Cluster gehörenden Erreger *Mycoplasma capricolum* ssp. *capripneumoniae* verursacht, der früher auch mit der Bezeichnung F38 versehen wurde. Aus pneumonischen Veränderungen von Ziegen werden aber auch andere Vertreter dieser Erregergruppe isoliert. Die CCPP kommt in Afrika vor, Diagnose, Verhütung und Bekämpfung orientieren sich am Vorgehen bei der Lungenseuche.

#### 5.16.5.2 Infektiöse Agalaktie der Schafe und Ziegen
(contagious agalactia)

Dieser Erkrankungskomplex wird bei Schafen durch *Mycoplasma agalactiae*, bei Ziegen zusätzlich durch *Mycoplasma capricolum* ssp. *capricolum* und *Mycoplasma mycoides* ssp. *mycoides* LC ausgelöst, *Mycoplasma putrefaciens* ist evtl. auch beteiligt. Im Mittelmeerraum und weiten Gebieten des übrigen Südeuropas, Afrikas und Asiens hat diese Tierseuche große Bedeutung. Bevorzugte Manifestationsorgane sind Milchdrüse, Gelenke und Augen, es treten auch Pneumonien und Fieber sowie Vulvovaginitis auf. Schäden beruhen v. a. auf der Beeinträchtigung der Milchproduktion, es kommt aber auch zu direkten Tierverlusten. Die Erregerausscheidung über die Milch durch klinisch unauffällige Tiere erschwert die Seuchentilgung. In betroffenen Gebieten wird mit inaktivierten Impfstoffen gearbeitet.

### 5.16.5.3 Weitere Mykoplasmeninfektionen der kleinen Wiederkäuer

*M. mycoides* ssp. *mycoides* wird auch bei Pneumonien und Arthritiden der kleinen Widerkäuer isoliert, allerdings sind dabei immer nur LC-Stämme nachweisbar. Obwohl die Übertragung der Lungenseuche von kleinen auf große Wiederkäuer bisher niemals bewiesen wurde, bedürfen bakteriologische und serologische Befunde aus Gründen der Tierseuchenbekämpfung einer sorgfältigen Abklärung.

*M. capricolum* ssp. *capricoulum* lässt sich auch beim Schaf aus pneumonischen Veränderungen anzüchten. *Mycoplasma ovipneumoniae* kann bei Erfüllung der hohen Kulturansprüche häufig aus Schaflungen isoliert werden und verursacht proliferativ-exsudative und proliferativ-interstitielle Pneumonien. Sie werden auch als atypische Pneumonien bezeichnet und treten besonders bei Tieren bis zu einem Jahr auf. Mischinfektionen, z. B. mit *Mannheimia haemolytica* komplizieren das klinische Bild. *Mycoplasma conjunctivae* wird bei Schafen, Ziegen und Wildwiederkäuern (Gemsen, Steinböcke) mit Keratokonjunktivitiden isoliert und mittlerweile als Haupterreger der Infektiösen Keratokonjunktivits bei Schafen und Ziegen angesehen. Der Erreger ist eng mit *M. ovipneumoniae* verwandt. Es gibt erste Hinweise auf ein zoonotisches Potenzial. Zur Behandlung empfehlen sich tetracyclinhaltige Augensalben.

*Mycoplasma ovis* (früher *Eperythrozoon ovis*) kommt bei Schafen weltweit als Infektionserreger vor, dessen praktische Bedeutung bisher als gering bewertet wird, allerdings liegen auch nur wenige systematische Untersuchungen vor. Der Erreger kann hochgradige Anämien hervorrufen, die über das Herz- und Kreislaufversagen zum Tod führen. Sie werden besonders in Verbindung mit Belastungen durch Magen-Darm-Parasiten manifest. Da Klinik und Sektionsbild uncharakteristisch sind, sollten bei Erscheinungen einer Anämie mikroskopische Blutuntersuchungen durchgeführt werden. Oxytetracyclin spricht auch beim Schaf gut an, es sind Herdenbehandlungen mit einmalig 20 mg/kg erforderlich.

### 5.16.6 Mykoplasmeninfektionen bei Hunden und Katzen

*Mycoplasma cynos* ließ sich bei respiratorischen Erkrankungen von **Hunden** nachweisen, *Mycoplasma canis* bei Nebenhodenentzündungen und Endometritiden. Wegen des regelmäßigen Vorkommens bei gesunden Tieren bedürfen auch die Mykoplasmen des Hundes noch einer näheren Untersuchung.

Der aus Konjunktiviten und pneumonischen Veränderungen sowie Arthritiden und Tendovaginitiden von **Katzen** isolierten Art *Mycoplasma felis* werden pathogene Eigenschaften zugesprochen. Auch Ureaplasmen konnten angezüchtet werden, z. B. aus Abortmaterialien. Konjunktivitiden der Katze erfordern u. a die differenzialdiagnostische Berücksichtigung von Chlamydien. *Mycoplasma simbae* und andere Spezies kommen bei Großkatzen vor.

Die Erreger *Haemobartonella felis* und *Haemobartonella canis* werden jetzt zur Gattung *Mycoplasma* gerechnet und als *M. haemofelis* und *M. haemocanis* bezeichnet. Sie parasitieren in oder auf Erythrocyten von Katzen bzw. Hunden. Die **feline Hämobartonellose** oder feline infektiöse Anämie kommt wahrscheinlich weltweit vor und wurde gelegentlich auch in Europa diagnostiziert. Die Infektion erfolgt direkt von Katze zu Katze, wobei Biss- und Kratzverletzungen eine große Rolle spielen dürften. Eine Beteiligung von Arthropoden am Übertragungsvorgang ist anzunehmen, konnte aber bisher nicht sicher belegt werden. In der Mehrzahl bleiben die Infektionen im latenten Stadium, Manifestationen treten im Zusammenhang mit Belastungen ein. Akute Erkrankungen verlaufen mit Fieber, anämischen und ikterischen Symptomen. Erregernachweise erfolgen in Blutausstrichen, die nach Giemsa gefärbt oder nach Acridinorangefärbung unter dem Fluoreszenzmikroskop beurteilt werden, sowie in der PCR.

Therapeutisch wird Doxycyclin eingesetzt. Empfindlichkeit besteht auch für Oxytetracyclin und Chloramphenicol. Über die Anwendung von Enrofloxacin wird ebenfalls berichtet. Bei schweren Anämien kann evtl. an Bluttransfusionen gedacht werden, mit denen aber andererseits auch eine Erregerübertragung erfolgt.

Beim Hund tritt die Hämobartonellose viel seltener als bei der Katze und dann nur im Gefolge schwerer Belastungen auf.

### 5.16.7 Mykoplasmeninfektionen bei weiteren Säugetieren

Mykoplasmen wurden bei vielen Säugetierarten nachgewiesen, häufig dürfte es nur eine Frage der Untersuchungsintensität sein, ob bei einer Tierart Mykoplasmen gefunden werden. Die Speziesnamen spiegeln teilweise die Wirtstierart wider.

Für die bei **Pferden** vorwiegend aus dem Respirations- und Genitaltrakt isolierten Myoplasmen fehlen bisher noch schlüssige Beweise für die Pathogenität. Isolate konnten als *Mycoplasma equirhinis*, *Mycoplasma equigenitalium*, *Mycoplasma felis* und *Mycoplasma fastidiosum* identifiziert werden. Die seit Jahrzehnten nicht mehr zu beobachtende Brustseuche wurde mit Mykoplasmeninfektionen in Zusammenhang gebracht. Wesentlich genauer lassen sich dagegen Mykoplasmen als Krankheitserreger bei **Labortieren** beurteilen. *Mycoplasma neurolyticum* verursacht die Rollkrankheit der Mäuse, *Mycoplasma pulmonis* tritt sowohl bei Mäusen als auch Ratten als Erreger von Bronchopneumonien, Otitiden, Arthritiden, Genitalerkrankungen und Aborten auf. Polyarthritiden der Ratten gehen auf Infektionen mit *Mycoplasma arthritidis* zurück. *Mycoplasma caviae* ist ein an Meerschweinchen adaptierter Vertreter dieser Erregergruppe.

## 5.16.8 Mykoplasmeninfektionen beim Geflügel

> Mykoplasmen sind bedeutsame Infektionserreger beim Wirtschaftsgeflügel, v. a. bei Hühnern und Puten. Die Übertragung durch Bruteier spielt eine große Rolle.

### 5.16.8.1 *Mycoplasma-gallisepticum*-Infektion

*Mycoplasma gallisepticum* (MG) ist die am längsten bekannte und am weitesten verbreitete Mykoplasmenart des Geflügels. Die Infektion erfolgt sowohl horizontal als auch vertikal. Sowohl bei Hühnern als auch Puten werden chronische Entzündugen der oberen Luftwege und Luftsäcke ausgelöst, die von Erkrankungen der Gelenke, Sehnenscheiden und des Genitaltrakts begleitet werden können. Nicht selten liegen Mischinfektionen vor, die in Verbindung mit Umweltfaktoren den Schweregrad der Erkrankungen beeinflussen. Zentralnervöse Störungen treten ebenfalls auf. Bei Hühnern werden derartige Erkrankungen zum Komplex der chronic respiratory disease (CRD) gerechnet. Abgesehen von den durch maternale Antikörper geschützten Küken sind alle Altersgruppen empfänglich. Zu Erkrankungsbeginn macht sich in der Regel Nasenausfluss bemerkbar, durch Ansammlung serofibrinöser Entzündungsprodukte kommt es besonders bei Puten zu Auftreibungen am Kopf ("Eulenkopf"). Legeleistung und Schlupfraten gehen deutlich zurück, subklinische Verläufe verursachen ebenfalls Schäden durch verminderte Legeleistung.

### 5.16.8.2 *Mycoplasma-synoviae*-Infektion

*Mycoplasma synoviae* (MS) führt bei Hühnern und Puten zur infektiösen Synovitis und Arthritis, die sich klinisch in Gelenkschwellungen und Lahmheiten äußern. Entzündungen von Luftsäcken, Herzmuskel und Herzbeutel kommen ebenfalls vor. Vor allem nach Mischinfektionen treten respiratorische Symptome auf, bei Puten wird manchmal auch eine Entzündung der Bursa sternalis (Brustblase) festgestellt. Wachstumsdepressionen und grünliche Durchfälle sind ebenfalls Folgen der Infektion. Putenküken können nach Infektion im Brutei bereits im Alter von 6 Tagen erkranken. Neben Hühnervögeln sind auch Gänse für diesen Erreger empfänglich.

### 5.16.8.3 *Mycoplasma-meleagridis*-Infektion

*Mycoplasma meleagridis* ist an Puten adaptiert und kommt auf den Genitalschleimhäuten erwachsener Tiere vor. Die Übertragung erfolgt hauptsächlich über infizierte Bruteier. Embryonale Mortalität reduziert die Schlupfraten. Bewegungsstörungen, Knochendeformationen, Befiederungsstörungen und Gelenkschwellungen bestimmen das klinische Bild. Erkrankungen treten vorrangig bis zur 12. Lebenswoche auf, bei Zuchttieren bleibt die Infektion dagegen klinisch inapparent.

### 5.16.8.4 *Mycoplasma-iowae*-Infektion

Infolge der Infektion von Puten mit *Mycoplasma iowae* (MI) kommt es für einige Wochen zur Verringerung der Schlupfrate infolge embryonaler Spätmortalität. An geschlüpften Küken zeigen sich Störungen des Wachstums und der Befiederung sowie Chondrodystrophien.

### 5.16.8.5 Diagnose der Mykoplasmosen der Hühnervögel

Die Anzüchtung der Mykoplasmen stellt relativ hohe Ansprüche, weshalb Direktnachweise aus Trachealtupfern durch kombinierte PCR-DNA-Sondentechniken für *M. gallisepticum* und *M. synoviae* große Bedeutung erlangt haben. Serologische Untersuchungen werden mit Agglutinationsmethoden, der HAH und dem ELISA durchgeführt, für alle 3 Spezies stehen ELISA-Kits zur Verfügung.

Differenzialdiagnostisch sind Coryza contagiosa, Putenrhinotracheitis, Newcastle disease, Infektionen mit *Ornithobacterium rhinotracheale,* chronische Pasteurellose, Coliseptikämie, Aspergillose und Ornithose zu berücksichtigen. Bei Gelenkerkrankungen muss auch an Staphylo- und Streptokokken, Reoviren und Colibakterien, bei Knochdenformationen an Rachitis und Perosis gedacht werden.

### 5.16.8.6 Therapie und Prophylaxe der Mykoplasmosen der Hühnervögel

Betroffene Bestände werden mit Tetracyclinen, Enrofloxacin, Tylosin, Tiamulin oder Erythromycin behandelt, wobei eine vollständige Erregertilgung nicht möglich ist. Infizierte Zuchtbestände sind gezielt serologisch und kulturell zu überwachen, eine Behandlung der Bruteier verhindert die vertikale Erregerübertragung. Der sicherste Weg zur Bekämpfung der Geflügelmykoplasmosen ist der Aufbau erregerfreier Zuchtbestände. Zur Prophylaxe der *M.-gallisepticum*-Infektion werden inaktivierte und Lebendimpfstoffe bei Hühnern ab 4. Lebenswoche eingesetzt. Der Erstimpfung mit Inaktiviaten in der 4.–8. Woche sollte spätestens in der 16. Woche eine Boosterung folgen. Der Lebendimpfstoff braucht nur einmalig spätestens 4 Wochen vor Beginn der Legeperiode per Spray angewendet zu werden. Da die geimpften Tiere keine Serokonversion entwickeln, steht die Serumschnellagglutination weiter als Methode zur Bestandsüberwachung zur Verfügung.

### 5.16.8.7 Weitere Mykoplasmeninfektionen der Vögel

In Gänsebeständen konnten im Zusammenhang mit Entzündungen an Kloake und Penis sowie Penisnekrosen Mykoplasmen nachgewiesen werden. Die ätiologische Bedeutung von *Mycoplasma cloacale* konnte aber bisher wegen des gleichzeitigen Vorkommens bei gesunden Gänsen nicht sicher bewertet werden.

*Mycoplasma gallinarum* gilt ist als apathogen, *Mycoplasma anatis, Mycoplasma iners, Mycoplasma columbinum* und *Mycoplasma columborales* können noch nicht abschließend beurteilt werden. Systematische Untersuchungen bei Wildvögel führten zur Entdeckung neuer Spezies wie *Mycoplasma falconis* und *Mycoplasma gypis*.

### 5.16.9 Mykoplasmeninfektionen beim Menschen

Gesicherte Hinweise auf eine Beteiligung von Mykoplasmen am Zoonosegeschehen liegen nicht vor, für *M. conjunctivae* existieren erste Befunde. *Mycoplasma pneumoniae* ist als Erreger einer atypischen Pneumonie (Eaton-Krankheit) der wichtigste humanpathogene Vertreter dieser Erregergruppe. Atypische Pneumonien werden aber auch durch *Chlamydophila pneumoniae, Chlamydophila psittaci, Coxiella burnetii* und verschiedene Viren ausgelöst. Aus dem Urogenitaltrakt des Menschen werden u. a. *Mycoplasma hominis, Ureaplasma urealyticum, Mycoplasma genitalium* und *Mycoplasma fermentans* isoliert.

## Infektionen und Krankheiten durch Chlamydien und Rickettsien

### 5.17 Allgemeines

Chlamydien und Rickettsien nehmen als obligat intrazellulär lebende Parasiten zwar eine Sonderstellung ein, Merkmale wie Ausbildung einer Zellwand, Vorkommen von DNA und RNA in einer Zelle, Stoffwechselaktivität, Antibiotikaempfindlichkeit und Zweiteilung charakterisieren sie aber eindeutig als Bakterien. Phänotypisch haben Rickettsien und Chlamydien u. a. auch die Unbeweglichkeit und eine Zellwand vom gramnegativen Typ gemeinsam. Sie werden nach phänotypischen Merkmalen in einer Gruppe zusammengefasst, hinsichtlich der phylogenetischen Entwicklung bestehen aber größere Unterschiede. Während die Chlamydien eine eigene evolutionäre Linie repräsentieren (Stamm *Chlamydiae*), werden die Rickettsien zur Klasse *Proteobacteria* gezählt.

### 5.18 *Chlamydiales*

#### 5.18.1 Allgemeine Merkmale

Chlamydien (Synonym *Miyagawanella, Bedsonia*) sind unbewegliche, gramnegative Bakterien, die sich nur innerhalb membrangebundener Vakuolen im Cytoplasma vermehren. Ihre Zellwände enthalten keine Muraminsäure oder nur Spuren davon. Im Gegensatz zu den meisten Rickettsien fungieren Arthropoden nicht als notwendige Vektoren. Die Vermehrung der Chlamydien läuft in einem einzigartigen Zyklus ab, der von Elementarkörpern seinen Ausgang nimmt. Sie sind vom ATP der Wirtszelle abhängig, weshalb sie auch als Energieparasiten bezeichnet werden. Chlamydien sind pathogen für Menschen, Säugetiere, Vögel und Amphibien. Nachdem die Chlamydien lange Zeit als relativ homogene Gruppe mit nur einer Ordnung, einer Familie und einer Gattung betrachtet wurden, gehören zu den *Chlamydiales* jetzt die Familien *Chlamydiaceae, Parachlamydiaceae, Waddliaceae* und *Simkaniaceae*. Medizinisch bedeutsam sind die Gattungen *Chlamydia* und *Chlamydophila* der Familie *Chlamydiaceae*.

Chlamydien sind für Tetracycline, Gyrasehemmer, Chloramphenicol, Erythromycin und in gewissem Umfang für Penicillin, das die Bildung von L-Formen induzieren kann, empfindlich.

#### 5.18.2 Vermehrungszyklus und Kultivierungsbedingungen

Die Vermehrung nimmt von dem kokkoiden Elementarkörper (EK oder EB- elementary body) mit einem Durchmesser von 0,2–0,4 µm ihren Ausgang. Dieser EK ist die infektiöse, extrazellulär überlebensfähige Form, er wird durch rezeptorvermittelte Endocytose in die Wirtszelle aufgenommen. In der Eukaryontenzelle entwickeln sich in membrangebundenen Phagosomen aus dem EK der größere, pleomorphe und nicht infektiöse Retikular- (RK/RB) oder Initialkörper, der sich dann durch Zweiteilung vermehrt. Am Ende des Vermehrungszyklus steht die Differenzierung der RK zu den infektiösen EK und deren Freisetzung. Dieser Zyklus nimmt 48–72 Stunden in Anspruch. Ferner werden intrazelluläre Formen mit geringer metabolischer Aktivität beschrieben, die für die Persistenz des Erregers wichtig sind. In diesem Stadium findet keine Zellteilung statt.

> ! Infolge des intrazellulären Parasitismus sind zellfreie bakteriologische Nährmedien für Chlamydien nicht geeignet. Traditionell erfolgte die Vermehrung in Versuchstieren, besonders Mäusen, bzw. in embryonierten Hühnereiern. Inzwischen haben sich Zellkulturen für viele Zwecke durchgesetzt, geeignete Zelllinien sind z. B. BGM, McCoy, HeLa, HEF, L, Vero und BHK 21.

## 5.18.3 Antigene und Virulenzfaktoren

 Chlamydien exprimieren genus-, spezies- und serovarspezifische Antigene.

Gattungsspezifische Antigene sind an das LPS und das MOMP der EK gebunden, weiterhin sind genus-, spezies- und serovarspezifische Proteinantigene zu differenzieren. Das MOMP-Antigen (major outer membrane protein) ist sowohl für die Bindung an Wirtszellen als auch als immunisierendes Antigen bedeutsam. Neben genusspezifischen Antigenen enthält das MOMP auch speziesspezifische Antigene, die für die Artdiagnose mittels PCR genutzt werden, sowie serovarspezifische Antigene. Für die Beurteilung serologischer und auch molekularbiologischer Untersuchungsergebnisse ist die Kenntnis der verwendeten Testantigene bzw. -sequenzen ausschlaggebend. Für die Virulenz der Chlamydien sind die Bindung an Zellrezeptoren, Invasivität und intrazellulärer Parasitismus entscheidend.

## 5.18.4 Taxonomie

Zur Gattung *Chlamydia*, die mit 1,0–1,24 Mb den geringsten Genomumfang besitzt, gehören die Spezies *Chlamydia trachomatis, Chlamydia muridarum* und *Chlamydia suis. C. trachomatis* ist ausschließlich humanpathogen, diese Art umfasst 18 Serovaren in den Biovaren Trachomatis und Lymphogranuloma venerum. Von Nagetieren und Schweinen isolierte Stämme wurden als eigene Arten abgetrennt. *Chlamydia muridarum* wird bei Mäusen und Hamstern nachgewiesen, *Chlamydia suis* wird aus Schweinen mit Konjunktivitis, Enteritis und Pneumonie angezüchtet.

*Chlamydophila pneumoniae* besitzt in erster Linie humanmedizinische Bedeutung (Biovar TWAR). Die Biovaren Koala und Equine weisen aber auch auf das Infektionsspektrum unter Tieren hin.

*Chlamydophila psittaci* wurde 1930 erstmals als *Chlamydia psittaci* beschrieben. Die nachfolgend aufgeführten *Chlamydophila*-Spezies wurden aus dieser ursprünglichen Art abgetrennt. Im Wesentlichen werden nur noch die aviären Stämmes weiterhin als *C. psittaci* bezeichnet, die primär bei Säugetieren vorkommenden Chlamydien gehören zu *Chlamydophila pecorum, Chlamydophila abortus, Chlamydophila felis* und *Chlamydophila caviae*. Eine Gesamtübersicht zu beiden Gattungen enthält die **Tab. 5.31**.

**Tab. 5.31** Übersicht zu den Chlamydieninfektionen (nach Everett et al. 1999).

| Spezies | Stammgruppe/Serovar/Biovar | Wirte |
|---|---|---|
| *Chlamydophila pneumoniae* | Biovar TWAR | Mensch |
| | Biovar Koala | Koala |
| | Biovar Equine | Pferd |
| *C. pittaci* | Serovar A | Psittaciden, Mensch |
| | Serovar B | Taube, Pute, Mensch |
| | Serovar C | Ente, Pute, Mensch |
| | Serovar D | Pute, Mensch |
| | Serovar E | verschiedene Vogelarten, Mensch |
| | Serovar F | Sittich |
| | Serovar M56 | Bisamratte, Hase |
| | Serovar WC | Rind |
| *C. pecorum* | – | Wiederkäuer u. a. Säugetiere |
| *C. felis* | – | Katze, Mensch |
| *C. abortus* | – | Wiederkäuer, Mensch |
| *C. caviae* | – | Meerschweinchen |
| *Chlamydia trachomatis* | 18 Serovaren, Biovaren Trachom, Lymphogranuloma venerum | Mensch |
| *Chlamydia suis* | – | Schwein |
| *Chlamydia muridarum* | – | Maus, Hamster |

## 5.18.5 Bakteriologische und serologische Diagnose

Die bakteriologische Diagnose der Chlamydien basiert auf dem direkten Erregernachweis mittels Färbung, serologischer Methoden und der Anzüchtung sowie dem indirekten Nachweis über die Bestimmung von Antikörpern. In den letzten Jahren haben molekularbiologische Methoden, vor allem die PCR, stark an Bedeutung gewonnen. Es wurde auch ein Mikroarray-Hybridisierungs-Assay entwickelt, der zur Speziesidentifizierung von Kulturmaterial und wahrscheinlich auch zum Nachweis in klinischem Material geeignet ist und die gleichzeitige Untersuchung auf alle Spezies gestattet. Eine Übersicht zu den diagnostischen Möglichkeiten vermittelt die **Abb. 5.56**.

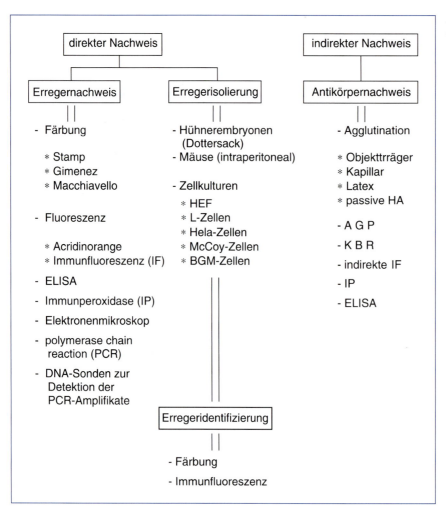

**Abb. 5.56** Möglichkeiten der Chlamydien-Labordiagnostik (ergänzt nach Hafez 1995).

Anzeige-
pflicht
Melde-
pflicht

### 5.18.6 Aviäre Chlamydiosen – Psittakose und Ornithose

!  Von Chlamydieninfektionen werden sehr viele Vogelarten betroffen, traditionell wird die Infektion der Papageienvögel als Psittakose von den als Ornithose bezeichneten Erkrankungen aller anderen Vogelarten abgetrennt. Bereits Ende des 19. Jahrhunderts wurde die Psittakose im Zusammenhang mit von Papageien ausgehenden Erkrankungen des Menschen beschrieben. Erst in den 30er- und 40er-Jahren des 20. Jahrhunderts machten dann menschliche Infektionen, die auf andere Vogelarten zurückgingen, auf die weite Verbreitung des Erregers in der Vogelwelt aufmerksam. Psittakose und Ornithose werden im Folgenden gemeinsam abgehandelt.

#### ■ Ätiologie

Von den 8 Serovaren von *Chlamydophila psittaci* wurden 6 (A-F) primär aus Vögeln isoliert. Die Serovar A besitzt die größte Bedeutung als Erreger der Psittakose. Die Serovaren B-D werden als Tauben-, Enten- und Putenserovar bezeichnet. Die Erstisolierung der Serovar E erfolgte bei Menschen, diese Bakterien treten bei einer Vielzahl von Vogelarten auf. Die Serovar F wurde bisher nur aus einem Sittich angezüchtet. Nur die Serovaren M56 (Bisamratte, Hase) und WC (Rind) haben primär Säugetierwirte.

#### ■ Klinik

Chlamydieninfektionen der Psittaziden werden als **Psittakose** bezeichnet, sie treten entweder als akute, systemische Erkrankungsform, als subakute, chronische, subklinisch-persistierende oder aktivierte persistierende Form auf, eine Übersicht vermittelt die **Tab. 5.32**.

Unter den Nutzgeflügelarten sind **Puten** am stärksten empfänglich, kommt es zur Infektion mit hochvirulenten Stämmen, treten plötzlich vermehrte Verluste, Allgemeinstörungen, respiratorische Symptome und Durchfälle auf. Es können Mortalitätsraten von 10–40 % erreicht werden. Die Legeleistung von Zuchttieren geht während der akuten Phase stark zurück. Auch bei **Enten und Gänsen** erreichen Morbidität und Mortalität Werte von 5–30 %, es dominieren respiratorische Symptome wie Nasen- und Konjunktivalausfluss verbunden mit Lähmungserscheinungen, Torticollis und Durchfall. Chlamydieninfektionen der **Hühner** führen wesentlich seltener zu

**Tab. 5.32** Verlaufsformen der Psittakose (nach Kaleta 1997).

| Verlaufsform | Inkubationszeit (Tage) | Krankheitsdauer | Symptome, Bemerkungen |
|---|---|---|---|
| Akute, letale systemische Form | 3–7 | 8–14 Tage | Anorexie, Apathie, Atemnot, Diarrhö, junge Vögel |
| Subakute bis protrahierte Form | 7–14 | > 3 Wochen | Anorexie, Apathie, Atemnot, Diarrhö, adulte Vögel |
| Chronische Form | 30–90 | > 2 Monate | Apathie, Kachexie, Diarrhö, Atemnot, adulte Vögel |
| Subklinische, persistierende Form | keine | ohne | häufigste Form, ohne Symptome, Vögel sind sexuell explorativ und performativ, adulte Vögel |
| Aktivierte, persistierende Form | > 3 Monate bis Jahre | > 2 Monate | Aktivierung durch endogene und exogene Faktoren, dann Apathie, Anorexie, Diarrhö, Kachexie, respiratorische Symptome, adulte Vögel |

klinischen Veränderungen, von denen dann am ehesten Küken betroffen sind. Respiratorische Symptome, Meningoencephalitits und erhöhte Verluste sind zu beobachten. Chlamydieninfektionen der **Tauben** verlaufen in erster Linie bei Jungvögeln klinisch manifest. Konjunktividen und Entzündungen der oberen Luftwege stehen im Vordergrund. Chlamydien sind bei allen Erscheinungen des ansteckenden Schnupfens zu beachten.

■ Diagnostik

Weil die klinischen Symptome nicht charakteristisch sind, müssen Anamnese, Sektionsbefund und Laboruntersuchungen zur Sicherung der Diagnose dienen. Durch die Sektion werden Rhinitis, Konjunktivitis, Pneumonie, Aerosacculitis, Myo- und Pericarditis, Hepato- und Splenomegalie, Hepatitis und Enteritis ermittelt. Da die Psittakose eine **anzeigepflichtige Tierseuche** ist, müssen die entsprechenden gesetzlichen Vorgaben für die Diagnostik eingehalten werden. Aviäre Chlamydienstämme zählen zur Risikogruppe 3. Als Vermehrungssystem sind in der amtlichen Arbeitsanleitung BGM-Zellkulturen vorgeschrieben. Besonderer Bedarf besteht an relativ einfach durchzuführenden Nachweisverfahren für hoch virulente Stämme. Für den Antikörpernachweis beim Vogel sind wegen der geringen Sensitivität der KBR ELISA-Methoden einzusetzen.

Differenzialdiagnostisch müssen Pasteurellose, Colibacillose, Bordetellose, Mykoplasmosen sowie Infektionen mit Pneumo-, Influenza- und Paramyxoviren berücksichtigt werden.

■ Therapie, Prophylaxe und Tierseuchenbekämpfung

! Die weite Verbreitung von Chlamydieninfektionen unter Haus- und Wildvögeln macht eine völlige Tilgung aussichtslos. In Deutschland gelten Erlaubnispflicht für Züchter und Händler nach §17g des Tierseuchengesetzes sowie die Verordnung zum Schutz gegen die Psittakose und Ornithose, Neufassung vom 20.12.2005.

Der Geltungsbereich dieser Verordnung umfasst alle Vögel der Ordnung *Psittaciformes*. Züchter und Händler haben ihre Tiere danach mit zugelassenen Fußringen zu kennzeichnen. Bereits im Fall eines Verdachtes sind betroffene Tiere abzusondern, die Räume dürfen nur noch mit Schutzkleidung und Mundschutz betreten werden. Es gelten Sperrmaßnahmen sowie die Pflicht zur täglichen Reinigung und Desinfektion nach Anweisung des beamteten Tierarztes. Nach amtlicher Feststellung müssen alle Tiere des Bestandes entweder behandelt oder getötet werden. Die amtliche Beobachtung wird auch auf Bestände ausgedehnt, in die in den letzten 90 Tagen vor amtlicher Feststellung Tiere geliefert wurden.

Für die Behandlung kommen vor allem Chlortetracyclin oder Doxycyclin infrage. Enrofloxacin in einer Dosierung von 500 ppm über Futter oder Trinkwasser bzw. 10 mg/kg parenteral über 14 Tage ist ebenfalls gut wirksam.

**Ornithose ist eine meldepflichtige Tierkrankheit.**

Nach Feststellung der Ornithose, da gilt insbesondere für das Geflügel einschließlich der Tauben, kann die zuständige Behörde die Maßnahmen aus der Psittakoseverordnung sinngemäß anwenden.

### 5.18.7 Chlamydiosen der Säugetiere

#### 5.18.7.1 Chlamydienabort des Schafs (Virusabort, enzootischer Schafabort) — Meldepflicht

■ Ätiologie, Epidemiologie und Klinik

Schafaborte werden durch *Chlamydophila abortus* (früher Wiederkäuerserovar 1 von *C. psittaci*) ausgelöst. Serologische Untersuchungen offenbaren eine weite Verbreitung des Erregers in Schafbeständen. Zur massiven Erregerausscheidung kommt es beim Verlammen, die Chlamydien werden ferner mit Milch, Harn und Kot ausgeschieden und von anderen Tieren oral aufgenommen. Aborte in der 2. Trächtigkeitshälfte, aber auch Geburten lebensschwacher Lämmer und Frühgeburten bestimmen das klinische Bild. Betroffene Muttertiere zeigen meist keine schweren Symptome, normalerweise entwickelt sich eine Immunität, die ein nochmaliges Verlammen verhindert. In der Herde geht der Infektionsprozess innerhalb weniger Ablammperioden in ein chronisches bzw. latentes Stadium über.

■ Diagnose und Differenzialdiagnose

Die bakteriologische und serologische Diagnose folgt dem allgemeinen Schema der Chlamydiendiagnostik, bei der Untersuchung abortierter Feten liefert bereits die mikroskopische Untersuchung von Originalausstrichen wertvolle Hinweise. Direktnachweise sind mittels Capture-ELISA in Vaginal-, Präputial- und Nachgeburtsproben möglich. Es wäre wichtig, mittels rekombinanter Antigene spezifische Nachweismethoden für die wiederkäuerspezifischen Stämme zu etablieren.

S. Abortusovis, andere *Salmonella*-Serovaren, *Coxiella burnetii*, *Campylobacter fetus* ssp. *fetus*, *Listeria monocytogenes* sind neben Brucellen, Leptospiren und dem Virus der border disease differenzialdiagnostisch zu beachten.

■ Therapie und Prophylaxe

**Chlamydienabort der Schafe ist eine meldepflichtige Tierkrankheit.** Zu Beginn des Abortgeschehens kann eine Herdenbehandlung mit Tetracyclinen zumindest einen Teil der Aborte verhindern. Bis zu 4 Wochen vor der Belegung können Mutterschafe mit einer Lebendvaccine geimpft werden.

### 5.18.7.2 Chlamydieninfektionen des Rinds

*C. abortus* kann auch beim Rind Aborte und Fruchtbarkeitsstörungen auslösen und ist daher differenzialdiagnostisch zu berücksichtigen. *C.-psittaci*-Stämme können aus Abortmaterialien ebenfalls nachgewiesen werden. Ein zuerst als WSU 86 – 1044T beschriebenes Isolat aus einem abortierten Rinderfetus wird zu der neuen Art *Waddlia chondrophila* gerechnet, die ebenfalls zur Ordnung Chlamydiales gehört. *C. pecorum* verursacht Encephalomyelitiden, Polyarthritiden, Pneumonien und Enteritiden. Auch Mastitiden und Konjunktividiten wurden im Zusammenhang mit Chlamydieninfektionen diagnostiziert. Eine spezifische Infektion des Rinds ist die Buss-Encephalitis, die bevorzugt bei Kälbern und Jungrindern als sporadische Encephalomyelitis auftritt. Einzelheiten der Stammcharakterisierung, der Epidemiologie und Pathogenese bedürfen einer genaueren Klärung, um die medizinische Relevanz der Chlamydieninfektionen des Rinds exakt einschätzen zu können. *Chlamydophila*-Infektionen des Rinds sind meldepflichtig.

### 5.18.7.3 Chlamydieninfektionen des Schweins

Chlamydieninfektionen des Schweines wurden erst in den letzten Jahren eingehender erforscht. Auch bei dieser Tierart kommt es verbreitet zur Vermehrung der Erreger im Darm und der Ausscheidung mit dem Kot. Chlamydien werden beim Schwein im Zusammenhang mit Aborten und Fortpflanzungsstörungen, Pneumonie, Konjunktivitis, Perkarditis, Polyarthritis, Polyserositis und Enteritis nachgewiesen. *Chlamydophila abortus* dominiert dabei bei Aborten und Genitalinfektionen, während aus dem Darm vorwiegend *Chlamydia suis* nachgewiesen wird. Mischinfektionen beider Chlamydienarten treten ebenfalls auf. In betroffenen Schweinebeständen können Tetracycline oral oder parenteral eingesetzt werden, damit ist aber keine gesicherte Erregerfreiheit zu erreichen. Zur Immunprophylaxe gibt es nur erste Versuche.

### 5.18.7.4 Chlamydieninfektionen der Katze

*C. felis* verursacht bei der Katze bevorzugt Infektionen der Kopfschleimhäute. Manifeste Erkrankungen beginnen meist mit Konjunktivitis, die im Anfangsstadium bevorzugt einseitig auftritt. Rhinitis und Pharyngitis können hinzukommen. Chlamydiosen gehören zum klinischen Komplex des Katzenschnupfens. Dem Begriff der felinen Pneumonitis wird dagegen keine Berechtigung mehr zuerkannt. In Kombinationsimpfstoffe gegen Katzenschnupfen kann Chlamydienantigen einbezogen werden.

### 5.18.7.5 Chlamydieninfektionen bei weiteren Säugetieren

Mit Nachweisen von Chlamydienstämmen bei verschiedenen australischen Beuteltieren erweiterte sich nicht nur das bekannte Wirtsspektrum, es tauchten auch neue Fragen bezüglich epidemiologischer Zusammenhänge auf. Bei Infektionen von Koalas konnten *C. pecorum* und *C. pneumoniae* diagnostiziert werden.

## 5.18.8 Chlamydieninfektionen bei Amphibien und Reptilien

Nach dem erstmaligen Nachweis von Chlamydieninfektionen bei Afrikanischen Krallenfröschen wurde die ursprüngliche Art *Chlamydia psittaci* auch bei anderen Amphibienarten diagnostiziert. In afrikanischen Krokodilfarmen aufgetretene Hepatopathien wurden mit Infektionen über Krallenfrösche in Zusammenhang gebracht. Die ursprünglich als ausschließlich humanpathogen betrachtete Spezies *C. pneumoniae* konnte in einer Reihe von Amphibien- und Reptilienarten nachgewiesen werden.

## 5.18.9 Chlamydieninfektionen des Menschen

Die Psittakose/Ornithose des Menschen ist eine **direkte Zoonose.** Sie kommt im Regelfall durch aerogene Infektion zustande. Fieberhafte Allgemeinerkrankungen mit grippeähnlicher Symptomatik sowie atypischer Pneumonie, Konjunktivitis und Kreislaufstörungen gehören zu den insgesamt uncharakteristischen Krankheitssymptomen. Seitdem wirksame Antibiotika zur Verfügung stehen, hat sich die Bedrohung durch diese Zoonose deutlich relativiert. Im überwiegenden Teil der Fälle geht die Ansteckung auf Tierkontakte zurück. Besonders häufig kommen schwere Erkrankungen nach Ansteckung über Papageien zustande, weiterhin werden häufig Tauben als Infektionsquelle genannt, jede andere Vogelart kann aber ebenso zum Ausgangspunkt der Zoonose werden. Chlamydieninfektionen des Menschen können nachweislich auch von Säugetieren, z. B. Schafen und Katzen, ausgehen. Die Risikobewertung boviner Stämme gestaltet sich etwas schwieriger. Da bei ihnen aber häufig Stämme mit den Merkmalen aviärer und oviner Chlamydien auftreten, ist ein grundsätzlich vorhandenes Risiko in Betracht zu ziehen. Betroffen sind in erster Linie Tierärzte, Tierpfleger und Beschäftigte der Lebensmittelindustrie, viel weniger die Verbraucher von Lebensmitteln.

Am **Trachom** leiden in tropischen und subtropischen Regionen der Erde noch Millionen Menschen. Diese chronische Keratokonjunktivitis führt in schweren Fällen zur Erblindung. Weitere Folgen von *C.-trachomatis*-Infektionen sind bei Menschen das Lymphogranuloma venerum sowie unspezifische Genitalinfektionen wie die nicht gonorrhoische Uretheritis.

***Chlamydophila pneumoniae*** (TWAR-Stämme) verursacht Infektionen der oberen Luftwege und Pneumonien. In den letzten Jahren deuteten verschiedene Untersuchungen auf eine Beteiligung an der Entstehung der Atherosklerose hin.

## 5.19 Rickettsiales

### 5.19.1 Allgemeine Merkmale und Taxonomie

Rickettsien gehören wie die Chlamydien zu den obligat intrazellulären Bakterien. Während die Chlamydien aber einen eigenständigen evolutionären Zweig verkörpern, sind die Rickettsien in den Stamm *Proteobacteria* eingeordnet, wo sie zu den Klassen *Alpha-* bzw. *Gammaproteobacteria* gehören (**Tab. 5.1**). In den letzten Jahren ist es zu einer Reihe von Umbenennungen gekommen, die leicht zur Verwirrung Anlaß geben können. Das betrifft beispielsweise auch die Neuordnung der Familien *Rickettsia-*

*ceae* und *Anaplasmataceae* unter Wegfall der *Ehrlichiaceae* durch Dumler et al. (2001), die wichtigsten Änderungen sind in der **Tab. 5.33** dargestellt. Aufgrund der aktuellen taxonomischen Entwicklung erscheint die Berechtigung zur Beschreibung dieser Erregergruppe eher fraglich.

> ! Rickettsien sind kokkoide, stäbchenförmige oder pleomorphe Bakterien mit Zellwänden vom gramnegativen Typ. Im Unterschied zu den Chlamydien bilden sie ATP. Sie sind unbeweglich und vermehren sich durch Zweiteilung, lediglich bei *Coxiella burnetii* wird ein Entwicklungszyklus beobachtet. Rickettsien parasitieren in retikuloendothelialen Zellen oder Erythrocyten von Vertebraten und Arthropoden. Arthropoden kommen sowohl als Vektoren als auch primäre Wirte in Betracht. Bakterien dieser Gruppe sind in der Regel empfindlich gegenüber Tetracyclinen.

### 5.19.2 *Rickettsia*

Die Gattung wurde nach Howard Taylor Ricketts benannt, der zu Beginn des 20. Jahrhunderts die ersten Erreger aus dieser Gruppe nachgewiesen hatte und 1910 selbst dem Fleckfieber erlag. Mehrere Spezies sind humanpathogen, Arthropoden sind in allen Fällen an den Infektionskreisläufen beteiligt. Es werden die Erkrankungsgruppen Fleckfieber („typhus"), Zeckenbissfieber („spotted fever") und Tsutsugamushi-Fieber („scrub typhus") unterschieden. *Rickettsia prowazekii* ist der Erreger des klassischen oder epidemischen Fleckfiebers des Menschen. Die als Vektoren bedeutsamen Läuse infizieren sich am Menschen, sterben aber nach der Vermehrung des Erregers in ihrem Darmepithel ab, die Infektion des Menschen erfolgt über den rickettsienhaltigen Kot der Läuse. Verschiedene Rickettsien besitzen Antigengemeinschaften mit dem als X19 bezeichneten O-Antigen eines geißellosen *Proteus*-Stammes, die es erlauben, das *Proteus*-Antigen für serologische Untersuchungen (Weil-Felix-Reaktion) zu verwenden. Eine Übersicht zu den Humanrickettsiosen enthält die **Tab. 5.34**. *R. felis* ist nach neueren Untersuchungen in Großbritannien endemisch, Nachweise liegen auch aus Deutschland sowie Nord- und Südamerika vor.

**Tab. 5.33** Taxonomie der Ordnung *Rickettsiales* (Dumler et al., 2001).

| Familie | Gattung/Spezies | frühere Bezeichnung |
|---|---|---|
| Rickettsiaceae | Rickettsia | |
| Anaplasamtaceae | Anaplasma phagocytophilum | A. phagocytophila; Ehrlichia phagocytophila; E. equi, HGE (human granulocytic agent) |
| | A. bovis | E. bovis |
| | A. platys | E. platys |
| | Neorickettsia sennetsu | E. sennetsu |
| | N. risticii | E. risticii |
| | Ehrlichia ruminantium | Cowdria ruminantium |

**Tab. 5.34** Rickettsiosen des Menschen und daran als Reservoirwirte beteiligte Säugetiere.

| Erreger | Krankheit | Verbreitung | Vektoren | Reservoirwirte |
|---|---|---|---|---|
| R. prowazekii | klassisches Fleckfieber | Südamerika, Asien, Afrika | Läuse | Mensch, Flughörnchen |
| R. typhi | murines Fleckfieber | weltweit | Flöhe | Nager |
| R. rickettsii | Rocky-Mountain-Fleckfieber, Felsengebirgsfieber | westliche Hemisphäre | Zecken | Nager, Hund |
| R. conorii | Boutonneuse-Fieber | Afrika, Indien, Mittelmeergebiet | Zecken | Nager, Hund |
| R. sibirica | Sibirisches Zeckenbissfieber | Rußland, Mongolei | Zecken | Nager |
| R. australis | Queensland-Zeckenbissfieber | Australien | Zecken | Nager, Beuteltiere |
| R. akari | Zeckenpocken, Rickettsienpocken | USA, Russland, Korea | Milben | Mäuse |
| Orienta tsutsugamushi (früher R. t.) | Japanisches Fleckfieber, Tsutsugamushi-Fieber | Südostasien, Japan, Nordaustralien | Milben | Nager |

(Mit Ausnahme von *R. prowazekii* und *R. typhi* können auch Arthropoden als Reservoirwirte fungieren)

Diese von Katzenflöhen übertragene Art ist seit 1994 als humanpathogen bekannt und verursacht ein sogenanntes „flea borne spotted fever". Rickttsienpositive Katzenflöhe können sowohl an Katzen als auch Hunden festgestellt werden. *R. felis* ist empfindlich für Doxycyclin, Rifampicin und Flurochinolone.

## 5.19.3 *Coxiella*

### 5.19.3.1 Gattungsmerkmale

> ! Diese Gattung beinhaltet nur eine Art *Coxiella burnetii*, einen weltweit verbreiteten Zoonoseerreger, der in einigen Merkmalen deutlich von anderen Rickettsien abweicht. Morphologisch dominieren kokkoide Kurzstäbchen von 0,2–0,4 × 0,4–1,0 µm. Im Unterschied zu den anderen Rickettsien durchläuft *C. burnetii* einen Entwicklungszyklus, in dem kleine, hochinfektiöse (small cell variant) und große (large cell variant) Zellvarianten auftreten und auch sporenartige Partikel gebildet werden. Diese „Sporen"-Bildung ist besonders bemerkenswert und ein Grund für die außerordentlich hohe Tenazität des Erregers. Strukturveränderungen der Zellwand bedingen das Auftreten von 2 Phasen, von denen die Phase I im empfänglichen Wirt auftritt. Sie ist die virulentere Form und durch ein stark verzweigtes, komplexes LPS charakterisiert. Der Wechsel zur schwächer virulenten Phase II vollzieht sich in Kulturpassagen, das LPS ist weniger verzweigt.

### 5.19.3.2 Anzüchtung

*C. burnetii* kann im empfänglichen Versuchstier, besonders dem Meerschweinchen, in bebrüteten Hühnereiern und Zellkulturen, z. B. in BGM-Zellen, angezüchtet werden.

### 5.19.3.3 Q-Fieber, Coxiellose (query fever) [Meldepflicht]

■ **Ätiologie und Epidemiologie**

Unabhängig voneinander beschrieben Forscher in Australien und den USA in den Jahren 1937 und 1938 Q-Fieber beim Menschen und isolierten den Erreger, der zuerst als *Rickettsia diaporica*, dann zu Ehren der Wissenschaftler Cox und Burnet als *Coxiella burnetii* bezeichnet wurde. Das Wirtsspektrum des Erregers ist sehr groß, es umfasst neben dem Menschen viele Arten von Säugetieren, Vögeln und Arthropoden. Zecken nehmen in der Epidemiologie eine zentrale Stellung ein, in ihnen kann *C. burnetii* lebenslang persistieren, der Erreger wird auch transovariell weitergegeben. Das Q-Fieber stellt sich als typische Naturherdinfektion dar, der Erreger persistiert in Wildtieren und wird durch Zeckenbisse und v. a. den erregerhaltigen Kot der Zecken auf Menschen und Haustiere übertragen. In Mitteleuropa ist *Dermacentor marginatus* die wichtigste Zeckenart im Infektionszyklus des Q-Fiebers. Daneben existiert aber auch ein von Zecken unabhängiger Haustierzyklus, bei dem es zur aerogenen und oralen Ansteckung kommt. Grundzüge der Epidemiologie vermittelt die **Abb. 5.57**. Vom infizierten Tier werden die Coxiellen über Speichel, Milch, Kot, Harn und ganz besonders über Fruchtwasser, Lochien und Eihäute ausgeschieden.

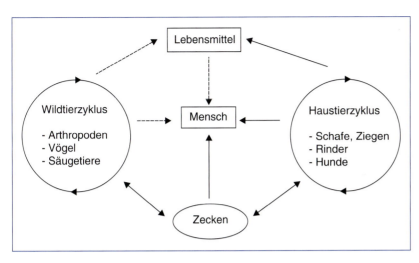

Abb. 5.57 Epidemiologie des Q-Fiebers.

Es werden mehrer Plasmidtypen und genomische Gruppen des Erregers unterschieden.

### ■ Klinik

Die Mehrzahl der Infektionen mit *C. burnetii* verläuft bei den Tieren latent bzw. mit gering ausgeprägten uncharakteristischen Symptomen. Aber auch diese Tiere scheiden die Erreger aus und werden damit zur Infektionsquelle für den Menschen und andere Tiere. Besondere Bedeutung hat die Ausscheidung mit der Milch. Die wichtigsten Manifestationen einer Coxielleninfektion bei Tieren sind Aborte und Frühgeburten bei Rindern, Schafen und Ziegen, die mit massiven Erregerausscheidungen verbunden sind. Bei Ziegen scheint sich die Infektion beim Einzeltier auf zwei Ablammperioden zu beschränken.

### ■ Diagnose

*C. burnetii* ist bei der diagnostischen Abklärung von Wiederkäuerborten zu beachten, ferner ergeben sich Indikationen für Untersuchungen aus verdächtigen Erkrankungen bei Menschen. Es muss streng auf die Vermeidung von Laborinfektionen (Risikogruppe 3) geachtet werden. Die Färbungen nach Stamp, Gimenez, Giemsa und Köster bzw. die Immunfluoreszenz sind für mikroskopische Untersuchungen von Originalausstrichen und histologischen Schnitten geeignet. Wegen der hohen Erregerkonzentration ist der Originalausstrich besonders bei der Untersuchung von Abortmaterial aussichtsreich. Zur Anzüchtung des Erregers dienen Zellkulturen und Bruteier, der Meerschweincheninokulationstest, der besonders für die Untersuchung von Milch genutzt wurde, ist beim heutigen Stand entbehrlich. Die **PCR** hat für den Nachweis von *C. burnetii* aus Organproben und der Milch eine besondere Bedeutung erlangt. Serologische Methoden sind beispielsweise der Kapillaragglutinationstest, die KBR, der indirekte IFT und der ELISA, von denen IFT und ELISA aktuell am wichtigsten sind. Capture-ELISA-Systeme können auch zum Erregernachweis in der Milch eingesetzt werden.

### ■ Therapie und Prophylaxe

 Q-Fieber ist eine meldepflichtige Tierkrankheit, die Gefährdung des Menschen ist generell zu beachten.

Zur Antibiotikaempfindlichkeit des Erregers liegen nicht sehr viele gesicherte Daten vor, neben der traditionell eingesetzten Tetracyclinen sind Rifampicin und Fluorchinolone wirksam, eine garantierte Erregerfreiheit ist aber nicht zu erzielen. Aufgrund der epidemiologischen Besonderheiten wäre eine Immunprophylaxe in gefährdeten Beständen sehr sinnvoll. Eine optimale Geburtshygiene und strenge Maßregelungen bei Wiederkäuerborten tragen ferner zur Verhinderung von Infektionen bei. *C. burnetii* wird in der Milch durch Pasteurisierung abgetötet, der Rohmilchverzehr bedingt daher entsprechende Risiken für den Menschen. Zeckenbekämpfung und ggf. Weidebeschränkungen dienen der Verringerung des Infektionsrisikos. Mittels serologischer Untersuchungen bzw. dem Erregernachweis in der Milch sind Zukaufstiere zu kontrollieren und infizierte Bestände bzw. Einzeltiere zu erfassen und zu isolieren.

### ■ Q-Fieber des Menschen

Die heute weltweit als Q-Fieber bezeichnete Zoonose wurde in der Vergangenheit unter verschiedenen Synonymen beschrieben, die nicht in allen Fällen eine absolut sichere Zuordnung zur Infektion mit *C. burnetii* erlauben. Die Infektion erfolgt hauptsächlich durch das Einatmen von erregerhaltigen Tröpfchen oder Stäuben, ist aber auch oral und durch Kontakt möglich. Bei aerogener Infektion sind nur wenige Zellen des hoch infektiösen Erregers erforderlich. In Deutschland wurden beispielsweise von Schafherden, in Farmen gehaltenem Damwild und Zoowiederkäuern ausgehende Infektionen nachgewiesen. Geburtshilfen und Nachgeburtsbehandlungen beinhalten ein hohes Infektionsrisiko, Q-Fieber kann eine Berufskrankheit sein. Die klinischen Erscheinungen sind beim Menschen von grippeartigen Symptomen geprägt, Kopf- und Muskelschmerzen und atypische Pneumonien treten auf, Endokarditiden sind seltene Komplikationen. In Frankreich und Spanien wird Hepatitis als häufige Form der chronischen Infektion beschrieben und mit dem Verzehr von infizierter Rohmilch und Rohmilchkäse in Verbindung gebracht. Mittel der Wahl ist Doxycyclin, Ampicillin, Chloramphenicol, Chinolone und Rifampicin sind ebenfalls wirksam.

## 5.19.4 Ehrlichia

### 5.19.4.1 Gattungsmerkmale

> Die Gattung *Ehrlichia* umfasst Leukocytenparasiten, die bei verschiedenen Säugetieren und dem Menschen Infektionskrankheiten auslösen können. Durch mikroskopische Untersuchungen von Blutausstrichen lassen sich die Einschlusskörper, auch als Morulae bezeichnet, nachweisen, die jeweils mehrere Elementarkörper, d. h. Bakterienzellen enthalten. Einzelzellen treten ebenfalls auf. Zecken verschiedener Gattungen fungieren als Vektoren und Wirte. Therapeutika der Wahl sind Tetracycline. Eine Übersicht zu den medizinisch wichtigen Arten vermittelt die **Tab. 5.35**.

**Tab. 5.35** Übersicht zu den *Ehrlichia*-Spezies mit Änderungen der Nomenklatur.

| Spezies | Wirte/Vektoren | Krankheiten |
|---|---|---|
| *E. phagocytophila* neu: *A. phagocytophilum* | Wiederkäuer/ *Ixodes ricinus* | Zeckenbissfieber |
| *E. ondiri* | Rind, Wildwiederkäuer | bovines Petechialfieber, Ondiri-Krankheit |
| *E. equi* neu: *A. phagocytophilum* | Pferd | Equine granulozytäre Ehrlichiose |
| *E. risticii* neu: *N. risticii* | Pferd | potomac horse fever, Equine monozytäre Ehrlichiose |
| *E. canis* | Hund/*Ripicephalus sanguineus* | Canine monozytäre Ehrlichiose, Tropische canine Panleukopenie |
| *E. ewingii* | Hund/*Amblyomma americanum* | Canine granulocytäre Ehrlichiose |
| *E. platys* neu: *A. platys* | Hund | Canine zyklische Thrombozytopenie |
| *E. chaffeensis* | Mensch, Hund, Weißwedelhirsch/ *Amblyomma americanum* | humane Ehrlichiose |
| *E. sennetsu* neu: *N. sennetsu* | Mensch | Sennetsu-Fieber |
| *E. ruminantium* | Wiederkäuer/ *Amblyomma* | Herzwasserkrankheit |

### 5.19.4.2 Anzüchtung und Nachweismethoden

Für die Diagnose ist die Untersuchung von Blutausstrichen von zentraler Bedeutung. Dazu werden die Giemsa-Färbung bzw. der Immunfluoreszenztest genutzt, die PCR ist als Bestätigungstest entscheidend. Die von den Bakterien besiedelten Zellarten (Granulocyten, Monocyten) erlauben diagnostische Rückschlüsse auf die *Ehrlichia*-Spezies. Die Anzüchtung ist in Zellkulturen möglich.

### 5.19.4.3 Ehrlichiosen der Wiederkäuer

Da *E. phagocytophila* zur neuen Art *Anaplasma phagocytophilum* gehört, erfolgt die Besprechung dort.

Erreger der **Herzwasserkrankheit** der Wiederkäuer ist *Ehrlichia ruminantium* (früher *Cowdria ruminantium*). Zecken der Gattung *Amblyomma* übertragen die besonders in den Endothelzellen der Blutgefäße parasitierenden Erreger. Die Seuche kommt hauptsächlich in Afrika, südlich der Sahara, sowie auf den Karibischen Inseln vor, wurde aber auch schon in Südosteuropa beobachtet. In Afrika wurden einige Antilopenarten als Reservoirwirte nachgewiesen, bei denen sich die Erkrankung klinisch nicht manifestiert.

Die Herzwasserkrankheit äußert sich in hohem Fieber, gastrointestinalen und zentralnervösen Störungen. Neugeborene verfügen noch über eine Resistenz, die allerdings schnell nachlässt. Flüssigkeitsansammlungen in den Körperhöhlen bestimmen das Sektionsbild, bei kleinen Wiederkäuern imponiert eine ausgeprägte Vermehrung der Herzbeutelflüssigkeit. Besonders beim Rind ist auch die Cerebrospinalflüssigkeit deutlich vermehrt, was zum Krankheitsbegriff Gehirnwasser Anlass gegeben hat. Wegen starker Füllung der Gallenblase wird auch der Name Gallenseuche gebraucht.

Für die bakteriologische Diagnose ist der mikroskopische Erregernachweis in Abstrichen von der Intima der großen Blutgefäße wichtig, die geringe Widerstandsfähigkeit der Bakterien erfordert frisches Untersuchungsmaterial. Als Versuchstiere eignen sich Frettchen, meist werden aber Merinoschafe verwendet, denen Blut erkrankter oder frisch verendeter Tiere intravenös appliziert wird. Erst relativ spät ist es gelungen, den Erreger in vitro zu kultivieren, dazu eignen sich Endothelzellkulturen von Schafen und Rindern und verschiedenen afrikanischen Wildwiederkäuern.

Therapeutisch werden v. a. Tetracycline (Chlortetracyclin, Oxytetracyclin), aber auch Sulfonamide eingesetzt. Durch die Möglichkeiten der In-vitro-Kultivierung von *E. ruminantium* haben sich auch die Aussichten für die Impfstoffentwicklung grundsätzlich verbessert. Während früher das erregerhaltige Blut künstlich infizierter Schafe eingesetzt wurde, konnten in neueren Versuchen mit zellkulturattenuierten Lebendvaccinen und Inaktivatvaccinen aus Zellkulturmaterial gute Ergebnisse erzielt werden. Die Seuchenbekämpfung bleibt allerdings ohne Maßnahmen gegen die Zecken wirkungslos. Potenziell besteht in allen Gebieten, wo *Amblyomma*-Zecken natürlicherweise vorkommen oder sich vermehren können, die Gefahr der Seucheneinschleppung.

### 5.19.4.4  Ehrlichiosen der Pferde

Beim Pferd werden 2 Ehrlichiosen unterschieden, deren Erstbeschreibungen in den USA erfolgten. Übertragungswege und Vektoren sind noch nicht restlos geklärt, die Beteiligung von Arthropoden ist aber zu vermuten. Die frühre Art *E. equi* wird jetzt zu *Anaplasma phagocytophilum* gezählt, *E. risticii* gehört nach der Neuordnung zum Genus *Neorickettsia*.

### 5.19.4.5  Ehrlichiosen des Hunds

> Beim Hund werden wie beim Pferd eine granulocytäre Ehrlichiose und eine monocytäre Ehrlichiose unterschieden, zusätzlich wird als drittes Krankheitsbild eine Thrombocytopenie beschrieben.

*Ehrlichia canis,* der Erreger der Caninen monocytären Ehrlichiose oder Tropischen caninen Panleukopenie ist seit Jahrzehnten bekannt und kommt in tropischen und subtropischen Regionen vor. Hauptvektor ist die Braune Hundezecke, *Rhipicephalus sanguineus*. In Deutschland wurde die Infektion bei Hunden festgestellt, die sich vorher in Endemiegebieten Südeuropas und Nordafrikas aufgehalten hatten. Neben Hunden fungieren auch Wildcarnivoren als Erregerreservoir.

In der 1. Phase der klinischen Erkrankung dominieren Fieberschübe bis 41 °C, Anorexie, Schwäche, leichter Gewichtsverlust, Nasen- und Augenausfluss und blasse Schleimhäute. Die Symptome dieser 2–4-wöchigen Phase sind nicht pathognomonisch. Anschließend kommt es zu einem mehrwöchigen klinisch häufig unauffälligen Stadium, in dem gelegentlich Anorexie und geringgradiger Gewichtsverlust auftreten. Wenn die Erkrankung in die chronische Form übergeht, treten Blutungen in der Haut und auf den Schleimhäuten, innere Blutungen, Anämie, starker Gewichtsverlust, Lymphknotenschwellungen und Ödeme auf. Der Erregernachweis in nach Giemsa gefärbten Blutausstrichen gelingt am ehesten in der 1. Phase der Infektion, Antikörpernachweise mittels indirektem IFT sind spätestens ab dem 20. Tag p. inf. positiv, die persistierenden Titer erlauben in jedem Stadium eine sichere Diagnose. PCR und Anzüchtung in Zellkulturen sind weitere verwendbare Methoden. Sowohl Doxycyclin als auch Oxytetracyclin sind für die Behandlung zu empfehlen. Werden Hunde in Endemiegebiete mitgenommen, sind sie vor Zeckenbefall zu schützen, bzw. Zecken regelmäßig sorgfältig zu entfernen. Evtl. können prophylaktische Gaben von Doxycyclin erfolgen (täglich 5 mg/kg oral).

Die **Canine granulocytäre Ehrlichiose** durch *Ehrlichia ewingii,* eine Art, die 1992 von *E. canis* abgetrennt wurde, tritt nur in Amerika auf. Der Krankheitsverlauf ist insgesamt milder.

Die dritte canine Ehrlichiose wird durch die offiziell nicht anerkannte Spezies *Ehrlichia platys* (jetzt *Anaplasma platys*) verursacht und als **Canine infektiöse zyklische Thrombocytopenie** bezeichnet. Sie tritt in den USA und Südeuropa auf. 1995 gelang in Deutschland der Erstnachweis bei einer Hündin, die sich höchstwahrscheinlich in Südeuropa infiziert hatte. Charakteristikum dieser Infektionskrankheit sind wiederkehrende Bakteriämien, in deren Gefolge Thrombocytopenien auftreten. Die Symptome sind uncharakteristisch und im Normalfall wenig auffällig. Meist kommt es zu Fieber, Lymphadenopathien, Anorexie und gelegentlich Blut im Kot. Neben dem Erregernachweis im Blutausstrich (Thrombocyten) dient der Antikörpernachweis mittels IFT der Diagnose. Therapeutisch wird wie bei den anderen Ehrlichiosen des Hunds vorgegangen.

### 5.19.4.6  Ehrlichiosen der Katze

Über Ehrlichiosen der Katze liegen sehr wenige Informationen vor, Infektionen mit *E. canis* wurden ebenso nachgewiesen wie eine granulocytäre Ehrlichiose.

### 5.19.4.7  Ehrlichiosen des Menschen

Humanpathogene Vetreter dieser Gattung sind *Ehrlichia chaffeensis* und *Ehrlichia sennetsu* jetzt *Anaplasma sennetsu). E. chaffeensis* kommt auch bei Hunden vor, die damit ein Erregerreservoir bilden. Zu *E. canis* bestehen enge Beziehungen. Diese Spezies kommt in den USA vor, *A. sennetsu* ist in Japan bereits seit Jahrzehnten als Erreger des Sennetsufiebers bekannt.

## 5.19.5  *Piscirickettsia*

Die erstmals 1992 beschriebene fischpathogene Gattung beinhaltet nur die Spezies *Piscirickettsia salmonis,* den Erreger der Piscirickettsiose oder salmonid rickettsial septicemia (SRS). SRS wurde zuerst 1989 bei chilenischen Lachsen diagnostiziert, später erfolgten Nachweise auch in Nordamerika und Europa (Irland, Norwegen). Neben verschiedenen Lachsarten sind auch Regenbogenforellen und wahrscheinlich weitere Fischarten empfänglich. Splenomegalie und weiße nekrotische Leberherde sind die auffälligsten postmortalen Befunde, auch die Nieren sind geschwollen. Als Nachweismethoden bieten sich die Mikroskopie von Originalausstrichen und die Anzüchtung in Fischzellkulturen mit serologischer Identifizierung an. Der Erreger ist in vitro empfindlich gegen Gentamicin, Streptomycin, Erythromycin, Rifampicin und Tetracycline.

Ähnlich rickettsienartige Mikroorganismen (rickettsia like organisms – RLO) sind bei verschiedenen Arten von Fischen, Mollusken und Schalentieren nachzuweisen, ihre Spezieszuordnung bedarf weiterer Untersuchungen.

### 5.19.6 Neorickettsia

Das **potomac horse fever** oder auch **Equine monocytäre Ehrlichiose** wird durch die in den Monocyten parasitierende Art *Neorickettsia* (früher *Ehrlichia*) *risticii* verursacht. 1979 wurde diese Infektionskrankheit erstmals in der Nähe des Flusses Potomac im US-Staat Maryland diagnostiziert, in Europa sind Nachweise in Frankreich erfolgt.

Das Initialstadium der Krankheit ist von Fieber, leichten Depressionen und reduziertem Appetit gekennzeichnet. Nach einigen Tagen bis zu einer Woche kann sich daran ein zweites Krankheitsstadium mit ausgeprägteren Symptomen anschließen. Es ist durch höheres Fieber und Diarrhöen geprägt, denen Enterokolitiden zugrundeliegen. Lahmheit, Koliken und subkutane Ödeme treten ebenfalls auf. Der Erreger kann die Placenta passieren und Aborte induzieren. Im Unterschied zur granulocytären Ehrlichiose ist die Letalität höher. Direkte Erregernachweise erfolgen wieder in Blutausstrichen, für serologische Untersuchungen bieten sich ELISA und indirekter IFT an. Im Kot der Pferde kann *N. risticii* durch immunmagnetische Separation und anschließende Identifizierung über PCR nachgewiesen werden. Für die Anzüchtung werden Kulturen peripherer mononukleärer Blutzellen eingesetzt.

Therapeutisch wirkt Oxytetracyclin, in den USA sind zur Prophylaxe Vaccinen entwickelt worden.

Das Genus *Neorickettsia* enthält ferner eine Spezies, die bei Trematodenlarven von Lachsen an der Pazifikküste der USA vorkommen. Durch Aufnahme von Fischen infizieren sich Hunde und andere Carnivoren wie Bären, Kojoten, Füchse und Frettchen. *Neorickettsia helminthoeca* löst beim Hund die salmon poisoning disease, aus, die durch hohes Fieber, gedämpftes Verhalten, Anorexie und gastrointestinale Störungen gekennzeichnet ist. Lymphadenopathie, Leuko- und Thrombocytopenie sowie Gewichtsverlust kommen hinzu. Ferner ist auch die Krankheitsbezeichnung elokomin fluke fever gebräuchlich.

### 5.19.7 Eperythrozoon

#### 5.19.7.1 Gattungsmerkmale

> ! Zur Gattung *Eperythrozoon* gehören Parasiten der Erythrocyten von Tieren. Leitsymptome einer Eperythrozoonose sind Anämie, Fieber und Ikterus. Latente Infektionen überwiegen, klinische Manifestationen hängen regelmäßig von der Einwirkung zusätzlicher abwehrschwächender Faktoren ab.

#### 5.19.7.2 Nachweismethoden

Am einfachsten ist der mikroskopische Nachweis von *Eperythrozoon*-Bakterien in Blutausstrichen. Diese werden nach Papenheim oder Romanowsky gefärbt, als besonders geeignet hat sich aber die Färbung mit Acridinorange und Auswertung unter dem Fluoreszenzmikroskop erwiesen. Die Infektion kann auch mittels serologischer Methoden nachgewiesen werden, die PCR dient der Erkennung klinisch gesunder Erregerträger. Eine Kultivierung ist in vitro nicht möglich.

#### 5.19.7.3 Eperythrozoonose des Schweines

Diese Infektionskrankheit wird im Kapitel Mykoplasmen besprochen, da der Erreger jetzt als *Mycoplasma haemosuis* eingeordnet ist.

#### 5.19.7.4 Weitere *Eperythrozoon*-Arten

*Eperythrozoon coccoides* wurde bei Nagetieren beschrieben, inzwischen aber auch in die Gattung *Mycoplasma* eingeordnet. *Eperythrozoon parvum* als apathogener Vertreter beim Schwein. Wegen des überwiegend latenten Charakters der Infektionen muss mit einer erheblichen Dunkelziffer gerechnet werden. *E. ovis* und *E. wenyonii* gehören jetzt zum Genus *Mycoplasma* und werden mit den übrigen haemotrophen Mykoplasmen im Abschnitt 5.16 behandelt.

### 5.19.8 Anaplasma

#### 5.19.8.1 Gattungsmerkmale

Anaplasmen parasitieren in cytoplasmatischen Vakuolen reifer und unreifer hämatopoetischer Zellen, besonders myeloider Zellen und Neutrophiler sowie Erythrocyten von Säugetieren. Zecken können als Vektoren auftreten, bei ihnen findet auch eine transovarielle Übertragung statt. Die einzelne Anaplasmenzelle wird als Initialkörper bezeichnet, durch Teilung entstehen in den Erythrocyten die aus mehreren Zellen bestehenden Elementarkörper. Die Diagnose wird im akuten Stadium durch mikroskopische Untersuchung gefärbter Blutausstriche (Giemsa, Romanowsky, Acridinorange) gestellt.

#### 5.19.8.2 Anaplasmose (Gallenseuche)

*A. marginale* ist der Erreger der Anaplasmose der Wiederkäuer, die in tropischen und subtropischen Regionen sowie auch Südeuropa auftritt, die Nordgrenze der Verbreitung wurde in der Schweiz erreicht. Die Infektion erfolgt nur über Blutkontakt (Zecken, iatrogen). Klinisch manifeste Erkrankungen betreffen in der Regel Rinder, bei anderen Wiederkäuern bleibt die Infektion latent. Infektionen wurden auch bei Kamelen nachgewiesen. Kälber und Jungrinder besitzen eine Altersresistenz. Anämie,

Fieber, Ikterus, Apathie, Inappetenz, erschwerte Atmung und starker Milchrückgang sind die Hauptsymptome, Aborte treten auf. Ikterus, Ödeme und die prall gefüllte Gallenblase geben bei der Sektion Hinweise auf Anaplasmose. Obwohl die Erreger lebenslang persistieren können, gelingt ihr Nachweis über Blutausstriche nur in der akuten Phase, im chronischen Stadium bleibt nur der indirekte Nachweis über serologische Untersuchungen. DNA-Sondentechniken wurden bereits entwickelt. Mit Tetracyclinen ist eine Therapie möglich, die auch zur Erregereliminierung führt. Zur Immunisierung wurden Lebendvaccinen mit der weniger virulenten Spezies *Anaplasma centrale*, attenuierten *A.-marginale*-Stämmen (ggf. mit kombinierter Antibiotikatherapie) und inaktivierte Vaccinen entwickelt.

### 5.19.8.3 *Anaplasma-phagocytophilum*-Infektionen

*A. phagocytophilum* verursacht Infektionen bei Wiederkäuern, Hunden, Katzen und Pferden. Der Erreger parasitiert in myeloiden Zellen. Für die Übertragung auf **Wiederkäuer** sind Zecken der Art *Ixodes ricinus* verantwortlich. Nach der Infektion entwickelt sich eine Bakteriämie und nach einer Inkubationszeit von etwa einer Woche treten Fieber, reduzierte Futteraufnahme, Apathie und verringerte Milchproduktion auf. Die meisten Infektionen verlaufen subklinisch bzw. mit schwach ausgeprägten Symptomen. Aborte sind möglich. Schwere Krankheitsverläufe treten besonders dann auf, wenn nicht immune Tiere in endemisch verseuchte Gebiete verbracht werden. Der Erreger kann bis zu 2 Jahre in den Tieren persistieren. Vorberichtlich sind Weidegang und Zeckenkontakte zu berücksichtigen. Über **Zeckenbissfieber** wurde erstmals 1932 aus Schottland berichtet, neben Rindern sind Schafe, Ziegen und Wildwiederkäuer empfänglich. Die Infektion konnte in vielen europäischen Ländern nachgewiesen werden. Während der Fieberphase lassen sich die Erreger in Blutausstrichen mikroskopisch diagnostizieren. Therapeutisch werden Tetracycline eingesetzt, Zeckenbekämpfung und Weidebeschränkungen sind Kernpunkte der Prophylaxe.

*Ehrlichia equi* wurde als der Erreger der Equinen granulocytären Ehrlichiose, die in den USA erstmals 1969 beschrieben wurde. Inzwischen ist sie auch in Europa, darunter Deutschland, Israel und Brasilien aufgetreten. Der Erreger wird jetzt zur Spezies *A. phagocytophilum* gerechnet. Fieber bis zu 41 °C, Anorexie, Depression, Ödeme im unteren Extremitätenbereich und Ataxien bestimmen das klinische Bild. Dabei bleibt die Letalität niedrig. Für die Diagnosestellung ist der mikroskopische Nachweis der Erreger bzw. Morulae in den neutrophilen Granulocyten maßgeblich.

*A. phagocytophilum* infiziert auch **Hunde**, wobei Zecken als Überträger fungieren und führt zur Caninen granulozytären Ehrlichiose. Die Vermehrung erfolgt in neutrophilen Granulocyten, was in Blutausstrichen dargestellt werden kann. Das klinische Bild ist vielgestaltig und umfasst Fieber, Anorexie, Gewichtsverlust, Dyspnoe, Lethargie, Lymphadenopathie. Polyarthritis und andere Symptome. Diese besser als Canine Anaplasmose bezeichnete Erkrankung ist inzwischen in Deutschland heimisch. Doxycyclin und andere Tetracycline sind gut wirksam.

### 5.19.8.4 Weitere *Anaplasma*-Spezies

*Anaplasma centrale* verursacht wesentlich milder verlaufende Infektionen bei Rindern, die vorwiegend in Afrika auftreten. *Anaplasma ovis* ist ein Blutparasit der kleinen Wiederkäuer, der morphologisch nicht von *A. marginale* unterschieden werden kann. Beide Arten besitzen gemeinsame Antigene. Der Krankheitsverlauf ist eher mild.

## 5.19.9 *Haemobartonella*

*H. felis* und *H. canis* sind jetzt als Vertreter der haemotrophen Mykoplasmen Angehörige des Genus *Mycoplasma* und werden dort besprochen.

## 5.19.10 *Aegyptianella*

In den Tropen und Subtropen tritt *Aegyptianella pullorum* als Blutparasit bei verschiedenen Vogelarten in Erscheinung. Zecken fungieren als Überträger. Im Zusammenhang mit resistenzmindernden Faktoren entwickeln sich Fieber, Anämie, Durchfall, allgemeine Schwäche und Abmagerungserscheinungen. Sensitivität besteht gegenüber Tetracyclinen und Dithiosemicarbazon.

**Weiterführende Literatur**

AVID: Methoden der Infektionsdiagnostik. (Arbeitskreis für Veterinärmedizinische Infektionsdiagnostik im Arbeitsgebiet Mikrobiologie, Parasitologie und Hygiene der Deutschen Veterinärmedizinischen Gesellschaft). Loseblattsammlung. Auch unter www.dvg.net/avid.

Bundesministerium für Ernährung, Landwirtschaft und Forsten: Arbeitsanleitungen zur Labordiagnostik anzeigepflichtiger Tierseuchen. Bonn; 1999

Bundestierärztekammer (BTK), Arbeitsgemeinschaft der leitenden Veterinärbeamten (ArgeVET): Leitlinien für den sorgfältigen Umgang mit antimikrobiell wirksamen Tierarzneimitteln. Dt. Tierärzteblatt 2000; 48: Heft 11

Bergey's Manual of Systematic Bacteriology Vol. 1 – 4. Baltimore: Williams and Wilkins.
 Vol. 1 ed. Krieg, N. R., J. G. Holt (1984)
 Vol. 2 ed. Sneath, P. H. A., N. S. Mair, M. E. Sharpe, J. G. Holt (1986)
 Vol. 3 ed. Staley, J. T., M. P. Bryant, N. Pfennig, J. G. Holt (1989)
 Vol. 4 ed. Williams, S. T., M. E. Sharpe, J. G. Holt (1989)

Bisping W, Amtsberg G: Farbatlas zur Diagnose bakterieller Infektionserreger der Tiere. Berlin: Paul Parey; 1988

Blobel H, Schließer T (Hrsg.): Handbuch der bakteriellen Infektionen bei Tieren. 2. Aufl. Jena: Gustav Fischer
 Band II/1: Staphylokokken-Infektionen und Enterotoxine (1994)
 Band II/2: Streptokokken-Infektionen und Rotlauf (1994)
 Band II/3: Listeriose, Corynebacterium-, Actinomyces-, Ar-

canobacterium-, Rhodococcus- und Bacillus-Infektionen (1995)
Band II/4: Clostridiosen (1995)

Euzeby JP: List of bacterial names with standing in nomenclature: a folder available on internet. Int J Syst Bact. 1997; 47: 590–592

Garrity GM (editor-in-chief): Bergey's Manual of Systematic Bacteriology. 2 ed. New York: Springer
Vol. 1 The Archaea and the deeply brancing and phototrophic Bacteria (2001)
Vol.2 The Proteobacteria (in threee parts) (2005)
Vol.3 The low G + C Gram-positive Bacteria (2006)
Vol.4 The high G + C-positive Bacteria (2007)
Vol. 5 The Planctomycetes, Spirochaetes, Fibrobacteres, Bacteroidetes and Fusobacteria (2007)

Holt JG, Krieg NR, Sneath PHA, Staley JT, Williams ST: Bergey's Manual of Determinative Bacteriology. 9 ed. Baltimore Williams and Wilkins; 1994

Mauch H(Hrsg.): MiQ – Qualitätsstandards in der mikrobiologisch-infektiologischen Diagnostik. Loseheftwerk herausgegeben im Auftrag der Deutschen Gesellschaft für Hygiene und Mikrobiologie (DGHM). München: Elsevier, Urban & Fischer

Songer JG. et al.: Veterinary Microbiology: Bacterial and fungal agents of animal disease. St. Louis: Elsevier, Saunders; 2005

**Internet-Adressen**
www.bacterio.cict.fr./ (Nomenklatur)
www.dsmz.de (Nomenklatur)
www.bergeys.org (Bergey's Manual Trust)

# 6 Allgemeine Mykologie

B. Gedek

## 6.1 Systematische Zuordnung der Pilze

! Pilze stellen selbstständige Lebewesen dar, die Zellstruktur aufweisen und über einen eigenen Stoffwechsel verfügen. Da in ihren Zellen echte Zellkerne vorliegen, die sich mitotisch teilen, gehören sie wie Tier und Pflanze zu den Eukaryoten.

Innerhalb der Eukaryoten lassen sie sich aufgrund einer gewissen Zwitterstellung weder dem Pflanzenreich noch dem Tierreich zuteilen, sodass sie heute einem eigenen Reich, dem **Regnum Fungi,** zugeordnet werden (**Tab. 6.1**). Phylogentisch und ontogentisch gesehen, leiten sie sich zwar wie die Plantae und Animalia von den Protisten her, genauer gesagt stammen sie aber von den pilzähnlichen Abteilungen der chlorophyllfreien Urformen der Chromista bzw. Protozoa ab, während als Vorfahren der Pflanzen die Grünalgen und der Tiere die Flagellaten gelten. Wie bei den Protisten kommen bei den Pilzen Cellulose und andere Polysaccharide wie Glukane und Mannane sowie Chitin und Chitosan als Gerüstsubstanzen vor. Ansonsten entspricht die Pilzzelle der Pflanzenzelle, wobei aber die Chromatophoren fehlen (**Abb. 6.1**). Demzufolge gleicht ihr Stoffwechsel dem der tierischen Zelle und ihr kohlenhydrathaltiger Reservestoff ist nicht Stärke, sondern Glykogen. Während die Pflanze über die Photosynthese und das Tier über die Verdauung die für den Bau- und Betriebsstoffwechsel nötige Energie gewinnt, absorbieren Pilze die Nährstoffe aus der Umwelt, wobei mindestens die C-Quelle in organisch gebundener Form vorliegen muss. Wie die primitivsten Formen, die Moneren (im besonderen die Bakterien), leben manche Pilze als Einzeller. Weit häufiger entwickeln sie jedoch vielzellige Vegetationskörper, wie man sie ohne Gliederung in Wurzel, Stengel und Spross, auch bei Lagerpflanzen findet, mitunter sogar mit Differenzierung gewebeartiger Strukturen mit bestimmter Funktion. Diese Differenzierung steht im Zusammenhang mit der bei Pilzen teilweise recht komplizierten Fortpflanzungsweise, da sich diese im Gegensatz zu Bakterien, sowohl geschlechtlich als auch ungeschlechtlich vermehren. Anhand der Bildung auffällig geformter und gefärbter mit dem bloßen Auge wahrnehmbarer Fruchtkörper, wie sie von Gift- und Speisepilzen bekannt sind, oder an der Entwicklung unscheinbarer, nur mithilfe des Mikroskops sichtbarer Vegetationseinheiten – ohne oder zumeist nur

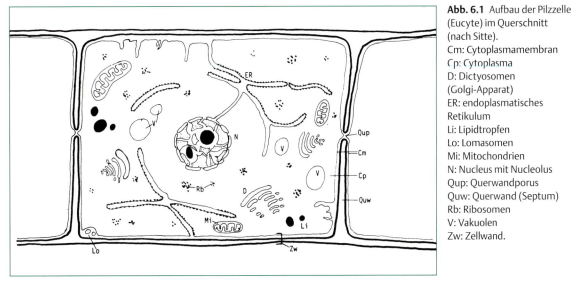

**Abb. 6.1** Aufbau der Pilzzelle (Eucyte) im Querschnitt (nach Sitte).
Cm: Cytoplasmamembran
Cp: Cytoplasma
D: Dictyosomen (Golgi-Apparat)
ER: endoplasmatisches Retikulum
Li: Lipidtropfen
Lo: Lomasomen
Mi: Mitochondrien
N: Nucleus mit Nucleolus
Qup: Querwandporus
Quw: Querwand (Septum)
Rb: Ribosomen
V: Vakuolen
Zw: Zellwand.

geringer Differenzierung – lassen sich **Makromyceten** und **Mikromyceten** (mykes = griech. Pilz) voneinander unterscheiden. Pilzarten beider Kategorien verursachen bei Mensch und Tier Krankheiten. In jedem Fall handelt es sich um **Niedere** oder **Höhere Pilze**. Innerhalb des Reiches Eumycota werden 5 Abteilungen geführt (**Tab. 6.1**). Die erste umfasst die Chrytridiomycota, von denen die meisten Arten im wässrigen Milieu leben. Sie treten nur bei kaltblütigen Tieren auf. Von ihnen ist erst eine Spezies *Batrachochytrium dendrobatidis* bei Amphibien als Zoonose-Erreger beschrieben. Pilzen von den anderen 4 Abteilungen kommt aufgrund eines krankmachenden Potenzials im Warmblüterorganismus hauptsächlich eine medizinische Bedeutung zu.

Von den etwa 100.000 bekannten Arten der Eumycota, die innerhalb des Reiches der echten Pilze systematisch in ungefähr 104 Ordnungen untergebracht sind, enthalten nur 18 Ordnungen Spezies mit krankmachendem Potenzial für den Menschen und homoiothermer Tierarten. Die Mehrzahl der Ordnungen, denen Tausende von Arten zugeordnet sind, weist demnach nicht eine einzige Art ätiologisch relevante Eigenschaften als Voraussetzung für die Entfaltung einer krankmachenden Wirkung im Warmblüterorganismus auf.

Der Erreger *Pneumocystis carinii* der Klasse der Archiascomycetes ist erst vor wenigen Jahren als Pilz erkannt und als zu den Eumycota gehörig definiert worden. Vorher wurde dieser auf künstlichen Nährböden nicht züchtbare Erreger über Jahrzehnte als Protozoa geführt.

Zur Sicherheit des Umganges des Menschen mit Pilzen von medizinischer Bedeutung erfolgte in jüngster Zeit auch eine Katalogisierung der Arten nach den Vorgaben der internationalen Biosafety Level-Bewertung zur Risikoeinschätzung. Im Vergleich zur Einschätzung des

**Tab. 6.1** Übersicht - Systematik der Pilze des Reiches der echten Pilze (Eumycota); Abteilung I und II = Niedere Pilze, III–V = Höhere Pilze.

| Abteilung | Klasse | Ordnung |
|---|---|---|
| I Chytridiomycota | | |
| II Zygomycota | Zygomycetes (teleomorphe Formen) | Murorales<br>Mortierellales<br>Entomorphthorales |
| III Ascomycota (teleomorphe Formen) | Archiascomycetes | Pneumocystidales |
| | Hemiascomycetes | Saccharomycetales |
| | Euascomycetes | Chaetothyriales<br>Clavicipitales<br>Dothideales<br>Eurotiales<br>Hypocreales<br>Lectiales<br>Microascales<br>Ongenales<br>Ophiostmatales<br>Pezizales<br>Phyllachorales<br>Pleosporales<br>Sordariales |
| IV Basidiomycota (teleomorphe Formen) | Hymenomycetes | Agaricales<br>Stereales<br>Tremellales |
| | Urediniomycetes | Sporidiales |
| | Ustilaginomycetes | Microstomales<br>Tilletiales<br>Ustilaginales |
| V Deuteromycota (Fungi imperfecti) anamorphe Formen ascomycotischer und basidiomycotischer Hefen, Schimmelpilze und Schwärzepilze sowie pflanzenparasitisch lebender teleomorpher Artern der Ascomycota und Basidiomycota | | |

Risikos des Umganges mit Bakterien gehören nur einige wenige Pilzarten zur Gruppe 3, da die Mehrzahl der bewerteten 397 Spezies hauptsächlich über Vitalitätsfaktoren verfügt und weniger mit Virulenzfaktoren ausgestattet ist. Infolgedessen handelt es sich bei den „infektiösen Agenzien" um Opportunisten, wobei in der Regel eine Abwehrschwäche von Seiten des Makroorganismus eine Rolle spielt, dass der Pilz eine Erkrankung hervorrufen kann.

> Innerhalb der Eumycota oder echten Pilze sind für den Menschen und homoiotherme Tiere pathogene Arten in den Abteilungen Zygomycota, Ascomycota, Basidiomycota und Deuteromycota zu finden.

## 6.2 Grundstrukturen

> Die Pilzzelle entspricht im Wesentlichen der Pflanzenzelle, wobei aber die Chromatophoren fehlen.

Von den Bakterien unterscheiden sich die Pilze v. a. durch das Vorhandensein eines echten Zellkerns, das heißt eines sog. Mitosekerns, welcher bei allen Lebewesen anzutreffen ist, bei denen die gewöhnliche asexuelle Kernteilung dem Vorgang der Mitose folgt. Ein solcher **Kern** ist charakterisiert durch die Abgrenzung gegenüber dem Cytoplasma der Zelle mit einer submikroskopischen porösen Doppelmembran, der Kernmembran. Außerdem weist der Kern einer **Eucyte** (**Abb. 6.1**), wie die Zelle mit einem solchen Kern genannt wird, neben dem Kernplasma (einem proteinhaltigen Kernsaft) in der Regel auch ein Kernkörperchen oder Nukleolus auf.

Da die Pilze zumindest stets einen solchen behüllten Kern innerhalb ihrer Zellen (der Nukleolus kann gelegentlich fehlen!) vorweisen, liegt hierin ihre Zuordnung zu den Eukaryoten begründet, von der Art ihrer Fortpflanzung und ihren morphologischen Einheiten unabhängig. Die Kernmembran bleibt beim Vorgang der Kernteilung bei den Pilzen auch meist erhalten. Im Gegensatz zu den Bakterien enthält der Zellkern der **Pilzzelle** auch stets mehrere Chromosomen. Hinsichtlich der Ribosomen bestehen keine Abweichungen von Zellen höherer Pflanzen (80 S-Partikel). Betreffend die Mitochondrien der Zelle ist bei manchen niederen Formen nur eines vorhanden. Auch die für die Kernteilung wichtigen Zentriolen kommen nicht immer vor und die Kernspindelbildung unterbleibt dadurch.

In der Gerüstsubstanz der Zellwand besteht ein Unterschied zur Pflanzenzelle in der Weise, dass außer **Cellulose** auch andere Polysaccharide sowie sogar **Chitin** und/oder Chitosan anzutreffen sind.

Verschiedentlich verfügt die Pilzzelle über Geißeln (z. B. Zoosporen), 1–2, selten 4 an der Zahl, aufgebaut aus 2 zentralen Einzel- und 9 peripheren Doppelfibrillen. Sie sind entweder vorn (apikal), seitlich (lateral) oder hinten (terminal) inseriert.

Während die Fortbewegung durch Geißeln bei Bakterien relativ häufig anzutreffen ist, kommt sie bei Pilzen nur bei Wasserbewohnern vor. Sie stellt zugleich die einzige Form der Beweglichkeit bei Pilzen dar und ist bei Pilzen von medizinischem Interesse (wegen der Abhängigkeit des Vorhandenseins von Wasser) nur bei Krankheitserregern der Fische anzutreffen.

Die Fortbewegung von Pilzsporen mittels Geißeln gleicht derjenigen von tierischen Gameten oder den Geschlechtszellen der Pflanzen. Sie führen dementsprechend undulierende Bewegungen aus, die auf rhythmische Kontraktionen der Geißelpolypeptidstränge zurückzuführen sein sollen. Sind zwei oder mehr Geißeln vorhanden, sind die Bewegungen der Einzelgeißeln aufeinander abgestimmt. Es werden 2 Typen unterschieden: Peitschen und Flimmergeißeln.

Neben wässrigen Zellsafträumen (Vakuolen), die bei Pilzen einen recht beträchtlichen Umfang annehmen können, fallen die wichtigsten Reservestoffe wie **Fett** (Lipide), **Glykogen** und **Volutin** als **Plasmaeinschlüsse** bei der mikroskopischen Betrachtung besonders auf.

## 6.3 Geschlechtliche und ungeschlechtliche Vermehrung

Im Gegensatz zu den Bakterien kommt bei den Pilzen eine **ungeschlechtliche** und eine **geschlechtliche Vermehrung** vor. Im Allgemeinen wechseln beide Vorgänge miteinander ab, weshalb man bei Pilzen auch von einem **Generationswechsel** spricht. In jeder Generation entstehen einzellige, nur bei höheren Formen auch mehrzellige Fortpflanzungszellen oder Sporen, von denen die ungeschlechtlich bzw. vegetativ gebildeten Sporen v. a. der Verbreitung, die in Verbindung mit einem Geschlechtsvorgang erzeugten Sporen der Erhaltung der Art dienen. In der Literatur werden deshalb bei der Beschreibung von Pilzen **Nebenfruchtform** und **Hauptfruchtform** (**Abb. 6.2**) voneinander getrennt aufgeführt. Sowohl die bei der ungeschlechtlichen Vermehrung als auch die bei der geschlechtlichen Fortpflanzung erzeugten Sporen können entweder exogen an besonders spezialisierten Mycelelementen oder auch endogen in eigens dafür vorgesehenen Sporenbehältern gebildet werden. Zum Unterschied zur ungeschlechtlichen Vermehrung, bei der lediglich eine einfache Verteilung der Zellsubstanz der Mutterzelle auf die nachfolgenden Tochterzellen erfolgt, geht bei der geschlechtlichen Vermehrung der Bildung neuer Zellen erst eine Vereinigung zweier verschieden geschlechtlich determinierter oder gelegentlich auch undeterminierter Zellen voraus, in dessen Produkt nach stattgefundener Plasma- und Kernverschmelzung die Reduktionsteilung erfolgt. Erst dann entwickelt der Pilz Sporen. Als Besonderheit tritt bei der Fortpflanzung der Höheren Pilze eine Aufspaltung des Geschlechtsvorgangs in eine zeitlich und räumlich voneinander getrennte Plasmaverschmelzung

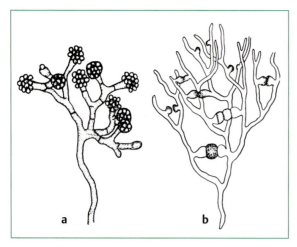

**Abb. 6.2** Nebenfruchtform:
a Büschel mit mehreren ungeschlechtlich gebildeten Sporangien und Sporangiosporen
Hauptfruchtform:
b Sporenträger mit einzelnen geschlechtlich erzeugten Zygoten bzw. Zygosporen niederer Pilze (Zygomycota) nach Alexopoulos.

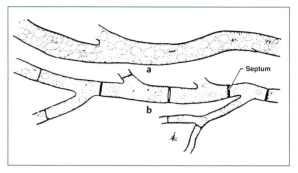

**Abb. 6.3** Somatische Strukturen (Mycel) bei Pilzen, schematisch nach Alexopoulos:
a Unseptierte Hyphe, charakteristisch für niedere Pilze (Zygomycota)
b Septierte verzweigte Hyphe, charakteristisch für höhere Pilze (Ascomycota, Basidiomycota und Deuterimycota).

(**Plasmogamie**) und Kernverschmelzung (**Karyogamie**) auf. Diese beiden Schritte klaffen zuweilen so weit auseinander, dass der erste am Anfang, der zweite am Abschluss eines individuellen Lebens vollzogen wird.

Bei den **Niederen Pilzen**, den **Zygomycota**, erfolgt die sexuelle Fruktifikation im unmittelbaren Anschluss an den Geschlechtsvorgang (Kopulation). Nach der Kopulation zweier einkerniger Geschlechtszellen, den **Gameten**, oder der Verschmelzung ganzer mehrkerniger Geschlechtsorgane, den **Gametangien**, entsteht als direkte Folge der Plasmaverschmelzung die **Zygote**. Sie schreitet noch vor ihrem Auskeimen – zu einem neuen Mycel (Geflecht aus mehreren fadenförmigen Zellen, **Abb. 6.3**) oder der Entwicklung eines Sporenbehälters mit ungeschlechtlichen Sporen, dem **Sporangium** – zur Kernverschmelzung und Reduktionsteilung. Die Diplophase, das heißt das Nebeneinandervorkommen zweier verschieden geschlechtig determinierter Kerne innerhalb einer Zelle, ist somit bei den Niederen Pilzen auf das **Sexualprodukt, die Zygote** (**Abb. 6.2**), beschränkt. Die Haplophase, nämlich das Vorhandensein nur jeweils eingeschlechtiger Kerne in einer Zelle, umfasst dagegen alle übrigen Entwicklungsstadien: Mycel (somatische Strukturen), Gametangien, Gameten, Sporangien und **Sporangiosporen** (**Abb. 6.2**). Letztere werden auch wenn sie begeißelt sind als Zoosporen bezeichnet. Man trifft sie bei den im Wasser lebenden niederen Pilzen an.

Bei den **Höheren Pilzen**, den **Ascomycota** und **Basidiomycota**, ist Haplophase von der Diplophase innerhalb eines Entwicklungszyklus durch die Einschaltung einer Dikaryophase getrennt. Das ist dadurch bedingt, wie schon angedeutet wurde, dass die Plasmaverschmelzung und Kernverschmelzung nicht unmittelbar wie bei den Zygomycota aufeinanderfolgen. Auf diese Weise fällt auch die Fruktifikation dieser Pilze zeitlich nicht mehr mit dem Geschlechtsvorgang zusammen. Das Wesen einer solchen Art von Fortpflanzung ist anhand des Entwicklungsgangs eines zu den Ascomycota zu rechnenden Schimmelpilzes in einer Abbildung erläutert (**Abb. 6.4**).

Innerhalb der **Ascomycota** stellt der **Ascus** als Produkt des Sexualvorgangs mit den darin gebildeten Ascosporen das Charakteristikum dieser Abteilung der echten Pilze dar. Bei deren niederen Formen, den **Hemiascomyceten** liegen die Asci noch frei, sie sind also nackt; bei den höheren Formen, den **Euascomyceten**, sind sie dagegen in **Fruchtkörper** eingebettet, die aus einem Flechtwerk von Mycel, dem **Plektenchym**, gebildet werden.

Bei den **Basidiomycota** tritt an die Stelle des Ascus als Zeichen von Sexualität die **Basidie**. Geschlechtsorgane, das heißt Gametangien, werden allerdings nicht mehr bei diesen Pilzen gebildet. Am Abschluss der Paarkernphase oder Dikaryophase entstehen die den Asci gleichzustellenden Basidien, in denen sich die Reduktionsteilung abspielt. Während die **Ascosporen** stets endogen im Ascus entstehen, werden die **Basidiosporen** exogen an der Basidie abgeschnürt (**Abb. 6.5**). Die daneben auftretende Nebenfruchtform der Basidiomycota ist in der Regel von der Ascomycota nicht verschieden. Als asexuelle Sporenformen werden von diesen Pilzen Konidien ebenso wie Blastosporen und Arthrosporen gebildet.

Neben den Pilzen mit nachgewiesener geschlechtlicher Vermehrung (= teleomorphe Formen) existieren auch eine große Zahl von Myceten, von denen bis heute nur die Nebenfruchtform, also die ungeschlechtliche Vermehrung (= anamorphe Formen), bekannt ist. Anscheinend haben derartige Pilze die Fähigkeit zur geschlechtlichen Fortpflanzung verloren oder die Bedingungen für eine solche blieben bislang unentdeckt. Diese unvollständig bekannten Pilze werden unter der Bezeichnung Fungi imperfecti zu einer Gruppe zusammengefasst und im Reich der Eumycota in der Abteilung Deuteromycota geführt (**Tab. 6.1**). Von ihnen steht lediglich fest, dass es sich aufgrund der Bildung von septierten Mycelien nur wie für Ascomycota und Basidiomycota charakteristisch um Höhere Pilze handeln kann.

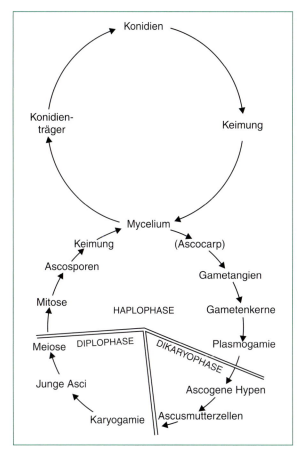

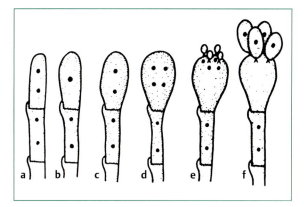

**Abb. 6.5** Verschiedene Stadien der Entwicklung einer Basidie, schematisch nach Alexopoulos:
**a** Zweikernige Hyphenspitze
**b** Karyogamie
**c** Erste meiotische Teilung (zweikerniges Stadium)
**d** Zweite Teilung (vierkerniges Stadium)
**e** Junge Basidiosporen entwickeln sich auf Sterigmen, und die Kerne sind im Begriff, in die Sporen zu wandern
**f** Reife Basidie mit vier einkernigen Basidiosporen.

**Abb. 6.4** Schema des Entwicklungszyklus der Ascomycota. In dem oberen Kreis sind die aufeinander folgenden vegetativen, die in dem unteren die sexuellen Entwicklungsstufen aufgezeichnet. Von den Fungi imperfecti ist die unten dargestellte geschlechtliche Vermehrungsphase bisher unbekannt geblieben, nach Alexopoulos:

| | |
|---|---|
| Haplophase | Zelle weist einfachen Chromosomensatz auf |
| Diplophase | Zelle weist zweifachen Chromosomensatz auf |
| Dikaryophase | Paarkernphase zwischen Plasmogamie und Karyogamie |
| Ascokarp | Asci von einer Hüllschicht zu Fruchtkörpern vereinigt |
| Gametangien | Geschlechtsmutterzellen |
| Gametenkerne | Kerne der Geschlechtszellen |
| Plasmogamie | Plasmaverschmelzung |
| Karyogamie | Kernverschmelzung |
| Meiose | Reduktionsteilung. |
| Mitose | Kernteilung |

Für die Zuordnung der echten Pilze zu den Zygomycota, Ascomycota und Basidiomycota ist das jeweilige Sexualprodukt Zygote, Ascus oder Basidie entscheidend. Bei Fehlen eines solchen gelten sie als Deuteromycota bzw. Fungi imperfecti (unvollständige Pilze).

Jede Generation eines Entwicklungszyklus vermehrt sich voneinander unabhängig. Die daraus resultierende Selbständigkeit der Bildung sexueller oder asexueller Thalli hat dazu veranlasst, binomiale Bezeichnungen für die jeweiligen Stadien eines Pilzes in die Systematik einzuführen. Das heißt die teleomorphe Art *Pseudoallescheria boydii*, Erreger der Maduromykose oder des echten Mycetoms, wird als holomorphe Spezies gleichzeitig unter zwei weiteren synanamorphen Artnamen, nämlich *Graphium eumorphum* und *Scedosporium apiospermum*, geführt, obwohl es sich um den gleichen Organismus handelt. Die holomorphen, teleomorphen Formen repräsentieren deshalb die Ascomycota respektive Basidiomycota, die synanamorphen Formen werden stattdessen den Deuteromycota zugeordnet.

Die Bildung der während der Entwicklung eines Pilzes entstehenden Sporen erfolgt im Gegensatz zu Bakterien nur selten durch einfache Querteilung, sondern in der Hauptsache durch Abarten der typischen Zellteilung, von denen die **Sprossung** bzw. **Abschnürung** und die **freie Zellbildung** als wichtigste zu nennen sind.

> Die während der Fruktifikation eines Pilzes erzeugten Sporen sind keine Dauerformen wie bei Bakterien, sondern dienen der Verbreitung und Erhaltung der Art.

Bei der Bildung von Sporen direkt aus dem Mycel spielt der Vorgang der typischen Zellteilung oder einfachen Querteilung eine Rolle, wenn der Pilz durch Fragmentierung zuvor gebildeter Hyphen (fadenförmige Zellelemente des Mycels) in Teilstücke zerfällt. Damit werden ursprüngliche Teile des Vegetationskörpers oder Thallus zur Spore, die wiederum Mycel oder aber auch andere Vermehrungseinheiten eines Entwicklungszyklus hervorbringen kann. Die Hyphen, aus denen diese Sporen nacheinander wie Glieder einer Kette hervorgehen und sich dabei durch ein Abwinkeln wie Gelenke verhalten, werden als Seitenzweige eines Hauptstrangs gebildet. Sie entstehen durch seitliche Ausstülpungen der Haupt-

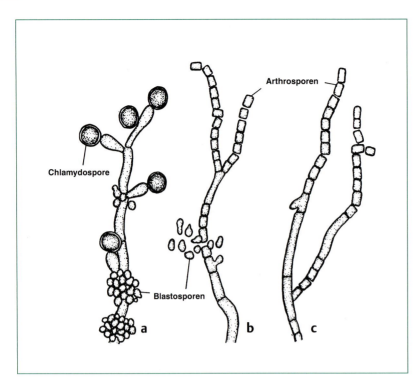

**Abb. 6.6** Vegetative Sporenformen (Thallosporen), charakteristisch für Hefen und hefeähnliche Pilze nach Alexopoulos, schematisch:
**a** *Candida albicans*
**b** *Trichosporon cutaneum*
**c** *Geotrichum candidum*.

hyphe und verlängern sich durch Wachstum hauptsächlich in der Zone unmittelbar hinter der Hyphenspitze. Da die Querwände erst innerhalb der bereits fertigen Hyphe durch nachträgliche Invagination gebildet werden, sind die auf diese Weise aus mehr oder weniger gleich langen Teilstücken eines Mycels hervorgehenden Sporen im Gegensatz zu anderen durch atypische Zellteilung gebildeten Formen zumindest zunächst rechteckig. Sie können sich jedoch an den Ecken mehr und mehr abrunden, sodass sie dann von anderen Sporenformen, insbesondere von Blastosporen, nicht ohne weiteres zu unterscheiden sind. Sie haben nach ihrem Aussehen und ihrer Bildungsweise die Namen Oidie (griech. odion = kleines Ei) bzw. **Arthrospore** (griech. arthron = Glied oder Gelenk) erhalten **(Abb. 6.6b** und **c)**.

Die **Blastosporen** entstehen beim Vorgang der Sprossung, bei welchem nicht wie bei der typischen Zellteilung das bereits vorhandene Zellmaterial auf die Nachkommen verteilt wird. An einer Stelle der Zellwand kommt es dabei vielmehr zur begrenzten Auflösung derselben; durch die beschränkte Öffnung tritt ein Teil des Protoplasten aus (**Abb. 6.6a**), um den sich eine dünne Wand bildet, sodass eine Knospe sichtbar wird, die dann auch einen oder mehrere Zellkerne aufweist. Die Tochterzelle wächst zur Größe der Mutterzelle heran und wird von dieser durch Zellwandwachstum schließlich abgetrennt; sie kann dann ihrerseits auf gleiche Weise Nachkommen hervorbringen, die in Form und Größe einander entsprechen. Bei manchen Arten gehen die Blastosporen oder Sprosszellen aber auch zum Hyphenwachstum über und entwickeln Mycel, deren Hyphen wiederum zum Sprossungswachstum überwechseln.

Da die dabei entwickelten Hyphen auch durch Fragmentierung Sporen hervorbringen können, kommen bei manchen Pilzen Blastosporen und Arthrosporen nebeneinander vor. Manche Spezies täuschen jedoch eine Hyphenbildung nur vor. Das trifft zu, wenn bei dem Vorgang der Sprossung nicht nur runde oder ovale Zellformen entwickelt werden, sondern auch Langsprosse, die den Hyphen zum Verwechseln ähnlich sind. Berücksichtigt man nicht die Entstehungsweise dieser Pseudohyphen, bei denen die Längs- und Querwände der Zellen niemals wie bei den echten Hyphen miteinander einen rechten Winkel bilden, weil hierfür das durch einen Porus der Zelle ausgetretene Zellmaterial abgeschnürt wird, kann ein solches **Pseudomycel** irrtümlicherweise für ein echtes Mycel gehalten werden. Das kommt insbesondere dann vor, wenn die Langsprosse durch eine große Zahl daran gebildeter Kurzsprosse weitgehend überdeckt sind. Während eines abwechselnden Hyphen- und Sprossungswachstums kommt es bei manchen Arten auch zur Bildung besonders dickwandiger Zellen die, da die eigentliche Zelle wie von einem Mantel umgeben ist, auch als Chlamydosporen (griech. chlamys = Mantel) bezeichnet werden. Da diese ebenfalls wie Arthrospore und Blastospore direkt aus dem Vegetationskörper oder Thallus (griech. thallus = Schößling) eines Pilzes hervorgeht, gehört sie wie die beiden anderen Formen zu den Thallosporen (**Abb. 6.6**). Sie bilden sich zwischen zwei Hyphen (interkalar) oder an deren Enden (terminal).

Vergleichbar der Sprossung ist die am Mycel stattfindende Konidienbildung, wozu sich Hyphen zu Konidienträgern oder sog. **Konidiophoren** umbilden, die dann fertile Zellen (Konidienmutterzellen) hervorbringen, aus der nacheinander durch endogene oder exogene Abschnürung (basipedal oder acropedal) **Konidien** (griech. konios = Staub) zu mehreren, zumeist in Ketten, hervorgehen. Einzeln entstehen Konidien auch ohne Bildung spezieller Sporenträger seitlich an den Hyphen Höherer Pilze. Eine regelrechte Abschnürung ist auch bei der Entwicklung der Basidiosporen der Basidiomycota zu beobachten (**Abb. 6.7a, b**; **6.8a, b** und **6.9**).

Durch freie Zellbildung entstehen dagegen die Sporangiosporen der Niederen Pilze und die Ascosporen der Höheren Pilze der Ascomycota. Bei diesem Vorgang erfolgt auf sich wiederholende freie Kernteilungen eine willkürliche Zuordnung von Plasma zu den gebildeten Kernen und eine ebenso willkürliche Zuordnung von Plasma zu den gebildeten Kernen und eine ebenso willkürliche Bildung einer Zellwand aus der Leibessubstanz der Mutterzelle innerhalb des entwickelten Sporenbehälters. Dieser Sporenbehälter wird, wenn es sich um ein vegetativ gebildetes Sporangium handelt, in der Regel auch von einem Sporangienträger oder Sporangiophor hervorgebracht (**Abb. 6.10**), während er als über den Geschlechtsakt erzeugter Ascus entweder in Fruchtkörper eingebettet, an kaum differenzierten Hyphen oder schließlich überhaupt nackt anzutreffen ist. In der Regel entstehen die Sporen bei der ungeschlechtlichen Vermehrung in weit größerer Zahl als nach geschlechtlicher Vermehrung. Bei den Euascomyceten ist die Zahl pro Ascus, nämlich 8, und bei den Basidiomyceten pro Basidie mit 4 genau festgelegt.

! Neben der typischen Zellteilung durch Querteilung vermehren sich die Verbreitungsformen der Pilze (Sporen) auch durch atypische Zellteilung, nämlich Sprossung oder freie Zellbildung.

Besonderheiten, die im einzelnen bei der Bildungsweise der Sporen unabhängig vom Entwicklungszyklus eines Pilzes daneben auftreten können, sowie die Abweichung in der Sporenmorphologie sind wichtige Kriterien, die eine Unterscheidung der Fungi in den Abteilungen nicht nur nach Klassen, Ordnungen, Familien und Gattungen gestatten, sondern denen sogar für die Artdiagnose entscheidende differenzialdiagnostische Bedeutung zukommt. Im Einzelnen wird darauf bei der Besprechung der Arten mit krankmachendem Potenzial hingewiesen.

! Die Sporen der echten Pilze können einzellig oder mehrzellig und bei niederen Formen auch beweglich sein (**Abb. 6.11**).

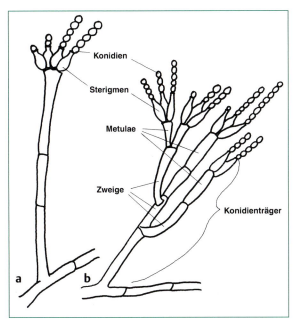

**Abb. 6.7** Konidien tragende Konidiophoren der Gattung *Penicillium*, schematisch im Querschnitt:
**a** Unverzweigter symmetrischer Pinsel
**b** Verzweigter asymmetrischer Pinsel – Pinselschimmel.

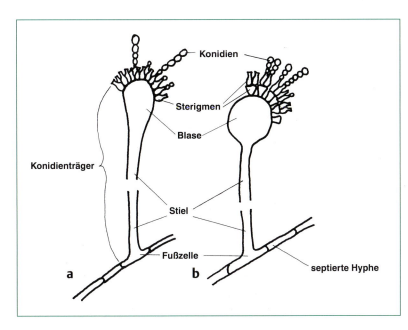

**Abb. 6.8** Konidien tragende Konidiophoren der Gattung *Aspergillus*, schematisch im Querschnitt:
**a** Konidienköpfchen mit einreihiger Anordnung der Sterigmen (Phialiden)
**b** Mit zweireihiger Anordnung der Sterigmen (Phialiden) – Gießkannenschimmel.

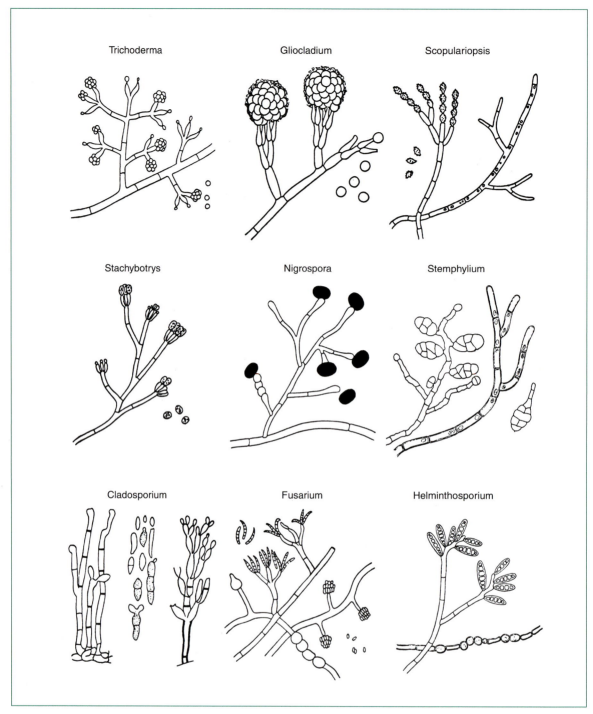

**Abb. 6.9** Beispiele für Formationen von Konidienträgern bei anderen opportunistischen Schimmel- und Schwärzepilzgattungen der Hyphomyceten (Fadenpilze).

Bei weit gehend übereinstimmender Morphologie entscheiden auch physiologische Eigenschaften über die Zuordnung. Den gelegentlich bei Pilzen vorkommenden Überlebenseinrichtungen wie Haftorganen (Haustorien) oder Dauerorganen (Chlamydosporen, Gemmen und Sklerotien) kommt dagegen nur eine untergeordnete Bedeutung zu.

Die vegetative Phase der Thallusbildung ist oftmals schon nach kurzer Zeit beendet; sie wird durch die Fruktifikations- oder Vermehrungsphase abgelöst, die durch die Entstehung anamorpher, asexuell erzeugter Verbreitungsorgane (vornehmlich Sporen) oder durch teleomorphe, sexuell entwickelte Fortpflanzungsorgane charakterisiert ist.

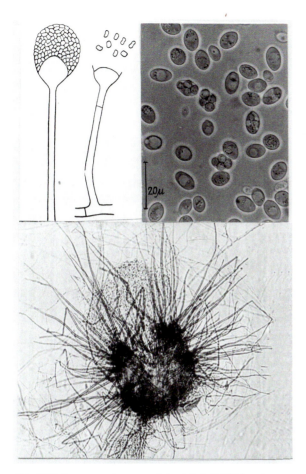

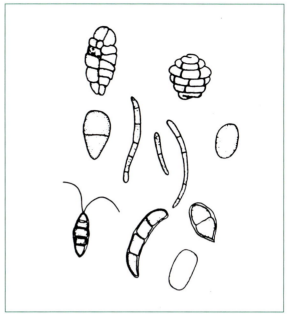

**Abb. 6.11** Schematische Einzeldarstellung von ein- und mehrzelligen Sporenformen der Fadenpilze, bei Niederen Pilzen auch begeißelt.

**Abb. 6.10** Sporen werden erzeugt durch freie Zellbildung in Sporangien bei niederen Pilzen (Zygomycota), schematisch (oben links) sowie in nackten Asci bei echten Hefen (*Saccharomyces cerevisiae*), Mikrophoto nativ (oben rechts) oder eingebettet in Fruchtkörper von höheren Pilzen (Ascomycota), z.B. auch bei Schimmelpilzen (*Chaetomium* spp.), Mikrophoto, Laktophenol-blau-Präparat (unten).

## 6.4 Wachstum und Wachstumsbedingungen

Das **Wachstum** der Pilze ist im Gegensatz zu den Bakterien nicht immer mit der Vermehrung, Vergrößerung der Zellzahl und Entwicklung selbstständiger Vegetationseinheiten verbunden. Sehr oft handelt es sich nur um Mycelwachstum, also lediglich um eine Vergrößerung von Biomasse. Bei der Bildung von Kolonien allerdings resultiert aus dem Wachstum eine makroskopisch sogar sichtbare Zunahme des Durchmessers des Vegetationskörpers eines Pilzes. Bei Hefen, den Sprosspilzen, die beim Vorgang der Sprossung stets vergleichbar den Bakterien neue Individuen hervorbringen, lässt sich ein Wachstum in 4 Phasen leicht verfolgen, und es gelingt wie beim Wachstum der Bakterien in Nährlösungen, eine entsprechende Wachstumskurve zu erhalten. Bei einer Eintragung der in der Zeiteinheit gebildeten Zellzahl in ein Ordinatensystem zeigt sich deutlich zunächst eine Anpassung an das Substrat, zum Ausdruck kommend in einer geringen Zunahme der Zellzahl (lag-Phase). In der darauffolgenden logarithmischen oder exponentiellen Wachstumsphase (log-Phase) steigt diese dann aber stark an. Mit der Erschöpfung des Nährsubstrats halten sich Zubildungs- und Absterbevorgänge die Waage, entsprechend der Ruhephase, und schließlich führt die Anhäufung von Stoffwechselprodukten innerhalb eines geschlossenen Systems zum Stillstand des Wachstums und zum Absterben der Zellen (Absterbephase).

Bei Schimmelpilzen (Konidien- oder Sporangiosporen bildende Fadenpilze) erfolgt bei einer Züchtung in Submerskulturen nach einer Keimungszeit mit der Anpassung an das Milieu, vergleichbar mit der lag-Phase, eine lineare Zunahme an Mycel, wie durch die Bestimmung des Myceltrockengewichts nachgewiesen werden konnte, bis ebenfalls die Nährstoffe erschöpft sind, sodass letztlich auch bei diesen Pilzen auf die log-Phase die Ruhephase folgt. Alsdann ist nur noch verlangsamtes apikales Hyphenwachstum mit Bildung von Verzweigungen zu beobachten, bis schließlich durch Lysierung des Mycels der Zelltod eintritt und sich der Pilz nunmehr in der Absterbephase befindet. Die Wachstumsrate der log-Phase hängt außer vom Nährstoffangebot von den jeweiligen Umweltbedingungen ab.

> ! Nach dem äußeren Erscheinungsbild werden bei Pilzen Makromyceten und Mikromyceten unterschieden, den Ausschlag gibt die Dimension der Fruchtkörper.

Beim Wachstum auf der Oberfläche fester Substrate bilden die mikroskopisch kleinen Pilze oder Mikromyceten wie Bakterien **Kolonien**. So lange eine Pilzzelle eine runde oder ovale Gestalt aufweist, beträgt ihr Durchmesser im Durchschnitt 6–8 μm, was in etwa der Größenordnung der roten Blutkörperchen bei Säugern entspricht. Erst wenn eine solche ovale oder runde Zelle zu keimen beginnt und einen Pilzfaden oder Hyphe bildet, erreicht die ursprüngliche Pilzzelle bezüglich ihres Längenausmaßes ein Vielfaches des früheren Durchmessers, während die Breite des Pilzfadens nahezu unbeeinflusst davon bleibt. Eine fadenförmige Zelle eines Pilzes ist auf diese Weise nur um das 10fache breiter als die Fadenformen zu den Bakterien zu rechnender Strahlenpilze oder Actinomyceten, deren Filamente gewöhnlich nicht breiter als 1 μm werden. Das bedeutet, dass wenn der Vegetationskörper eines Pilzes nur aus einer Zelle besteht, diese mit bloßem Auge nicht wahrnehmbar ist. Erst durch die Ausbildung einer größeren Anzahl von Pilzfäden, die miteinander ein Geflecht – ein sog. Mycel – bilden, entsteht eine auch ohne Zuhilfenahme eines Mikroskops wahrnehmbare Einheit, ein **Pilzlager** oder **Pilzrasen**.

Der Vegetationskörper eines Pilzes ist allerdings auch in diesem Zustand noch ein recht unscheinbares Gebilde. Augenfällig wird er erst dann, wenn er zur Bildung von Sporen an mehr oder weniger spezialisierten Hyphen schreitet und bei diesem Vorgang makroskopisch sichtbare **Fruchtkörper** entwickelt werden, die auf der höchsten Entwicklungsstufe der echten Pilze die größere Formenvielfalt und Perfektion erreichen. Gemeint sind damit z. B. alle jenen bekannten krusten-, konsolen-, scheiben-, schwamm-, bauch- und hutbildenden **Wald- und Wiesenpilze,** zu denen außer Pflanzenschmarotzern auch die zu Speisezwecken genutzten Pilze und eine Reihe von Giftpilzen zählen. Die nicht wie die sog. Makromyceten durch auffällige Fruchtkörper imponierenden Mikromyceten bestimmen statt dessen ihr äußeres Erscheinungsbild durch die Entwicklung von Kolonien. Ihr unterschiedliches Aussehen ergibt sich durch die Verschiedenheit der Bildung von Sporen. Danach ist zumindest eine Differenzierung von Hefe-, Dermatophyten- und Schimmelpilzkolonien möglich und auf diese Weise auch eine quantitative Erfassung von Pilzen in Lebens- und Futtermitteln sowie in Exkrementen und Körperflüssigkeiten auf der Basis einer Lebendkeimzahlbestimmung nach KBE = Kolonie bildenden Einheiten durchführbar.

!  Die Mikromyceten bilden auf festem Substrat Kolonien, die nach ihrem Aussehen eine Zuordnung zu den Hefen oder hefeartigen Pilzen, den Schimmel- oder Schwärzepilzen oder den Dermatophyten erlauben.

So weisen **Hefen** im Gegensatz zu Schimmelpilzen feuchte, cremige oder schleimige, mehr oder weniger glänzende Kolonien auf (**Abb. 6.12**). Die **Schimmelpilze** entwickeln dagegen trockene, strähnige, samtartige, watteartige, matte Kolonien und fallen durch die Bildung von fädigen Überzügen auf (**Abb. 6.13**). Oberseits und unterseits durch den Gehalt an Melaninen dunkel gefärbte Kolonien werden von den **Schwärzepilzen** gebildet (**Abb. 6.14**).

Bei den Hefen sind für das von Schimmelpilzen abweichende Aussehen der Kolonien Blastosporen, Arthrosporen und Chlamydosporen verantwortlich, die direkt aus

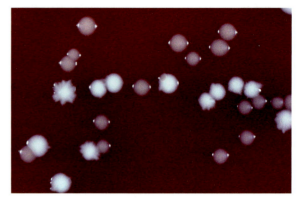

**Abb. 6.12** Kolonien von Hefen auf Blutagar, weiß, unregelmäßig mit Ausläufern (Pseudomycel oder Mycel) = *Candida albicans* und rosarot, regelmäßig ohne Ausläufer = *Rhodotorula* sp.

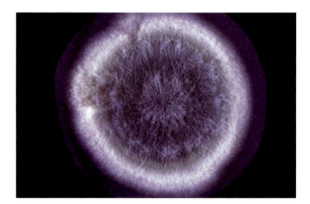

**Abb. 6.13** Kolonie von Schimmelpilz auf Sabouraud-Agar = *Aspergillus flavus* (oberseits lebhaft gefärbt).

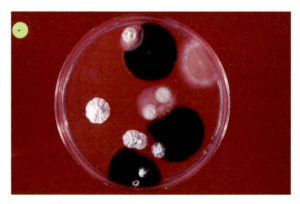

**Abb. 6.14** Kolonien von Schwärzepilz der Gattung *Alternaria* (braunschwarz) auf Sabouraud-Agar (rot unterlegt), daneben hellfarbiger Fadenpilz (*Scopulariopsis* sp.) und lachsfarbiger hefeartiger Pilz (*Sporobolomyces* sp.).

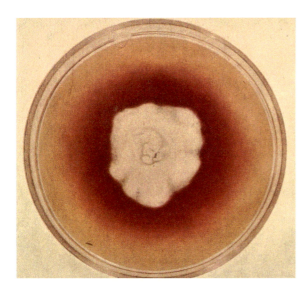

**Abb. 6.15** Kolonie von Dermatophyten auf Kimmig-Agar, unterseits lebhaft rot gefärbt, von anthropophiler Art *Trichophyton rubrum* (an den Menschen angepasst).

dem Mycel hervorgehen. Die Konidien oder Sporangiosporen der Schimmelpilze entstehen dagegen am Mycel. Von den ebenfalls konidienbildenden Dermatophyten unterscheiden sich die Schimmelpilze zumeist dadurch, dass deren Kolonien vornehmlich oberseits lebhaft gefärbt sind, während die Kolonien der **Dermatophyten** oberseits meist farblos sind und unterseits pigmentiert erscheinen (**Abb. 6.15**).

> ! Pilze entwickeln sich bevorzugt an Oberflächen, leben als Saprobionten von toter Materie, gehen mit anderen Lebewesen Symbiosen ein oder bemächtigen sich dieser als Parasiten, wovon hauptsächlich die Pflanze betroffen ist.

Pilze sind dementsprechend zur saprobiontischen und/oder parasitischen Lebensweise befähigt.

Der Feuchtigkeitsgehalt des Substrats beeinflusst maßgeblich die Keimung der Sporen, wie überhaupt Wasser für alle Stoffwechselvorgänge in der Zelle erforderlich ist. Dabei entscheidet über das Wachstum eines Pilzes, sei es in der Kultur oder an den Standorten in der freien Natur, allein das in ungebundener Form zur Verfügung stehende Wasser. Das frei verfügbare Wasser bestimmt die **Wasseraktivität** eines Substrats, die als $a_w$-Wert definiert ist nach dem Verhältnis zwischen Wasserdampfdruck des Substrats (p) bzw. dessen Umgebung und Sättigungsdruck des reinen Wassers ($p_0$) bei gleicher Temperatur (p). Die Höhe des $a_w$-Werts resultiert nicht nur aus dem jeweiligen Wassergehalt des Substrats, sondern zugleich spielt die Art der im Wasser gelösten Stoffe eine Rolle. Da der Berechnung des $a_w$-Werts eine Proportion zugrunde gelegt ist, beträgt er 1,0. Bei $a_w$-Werten um 0,6 entwickeln sich nur Hefen, die hohe Zucker- und/oder Salzkonzentrationen vertragen und deshalb als osmotolerant bezeichnet werden. Nur einige wenige Schimmelpilze, die als **xerophil** gelten, können sich ebenfalls bei einer derartigen niedrigen Wasseraktivität vermehren. Solche Pilze leiten bei Nahrungsmitteln in der Regel auch den Verderb ein und erhöhen durch Wasserabscheidung den Wassergehalt des Substrats, sodass dann auch andere Pilze, deren Minimalbedarf über einem $a_w$-Wert von 0,8 liegt, Entwicklungsmöglichkeiten erhalten. Bei Arten mit ausgeprägter Hygrophilie handelt es sich hauptsächlich um Niedere Pilze, und zwar um Sporangiosporen bildende Schimmelpilze der Klasse Zycomycetes, bekannt als Mucorales, und sich mittels mehrzelliger Konidien fortpflanzende anamorphe Formen höherer Pilze (Fusarien und andere auf Pflanzen parasitierende Arten), wie sie als **Feldpilze** beispielsweise bei Nutzpflanzen, insbesondere Mais und Ährengetreide, hauptsächlich anzutreffen sind. Danach werden sie in der Regel durch **Lagerungspilze** abgelöst, die aufgrund geringerer Ansprüche gegenüber der Wasseraktivität eines Substrats mit $a_w$-Werten auch unter 0,8 zufrieden zustellen sind. Hierzu gehören Vertreter der 2 wichtigsten, Konidien an besonders gestalteten Konidienträgern bildenden Schimmelpilzgattungen *Aspergillus* und *Penicillium*. Von diesen sind die Penicillien und einige Aspergillen als **mesophil** anzusprechen. Die Aspergillen der *Glaucus*- und *Candidus*-Gruppe repräsentieren, neben den teleomorphen Spezies der Gattung *Eurotium*, im Wesentlichen die xerophilen Arten. Das Optimum liegt für die Mehrzahl der Pilze bei $a_w$-Werten zwischen 0,9–1,0 und damit niedriger als das von Bakterien, die annähernd den maximalen Wert von 1,0 benötigen.

Die xerophilen Schimmelpilzarten stellen im Gegensatz zu den osmotoleranten Hefen manchmal das Wachstum bei $a_w$-Werten oberhalb von 0,95 ein oder entwickeln sich nur noch schlecht. Da eine Abhängigkeit der Sporulation von der Wasseraktivität besteht, unterbleibt bei einem Pilz häufig die Sporenbildung, wenn der zu treffende Minimalwert erreicht ist.

Vielfach ist die Unterteilung der Spezies auch nach der Sporenkeimung unter dem Einfluss der relativen Luftfeuchte oder Kornfeuchte in Prozent vorgenommen worden. Die Grenzwerte einer Sporenkeimung werden mit 80% relativer Luftfeuchte und ungefähr 13% Substratfeuchte angegeben. Als Keimungsgrenze für mesophile Spezies wird genannt eine relative Luftfeuchte von 80–90% und eine Substratfeuchte um 18%. Für **hygrophile** Arten sei für die Keimung eine relative Luftfeuchte von über 90% und eine Substratfeuchte von 22–25% zutreffend.

Daneben übt die **Temperatur** einen Einfluss auf das Wachstum aus. Pilze wachsen allgemein in einem relativ weiten Temperaturbereich, vornehmlich zwischen 0° und 45°C. Die Kardinalpunkte der Wachstumstemperaturen liegen für Minimum, Maximum und Optimum dabei bei Pilzen niedriger als bei Bakterien. Die Optimaltemperatur beträgt bei der Mehrzahl der Mikromyceten 25°C. Grundsätzlich lassen sich die Pilze jedoch nach ihren Temperaturansprüchen in 4 Gruppen einteilen.

**Psychrophile** Arten, wie wir sie auch von den Bakterien kennen, entwickeln sich unterhalb von 25°C. Im Gegensatz zu den Bakterien handelt es sich hierbei jedoch nicht um Lebensmittel verderbende Pilze, sondern vielmehr um pflanzenparasitisch lebende Arten, die durch ihre Toxine Mensch und Tier schädigen können.

Die zweite Gruppe, vornehmlich repräsentiert durch ubiquitär verbreitete Hefen und Schimmelpilze, hat ihr Wachstumsoptimum bei 20–25 °C, das Minimum um 0 °C und das Maximum zwischen 30 und 40 °C. Bei einigen Arten ist aber das Maximum erst bei 44 °C erreicht. Diese haben als Erreger innerer Mykosen bei Mensch und homoiothermen Tierspezies, Säugern und Vögeln, Bedeutung erlangt. Die übrigen **mesophilen** Arten verfügen damit hauptsächlich über Eigenschaften, sich höchstens auf deren Körperoberfläche entwickeln zu können. Bestimmte an den Warmblüterorganismus angepasste Hefen, wie sie im Verdauungstrakt von Nagern und bei Schwein, Kaninchen sowie Chinchillas anzutreffen sind, zeigen ein sehr begrenztes Wachstum, überhaupt nur zwischen 25 ° und 44 °C.

Die dritte Gruppe der **thermotoleranten** oder auch als **fakultativ thermophil** zu bezeichnenden Pilze wächst bei Temperaturen im Maximum von 45–55 °C, im Minimum um 0 °C, mit einem Optimum zwischen 30 und 40 °C. Hierzu gehören bestimmte Schimmelpilze der Gattung *Rhizopus* (*R. microsporus, R. oryzae, R. oligosporus*) und *Aspergillus* (*A. fumigatus, A. nidulans, A. niger, A. oryzae*) sowie die zwei sehr thermoresistenten Arten der Gattung *Byssochlamys* (*B. fulva* und *B. nivea*).

Die vierte Gruppe umfasst die **obligat thermophilen** Spezies, die unterhalb 25 °C kein Wachstum mehr zeigen, statt dessen aber noch bei 60 °C vermehrungsfähig sind. Es handelt sich hierbei um Mikromyceten, die nach diesem Verhalten als *Thermoascus* oder *Thermomyces* spp. bezeichnet werden, jedoch auch um die Mucorpilze *M. miehei* und *M. pusillus* oder auch um Vertreter der Gattung *Talaromyces*, nämlich *T. emersonii*.

Für die Umsetzungen von organischer Materie in der freien Natur ist von Bedeutung, dass die obligat thermophilen und die thermotoleranten Mikromyceten sich an den Vorgängen bei der Kompostierung mitbeteiligen. Bei der Gewinnung von Grünfutter spielen sie eine Rolle, wenn es infolge unzureichender Trocknung zur Selbsterhitzung kommt, weil die Pflanzen unter dieser Voraussetzung weiter atmen, z. B. innerhalb von Heustöcken. Das gleiche kann für Getreide zutreffen. Die starke Vermehrung dieser Pilze führt zur Inhalation großer Sporenmengen und zum Auftreten von allergischen Erkrankungen, bekannt als Farmerlunge bei Landwirten bzw. fog fever bei Großvieh. Bei Kühlschranktemperaturen sind es von den mesophilen Hefen v. a. die durch Carotinoide mehr oder weniger in allen Schattierungen von rot bis gelb pigmentierten Arten, die hier hervortreten. Ansonsten gibt es sehr große Stammesunterschiede, die Minimaltemperatur betreffend.

Bei den xerophilen Fadenpilzen, die den Verderb von Lebens- und Futtermitteln bei geringer Wasseraktivität einleiten, ist eine Unterteilung nach der Maximaltemperatur innerhalb der Gattung *Eurotium* (teleomorphe Stadien der *Aspergillus-glaucus*-Gruppe) möglich, nämlich in die *E.-amstelodami*-Gruppe, *E.-herbariorum*-Gruppe und *E.-echinulatum*-Gruppe mit einer Obergrenze für Wachstum bei 43 °C, 37–40 °C bzw. 30–33 °C. So wie manche Fadenpilze als thermotolerant anzutreffen sind, gibt es dementsprechend auch psychrotolerante Spezies. Eine Entwicklung bei Minustemperaturen zeigen *Penicillium*-Arten und manche Mucorales *(Thamnidium elegans)*. Aber auch über eine Reihe anderer an sich mesophiler Arten liegen Angaben über Wachstum bei –8 °C bzw. –10 °C vor, darunter von echten Hefen (Hemiascomyceten). Lebensfähig, aber nicht vermehrungsfähig sind sowohl Spross- als auch Fadenpilze noch bei einer Temperatur von –192 °C anzutreffen. Sie erweisen sich deshalb noch nach wochen- respektive monatelanger Lagerung aus Tiefkühlsperma züchtbar.

Bezüglich des Einflusses des Wasserstoffionenpotenzials auf die Entwicklung der Pilze ist anzuführen, dass Pilze im Allgemeinen saure Substrate bevorzugen und auch niedrigere pH-Werte vertragen als Bakterien. Diesen Tatbestand kann man sich zunutze machen, wenn es gilt, Hefen von Bakterien zu trennen. Von Schimmelpilzen entfernt man Bakterien durch die Verwendung von Alkalien. Zu einem optimalen Wachstum gelangen Pilze zwischen pH 4,5–6,5. Nur wenige Pilzarten entwickeln sich im alkalischen Milieu gut, was im Zusammenhang steht mit der Bildung spezieller Enzyme, die ihr Optimum in diesem Bereich haben (z. B. die Keratinasen der Dermatophyten bei pH 8,5). Da Mikromyceten bei der Verwertung von organisch gebundenen Kohlenstoff Säuren (z. B. Citronensäure u. a. m.) bilden, verschieben sie von sich aus den pH-Wert im Substrat nach der sauren Seite, was ihnen einen selektiven Vorteil gegenüber Bakterien verschafft. Bei pH-Werten von 2–3 wird von der Mehrzahl der Hefen und Schimmelpilze das Wachstum eingestellt. Fakultativ pathogene Hefearten (*Candida albicans, C. glabrata* u. a.) sowie die obligaten, apathogenen Besiedler des Verdauungstrakts von Tieren (z. B. *Saccharomycopsis guttulatus, Candida pintolopesii* u. a.) entwickeln sich mit Salzsäure bei pH 1,8, eine Eigenheit, die sich für die selektive Züchtung aus Magen-Darm-Inhalt heranziehen lässt. Spezies, die sehr hohe pH-Werte noch tolerieren, z. B. pH 14, sind auch bekannt. Es trifft dies zu für die Erreger der Adiaspiromykose, zu deren Anzucht beispielsweise aus Lungengewebe 2%ige Natronlauge Verwendung findet.

> ❗ Die Pilze stellen bestimmte Ansprüche an ihr Substrat; neben dem Vorhandensein einer organisch gebundenen Kohlenstoffquelle bestimmen hauptsächlich Temperatur, Luft- und Substratfeuchte sowie das Wasserstoffionenpotenzial über ihr Wachstum. Bei der Verwertung von C-Quellen spielt ihr Verhältnis zu Luftsauerstoff eine Rolle. Davon unabhängig sind Hefen oder hefeartige Pilze und einige Arten der Zygomyceten, die Zucker assimilieren, aber auch vergären können.

Hinsichtlich des Verhaltens gegenüber **Luftsauerstoff** gibt es bei den Pilzen auch Unterschiede, aber in anderer

Weise als bei Bakterien. Die echten Hefen, die zur Gärung befähigt sind, sind auf Luftsauerstoff nicht unbedingt angewiesen, sie zeigen optimales Wachstum jedoch nur in dessen Gegenwart.

Dagegen benötigen fast alle Fadenpilze stets Luftsauerstoff zu ihrer Entwicklung. Allerdings kommen Niedere Pilze (Mucorales) mit einem relativ geringen Sauerstoffpartialdruck im Medium aus. Einige dieser Pilze vergären auch Zucker unter Sauerstoffmangel, weshalb außer den Kulturhefen auch noch *Mucor* und *Rhizopus* spp. technisch für Gärzwecke herangezogen werden. Die Abhängigkeit von Luftsauerstoff der Fadenpilze (z. B. Schimmelpilze und Dermatophyten) hat zur Folge, dass sie krankmachende Eigenschaften bevorzugt in den Hohlorganen des Körpers oder nur auf der Körperoberfläche von Mensch und Tier entfalten und beim Eindringen in tieferliegende Schichten des Gewebes ihrer Wirte sich nur mittels Hyphen ausbreiten und nicht fruktifizieren können. Auch beim Befall von Lebensmitteln sind diese Pilze im Gegensatz zu Sprosspilzen vornehmlich auf der Oberfläche des Substrats anzutreffen oder dort zu finden, wo sich Hohlräume befinden.

**Licht** fördert die Sporen- und Fruchtkörperbildung bei Höheren Pilzen und regt die Farbstoffproduktion an. Die **Farbstoffe** der Pilze sind N-freie Verbindungen, die bei Schimmelpilzen eine auffällige Färbung der Konidien bewirken und den Kolonien mancher Hefen ein gelb- bis rosarotes Aussehen verleihen (s. oben). Die gebildeten Farbstoffe haben wahrscheinlich die Aufgabe, eine Art Schutz gegen stärkeren Einfall von Sonnenstrahlen zu bilden. Die Züchtung primär pflanzenpathogener Pilze der Gattung *Fusarium* im 12-stündigen Wechsel von Schwarzlicht (UV-Licht bestimmter Wellenlänge) und absoluter Dunkelheit gibt bei diesen Mikromyceten einen Anreiz zur Konidienbildung und ermöglicht damit vielfach erst die Bestimmung von deren Artzugehörigkeit.

## 6.5 Stoffwechsel und Stoffwechselprodukte

Alle Lebensäußerungen einer Zelle erfordern die Zufuhr von Energie. Diese gewinnt ein eigenständig lebensfähiger Organismus über den Stoffwechsel. Dabei besteht bei den Pilzen eine weitgehende Identität in den Vorgängen mit anderen Lebewesen. Im Gegensatz zu den auf einer höheren Entwicklungsstufe stehenden Organismen kennen wir jedoch bei Pilzen einen **Primärstoffwechsel** und einen **Sekundärstoffwechsel**. Der Primärstoffwechsel ist gleichzusetzen der Summe hintereinander geschalteter, enzymgesteuerter chemischer Reaktionen, die über den Abbau und den Aufbau von Stoffen den Organismus mit der nötigen Energie versorgen, Zwischenstufen für Synthesen der Zellbestandteile liefern und die Makromoleküle von Protein und DNA mit Schlüsselfunktion für das gesamte Stoffwechselgeschehen bereitstellen. Primärstoffwechsel betreibt ein Pilz in der vegetativen Phase, in der die Vegetationseinheit den Vegetationskörper aufbaut. In der fruktifikativen Phase erfolgen Syntheseschritte, die ausgehend von Zwischenprodukten des Primärstoffwechsels zu Stoffwechselprodukten führen, die als sekundäre Metabolite nicht die gleiche Rolle wie die Primärprodukte im Haushalt des Pilzes spielen.

> Ausdruck einer niederen Lebensform ist die Fähigkeit, Primär- und Sekundärstoffwechsel in Anpassung an das jeweilige Milieu zu betreiben, wobei als sekundäre Metabolite mitunter Toxine, sog. Mykotoxine, entstehen. Der Primärstoffwechsel oder die **Trophophase** ist in der Regel begrenzt auf die Entwicklung des Vegetationskörpers, der Sekundärstoffwechsel oder die **Idiophase** wird eingeleitet durch die Anhäufung unbrauchbarer Nährstoffreste und die Erschöpfung des Mediums.

Da Pilze, wie bereits ausgeführt wurde, ihren Nährstoff- und Energiebedarf in der freien Natur bevorzugt durch die Verwertung von Kohlenhydraten decken und die Glucose als einfachster Zuckerbaustein praktisch von allen Arten assimiliert werden kann, kommt dieser organischen Kohlenstoffquelle die größte Bedeutung zu. Wie bei anderen atmenden Organismen ist der Pilzstoffwechsel streng oxidativ und die Oxidation von Glucose führt dementsprechend auch zu $CO_2$ und Wasser unter Speicherung von biochemisch verwertbarer Energie in ATP (Adenosintriphosphat). Nur Hefen und von den Schimmelpilzen die niederen Formen der Zygomycota können Glucose und andere Saccharide unter Luftabschluss verwerten. Sie vergären Kohlenhydrate zu $CO_2$ und Ethanol. Bei der Vergärung (**Fermentation**) werden nur 2 mol ATP pro mol Glucose anstelle von 38 mol ATP bei der Glucoseveratmung (**Assimilation**) gewonnen und der Pilz wächst kaum. Sobald Luftsauerstoff hinzutreten kann, unterbleibt die Gärung zugunsten der Atmung. Die Vergärung von Glucose und die Befähigung darüber hinaus nicht nur zu Assimilation, sondern verschiedentlich auch noch zur Vergärung von anderen Zuckern eignet sich zur Differenzierung der Kulturhefen, wie sie zu Gärzwecken bei der Bier-, Wein- und Branntweinherstellung herangezogen werden, und zur Abtrennung von unerwünschten Wildhefen, die in den morphologischen Merkmalen viele Gemeinsamkeiten mit den echten Hefen (s. oben) aufweisen.

Die Vergärung von Glucose zu Ethanol und Kohlendioxid durch Hefen erfolgt über Fructose-1,6-diphosphat, den FDP-Weg. Dabei wird das Pyruvat durch Pyruvat-Decarboxylase unter Bildung von Thiaminpyrophosphat zu Acetaldehyd decarboxyliert und dieser wird dann durch Alkohol-Dehydrogenase mit $NADH_2$ zu Ethanol reduziert. Bei dieser H-Übertragung wird der bei der Triosephosphatdehydrogenierung anfallende Wasserstoff verbraucht und damit ist die H-Bilanz ausgeglichen. Wird durch Zusatz von Bisulfit das Acetaldehyd abgefangen, dann entsteht Glycerin auf Kosten von Ethanol und $CO_2$; ein Verfahren, das der Gewinnung dieses mehrwertigen Alkohols dient. Großtechnisch lassen sich stattdessen in viel größerem Umfang Pilze für andere Prozesse einsetzen, nämlich für die Gewinnung organischer Säuren durch unvollständige Oxidation von Kohlenhydraten. Unter natürlichen Bedingungen in der freien Natur werden diese stets endoxidiert. Unter Laborbedingungen lassen sich innerhalb eines Fermenters die Vorgänge durch ein Überangebot an Kohlenhydraten und einem Entzug von Spurenelementen (Zn, Mn, Fe, Cu, Mg, K oder Ca) beispielsweise derart beeinflussen, dass infolge einer Desorganisation des Stoffwechsels Intermediärprodukte von der Zelle direkt oder in veränderter Form ausgeschieden werden. Auf diese Weise entstehen Milchsäure, Fumarsäure, Gluconsäure, Citronensäure und auch Oxalsäure. Eine Anhäufung von Oxalsäure in der Nahrung z. B. beim Verderb von Futtermitteln wie Heu durch Schimmelpilze führt zu Erkrankungen bei Tieren (s. mykotoxische Nephropathie). Die anderen Säuren eignen sich als Futterzusatz für Konservierungszwecke, zur Aromabildung und zur Verbesserung der Futterverwertung. In der Praxis leitet die Assimilation von Milchsäuren durch Kahmhefen oder den hefeähnlichen Pilz *Galactomyces geotrichum* bekannt als Milchschimmel, bzw. dessen anamorphe Form *Geotrichum candidum* mit der Heraufsetzung des pH bei durch bakterielle Milchsäuregärung haltbar gemachten Produkten wie Sauerkraut, Silage und Milchprodukten Verderb ein.

Bei der Angleichung von Nährstoffen erfolgen im Pilzstoffwechsel eine Reihe von Biosynthesen, die zum Aufbau von Zellwandbestandteilen und Zellinhaltsstoffen führen. Da daraus im Wesentlichen ein Vegetationskörper zusammengesetzt ist, handelt es sich hierbei um die zum Leben benötigten, **primären Metabolite** des Pilzstoffwechsels. Dazu gehören Polysaccharide, Glykoside, Fettsubstanzen und Eiweiß, sowie Polymere, aus denen wie bereits erwähnt die Zellwände hauptsächlich bestehen, nämlich Cellulose, Mannane, Glucane, Chitin und Chitosan. Der Gehalt der Zellwand höherer Pilze an Chitin variiert zwischen 0,5–6%, im Durchschnitt liegt er bei 2–3%. Als Kohlenhydrate des Primärstoffwechsels sind anzutreffen Glykogen, Pilzstärke und Mannit. Die Fettbildung findet in den Vakuolen der Pilzzelle häufig aus Glykogen statt, und es stellt dann die hauptsächliche Reservesubstanz der Pilzzelle dar. Während die Hefezelle davon ungefähr 12% enthält, macht der Anteil bei Schimmelpilzen wenigstens das Doppelte, wenn nicht sogar 50% aus. Als Fettbegleitstoffe kommen Phosphatide (Lecithin, Dephalin) vor, die von der Pilzzelle anstelle von Eiweiß bei gedrosselter N-Zufuhr gebildet werden. Bei Hefen und Schimmelpilzen überwiegen die ungesättigten Fettsäuren (z. B. Öl- und Linolensäure) gegenüber gesättigten Fettsäuren (Palmitin- und Stearinsäure). Das Hefefett enthält im Gegensatz zum Fett anderer Pilze niedere Fettsäuren, nämlich Buttersäure, Valerian- und Isovaleriansäure bis zu 14,3%. Daneben kommt **Ergosterin** vor; der unverseifbare Teil besteht aus Kohlenwasserstoffen und Carotinoiden. Der Gehalt an Eiweiß wird für den Vegetationskörper eines Pilzes mit 47–50% angegeben. Organische, N-freie Verbindungen erreichen höchstens 42–45% der Biomasse. Die Eiweißbildung findet reichlich statt, solange Zucker und N-haltige Verbindungen in ausreichender Menge zur Verfügung stehen. Das extrahierbare Eiweiß besteht zu 40% aus Globulin und zu 60% aus Albumin. Das Volutin ist ein phosphorhaltiges Reserveeiweiß der Pilzzelle vornehmlich bei Hefen anzutreffen, die neben Phosphor auch die anderen lebensnotwendigen Makroelemente K, Mg, Ca, Fe, S, zuweilen auch Si, speichern. Sie enthalten daneben außerdem die wasserlöslichen Vitamine der B-Gruppe, während Vitamin C und die fettlöslichen Vitamine kaum anzutreffen sind. Da sich die Sproßpilze wie die fettbildenden Fadenpilze auf Abfällen züchten lassen, sind insbesondere Hefen vielfach als Eiweißquelle, Vitaminspender und Lieferanten von Nährsalzen und Spurenelementen (aktuell Se und Cr) verwendet worden und haben bis heute für die Tierernährung nicht an Bedeutung verloren.

> ! Pilze können als „Nutzpflanzen" Verwendung finden, da sie eine Reihe für andere Lebewesen essenzielle Nähr- und Wirkstoffe bilden.

Bei **Futterhefen** (*Candida* spp. mit höherem Chitingehalt als **Kulturhefen** der Gattung *Saccharomyces*) steigert die Anwendung höherer Temperaturen bei der Trocknung die Verdaulichkeit der Hefezellen; dieser Effekt wird erkauft mit Herabsetzung des Wirkstoffgehalts, sodass diese Hefen nur als **Eiweißfuttermittel** bislang Bedeutung erlangt haben. Hinsichtlich des Reichtums an **Enzymen** stehen Schimmelpilze hinter den Hefen nicht zurück. Mithilfe von Hefen werden aber hauptsächlich kohlenhydratspaltende Enzyme wie Diastase bzw. Amylase und Invertase gewonnen, während sich Schimmelpilze aufgrund besonderer proteolytischer Fähigkeiten mehr für die Gewinnung von eiweißspaltenden Enzymen (Proteasen, Peptidasen, Amidasen), aber auch von Lipasen (Esterase) eignen.

Daraus ergibt sich, dass die hauptsächlich beim Primärstoffwechsel eines Pilzes synthetisierten Zellinhaltsstoffe Produkte darstellen, die sich durch eine hohe biologische Wertigkeit auszeichnen, sodass es sinnvoll erscheint, mithilfe dieser Mikromyceten Abfallprodukte in andere Stoffe überzuführen, die zur Ernährung von Mensch und Tier nutzbar gemacht werden als novel food oder gar functional food (Beispiel Nukleoside).

Diesem gegenüber stehen nun die Metabolite des Sekundärstoffwechsels von Pilzen.

Es wird angenommen, dass zum einen die Anhäufung primärer Zwischenprodukte durch Mangel an einem Nährstoff die Synthese von Enzymen induziert bzw. die Aktivität während der Trophophase gebildeter Enzyme steigert oder zum anderen umgekehrt die Bildung eines sekundären Metaboliten die Synthese von Enzymen anzuregen vermag, um die sich daraus ergebende Modifikation des Stoffwechsels einzuleiten.

Prinzipiell sind es nur wenige Zwischenstufen des Primärstoffwechsels, die überhaupt für die Bildung sekundärer Metabolite und damit für den Sekundärstoffwechsel in Betracht kommen. Das kann bedeuten, dass der Sekundärstoffwechsel Zwischenstufen beseitigt, die sich sonst anhäufen würden und primäre Prozesse unmöglich machen würden, und erhält damit die Zelle operationsfähig in Zeiten von Stress. Somit könnten die **sekundären Metabolite** Abfallprodukte sein, gebildet in der Gegenwart eines Überangebots an Kohlenhydraten. Die Mehrzahl der sekundären Metabolite, die ihrer chemischen Struktur nach bis heute bekannt sind, ist anscheinend ohne Wirkung gegenüber anderen Organismen und damit für diese ebenso bedeutungslos wie für den Produzenten, die Pilze. Einige Hundert wirken sich entweder positiv oder negativ aus. Sie werden danach klassifiziert. Vielfach ist eine strenge Trennung nicht möglich. Dies trifft im besonderen Maße zu für die als **Mykotoxine** oder **Antibiotika** klassifizierten sekundären Metabolite.

Ausschlag für die Zuordnung zur Gruppe der Mykotoxine gibt, ob der Stoff gegenüber Makroorganismen (Mensch, Tier und evtl. auch Pflanze) in relativ geringen Konzentrationen, wie dies für Verbindungen mit antibakterieller Aktivität gegenüber Mikroorganismen zutrifft, toxisch wirkt, sodass Erkrankungen mit tödlichem Ausgang oder zumindest Leistungsdepressionen auftreten können. Das schließt eine darüber hinaus vorhandene wachstumshemmende oder gar abtötende Wirkung gegenüber Bakterien, anderen Einzellern und/oder auch Pilzen nicht aus; sie ist aber bei diesen Stoffen nicht die Regel. Entfaltet ein sekundärer Metabolit statt dessen in hoher Verdünnung antibiotische Wirksamkeit vornehmlich gegenüber Mikroorganismen (Bakterien und/oder Mikromyceten) und erweist er sich gegenüber Makroorganismen weitgehend unwirksam oder schädigt er diese nicht einmal in höherer Dosierung, dann gehört ein solcher Metabolit aufgrund seiner vorrangigen oder gar ausschließlichen Wirkung gegenüber Kleinstlebewesen zur Gruppe der Antibiotika. Damit muss er nicht zugleich als Therapeutikum verwendbar sein.

Diesen gegenüber stehen sekundäre Metabolite mit für andere Organismen positiver Wirkung. Hierzu gehören Vitamine, Pflanzenwuchsstoffe, Sexualhormone, Farbstoffe und Stoffe mit pharmakologischer Wirkung wie psychotrope Substanzen, Betäubungs- und Abführmittel.

Je nach Angriffsweise bzw. der Prädilektion für ein bestimmtes Organ können Mykotoxine unterteilt werden:

1. **Hepatotoxine:** Aflatoxine, Ochratoxine, Rubratoxine, Sporodesmin, Sterigmatocystin und die gelben Reistoxine Lutreskyrin, Rugulosin, Islanditoxin und Cyclochlorotin, ferner PR-Toxin, Ergochrome wie z. B. Secalonsäure und die Pilzgifte der Makromyceten Amanitine und Phalloidine,
2. **Nephrotoxine:** Citrinin, Ochratoxin A und Oxalsäure,
3. **Neurotoxine:** Citreoviridin, Cyclopiazonsäure, Fumitremorgene, Maltoryzin, Patulin, Paspalingruppe, Penitreme, Roquefortin, Slaframin, Tryptoquivalingruppe und Verruculogen,
4. **Gastrointestinaltoxine** mit dermotoxischen Eigenschaften: Trichothecene wie z. B. T2-Toxin, Roridine, Verrucarine und Satratoxine,
5. **Toxine mit Hämatopoese hemmender und gefäßschädigender Wirkung:** Lysergsäurederivate, Clavonalkaloide, Fusarine, Glauconsäure, Satratoxine und Byssochlaminsäure,
6. **Kardiotoxine:** Penicillinsäure, *Phomopsis-leptostromiformis*-Toxin und Viridicatumtoxin.

 Es handelt sich bei den Mykotoxinen stets um relativ niedermolekulare Verbindungen von hoher Hitzebeständigkeit und ohne antigene Eigenschaften.

Das giftigste unter ihnen, das **Aflatoxin B$_1$**, entfaltet gegenüber Vertebraten (Säuger, Vögel und Fische) sowie Invertebraten eine toxische Wirkung. Daneben besteht eine Empfänglichkeit bei Algen. Als Phytotoxine agieren die Trichothecene **Diacetoxyscirpenol** und **T2-Toxin** sowie das **Moniliformin**. Die Pflanze inaktiviert diese und andere **Fusarientoxine** durch Anlagerung von Glucose. Neben einer allgemeinen Cytotoxizität sind den Mykotoxinen spezielle Wirkungen zuzuschreiben. Danach wirken sie teilweise **östrogen** (Zearalenone), **emetisch** (Deoxynivalenol, T2-Toxin), **photosensibilisierend** (Trimethylpsoralen, primär; Sporodesmin, sekundär) oder **immunsuppressiv** (Aflatoxin B$_1$, Ochratoxin A, Diacetoxysirpenol und andere Trichothecene). Ferner verfügen sie über ein **genotoxisches Potenzial**, wenn sie **mutagene, teratogene** und/oder **cancerogene** Eigenschaften besitzen. Hierbei kommt wiederum dem Aflatoxin B$_1$ die größte Bedeutung zu.

Hinsichtlich der Empfänglichkeit für diese Schimmelpilzgifte der Pilzgattungen *Fusarium, Aspergillus* und *Penicillium* bestehen tierartliche Unterschiede in Abhängigkeit von Alter, Rasse und Ernährungszustand. Über die Anreicherung (Rückstandsbildung) in essbaren Geweben, Milch und Eiern nach Aufnahme mit der Nahrung durch der Lebensmittelgewinnung dienenden Nutztieren bestimmen die jeweiligen artspezifischen Vorgänge der Metabolisierung der Gifte innerhalb des Körpers und deren Ausscheidung.

Da es die Zweckbestimmung des Futtermittelgesetzes (FMG) ist, vorrangig die Tierproduktion zu fördern, den Schutz des Menschen als Konsument von Lebensmitteln zu gewährleisten und die Gesundheit der Tiere zu sichern, sind Mykotoxine futtermittelrechtlich als „unerwünschte Stoffe" geregelt.

In der Futtermittelverordnung (FMT) sind bislang Höchstgehalte für Aflatoxin B$_1$ und Mutterkorn (Ergotalkaloid-haltige Sklerotien) festgesetzt. Für andere Mykotoxine wie z. B. für Deoxynivaleol (DON) und Zearalenon (ZON) wurden vorerst Richt- bzw. Orientierungswerte festgelegt (§ 3 FMG), um der Wirtschaft und den Überwachungsbehörden zur Vorsorge und der Gewährleistung der Futtermittelsicherheit Gehalte an die Hand zu geben. Ein Handlungsbedarf nach BMVEL für Ochratoxin A (OTA) besteht zur Zeit hierzulande nicht. Grundsätzlich gilt bei Überschreitung futtermittelrechtlich festgesetzter Höchstgehalte seit 2003 zum Zweck der Verdünnung ein Verschneidungsverbot.

> In der Bildung von Antibiotika sind die Pilze weniger potent als Bakterien; die Mehrzahl der in die Therapie und Prophylaxe von Infektionskrankheiten des Menschen und von Tieren eingeführten Antibiotika stammen von Bakterien.

Von den ebenfalls sehr unterschiedlichen Stoffklassen angehörenden Antibiotika haben nur einige als Chemotherapeutika in der Behandlung und zur Vorbeuge von Infektionskrankheiten bei Mensch und Tier Bedeutung erlangt. Die von Pilzen gebildeten gegenüber Prokaryoten (Bakterien) hoch wirksamen, aber gegenüber Eukaryoten weitgehend unwirksamen Antibiotika, die zur Zeit im Einsatz sind, greifen vorwiegend in die Zellwandsynthese (Wirkung der β-Lactamantibiotika) ein und hemmen die Proteinsynthese, indem sie Stoffwechselvorgänge an den Ribosomen der Bakterienzellen ähnlich den Makroliden beeinflussen (**Fusidinsäure** und **Pleuromutilinantibiotika Tiamulin** und **Vulnamulin**).

## 6.6 Antimycetische Mittel und Detoxikation

Die Pilzzelle ihrerseits wird durch Metabolite geschädigt, die die Zellmembran in ihrer Funktion beeinträchtigen wie dies z. B. durch die Polyenantibiotika oder durch ein Spindelgift geschieht. Letzteres trifft für das **Griseofulvin** zu, das durch *Penicillium griseofulvum* gebildet wird. Die **Polyenantibiotika Amphotericin B**, **Nystatin** und **Pimaricin** (**Natamycin**) sind statt dessen sekundäre Stoffwechselprodukte der als Strahlenpilze bekannten Streptomyceten, die in der Koloniebildung Ähnlichkeit mit den echten Pilzen (Mikromyceten) haben, dem Zellaufbau und der Vermehrung nach aber als Bakterien gelten. Polyene binden das Ergosterin der Cytoplasmamembran. Durch die komplexe Anlagerung der Polyenmoleküle werden Poren gebildet, wodurch es zur Durchlöcherung der osmotischen Schranke kommt und die Pilzzelle abstirbt. Eine Autoxidation der Polyene führt außerdem zur Bildung toxischer Sauerstoffradikale, die das Pilzwachstum hemmen. Folglich wirken Polyenantibiotika fungizid und fungistatisch. Eine Membranfunktionsstörung rufen auch die Polymyxine (im besonderen das Polymyxin B) hervor, die ihre Entstehung *Bacillus*-Arten verdanken.

Von den Bakterien gegen Pilze gebildeten Polyenantibiotika gilt das Amphoterin B als relativ toxisch für Mensch und Tier, ferner sind diese Verbindungen schwerlöslich und infolge einer Vielzahl von Doppelbindungen wenig beständig. An ihre Stelle treten deshalb in der Behandlung von Pilzinfektionen immer häufiger synthetische Verbindungen, zumal die Reihe der **Imidazolderivate** durch einige Erzeugnisse erweitert werden konnte, die die ersten Produkte im Wirkungsspektrum und in den pharmakokinetischen Eigenschaften übertreffen.

> Die Imidazolderivate greifen ebenso wie die Polyenantibiotika in die in der Cytoplasmamembran lokalisierte Ergosterinsynthese ein.

Die Azole sind in der Lage, ein wichtiges Enzym, Sterol-14 α-Demethylase, ein Cytochrom-P450-Enzym, zu blockieren. Dabei kommt es zu Ergosterinmangel und zu einer Anreicherung von Lanosterol und anderen methylierten Sterolen, wodurch sich die Membranstruktur verändert und das Pilzwachstum gehemmt wird. Die Azole sind diejenigen Chemotherapeutika, die mittlerweile in erster Linie zur innerlichen Behandlung von Pilzerkrankungen des Menschen eingesetzt werden. Griseofulvin hatte aufgrund der auf Dermatophyten begrenzten Wirkung von jeher nur Bedeutung für die systemische Behandlung von Mykosen durch diese Pilzarten, während die anderen Chemotherapeutika aufgrund ihrer Wirkung gegen Dermatophyten, Hefen, Schimmelpilze und dimorphe Hyphomyceten und teilweise sogar noch gegen grampositive Bakterienarten weitgehend universell eingesetzt werden können und sich auch zur Therapie von Mischinfektionen durch Pilze und Bakterien eignen. Das begrenzte Wirkungsspektrum des Nucleosidanalogons **5-Fluorocytosin** hat zur Folge, dass es in der Behandlung von Systemmykosen deshalb nicht im gleichen Umfang Verwendung findet wie die Imidazolderivate. Das 5-Fluorocytosin wird nach Aufnahme in die Pilzzelle und nachfolgender Metabolisierung in die DNA bzw. RNA-Moleküle eingebaut. Dadurch kommt es zu einem Block der Nucleinsäuresynthese, sodass die Pilzzelle abstirbt.

> Resistenzprobleme bei der Behandlung mit Chemotherapeutika wie bei Bakterien sind bei Pilzen durch Genübertragung bislang nicht aufgetreten.

**Merkmalsänderungen** erfolgen bei Pilzen wie bei anderen Eukaryoten durch Mutation und treten bei diesen ebenso spontan und ungerichtet auf wie bei Mensch, Tier und Pflanze. Dabei kommt es zum Gewinn oder auch Verlust von Eigenschaften. Ein Auftreten von **Resistenz gegenüber Chemotherapeutika** wurde vorerst nur gegenüber Azolen festgestellt. Davon betroffen ist *Candida albicans*, während bei anderen *Candida*-Arten, *Candida glabrata* und *C. krusei* eine solche artspezifisch ist. Es wird deshalb zuweilen deren Empfindlichkeit bzw. Unempfindlichkeit gegenüber diesen Stoffen zur Artdiagnose herangezogen.

Die minimalen Hemmkonzentrationen (MHK) einiger gegenüber Pilzen wirksamer Chemotherapeutika sind in **Tab. 6.2** angegeben.

Da bei den als Einzeller lebenden Hefen wie bei Bakterien extrachromosomale Genelemente auf Plasmiden nachweisbar sind, ist eine Merkmalsänderung grundsätzlich bei diesen Pilzen auch durch **Genübertragung** nicht auszuschließen.

Aufgrund der Bildung von **Anastomosen** zwischen Mycelien verschieden geschlechtlich determinierter höherer

**Tab. 6.2** Minimale Hemmkonzentrationen einiger Chemotherapeutika (tentative Breakpoints in mg/l nach Sutton 1998/1999).

| Chemotherapeutikum | empfindlich | resistent |
|---|---|---|
| Amphotericin B | < 1 | > 2 |
| 5-Fluorocytosin | < 16 | > 32 |
| Ketoconazol | < 8 | > 16 |
| Fluconazol | < 32 | > 64 |
| Miconazol | < 8 | > 16 |
| Itraconazol | < 0,5 | > 1 |

Pilze dürfte es bei den höher entwickelten Formen eher zum Austausch ganzer Kerne und damit zu tiefgreifenderen Veränderungen im Erbgut kommen als von anderen Lebewesen bekannt ist. Auf diese Weise kann es bei Schimmelpilzen beispielsweise zum Hinzugewinn der Bildungsfähigkeit von Toxinen kommen.

Multiresistenzen gegenüber Antibiotika und synthetischen Chemotherapeutika, wie sie bei Bakterien vorkommen, waren bei Erregern von Mykosen allerdings bis heute nicht nachweisbar.

Wegen des breiten Spektrums mancher Stoffe gegenüber bestimmten Pilzarten oder Pilzgattungen ist die Vielfalt des Einsatzes als Pflanzenbehandlungsmittel von manchen chemischen Stoffen relativ groß. Hier handelt es sich wie bei der systemischen Behandlung von Mensch und Tier um **Fungizide**, die die Sterolsynthese blockieren, wie Piperazine, Morpholine, Pyridine, Pyrimidine, Triazole und Imidazole (z. T. die gleichen wie beim Menschen). Des weiteren kommen Stoffe in Betracht, die sich von den Senfölen herleiten. Es kommt zur Abspaltung von Isothiocyanaten bei 6 Gruppen von **Pflanzenbehandlungsmitteln**: den Perhydro-1,35-thiadizin-2-thionen, Thiourethanen, Dithiocarbamaten, Dithiourethanen, Dithicarbamyolalkancarbonsäuren und den daraus hergestellten Rhodminen, von denen einige, wenn sie hautverträglich sind (z. B. Tolnaftat), beim Menschen zur äußerlichen Behandlung von Pilzinfektionen Verwendung finden. Weiterhin sind zu nennen Acylaninfungizide, die wie Griseofulvin an der DNA der Zelle angreifen, ferner Alkenale und deren Acetale, Pentachlornitrobenzol und andere aromatische Hydrocarbonfungizide.

Tricylazol, verwandt mit Saccharin, hemmt das Wachstum der Pilzzelle durch Angriff an den Mitochondrien. **Antimycetische Mittel**, die bei Mensch, Tier und Pflanze äußerlich angewandt werden, sind Salicylanilide und quarternäre Ammoniumbasen. Einige chemische Mittel, bei denen es sich um Verbindungen zur lokalen Behandlung von Pilzerkrankungen der Körperoberfläche handelt, sind auf die Anwendung von Mensch und Tier beschränkt. Sie sind nicht nur fungistatisch, sondern auch fungizid wirksam und dienen insbesondere bei ansteckenden Hautkrankheiten durch Pilze der Unterstützung der innerlichen Therapie mit **Fungistatika**, wie z. B. Griseofulvin. Derartig fungizide Mittel sind Phenol und Phenolderivate, organische Quecksilberverbindungen, aliphatische Carbonsäuren und deren Derivate (z. B. Uncylensäure), halogenierte Oxychinolinderivate, Trimethylmethanfarbstoffe, aromatische Sulfide und Sulfone sowie Iodophore, um nur einige wichtige Stoffe in diesem Zusammenhang namentlich anzuführen. Eine keimabtötende Wirkung gegenüber Pilzen zeigen außer dem Formaldehyd insbesondere die hochmolekularen Phenolderivate, ferner Quecksilberverbindungen oder chlor- und sauerstoffabspaltende Mittel, die auch zur Desinfektion geeignet sind. Dabei sind allerdings die jeweiligen Anwendungsvorschriften genau zu beachten.

Chemische Verbindungen zur **Konservierung** von Lebens- und Futtermitteln und anderen Materialien (z. B. Wandanstrichen) werden in der Regel so dosiert, dass der Pilz nur im Wachstum gehemmt wird; infolgedessen ist, trotz des Zusatzes eines Konservierungsmittels, eine Mykotoxinbildung grundsätzlich nicht auszuschließen. Die Verwendung der zugelassenen Stoffe führt bestenfalls zur Teilentkeimung, ebenso wie die einstmalige Begasung mit Ethylenoxid. Dies hat Beachtung zu finden bei der Dekontamination von großtechnischen Anlagen, in denen zur Synthese bestimmter Produkte mit Mikroorganismen gearbeitet wird. Dabei können gelegentlich Fremdkeime in das System gelangen und unerwünschte Stoffe wie Mykotoxine produzieren.

Da Pilzsporen nicht wie Bakteriensporen Dauerformen, sondern Vermehrungsformen darstellen, sind sie wie die anderen hauptsächlichen Vegetationseinheiten eines Pilzes (Mycel und Pseudomycel) gegen physikalische Einflüsse weniger widerstandsfähig. Das trifft im besonderen, von einigen Ausnahmen abgesehen, für feuchte und trockene Hitze zu, wohingegen Pilze aufgrund einer im Vergleich zu Bakterien geringeren Strahlungsempfindlichkeit durch Ultraviolett-, Röntgen- und Gammastrahlung erst nach längerer Einwirkungszeit abgetötet werden. Dies ist v. a. für die **Entkeimung** von Operationssälen von Bedeutung.

Unter den Pilzen sind Hefen teilweise hitzeempfindlicher als Schimmelpilze. Blastosporen, Konidien und Hyphen der meisten Pilze werden in der Regel bereits durch 20–30 Minuten langes Erhitzen auf Temperaturen von 50 °–60 °C abgetötet. Eine Ausnahme bilden die thermophilen Pilze, die bei dieser Temperatur erst zu optimaler Entwicklung gelangen (z. B. beim Vorgang der Selbsterhitzung von unzureichend getrocknetem Getreide und Heu oder bei der Kompostierung von Pflanzenabfällen). Ferner überstehen Ascosporen als hauptsächlicher Verderber von Fruchtsäften und Fruchtkonserven (*Byssochlamys* und *Paecilomyces* spp.) die zu deren Haltbarmachung übliche Pasteurisierung. Eine **Abtötung** dieser geschlechtlich erzeugten Sporen erfordert 30–60 Minuten langes Erhitzen auf 85 °–90 °C, bzw. 10 Minuten auf 96 °C oder wenige Minuten auf 100 °C. Anderenfalls muss bei der Lagerung der Produkte mit einer Mykotoxinbildung (z. B. von Patulin oder Byssochlaminsäure in Fruchtsäften) gerechnet werden. Durch das Überleben von toxinogenen Schimmelpilzen in Tiefkühlsperma kann eine Mykotoxinbildung bei längerer Lagerungszeit nicht ausgeschlossen werden sowie bei Übertragung bei Körpertemperatur von homoiothermen Tieren entwicklungsfähigen Pilzen damit gerechnet werden muss, dass sie Abort verursachen.

Zur **Detoxifizierung** von Mykotoxinen bieten sich physikalische, chemische und biologische Verfahren an. Wegen der hohen Beständigkeit der Mykotoxine versagen die üblichen physikalischen Methoden (z. B. Erhitzung).

Für Futtermittel wird z. B. die Bindung an **Adsorptionsmittel** empfohlen (z. B. Ammoniumsilicat für Aflatoxine). Von den chemischen Behandlungsmitteln (**Oxidationsmittel** u. a.) eignen sich v. a. Alkalien (z. B. Ammoniak oder Calciumhydroxid und Monomethylamin). Die biologische Transformation wird zur Dekontamination von Fruchtsäften mit *Flavobacterium auranticum* durchgeführt, wenn beispielsweise Aflatoxine darin unschädlich gemacht werden sollen. In der Silage und im Boden sorgen andere Bakterien für eine **Biotransformation** auch von Trichothecenen. Zearalenon wird in der Silage durch Hefen abgebaut. Verschiedene Produkte, die für den menschlichen Verzehr bestimmt sind, können demzufolge auch durch Behandlung mit Enzymen, die zur Detoxikation geeignet sind, von den hochgiftigen Metaboliten der Feld- und Lagerungspilze befreit werden. Zur Detoxikation von Futtermitteln landwirtschaftlicher Nutztiere steht in Mycofix Plus ein Mittel zur Verfügung, dessen Wirkung auf Enzyme zurückzuführen sein soll, die insbesondere die Gifte der Fusarien abbauen.

## 6.7 Vorkommen und Verbreitung

### 6.7.1 Boden

Für die Mehrzahl aller Pilze stellt der Boden den primären Standort dar.

Das ist nicht verwunderlich, denn die Pilze sind als chlorophyllfreie, heterotrophe Lebewesen auf die Zufuhr organisch gebundenen Kohlenstoffs von außen angewiesen und dieser steht ihnen in besonders reichem Maße im Boden zur Verfügung. Hinzu kommt die von ihnen bevorzugte Lebensweise als **Saprobionten**; nur ein relativ geringer Prozentsatz lebt als Symbiont oder obligater Parasit. Demzufolge ist, von wenigen Ausnahmen abgesehen, der Boden gleichzeitig das Reservoir für viele fakultativ pathogene, bei Mensch und Tier Krankheiten hervorrufende Spezies. Von diesen gelten Hefen und Schimmelpilze als die Arten mit der gleichzeitig größten Verbreitung. Da sie weltweit anzutreffen sind, gelten sie als Kosmopoliten. Unter den Dermatophyten oder dimorphen Hyphomyceten existieren Arten, die bislang nur regionale Verbreitung gefunden haben, z. B. der Erreger der Dermatophytose Tinea imbricata *Trichophyton concentricum* mit einer Beschränkung auf das Areal der Kokospalme (pazifische Insel- und Küstengebiete) oder von den Erregern der Systemmykosen des Menschen *Paracoccidioides brasiliensis* mit Begrenzung auf Südamerika. Entsprechendes gilt für einige toxinogene pflanzenpathogene Arten. Sie werden als **Endemiten** bezeichnet. Als ubiquitär gelten Pilzarten dann, wenn sie außer im Boden auch noch an anderen Standorten in der freien Natur anzutreffen sind. Dies trifft zu für die Mehrzahl der Hefen und die große Gruppe der Schimmelpilze.

### 6.7.2 Wasser

Neben den an das aquatische Leben angepassten Niederen Pilzen, von denen einzelne auch Krankheiten bei Fischen, Amphibien oder Reptilien hervorrufen, sind auch verschiedene Hefearten der Höheren Pilze im Wasser anzutreffen. Es sind dies Hefen der Gattungen *Cryptococcus*, *Rhodotorula* und *Candida*, die als Einzeller leben.

### 6.7.3 Luft

Sie stellen zugleich diejenigen Hefearten dar, die neben Sporen der ubiquitär vorkommenden Schimmelpilze sich als die häufigsten Luftverunreiniger nachzuweisen sind.

> ! Die Mehrzahl der Pilze sind ubiquitär; je nach Milieubedingungen integrieren sie in eine Lebensgemeinschaft; als Opportunisten schädigen sie bei Überschreiten bestimmter Grenzen ihre Wirte. Sie beteiligen sich aber auch am mikrobiellen Verderb von Lebens- und Futtermitteln und schaffen oftmals für Bakterien erst die Voraussetzungen.

### 6.7.4 Pflanze

Viele Pflanzen bieten diesen teilweise durch die Bildung einer Schleimkapsel oder von Pigmenten (Carotinoide und andere N-freie Verbindungen) gegen Austrocknung und Photooxidation geschützten Hefen anscheinend nur eine feste Unterlagen, denn die Mykoflora vieler Feldfrüchte, insbesondere des Getreides, repräsentieren Hyphomyceten, also Fadenpilze und keine Sprosspilze. Bei ihnen handelt es sich überwiegend um fakultative Parasiten und teilweise auch um ausschließliche Saprobionten. Sie kommen beim Getreide nicht nur auf der Oberfläche der Körner vor, sondern auch unter deren Epidermis. Demzufolge ist eine Unterscheidung von äußerer und innerer Mykoflora möglich.

Das Perikarp (Fruchtwand) eines Getreidekorns besteht aus Exokarp, Mesokarp und Endokarp. Während der Reifung des Kornes zerfällt das Mesokarp und der freiwerdende Raum zwischen Exokarp und Endokarp wird von der inneren Mykoflora besiedelt. Das Mycel der Pilze dringt dabei in der Regel nicht in die Zellen ein. Das jeweilige Ausmaß der Mycelentwicklung ist von der relativen Luftfeuchte während der Reife des Korns abhängig. Eine Sporenbildung scheint zu unterbleiben, da Sporen bislang stets nur in geringer Anzahl nachweisbar waren. Innerhalb der subepidermalen Mykoflora sind vorwiegend Fadenpilze mit dunkel gefärbten Konidien, zuweilen auch mit solchem Mycel und von diesen in erster Linie Arten der Gattung *Alternaria* anzutreffen. Daneben dominieren Vertreter der Gattungen *Helminthosporium, Drechslera, Epicoccum* und *Cladosporium*. Ferner wird diese Flora repräsentiert auch durch Schimmelpilze der Gattungen *Fusarium, Acremonium, Mucor, Rhizopus, Penicillium* und *Aspergillus* mit hellfarbigen Mycel und lebhaft gefärbten Konidien.

Es wurde festgestellt, dass besonders die zuletzt genannten Gattungen *Penicillium* und *Aspergillus* im Getreide von minderer Qualität vorkommen, während die *Alternaria*-Arten in Getreidepartien hoher Qualität vorherrschend sind. Diese und andere Arten, die den Zygomycota, Ascomycota und Deuteromycota zuzuordnen sind und die ihren primären Standort ebenso im Boden haben, ergeben, von wenigen Ausnahmen abgesehen (s. unten), die äußere Mykoflora des Getreides im Bereich von Perikarp und Samenschale.

Bei noch auf dem Halm stehendem bzw. frisch geerntetem Getreide sind Koloniezahlen von Hefen und Schimmelpilzen in der Größenordnung von über 100.000 bis zu einigen Millionen pro Gramm nachzuweisen. Witterungsgeschädigtes Getreide ist dabei im größeren Ausmaß durch Cladosporien, *Diplodia zeae, Chaetomium, Rhizopus* und *Absidia* spp. besiedelt als von den sonst dominierenden Gattungen *Alternaria, Helminthosporium* und *Drechslera* sowie der Ähren- und Fußkrankheiten hervorrufenden Spezies der Gattung *Fusarium*. Unterschiede in den Nährstoffansprüchen dürften dafür die Erklärung liefern,

denn hinsichtlich des Wassergehalts sind diese Vertreter alle als hygrophil zu bezeichnen. Sie entwickeln sich optimal bei einem Wassergehalt des Substrats von 25% und stellen ihr Wachstum ein, wenn die Kornfeuchte nur mehr 18% und darunter beträgt.

 Pilze gelten als außerordentlich artenreich, aber nur ein relativ kleine Zahl ist in der Lage, bei Mensch und Tier Krankheiten hervorzurufen.

### 6.7.5 Mensch und Tier

Als Bestandteil der physiologischen Körperflora von Mensch und Tier kommen nur Hefen vor. Auf der Haut sind außer *Candida*-Arten, insbesondere *Candida parapsilosis*, hauptsächlich apseudomyceliale Hefen der Gattung *Malassezia*, Sporobolomyces, *Cryptococcus* und *Rhodotorula* mit strikt oxidativem Stoffwechsel anzutreffen. Von diesen sind die *Malassezia*-Spezies an ihre Wirte derart angepasst, dass ein Nachweis an anderen Standorten bislang nicht gelang. Ihnen kommt nach neueren Untersuchungen bei Mensch und Tier als Krankheitserreger Bedeutung zu, insbesondere bei Otitis externa durch *M. pachydermatis* bei Hund und Katze.

Einige andere an den Warmblüterorganismus angepasste Spezies kommen im Verdauungstrakt verschiedener Nager und von Kaninchen, Chinchilla und Schwein vor. Diese obligaten stets apathogenen Spezies *Candida pintolopesii, C. bovina* und deren teleomorphe Form *Arxiozyma telluris, Saccharomycopsis guttulatus* (**Abb. 6.16**) und die *C.-pintolopesii*-Varietät *slooffiae* vermehren sich bereits

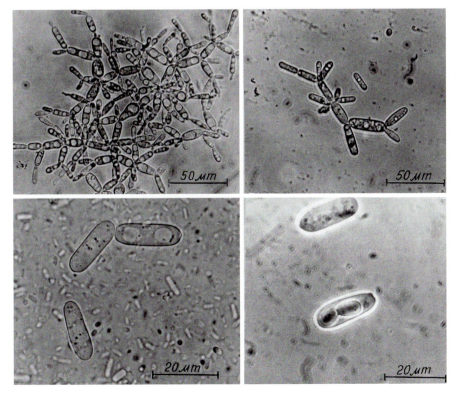

**Abb. 6.16** *Saccharomycopsis guttulatus* der Magen-Darmflora von Kaninchen, oben links in der Kultur, oben rechts im Magen, unten links vegetative Formen (Blastosporen) im Kot und unten rechts nackte Asci mit Ascosporen nach mehrtägiger Aufbewahrung der Faeces bei Raumtemperatur, Mikrophotos, nativ.

im Magen der Tiere, während die anderen nur fakultativen Arten, die auch gelegentlich Krankheiten bei Mensch und Tier hervorrufen, sich nur ausnahmsweise im Magen entwickeln (*Candida albicans* und einige *C.-krusei*-Stämme). Sprossend sind sie vornehmlich in der Mundhöhle von Säugern oder im Kropf des Geflügels und ansonsten hauptsächlich als Repräsentanten der Darmflora anzutreffen.

Alle anderen Hefearten werden entweder bei der Magen-Darm-Passage verdaut, darunter die als Kulturhefe bekannte *Saccharomyces cerevisiae* oder sie büßen spätestens unter dem Einfluss der im unteren Verdauungstrakt ansässigen Bakterienflora ihre Lebensfähigkeit ein (z. B. die *Rhodotorula* und die Mehrzahl der ubiquitären *Cryptococcus*- und *Candida*-Arten bzw. deren teleomorphe Formen).

Die Mycelien der Schimmelpilze unterliegen desgleichen vielfach auch der Verdauung, während ihre Sporen auch ohne Verlust ihrer Lebensfähigkeit den Verdauungstrakt von Mensch und Tier passieren. Entgegen der früheren Annahme einer Beteiligung an den stofflichen Umsetzungen innerhalb des Pansens von Wiederkäuern kann heute ausgesagt werden, dass Hefen lediglich als Passanten darin anzutreffen sind. Das trifft auch für als Probiotikum verabreichte Hefestämme zu. Sie wirken zwar übergehend bioregulatorisch auf die Stoffwechselleistungen der **Pansenflora** ein, siedeln sich aber nicht an. Symbiontische Funktionen erfüllen vielmehr obligate an das Vormagensystem der Wiederkäuer angepasste, zu den Zygomycota gehörende, **anaerobe Pilze** (z. B. *Neocalimastic* und andere niedere Spezies), die die Lignin-haltigen Pflanzenteile andauen und für die zellulolytischen Bakterien im Pansen erst die Voraussetzung schaffen, Cellulose und andere Polymere der pflanzlichen Nahrung abzubauen. Diese Pilze machen etwa 8 % der Biomasse des Panseninhalts beim Rind aus.

### 6.7.6 Lebensmittel

Lebensmittel, die durch Pilze dem Verderb anheimfallen, sind Fruchtsäfte, Back- und Süßwaren sowie Fleischwaren, seltener Milchprodukte.

### 6.7.7 Zerealien und Futtermittel

Trotz der Überführung von Zerealien und Futtermitteln anderer Art (z. B. auch Mischfutter) durch die Verfahren der Haltbarmachung in einen lagerungsfähigen Zustand, sind die Produkte nicht unbegrenzt haltbar. Früher oder später tritt dennoch Verderb ein, an welchem außer Bakterien wiederum Hefen und Schimmelpilze beteiligt sein können. Im Gegensatz zur tierischen Zelle bieten die intakten Zellen pflanzlicher Produkte, wenn diese nur geringgradig maschinell aufbereitet worden sind, einen Schutz gegenüber den Angriffen durch Mikroorganismen. Im Allgemeinen wird der mikrobielle Verderb durch Schimmelpilze der Kategorie der Lagerungspilze eingeleitet. Bestimmte Vertreter der Gattung *Aspergillus* (*A. restrictus*, Arten der *A.-glaucus*- und *A.-candidus*-Gruppe), seltener Penicillien oder Hefen können bereits ab einem Wassergehalt von 13,5 bis etwa 18 % wachsen. Dabei kommt es unter anderem zur Abscheidung von Wasser, womit allmählich der Wassergehalt des Substrats immer weiter heraufgesetzt wird und wodurch ansonsten anfänglich ausnahmslos xerophilen Spezies schließlich hygrophile Arten Entwicklungsmöglichkeiten erhalten. Für etliche zunächst auf der Pflanze als ruhende Spore oder schlafendes Mycel vorkommende Pilze bietet das tote Substrat nunmehr eine Chance für die Entfaltung einer optimalen Lebenstätigkeit. Manche Hefen und auch Zygomycota gelangen erst hierbei zu nennenswerter Vermehrung, wobei sie mit der Substratumwandlung den Produkten wertvolle Nähr- und Wirkstoffe entziehen. Mit fortschreitendem Verderb weicht der Keimbesatz und die Höhe der Keimzahlen von den einzelnen am Verderb beteiligten Mikroorganismen immer mehr von der ursprünglichen Keimzusammensetzung der Produkte ab. Dabei ist allerdings nur für manche Produkte das Hervortreten ganz bestimmter Arten charakteristisch.

Bei Getreide und anderen pflanzlichen Produkten mit Ausnahme von Grün- und Gärfuttermitteln sowie Stroh und auch bei den verschiedenen Arten von Mischfuttermitteln bestimmen neben dem jeweiligen Nährstoffangebot im Wesentlichen die Umweltbedingungen die Art der Umsetzungen und das Hervortreten bestimmter Pilze (s. Abschnitt 6.4).

Neben der Wasseraktivität des Substrats hat darauf einen Einfluss die jeweilige Temperatur, der pH-Wert, der Sauerstoff- und $CO_2$-Partialdruck und das gleichzeitige Vorkommen anderer Mikroorganismen. Höhere Wärmegrade, die noch im mesophilen Bereich liegen, begünstigen die Entwicklung der Aspergillen. Mucorales sind diesen gegenüber weniger wärmebedürftig. Penicillien wachsen auch noch gut bei Wärmegraden, die Kellertemperaturen entsprechen. Kältetolerant sind manche Hefen (Wachstum bei + 4 °C) und bei ausreichender Substratfeuchte können sich überlebende Fusarien und einige Penicillien auch noch bei Temperaturen von − 7 °C am Verderb beteiligen. Fusarien mit Entwicklungsfähigkeit unter 0 °C sind deshalb außer als Feldpilze auch als **Verrottungspilze** bezeichnet worden. In der Tat sind die Übergänge fließend und eine solche Unterscheidung entbehrlich unter der Voraussetzung, dass die Eigenschaften der Pilze näher bekannt sind. Sie vermitteln das eigentliche Verständnis für den Befall der Pflanze bereits auf dem Felde oder erst später nach der Ernte bei der Lagerung sowie auch die Beteiligung bei beiden Vorgängen, des Auftretens als Parasit und auch als Saprobiont.

## 6.7.8 Grünfutter

Häufige Ursache des Verderbs wirtschaftseigener Futtermittel können bei Grün- und Gärfutter Fabrikationsfehler sein. Bei Grünfutter spielt eine unzureichende Trocknung eine Rolle. Dadurch ist es den Pflanzen möglich weiter zu atmen, dies führt zur Entwicklung hoher Temperaturen und zur Selbsterhitzung. Sie tritt hauptsächlich bei Heu auf, kommt aber gelegentlich auch bei Getreide vor. Hierbei erhalten thermophile Schimmelpilze einen selektiven Vorteil und sind deshalb auch hauptsächlich am Verderb beteiligt. Dazu gehören u. a. *Aspergillus fumigatus, A. terreus, A. flavus, Mucor pusillus, Rhizopus* spp., *Cephalosporium*-artige Pilze (*Acremonium* spp. u. a.) neben den Vertretern der Gattungen *Thermoascus* und *Thermomyces*.

## 6.7.9 Gärfutter

Im Gärfutter rufen bei ungenügender Steuerung des Gärprozesses und unzureichender Pressung der Pflanzenteile vom Luftsauerstoff unabhängige Hefen als erste den Verderb hervor. Sie vertragen im Allgemeinen auch niedrigere pH-Werte als Schimmelpilze. Bauen sie dabei die organischen Säuren ab (vornehmlich *Candida krusei*) und gesellen sich dazu noch andere Milchsäurezehrer, wie beispielsweise die hefeähnlichen Pilze der Gattung *Galactomyces* und *Geotrichum*, und kann Luft hinzutreten, beteiligen sich schließlich auch bestimmte Schimmelpilze am Verderb. In manchen Jahren wird dabei vornehmlich *Monascus ruber* nachweisbar; mit mehr Stetigkeit kommen *Penicillium roqueforti*, ferner *Trichoderma* spp., *Byssochlamys* bzw. *Paecilomyces* spp. und *Mucorales* vor.

Von den Aspergillen ist es vornehmlich *Aspergillus fumigatus*. Anstelle der anfänglich hauptsächlich vertretenen Bodensatzhefen (*Saccharomyces* spp.) sind beim Verderb stärkereicher Silagen hauptsächlich Kahmhefen der Gattungen *Candida, Pichia* und *Hansenula* beteiligt. Kennzeichnend ist, wie für jede Art von Verderb, die Überschreitung bestimmter Keimzahlen und die Verschiebung des Keimbesatzes zugunsten einer einzigen oder einiger weniger Arten, die als Verderberreger bekannt sind. Bei der Beurteilung des Frischezustands eines Futtermittels spielen sie als Indikatorkeime eine Rolle. Aufgrund ihres zahlenmäßigen Anteils lassen sich Rückschlüsse auf die Qualität eines Futtermittels ziehen.

## 6.8 Labordiagnose von Erregern und Toxinen

Die ursächliche Beteiligung von Pilzen und deren Stoffwechselprodukten bei Erkrankungen von Mensch und Tier macht Nachweisverfahren erforderlich, mit deren Hilfe erstens im Falle einer Mykose die Isolierung und Identifizierung des jeweiligen Erregers gelingt und zweitens bei Auftreten einer Mykotoxikose die qualitative und quantitative Bestimmung der dafür verantwortlichen Toxine ermöglicht wird. Daneben kann auch die Erfassung der toxinogenen Pilzarten in Lebens- und Futtermitteln, in Einstreumaterialien und Futterpflanzen oder im Boden gefragt sein oder bei Vorliegen einer Allergose die Charakterisierung des in Betracht kommenden Antigens (z. B. beim Pferd) notwendig sein.

### 6.8.1 Mikroskopische Verfahren

Mikromyceten lassen sich im Gegensatz zu Makromyceten nach ihrem äußeren Erscheinungsbild, wenn sie auf organischer Materie Lager oder Rasen bzw. auf künstlichen Substraten (synthetische oder halbsynthetische Nährböden) Kolonien entwickelt haben, lediglich einer bereits definierten Gruppe zuordnen. Für ihre weitere Differenzierung ist man jedoch in jedem Fall auf die mikroskopische Untersuchung angewiesen. Nur auf diese Weise ist es möglich, die Art der gebildeten Sporen, ihre Entstehung aus dem Mycel oder am Mycel und viele andere morphologische Einzelheiten, die für die Bestimmung von Bedeutung sind, nämlich auch die Befähigung zur sexuellen Vermehrung, festzustellen.

Dazu wird ein **Nativpräparat** angefertigt. Als Suspensionsmittel findet physiologische Kochsalz- oder Ringer-Lösung Verwendung. Die Entnahme erfolgt mit einer abflammbaren Impföse oder Impfnadel. Bei Entwicklung von Schimmelpilzkolonien kann auch Tesafilm zur Entnahme (Bildung einer Schlaufe zwischen Daumen und Zeigefinger) verwendet werden; der Streifen wird nach Aufbringung eines Tropfen Anfärbe- bzw. Aufhellungsmittel dazu auf den Objektträger aufgeklebt. Letzteres macht das sonst übliche Abdecken mit einem Deckglas überflüssig. Für die Betrachtung im Mikroskop reichen eine 100- bis 400fache Vergrößerung aus. Bei Hefen, Dermatophyten und Schimmelpilzen, die sich jeweils untereinander sehr ähnlich sehen, weil sie sich auf die gleiche Weise vermehren und deren Sporen auch bei Berücksichtigung von Form, Farbe und Oberflächenbeschaffenheit nicht genügend unterschiedlich sind, um darauf eine Artdiagnose aufzubauen, ist es erforderlich, stets die Größe der Sporen zuweilen auch die Länge und evtl. noch die Breite der Konidienträger, der Metulae, der Sterigmata usw. zu bestimmen. Die Messungen werden mit einem Okularmikrometer durchgeführt, welches zuvor mit einem Objekt(iv)mikrometer (1 mm unterteilt in μm) entsprechend geeicht werden muss. Dabei ist es üblich, Breite und Länge mit den jeweiligen von 100 im Minimum gemessenen Zellen die Extremwerte in Klammern anzugeben und ein x-Zeichen dazwischen zu setzen. Für Hefezellen lautet die Angabe dementsprechend z. B. (2,2–3,5) × (3,5–6,7) μm. Die Kenntnis von den Ausmaßen der Sporen von Hefen oder Schimmelpilzen ist hilfreich auch bei der Identifizierung von pathogenen Arten im Gewebe und nicht nur in der Kultur. Neben der Feststellung der Mikromorphologie eines zu identifizierenden Pilzes in der Kultur kommt der mikroskopischen Untersuchung auch bei als Krankheitserreger auftretenden Arten für den direkten Nachweis im Probenmaterial Bedeutung zu.

Für die direkte Untersuchung sind Haare, Hautschuppen, Hornspäne, Sekrete (Wund-, Tracheal-, Bronchialsekret etc.) und Exkrete (Faeces, Harn) geeignet.

Bei Pilzen, die bislang nicht züchtbar waren, kann ein Nachweis nur auf diesem Wege geführt werden. Es trifft dies zu beispielsweise für den Erreger *Pneumocystis carinii*. Ein sicherer Ausschluss eines Vorliegens einer Mykose aufgrund der mikroskopischen Untersuchung ist dagegen nicht möglich. Beim mikroskopischen Nachweis von Pilzelementen können die Zellformen Rückschlüsse zulassen in bezug auf die Zugehörigkeit des Erregers zu den Dermatophyten, Hefen, Schimmelpilzen und dimorphen Hyphomyceten. Bei Dermatophyten erteilt die Anordnung der Sporen um das Haar, die Größe der Sporen bzw. der endoektotrixe oder nur endotrixe Befall Hinweise auf die Art des Erregers bzw. dessen Herkunft, während ein Nachweis von Arthrosporen und Mycel in Hautschuppen oder anderem Untersuchungsmaterial nur für das Vorliegen einer Mykose spricht. Die Erkennung der Pilzelemente bei der Mikroskopie von Haaren, Hautschuppen, Nagelspänen sowie anderen Hornteilen wird erleichtert durch die Behandlung des Probenmaterials mit Aufhellungsmitteln. Von diesen ist v. a. 10–20%ige Kalilauge geeignet.

Ein universell verwendungsfähiges **Anfärbe- und Aufhellungsmittel** steht in **Lactophenolblaulösung**, hergestellt aus 20 g Phenol, 20 ml Milchsäure, 40 ml Glycerin, 20 ml $H_2O$ und 0,05 g Baumwoll-, Anilin- oder Trypanblau bzw. Tinte ad 100 ml zur Verfügung (**Abb. 6.17**).

Mithilfe des optischen Aufhellers **Blankophor** (BA 267% Bayer AG) lassen sich Pilzelemente auch in histologischen Schnittpräparaten parenchymatöser Organe nachweisen. Hierzu ist das Blankophor der Bayer AG in 90 ml 0,5 M NaOH zu lösen und mit 10 ml DMSO zu versetzen. Nach einer kurzen Einwirkungszeit können unter einem Deckglas v. a. auch Hautgeschabsel und Haare oder sogar Pansensaft von Wiederkäuern (**Abb. 6.18**) direkt mikroskopiert werden, wozu allerdings ein Fluoreszenzmikroskop mit einer Filterausstattung zur Erzielung einer Wellenlänge von über 410 nm oder 450 nm erforderlich ist. Die Pilzzellwände heben sich scharf vom dunklen Untergrund ab und fluoreszieren hellblau bis grünlichblau.

Das Vorhandensein von Geißeln oder einer Schleimkapsel (z. B. bei *Cryptococcus neoformans*) läßt sich dagegen nur mithilfe eines Tuschepräparats nachweisen (s. Kapitel 7.4.2, **Abb. 7.1**).

### 6.8.2 Kulturverfahren

Pilze sind heute, von seltenen Ausnahmen abgesehen, auf einfachen oder zusammengesetzten Nährböden kultivierbar; es müssen ihnen lediglich die entsprechenden Nährstoffe, in der von ihnen verwertbaren Form angeboten werden. Da Pilze in erster Linie kohlenhydratverwertende Organismen darstellen, wird ihnen die organische C-Quelle bei der Mehrzahl der Nährböden in dieser Form angeboten. Hefen zeigen dabei besseres Wachstum, wenn das Medium das Monosaccharid Glucose enthält! Schimmelpilze dagegen bevorzugen die Disaccharide Maltose und Saccharose. Universell verwendungsfähig sind die **Sabouraud-Nährböden**. Mit nur 2% Glucose im Agar entwickeln Mikromyceten darauf Kolonien mit den für die Diagnose wichtigen Sporenformen. Ein höherer Gehalt an Glucose führt zur Pleomorphie, die charakteristischen Sporenformen werden oftmals nicht mehr gebildet, weshalb ein Sabouraud-Agar mit 4% Glucose nur als **Reinzüchtungsagar** Verwendung findet. In Gegenwart dieser Glucosekonzentration wachsen in der Kultur vorhandene Bakterien über den Impfstrich bzw. die Pilzkolonie hinaus und können auf diese Weise leicht erkannt werden.

> **!** Zellsprossung ist bei echten Hefen und hefeartigen Pilzen die einzige oder überwiegende Vermehrungsform gegenüber dem Hyphenwachstum und charakterisiert die Hefephase dimorpher Hyphomyceten.
> Konidienbildung ist bei Schimmel- und Schwärzepilzen sowie bei Dermatophyten die hauptsächliche Vermehrungsform gegenüber dem Hyphenwachstum und kennzeichnet die Mycelphase dimorpher Hyphomyceten.

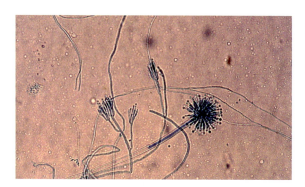

**Abb. 6.17** Nativpräparat, hergestellt mit Lactophenolblau-Lösung: Mikromorphologie – links von *Penicillium* sp., rechts von *Aspergillus* sp. (schwache Vergrößerung).

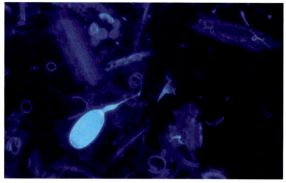

**Abb. 6.18** Beispiel für Darstellung anaerober Pansenpilze mithilfe von Blankophor (*Neocallimastix* sp.).

Besondere Bedeutung kommt in vieler Hinsicht der Verwendung von **Selektivmedien** zu.

Die Isolierung pathogener Pilze aus Untersuchungsmaterial gelingt vielfach nur durch Zusätze zur Unterdrückung des Bakterienwachstums. Geeignet sind hierfür Antibiotika wie Penicillin G, Streptomycin, Chloramphenicol, Gentamicin, Colistin und Novobiocin, die in der Regel nicht einzeln, sondern kombiniert (meist 2 dieser Stoffe) dem abgekühlten, aber noch nicht erstarrten Agar zugesetzt werden. Da einige pathogene Arten (dimorphe Hyphomyceten und Dermatophyten) längere Zeit zum Wachstum benötigen als manche alles überwuchernden Schimmelpilze, werden weitere Stoffe zur Hemmung der Entwicklung unerwünschter Pilze manchen Selektivmedien zugesetzt, wie z. B. **Cycloheximid** zur Anzucht von *Trichophyton*- und *Microsporum*-Arten oder **Galle** zur Kultivierung von *Histoplasma capsulatum* und anderen Erregern außereuropäischer Pilzkrankheiten. Ein Zusatz von **Bengalrosa** ermöglicht die Keimzählung Futtermittel verderbender Schimmelpilze. Das Pflanzenschutzmittel Pentachlornitrobenzol unterdrückt Lagerungspilze und verhilft Feldpilzen zum Wachstum. Das Fungizid **Benomyl** erleichtert den Nachweis holzzerstörender Pilze, wie dem **Hausschwamm** (*Serpula lacrymans*), welchem hygienische Bedeutung zukommt.

### 6.8.3 Serologische und toxikologische Verfahren

Die Immunantwort des Körpers in Form einer Sensibilisierung gegenüber Pilzantigenen kann mithilfe von **Intrakutantesten** nachgewiesen und für die Diagnose von Pilzallergosen der Atemwege herangezogen werden. In Endemiegebieten außereuropäischer Pilzkrankheiten lässt sich feststellen, ob eine Auseinandersetzung mit dem jeweiligen Erreger stattgefunden hat, aber keine Aussage treffen, ob im Falle einer Erkrankung diese fortbesteht. Wertvolle Hinweise liefert dagegen ein Hauttest z. B. mit Trichophytin, welcher eine Sensibilisierung gegenüber Dermatophyten bestätigt und die Basis liefert für eine Anerkennung als Berufskrankheit bei Tierärzten, Landwirten und Metzgern. Für den Nachweis spezifischer Erreger stehen bei unbefriedigendem Ergebnis mit herkömmlichen Verfahren DNA-Sonden oder die Diagnostik mit der Polymerasekettenreaktion (PCR) zur Verfügung.

Zur Erfassung von Mykotoxinen, jener niedermolekularen aromatischen oder aliphatischen organischen Verbindungen von Pilzen, die nach Aufnahme mit der Nahrung oder nach Penetration durch die Haut und Schleimhäute in den menschlichen oder tierischen Organismus gelangen und spezielle Krankheiten hervorrufen können, stehen grundsätzlich 2 voneinander verschiedene Arten von Verfahren zur Verfügung: Die **physikalisch-chemische Bestimmung** und der Nachweis mit biologischen Methoden bzw. die Kombination von beiden. Geeignete physikalisch-chemische Verfahren sind Dünnschichtchromatographie (DC), Hochleistungsflüssigchromatographie (HPLC) oder Gaschromatographie (GC) kombiniert mit unterschiedlichen Erkennungsverfahren, u. a. UV- bzw. Fluoreszenzdetektion, Elektroneneinfang-Detektion (ECD), Flammenionierungs-Detektion (FID), Photostimulierte Lumineszenz (PSL), Thermolumineszenz (TL), IR-, NMR oder Massenspektrometrie (MS), die sich durch unterschiedliche Empfindlichkeit auszeichnen. Zur Aufreinigung werden Festphasensäulen oder selektive Immunoaffinitätssäulen verwendet (**Abb. 6.19**). Bei LC-MS/MS kommt Tandem-Massenspektrometrie zum Einsatz.

Herkömmliche **biologische Verfahren** wie **Mäusetoxizitäts-**, **Hühnerembryo-**, **Hauttoxizitäts-** und **Emesistest** wurden mittlerweile durch **immun-enzymologische Nachweise** (z. B. kompetitiver ELISA) oder durch **Zellkulturtests** (z. B. MTT-Test) ersetzt. Welcher Test im einzelnen heranzuziehen ist, ergibt sich aus der jeweiligen Fragestellung der Praxis.

### 6.8.4 Pathogenitätsfaktoren

Bei Pilzen, die als Erreger von Mykosen bei Mensch und Tier auftreten, sind **Pathogenitätsmechanismen** bzw. Virulenzfaktoren noch kaum bekannt. Verschiedene Eigenschaften werden bislang als mögliche Virulenzfaktoren diskutiert.

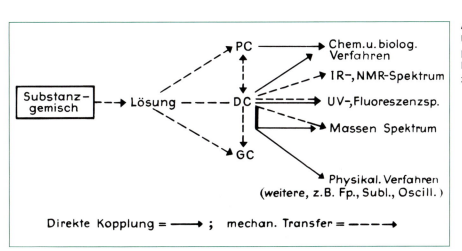

**Abb. 6.19** Schema des Untersuchungsganges der physikalisch-chemischen Bestimmung von Mykotoxinen.

Wesentliche Voraussetzung ist wie bei Viren und Bakterien das Haften als Initialschritt für das Eindringen und die Vermehrung im Gewebe. Prädestiniert für die Entfaltung einer krankmachenden Wirkung im tierischen Organismus ist ein Pilz mit einer Zellwand aus 3 Hauptbestandteilen, nämlich langkettigen, verzweigten, homopolymeren Zuckerketten, die β-(1,3)-D-Glukane (Zuckerpolymere, bestehend aus Glucoseeinheiten, 50–60 %) darstellen, ferner Chitinketten aus N-Acetylglucosamin (GlcNAc)-Bausteinen und Mannoproteine, an die über die Aminosäure Asparagin Mannosepoymere gekoppelt sind.

Während die Homopolymeren Chitin und Glucan für die Integrität verantwortlich sind, haben die **Mannoproteine** Bedeutung für die spezifische Bindung an Strukturen der Wirte. Bei der Hefeart *Candida albicans* sind auch **Fimbrienadhäsine**, wie sie von Enterobakterien bekannt sind, oder Pili nachgewiesen worden, die Ähnlichkeit mit Integrinen (Membranproteine, die an extrazelluläre Matrix binden) höherer Eukaryoten aufweisen. Von *Candida albicans* ist bekannt, dass die Art an Epithel- und Endothelzellen binden kann. Mit ihren **Integrinen** kann sie auch an Fibrinogen, Fibronectin und Laminin binden, welche Bestandteile der extrazellulären Matrix darstellen. *Candida albicans* bindet aber auch C3b-Moleküle des Komplementsystems. Hinzu kommt die hydrophobe Struktur der *Candida-albicans*-Zellwand.

*Candida albicans* produziert 8 nur leicht unterschiedliche Proteasen, definiert als **Aspartat-Proteasen** (**SAP**) mit einem Optimum bei pH 3 und codiert durch 8 verschiedene Gene. Sie spielen anscheinend v. a. eine Rolle bei Sepsis. Die höhermolekularen N-Quellen des Wirts wirken induktiv und regen beispielsweise das SAP2-Gen an, Protease entstehen zu lassen. Bei Hyphenwachstum wird insbesondere SAP6 exprimiert. Neben den sauren **Proteasen** kommt es auch zur Bildung von **Phospholipasen** durch *Candida albicans*. Welche Gene angeschaltet werden, hängt von der Morphologie des Pilzes ab. **Signalproteine** greifen anscheinend hierbei regulierend ein. Pilze, die dazu neigen, im Gewebe eine Hefephase und in der Kultur eine Mycelphase auszubilden, wie dies bei den dimorphen Hyphomyceten vorkommt, sind im Organismus in der Hefeform durch Glucane geschützt und ihre Oberflächenproteine sorgen dafür, dass Rezeptoren, Antikörper und Abwehrzellen abgebunden und damit inaktiviert werden (Beispiel *Blastomyces dermatitidis*).

Ein Schutz gegen Vernichtung durch Körperzellen des befallenen Organismus besteht bei *Cryptococcus neoformans* aufgrund einer aus anderen zusammengesetzten Polysacchariden gebildeten Kapsel. Darüber hinaus ist diese Hefeart in der Lage, sich durch die Bildung von **Melanin**, einem auch bei Schwärzepilzen vorkommenden Pigment, gegen einen Angriff von außen zu schützen.

Andere Hefearten (anamorphe und teleomorphe) agieren durch die Bildung sog. **Killertoxine** nicht nur gegen ihresgleichen, sondern auch gegenüber *Escherichia coli*. Im Darm verschaffen sie sich dadurch einen selektiven Vorteil und besetzen die Rezeptoren der pathogenen *E. coli*-Bakterien an der Darmwand, sodass sie an deren Stelle Pathogenität entfalten können.

Killertoxine stellen Glykoproteine dar, die von den eukaryotischen Zellen ausgeschieden werden, aber auch in den Zellen anzutreffen sind. Der keimabtötende Effekt der Killertoxine gegenüber Prokaryoten und Eukaryoten ist bei Hefen gegenüber *Enterobacteriaceae* einerseits und *Candida*-Arten andererseits beispielsweise bei der Besiedlung des Darms denkbar, weil zwischen ihnen eine Antigenverwandtschaft besteht. Die Merkmalsausprägung ist chromosomal gesteuert, die Bildung wird jedoch durch ein großes ($K_1$) Plasmid und ein kleines ($K_2$) Plasmid geregelt. Dies stellt für das Zusammenleben von Darmbakterien und Hefen im Darm stets eine Herausforderung dar und trägt in diesem Milieu zur Beibehaltung des Killerphänomens bei pathogenen Hefen im Kampf ums Dasein bei.

Von der Wirkung von Killertoxin gegenüber *E. coli* kann erwartet werden, dass die Hefezelle nicht nur gegenüber EPEC-, EHEC- und ETEC-Stämmen, sondern auch gegenüber EIEC-Stämmen von *E. coli* (s. Bakterielle Krankheiten) aktiv ist.

Zunächst kommt es zur Bindung an den Glucanrezeptor der Zellwand des anderen Mikroorganismus (energieunabhängig) mit nachfolgender Wirkung auf die Membranproteine, auslösend einen Efflux von K-Ionen, ATP und niederen Metaboliten, endend in Apoptosis.

Bei *Candida albicans* hat die Fähigkeit, Blastosporen (Hefezellen) und Pseudomycel, zuweilen Mycel zu bilden, Bedeutung für den Vorgang der **Invasion**. Diese gelingt wegen des besseren Schutzes durch Glucane den Blastosporen; erst nach erfolgreichem Abschluß des Infizierungsvorgangs kommt es zum phänotypischen Switching.

Als *Candida-alcibans*-**Lektine** gelten 2-Fucose, D-Mannose und N-Acetyl-D-glucosamin.

Schimmelpilze betreffend darf vermutet werden, dass Gewebsnekrose nach Vordringen von invasiven Hyphen, z. B. bei Aspergillose, durch toxische Pilzmetabolite hervorgerufen wird. Im Vogelorganismus ließ sich bei Organbefall mit Aspergillen eine In-situ-Bildung von Mykotoxinen (**Gliotoxin** und Aflatoxin $B_1$) feststellen, wie sie von diesen Schimmelpilzen beispielsweise beim Verderb von Lebens- und Futtermitteln gebildet werden. *Aspergillus fumigatus* bildet auch eine endotoxinähnliche Substanz (Lipopolysaccharid-Protein-Komplex) mit physikochemischen, immunologischen und biologischen Eigenschaften, die dem Endotoxin der Enterobacteriaceae entsprechen. Diese hauptsächlich für die Aspergillose verantwortliche Pilzart produziert auch ein Glykoprotein „**Asp-Haemolysin**", welches für Versuchstiere toxisch ist. Daneben ist die Spezies dafür bekannt, dass sie **Fumitremorgene A-D** bildet, die **Neurotoxine** darstellen und vermutlich beim Nutzgeflügel die neuralen Symptome verursachen (z. B. Störungen in der Bewegungskoordination bei älteren an Aspergillose erkrankten Tieren).

**Weiterführende Literatur**

Ernst JF, Schmidt A: Dimorphism in Human Pathogenic and Apathogenic Yeasts. Contributions to Microbiology Vol.5. Basel: Karger; 2000

Gedek B: Futter und Fütterungshygiene. In Abel H et al. (Hrsg.): Nutztierernährung. Jena: Gustav Fischer; 1995

Hoog de GS, Guarro J, Gene J, Figureras MJ: Atlas of Clinical Fungi. Utrecht: Cenraalbureau voor Schimmelcultures

Miller JD, Trenholm HL: Mycotoxins in Grain: Compounds, other than Aflatoxin. St. Paul, Minnesota: Eagan press; 1994

Samson RA, Hoekstra ES, Frisvad JC, Filtenborg OF: Introduction to Food- and Airborne Fungi. Utrecht: Centralbureau voor Schimmelcultures; 2000

Schlegel HG: Allgemeine Mikrobiologie. Stuttgart: Georg Thieme; 1992

# 7 Pilzkrankheiten der Haustiere

B. Gedek

## 7.1 Einführung

Pilze rufen auf unterschiedliche Art und Weise bei Mensch und Tier Krankheiten hervor.

Je nach der Art der pathogenen Wirkung handelt es sich um eine Mykose, eine Allergose oder auch um eine Mykotoxikose. Der Pilz spielt dabei entweder eine aktive oder eine passive Rolle; mitunter kann beides nebeneinander vorkommen.

Aktiv verhält sich ein Pilz stets als Erreger einer Mykose; nur dann vermehrt er sich im Gewebe seines Wirts, wobei er ihm Schaden zufügt, indem er dessen Körperzellen entweder enzymatisch oder mechanisch bis zur völligen Funktionsuntüchtigkeit des betreffenden Organs bzw. des Organsystems oder auch des Gesamtorganismus zerstört.

Eine passive Rolle spielt er unter der Voraussetzung, dass die von ihm bereits außerhalb des menschlichen oder tierischen Organismus gebildeten, in der Regel in die Umwelt abgegebenen Toxine lediglich durch die Haut oder die Schleimhäute des Menschen oder der Tiere diffundieren; der Pilz braucht dazu nicht in den Körper zu gelangen, wie dies z. B. für die durch Mikromyceten bei Mensch und Tier verursachten Mykotoxikosen zutrifft. Für den Fall einer Pilzvergiftung nach Verzehr der fleischigen Fruchtkörper giftbildender Makromyceten gilt prinzipiell das gleiche, jedoch ist diese Art der Giftwirkung von einer Aufnahme des giftproduzierenden Pilzes mit der Nahrung abhängig. Das bedeutet zugleich auch, dass, im Gegensatz zu den Mykosen, für die Mykotoxikosen Mikro- und Makromyceten als Krankheitsursachen in Betracht kommen.

Als passiv ist die Wirkung eines Pilzes auch dann anzusehen, wenn der Makroorganismus gegen die Bestandteile der Pilzzellen (Polysaccharide und Proteine) Antikörper entwickelt, die dann bei abermaligem Kontakt mit dem Allergen für die Auslösung pathogener Immunreaktionen einer Allergie und für das Auftreten der zum Krankheitsbild einer Allergose oder mykogenen Allergie gehörenden Erscheinungsformen verantwortlich sind (z. B. fog fever beim Pferd und Farmerlunge beim Menschen).

Da die Mehrzahl der Pilze, mit denen Mensch und Tier in Berührung kommen, sich in entsprechender Weise passiv verhält, ist die Zahl der Arten, die auf indirektem Wege, als Ursache von Intoxikationen oder allergischen Phänomenen, Krankheiten hervorrufen, größer als die der Mykoseerreger.

> ! Bei den Pilzkrankheiten der Tiere kann in Abhängigkeit von ihrer Lokalisation und krankmachenden Wirkung zwischen Dermatomykosen, Systemmykosen und Mykotoxikosen unterschieden werden.

Die Dermatomykosen sind Pilzerkrankungen, die sich auf die Oberfläche des Körpers beschränken. Bei den Systemmykosen handelt es sich um disseminierte oder generalisierte innere Erkrankungen, wobei gelegentlich auch die Haut befallen sein kann. Die Mykotoxikosen stellen Vergiftungen dar, die im Gegensatz zu den Dermatomykosen und Systemmykosen nicht durch die Entwicklung von Pilzen im Gewebe, sondern lediglich durch die Aufnahme von Pilztoxinen mit dem Futter hervorgerufen werden.

Dabei kommt es auch einmal zum Abweiden von sog. Giftpilzen, die sonst nur beim Menschen durch unachtsamen Verzehr Schaden anrichten (Mycetismus).

Die Entstehung einer Mykotoxikose setzt voraus, dass sich die Pilze, bevor sie in den Organismus gelangen, bereits im Futter angereichert haben. Es handelt sich deshalb bei den Verursachern der Mykotoxikosen vielfach um primäre Pflanzenparasiten, deren Stoffwechselprodukte sekundär eine Toxinwirkung im tierischen Organismus entfalten. Die Entstehung einer Mykose ist dagegen stets mit dem Eindringen des Erregers in das Gewebe verbunden, wobei die zur Entwicklung im Warmblüterorganismus befähigten Spezies die Körperzellen durch ihr Wachstum mechanisch und/oder enzymatisch, zerstören. In Abhängigkeit davon, ob die krankheitserregenden Pilze Spezies sind, die auch normalerweise auf der Haut und den Schleimhäuten des Tierkörpers anzutreffen sind oder nicht, unterscheidet man endogene Mykosen von exogenen Mykosen. Erreger von endogenen Mykosen sind stets nur fakultativ pathogen. Im Gegensatz zu den Erregern der exogenen Mykosen (den obligat pathogenen Pilzen) kommen sie, auch ohne krankmachende Wirkung zu entfalten, auf der Körperoberfläche und in den Hohlorganen des tierischen Organismus vor. Sie bedürfen für ihre Ausbreitung im Organismus außer einer verminderten Abwehrkraft von seiten des Wirts der Einwirkung einer zusätzlichen Noxe auf den Makroorganismus. Die innerhalb Europas vorwiegend bei Haustieren auftretenden Systemmykosen werden v. a. durch fakultativ pathogene Hefe- und Schimmelpilzarten hervorgerufen, die vornehmlich die Atmungs- und Verdauungsorgane befallen.

> Zur Manifestation einer Erkrankung bedarf es bei Hefen und Schimmelpilzen prädisponierender Faktoren.

In den meisten Fällen treten diese Erkrankungen als Komplikation einer vorangegangenen Antibiotikatherapie bakterieller Erkrankungen sowie durch unsachgemäße Haltung oder Fütterung der Tiere auf.

Die dimorphen Hyphomyceten, die deshalb so bezeichnet werden, weil sie bei 37 °C in der Hefephase (wie Sprosspilze) und bei Zimmertemperatur in der Mycelphase (wie Schimmelpilze und andere Fadenpilze) wachsen, verursachen dagegen als Vertreter obligat pathogener Pilze hauptsächlich Erkrankungen in außereuropäischen Ländern. Übertragbare Krankheiten, die Zooanthroponosen oder Anthropozoonosen darstellen, werden weltweit nur durch in ihrem Vorkommen als Krankheitserreger auf die Körperoberfläche von Mensch und Tier beschränkte Pilze hervorgerufen. Dieser Spezialisierung verdanken die Erreger ansteckender Dermatomykosen auch den Namen Dermatophyten.

Im folgenden werden die für Tiere pathogenen Pilze unter Berücksichtigung ihrer systematischen Zugehörigkeit und ihrer Bedeutung im einzelnen besprochen. Den Bezeichnungen der Pilzsystematik werden Trivialnamen zugeordnet, wie sie in der Pilzdiagnostik Verwendung finden.

Die Benennung der Krankheiten nach den sie verursachenden Pilzarten hat die Nomenklatur der Mykosen erheblich vereinfacht.

Die derzeitige Einteilung der Mykotoxikosen richtet sich mittlerweile jedoch hauptsächlich nach der Ätiologie und berücksichtigt diese in der Weise, dass bei der Benennung entweder dem für die Krankheit verantwortlichen Toxin(en) (Aflatoxikose oder Zearalenontoxikose) oder dem als Toxinbildner anerkannten Pilz (Stachybotryotoxikose oder Pithomykotoxikose u. a.) Rechnung getragen wird. Verschiedentlich erfolgt die Benennung auch heute noch nach der Pflanze, auf welcher der Pilz parasitiert (Lupinose) oder schließlich nach der Nosologie (**Tab. 7.1**) wie im Falle der mykotoxischen Nephropathie. Hierfür sind außer einer Vielzahl verschiedener Pilzarten anscheinend gleichzeitig auch mehrere Toxine verantwortlich.

**Tab. 7.1** Pilzkrankheiten der Haustiere.

| Dermatomykosen | Systemmykosen | Mykotoxikosen |
|---|---|---|
| Trichophytie | Adiaspiromykose Aspergillose | Aflatoxikose Diplodiose |
| Mikrosporie | Blastomykose | Ergotismus |
| Hefe- und Schimmelpilzdermatosen (einschließlich Infektion von Auge, Ohr) | Candidose | Fescue Foot-Sydrome |
| Sonderstellung: Maduramykose (echtes Mycetom mit Drusenbildung) | Cladosporiose Coccidioidomykose Cryptococcose Geotrichose Histoplasmose, klassische Histoplasmose, afrikanische Mucormykose Rhino –Entomophthoromykose Schimmelpilzmykosen, seltene (z. B. Paecilomykose, Scopulariopsidose u. a.) | Fuminosintoxikose Lupinose Myrotheciotoxikose Nephropathie, mykotoxische Ochratoxikose Pithomykotoxikose Slaframintoxikose Stachybotryotoxikose Syndrome durch Tremorgene Trichothecentoxikose Zearalenontoxikose |

## 7.2 Infektionen durch Hautpilze oder Dermatophyten

> *Trichophyton verrucosum, T. mentagrophytes* – Trichophytie
> *Microsporum canis* – Mikrosporie

### 7.2.1 Trichophytie

■ **Erreger und Definition der Krankheit**
Übertragbare Infektionskrankheit durch Pilze mit einer Prädilektion für das Keratin der Haut und deren Anhangsgebilde (Haare, Federn und andere Hornteile) mit einem Befall beim Rind von Kopf, Hals und Aftergegend, seltener Rücken, Kruppe und Seitenbrust durch *Trichophyton verrucosum* unter Bildung umschriebener kreisrunder Krankheitsherde mit Haarausfall und Bildung von Borken und Krusten sowie Auftreten von Juckreiz.

Bei anderen Tierarten mit abweichender Lokalisation und weniger charakteristischen Hautveränderungen, mit und ohne Juckreiz, hervorgerufen durch *T. mentagrophytes* (Hund, Katze), *T. tonsurans* und *T. equinum*, seltener *T. verrucosum* (Pferd, kleine Wiederkäuer). Eine wirtsspezifisch angepasste Spezies *Trichophyton erinacei* kommt beim Igel vor.

### ■ Expositionsrisiko

Aufgrund der Überlebensfähigkeit der Erreger in abgestorbenen Tierhaaren, Exkrementen und im Boden besteht Ansteckungsgefahr durch kranke Tiere (auch Nager) oder Insekten als Überträger.

### ■ Pathogenese und Klinik

Nach Kontakt mit dem infektiösen Agens Bildung oberflächlicher, leicht schuppender Läsionen bis zu tief greifenden granulomatösen, manchmal auch eitrigen Herden bei sekundärer Beteiligung von Bakterien, mit Tendenz zur Selbstheilung beim Rind (**Abb. 7.1**).

### ■ Erregernachweis

Hautschuppen und Haare, Arthrosporen und Mycel, extra- und intrapilär bei zoophilen Arten (**Abb. 7.2**); in der Kultur Mycel mit sessilen Mikrokonidien, seltener Makrokonidien an Mycelenden oder Seitenzweigen (**Abb. 7.3a** und **b**), zuweilen interkalar Chlamydosporen und Bildung spezieller Mycelformen wie Spiral- und Hackenhyphen, Kammzinken, Nodularorgane, Pseudospiralen und Racquetmycel.

### ■ Bekämpfung

Da es sich um eine Zoonose handelt, kommt der Desinfektion besondere Bedeutung zu. Die Körperoberfläche landwirtschaftlicher Nutztiere ist dabei mit einzubeziehen. Für Kleintiere stehen hierfür eine Vielzahl fungizider Mittel zur äußerlichen Behandlung zur Verfügung. Bei Erkrankung von Großtieren sollte der gesamte Bestand behandelt werden. Hierfür bieten sich Ganzkörperwaschungen, die maschinell durchgeführt werden können, an. Außer einer Desinfektion der Stallungen ist wegen der Übertragbarkeit der Erreger auch eine Nagetierbe-

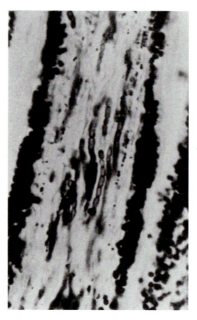

**Abb. 7.2** Arthrosporen intra- und extrapilär, typisch für Haarbefall durch zoophile endo-ektotrixe *Trichophyton* spp., nativ, aufgehellt mit KOH, schwaches Trockensystem, Mikrofoto.

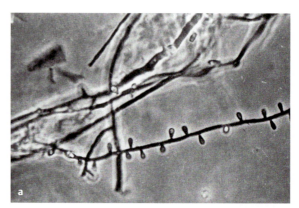

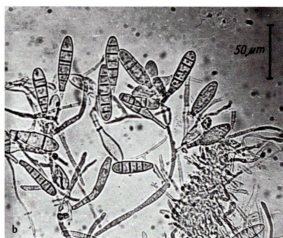

**Abb. 7.3** Mikrokonidien, einzellig, direkt dem Mycel aufsitzend (sessil), bei *Trichophyton* und *Microsporum* spp. vorkommend (**a**), keulenförmige Makrokonidien, gekammert durch Septen, mit glatter Oberfläche bei *Trichophyton*-Arten (**b**), nativ, starkes Trockensystem, Mikrofoto.

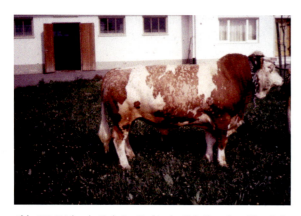

**Abb. 7.1** Trichophytie beim Rind in der Abheilung begriffen, kahle Stellen im Haarkleid hinterlassend, wodurch bei der Schlachtung für die Haut kein guter Preis zu erzielen ist.

kämpfung und eine Insektenvertilgung durchzuführen. In Haushalten sind zum Schutz vor Ansteckung des Menschen Polstermöbel und Teppiche sowie die Fußböden mit fungiziden Mitteln zu behandeln. Für den prophylaktischen und therapeutischen Einsatz stehen seit einiger Zeit auch Totimpfstoffe, INSOL Trichophyton (Rind) und Dermatophyton (Pferd, Hund, Katze und Zootiere) der Boehringer Ingelheim Vetmedica GmbH, zur Verfügung, die gegenüber Lebendvaccinen den Vorteil bieten, gleichzeitig einer weiteren Verbreitung der Erreger entgegen zu wirken. Da in Pferdezucht-, Verkaufs- und Prüfungsanstalten immer wieder das Problem auftaucht, dass mit Hautpilzen infizierte Tiere angeliefert werden und es so zu einer Verseuchung des Bestandes kommt, ist die vorsorgliche Impfung mit Totvaccine von erheblicher wirtschaftlicher Bedeutung.

Besondere Formen, die durch *Trichophyton mentagrophytes* hervorgerufen werden, sind in der Literatur als **Favus** beschrieben. Es treten nach Infektion mit diesem Erreger an den Ohren von Katzen oder im Haarkleid von Mäusen linsen- bis pfenniggroße napfartige Pilzkuchen, bestehend aus Mycel und Sporen des Pilzes die Basis einzelner Haare schildförmig umgebend, auf. Die Scutula erinnern an Honigwaben, daher die Bezeichnung (genannt bei Säugern Säugetierfavus und bei Hühnervögeln mit schimmeligem Aussehen der unbefiederten Haut von Kamm und Kehllappen mit Auflagerungen Hühnerfavus). Favus wird im Vergleich zur Trichophytie und Mikrosporie nur noch selten diagnostiziert.

### 7.2.2 Mikrosporie

■ Erreger und Definition der Krankheit

Im Auftreten wie die Trichophytie auf die Körperoberfläche beschränkte Infektionskrankheit mit ähnlichen Symptomen, aber Befall in der Regel aller Haare eines Bezirks, die 3–5 mm über der Haut abbrechen (scherende Flechte). Häufigster Erreger ist *Microsporum canis* (**Abb. 7.4**), seltener *M. distortum*, *M. gypseum* oder *M. audouinii*. Betroffen sind in erster Linie Kleintiere wie Hund und Katze, aber auch Zootiere. Neben Haarausfall kommt es gelegentlich auch zur Schuppenbildung.

■ Expositionsrisiko, Pathogenese und Klinik
Siehe Trichophytie.

■ Erregernachweis

Hautschuppen und Haare Arthrosporen und Mycel, um das Haar eine Sporenmanchette bildend, *M. canis* im Woodlicht zuweilen hellgrün fluoreszierend; in der Kultur hauptsächlich Makrokonidien, seltener Mikrokonidien. Die Makrokonidien sind im Gegensatz zu den *Trichophyton*-Arten nicht keulen-, sondern spindelförmig (**Abb. 7.5**). Besonderheiten der Mycelbildung wie bei den Erregern der Trichophytie, zuweilen auch Chlamydosporen.

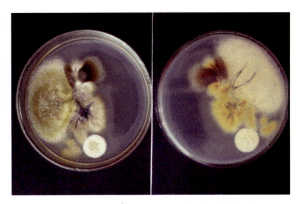

**Abb. 7.4** Mischkultur von Fadenpilzen auf Sabouraud-Agar (Oberseite links, Unterseite rechts): Kolonien oberseits ungefärbt, unterseits gelb gefärbt, Dermatophyt (*Microsporum canis*), daneben Schimmelpilz oberseits lebhaft gefärbt (*Aspergillus flavus*) und Schwärzepilz ober- und unterseits braunschwarz (*Cladosporium* sp.).

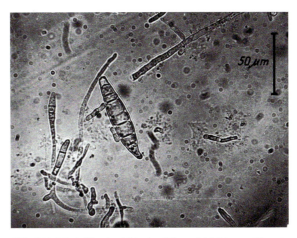

**Abb. 7.5** Spindelförmige Makrokonidien mit leicht rauer Oberfläche, charakteristisch für *Microsporum*-Arten, nativ, starkes Trockensystem, Mikrofoto.

■ Bekämpfung

Es gelten die Angaben wie sie zur Trichophytie gemacht wurden.

Die teleomorphen Formen der anamorphen Spezies werden in der Gattung *Arthroderma* (Ordnung Onygenales der Euascomyceten) geführt und haben ihren primären Standort im Boden.

## 7.3 Andersartige Dermatosen mit Beteiligung opportunistischer Pilze

### 7.3.1 Erreger und Definition der Krankheiten

Sekundäre, nicht übertragbare ausschließlich auf die Körperoberfläche beschränkte chronische Erkrankungen der Haut, zuweilen auch der Horngebilde der Epidermis durch ubiquitär vorkommende, opportunistische Arten 12 verschiedener Hefe- und 20 unterschiedlicher Schimmelpilzgattungen, mitunter mit keratinolytischen Eigenschaften und Beteiligung bei Gehörgangs- und Augenentzündungen. Die bei Körpertemperatur in der Regel nicht entwicklungsfähigen, von Luftsauerstoff abhängigen Pilze sprechen auf Imidazole (Miconazol/Econazol) an. Dies gilt auch für *Malassezia pachydermatis*, eine Hefeart, die bei Hund und Katze, seltener bei anderen Tierarten die Otitis externa kompliziert und bei Alopezie auftritt. Sie vermehrt sich im Gegensatz zu anderen hefeartigen Pilzen durch Sprossung auf breiter Basis, nicht durch Spaltung wie ursprünglich angenommen wurde. Sie wächst nicht wie die beim Menschen auftretende Spezies *Malassesia furfur* lipidabhängig. Bei Behandlung des primären Grundleidens heilen die Krankheitsprozesse gegebenenfalls auch von selber wieder ab.

## 7.4 Infektionen durch hefeartige Pilze oder Sprosspilze

> *Candida albicans, C. glabrata, C. krusei, C. tropicalis, C. parapsilosis* u. a. – Candidose
> *Cryptococcus neoformans* – Cryptococcose
> *Geotrichum candidum* – Geotrichose

### 7.4.1 Candidose

■ **Erreger und Definition der Krankheit**
Akute, subakute, seltener chronische Systemmykose durch normalerweise auf der Haut und den Schleimhäuten vorkommende Hefearten der Gattung *Candida*, bei der in Abhängigkeit von den Begleitumständen es zur Ansiedlung der Erreger in den inneren Organen und sogar zur Pilzsepsis mit deletären Folgen kommen kann. In erster Linie bleiben die Erkrankungen auf Haut und Schleimhäute beschränkt. Verantwortlich für eine abnorme Vermehrung von Hefen bei Säugetieren sowie bei Vögeln im Bereich des oberen Verdauungstrakts (Mundhöhle, Ösophagus, Magen), benannt als Soor (sohren = wund machen), zeichnet *Candida albicans*. Andere *Candida*-Arten verursachen Durchfall (z. B. Ferkel und Kalb), Pneumomykosen (Säuger allgemein), Harnwegsinfektionen (Hund und Katze), Aborte und Mastitiden (Rind). Eine hohe Mortalität besteht beim Nutzgeflügel.

■ **Expositionsrisiko**
Quelle für *Candida albicans* ist vornehmlich der Mensch; alle anderen im Warmblüterorganismus entwicklungsfähigen *Candida*-Arten kommen ubiquitär in der freien Natur vor. Prädisponierende Faktoren (primäre, virale oder bakterielle Erkrankungen, Immunschwäche, Stoffwechselstörungen, Antibiotikaapplikation usw.) wirken sich krankheitsbegünstigend aus.

■ **Pathogenese und Klinik**
Wegen Fehlen charakteristischer Krankheitssymptome wird das Vorliegen einer Candidose häufig nicht erkannt, sodass jegliche Therapie in der Regel zu spät kommt. *Candida*-Arten sprechen auf Polyenantibiotika an, der Applikation sind wegen Wasserunlöslichkeit Grenzen gesetzt.

■ **Erregernachweis**
In Sekreten und Exkreten Blastosporen und im Gewebe Pseudodomycel, zuweilen auch Mycel; *C.-albicans*-Chlamydosporen; Artendifferenzierung biochemisch (**Abb. 7.6** und **7.7**). Das Verfahren kann in der Praxis durch die Kultivierung auf einem chromogenen Agar in der Praxis verkürzt werden. Die Kolonien von *Candida albicans* erscheinen grün, von *C. tropicalis* blau, *C. glabrata* rot (gewölbt) und von *C. krusei* blassrot (flach).

■ **Bekämpfung**
Die *Candida*-Arten sind Opportunisten, weshalb zur Vermeidung von Erkrankungen besonderes Augenmerk auf die Prophylaxe (optimale Haltung und Fütterung) zu richten ist.

### 7.4.2 Cryptococcose

■ **Erreger und Definition der Krankheit**
Nicht übertragbare, chronische, seltener subakut verlaufende Infektionskrankheit mit hauptsächlicher Organbeteiligung von Lunge, Haut und Schleimhaut, mitunter anderer Lokalisation, mit Neigung zur Generalisation und mit einer Prädilektion für das Zentralnervensystem. Der Erreger ist die Hefeart *Cryptococcus neoformans* (**Abb. 7.8**). Es erkranken nur Säugetiere, von denen hauptsächlich Hund und Katze, seltener Pferd, Rind, und Ziege betroffen sind.

■ **Expositionsrisiko**
Aufgrund des ubiquitären Vorkommens des Erregers ist die Krankheit über die gesamte Erdoberfläche verbreitet; sie tritt jedoch nur sporadisch auf. Der Erreger reichert sich wegen der Vorliebe für bestimmte N-Verbindungen vornehmlich in Bereichen an, wo sich Vogelexkremente befinden (z. B. Taubenschlägen, Hühnerstallungen, Vogelkäfigen) und hält sich hier widerstandsfähig gegen Austrocknung, geschützt durch eine Kapsel, lange infektions-

## 7.4 Infektionen durch hefeartige Pilze oder Sprosspilze

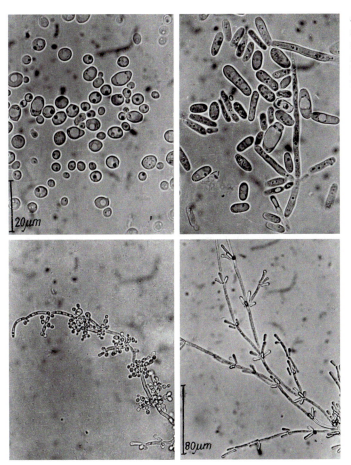

**Abb. 7.6** Blastosporen von *Candida albicans* (Kurzsprosse links oben) im Vergleich zu *Candida krusei* (Kurz- und Langsprosse, rechts oben), ferner unterschiedliche Pseudomycelentwicklung von beiden Hefearten (links und rechts unten) in der Kultur, Mikrofotos nativ.

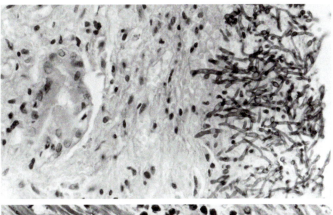

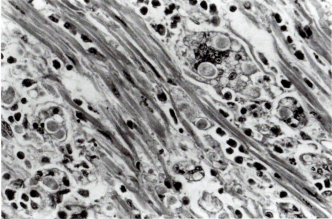

**Abb. 7.7** Pseudomycelentwicklung in der Darmmykosa einer Katze (oben), Darmzotten völlig zerstört und durch Granulationsgewebe ersetzt, PAS-Färbung – Muskulatur von Blinddarm bei Geflügel mit Schwarzkopfkrankheit durch Sprosszellen von *Candida albicans* durchwachsen, Blastosporen von Makrophagen aufgenommen (unten), HE-Färbung.

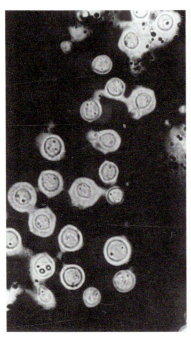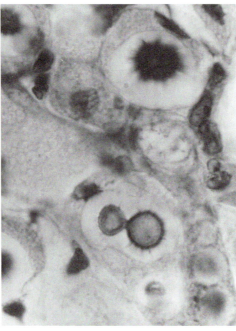

**Abb. 7.8** *Cryptococcus neoformans* in der Kultur, Darstellung der Kapsel im Tuschepräparat nach Burri, Mikrofoto (links), bekapselte Blastosporen von *Cryptococcus neoformans* bei der Vermehrung im Gewebe, Giemsa-Färbung, Mikrofoto (rechts).

tüchtig. Der Erreger dringt durch die verletzte Haut oder die Schleimhäute in den Körper ein.

### ■ Pathogenese und Klinik

Die Krankheit konzentriert sich beim Pferd auf Nase, Nasennebenhöhlen und Lunge. Beim Hund kommt es in der Regel zur Disseminierung und Generalisation der Erkrankung. Durch Befall des ZNS sind Blindheit und Störungen der Bewegungskoordination zu beobachten; zuweilen ist auch das Skelettsystem in Mitleidenschaft gezogen. Bei der Katze treten Geschwüre im Bereich der Atemwege oder im Verdauungstrakt als Cryptococcengranulome in Erscheinung. Beim Rind kommt eine besondere Form vor, bei welcher der Erreger nur lokal die Milchdrüse befällt. Dabei verursacht er besonders tiefgreifende entzündliche Veränderungen, sodass das ganze Organ funktionsuntüchtig wird. Das sezernierende Drüsengewebe ist nahezu verschwunden, nur das interstielle Bindegewebe bleibt übrig. Eine Therapie ist kostspielig und wenig erfolgversprechend, v. a. bei Vorliegen einer Eutercryptococcose.

### ■ Erregernachweis

Im Gewebe Blastosporen mit Schleimkapsel, dergleichen in der Kultur, mitunter weniger ausgeprägt; 4 Typen serologisch bestimmbar; ausnahmsweise Keimschlauchbildung. Differenzialdiagnostisch ist bei Mastitis eine Candidose, Aspergillose und Prototheсose des Euters auszuschließen.

Bei den Spezies der Gattung *Prototheca* handelte es sich zunächst um als chlorophyllfreie Algen definierte ubiquitär vorkommende Organismen, die sich aber in vivo sowie in vitro wie Pilze verhalten (**Abb. 7.9** und **7.10**) und deshalb zu den Eumycota zu rechnen sind.

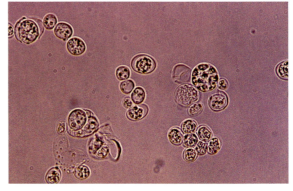

**Abb. 7.9** Zellmorphologie von *Prototheca* sp. in der Kultur auf Sabouraud-Agar, nativ, starkes Trockensystem, Mikrofoto.

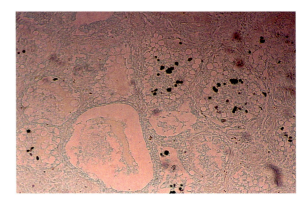

**Abb. 7.10** Darstellung von *Prototheca* sp. im Drüsengewebe vom Rind, Grocott-Färbung.

### Bekämpfung

Eine gezielte Bekämpfung ist wegen des Vorkommens des Erregers in der freien Natur in schwer auszumachenden ökologischen Nischen und aufgrund seiner hohen Widerstandskraft gegenüber äußeren Einflüssen nicht möglich, weshalb der Hygiene besondere Bedeutung zu kommt.

## 7.4.3 Geotrichose

### Erreger und Definition der Krankheit

Abnorme Besiedlung der Schleimhäute des Körpers, insbesondere des Respirations- und Digestionstrakts durch saprobiontische *Geotrichum*-Arten, kennzeichnet die Geotrichose, bei welcher es sich vermutlich nicht um eine echte Mykose handelt, weil die Pilze lediglich von abgestorbenen Zellen der Schleimhaut leben und dabei nicht aktiv ins Gewebe eindringen. *Geotrichum candidum* unterhält jedoch einen durch primäre Noxen verursachten Entzündungsprozess aufgrund der von ihm gebildeten Stoffwechselprodukte, z. B. auch im Bereich des Euters beim Rind.

### Erregernachweis

In Sekreten und Exkreten Arthrosporen; in der Kultur in Arthrosporen zerfallendes Mycel (**Abb. 7.11**).

## 7.5 Infektionen durch dimorphe Hyphomyceten

> *Sporothrix schenckii* – Sporotrichose
> *Histoplasma capsulatum* var. *capsulatum* – Histoplasmose, klassische
> *H. capsulatum* var. *duboisii* – Histoplasmose, afrikanische
> *Blastomyces dermatitidis* – Blastomykose,
> *Coccidioides immitis* – Coccidioidomykose
> *Emmonsia parva, E. crescens* – Adiaspiromykose

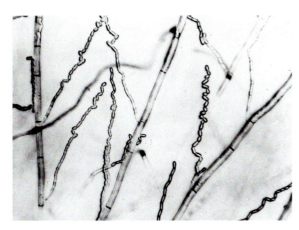

**Abb. 7.11** *Geotrichum candidum* in der Kultur; Mycel zerfällt in Arthrosporen, Mikrofoto nativ.

## 7.5.1 Sporotrichose

### Erreger und Definition der Krankheit

Chronisch, bei Generalisation auch akut oder subakut verlaufende granulomatöse Systemmykose, wobei der Erreger *Sporothrix schenckii* bevorzugt in tieferen Hautschichten und zwar in den Lymphbahnen anzutreffen ist. Betroffen sind in erster Linie Pferd, Maultier, Hund und Katze, seltener andere Tierarten wie z. B. Huhn oder Schwein. Beim Pferd hat die Krankheit Ähnlichkeit mit der durch *Histoplasma capsulatum* var. *farciminosum* hervorgerufenen Lymphangitis epizootica, die aber seit längerer Zeit nicht mehr als solche diagnostiziert worden ist, sodass angenommen wird, diese sei eine der möglichen Formen der Sporotrichose.

### Expositionsrisiko

Die Krankheit ist kosmopolitisch, tritt aber nur sporadisch auf. In Regionen mit hoher Luftfeuchte (92–100 %) und einer Außentemperatur von 26,1–28,9 °C vermehrt sich der Erreger im Boden auf Holz und anderen Pflanzenteilen.

### Pathogenese und Klinik

Der Erreger dringt durch Verletzungen der Haut (z. B. nach Insektenstichen) oder durch Inhalation bzw. Ingestion in den Körper ein. Bei Einhufern entwickelt er die kutane Form mit Knoten, die nach dem Aufbrechen Eiter entlassen und schmerzlose Geschwüre bilden und zwar besonders an den Gliedmaßen. Bei Hund und Katze tritt die disseminierte Form mit Befall von Leber und Lunge mit Übergang auf den Knochen auf. Die Prognose ist äußerst ungünstig, weil nicht therapierbar.

### Erregernachweis

Im Gewebe intrazellulär runde oder ovale, spindel- bis zigarrenförmige Blastosporen (Ø bis 5 µm); in der Kultur Mycel und Konidien (**Abb. 7.12**, Mitte).

### Bekämpfung

Da der Erreger ubiquitär im Boden vorkommt, greifen Bekämpfungsmaßnahmen nicht.

## 7.5.2 Histoplasmose, klassische

### Erreger und Definition der Krankheit

Nichtübertragbare Systemmykose, bei welcher der Erreger *Histoplasma capsulatum* var. *capsulatum* bevorzugt im retikuloendothelialen System des Körpers bei Hund, Katze, Rind und Pferd sowie bei einigen wildlebenden Nagern intrazellulär parasitiert.

### Expositionsrisiko

Verbreitung weltweit, aber hauptsächliches Vorkommen des Erregers im Boden des mittelöstlichen Teils (Mississippi-Gebiet) der Vereinigten Staaten von Amerika, dort wo sich Tierexkremente (z. B. von Vögeln und Fledermäusen) angesammelt haben.

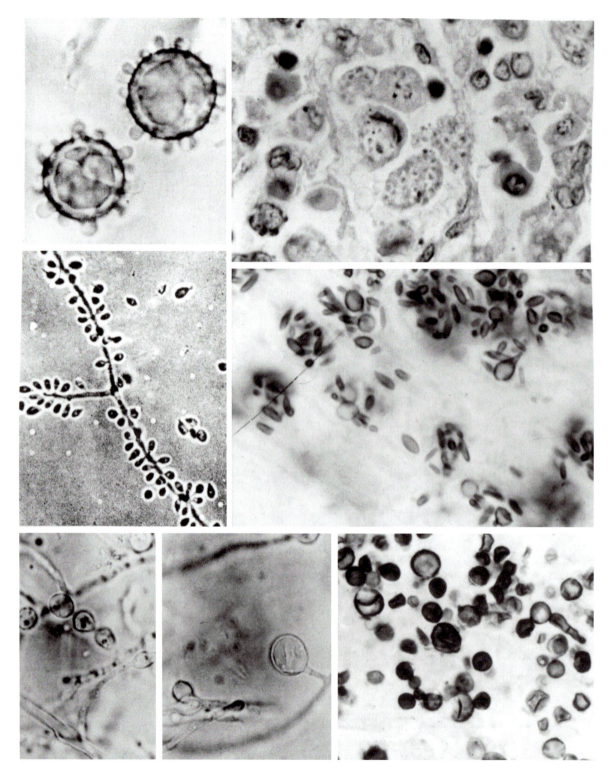

**Abb. 7.12** Kultur- und Gewebephase dimorpher Hyphomyceten: *Histoplasma capsulatum* var. *capsulatum*: dickwandige Chlamydosporen mit Tuberanzen (oben links), Mikrofoto nativ – hefeartige Zellen phagozytiert in Lymphknoten (oben rechts), HE-Färbung; *Sporothrix schenckii:* birnenförmige Konidien sessil am Mycel in der Kultur (Mitte links), Mikrofoto nativ – runde, spindel- bis zigarrenförmige sprossende Zellen, intrazellulär im Gewebe (Mitte rechts), *Blastomyces dermatitidis:* Konidien am Mycel von unterschiedlicher Gestalt und Größe (links unten) Mikrofoto nativ – sprossende Zellen extrazellulär im Gewebe (rechts unten), Grocott-Färbung.

### ◼ Pathogenese und Klinik
Nach Einatmen von sporenhaltigem Staub oder durch Eindringen des Erregers über kleine Wunden Entwicklung einer primären Lungenform oder einer disseminierten Form mit auffälliger Spleno- und Hepatomegalie, welche in der Regel einer Therapie unzugänglich sind.

### ◼ Erregernachweis
In Blut, Lymphknoten und Knochenmark Blastosporen (Ø 1–5 µm); in der Kultur verzweigte, septierte Hyphen, Konidien sessil (Ø 2,5–3 µm), Chlamydosporen (**Abb. 7.12**).

Von *Histoplasma capsulatum* sind des weiteren 2 Varietäten bekannt, die bei Säugetieren Krankheiten verursachen, nämlich die Afrikanische Histoplasmose durch *Histoplasma capsulatum* var. *dubosii* bei Pavianen (begrenzt im Vorkommen auf den afrikanischen Kontinent und mit Krankheitsherden beschränkt auf Haut und Knochen) und eine Lymphangitis epizootica durch *Histoplasma capsulatum* var. *farciminosum* beim Pferd (mit einem Vorkommen im Mittelmeerraum und einem weit gehend mit der Sporotrichose [Hautform] identischen Krankheitsbild). Diese Varietät ist allerdings seit dem 2. Weltkrieg nicht mehr diagnostiziert worden.

### ◼ Bekämpfung
Eine gezielte Bekämpfung ist wegen des Vorkommens der Erreger in schwer auszumachenden ökologischen Nischen und aufgrund seiner hohen Widerstandskraft gegenüber äußeren Einflüssen nicht möglich, weshalb v. a. der Hygiene besondere Bedeutung zukommt.

## 7.5.3 Blastomykose

### ◼ Erreger und Definition der Krankheit
Systemmykose, charakterisiert durch chronische, eitrige exsudative und granulomatöse Entzündungen innerhalb verschiedener Bereiche des Körpers, hervorgerufen durch *Blastomyces dermatitidis* bei Hund, Katze und Pferd, selten bei anderen Tierarten.

### ◼ Expositionsrisiko
Das Vorkommen des Erregers konzentriert sich auf Nordamerika, weshalb die Krankheit früher durch die Bezeichnung Nordamerikanische Blastomykose gegenüber der Südamerikanischen Blastomykose mit anderer geographischer Verbreitung, anderem Erreger und Beschränkung auf den Menschen abgegrenzt wurde. Letztere trägt heute den Namen Paracoccidioidomykose, genannt nach ihrem Erreger *Paracoccidioides brasiliensis*. Die einstige Bezeichnung Blastomykose für beide Krankheiten ist auf die Gemeinsamkeiten in der Hefephase im Gewebe zurückzuführen. *Blastomyces dermatitidis* wurde außer in Nordamerika in Zentralamerika und Afrika nachgewiesen, wo die Art wie andere pathogene Pilze außereuropäischer Pilzkrankheiten im Boden anzutreffen ist.

### ◼ Pathogenese und Klinik
Als Eintrittspforte gilt die Lunge. Zuerst entwickelt sich eine pulmonale Form, im weiteren Verlauf können auch noch Leber, Milz und Niere sowie des Skelettsystem betroffen sein. Eine Generalisation der Erkrankung beim Hund endet meist tödlich. Eine Therapie mit Fungistatika hat wenig Aussicht auf Erfolg.

### ◼ Erregernachweis
In Eiter oder Gewebe Blastosporen extrazellulär, doppeltkonturiert, (Ø 5–24 µm): in der Kultur Mycel und Konidien (2 Arten), sessile runde in Nähe der Septen des Mycels (Ø 3–4 µm) und runde bis birnenförmige (Ø 4–5 µm) terminal an unverzweigten Konidiophoren (**Abb. 7.12**).

### ◼ Bekämpfung
Da der Boden des Erregerreservoir darstellt, bestehen geringe Aussichten für eine erfolgreiche Bekämpfung des Erregers.

## 7.5.4 Coccidioidomykose

### ◼ Erreger und Definition der Krankheit
Systemmykose, endemisch in den ariden Regionen Nord- und Südamerikas, als akute febrile Erkrankung des Respirationstrakts oder als chronische generalisierte Granulomatose auftretend. Der Erreger *Coccidioides immitis* befällt Haustiere (Rind, Pferd, Huhn, Katze, Schaf) sowie wildlebende Tierarten (z. B. Affen oder Nagetiere).

### ◼ Expositionsrisiko
Vorkommen des Erregers im Boden der Endemiegebiete.

### ◼ Pathogenese und Klinik
Primär wird die Lunge bei Einatmung von Pilzsporen-haltigem Staub befallen; es kommt zu einem gutartigen Verlauf, wenn sich die granulomatösen Veränderungen auf Bronchial- und Mediastinallymphknoten (Rind) beschränken. Anders verhält es sich bei der disseminierten Form (Pferd, Hund), wobei Granulome in der Lunge, Leber, Milz und Niere festzustellen sind. Bei Beteiligung von Gehirn und Knochen nimmt die Krankheit einen bösartigen Verlauf (Hund). Zur Therapie stehen bis heute nur Mittel für den Menschen zur Verfügung.

### ◼ Erregernachweis
Im Gewebe Sporenbehälter (Ø 30–60 µm) mit zahlreichen kleinen Sporen (Ø 2–5 µm – **Abb. 7.13**); in der Kultur Mycel und Konidien.

### ◼ Bekämpfung
Da der Boden das Erregerreservoir darstellt, bestehen geringe Aussichten für eine erfolgreiche Bekämpfung des Erreger.

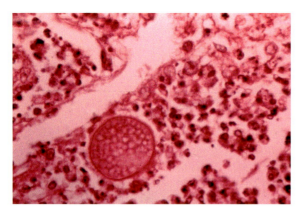

**Abb. 7.13** *Coccidioides-immitis*-Sporenbehälter im Gewebe (Lunge), HE-Färbung.

## 7.5.5 Adiaspiromykose

■ **Erreger und Definition der Krankheit**

Pilzinvasion weltweit im Boden vorkommender *Emmonsia*-Arten *(E. parva* und *E. crescens)* bei Erdhöhlen bewohnenden Säugern mit dem Auftreten von Sphärula ohne Tendenz zur Vermehrung im Gewebe und Verbreitung von der Lunge in andere Organe.

■ **Expositionsrisiko**

In Abhängigkeit der aufgenommenen Sporenzahl kann das betroffene Organ funktionsuntüchtig werden. Es bestehen Zweifel an der Echtheit einer Mykose. Die Pilze liegen reaktionslos im Gewebe und werden anscheinend vom Körper nicht als infektiöses Agens erkannt. Sie sollen allerdings auf Polyenantibiotika ansprechen.

■ **Pilznachweis**

Im Gewebe Adiasporen, rund Ø 100–400 µm groß, dickwandig mit einem oder mehreren Kernen und Vakuolen; in der Kultur Mycel mit Aleurosporen (Ø 3–3,5 µm) einzeln mit Stacheln an der Oberfläche.

■ **Bekämpfung**

Bekämpfungsmöglichkeiten sind aufgrund des ubiquitären Vorkommens der Erreger in der freien Natur nicht gegeben.

Früher wurde im diesem Unterkapitel auch der Erreger *Rhinosporidium seeberi* beschrieben. Es stellte sich mittlerweile heraus, dass seine *Coccidioides immitis* in der Gewebephase ähnlichen Sporenbehälter eine Vermehrungsform eines Protozoen darstellt. An seiner Stelle ist nunmehr neu *Pneumocystis carinii* (Ordnung Pneumocystidales der Klasse Archiasomycetes) hinzugekommen, weil diese Art nicht länger den Protozoa zuzuordnen ist, sondern verdient als Pilz anerkannt zu werden. Von ihr ist auch nur die Gewebephase bekannt, weil sie bislang nur in Verozellen vermehrungsfähig war. Sie entwickelt in den Alveolen der Lunge von Mensch und Tier dickwandige polymorphe Cysten (= Sporenbehälter d = 5–7 µm), die bis zu 8 Endosporen aufweisen (Watanabe, 1989). Die Diagnose kann mithilfe der PCR-Technik gesichert werden. Sie verursacht nur eine mild verlaufende Form einer Erkrankung im Bereich der Lunge und der Haut. AIDS-Patienten sind besonders empfänglich. Mit Bestimmung der Superoxid-Gene lassen sich Unterschiede in den Stämmen je nach ihrem Vorkommen bei einzelnen Tierarten feststellen. *Pneumocystis carinii* wird als Zwischenform der Ascomycota und Basidiomycota angesehen.

## 7.6 Infektionen durch drusenbildende Hyphomyceten

 *Pseudoallescheria boydii, Scedosporium apiospermum, Graphium eumorphum* – Maduramykose

### 7.6.1 Maduramykose
(echtes Mycetom)

■ **Erreger und Definition der Krankheit**

Chronische Pilzinfektion ausgehend von der Körperoberfläche mit Entwicklung zahlreicher Knoten, in deren Mitte sich fistelnde Öffnungen befinden, durch die eine ölige Flüssigkeit ausgeschieden wird. Diese Flüssigkeit enthält Granula aus Mycel der Pilze, die für die Schwellung und Deformierung des betroffenen Gewebes verantwortlich zeichnen. Die Erreger dringen immer tiefer in das Gewebe ein und befallen schließlich auch die Knochen.

Die Krankheit hat ihren Namen nach ihrem ersten Auftreten in einem Krankenhaus in Indien und wird verursacht durch verschiedene Arten mit hell oder dunkel gefärbtem Mycel.

■ **Expositionsrisiko**

Die Erreger *Pseudoallescheria boydii* (teleomorph) und dessen synanamorphen Formen *Scedosporium apiospermum* und *Graphium eumorphum*, neben anderen infrage kommenden Spezies, haben ihren primären Standort im Boden. Die Krankheit tritt hauptsächlich in wärmeren Klimaten auf.

■ **Pathogenese und Klinik**

Die Erreger dringen durch die verletzte Haut ein und wandeln das umliegende Gewebe in eine tumoröse Masse um (Mycetom oder Pilztumor), in dem sich Drusen nachweisen lassen wie beim durch Bakterien verursachten aktinomycetischen unechten Mycetom (**Abb. 7.14**).

Dem Krankheitsprozeß kann nur durch chirurgische Maßnahmen Einhalt geboten werden.

■ **Erregernachweis**

In Granula und Drusen Hyphen und Chlamydosporen; in der Kultur Konidiophoren und Konidien, Mycel hell oder dunkel gefärbt, Cleistothecien mit Ascosporen.

# 7.7 Infektionen und Intoxikationen durch Schimmelpilze

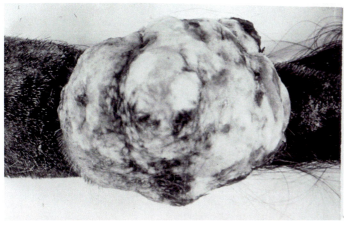
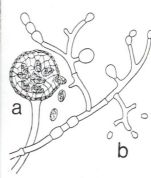
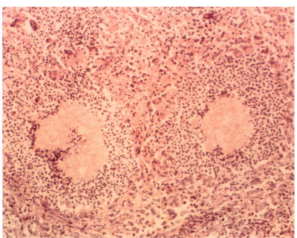
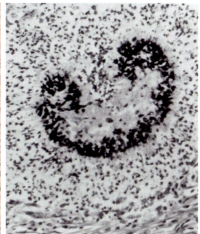

**Abb. 7.14** Maduramykose am Schweif einer 15-jährigen Kaltblut-Stute (links oben), original Makrofoto – Kulturphase des Erregers *Pseudoallescheria boydii*: sexuelle Fruktification Ascokarp mit Ascosporen (**a**) und ungeschlechtliche Entwicklung von Mycel und Konidien (**b** – rechts oben), schematisch, ferner nierenförmige Drusen im befallenen Gewebe (links unten), HE-Färbung – unterscheidbar von Drusen anderer Ätiologie aufgrund der Darstellung mycelialer Pilzelemente in der Grocott-Färbung (rechts unten).

### ■ Bekämpfung
Da die Erreger ubiquitär im Boden vorkommen, greifen Bekämpfungsmaßnahmen nicht.

## 7.7 Infektionen und Intoxikationen durch Schimmelpilze

> *Aspergillus fumigatus, A. niger, A. flavus, A. versicolor, A. nidulans, A. terreus* – Aspergillose
> *Absidia, Rhizopus, Mucor, Mortiella* spp. – Mucormykose
> *Delacroxia coronata* – Rhino-Entomophthoromykose
> Aflatoxin $B_1$, $B_2$, $G_1$, $G_2$ – *Aspergillus flavus, A. parasiticus* – Aflatoxikose
> Ochratoxin A, Citrinin – *Aspergillus* und *Penicillium* spp. – Ochratoxikose, mykotoxische Nephropathie

### 7.7.1 Aspergillose

#### ■ Erreger und Definition der Krankheit
Infektionskrankheit vornehmlich der Atmungsorgane durch *Aspergillus fumigatus* (und durch andere bei Körpertemperatur von Säugetieren und Vögeln entwicklungsfähige Schimmelpilze der Gattung *Aspergillus* mit Neigung zur Generalisation, wobei auch das ZNS befallen wird. Charakterisiert durch das Auftreten gelblicher, käsiger Knötchen und Plaques, ähnlich wie bei der Tuberkulose, weshalb die Krankheit auch als Pseudotuberculosis aspergillina benannt wurde.

#### ■ Expositionsrisiko
Bei der Manifestation einer Erkrankung im Bereich des Respirationstrakts besteht eine Abhängigkeit von der Zahl eingeatmeter Sporen, die entsprechend hoch sein kann bei Anreicherung der Pilze in Futtermitteln oder Einstreu. Unter dem Einfluss prädisponierender Faktoren genügen evtl. schon eine weitaus geringere Sporenzahl (z. B. im Falle einer Mastitis oder eines Aborts beim Rind),

um zur Erkrankung zu führen. Damit im Zusammenhang steht, dass auch andere Organe Sitz der Erkrankung sein können, z. B. der Verdauungstrakt bei Hund und Katze.

### ■ Pathogenese und Klinik

Bei Vögeln führt das Eindringen der Erreger zu einem akuten bis perakuten Verlauf der Erkrankung und hat einen seuchenhaften Charakter. Beim Pferd verläuft eine Luftsackmykose statt dessen chronisch. Bei Küken äußert sich die Krankheit in Apathie, Inappetenz und Atemnot; bei älteren Tieren treten daneben akzessorische Geräusche bei der Atmung und Störungen in der Bewegungskoordination auf. Das Letztere deutet auf eine Toxiinfektion hin, sodass nicht nur im Futter vorliegende Mykotoxine, sondern auch bei der Vermehrung der Aspergillen im Gewebe gebildete toxische Stoffwechselprodukte der Pilze den Verlauf der Erkrankung bestimmen. Lediglich durch Hygienemaßnahmen kann dieser Systemmykose vorgebeugt werden.

### ■ Erregernachweis

Im Gewebe reich verzweigte, radiär angeordnete, septierte Hyphen (Ø 2 – 5 μm – **Abb. 7.15**); in der Kultur Konidien an Konidienträgern, Mycel.

### ■ Bekämpfung

Bekämpfungsverfahren sind bislang nicht bekannt. Lediglich durch Hygienemaßnahmen kann dieser Systemmykose vorgebeugt werden.

## 7.7.2 Mucormykose

### ■ Erreger und Definition der Krankheit

Akut, zuweilen auch chronisch verlaufende Systemmykose, die dadurch charakterisiert ist, dass die Erreger in die Blutgefäße einbrechen und dort Thrombosen und Infarkte hervorrufen. Es handelt sich um Pilze der Ordnung Mucorales *(Absidia, Mucor, Rhizopus* und *Mortiella*

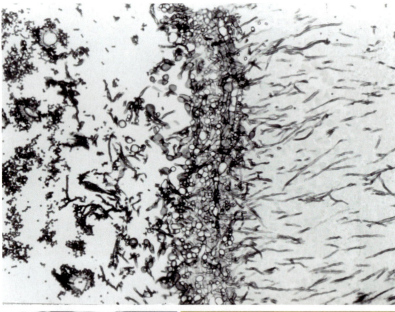
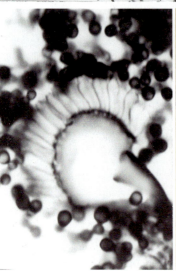
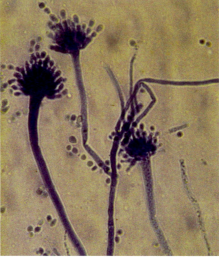

**Abb. 7.15** Kultur- und Gewebephase von *Aspergillus* spp. bei Lungenbefall. Innerhalb des Primärbronchus hyphale Pilzelemente (rechts oben im Bild), dem Lumen zugewandt fruktifizierendes Mycel (links oben im Bild) mit Konidienköpfchen (vergrößert links unten); Grocott-Färbung, ferner Darstellung des Konidienträgers mit dem *Aspergillus*-Köpfchen in der Kultur (rechts unten), Laktophenolpräparat. Mikrofoto.

spp.), die, wenn sie bei Körpertemperatur von Säugern entwicklungsfähig sind, unter krankheitsbegünstigenden Begleitumständen den tierischen Organismus befallen.

■ Expositionsrisiko

Die Erreger sind ubiquitär und beteiligen sich in der freien Natur am Abbau von Polysacchariden (Cellulose usw.) und zeichnen sich durch eine hohe proteolytische Aktivität aus. Aufgrund von Koprophilie sind sie v. a. dort zu finden, wo sich Exkremente von Tieren angesammelt haben.

■ Pathogenese und Klinik

Nach dem Eindringen verursachen die Pilze entweder eine pulmonale oder gastrointestinale Form, wobei sie bis in die Lymphknoten vordringen. Bei hämatogener Aussaat, ausgehend von Lunge oder Darm, kommt es zur Entwicklung von Granulomen in Leber und Niere (Schwein). Bei Jungtieren (Ferkel und Kalb) verläuft die granulomatöse Krankheit unter Geschwürbildung in Magen und Darm und endet in der Regel tödlich. Bei Kälbern wird sie meist erst bei der Schlachtung diagnostiziert. Die Labmagengeschwüre, die bei Abomasitis auftreten, können einen Durchmesser von bis zu 4 cm aufweisen. Als besondere Form kommt beim Rind noch eine mykotische Placentitis vor. Die dadurch ausgelösten Aborte gleichen denen durch *Aspergillus*- oder *Candida*-Arten. In der Regel kommt eine Therapie zu spät. Prophylaktische Maßnahmen sind vorerst nicht bekannt.

■ Erregernachweis

Im Gewebe unregelmäßige, wurzelartige, unseptierte Hyphen, auffallend breit (Ø 6–20 µm) und lang (bis 200 µm); in der Kultur Sporangien mit Sporangiosporen, Mycel, ausnahmsweise Zoosporen (**Abb. 7.16**).

■ Bekämpfung

Bekämpfungsmöglichkeiten sind aufgrund des ubiquitären Vorkommens der Erreger in der freien Natur nicht gegeben.

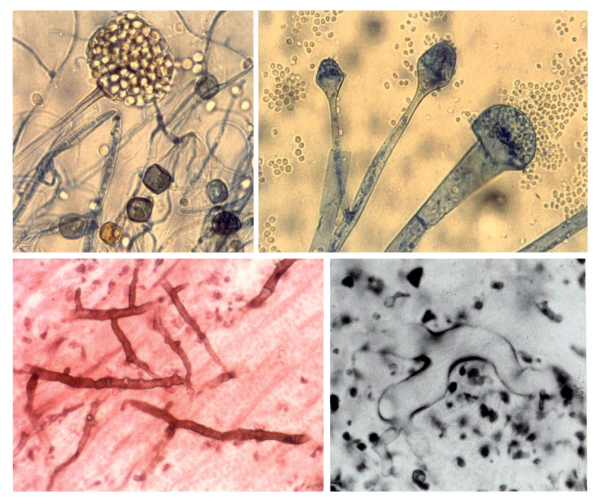

**Abb. 7.16** Kultur- und Gewebephase von Mucorales: intaktes Sporangium in der Kultur mit Gemmen als Dauerformen (links oben) in der Kultur. Laktophenolpräparat –Mikrofoto Sporangiumträger mit Kolumella von *Rhizopus* spp. Sporangium bereits entleert (rechts oben) nach Druck auf Abdeckung des mikroskopischen Präparates, Mikrofoto Anfärbung mit Laktophenolblau. Im Gewebe bei Befall der Muskulatur des Darmes eines Säugers unregelmäßige, wurzelartige, verzweigte Pilzelemente (links unten), Grocott-HE-Färbung, ungewöhnlich breite bis 20 µm breite Hyphen ohne Querwände (rechts unten), HE-Färbung.

## 7.7.3 Rhino-Entomophthoromykose

■ **Erreger und Definition der Krankheit**

Systemmykose mit Ähnlichkeit mit der Mucormykose, lokalisiert im Kopfbereich mit bevorzugtem Befall der Nase und Tendenz zur Ausbreitung. Der Erreger *Delacroxia coronata* gilt als primär pathogen.

■ **Expositionsrisiko**

Im Bereich tropischer Regenwälder schaffen Mikrotraumen (z. B. durch Insekten) die Voraussetzungen für das Angehen einer Infektion.

■ **Pathogenese und Klinik**

Verlegung der Nase durch Schwellung des Gewebes nach Infektion und Entwicklung von polypoiden Tumoren in der Nasenschleimhaut beim Pferd, der einzigen von der Krankheit betroffenen Tierart. Prophylaxe und Therapie sind unbekannt.

■ **Erregernachweis**

Im Gewebe fragmentierte Hyphen; in der Kultur Sporangiolen an einfachen oder verzweigten Sporenträgern.

■ **Bekämpfung**

Es trifft hierfür das Gleiche zu wie bei der Mucormykose.

## 7.7.4 Andere systemische Erkrankungen

Außer den genannten Schimmelpilzen können auch andere Arten gelegentlich systemische Erkrankungen bei Tieren hervorrufen wie z. B. durch den Penicillien verwandte Spezies beim Hund. Eine Paecilomykose mit der Neigung zur Generalisation oder eine Scopulariopsidose mit Befall der Lunge sind für diese Tierart als Systemmykose beschrieben. Bei Hühnervögeln verursachen die rauhen Sporen des *Scopulariopsis brevicaulis* einen chronischen Schnupfen ohne dass der Pilz Tendenz zeigt, sich im Gewebe auszubreiten. Derartige Einzelerkrankungen stehen im Zusammenhang mit der Stall- und Futtermittelhygiene und verdienen nicht wie die Aspergillose und Mucormykose als eigene Krankheit hervorgehoben zu werden. Sie werden unter dem Begriff seltene Systemmykosen durch Schimmelpilze zusammengefasst. Diagnostisch sollte ihnen dennoch Beachtung geschenkt werden.

## 7.7.5 Aflatoxikose

■ **Toxine und Definition der Krankheit**

Akute oder chronische Vergiftung von Säugern, Vögeln und Fischen durch Aflatoxine. Beim Verderb von Futtermitteln durch *Aspergillus flavus, A. parasiticus* oder *A. nomius* gebildete Metabolite (Difurocumarine mit gleichem Grundgerüst und geringer Molmasse) weisen hohe Lebertoxizität auf.

■ **Expositionsrisiko**

Natürliches Vorkommen von Alfatoxin $B_1$ und $G_1$ sowie deren Dihydroderivate Aflatoxin $B_2$ und $G_2$, v. a. in eiweißreichen Ölfrüchten und -samen (z. B. Erdnüssen) tropischer und subtropischer Gebiete. Hierzulande durch Ingestion pflanzlicher Rohstoffe aus Übersee.

■ **Pathogenese und Klinik**

Intoxikation durch orale Aufnahme mit der Nahrung. Akuter Verlauf nach einmaliger Ingestion von Milligrammmengen und chronischem Verlauf bei wiederholter Ingestion von Mikrogrammmengen. Eine besondere Empfänglichkeit besteht bei Nutzgeflügel, Rind und Schwein. Als Folge der lebertoxischen Wirkung treten zentrilobuläre Lebernekrosen und Gallengangsproliferationen auf, ferner werden die blutbildenden Zentren und die Nervenbahnen geschädigt, die Infektabwehr herabgesetzt und die Gewichtszunahme beeinträchtigt. Es besteht eine erhöhte Blutungsbereitschaft, sodass Hämorrhagien in verschiedenen Bereichen des Körpers auftreten. Das jeweilige Ausmaß ist abhängig von Alter, Geschlecht, Rasse und Ernährungszustand sowie aufgenommener Toxinmenge. Genetische Defekte können zu Missbildungen führen. Zugleich gilt Aflatoxin $B_1$ als eines der stärksten in der Natur vorkommenden Cancerogene (Ursache von Lebertumoren beim Menschen, z. B. in Afrika und Indien).

Im Körper werden die Toxine zwar in weniger toxische Verbindungen überführt, das von Kühen mit der Milch ausgeschiedene Aflatoxin $M_1$ ist aber immer noch halb so toxisch wie das Aflatoxin $B_1$, das giftigste der 4 von den Lagerungspilzen gebildeten Aflatoxine.

■ **Toxinnachweis**

In Körperflüssigkeiten und Geweben sowie in Lebens- und Futtermitteln physikalisch-chemisch (DC, HPLC) und enzymimmunologisch (EIA).

■ **Bekämpfung**

Da die Aflatoxine v. a. während der Lagerung von den genannten Arten gebildet werden, kommt der Futtermittelhygiene besondere Bedeutung zu. Eine Detoxikation kann mit dem Ammoniakdruckverfahren erzielt werden. Desweiteren finden in der Literatur die Detoxikationsmittel Monomethylamin, Natrium- und Calciumhydroxid sowie Natriumhypochlorit und Formaldehyd Erwähnung. Als Sorbens wird Aluminiumsilicat genannt. Ferner werden Aflatoxine durch Glucomannane der Zellwand der Kulturhefe Saccharomyces cerevisiae gebunden. Für Lebens- und Futtermittel hat der Gesetzgeber Höchstmengenverordnungen zum Verbraucherschutz der Konsumenten von Erzeugnissen der Tierproduktion erlassen.

## 7.7.6 Ochratoxikose und mykotoxische Nephropathie

■ **Toxine und Definition der Krankheit**
Chronische, seltener akute Nahrungsmittel-Intoxikation. Sie wird verursacht durch am Verderb von Gerste und anderen Zearalien sowie Leguminosen und Heu beteiligte Schimmelpilze der Ochraceusgruppe der Gattung *Aspergillus* und durch einige *Penicillium*-Arten *(P. verrucosum u. a.)*. Sie tritt beim Schwein und bei anderen Haustieren (Hund, Pferd) in Erscheinung.

■ **Expositionsrisiko**
In Abhängigkeit von den klimatischen Bedingungen Auftreten hauptsächlich in den skandinavischen Ländern und in Kanada.

■ **Pathogenese und Klinik**
Ingestion schimmeliger Futterstoffe, die mit Ochratoxin A, B und C (Dihydroisocumarinderivate) und anderen Toxinen wie Citrinin (Pyran) und Oxalsäure kontaminiert sind. Sie verursachen Tubulusatrophie und interstielle Fibrose, erkennbar beim Schwein bei chronischem Verlauf am Auftreten von Polydypsie, Polyurie und Wachstumsdepression sowie bei akutem Verlauf im Absetzalter an der Manifestation von subkutanen Ödem, Ataxien, am steifen gewölbten Rücken und an der Ausdehnung der abdominalen Wand der Paralumbalregion.

Ochratoxin A wirkt nicht nur nephrotoxisch, sondern auch lebertoxisch, teratogen und immunsuppressiv.

■ **Toxinnachweis**
In Blutplasma, Niere und Tierfutter physikalisch-chemisch (DC, HPLC) und enzymimmunologisch (EIA).

■ **Bekämpfung**
Durch spezielle Verfahren der Trocknung und Konservierung kann der Bildung von Toxinen vorgebeugt werden und die Rückstandsbildung in den Schlachtkörper lebensmittelliefernde Tiere (insbesondere beim Schwein) vermieden werden. Ein Bedarf der Festlegung von Gehalten an Höchstmengen für Futtermittel hierzulande besteht für Ochratoxin A vorerst nicht.

## 7.8 Infektionen und Intoxikationen durch Schwärzepilze

> *Cladophialophora* und andere Spezies – Cladosporiose
> Satratoxine – *Stachybotrys-chartarum*- Stachybotryotoxikose

### 7.8.1 Cladosporiose

■ **Erreger, Definition der Krankheit und Expositionsrisiko**
Unheilbare Systemmykose durch Schwärzepilze der Gattung *Cladophialophora* (u. a. *C. bantianum*) mit Prädilektion für das ZNS und die Meningen bei Säugern (Maus, Ratte, Meerschweinchen und Katze) mit Abszessbildung. Vorkommen der Erreger auf Pflanzen (z. B. *Juniperus virginiana*).

■ **Erregernachweis**
Im Gewebe Mycel dunkel gefärbt; in der Kultur baumartige Anordnung von Konidien an braunem Mycel.

### 7.8.2 Stachybotryotoxikose

■ **Toxine und Definition der Krankheit**
Mykotoxikose durch Satratoxine (makrocyclische 12, 13-Epoxytrichothecene) den anamorphen celluloseabbauenden Pilz *Stachybotrys chartarum* (Synonym *S. atra*) der Schwärzepilze Deuteromycota.

■ **Expositionsrisiko**
Bei Aufnahme von verpilztem Heu oder Getreide oder bei Kontakt mit befallenem Stroh bevorzugt in Ländern Osteuropas auftretend. Eine zweite ubiquitär vorkommende Art *Stachybotrys echinata* bildet dergleichen die hochgradig toxischen Satratoxine (**Abb. 7.17** und **7.18**).

■ **Pathogenese und Klinik**
Je nach Menge und Dauer der Aufnahme der Gifte über den Verdauungstrakt werden verschiedene Formen unterschieden, nämlich die dermale Form, die generalisierte Form, die nervöse Form und der Abort. Die Erkrankung betrifft vornehmlich das Pferd und ist bei dieser Tierart im Anfangsstadium gekennzeichnet durch Haut- und Schleimhautveränderungen sowie Ödeme im Kopfbereich. Bei Rind und Schaf äußert sich die Krankheit im Auftreten von Durchfall, Mattigkeit, Fressunlust, Vermin-

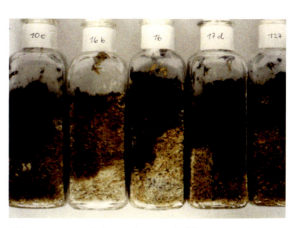

**Abb. 7.17** Von *Stachybotrys chartarum* befallenes Getreide.

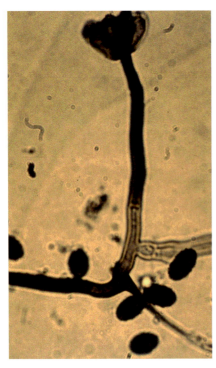

**Abb. 7.18** Konidienträger mit Konidien in der Kultur, schwarzbraun auf Filterpapier-Agar von *Stachybotrys chartarum*, nativ, Mikrofoto.

derung der Milchleistung, serösem Nasenausfluss und starkem Speichelfluss. Die Tiere bluten aus der Nase, verlieren rapide an Gewicht und zeigen gestörtes Allgemeinbefinden; bei trächtigen Tieren kommt es zum Abort.

■ Toxinnachweis

Im Futter physikalisch-chemisch (DC, HPCL, LC-MS) und biologisch (MS-Hauttest, MTT).

■ Bekämpfung

Zur Detoxikation von Getreide, Heu und Stroh wird eine Behandlung mit Alkalien empfohlen. Wichtig ist es, bei ersten Anzeichen einer Intoxikation Futter und Einstreu zu wechseln.

### 7.8.3 Andere Pilzarten

Vergiftungen durch andere Pilzarten z. B. *Myrothecium* spp. spielen als Weidekrankheit bei Befall von Weidegras und anderen Futterpflanzen (u. a. Roggenstoppeln) bei Schafen Osteuropas und Neuseeland eine Rolle. Benannt ist die Intoxikation nach den verantwortlichen Toxinbildnern (Myrotheciotoxikose).

Wie die Stachybotryotoxikose geht auch die Dendrodochiotoxikose in Osteuropa bei Pferd und Schwein von Einstreumaterialien (Weizenstroh, Pflanzenresten) aus. Verantwortlich sollen makrocyclische Trichothecene der Roridin-Verucarin-Gruppe sein, die von *Dendrodochium toxicum* gebildet werden. Die Krankheitserscheinungen sind denen der Stachybotryotoxikose bzw. Myrotheciotoxikose ähnlich.

## 7.9 Intoxikationen durch pflanzenbefallende Pilze

> Ergotalkaloide – *Claviceps purpurea* – Ergotismus, Mutterkornvergiftung
> Zearalenon, Zearalenole u. a. – *Fusarium culmorum* und andere Arten – Zearalenontoxikose
> Trichothecene A+B- *Fusarium* und verwandte Arten – Trichothecentoxikose
> Fuminosine – *Fusarium moniliforme* – Fuminosintoxikose
> Butenolid – *Fusarium tricinctum* – Fescue-Foot-Syndrom
> Diplodiatoxin – *Diplodia maydis* – Diplodiose
> Toxin, nicht indentifiziert – *Phomopsis leptostromiformis* – Lupinose
> Slaframin – *Rhizoctonia leguminicola* – Slaframintoxikose
> Sporodesmin – *Pithomyces chartarum* – Pithomycotoxikose

### 7.9.1 Ergotismus oder Mutterkornvergiftung

■ Toxine und Definition der Krankheit

Mykotoxikose durch Aufnahme von alkaloidhaltigen Sklerotien des Getreide und Wildgräser befallenden Mutterkornpilzes *Claviceps purpurea* (auch andere *Claviceps*-Arten). Sie äußert sich bei Haustieren in einer grangränösen und konvulsiven Form.

■ Expositionsrisiko

Es besteht speziesunabhängige Empfindlichkeit gegenüber den toxischen Lysergsäurederivaten vom Peptidtyp, sodass jede Tierart erkrankt. Die Krankheit zeigt nicht selten ein epidemisches Auftreten, wenn keine Vorkehrungen getroffen werden (z. B. durch maschinelle Aussortierung der Sklerotien, **Abb. 7.19a** und **b**).

■ Pathogenese und Klinik

Die Vergiftung verläuft akut, subakut oder chronisch in Abhängigkeit von der aufgenommenen Giftmenge. Die kritische Konzentration liegt beim Rind bei 0,25 %, beim Geflügel bei 0,5 % und beim Schwein bei 1 % bezogen auf die Gesamtfuttermenge, obwohl davon auszugehen ist, dass der Alkaloidgehalt in den Sklerotien schwankt.

Hund und Katze, ferner Pferd und Schaf sowie in Ausnahmefällen auch das Rind erkranken an der konvulsiven Form. Erste Anzeichen dafür sind Schwindelanfälle und Taumeln, gefolgt von klonischen Zuckungen in einzelnen Gliedern oder tetanischen Allgemeinkrämpfen, vorübergehender Paralyse und Schläfrigkeit. Nach dem Verenden

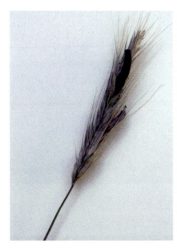

**Abb. 7.19** Ähren von Roggen mit Mutterkorn (Sklerotien) nach Befall mit *Claviceps purpurea*. (Quelle: M. Surkus, Horneburg)

■ **Toxinnachweis**
In Sklerotien physikalisch-chemisch (HPLC).

■ **Bekämpfung**
Eine gezielte Bekämpfung durch Pflanzenbehandlung ist nicht erfolgversprechend. Deshalb kommt der Futtermittelkontrolle besondere Bedeutung zu. Gesetzliche Bestimmungen regeln, dass nur eine bestimmte Höchstmenge an Mutterkorn im Futter enthalten sein darf.

### 7.9.2 Zearalenontoxikose

■ **Toxine und Definition der Krankheit**
Syndrom durch östrogen wirksame Metabolite von Feldpilzen der Gattung *Fusarium* und von verwandten Pilzarten, die Futterpflanzen befallen. Nach Aufnahme mit der Nahrung hauptsächlich beim Schwein, seltener bei anderen Tierarten auftretend.

■ **Expositionsrisiko**
Weltweites Vorkommen von Zearalenon und 24 weiteren für das Krankheitsbild verantwortlichen Verbindungen, vornehmlich in Mais, Weizen und Soja, seltener in anderen Feldfrüchten. Kolben und Ähren werden von primär pflanzen-pathogenen Pilzgattungen befallen (**Abb. 7.20a und b**). In regenreichen Sommern (Europa, USA, Australien) ist der Befall besonders stark.

■ **Pathogenese und Klinik**
Hyperöstrogenismus nach Ingestion, beim Schwein gekennzeichnet durch Schwellung und Entzündung der Vulva, Vergrößerung des Gesäuges, Prolaps von Vagina und Rektum sowie Auftreten von lebensschwachen Ferkeln (**Abb. 7.21a, b** und **7.22**). Es kommt ferner zu vorzeitiger Follikelreifung oder großzystischer Entartung sowie Follikelathrophie (**Abb. 7.23**). Die Behinderung der Entwicklung des Corpus luteum führt zu Fruchtbarkeitsstörungen und v. a. zu abnormen Brunsterscheinungen. Empfänglich sind außer dem Schwein das Rind und das

ist die Leichenstarre nur unvollständig; die Muskeln bleiben schlaff und die Arterien sind ohne Blut.

Die gangränöse Form, die hauptsächlich beim Rind auftritt, äußert sich durch persistierende Spasmen der Arterien mit Hyperämie und Anoxämie sowie endothelialer Degeneration der Kapillaren. Infolge der Blutunterversorgung kommt es zum Absterben von Gewebe an Gliedmaßen, Ohren und Schwanz. Zunächst tritt Lahmheit auf, die Schwanzspitze fällt ab, die Körpertemperatur ist erhöht, Atmung und Puls sind beschleunigt, die Milchproduktion ist herabgesetzt. Verdauungsstörungen, Gewichtsverluste, Nervosität und abnorme Körperhaltung gehören zu den weiteren Symptomen dieser Form der Mutterkornvergiftung. Beim Schwein stehen Agalaktie, verkürzte Trächtigkeit, reduzierte Wurfstärken und die Geburt lebensschwacher Ferkel im Vordergrund; beim Geflügel äußert sich die Vergiftung in verminderter Gewichtszunahme, schlechter Befiederung, Störungen in der Bewegungskoordination und Nekrose der Zehen und des Schnabels.

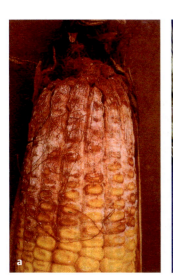
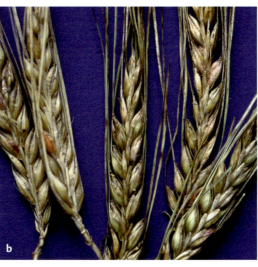

**Abb. 7.20** Maiskolben (**a**) und Haferähren (**b**) befallen mit *Fusarium* sp.

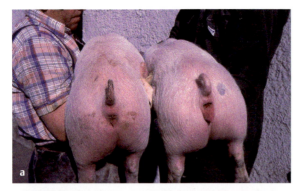

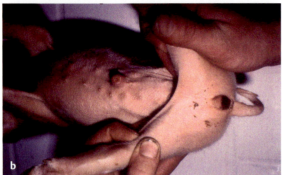

**Abb. 7.21a,b** Äußerlich sichtbare Veränderungen bei Läuferschweinen nach Aufnahme von Zearalenon mit der Nahrung: mit (rechts) und ohne (links) Vulvaschwellung sowie Rötung (**a**) und Zitzenschwellung (**b**).

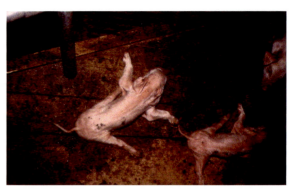

**Abb. 7.22** Lebensschwache Ferkel (Grätscher).

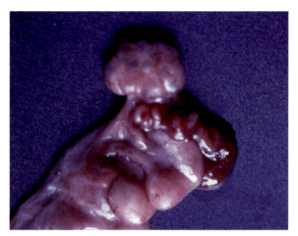

**Abb. 7.23** Ovar eines Läuferschweines, welches Futter mit einem Zearalenon-Gehalt von 250 mcg/kg aufgenommen hat: zahlreiche Tertiärfollikel, zum Teil zystös entartet.

Nutzgeflügel. Die Spermiogenese (z. B. bei Gänseartigen) und die Legeleistung (Huhn) sind beeinträchtigt.

■ **Toxinnachweis**
In Galle, Kot und Futter physikalisch-chemisch (DC, HPLC) und enzymimmunologisch (EIA). In Einzel- und Mischfuttermitteln sollte der Gehalt an Zearalenon beim Schwein (präpubertär) 0,05 mg bzw. in der Zucht und Mast 0,25 mg, beim Kalb 0,25 mg und beim Rind (Milchkuh und Aufzucht) 0,5 mg pro kg Futter (bei 88 % Trockensubstanz) nicht übersteigen (BMVEL-Orientierungswerte).

■ **Bekämpfung**
Durch Pflanzenbehandlung konnte bislang das Wachstum der Feldpilze und die Bildung von entsprechenden Toxinen nur eingeschränkt werden. Bei der Verwendung von Konservierungsmitteln während der Lagerung der Feldfrüchte kann mit einem biologischen Abbau gerechnet werden. Für hochkontaminierte Futtermittelchargen bietet sich die kombinierte physikalischchemische Behandlung mit Hitze und Alkalien an. Starke Oxidationsmittel wie $H_2O_2$ scheinen Zearalenon und dessen Derivate unschädlich zu machen. Verfahren zum biologischen Abbau sind noch nicht ausgereift.

## 7.9.3 Trichothecentoxikose

■ **Toxine und Definition der Krankheit**
Intoxikation durch eine Gruppe chemisch verwandter, einfacher 12, 13-Epoxytrichothecene (Sesquiterpenoide), gebildet durch Feldpilze der Gattung *Fusarium* und durch ihnen nahestehende Fungi imperfecti der Gattungen *Trichothecium*, *Trichoderma*, *Cephalosporium* bzw. *Acremonium* (Deuteromycota). Ein Befall der Kulturpflanzen erfolgt vor der Ernte oder später bei der Lagerung.

■ **Expositionsrisiko**
Verbreitung im Bereich des warmen und des gemäßigten Klimas; während kalter und nasser Jahre auch in Ländern der nördlichen Hemisphäre. Die Toxine sind in Mais, Getreide und Heu anzutreffen.

■ **Pathogenese und Klinik**
In Abhängigkeit von den mit der Nahrung aufgenommenen Trichothecenen (vornehmlich Deoxynivalenol = DON oder Vomitoxin, T2-und HT 2-Toxin) zeigt die Vergiftung einen akuten oder chronischen Verlauf, sich äußernd in Futterverweigerung, Diarrhö, Erbrechen, nervösen Störungen, Schädigung der blutbildenden Zentren,

in Immunsuppression, Gewichtsabnahme, Rückgang der Milchleistung oder auch im Auftreten von Abort, Haut- und Schleimhautnekrosen, Ödem und hämorrhagischem Darmsyndrom (**Abb. 7.24** und **7.25**).

### ■ Toxinnachweis
Im Futter physikalisch-chemisch (DC, GC-MS, HPLC/LC-MS) und enzymimmunologisch (EIA – Galle/Schwein). Da die nichtmakrocyclischen Trichothecene innerhalb des Tierkörpers im Gegensatz zu Zearalenon relativ rasch metabolisiert werden, sind sie bereits 24 h nach der letzten Aufnahme mit dem Futter als solche in Blut und Harn nicht mehr nachweisbar.

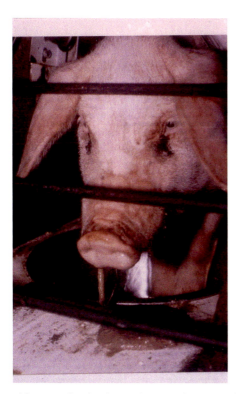

**Abb. 7.24** Erbrechen beim Schwein nach einer Verabreichung von DON (Vomitoxin).

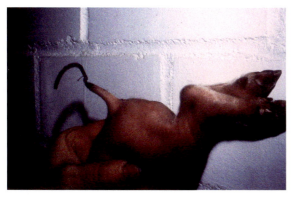

**Abb. 7.25** Auftreten von Schwanznekrosen beim Ferkel nach Verzehr von Trichothecen-haltigen Futter.

In Einzel- und Mischfuttermitteln sollte der Gehalt an DON beim Schwein 1 mg, beim Huhn 5 mg, beim Kalb (präruminierend) 2 mg und beim Rind 5 mg pro kg Futter (bei 88 % Trockensubstanz) nicht übersteigen (BMVEL-Orientierungswerte).

### ■ Bekämpfung
Eine Bekämpfung der toxinbildenden Pilze mit Pflanzenbehandlungsmitteln wie Strobilurin oder Azolen zeigten bislang keinen durchschlagenden Erfolg. Durch agrarhygienische Maßnahmen lässt sich allerdings die Bildung von Toxin in der Pflanze verringern. Dazu gehören Sortenwahl, Bodenbearbeitung, Fruchtfolge und Vermeidung von Überdüngung. Mit einer Ultraschallbehandlung kann bei DON-haltigem Getreide ein Dekontaminationseffekt erzielt werden. Grundsätzlich verspricht eine kombinierte Anwendung von Monomethylamin und Calciumhydroxid sogar bei Zimmertemperatur eine Detoxikationswirkung bei mit A- und B-Trichothecenen kontaminierten Futtermitteln.

## 7.9.4 Fuminosintoxikose

### ■ Toxine und Definition der Krankheit
Subakute, meist letale, beim Pferd, Schwein und Geflügel auftretende Mykotoxikose durch toxische Stoffwechselprodukte von *Fusarium moniliforme* und verwandter Arten (**Abb. 7.26**). Bei den Toxinen 7 handelt es sich um langkettige Polyhydroxylalkylamine (Fumonisin $A_1$, $A_2$, $B_1$, $B_2$, $C_1$). Sie weisen eine Strukturähnlichkeit zu den Zellmembrankomponenten des Gehirns und des Nervengewebes, den Spingolipiden auf.

### ■ Expositionsrisiko
Vorkommen der Fuminosine in relativ großen Mengen im Mais, aber auch in Weizen, Gerste und Hirse nach Insektenbefall und unter Hitzestress im Bereich wärmerer Klimate (USA, Ägypten und Südafrika).

### ■ Pathogenese und Klinik
Bei Equiden zeigen sich nach Aufnahme von Milligrammmengen/kg Futter zunächst Ataxien, Kreisbewegungen und Liegen. Nekrotische Veränderungen der weißen Substanz des Gehirns führen letztlich zum Tod der Tiere. Daneben kommt es auch zu einem akuten Leberschaden mit subkutanem Ödem und Ikterus und zum Auftreten von Hämorrhagien im Bereich des Herzens sowie Petechien und Ekchymosen in verschiedenen Organen.

Das Schwein erkrankt an pulmonalem Ödem und Hepatitis. Mehr als 100 mg/kg Futter sind lethal; bis zu 23 mg/kg Futter führen zu Leberveränderungen.

Bei einer Fuminosin-Aufnahme von 10–30 mg/kg Futter erkrankt Geflügel an Durchfall und zeigt Körpergewichtsverluste sowie eine Gewichtsreduzierung der Leber, Milz und Bursa. Zunächst wurde ein anderes Mykotoxin Moniliformin (wasserlösliches Salz/C4HONa bzw.K) der Spezies *Fusarium moniliforme* als Ursache diskutiert. Es hat den Anschein, als ob es neben den Fuminosinen an

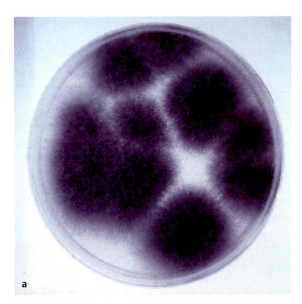 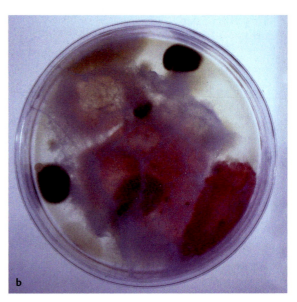

**Abb. 7.26a,b** Kolonien von *Fusarium moniliforme* (**a**), Verfärbungen nach lila auf Czapek Dox-Agar zum Unterschied von Kolonien von anderen *Fusarium*-Arten (**b**), z. B. *Fusarium culmorum* (rosa – dunkelrot).

dem Krankheitsgeschehen beteiligt sein kann, v. a. wenn bei Equiden außer Leukoencephalomalazie auch eine Hepatose auftritt.

■ Toxinnachweis
Im Futter physikalisch-chemisch (HPLC).

■ Bekämpfung
Wie bei den anderen Fusariosen ist eine erfolgreiche Bekämpfung mit Pflanzenbehandlungsmitteln nicht bekannt. Durch gezielte Sortenwahl, Bodenbearbeitung (Pflügen), Fruchtfolge und Vermeiden von Überdüngung lässt sich die Toxinbildung in der Pflanze lediglich verringern, aber nicht verhindern.

## 7.9.5 Fescue-Foot-Syndrom oder Schwingelgrasvergiftung

■ Definition der Krankheit
Diese in USA und Europa beim Rind vorkommende Intoxikation gehört auch zu den Krankheiten durch pflanzenbefallende Pilze (*Fusarium* sowie *Alternaria, Cladosporium* und *Epicoccum* spp.). Sie ist gekennzeichnet durch das Auftreten von Lahmheit, Schwanznekrosen, ausgedehnten Blutungen und Nekrosen in den inneren Organen. Die ersten Symptome werden 5–15 Tage nach Beginn der Aufnahme von toxischem Schwingelgras erkennbar. Die Struktur der Toxine ist noch nicht aufgeklärt.

■ Toxinnachweis
Im Futter biologisch (MTT), physikalisch-chemisch nicht routinemäßig möglich.

■ Bekämpfung
Da die Erreger ubiquitär im Boden vorkommen, greifen Bekämpfungsmaßnahmen nicht.

## 7.9.6 Diplodiose

■ Toxin und Definition der Krankheit
Intoxikation bei Wiederkäuern durch die Ingestion von mit dem Erreger der Maisstengelkrankheit *Diplodia maydis* befallenen Maiskolben, wofür vermutlich eine darin enthaltene bicyclische β, γ-ungesättigte Carboxylsäure mit einer β-Ketolseitenkette verantwortlich zeichnet.

■ Expositionsrisiko
Begrenzt im Vorkommen auf Südafrika, Rhodesien und Sambia während der Monate Juli bis September nach starken Regenfällen im Anschluss an die Aberntung der Felder.

■ Pathogenese und Klinik
Das *Diplodia*-Gift wirkt als Neurotoxin. Anfänglich Muskeltremor und Auftreten von Ataxie, übergehend in Paralyse und schließlich zum Tod führend. Die ersten Anzeichen einer Erkrankung treten innerhalb von 2–10 Tagen nach der ersten Aufnahme kontaminierter Maiskolben in Erscheinung.

■ Toxinnachweis
Im Futter physikalisch-chemisch (DC, HPLC) oder biologisch (MTT).

■ Bekämpfung
Von pflanzenbefallenden Pilzen ausgehende Intoxikationen lassen bei extensiver Tierhaltung keine Chance für eine gezielte Bekämpfung.

## 7.9.7 Lupinose

■ Definition der Krankheit
Je nach aufgenommener Menge akute, subakute oder chronische Futtermittelvergiftung durch mit *Phomopsis leptostromiformis* befallene *Lupinus* spp. mit hohen Verlusten bei grasenden Schafen. Vorkommen auch bei Rind, Schwein und Pferd.

■ Expositionsrisiko
In Europa, Neuseeland, Australien, Südafrika und den USA entwickelt der Pilz bei warmer Witterung und lang anhaltenden Regenfällen schwarze Pyknidien (Fruchtkörper) an Stengeln und Schoten von Lupinen, die das für die Krankheit verantwortliche Gift enthalten.

■ Pathogenese und Klinik
Allgemeine Vergiftungserscheinungen mit Auftreten von Ikterus und Blutungen in mehreren Organen; Tod nach 3–7 Tagen. Bei nicht letalem Ausgang leiden die Tiere an Atrophie, fettiger Degeneration und Zirrhose der Leber und evtl. ausgeprägter Nephrose.

■ Toxinnachweis
Im Futter biologisch (MTT).

■ Bekämpfung
Von pflanzenbefallenden Pilzen ausgehende Intoxikationen lassen bei extensiver Tierhaltung keine Chance für eine gezielte Bekämpfung.

## 7.9.8 Slaframintoxikose

■ Toxin und Definition der Krankheit
Speichelsyndrom durch chronische Aufnahme eines parasympathikomimetischen Alkaloids des auf Rotklee parasitierenden Pilzes *Rhizoctonia leguminicola* bei Rind, Schaf, Ziege und Pferd (genannt Slaframin oder slobber-Faktor wegen des Sabberns der von der Krankheit heimgesuchten Tiere). Die Vorstufe des Toxins wird aus der Aminosäure Lysin gebildet und im Körper in ein quartäres Amin überführt, welches sich chemisch und physiologisch ähnliche wie Acetylcholin verhält.

■ Expositionsrisiko
Hohe Luftfeuchtigkeit und eine Temperatur von 25–29 °C begünstigen den Befall des Rotklees, weshalb die Krankheit möglicherweise beschränkt auf den Mittelwesten der USA auftritt.

■ Pathogenese und Klinik
Die Tiere hören auf zu fressen, harnen häufig, sind gebläht und leiden an wässriger Diarrhö. Ferner kommt es zum Rückgang der Milchleistung bei Wiederkäuern und zu Aborten. Postmortal werden Lungenödem und zentrilobuläre Lebernekrosen diagnostiziert.

■ Toxinnachweis
Im Futter physikalisch-chemisch (DC, GC) und biologisch (MTT).

■ Bekämpfung
Von pflanzenbefallenden Pilzen ausgehende Intoxikationen lassen bei extensiver Tierhaltung keine Chance für eine gezielte Bekämpfung.

## 7.9.9 Pithomykotoxikose

■ Toxin und Definition der Krankheit
Saisonale, witterungsbedingte Weidekrankheit von Rind und Schaf in feuchtwarmen Klimaregionen, verursacht durch den auf Pflanzen saprobiontisch lebenden Pilz *Pithomyces chartarum*, welcher das nach seinem Synonym benannte Sporidesmin (Epipolythiodioxopiperazin) bildet. Das im Pansen aus Chlorophyll entstehende Phylloerythrin wird infolge der leberschädigenden Wirkung des Toxins und verwandter Verbindungen nicht abgebaut und akkumuliert im Blut kranker Tiere. Bei Sonnenbestrahlung kommt es zu einer photodynamischen Reaktion im Bereich des Kopfes und der Ohren. Dies führt zu Entzündungen mit Ödembildung, gefolgt von seröser Exsudation. Das Aussehen und die Lokalisation haben der Krankheit auch den Namen „Fazialekzem" eingebracht.

■ Expositionsrisiko
Die Krankheit ist trotz weltweiter Verbreitung des Pilzes im Auftreten auf Neuseeland begrenzt und ist verschiedentlich nur noch in Australien und Südafrika nachgewiesen worden, weil vermutlich Milieubedingungen dabei eine nicht unwesentliche Rolle spielen.

■ Pathogenese und Klinik
Erste Anzeichen einer Erkrankung sind beim Rind Durchfall und plötzlicher Abfall der Milchleistung. Danach treten die erwähnten Veränderungen auf, die sich auf die nicht oder nur schwach pigmentierte Haut des Kopfes konzentrieren und zur Benennung der Krankheit führten. Die betroffenen Hautpartien verwandeln sich im weiteren Verlauf in trockene, unverschiebliche, nekrotische Bezirke der Epidermis. Ferner kommt es zu Ikterus, Euterentzündung mit Geschwürbildung, Cystitis, Anämie mit Blut im Harn und Kollaps, bis schließlich innerhalb weniger Tage der Tod eintritt.

■ Toxinnachweis
In Galle biologisch (MTT).

■ Bekämpfung

Von pflanzenbefallenden Pilzen ausgehende Intoxikationen lassen bei extensiver Tierhaltung keine Chance für eine gezielte Bekämpfung.

## 7.9.10 Andere Krankheiten mit neurologischen Symptomen

Andere Krankheiten mit neurologischen Symptomen, für deren Ätiologie neurotoxische Stoffwechselprodukte von im Boden oder auf Pflanzen vorkommenden Pilzen in Betracht gezogen werden, sind unter den Bezeichnungen Paspalum staggers, Tremorgenintoxikation, Bermudasgrastremor oder ryegrass staggers beschrieben. Unter Verdacht stehen die Tremorgene der Penitremgruppe (gebildet durch *Penicillium* spp.), die Fumitremorgen-Verruculogen-Gruppe (Metabolite von *Aspergillus fumigatus* und anderen Aspergillen sowie Penicillien), die Paspalingruppe (Gifte von *Claviceps paspali*) und die Tryptoquivalongruppe des *Aspergillus clavatus*.

Es zeigt sich dem klinischen Bild nach weitgehende Übereinstimmung; die einzigen Anzeichen für eine Aufnahme dieser Gifte sind oftmals nur Tremor, Überreizbarkeit und Ataxie ohne postmortal feststellbare Organveränderungen. Betroffen sind Schaf und Rind.

**Weiterführende Literatur**

Gedek B: Hefen als Krankheitserreger bei Tieren. Jena: Gustav Fischer Verlag; 1968

Gedek B: Kompendium der medizinischen Mykologie. Berlin: Paul Parey Verlag; 1980

Mycoses. Official Publication of Deutschsprachige Mykologische Gesellschaft. Berlin: Blackwell Wissenschaftsverlag

Mycotoxin Research. Offizielles Organ der Gesellschaft für Mykotoxinforschung, München – HWS, Mainz

Journal of Medical and Veterinary Mycology. Bimonthly Publication of the International Society for Human and Animal Mycology. Carfax Publ. Company, Abington, Oxfordshire

# 8 Gesetzliche Grundlagen der Tierseuchenbekämpfung

A. Mayr

## 8.1 Einführung

Der Staat muss sich durch **sanitäts- und veterinärbehördliche Maßnahmen** in die Bekämpfung von übertragbaren Tierseuchen in der Regel immer dann einschalten, wenn die betreffende Seuchen der Volkswirtschaft **schwere wirtschaftliche Schäden** zufügen, wenn sie **gemeingefährlich** sind, sodass sich der Tierbesitzer nicht mit eigenen Mitteln ausreichend dagegen schützen kann, oder wenn sie als **Zoonosen** direkt über Kontakte oder indirekt, speziell über vom Tier stammende Lebensmittel die Gesundheit des Menschen bedrohen. Die staatlichen Maßnahmen können alle Tiergruppen betreffen: Nutztiere, Heimtiere, Sporttiere, Zootiere, aber auch Wildtiere.

Maßgeblich für die Ziele der staatlichen Tierseuchenbekämpfung waren von Beginn an die jeweilige Tierart, die Strukturen der Tierhaltung, ihre Fortentwicklung und der Handel mit Tieren und mit vom Tier stammenden Produkten. Je schneller sich die Verhältnisse veränderten, um so intensivere und umfassendere Maßnahmen zur Bekämpfung von Tierseuchen mussten getroffen werden.

In der EU ist der Binnenmarkt 1993 eingeführt worden, er soll auch den Tierseuchenstatus in der Gemeinschaft vereinheitlichen helfen und dadurch eine Verbesserung der Handelsposition auf dem Weltmarkt bewirken. Der Handel mit Tieren und tierischen Produkten wird noch großräumiger, noch liberaler, noch intensiver und darf nicht durch nationales Tun behindert werden. Daraus folgt, dass die Tierseuchenbekämpfung – wie ehedem unter Gemeinde-, kleinstaatlichen und nationalstaatlichem Interesse – sich weiter wandeln und die notwendigen Voraussetzungen schaffen muss und das bei den heutigen in bestimmten Regionen besonders aus geprägten Intensivhaltungsstrukturen, großen Tierbeständen und hohen Populationsdichten. Die Nachteile dieser Entwicklung sind allen Staaten bekannt.

Grundsätzlich werden im Rahmen staatlicher Bekämpfungsmaßnahmen 5 Gruppen unterschieden:

1. **permanent, zeitlich** oder **örtlich angeordnete** und auf Kosten des Staates durchgeführte Maßnahmen,
2. **amtlich angeordnete**, jedoch auf Kosten der Tierhalter durchgeführte Maßnahmen,
3. **freiwillige**, aber staatlich empfohlene und geförderte Maßnahmen,
4. **private Maßnahmen** größerer Gruppen von Tierhaltern,
5. **private Maßnahmen** einzelner Tierhalter.

Über Art und Umfang der Maßnahmen zu 4. und 5. entscheidet der einzelne Tierhalter. Er muss sie auch finanzieren. Die Tierärzte können nur Empfehlungen abgeben oder auch bestimmte Hygieneprogramme für einzelne Betriebe aufstellen und diese durchführen oder unter ihrer Aufsicht durchführen lassen.

Anders ist es dagegen bei den Maßnahmen zu 1. bis 3. Hier ordnet der Staat bestimmte Maßnahmen an oder der Staat oder eine andere öffentliche Einrichtung, z. B. Tiergesundheitsdienste, Tierseuchenkassen, schlagen bestimmte Verfahren vor und fördern ihre Anwendung durch direkte oder indirekte finanzielle Zuschüsse.

Die **sanitäts- und veterinärbehördlichen Maßnahmen** teilen sich auf in Verfahren zur Bekämpfung der Tierseuchen im Inland und Verfahren zur Verhinderung einer Einschleppung von Tierseuchen aus dem Ausland.

Die wichtigsten Verfahren zur **Bekämpfung von Tierseuchen im Inland** sind:

1. Anzeige- und Meldepflicht für bestimmte Seuchen nach dem Tierseuchengesetz oder nach dem Infektionsschutzgesetz (seit 1. 1. 2001 anstelle des Bundesseuchengesetzes) (für bestimmte Zoonosen),
2. laufende Kontrolle des Infektions- und Seuchengeschehens,
3. Ausstellen von Ursprungs- und Gesundheitszeugnissen, Führung von Kontrollbüchern, Deckregistern und Kennzeichnung von Tieren,
4. künstliche Besamung,
5. Regelung der Einrichtung und des Betriebs von Molkereien, insbesondere von Sammelmolkereien,
6. Maßregelung von Küchenabfällen bei Verfütterung in der Schweinemast,
7. Kontrollen, Sperren, Verkehrs- und Handelsbeschränkungen (Gehöft, Gemeinde, Weiden, Märkte, Ausstellungen usw.),
8. Quarantänemaßnahmen,
9. Anordnung der Tötung mit unschädlicher Beseitigung von seuchenkranken, seuchenverdächtigen oder an-

steckungsverdächtigen Tieren (Ausmerzung, stamping out):
   a) Abhäuten erlaubt (z. B. bei Rauschbrand),
   b) Abhäuten verboten (z. B. bei Milzbrand),
10. Anordnung der Schlachtung von seuchenkranken, seuchenverdächtigen und ansteckungsverdächtigen Tieren (Keulung):
   c) ohne Auflagen,
   d) mit Auflagen (z. B. Erhitzung, unschädliche Beseitigung erkrankter Körperteile usw.),
11. Anordnung prophylaktischer Schutzimpfungen:
   e) laufend, in bestimmten Zeitabständen, obligat durchzuführende Schutzimpfungen
   f) nur zeitweise bei drohender Seuchengefahr angeordnete Schutzimpfungen mit oder ohne Auflagen (z. B. gegen die Schweinepest, gegen die Aujeszky'sche-Krankheit (Pseudowut) des Schweins oder gegen die IBR-IPV-Infektion des Rindes),
   g) regional angeordnete Schutzimpfungen (z. B. gegen Rauschbrand, wenn Rinder bestimmte rauschbrandverseuchte Alpen und Weiden benutzen),
   h) bei der Einfuhr aus dem Auslande angeordnete Schutzimpfungen (z. B. gegen die Tollwut der Hunde oder gegen Rinderpest in bestimmten afrikanischen Ländern),
12. staatliche Empfehlungen für Schutzimpfungen mit oder ohne direkte oder indirekte (z. B. über Tierseuchenkassen) finanzielle Unterstützung (z. B. gegen die Tollwut von Hunden und Katzen oder gegen die enzootische Pneumonie des Rindes),
13. Verbot der Durchführung von Schutzimpfungen (z. B. gegen MKS, Afrikanische und Europäische Schweinepest und generell gegen nicht heimische Tierseuchen),
14. Anordnung bestimmter therapeutischer Maßnahmen (z. B. bei Räude oder Dassellarvenbefall),
15. Anordnung von laufend, in bestimmten Zeitabständen obligat durchzuführenden diagnostischen Untersuchungen (z. B. Brucellose von Rind, Schwein, Schaf und Ziege oder enzootische Leukose des Rinds),
16. Verordnungen zum Betrieb von Massentierhaltungen (z. B. bei der Ferkelmast oder in der Geflügelhaltung),
17. Erklärung von Schutzgebieten (z. B. ein Gewässersystem zur Bekämpfung von Fischkrankheiten),
18. Rechtsverordnungen über Einfuhr, Herstellung und Gebrauch von Impfstoffen, Seren und Antigenen,
19. Schutzvorschriften, die eine Verbreitung von Tierseuchenerregern in der Umwelt verhindern sollen:
   i) Insektenbekämpfung,
   j) Ungezieferbekämpfung und Entwesung,
   k) Reinigung, Desinfektion und Sterilisation,
   l) Beseitigung oder Reinigung von Abwässern und Abfällen,
   m) Tierkörperbeseitigung,
   n) Umweltsanierung durch Trockenlegung von Sümpfen usw.

Die wichtigsten Verfahren zur Verhinderung einer **Einschleppung von Tierseuchen aus dem Ausland** sind:
1. Verbote oder Beschränkungen der Einfuhr und Durchfuhr von Tieren, tierischen Erzeugnissen oder von Gegenständen jeder Art, die Träger von Seuchenerregern sein können,
2. Verbot bzw. Kontrolle bei der Einfuhr von Tierseuchenerregern oder von Lebendimpfstoffen,
3. Quarantäne bei der Einfuhr von Tieren (z. B. zur Verhinderung von Psittakose),
4. diagnostische Untersuchungen beim Import von Tieren und vom Tier stammender Lebens- und Futtermittel,
5. therapeutische Maßnahmen bei der Einfuhr von Tieren (z. B. Antibiotikatherapie gegen die Psittakose/Ornithose während der Quarantäne beim Import von Vögeln),
6. Schutzimpfung vor, beim oder nach dem Import von Tieren,
7. Arthropodenbekämpfung bei internationalen Fluglinien, Schiffs- und Eisenbahnverbindungen,
8. unschädliche Beseitigung oder Entseuchung von Küchen- und Speiseabfällen in internationalen Flughäfen, Seehäfen und Eisenbahnen,
9. Beibringung von Ursprungs- und Gesundheitszeugnissen,
10. Tötung bzw. unschädliche Beseitigung von Tieren oder vom Tier stammender Erzeugnisse bei akuter Seuchengefahr.

Die staatliche Tierseuchenbekämpfung ist eine gemeinsame Aufgabe der Tierhalter, der öffentlichen Sanitäts- und Veterinärverwaltung und der praktizierenden Tierärzte, bei der mit erheblichem Aufwand sowohl von seiten der öffentlichen Hand als auch von seiten der Tierhalter (Einzelmaßnahmen – Beiträge zur Tierseuchenkasse) große Anstrengungen zur Gesundhaltung der Tierbestände unternommen werden. Die hierfür aufgewendeten Beträge machen jedoch mit Sicherheit nur einen Bruchteil der Beträge aus, die als Verluste in Schadenfällen zu verbuchen wären. Die Beteiligung der Tierseuchenkasse und der praktizierenden Tierärzte ist ein wesentlicher Faktor bei den Verfahren zur staatlichen Seuchenbekämpfung.

## 8.2 Gesetzgebung der Europäischen Union

Mit dem großen Binnenmarkt der Europäischen Union (EU) hat eine neue Ära in der Tierseuchenbekämpfung begonnen. Die einzelnen Mitgliedsstaaten mussten ihre Gesetzgebungsbefugnis weitgehend zugunsten der **EU-Gesetzgebung** abtreten. Es gibt nur noch wenige Gebiete, auf denen nationale Alleingänge in dieser Hinsicht möglich sind.

Die EU-Gesetzgebung kann man im Bereich der Seuchenbekämpfung einteilen in Regelungen:
- für die Seuchenbekämpfung im Inland,

- für die Seuchenbekämpfung im innergemeinschaftlichen Handel und im Handel mit Drittländern,
- in Querschnittsregelungen, wie v. a. Regelungen für Kontrollen, Regelungen für die Kennzeichnung, Regelungen für die Finanzierung.

Die Form der EU-Gesetzgebung unterscheidet im wesentlichen 3 Arten von Rechtsakten:
- **Verordnung,** unmittelbar geltendes Recht,
- **Richtlinie,** nationale Umsetzung erforderlich,
- **Entscheidung,** nationale Umsetzung erforderlich.

Im Tierseuchenbereich dominieren die Richtlinien und Entscheidungen. Die Umsetzung in nationales Recht erfolgt in der Regel in Form von Bundesverordnungen, gestützt auf das Tierseuchengesetz.

Die Idealvorstellung der Kommission über den funktionierenden Binnenmarkt fußt im wesentlichen auf 4 Säulen:
- Der Absender garantiert die Einhaltung der Tierseuchen- und Hygienemaßnahmen.
- Tiere und Produkte sind eindeutig gekennzeichnet, sodass eine Identifizierung der Herkunft möglich ist.
- Ein gegenseitiges Benachrichtigungssystem (ANIMO) sorgt für vollständige Unterrichtung aller Beteiligten über die Warenströme.
- Der Empfängerstaat vertraut dem Absenderstaat und nimmt lediglich Stichprobenkontrollen vor.

Selbstverständliche Voraussetzung für alle diese Vorgehensweisen ist, dass beim Ausbruch einer Tierseuche alle Mitgliedstaaten nach einheitlichen Bekämpfungsvorschriften handeln.

Mit diesem System soll nicht nur die **Tiergesundheit** bewahrt, sondern auch die **Produkthygiene** für alle von Tieren stammenden Erzeugnisse einheitlich und grenzüberschreitend ohne wettbewerbsverzerrende Elemente sichergestellt werden. Über die Einhaltung dieser Regeln hat der Europäische Gerichtshof zu wachen.

Die „Förderung der Tiergesundheit in der EU" vereint zweifellos alle Mitgliedstaaten. Bei den Beratungen in Brüssel werden aber in nahezu jedem Mitgliedstaat andere Prioritäten gesehen.

Eines erscheint aber realistisch und damit ziemlich sicher: Die kontinentaleuropäischen Mitgliedstaaten mit großen Tierdichten und hohem Tierverkehr werden sich noch zunehmend auf hohe und höchste und damit wirtschaftlich einschneidende EU-Normen hinsichtlich der Tiergesundheit und der Produkthygiene einstellen müssen. **Das deutsche Veterinärwesen** muss sich im Bereich der Tierseuchenbekämpfung schnellstens auf diese Situation einstellen.

Die strikte **Nichtimpfpolitik** der Gemeinschaft (ist sehr problematisch und wird kontrovers diskutiert) und das Ignorieren bestimmter nationaler Besonderheiten durch die EU-Kommission zwingen dazu, die Seuchenbekämpfung stärker zu zentralisieren, soweit dies unter dem Dach unserer Verfassung möglich ist.

Alles in allem ist die **EU-einheitliche Seuchenbekämpfung** positiv zu sehen, auch wenn in bestimmten Bereichen mancher schnell gefasste Beschluss nachgebessert werden muss. Vieles ist noch ungewohnt bei dieser sehr weitgehenden Einbindung in das Gesamtschicksal der Gemeinschaft. Je schneller wir uns darauf positiv einstellen, desto größeren Nutzen werden wir für alle Maßnahmen zur Förderung der Tiergesundheit ziehen (EU-Richtlinien 2004/28).

## 8.3 Wichtige gesetzliche Vorschriften der staatlichen Tierseuchenbekämpfung in Deutschland

### 8.3.1 Gesetze

- Infektionsschutzgesetz (seit 1.1.2001 anstelle des Bundesseuchengesetzes),
- Tierseuchengesetz (22.6.2004),
- Jagdgesetz (1998),
- Arzneimittelgesetz (2005),
- Tierschutzgesetz (25.5.1998),
- Tierkörperbeseitigungsgesetz (11.4.2001),
- Infektionsschutz der Tiere (4. Auflage, 2001),
- Lebensmittel -und Futtermittelrecht (2005),
- Futtermittelgesetz (1996),
- Gentechnikgesetz.

Nachfolgend sind die Erläuterungen zum geänderten Tierseuchengesetz und den entsprechenden Verordnungen aufgeführt.

#### 8.3.1.1 Tierseuchengesetz (22.6.2004)

Die Erfahrungen im Zusammenhang mit der Bekämpfung insbesondere hoch kontagiöser Tierseuchen haben gezeigt, dass das alte Tierseuchengesetz nicht unter allen Gesichtspunkten ausreichende Ermächtigungen zum Erlass der notwendigen Maßregeln enthielt. Primäres Ziel der Gesetzesänderung war somit die Erweiterung der bestehenden Ermächtigungen.

■ Ermächtigungen

Das Tierseuchengesetz in der Fassung vom 22.6.2004 enthält Ermächtigungen, um
- den Viehverkehr unter bestimmten Voraussetzungen und für eine bestimmte Zeit bundesweit zu reglementieren,
- den außerlandwirtschaftlichen Personen- und Fahrzeugverkehr in Vieh haltenden Betrieben sowie in Verdachtsbezirken, Sperrbezirken und Beobachtungsgebieten zu reglementieren,

- Tiere und von ihnen stammende Erzeugnisse, die während der Inkubationszeit aus Ländern verbracht oder eingeführt worden sind, in denen z. B. die Maul- und Klauenseuche (MKS) aufgetreten ist, zu reglementieren,
- Reinigungs- und Desinfektionsmaßnahmen an den Außengrenzen der Bundesrepublik Deutschland, an Flug- und Schiffshäfen sowie bei bestimmten Fahrzeugen (Fahrzeuge der Tierkörperbeseitigungsanstalten, Futtermitteltransportfahrzeuge, Milchfahrzeuge) anordnen zu können.

### ▪ Erweiterung des Tierseuchenbegriffs

Darüber hinaus bestand Änderungsbedarf im Hinblick auf die Bekämpfung von bei Tieren auftretenden und auf den Menschen übertragbaren Krankheiten (Zoonosen) insoweit, als das Tierseuchengesetz in der vormals geltenden Fassung zu stark auf die Prävention und Bekämpfung von Tierseuchen allein ausgerichtet war. Da die Bekämpfung von Zoonosen auch am lebenden Tier zunehmend an Bedeutung gewinnt, wurden Erweiterungen des Gesetzes erforderlich.

Dadurch, dass Zoonosen in die Definition einbezogen wurden, ist es jetzt möglich, mit dem Instrumentarium des Tierseuchenrechtes auch Krankheiten oder Infektionen zu bekämpfen, die vom Tier auf den Menschen übertragen werden und bei Tieren keine klinischen Erscheinungen hervorrufen. Damit wird der gestiegenen Bedeutung des Verbraucherschutzes Rechnung getragen.

### ▪ Weitere Änderungen

Unter dem Begriff „Vieh" neu aufgenommen wurden:
- Gehegewild, das zum Zweck der menschlichen Ernährung gehalten wird. Im Fall des Auftretens einer Tierseuche und der erforderlichen tierseuchenrechtlichen Maßnahmen ist für solches Gehegewild eine Entschädigung vorgesehen;
- Bisons, Wisente und Wasserbüffel;
- Kameliden wurden als für MKS empfängliche Tierart aufgenommen; allerdings ohne Entschädigung;
- Laufvögel wurden als die für (atypische) Geflügelpest empfängliche Tierart aufgenommen;
- Hasen, Zebras und Zebroide.

### ▪ Die aktuelle Gesetzeslage

Für alle Rinderhalter in Deutschland gilt die Viehverkehrsverordnung (VVV), sie beinhaltet die nationalen Durchführungsbestimmungen der für alle EU-Staaten verbindlichen Verordnung (EG) Nr. 1760/2000. Diese gibt zum Beispiel vor, dass alle Rinder eines Betriebes, die nach dem 31. Dezember 1997 geboren sind, an beiden Ohren innerhalb von 20 Tagen post partum mit von der zuständigen Behörde zugelassenen Ohrmarken gekennzeichnet sein sollen. Die VVV verkürzt die Frist auf 7 Tage. In der EU-Verordnung sind Ausnahmen vorgesehen, so haben zum Beispiel die Niederlande ihren Antrag auf eine Verlängerung der Frist für die Ohrmarkung von bestimmten Rindern, die in den Niederlanden in Naturschutzgebieten gehalten werden, auf 12 Monate genehmigt bekommen – wegen praktischer Schwierigkeiten! (Aktenzeichen K[2004] 4013).

Allerdings gibt es Kontrollvorschriften für Hersteller- und Handelsbetriebe durch die EU-Verordnung 1774/2002 (Hygienevorschriften für nicht für den menschlichen Verzehr bestimmte tierische Nebenprodukte), sodass die potenzielle Gefahr gebannt scheint.

In Anhang VIII Kapitel 2 werden explizit die Vorschriften für die Herstellung und die Einfuhr von Kauartikeln beschrieben. Demnach ist sowohl durch den dort beschriebenen Trocknungsprozess (Kerntemperatur 90 Grad) als auch in der anschließenden Lagerung keine Möglichkeit für eine Keimbelastung derartiger Kauartikel vorhanden.

Eine Kontamination ist demnach wahrscheinlich erst nach der eigentlichen Herstellung möglich. Während die Rekontamination mit Aujeszky unmöglich ist, ist eine Salmonellenbelastung der Kauartikel mit einer Wahrscheinlichkeit von ca. 2% anzunehmen (Jahresbericht 2004 LAVES).

### 8.3.1.2 Kerninformationen zum Infektionsschutzgesetz

Das Infektionsschutzgesetz (IfSG), korrekt das „Gesetz zur Verhütung und Bekämpfung von Infektionskrankheiten beim Menschen", löste das über 40 Jahre geltende Bundesseuchengesetz ab. Es ist am 11.4.2001 in Kraft getreten.

Im Gegensatz zum Tierseuchengesetz gibt es im IfSG nur eine **Meldepflicht**. Man unterscheidet dabei zwischen meldepflichtigen Krankheiten, Krankheitsverdacht, Erkrankung, Tod und **meldepflichtigen Nachweisen** von Krankheitserregern. In beiden Fällen sind Tierärzte bzw. tierärztliche Institute involviert. Im Wesentlichen betrifft dies **Zoonosen**.

Nach § 6 sind dies
- Botulismus,
- Meningokokken-Meningitis oder -Sepsis,
- Milzbrand,
- Tollwut.

Nach § 7 gehören zu den **meldepflichtigen Nachweisen** von Krankheitserregern
- Adenoviren (Konjunktivalabstrich),
- *Bacillus anthracis*,
- Borrelien,
- Brucellen,
- Chlamydien (Psittakose),
- Clostridien, Toxine (Botulismus),
- Coxiellen (Q-Fieber),
- Kryptosporidien,
- EHEC-Bakterien,
- FSME-Virus,
- Hantaviren,
- Influenzaviren,
- Lassavirus,
- Leptospiren,
- Tuberkulosebakterien,

- Tollwutvirus,
- Rotaviren,
- Salmonellen,
- Shigellen,
- Yersinien.

Meldepflichtig sind ebenfalls alle **Nebenwirkungen von Schutzimpfungen**. Bezüglich Tollwut ist bereits der Kontakt mit einem Tollwut-verdächtigen Tier meldepflichtig.

### 8.3.1.3 Gesetz zur Regelung der Gentechnik (Gentechnikgesetz)

Anfang 2005 ist ein novelliertes Gentechnikgesetz in Kraft getreten. Hauptanliegen dieses Gesetzes ist es, die Gentechnik freie konventionelle und ökologische Landwirtschaft vor Auskreuzungen, Beimischungen und sonstigen Einträgen von GVO (gentechnisch veränderte Organismen) zu schützen. Der Anbau von GVO wird strikten Regelungen unterworfen, wodurch eine „schleichende" Ausbreitung der Agro-Gentechnik unterbunden werden soll (www.transgen.de/pdf/recht/ Gen TG-neu_lesefassung.pdf):

- **Richtlinie 2001/18/EG** des Europäischen Parlaments und des Rates vom 12.3.2001 („Freisetzungsrichtlinie") über die absichtliche Freisetzung genetisch veränderter Organismen in die Umwelt und zur Aufhebung der Richtlinie 90/220/EWG des Rates (www.transgen.de/pdf/recht/ 2001-18_FSRL.pdf).
- **EU-Verordnung 1829/2003** (EU-VO L+F) des Europäischen Parlaments und des Rates über genetisch veränderte Lebens- und Futtermittel vom 22.9.2003. Diese Verordnung regelt die Zulassung und Kennzeichnung von GVO-Lebens- und Futtermitteln. Sie ist seit 18.4.2004 in allen EU -Mitgliedstaaten wirksam (www.transgen.de/pdf/recht/ 2003-1829_gmo-lebens-und-futtermittel.pdf).
- **EU-Verordnung Nr. 1830/2003** (EU-VO R+K) des Europäischen Parlaments und des Rates über die Rückverfolgbarkeit und Kennzeichnung genetisch veränderter Organismen und über die Rückverfolgbarkeit von aus genetisch veränderten Organismen hergestellten Lebensmitteln und Futtermitteln sowie zur Änderung der Richtlinie 2001/18/EG (www.transgen.de/pdf/recht/2003_1830_gmo_rueckverfolgbarkeit.pdf).
- **Verordnung (EG) 1946/2003** des Europäischen Parlaments und des Rates vom 15.7.2003 über grenzüberschreitende Verbringungen genetisch veränderter Organismen (http://europa.eu.int/eur-lex/de/ archive/2003/l_28720031105de.html).

## 8.3.2 Übersicht über die wichtigsten Verordnungen (VO) zur Tierseuchenbekämpfung in Deutschland (Stand 2001)

### 8.3.2.1 Allgemeine Verordnungen

- Tierseuchenerreger-VO (2.11.1992),
- Sperrbezirks-VO (4.3.1994),
- Tierimpfstoff-VO (15.5.1998),
- Schweinehaltungs-VO (27.3.1995),
- Tierseuchenerreger-Einfuhr-VO (24.11.1995),
- Bundesmaßnahmenkatalog-Tierseuchen (ab 1995),
- Viehverkehrs-VO (11.4.2001),
- Binnenmarkt-Tierseuchenschutz-VO (10.8.1999),
- VO über meldepflichtige Tierkrankheiten (11.4.2001),
- VO über anzeigepflichtige Tieseuchen (11.4.2001),
- Futtermittelherstellungs-VO (27.5.1997).

### 8.3.2.2 Spezielle Verordnungen

- VO zum Schutz gegen Milzbrand und Rauschbrand (23.5.1991),
- Rinder-Deckinfektionen-VO (23.5.1991),
- VO zum Schutz gegen Milzbrand und Rauschbrand (23.5.1991),
- Tollwut-VO (11.4.2001), s. 8.8.4,
- Einhufer-Blutarmut-VO (23.5.1991),
- Rinder-Salmonellose-VO (14.11.1991),
- Psittakose (14.11.1991),
- Vesikuläre Schweinekrankheit-VO (11.4.2001),
- Schweinepest-VO (21.10.1994),
- Hühner-Salmonellose-VO (11.4.1994),
- MKS (Maul-und Klauenseuche)-VO (30.4.2001),
- Brucellose VO (24.11.1995),
- Geflügelpest-VO (3.11.2004), s. 8.8.4,
- Bienenseuchen VO (3.11.2004),
- Fischseuchen-VO (3.11.2004),
- Tierseuchenrechtliche-BSE-VO (6.9.1996),
- Tuberkulose-VO (13.3.1997),
- Rinder-Leukose-VO (13.3.1997),
- 2. BSE-Schutz-VO (21.3.1997),
- VO zum Schutz gegen die AK (Aujeszky'sche Krankheit) (10.11.1997),
- BHV1-VO (3.11.2004),
- IBR-IPV-Bekämpfung-VO (1998).

## 8.4 Anzeigepflicht

(Deutsches Tierseuchengesetz [22.6.2004]; VO über anzeigepflichtige Tierseuchen vom 3.11.2004)

## 8.4.1 Allgemeines

**Zweck:** Tilgung und Verhinderung von Seuchenausbrüchen.
**wann:** Bei Ausbruch und Verdacht, unverzüglich.
**wer:** Tierbesitzer und sein Vertreter, alle beteiligten Berufsgruppen, Tierarzt.
**wo:** Zuständige Behörde: Polizei, Amtstierarzt (Veterinäramt, Landratsamt).
**Folgen:** Maßnahmen zur Seuchenbekämpfung.

**Wann ist eine Seuchenanzeige zu erstatten?** Die Seuchenmeldung hat unverzüglich zu erfolgen und ist an das zuständige Veterinäramt zu richten. **Unverzüglich bedeutet:** ohne jeden Zeitverlust und ohne schuldhafte Verzögerung.

Auch am Wochenende darf es keine Verzögerung geben. Der Amtstierarzt oder sein Vertreter müssen immer erreichbar sein).

Wer die Tierseuche nicht oder nicht unverzüglich meldet, handelt ordnungswidrig und kann mit einer Geldbuße bis zu 25.000 € bestraft werden. Eine Seuchenverheimlichung oder eine verspätete Anzeige würde den betreffenden Tierbesitzer schwer belasten, da die Seuche möglicherweise direkt (z. B. Tierhandel) oder indirekt (z. B. Personenverkehr) aus dem landwirtschaftlichen Betrieb verschleppt und weiterverbreitet werden kann.

**Entschädigung:** Die finanziellen Aufwendungen der Tierseuchenkasse sollen den Tierbesitzer für die Tierverluste entschädigen und ihn zur Mitarbeit motivieren. Der Entschädigung wird der gemeine Wert des Tieres zu Grunde gelegt (§ 66 f TierSG). Der Anspruch auf Entschädigung entfällt, wenn der Tierhalter die Seuche nicht unverzüglich meldet.

## 8.4.2 Anzeigepflichtige Tierseuchen in Deutschland

1. Affenpocken
1a. Afrikanische Pferdepest,
2. Afrikanische Schweinepest,
2a. Amerikanische Faulbrut,
3. Ansteckende Blutarmut der Einhufer,
3a. Ansteckende Blutarmut der Lachse,
4. Ansteckende Schweinelähmung (Teschener Krankheit),
5. Aujeszky'sche Krankheit,
5a. Befall mit dem kleinen Bienenbeutenkäfer (*Aethina tumida*)
5b. Befall mit der Tropilaelaps-Milbe
6. Beschälseuche der Pferde,
7. Blauzungenkrankheit,
8. Bovine Herpesvirus Typ 1-Infektion (alle Formen),
8a. Bovine Virus Diarrhö
9. Brucellose der Rinder, Schweine, Schafe und Ziegen,
9a. Ebola-Virus-Infektion,
9b. Enzootische Hämorrhagie der Hirsche,
10. Enzootische Leukose der Rinder,
11. Geflügelpest,
12. (weggefallen),
13. Infektiöse Hämatopoetische Nekrose der Salmoniden,
14. (weggefallen),
15. Lumpy-skin-Krankheit (Dermatitis nodularis),
16. Lungenseuche der Rinder,
17. Maul- und Klauenseuche,
18. (weggefallen),
19. Milzbrand,
20. Newcastle-Krankheit,
21. Pest der kleinen Wiederkäuer,
21a. Pferdeencephalomyelitis (alle Formen),
22. Pockenseuche der Schafe und Ziegen,
23. Psittakose,
24. Rauschbrand,
25. Rifttal-Fieber,
26. Rinderpest,
27. Rotz,
28. Salmonellose der Rinder,
29. Schweinepest,
30. (weggefallen),
31. (weggefallen),
32. Stomatitis vesikularis,
33. Tollwut,
34. Transmissible Spongiforme Enzephalopathie (alle Formen),
35. Trichomonadenseuche der Rinder,
36. Tuberkulose der Rinder (*Mycobacterium bovis* und *M. caprae*),
37. Vesikuläre Schweinekrankheit,
38. Vibrionenseuche der Rinder,
39. Virale Hämorrhagische Septikämie der Salmoniden.

## 8.5 Meldepflicht

(VO über meldepflichtige Tierkrankheiten vom 20.12.2005)

### 8.5.1 Allgemeines

**Zweck:** Statistik zur Seuchenbeobachtung.

### 8.5.2 Meldepflichtige Tierkrankheiten in Deutschland

1. Ansteckende Gehirn-, Rückenmarks-Entzündung der Einhufer (Borna-Krankheit),
2. Ansteckende Metritis des Pferdes (CEM),
3. Bösartiges Katarrhalfieber (BKF) des Rindes,
4. Campylobacteriose (thermophile Campylobacter),
5. Chlamydiose (Chlamydophila Species)[1],
6. Echinokokkose,

---
[1] Psittakose s. 8.4.2

7. Ecthyma contagiosum (Parapoxvirusinfektion),
8. Equine Virusarteritisinfektion,
9. Euterpocken des Rindes (Parapoxinfektion),
10. Weggefallen (Frühlingsvirämie der Karpfen [SVC]),
11. Gumboro-Krankheit,
12. Infektiöse Laryngotracheitis des Geflügels (ILT)
13. Infektiöse Pankreasnekrose der Forellen und forellenartigen Fische (IPN),
14. Leptospirose,
15. Listeriose (Listeria monocytogenes),
16. Maedi,
17. Marek-Krankheit (akute Form),
18. Paratuberkulose,
19. Q-Fieber,
20. Rhinitis atrophicans,
21. Säugerpocken (Orthopoxinfektion),
22. Salmonellose des Rindes (Salmonellen app.)[2]
23. Stomatitis papulosa des Rindes (Parapoxinfektion),
24. Toxoplasmose,
25. Transmissible virale Gastroenteritis des Schweines (TGE),
26. Tuberkulose[3],
27. Tularämie,
28. Verotoxinbildende Escherichia coli
29. Visna,
30. Vogelpocken (Avipoxinfektion).

## 8.6 Exotische Tierseuchen in der Europäischen Gemeinschaft

Innerhalb der EU sind als exotische Tierseuchen anzeigepflichtig:
- Blauzungenkrankheit,
- Dermatitis nodularis,
- Enzootische Hämorrhagie der Hirsche,
- Pest der kleinen Wiederkäuer,
- Rinderpest,
- Rifttal-Fieber,
- Schaf- und Ziegenpocken,
- Teschen-Krankheit,
- Vesikuläre Schweinekrankheit,
- Vesikuläre Stomatitis.

### ■ Aufgaben und Ziele der Bekämpfung
- Verhinderung der Einschleppung,
- Bei Ausbruch: Verhinderung der Verschleppung.

### ■ Möglichkeiten
- Importsperren für Tiere und potenzielle Vektoren,
- Totalkeulung betroffener Herden (stamping out),
- Anwendung EU-einheitlicher Diagnoseverfahren.

---

[2] *S. enteritidis* und *S. typhimurium* s. 8.3.2.2
[3] *Mycobacterium bovis* und *M. caprae* s. 8.4.2

### ■ Gesetzliche Vorschriften
- Grundlage:
  – VO über anzeigepflichtige Tierseuchen vom 11.4. 2001,
- EU-Richtlinie 92/119/EWG v. 11.12.1992; vorgesehene Maßnahmen:
  – Ausarbeitung nationaler Krisenpläne (z. B. Bundesmaßnahmenkatalog-TS)
  – generelles Impfverbot (Ausnahmen im Einzelfall durch den Ständigen Veterinärausschuss zu genehmigen),
  – schon bei Seuchenverdacht strenge Sperrmaßnahmen, Ermittlungen des Seuchenursprungs und möglicher weiterer Verschleppungen
  – nach Seuchenfeststellung:
  – Tötung und unschädliche Beseitigung aller empfänglichen Tiere des Seuchenherds,
  – Errichtung von Schutzzonen (Mindestradius 3 km) und Überwachungszonen (Mindestradius 10 km),
  – Ring-, Flächen- oder Gebietsimpfungen werden geprüft.

## 8.7 Wichtige gesetzliche Bestimmungen für Arbeiten mit Krankheitserregern

### ■ Infektionsschutzgesetz
(seit 11.4.2001 anstelle des Bundesseuchengesetzes)

Gesetz zur Verhütung und Bekämpfung übertragbarer Krankheiten beim Menschen. **Übergeordnete Rechtsnorm** für Zoonosen, wenn keine Regelung durch Tierseuchengesetz oder andere Gesetze vorliegt. **Meldepflicht** z. T. auch für Tierärzte bei bestimmten Infektionen; **Verhütung** übertragbarer Krankheiten, u. a. Desinfektionsvorschriften über **Arbeiten und Verkehr** mit Krankheitserregern; **Bekämpfung** übertragbarer Krankheiten, zusätzliche Vorschriften für Ausbildungsstätten.

Aufgrund des Bundesseuchengesetzes erlassen:
- **Verordnung über Transport und Versand von Krankheitserregern**
- **Tierseuchengesetz** (Neufassung des ursprünglichen Viehseuchengesetzes von 1909)

Zum Schutz gegen die ständige Gefährdung der Tierbestände durch Tierseuchen werden die Landesregierungen ermächtigt, Verordnungen zu treffen über die „Regelung des Verkehrs mit Tierseuchenerregern und ihrer Aufbewahrung" sowie Bestimmung der „Vorsichtsmaßregeln, die bei der Ausführung wissenschaftlicher Arbeiten mit solchen Erregern zu beachten sind". Entsprechende Vorschriften über Arbeiten, Verkehr und Versendung von Tierseuchenerregern sind in den Ausführungsbestimmungen zum TierSG enthalten und werden auch gesondert geregelt.

Aufgrund des TierSG erlassen:

**Verordnung über meldepflichtige Tierkrankheiten; Verordnung über Arbeiten mit Tierseuchenerregern** (Tierseuchenerreger-Verordnung, auch in Verbindung mit dem Infektionsschutzgesetz): regelt die Erlaubnis und die Bedingungen für das Arbeiten mit vermehrungsfähigen Krankheitserregern.

### ■ Tierschutzgesetz

Insbesondere zu beachten: § 4-Töten, §§ 5/6-Eingriffe an Tieren, §§ 7–9-Tierversuche, § 10-Eingriffe zu Ausbildungszwecken.

### ■ Tierkörperbeseitigungsgesetz

Regelt die Beseitigung von Tierkörpern, Tierkörperteilen, tierischen Rohstoffen und Erzeugnissen über Sammelstellen und durch Tierkörperbeseitigungsanstalten (Ablieferungs-, Abhol-, Verwahrungs- und Meldepflicht sowie Beseitigungsordnung).

### ■ Unfallverhütungsvorschriften

der „Staatlichen Aufsichtsbehörden für Unfallversicherung" (z. B. Bayer. Gemeindeunfallversicherungsverband)
63. **Unfallverhütungsvorschriften** – Allgemeine Vorschriften; Spezielle Vorschriften: für Krankenhäuser, Laboratorien, Gesundheitsdienste etc. (inbes. Vorschriften und Richtlinien für Laboratorien der Medizin, ansteckende Stoffe etc.).
64. **Sicherheiteregeln und Richtlinien** (Abfallverbrennung und -dekontamination, Abwasserbehandlung etc.).

### ■ Verordnung über die Einfuhr von lebenden Tierseuchenerregern

und von Impfstoffen, die lebende Tierseuchenerreger enthalten.

## 8.8 Neue für den Tierarzt wichtige arzneimittelrechtliche Vorschriften

Mit dem am 1. September 2005 verkündeten und einen Tag später in Kraft getretenen 13. Gesetz zur Änderung des Arzneimittelgesetzes (AMG) erlangen umfangreiche Erleichterungen für die tierärztliche Praxis und die Landwirtschaft bei der arzneilichen Versorgung von Tieren Gültigkeit. Sie dienen der Tiergesundheit und dem Tierschutz. Gleichzeitig wird den Belangen des Verbraucherschutzes insbesondere bei der Anwendung von Antibiotika bei Nutztieren umfassend Rechnung getragen. Unter Wahrung der Sicherheit im Verkehr mit Arzneimitteln wurden Abgabezeiträume für verschreibungspflichtige Arzneimittel mit Ausnahme von Antibiotika erweitert, Abgabeverbote für bestimmte Arzneimittel in Therapienotstand aufgehoben und der Import von Tierarzneimitteln neu geregelt. Die Notwendigkeit, der Verbreitung der Antibiotikaresistenz entgegenzuwirken, erlaubt es nicht, Abgabezeiträume für Antibiotika auszuweiten. Das mit der 11. AMG-Novelle erreichte Verbraucherschutzniveau bleibt daher gewahrt. Jetzt kommt es darauf an, die durch die 11. und 13. AMG-Novelle umfassend überarbeiteten Regelungen über den Verkehr mit Tierarzneimitteln in der tierärztlichen und landwirtschaftlichen Praxis konstruktiv umzusetzen, zumal insbesondere mit jetzt in Kraft getretener 13. AMG-Novelle verschiedene Anliegen aus diesem Bereich, die Regelungen praktikabler zu gestalten, berücksichtigt worden sind.

Das nach umfassenden und teilweise heftig führten Diskussionen zwischen den beteiligten Kreisen erzielte Resultat zweier Novellierungen des Arzneimittelgesetzes zu Tierarzneimitteln sollte nun die Chance bekommen, sich in der Praxis zu bewähren.

### 8.8.1 Änderung der Kaskadenregelung in § 21 Abs. 2a und § 56a Abs. 2 AMG

Die neue Kaskadenregelung schreibt vor, dass nunmehr bei der Behandlung aller Tierarten solche Arzneimittel verwendet werden müssen, die für die Zieltierart und das Indikationsgebiet zugelassen sind.

Wenn für die entsprechende Zieltierart und die Indikation kein zugelassenes Arzneimittel verfügbar ist („Therapienotstand") – und nur dann! – gilt folgendes:

- Bei Tieren, die der Lebensmittelgewinnung dienen, dürfen im „Therapienotstand" für andere Tiere oder für den Menschen zugelassene Arzneimittel eingesetzt werden. Diese Arzneimittel dürfen jedoch nur solche Stoffe enthalten, die in – irgendeinem – für Lebensmitteltiere zugelassenen Arzneimittel enthalten sind. Im „Therapienotstand" dürfen alternativ Arzneimittel auch in der tierärztlichen Hausapotheke oder auf Verschreibung des Tierarztes in der öffentlichen Apotheke hergestellt werden, wobei wiederum gilt, dass die so hergestellten Arzneimittel in irgendeinem – für Lebensmittel-Tiere zugelassenen Arzneimittel enthalten sein müssen. Bei der Herstellung in der tierärztlichen Hausapotheke ist jedoch nach wie vor zu beachten, dass der Tierarzt verschreibungspflichtige Stoffe für die Herstellung von Arzneimitteln nicht als Rohsubstanz beziehen und verwenden darf.
- Bei Tieren, die nicht der Lebensmittelgewinnung dienen, dürfen im „Therapienotstand" alle anderen für den Menschen oder für Tiere zugelassenen Arzneimittel eingesetzt oder Arzneimittel in der tierärztlichen Hausapotheke oder auf Verschreibung des Tierarztes in der öffentlichen Apotheke hergestellt werden. Auch hierbei gilt, dass der Tierarzt verschreibungspflichtige Stoffe für die Herstellung von Arzneimitteln nicht als Rohsubstanz beziehen und verwenden darf.

Diese Neuregelung bedeutet für die Kleintierpraxis eine erhebliche Einschränkung, denn nunmehr dürfen selbst hergestellte oder Humanarzneimittel nicht mehr generell angewendet bzw. abgegeben werden, es müssen vielmehr die für die zu behandelnde Tierart und die Indikation zugelassenen Arzneimittel eingesetzt werden. Eine „Umwidmung" von Arzneimitteln, die für andere Tiere oder für den Menschen zugelassen sind, oder die Selbstherstellung von Arzneimitteln ist also nur noch im „Therapienotstand" zulässig.

### 8.8.2 Verbot des Postversands

Durch die Änderung des § 43 Abs. 5 AMG wird nunmehr der Postversand von Arzneimitteln für Tiere generell verboten. § 60 AMG erlaubt es der zuständigen Behörde jedoch, Ausnahmen von dem Postversandverbot zuzulassen, soweit es sich um die Arzneimittelversorgung der in § 60 AMG genannten Heimtiere handelt (Zierfische, Zier- oder Singvögel, Brieftauben, Terrarientiere und Kleinnager).

### 8.8.3 Verbringen von Arzneimitteln für Tiere, die der Gewinnung von Lebensmitteln dienen, aus anderen Mitgliedstaaten der Europäischen Union oder aus einem anderen Vertragsstaat des Abkommens über den Europäischen Wirtschaftsraum (EWR)

Eine weitere wichtige Neuerung in § 73 Abs. 3 AMG sieht vor, dass die zuständige Behörde für die Behandlung von Tieren, die der Lebensmittelgewinnung dienen, im Falle des „Therapienotstands" das Verbringen von Arzneimitteln aus anderen Mitgliedstaaten der EG oder aus anderen Vertragsstaaten des EWR zulassen kann, wenn diese Arzneimittel in anderen Mitgliedstaaten oder anderen Vertragsstaaten des EWR für die Anwendung bei lebensmittelliefernden Tieren zugelassen sind. Damit sollen Therapien möglich werden, für die in Deutschland keine zugelassenen Arzneimittel verfügbar sind, wie z. B. bei Fischen. Die jeweils für den Vollzug des Arzneimittelgesetzes zuständige Behörde muss jedoch den „Therapienotstand" in jedem Einzelfall feststellen, sodass ein Missbrauch dieser Ausnahmeregelung verhindert werden kann. Derzeit ist das konkrete Verfahren, wie eine solche Ausnahmegenehmigung erteilt werden kann, allerdings noch nicht festgelegt.

### 8.8.4 Aktuelle Verordnungen zum Zeitpunkt der Drucklegung (9/2006)

#### ■ Tollwut

Die nationale Tollwut-Verordnung gibt seit dem 24. Dezember 2005 neue Fristen für die Gültigkeit des Impfschutzes bei Hunden und Katzen vor:

Bei der Erstimpfung von Welpen von mindestens 3 Monaten muss der Abschluss der üblichen Grundimmunisierungen gegen andere Infektionserreger mindestens 21 Tage zurückliegen. Wiederholungsimpfungen sind jeweils innerhalb des Zeitraumes durchzuführen, den der Hersteller dafür angibt (DTBL 2/2005 S. 138). diese Änderung, die der Anpassung an das EU-Recht dient, kam nicht nur für die tierärztlichen Verbände und die Impfstoffhersteller, sondern sogar für das Paul-Ehrlich-Institut (PEI) als zulassende Behörde überraschend. Bis zur Drucklegung dieses Buches wurden in Deutschland verschiedene Tollwutimpfstoffe mit einem Impfintervall > 12 Monate zugelassen (www.pei.de). Angaben über die hierfür gültigen Intervalle sind bei den jeweiligen Herstellern zu erfragen.

#### ■ Geflügelpest

Nach der Verordnung zur Aufstallung des Geflügels vom 15. Februar 2006 sollte Geflügel vom 17. Februar bis 30. April bundesweit aufgestallt werden (BAnz. 16.2.2006 S. 989). Diese Verordnung ist vorläufig auf unbestimmte Zeit verlängert worden (Stand: August 2006). Die Aufstallung soll verhindern, dass Hausgeflügel mit heimkehrenden und ggf. infizierten Zugvögeln in Kontakt kommen kann. Es ist jedoch möglich, die Tiere in überdachten und seitlich gesicherten so genannten Kaltscharrräumen zu halten, wenn mindestens monatlich eine klinische tierärztliche Untersuchung durchgeführt und tierärztlich dokumentiert wird. Auf Anordnung der zuständigen Behörde muss ggf. auch häufiger und zusätzlich auf das Influenza-A-Virus der Subtypen H5 und H7 untersucht werden. Bei objektiv nicht möglicher Aufstallung sind zudem Ausnahmen vorgesehen, sofern eine serologische Testung und die regelmäßige tierärztliche Überwachung gewährleistet sind und Enten und Gänse von dem übrigen Geflügel getrennt gehalten werden. Ähnliche Ausnahmeregeln gelten für Vögel in Zoologischen Gärten oder Einrichtungen ähnlicher Art, wenn sie für Influenza-A-Viren der Subtypen H5 und H7 empfänglich sind. Je Nach Seuchenlage muss in den kommenden Wintern mit ähnlichen Verordnungen gerechnet werden.

**Weiterführende Literatur**
Bales S, Schnitzler N: Melde- und Aufzeichnungspflicht für Krankheiten und Krankheitserreger. Deutsches Ärzteblatt. 2000; 51/52: 2621 – 2627
Etmer FP, Lundt V: Deutsche Seuchengesetze. Starnberg: R. S. Schulz; 2000
Geissler A, Stein H, Bätza HJ: Tierseuchenrecht in Deutschland und Europa. Starnberg: R. S. Schulz; 2005
Mayr A, Scheunemann H: Infektionsschutz der Tiere. Berlin: H. Hoffmann; 2001
Molitor K (Hrsg.): Tierseuchenrecht, Tierschutzrecht, Tierkörperbeseitigungsgesetz mit veterinärbehördlichen Vorschriften. Leverkusen: Behr's Verlag

# Sachregister

## A

A-Antigen 428
Abdominalatmung 268
Abmagerung 317f, 533
Abort 260, 404, 413
- Chlamydiose 549
- Salmonellose 444, 446
Abszess 458, 471, 488
- Arcanobacterium pyogenes 522
- Pseudotuberkulose 519f
Abwehr 26ff
- humorale 28, 31
- paraspezifische 34, 47, 51f
- spezifische 28, 31
- unspezifische 14, 31
- zelluläre 28, 31
Abwehrbarriere 29f
Abwehrmechanismus 31f, 43
Abwehrsystem 26ff
- Funktion 34ff
- paraspezifisches 47
Acholeplasma 537
Aciclovir 112, 190f
Acne vulgaris 523
Acriflavintest 468
Acrodermatitis chronica atrophicans Herxheimer (ACA) 398
Actinobacillose 462f, 517
Actinobacillus 462ff
- equili 463
- indolicus 460, 466
- lignieresii 462
- minor 460
- pleuropneumoniae 464f
- porcinus 460, 466
- seminis 464
- suis 463f
Actinobacteria 363f, 479f
Actinobaculum suis 518
Actinomyces 516ff
- bovis 517f
- viscosus 518
- nocardioformis 523ff
Actinomycose 517f, 526
Acyl-Homoserinlacton (AHL) 353, 357
Adaptation 366
Adenocarcinom 309f
Adenomatosekomplex, intestinaler, porciner (PIA) 478f
Adenovirus 70, 192ff
- Klassifikation 138f
- Tumorinduktion 100
Adenovirusinfektion 192ff
- beim Menschen 195f
- beim Vogel 196
Adenylatcyclase-Toxin 374f
Adhärenz 351, 356, 481
Adhäsionsantigen 430
Adhäsionsfaktor 428
Adiaspiromykose 570, 594
ADP-Ribosyltransferase 375

Adsorption 81ff
Adsorptionsinterferenz 95
AEEC (Attaching and effacing E. coli) 429
Aegyptianella 557
AE-Läsion 429f
Aerobier 354, 367, 389, 410ff
Aerococcus 491
Aerocystitis 284
Aeromonadaceae 426f
Aeromonas 457ff
- hydrophila 458f
- salmonicida 458
Affenenterovirus (ECMO) 335
Affenpocken 153
Aflatoxikose 598
Aflatoxin 16, 573, 582, 598
Agalaktie, infektiöse 543
Agardiffusionstest 380
Agens, subvirales 76f, 80
Agglutination 385f
Aggressivität 278, 340
Agranulomatose 204
AIDA-Antigen 429, 432
AIDS 104
ail-Gen 453
Akabane-Krankheit 297
Akanthose 197
Akrozyanose 540
Akute-Phase-Reaktion 391
Alcaligenaceae 424
Aleutenkrankheit (AK) 105, 208ff
Alge 344
Alkaloid, parasympathikomimetisches 605
Allantoissack 116f
Allergie 17, 58
- postvaccinale 44
Allergische Reaktion 527
Allergose 584
Allerton-disease 175
Allgemeininfektionskrankheit 20ff
Alopezie 199
Alphaherpesvirus 166f, 171, 190
Alphavirus 141, 229
Alternaria 568
Ambisense-Orientierung 86
Aminoadamantan 113
Ammenphänomen 96, 460
Amphothericin B 574f
Anaerobier 354, 359, 367, 389
- fakultative 426ff, 479, 509, 517
- Krankheitsbild 475
Anaerobiermastitis 491
Anaerobiertopf 382f
Anaeroplasmatales 537
Anämie 312, 556
- aplastische 227
- autoimmunhämolytische 540
- infektiöse (IA) 77, 105, 316f

Anaplasma 551
- marginale 556f
- phagocytophilum 555, 557
Anaplasmose 556f
Anatoxin 16, 42
Angiomatose, bazilläre 422
Angriffslust 279
Anorexie 549, 555ff
Anthrax 491ff
Antibiotika 346, 377, 573f
Antibiotikaresistenz 4, 379, 484f
Antigen 40, 70
Antigen-Antikörper-Komplex 122f, 127
Antigen-Antikörper-Reaktion 45
Antigenic
- drift 91, 147, 290
- shift 91, 290
Antigenimpfstoff 109
Antigenkonkurrenz 476
Antigen-Nachweis 121f
Antigenvariation 358
Anti-Idiotyp-Antikörper-Impfstoff 42
Antiinfektiva 380
Antikörper 29, 31, 34, 39, 44f
- bivalente 385f
- kreuzreagierende 415
- monoklonale 118ff
- monovalente 385
- polyklonale 118
- rekombinante 119f
- spezifische 43
- Virusdiagnostik 121ff
Antikörpernachweis 122ff
Antisepsis 54, 56
Antitoxin 31
APEC (avian pathogenic E. coli) 435
Aphthe 281f, 327f, 334
Aphthenseuche 325
Aphthovirus 324f
Apoptose 93, 100
Apx-Toxin 464f
Ara-A 112
Arabinogalaktan 350
Arcanobacterium
- haemolyticum 522
- pyogenes 475, 477, 521f
Archaea 359f
Archebakterien 344
Arcobacter 403, 408
Arenavirus 69, 146, 299ff
Arg-Quorum-sensing-System 356
Arteriitis 208f
- virale, equine 143, 258f
Arterivirus 143, 258ff
Arthritis 398, 514
- eitrige 463
- Glässer'sche Krankheit 460f

- Mycoplasma-Infektion 539, 542, 545
- Salmonellose 444, 446
- virale 218f
Arthritis-Encephalitis, caprine 314f
Arthrogrypose, kongenitale 297
Arthropathie, amyloide 490
Arthrospore 564
Arzneimittelgesetz 614f
Ascomycota 560, 562f, 567
Ascosporen 562
Asepsis 52, 54, 56
Asfavirus 137, 164
Aspartat-Protease 582
Aspergillose 582, 595f
Aspergillus 565, 569, 578ff, 595f
- flavus 16, 568, 587, 598
Asphyxie 222
ASP-Virus 163ff
Assay 385f
Assembly 81
Assimilation 571
Astrovirus 148, 338f
Aszites 252
Ataxie 178, 180, 230, 603
- Scrapie 341
Atemgift 59
Atemlähmung 505
Atemnot s. Dyspnoe
Atemwegskeim 391
Atmung 367f
- erschwerte 185
Atmungsgift 57
Attaching-and-effacing-Läsion 429f
Attack-Rate 6
Attenuierung 90
Auffrischungsimpfung 43
Augenausfluss 155, 173
- blutiger 177
Augenentzündung, periodische 402
Augenläsion 253
Aujeszky-Krankheit 107, 179ff
- bei Hund/Katze 184
- beim Rind 178f
Aujeszky-Virus 172
Ausschlag, pockenartiger 483
Autoimmunkrankheit 24
Autoinducer (AI) 353ff, 358
- Degradierung 357
Automutilation 277, 289
Autotrophie 367
Autovaccine 41
Aviadenovirus 139, 192, 196
Avihepadnavirus 214
Avipoxvirus 137, 153ff
Azidothymidin 112

# Sachregister

## B

Babes-Wutknötchen 277
Bacillus 491 ff
– anthracis 492
– brandenburgiensis 496
– cereus 492, 495 f
– licheniformis 491 f, 495
– sphaericus 492
– subtilis 355, 492, 495
– thuringiensis 492
Bacitracin 491
Backsteinblattern 514
Bacteroides 364, 473
– melaninogenicus 473
Baculovirus 109
Bakterien
– aerobe s. Aerobier
– anaerobe s. Anaerobier
– Anpassungsmechanismus 353 ff
– Anzüchtung 382 f
– Aufbau 344 ff
– Bewegung 351
– chemoorganotrophe 367, 370
– Eisenaufnahme 372
– Ernährungstyp 366 f
– fadenbildende, segmentierte (SFB) 391
– Färbeverfahren 381
– fischpathogene 424
– Form, hypometabole 351 f
– gramnegative 345 ff, 393 ff
– – aerobe 410 ff
– – anaerobe 426 ff
– grampositive 345 ff, 479 ff
– – Quorum sensing 355 f
– intrazelluläres Leben 370 f
– kommensale 357
– L-Form 350
– psychrophile 369
– R-Form 350, 376
– Salzanpassung 369 f
– säurefeste 350
– S-Form 348, 376
– Stoffwechselprodukt 376 f, 383
– thermophile 369
– Wachstum 358, 365 ff
– Wachstumsfaktor 367 ff
– zellwandlose 536 ff
Bakterienchromosom 345
Bakterienevolution 359 f
Bakteriengenetik 377 f
Bakterienkolonie 382
Bakterienkultur 365 f
Bakterienladung 346
Bakterien-Phyla 360 ff
Bakterienpopulation, selektierte 389
Bakterienstoffwechsel 365 ff
Bakterientaxonomie 361 ff
Bakterientoxin 372 ff
Bakterienvirus 66
Bakteriocine 377
Bakteriologie 344 ff
Bakteriophagen 66 f, 377
Balanoposthitis 179
– infektiöse (IBP) 172 f
B-Antigen 428
Barriere, anatomische 26
Barrierensystem 29 f, 36
Bartonella 422

Basidiomycota 560, 562 f
Basidiosporen 562 f
Bauchwassersucht 458
– infektiöse 284
BCG 527, 535
Benommenheit 177
Bern-Virus 257 f
Besiedelung 12 f
Betaherpesvirus 166 f, 171, 190
Betain 370
Beulenpest 455
BHV-1-Infektion, Bekämpfung 174
Bienenbrut, erkrankte 496 f
Biofilm 354, 357, 388
Biogasanlage 359
Biolumineszenz 354, 357
Biosensor 127 f
Biosphäre 2
Biotop 2, 388
Biozönose 2, 4, 388
Biphenyle, polychlorierte 273
Birnavirus 141, 226 f
Biss 276
Bittner-Virus 309
Black leg 498
Blankophor 580
Bläschenausschlag 167, 171, 190
Bläschenbildung 319
Bläschenkrankheit 334 f
Blastomyces 592 f
Blastosporen 564, 589
Blauzungenkrankheit 219 ff
Blepharokonjunktivitis 158
Blindheit 590
Blindversuch 8
BLIS (bactericine like inhibitory substances) 377
Bluecomb disease 257
Blutgerinnungsstörung 164
Blutung 221
– kutane 165
– Newcastle Disease 265
– petechiale 185, 188, 238
– – beim Kaninchen 322
Blutunterversorgung 601
Blutverfärbung, dunkle 493
B-Lymphocyten 32 f
Booster-Effekt 44, 47
Border disease 236
Bordetella 418 f
– avium 419
– bronchiseptica 418 f, 470
– hinzii 419
Borna-Krankheit 104
Bornavirus 145, 288 ff
Borrelia 397 ff
– anserina 397
– burgdorferi 397 f
Botryomykose 483 f
Botulinum-Toxin 375
Botulismus 505 ff
– viszeraler 506
Brachygnathia superior 470
Brachyspira 395 ff
– pilosicoli 397
Bradsot, nordischer 499 f
Brechreiz 287
Breda-Virus 258
Breinierenkrankheit 502
Bronchitis, infektiöse 254 ff

Bronchopneumonie
– enzootische 217 f, 262 f, 275, 331
– – des Rindes 469
– Influenzavirus 292
BRTD (bovine respiratory tract disease) 469
Brucella 412 ff
– abortus 412 ff, 453
– canis 412 ff, 417 f
– melitensis 412 ff, 417
– ovis 412 f, 416 f
– suis 415
Brucellose 417 f
Brutei, embryoniertes 116 f
BSE (bovine spongiforme Encephalopathie) 77, 106, 126, 339 ff
Budding 81, 84 f, 87
Büffelpocken 152
Büffelseuche 468
Bunyavirus 146, 296 ff
– beim Menschen 298 f
Burkholderia 410 ff
– mallei 411
– pseudomallei 412
Burkitt-Lymphom 100, 191
Bursa Fabricii 29, 226 f
– Atrophie 313
Bursa-Äquivalent 29
Bursitis, infektiöse 226 f
BVD (bovine Virusdiarrhö) 241 ff

## C

Calicivirus 147, 318 ff
– canines 323
– humanes 323
Calicivirusinfektion, feline 320 f
California-Encephalitis 299
CAMP-Phänomen 465, 481, 524
CAMP-Test 487
– umgekehrter 519
Campylobacter 403 ff
– coli 406
– Diagnostik 407 f
– fetus 404 f, 407
– hyoilei 407
– jejuni 405 ff
– lari 406 ff
– upsaliensis 407
Campylobacter-Abort, enzootischer 404 f
Cancerogen 598
Candida 577 f
– albicans 568, 570, 588 f
– – Pathogenitätsfaktor 582
– – Resistenzentwicklung 574
Candidose 588 f
Capripoxvirus 137, 156 f
Capsid 61, 63
– ikosaedrales 64, 66
Capsidsymmetrie 73 ff
– helikale 64 f
– kubische 63 f
Capsidumhüllung 73 ff
Capsomer 61, 63 f, 73 ff
Carcinom, squamöses 199
Cardiobacteriaceae 473
Cardiovirus 105, 324 f, 338

Carrier 107
Carter-Heddleston-System 466 f
Caseous lymphadenitis (CLA) 519
Cauliviridae 71
CD-Marker 133
CD-Phänotypisierung 133 f
Cellulosimicrobium cellulans 525
CELO-Virus 196
Cervicitis 425, 455
Cervixcarcinom 197, 200
Challenge-Virus 95
Chemotherapie, antivirale 111 ff
Chiptechnologie 134 f
Chitin 561, 572, 582
Chlamydia 364, 371, 546 ff
– felis 550
– muridarum 547
– pecorum 550
– pneumoniae 550
– psittaci 547 f, 550
– suis 547, 550
– trachomatis 547, 551
Chlamydien-Labordiagnostik 548
Chlamydiose
– aviäre 548 f
– der Säugetiere 549 f
Chlamydophila
– abortus 549 f
– pecorum 550
– pneumoniae 547, 551
Chlamydosporen 564, 592
Cholera-Toxin 374, 457
Chorioallantoismembran (CAM) 116 f
Choriomeningitis, lymphocytäre (LCM) 146, 300 f
Chronic
– respiratory disease (CRD) 461, 545
– wasting disease (CWD) 106
Chronometer, phylogenetisches 359
Chytridiomycota 560
CIN-Agar 452
Circovirus 87, 139
– aviäres 202 f
– porcines 202
Citrobacter 457
Cladosporiose 599
Cladosporium 566, 587
Claviceps purpurea 600 f
Clostridium 491, 497 ff
– argentinense 505
– chauvoei 498
– colinum 508
– difficile 508
– haemolyticum 500
– histolyticum 503, 508
– novyi 500, 503
– perfringens 373 f, 391, 497 f, 500 ff
– piliforme 507 f
– septicum 498 f, 503
– sordellii 508
– spiroforme 508
– sporogenes 505
– subterminale 505
– tetani 504

Clumping-Faktor 480f
Coccidioidmykose 593f
Cofal-Test 310, 312
Coggins-Test 317
Colidiarrhö 430, 432f
Colienterotoxämie 433
Coligranulomatose 435
Coliinfektion 430ff
– beim Kaninchen 436
– beim Menschen 436f
– beim Pferd 436
Colimastitis 432
Coliruhr, atypische 432
Coliseptikämie 431f
– des Geflügels 435
– der Saugferkel 434
Colonization resistance 30
Colorado-Zeckenfieber 224
Coltivirusinfektion 224
Competitive Exclusion (CE) 407, 443
Condyloma accuminatum 200
Cordfaktor 527
Core 66f
Coremembran 67
Core-Protein 141f
Corneaödem 194
Corneatrübung 253
Coronavirus 142, 245ff
– humanes 257
– der Ratte 254
Coronavirusdiarrhö
– beim Hund 254
– beim Kalb 251f
Corynebacterium 347, 519ff
– bovis 521
– diphtheriae 521
– kutscheri 521
– pseudotuberculosis 453, 519f
– pyogenes 521f
– renale 520
– urealiticum 521
Corynebacterium-renale-Komplex 520
Corynebakterienpyelonephritis 520f
Coryza contagiosa 461
Cotton-wool disease 424
Coxiella 552ff
– burnetii 13, 552f
Coxsackievirus 335f
C-Partikel 302, 306
Crenarchaeota 359
Creutzfeldt-Jakob-Krankheit 106, 339, 341
Crohn-Krankheit 533
Crowding disease 18, 193
Cryptococcengranulom 590
Cryptococcose 588ff
C-Substanz 485
Curling-Effekt 255
Cyanose 257, 322
Cystitis 520
Cytokine 28, 34, 47
– Immundefekt 51
– proinflammatorische 375f, 391
– rekombinant hergestellte 134
Cytokinreaktion, Nachweis 134
Cytolyse 116

Cytomegalie 190f
Cytomegalievirus 138, 166f, 182, 189
– bovines 171
– equines 167, 171
Cytonekrosefaktor 429
cytopathischer Effekt (cpE) 93, 100, 116
cytopathogen 93, 116
Cytoplasma 345
Cytoplasmamembran 345f, 437
Cytotoxin 428
Cytotoxischer Effekt 94
Cytotoxizität 27, 44

# D

DAEC (diffus adhärente E. coli) 429
Dammann-Freese-Bakterium 469
Darmbrand 503
Darmflora 30, 429f
Darmflora 30, 429f
Dauerausscheider 14
Daunengefieder, Verlust 212
DDT (Dichloridiphenyltrichlorethan) 57
Dehydratation 431
Delayed-type hypersenitivity 43, 173, 288, 527
Deletion 90
Deletionsmutante 90, 107, 110
Demyelinisierung 271, 313
Densovirose 203
Densovirus 140
Deoxynivalenol (DON) 573, 602f
Dependovirus 140, 203
Dermatitis
– digitalis 395, 476f
– exsudative 526
Dermatomykose 584f
Dermatophilose 526
Dermatophilus 525f
– congolensis 525f
Dermatophyten 569f, 585ff
– Labordiagnose 580
Dermatose 588
Dermonekrotoxin 470, 521
Desinfektion 53ff, 79f
Desinfektionsmittelresistenz 55
Desinfestation 57
Desoxyribonucleinsäure s. DNA
Detoxifizierung 576
Detoxikationsmittel 598
Deuteromycota 560
Deutscher Bratsot 500
Diacetoxysirpenol 573
Diarrhö s. Durchfall
Diarrhoevirus 142
Diättränken 431
Dichelobacter 473
– nodosus 475
Dickdarm 390
Diffusion 122
Digestionstrakt, Virusinfektion 102
Digitonintest 537
DIP 88, 90, 300
Diphtherie-Toxin 375

Diphtheroid 475, 477f
Diplodiose 604f
DIPs (defective interfering particles) 69
DIVA-Konzept 106, 111
DNA 60, 68f
– bakterielle 345
DNA-DNA-Hybridisierung 384
DNA-Methylierung 358
DNA-Mikroarray 485
DNA-Polymerase 129
DNA-Replikation 346
DNA-RNA-Transkriptase 71
DNA-Übertragung 377f
DNA-Vaccine 42f, 110f
DNA-Virus 61, 71
– doppelsträngiges 86, 129ff
– einzelsträngiges 87
– Klassifikation 137ff
– Replikation 86f
– Tumorinduktion 98ff
Döderlein-Vaginalbazillen 516
Doppelblindversuch 8
Dottersackentzündung 484
Drehkrankheit 233
Dreitagefieber 191
Dreitagekrankheit 281
Drift, genetischer 89
Druse 462, 487, 594f
– kalte 488
Drüsenmagenentzündung 535
Dünndarm 390f
Durchfall
– Astrovirus 339
– blutiger 298
– Campylobacter jejuni 406
– Differenzialdiagnose 248
– fieberhafter 444, 456
– grünweißlicher 227
– hämorrhagischer 243
– beim Hund 254
– beim Kalb 251f
– neonataler 248
– reiswasserartiger 457
– Rinderpest 268
– Schweinepest 239
– überriechender 248
– wässrigdunkler 478
– wässriger 188, 205, 224f, 432
– zementfarbener 395
Durchflusscytometrie 124
Dysbiose 30, 388
Dysenterie 396f, 436
Dyspnoe 220, 222, 313
– Aujeszky-Krankheit 180
– inspiratorische 255
– Maedi-Visna-Virus 313f

# E

EAggEC (enteroaggregative E. coli) 429
Eaton-Krankheit 546
Ebola-Virus 144, 288
ECBO (enteric cytopathogenic bovine orphan) 335
ECHO-Virus 335f
ECMO (enteric cytopathogenic monkey orphan) 335
Ecthyma contagiosum 161, 163
Ectoin 370

Edible vaccine 108
Edwardsiella 457
EF-4-Bakterien 420
Effektorzelle 33
Egg-drop-Syndrom 196
Egtved-Virus 283
EHD-Virus 223
EHEC (enterohämorrhagische E.coli) 429, 437
Ehrlichia 554f
– canis 554f
– chaffeensis 554f
– equi 554f, 557
– phagocytophila 554
– ruminantium 554
– sennetsu 554f
Ehrlichiaceae 551
Ehrlichiose
– granulocytäre 555
– monocytäre 555f
EIEC (enteroinvasive Escherichia coli) 429, 582
Eigelbtest 503
Einschlusskörperchen 94f, 116
– Nachweis 121
Einschlusskörperchenhepatitis 196
Einschlusskörperchenkrankheit 182
Eisen 372
Eisenaufnahmesystem 467
Eitererreger 410
Eklipse 81, 83, 88
Ektoparasit 10
Ektotoxin 15f, 20
Ektromelie 152f
Elefantenpocken 151f
Elektronenmikroskopie 120f
Elementarkörper (EK) 546
ELISA 122ff
ELISPOT 134
Elokomin fluke fever 556
Elution 81, 87
Empyem 471
Encephalitis
– Bunyavirus 298f
– MKS-Virus 325
– nichteitrige 265
– postvaccinale 44
Encephalitisvirus 230f
Encephalomyelitis 234, 250
– aviäre 336ff
Encephalomyokarditis (EMC) 338
Encephalopathie 301
– spongiforme 77, 342
– – bovine (BSE) 106, 126, 339ff
Endemie 25
Endocytose 83
Endoflagellen 393f, 397, 399
Endokarditis 514
Endometritis 173, 455
Endoparasit 10
Endosymbiose 3
Endotoxin 15f, 20, 347ff, 373
– Wirkung 428
END-Phänomen 96
Energiegewinnung 367
Entenhepatitis 215
Entenpest 188, 472

# Sachregister

Enteritis 204, 257
– Calicivirus, canines 323
– chronische 533
– hämorrhagische 271
– mukoide 436
– nekrotisierende (NE) 478
– proliferative, porcine (PPE) 478 f
– ulcerative 508
Enteritis-Salmonellose 451
Enterobacteriaceae 426 f
Enterobactin 372
– Bildner 358
Enterobakterien 456 f
– unbewegliche 455
Enterococcus 480, 490
– faecalis 391, 490
Enterohämolysin 429
Enterohämorrhagisches Syndrom 502
Enterokolitis, hämorrhagisch-nekrotisierende 502
Enteropathie, hämorrhagische, proliferative (PHE) 478
Enterotoxämie 498, 501 f
Enterotoxin 16, 374 f, 428
– hitzestabiles 375
– Staphylococcus 484
Enterovirus 147 f, 324, 332 ff, 335 f
– aviäres 336 ff
Entkeimung 575
Entomoplasmatales 537
Entomopoxvirus 137
Entwesung 57 ff
Entwicklungsstörung, embryonale 117
Entzündung
– granulomatöse 444, 523 f
– eitrige 462
Entzündungsmediator 375 f
Envelope 65
EPEC (enteropathogene Escherichia coli) 429
Eperythrozoon 556
Eperythrozoonose 540
Ephemeralfieber 281
Ephemerovirus 275
Epidemie 25 f
Epidemiologie 5 ff
Epidemiologische Einheit 7
Epidermitis, exsudative 483
Epipolythiodioxopiperazin 605
Episom 104
Epstein-Barr-Virus 98 ff, 138, 168, 191
Equi-Faktor 524
Equine Intestinal Clostridiosis (EIC) 502
Erbrechen 180
– beim Ferkel 248, 250 f
Erdbeerkrankheit 476
Ergosterin 572, 574
Ergotismus 600 f
Erguss, serofibrinöser 253
Erosion 268, 325
Erreger 1 ff, 13, 16 f
– Bestimmung, gesetzliche 613 f
– fakultativ pathogener 3
– inaktivierter 42
– monokausaler 101
– multikausaler 101

– obligat pathogener 3
– unkonventioneller 148
Erregercharakterisierung 383 ff
Erregernachweis
– direkter 380 f
– indirekter 385 f
Erregerreservoire 11
Erregerverbreitung 9 ff
Erreger-Wirt-Kommunikation 357 f
Ersticken 255
Erwinia 457
Erysipelas 513
Erysipeloid 515
Erysipelothrix 512 ff
– rhusiopathiae 512 ff
– tonsillarum 512 f
Erythem 239, 287
– rotbläuliches 515
Erythema chronicum migrans 398
Erythroblastose 309
Erythrodermatitis 458
Erythrophagie 316
Erythrovirus 140, 213
Escapemutante 89
Escherichia coli 2, 426 ff
– Antibiotikaempfindlichkeit 430
– Antigene 428 f
– Differenzialdiagnose 248
– diffus adhärente 429
– enteroaggregative 429
– enterohämorrhagische 429, 437
– enteroinvasive 429, 582
– enteropathogene 429
– enterotoxische 428 f, 430 f
– nekrotoxische 429
– Shiga-Toxin-bildende 429, 431, 433
– Toxin 373 f
– Virulenzfaktor 428 f
ESPV (Schweinepestvirus) 237
ETEC (enterotoxische E. coli) 428 f, 430 ff
E-Test 380
Ethylenoxid 56
Eubiose 30, 388
Eucaria 359 f
Eucyte 561
Eukaryoten 344, 559, 561
Eulenkopf 461, 545
European brown hare syndrome 321
Eurotium 570
Euryarchaeota 359
Euterpocken 162 f
Evasion, immune 100
EVA-Virus 258 f, 287
Exanthem 149, 152, 159
– genitales 167
– Masern 274
– Parapocken 161 f
Exanthema subitum 191
Exfoliativtoxin 375, 483
Exophthalmus 228, 282, 286
– Tumor, retrobulbärer 305
Exotoxin 371 ff
– A 375, 410
Explantat 115

Expressionssystem, eukaryotisches 109
Extremophile 359

## F

Fadenpilz 566 ff
– Wachstumsbedingung 571
– xerophiler 570
Faktor, koloniestimulierender 51
Faktorenkrankheit, infektiöse 18
Fallkontrollstudie 8
F-Antigen 428
Färbeverfahren 381
Farmerlunge 570
Faulbrut
– bösartige 496 f
– gutartige 497
Favus 587
Fazialekzem 605
Federfollikel, vergrößerte 187
Federkrankheit 202, 213
Feldeffekttransistor, ionensensitiver (ISFET) 128
Feldisolat 89
Feldpilz 569, 578, 601 f
Fell, struppiges 236, 301
Ferkel, Absterben 260
Ferkelruß 483
Ferkelseptikämie 470
Fermentation 571
Fertilitätsstörung 236
Fescue-Foot-Syndrom 604
Fetopathie 220
Feulgen-Reaktion 345
Fibrinogenfaktor 481
Fibrinolysin 486
Fibromatose 157 f
Fibropapillom 197 ff
Fibrosarkom 198
Fieber 177, 180
– hämorrhagisches 144, 146, 288
– – bolivianisches 302
– – koreanisches 299
– – Rifttalfieber 298 f
Filovirus 144, 287 f
Fimbrien 351, 358, 423, 437
– mannoseresistente 428
– mannosesensible 428, 441
Fimbrienadhäsin 582
Fimbrienantigen 428, 431
Firmicutes 363, 479 f
Flagellin 351
Flavivirus 142, 232 ff
Flavobacterium 424
Fleckfieber 551 f
Fledermaustollwut 277
Flip-Flop-Mechanismus 358
Flora
– allochthone (transiente) 389 f
– residente (autochthone) 389 f
5-Fluorocytosin 574 f
Flury-Virus 276
FOCMA-Antigen 307 f
Fog fever 570
Fohlenfrühlähme 463
Fohlenspätlähme 463, 488
Follkelatrophie 601 f

Forelle 282, 285
Formaldehyd 79 ff, 1
Fortpflanzung 561 f
Fort-Williams-disease 208
Francisella 420 f
– tularensis 13
Fraßgift 59
Fremdkörper-Pneumonie 281
Frenkel-Vaccine 326
Frequenz 6
Friend-Leukämievirus 309
Fruchtbarkeitsstörung 211, 473
Fruchtkörper 568
Fruchttod 211, 235
Frühjahrsvirämie 77, 284 f
Frühsommer-Meningoencephalitis (FSME) 233
Fuminosintoxikose 603 f
Fumitremorgen 582
Fünftagefieber 422
Fungi imperfecti 560, 562 f
Fungistatika 575
Fungizide 575, 581
Furanone 356 f
Furazolidon 480
Furunkulose 458
Fusarientoxin 573
Fusarium 566, 601 f
– moniliforme 603 f
Fusidinsäure 574
Fusion 83
Fusionsprotein 83
Fusobacterium 364, 473
– necrophorum 475 ff
Futterhefe 572
Futtermittel
– Detoxifizierung 576
– Konservierung 576
– Pilzbefall 578 f, 602
Futtermittelverordnung 573

## G

Gabelwelskrankheit 191
Galactophoritis, chronische 482, 486
Gallenseuche 556 f
Gallibacterium 472
GALT (Darmschleimhaut-assoziiertes lymphatisches Gewebe) 390
Galtmastitis 487
Gammaglobulin 40
Gammaherpesvirus 166, 168, 190 f
Gammaretrovirus 99
Ganciclovir 112
Gärfutter 579
Gärung 367 f
Gasödem 499
Gasödeminfektion 498, 501
Gastritis, ulcerative 260
Gastroenteritis
– hämorrhagische 177, 298
– infektiöse, akute 451
– Rotavirusinfektion 224
– übertragbare 246
Gastroenteritisvirus 142
Gastrointestinaltoxin 573
G-CSF 51
Geburtspararauschbrand 499
Gedächtnisreaktion, immunologische 44

## Sachregister

Gedächtniszelle 34, 44
Geflügelcholera 471 f
Geflügelpest 294 f
- atypische 107, 264 ff
- Verordnung zur Aufstallung 615
Geflügelpockendiphtherie 155
Geflügelpockenherd 117
Geflügelspirochätose 397 f
Geflügeltuberkulin 531
Geflügeltuberkulose 528, 532
Gehirn, Virusinfektion 103
Gehirnlisteriose 511
Geißel 351, 437
- Pilzzelle 561
Geißelansatz 346
Geißelantigen 428
Geißelzopf 496
Gelbfieber 232
Gelbfiebervirus 142
genetic reassortment 141, 145
Genitalinfektion 543
Genitaltrakt 30 f
Genomics 134
Genophor 345
Genotypisierung 72
Genrearrangement 377
Gensonde 128
Gentechnikgesetz 611
Gentech-Peptid 110
Gentransfer, horizontaler 377
Geonose 510
Geotrichose 591
Gerstmann-Sträussler-Scheinker-Syndrom 106, 341
Gesundheit 5
Getreide, Pilzbefall 576 f, 599
Glässer'sche Krankheit 460 f
Gliedmaßenödem 259
Gliotoxin 582
Glomerulonephritis 300 f, 306
Glucose 571, 580
Glucosefermentation 517
Glucoseverwertung, anaerobe 480
Glutaraldehyd 56
Glykoprotein 70
GM-CSF 51, 98, 358
Gn-BKF 177
Goinglight-Syndrom 535
G-Protein 70, 120
Graffi-Leukämievirus 309
Graft rejection 300
Gramfärbung 346, 381
Granulom 435, 462
- aktinomykotisches 517
- bakterielles, atypisches 535
- Coccidioidmykose 593
- Mucormykose 597
- tuberkulöses 529, 532
Granulomatosis infantiseptica 512
Graphium eumorphum 563, 594
Grippe 294
Griseofulvin 574
Gross-Leukämievirus 309
Guarnieri-Einschlusskörper 87
Guggenheimella bovis 476
Gumboro-Krankheit 226 f
Gummimilz 487

## H

Haarausfall 585, 587
Haarnadelsonde 131
Hadernkrankheit 494
Haemobartonella 557
Haemophilus 459 ff
- influenzae 459
- paragallinarum 461
- parasuis 460
- somnus 461 f
Hafnia 457
Hairy shaker disease 236
Halo 95
Halobakterien 369 f
Hämadsorption 121
Hämagglutination 121, 428, 438
Hämagglutinationshemmungsreaktion (HAH) 122, 127
Hämatemesis 299
Hämaturie 322, 520 f
- enzootische, bovine 198
Hämobartonellose, feline 544
Hämoglobinurie 400
Hämolyse 316, 465, 485, 487
- Clostridien 497
Hämolysin 374, 427 f, 477, 481
Hämoplasmen 350
Hämorrhagie 603
Hämorrhagische Krankheit 223, 321 ff
Hämorrhagisches
- Fieber mit renalem Syndrom (HFRS) 299
- Syndrom 242 f, 302
Händedesinfektion 52
Hanta-Virus 299
H-Antigen 351, 428, 439 f
Harndrang 173
Hartballenkrankheit 271
Harvey-Sarkomvirus 309
Hasenbrucellose 416
Hasenseuche 471
Hauptfruchtform beim Pilz 561 f
Haut 30 f, 391
Hautjucken 341
Hautknotenkrankheit 157
Hautnocardiose 523, 535
Hautrötung 514
Hautrotz 523
Hauttumor 155
Haverhill-Fieber 409, 472
Hefefett 572
Hefepilz 567 f, 588 ff
- Tierernährung 572
Helfervirus 90, 92, 311
Helicobacter 403, 408 f
- felis 408 f
- muridarum 408 f
- pylori 408 f
Hemmstoffkonzentration, minimale (MHK) 378, 380, 575
Hendra-Virus 273
Henle-Koch-Postulat 16 f
Hepadnavirus 71, 140, 214 ff
Hepatitis 208 f, 254
- A 338
- B 214
- C 241
- contagiosa canis 194 f
- E 323
- der Leporiden 321 f
- nekrotisierende 500, 507
Hepatitis-B-Virus 100, 140
Hepatitis-C-Virus 232
Hepatitis-delta-Agens 76, 92
Hepatotoxin 573
Hepatovirus 324 f, 338
Herpes
- genitalis 189 f
- labialis 189 f
Herpesencephalitis 171
Herpesvirus 64, 73, 166 ff
- alcelaphines 171 f, 177
- Charakteristika 137 f
- equines 166 ff, 171
- Klassifikation 138
- Replikation 86
Herpesvirus-1
- bovines (BHV-1) 111, 172 ff
- canines 182 f
- felines 183 f
Herpesvirus-2
- bovines 175
- felines 184
Herpesvirusinfektion
- beim Affen 189
- bovine 171 ff
- equine 167 f
- latente 104
- beim Menschen 189 ff
- beim poikilothermen Vertebraten 191 f
- beim Schaf 179
- beim Schwein 179 ff
- beim Vogel 185 ff
Herzschwäche 316
Herzwasserkrankheit 554
Heterotrophie 367
Heterozygose 92
Hexamer 64
Hfr-Zellen 378
Hirnstammencephalitis 511
Histiocytom 163
Histophilus somni 461 f
Histoplasma farciminosum 520
Histoplasmose 591 f
Hitra-Krankheit 458
Hitze 56, 79 f
HIV 104
Hjärre disease 435
Hog cholera virus 237
hog flu 292
Holsteinsche-Euterseuche 522
Holst-Milch-Test 496
Holzzunge 462
Homing-Phänomen 36
Homoserinlacton, acyliertes (AHL) 355
Hoppegartener Husten 291
Horsesickness fever 222
Hospitalismus, endemischer 18 f
$H_2S$-Bildung 439, 512
Hühner-Salmonellen-Verordnung 449
Hühnerschnupfen, ansteckender 461
Hühnertyphus 447 f
Hüllantigen 70
Hundebrucellose 417
Hundeparvovirusinfektion 273
Husten 169, 173, 292
- Actinobacillus pleuropneumoniae 465
- beim Huhn 255
- Maedi-Visna-Virus 313 f
- Mykoplasmeninfektion 538
- Parainfluenzavirus 263
- Pferdepest 222
- seuchenhafter 291
Hustenkomplex 217 f
Hyaluronidase 486, 513
Hyaluronidasetest 468
Hybridisierung 128, 384 f
Hybridzellen 119
Hydranencephalitisches Syndrom 297
Hydranencephalopathie 220
Hydrophobie 278, 280
Hydroxamatverbindung 372
Hygienemaßnahme 52 ff
Hyperämie 219 f
Hyperästhesie 340
Hypergammaglobulinämie 209 f, 253
Hyperkeratose 197, 270 f
Hyperkinese 274
Hyperöstrogenismus 601
Hypersensitivitätsreaktion 288
Hyphen 563 f, 568
Hyphomyceten
- dimorphe 585, 591 ff
- drusenbildende 594 f

## I

Ibaraki-Krankheit 223 f
ID50 (infektiöse Dosis) 118
Idiophase 571
Idoxuridin 112
IgA 27 f, 35, 44, 391
IgE 27 f
IgG 27 f, 35, 44
IgM 27 f, 35, 44
Ikterus 232, 400, 500
- Eperythrozoon 556
Ileitis, regionale 478
Imidazolderivate 574 f
Immundefekt 51
Immundefizienz, virusinduzierte 104
Immundefizienzsyndrom, erworbenes, felines (FAIDS) 317 f
Immundefizienzvirus, bovines 318
Immundiffusion 127
Immunfluoreszenz 380
Immunfluoreszenzhemmung 125
Immunglobuline 35, 45
Immunisierung
- aktive 37, 40
- heterologe 41
- lokale 43
- parenterale 43
- passive 37, 45 f
Immunität
- humorale 34
-- antitoxische 20

# Sachregister

- spezifische 33
- sterile 14
- zelluläre 34, 43

Immunkomplex 127, 316
Immunkomplexkrankheit 105, 208
Immunmodulator 52
Immunoblot 125 f
Immunodiffusion 122
Immunofluoreszenz-Technik 122 ff
Immunogoldmarkierung 120
Immunperoxidasetechnik 122, 125
Immunpräzipitation 127
Immunreaktion
- humorale 133
- zelluläre 133 f

Immunsensor 127
Immunserum 40, 118
Immunstimulation 50
Immunsuppression 105, 227
Immunsystem 26, 28
- komplexes 30 ff
- Nutzung 37 ff
- paraspezifisches 32, 34, 37
- primitives 28, 32
- spezifisches 28, 32, 34, 39

Immuntoleranz 52, 94, 105
Immunzelle 34, 39
Immunzellphänotyp-charakterisierung 133 f
Impfdurchbruch 45
Impferkrankung 44
Impfimmunität 43 f
Impfkomplikation 44 f
Impfpocke 155
Impfschaden 45, 330
Impfstoff 37, 40 f
- antigenfreier 42
- gentechnisch hergestellter 110
- aus immunisierenden Virusproteinen 109 f
- molekulargenetisch manipulierter 107
- Viruskrankheit 106 ff

Impfung 32, 38 ff, 608
- aktive 41 ff
- Applikationsmethode 43 ff
- Nebenwirkung 611
- orale 108
- paraspezifische 46 ff
- passive 38 ff, 45

Individualhygiene 52 f
Infektiologie 1, 5
Infektion 13 f
- abortive 81, 94
- Diagnostik 380 ff
- Entstehung 3 f
- gastrointestinale 102
- iatrogene 101
- klinisch
-- apparente 101
-- inapparente 13 f, 101
- latente 14, 87, 103 f
- nosokomiale 410
- okkulte (maskierte) 14, 87 f, 93, 104
- opportunistische 457
- persistierende 13 f, 87 f, 93 f, 103 ff
- simultane 116
- slow virus 105 f, 274, 288, 341
- subklinische 13 f, 101
- tolerierte 14, 105
- transplacentare 94, 105
- zyklische 102

Infektionserreger s. Erreger
Infektionskrankheit 12, 15 ff
- Bekämpfung 53 f
- chronische 24
- monokausale 17, 25
- multikausale 17 ff
- zyklische 23, 230, 232

Infektionsschutzgesetz 610 f, 613
Infektionsverlauf, chronisch
- defekter 104
- produktiver 104 f

Infektionszyklus, lytischer 86
Infektiosität 13, 117 f
Infektkette 9, 11
Infizierung 12 f
Influenza des Menschen 294
Influenzavirus 65, 83, 145, 290, 292
- Antigendrift 91
- aviäres 294 ff
- Drift, genetischer 89

Infraorbitalsinus, Schwellung 296
Inkubationszeit 22
Insektizide 57, 59
Insertion 90, 93
Insertionsmutagenese 90
Integration 93
Integrine 97, 582
Interferenz 95 ff, 101
Interferon 34, 96 f, 101
- stimulated genes (ISG) 97

Interferon-γ 134
Interferoninduktor 96
γ-Interferontest 531, 534
Interferontherapie 113
Interleukin 28, 34
Internalin 510
Intimin 428 f
Intoxikation 20
Intrakutantest 133, 581
Invasion 582
Inzidenz 6
Inzidenzrate 6
Iridovirus 86
Iridozyklitis 178, 187
Irisverfärbung 187
ISRE (interferon stimulated regulatory elements) 97
ITC-Bouillon 452

## J

Japanische-B-Encephalitis (JBE) 235
Joest-Degen-Einschlusskörperchen 121, 288
Johne'sche-Erkrankung 533
Johnnein-Test 534
Juckpest 178
Juckreiz 184, 342, 483, 585
Junin-Virus 302

## K

Kälberdiarrhö, neonatale 430 f
Kälberdiphtheroid 477 f
Kalkmilch 80
Kaltblütertuberkulose 535
Kaltwasserkrankheit 424
Kaltwasservibriose 458
Kamelpocken 152, 163
Kanarienpocken 155
Kanarienpockenvirus 154
Kaninchenfibromvirus 157 f
Kaninchenschnupfen 471
Kaninchensyphilis 394 f
K-Antigen 351, 428
Kapsel, bakterielle 350
Kapselantigen 428, 456
Kardiotoxin 573
Karpfenlaus 284 f
Karyogamie 562
Katalase 480, 519
Katalasetest 384
Katarrh 270
Katarrhalfieber, bösartiges (BKF) 176 ff, 328
Katecholamine 391
Katecholaufnahmesystem 358
Katecholverbindung 372
Katzenfloh 552
Katzenkratzkrankheit 422
Katzenleukose 306 ff
Katzenpest 204 f
Katzenpocken 151 f
Katzenschnupfen 183, 320 f
Kauffmann-White-Schema 438 f
KBE (Kolonie bildende Einheit) 365, 568
KDO-Region 348
Kehlgangsabszess 488
Keim, opportunistischer 18
Keimflora, wirtseigene 26, 29 f, 36
Keimfreiheit 56
Keimkonkurrenz 36
Keimträger 9
Kennel cough 195
Keratinase 570
Keratitis 178
Keratokonjunktivitis 102, 171, 419 f
Kerneinschlusskörperchen 95
Kernwandhyperchromasie 94
Keulung 329
Kielkrankheit 450
Kiemen
- blasse 283, 286
- Hämorrhagie 283

Kiemenkrankheit, bakterielle 424
Killertoxin 582
Kirsten-Sarkomvirus 309
Klauenerkrankung 476
Klauenläsion 475
Klauenveränderung 220
Klebsiella 455 f
- pneumoniae 455 f

Klonierung 119
Knochenmarksatrophie 311
Koagulase 481
- zellgebundene 481

Koagulasetest 383, 480
Koagulationsnekrose 478
Kohlenhydrate 571
Kohortenstudie 8
Koitalexanthem 167, 171
Kokken 344
- grampositive 479 ff

Kolik 488, 493
Kolitis
- fibrinöse-hämorrhagische 396
- pseudomembranöse 508

Kolonie 382, 568
- bildende Einheit 365, 568
- blutfarbene 457
- lactosenegative 439
- schwarz pigmentierte 473

Kolonisierung 36, 351, 356
Kolostrum 45
Kombinationsvaccine 41
Kommensalismus 3, 388
Kommunikabilität 12
Kommunikation, bakterielle 356 f
Komplementbindungsreaktion 127, 385 ff
Komplementierung 92
Konidien 569, 580
Konidienträger 564 ff, 600
Konjugation 351, 378
Konjunktivitis 173, 178
- Chlamydiose 549 f
- EVA-Virus 259

Kontagiosität 7, 13, 25
Kontaktgift 57
Kontrollbehandlung 8
Konvulsion 178
Koordinationsstörung 336
Kopfanhang, zyanotischer 472
Koplik-Flecken 274
Korrelationsstudie 8
Kot, gelber 224
Krampfanfall 289, 504
Krankheit 5
- bakterielle 393 ff

Krankheitsfaktor, exogener 2
Kreuzreaktivierung 91
Krim-Kongo-hämorrhagisches Fieber 299
Kropfinstillation 337
Kropfkatarrh 265
Kruste, blumenkohlartige 161
Kuhpocken 150 f
Kuhpockenvirus 117
Kükenanämie 202 f
Kükenruhr, weiße 447 f
Kultur 115 f, 580 f
Kulturhefe 572
Kümmern 239 f, 248, 430
- und Erbrechen beim Ferkel 250 f

Kuru 106, 341

## L

Labmagenpararauschbrand 499 f
β-Lactamase 379
Lactobacillus 30, 391, 516
Lactonolyse 357
Lactophenolblaulösung 580
Lactosespaltung 427
Lagovirus 318
Lähmung 278, 333
- Arthritis-Encephalitis, caprine 314 f
- Ergotismus 600
- beim Geflügel 337

- Gehirnlisteriose 511
- Lyme-Borreliose 398
- Maedi-Visna-Virus 314
- Newcastle Disease 265f
- Pferdeencephalitis 231
- Staupe 271f
- Tetanus 506
Laktatdehydrogenase-Virusinfektion 261
Lämmerdiphtheroid 477f
Lämmerdysenterie 502
Lämmerruhr 502
Lancefield-Gruppe 485
Lantibiotikum 377
Läppchenkrankheit 472
Laryngotracheitis, infektiöse (ILT) 185f, 189, 195
Läsion, hämorrhagische 183
Lassa-Fieber 301f
Lawsonia intracellularis 478f
LCM-Virus 300f
LDH-Virus 261
Lebendimpfstoff 42, 79, 96, 106ff
Lebensmittel
- Konservierung 575
- Pilzbefall 578f
Lebensmittelgewinnung 614f
Lebensmittelvergiftung 407, 417
- Aeromonas 459
- Bacillus 496
- Botulismus 507
- Clostridium perfringens 503
- Staphylococcus 484
Leberabszess 477, 522
Lebernekrose 598, 605
Legionella pneumophila 421f
Legionellen 371
Lektine 27, 582
Lentivirus 147, 303, 313, 316
Leporipoxvirus 137, 157f
Lepra 528, 535
Leptomeningitis lymphocytaria 511
Leptospira 399ff
- bratislava 400f
- canicola 401f
- hardjo 400f, 403
- mozdok 400f
- pomona 401, 403
- tarassovi 401
- Taxonomie 400
Leptospirose 400ff
- Diagnose 402f
- des Menschen 403
- Therapie 403
Letalfaktor 492
Letalität 7
Lethargie 313
Leukämie
- feline 306ff
- lymphoide 304
Leukämiekomplex, muriner 309
Leukocytenparasit 554
Leukoencephalitis 273, 314f
Leukoencephalopathie, progressive (PML) 201
Leukopenie 204f, 207, 238
- Staupevirus 270f

Leukose
- erythroide 311
- lymphatische 311
- myeloische 311
Leukosekomplex, aviärer 310ff
Leukosevirus, aviäres 311
Leukotoxin 468, 477
Levinthal-Medium 460
Lipid A 375f, 428
Lipide 71
Lipopolysaccharid 347ff, 373
- Toxizität 375f
Lippengrind 161
Lippenödem 219f
Listeria 509ff
- grayi 509f
- ivanovii 509ff
- monocytogenes 371ff, 509ff
Listeriolysin 510
Listeriose 511f
- metrogene 511
- septikämische 511f
Listerioseprophylaxe 512
Lokalinfektionskrankheit 19ff
Louping ill 233f
LT (hitzelabiles Toxin) 428
Lumpy
- skin disease 156f, 175
- wool 526
Lungenadenomatose 179, 310
Lungenödem 222
Lungenpest 455
Lungenseuche 540ff
Lupinose 605
LuxI/LuxR-System 354f
Lyme-Borreliose 398f
Lymphadenitis 422
- equorum 487
- hämorrhagisch-nekrotisierende 493
Lymphadenose 305
- bovine 304ff
Lymphangitis
- epizootica 520
- farciminosa 523
- ulcerosa 520
Lymphatisches Organ 29
Lymphocyten, CD8-positive 317
Lymphocytose 305, 308
Lymphom 191, 313
Lymphopenie 253
Lymphosarkom 304ff, 308
Lymphosarkomatose 253
- juvenile 304f
Lysis 116
Lysotypie 384, 482
Lysozym 34
Lyssavirus 275ff

## M

Machupo-Virus 302
MAC-Komplex (M.-avium-intracellulare-Komplex) 532, 534
Maduramykose 594f
Maedi-Visna-Virus 313f
Magencarcinom 408
Magen-Darm-Trakt 389
Makromyceten 560

Makrophagen 27
Malassezia 577, 588
MALT-Lymphom 408
Mamillitis, bovine 171, 175f
Mammalian-Retrovirus 303
Mammatumorvirus 309
Mannheimia 466
- haemolytica 275, 466ff, 471
-- Impfstoff 469
Mannoprotein 582
M-Antigen 428
Marburg Virus 144
Marburg-Krankheit 287
Marek's disease-like virus 138
Marek-Krankheit 186ff, 266
Marker rescue 91
Markerimpfstoff 42, 111
Markertransfer 90
Marmormilzkrankheit 196
Masern 104, 274
Masernvirus-Antikörper 273
Massentierhaltung 53
Mastadenovirus 139, 192f
Mastitis 156, 161
- acuta gravis 482, 495
- Bacillus cereus 495
- Coliinfektion 434
- Corynebacterium 521
- Differenzialdiagnose 483
- eitrig-nekrotisierende 523
- Histophilus somni 462
- Klebsielleninfektion 455
- Listeriose 511
- Mycoplasma bovis 542f
- Mykobakterien, atypische 534
- nekrotisierende 503
- pyogene 522
- Staphylococcus aureus 482f
- Streptococcus agalactiae 486f
- therapieresistente 534
Mastitis-Metritis-Agalaktie-Syndrom 434f
Maul-
- und Fußgrind 161
- und Klauenseuche 325ff
-- Bekämpfung 329f
-- Diagnose 328f
-- beim Menschen 330
-- Serotypisierung 130
- - Virus 70, 130, 148
-- Virusträger 326
-- Virusübertragung 326f
Maulhöhle, Keime 391
Maulkrankheit 219
Mäusehepatitis 254
Mäusepocken 152f
Mediator 34
Megabakterien 535f
Melanin 582
Meldepflicht 610f
Melioidose 412
Melisococcus 491
- pluton 497
Memory-Zellen 44
Meningitis 314
- eitrige 489
Meningoencephalitis 264
- beim Kalb 173

- septikämisch-thrombosierende, infektiöse (ISTME) 461
Meningoradiculitis Bannwarth 398
Mesosom 346
Metalloendoprotease 375
Metritis, equine, kontagiöse 424ff
Microarray 134
Micrococcus 480
Microsporum 586f
Mikrobiologie, medizinische 1
Mikrobiota 390ff
Mikroflora, gastrointestinale 389f
Mikromyceten 560, 567f, 570, 579
Mikroökologie 388ff
Mikroorganismus 344
- Anzüchtung 387
- Lebensform 388
- Zusammensetzung 368f
Mikroskopieverfahren 380
Mikrosporie 586
Milchproduktion, reduzierte 281
Milchsäure 572
Milchschimmel 572
Milzbrand 52, 491ff
Milzbrandbräune 493
Milzbrandkarbunkel 494
Milzschwellung 493
- hyperämisch-hyperplastische 487
Mindestinfektionsdosis (MID50) 7, 12, 22
MIRD (mycoplasma induced respiratory disease) 418, 470, 538
MIRU-Typisierung 531
Mischinfektion 13, 18f
MKS-Virus 325f
M-like-Protein 488
MMA-Syndrom 434f
Moderhinke 475f
MOI (Multiplicity of infection) 116
Mollicutes 536ff
Molluscum-contagiosum-Virus 163
Moloney-Leukämievirus 309
MOMP-Antigen 547
Moniliformin 573
Monocytose 512
Monoinfektion 13
Monolayer 115
Monomer 61, 63ff
Mononucleose, infektiöse 191
Moraxella 419f
Morbidität 6f
Morbillivirus 143, 267ff
Moritella viscosa 458
Mortalität 7
Mortellaro-Krankheit 476
MOTT (mycobacteria other than tubercle bacilli) 528, 535
Movar-Isolat 176
M-Protein 65
MRSA (Methicillin-resistente S. aureus) 485
Mucorales 569, 578, 596f

# Sachregister

Mucormykose 596 f
Mucosal disease 241, 243 f, 269
– Differenzialdiagnose 328
Mukus 390 f
Multiple Sklerose 105
Multiplizitätsreaktivierung 91
Mumps 263 f
Muramidase released protein (MRP) 489
Murein 346
Murosom 513
Murray-Valley-Encephalitis 235
Muschelkrankheit 78
Muskelschmerz 298
Mutagenese, gezielte 89
Mutation 89 f, 377
Mutterkorn 573, 600 f
Mutualismus 3
Mx-Protein 97
Mycel 562, 568
Mycetom, echtes 594
Mycobacterial Interspersed Repetitive Units 531
Mycobacterium 371, 526 ff
– africanum 528 f, 531, 535
– avium 532, 534
– – -intracellulare-Komplex 532, 534
– bovis 528 f, 531, 535
– caprae 528 f, 531
– farcinogenes 523, 535
– intracellulare 532
– leprae 528, 535
– lepraemurium 535
– microti 528, 531
– paratuberculosis 533
– porcinum 534
– scrofulaceum 532
– tuberculosis 528 f, 535
Mycobactine 533
Mycoplasma 536 ff
– bovis 542 f
– canis 544
– capricolum 543 f
– conjunctivae 546
– equirhinis 544
– felis 544
– flocculare 538
– gallinarum 546
– gallisepticum 545
– haemocanis 536, 544
– haemofelis 536, 544
– haemosuis 536, 540
– hyopneumoniae 537 ff
– hyorrhinis 538 f
– hyosynoviae 539
– induced respiratory disease (MIRD) 418, 470, 538
– iowae 545
– meleagridis 545
– mycoides 541
– neurolyticum 544
– ovipneumoniae 544
– ovis 536, 544
– pneumoniae 546
– synoviae 545
Mykobakterien 347
– atypische 528, 534 f
– Tenazität 528
Mykobakteriose 528, 532, 534 f
Mykologie 559 ff

Mykoplasmen 350, 360
Mykoplasmenarthritis 539
Mykoplasmenpneumonie 537 ff
Mykose
– endogene 584
– exogene 584
Mykotoxikose 16, 579, 584
– Einteilung 585
– Ergotismus 600 f
Mykotoxin 16, 571, 573
– Detoxifizierung 576
– Labordiagnose 581
Myocarditis aphthosa 325
Myokarditis 206 f, 301, 338
Myoklonie 271
Myometritis 259
Myositis 301, 335
Myxomatose 107, 157 f
M-Zellen 102

## N

Nährboden 380
Nährlösung 368
Nährmedium 382
Nairobi sheep disease 298
Nairovirus 296 ff
NASBA (nucleic acid sequence based amplification) 133
Nasenausfluss
– eitriger 182
– epithelzellreicher 310
Nasenbluten 182, 470
Nasenmuschel, Atrophie 470
Nasentumor, polypoider 598
Natronlauge 80
Natural killer cells 27, 34
Nebenfruchtform beim Pilz 561 f
Nebenhodenentzündung 417
– Actinobacillus seminis 464
– Histophilus somni 462
Negri-Körperchen 121, 276 f, 279
Neisseria 419
– gonorrhoeae 358
Nekrobacillose 477
Nekrose 183, 475
– hämatopoetische, infektiöse 77, 285 f
– Rinderpest 268
– ulzerative 160
Neorickettsia 556
Nephritis 402, 463
Nephritis-Nephrose-Syndrom 254
Nephropathia epidemica 299
Nephropathie, mykotoxische 572, 599
Nephrotoxin 573
Nerzencephalopathie 106
Nerzenteritis 208
Nestlingssterblichkeit 201
Neuraminidase 513
Neuronendegeneration 234
Neuropathischer Index (NI) 264
Neurotoxin 374 f, 433
– Nachweis 506
– Pilz 573, 582
Neutralisationsreaktion (SNT) 122

Neutralisationstest (NT) 126 f
Newcastle disease 264 ff
Nickhautvorfall 504
Nierenbeckenentzündung 520
Nierenkrankheit, bakterielle (BKD) 515 f
Nierenschwellung 282 f
Niesen 470
Nipah-Virus 274
Nisin 377
Nitrat 437
Nocardia 347
– asteroides 523 f
– farcinia 523 f
– restricta 524
Nocardiose 526
Norepinephrin 358
NTEC (nekrotoxische E. coli) 429
Nucleinsäure 60 f, 68 f
– Molmasse 69
Nucleinsäurehybridisierung 128
Nucleocapsid 61, 63
– Aufbau 64 f
Nucleoid 66, 345
Nucleosidanaloga 112
Nüsternatmen 217
Nystatin 574

## O

O-Antigen 431, 348, 428
– Salmonella 439 f
Ochratoxikose 599
Ochratoxin A (OTA) 573
Oculocerebelläres Syndrom 243
Ödem 222
– EVA-Virusinfektion 259
– malignes 499 f
Ödemfaktor 492
Ödemkrankheit 431, 433 f
Ohrmotilität, exzessive 340
Oidie 564
Oily hair effekt 217
Ökosystem 2
Oldenburger Schweineseuche 246
Onkogen 99 f, 303
Onkornavirus 303
Opisthotonus 508
Orbivirus 141, 216
Orbivirusinfektion 219 ff
Orchitis 173, 264
– Brucellose 415
Orf-Virus 149, 160 f, 162 f
Organmanifestation 19, 23
Ornithobacterium rhinotracheale 423 f
Ornithose 548 f
Orphanvirus 324
Orthomyxovirus 145, 290 ff
Orthopockenvirus, Züchtung 154
Orthopoxvirus 137, 149 f
Orthoreovirus 216 ff
Osmotika 370
Osteopetrose, aviäre 310 ff
Otitis externa 484
Oxalsäure 573, 599
Oxidasetest 384

## P

Paenibacillus
– alvei 492, 497
– larvae 492, 496 f
PAMPS (pathogen-associated molecular patterns) 357
Panaritium 475, 477
Pandemie 25 f
Panencephalitis, sklerotisierende, subakute (SSPE) 104, 274
Pankreasnekrose, infektiöse 77 f, 228 f
Pankreatitis 296
Panleukopenie 204 f
Panophthalmie, eitrige 420
Pansenflora 578
Pansenpilz 580
Papillom
– bösartiges 200
– equines 199
Papillomatose 197 ff
Papillomavirus 197
– bovines 198 f
– Klassifikation 139
– speziesspezifisches 199
– Tumorinduktion 99 f
Papovavirus 69, 197 ff
Paracoccidioidmykose 593
Parainfluenzavirus 143, 262 f
– canines 195
Paralyse s. Lähmung
Paralyssavirus 277
Paramunisierung 46 ff
– Nutzung 48 f
Paramunität 14, 20, 37 f, 41, 47 f
Paramunitätsinducer 47 ff
Paramyxovirus 75, 143, 261 ff
Parapocken 152, 160, 163
Parapoxvirus 67, 137, 149, 160 ff
– bovis 162 f
Pararauschbrand 499
Parasit, metazoischer 1
Parasitismus 3, 388
paraspezifisch 32, 34
Paratuberkulose 528, 533 f
Paratyphus 451
Parese 187
Paronchya contagiosa 475
Parotitis epidemica 263
Parvovirose des Hundes 205 ff
Parvovirus 87, 140, 203 ff, 213
– bovines 212
– felines 204, 208
– porcines 210 ff
Passant 3
Pasteurella 466 ff
– avium 468
– caballi 471
– canis 468, 471
– dagmatis 471
– haemolytica 470
– lymphagitidis 468
– mairii 470
– multocida 466 ff
– pneumotropica 471
– trehalosi 467 f, 470
Pasteurellaceae 426 f
Pasteurellose
– des Geflügels 471 f

- beim Kaninchen 471
- beim Menschen 471
- beim Rind 468 f
- beim Schaf 469 f
- beim Schwein 470
Pasteurisierung 56
Pataci-Fieber 299
Pathogenität 15
Pathogenitätsinsel 429, 435, 452
PBE (plaquebildende Einheit) 118
Penetration 81 ff
Penicillin 391
Penicillinbindungsprotein 379
Penicillium 565, 569, 580
- griseofulvum 574
Peniscarcinom 197
Penisnekrose 546
Pentamer 64
Peplomer 65, 70
Peptidvaccine 110 f
Peptococcus indolicus 522
Peptostreptococcus 490 f
Perameisensäure 56
Peressigsäure 56, 80
Peritonitis, infektiöse, feline (FIP) 105, 252 f
Pest 454 f
Peste des petits ruminants 269 f
Pestivirus 69, 142, 232, 242
Pestizide 57, 59
Peyer-Platte, Nekrose 207
Pfeiffer-Drüsenfieber 191
Pferdeencephalomyelitis, amerikanische 229 ff
Pferdeinfluenza 291 f
Pferdepest, afrikanische (APf) 221 ff
Pferdepestvirus, afrikanisches 216
Pferdestaupe 258
Pflanzenbehandlungsmittel 575, 581
Pflanzenvirus 76
Phage 66 f
- lysogener 377
Phagenexpressionssystem 119
Phagocytose 27, 34, 370 f
- Schutz 351
Phagosom 371
Phagovaren 448
Pharyngitis 331
Phasenvariation 358
Phlebitis 253
Phlebovirus 296 f, 299
Phomopsis leptostromiformis 605
Phoresie 3
Phosphatase, alkalische 370
Phospholipase 582
- $A_2$ 391
- C 370 f, 373, 495
- D 373
Photobacterium damselae 459
Photophobie 301
pH-Wert 79, 369
Phytotherapeutika 27
Phytotoxin 573
Picornavirus 74, 147 f, 324 ff
pike fry disease 286 f
Pili 351

Pilz-Bakterien-Trennung 570
Pilze 344, 559 ff
- anaerobe 578
- Chemotherapeutika 574 ff
- fakultativ thermophile 570
- Farbstoff 571
- hygrophile 569, 578
- Kulturverfahren 580 f
- Labordiagnose 579 ff
- mesophile 569 f
- obligat thermophile 570
- Pathogenitätsfaktor 581 f
- pflanzenbefallende 600 ff
- psychrophile 569
- Stoffwechsel 571 ff
- Stoffwechselprodukt 572 ff
- thermophile 575
- Vermehrung 561 ff
- Vorkommen 576 ff
- xerophile 569 f, 578
Pilzkrankheit 584 ff
Pilzrasen 568
Pilzsporen 563, 575
- Fortbewegung 561
Pilztoxin s. Mykotoxin
Pilzwachstum 567 ff, 578
- Luftsauerstoff 570 f
- pH-Wert 570
- Temperatur 569 f, 578
- Wasseraktivität 569
Pilzzelle 561, 568
Pimaricin 574
Pink eye 258 f, 420
Pinocytose 370
Piscirickettsia 555 f
Pithomykotoxikose 605 f
Placebo 8
Placenta endotheliochorialis 272
Placentitis
- mykotische 597
- nocardioforme 525
Plaquereduktionstest (PRT) 126 f
Plaques 116
Plaquetest 118
Plasmacytose, virale 208 f
Plasmid 104, 345, 378
Plasmogamie 562
Pleomorphie 509
Plesiomonas shigelloides 459
Pleuritis 542
- adhäsive 465
Pleuromutilinantibiotika 574
Pleuropneumonia-like organisms (PPLO) 536
Pleuropneumonie 464 f
- kaprine, kontagiöse (CCPP) 543
- Mycoplasma mycoides 541
Pneumo-Arthritis-Syndrom 542
Pneumocystis carinii 560, 580, 594
Pneumoenteritis 193
Pneumokokkeninfektion 487
Pneumonie 179, 246, 262
- atypische 546, 550
- enzootische 537
- interstielle, progressive 313 f
- multifokale 293
- RSV-Infektion 274 f

- Staupe 271
Pneumovirinae 261
Pneumovirus 143, 274 f
Pocken 60
Pocken-Herpes-Komplex 329
Pockenimpfung 39, 149, 155
Pockeninducer 49 ff
Pockenpustel 149, 151, 159
Pockenvirus 49, 148 ff
- Aufbau 67
- Desinfektion 149
- Klassifikation 137
- Partikelarten 87
- Replikation 86 f
- Vermehrung 84
Poliomyelitisvirus 69 f, 147
Polyacrylgelelektrophorese 384
Polyarthritis 515
Polydypsie 518, 599
Polyenantibiotika 574
Polyhydroxylalkylamin 603
Polykaryocytose 94
Polymerasekettenreaktion (PCR) 128 ff, 384 f
Polymyxin 574 f
Polyomavirus 139, 197, 201 f
Polysaccharidmatrix, extrazelluläre (EPS) 354
Polyserositis 460, 539
- fibrinöse 260
Polyurie 518, 599
Pontiac-Fieber 421
Populationshygiene 52
Porcine respiratory disease complex (PRDC) 538
Porphyromonas 473 f
- levii 476
Postweaning diarrhoe 433
Postweaning-multisystemic-wasting-syndrome 202
Potomac horse fever 556
Poxviridae 137, 148, 153
Präleukose 305
Prävalenz 6
Präzipitation 385 f
Preisz-Nocard-Bacillus 519
Prevotella 473
- denticola 476
Prionen 55, 76 f, 103, 148
- Krankheitsbild 106
Prionprotein 340
Probiotika 37, 52, 516
Probit-line 12 f
Prokaryonten 344, 359
Prolin 370
Propionibacterium 522 f
Propylenglykol 439
Prostaglandin E 391
Protein
- A 481
- regulatorisches 49
- virales 69 f, 84, 88, 109 f
Proteintoxin, dermonekrotisierendes (PMT) 470
Proteobacteria 361 ff, 394
Proteus 456
Proteus-Antigen 551
Protoplasten 350
Prototheca 590
Protozoen 344
Provirus 86 ff, 93, 104

Pseudoallescheria boydii 563, 594 f
Pseudoappendizitis 454
Pseudomilzbrand 494
Pseudomonas
- aeruginosa 354 f, 357, 410 f
- anguilliseptica 411
- fluorescens 411
Pseudomycel 564, 589
Pseudorinderpest 269
Pseudorotz 412
Pseudotuberkulose 452 f
Pseudowut 107, 168, 178 f
Psittakose 548 f
Pullorumseuche 447 f
Pulsfeldgelelektrophorese (PFGE) 384
Punktmutation 89
Pustula maligna 494
Pustulardermatitis 161
Putenenteritis 257
- hämorrhagische 196
Putenherpesvirus (HVT) 188
Pyämie 488
Pyobacillose 522
Pyocyanin 410
Pyodermie 484
Pyometra 484
Pyoverdin 372
Pyrogen 16
Pyrrolidonyl-Peptidase 490

## Q

Q-Fieber 13, 552 ff
Quarantäne 53
Querschnittsstudie 7
Quorum
- quenching 357
- sensing 353 ff, 376

## R

Rabbit haemorrhagic disease 321 ff
Rachenentzündung 239
Rachenlähmung 178
Radioimmuntest (RIA) 123
Rainbow trout fry disease (RTFS) 424
Rakette-Färbung 352
Rattenbiss 409
Rattenbisskrankheit 472
Rauschbrand 498 f
Rauscher-Leukämievirus 309
Rearrangement 90
Reassortment 91
Regressionskoeffizient 8
Reinfektion 13
Reinigung 53
Rekombinantenvaccine 107 f
Rekombination 91
Renibacterium 515 f
Reovirus 69 f, 215 ff
- aviäres 218 f
- Klassifikation 140 f
- pflanzliches 217
- Replikation 85
REPEC (rabbit enteropathogenic E. coli) 436
Repertoire-Klonierung 119
Replikation 84 ff
- konservative 85
Replikationsinterferenz 95

# Sachregister

Representative Differenzanalyse (RDA) 134 f
Resistance inducing factor (RIF) 311
Resistenz 26 f, 29, 574 f
– bakterielle 378 ff
Resistenzbestimmung 379 f
Resistenzentwicklung 34, 36, 378 f
Resistenzgen 36, 379
Resistenztest 382
Respirationstrakt 30 f
– Virusinfektion 102
Respiratorisches Syndrom 273
Respiratory-syncytial-Virus 274 f
Restriktionsenzymanalyse 128
Retikuloendotheliose, aviäre 312 f
Retikuloendotheliosevirus 311
Retikulose 305
Retinoblastomprotein 98
Retroviridae 71, 146 f
Retrovirus 66, 74, 302 ff
– Replikation 86
– Tumorinduktion 99 f
Rhabdovirus 75, 144, 275 ff
– Aufbau 66
– beim Fisch 282 ff
– Nachweis 120
– Proteine 70
Rhinitis 182, 293
– atrophicans 418, 468, 470 f
– atrophische, progressive 470 f
– eitrige 220
Rhino-Entomophthoromykose 598
Rhinopneumonitis 169 ff
Rhinosklerose 456
Rhinotracheitis
– bovine, infektiöse (IBR) 172 ff
– feline 183 f
Rhinovirus 148, 324 f
– bovines 331
– equines 331 f
– menschliches 332
Rhizopus 570, 597
Rhodococcus equi 524 f
Rhodotorula 568, 577 f
Ribavirin 113
Ribonucleinsäure s. RNA
Ribosom 345
Rickettsia 371, 546, 551 f
– like organisms (RLO) 556
Rickettsiales 551 ff
Riemerella 422 f
– anatipestifer 423
Riesenzellen 94, 116, 190
RIF-Test 312
Rifttalfieber 297 f
Rinderbrucellose 413 ff
Rinderenterovirus (ECBO) 335 f
Rindergrippe 193, 331, 469
Rinderleptospirose 400 f
Rinderleukose, enzootische 304 ff
Rindermastitis 495
Rinderpest 267 ff
Rindertuberkulose 527, 529 ff, 535

Ringelröteln 213
Ringzonenphänomen 96
Risikopopulation 7
RNA 60, 68, 345
– Nachweis 133
– ribosomale 359, 384
ssRNA 76
RNA-Polymerase 84 f, 87, 133
RNA-Transkriptase 85
RNA-Virus 60 f, 64, 68, 71
– Klassifikation 140 ff
– Replikation 84 ff
– Tumorinduktion 100
Rodentiose 452 f
Rolling-circle-Prinzip 86
Rotavirus 141, 216
– Differenzialdiagnose 248
Rotavirusinfektion 224 ff
Röteln 231 f
Rötelnvirus 229
Rotlauf 513 ff
– weißer 514
Rotmaulkrankheit, enteritische 454
Rotseuche 77, 284, 286 f
Rotz 411
Rous-Sarkom-Virus 100, 311
RTX-Toxin 373
Rubarth-Krankheit 194
Rubella-Syndrom 231
Rubivirus 141
Rückenkrümmung 463, 520
Rückenschwimmen 450
Ruhr 456
Runyon-Gruppe 528

## S

Sabouraud-Nährboden 580
Saccharomyces 572, 579
– cerevisiae 578
Saccharomycopsis guttulatus 577
SAF (Scrapie-assoziierte Fibrille) 340 f
Salivation 224
Salmonella 437 ff
– Abortusequi 446
– Abortusovis 446
– Arizona 450 f
– bongori 438, 442
– Brandenburg 439, 446
– Choleraesuis 438 f, 445
– Copenhagen 443, 447, 450
– Derby 445
– Dublin 439 f, 443 f, 446
– enterica 438, 442
– Enteritidis 448
– Essen 450
– Gallinarum 447 f
– Paratyphi 439, 451
– Pullorum 447
– Typhi 451
– Typhimurium 437 f, 444, 446, 448, 450
– Typhisuis 445 f
– Virulenz 441
– Wirtsanpassung 442
Salmonella-Antikörper 440
Salmonella-Lebendimpfstoff 443 ff, 449 f
Salmonellen, nichtadaptierte 448 ff

Salmonelleninfektion
– latente 442 f, 446
– beim Menschen 451 f
Salmonellose
– Bekämpfung 442 f, 449 f
– Diagnostik 439 f
– Epidemiologie 441 f
– beim Huhn 447 f
– bei Hund und Katze 447
– beim Pferd 446 f
– beim Rind 443 ff
– beim Schaf 446
– beim Schwein 445 f
– der Taube 450
– beim Wassergeflügel 450
– bei Wildtieren 451
Salmoniden 228, 282 ff
– Furunkulose 458
– Nierenkrankheit, bakterielle 515 f
Saprobionten 576
Sapronose 412, 510
Saprophyt 3
Saprozoonose 412
Sarkoid, equines 198 f
Sarkomatose 312
– aviäre 310
Sarkomkomplex
– aviärer 310 ff
– muriner 309
Satellitenphänomen 460
Satellitenvirus 61, 76, 92
Sauerstoff 369
Scedosporium apiospermum 563, 594
Schädling 57 f
Schafabort 549 f
Schafbrucellose 416
Schafpockenvirus 156 f
Scharlach 486
Schimmelpilz 566 ff, 572
Schimmelpilzkolonie 579
Schlafsucht 234
Schleimhaut 391 f
Schleimhautnekrose 268
Schluckbeschwerden 278
Schlucklähmung 511
Schlundkopflähmung 223, 278
Schnabelatmen 185, 255
Schnabelkrankheit 202, 213
Schnüffelkrankheit 470
Schnupfen 320, 332
Schrägdurchlicht nach Henry 509
Schraubenbakterien 393 ff
Schreckhaftigkeit 278
Schuppenbildung 587
Schutzimpfung s. Impfung
Schwanznekrose 603 f
Schwärmvorgang 456
Schwärzepilz 566, 568, 582, 599 f
Schweinebrucellose 415 f
Schweinedysenterie 395 f
Schweineinfluenza 292 ff
Schweinekrankheit, vesikuläre 334 f
Schweinelähmung, ansteckende 332 f
Schweineleptospirose 401 f
Schweinepest 103
– afrikanische (ASP) 137, 163 ff, 239

– europäische 236 ff, 239 ff
Schweinepestvirus 125
– afrikanisches 127
Schweinepocken 159 f
Schweinhüterkrankheit 403
Schwellung 221
– subkutane 304
Schwimmblasenentzündung 284 f
Schwimmverhalten, unkoordiniertes 285
Schwindelgrasvergiftung 604
Schwitzen 506
Scopulariopsis 566, 568, 598
Scrapie 77, 106, 339, 341 ff
– Protein, proteinaseresistentes 77, 148
SDS-PAGE 125
Seehundmorbillivirus 273 f
Seelöwenvirus, californisches 323
SEF (Salmonella Enteritidis Fimbriae) 441
Sekundäraphthe 327
Sekundärinfektion 13
Sensor-Histidin-Kinase-Protein 355
Sepsis 23 f
Septikämie 431 f
– exsudative 423
– hämorrhagische 166, 454, 468, 470
– der Salmoniden 282 ff
– neonatale 487
– und Toxämie, puerperale 434
Serositis, infektiöse 423
Serotyp 72, 89
Serotypisierung 384
Serpulina 395
Serratia 457
Serum response element (SRE) 98
Serumneutralisationstest (SNT) 126
Serumprophylaxe 40
Serumtherapie 43, 45
Seuche 4, 12, 25 f
Sex-Pheromone 378
Sex-Pili 378
Shaker foal syndrome 504
Sherman-Kriterium 490
Shiga-Kruse-Bakterium 456
Shiga-like-Toxin 374 f
Shiga-Toxin 428 f, 433
Shigella 456
SHOPE-Papillom 200
Show dog disease 206
Showering effect 220
Shut-off-Phänomen 87
Siderophoren 372, 467
Signalmolekül 353
Signifikanzniveau 9
Simultanimpfung 41
Sklerotien 600 f
Skorpionsonde 132
Slaframintoxikose 605
S-Layer 351
Slobber-Faktor 605
Slow virus 22, 24
– disease 105 f, 274, 288, 341
SMEDI-Syndrom 210 f
SMID-Agar 439

SNARE-Protein 504, 506
Sommermastitis 522
Sonde, markierte 130 ff
Southernblot-Hybridisierung 128
Spaltimpfstoff 109
Spätabort, seuchenhafter 260 f
Speicheldrüsenkrankheit 190
Speichelfluss 278, 280, 289
Sphäroblast 350, 437
Sphingomyelinase 465
Spike-Protein 142
Spirillum 409
Spirochäten 351, 364, 393 ff
Spirochätose, intestinale, porcine 397
Spitzenlappenpneumonie 538
Splenomegalie 309
Sporangiophoren 565
Sporangiosporen 562, 569
Sporen 57, 351 f, 492, 564 ff
Sporenbildner
– aerobe 491
– anaerobe 497
Sporenform, vegetative 564
Sporenhülle 495
Sporenkeimung 569
Sporidesmin 605
Sporobolomyces 568
Sporothrix 591 f
Spreading factor 486
Springkrankheit 233
Sprossung 563 f, 567, 580
Spumavirus 303, 318
ST (hitzestabiles Toxin) 428
St.-Louis-Encephalitis 235
Stäbchenbakterien 344 f
– gramnegative 418
– – aerobe 410
– – anaerobe 426 ff
– – obligat anaerobe 473 ff
– grampositive, sporenlose 509 ff
– kokkoide 462, 466
– nicht sporenbildende 517 ff
– sporenbildende 491 ff
Stachybotryotoxikose 599 f
Stachybotrys 566
Staggering disease 289
Stalldesinfektion 80
Stamping out 240 f, 329
Staphylococcus 479 ff
– aureus 352, 355 f, 484
– – Biovaren 481
– – Toxin 373 f
– – Typisierung 482
– epidermidis 483
– hyicus 481, 483
– intermedius 481, 483 f
– schleiferi 484
Staphylococcus-aureus-Superantigen 375
Staphylokokken
– Antibiotikaempfindlichkeit 481
– koagulasepositive 484
– Virulenzfaktor 481
Staphylokokkenenterotoxin 484
Staphylokokkeninfektion
– Epidemiologie 481 f
– des Geflügels 484
– des Menschen 484 f

Staphylokokkenmastitis 482 f
Staupe 270 ff
Staupegebiss 271
Staupeviruspersistenz 105
STEC (Shiga-Toxin-bildende E. coli) 429, 431, 433
Sterilisation 56 f
STMV-Virus 201
Stomatitis 223, 475
– nekrotisierende 477
– papulosa 162
– ulzeronekrotische 269 f
– vesicularis 281 f
Stomatitis-vesicularis-Virus 70, 120, 144
Stoppellähme 476
Strahlen, ionisierende 79
Strangles 487
Streckkrampf 301
Streptobacillus moniliformis 472
Streptococcus 480, 485 ff
– agalactiae 486 f, 490
– bovis 486
– canis 486, 490
– difficilis 490
– dysgalactiae 486, 522
– – ssp. equisimilis 489 f
– equi 486 ff
– – ssp. zooepidermicus 488 f
– gallolyticus 490
– iniae 490
– pneumoniae 355 f, 486 f, 490
– porcinus 489
– pyogenes 486, 490
– suis 486, 489 f
– uberis 487
Streptococcus-pyogenes-Superantigen 375
Streptokinase 486
Streptokokken
– orale 486
– pyogene 486
– Virulenz 485 f
Streptokokkeninfektion des Menschen 490
Streptokokkenmastitis 486 f
Streptokokkenpharyngitis 488
Streptolysin 486
Streptomyceten 574
Stress 391
– osmotischer 370
Struck 502
Strukturprotein 137 ff
Studie
– epidemiologische 7 ff
– multizentrische 8
– parallelisierte 8
– prospektive 8
– randomisierte 8
– retrospektive 9
Stutenabort 169 f
Stützbeinlahmheit 476
Subunitvaccine 109, 111
Sudden death syndrome 500
Suilysin 489
Suipoxvirus 137, 159
Superantigen 375
Superinfektion 13, 241
SVA (small colony variant)-Form 352
Swollen head syndrome 461

Symbiose 3, 388
Syncytialvirus 318
Syncytien 94, 116
Synovitis 281, 545
Synusie 2

## T

T2-Toxin 573
Tacaribe-Komplex 302
Tachypnoe 178
Talfan-Erkrankung 332 f
Tanapocken 163
Taumeln 600
Tax-Protein 98
Taylorella 424 ff
– equigenitalis 424 ff
Tbilissi-Phage 414
Tenazität 25, 78 f, 136, 528
Tendosynovitis, virale 218 f
Teschen-Krankheit 332 f
Tetanolysin 504
Tetanospasmin 504
Tetanus 504 f
Theiler-Krankheit 105
Therapienotstand 614 f
Thermoascus 570, 579
Thiaminmangel 279
Thogoto-Virus 145
Thrombocytopenie 242
– zyklische, infektiöse, canine 555
Thymus 27 ff
– Vergrößerung 304
Thymusatrophie 204, 207
– Katzenleukose 307
Tiamulin 574
Tierkörperbeseitigungsgesetz 613
Tierkörpermehl (TKM) 339 f
Tierschutzgesetz 613
Tierseuche 411
– Anzeigepflicht 611 f
– exotische 613
– Meldepflicht 612 f
Tierseuchenbekämpfung 607 ff
– EU-Gesetzgebung 608 f
– Verordnung 611
– Vorschriften 609 ff
Tierseuchengesetz 609 f
Tierversuch 387 f
Titer 386
Titrierung 117 f
T-Lymphocyten 28 f, 32 ff, 44
T-lymphotropes Virus (HTLV) 98
Todeszeit, mittlere (MDT) 264
Togavirus 65, 84 f, 141, 229 ff
Toleranz, immunologische 14
Toll-Like Receptor (TLR) 357, 428
Tollwut 276 ff
Tollwut-Impfung 107, 279 f
Tollwut-Verordnung 615
Tollwutvirus 70, 144
Tonsillitis 271
Torovirus 257 f
Torticollis 472, 548
Totvaccine 42, 106, 108
Toxin 15 f, 19 f, 372 ff, 383
– A 374
– B 374

– emetisches 495
– erythrogenes 375, 486
– extrazellulär agierendes 375
– gefäßschädigendes 573
– intrazellulär agierendes 374 f
– membranschädigendes 373
– Nachweismethode 383
– nekrotisierendes 428
– porenbildendes 373
α-Toxin 502 f
ι-Toxin 508
Toxininfektion 506
Toxoid 16, 42
Toxoidimpfstoff 16, 42, 44
Toxovar 501 f
Traberkrankheit 342
Tracheitis 172, 185
Tracheobronchitis, infektiöse, canine 195
Trachom 551
Transcapsidation 92
Transduktion 377
Transfektion 83
Transformation 88, 93, 97 f, 377
Transforming growth factor (TFG) 98
Transkriptase, reverse 86
Transkription 81
Translation 81
Transposons 378
Tremor 336 f, 340 f
Tremorgen 606
Treponema 394 f
– denticola 395
– hyodysenteriae 395 f
– pallidum 394
– paraluiscuniculi 394
Trichoderma 566
Trichophytie 585 ff
Trichophyton 576, 585 ff
– rubrum 569
Trichothecentoxikose 602 f
Tricylazol 575
Trimethylpsoralen 573
Trismus 504
Trophophase 571
Tropismus 101
Tsutsugamushi-Fieber 551 f
Tuberkulin 133, 527, 530
Tuberkulom 529
Tuberkulose 526 ff, 535
– Diagnostik 530 f
– Primärherd 529
Tularämie 420 f
Tumor 187
– bösartiger 200
Tumorantigen 94
Tumorinduktion 97 ff
Tumornekrosefaktor (TNF) 28, 34
Tumorsuppressorprotein 98
Tumorvirus 99
Tyndallisierung 56
Typ-C-Virus, aviäres 310 ff
Typhus 451
Tyzzer's disease 507 f
T-Zell-Leukämie 98
T-Zellreaktion 133
T-Zellstörung 307

# Sachregister

## U

Überempfindlichkeitsreaktion 133
Ulkus 157
– intestinales 238
Ulzeration 161
– Aeromonas 458
– blumenkohlartige 160
– Virusdiarrhövirus, bovines 243
Umwelthygiene 52
Uncoating 81, 83 f
Unfallverhütungsvorschrift 614
Ungeziefer 58
Untersuchungsmaterial 113 f
Urämie 402
Ureaplasma 537
Urogenitaltrakt, Keime 391
Urolithiasis, feline 320
Ursache-Wirkungs-Relation 3 f, 17 f
UTI (urinary tract infection) 434
UV-Strahlen 79

## V

Vaccination 39
Vaccine 38 ff, 42, 106
– inaktivierte 108 f
– nichtimmunisierende 37
–– bioregulative 49 f
– paraspezifische 47
– stallspezifsche 41
Vacciniavirus 149 f
Vaginalausfluss 173
Vaginitis 425, 455
Vakuolenbildung 342
Varicellovirus 138, 167
Variola 149 f
Varizellen 190
Vaskulitis 253
VBC (viable but not culturable)-Form 352
Vegetationskörper 572
Vektor 9 f, 107
Vektorvaccine 42 f, 107 f, 110 f
Vektorvermehrung, abortive 108
Verbrauchskoagulopathie 238
Verdauungsstörung 259
Verhaltensstörung 289
Verkalkungsherd 534
Verrotungspilz 578
Verruca vulgaris 200
Vesiculovirus 144, 275 f
Vesikulärexanthem 147, 319 f
Vesikulärkrankheit 323, 328
Vesivirus 318 f
Vibrio 457 f
– anguillarum 458
– cholerae 457
– damselae 459
– fischeri 354 f, 357
– metschnikovii 406, 457
– parahaemolyticus 458
– vulnificus 458
Vibrionaceae 426 f
Vibrionen, halophile 458

Vibrionen-Enteritis 407
Vibriosis genitalis 404
Virämie 103
Virion 61
Viroid 2, 61, 76
Virologie 60 ff
Viropexis 83
Virostatika 112 f
Virulenz 7, 15, 25
Virulenzfaktor 353 f, 356, 372
– Nachweismethode 383
Virus 2, 60
– bei Amphibien 77 f
– Antigenität 70
– attenuiertes 106 f
– Aufbau 63 ff
– avirulentes 107
– behülltes 61, 63, 65, 70
– B-Lymphotropes, humanes 191
– clearance 101
– cytopathogenes 94
– defektes 90
– Desinfektion 79 f
– Dichte 68
– Enzym 71
– beim Fisch 77
– fixes 276
– Form 62
– gentechnologisch verändertes 107
– heterologes 107
– heteroploides 92
– inaktiviertes 79, 106, 108 f
– Infektiosität 117 f, 136
– Interaktion 91 f
– interferierendes 95
– Komplementierung 92
– Mischung, phänotypische 92
– Nomenklatur 71 ff, 136 ff
– polyploides 92
– Pseudotypbildung 92
– Replikon Partikel (VRP) 110
– Taxonomie 71 ff
– Tenazität 78 f, 136
– tumorbildendes 303
– Tumorinduktion 97 ff
– Überlebenshalbwertszeit 79
– unbehülltes 63, 70, 79
– Vermehrungszyklus 88
– Widerstansfähigkeit 79, 102
– Züchtung 115 ff
Virusabort 169 f
Virusallgemeininfektion 102 f
Virusdauerausscheider 105
Virusdiarrhö
– bovine 241 ff
– epidemische 249
Virusfamilie 71 ff
Virusgenetik 88 ff
Virusgenom 68, 81
– Interaktion 93
Virusgröße 73 ff
Virushepatitis der Gänse 212 f
Virushülle 65 f, 70, 83
– Glykoproteine 70
– Lipide 71

Virusinfektion
– chronisch-persistierende 103
– Folgen 93 ff
– Labordiagnose 113 ff
– lokale 101
– Manifestation 103
– neurale 103
– Reaktion, zellpathologische 93 ff
– Therapie, antivirale 111 ff
– Verlauf 101 f
Virusisolierung 120
Virusklassifikation 136 ff
Viruskomponente 68 ff
Viruskrankheit 101
– Impfstoff 106 ff
Virusmutante 92
Virusnachweis 113 f
– direkter 120 f
– molekularbiologischer 128 ff
Virusnucleinsäure
– extrahierte 128
– Nachweis 114
Virusoid 61, 76
Viruspartikel, leeres 109
Viruspersistenz 81
Virusprotein 69 f, 84, 98
– immunisierendes 109 f
Virusreaktivierung
– genetische 91
– nichtgenetische 92
Virusreservoire 103
Virusstamm 76, 89
Virusübertragung, kongenitale 105
Virusvektor 108
Virusvermehrung 81 ff
Virus-Wirt-Wechselbeziehung 101 ff
Visna-Erkrankung 313
Vogelpocken 154 f
Volucribacter psittacida 472
Volutin 572
Volutingranula 345, 423
Vomiting and wasting disease 250 f
Vomitoxin 602
VRP (Virus Replikon Partikel) 110
Vulnamulin 574
Vulvaschwellung 601 f
Vulvovaginitis, pustulöse, infektiöse (IPV) 172 f

## W

Wachstumsfaktor 98, 367 ff, 460
Wachstumsstörung 202
Wärme 53, 78
Warze 197
– anogenitale 200
– Entfernung 201
– beim Menschen 200 f
– orale 200
Warzenschwein 164
Warzenvirus 139
Wasseraktivität 569, 578
Weidekeratitis 419

Weil'sche Krankheit 403
Welpensterben 182
Wespentaille 506
Wesselsbron-Krankheit 235
Western-Blot 125 f
West-Nile-Virusinfektion 235
Widerstandfähigkeit s. Tenazität
Wildseuche 468
Wildtypvirus 88, 90
Winter ulcer 458
Winterdysenterie 251, 407
Wolle, Verfilzung 526
Wundinfektion 499 f, 504, 508
Wut
– rasende 277 f
– stille 278

## Y

Yabavirus 163
Yersinia 452 ff
– enterocolitica 452 ff
– pestis 452, 454 f
– pseudotuberculosis 452 ff
– ruckeri 452, 454
Yersiniose 453 f
Yops (Yersinia outer proteins) 452

## Z

Zähneknirschen 340, 342
Zearalenon (ZON) 573, 576
Zearalenontoxikose 601 f
Zeckenbiss 164, 224, 299, 398 f
Zeckenbissfieber 551 f, 557
Zeckenencephalitis 233 f
Zeckenparalyse 398
Zelle, transformierte 97 f
Zellinfektion
– okkulte 93
– persistierende 93
Zellinvasion 371 f
Zellkultur 115 f
Zelllinie
– diploide 116
– permanente 115
Zellparasit 60
Zelltod 93
Zellwachstum 97 f
Zellwand 346 ff
Zell-zu-Zell-Kommunikation 353 ff
Ziegenbrucellose 416
Ziegenpocken 156 f
Zittern 239, 271
Zoonose 5, 160, 338
– zyklische 455
Zoosporen 562
Zoster 190
Zottenatrophie 225, 247
Zuckung 600
Zunge
– Blaufärbung 220
– septische 24
– Ulzeration 320
Zusammenbrechen 289
Zwingerhusten 195, 217 f
Zygomycota 560, 562, 567
Zystenbildung 352
Zystitis 434, 518